U0581226

下卷

Systemic Endocrinology

系统内分泌学

主审　宁　光

主编　赵家军　彭永德

中国科学技术出版社

·北　京·

图书在版编目（CIP）数据

系统内分泌学．下卷 / 赵家军，彭永德主编．—北京：中国科学技术出版社，2021.3
ISBN 978-7-5046-8982-5

Ⅰ．①系… Ⅱ．①赵… ②彭… Ⅲ．①内分泌学 Ⅳ．① R58

中国版本图书馆 CIP 数据核字 (2021) 第 034354 号

策划编辑　王久红　焦健姿
责任编辑　黄维佳
装帧设计　佳木水轩
责任印制　李晓霖

出　　版　中国科学技术出版社
发　　行　中国科学技术出版社有限公司发行部
地　　址　北京市海淀区中关村南大街 16 号
邮　　编　100081
发行电话　010-62173865
传　　真　010-62179148
网　　址　http://www.cspbooks.com.cn

开　　本　889mm × 1194mm　1/16
字　　数　1398 千字
印　　张　54.75
版　　次　2021 年 3 月第 1 版
印　　次　2021 年 3 月第 1 次印刷
印　　刷　天津翔远印刷有限公司
书　　号　ISBN 978-7-5046-8982-5 / R・2674
定　　价　499.00 元

编著者名单

主　　审　宁　光

主　　编　赵家军　彭永德

副 主 编　刘　铭　吕朝晖　夏维波　孙子林　曲　伸　秦贵军

编　　委　（以姓氏笔画为序）

丁凤鸣　卜　乐　于　康　王红星　王育璠　王颜刚　王养维　王桂侠
巴建明　付　蓉　包爱华　母义明　曲　伸　吕朝晖　乔　虹　伍学焱
刘　铭　刘　超　刘　煜　刘礼斌　刘建民　刘喆隆　汤旭磊　孙子林
孙爱军　苏　恒　苏东明　李　强　李凤翱　李丽娟　杨　涛　杨　渊
杨　雁　杨刚毅　吴　镝　邱山虎　何　庆　何金汗　余学锋　宋勇峰
张　巧　张　旻　张　波　张　勇　张力辉　张曼娜　陆志强　陈　宏
罗佐杰　郑　博　单忠艳　孟卓贤　洪　靖　洪天配　秦贵军　袁慧娟
夏维波　顾　愔　高　聆　盛志峰　崔久嵬　崔景秋　鹿　斌　彭永德
焦　凯　窦京涛　蔡晓频　管庆波　霍　勇

编　　者　（以姓氏笔画为序）

马世瞻　山东第一医科大学附属省立医院
王坤玲　天津医科大学总医院
吕　莉　天津医科大学总医院
朱大海　生物岛实验室马普组织干细胞与再生医学研究中心
乔　洁　上海交通大学医学院附属第九人民医院
全会标　海南省人民医院
刘　伟　上海交通大学医学院附属仁济医院
刘　萍　宁夏医科大学总医院
刘彦玲　郑州大学第一附属医院
闫朝丽　内蒙古医科大学第一附属医院
严　虹　南京医科大学第二附属医院
李　汇　天津医科大学总医院
李　梅　北京协和医院
李　静　中国医科大学附属第一医院
李玉姝　中国医科大学附属第一医院
李京艳　天津医科大学总医院

李蓬秋　四川省人民医院
杨叶虹　复旦大学附属华山医院
谷伟军　中国人民解放军总医院
宋　嘉　天津医科大学总医院
张　薇　天津医科大学总医院
陈　刚　福建省立医院
陈　林　中国人民解放军陆军军医大学大坪医院
茅江峰　北京协和医院
罗　玮　青海省人民医院
单体中　浙江大学动物科学学院
胡正永　东南大学附属中大医院
侯建明　福建省立医院
费照亮　上海市第十人民医院
秦映芬　广西医科大学第一附属医院
高洪伟　北京大学第三医院
郭伟红　天津医科大学总医院
常向云　石河子大学医学院第一附属医院
章振林　上海交通大学附属第六人民医院
梁秀彬　南京医科大学
鲁　南　江苏省人民医院
温俊平　福建省立医院
谢作玲　东南大学附属中大医院
谢海雁　北京协和医院
谢黎炜　广东省科学院微生物研究所
蔡　霞　南昌大学第二附属医院
臧淑妃　上海市第五人民医院
裴　育　中国人民解放军总医院

学术秘书　王育璠　宋勇峰　侍　茹

内容提要

现代研究发现，内分泌器官 / 系统与全身各器官 / 系统存在着“交叉点”，而这些“交叉点”正是未来内分泌学学术新发现、新进展的突破点。

本书的主创团队会集了国内几代内分泌领域的专家学者，由全国内分泌领域权威专家、山东第一医科大学附属省立医院的赵家军教授和上海交通大学附属第一人民医院彭永德教授领衔，在深入梳理内分泌学、遗传学、免疫学、分子生物学等多维度学术成果对人类神经内分泌调控及各系统内分泌疾病病理生理之间的脉络关联的基础上，紧抓临床各系统的常见疾病及热点问题这一主线，从各系统内分泌功能、各系统与内分泌系统相互作用出发，分上、下两卷，共十二篇，详细阐述了神经内分泌学、免疫内分泌学、肿瘤内分泌学、心血管内分泌学、呼吸内分泌学、消化内分泌学、血液内分泌学、肾脏内分泌学、骨骼内分泌学、肌肉内分泌学、脂肪内分泌学和生殖内分泌学等内容。

书中所述全面覆盖了全身与内分泌代谢相关的系统、器官及组织，不仅从内分泌学专业层面进一步拓宽了经典内分泌学的范畴，而且从多维视角深度融合了内分泌学与各学科、各系统之间的联系，反映了当前系统内分泌学的最新发展及其与疾病关系的最新认识，代表了国内当前内分泌领域研究的最高水平，且兼具科学性、创新性、系统性、完整性、权威性和实用性。本书内容系统全面，重点突出，可作为内分泌专业科研人员与临床医师的实用参考工具书，对新踏入该领域的研究者亦有重要引导作用。

序

内分泌学是一个充满魅力与活力的学科，分子生物学、细胞生物学、遗传学、免疫学等基础学科的迅猛发展，以及新技术和新药物的不断涌现，极大推动了内分泌学的发展。内分泌学具有丰富的内涵，对维持内环境稳态、对抗应激状态、保证生长发育及生殖功能等方面均发挥重要作用，同时内分泌系统与全身各器官系统相互联系且相互作用，涵盖了人类的全生命周期。

在近百年历史长河中，我国几代内分泌人对内分泌事业发展做出了巨大贡献。早在20世纪20年代，北京协和医院就开始进行女性骨软化症的研究。40年代，由我国内分泌学先驱刘士豪教授、朱宪彝教授率先在*Science*（《科学》）上发表论文，首次提出了“肾性骨营养不良”的概念并沿用至今。50年代，上海广慈医院的邝安堃教授带领团队诊断了国内第一例原发性醛固酮增多症，并开展了卓有成效的内分泌疾病中西医结合系列研究。三位前辈对我国内分泌学的开拓性贡献特别令人敬仰，亦开创并奠定了我国内分泌学发展壮大的基础。基于此，在我担任中华医学会内分泌学分会主任委员期间，特别设立了以三位前辈冠名的学术讲座，至今已成功举办了12届。特别是改革开放后，我国内分泌学科得到了快速发展，取得了丰硕成绩。近十年来，来自我国的循证医学证据越来越多，由中国专家学者制订的指南及共识也越来越多，很大程度上促进了我国乃至世界内分泌学科的发展。

目前，内分泌学科面临诸多新机遇和新挑战。随着我国社会经济快速发展，人口老龄化日益凸显，人们的生活方式改变巨大，各种慢性非传染性疾病的患病率不断攀升，我国患有糖尿病、骨质疏松、高尿酸血症及肥胖症等疾病的人数均已过亿。此外，由于内分泌与肿瘤的关系非常密切，近年来肿瘤免疫治疗对内分泌系统的影响引发了多种免疫检查点抑制剂相关性内分泌疾病，这些变化均对内分泌学科提出了更紧迫的挑战，唯有励精图治、不断创新，才能不负这个时代。

《系统内分泌学》由赵家军教授、彭永德教授领衔主编，全书共分十二篇57章，针对临床上的常见疾病及热点问题，从疾病经典机制和诊疗规范出发，涵盖了神经、免疫、肿瘤、心血管、呼吸、消化、血液、肾脏、骨骼、肌肉、脂肪内分泌等各方面的内容，全景式地展现了近年来国内外内分泌学界的学术观点及前瞻思考，涉猎广泛，阐述周详，承继先贤，启迪来者，功莫大焉。

本书从策划至出版历时两年多，汇集了国内众多资深医学专家的辛劳和智慧，百余位内分泌学及相关学科作者参与了本书的编写。本书既可供从事内分泌及相关专业的临床医师参阅，又可供高等医学院校学生尤其是相关专业研究生精读。

在本书即将付梓之际，向诸位编著专家学者们致以诚挚祝贺。书将付梓，先睹为悦，获益匪浅。谨呈以上感言，权充为序。

中国工程院　院士

上海交通大学医学院附属瑞金医院　院长　宁光

前言

内分泌学是一门古老且充满活力的学科。人们常提及的“内分泌”概念，实为狭义“内分泌学”。内分泌器官通常包括下丘脑、垂体、甲状腺、甲状旁腺、胰腺、肾上腺及性腺等。近年来，随着基因、蛋白质和代谢组学、细胞克隆和基因编辑等生命科学及生物技术的飞速发展，除了经典的内分泌器官，心、肺、肠、肾、骨、肌肉及脂肪等器官或组织均能分泌激素，这些器官被称为广义内分泌器官。上述内分泌器官与全身各器官组织协同作用，构成了一个复杂精细的内分泌网络系统，精准调控着人体代谢、生长发育、生殖和衰老等生理过程。

现代医学已向系统医学与整合医学方向发展，内分泌学作为基础生命学科，无论在基础还是在临床领域都与很多学科有所交叉、相互交融，许多疾病在发生、发展过程中亦对内分泌系统产生影响。由此，人类健康与疾病需要从整体角度审视其发生、发展，诊疗模式更应以系统全面的思维去调整和操控。系统内分泌学就是以整体的、全面的、辩证的观点进行思考和诊治，将内分泌系统与全身各系统进行系统、科学的整合，从而达到防病治病的目的，确保人类健康。因此，这部《系统内分泌学》就应运而生了。

全书分上、下两卷，包含神经内分泌学、免疫内分泌学、肿瘤内分泌学、心血管内分泌学、呼吸内分泌学、消化内分泌学、血液内分泌学、肾脏内分泌学、骨骼内分泌学、肌肉内分泌学、脂肪内分泌学及生殖内分泌学十二篇。我们打破了纵向阐述的传统束缚，利用各系统之间的交互作用与横向联系，构建出各系统内分泌的全景视野；不仅在广度上将经典内分泌学做了进一步拓宽分层，覆盖了全身与内分泌代谢相关的系统、器官及组织，还在深度上涵盖了从基础到临床的主要相关热点及最新进展，从多维视角再现内分泌学与各学科、各系统之间的深度融合。本书选题视角开阔，立意创新独特，国内外鲜有类似著作，具有继往学、立新说的重要意义。

《系统内分泌学》汇集了国内众多资深医学专家的集体智慧，秉持科学性、权威性、实用性的编写要求，几经修改，最终在“十四五”开局之年，得以面世。本书充分兼顾教学、科研、临床的实际需要，对深入探究内分泌疾病的病理生理机制、提高临床诊治水平、推动内分泌代谢科与其他学科的融合发展具有重大意义，不仅可作为内分泌专业领域医生、研究生及科研工作者的学习用书，亦可作为参考用书供其他学科同行从新的广度及深度重新认识内分泌学。

希望本书能够抛砖引玉，成为各学科交流的“桥梁”。由于学科发展日新月异，加之参编人员众多，编写风格有所差异，书中所述可能存在一些疏漏和不足之处，敬请广大同行及读者指正。

山东第一医科大学附属省立医院 赵家军

上海交通大学附属第一人民医院 彭永德

目 录

上 卷

第一篇 神经内分泌学

第 1 章 神经系统对内分泌系统的调控 …… **003**

一、调节内分泌系统的神经递质 …… 003
二、睡眠行为中的神经内分泌调控 …… 007
三、摄食行为中的神经内分泌调控 …… 015
四、认知、学习与记忆行为中的神经内分泌调控 …… 024
五、生殖与性行为中的神经内分泌调控 …… 027
六、衰老中的神经内分泌调控 …… 031

第 2 章 神经、精神疾病对内分泌系统的影响 …… **035**

一、脑血管疾病 …… 035
二、摄食障碍对内分泌系统的影响 …… 044
三、肥胖对内分泌系统的影响 …… 048
四、阿尔茨海默病对内分泌系统的影响 …… 063
五、认知功能障碍对内分泌系统的影响 …… 066
六、帕金森病对内分泌系统的影响 …… 071
七、睡眠障碍对内分泌疾病的影响 …… 072
八、抑郁症对内分泌系统的影响 …… 083
九、焦虑症 …… 089
十、双相情感障碍 …… 093
十一、精神分裂症对内分泌系统的影响 …… 098

第 3 章 内分泌系统对神经系统的影响 …… **103**

一、神经内分泌系统的结构基础 …… 103
二、神经系统与内分泌系统的相互作用 …… 104

第 4 章 内分泌疾病对神经、精神系统的影响 …… 111

一、糖尿病与认知功能障碍 …… 111
二、糖皮质激素导致的神经精神改变 …… 115
三、低血糖导致的神经精神功能障碍 …… 119
四、甲状旁腺功能减退导致的神经精神功能障碍 …… 122
五、酸碱失衡及电解质紊乱导致的神经精神功能障碍 …… 124
六、甲状腺功能亢进或减退时神经精神功能障碍 …… 129
七、性分化异常的神经精神功能障碍 …… 132
八、老年更年期的神经精神紊乱 …… 140

第 5 章 神经精神疾病评估的常用工具和量表 …… 145

一、抑郁障碍评估的常用工具和量表 …… 145
二、焦虑障碍评估的常用工具和量表 …… 150
三、双相情感障碍评估的常用工具和量表 …… 150
四、认知功能评估的常用工具和量表 …… 151
五、精神障碍评估的常用工具和量表 …… 158
六、睡眠障碍评估的常用工具和量表 …… 159
七、帕金森非运动症状评估的常用工具和量表 …… 162

第二篇 免疫内分泌学

第 6 章 免疫系统的内分泌功能 …… 167

一、神经内分泌与免疫共同信号 …… 167
二、自身免疫反应损伤内分泌腺体 …… 169

第 7 章 内分泌代谢对免疫系统的影响与调节 …… 171

一、下丘脑 - 垂体 - 肾上腺轴影响固有免疫及适应性免疫 …… 171
二、生长抑素对免疫系统调节 …… 171

三、生长激素对免疫系统调节 …… 172
四、催乳素调节免疫应答 …… 173
五、雌激素调节 B 细胞作用 …… 174

第 8 章　内分泌系统自身免疫病 …… 179

一、自身免疫性糖尿病 …… 179
二、胰岛素自身免疫综合征 …… 195
三、甲状腺自身免疫病 …… 199
四、Addison 病 …… 218
五、甲状旁腺功能减退 …… 221
六、自身免疫性垂体炎 …… 233
七、乳糜泻 …… 237
八、自身免疫中枢性尿崩 …… 243
九、自身免疫早发性卵巢功能不全 …… 244
十、1 型自身免疫性多内分泌综合征 …… 252
十一、2 型自身免疫性多内分泌综合征 …… 254
十二、IPEX 综合征 …… 259

第 9 章　免疫对内分泌系统的影响 …… 263

一、药物引起的内分泌自身免疫疾病 …… 263
二、癌症免疫检查点抑制药诱发内分泌腺自身免疫病 …… 264
三、内分泌疾病的免疫治疗 …… 265

第三篇　肿瘤内分泌学

第 10 章　肿瘤内分泌学概论 …… 273

一、肿瘤特性与治疗对内分泌系统的影响 …… 273
二、内分泌代谢疾病对肿瘤的影响 …… 279
三、内分泌肿瘤 …… 283

第 11 章　肿瘤对内分泌系统的影响 …… 289

一、肿瘤的内分泌功能 …… 289
二、肿瘤影响内分泌系统功能 …… 307
三、抗肿瘤药物对内分泌系统的影响 …… 324

第 12 章 内分泌代谢疾病及治疗与肿瘤的发生和发展 …… 341

一、基础理论研究进展 …… 341
二、临床各论 …… 343
三、展望 …… 355

第 13 章 内分泌肿瘤 …… 359

一、内分泌肿瘤基础理论研究进展 …… 359
二、临床各论 …… 360

第 14 章 肿瘤的内分泌学诊断和治疗 …… 399

一、肿瘤内分泌学检测方法和诊疗技术 …… 399
二、肿瘤的内分泌治疗 …… 437

第四篇 心血管内分泌学

第 15 章 心血管系统的内分泌功能 …… 459

一、心血管系统内分泌功能的概念的提出和演进 …… 459
二、心血管系统中不同组织和细胞的内分泌功能 …… 459
三、心血管系统活性多肽 …… 460
四、心血管系统的生长因子 …… 465
五、心血管系统的气体信号分子 …… 467

第 16 章 内分泌代谢对心血管系统的影响与调节 …… 471

一、内分泌激素对心血管系统的影响与调节 …… 471
二、代谢对心血管系统的影响与调节 …… 496

第 17 章 内分泌疾病的心血管表现 …… 511

一、内分泌系统疾病血管表现 511
二、营养代谢性疾病的心血管表现 526

第 18 章　心血管疾病对内分泌系统的影响 559

一、高血压与内分泌系统代谢异常 559
二、心力衰竭与内分泌系统代谢异常 560
三、动脉粥样硬化与内分泌系统代谢异常 562

第五篇　呼吸内分泌学

第 19 章　呼吸系统的内分泌功能 567

一、肺部内分泌系统概述 567
二、肺脏分泌旁分泌激素 / 细胞因子 / 免疫因子的细胞 568
三、肺脏可分泌的血管活性物质 568
四、肺部内分泌功能未来的潜在研究方向 571

第 20 章　内分泌与代谢病的呼吸系统表现 573

一、内分泌系统疾病的呼吸系统表现 573
二、营养代谢病的呼吸系统表现 576

第 21 章　肺癌与内分泌疾病 581

一、肺癌内分泌副肿瘤综合征 581
二、肺低级别神经内分泌肿瘤的内分泌治疗 590

第 22 章　肺部感染与内分泌疾病 595

一、内分泌激素在肺炎病情评估中的价值 595
二、重症肺炎胰岛素抵抗及 β 细胞功能损伤的研究 597
三、糖尿病合并重症肺炎的诊治 598
四、肺结核合并内分泌疾病的考量 599

第 23 章　哮喘与内分泌疾病 603

一、哮喘发病机制中的内分泌因素 …… 603
二、哮喘治疗的内分泌考量 …… 607

第 24 章　慢性阻塞性肺疾病与内分泌疾病 …… **611**

一、COPD 患者激素水平的变化 …… 611
二、COPD 与骨质疏松 …… 616
三、COPD 治疗中的内分泌考量 …… 621

第 25 章　睡眠呼吸障碍与内分泌疾病 …… **625**

一、内分泌疾病所致的睡眠呼吸障碍 …… 625
二、睡眠呼吸疾病对内分泌系统的影响 …… 628

第 26 章　肺部疾病与抗利尿激素分泌异常综合征 …… **631**

一、概述 …… 631
二、肺癌合并抗利尿激素分泌异常综合征 …… 632
三、肺结核合并抗利尿激素分泌异常综合征 …… 636
四、肺炎合并抗利尿激素分泌异常综合征 …… 637

第 27 章　累及肺、内分泌系统的全身性疾病 …… **641**

一、结节病 …… 641
二、朗格汉斯细胞组织细胞增生症 …… 645
三、IgG_4 相关性疾病 …… 650

第六篇　消化内分泌学

第 28 章　消化系统的内分泌功能 …… **659**

一、胃肠内分泌细胞的结构和功能 …… 659
二、消化道内分泌病理生理 …… 663
三、脑肠轴 …… 668
四、胰腺的生理功能 …… 674
五、肝脏内分泌 …… 678

六、胆汁酸对内分泌代谢的影响 685
七、肠道菌群与内分泌 688
八、糖尿病肠道手术前后内分泌改变 694

第 29 章 内分泌代谢对消化系统的影响与调节 703

一、内分泌与能量代谢调控 703
二、下丘脑－垂体－肾上腺相关激素对消化系统的影响 707
三、甲状腺激素对消化系统的影响 711
四、雌激素、雌激素受体与消化系统疾病 719
五、脂代谢对胰腺和胆系的影响 726

第 30 章 内分泌疾病的消化系统表现 735

一、神经内分泌疾病的消化系统表现 735
二、腺垂体疾病的消化系统表现 739
三、甲状腺疾病的消化系统表现 741
四、甲状旁腺疾病的消化系统表现 744
五、肾上腺疾病的消化系统表现 746
六、多发性内分泌腺瘤病的消化系统表现 748
七、自身免疫性多内分泌腺综合征的消化系统表现 748
八、非内分泌腺内分泌疾病的消化系统表现 749
九、产能物质代谢性疾病的消化系统表现 754
十、其他代谢性疾病的消化系统表现 759
十一、罕见内分泌代谢性疾病的消化系统表现 763

第 31 章 消化系统疾病对内分泌系统的影响 771

一、胃肠道疾病对内分泌系统的影响 771
二、肝胆疾病对内分泌系统的影响 780
三、胰腺疾病对内分泌系统的影响 792
四、消化道肿瘤对内分泌系统的影响 799
五、消化道内分泌肿瘤 804

下 卷

第七篇 血液内分泌学

第 32 章 血液系统对新陈代谢和内分泌系统的影响与调节 …… 817

一、血液系统的组成 …… 817
二、血液中的营养素和代谢物质 …… 821
三、激素与矿物质在血液中的转运 …… 824

第 33 章 内分泌代谢对血液系统的影响与调节 …… 835

一、内分泌激素对血液系统的影响与调节 …… 835
二、营养素对血液系统的影响与调节 …… 849

第 34 章 血液系统疾病对内分泌代谢系统的影响 …… 855

一、贫血相关内分泌系统疾病 …… 855
二、浆细胞病相关内分泌系统疾病 …… 859
三、白血病相关内分泌代谢疾病 …… 862
四、淋巴瘤相关内分泌系统疾病 …… 873
五、原发免疫性血小板减少症相关内分泌系统疾病 …… 882
六、血色病相关内分泌系统疾病 …… 883
七、组织细胞病相关内分泌系统疾病 …… 884
八、卟啉病相关内分泌代谢疾病 …… 888
九、骨髓增殖性疾病相关内分泌代谢疾病 …… 889

第 35 章 内分泌疾病的血液系统表现 …… 893

一、垂体 – 肾上腺 – 性腺疾病的血液系统表现 …… 893
二、甲状腺疾病的血液系统表现 …… 901
三、甲状旁腺疾病的血液系统表现 …… 909
四、多发性内分泌腺病的血液系统表现 …… 911
五、糖尿病血液系统表现 …… 912

六、其他内分泌代谢疾病的血液系统表现 921

第 36 章　血液系统疾病治疗药物与内分泌代谢疾病 925

一、化疗药与内分泌代谢疾病 925
二、糖皮质激素与内分泌代谢疾病 927
三、靶向药与内分泌代谢疾病 935
四、免疫疗法与内分泌代谢疾病 940
五、造血干细胞移植对内分泌系统影响 947

第 37 章　内分泌代谢疾病治疗药物与血液系统疾病 951

一、抗甲状腺药物与血液系统疾病 951
二、溴隐亭与血液系统疾病 953
三、降糖药物与血液系统疾病 954

第八篇　肾脏内分泌学

第 38 章　肾脏内分泌学研究新进展 961

一、肾素 – 血管紧张素 961
二、前列腺素 963
三、激肽 965
四、促红细胞生成素 968
五、维生素 D 970

第 39 章　肾脏的内分泌代谢疾病 975

一、巴特综合征与 Gitelman 综合征 975
二、肾小管酸中毒与范科尼综合征 983
三、肾素分泌瘤 990
四、肾性尿崩症 994
五、Liddle 综合征 998

第 40 章　内分泌代谢疾病的肾脏表现 1009

一、糖尿病肾脏疾病 …… 1009
二、高血压性肾损害 …… 1016
三、肥胖相关性肾病 …… 1021
四、脂质代谢异常与肾损害 …… 1029
五、高尿酸性肾损害 …… 1034
六、自身免疫性甲状腺疾病与肾损害 …… 1045
七、高血钙与肾损害 …… 1053
八、低血钾与肾损害 …… 1061

第 41 章　肾功能不全所引起的内分泌代谢紊乱 …… **1069**

一、肾功能不全与酸中毒 …… 1069
二、肾功能不全与水钠、钾代谢紊乱 …… 1072
三、肾功能不全与钙磷代谢紊乱 …… 1077
四、肾功能不全与蛋白质代谢紊乱 …… 1084
五、肾功能不全与糖代谢紊乱 …… 1086
六、肾功能不全与脂代谢紊乱 …… 1089
七、肾功能不全与维生素代谢紊乱 …… 1092

第九篇　骨骼内分泌学

第 42 章　骨骼的内分泌功能 …… **1099**

一、骨骼的结构和生理作用 …… 1099
二、成骨细胞及其内分泌功能 …… 1103
三、骨细胞及其内分泌功能 …… 1106
四、破骨细胞及其内分泌功能 …… 1109
五、甲状旁腺素、甲状旁腺激素相关蛋白及其作用 …… 1110
六、维生素 D 及其应用 …… 1112
七、骨钙素及其内分泌作用 …… 1114
八、RANKL / RANK / OPG 系统及其内分泌作用 …… 1116
九、骨形态发生蛋白 …… 1120
十、TGF-β 的内分泌作用 …… 1124

十一、FGF23 的内分泌作用 1128
十二、LCN2 对能量代谢的作用 1132

第 43 章　内分泌系统对骨骼的调节作用 1135

一、生长激素对骨骼的作用 1135
二、催乳素和骨骼 1138
三、甲状腺激素及 TSH 对骨骼的调节作用 1140
四、胰岛素对骨骼的调节作用 1142
五、GLP-1 及其类似物对骨骼的调节作用 1145
六、糖皮质激素对骨代谢的影响 1148
七、肾素 – 血管紧张素 – 醛固酮系统对骨骼的调节作用 1151
八、儿茶酚胺、交感神经对骨骼的调节作用 1154
九、瘦素、脂联素等对骨骼的作用 1154
十、雌激素对骨骼的调节作用 1157
十一、雄激素对骨骼的作用 1158
十二、促卵泡激素对骨骼的调节作用 1160
十三、肌肉因子对骨骼的调节作用 1163
十四、血清素对骨代谢的影响 1167

第 44 章　内分泌疾病的骨骼表现 1173

一、巨人症 / 肢端肥大症的骨骼表现 1173
二、尿崩症的骨骼表现 1174
三、生长激素缺乏症的骨骼表现 1176
四、垂体功能减退症的骨骼表现 1178
五、甲状腺功能亢进症的骨骼表现 1182
六、甲状腺功能减退症的骨骼表现 1184
七、糖尿病的骨骼表现 1186
八、皮质醇增多症的骨骼表现 1188
九、先天性肾上腺皮质增生症的骨骼表现 1190
十、肾上腺皮质功能减退症与骨代谢 1192
十一、醛固酮增多症的骨骼表现 1194
十二、嗜铬细胞瘤、副神经节瘤的骨骼表现 1198

十三、多囊卵巢综合征的骨骼表现 …… 1198
十四、男性性腺功能减退症的骨骼表现 …… 1201
十五、卵巢功能早衰的骨骼表现 …… 1204
十六、Turner 综合征的骨骼表现 …… 1205
十七、代谢手术后的骨骼改变 …… 1206
十八、妊娠、哺乳期骨骼表现 …… 1209

第 45 章　骨骼的内分泌代谢病 …… 1215

一、原发性骨质疏松症 …… 1215
二、糖皮质激素性骨质疏松症 …… 1218
三、男性骨质疏松症 …… 1221
四、原发性甲状旁腺功能亢进症 …… 1225
五、甲状旁腺功能减退症 …… 1226
六、慢性肾脏病矿物质与骨异常 …… 1229
七、McCune-Albright 综合征 …… 1232
八、成骨不全症 …… 1235
九、畸形性骨炎 …… 1238
十、佝偻病 / 骨软化症 …… 1241
十一、先天性骨骼发育遗传疾病 …… 1243

第十篇　肌肉内分泌学

第 46 章　肌肉生理及内分泌功能 …… 1255

一、骨骼肌发育、再生与收缩 …… 1255
二、肌肉内分泌因子的功能 …… 1273
三、骨骼肌与代谢器官“对话” …… 1290
四、运动干预对肌肉系统的影响 …… 1303

第 47 章　内分泌与电解质对肌肉系统的影响 …… 1313

一、内分泌激素对肌肉系统的影响 …… 1313
二、电解质对肌肉系统的影响 …… 1317

第 48 章　内分泌与代谢性疾病的肌肉系统表现 …… 1323

一、内分泌疾病的肌肉系统表现 …… 1323
二、代谢性疾病的肌肉系统表现 …… 1329
三、电解质紊乱的肌肉系统表现 …… 1334

第 49 章　肌肉疾病的内分泌表现及干预 …… 1339

一、肌肉疾病的评估与诊断 …… 1339
二、肌肉衰减症的医学营养管理和运动干预 …… 1346
三、其他因素相关肌肉疾病对内分泌系统的影响 …… 1355

第十一篇　脂肪内分泌学

第 50 章　脂肪组织概论 …… 1375

一、脂肪组织与脂肪细胞 …… 1375
二、脂肪组织及脂肪细胞分类及其解剖结构 …… 1375
三、脂肪组织的内分泌及代谢功能 …… 1377
四、脂肪组织形态学研究方法 …… 1379

第 51 章　脂肪细胞因子及激素 …… 1383

一、瘦素 …… 1383
二、脂联素 …… 1387
三、抵抗素 …… 1388
四、视黄醇结合蛋白 …… 1390
五、内脏脂肪素 …… 1392
六、内分泌成纤维细胞生长因子 …… 1394
七、促食欲素 …… 1396
八、脂质运载蛋白 2 …… 1398
九、脂肪型脂肪酸结合蛋白 …… 1402
十、食欲素 …… 1404
十一、非编码核酸 …… 1407

十二、脂肪组织来源的外泌体 …… 1409
十三、胰岛素样生长因子 1 …… 1411
十四、血管内皮生长因子 …… 1412
十五、偶联蛋白 …… 1413

第 52 章　脂肪组织疾病 …… 1417

一、脂肪组织与中枢神经系统 …… 1417
二、脂肪组织与免疫系统 …… 1421
三、脂肪组织与炎症系统 …… 1424
四、脂肪组织与肾脏系统疾病 …… 1429
五、脂肪组织与消化系统疾病 …… 1432
六、脂肪组织与肌肉系统 …… 1435
七、脂肪组织与呼吸系统疾病 …… 1438
八、性激素与脂肪组织 …… 1443
九、甲状腺疾病与脂肪组织 …… 1449
十、肾上腺激素与脂肪组织 …… 1455
十一、脂肪组织与其他内分泌激素 …… 1457
十二、脂肪组织与衰老 …… 1462

第 53 章　肥胖病 …… 1467

一、肥胖概论及流行病学 …… 1467
二、肥胖的发病机制 …… 1471
三、肥胖测定的方法 …… 1476
四、肥胖的诊断和分型 …… 1478
五、肥胖的营养治疗 …… 1484
六、肥胖的运动治疗 …… 1486
七、肥胖的代谢手术治疗 …… 1487
八、肥胖的药物干预 …… 1494
九、肥胖的中医治疗 …… 1500
十、肥胖与肠道菌群移植 …… 1505
十一、脂肪营养不良综合征 …… 1513

第十二篇 生殖内分泌学

第 54 章 生殖系统的内分泌功能 **1521**

一、生殖内分泌轴 1521
二、女性生殖系统分化及调节 1524
三、男性生殖系统分化及调节 1525
四、正常青春期发育 1526
五、月经周期的调控 1529
六、生殖内分泌激素的合成与功能 1531
七、生殖系统内分泌功能的研究进展 1553

第 55 章 内分泌代谢对生殖系统的影响与调节 **1559**

一、经典内分泌激素对生殖系统的影响与调节 1559
二、代谢对生殖系统的影响和调节 1562
三、代谢相关分子对生殖系统的影响与调节 1573

第 56 章 内分泌代谢疾病的生殖系统表现 **1589**

一、内分泌疾病的生殖系统表现 1589
二、代谢性疾病的生殖系统表现 1615

第 57 章 生殖系统疾病对内分泌代谢的影响 **1627**

一、女性生殖系统疾病对内分泌代谢的影响 1627
二、男性生殖系统疾病对内分泌代谢的影响 1652
三、女性生殖激素的临床应用对内分泌代谢的影响 1660
四、男性生殖激素的临床应用对内分泌代谢的影响 1663

第七篇

血液内分泌学

主　编　刘　铭　付　蓉
副主编　何　庆　崔景秋　李丽娟　李凤翱

第 32 章　血液系统对新陈代谢和内分泌系统的影响与调节……817
第 33 章　内分泌代谢对血液系统的影响与调节……835
第 34 章　血液系统疾病对内分泌代谢系统的影响……855
第 35 章　内分泌疾病的血液系统表现……893
第 36 章　血液系统疾病治疗药物与内分泌代谢疾病……925
第 37 章　内分泌代谢疾病治疗药物与血液系统疾病……951

第 32 章

血液系统对新陈代谢和内分泌系统的影响与调节

一、血液系统的组成

（一）血浆

血浆中蛋白质有白蛋白、球蛋白和纤维蛋白原三种类型。白蛋白在维持血浆胶体渗透压中有重要作用，球蛋白与抗体产生有关，纤维蛋白原参与血液凝固。

（二）生理盐水

在血浆中由无机盐形成的渗透压称为晶体渗透压，由血浆蛋白形成的渗透压称为胶体渗透压，血浆渗透压的总值为两者之和。0.9% 氯化钠溶液的渗透压与血浆渗透压相等，红细胞在此溶液中大小、形状不变，故称为生理盐水。

（三）血糖

血浆中所含的糖类主要是葡萄糖，简称血糖。其含量与糖代谢密切相关，正常人血糖含量比较稳定，血糖过高被称为高血糖，或过低被称为低血糖，都可导致机体功能障碍。

（四）血脂

血浆中所含脂肪类物质，统称血脂，包括磷脂、三酰甘油（TG）和胆固醇等。这些物质是构成细胞成分和合成激素等物质的原料。血脂含量与脂肪代谢有关，也受食物中脂肪含量的影响。血脂过高对机体有害。

（五）红细胞

红细胞是血细胞当中最多的一种，是边缘较厚，中央略凹的扁圆形细胞，直径 7～8μm。细胞质中含有大量血红蛋白而显红色。红细胞平均寿命 120 天。红细胞的主要生理功能是运输氧及二氧化碳，这主要是通过红细胞中的血红蛋白实现。与氧结合的血红蛋白称为氧合血红蛋白，色鲜红。动脉血所含的血红蛋白大部分为氧合血红蛋白，所以呈鲜红颜色；与二氧化碳结合的血红蛋白被称为碳酸血红蛋白。氧及二氧化碳与血红蛋白的结合都不牢固，很易分离。

在氧分压较高的肺内，静脉血中的碳酸血红蛋白解离，并与氧结合转变为氧合血红蛋白；而在氧分压较低的组织内，动脉血中的氧合血红蛋白解离，并与二氧化碳结合转变为碳酸血红蛋白。红细胞依靠其血红蛋白的这种特殊性完成运输氧及二氧化碳的任务。

（六）白细胞

无色呈球形，直径在 7～20μm。经复合染料染色后，可根据其形态差异和细胞质内有无特有的颗粒分为两大类 5 种细胞。

1. 粒细胞

(1) 中性粒细胞：中性粒细胞是在瑞氏染色血涂片中，胞质呈无色或极浅的淡红色，有许多弥散分布的细小的（0.2～0.4μm）浅红或浅紫色特有颗粒的细胞。细胞核呈杆状或2～5分叶状，叶与叶间有细丝相连。中性粒细胞具有趋化作用、吞噬作用和杀菌作用。

(2) 嗜酸性粒细胞：嗜酸性粒细胞平时只占白细胞总数的3%，但在患有过敏反应及寄生虫病时其数量明显增加，这类细胞吞噬细菌能力较弱，但吞噬抗原抗体复合物的能力较强。此外，这类细胞尚能限制嗜碱性粒细胞和肥大细胞在过敏反应中的作用。

(3) 嗜碱性粒细胞：嗜碱性粒细胞内含有组织胺、肝素和过敏性慢反应物质等。肝素有抗凝血作用，组织胺可改变毛细血管的通透性。过敏性慢反应物质是一种脂类分子，能引起平滑肌细胞收缩。机体发生过敏反应与这些物质有关。

2. 无粒细胞

无粒细胞包括淋巴细胞和单核细胞。淋巴细胞是具有特异性免疫功能的细胞。T淋巴细胞主要参与细胞免疫反应，而B淋巴细胞参与体液免疫反应（具体见后述）。单核细胞是血液中最大的血细胞。目前认为它是巨噬细胞的前身，具有明显的变形运动，能吞噬、清除受伤、衰老的细胞及其碎片。单核细胞还参与免疫反应，在吞噬抗原后将所携带的抗原决定簇转交给淋巴细胞，诱导淋巴细胞的特异性免疫反应。单核细胞也是对付细胞内致病细菌和寄生虫的主要细胞防卫系统，还具有识别和杀伤肿瘤细胞的能力。

（七）血小板

正常血小板为圆形或椭圆形小体，直径2～3μm，显微镜下可见中央颗粒区与周围透明区。血小板由骨髓巨核细胞生成，寿命8～11天。用电子显微镜观察，血小板无核，但含有颗粒糖原、线粒体与内质网等。血小板离体后，极易受容器表面、温度、pH等因素影响而破坏或发生形态变化，表现为中央颗粒融合，周围形成多数突起。血小板的功能主要是促进止血和加速凝血，同时血小板还有维护毛细血管壁完整性的功能。

（八）淋巴细胞

血液中淋巴细胞按其发生和功能差异，又可分为T淋巴细胞和B淋巴细胞两类。

细胞免疫主要是由T淋巴细胞来实现的。这种细胞在血液中占淋巴细胞总数的80%～90%。T淋巴细胞受抗原刺激变成致敏细胞后，直接接触并攻击具有特异抗原性的异物，如肿瘤细胞、异体移植细胞。它还分泌多种淋巴因子，破坏含有病原体的细胞，或抑制病毒繁殖，并与B细胞协同来杀灭病原微生物。

体液免疫主要是通过B淋巴细胞实现的。当B淋巴细胞受到抗原刺激变成具有免疫活性的浆细胞后，产生并分泌多种抗体，抗体通过与相应抗原发生免疫反应，中和、沉淀、凝集或溶解抗原，消除其对机体的有害作用。

（九）造血组织

造血组织是指生成血细胞的组织，包括骨髓、胸腺、淋巴结、肝脏、脾脏、胚胎及胎儿的造血组织。各种血细胞均起源于造血干细胞。人类胚胎第25天于卵黄囊开始造血活动，随后造血干细胞经血流迁移至肝、脾造血，自妊娠第40天开始，第50天达到顶峰，第40周降至最低。骨髓造血自第3.5个月时开始，出生时全部移行至骨髓造血，并维持终身。成人时骨髓腔里的骨髓是有效造血的唯一场所。

1. 骨髓

骨髓为人体的主要造血器官。出生后，血细胞几乎都在骨髓内形成，骨髓每天每千克体重约产生6×10^9个细胞。骨髓组织是一种海绵状、胶状或脂肪性组织，处于坚硬的骨髓腔内。骨髓分为红髓（造血组织）和黄髓（脂肪组织）两部分。红骨髓主要由造血组织和血窦构成。出生时，红髓充满在全身的骨髓腔；随着年龄的增长，部分红髓逐渐转变为黄髓。成年人的肱骨、股骨的骨骺、脊椎、胸骨、肋骨、髂骨、肩胛骨、颅骨均为红髓。因此成年人只有约 50% 的骨髓具有造血功能，但在必要时其余 50% 也可恢复造血功能。

2. 淋巴器官

淋巴器官分为中枢性与周围性两种。中枢性淋巴器官主要指胸腺，是淋巴系祖细胞分化、增殖成淋巴细胞的器官。造血干细胞进入胸腺后分化成熟为T淋巴细胞，进入骨髓产生B淋巴细胞，两者均通过血循环到外周淋巴器官。周围淋巴器官包括淋巴结、扁桃体及胃肠支气管黏膜和皮肤相关淋巴组织。

(1) 胸腺：胸腺外表为皮层，含大量 T 淋巴细胞，但皮层没有生发中心，这点与一般淋巴结不同。来源于卵黄囊（胚胎早期）和骨髓（胚胎后半期与出生后）的淋巴系干细胞，在胸腺素与淋巴细胞刺激因子的作用下，在皮层增殖、分化成为胸腺依赖的前 T 淋巴细胞。胸腺毛细血管周围包着一层较为完整的网状纤维组织，使皮层与血液循环之间形成屏障。这样的结构能防止血液循环中的抗原进入胸腺皮层，因而 T 淋巴细胞能在皮层中受到屏障的保护，在无外界干扰的条件下生长成熟。前 T 淋巴细胞成熟后经过髓质进入周围淋巴组织的胸腺依赖区，再继续繁殖发育为 T 淋巴细胞。成年以后，胸腺萎缩，已进入淋巴结定居的 T 淋巴细胞，能够自行繁殖。

(2) 脾脏：是体内最大的外周淋巴器官。脾脏分为白髓、红髓和边缘区三部分。白髓是散布在红髓中许多灰白色的小结节，由淋巴细胞构成，包括围绕在中央动脉周围的弥散淋巴组织，主要由 T 细胞组成。血液中的抗原物质经过小动脉、毛细血管与淋巴鞘内的淋巴细胞及浆细胞接触，受刺激后生成更多免疫活性细胞。白髓中的脾小结中心称为生发中心，内有分化、增殖的 B 淋巴细胞可产生相应抗体。红髓分布于白髓之间，由脾索和血窦构成。脾索为 B 淋巴细胞的繁殖、分化之处，故常含有许多浆细胞。血窦又称脾窦，有窦内与相邻组织间的物质交换及 T 淋巴细胞穿越的特殊结构。脾脏具有滤血、免疫、贮血和造血功能。

(3) 淋巴结：淋巴结分为皮质和髓质两部分，是以大量网状细胞形成的网状支架及由骨髓或胸腺迁移来的淋巴细胞填充其中形成的淋巴网状组织。皮质由淋巴小结、副皮质区及淋巴窦所构成。淋巴小结由密集的 B 淋巴细胞构成，其间有少量 T 淋巴细胞和巨噬细胞。淋巴小结中心部称生发中心，在抗原作用下，B 淋巴细胞活化，并分化为能产生抗体的浆细胞。位于淋巴小结之间及皮质的深层为副皮质区，此为一片弥散的淋巴组织，主要由 T 淋巴细胞构成。髓质由髓索及其间的淋巴窦组成。髓索内主要有 B 淋巴细胞、浆细胞和巨噬细胞，淋巴窦接受从皮质区的淋巴窦来的淋巴，并使淋巴循环通往输出淋巴管而离开淋巴结。淋巴结既是储存的场所，又是淋巴液的生物性过滤器，并对外来抗原做出反应。

3. 胚胎与胎儿造血组织

卵黄囊是哺乳类最早期的造血部位。约在人胚胎第 19 天左右，就可看到卵黄囊壁上的中胚层间质细胞开始分化聚集成细胞团，称为血岛。血岛外周的细胞分化成血管壁的内皮细胞，中间的细胞分化为最早的血细胞，称为原始血细胞。这种细胞进一步分化，其中大部分细胞胞浆内出现血红蛋白，成为初级原始红细胞。

胚胎肝于第 5 周即有造血功能，3～6 个月的胎肝为体内主要的造血场所。在肝上皮细胞与血管内皮细胞之间有散在的间质细胞，它们能分化为初级和次级原始红细胞，这些细胞逐渐发育为成熟的红细胞进入血流。这时在幼红细胞中所合成的血红蛋白则为 HbF，还有少量的 HbA_2。在胎儿第 2 个月左右，脾脏也短暂参与造血，主要生成淋巴细胞、单核细胞。第 5 个月之后，脾脏造血功能逐渐减退，仅生成淋巴细胞，到出生后仍保持此功能。淋巴结则生成淋巴细胞和浆细胞。自第4～5个月起，在胎儿的胫骨、股骨等管状骨的原始髓腔内开始生成幼红细胞、幼粒细胞，随着胎儿的发育，同时还生成巨核细胞。妊娠后期，胎儿的骨髓造血活动已明显活跃起来。于胚胎期3个月开始，长骨骨髓中出现造血细胞，至5岁左右，均保持骨髓增生状态。

（十）细胞因子

造血干细胞增殖、分化、衰老与死亡的调控决定骨髓和外周血中各细胞系的数量与比例，造血调节因子在这些过程中发挥重要作用。

造血调节因子是一组调控细胞生物活性的蛋白，统称为细胞因子。由体内多种细胞产生，具有很多重要的生理效应，与很多疾病的病理生理变化有关，其生成障碍可使造血干细胞不能顺利分化为终末血细胞。同时它们还具有治疗的潜能。造血调节因子由于作用的不同可分为3类：集落刺激因子（colony-stimulating factor，CSF）、白细胞介素（interleukin，IL）、造血负调控因子。一种细胞因子常可发挥多种生物学功能，有的因子可有数十种效应，同一效应也可由不同因子引起。各种因子相互作用，形成调控网络。

1. 根据产生细胞因子的细胞种类不同分类

(1) 淋巴因子：主要由淋巴细胞产生，包括T淋巴细胞、B淋巴细胞和自然杀伤（natural killer，NK）细胞等。重要的淋巴因子有IL-2、IL-3、IL-4、IL-5、IL-6、IL-9、IL-10、IL-12、IL-13、IL-14、干扰素（interferon，IFN）-γ、肿瘤坏死因子（TNF）-β、粒细胞巨噬细胞-集落刺激因子（granulocyte-macrophage colony stimulating factor，GM-CSF）和神经白细胞素等。

(2) 单核因子：主要由单核细胞或巨噬细胞产生，如IL-1、IL-6、IL-8、TNFα、粒细胞-集落刺激因子（G-CSF）和巨噬细胞-集落刺激因子（M-CSF）等。

(3) 非淋巴细胞、非单核-巨噬细胞产生的细胞因子：主要由骨髓和胸腺中的基质细胞、血管内皮细胞、成纤维细胞等细胞产生，如促红细胞生成素（erythropoietin，EPO）、IL-7、IL-11、干细胞生长因子（stem cell growth factor，SCF）、内皮细胞源性IL-8和IFNβ等。

2. 根据细胞因子主要的功能不同分类

(1) IL：由淋巴细胞、单核细胞或其他细胞产生的细胞因子，在细胞间相互作用、免疫调节、造血及炎症过程中起重要调节作用。

(2) CSF：根据不同细胞因子刺激造血干细胞或分化不同阶段的造血细胞在半固体培养基中形成不同的细胞集落，分别命名为G-CSF、M-CSF、GM-CSF、multi-CSF（IL-3）、SCF、EPO等。不同CSF不仅可刺激不同发育阶段的造血干细胞和祖细胞的增殖、分化，还可促进成熟细胞的功能。

(3) IFN：根据IFN产生的来源和结构不同，可分为IFNα、IFNβ和IFNγ。它们分别由白细胞、成纤维细胞和活化T淋巴细胞所产生，各种不同的IFN生物学活性基本相同，具有抗病毒、抗肿瘤和免疫调节等作用。

(4) TNF：根据其产生来源和结构不同，可分为TNFα和TNFβ两类，前者由单核-巨噬细胞产生，后者由活化T细胞产生，又名淋巴毒素。两类TNF基本的生物学活性相似，除具有杀伤肿瘤细胞外，还有免疫调节、参与发热和炎症的发生。大剂量TNFα可引起恶病质，因而TNFα又称恶病质素。

(5) TGFβ家族：由多种细胞产生，主要包括$TGF\beta_1$、$TGF\beta_2$、$TGF\beta_3$、$TGF\beta_1\beta_2$及骨形成蛋白（bone morphogenetic protein，BMP）等。

(6) 生长因子：如表皮生长因子（epidermal growth factor，EGF）、血小板衍生生长因子（platelet derived growth factor，PDGF）、成纤维细胞生长因子（fibroblast growth factor，FGF）、肝细胞生长因子（hepatocyte growth factor，HGF）、

胰岛素样生长因子 -1（insulin-like growth factor-1，IGF-1）、IGF-2、白血病抑制因子（leukemia inhibitory factor，LIF）、神经生长因子（nerve growth factor，NGF）、抑瘤素 M（oncostatin-M，OSM）、血小板衍生内皮细胞生长因子（platelet-derived endothelial cell growth factor，PDECGF）、TGFα、血管内皮细胞生长因子（vascular endothelial growth factor，VEGF）等。

(7) 趋化因子家族：包括 4 个亚族，即①C-X-C/α 亚族，主要趋化中性粒细胞，主要成员有 IL-8、黑素瘤细胞生长刺激活性（GRO/MGSA）、血小板因子 -4（PF-4）、血小板碱性蛋白、蛋白水解来源的产物 CTAP- Ⅲ和 β-thromboglobulin、炎症蛋白 -10（IP-10）、ENA-78；② C-C/β 亚族，主要趋化单核细胞，这个亚族的成员包括巨噬细胞炎症蛋白 1α（MIP-1α）、MIP-1β、RANTES、单核细胞趋化蛋白 -1（MCP-1/MCAF）、MCP-2、MCP-3 和 I-309；③ C 型亚家族的代表有淋巴细胞趋化蛋白；④ CX3C 亚家族，Fractalkine 是 CX3C 型趋化因子，对单核 - 巨噬细胞、T 淋巴细胞及 NK 细胞有趋化作用。

二、血液中的营养素和代谢物质

（一）血液中的营养素

1. 碳水化合物

(1) 碳水化合物的分类：碳水化合物分为糖、寡糖和多糖三类，糖包括单糖（葡萄糖、半乳糖、果糖）、双糖（蔗糖、乳糖、麦芽糖、海藻糖）和糖醇（山梨醇、甘露糖醇）；寡糖分为异麦芽低聚寡糖（麦芽糊精）和其他寡糖（棉籽糖、水苏糖、低聚果糖）；多糖分为淀粉和非淀粉多糖（纤维素等）。碳水化合物结构越简单，消化、吸收的速度越快，能使得血糖快速升高，血糖水平波动大；而碳水化合物结构越复杂，消化、吸收速度相对变慢，血糖水平上升较缓，血糖水平波动较小。

(2) 碳水化合物对内分泌系统的影响：血液中糖类的主要形式是葡萄糖，血糖水平对多种内分泌激素的分泌具有重要影响，这些内分泌激素总结为“五升一降”：升糖激素分别是胰高血糖素、肾上腺素、生长激素、糖皮质激素和甲状腺激素；降糖激素为胰岛素。低血糖可迅速引起升糖激素的分泌，血糖过高会引起体内胰岛素的分泌。内分泌激素对血糖的精确、复杂的调节，维持着血糖的相对恒定和机体正常的生命活动。

① 血液中葡萄糖升高：血液中葡萄糖升高可刺激胰岛素分泌，从而降低血糖。胰岛素降血糖机制包括增加糖利用；增加糖原合成、减少糖原分解；减少糖异生。另外，高血糖可以抑制升糖激素分泌，当血糖＞ 8.3mmol/L（150mg/dl），抑制胰高血糖素分泌及生长激素分泌。葡萄糖在刺激胰岛素分泌的同时，也可以抑制胰高血糖素。

② 血液中葡萄糖降低：血液中葡萄糖降低刺激升糖激素分泌，升糖激素的作用机制包括减少糖原合成，增加糖原分解；减少糖利用，增加糖异生。

当血糖＜ 2.8mmol/L（50mg/d）刺激胰高血糖素分泌，胰高血糖素能促进肝糖原分解和糖异生，抑制肝糖原的生成。最终导致葡萄糖产量增加，血糖水平升高。胰高血糖素是促进糖原分解的最强激素，作用迅速，1～2min 内产生。低血糖对胰高血糖素的刺激不仅取决于低血糖的程度，而且取决于其下降的速度。

肾上腺素、糖皮质激素及生长激素对糖异生有显著的刺激作用。一般情况下生长激素促进糖异生的能力较弱，但在胰岛素缺乏时生长激素对糖异生也有较强的促进作用。低血糖可以促进生长激素分泌。

2. 蛋白质

(1) 蛋白质对内分泌系统的生理作用：内分泌系统激素中含氮类激素，包括蛋白质、多肽、氨基酸衍生物，激素蛋白质可以构成人体内多种生理作用的物质，如酶、激素、抗体。

(2) 蛋白质与内分泌系统的关系：一些内分泌激素是含氮激素，另一些激素与血浆中蛋白质结合。胰岛素是一种蛋白质激素，与糖、脂肪和蛋白质的代谢密切相关。生长激素是肽类激素，增加蛋白质合成，导致积极的氮平衡和磷的代谢，增加血磷和减少血尿素氮和氨基酸含量。雄激素大多数与性激素结合球蛋白（SHBG）结合，其余为游离状态。胰高血糖素促进肝糖原异生以及肝细胞对氨基酸的摄取。95% 血浆皮质醇与肝脏产生的 α_2 球蛋白结合，其余 5% 是游离的，游离部分代谢活跃。

3. 脂肪

(1) 脂肪的分类：血浆中所含的脂类统称为脂质，其组成包括 TG 及少量二酰甘油和单酰甘油；磷脂，主要指卵磷脂（磷脂酰胆碱）。此外，还有溶血性卵磷脂和脑磷脂（磷脂酰乙醇胺）、神经脂质等，胆固醇和胆固醇酯，以及游离脂肪酸（FFA）。

(2) 脂肪的生理意义：血液中脂肪作为一种重要的营养物质为机体提供能量，必需脂肪酸促进脂溶性维生素的吸收。血液中的脂肪作为激素或激素前体帮助消化、储存能量和代谢过程中的能量消耗。

(3) 血脂与内分泌激素的关系

① 血脂与胰高血糖素：脂肪、氨基酸等营养物质是调节胰高血糖素分泌的重要因素。血浆脂肪酸水平在生理范围内的升降，可影响人体胰高血糖素水平的变化。血浆脂肪酸水平降低可刺激胰岛 A 细胞分泌胰高血糖素。反之，胰岛 A 细胞的分泌就会受到抑制。

② 血脂与胰岛素：胰岛素可增加脂蛋白脂肪酶的活性，抑制脂蛋白激素敏感脂肪酶（HSL）的活性。当胰岛素分泌不足时，血浆乳糜微粒（CM）和极低密度脂蛋白（VLDL）中的 TG 降解受损，导致血液中 TG 水平升高，血液中游离脂肪酸（FFA）水平升高，血液胆固醇升高；血浆中 FFA 增加时刺激胰岛素分泌。

③ 血脂与甲状腺激素：甲状腺激素对血浆脂蛋白代谢的主要作用是引起血浆 TG 水平降低。其作用机制如下：甲状腺激素可以减少 TG 的合成，提高组织对其他脂解激素的敏感性，从而促进脂肪酸从脂肪组织中的释放，提高 TG 的清除率；甲状腺激素可促进胆固醇的合成和降解，对低密度脂蛋白（LDL）的影响通常是使血浆 LDL 水平升高，降低血浆高密度脂蛋白（HDL），对载脂蛋白基因表达的调节也具有组织特异性。它促进胆固醇降解的作用比促进其合成的作用更有效，因此甲状腺功能亢进症患者常见血胆固醇水平降低，而甲状腺功能减退症会增加血胆固醇水平。

④ 血脂与生长激素：高脂肪酸可抑制生长激素分泌。生长激素可以促进蛋白质合成，促进脂肪分解，增加血液中 NEFA 和血清酮体水平。

⑤ 血脂与儿茶酚胺：儿茶酚胺对脂肪分解的促进作用大于对脂肪合成的促进作用，也可直接促进肝内酮体的形成，或通过刺激胰高血糖素分泌间接促进酮体的形成，最终增加脂肪分解、血浆中 NEFA 和酮体的水平。

⑥ 血脂与性激素：胆固醇是孕激素、雌激素（主要是卵巢和胎盘合成）、雄激素（主要是在睾丸和肾上腺皮质合成）、糖皮质激素（肾上腺皮质合成）的前体。雌激素可提高血浆脂蛋白（a）水平，降低脂蛋白 B 和胆固醇水平。血浆 LDL-胆固醇（LDL-C）水平与雌激素水平呈负相关，而雌激素水平降低血浆 LDL-C 水平的原因主要是由于 LDL 的降解速率增加。雄激素对脂蛋白代谢的作用在许多方面与雌激素相反。

4. 维生素

(1) 维生素的种类：维生素包括维生素 A、B_1、B_2、B_6、C、D、E。一些维生素具有抗氧化作用，如维生素 A、C、E、β- 胡萝卜素。高浓度抗氧化维生素与冠状动脉疾病风险降低有关。维生素主要以辅酶的形式参与酶的功能。

(2) 维生素 D 与钙磷代谢：1, 25-（OH）$_2D_3$ 是血液中维生素 D 主要活性形式，它的生物活性主要是参与钙、磷代谢平衡的调节，同时参与多种细胞的增殖、分化和免疫功能的调控。甲状旁腺激素（PTH）是 1, 25-（OH）$_2D_3$ 的主要调节因子，它能增加肾脏 1α- 羟化酶的活性，从而促进 1, 25-（OH）$_2D_3$ 合成。反之亦然。降钙素抑制 1α- 羟化酶，降低 1, 25-（OH）$_2D_3$ 的合成。降钙素分泌也受血清钙的调节。血清钙水平升高，促进其分泌。

（二）矿物质

1. 矿物质的分类

(1) 常量元素：常量元素指人体含量大于体重 0.01% 的元素，以钙、磷、钠、钾最为常见。

(2) 微量元素：微量元素指人体含量小于体重 0.01% 的元素，需要通过食物摄取，以碘、锌、铁、镁、铜、铬、钼、硒、钴为主。

2. 不同矿物质与内分泌代谢的关系

(1) 血钠：血液中的阳离子主要为 Na^+，阴离子主要为 Cl^- 和 HCO^-。细胞外溶液中 Na^+ 的浓度是细胞内的 10 倍以上。血钠正常值为 142mmol/L（137～148mmol/L）。正常成年人每日钠需求量一般为 100～170mmol/L（6～10g），随温度和劳动强度的变化而变化。钠调节的机制还不很清楚。Na^+ 的吸收主要在胃肠道，可能通过 Na^+-K^+ 激活的 ATP 系统。醛固酮或脱氧皮质醇醋酸酯（DOCA）加强了这一运输系统的作用。

(2) 血钾：用同位素稀释法测定正常人体交换性钾总量为 34～45mmol/L。其中大部分（98%）存在于细胞内，是细胞内液体的主要阳离子，细胞内 K^+ 的浓度是细胞外溶液的 20～30 倍。正常人血浆钾平均含量为 5.0mmol/L（3.5～5.5mmol/L）。醛固酮通过作用于远端肾小管，可能通过改变肾小管腔膜对钠的通透性，从而增加腔内与细胞内钠的交换，在调节肾脏钾平衡中发挥重要作用。

(3) 血镁：血镁正常参考范围 0.74～1.0mmol/L。血清镁含量主要由肾脏调节，约 1/3 的摄入量通过尿液排出。钙负荷会增加镁的排泄。PTH 加强肾小管重吸收滤液中的镁，甚至完全吸收。血清低镁可增加 PTH 的释放，减少尿镁排泄，增加血清钙含量。镁的主要功能是激活 ATP 酶和其他金属辅酶，特别是在糖原分解的过程中，镁起着非常重要的作用。镁缺乏症可增强神经肌肉兴奋性，故急性低镁时常见患者惊厥。

(4) 血钙：骨形成、神经肌肉兴奋和腺体分泌等依赖于细胞外液游离钙，细胞中 Ca^{2+} 作为第二信使，调节激素和生长因子的生物学功能，在细胞生长、细胞基因转录和细胞代谢活动中也是重要的辅助因子。Ca^{2+} 参与的耦联效应主要包括肌肉细胞的兴奋 - 收缩耦联，分泌细胞的兴奋 - 分泌耦合，不同细胞的兴奋 - 代谢耦合。细胞内 Ca^{2+} 浓度增加或减少可能会诱导细胞凋亡。

(5) 血磷：正常成人空腹血磷水平为 0.83～1.44mmol/L（2.6～4.5mg/dl），儿童空腹血磷水平为 1.28～2.24mmol/L（4～7mg/dl），绝经后妇女空腹血磷水平较高。血磷主要以无机磷离子（HPO_4^{2-}）的形式存在。严重的低血磷可引起细胞能量代谢的广泛紊乱，导致细胞内能量危机，严重影响神经传导和肌肉收缩。在碱中毒期间，血液中的磷酸盐减少，这是由细胞外液体中的磷酸盐转移引起的。因此，当血磷较低时，应同时测量血 pH 和 CO_2 结合力。

在正常血液中，钙和磷保持恒定的溶解产物常数 36～40，当钙和无机磷酸盐等矿物质定性沉积到骨基质中导致类骨质钙化。当此乘积常数＜ 20 时往往反映骨矿化缺陷，类骨质不能钙化，导致佝偻病或骨软化症。但乘积常数＞ 70 时易发生软组织异位钙化或骨化。

(6) 血锌：锌与胰岛素的合成、分泌、贮存、降解、生物活性及抗原性有关，缺锌时胰腺和 B 细胞内锌浓度下降，胰岛素合成减少。

（三）血液中的代谢物

尿酸是嘌呤代谢的最终产物。人体尿酸的主

要来源有两条途径：一是从富含核蛋白的食物中进行核苷酸分解（外源性）；二是由体内氨基酸、磷酸核糖等小分子化合物合成和核酸分解（内源性）。当血尿酸浓度超过正常范围上限时，就会发生高尿酸血症。高尿酸血症主要见于慢性酒精中毒、肥胖和代谢综合征。高尿酸血症、糖尿病和心血管疾病都与胰岛素抵抗有关。高尿酸血症也是心脑血管疾病的独立危险因素。高尿酸血症常导致尿酸盐沉积于软组织，引起尿酸性结石（痛风性结石）和结石性炎症，直接或间接影响关节和骨骼，引起痛风性骨关节病。

三、激素与矿物质在血液中的转运

（一）激素在血液中的转运

激素在内分泌细胞合成及分泌后，通过淋巴、血液及细胞外液将其由合成的地点运载至靶器官和靶细胞，再输送至代谢灭活及降解的脏器。激素运输的途径长短不一，长者如神经垂体激素被运送至肾脏与子宫，短者如旁分泌激素分泌至邻近细胞，但大多数激素的运输途径属中等距离。

在大部分情况下，只有游离的激素能进入细胞，发挥其生理作用及反馈调控作用。存在于血浆中的游离激素的量很小，一般不到激素总量的1%～10%。结合激素与游离激素在血中的分布比例决定于激素的类别和数量，结合蛋白的种类、数量和亲和力，以及一些生理条件如毛细血管膜通透性的改变。

1. 以游离形式在血液中运输的激素

水溶性激素的转运可不依赖于转运载体。多肽激素可溶于水，不需要特殊的运载机制，可以游离形式在血浆中运输，血浆实为其稀释剂。

激素穿越细胞膜的机制尚未完全明确。多肽激素受体复合物可能是通过内吞作用进入细胞内，这是需要能量的主动运输。但目前大量证据揭示，游离激素是按其活性梯度被动地弥散入细胞膜的，在能与激素结合的细胞内蛋白质主要作用是保持细胞内游离激素处于低浓度，以利于弥散过程的持续进行。

2. 与血浆蛋白结合在血液中运输的激素

除胞内分泌、自分泌和少数旁分泌激素外，非水溶性激素必须与转运载体结合后才能在血液、淋巴液或细胞外液中转运，转运载体为蛋白质。类固醇激素与甲状腺激素在水中的溶解度低，需要血浆蛋白作为其在血中的运输工具。

(1) 与激素结合的蛋白质

① 特异的高亲和力的结合球蛋白：通过氢键、离子键与范德华引力等与激素紧密地结合，如甲状腺素结合球蛋白（thyroxine-binding globulin，TBG）、睾酮结合球蛋白（亦称性激素结合球蛋白 sex hormone binding globulin，SHBC）、皮质类固醇结合球蛋白（corticosteroid-binding globulin，CBG）、胰岛素结合蛋白、生长激素结合蛋白（growth hormone binding protein，GHBP）、胰岛素样生长因子（IGF）结合蛋白和胰高血糖素样肽（GLP）-1 结合蛋白等。

② 非特异的亲和力较低的蛋白：血浆中的白蛋白和甲状腺激素转运蛋白（transtlyretin，TRR，旧称 TH 结合前白蛋白）可转运小分子激素物质，其特异性不高，与激素呈松散的结合。

(2) 激素与蛋白质结合的特点：各种转运蛋白的功能是互补的，临床上一般不会因为某一种转运蛋白的先天性缺乏而引起疾病。转运蛋白与激素结合的亲和力越高，其清除率就越低。转运蛋白的激素结合容量高于生理激素浓度，但激素分泌过多或应用过量外源性激素时，可导致大量游离激素进入靶细胞。转运蛋白浓度对血浆激素总量的测定有明显影响，在体内起生理作用及反馈调节作用的是游离激素，而不是结合的激素。目前临床测定的是血总激素的含量，不仅是游离激素水平。血激素结合蛋白质水平的升降可引起血总激素水平也发生改变，但一般不影响血游离激素的水平。

(3) 激素与蛋白质结合的生理意义

① 延缓激素在体内的廓清，有利于延长激素的作用时间。激素在肝脏中的灭活及在肾脏中的清除取决于血游离激素的水平，与蛋白质结合使激素难以接近降解激素的酶，并不易通过肾小球过滤。例如，在雌激素的刺激下女性血 SHBG 水平比男性高，女性廓清结合于 SHBG 上的睾酮和双氢睾酮的速率仅为男性的一半。

② 结合型激素是血激素的“储库”。当游离激素进入细胞后，血结合激素即发生解离以补充游离激素的水平，从而保证了体内所有细胞都能接触到一定量的不溶解激素。此外，当进入血液的激素量过多或过少时，通过激素结合及解离状态之间的平衡，减少或增加游离激素的浓度，可减少血激素水平的波动，使之维持在正常生理范围。

③ 有利于组织对激素的摄取及激素作用的发挥。肝脏可以清除蛋白质（包括与激素结合的蛋白质），与游离激素相比，激素与蛋白质结合的复合物在通过肝脏微循环时更易被肝脏摄取。醛固酮与蛋白质结合的能力比其他类固醇激素小，肾脏的一些细胞中有 CBG 或类 CBG 蛋白质，可与皮质醇结合，使其不占据盐皮质激素受体，从而让醛固酮在此发挥调节盐代谢的作用。

3. 激素转运异常

在一般情况下，激素转运和代谢异常可被代偿而不引起明显的临床疾病，但在某一些特殊情况下，尤其在肝、肾功能障碍时可因激素的降解减慢而导致病变。

(1) TBG：T_3、T_4 与 TBG 的结合是可逆的。TBG 增加主要见于先天性高 TBG 血症、使用外源性雌激素或妊娠时。TBG 降低主要见于雄激素和糖皮质类固醇增多，以及蛋白营养不良、肾病综合征、肝硬化、甲状腺功能亢进症等情况。TBG 在肝中合成，*TBG* 基因缺陷可引起 3 种遗传性 TBG 病，即完全性 TBG 缺乏症、部分性 TBG 缺乏症和 TBG 增多症。在 16 种 TBG 变异型中，已有 12 种原因被查明。TTR 异常可被误诊为甲状腺功能减退症或甲状腺功能亢进症，确诊的主要指标是：血清 TBG、TTR、白蛋白、FT_4 测定、基因分析。

(2) CBG：CBG 在肝脏合成，血中 CBG 主要与皮质醇结合。正常情况下，其他的内源性类固醇极少与 CBG 结合，但妊娠时，孕酮可与 CBG 结合，除泼尼松外，其他的人工合成的糖皮质类固醇不与 CBG 结合。发生高雌激素血症（妊娠、服用雌激素、口服避孕药等）、甲状腺功能亢进症、糖尿病等情况时，血 CBG 增多；发生家族性 CBG 缺乏症、甲状腺功能减退症、肝肾功能不全时，血浆 CBG 下降。先天性 CBG 缺乏很罕见，目前仅有两例报道，一例称为 CBG-Leuven，另一例称为 CBG-Lyon（由于 Asp367Asn 突变所致）。

(3) SHBG：在血液中，仅少量雄激素和雌激素为游离状态，大部分性腺类固醇激素与血清蛋白结合，主要的结合蛋白为 SHBG，约 38% 的睾酮与白蛋白结合，60% 与 SHBG 结合。SHBG 来源于肝脏，发生雌激素或甲状腺激素增多、肝硬化时，其血浓度增加；应用雄激素、甲状腺功能减退症、GH 增多或肥胖时，血 SHBG 降低。血浆中的 SHBG 是性腺类固醇激素生物可用性的主要调节物。近年来发现，在雄激素和雌激素的靶细胞膜上还存在 SHBG 受体。SHBG 膜受体可能是 G 蛋白耦联受体家族中的一种，第二信使为 cAMP，并与性激素作用有直接关系。一般认为，在靶细胞中，SHBG/SHBG 受体系统的作用是性腺类固醇激素以外的一种辅助调节因素，抑制或增强二氢睾酮或雌二醇的生物作用。

(4) GHBP：血浆中的 GHBP 水平可反映肝组织的生长激素受体（growth hormone receptor，GHR）浓度，但不一定能反映 GHR 的功能。年龄、营养状况、血 GH 水平、胰岛素和性激素对 GHBP 浓度有影响。GH 抵抗综合征（如肝硬化、肾功能不全、糖尿病、甲状腺功能减退症、营养不良症和重症急性疾病等）时，血 GHBP 水平下降。

(5) PRL 结合蛋白：血清中的 PRL 结合蛋白可能有 3 种分子形式（27ku、50ku、160ku），其中 27ku 和 50ku 组分分别是免疫球蛋白 G_1（IgG_1）的轻链和重链，在正常人（尤其是孕妇）的血清中，还存在抗 PRL 自身抗体。GHBP 也可与 PRL 结合，但亲和力较低。

(6) 维生素 D 结合蛋白（VDBP）：血液中的 VDBP 浓度远高于维生素 D。VDBP 参与免疫反应，与补体成分 C_{5a} 一起趋化免疫细胞，非唾液酸糖化形式的 VDBP 还可促进巨噬细胞活化。*VDBP* 基因多态性与慢性阻塞性肺病、糖尿病、骨质疏松及自发性骨折有关。Pima 印第安人的 *VDBP* 基因变异（*Gelf*、*Gels*、*Ge2*）与 2 型糖尿病有关。

(7) IGF 结合蛋白（IGFBP）与 IGFBP 相关蛋白（IGFBP-rP）：体内至少存在 6 种 IGFBP 和 9 种 IGFBP-rP。IGFBP 与 IGF 受体竞争，结合 IGF，故对细胞的生长和代谢有间接影响（IGFBP 的 IGF 依赖性作用）。另外，IGFBP 也有其他重要的直接作用（IGFBP 的非 IGF 依赖性作用）。

① IGFBP-1：GH 通过改变胰岛素对 *IGFBP-1* 基因表达而影响其作用，血中的 IGF-1 浓度受 IGFBP-1 的调节。*IGFBP-1* 过度表达，血浓度升高可导致生长障碍（如宫内发育迟滞和慢性肾功能衰竭）、肥胖和胰岛素抵抗者的 IGFBP-1 水平升高，因而测量血浆 IGFBP-1 有助于这些疾病的诊断。

② IGFBP-2：血 IGFBP-2 水平与年龄关系密切，新生儿和老年人较高；青春期发育、未经治疗的 1 型糖尿病、肢端肥大症及使用地塞米松时下降。血清 IGFBP-2 升高主要见于 GH 缺乏、禁食、应用 IGF-1 后、肝功能衰竭和胰岛素瘤等，慢性肾功能衰竭、非胰岛细胞瘤性低血糖、白血病时常显著升高。

③ IGFBP-3：重症疾病时，血 IGF-1 和 IGF-2 水平下降，IGFBP-3 水平正常而 IGFBP-1 水平升高。AIDS 和重症糖尿病时，IGFBP-3 降解加速。晚期肝肾疾病时，儿童的生长发育停滞，此与 GH 抵抗和 GH/IGF-1 的作用减弱有关。GH/IGF-1 和胰岛素为促进细胞分化和个体纵向生长的两个主要调节系统，它们的作用是互相依赖、相互影响的。GH 抵抗时，肝生成 IGF-1 减少；糖尿病时，IGFBP-3 降解增多。经胰岛素治疗后这些异常可被逆转，GH 分泌减少，敏感性增加。如仍不能恢复，可用 IGF-1 和 IGFBP-3 治疗。血 IGF-1 和 IGFBP-3 可作为儿童生长发育和营养状态的评价指标。

④ 其他 IGFBP 和 IGFBP-rP：在卵巢和乳腺中，各种 IGFBP 之间的平衡，IG-FBP、IGF-1 和 IGF-2 的调节为维持正常功能所必需，其调节紊乱可导致多囊卵巢综合征甚至肿瘤的发生。非胰岛素瘤性肿瘤所致的低血糖症主要与 IGF-2 分泌过多有关，例如血管外皮细胞瘤分泌的 IGF-2 为巨 IGF-2，这种巨 IGF-2 可与 IGFBP-3 形成大分子复合物。在通常情况下，IGFBP-6 为 IGF-2 作用和肿瘤细胞分化的特异性抑制物，肿瘤细胞还可分泌大量的 IGFBP-6，是导致低血糖症的重要病因。

目前已发现至少 9 种 IGFBP-rP。这些 IGFBP-rP 可在内皮细胞、血管平滑肌细胞、骨、软骨、肝、肺及一些肿瘤组织中表达，与 IGF 或 IGFBP 作用，调节细胞的分化、增殖和凋亡过程，与组织的重建和修复也有密切关系。

4. 游离型和结合型激素之间的关系

激素在血浆和组织中的分布，决定于组织结合蛋白和血浆结合蛋白结合激素功能的平衡。血游离激素水平不反映细胞内激素的含量。

游离激素需与靶细胞受体结合后才能对此激素的合成发挥反馈调控作用。若仅有激素运载蛋白质的量的改变，反馈调控机制可调节激素的合成及释放速度，以代偿运载蛋白浓度的升降，保持游离激素的稳态，不产生内分泌功能紊乱。例如，当 TBG 的产生受刺激后增加并结合更多的甲状腺激素时，血中游离的和与前清蛋白微弱结合的甲状腺激素水平降低，促使促甲状腺激素（TSH）分泌增加。随之甲状腺激素的释放也增多，直至 TBG 再次被饱和，游离的甲状腺激素水平恢复正常。后者又导致 TSH 和甲状腺激素的分泌功能下降至正常。但是，在结合蛋白产量改变的同时，若激素的反馈调控机制也有紊乱，则会有临床内分泌功能紊乱。

（二）矿物质在血液中的转运

矿物质是构成机体组织的重要原料，如钙、磷、镁是构成骨骼、牙齿的主要原料，矿物质也是维持机体酸碱平衡和正常渗透压的必要条件。

人体内有些特殊的生理物质（如血液中的血红蛋白、甲状腺素等）需要铁、碘的参与才能合成。机体在新陈代谢过程中，随时都有一定量的矿物质以不同的途径排出体外，因而必须通过膳食及时给予补充。

矿物质在食物中广泛存在，所以一般不易引起缺乏，但根据不同的生理状况和不同地理环境或其他特殊条件会引起人体中某些元素的缺乏（表 32-1），应给予特殊补充。

1. 钠

(1) 概述：人体含有约 105g 钠，主要分布在骨骼、细胞外液（即血清）和组织中。在血清钠水平缺乏的情况下，骨晶体起储库作用并释放钠。它在神经和肌肉组织及心脏中的存在是最重要的。钠在血清中的生理水平为 135～145mmol/L，是主要的细胞外阳离子，与体液的渗透压密切相关。在兴奋性细胞中，钠离子的大量内流是动作电位形成的原因。

(2) 低钠血症：虽然低钠血症是钠与水的相对减少，但在实践中，它几乎总是以低钠稀释血浆渗透压，表明水摄入超过了水的排泄量。这是临床实践中遇到的最常见的电解质紊乱，发生在 15%～30% 的住院患者中。虽然低钠血症是一种慢性疾病，但如果在 48h 内发生，则被认为是急性的；如果时间较长，被认为是慢性的低钠血症，可导致大脑水肿。当血钠为 125～130mmol/L 时，患者将会出现恶心和不适；当血清钠低

表 32-1　异常离子水平分级表

分级	Na^+		K^+		Ca^{2+}	
	低钠血症（mmol/L）	高钠血症（mmol/L）	低钾血症（mmol/L）	高钾血症（mmol/L）	低钙血症	高钙血症
1	＜LLN～130	＞ULN～150	＜LLN～3.0/L	＞ULN～5.5	＜LLN～8.0mg/dl ＜LLN～2.0mmol/L	＞ULN～11.5mg/dl ＞ULN～2.9mmol/L
2	—	＞150～155	＜LLN～3.0 但表现出症状	＞5.5～6.0	＜8.0～7.0mg/dl ＜2.0～1.75mmol/L	＞11.5～12.5mg/dl ＞2.9～3.1mmol/L
3	＜130～120	＞150～160	＜3.0～2.5	＞6.0～7.0	＜7.0～6.0mg/dl ＜1.75～1.5mmol/L	＞12.5～13.5mg/dl ＞3.1～3.4mmol/L
4	＜120	＞160	＜2.5	＞7.0	＜6.0mg/dl ＜1.5mmol/L	＞13.5mg/dl ＞3.4mmol/L
5	死亡					

LLN. 正常下限；ULN. 正常上限；—. 未定义

于 110～115mmol/L 时，可能会引起头痛、嗜睡、抽搐、昏迷和死亡。尽管在该水平以上的慢性低钠血症被认为是无症状的，当钠浓度较高（120mmol/L）时，甚至可能会由于钠浓度的不稳定而诱发更高的风险（如嗜睡和头晕）。

关于低钠血症的治疗，应用适当的盐水来纠正低血容量。纠正液体是治疗的主要方法，可以纠正相对过剩的水分。高容量血症可以单独应用液体治疗或与血管加压素拮抗药一起治疗潜在的疾病和限制体液；而高容量血症时，则建议进行限性水分摄入。

(3) 高钠血症：高钠血症总是表现为高钠性高渗透压，并且总是引起细胞脱水，至少是暂时性的。因此，在低渗性腹泻的插管、体弱患者和婴儿中很常见。大脑通过溶质摄取做出反应，防止细胞收缩，这是严重的（＞160mmol/L）或快速发作（＜12h）的高钠血症的结果，可导致颅内出血、惊厥和昏迷。

高钠血症的治疗需要针对病因进行治疗，并通过低渗液体降低血清钠水平。最安全的输液方式是通过口服或肠内途径。如果要使用静脉给药，除非血流动力学受损的受试者需要等渗液，否则应为低渗（0.45% 低渗生理盐水或 5% 葡萄糖）。

2. 钾

(1) 概述：血清钾离子的生理浓度为 3.5～5.5mmol/L，它是细胞内液中最重要的离子成分之一。钾是在多个过程中发挥生理作用（例如电脉冲传导，以及包括心脏在内的平滑肌和骨骼肌的收缩）的必需元素。它还促进细胞膜功能和维持适当的酶活性，在神经细胞等兴奋性细胞中的作用尤其重要。这些细胞的膜对钾离子最易渗透，其静息电位主要取决于钾离子。

(2) 低钾血症：血钾水平降低（低钾血症）与横纹肌溶解引起的肌肉无力相关，可能导致呼吸肌麻痹，通气不足和呼吸衰竭。其他症状包括低血压、绞痛、抽搐、尿潴留和麻痹性肠梗阻。持续性低钾血症会损害肾脏浓缩能力，轻度低钾血症很少引起任何症状，并且对心电图（ECG）的影响可能很小；中重度低钾血症将会导致 ST 段下垂，增加 PQ 间隔的长度，T 波压低，而 U 波升高；在严重的低钾血症中，T 波逐渐变大，而 U 波则变大。T 波有时可能与 U 波合并，这可能被误认为是长 QT 综合征。血钾水平降低也是心室和心房过早收缩、快速性心律失常和房室传导阻滞的原因。严重的低钾血症可能导致心室纤颤和心搏骤停或休克猝死。

低钾血症的治疗应集中在纠正钾缺乏症。静脉注射 K^+ 的溶液不应含葡萄糖和碳酸氢盐，以避免 K^+ 快速转移到细胞内区室。低钾血症时可能会发生肌病，其最严重的形式可能导致横纹肌溶解和肾功能衰竭，还可能导致中枢神经系统改变，意识错乱和情感障碍，并导致包括麻痹性肠梗阻在内的平滑肌功能障碍。

(3) 高钾血症：血浆 K^+ 浓度为 5.5mmol/L 或更高的浓度称为高钾血症，这是由于 K^+ 摄入增加，K^+ 向细胞外液的转移及 K^+ 的正平衡所致。神经和肌肉症状（包括烦躁情绪）加重和 K^+ 浓度增加相关。但是，当 K^+ 浓度明显升高时，出现无力和肌肉无力，并且有恶心、腹泻、呕吐和腹痛，表现为合成代谢症状。当 K^+ 浓度轻度增加时，T 波变得更陡峭并增加（类似帐篷样的 T 波），而当 K^+ 浓度进一步增加时，PR 间隔增加、QRS 宽度增加，K^+ 浓度超过 8.0mmol/L，可见 P 波消失、QRS 变为正弦曲线、心脏失去泵功能。

临床诊断高钾血症之前，应排除假性高血钾症。假性高钾血症是静脉采血或标本处理过程中细胞释放钾的结果，其定义为血清 K^+ 浓度比血浆 K^+ 浓度高 0.5mmol/L。除了握紧拳头、使用止血带和使用小口径针头之外，血细胞计数偏高，如血小板增多症（500 000/μl）和明显的白细胞增多症也是该疾病的危险因素。

3. 氯

(1) 概述：血清氯指血清中氯离子浓度。氯是人体细胞外液中主要的阴离子，在调节人体酸碱平衡、渗透压和水分布方面起重要作用。常规认为氯离子的代谢伴随在 Na^+、H^+ 及体液变化之后，为继发过程。

Cl^- 参与电解质及体液平衡的各种过程，并起关键作用。氯以 KCl 的形成存在于细胞内，以 NaCl 形式存在血浆之中。氯化物的主要功能是维持血液与组织间液渗透压平衡。

正常情况下，人体内阴离子的总和始终保持一定的水平，当 Cl^- 减少时，HCO_3^- 增加；当 Cl^- 增加时，HCO_3^- 减少。血清氯（Cl^-）正常值：96.00～106.00mmol/L（96～106mEq/L）。当血清氯浓度与钠浓度平行变化时，考虑为水代谢异常；当血清氯浓度与钠浓度不平行时，考虑为酸碱平衡障碍。

(2) 低氯血症

① 低钠低氯血症：此为一般的低钠血症。低钠多并存低氯，因 Na^+、Cl^- 为细胞外液的主要阳阴离子，必须并存且平衡以维持电中性。根据特点可分为稀释性和耗竭性低钠低氯血症。

② 单纯低氯血症（血钠正常型）：常见于心力衰竭患者，表现为血氯水平下降，但是血钠水平在正常范围之内。

③ 呼吸性酸中毒性低氯血症：重症呼吸功能不全可有呼吸性酸中毒（即高碳酸血症）。肺泡内 CO_2 压力升高，碳酸分解为 H^+ 和 HCO_3^-，红细胞内 HCO_3^- 升高，有一部分由红细胞外逸，而红细胞内与 HCO_3^- 相平衡的 K^+ 不易外逸，血浆中 Cl^- 进入红细胞，因而产生低氯血症。呼吸性酸中毒时，肾小管重吸收 HCO_3^- 增加，而吸收 Cl^- 减少及排泄尿氯增多，产生低氯血症。

④ 低血氯性碱中毒：由于呕吐胃内容物含有大量 H^+、Cl^-、K^+，产生低氯血症。低氯血症可产生碱中毒，碱中毒也可产生低血氯。临床长期应用利尿药患者有代谢性碱中毒情况，肾小管泌 K^+ 减少，泌 H^+ 增多，因而回吸收 HCO_3^- 增多，回吸收 Cl^- 减少，导致低氯血症。

(3) 高氯血症：氯离子是细胞外液（ECF）中最丰富的阴离子。高氯血症的定义是血浆氯化物浓度增加。高氯血症和体内氯化物相对过量与肾脏血流减少，包括肾和胃肠系统在内的间质性水肿增加。重症患者的高发病率和死亡率有关，并降低急性肾损伤患者的生存和恢复。

高氯血症可能由多种机制引起。氯化钠负荷过高的高氯血症的一个例子是经常使用大量等渗（0.9%）氯化钠溶液（生理盐水）进行患者的血容量复苏。值得注意的是，当正常人服用大剂量的等渗盐水时，最多可能需要 2 天才能恢复到治疗前钠和氯的平衡状态。血浆中的正常氯化物浓度在 95～110mmol/L，而生理盐水中的氯化物浓度为 154mmol/L。等渗盐水相对缓慢的排泄反应可能与氯化物负荷对肾血流和肾小球滤过（肾小球反馈）的影响有关。

4. 钙

钙是人体内含量最多的无机元素之一，成人含量约为 30mol，相当于 70kg 体重含钙量为 1200g。成年人体内约有 99% 的钙存在于骨骼中，其余 1% 存在于细胞外液和细胞中。在全血或血清中，钙可以 3 种形式存在：①离子钙或游离钙（Ca^{2+}），约占总量的 50%；②与蛋白（主要是白蛋白）结合的钙，约占总蛋白的 40%；③还有一小部分钙与磷酸根、碳酸氢根、柠檬酸根和乳酸根等阴离子复合，约占总数的 10%。细胞外液游离钙的浓度为 1.12～1.23mmol/L；细胞内钙浓度极低，且 90% 以上储存于内质网和线粒体内，胞质钙浓度仅 0.01～0.1mmol/L。血钙的正常水平对于维持骨骼内骨盐的含量、血液凝固过程和神经肌肉的兴奋性具有重要的作用。

正常成人肾小球每日滤过约 9g 游离钙，肾小管对钙的重吸收量与血钙浓度相关。血钙浓度降低可增加肾小管对钙的重吸收率，而血钙高时重吸收率下降。肾对钙的重吸收受甲状旁腺激素的严格调控。血浆 pH 可影响钙平衡，当 pH 降低时，蛋白结合钙解离，血浆游离钙增多；当 pH 升高时，蛋白结合钙增多，而游离钙减少。

平均每增减 1 个 pH 单位，每 100ml 血浆游离钙浓度相应改变 0.42mmol（1.68mg）。

5. 磷

(1) 概述：正常成人含磷约 19.4mol（600g），磷是体内许多重要生物分子的组成成分。正常成人的磷主要分布于骨（约占 85.7%），其次为各组织细胞（约 14%），仅少量（约 0.03%）分布于体液。成人血浆中无机磷的含量为 1.1～1.3mmol/L（3.5～4.0mg/dl）。磷除了构成骨盐成分、参与成骨作用外，还是核酸、核苷酸、磷脂辅酶等重要生物分子的组成成分，发挥各自重要的生理功能。许多生化反应和代谢调节过程需要磷酸根的参与。无机磷酸盐还是机体中重要的缓冲体系成分。正常人血液中钙和磷的浓度相对恒定，每 100ml 血液中钙与磷含量之积为一常数，即 [Ca] × [P]=35～40，因此血钙降低时，血磷会略有增加。

高磷血症常见于慢性肾病患者，与冠状动脉钙化、心瓣膜钙化等严重心血管并发症密切相关；是引起继发性甲状旁腺功能亢进、维生素 D 代谢障碍肾性骨病等重要因素。维生素 D 缺乏也可减少肠腔磷酸盐的吸收，是引起低磷血症的原因之一。

肾小管对血磷的重吸收也取决于血磷水平，血磷浓度降低可增高磷的重吸收率。血钙增加可降低磷的重吸收。pH 降低可增加磷的重吸收；甲状旁腺激素抑制血磷的重吸收，增加磷的排泄。

(2) 骨内的钙磷代谢：由于体内大部位钙和磷存在于骨中，所以骨内钙、磷的代谢成为体内钙磷代谢的主要组成。血钙与骨钙的相互转化对维持血钙浓度的相对稳定具有重要意义。

骨的组成中水占 10%；有机物质占 20%，主要的有机基质是 Ⅰ 型胶原；无机盐占 70%，主要是羟基磷灰石。骨形成的初期，成骨细胞分泌胶原，胶原聚合成胶原纤维，并进而形成骨的有机基质。钙盐沉积于其表面，逐渐形成羟基磷灰石骨盐结晶。少量无定形骨盐与羟基磷灰石结合疏松，可与细胞外液进行钙交换，与体液钙形成动态平衡。碱性磷酸酶可以分解磷酸酯和焦磷酸盐，使局部无机磷酸盐浓度升高，有利于骨化作用。因此，血液碱性磷酸酶活性升高可作为骨化作用或成骨细胞活动的指标。

(3) 钙磷代谢的调节：调节钙和钙代谢的主要激素有活性维生素 D、甲状旁腺激素（parathyroid hormone，PTH）和降钙素。主要调节的靶器官有小肠、肾和骨。

维生素 D 促进小肠钙的吸收和骨盐沉积，活性维生素 D［1, 25-（OH）$_2$D$_3$］对钙磷代谢作用的主要靶器官是小肠和骨。1, 25-（OH）$_2$D$_3$ 与小肠黏膜细胞特异的胞质受体结合后，进入细胞核，刺激钙结合蛋白的生成。后者作为载体蛋白促进小肠对钙的吸收。同时磷的吸收也随之增加。生理剂量的 1, 25-（OH）$_2$D$_3$ 可促进骨盐沉积，同时还可刺激成骨细胞分泌胶原，促进骨基质的成熟有利于成骨。

PTH 具有升高血钙和降低血磷的作用，它是甲状旁腺分泌的由 84 个氨基酸残基组成的蛋白质，其主要作用靶器官是骨和肾。PTH 刺激破骨细胞的活化，促进骨盐溶解，使血钙与血磷升高。PTH 促进肾小管对钙的重吸收，抑制对磷的重吸收。同时 PTH 还可刺激肾合成 1, 25-（OH）$_2$D$_3$，从而间接地促进小肠对钙、磷的吸收。PTH 的总体作用是使血钙升高。

降钙素（calcitonin，CT）是唯一能降低血钙浓度的激素，它是甲状腺 C 细胞合成的由 32 个氨基酸残基组成的多肽，其作用靶器官为骨和肾。CT 通过抑制破骨细胞的活性、激活成骨细胞，促进骨盐沉积，从而降低血钙与血磷含量。CT 还抑制肾小管对钙、磷的重吸收。CT 的总体作用是降低血钙与血磷。

血钙与血磷在 1, 25-（OH）$_2$D$_3$、PTH 和 CT 的协同作用下维持其正常的动态平衡，具体见表 32-2。

表 32-2　血钙与血磷动态平衡

激　素	小肠吸收钙	溶　骨	成　骨	尿　钙	尿　磷	血　钙	血　磷
1, 25-（OH）$_2D_3$	↑↑	↑	↑	↓	↓	↑	↑
PTH	↑	↑↑	↓	↓	↑	↑	↓
CT	↓	↓↓	↑	↑	↑	↓	↓↓

6. 镁

(1) 镁的储存和转运：镁是约 300 种细胞酶的辅助因子，在能量代谢中起重要作用，参与涉及 ATP 和核苷酸三磷酸酶的磷酸盐转移反应及神经系统的功能完整性。人体中约有 60% 的镁存在于骨骼中，其中骨骼中的镁是主要储库，骨骼肌中占 20%，器官中占 20%。血液中不到 1%，其中血浆中约 1/3。在血浆中 25% 与白蛋白结合，8% 与球蛋白结合，12% 的离子与阴离子络合，而 55% 游离。评估体内镁的状况主要根据血清水平和排泄率，如果排泄率正常，则镁状态正常；反之，则不正常。如果排泄量低且血清水平正常，则应进行镁负荷试验以查看是否存在镁缺乏症；如果两者均低，则说明缺乏；如果血清水平低，排泄率高，表明存在肾镁丢失。

(2) 镁缺乏症：镁缺乏非常普遍。镁缺乏甚至可能危及生命，临床症状是记忆力和注意力丧失、冷漠、精神错乱、幻觉、妄想症、神经肌肉疾病（如手足搐搦和癫痫发作）、性格改变和明显的精神病。

(3) 镁过量：镁的毒性很罕见，临床上出现镁过量导致的异常症状极为少见，肾功能不全是最常见的原因，并可能导致高钙血症、神经系统的普遍压抑、心脏传导系统的延迟、深层肌腱反射丧失、呼吸麻痹、全身麻醉，严重者甚至可能出现心脏停搏或死亡。高镁血症可能导致葡萄糖耐量降低。众所周知，硫酸镁灌肠常在临床上应用于肝昏迷患者，但是存在肾衰竭的情况下，会通过肠吸收引起高钙血症和致命的镁毒性。

7. 铜

(1) 血浆含铜成分：通常来说，人体内各部位铜的含量基本保持恒定，在成年人肝脏中的浓度在 4～6mg，肾脏浓度更高（7～12mg），大脑中为 3～5mg，肌肉中含量大约是 1mg。血浆中存在许多与铜结合的蛋白质及其他成分，首先是铜蓝蛋白（Cp），它通常被认为是血液中铜含量最高的成分；其次是白蛋白和 α_2 巨球蛋白 / 转运蛋白；最后是细胞外超氧化物歧化酶 3（SOD3）和其他含铜量非常少的分子，包括一些尚待定义和（或）很小的分子（小的铜载体）。

(2) 毒性和过量：铜毒性很罕见，会导致恶心、呕吐、溶血、肝坏死、尿少、氮质血症、抽搐和昏迷。威尔逊病是最著名的铜相关疾病，实验室检查结果包括血清铜蓝蛋白减少，非铜蓝蛋白铜水平增加，血清铜总量减少和尿铜排泄增加。铜沉积在各个器官中，主要表现为慢性肝病、骨关节炎和可能的肾结石，以及虹膜表现为 Kayser-Fleischer 环、神经系统症状（包括自愿运动、非自愿运动、语气和姿势障碍、智力丧失、行为受到干扰、进行性脑退化、多发性硬化症和帕金森症的协调性恶化）和精神分裂症样症状(幻觉、妄想、言行混乱）。青霉素已被用于治疗该疾病多年，铜通过复合物形成从器官中去除，然后排出体外。

(3) 铜不足：铜缺乏症的典型症状是中性粒细胞减少、白细胞减少、骨骼脱矿质和免疫功能受损，在神经学上可能与多发性硬化症、难治性抑郁症、脱髓鞘炎和某些精神分裂症有关。婴儿铜缺乏症包括精神运动发育迟缓、肌张力减退、色素沉着不足、可触及的骨质疏松性凹陷处出现明显的头皮静脉、骨质疏松症、骨折、异常的骨形成、苍白、对铁疗法有抵抗力的铁粒幼细胞性贫血、肝脾肿大、中性粒细胞减少，以及铜和铜蓝蛋白水平低。

8. 铁

(1) 运铁蛋白是铁的运输形式：铁是体内含量最多的一种微量元素，成年男性平均含铁量约为 50mg/kg 体重，女性约为 30mg/kg 体重。铁的吸收部位主要在十二指肠及空肠上段。无机铁只有 Fe^{2+} 可以通透小肠黏膜细胞。酸性 pH、维生素 C 和谷胱甘肽可将 Fe^{3+} 还原为 Fe^{2+}，有利于铁的吸收。鞣酸、草酸、植酸、无机磷酸、含磷酸的抗酸药等可与铁形成不溶性或不能吸收的铁复合物，从而影响铁的吸收。络合物中铁的吸收率大于无机铁，氨基酸、柠檬酸苹果酸等能与铁离子形成络合物，有利于铁的吸收。临床上常用硫酸亚铁、枸橼酸铁铵、富马酸亚铁等作为口服补铁药。吸收的 Fe^{2+} 在小肠黏膜上皮细胞中氧化为 Fe^{3+}，并与铁蛋白结合。铁（Fe^{3+}）在血液中与运铁蛋白结合而运输。正常人血清运铁蛋白浓度为 200～300mg/dl。

(2) 铁蛋白是铁的储存形式：体内多余的铁与铁蛋白结合而运输，主要储存于肝、脾、骨、小肠黏膜、胰等器官。铁蛋白是由 24 个亚基组成的中空分子，其内可结合多达 450 个铁离子。小肠黏膜上皮细胞的生命周期为 2~6 天，储存于细胞内的铁蛋白铁随着细胞的脱落而排泄于肠腔。这几乎是体内铁的唯一排泄途径。尿、汗、消化液、胆汁中均不含铁。

(3) 铁的缺乏与中毒均可引起严重的疾病：铁的缺乏可引起小细胞低血色性贫血。引起缺铁性贫血的原因不限于铁摄入的不足，急性大量出血、慢性小量出血（如消化道溃疡、妇女月经失调出血等）以及儿童生长期和妇女妊娠、哺乳期得不到铁的额外补充等均可引起缺铁性贫血。

Fe^{2+} 非常活泼，可与氧反应产生羟自由基和过氧化自由基。Fe^{2+} 还像重金属离子那样，与体内蛋白质结合，破坏其结构。铁摄入过剩，部分铁蛋白变性生成血铁黄素。体内铁沉积过多时可出现血色素沉着症，引起器官损伤，可出现肝硬化、肝癌、糖尿病、心肌病、皮肤色素沉着、内分泌紊乱、关节痛等。

（何　庆）

参考文献

[1] 朱大年, 王庭槐 . 生理学 [M]. 第 8 版 . 北京 : 人民卫生出版社 , 2018: 55–68.

[2] 葛均波 , 徐永健 , 王辰 . 内科学 [M]. 第 9 版 . 北京 : 人民卫生出版社 , 2019: 532–533.

[3] 曹雪涛 , 熊思东 , 姚智 . 医学免疫学 [M]. 第 6 版 . 北京 : 人民卫生出版社 , 2015: 49–58.

[4] Estcourt LJ, Birchall J, Allard S, et al. Guidelines for the use of platelet transfusions[J]. Br J Haematol, 2017, 176(3) : 365–394.

[5] 母义明 , 陆菊明 , 潘长玉 . 临床内分泌代谢病 [M]. 北京 : 人民军医出版社 , 2014: 324–334.

[6] 廖二元 , 莫朝晖 . 内分泌学 [M]. 第 2 版 . 北京 : 人民卫生出版社 , 2007: 1306–1328, 1884–1897.

[7] 刘新民 . 实用内分泌学 [M]. 北京 : 人民军医出版社 , 2004: 945–969.

[8] 廖二元 , 莫朝辉 . 内分泌学 [M]. 第 2 版 . 北京 : 人民卫生出版社 , 2007: 2164–2172.

[9] 樊宇兵 , 王保芝 , 崔慧先 . 肽类激素分泌机制的研究进展 [J]. 解剖科学进展 , 2008(1): 98–101.

[10] 廖二元 , 超楚生 . 内分泌学 [M]. 北京 : 人民卫生出版社 , 2001:1546–1547.

[11] Braun D, Schweizer U. Thyroid hormone transport and transporters[J]. Vitam Horm, 2018, 106: 19–44.

[12] López–Bermejo A, Khosravi J, Corless CL, et al. Generation of anti–insulin–like growth factor–binding protein–related protein 1 (IGFBP–rP1/MAC25)

monoclonal antibodies and immunoassay: quantification of IGFBP-rP1 in human serum and distribution in human fluids and tissues[J]. J Clin Endocrinol Metab, 2003, 88(7): 3401-3408.

[13] Wakil A, Atkin SL. Serum sodium disorders: safe management[J]. Clin Med(Lond), 2010, 10(1):79 -82.

[14] Adrogue HJ, Madias NE. Hypernatremia[J]. N Engl J Med, 2000, 342(20): 1493-1499.

[15] Hladky SB, Barrand MA. Fluid and ion transfer across the blood–brain and blood–cerebrospinal fluid barriers; a comparative account of mechanisms and roles[J]. Fluids Barriers CNS, 2016, 13(1):19.

[16] Rude RK. Physiology of magnesium metabolism and the important role of magnesium in potassium deficiency[J]. Am J Cardiol, 1989, 63(14): 31G-34G.

[17] Bandak G, Kashani KB. Chloride in intensive care units: a key electrolyte[J]. F1000Res, 2017, 6: 1930.

[18] Nagami GT. Hyperchloremia – Why and how[J]. Nefrologia, 2016, 36 (4): 347-353.

[19] Bohn AA, de Morais HA. Chloride: A quick reference[J]. Vet Clin North Am Small Anim Pract, 2017, 47(2): 219-222.

[20] Funes S, de Morais HA. A quick reference on hyperchloremic metabolic acidosis [J].Vet Clin North Am Small Anim Pract, 2017, 47(2): 201-203.

[21] Burritt MF. Electrolytes and blood gases (ionized calcium)[J]. Anal Chem, 1993, 65(12): 409R-411R.

[22] Rude RK. Calcium in red blood cells—A perilous balance[J]. Int J Mol Sci, 2013, 14(5): 9848- 9872.

[23] Holt SG, Smith ER. Fetuin-A-containing calciprotein particles in mineral trafficking and vascular disease[J]. Nephrol Dial Transplant, 2016, 31(10): 1583-1587.

[24] Koumakis E, Cormier C, Roux C, et al. The causes of hypo- and hyperphosphatemia in humans[J]. Calcif Tissue Int, 2021, 108(1): 41-73.

[25] Manser WW. Disease: abnormalities of copper, zinc and magnesium in blood[J]. J Pak Med Assoc, 1989, 39(12): 325-333.

[26] Linder MC. Ceruloplasmin and other copper binding components of blood plasma and their functions: an update[J]. Metallomics, 2016, 8(9): 887-905.

第 33 章

内分泌代谢对血液系统的影响与调节

一、内分泌激素对血液系统的影响与调节

（一）肾上腺皮质激素与血液系统

1. 肾上腺皮质激素的结构

肾上腺皮质激素对于维持基本生命活动必不可缺。根据生物学作用不同，肾上腺皮质激素可分为盐皮质激素、糖皮质激素（glucocorticoid，GC）和性激素，3 种激素都属于类固醇激素，其基本结构是环戊烷多氢菲甾体核，不同的激素其附加基团不同。GC 的代表产物是皮质醇，盐皮质激素的代表产物是醛固酮（ALD），肾上腺皮质产生的性激素主要是一些生物活性较弱的雄激素，如脱氢表雄酮（dehydroepiandrosterone，DHEA）、硫酸脱氢表雄酮和雄烯二酮，还分泌少量的睾酮和雌激素。

2. 肾上腺皮质激素的合成

肾上腺富含胆固醇（主要为酯化胆固醇）。胆固醇在线粒体内经类固醇生成酶（细胞色素 P_{450}/P_{450}sec 的一种）和特异的碳链酶作用下，生成 Δ5- 孕烯醇酮。孕烯醇酮被转运至滑面内质网后，经盐皮质激素途径、GC 途径、性激素途径分别催化合成 ALD、皮质醇、睾酮和雌二醇。在性激素途径中，其中间产物脱氢表雄酮和雄烯二酮的分泌量相对较多。肾上腺皮质生成的雌激素（雌酮、雌二醇）量与卵巢的分泌量相比甚微，大部分在周围组织（主要是脂肪和肌肉）中转化为雄烯二酮。

3. 肾上腺皮质激素的调控

(1) 皮质醇的分泌调节：皮质醇的分泌包括基础分泌和应激分泌两种形式。生理条件下的分泌即基础分泌，应激刺激时机体发生的适应性反应时的分泌为应激性分泌。无论基础分泌还是应激性分泌，均由下丘脑 - 垂体 - 肾上腺轴（H–P–A 轴）进行调控。H–P–A 轴中 CRH、ACTH 和皮质醇的分泌是同步的，有以下规律。

① 呈脉冲分泌和具有昼夜节律。在中枢神经系统调控下，CRH、ACTH 和皮质醇的分泌呈脉冲式并具有昼夜节律，且与睡眠 - 觉醒周期密切相关。在生活规律的正常人，血 ACTH 和皮质醇在早 8:00—9:00 达峰值，夜间 0:00 为谷值。

② 对应激的反应。应激状态如手术、外伤、发热、感染、低血糖等，可激活 H–P–A 轴，使皮质醇的分泌在数分钟内迅速上升。

③ 负反馈调节。血皮质醇的升高可反馈抑制下丘脑 CRH 和垂体 ACTH 的分泌功能。长期应用外源性 GC 会出现对 H–P–A 轴的抑制、肾上腺皮质束状带和网状带萎缩。

此外，H–P–A 轴的活动又受中枢神经系统的调控。血管加压素（AVP）和 CRH 有协同刺激 ACTH 分泌的作用。

(2) ALD 的分泌调节：ALD 的分泌主要受肾素 - 血管紧张素 -ALD 轴的调节。肾素由肾小

球旁细胞合成和分泌，在肝脏作用于血管紧张素原，并在血管紧张素转换酶和氨基肽酶作用下分别转化为血管紧张素Ⅱ和Ⅲ，后者均能刺激 ALD 分泌。低血容量、低血钠、低血压均可刺激肾小球旁器分泌肾素，进而刺激 ALD 分泌增加。ALD 通过增加肾小管对血钠的重吸收，使血容量、血钠水平和血压升高，进而反馈抑制肾素分泌。此外，K^+ 是调控 ALD 合成的另一重要因素，高血钾刺激 ALD 分泌，低血钾抑制 ALD 分泌。ACTH 不是 ALD 调节的主要因素，但是重要因素之一。

(3) 雄性激素的分泌调节：肾上腺的雄性激素也受 ACTH 调节。因此，雄烯二酮和 DHEA 的分泌也有昼夜节律，这种节律与 ACTH、皮质醇是一致的。ACTH 可刺激 DHEA 和雄烯二酮的分泌。

4. 肾上腺皮质激素的作用

(1) GC 的作用

① 糖代谢：GC 激活糖原合成酶，抑制糖原磷酸化酶，使糖原合成增加。GC 增加肝中葡萄糖生成，使脂肪分解增加，所释放的甘油为葡萄糖生成提供底物；而释放的脂肪酸则为糖异生提供能量，提高肌肉对儿茶酚胺的敏感性，促进乳酸生成。GC 抑制周围组织对葡萄糖的摄取，部分抑制葡萄糖向细胞内的转运。

② 脂代谢：长期应用超生理量的 GC 后出现人体脂肪的重新分布，四肢脂肪相对缺乏而颈部、锁骨上区的脂肪沉积特别突出，躯干、前纵隔和肠系膜的脂肪沉积也增多。

③ 蛋白质代谢：GC 可促进肝外组织特别是肌肉的蛋白分解，并加速氨基酸进入肝脏，生成肝糖原。GC 过多时蛋白质分解增强、合成减少，可出现肌肉消瘦、皮肤变薄等临床表现。

④ 骨代谢：长期过量的 GC 可刺激破骨细胞活化、抑制成骨细胞增殖，促进成骨细胞和骨细胞凋亡；抑制肠道钙、磷的吸收、增加肾脏尿钙排泄；减少雌激素和睾酮合成，引起骨量减少 / 骨质疏松。

⑤ 对水和电解质的作用：高浓度的 GC 对靶组织亦有盐皮质激素效应，患者通常有高血压和（或）低血钾。缺乏 GC 患者对加压物质反应性差，可有低血压。

⑥ 对神经和精神的影响：GC 易于透过血脑屏障，而且某些中枢神经细胞还可以胆固醇为原料合成类固醇类激素（主要为 GC）而影响行为的各个方面，包括睡眠形式、情绪、认知和感觉等。

⑦ 胃肠作用：长期使用治疗剂量的 GC 增加上消化道溃疡发生率，抑制溃疡愈合。

⑧ 对生长发育的作用：在儿童，超生理量的内源性 GC 或治疗量的外源性 GC 均抑制骨骼的纵向生长，生长激素（GH）分泌被抑制，血清胰岛素样生长因子（IGF）-1 正常。

(2) 盐皮质激素作用：ALD 是人体内最主要的盐皮质激素，主要作用于肾脏远曲小管和皮质集合管，增加钠的重吸收和促进钾的排泄，也作用于髓质集合管，促进 H^+ 排泄，酸化尿液。另外，还可作用于多种肾外组织，调节细胞内、外的离子交换。

5. 肾上腺皮质激素对血液系统的作用

(1) GC 对血细胞的影响：GC 增加白细胞的数量，主要是中性粒细胞（“中性粒细胞性白细胞增多”），而循环中其他细胞如嗜酸性粒细胞，单核细胞和淋巴细胞数量减少。在对正常人类志愿者的研究中，静脉注射 200mg 皮质醇后平均血液中性粒细胞增加（4400 ± 400）/mm^3，口服泼尼松 40mg 后中性粒细胞增加（4000 ± 300）/mm^3。在很多炎性疾病的长期治疗的研究中发现，中性粒细胞的增多的反应是非常显著的。成熟中性粒细胞从骨髓的加速释放和向组织的流出减少，增加了中性粒细胞的半衰期。

皮质类固醇给药引起中性粒细胞增多，服药后 4～6h 达高峰。GC 可抑制炎症和改变中性粒细胞动力学和功能可能的机制有 3 个方面：

①骨髓储存细胞的供应；②血管中性粒细胞流出减少；③中性粒细胞的血管内转移，由边缘池到循环池。这些过程的中心环节是黏附分子介导的中性粒细胞 – 内皮细胞相互作用。边缘池中性粒细胞黏附减弱以及向血管外转移的减少可能是中性粒细胞为主的白细胞增多的原因。研究表明，GC 减轻炎症的作用正是通过改变中性粒细胞表面的黏附分子，而不是通过改变趋化信号。

皮质醇分泌增加可致红细胞生成素（EPO）增加。皮质醇及 EPO 可刺激骨髓，使红细胞生成增多，血红蛋白含量增高，甚至红细胞高达 5.5×10^{12}/L，血红蛋白达 180g/L 以上。而肾上腺皮质功能减退症时，GC 分泌不足，EPO 分泌减少，伴消化酶分泌降低引起的食欲减退，可出现贫血。

皮质类固醇或 ACTH 会导致短暂的淋巴细胞减少。单次剂量的各种 GC 制剂，例如静脉注射 400mg 氢化可的松 / 甲泼尼龙 1g 或口服泼尼松 60mg 在给药后 4～6h 引起明显但短暂的淋巴细胞减少，通常在 24h 后恢复正常。而淋巴细胞的重新分布被认为是应用皮质类固醇导致的血淋巴细胞减少的原因。

皮质类固醇激素可以导致单核细胞减少并抑制单核细胞的吞噬功能，其原因可能是骨髓前体细胞的延迟释放和从外周血循环流出。

GC 是各种嗜酸性粒细胞相关疾病的主要治疗手段，包括高嗜酸性粒细胞综合征和嗜酸性粒细胞肉芽肿伴多血管炎。外源性 ACTH 或皮质醇可导致人类嗜酸性粒细胞快速、大幅度和短暂的减少。体内研究发现服用 GC 后，健康人血液中本就少的嗜酸性粒细胞从循环中消失，但具体机制尚未明确。

(2) GC 与凝血异常

① 内源性皮质醇增多：内源性皮质醇增多会增加心血管疾病死亡率。大多数内源性皮质醇增多症的研究显示内在途径的显著改变，包括Ⅷ因子和 von Willebrand 因子（vWF）水平的显著升高以及活化部分凝血活酶时间的显著降低。血小板、血栓素 B_2、凝血酶 – 抗凝血酶（TAT）复合物和纤维蛋白原水平也可能会有升高，并且纤溶能力可能会受损。通常，慢性 GC 过量会影响所有 Virchow 三联征的 3 个因素：内皮功能障碍、血流动力学变化和高凝状态。Van Zaane 等的系统综述表明 0%～1.9% 的库欣综合征患者死亡的原因是静脉血栓栓塞（venous thromboemlism, VTE）事件导致。

目前研究表明库欣综合征导致血栓形成前状态主要是由于 vWF 和 FⅧ升高，以及纤溶因子的减少。因此，有必要对所有伴有凝血遗传缺陷的库欣综合征患者进行血栓形成风险因素的筛选。与此相反，在炎症的情况下 GC 可以降低 vWF，但同时纤溶活性也会降低。最终结果长期应用仍会增加 VTE 的总体风险。

② 外源性皮质醇增多：GC 治疗（GT）广泛用于自身免疫、炎症和肿瘤性疾病。接受系统 GT 并发展为医源性 CS 患者与那些没有发展为库欣外观者相比，心血管事件的发生率更高。GT 的使用增加了血栓形成的风险。外源性皮质醇过多的人 VTE 风险不比内源性库欣综合征患者低。

大剂量地塞米松（DEX）使健康男性的血小板计数比基线增加 18%。在健康受试者中每天给予两次 3mg DEX 治疗 5 天，可见凝血因子Ⅶ、Ⅷ、Ⅺ的水平升高。急性短期给予 GC 后血栓形成因素会发生变化，但长期应用时由于基础疾病和 GC 的影响，变化会更为复杂，并且长期使用 VTE 风险增加。

(3) GC 在血液病治疗中的应用

① 淋巴系统恶性肿瘤：对于造血系统恶性肿瘤，GC 是化学疗法的重要组成部分，尤其对于淋巴系统恶性肿瘤非常有效，包括淋巴细胞白血病、淋巴瘤，其机制被认为是 GC 能诱导恶性细胞凋亡。

② 免疫性血小板减少症（ITP）：ITP 是一种自身免疫性疾病，体液免疫和细胞免疫导致血小

板的破坏。GC 是一线治疗的首选。GC 可以抑制巨噬细胞加工抗原，促进淋巴细胞破坏和塌陷，减少血液循环中淋巴细胞数目，以抑制细胞免疫和体液免疫。

③ 多发性骨髓瘤（MM）：GC 被用于治疗多发性骨髓瘤已 50 多年。众所周知，GC 结合胞质 GC 受体（GRs），然后这些受体转位至细胞核以调节基因表达。GC 应答元件反式激活与骨髓瘤细胞凋亡诱导之间有很强的相关性。GC 介导的 NF-κB 的表达可诱导 MM 细胞凋亡。地塞米松治疗可导致促凋亡基因上调、抗凋亡基因下调、多聚(ADP- 核糖)聚合酶和半胱天冬酶 3 的裂解，以及内在凋亡途径的激活。地塞米松还通过磷酸化 $eIF_{2\alpha}$ 和诱导 mTOR 抑制剂 $REDD_1$ 的表达而导致蛋白质合成受到抑制。mTOR 抑制剂可使多发性骨髓瘤细胞对地塞米松诱导的细胞凋亡敏感。

（郭伟红）

（二）甲状腺激素与血液系统

甲状腺激素是由甲状腺的滤泡上皮细胞合成和分泌的，包括甲状腺素，即 3,5,3′,5′ - 四碘甲状腺原氨酸（thyroxine，T_4）和 3,5,3′ - 三碘甲腺原氨酸（triiodothyronine，T_3）两种。其中，T_4 的含量和分泌率均高于 T_3，但 T_3 的活性比 T_4 大 3～8 倍。甲状腺激素的生理作用十分广泛，对于机体的生长发育、物质和能量代谢均发挥了至关重要的作用，同样，对于血液系统也有调节作用。

1. 甲状腺激素的合成

甲状腺激素的合成主要经历以下 6 步。

(1) 碘的摄取：甲状腺具有强大的聚碘能力，甲状腺对碘的摄取是通过“碘泵”完成的，是逆浓度差和逆电位差的转运。“碘泵”即钠碘转运体（sodium/iodide symporter，NIS），位于甲状腺滤泡上皮细胞的基底膜上，I 随着细胞外 Na^+ 的内流而进入甲状腺细胞内。TSH 可通过调节“碘泵”的结合容量而促进甲状腺对碘的摄取。

(2) 碘的活化：碘离子被甲状腺滤泡上皮细胞摄取后，迅速被氧化为活性碘元素。这一过程由甲状腺过氧化物酶（thyroid peroxidase，TPO）催化完成，并需要 H_2O_2 提供活性氧离子，H_2O_2 则是在线粒体的生物氧化过程中产生的。

(3) 酪氨酸的碘化与缩合：活化的碘离子与甲状腺球蛋白（thyroidglobulin，Tg）上的酪氨酸残基结合生成一碘酪氨酸（MIT）和二碘酪氨酸（DIT），然后，两个分子 DIT 缩合成 T_4，一分子 MIT 与一分子 DIT 缩合成 T_3。这一反应同样需在 TPO 的催化下完成，并需要 H_2O_2 提供活性氧离子。

(4) Tg 的水解：在 Tg 上合成的甲状腺激素，需经蛋白水解酶的作用，将大分子 Tg 水解，并释放出甲状腺激素。

(5) 碘化酪氨酸的脱碘作用：MIT 和 DIT 分子从 Tg 上水解后，很快在脱碘酶的作用下脱碘，脱下来的碘大部分储存于甲状腺内，重新利用。

(6) 甲状腺激素的脱碘作用：释放入血的甲状腺激素以 T_4 为主，T_3 虽然分泌量小，但生物活性是 T_4 的 3～8 倍；此外还释放少量 rT_3。T_4 主要在外周组织的脱碘酶作用下生成 T_3，但在某些情况下，如碘缺乏时，甲状腺内的脱碘酶活性增强，T_4 在甲状腺内脱碘生成 T_3，使 T_3 含量增加。

2. 甲状腺激素的运输和代谢

血清中的甲状腺激素主要包括 T_4、T_3 和 rT_3，在血液中的转运和贮存主要通过与甲状腺激素结合蛋白结合完成，游离状态的 T_4 和 T_3 分别仅占总 T_4（total triiodo thyronine，TT_4）的 0.003% 和总 T_3（TT_3）的 0.3%。血清中的甲状腺激素结合蛋白主要包括甲状腺素结合球蛋白（TBG）、甲状腺素运载蛋白（transthyretin，TTR）和人血清白蛋白（human serum albumin，HSA）。3 种结合蛋白中，HSA 含量最丰富，但 TBG 与甲状腺激素的亲和力最高，因此，TBG 结合了血液中 75% 的甲状腺激素，而 TTR 和 HSA 分别只结合了

20% 和 5%。

甲状腺激素与蛋白质结合转运具有重要的生理功能。首先，与蛋白结合的甲状腺激素可作为激素的缓冲储备池，避免了血清中甲状腺激素水平的大幅波动。其次，结合状态的甲状腺激素分子量增大，不能经肾排出，避免了碘元素的流失。此外，循环中的 T_4 被组织摄取时，若 T_4 不与蛋白质结合，呈游离状态，其浓度会快速递减，主要被近血流端细胞摄取，远端细胞摄取率极低，细胞中 T_4 水平分布不均；而与蛋白质结合的 T_4，可不断缓慢释放，被细胞均匀摄取，从而满足细胞代谢的需求。最后，通过改变 TBG 的构象，还可改变其与甲状腺激素的亲和力，进而调节组织中游离甲状腺激素的水平。

甲状腺激素的代谢途径主要是脱碘。甲状腺组织每日大约分泌 100nmol T_4、5nmol T_3，以及不到 5nmol 的 rT_3。80% 以上的 T_4 在外周组织脱碘生成 T_3 及 rT_3，然后再进一步脱碘，或者与某些有机物形成复合物。另外有一部分 T_4 和 T_3 经脱氨或脱羧作用，形成丙酮酸或醋酸衍生物而排出体外。血浆中 T_4 的半衰期约为 7 天；T_3 的清除速度较快，半衰期约为 1 天；rT_3 的清除速度最快，半衰期约为 0.2 天。

3. 甲状腺激素的作用

甲状腺激素经被动弥散或特异的载体进入细胞内，T_4 在细胞内进一步脱碘生成 T_3，T_3 作为甲状腺激素的活性形式，进一步与受体结合发挥生物学作用。

甲状腺激素受体（thyroid receptor，TR）属于核受体家族。人类的 TR 包括 TRα 和 TRβ 两类。TRα 和 TRβ 的分子结构和序列非常相似，能生成 4 种受体异构体，即 $TR\alpha_1$、$TR\alpha_2$、$TR\beta_1$ 和 $TR\beta_2$。这些受体在的组织分布情况因不同的组织、不同的发育阶段而异，例如，脑组织主要为 TRα，肝组织主要分布 TRβ，而心血管组织则两者兼有。

TR 为二聚体结构，可与 DNA 上特异性的甲状腺激素反应元件（thyroid hormone response element，TRE）结合，TRE 紧邻靶基因转录起始位点上游，T_3 与 TR 结合后，受体被激活，进一步调节靶基因的转录，相关蛋白的表达，发挥其生物学作用。

T_3 的生物学效应除通过核受体途径外，还可通过非核受体途径，例如 T_3 可作用于各种细胞器、细胞膜、细胞骨架和胞浆，改变溶质（葡萄糖、氨基酸等）转运、激酶活性，调节线粒体呼吸链功能等生化过程。

甲状腺激素的主要作用是促进物质和能量代谢以及机体的生长与发育。对于血液系统也有调节作用。

4. 甲状腺激素对血液系统的影响与调节

(1) 甲状腺激素与红细胞：早在 20 世纪已有研究表明甲状腺激素可调节红细胞的生成。红细胞生成障碍和贫血常见于甲状腺疾病的患者，包括甲状腺功能亢进症（甲亢）、甲状腺功能减退症（甲减）、甲状腺激素抵抗综合征和自身免疫性甲状腺疾病等。

甲状腺激素可通过促进促红细胞生成素（EPO）合成或通过直接作用来刺激红细胞生成。众所周知，氧气对细胞代谢至关重要，而甲状腺激素直接促进机体的代谢率和耗氧量。研究表明，甲状腺激素是通过促进 EPO 的生成来增加机体的携氧能力的。研究者通过比较不同甲状腺功能状态下的 EPO 水平发现，甲亢组 EPO 水平明显高于甲减组；体外实验进一步证实 T_3 和 T_4 可刺激 $HepG_2$ 肝细胞系合成 EPO，且这种效应可在停止 T_3、T_4 刺激后持续 1 天。还有研究发现，甲状腺激素刺激 EPO 生成的作用是通过缺氧诱导因子 -1（hypoxia-inducible factor-1，HIF-1）实现的。

甲状腺功能异常可表现为不同类型的贫血，其中正细胞性贫血最为常见，大细胞性和小细胞性贫血次之。甲减可能由于骨髓造血功能抑制、EPO 生成减少、伴随疾病以及造血原料铁、维生素 B_{12} 及叶酸缺乏导致贫血；甲亢可能由于铁代谢异常及氧化应激导致贫血。自身免疫性甲状腺疾病则可能伴随免疫相关性贫血，例如萎缩性胃炎导致恶性贫血、自身免疫性溶血性贫血或者风湿性疾病导致贫血。因此，对于顽固性或难治性贫血的患者，需注意筛查甲状腺功能，鉴别甲状腺疾病。

(2) 甲状腺激素与白细胞：甲状腺激素对白细胞数量的影响主要见于甲亢患者。甲亢患者出现白细胞减少较为多见，主要为中性粒细胞减少。多数观点认为，过多的甲状腺激素可抑制骨髓造血功能，并导致白细胞分布异常，造成外周血白细胞减少。

甲状腺激素还可调节中性粒细胞的功能。中性粒细胞是循环中含量最丰富的白细胞，占白细胞总数的50%～75%，当发生感染和炎症时，富集于炎症部位，分泌炎症因子，杀伤细菌，发挥免疫和防御功能。中性粒细胞发挥免疫功能有赖于多种不同的机制，其中之一是生成活性氧簇（reactive oxygen species，ROS）。ROS由NADPH氧化酶系统产生。甲状腺激素可刺激中性粒细胞合成ROS，增强免疫防御功能。体外细胞实验、动物实验和针对患者的研究均证实，甲亢组外周血中性粒细胞ROS含量高于甲功正常组，而甲减组则降低。然而，甲状腺激素与中性粒细胞共培养实验的结论却并不一致，有实验发现甲状腺激素可刺激中性粒细胞合成ROS；有的实验则发现超生理剂量的T_4才有类似的效应；还有些实验并未发现类似的效应。这表明甲状腺激素刺激中性粒细胞合成ROS的效应仅部分是由甲状腺激素的直接作用介导的。

中性粒细胞发挥免疫杀伤功能的另一有力武器是细胞分泌的具有杀菌功能的颗粒蛋白，其中一种为髓过氧化物酶（myeloperoxidase，MPO）。研究发现，甲状腺激素可增加中性粒细胞中MPO的活性，增强免疫杀伤功能。

此外，甲状腺激素在中性粒细胞的代谢过程可能也参与了中性粒细胞免疫杀伤和免疫吞噬功能的调节。研究发现，中性粒细胞具有T_3和T_4脱碘酶，而甲状腺激素的脱碘反应可能与ROS的产生相关。活化的中性粒细胞还可裂解甲状腺结合球蛋白，导致炎症组织中游离甲状腺激素水平升高，进一步促进其免疫杀伤功能。

(3) 甲状腺激素与血小板和凝血功能：甲状腺激素与血小板和凝血功能关系的研究最早来源于甲亢患者合并血栓性疾病的病例报道，这些病例表明，甲亢患者罹患血栓风险升高。进一步给予健康志愿者4～8周L–T_4治疗，造成甲状腺毒症，检测发现用药后血浆中凝血因子的水平明显升高。而机制研究也证实，甲状腺激素可通过调节血小板功能和凝血因子水平发挥促凝血作用。

有研究通过采集健康志愿者的血小板，在体外应用L–T_4进行刺激，结果发现，L–T_4可刺激血小板脱颗粒和聚集反应，这种反应是通过血小板上的一种结构蛋白——整合素$\alpha v\beta_3$实现的。还有研究表明，甲亢患者vWF水平升高，进而诱导血小板聚集时间缩短，这可能导致甲亢患者血栓事件增加；而在甲巯咪唑治疗后，患者vWF及血小板聚集时间均恢复正常。另一项研究分析了从临床严重甲减到轻度甲状腺毒症患者的血清各项促凝血和纤溶因子的水平，结果发现，随着甲状腺激素水平升高，纤维蛋白原、vWF、凝血因子Ⅷ、纤溶酶原激活物抑制因子–1（PAI–1）的水平均有不同程度的升高，这导致凝血–纤溶系统的平衡向着促凝血方向倾斜，而且这种改变在轻度甲状腺毒症的患者即可观察到；与之相反，甲减患者表现为出血风险增加。体外培养人脐静脉内皮细胞证实，T_3刺激内皮细胞后，vWF的mRNA表达水平明显升高，这表明，甲状腺激素可能通过基因水平调节促凝血因子vWF的表达。

甲状腺激素与血小板和凝血功能关系的研究提醒临床内分泌医生，对于甲状腺毒症患者需要警惕血栓事件的发生。另外，对于甲状腺乳头状癌术后接受 L-T_4 抑制治疗的患者，也需考虑到亚临床甲亢状态对凝血功能的影响，长期应用可能需要评估 APTT 或 D 二聚体等凝血相关指标。

（王坤玲）

（三）性激素与血液系统

1. 性激素的合成和结构

男性性激素主要是睾酮，睾酮的合成主要在睾丸间质细胞，肾上腺皮质网状带也有少许睾酮合成（见本章第一部分）。合成睾酮的底物是胆固醇，胆固醇经类固醇生成急性调节蛋白转移到线粒体内膜上。在线粒体内经裂链酶的催化转变为孕烯醇酮，然后在滑面内质网内进一步合成睾酮。整个过程涉及 5 种酶和两次侧链劈裂，使 27 碳的胆固醇分子转变为 19 碳，A 环氧化为 $\triangle^4$-3- 酮结构。

女性性激素主要是雌激素和孕激素。雌激素包括雌二醇、雌酮和雌三醇。三者中雌二醇活性最强。一般认为雌激素是在卵巢卵泡的内膜细胞和颗粒细胞共同参与下合成的。卵泡内膜细胞在黄体生成素（luteinizing hormone，LH）作用下产生的雄烯二酮和睾酮，通过扩散进入颗粒细胞，颗粒细胞在促卵泡激素（follicle-stimulating hormone，FSH）作用下使芳香化酶活性增强，雄烯二酮转变为雌酮、睾酮转变为雌二醇。总之，雌激素是以睾酮为前提而合成的。

2. 性激素的调控

(1) 雄激素的调控

① 下丘脑 – 垂体对睾丸活动的调节：下丘脑分泌的促性腺激素释放激素（gonadotropin-releasing hormone，GnRH），经垂体门脉系统直接作用于腺垂体，促进腺垂体分泌 FSH 和 LH。FSH 和 LH 分别作用于睾丸的支持细胞和间质细胞，调节睾丸激素分泌功能。GnRH 呈脉冲式分泌，FSH 和 LH 分泌频率与 GnRH 同步，且这一特性以 LH 表现的最完整。另外，睾酮对垂体促性腺激素细胞有直接负反馈调节作用。

② Kisspeptin 对 GnRH 的调节：下丘脑的神经核团中散布表达 kiss/kisspeptin 的神经元。这些神经元直接支配并刺激 GnRH 神经元，进而调节性腺功能。

③ 局部调节：在睾丸局部还存在错综复杂的局部调节机制。另外，睾丸支持细胞产生多种肽类物质，如 IGF-1、转化生长因子、成纤维细胞生长因子等，可能通过旁分泌或自分泌方式参与睾丸功能局部调节。

(2) 雌激素的调控

① 下丘脑 – 垂体 – 卵巢轴的调节：卵巢的周期性活动受下丘脑 – 腺垂体的调节，下丘脑分泌的 GnRH 可刺激腺垂体分泌 FSH 和 LH。FSH 在卵泡早期开始升高，在卵泡晚期稍下降，月经周期中期又与 LH 平行地急骤升高，但不如 LH 升高明显；LH 在少量持续分泌的基础上呈脉冲式释放，并在月经中期有明显峰值，其分泌水平为卵泡期的 5～6 倍。FSH 刺激卵泡发育并促进雄激素转化为雌激素，LH 在促发排卵后刺激黄体细胞分泌大量孕激素和雌激素。雌激素和孕激素随 FSH 和 LH 变化呈周期性变化，并对下丘脑 – 腺垂体进行负反馈调节。

② 中枢神经对 GnRH 的调节：肾上腺素、去甲肾上腺素促进 GnRH 释放，而多巴胺、血清素和内源性阿片肽抑制 GnRH 释放。胃肠胰的一些旁分泌激素也调节 GnRH 释放。

3. 性激素的作用

(1) 雄激素的作用：雄激素的作用包括影响胚胎发育，维持生精作用，刺激男性生殖器官的生长和维持性欲，促进蛋白质合成，特别是肌肉和生殖器官的蛋白质合成，同时还能促进骨骼生长与钙、磷沉积和红细胞生成。

(2) 雌激素的作用：雌激素的作用包括促进女性生殖器官的发育，促进乳腺等的发育，维持女性第二性征。其对代谢的影响包括促进蛋白质合成，促进生长发育，降低低密度脂蛋白，增加高密度脂蛋白含量，增强成骨细胞活动和钙、磷沉积，促进骨的成熟和骨骺愈合。

4. 性激素对血液系统的作用

(1) 性激素与造血干细胞：性激素可调节造血干细胞（hemopoietic stem cell，HSC）的自我更新、分化和增殖。人和小鼠的长期自我更新HSC表达高水平的LH/绒毛膜促性腺激素受体，并在受LH刺激时离体扩增。促黄体生成素受体（Lhcgr）的表达在造血系统的造血干细胞和多能祖细胞中受到高度限制。当*Lhcgr*被敲除后，HSC在出生后4周仍继续扩增，导致造血功能异常升高和白细胞增多。在小鼠急性髓系白血病模型中，当Lhcgr缺失时，白血病的发展明显加快。提示LH信号限制HSC在发育过程中的扩展，对维持正常的造血和抑制白血病发生具有重要的生理意义。

Nakada等发现形成血液和免疫系统的HSC在雄性和雌性小鼠之间存在差异。雌性小鼠的HSC分裂频率明显高于雄性小鼠。这种差异取决于卵巢，而不取决于睾丸。妊娠期间雌激素水平升高，增加造血干细胞分裂、造血干细胞频率、细胞数量和脾脏红细胞生成。E_2促进HSC和多能祖细胞（MPP）的循环，并增加它们向巨核红细胞祖细胞（MEP）的分化。E_2/ERα信号传导可促进造血干细胞自我更新，在怀孕期间扩大脾脏造血干细胞和促红细胞生成。

(2) 性激素与红细胞：性激素中以雄激素（睾酮）及雌激素与红细胞生成有关。雄激素可促进红细胞生成，雌激素可抑制红细胞生成。性成熟期男性血红蛋白较女性高10～20g/L。睾酮刺激造血作用机制表现在两个方面：①促使肾脏主细胞作用使EPO产生增多，并刺激正铁血红素的合成。雄激素可能还有增加EPO敏感细胞数目及驱动G_0期的CFU-S进入DNA合成期，增加红系祖细胞数量的作用。也可直接刺激骨髓促进红细胞的生成。②睾酮分子结构中4,5双链区形成5α-双氢睾酮和5β-双氢睾酮两种异构体。睾酮在前列腺细胞内，经还原酶作用，生成5α-双氢睾酮，睾丸也能分泌少量5α-双氢睾酮；在肝脏细胞内经还原酶作用生成5β-双氢睾酮。5α-双氢睾酮可促进肾脏分泌EPO，5β-双氢睾酮可促进红系造血进入周期，直接作用于造血干细胞和祖细胞。

雌激素对红细胞生成有抑制作用。小剂量雌激素可减低红系祖细胞对EPO的反应。在很大剂量时，可能有抑制EPO生成的作用。卵巢去势后，去势雌性小鼠卵巢，可促其血红蛋白水平升高。雌激素抑制造血机制可能与其抑制肝脏分泌红细胞生成素有关。

(3) 性激素与白血病：性激素可能在白血病的发病机制中发挥作用，因为在白血病、淋巴瘤和骨髓瘤的发展过程中，男性和女性之间存在性别依赖性差异，而男性更容易出现这些疾病。

除了人造血细胞系外，从急性髓细胞白血病（AML）和慢性髓细胞白血病（CML）患者中分离的细胞中检测到ER和AR。但雌激素在白血病发生中的作用还是有争议的。例如，在支持ER白血病促进作用方面，*ER*基因启动子在大多数儿童ALL、成人ALL、成人AML患者中异常高甲基化，特别是CML急变期。相比之下，小鼠ERβ的破坏会导致骨髓增生性疾病伴淋巴危机，ER激动药对淋巴瘤细胞的生长具有抗增殖作用，并且据报道17α-雌二醇对人JurkatT细胞系具有毒性，表明雌激素信号转导可以控制造血细胞的增殖。这些观察结果可以解释雌激素对女性患者造血系统恶性肿瘤的保护作用，这可能与女性对白血病的抵抗有关。

虽然雌激素可能在白血病和淋巴瘤的发生中起保护作用，但没有证据表明垂体性激素如FSH和LH有潜在的作用。因为性腺功能障碍和性激素缺乏负反馈导致FSH水平随年龄增加，而年龄是导致造血系统恶性肿瘤的危险因素之一。在功能研究中，FSH和LH刺激了几种人类白血病细胞系以及从患者身上分离出的AML和CML母细胞的迁移、黏附和增殖。

(4) 性激素与凝血功能：口服复方避孕药（雌 / 孕激素合剂）发生静脉血栓的风险是未服用者的 3 倍，心肌梗死风险增加 5 倍，缺血性卒脑卒中险增加 3 倍，出血性卒脑卒中险增加 1.5～2.0 倍，外周动脉疾病风险也会增加。绝经后或围绝经期激素替代治疗致静脉血栓风险和口服避孕药者近似。随机安慰剂对照试验中未发现雌 / 孕激素替代疗法对一级或二级预防动脉疾病的获益。

低睾酮水平与肥胖、炎症、动脉粥样硬化和动脉粥样硬化的进展有关，与心血管死亡率增加有关。前列腺癌去势治疗患者血小板聚集率及血液凝血活性显著增强，影响冠心病发病的高危因子 FIB、DD 含量显著增加，PLG 活性显著增强，提示去势后处于高凝状态。去势后血液纤溶活性又被显著抑制，表现为组织纤溶酶原激活物（tissue-type plasminogen activator，t-PA）抗原含量下降、α_2-PI 抗原含量显著增强、PAI-1 抗原增加、t-PA/PAI-1 显著下降，抗凝血物质 AT-Ⅲ活性变化不显著。综合结果导致 PT、APTT 显著缩短，提示去势患者存在发生动脉粥样硬化的高度危险性。

（郭伟红）

（四）生长激素与血液系统

1. 生长激素的合成与结构

GH 由腺垂体分泌，循环中的 GH 有一定的异质性，以多种形式单体、聚合体、分子片段及单体与其结合蛋白复合体等形式存在。其中主要存在形式是 22kD 的 GH 单体，占垂体 GH 的 70%～75%，由 191 个氨基酸残基组成，20kD 的 GH 单体占垂体 GH 的 5%～10%，含 176 个氨基酸残基（缺乏第 32～46 位氨基酸残基）；垂体内 GH 还可形成二聚体或多聚体，二聚体 GH 分子量为普通 GH 的 2 倍，称为“大生长激素”（“big” GH），约占垂体总 GH 的 5%～10%；多聚体 GH 分子量更大，称为“超大生长激素”（“big-big” GH），在垂体 GH 中含量甚微，约占 5%。

2. 生长激素的调控

(1) 生长激素释放激素（growth hormone releasing hormone，GHRH）：GHRH 是腺垂体合成和分泌 GH 最主要的生理性刺激物。GHRH 从下丘脑腹内侧核和弓状核神经元的轴突释放，经门脉血管到达腺垂体，GHRH 分泌到垂体门脉系统是爆发性脉冲式的，控制着 GH 的脉冲性分泌。

(2) 生长抑素（somatostatin，SST）：SST 是下丘脑神经元合成的，经垂体门脉血管到达腺垂体，不但抑制 GH 的基础分泌，而且抑制 GH 对生理性和药理性刺激，如运动、精氨酸和胰岛素低血糖等引起的兴奋反应。

GH 分泌主要是 GHRH 和 SST 两种下丘脑激素相互拮抗作用平衡的结果。

(3) 神经递质：在 GH 分泌中起重要作用的神经递质有：多巴胺、去甲肾上腺素、乙酰胆碱、阿片肽、5- 羟色胺、γ- 氨基丁酸等，参与 GH 分泌的调节。

3. 生长激素的作用

(1) 对代谢的影响：GH 对代谢过程有广泛的影响，具有促进蛋白质合成、促进脂肪分解和升高血糖的作用。同时，它使机体的能量来源由糖代谢向脂肪代谢转移，促进生长发育和组织修复。

(2) 促生长作用：GH 主要通过对骺软骨的刺激而发挥其促进骨生长作用。骺软骨闭合前 GH 促进骨纵向生长；骺软骨闭合后（成年）GH 过量则使长骨末端增大、颅骨增厚、下颌骨增长等一系列表现，出现肢端肥大症。

(3) 其他：GH 对造血系统和免疫系统也有一定影响。对造血系统的影响见后述。GH 可促进胸腺发育，增强自然杀伤细胞功能。GH 对某些肿瘤有促生长作用，GH 过量可诱发某些肿瘤。

4. 生长激素对血液系统的作用

(1) GH 对造血的作用

① 在体外 GH 对血细胞生成的作用

- 红系祖细胞：早期研究表明，GH 可增强啮齿动物和人类原始红系祖细胞（burst forming

unite-erythroid，BFU-E）或相对成熟红系祖细胞（colony forming unite-erythroid，CFU-E）的集落形成。随后研究表明，IGF-1 在体外也能促进红细胞生成。这两种肽之间的功能联系是通过证明 GH 的红细胞增强作用是通过针对Ⅰ型 IGF 受体的单克隆抗体（aIR-3）来实现的。细胞衰竭实验进一步表明，GH 通过旁分泌 IGF-1 影响红细胞生成，可能由单核 / 巨噬细胞产生。这些细胞能够表达 GH 受体，并且能够在功能激活、最终分化和 GH 刺激下产生 IGF-1。

- 髓样祖细胞：GH 和 IGF 可选择性地促进骨髓粒细胞祖细胞的增殖和成熟。这一现象在多种细胞因子存在的情况下很明显，包括 GM-CSF、粒细胞 CSF 和 IL-3。GH 对人粒细胞祖细胞的影响是通过旁分泌 IGF-1 介导的，而 IGF-2 似乎通过Ⅰ型 IGF 膜受体促进了粒细胞祖细胞的生长、成熟和生成。

② GH 对成熟血液细胞的影响

- 中性粒细胞：在垂体性侏儒的治疗中显示，GH 可增强粒细胞四唑还原酶的活性。GH 能够促进人的嗜中性粒细胞在体外呼吸暴发的形成，并增强嗜中性粒细胞的黏附性。GH 对中性粒细胞超氧化物产生的影响是通过催乳素受体发挥的，不涉及自分泌的 IGF-1。
- 在小鼠骨髓粒细胞和巨噬细胞中存在免疫反应性 GH。人类粒细胞也被发现含有免疫反应的 GH 变异体，并分泌 21kD 和 45kD 的肽。中性粒细胞 GH 变异体在自分泌 / 旁分泌造血祖细胞生长和成熟血细胞功能激活中的作用尚未确定。
- 单核细胞：在小鼠、大鼠和人类单核 / 巨噬细胞上都发现了 GH 和 IGF-1 受体。GH 已被证明能够在体内和体外诱导大鼠和人单核 / 巨噬细胞产生超氧阴离子或过氧化氢。自分泌的 IGF-1 参与了 GH 诱导的大鼠巨噬细胞的活化，而不参与人类巨噬细胞的活化。
- 在体内 GH 对血细胞生成的作用：GH 在体外促红细胞生成作用非常明显，但在体内对这一谱系的作用仅在贫血的动物模型中才明显。在 GH 缺乏症患儿给予 GH 替代治疗后显著改变了造血祖细胞中 GH 受体的表达，并增加了 IGF-1 水平。全基因表达分析显示，GH 治疗的受试者中，与细胞周期、增殖和分化相关的基因表达显著增高。

GH 缺乏症患者的研究表明，GH 治疗后循环中髓样祖细胞增加，外周白细胞计数无变化。与伴有 GH 缺乏症的贫血相反，迄今尚无证据表明 GH 缺乏与中性粒细胞减少有关。GH 耐药的 Laron 综合征患者的体外中性粒细胞基线功能正常，但这些细胞的 IGF-1 受体表达增加和 IGF-1 诱导的功能激活。

(2) GH 在血液系统恶性肿瘤中的作用：白血病细胞或髓系和红系的白血病细胞系与正常的白细胞系相似，都表达 GH 受体，并且应用这些肽刺激后增殖。已经发现原代 AML 细胞表达低水平的 GH 膜受体。尽管目前无法证明 GH 诱导 AML 增殖的直接作用，先前已经发现在外源添加细胞因子的情况下白血病细胞对 GH 有增殖反应。

(3) GH 对凝血系统的影响：在啮齿动物中，GH 可刺激凝血参数，包括凝血酶原时间（prothrombin time，PT），活化的部分凝血活酶时间（APTT）和维生素 K 依赖性凝血因子。成年 GH 缺乏患者予 GH 替代治疗 1 年后，患者的 PT 和 APTT 值显著增加，而纤维蛋白原浓度未改变。

肢端肥大症患者中纤维蛋白原、t-PA、组织 PAI-1 升高，以及蛋白 S 和血浆组织因子途径抑制物水平（plasmatissue factor pathway inhibitor，TFPI）降低，可能代表潜在的高凝和纤溶不良状态。

（郭伟红）

（五）甲状旁腺激素与血液系统

甲状旁腺激素（parathyroid hormone，PTH）

是由甲状旁腺的主细胞合成和分泌的 84 个氨基酸组成的多肽激素，其在血液中有 4 种存在形式：完整的 PTH1–84、N 端片段 PTH1–34（PTH–N）、C 端片段 PTH56–84（PTH–C）和中端 PTH（PTH–M）。其中，PTH1–34 具有生物活性，但量很少；后两者占 75%～95%，半衰期长，但无生物活性。PTH 主要调节钙、磷及骨代谢，但对于血液系统也有调节作用。

1. 甲状旁腺激素的结构与合成

甲状旁腺位于甲状腺背面，上下各一对，共有 4 个腺体，体积较小，每个腺体重约 40mg。甲状旁腺起源于第三、四鳃囊，具体位置变异较大，在发育过程中，下甲状旁腺可能会随胸腺进入上纵隔，出现异位甲状旁腺。

PTH 合成过程与其他分泌性肽类激素类似。首先甲状旁腺的编码基因转录合成前 PTH 原（PreproPTH），前 PTH 原包含一段 23 个氨基酸的信号肽和一段 6 个氨基酸的片段，共 29 个氨基酸。进一步剪切掉 23 个氨基酸的信号肽和 6 个氨基酸片段生成成熟 PTH。成熟 PTH 在高尔基体被包装为分泌囊泡，储存起来，当血钙降低时，甲状旁腺细胞上的钙敏感受体（calcium sensitive receptor，CaSR）会捕捉到低钙血症的信号，进而刺激 PTH 合成和成熟 PTH 囊泡释放。

2. 甲状旁腺激素的清除和代谢

PTH 在血清中的半衰期为 2～4min。完整的 PTH1–84 主要在肝、肾中进行代谢。在这里，PTH 被剪切为 N 端片段和 C 端片段，N 端片段为主要的生物活性片段，C 端片段进一步在肾脏清除。

3. 甲状旁腺激素的作用

PTH 受体属于膜受体，分为两类：一类识别 PTH 和 PTH 相关肽（PTH relate dpeptide，PTHrP），被称为 PTH–1 或 PTH/PTHrP 受体；一类特异性地识别 PTH，被称为 PTH–2 受体。两者的组织分布有差异，但都属于 G 蛋白耦联受体超家族，该受体包含一段大分子胞外段、7 次螺旋跨膜段和胞内段。配体与受体胞外段信号分子结合后，激活受体，进一步活化 G 蛋白，激活第二信使，转导信号。该受体与 VIP、ACTH 和降钙素等肽类激素受体属于同一亚家族。

PTH 主要作用于骨、小肠黏膜和肾脏，促进肠钙吸收、肾小管钙重吸收和骨钙动员，进而维持血钙水平。

4. 甲状旁腺激素与红细胞

PTH 对红细胞的调节作用最早于慢性肾功能衰竭合并贫血患者的研究中被发现。Kalantar–Zadeh 等分析了慢性肾功能衰竭透析患者的数据发现，升高的 PTH 水平与患者对促造血药物抵抗相关，且这种相关性不依赖于其他危险因素。

甲状旁腺切除术是肾功能衰竭合并继发性甲状旁腺功能亢进症（secondary hyperparathyroidism，SHPT）的治疗方法，对甲状旁腺切除术与贫血关系的研究同样发现，PTH 水平与贫血相关。这其中最有代表性是 Trunzo 等的一项研究，研究者分析了 37 例终末期肾病合并严重 SHPT 行甲状旁腺切除术的患者，结果发现，术后患者 EPO 的治疗剂量明显减少，且血红蛋白水平开始逐渐升高。

近年来，拟钙类药物盐酸西那卡塞（cinacalcet hydrochloride）用于治疗肾功能衰竭合并 SHPT，这类药物可通过调节 CaSR 抑制 PTH 合成和释放。目前，已有小样本研究观察这类药物对肾性贫血的影响。这些研究同样表明，这类药物在抑制 PTH 的同时，可改善患者血红蛋白水平，同时使 EPO 治疗剂量减少。

高 PTH 水平导致贫血的机制可能有以下 4 个方面：①过量 PTH 可导致骨髓纤维化，抑制造血。这一理论最早是由 Rao 等提出，他们的研究发现，对 EPO 治疗反应差的患者其骨组织破骨细胞数目、骨侵蚀表面积、骨髓纤维化程度均高于治疗反应好的患者，且这种升高与 PTH 水平升高相关。② PTH 可抑制 EPO 合成。尽管肾功能衰竭患者EPO合成能力明显降低，但仍有残留的部分EPO合成能力。已有研究表明，SHPT可影响EPO合成。有两个独立的研究均证实，对肾功能衰竭患者行甲状旁腺切除术后，EPO水平明显升高，表明高PTH水平抑制内源性EPO合成。③ PTH可抑制骨髓红系造血祖细胞。动物实验证实，应用类似于尿毒症患者的PTH浓度可对小鼠的骨髓红细胞集簇产生抑制作用，增加EPO的治疗剂量可逆转PTH的骨髓抑制作用。④高水平PTH可使红细胞寿命缩短。研究发现，PTH水平升高可导致红细胞渗透脆性增加，使红细胞寿命缩短。

（王坤玲）

（六）促红细胞生成素与血液系统疾病

1. 促红细胞生成素的生成及作用

EPO是属于Ⅰ型细胞因子超家族的糖蛋白激素，是调控造血的主要激素，主要由肾脏的肾小管周围毛细血管内皮细胞、肾小球系膜细胞和间质成纤维细胞合成。胎儿发育过程中EPO主要在肝脏中产生和分泌，成年后肝细胞及肝脏Kupffer细胞可以生成体内5%～10%的EPO。红系祖细胞可表达其自身的EPO。骨髓细胞附近的神经纤维可以通过神经垂体激素或自主神经系统影响骨髓内的血管运动，改变血窦大小及血流速度，加速EPO的释放。

EPO基因转录增加的主要生理刺激是组织缺氧，组织缺氧可诱导循环血清EPO水平增加1000倍。EPO通过与EPOR结合发挥生物学作用。EPO与EPOR结合后，EPOR发生构象改变，其细胞质部分与Jasus激酶2（Jak2）结合，且Jak2与其他蛋白如STAT5交叉磷酸化，继而启动红系特异性信号级联反应；EPOR胞质部分也含有对抑制凋亡至关重要的区域，可通过磷酸肌醇3激酶（PI3K）而诱导Bcl-xL。当然EPOR胞质部分也含有负调控区域，可以抑制EPO依赖的Jak2/STAT5信号传递。EPO通过上述机制可以使红细胞分裂激活、红系特异性蛋白表达诱导下的红系分化及红系祖细胞凋亡抑制。

由于EPOR可以表达与红系造血细胞外的其他细胞上，所以EPO-EPOR在许多非红系细胞中也具有生理作用，包括内皮细胞、心脏、脑、子宫、乳腺和睾丸细胞等。

2. 促红细胞生成素升高与红细胞增多症

机体EPO增多可以导致红细胞增多。这种红细胞增多属于继发性红细胞增多症。继发性红细胞增多症可以分为两大类：一类为对组织缺氧反应正常的代偿性红细胞增多症；另一类为非代偿性红细胞增多症，如可分泌EPO的恶性肿瘤及缺氧感应的先天性异常。

(1) 代偿性红细胞增多症：引起代偿性红细胞增多症的中心环节为某种因素导致机体缺氧，机体组织缺氧诱发EPO水平升高，促进红系造血，增加机体氧气供给。这些因素包括获得性因素和遗传性因素。获得性因素包括高海拔红细胞增多症、右向左分流的先天性心脏病、使得机体长期缺氧的慢性肺部疾病（如慢性阻塞性肺疾病、阻塞性呼吸睡眠暂停综合征等）、吸烟、钴中毒、一氧化碳中毒等。遗传性因素包括高氧亲和力血红蛋白血症、2,3-二磷酸甘油缺乏症、先天性高铁血红蛋白血症、非*VHL*基因突变导致常染色体隐性遗传的EPO增多等。

(2) 非代偿性红细胞增多症：指EPO升高是由能够自主分泌EPO的细胞或*HIF*基因或*VHL*基因突变阻碍HIF降解而使EPO持续升高导致的红细胞增多症。

某些肿瘤细胞可分泌EPO，但是有些巨大腹部肿瘤是通过机械性压迫肾脏影响肾脏血流供应，导致肾脏缺氧和EPO生成导致红细胞增多。另外，肾动脉阻塞可致肾组织缺氧，生理性刺激EPO形成。在相当数量的孤立性肾囊肿、多囊肾和肾积水患者的囊内液中检测出EPO，且血清EPO水平升高，红细胞较正常人轻度升高。因*VHL*基因突变阻碍HIF降解而使EPO升高，导致红细胞增多症的疾病包括 Chuvash 红细胞增多症等。继发性红细胞增多症的治疗原则即为去除致病因素，使 EPO 水平降低至正常。

Chuvash 红细胞增多症是一种罕见的先天性红细胞增多症，由 von Hippel-Lindau 基因（*VHL*）的纯合子 R200W（c.598C → T）种系突变引起。患者表现为红细胞增多症的症状，目前主要的治疗方法为间歇性静脉放血对症处理。研究显示 VHL 蛋白可以使磷酸化的 Jak2 激酶（pJAK2）通过泛素化而降解。用 JAK2 抑制剂处理敲入 *VHLR200W/R200W* 的小鼠可使其血细胞比容（HCT）正常化并减少脾肿大。上述研究为 JAK2 抑制剂治疗 Chuvash 红细胞增多症提供了依据。

(3) EPO 减少与肾性贫血：人体 90% 以上的 EPO 在肾脏产生，因此慢性肾功能衰竭患者会出现 EPO 生成减少，出现肾性贫血。炎症在肾性贫血也发挥一定作用，但 EPO 生成不足是肾性贫血的主要机制。慢性肾功能衰竭患者 EPO 减少分两种：一种为相对减少，EPO 水平虽然较正常人高，但低于相同程度贫血的缺铁性贫血患者，见于早中期慢性肾功能衰竭患者；另一种为绝对减少，于晚期肾功能衰竭患者，其肾脏功能性肾单位受到破坏，肾小球球旁器数量明显减少，从而 EPO 也明显减少。因此肾性贫血的治疗原则之一便是提高机体 EPO 水平。通过直接注射重组 EPO 或使用低氧诱导因子 – 脯氨酰羟化酶抑制剂（hypoxia-inducible factor -proly l hydroxylase inhibitors，HIF-PHI），抑制 HIF 泛素化降解，促进 EPO 表达。

（郝山凤）

（七）肠促胰素与血液系统

1902 年，Bayliss 和 Starling 推测肠道可能存在某种“因子”，可以影响胰腺内分泌对口服营养物质的反应。LaBarre 和 Still 用术语“incretin”描述这种可能来源于肠道的“因子或激素”。Maclntyre 等 1964 年提出“肠促胰素”概念：即进食或摄入葡萄糖后肠道分泌肽类激素参与糖代谢的调控。目前已明确的肠促胰素有两种：胰高血糖素样肽 -1（GLP-1）及葡萄糖依赖的促胰岛素肽（glucose-dependant insulinotropic peptide，GIP）。GIP 于 1973 年发现，最初被称为抑胃肽，不久被证实具有以葡萄糖依赖的方式刺激胰岛素的作用，重新命名为现名。GLP-1 在 20 世纪 80 年代初发现，随后在 1987 年发现具有肠促胰素效应。肠促胰素的受体分布广泛，具有多种生物学作用。

1. 肠促胰素的结构与合成

GLP-1 的命名源起于该激素与胰岛 A 细胞所分泌的胰高血糖素（glucagon）均源于胰高血糖素原。由于胰高血糖素原加工程序及酶切方式的差别，在胰岛 A 细胞生成胰高血糖素，在肠 L 细胞形成 GLP-1 和 GLP-2。GIP 是由 42 个氨基酸组成的多肽，受营养物质刺激时由肠道 K 细胞分泌，主要位于胃、十二指肠及空肠近端。

2. 肠促胰素的调节

肠促胰素的分泌调节涉及营养、激素以及神经刺激等因素。糖类、淀粉类及一些氨基酸、蛋白质均可刺激肠促胰素的分泌。营养物质摄取信号可以通过某种方式从肠近端传导至远端 L 细胞，引起 GLP-1 的快速释放。这一过程需要肠迷走神经系统及十二指肠或葡萄糖刺激释放 GIP、激活迷走神经、作用于 L 细胞释放 GLP-1。另外，十二指肠神经也能直接传送营养物质信号到达肠道远端 L 细胞。无论是空腹还是进食后，GIP 的浓度均较 GLP-1 高。二肽基肽酶 -4（dipeptidyl peptidase-4，DPP-4）是一种外源性肽酶，可裂解包括 GLP-1 和 GIP 在内的多种肽，从而限制其活性。

3. 肠促胰素的作用

肠促胰素具有多种生理学效应，因器官受体不同而异。

(1) 对胰岛 B 细胞、胰高血糖素的影响：胰岛 B 细胞的细胞膜上分别存在 GIP 及 GLP-1 受体，当与配体结合，肠促胰素刺激腺苷酸环化酶（cAMP），活化蛋白激酶 A（PKA），蛋白激酶 A 催化葡萄糖信号转导的磷酸化级联反应。GLP-1 可与瘦素相互拮抗调节胰岛素分泌，促进 B 细胞增殖，促进胰管上皮细胞的前体细胞分化为新的 B 细胞，通过 PKA 使一些葡萄糖信号转导途径中的关键蛋白磷酸化而促进胰岛素的分泌和生物合成。另外，GIP 与 GLP-1 同样影响胰高血糖素的释放，GIP 对胰高血糖素为刺激作用，GLP-1 则为抑制作用。

目前 2 型糖尿病的病因未被完全阐明，但通常与胰岛素抵抗和胰岛功能紊乱（胰岛素分泌不足和胰高血糖素过度分泌）有关。50%～70% 的餐后胰岛素分泌是肠促胰素作用的结果，在 2 型糖尿病中，肠促胰素作用明显减弱，但同时，GLP-1 诱导的胰岛素分泌仍能发挥功能。另外，肠促胰素因其胰岛素诱导活性依赖于葡萄糖，可避免低血糖的发生。目前研制成功以肠促胰素为基础治疗糖尿病的药物有 GLP-1 受体激动药，如利拉鲁肽等，以及提升内源性 GLP-1 浓度的 DPP-4 抑制药，如西格列汀等。针对肠促胰素的多受体激动药则可能成为未来治疗 2 型糖尿病的新需求。

(2) 对食欲、能量摄入及体重的影响：对正常人、肥胖者及 2 型糖尿病患者，GLP-1 对食欲及摄食有抑制作用。GLP-1 可能跨越血脑屏障作用于下丘脑，作为饮食终止的信号之一，这一效应对 2 型糖尿病特别是肥胖患者十分有益。

(3) 延缓胃内容物排空：GLP-1 抑制胃肠的分泌功能及动力，延缓胃内容物的排空及肠道内营养物质的转运，可减轻餐后高血糖及血脂水平。

(4) 对脂肪代谢的影响：GIP 在脂质摄入后分泌增加，同时可加速三酰甘油的清除以及促进脂质在脂肪细胞中的存储。促进脂肪组织的血液流动可能是 GIP 促进肥胖发生的机制之一，因为血流增加会加速脂质的沉积。肥胖发生时，GIP 分泌增加，肠促胰素作用减弱，但是具体机制及肠促胰素在肥胖发生过程中的作用还需要进一步研究证实。

(5) 对骨代谢的影响：目前有关肠促胰素对骨代谢的影响大多基于动物实验。GIP 受体信号通路通过减少破骨细胞数量及功能，抑制骨破坏，促进骨形成。同样，GLP-1 受体也表现出对破骨活动及骨吸收的抑制，进而提高骨量，降低骨脆性。

(6) 对心血管系统的影响：GLP-1 对心血管系统具有多方面的有益作用，包括增加心脏供血，增加底物摄取，对心肌缺血的保护，改善内皮功能，减轻脂肪、血管及相关炎症因子的炎症反应，延缓动脉粥样硬化及改善斑块稳定性，改善左室射血分数和功能状态等。

(7) 对中枢神经系统的影响：GLP-1、GLP-1 激动剂、DPP-4 抑制剂可逆转或部分逆转神经毒性物质的影响、糖尿病的神经血管病变、阿尔茨海默病的神经病理改变及帕金森疾病等。所发挥的神经保护作用机制可能涉及增强神经元活性、轴突分支的恢复、增加室管膜下区祖细胞数量、减少细胞凋亡、减少促炎症因子水平及加强血－脑屏障等。

4. 肠促胰素对血液系统的影响

肿瘤细胞的生长较正常细胞需要更多的葡萄糖，而这是通过肿瘤细胞与宿主细胞之间竞争实现的。高胰岛素水平具有促进细胞增殖的作用，导致一些癌症的高发，调节胰岛素水平将对疾病的进展产生影响。在白血病小鼠模型实验中，来源于脂肪组织的高水平 IGFBP-1 会诱发胰岛素抵抗。白血病细胞通过降低宿主的胰岛素敏感性及胰岛素分泌水平以满足自身对葡萄糖的需求。在该小鼠模型中，血浆 DPP-4 增加，GLP-1 水平降低，胰岛素分泌减少，白血病加剧进展。肠促胰素在人体白血病发生、发展中的作用及机制还需进一步研究证实。

（刘　通）

二、营养素对血液系统的影响与调节

（一）钾、钠、氯、铁、锌、钙、镁与血液系统

1. 钾与血液系统

钾对于维持细胞功能至关重要。所有细胞都具有 Na^+-K^+-ATP 酶交换体，将 Na^+ 泵出并将 K^+ 泵入细胞，导致 K^+ 跨膜梯度的形成，并参与维持细胞膜电位。

Kv1.3 是位于质膜和细胞内的电压门控钾通道，如线粒体、细胞核和高尔基体。质膜通道已被证明对细胞增殖很重要，而线粒体通道则与调节细胞死亡有关。此外，在各种肿瘤中均观察到 Kv1.3 表达的改变，Kv1.3 似乎参与了各种肿瘤的发生发展。Lowinus 等研究提出 Kv1.3 可作为急性白血病治疗的新靶点，美金刚可抑制急性白血病细胞的 Kv1.3 通道，与阿糖胞苷联合使用可增加急性淋巴细胞和髓系白血病细胞系的细胞死亡，以及急性白血病患者的白血病细胞的死亡。故提出与美金刚（memantine）联合治疗，可作为一种潜在的方法，促进各种亚型的急性白血病细胞的死亡。

2. 钠与血液系统

Na^+ 是主要的细胞外阳离子。Na^+ 浓度的变化会改变渗透压，从而影响液体移动、细胞肿胀或收缩，这是公认的电解质和流体生理学的理论。

3. 铁与血液系统

铁是血红素和血红蛋白的重要成分，缺铁会通过 IRP1-HIF2α 轴抑制促红细胞生成素的产生，铁还通过抑制乌头酸酶而直接损害红系的成熟。

在人体中，铁水平是通过铁调素来调节的。铁调素是在肝脏中产生的，调节铁从吸收铁的肠细胞、巨噬细胞和储铁肝细胞到血浆的输送。铁调素通过与唯一的细胞铁输出蛋白——铁转运蛋白结合并使其失活来发挥作用。铁转运蛋白将铁从所有铁转运细胞输送至血浆。铁调素的表达受体内铁水平、低氧、EPO 水平和全身性炎症或感染状态的影响。红细胞生成、低氧、促红细胞生成素是铁调素的负向调节信号。在经典的内分泌反馈系统中，血浆铁和铁的储存刺激了铁调素的产生。促红细胞生成活性的提高抑制了铁调素，这将促进铁的吸收和释放。遗传性血色素沉着病是由铁调素缺乏或对铁调素产生抵抗引起的。铁调素缺乏还介导了 β 地中海贫血和其他铁过载贫血中铁的过度吸收。在难治性缺铁性贫血、炎症性贫血和慢性肾脏病贫血中发现铁调素的浓度增加，限制了红细胞生成中铁的可用性。

血清铁蛋白水平是识别铁缺乏状况的最敏感和特异的指标。缺铁性贫血患者铁蛋白水平降低。转铁蛋白饱和度小于 16% 将不足以维持正常造血。而在炎症状态、慢性肾脏病、心力衰竭等情况下，确定缺铁的铁蛋白切点应该升高。

4. 锌与血液系统

锌是人体中含量第二高的微量元素（仅次于铁）和细胞内含量最高的微量元素，普遍存在于所有组织和体液中，以骨骼肌和骨骼中最为丰富。锌在代谢、生长发育和再生等方面都起重要作用。它是乳酸脱氢酶、碱性磷酸酶等多种酶的辅因子。锌的主要功能是通过与蛋白质的结构和（或）催化位点结合对大量蛋白质、转录因子和复合体构象的全局控制。锌的失衡可引起细胞毒性和细胞凋亡以及调节系统、信号通路的破坏。因此，局部锌的不足或过量可能是癌症发展的诱因。

锌指结构是在很多蛋白中存在的一类具有指状结构的结构域，具有锌指结构的蛋白大多都是与基因表达调控有关的功能蛋白。在生理状态下，早幼粒细胞白血病锌指（PLZF）在早期造血干细胞和 CD_{34}^+、人骨髓祖细胞中表达，在髓系分化过程中表达下降。50% 的 T 淋巴母细胞淋巴瘤 / 急性 T 淋巴母细胞白血病患者中观察到 PLZF 高表达。

Ikaros是在造血干细胞水平的血细胞中表达的一种转录因子，是胸腺T细胞正常发育所必需的，并且作为肿瘤抑制因子，在淋巴细胞发育过程中缺乏Ikaros可致白血病。Ikaros家族具有C_2H_2锌指结构，对淋巴细胞及其他造血细胞的早期发生、发育以及功能的正常发挥必不可少。Ikaros家族的ZF转录因子对于白血病的发生非常关键，C_2H_2ZF模序被认为是最重要的抗白血病转录因子之一。在造血早期阶段，Ikaros抑制髓系和红系分化，并刺激淋巴细胞分化。Ikaros的显性抑制异构体，由于缺失含有两个N端ZFs（ZF_2和ZF_3）的外显子5而失去了结合DNA的能力，是该家族成员主要的抑制剂，在正常BM细胞呈现低表达，而在白血病细胞中表达显著增加。在不同类型的白血病中观察到血液中锌浓度的变化，很大程度上与锌指结构的形成（即具有基因表达）的变化有关。

5. 钙与血液系统

Ca^{2+}是一种通用信号分子，参与调节细胞周期和命运、代谢和结构完整性、运动性和体积。Ca^{2+}在酶的调节方面起重要作用。腺苷酸环化酶、Ca^{2+}依赖性蛋白激酶、Ca^{2+}/Mg^{2+}-ATP酶等酶都受钙的调节。

Ca^{2+}的摄取对于促进红系前体细胞的分化和增殖至关重要。细胞内Ca^{2+}的浓度升高是促红细胞生成素与其受体结合引起信号通路激活不可或缺的一部分。Ca^{2+}在RBC中调节广泛的生理功能，包括O_2转运、流变学、凝血和细胞的半衰期。红细胞中异常的Ca^{2+}稳态导致一系列病理状态的发展。人红细胞中Ca^{2+}转运蛋白的功能异常会导致Ca^{2+}在细胞内过度积累。这与包括镰状细胞贫血、地中海贫血、磷酸果糖激酶缺乏症和其他形式的遗传性贫血在内的许多病理状态有关。

在凝血和中止凝血的抗凝过程中，钙都起到重要作用。Ca^{2+}可以加速一些凝血过程，如Ⅸa-Ⅷa-Ca^{2+}-磷脂复合物可以加速因子X的活化，Xa-Va-Ca^{2+}-磷脂复合物（凝血酶原激活物）可以加速凝血酶原的活化。此外，Ca^{2+}可加强抗凝血酶对Va或Ⅷa的抑制作用。活性蛋白C在血小板或内皮细胞表面上形成活性蛋白C-蛋白S-Ca^{2+}-磷脂复合物，再作用于因子Va或Ⅷa。通过这种抑制作用，在终止血液凝固的过程中起重要作用。

红细胞是血凝块的主要组分，红细胞积极参与血栓凝固的过程，活化血小板释放的溶血磷脂酸（lysophos phatidic acid，LPA）刺激可诱导不可逆的红细胞-红细胞黏附，Ca^{2+}是级联信号传导中的重要角色。

6. 磷与血液系统

磷参与构成生物膜的磷脂的构成，参与DNA和RNA的基本单位核苷酸以及高能磷酸键的组成，磷酸化中间体还参与细胞内许多的信号通路。此外，磷通过调节红细胞2,3-二磷酸甘油酸（2,3-DPG）的生成调节携氧能力。2,3-DPG能使氧解离曲线右移，因此可以使组织更好地获得氧。

7. 镁与血液系统

镁是人体中第二丰富的细胞内阳离子和第四丰富的阳离子，对于许多生理功能至关重要，在多种酶促反应中充当辅因子。镁与ATP螯合，形成体内许多限速酶特别是激酶所需的复合物。激酶参与磷酸化反应，将磷酸基团从ATP转移至受体分子。

镁在碳水化合物的代谢中起重要作用。它调节糖酵解的限速酶、葡萄糖稳态、胰岛素受体反应（酪氨酸激酶）和胰岛素级联信号反应。镁调控的细胞葡萄糖代谢和胰岛素分泌也可能受到镁和细胞内钙相互作用的影响。网织红细胞成熟为成熟的红细胞需要高葡萄糖条件。鉴于镁在葡萄糖和胰岛素代谢中不可或缺的作用，镁在这一重要的生理过程中也可能间接地发挥作用。此外，镁可能在淋巴细胞的合成和增殖中也起至关重要的作用。

（郭伟红）

（二）蛋白质、氨基酸、碳水化合物、脂类、维生素与血液系统

1. 蛋白质、氨基酸与血液系统

血浆中共有 200 多种蛋白质，是血浆固体成分中含量最多、组成复杂、功能广泛的一类化合物。血浆中蛋白质在维持血浆胶体渗透压、作为某些物质的载体、维持体液 pH、免疫功能、凝血与纤溶、营养及催化等方面都有重要作用。

体内某些蛋白质异常引起血液系统疾病，如单克隆球蛋白明显升高可引起多发性骨髓瘤、原发性巨球蛋白血症等；凝血因子Ⅷ、Ⅸ、Ⅺ缺乏可引起血友病。葡萄糖 -6- 磷酸脱氢酶（G-6-PD）缺乏时不能催化葡萄糖 -6- 磷酸生成 NADPH，NADPH 是谷胱甘肽（GSH）还原酶的辅酶，GSH 是保持血红蛋白稳定性及红细胞膜完整性的必要条件，G-6-PD 缺乏致红细胞失去巯基保护而功能受损，导致溶血，因在食用新鲜蚕豆后突然发生急性血管内溶血，故又称蚕豆病。珠蛋白肽链合成减少或缺乏，珠蛋白链比例失衡、红细胞寿命缩短，引起地中海贫血。

氨基酸是构成蛋白质的基本单位。人体蛋白质是由 20 种不同的 L 型氨基酸所组成。氨基酸位点的突变可导致血液系统疾病，如镰状细胞贫血，因 β- 肽链第 6 位氨基酸谷氨酸被缬氨酸所代替，构成镰状血红蛋白（HbS），取代了正常血红蛋白（HbA）。

2. 碳水化合物和血液系统

碳水化合物是生物界三大基础物质之一，为生物的生长、运动、繁殖提供主要能源，在体内是构成机体（细胞或组织）的重要物质、为人体提供热量、维持脑细胞功能所必需的能源、调节脂肪代谢、解毒及增强肠道功能。糖类代谢过程的异常也可导致血液系统疾病，如蚕豆病（见前述）。

3. 脂类与血液系统

脂类包括脂肪和类脂。脂肪是三酰甘油，其生理功能主要是储存及氧化供能。类脂包括胆固醇、磷脂及糖脂等，是细胞膜结构的重要组分。

脂类异常可致血液系统疾病，如阵发性睡眠性血红蛋白尿，因造血干细胞的 *PIGA* 基因发生突变，导致糖化磷脂酰肌醇锚（GPI-Anchor）合成障碍。多种调节细胞对补体敏感性的蛋白都属于GPI锚连接蛋白，需通过GPI锚连于细胞膜上。由于 GPI 锚磷脂缺乏，CD_{59} 和 CD_{55} 等补体调节蛋白不能连接于细胞膜，使红细胞对补体的敏感性增加，发生血管内溶血，其特点为常在睡眠后尿液呈酱油色或葡萄酒色。

4. 维生素与血液系统

维生素在调节物质代谢和维持生理功能等方面有重要作用。根据溶解性不同，分为脂溶性维生素和水溶性维生素。脂溶性维生素包括维生素 A、D、E、K，分别具有以下作用：①维生素 A 在体内活性形式包括视黄醇、视黄醛和视黄酸。Cabezas-Wallscheid 等用单细胞 RNA 测序分析表明，饮食中维生素 A 对调节细胞周期介导的造血干细胞可塑性有重要影响。②维生素 D 是类固醇衍生物，Ammann 等进行的大型随机对照试验表明，在老年妇女中，适量补充 Ca 和维生素 D 与血液系统恶性肿瘤风险之间存在保护性关联。③维生素 E 主要分为生育酚和生育三烯酚两大类，能提高血红素合成过程中的关键酶 δ 氨基 γ 酮戊酸（ALA）合成酶及 ALA 脱水酶的活性，促进血红素合成，新生儿缺乏维生素 E 可引起贫血，可能与血红蛋白合成减少及红细胞寿命缩短有关。④维生素 K 的基本结构是甲萘醌，天然维生素 K 有两种，即维生素 K_1 和 K_2，前者来源于植物，后者由肠道菌群合成。维生素 K 缺乏引起第Ⅱ、Ⅶ、Ⅸ、Ⅹ凝血因子以及蛋白 C 和蛋白 S 活性降低。这些凝血因子由无活性型向活性型的转变需要前体的 10 个谷氨酸残基经羧化变为 γ- 羧基谷氨酸（Gla），Gla 具有很强的螯合 Ca^{2+} 的能力，因而使其转变为活性型。γ- 羧化酶催化这一反应，维生素 K 为该酶的辅助因子。

水溶性维生素包括 B 族维生素和维生素 C。

维生素 B_{12} 仅由某些微生物合成，人类获得维生素 B_{12} 的主要来源是动物制品。维生素 B_{12} 是唯一的一种需要一种肠道分泌物（内因子）帮助才能被吸收的维生素。维生素 B_{12} 参与同型半胱氨酸甲基化生成蛋氨酸的反应，催化这一反应的蛋氨酸合成酶的辅基是 B_{12}，它参与甲基转移。B_{12} 缺乏时不利于蛋氨酸生成，同时也影响四氢叶酸再生，使组织中四氢叶酸含量减少，不能重新利用它来转运其他一碳单位，影响嘌呤、嘧啶的合成，最终导致核酸合成障碍，影响细胞分裂，产生巨幼红细胞性贫血，即恶性贫血。

（郭伟红）

参考文献

[1] Gadkari M, Makiya MA, Legrand F, et al. Transcript- and protein-level analyses of the response of human eosinophils to glucocorticoids[J]. Sci Data, 2018, 5: 180275.

[2] Bregje VZ, Erfan N, Alessandro S, et al. Hypercoagulable state in Cushing’s syndrome: a systematic review.[J]. J Clin Endocrinol Metab, 2009, 94(8):2743-2750.

[3] Liang Y, Song MM, Liu SY, et al. Relationship between expression of glucocorticoid receptor isoforms and glucocorticoid resistance in immune thrombocytopenia[J]. Hematology, 2016, 21(7): 440-446.

[4] Brenner B, Fandrey J, Jelkmann W. Serum immunoreactive erythropoietin in hyper- and hypothyroidism: clinical observations related to cell culture studies[J]. Eur J Haematol, 1994, 53(1): 6-10.

[5] Ma Y, Freitag P, Zhou J, et al. Thyroid hormone induces erythropoietin gene expression through augmented accumulation of hypoxia-inducible factor-1[J]. Am J Physiol Regul Integr Comp Physiol, 2004, 287(3): R600-R607.

[6] Vanderspek AH, Fliers E, Boelen A. Thyroid hormone metabolism in innate immune cells[J]. J Endocrinol, 2017, 232(2): R67-R81.

[7] Velardi E, Tsai JJ, Radtke S, et al. Suppression of luteinizing hormone enhances HSC recovery after hematopoietic injury[J]. Nat Med, 2018, 24(2): 239-246.

[8] Nakada D, Oguro H, Levi BP, et al. Estrogen increases haematopoietic stem-cell self-renewal in females and during pregnancy[J]. Nature, 2014, 505(7484): 555- 558.

[9] Kawa MP, Stecewicz I, Piecyk K, et al. Effects of growth hormone therapeutic supplementation on hematopoietic stem/progenitor cells in children with growth hormone deficiency: focus on proliferation and differentiation capabilities[J]. Endocrine, 2015, 50(1): 162-175.

[10] Erem C, Nuhoglu I, Kocak M, et al. Blood coagulation and fibrinolysis in patients with acromegaly: increased plasminogen activator inhibitor-1 (PAI-1), decreased tissue factor pathway inhibitor (TFPI), and an inverse correlation between growth hormone and TFPI[J]. Endocrine, 2008, 33(3): 270-276.

[11] Kalantar-Zadeh K, Lee GH, Miller JE, et al. Predictors of hyporesponsiveness to erythropoiesis- stimulating agents in hemodialysis patients[J]. Am J Kidney Dis, 2009, 53(5): 823-834.

[12] Trunzo JA, Mchenry CR, Schulak JA, et al. Effect of parathyroidectomy on anemia and erythropoietin dosing in end-stage renal disease patients with hyperparathyroidism[J]. Surgery, 2008, 144(6): 915-918.

[13] Rao DS, Shih MS, Mohini R. Effect of serum parathyroid hormone and bone marrow fibrosis on the response to erythropoietin in uremia[J]. N Engl J Med, 1993, 328(3): 171-175.

[14] Kennrth Kaushansky. 威廉姆斯血液学 [M]. 陈竺，陈赛娟，译 . 北京：人民卫生出版社，2018: 795-808.

[15] Sergueeva AI, Miasnikova GY, Polyakova LA, et al. Complications in children and adolescents with Chuvash polycythemia[J]. Blood, 2015, 125:414-415.

[16] Zhou AW, Knoche EM, Engle EK et al. Clinical improvement with JAK2 inhibition in Chuvash polycythemia[J]. N Engl J Med, 2016, 375(5): 494-496.

[17] Hay, Nissim. Reprogramming glucose metabolism in cancer: can it be exploited for cancer therapy?[J]. Nature Reviews Cancer, 2016.(10): 635-649.

[18] Arcidiacono B, Iiritano S, Nocera A, et al. Insulin resistance and cancer risk: An overview of the pathogenetic mechanisms[J]. Exp Diabetes Res, 2012(6):383-388.

[19] Ye H, Adane B, Khan N, et al. Subversion of systemic glucose metabolism as a mechanism to support the growth of leukemia cells[J]. Cancer Cell, 2018, 34(4): 659-673.

[20] Checchetto V, Prosdocimi E, Leanza L. Mitochondrial

Kv1.3: A new target in cancer biology? [J]. Cell Physiol Biochem, 2019, 53(S1): 52–62.

[21] Lowinus T, Heidel FH, Bose T, et al. Memantine potentiates cytarabine-induced cell death of acute leukemia correlating With inhibition of Kv 1.3 potassium channels, AKT and ERK1/2 signaling[J]. Cell Commun Signal, 2019, 17(1): 5.

[22] Cabezas-Wallscheid N, Buettner F, Sommerkamp P, et al. Vitamin A-retinoic acid signaling regulates hematopoietic stem cell dormancy[J]. Cell, 2017, 169(5): 807–823.

[23] Ammann EM, Drake MT, Haraldsson B, et al. Incidence of hematologic malignancy and cause-specific mortality in the women' s health initiative randomized controlled trial of calcium and vitamin D supplementation[J]. Cancer, 2017, 123(21): 4168–4177.

第 34 章

血液系统疾病对内分泌代谢系统的影响

一、贫血相关内分泌系统疾病

（一）贫血与下丘脑 – 垂体 – 靶腺轴

贫血是指人体外周血红细胞容量减少，低于正常范围下限，不能运输足够的氧至组织而产生的综合征。我国血液病学家认为在我国海平面地区，成年男性血红蛋白（Hb）< 120g/L，成年女性（非妊娠）Hb < 110g/L，孕妇 Hb < 100g/L，可诊断贫血。

长期贫血会影响下丘脑、垂体、肾上腺、甲状腺、性腺，胰腺等功能，进而改变促红细胞生成素（EPO）和胃肠激素的分泌。某些自身免疫病，不仅可影响造血系统，且可同时累及一个甚至数个内分泌器官，导致激素分泌异常。孕妇分娩时因大出血，贫血可导致垂体缺血坏死而发生希恩综合征。

根据贫血的病因和发病机制，贫血分为红细胞生成减少、红细胞破坏过多、失血性贫血三类。

1. 红细胞生成减少

红细胞的生成至少需要功能正常数量足够的造血细胞，充足的造血原料，适于造血的骨髓微环境，以及恰当的造血调节因子分泌。造血原料缺乏是最常见的贫血原因。

(1) 再生障碍性贫血：是骨髓造血衰竭综合征，有多种不同原因导致骨髓造血干祖细胞凋亡增加，或理化因素、生物因素等直接损伤造血干细胞，表现为骨髓有核细胞低增生、外周血全血细胞减少。

(2) 造血原料缺乏：叶酸与维生素 B_{12} 都是 DNA 合成过程中的重要辅酶，这两种维生素缺乏，是巨幼细胞贫血发生的最主要原因。

(3) 缺铁或铁利用障碍：两者主要影响血红蛋白的合成，缺铁性贫血是最常见的贫血。动物实验和人体研究均表明缺铁性贫血能够损害甲状腺功能。多项研究证实，缺铁性贫血患者血浆 T_4 和 T_3 浓度均显著低于健康对照组，补铁在纠正贫血的同时，也部分改善了血浆甲状腺激素水平。Azizi 等发现伊朗儿童甲状腺肿的发生率与血清铁蛋白水平相关。缺铁影响甲状腺和碘代谢的确切机制尚不清楚。缺铁性贫血（irondeficiency anemia，IDA）降低血清 T_4 和 T_3 浓度，降低 T_4 向 T_3 的外周转化率，降低 T_3 代谢，降低肝脏 T_4 5′ – 脱碘酶，并可能增加循环促甲状腺激素（TSH）活性。

94 例缺铁的青少年女性被随机分为 4 组，单次口服 190mg 碘加 300mg 硫酸亚铁 5 次 / 周，300mg 硫酸亚铁 5 次 / 周，单次口服 190mg 碘，或口服安慰剂 12 周。干预后，口服硫酸亚铁组和硫酸亚铁 + 碘组 tT_4、tT_3、T_3RU 升高，RT_3 降低，提示缺铁状态改善伴随着甲状腺功能的改善。

Zimmermann 等研究表明，补充铁剂改善了缺铁甲状腺肿患儿的疗效。Gokdeniz 等研究了缺铁性贫血和铁治疗对42例IDA患者和38例健康人甲状腺功能的影响，在铁治疗前，IDA组出现继发性甲状腺功能减退（35.7%）和亚临床甲状腺功能减退（16.6%）。

(4)红细胞生成调节异常：EPO是调节红细胞生成最重要的因子，此外，白细胞介素（IL）-3、IL-6等也对红系生成具有调节作用。

(5)骨髓病性贫血：各种急、慢性白血病、淋巴瘤、骨髓瘤、骨髓转移瘤等均可直接影响骨髓正常造血功能，使红细胞的生成受到抑制，发生贫血。

2. 红细胞破坏过多

正常红细胞寿命为100～120天，衰老红细胞被单核巨噬细胞系统捕获、分解。正常骨髓具有6～8倍造血储备能力，因而红细胞寿命轻度缩短，一般不会导致贫血发生，当红细胞寿命明显缩短，骨髓造血不足以代偿红细胞破坏过多时，贫血便不可避免。这种由红细胞破坏过多所致的贫血，也称溶血性贫血。

根据溶血的原因不同，可分为红细胞内在缺陷所致溶血性贫血和红细胞外在因素导致溶血性贫血。前者包括红细胞膜异常、红细胞酶缺陷、珠蛋白和血红素合成异常。某些类型的卟啉病，如先天性卟啉病，也可表现明显的溶血性贫血。红细胞外部因素所致溶血性贫血，指外部因素作用于本身正常的红细胞，使其直接破坏或发生某些局部改变而容易被破坏导致的溶血性贫血，这类贫血大多是获得性溶血，可因免疫性因素，如自身免疫性溶血性贫血、新生儿溶血病、药物诱发免疫性溶血、血型不合输血反应等；非免疫因素包括物理、化学生物学因素及单核巨噬细胞系统功能亢进等引起。

地中海贫血是一组由于某类珠蛋白基因缺陷，致使珠蛋白链合成缺如或不足所引起的遗传性溶血性贫血。根据珠蛋白肽链类型分类主要分为α地中海贫血和β地中海贫血两大类。地中海贫血的主要病理生理机制为慢性溶血性贫血、无效红细胞生成和铁过载。

轻型地中海贫血患者临床上可无任何症状或有轻度的小细胞低色素性贫血；重型地中海贫血患者，一般在出生后3～6个月发病，需要规律输血和祛铁治疗来维持生命。中间型地中海贫血患者的临床表现介于上述两者之间。

地中海贫血并发内分泌代谢疾病可有如下表现。

(1)青春期延迟和性腺功能减退：青春期延迟和性腺功能减退是地中海贫血最常见的内分泌系统并发症之一。由于铁过载的损伤导致下丘脑－垂体－性腺轴失调，地中海贫血患者除了第二性征发育不全以外，性激素、黄体生成素、卵泡刺激素水平降低，甚至对促腺激素释放激素（GnRH）的反应也明显低下。

早期干预和适当治疗可以防止地中海贫血患者下丘脑－垂体－性腺轴的不可逆损伤，为青春期延迟和性腺功能减退的青少年提供最佳生活质量。除了积极输血和祛铁治疗，应每6个月为青春期前儿童进行Tanner分期，8—10岁的儿童每年均应检测黄体生成素（LH）、卵泡刺激素（FSH）、胰岛素样生长因子（IGF）-1和胰岛素样生长因子结合蛋白（IGFBP）3并进行评估，以便早期诊断青春期延迟和性腺功能减退症。2013年TIF指南建议在成人地中海贫血患者应进行不孕症、性腺功能减退和阳痿的常规评估。女性＞13岁、男性＞16岁没有表现出青春期的变化，应该开始检测性腺类固醇激素（炔雌醇、雌、孕激素和睾酮）和促性腺激素释放试验以判断病变及其部位。有文献指出，如果下丘脑－垂体－性腺轴功能未受损，尤其是早期阶段，类固醇或GnRH可用于诱导青春期。如果下丘脑－垂体－性腺轴不可逆地受损，激素替代疗法是诱发青春期的唯一选择。

(2)糖尿病与糖耐量减低：糖耐量减低和糖尿病是地中海贫血患者常见的并发症。地中海贫血并发糖尿病发病机制可能是铁过载造成胰腺慢性损伤导致胰岛素分泌功能受损，同时可选择性激活免疫系统对胰腺 B 细胞攻击导致细胞损伤。此外，肝脏损伤可能干扰胰岛素抑制肝脏葡萄糖摄取的能力。de Assis 等研究发现，肝铁沉积及胰腺铁沉积与糖尿病的发生密切相关，通过胰腺磁共振成像检测胰腺铁过载程度，以预测糖尿病发病率。

地中海贫血患者的血糖异常多发生在出生的第一个 10 年后，但在之前的研究中发现糖尿病最早发生的年龄为 6 岁。根据 TIF 指南要求，10 岁以上地中海贫血患者应该每年进行空腹血糖和口服葡萄糖耐量试验，以便早期诊断和积极干预避免糖尿病的发生和发展。糖尿病和糖耐量减低的地中海贫血患者仍需要遵循生活方式干预，同时积极祛铁治疗。若早期治疗，部分患者可以实现逆转，铁螯合剂治疗可减少糖耐量异常的患病率。Farmaki 等发现，联合 DFO 和 DFP 的螯合剂治疗比单独使用螯合剂更有效地促进铁排泄，使胰岛素分泌增加。一项 5 年的研究发现，使用不同铁螯合剂方案（DFO、DFP、DFO+DFP 和 DFX）治疗 165 例重型地中海贫血患者，DFX 组糖尿病患病率降低，其他 3 组均升高。然而，最新一项基于 67 例重型地中海贫血患者的研究显示，与 DFO 或 DFO 联合 DFP 治疗相比，单用 DFP 治疗的患者葡萄糖稳态显著改善。具体治疗方案仍需进一步研究验证。一旦诊断地中海贫血患者诊断为糖尿病，可使用胰岛素治疗控制血糖。

(3) 甲状腺功能减退症：一项来自伊朗地区的研究发现，甲减在重型地中海贫血患者中的发生率为 22.9%，其中亚临床甲减为 19.9%，原发性甲减为 2.0%，中枢性甲减为 1.0%。中枢性甲减在地中海贫血中不常见。铁过载是导致甲减的重要原因之一，铁过载引起原发性甲减的机制主要有两方面：①铁大量沉积于甲状腺，导致甲状腺实质出现慢性纤维化，造成甲状腺损伤；②游离的铁可催化形成高度活性的氧自由基，产生强烈的细胞毒性，引起甲状腺功能损伤以及靶器官功能障碍。

根据 2014 年 TIF 指南建议，9 岁以上地中海贫血患者需要每年测定 TSH 和 FT_4，其他测试包括甲状腺自身抗体、骨龄。早期铁螯合剂治疗可预防或改善甲减，具有临床甲减的患者均应给予左甲状腺素治疗。羟基脲治疗对于中间型地中海贫血患者甲减的预防作用目前尚有争议，有学者认为是一个保护因素。然而，另有研究显示低剂量羟基脲［8～15mg/（kg·d）］没有改变中间型地中海贫血患者的甲状腺功能，因此需要更多的研究来证实。

自身免疫性溶血性贫血（autoimmune hemolytic anemia，AIHA）是由于机体免疫功能紊乱、产生自身抗体、导致红细胞破坏加速（溶血）超过骨髓代偿时发生的贫血。依据病因明确与否，分为继发性和原发性两类。其中，桥本甲状腺炎是引起继发性自身免疫性溶血性贫血的常见病因之一。王肃等总结了我国 166 例自身免疫性垂体炎（AH）患者的临床特征。其中合并溶血性贫血 2 例（占 1.2%）。

恶性贫血并发自身免疫性甲状腺炎在临床工作中也可见到。桥本甲状腺炎是一种自身免疫疾病，目前认为其发病机制是由多种环境因素与遗传因素相互作用产生的自身免疫应答引起的。部分患者血清抗壁细胞抗体和内因子抗体阳性，由免疫损伤引起慢性萎缩性胃炎，导致内因子分泌减少，引起维生素 B_{12} 的吸收障碍，引起恶性贫血。Rajic 等曾报道 362 例自身免疫性血液系统疾病患者中 22 例合并自身免疫性甲状腺疾病，其中最常见的是恶性贫血并发自身免疫性甲状腺炎。甲状腺过氧化物酶是甲状腺激素合成的关键酶，甲状腺过氧化物酶抗体（thyroid peroxidase antibody，TPO-Ab）阳性提示甲状腺淋巴细胞浸润以及甲状腺细胞破坏。TPO-Ab 滴度升高常预示甲状腺功能异常。TPO-Ab 与恶性贫血显著相关。据统计，多达 45% 的 TPO-Ab 阳性者同时合并胃壁细胞抗体阳性，近半数恶性贫血患者可检出 TPO-Ab 阳性。约 14% 的恶性贫血患者合并原发性甲减。

3. 失血性贫血

急性大量失血可发生于创伤性上消化道大出血、咯血、子宫破裂、宫缩无力等，多由非血液系统疾病的基础病所致，或由出凝血异常血液疾病所致。大量失血后恢复期和长期慢性少量失血，经常表现为缺铁性贫血。

妊娠期腺垂体增生肥大，血供丰富，易遭受缺血性损害，若围生期由于前置胎盘、胎盘早剥、宫缩无力等引起大出血、休克、血栓形成，可使垂体大部分缺血坏死和纤维化而致腺垂体功能减退症，又称希恩综合征（Sheehan 综合征）。

Sheehan 综合征是由产后垂体梗死引起的与分娩相关的垂体功能减退的常见原因，最早在 1937 年由 HaroldL.Sheehan 定义。1965 年，Sheehan 估计全世界女性的患病率是 100/10 万～200/10 万。由于医疗技术及产科护理水平的提高，Sheehan 综合征的患病率可能有所下降，Sheehan 综合征在发达国家已很少见，但仍是发展中国家垂体功能减退的重要原因。

Sheehan 综合征患者在诊断时可能表现出多种多样的临床特征，根据组织破坏的程度，可能表现为急性或慢性病程，垂体功能减退可能是完全性或部分性。具有急性病程的 Sheehan 综合征诊断较少见。急性 Sheehan 综合征可能出现低血压、休克、低血糖、低钠血症、头痛、视觉障碍甚至意识丧失。根据激素分泌细胞相对于脉管系统的位置，生长激素（GH）和催乳激素的分泌缺乏最常见，其次是 FSH 和 LH，垂体严重坏死还影响 TSH 和 ACTH 的分泌，症状通常在分娩后数年变得明显。此外，大多数患者都有产后闭经，乳房复旧和无泌乳的病史。Sheehan 综合征的治疗基础是终身补充缺乏的激素。甲减可以用左甲状腺素替代治疗。皮质醇缺乏症可以通过使用泼尼松或氢化可的松替代治疗。

（二）贫血与骨质疏松症

1. 概述

贫血中与骨质疏松症相关的危险因素包括 β 地中海贫血和镰状细胞贫血。

β 地中海贫血的特征在于血红蛋白 β 亚基的合成减少，从而导致小细胞低色素性贫血，外周血涂片有核红细胞异常，血红蛋白分析显示血红蛋白 A（HbA）减少。地中海贫血相关的骨质疏松症是地中海贫血患者的主要并发症。镰状细胞贫血是一种常染色体显性遗传性血红蛋白病，其红细胞呈镰刀状，是镰状细胞综合征临床表现形式之一。本病可表现为黄疸、贫血、肝脾大、骨关节及胸腹疼痛等。

2. 发病机制

贫血引起骨质改变的机制目前尚不清楚，目前认为主要有如下几个方面。

(1) β 地中海贫血：β 地中海贫血发病机制涉及多种遗传和后天因素，遗传因素包括 Ⅰa1 型胶原（COLIA1）基因（*Sp1* 多态性）和维生素 D 受体（FokI 和 BsmI 多态性），后天因素包括铁过载、生长激素和胰岛素样生长因子 -1 缺乏、糖尿病和维生素 D 缺乏症等。这些遗传和后天因素通过抑制成骨细胞活性和增加破骨细胞的功能，导致骨损失和骨脆性增加。

(2) 镰状细胞贫血：镰状细胞贫血患者破骨细胞活性增加，与骨质疏松症的发生相关，但其确切机制目前尚不明确。

3. 临床表现

疼痛和脆性骨折是骨质疏松症最常见的临床表现。

(1) 疼痛：疼痛是骨质疏松症患者最常见的主诉，最常见的部位是腰部。尽管人们认为疼痛与骨髓扩张有关，但输血是否能减轻输血前疼痛尚不完全清楚。

(2) 脆性骨折：与一般骨质疏松症不同，脆性骨折中以上肢骨折最常见。

4. 辅助检查及诊断

骨质疏松症的辅助检查及诊断在淋巴瘤与骨质疏松症中详述。

5. 治疗

贫血并发骨质疏松症的治疗包括基础措施及药物干预两方面，具体如下所述。

(1) 基础措施

① 一般治疗：在地中海贫血患者中预防骨质疏松和骨折的一般措施包括控制贫血、适当的螯合疗法、适当的饮食钙摄入、定期体育锻炼、避免有害的生活方式因素（如吸烟、过量饮酒）、性腺功能减退患者的激素替代疗法和维生素 D 的补充。

② 补充钙剂和维生素 D：应指导患有地中海贫血和低骨矿物质密度（bone mineral density，BMD）的患者增加乳制品或其他钙含量高的产品的使用，以维持足够的饮食钙摄入量（每天 700～1200mg，具体取决于年龄和更年期）。维生素 D 缺乏会导致跌倒和脆性骨折的风险增加，尤其是在老年人中。

(2) 药物干预与地中海贫血相关的骨质疏松症的药物治疗经验主要限于双膦酸盐（BP），有关使用特立帕肽、地诺单抗和雷奈酸锶的临床资料非常有限。

① 双膦酸盐：双膦酸盐是有效的骨吸收抑制剂，广泛用于治疗骨质疏松症、骨髓瘤、转移性骨病和其他骨病。在患有地中海贫血相关性骨质疏松症的受试者中进行的随机试验显示，双膦酸盐可减少骨代谢，提高 BMD，减少骨骼和背部疼痛（仅唑来膦酸和奈立膦酸盐）。在双膦酸盐治疗或随访期间，未发现急性肾功能衰竭、低血钙、颌骨坏死（ONJ）或非典型股骨转子 / 股骨干骨折的病例。

② 其他药物：特立帕肽（人类 PTH1–34）是用于骨质疏松症刺激新骨形成的唯一疗法。特立帕肽在地中海贫血患者中的临床使用仅限于病例报告。雷奈酸锶在地中海贫血相关的骨质疏松症患者中的应用还未形成共识，因此在地中海贫血患者中使用雷奈酸锶须谨慎。

（崔景秋）

二、浆细胞病相关内分泌系统疾病

浆细胞病系指克隆性浆细胞或产生免疫球蛋白的 B 淋巴细胞过度增殖所引起的一组疾病。

（一）多发性骨髓瘤相关内分泌系统疾病

多发性骨髓瘤（multiple myeloma，MM）是一种由复杂的基因组改变和表观遗传学异常所驱动的浆细胞恶性增殖性疾病。常见临床表现为骨骼损害、贫血、肾功能损害、血钙增高、感染、高黏滞综合征、出血倾向、淀粉样变性、神经系统损害和髓外浸润等，其发病率目前已达到约 2/10 万，低于西方国家的发病率（约 5/10 万）。此病多发于中老年人，男性多于女性，目前仍无法治愈。

1. 多发性骨髓瘤和垂体功能障碍

MM 的浆细胞增殖可以累及多器官，如累及鞍区，可造成占位效应，严重的引起垂体功能障碍，包括中枢性尿崩症合并或不合并全垂体功能减退。另外，MM 患者排泄轻链蛋白增加导致肾小管毒性也可以引起肾性尿崩症。

2. 多发性骨髓瘤和骨髓瘤骨病

90% 以上的 MM 患者常伴有不同程度的骨损害，表现为溶骨破坏、顽固性骨痛、全身性骨质疏松、病理性骨折、高钙血症、脊柱不稳定及脊髓神经压迫等，由该病导致的骨骼改变又称为多发性骨髓瘤骨病（multipie myeloma bone disease，MMBD）。MMBD 病变主要累及颅骨、肋骨等扁骨部位，骨质破坏主要发生在瘤巢和骨连接处，不仅严重影响患者自主活动能力和生活质量，而且还威胁患者的生存。

MMBD 的发病机制为骨重塑的失衡。在

骨髓微环境中，MM 细胞通过分泌各种细胞因子或直接的细胞－细胞相互作用，刺激破骨细胞（osteoclast，OCL）活化，抑制成骨细胞（osteoblast，OBL）的形成和功能，导致骨重塑平衡的严重失调，产生 MMBD。

MMBD 的临床特征为骨痛，部位以腰骶部痛最为常见（70%），有些患者早期可无骨痛症状，仅在骨骼 X 线检查时发现有骨质破坏。骨质疏松、溶骨性破坏严重时可发生病理性骨折。

MMBD 的治疗方面，根本治疗是化疗，只有本病得到有效控制，才能从根本上控制 MMBD 的进展。但对 MMBD 患者已出现明显骨痛、病理性骨折等，则需要手术或放疗以尽快缓解局部症状。药物也可以控制 MMBD 进展，缓解临床症状。目前治疗 MMBD 的主要药物是双膦酸盐，它能够诱导 OCL 凋亡或抑制 OCL 的活性，但是只能减少 50% 的骨相关事件，同时会伴有低水平的肾毒性和颌骨坏死。其他的新药包括如下几种：① NF-κB 配体受体激活因子 RANKL 拮抗药单克隆抗体狄诺塞麦（Denosumab，AMG-162），能与 RANKL 特异性结合，从而抑制 RANKL-RANK 的结合；②蛋白酶体抑制剂硼替佐米，能够增加 OBL 活性，诱导新骨形成，并有可能修复溶骨性损伤；③ DKK-1 拮抗药 RAP-011，抑制 OCL 的免疫调节药物（immunomodulatory drugs，IMiD），不仅能减少肿瘤负荷，也能直接抑制 OCL 生成；④信号通路抑制剂，包括 MAPK 抑制剂、Src 抑制剂 AZD0530、cathepsinK 抑制剂、CCRl 抑制剂 MLN3897、热休克蛋白 90（HSP90）抑制剂 SNX-2112 等，能够抑制 OCL 介导的骨吸收，或促进成骨形成。

(1) 高钙血症：高钙血症是 MMBD 的表现之一，其血钙升高是由于广泛的骨质破坏、肾小管对钙排泄减少以及 M 蛋白与钙结合的结果，还有研究表明，高钙与肿瘤分泌的 IL-6、IL-11、肿瘤坏死因子（TNF）、巨噬细胞集落刺激因子（M-CSF）、血管内皮生长因子（VEGF）、整合素（integrin）引起的溶骨性病变有关，RANKL 在 MM 中高表达，能提高破骨细胞活性，促进骨质破坏。另外，MM 的肿瘤细胞可以分泌甲状旁腺激素相关蛋白（PTHrP），可通过旁分泌使 1, 25（OH）$_2$D$_3$ 分泌增加。

血钙可以作为一个独立因素，影响 MM 患者的临床疗效和生存质量，有学者将血钙水平作为 MM 临床分期的指标之一，对疾病的预后分析、治疗评估具有一定价值。大多数 MM 患者血清白蛋白水平有不同程度降低，而血清白蛋白每下降 5g/L，血钙应增加 0.1mmo/L。用血清白蛋白校正血钙后，在欧美等国家，初诊的 30%MM 患者合并高钙血症，当病情进展时，这一比例可达 60%，我国 MM 合并高钙血症的发生率为 11.9%～40.6%。

MM 合并高钙血症时，患者更容易发生贫血和肾功能损害，且 β_2 微球蛋白、乳酸脱氢酶和 C 反应蛋白水平更高，MM 合并高钙血症常规化疗有效率低，预后差，生存期短。

(2) MM 和继发性骨质疏松及维生素 D 缺乏：M 蛋白的单克隆增殖可引起溶骨性损害，再加上骨吸收增加，骨生成减少，最终骨量减少。其机制为 MM 细胞分泌 IL-6、IL-7 等细胞因子，促进骨髓基质细胞分泌 RANKL 增加和护骨素（osteoprotegerin，OPG）降解增加，RANKL/OPG 的比值升高，导致破骨细胞前体的分化，进而造成骨吸收。同时，Wnt 拮抗药、*Dickkopf-1*（*Dkk-1*）基因、可溶性卷曲蛋白 2 的表达增加通过抑制 Wnt 途径造成了骨生成的下降，最终造成骨质疏松。双膦酸盐治疗能减少骨溶解并降低骨折的发生率。对于有肾功能损害的 MM 的患者可以尝试用狄诺塞麦抑制骨骼相关的并发症发生，因为狄诺塞麦不经过肾脏代谢和排泄。

有研究显示，尽管 MM 患者合并维生素 D 缺乏［25（OH）D$_3$ ≤ 36nmol/L］的比例高达 40%，维生素 D 不足［36nmol/L ＜ 25（OH）D$_3$ ＜ 75mol/L］的比例达 35%，但维生素 D 水平与

MM 的活动如复发、缓解及新发均无关。

3. 多发性骨髓瘤和 Fanconi 综合征

Fanconi 综合征（Fanconi syndrome，FS）1936 年因 Fanconi 首先报道而得名，是一种遗传性或获得性近端肾小管复合功能缺陷病，可分为原发性或继发性两类，MM 是继发性 FS 常见的原因之一，但继发性 FS 在骨髓瘤肾病中并不多见，仅约 10%，故易误诊或漏诊。

FS 常以乏力、抽搐、骨痛首发，表现为近端肾小管对多种物质重吸收障碍而引起的葡萄糖尿、氨基酸尿、磷酸盐尿、碳酸氢盐尿、尿酸尿、蛋白尿、低血钾、低血磷、高氯性代谢性酸中毒、骨骼变化、骨龄减低及生长迟缓等。MM 引起肾脏损害的原因是多方面的，骨髓瘤细胞分泌大量的单克隆 κ 轻链在近端肾小管上皮细胞内沉积，这些过多的游离 κ 轻链可变区能够抵抗溶酶体中蛋白酶的降解，在近端肾小管的溶酶体内积聚并自发形成结晶损伤近端肾小管导致 FS。

治疗 MM 能使 FS 患者临床症状明显好转，除对因治疗外，应同时予以对症治疗，并积极控制并发症，严重低磷血症可以补充中性磷酸盐及骨化三醇。

4. 多发性骨髓瘤和电解质紊乱

(1) MM 和高磷血症及低磷血症：正常成年人血磷浓度为 0.96～1.62mmol/L。当 MM 患者合并肾功能不全时，磷排出减少可以引起血磷升高。另外，研究报道 MM 患者中观察到无症状性高血磷与骨髓瘤的高 M 蛋白血症有关，是假性高磷血症。其机制为血浆中升高的 M 蛋白干扰磷酸盐测定，或增强了磷酸盐的结合能力，从而导致测定的总磷酸盐数值增加而有生物活性的磷酸盐并不增加，另有报道在 MM 合并高磷血症的患者，采用生物化学方法把患者血浆中的 M 蛋白去除，再检测血磷结果则正常。

MM 引起的 Fanconi 综合征可以造成低磷血症，严重的低磷血症少见但是危及生命。MM 可以造成持续的严重低磷血症，仅伴有单纯尿磷升高而无其他近端肾小管损害造成的氨基酸尿及糖尿等情况，其原因考虑与大量的单克隆轻链沉积在近端肾小管细胞或管腔有关，也可能和瘤源性低磷软骨病相关，这类患者的 1, 25（OH）$_2$D$_3$ 的水平往往偏低。MM 患者经过对因治疗如化疗后，其低磷血症往往能有所改善。

(2) MM 和低钠血症 MM 患者的轻链水平升高，加上副蛋白血症，均可以导致假性低钠血症，另外，MM 可以引起肾功能损害，其蛋白尿可以导致稀释性低钠血症。MM 患者常常被要求每天至少摄入水量 3L（有时会忽略其体重），水过量也可以导致低钠血症，尤其合并肾功能不全时。MM 患者免疫功能紊乱，常常合并肺感染等感染性疾病，而感染本身可以造成 ADH 的过度分泌，引起抗利尿激素不适当分泌综合征（SIADH），而治疗 MM 的一些药物如环磷酰胺也会引起 SIADH。

5. MM 和高尿酸血症及痛风

MM 肿瘤细胞核酸分解增加且 MM 常伴肾功能损害，尿酸排泄障碍，故可引起高尿酸血症，有研究显示，在合并肾功能不全的 MM 患者中，高尿酸血症的比例高达 50%。有研究显示，MM 患者血清尿酸平均水平为（465.79 ± 184.07）μmol/L。

MM 是继发性痛风的重要鉴别诊断之一。当痛风患者骨痛部位不典型，疼痛持续且严重，止痛药物治疗效果差，尤其是伴有贫血、反复感染、蛋白尿、发热、食欲减退、体重下降等症状时，要高度怀疑 MM 的诊断，需进行必要的检查（如血免疫固定电泳、骨髓穿刺、X 线检查等）。另外，痛风患者如果长期服用秋水仙碱这种有丝分裂抑制药，可以出现骨髓抑制，其 MM 的风险增加，另外，糖皮质激素是临床医生治疗难治性、肾功能受损的急性痛风发作常用药物，泼尼松治疗的患者 MM 风险亦增加（OR=4.4），长期使用泼尼松者风险进一步提高（OR=9.9）。

（二）意义未名的单克隆免疫球蛋白血症相关内分泌系统疾病

意义未名的单克隆免疫球蛋白血症（monoclonalgammopathyofuncertainsignificance，MGUS）的特点是骨髓中浆细胞比例＜10%，M蛋白＞30g/L，没有终末脏器的损害，如无肾功能衰竭、溶骨性损害、高钙血症和贫血等。

单克隆免疫球蛋白血症和继发性骨质疏松

MGUS是以单克隆蛋白的过度产生造成骨重塑失衡弥漫性骨流失为特征的，MGUS是造成脆性骨折相关的骨质疏松的常见原因。典型的MGUS可以增加骨吸收，减少骨形成，Wnt拮抗药、*Dickkopf-1*（*Dkk-1*）基因、可溶性卷曲蛋白2和3及硬骨素均与其相关。当前指南未推荐MGUS的患者应用双膦酸盐。阿仑膦酸钠和唑来膦酸能明显改善MGUS患者的双光子X射线吸收光度法（DEXA）BMD，但对骨折风险的影响尚不清楚。MGUS也有合并Fanconi综合征的报道。

（三）POEMS综合征相关内分泌系统疾病

POEMS综合征的命名来自于5个主要特征的首字母缩写，多发神经病变、脏器肿大、内分泌病变、M蛋白和皮肤改变，其本质是单克隆浆细胞增生造成的副肿瘤综合征。增加的$VEGF_{165}$和前炎症因子如IL-1β、IL-6、IL-12和TNFα可能是其病生理的关键成分。VEGF靶向作用于内皮细胞，造成腹水、水肿、脏器肿大、胸腔积液和神经病变。一项日本2003年的流行病学调查显示其发病率约为0.3/10万。

内分泌病变是POEMS综合征的关键特征之一。研究表明，67%～84%的POEMS综合征患者均患有至少一种内分泌病变，最常见的内分泌障碍是性腺功能减退，男性一般表现为勃起功能障碍和男性乳房发育，女性则表现为月经不调。第二位常见的是高催乳素血症，其次是甲减和亚临床甲减，再次是糖尿病或糖耐量减低，随后是高IGF-1血症。关于肾上腺皮质功能减退的发生率尚有争议，有人认为其发病率低的原因是相关内分泌数据的缺失，真实的比例应该高于高催乳素血症。此外，27%～45%的患者表现为低钙血症。多一半的患者合并多内分泌腺的异常，累及性腺、甲状腺、胰腺和肾上腺。对POEMS的治疗仅可以使少数患者内分泌异常缓解，但绝大多数内分泌异常仍继续甚至新增，这和POEMS的自然病程有关（有研究随访4.4年，发现POEMS患者内分泌异常的患病率从63%增加到91.5%），也可能和治疗药物相关，例如治疗POEMS的melphalan是一种烷化剂，本身对性腺就有毒性作用，性腺功能减退的发生率甚至增加。随访显示，肾上腺皮质功能减退这一内分泌异常可能终身相随，而高催乳素血症、甲减和高IGF-1则有可能逆转，其异常可能只是暂时的状态，而且，需要注意的是，POEMS患者的内分泌异常往往多发但是较轻微，尽管如此，POEMS患者要重视随访，且随访时需要完善内分泌的相关检查。

除了上述3种浆细胞病与内分泌疾病关系密切之外，也有病例报道提及，重链病、轻链沉积病、瓦氏巨球蛋白血症均可造成Fanconi综合征。

（李　汇　崔景秋）

三、白血病相关内分泌代谢疾病

（一）白血病与下丘脑综合征

1. 概述

白血病是一组异质性恶性克隆性疾病，系早期造血干细胞突变导致的造血系统恶性肿瘤。白血病的主要病理生理特征为异常血细胞（即白血病细胞）在骨髓及其他造血组织大量增生，浸润各种组织，而正常造血功能受到抑制，正常血细胞生成减少。按细胞分化程度可以分为急性白血病和慢性白血病。临床表现为感染、出血、贫血、淋巴结和肝脾大、骨和关节压痛及中枢神经系统白血病，中枢神经系统白血病是以蛛网膜、硬脑膜、脑实质、脉络丛、脑神经受累所致，可发生在白血病的活动期或缓解期。

下丘脑综合征系由多种病因累及下丘脑所致。主要表现为内分泌代谢功能异常，自主神经功能紊乱，睡眠、体温调节和摄食障碍、行为异常、癫痫等症候群。

2. 临床表现

白血病并发下丘脑综合征为白血病细胞浸润下丘脑、脑膜等引起，2—10 岁儿童常见。白血病并发下丘脑综合征病变累及腹内侧核或结节部附近（饱食中枢），患者缺乏饱腹感而暴食和肥胖，在脑膜白血病中也有暴食和肥胖的报道。病变累及腹外侧核（摄食中枢）时，有厌食、体重下降的等表现。目前文献报道以暴食和肥胖多见，嗜睡、失眠、发热、体温过低及精神障碍等报道较少，有待临床进一步考证。

3. 治疗

治疗主要是针对中枢神经系统白血病的治疗方法，有以下几种。

(1) 糖皮质激素：主要控制中枢神经系统白血病的症状。地塞米松 10mg 静脉注射 2～3 天，可减轻头痛、呕吐等症状。

(2) 甲氨蝶呤鞘内注射：能够较快控制中枢神经系统白血病，但其缓解期较短，容易复发。

(3) 阿糖胞苷鞘内注射：甲氨蝶呤鞘内注射有抗药者，可用阿糖胞苷 25mg/m^2，每周 2～3 次，鞘内注射；也可采用甲氨蝶呤、阿糖胞苷与地塞米松联合鞘内注射。

(4) 头颅与脊髓照射：仅用颅脑 Co 或直线加速器照射（5～10Gy）只能缓解症状，不能使脑脊液恢复正常，缓解率也低。对于头颅 CT/MRI 检查发现肿块的 AML 患者，一般采用放疗后鞘内给药。ALL 患者确诊为中枢神经系统白血病，建议接受头颅放疗。

凡白血病患者出现暴食，应考虑到此为白血病累及中枢神经系统的表现，应作腰椎穿刺术，并椎管内注入抗神经系统白血病的药物或头颅放疗；并且无论是否接受皮质类固醇激素治疗，在白血病患者随访中都关注体重的变化。

（二）白血病与尿崩症

1. 概述

尿崩症是指精氨酸血管加压素（arginine-vasopressin，AVP）或称抗利尿激素（antidiure-tichormone，ADH）分泌不足或肾脏对 AVP 反应缺陷，临床表现为一组以烦渴多饮、排出大量低渗尿为特征的症候群。尿崩症分为中枢性尿崩症、妊娠期尿崩症和肾性尿崩症三种类型。

尿崩症是白血病的罕见并发症，主要为中枢性尿崩症，肾性尿崩症少见，其他类型暂未见报道。白血病并发尿崩症临床上以急性髓系白血病多见，少数也可由红细胞白血病及慢性髓系白血病并发，可发生在白血病发作之前、之后或者同时发生。

2. 发病机制

尚不明确，目前认为主要与以下原因相关。

(1) 中枢神经系统白血病：主要是下丘脑–垂体区白血病细胞浸润，干扰 ADH 的合成，尚有报道显示与脑膜浸润相关。

(2) 细胞遗传学异常：通常发生在 3 号或 7 号染色体异常的患者中，例如 inv（3）（q21q26）、inv（3）（q21.3q26.2）、7 号染色体单体，也有 t（3，8）（q26q24）的报道。已证明基因嗜性病毒整合位点 –1（*EVI-1*）在 3q21q26 或 7 号染色体单体中过表达。*EVI-1* 位于 3q26，编码 1051 个氨基酸的 DNA 结合磷蛋白，该蛋白起转录因子的作用。推测 *EVI-1* 组合的过表达与其他（未定义的）基因的调节异常可能会导致抗利尿激素转录减少，出现尿崩症。此外，高血小板计数（通常与 3q21q26 综合征相关）可能会干扰血液中 AVP

的水平和功能，因为血液中循环的精氨酸加压素中有 90% 以上与血小板结合。

(3) 肾性尿崩症：主要与急性淋巴细胞白血病的髓外浸润有关，白血病细胞进入肾脏可引起肾性尿崩症。水通道蛋白 2（APQ2）在肾脏的水调节中起关键作用。APQ2 的减少或对其向细胞膜运输的干扰在许多获得性肾性尿崩症的发生中起着至关重要的作用。可能是浸润过程中，白血病细胞分泌的基质金属蛋白酶会损伤或影响 APQ2 的表达，从而导致细胞膜的透水性增加。

3. 临床表现

大多数患者均有多饮、烦渴、多尿。排尿次数多，夜尿明显增多。一般尿量常＞ 4L/d，多在 16～24L 之间。呈持续低比重尿，尿比重＜ 1.010。尿渗透压多数＜ 200mOsm/L。渴觉中枢正常者摄入水量和水排泄量大致相等。患者口渴严重，喜冷饮。如果饮水不受限制，可因排尿影响睡眠。患者常表现为注意力不集中，体力下降。烦渴、多尿在劳累、感染、月经期加重。

肾性尿崩症的表现一般较轻，尿量波动大，常伴有肾脏原发病的其他临床表现，如高钙血症、肾小管酸中毒等。

4. 实验室检查

(1) 尿比重：常＜ 1.005，尿渗透压降低，常低于血浆渗透压。血钠升高。

(2) 禁水加压试验：比较禁水前后与使用血管加压素后的尿渗透压或尿比重的变化，是确定尿崩症及尿崩症鉴别诊断的简单可行的方法

① 原理：正常人禁水后血浆渗透压升高，循环血量减少，两者均刺激 AVP 释放，使尿量减少，尿渗透压增高，尿比重升高，而血浆渗透压变化不大。

② 方法：禁水时间 6～16h，中等程度多尿患者的禁水试验可以从夜间开始；重度多尿者的禁水试验应该白天在医生严密观察下进行。试验前测定体重、血压、血尿渗透压和尿比重，禁水开始后，每小时测定 1 次上述指标，当连续 2 次尿量和尿比重变化不大、尿渗透压变化＜ 30mOsm/L 或体重下降 3% 时，于皮下注射血管加压素 5U，于注射后 60min 测定血、尿渗透压及尿量、尿比重。

③ 结果分析：正常人禁水后体重、血压、血浆渗透压变化不大，而尿渗透压可以＞ 800mOsm/L，注射加压素后，尿渗透压上升不超过 9%。完全性中枢性尿崩症患者于禁水后，尿渗透压上升不明显，在给予外源性 AVP 后，尿渗透压迅速升高，上升幅度可以＞ 50%。尿量明显减少，尿比重可上升至 1.020。部分性中枢性尿崩症者，于禁饮后尿液有一定程度的浓缩，但注射 AVP 后尿渗透压上升幅度至少达到 10%，部分性中枢性尿崩症患者在禁水后，尿渗透压峰值随着进一步禁水而下降，提示原有有限的内源性 AVP 储存在第一次禁水刺激下释放耗竭，继续禁水时没有内源性 AVP 释放，使尿渗透压峰值下降性。肾性尿崩症患者在禁水和应用外源性 AVP 后尿渗透压不升高，尿量不能减少。

(3) 影像学检查：对于中枢性尿崩症患者，需行影像学检查进一步确定下丘脑－垂体部位有无占位性病变。垂体磁共振（MRI）T_1 加权影像在正常人可见神经垂体部位有一个高密度信号区域，中枢性尿崩症患者该信号消失，而肾性尿崩症和原发性多饮患者中，该信号始终存在。

5. 治疗

对各种类型症状严重的尿崩症息者，都应该及时纠正高钠血症，积极治疗高渗性脑病，正确补充水分，恢复正常血浆渗透压。纠正高渗状态不宜过快避免由于渗透压下降太快引起脑水肿。液体补充的速度以血清 Na^+ 每 2h 下降 1mmol/L 为宜。对于补液类型，如不存在循环衰竭仅有高钠血症者，可输注 5% 的葡萄糖溶液，输注速度应低于葡萄糖代谢速度，以避免高血糖和渗透性利尿。但是对于严重高钠血症伴循环衰竭逐渐发

展超过 24h 者，应补充等渗溶液。

(1) 中枢性尿崩症的治疗：人工合成 DDAVP（1- 脱氨 -8 右旋精氨酸血管加压素，desmopressin）增加了抗利尿作用，而缩血管作用只有 AVP 的 1/400，抗利尿与升压作用之比为 4000:1，作用时间达 12～24h，是目前最理想的抗利尿药。该药目前已有口服剂型（如弥凝片剂）0.1mg/ 片，口服 0.1～0.2mg，对多数患者可维持 8～12h 抗利尿作用。初始剂量可从每天 0.1mg 开始，逐步调整剂量，防止药物过量引起水中毒。

(2) 肾性尿崩症的治疗肾性尿崩症对外源性 AVP 均无效，目前还没有特异性的治疗手段，但可采用以下方法控制症状。

① 恰当地补充水分：避免高渗和高渗性脑病。儿童和成人可以口服，对婴儿应及时经静脉补充。

② 非甾体消炎药：吲哚美辛可使尿量减少。但除吲哚美辛以外的该类其他药物疗效不明显。

③ 噻嗪类利尿药：氢氯噻嗪片，每日 50～100mg 口服，必须同时低盐饮食，限制氯化钠摄入，可使尿量明显减少。该药有明显排钾作用，长期服用时，应定期检测血钾浓度，防止低钾血症。

(3) 病因治疗上述尿崩症的原发病因为白血病，因此应该对于白血病导致的尿崩症，应积极进行病因治疗。需要注意的是，存在 3 号或 7 号染色体异常的患者预后极差。

（三）白血病与肾上腺皮质功能减退症

1. 概述

慢性肾上腺皮质功能减退症是由于双侧肾上腺因自身免疫、感染或肿瘤等破坏，或双侧大部分或全部切除所致，也可继发于下丘脑分泌 CRH 及垂体分泌 ACTH 不足所致。肾上腺皮质功能减退症主要包括慢性肾上腺皮质功能减退症、急性肾上腺皮质功能减退症及选择性醛固酮减少症。

白血病并发肾上腺皮质功能减退症临床罕见，主要为慢性肾上腺皮质功能减退症及急性肾上腺皮质功能减退症（或肾上腺危象）。

2. 发病机制

(1) 原发性：有报道白血病细胞浸润肾上腺引起慢性肾上腺皮质功能减退症，但仍须警惕在慢性肾上腺皮质功能减退基础上急性加重。

(2) 继发性：尚有白血病合并孤立性 ACTH 缺乏的报道。

3. 临床表现

本病轻症者可症状很轻或者无症状，重者可有如下表现。

(1) 色素沉着：系原发性慢性肾上腺皮质功能减退早期症状之一，且几乎见于所有病例，但因下丘脑及垂体病变导致的功能减退者无此症状。全身皮肤色素加深，脸部色素常不均匀，前额部及眼周常较深。

(2) 循环系统：症状常见者为头晕、血压降低，可呈直立性低血压而昏倒，危象时可降至零。心电图呈低电压、T 波低平或倒置、PR 间期、QT 时限可延长。

(3) 消化系统症状：食欲不振为早期症状之一，较重者有恶心、呕吐、腹胀、腹痛、腹泻等不适。

(4) 肌肉、神经精神系统：肌肉无力是主要症状之一，常有明显疲劳。有时因血糖过低而发生神经精神症状，严重者有昏厥，甚而昏迷。

(5) 其他症状：患者常有慢性失水，明显消瘦，体重大多减轻 5～10kg 以上，女性月经失调，闭经。男性多阳痿，男女毛发均可减少，且少光泽，枯燥易脱，分布稀疏，第二性征无异常。

(6) 肾上腺危象：当患者大量出汗、过度劳累、并发感染、创伤或中断皮质素（醇）治疗时，均可诱发肾上腺危象。患者可有高热、恶心、呕吐、腹泻、烦躁不安等表现，致血压下降，循环衰竭，精神异常，继而昏迷，如不及早抢救，可危及生命。

4. 实验室检查

典型病例常有下列检测异常，可协助诊断。

(1) 生化检查血钠降低、血钾轻度升高、氯化物降低，空腹血糖大多降低，糖耐量试验呈低平曲线及血钙升高。

(2) 肾上腺皮质功能测定

① 血皮质醇的分泌呈昼夜节律，晨起的皮质醇水平对诊断肾上腺皮质功能减退有重要价值，若≤ 83nmol/L（3μg/dl），可以考虑肾上腺皮质功能减退。

② 24h 尿游离皮质醇常低于正常低限，但有的亚临床肾上腺皮质功能减退患者，上述指标可正常，故应做最具诊断价值的 ACTH 兴奋试验。

③ 原发性肾上腺皮质功能减退者血浆 ACTH 水平明显升高，继发性肾上腺皮质功能减退者血浆 ACTH 明显降低。

④ ACTH 兴奋试验包括快速 ACTH 兴奋试验和连续 ACTH 兴奋试验。

- 快速 ACTH 兴奋试验：静注 α-24ACTH25U（250μg，85nmol/L），于注射前及后 30min、60min 测血浆皮质醇，注射后正常患者血浆皮质醇绝对值达到 550nmol/L（20μg/dl）及以上。
- 连续 ACTH 兴奋试验：每日给予静脉滴注 ACTH25U（250μg，85nmol/L）维持 8h，连续 5 天，测定血皮质醇、尿游离皮质醇。在原发性肾上腺皮质功能减退较重者，连续刺激 2～5 天无反应。轻者早期可能有低反应，在 5 天静滴试验中前 3 天可有轻度升高，后 2 天则非但不上升有时反降低，提示皮质功能已受损，经刺激后分泌可稍增多，但贮备功能有限、连续刺激则丧失反应。在继发性肾上腺皮质功能减退者则第 1、2 天反应较小，连续刺激 5 天时可渐渐恢复，呈延迟反应，故可用以鉴别原发性或继发性肾上腺皮质功能减退。

5. 治疗

(1) 慢性肾上腺皮质功能减退症：本病的最基本疗法是病因治疗，此外需行长期皮质激素的替代补充。对于慢性肾上腺皮质功能减退症，主要是加强健康宣教，在感染、手术等情况下增加激素用量，目前有以下制剂。

① 可的松（皮质素）：大部分患者每日口服片剂 12.5～25mg 已足以维持需要，一般不超过 37.5mg，可于晨起时（上午 8:00 前）一次服用，部分患者在下午或者傍晚疲惫、乏力明显，可分两次口服，把总剂量的 2/3 在晨起服用，而 1/3 放在下午 4:00 左右服用。剂量分配应尽量与皮质醇的昼夜周期变化相符，即晨间较大，午后较小。

② 皮质醇：一般剂量 10～30mg，服药方法与上述相同。

③ 泼尼松：为人工合成的糖皮质激素。于皮质结构 C_1～C_2 位之间去氢后对糖代谢可加强 5 倍，但对盐类代谢则相对减弱。一般每日剂量为 2.5～7.5mg，服药方法同前。泼尼松的缺点为对水盐代谢调节作用较弱，故以前两种药物为首选。

(2) 急性肾上腺危象：对于急性肾上腺危象，需积极进行抢救。

① 皮质激素治疗：迅速静脉滴注皮质醇，初始 2～4h 给予 100～200mg（溶于 5% 葡萄糖盐水 500ml 中），此后根据病情每 6～8h 给予 100mg，如病情好转，第 2、3 天可减量为每 6h 给予 50～10mg，然后逐日减量直至危象得以控制。

② 补液及纠正电解质紊乱：入水总量须视失水程度、呕吐等情况而定，一般第 1 天须补充 5% 葡萄糖盐水 2500～3000ml 以上，第 2 天后再视血压尿量等调整剂量，补液时须注意电解质平衡，如失钠明显者，则初治期即采用 5% 葡萄糖盐水；呕吐、腹泻严重者应根据血钾情况适量补充氯化钾。

③ 抗休克：如收缩压在 80mmHg 以下伴休克症状者经补液及激素治疗仍不能纠正循环衰竭时，应及早给予血管活性药物。

④ 抗感染：有感染者应针对病因予以治疗。

⑤ 对症治疗：对症治疗包括给氧，必要时可予适量镇静药，但不宜给吗啡及巴比妥盐类等。

（四）白血病与皮质醇增多症

1. 概述

皮质醇增多症，又称库欣综合征，系由多种原因引起肾上腺皮质分泌过多糖皮质激素（主要是皮质醇）所致。主要临床表现有满月脸、多血质、向心性肥胖、紫纹、痤疮、糖尿病倾向、高血压、骨质疏松等。通常可分为 ACTH 依赖性和 ACTH 非依赖性皮质醇增多症。

白血病并发皮质醇增多症临床罕见，主要发生于急性淋巴细胞白血病中，文献有 1 例急性粒细胞白血病的报道。大多与中枢神经系统白血病相关，此外尚有异位 ACTH 综合征的报道。

2. 发病机制

白血病患者发生皮质醇增多症文献报道为 ACTH 依赖性，ACTH 非依赖性未见报道。其机制目前尚不明确，目前文献报道主要有以下 3 种机制。

(1) 白血病细胞浸润中枢神经系统，可引起 ACTH 依赖性皮质醇增多症。研究认为，白血病抑制因子（leukemiainhibitoryfactor，LIF）是可能的致病因素。LIF 在囊胚、胸腺、肺、垂体、心肌、肾脏、神经组织损伤后和皮肤中产生，通过抑制分化促进造血祖细胞增殖，维持胚胎干细胞的发育潜能。LIF 对内分泌器官或靶组织有多种作用，是垂体 ACTH 产生的主要调节因子。LIF 在体内调节下丘脑－垂体－肾上腺轴，并与促肾上腺皮质激素释放激素有效协同作用促进皮质素原的转录和 ACTH 的分泌。后研究显示，在未处理的 AML 和慢性粒细胞白血病的急变期患者中 LIF 水平升高，因此有文献认为 LIF 水平升高可能是导致白血病患者皮质醇增多症发展的一个因素。

(2) 脑组织中的白血病浸润在下丘脑和边缘系统中很明显。白血病细胞浸润破坏边缘系统，消除了其对垂体功能的抑制作用，并伴有 ACTH/促黑素分泌型嗜碱性粒细胞增多，ACTH 分泌过多，肾上腺皮质增生和库欣综合征。

(3) 白血病细胞产生 ACTH，引起异位 ACTH 综合征。文献报道，1 例白血病合并 ACTH 的患者尸检显示重症肺炎和骨髓、肝脏、脾脏和肾脏的白血病浸润。没有证据表明垂体或肾上腺有腺瘤，也没有其他可能是异位产生 ACTH 的恶性肿瘤。但患者的白血病细胞可表达相当数量的免疫反应性 ACTH，由此推断白血病细胞产生 ACTH，导致 ACTH 依赖性皮质醇增多症。

3. 临床表现

本病的临床表现是由于血液循环中皮质醇升高导致代谢紊乱及多器官功能障碍所致。临床表现主要包括以下几方面。

(1) 肥胖：一般呈向心性肥胖，以面、颈、胸部及腹部较明显，腹大而四肢相对瘦细。

(2) 糖代谢紊乱的表现：皮质醇抑制葡萄糖在组织进行分解和利用同时还加强肝脏糖原的异生作用，患者可出现血糖升高。

(3) 蛋白质代谢紊乱的表现：皮质醇能促使肝外蛋白质分解，并抑制蛋白质合成，使机体处于负氮平衡状态，临床上出现蛋白质过度消耗状态。皮肤的上皮细胞和皮下结缔组织萎缩使皮肤变薄，轻微皮肤创伤即可引起擦伤，加上毛细血管脆性增加，易于出现皮下瘀斑。在下腹部、臀外部、大腿内外侧等处因皮下脂肪沉积，皮下弹力纤维断裂，可通过菲薄的皮肤透见红色，形成典型的皮肤紫纹。全身肌肉萎缩，尤以四肢为甚，致使四肢瘦小无力。

(4) 电解质代谢紊乱和酸碱平衡失常：本病患者电解质大多正常。极少数患者可因潴钠而有轻度水肿。如有明显低钾低氯性碱中毒，提示异源性 ACTH 综合征可能。

(5) 高血压：高血压为本病常见的临床症状。高血压的严重程度不一，以舒张压升高更为明显，随病程延长，高血压的发生率增加，且严重程度也相应增加。血压的 24h 节律变化与皮质醇的分泌水平同步。

(6) 骨质疏松：以胸椎、腰椎及骨盆最明显，患者常诉胸、背及腰部疼痛，严重者可出现佝偻畸形，身高缩短，胸骨隆起，肋骨等多处病理性骨折，少数患者可出现脊椎压缩性骨折。

(7) 多毛：由于雄激素分泌过多，女性患者可出现多毛，一般为细毳毛，分布于面部、上唇、颌下、腹部及腰背部，多伴有皮脂增多及痤疮。

(8) 精神症状：轻者表现为失眠，情绪不稳定、烦躁易怒，焦虑、抑郁、注意力不集中，欣快感，记忆力减退等，重者可发生类偏狂、精神分裂症或忧郁症等。

(9) 造血与血液系统病变：皮质醇可刺激骨髓使红细胞生成增多，血红蛋白含量升高，但因患者原发病影响，无典型多血质、脸红、唇紫和舌质瘀紫等红细胞增多症表现。皮质醇可使骨髓储备池释放中性粒细胞增多，同时抑制血液中白细胞进入组织，并使嗜酸性粒细胞脱粒变性，增殖周期延长，促使淋巴组织萎缩，故中性粒细胞增多而嗜酸性粒细胞、单核细胞和淋巴细胞减少。

(10) 对感染的抵抗力减弱：长期皮质醇升高抑制体液免疫和细胞免疫。故本病患者对感染的抵抗力明显减弱，感染往往不易控制，甚而发展为败血症和毒血症。

(11) 色素沉着：重症异位 ACTH 综合征患者因产生大量 ACTH，其内含促黑素细胞活性的肽段，故患者皮肤色素加深，具有一定的诊断意义。

由于白血病存在，患者生存期多较短，皮质醇增多症病程短，以向心性肥胖、高血压、骨质疏松、多毛等报道较多。

4. 诊断

本病诊断首先应明确是否有皮质醇分泌过多，即功能诊断，然后确定病因和肾上腺皮质病理性质及病变部位，即病因病理诊断。

(1) 临床表现：典型临床表现已如前述。

(2) 筛查试验：对临床高度怀疑皮质醇增多症的意者需进行以下检查中的两项检查。

① 血清皮质醇昼夜节律：正常人血清皮质醇水平有明显昼夜节律（上午 8:00—9:00 皮质醇水平最高，午夜最低），本病患者血浆皮质醇水平升高且昼夜节律消失，晚上及午夜低于正常不明显，甚至较午后水平高。

② 24h 尿游离皮质醇（UFC）：由于 24h 尿皮质醇每日有波动，一般连续进行 2 次及以上，本病患者 24hUFC 高于正常上限。

③ 午夜唾液皮质醇测定：近年来国外趋向于测定唾液皮质醇（salivarycortisol，SAC）来反映血清游离皮质醇水平。与血清不同的是 SAC 主要以游离形式存在，由于其标本易采集和室温下存放稳定的特点尤适用于门诊筛查，目前国内唾液皮质醇检测尚未广泛开展。

(3) 确诊试验：当筛查试验异常时，行午夜 1 次法或经典小剂量地塞米松抑制试验，以确定是否存在皮质醇增多症。

① 午夜 1 次法小剂量（1mg）地塞米松抑制试验（Dexamethasone suppressiontest，DT）：第 1 天晨 8:00 取血测定基础血清皮质醇后，于午夜 23:00—24:00 间口服地塞米松 1mg，次日晨 8:00 取血测定血清皮质醇。目前国际上采用的切点为服药后血清皮质醇＜ 1.8μg/dl（敏感性＞ 95%，特异性约 80%）

② 48h 经典法小剂量地塞米松抑制试验（low dose Dexamethasone suppression test，LDDST）与 1mg 地塞米松比，其特异性较高。口服地塞米松 0.5mg，每 6 小时 1 次，连续 2 天，服药前和服药后第 2 天测定 24h UFC，也可服药前后测定血皮质醇进行比较。服用地塞米松第 2 天 24h UFC 下降至正常值下限以下，或口服地塞米松 2d 后血皮质醇＜ 1.8μg/dl，基本可排除皮质醇增多症。

(4) 皮质醇增多症病因学检查

① 早晨血浆 ACTH 测定：主要用于鉴别

ACTH 依赖性和 ACTH 非依赖性皮质醇增多症。一般用免疫放射分析法测定。晨 8:00ACTH ＜ 10pg/ml 提示 ACTH 非依赖性，ACTH ＞ 20pg/ml 提示 ACTH 依赖性。ACTH ＞ 200pg/ml，警惕异位 ACTH 综合征的可能。如 ACTH 在 10～20g/ml 之间，建议行 CRH 兴奋试验测定 ACTH 结合影像学结果进一步鉴别。

② 大剂量地塞米松抑制试验（high dose dexamethasone pression test，HDDST）：目前有几种大剂量 DST 的方法包括口服地塞米松 8mg/d，2 天（2mg，每 6 小时 1 次）的经典大剂量 DST、单次口服 8mg 地塞米松的过夜大剂量 DST 和静脉注射地塞米松 4～7mg 的 DST。经典大剂量 DST 法为服药前和服药第 2 天测定 24h 尿 UFC，过夜大剂量 DST 和静脉注射地塞米松 DST 法比较用药前后血皮质醇，较基础值下降＞ 50% 为切割点，下降不足 50% 为不能被抑制（阳性）。垂体 ACTH 腺瘤 90% 可被抑制，而异位 ACTH 综合征患者则 90% 不能被抑制。

③ CRH 兴奋试验：一般认为给予外源性 CRH 后，库欣病患者的 ACTH、皮质醇及其代谢产物升高，而肾上腺皮质肿瘤或异源性 ACTH 综合征患者则不受影响（Kaye 标准：CRH 刺激后，血皮质醇升高 20% 以上，血 ACTH 升高 50% 以上为阳性反应）。目前临床上因缺乏 CRH 试剂，较少应用。

④ 双侧岩下窦插管取血（bilateral inferior petrosal sinus sampling，BIPSS）：为鉴别垂体 ACTH 腺瘤和异位 ACTH 综合征的金标准。血清 ACTH 的岩下窦（IPS）与外周（P）的比值在基线状态≥ 2 提示库欣病，反之提示为异位 ACTH 综合征。

(5) 影像学检查：肾上腺目前多采用 CT 增强扫描，肾上腺皮质肿瘤常可显示肿瘤阴影，如肿瘤阴影巨大，直径在 6～10cm 者可能为肾上腺皮质癌，增生者常示双侧肾上腺增大。鞍区磁共振动态增强对垂体大小及是否有腺瘤颇有帮助。由于大部分引起异位 ACTH 分泌的肿瘤位于胸腔，在临床怀疑异位 ACTH 综合征时，可首先行胸部薄层 CT。也可行 PET-CT 或全身奥曲肽扫描明确诊断。

5. 治疗

白血病并发库欣综合征的治疗主要是针对白血病的病因治疗。另外，可行药物治疗，治疗的靶点包括抑制 ACTH 的合成和分泌、抑制肾上腺合成和分泌皮质醇，以及阻断外周糖皮质激素的效应。

(1) 抑制垂体合成 ACTH 的药物：新型的生长抑素类似物帕瑞肽（pasireotide）与 5 型生长抑素受体（SSTR5）的亲和力远高于奥曲肽和兰瑞肽，欧盟及美国已在 2012 年批准帕瑞肽用于治疗手术未治愈或无法手术的库欣病患者。

(2) 抑制肾上腺合成糖皮质激素的药物：氨鲁米特可抑制胆固醇转变为孕烯醇酮；米托坦是 3- 羟脱氢酶抑制药，对肾上腺有破坏作用；酮康唑能通过抑制肾上腺细胞色素 P_{450} 所依赖的线粒体酶阻滞类固醇激素合成，并减弱皮质醇对 ACTH 的反应；美替拉酮为肾上腺皮质 11β 羟化酶抑制药。但国内市场上并无上述药物供应。

(3) 糖皮质激素受体拮抗药：米非司酮（mifepristone，RU486）有助于拮抗皮质醇发挥作用而缓解临床症状，如减轻体重、降低血糖。FDA 批准其用于不适合接受手术治疗或手术治疗无效的有糖代谢异常的内源性库欣病成人患者。不良反应发生率高，可有头晕、乏力、厌食、肌肉和关节疼痛、直立性低血压等。

（五）白血病与生长激素缺乏症

1. 概述

GH 缺乏症（growth hormone deficiency，GHD）由两方面组成，一是 GH 量减少而活性正常，二是 CH 量正常或升高但生物活性下降。后者主要由 GH 受体基因突变。GHD 主要包括特发性、先天性和获得性 GHD 三种类型，白血病并发者主要为获得性 GHD。

白血病引起的 GHD 发生在白血病的治疗期间及治疗后，主要为急性淋巴细胞白血病。文献报道，在头颅及全身放疗和化疗均可发生 GHD。

2. 临床表现

(1) 躯体生长迟缓：患儿生长缓慢，身材比例停留于儿童期，上半身与下半身之比接近 1.7，正常人为 1.0（以耻骨联合部上缘中点为界）；头较大而圆，下颌骨短小，毛发少而质软，皮肤细腻，音容常比实际年龄幼稚，手足大小形态仍像起病时水平；胸较窄，腹较圆，躯体脂肪较多，肌肉常不发达。

(2) 骨骼发育不全：若患者白血病发病年龄小，可出现长骨较短小，身材矮小；骨化中心生长发育迟缓，骺部不闭合，骨龄延迟（至少慢 3 年以上），停留于 GH 缺乏起病时水平。

(3) 智力与年龄相称：学习成绩与同年龄组无区别，年长患者因矮小而精神抑郁、悲观，产生自卑感。

3. 实验室检查

凡遇到 6 个月内生长速度明显降低，年生长速率＜ 7cm（3 岁以下）、＜ 5cm（3 岁至青春期前）、＜ 6cm（青春期），身高小于同种族、地区、性别、年龄儿童平均值的 –2SD，或身高较正常儿童平均低 30%，或在第三个百位数以下时，宜测血清胰岛素样生长因子 –1（IGF–1）和行激发试验。

(1) GH 测定：GH 呈脉冲式，随机抽取 GH 诊断价值不大。新生儿出生后第 1 天 GH 基值＜ 20g/L 高度提示 GHD。

(2) 激发试验

① 生理性激发试验：在饥饿时和运动（如踏车、登梯、中度运动 15min、重度运动 5min）后测定，GH 峰值在运动后 20～40min 出现，其阳性率仅 50%。

② 药理性激发试验

• 胰岛素低血糖试验：基础状态下给予胰岛素 0.05～0.1U/kg 静注，血糖下降 50%，GH 峰值在 20～30min 出现；
• 精氨酸激发试验：精氨酸 0.5g/kg（最大剂量不超过 30g）加入生理盐水，静滴 30min，可有嗜睡、血压下降等反应，宜睡 2h，GH 峰值在 60～120min 内出现；
• 左旋多巴激发试验：L–Dopa0.5g/1.73m^2 口服，GH 峰值在 45～120min 出现；
• 可乐定激发试验：可乐定 4μg/kg 口服，GH 峰值在 60～120min 出现。

因各种激发试验的一致性较差，宜用两个以上激发试验方可有助于 GHD 的诊断；两项激发试验结果均不正常时，方能确诊 GHD。GH 峰值的评定标准各家不一，儿童正常峰值较多采用＞ 10μg/L，GH 峰值 5～10μg/L 可能为部分性 GHD，＜ 5μg/L 为完全性 GHD。

③ IGF–1 测定：以低于平均值 –2SD 为 GHD 的切割点。

④ 影像学检查：X 线骨龄测定法，常用左手（非利手）、腕（包括尺、桡骨干骺端）、掌、指骨正位 X 线片测骨龄。MRI 和高分辨率的 CT 有助于发现下丘脑、垂体发育缺陷或继发性疾病。

4. 治疗

白血病治疗并发 GHD 患者是否可行 GH 治疗目前存在争议。有文献报道 GH 治疗后有患白血病的风险，但尚有研究认为没有统计证据表明 GH 治疗与白血病复发或第二恶性肿瘤的发生有关。在缓解期且 GH 缺乏的白血病患者中以适当剂量开始 GH 治疗，将改善其生长反应，这种疗法似乎并未增加患白血病的风险。因此对于白血病并发 GHD 患者的 GH 替代治疗要更加谨慎。

（六）白血病与糖尿病

1. 概述

糖尿病（diabetes mellitus，DM）是一组常见的以葡萄糖和脂肪代谢紊乱、血浆葡萄糖水平升高为特征的内分泌代谢疾病。主要包括以下 4 种类型：1 型糖尿病、2 型糖尿病、妊娠期糖尿病及其他类型糖尿病。

白血病并发糖尿病可发生在急性淋巴细胞白血病及急性髓系白血病中，主要为药物及白血病细胞浸润引起的特殊类型糖尿病。此外，尚有文献报道白血病合并 1 型及 2 型糖尿病。白血病合并 1 型糖尿病可能是由病毒感染引起。

2. 发病机制

白血病并发糖尿病机制目前尚不明确，主要与以下因素有关。

(1) 药物导致糖尿病：化疗过程中糖皮质激素的应用可通过促进糖异生、降低胰岛素的敏感性、减少外周组织对葡萄糖的利用等引起糖尿病。左旋门冬酰胺酶（L-ASP）的细胞毒性作用可导致胰岛 B 细胞损伤，引起胰腺坏死、急性胰腺炎，最终可能发展为慢性胰腺炎及糖尿病。目前认为酪氨酸激酶抑制药（tyrosine kinase inhibitor，TKI）也可引起糖尿病，如尼洛替尼、达沙替尼等，尼洛替尼可减少内源性胰岛素的分泌。流行病学研究显示，美国慢性髓系白血病患者由尼洛替尼和达沙替尼引起的 T_2DM 发生率为 40.4/1000 人年和 17.6/1000 人年。

(2) 白血病细胞浸润白血病细胞浸润胰腺组织及血管，可影响胰岛功能。对 97 例患者尸检发现白血病胰腺浸润率为 46.4%，主要浸润胰间质，而胰岛周围、胰岛内浸润极轻，胰腺血管有白血病细胞淤滞者 44.3%，重度淤滞 16.3%，说明血管中白血病细胞淤滞，仍可影响胰岛血液供应及胰岛功能。白细胞数或原始细胞增高者易发生白细胞淤滞，有报道显示白血病控制后糖尿病随之缓解。

3. 临床表现

并发于 AL 的糖尿病临床特征不典型，“三多一少”表现、确诊时血糖和尿糖升高水平、高渗性昏迷及酮症酸中毒的发生率等各文献报道结果不一致。部分患者可由于白血病细胞浸润引起糖尿病视网膜病变短期加重。因此，对于与糖尿病病情不匹配的糖尿病视网膜病变的进展，应注意警惕白血病的发生，儿童及成人均有报道。

4. 实验室检查

(1) 尿

① 尿糖测定：尿糖阳性是诊断糖尿病的重要线索，但是尿糖阴性不能排除糖尿病。

② 酮尿：见于重症或饮食失调伴酮症酸中毒时，也可因感染、高热等进食很少（饥饿性酮症）。

(2) 血

① 血糖：本病血糖常较高，空腹血糖可达 19.98mmol/L，经治疗后可迅速下降。

② 血酮、电解质、酸碱度、CO_2 结合力与尿素氮等：酮症酸中毒时可有血酮体增多，血钠水平降低，但由于血液浓缩，血钠水平可升高。酸中毒时钾向细胞外转移，因此虽然总体钾水平下降，但患者血钾可表现为升高、正常或降低。而胰岛素治疗和纠正酸中毒后钾离子向细胞内转移，出现低血钾。血尿素氮和肌酐可轻、中度升高，经治疗后仍高者提示肾功能受损。

酮症酸中毒时血酸碱度提示代谢性酸中毒，血 pH 和二氧化碳结合力（CO_2CP）及 HCO_3^- 下降，阴离子间隙明显增大。

(3) 抗体检查：研究发现，在白血病并发糖尿病一般无抗体阳性发现，但急性淋巴细胞白血病治疗过程中会出现 GADAb 阳性，在随访中未发现 1 型糖尿病。

(4) HbA1c 测定：HbA1c 对空腹血糖正常而血糖波动较大者可反映近 2～3 个月的血糖水平。

(5) 果糖胺和糖化血清白蛋白测定：可反映近 2～3 周的血糖情况，与 HbA1c 相平行。

(6) 其他：对部分患者需估计其胰岛素抵抗、B 细胞功能或血糖控制情况时，尚可以做下列测定。

① 空腹血浆胰岛素：1 型糖尿病往往在 5μU/ml 以下，甚至不能测出，胰岛素水平明显升高者呈高胰岛素血症，提示有胰岛素抵抗。

② 胰岛素释放试验：1 型糖尿病患者除空

腹水平很低外，糖刺激后胰岛素水平仍很低，呈低扁平曲线，提示胰岛素分泌偏低。2 型糖尿病者空腹血糖水平可正常或偏高，刺激后呈延迟释放。葡萄糖刺激后如胰岛素水平无明显上升或低平，提示 B 细胞功能低下。

③ C 肽测定：血中 C 肽浓度可更好地反映胰岛 B 细胞储备功能。测定 C 肽时不受胰岛素抗体所干扰，也不受外来胰岛素注射的影响，故近年来仍用测定血 C 肽浓度以反映细胞分泌功能。

5. 诊断

糖尿病的诊断需至少满足以下三条之一。

(1) 糖尿病症状加随意静脉血浆葡萄糖≥ 200mg/dl（11.1mmol/L），糖尿病症状为多尿、多饮和无原因体重减轻。随意血糖为不考虑上次进食时间的任一时相血糖。

(2) 空腹静脉血浆葡萄糖（FPG）≥ 126mg/dl（7.0mmol/L），空腹指禁热量摄入至少 8h。

(3) OGTT2h 静脉血浆葡萄糖（2hFG）≥ 200mg/dl（11.1mmol/L）。

6. 治疗

研究显示，高血糖症和血糖变异性增加与老年患者的缓解率降低和死亡率增加相关，这表明血糖控制可能是改善 AML 结果的潜在可改变因素。因此，对于白血病并发糖尿病患者应注重控制血糖，方法包括生活方式干预、口服降糖药及胰岛素治疗等。

（七）白血病与高尿酸血症

1. 概述

尿酸是机体嘌呤代谢的产物，长期嘌呤代谢活跃，嘌呤摄入过多或排泄障碍均可导致高尿酸血症。

由白血病引起者主要为肿瘤细胞崩解、嘌呤代谢活跃、尿酸生成过多，MM、淋巴瘤等恶性肿瘤也可并发高尿酸血症。

2. 发病机制

白血病等血液系统恶性肿瘤引起高尿酸血症的机制主要有以下两方面：一是白血病、淋巴瘤等血液系统恶性肿瘤可导致体内细胞增殖和凋亡加速，尿酸合成增多；二是白血病、淋巴瘤等血液系统恶性肿瘤放疗、化疗等引起细胞破坏过多，释放大量 DNA 及 RNA，尿酸合成原料增加，从而引起尿酸合成增多。

3. 临床表现

白血病并发高尿酸血症大多数无明显症状，极少数患者发作痛风性关节炎及急性肾衰竭。文献报道，一部分白血病患者以高尿酸血症及肾功能衰竭为首发症状。

(1) 无症状高尿酸血症：无论男女，当非同日两次血尿酸水平超过 420μmol/L 时，称为高尿酸血症。大多是高尿酸血症不出现痛风性关节炎、尿酸性肾结石等，称为无症状高尿酸血症。

(2) 急性痛风性关节炎：是痛风最常见的首发症状。好发于下肢关节，典型症状为关节及周围软组织出现明显的红、肿、热、痛。可伴有头痛、发热等全身症状。一般首发于跖趾关节（尤其是第一跖趾关节），其次足背、踝、膝、指、腕、肘关节也为好发部位。

(3) 肾脏尿酸沉积引起痛风性肾损害：骨髓增生性疾病或肿瘤化疗或放疗后主要为梗阻性肾病，尿酸生成大量增加，血尿酸急剧升高。大量尿酸盐结晶堵塞在肾小管、肾盂及输尿管内，引起尿路梗阻，患者突然出现少尿甚至无尿，如不及时处理可迅速发展为急性肾功能衰竭而死亡。

(4) 肿瘤溶解综合征伴高尿酸血症：肿瘤溶解综合征（tumorlysis syndrome，TLS）常见于肿瘤化疗、放疗时，在白血病患者中多见于急性淋巴细胞白血病，急性髓系白血病少见。亦可见于肿瘤晚期，是肿瘤细胞大量而迅速死亡的一种病理现象，患者常伴有高尿酸血症、高钾血症、高磷血症和低钙血症，并进一步引起急性肾损伤和心搏骤停。治疗的关键是大量补液、碱化尿液和纠正电解质紊乱。

4. 辅助检查

(1) 血液检查：血尿酸水平升高，与临床表现严重程度并不一定完全平行，甚至有少数处于关节炎急性发作期的患者其血尿酸水平仍可正常。

(2) 滑囊液检查：通过关节腔穿刺术抽取滑液，在偏振光显微镜下可发现白细胞中有双折光的针形尿酸钠结晶，关节炎急性发作期检出率一般在 95% 以上。用普通光学显微镜检查的阳性率仅为偏振光显微镜检查的一半。

(3) 尿液检查：有尿酸性结石形成时，尿中可出现红细胞和尿酸盐结晶。尿酸盐结晶阻塞尿路引起急性肾衰竭时，24h 尿酸与肌酐比值常大于 1。

5. 治疗

(1) 痛风性关节炎：治疗目的是迅速控制急性关节炎症状。急性期应卧床休息，抬高息肢及局部冷敷，局部冷敷有利于减少滑膜渗液量及缓解炎症关节疼痛，一般建议卧床休息至关节疼痛缓解后方可逐步恢复活动。急性痛风发病后 24h 内，应该给予药物治疗，非甾体抗炎药（NSAIDs）、秋水仙碱、糖皮质激素是急性关节炎发作的一线治疗药物。

① 秋水仙碱：目前治疗痛风急性发作的首选药物之一是秋水仙碱，通过降低白细胞趋化和吞噬作用及减轻炎性反应而发挥止痛作用。该药应在痛风发作 36h 内开始使用。在合并有肾功能不全的患者，应注意调整药物剂量。

② 非甾体抗炎药：临床上常用的 NSAIDs 包括环氧化酶 1（COX1）抑制剂和 COX2 抑制剂，该类药物作为治疗痛风急性发作的一线用药，疗效确切，且患者耐受良好，相对较安全。

③ 糖皮质激素：糖皮质激素类药物并非是治疗痛风的常用药物，主要用于严重的急性痛风发作伴有较重全身症状，且秋水仙碱或 NSAIDs 治疗无效的患者。急性痛风累及一个或两个大关节可关节内给药。当无法关节内给药（如多关节受累），可口服皮质类固醇激素。

(2) 高尿酸血症

① 别嘌醇：别嘌醇是一种黄嘌呤氧化酶抑制剂，其作用是通过阻止肾小管中尿酸晶体的形成而起作用，但它不会影响已经沉积的尿酸的分解。因此，别嘌呤醇虽然可预防性应用，但不是已发生肿瘤溶解综合征的首选药物。

② 拉布立酶（rasburicase）：一种重组尿酸盐氧化酶，可将尿酸盐直接代谢为可溶性更强的尿囊素。因此，相比于别嘌呤醇，拉布立酶可以更快地分解尿酸并降低尿酸水平。英国血液学标准委员会建议，如果曾经使用别嘌呤醇作为预防措施的任何患者，如果疾病发展为肿瘤溶解综合征，应改用拉布立酶，但以前曾对拉布立酶产生过敏反应的患者以及由于 G6PD 缺乏而禁忌的患者除外。在这些患者中，应继续使用别嘌醇，但更可能需要进行肾透析。

③ 碱化尿液：碳酸氢钠、枸橼酸氢钾钠等药物能碱化尿液 pH 至 6.2～6.9，由此提高尿酸盐的溶解性，进而减少尿酸盐结晶形成及有利于尿酸排泄。

（崔景秋）

四、淋巴瘤相关内分泌系统疾病

（一）淋巴瘤与尿崩症

1. 概述

淋巴瘤是一组异质性的肿瘤性疾病，起源于发生突变的单个淋巴细胞，突变后的淋巴细胞具有增殖和生存优势。淋巴瘤可发生于身体的任何部位，淋巴结、扁桃体、脾及骨髓最易受到累及。无痛性、进行性淋巴结肿大和局部肿块是其特征性的临床表现，可伴有某些器官的受压迫症状。病变侵犯结外组织如胃肠道、骨骼或皮肤等，则表现为相应组织器官受损的症状。常有发热、消瘦、盗汗等全身症状。

根据组织病理学特征将淋巴瘤分为霍奇金

淋巴瘤（Hodgkinlymphoma，HL）和非霍奇金淋巴瘤（non-Hodgkinlymphoma，NHL）两大类，85% 的淋巴瘤为 NHL。

淋巴瘤并发尿崩症临床罕见，主要为中枢性尿崩症，尿崩症症状可出现在淋巴瘤症状之前或之后，也可同时出现，其余类型文献未见报道。

2. 发病机制

淋巴瘤并发尿崩症主要与原发性中枢神经系统淋巴瘤及全身性淋巴瘤中枢神经系统浸润有关。

(1) 原发性中枢神经系统淋巴瘤主要为非霍奇金淋巴瘤，弥漫大 B 细胞淋巴瘤相对多见，血管中心型 T 细胞淋巴瘤、NK/T 细胞淋巴瘤更为罕见。文献报道，原发性垂体淋巴瘤中 33%～36% 可能发生尿崩症。

(2) 系统性淋巴瘤中枢神经系统浸润系统性淋巴瘤浸润至下丘脑，累及视上核和室旁核，可影响抗利尿激素的合成，引起尿崩症。此外，淋巴瘤浸润至垂体，尚可影响垂体激素的合成，引起腺垂体功能减退症和尿崩症。

文献报道，垂体后叶受损或垂体柄受压所致的尿崩症是与垂体有关的系统性 NHL 的最常见表现。垂体后叶直接从垂体动脉接受血液供应，而垂体前叶则从门静脉系统和源自垂体后叶的分支接受血液。血液供应的差异是垂体后叶比垂体前叶更容易受损的原因。

尿崩症的临床表现及诊断在之前已经介绍，治疗中应用药物 DDAVP 控制多尿、多饮症状的同时，应注重病因治疗，即原发病淋巴瘤的放化疗等治疗。文献报道部分患者经化疗后尿崩症完全缓解。

（二）淋巴瘤与腺垂体功能减退症

1. 概述

腺垂体功能减退症指各种病因损伤下丘脑、下丘脑垂体通路、垂体而引起一种或多种或全部垂体激素［ACTH、TSH、FSH/LH（合称 GnH）、GH，而 PRL 除外］分泌不足的疾病。成人多因后天获得性疾病如肿瘤、创伤、手术而引起。由于原发疾病的掩盖，腺垂体功能减退症易被疏忽。

淋巴瘤并发腺垂体功能减退症可能引起 ACTH、TSH、FSH/LH 等分泌不足，但目前尚不明确最先受累轴系，且部分患者伴有 ADH 分泌不足，引起中枢性尿崩症，淋巴瘤与内分泌症状可同时发生，也可先后发生。

2. 发病机制

淋巴瘤并发腺垂体功能减退者临床上罕见，主要包括原发性中枢神经系统淋巴瘤及系统性淋巴瘤中枢神经系统浸润引起。

(1) 原发性中枢神经系统淋巴瘤：原发性中枢神经系统淋巴瘤罕见，约占所有脑原发性肿瘤的 3%，很少有下丘脑－垂体孤立的中枢神经系统淋巴瘤。原发性中枢神经系统淋巴瘤引起下丘脑及垂体病变者可影响垂体激素的合成，发生腺垂体功能减退症。文献报道，原发性垂体淋巴瘤中 70% 的患者存在垂体前叶功能减退。

(2) 系统性淋巴瘤中枢神经系统浸润：系统性淋巴瘤浸润下丘脑、垂体，可影响激素合成及分泌，导致腺垂体功能减退症，可伴有颅神经麻痹等症状，如弥漫大 B 细胞淋巴瘤、伯基特淋巴瘤等。

3. 临床表现

腺垂体功能减退症的临床表现取决于垂体激素缺乏的类型、程度和起病的速度，常呈慢性隐匿性起病，垂体受累的激素可以为单一、部分或全部，或累及后叶，垂体组织受损程度轻重不一，临床症状是非特异的、多样化的；当伴随肿瘤、创伤、感染等应激时，可能诱发急性发作，严重时出现垂体危象。

(1) ACTH 缺乏：慢性起病者表现为乏力、厌食、消瘦；急性者可出现发热、恶心、呕吐，衰弱甚至休克。

(2) TSH 缺乏：与甲状腺功能减退者症状相

似，如疲劳、畏寒、便秘、毛发脱落、皮肤干燥、声音嘶哑、体重增加、认知迟钝。

(3) GnH 缺乏：其表现依据男女性别不同。男性表现为性欲丧失、阳痿、早泄，性毛、胡须脱落、不育；女性表现为闭经、性欲丧失、性交困难、不育，且男女均可能有骨质疏松表现。

(4) GH 缺乏：肌肉减少，无力，易疲劳、生活质量降低，注意力及记忆力衰退。

(5) PRL 缺乏：表现为女性产后无乳汁分泌。

4. 辅助检查

(1) 腺垂体功能评估：腺体功能的评估主要依据垂体激素及相应靶腺激素水平的检测。外周靶腺激素水平降低而垂体促激素水平未相应升高，提示腺垂体功能减退，部分情况需行激发（兴奋）试验来协助诊断。

① ACTH：对于有肾上腺皮质功能不全的临床表现的患者，先测定清晨 8 时基础血皮质醇水平，如血皮质醇＜ 100nmol/L（3μg/dl）可诊断为肾上腺皮质功能减退，如≥ 500nmol/L（18μg/dl）可除外肾上腺皮质功能减退。急重症应激情况下，血皮质醇＜ 400nmol/L（14.5μg/dl）即提示肾上腺皮质储备功能不足。基础血皮质醇介于 100～500nmol/L（3～18μg/dl）者建议行激发试验明确诊断。

② 低血糖兴奋试验是判断垂体肾上腺皮质功能的金标准，可同时判断 GH 分泌功能，血皮质醇峰值＞ 550nmol/L（20μg/dl）可除外肾上腺皮质功能减退，ACTH 兴奋试验简单安全，结果和低血糖兴奋试验有很好的一致性。但新发垂体功能减退患者可能出现假阴性结果

③ GH：评价成人 GH 储备功能应结合 GH 激发试验和 IGF-1 值。如 IGF-1 低于年龄和性别相匹配的正常范围，同时伴有其他 3 种或以上垂体激素的缺乏，可不需激发试验诊断 GH 缺乏；但 IGF-1 正常不能除外 GH 缺乏，需通过激发试验进一步评估 GH 储备功能，常用的激发试验包括低血糖兴奋试验、精氨酸兴奋试验、胰高血糖素兴奋试验等，在试验前须保证肾上腺皮质激素和甲状腺激素替代剂量合适。

④ TSH：垂体性甲状轴功能减退者 FT_4、TT_4 水平降低，严重时伴有 FT_3、TT_3 降低，而 TSH 水平多数正常或偏低，也可轻微升高。因此不能依据 TSH 水平判断是否存在 TSH 分泌缺乏，有时需注意与低 T_3 综合征鉴别，无须作 TRH 兴奋试验。

⑤ LH/FSH（GnH）：绝经期女性雌激素水平低下而 FSH 和 LH 无相应升高；育龄期女性闭经或月经稀发，雌激素水平低下而 FSH 和 LH 无相应升高，或无孕酮撤退性出血；男性清晨空腹睾酮水平降低而 FSH 和 LH 无相应升高，可以诊断 GnH 缺乏。

⑥ PRL：由于下丘脑对垂体分泌 PRL 的抑制作用减弱或垂体瘤分泌过多 PRL，鞍区病变患者常表现为 PRL 升高；垂体损伤严重时也可表现为 PRL 降低。

(2) 影像学检查：确定腺垂体功能减退症后，可通过详细询问病史和鞍区影像学检查查找其可能的病因，如鞍区肿瘤、炎症等，MRI 分辨率高，能更好显示软组织包括周围血管、视交叉、垂体柄，是垂体疾病首选影像学检查。CT 在分辨钙化上优于 MR1，也是垂体卒中、颅脑外伤等急危症患者的首选检查。

5. 治疗

淋巴瘤相关分泌系统疾病的治疗包括垂体功能的替代治疗和病因治疗。替代治疗原则为，补充腺体分泌缺乏的促激素（GH、促性腺激素）或相应缺的腺激素（糖皮质激素、甲状腺激素、性激素），尽可能模拟激素生理分泌曲线；多种激素缺乏时，先补充糖皮质激素，后补充甲状腺激素、性激素和 GH，不同病因治疗方法各异。腺垂体功能减退患者在应激时有发生危象可能，宜加强患者健康教育并做好及时抢救的准备。

(1) 激素替代疗法

① 肾上腺皮质激素：首选短效糖皮质激素，

如皮质醇和醋酸皮质醇，次选中效激素，如泼尼松或甲泼尼龙，不选地塞米松。正常成年人每日皮质醇分泌量为5.7mg/m^2，考虑到肝脏的首过效应及生物利用度的差异，成人1天的需要量通常为醋酸可的松20～25mg，或醋酸皮质醇15～20mg，根据激素的昼夜节律宜在晨起给全日量的2/3，下午4:00给余下的1/3，或每天皮质醇给药3次（如晨起10mg、中午5mg和傍晚5mg）。替代剂量应根据皮质醇缺乏程度、患者体重等进行相应适当调整。建议以服药后24hUFC正常范围内、日间多点采血测皮质，其水平在正常参考范围内且日间低值不低于3.6μg/dl为佳。

② 甲状腺激素：采用甲状腺激素替代治疗，首选左甲状腺素，剂量因人而异。可从每天25～50μg开始，逐渐增加至最适当剂量，年老或有缺血性心脏病患者开始剂量宜小。开始用药或剂量改变后4～6周复查甲状腺功能，以TT_4、FT_4维持在正常参考范围中上水平和TT_3、FT_3维持正常范围内为目标。

③ 性腺激素：育龄期女性有子宫者予雌孕激素周期疗法建立人工周期。育龄期但无子宫者可单纯使用雌激素治疗。更年期后女性则一般无须替代。国内常用的男性雄激素替代包括十一酸睾酮胶囊口服或十一酸睾酮注射剂肌注。老年男性可适当减少剂量以符合生理性的较低水平。睾酮补充治疗禁忌证包括前列腺癌等。

(2) 危象处理：垂体功能减退性危象（简称垂体危象）是垂体功能减退时，肾上腺皮质激素和甲状腺激素缺乏，机体应激能力下降。在各种应激情况下，如未充分进行激素替代，可诱发垂体危象，突出表现为消化系统、循环系统和神经精神方面的症状，诸如高热、循环衰竭、恶心呕吐、神志不清、谵妄、抽搐、昏迷等严重垂危状态。危象时采用以下抢救方法：①大剂量糖皮质激素为首要治疗，皮质醇200～300mg/d，分次静滴，情况好转逐步减量；②对症治疗包括纠正低血糖、扩容等；③诱因治疗包括积极抗感染、镇痛，以及治疗心脑血管意外等。

（三）淋巴瘤与肢端肥大症

1. 概述

肢端肥大症和巨人症一般是因GH持久过度分泌所引起的内分泌代谢疾病，GH过度分泌的原因主要为垂体GH瘤或垂体GH细胞增生。发生于青春期前、骨骺未融合者表现为巨人症，较少见；发生在青春期后、骨骺已融合者表现为肢端肥大症，其发展慢，以骨骼、软组织、内脏增生肥大为主要特征，较多见。

淋巴瘤并发高GH血症临床罕见，主要表现为肢端肥大症。肢端肥大症者患者由于GH和IGF-1促进细胞增殖，此类患者肿瘤的发病风险增加，淋巴瘤也有报道。尚有报道，非霍奇金淋巴瘤分泌激素引起的肢端肥大症。

2. 发病机制

淋巴瘤合并肢端肥大症目前认为主要与以下因素有关。

(1) 肢端肥大症患者发生肿瘤风险增加：GH可刺激IGF-1的产生，IGF-1促进细胞有丝分裂，抑制细胞凋亡，对细胞增殖和分化具有重要作用，且IGF-1促进正常细胞向恶性细胞的转化。因此，高GH血症者罹患结直肠癌、乳腺癌、血液系统恶性肿瘤风险增加。

(2) 淋巴瘤分泌激素引起肢端肥大症：研究显示，淋巴瘤组织中的肿瘤细胞经细胞培养可检测到编码GH和GH受体的mRNA，淋巴瘤细胞分泌了大量GH。尚有报道表明，原发性垂体淋巴瘤中生长激素释放激素细胞的增生导致GH分泌增加，引起肢端肥大症。

3. 临床表现

淋巴瘤并发肢端肥大症临床罕见，起病大多数较慢，主要有如下表现。

(1) 过多GH引起组织增生和肢端肥大：最早表现大多为手足厚大，面貌粗陋，患者常诉鞋帽手套变小，必须时常更换。当症状发展明显时，容貌趋丑陋。四肢长骨虽不能增长，但见手足加粗，手背足背厚而宽。皮肤粗糙增厚，多色素沉着，毛发增多呈男性分布。

(2) 神经肌肉系统：暴躁、易怒、头痛失眠、神经紧张、肌肉酸痛等表现。

(3) 内脏：可有高血压、心脏肥大、左心室功能不全、心力衰竭、冠状动脉硬化性心脏病及心律不齐等。由于患者气管受阻，临床上可表现为睡眠呼吸暂停综合征。内脏普遍肥大，胃肠道息肉和癌症发生率增加。

(4) 代谢紊乱：糖尿病症群为本症中重要表现。甲状腺呈弥漫性或结节性增大，基础代谢率可增高达 20%～40%，但甲状腺功能大多正常，基础代谢率增高可能与 GH 分泌旺盛促进代谢有关。

(5) 垂体周围组织受压：如头痛、视野缺损、视力减退和眼底改变、颅内压增高症等。

4. 辅助检查

(1) 内分泌检查

① 血 GH：明显升高，随机 GH ＞ 0.4μg/L。由于 GH 呈脉冲式分泌，波动范围大，单次血 GH 测定对本症诊断价值有限。

② 血 IGF-1：高于年龄和性别匹配的正常值范围。IGF-1 与疾病活动度有很好的相关性，并较血 GH 测定更为稳定。临床怀疑肢端肥大症或巨人症的患者应首先测定血 IGF-1，血 IGF-1 是目前肢端肥大症与巨人症诊断、疾病活动度及疗效观察的重要指标。

③ 血 IGF 结合蛋白（IGFBP）：主要是 IGFBP3，明显升高，但诊断价值有限。

④ 口服服葡萄糖抑制试验：目前临床最常用诊断 GH 的试验。一般采用口服 75g 葡萄糖，分别于 0min、30min、60min、90min、120min、180min 采血测定血 GH 水平。口服葡萄糖后，血清 GH 谷值在 1μg/L 以下，本症患者口服葡萄糖不能抑制 GH，GH 水平可以升高，无变化；或约有 1/3 的患者可有轻度下降。

⑤ 血 GHRH：有助于诊断异位 GHRH 过度分泌导致的肢端肥大症，准确性高。血浆 GHRH 水平在外周 GHRH 分泌肿瘤中升高，垂体瘤患者中则正常或偏低，此病因罕见。

⑥ 钙磷：高血磷高尿钙提示疾病活动，高血钙低血磷须除外 MEN1。

⑦ 其他垂体激素：肿瘤压迫发生腺垂体功能减退时可有相应垂体激素及其靶腺激素的降低。肿瘤压迫垂体柄或自身分泌 PRL 时可有 PRL 升高。

(2) 影像学检查

① CT：CT 对垂体微腺诊断价值有限，阴性结果亦不能完全排除垂体微腺瘤，但 CT 对骨质破坏及钙化灶的显示优于 MRI。

② MRI：对垂体的分辨率优于 CT，有助于了解垂体邻近结构受累情况或与其他病变相鉴别。一般采用冠状面或矢状面薄层成像。

③ 生长抑素受体显像：不仅可用于 GH 的诊断，还可以预测患者对生长抑素的治疗反应。

5. 治疗

对于单纯肢端肥大症患者治疗目标是要降低疾病相关的死亡率，使 GH 和 IGF-1 恢复至正常，以降低发生恶性肿瘤的风险，并避免垂体功能减退。对于淋巴瘤并发肢端肥大症主要是针对病因进行放化疗等综合治疗，同时可予药物治疗控制症状及 GH 和 IGF-1 水平，部分患者的肢端肥大症可逆。

(1) 生长抑素（SST）类似物；常用药物包括奥曲肽及其长效制剂，以及兰瑞肽、SOM230 等。作用机制为结合 SST 受体（SSTR，以 SSTR2 和 SSTR5 为主），抑制细胞内腺苷酸环化酶，减少 cAMP 的产生，从而抑制 GH 的分泌和细胞增殖。

① 奥曲肽长效制剂（octreotide LAR）：OctreotideLAR 作用时间较长，约 4 周。每次肌内注射 20～40mg，注射间隔一般为 28 天。

② 兰瑞肽：兰瑞肽作用时间稍短，约为 10

天。以固定剂量 30mg，每 7 天、10 天或 14 天注射 1 次。长效兰瑞肽制剂可每月肌注。

③ SOM230：SOM230 是一种新的 SST 类似物，半衰期 23h。其对 SSTR1、SSTR3、SSTR5 的结合力分别是奥曲肽的 30 倍、5 倍、40 倍，较奥曲肽对 GH/PRL 瘤和 PRL 细胞的抑制作用（主要通过 $SSTR_5$ 介导）更强。

④ 帕瑞肽：是一种新型的生长抑素类似物，对 SSTR5 的结合能力超过 SSTR2。现有的研究提示帕瑞肽疗效优于奥曲肽。

⑤ 生长抑素类似物在大多数患者耐受性良好。不良反应多为短期，恶心、腹部不适、脂肪吸收不良、腹泻和肠胃胀气发生于 1/3 的患者，多在 2 周内缓解。

(2) GH 受体拮抗药：培维索孟（pegvisomant）是第一个用于临床的 GH 受体拮抗药，它能阻断 GH 与其受体结合，干扰受体二聚体的形成，从而阻止 GH 的外周作用。该药适用于对 SST 类似物抵抗或不耐受的患者。

(3) 多巴胺激动药：多巴胺激动药一般用于 GH 轻度升高的患者。溴隐亭可以抑制部分肢端肥大症患者的 GH 过度分泌，但剂量高于用于催乳素腺瘤的剂量，可高达 20mg/d。

（四）淋巴瘤与肾上腺皮质功能减退症

淋巴瘤并发肾上腺皮质功能减退症临床罕见，主要并发于原发性肾上腺淋巴瘤及系统性淋巴瘤肾上腺转移，尚有肾脏淋巴瘤累及肾上腺报道，一般在双侧肾上腺受累 90% 及以上易发生肾上腺皮质功能减退。

原发性肾上腺淋巴瘤约占结外淋巴瘤的 3%，双侧肾上腺受累率为 60%～70%，并发肾上腺皮质功能减退者几乎 90% 是 B 细胞起源的，其中 70% 是弥散性大 B 细胞淋巴瘤，其余报道有 T 细胞淋巴瘤、伯基特淋巴瘤等。男性多见，临床表现为发热，腰部疼痛和（或）肾上腺功能不全。双侧肾上腺转移引起肾上腺皮质功能减退者，淋巴瘤占 10%，临床预后较差。

淋巴瘤并发肾上腺皮质功能减退者临床表现主要为淋巴瘤原发病表现及肾上腺皮质功能减退症状，部分患者无明显临床表现，应注意识别及鉴别诊断。治疗主要为激素替代治疗及原发病淋巴瘤的病因治疗。

（五）淋巴瘤与骨质疏松症

1. 概述

世界卫生组织定义骨质疏松症（osteoporosIs，OP）为一种以骨量低下、骨微结构损坏、骨脆性增加，易发生骨折为特征的全身性骨病。其主要特点为单位体积内骨组织量减少，骨皮质变薄，松质骨骨小梁数目及大小均减少，骨髓腔增宽，骨骼荷载能力减弱。

骨质疏松症分为原发性和继发性两大类。原发性骨质疏松症又分为绝经后骨质疏松症、老年性骨质疏松症和特发性骨质疏松。绝经后骨质疏松症常发生在妇女绝经后 5～10 年内；老年性骨质疏松症一般指年龄 70 岁以后发生的骨质疏松；特发性骨质疏松主要发生在青少年，病因尚不明确；而继发性骨质疏松症是指由任何影响骨代谢的疾病和（或）药物导致的骨质疏松。

淋巴瘤并发骨质疏松症临床罕见，文献报道有淋巴浆细胞淋巴瘤、套细胞淋巴瘤、T 细胞淋巴瘤，属于继发性骨质疏松症。

2. 发病机制

原发性骨淋巴瘤累及骨质可引起继发性骨质疏松症。关于淋巴浆细胞淋巴瘤患者骨质疏松症的机制目前尚不明确，文献报道如下。

(1) 淋巴浆细胞淋巴瘤是一种克隆性疾病，成熟 B 细胞浸润，其中一些在形态上具有浆细胞特征。浆细胞产生各种破骨细胞刺激性细胞因子，尤其是 IL–1、IL–6、TNF 和淋巴毒素，它们导致骨吸收，而成骨细胞活性却未相应增加。

(2) 淋巴浆细胞淋巴瘤患者的骨髓中肥大细胞增加，而系统性肥大细胞疾病的特征是肥大细胞在皮肤、骨髓、淋巴结、肝脏和脾脏中的异常增殖。约 70% 的系统性肥大细胞增多症患者具有典型的骨病变，通常为全身性骨质疏松，但目前尚不明确全身性细胞增生症中骨质疏松的机制。

3. 临床表现

疼痛和发生脆性骨折是骨质疏松症最典型的临床表现，但患者早期可无症状，经 X 线证实发生骨折。

(1) 疼痛：患者可有腰背疼痛或周身骨骼疼痛，负荷增加时疼痛加重或活动受限，严重时翻身、起坐及行走有困难。

(2) 脆性骨折：脆性骨折是指低能量或者非暴力骨折，例如从站高或者小于站高跌倒或因其他日常活动而发生的骨折为脆性骨折。发生脆性骨折的常见部位为胸、腰椎、髋部等。

4. 辅助检查

(1) 骨形成指标

① 骨源性碱性磷酸酶：由成骨细胞合成和分泌，其活性可以反映成骨细胞活性。

② 骨钙素：由成骨细胞合成的非胶原蛋白，可代表骨形成功能，反映成骨细胞活性，并反映骨转换水平。

③ I 型前胶原前肽：Ⅰ型胶原占骨胶原总量的 90%，成骨细胞合成并分泌前胶原后，在蛋白分解酶作用下两端的短肽被切断，形成成熟的胶原，被切除的短肽称为Ⅰ型前胶原氨基端前肽（P1NP）和Ⅰ型前胶原羧基端前肽（P1CP），其血中水平可作为成骨细胞活性和骨形成的指标。P1NP 与骨形成相关性更强，因此更为常用。

(2) 骨吸收指标

① 空腹尿钙 / 肌酐比值：正常为 0.13 ± 0.01。后半夜至清晨血钙下降，PTH 反应性地分泌增加，促使骨钙动员释放入血，故清晨空腹尿钙水平升高主要来自骨组织脱钙，空腹尿钙 / 肌酐比值增高说明骨吸收增加。

② 血抗酒石酸酸性磷酸酶（TRAP）：主要来源于骨，是存在于破骨细胞为主的一种同工酶，可反映骨吸收程度。

③ 血Ⅰ型胶原交联羧基末端肽（CTX）和Ⅰ型胶原交联氨基末端肽（NTX）：是敏感性和特异性均较好的骨吸收指标，CTX 比 NTX 更具特异性，因此更常用。

(3) 影像学检查

① X 线检查：主要改变为骨皮质变薄，骨小梁减少变细，以脊椎和骨盆较明显，特别是胸腰段负重节段，一般当 X 线片呈现改变时，骨矿物质已减少达 30%～50%。

② 定量磁共振成像（QMRI）测定：由于骨小梁和骨髓的磁化率不同，在骨小梁和骨髓交界面上产生场梯度，利用梯度回波 MR 提供的小梁信息可衡量骨强度和预测骨折危险性。

③ BMD 测定：BMD 是指单位体积（体积密度）或者是单位面积（面积密度）的骨量，BMD 测量方法较多，临床应用的有双能 X 线吸收测定法（DXA）、外周双能 X 线吸收测定法（PDXA）及定量 CT（QCT）等。

5. 诊断

临床上用于诊断骨质疏松的通用指标是：发生脆性骨折和（或）BMD 降低，目前尚缺乏直接测定骨强度的临床手段，因此，BMD 或骨矿含量测定是骨质疏松症临床诊断以及评估疾病程度的客观的量化指标。

(1) 脆性骨折：体现骨强度下降，发生了脆性骨折临床上即可诊断骨质疏松症

(2) 诊断标准（基于 BMD 测定）：骨强度是由 BMD 和骨质量所决定。BMD 可反映骨强度的 70%。因目前尚缺乏较为理想的骨强度直接测量或评估方法，临床上采用 BMD 测量作为诊断骨质疏松、预测骨质疏松性骨折风险、监测自然病程及评价药物干预疗效的最佳定量指标。

基于 DXA BMD 测定的骨质疏松诊断标准建议参照 WHO1994 年推荐的诊断标准：BMD 值低于同性别，同种族正常成人的骨峰值不足 1 个标准差属正常；降低 1.0～2.5 个标准差为骨量减少；

降低程度≥2.5个标准差为骨质疏松；BMD降低程度符合骨质疏松诊断标准同时伴有一处或多处骨折时为严重骨质疏松。BMD通常用T-SCore（T值）表示，T值=（测定值-骨峰值）/正常成人BMD标准差，T值用于表示绝经后妇女和≥50岁男性的BMD水平，对于儿童绝经前妇女以及小于50岁的男性，其BMD水平建议用Z值表示，Z值=（测定值-同龄人BMD均值）/同龄人BMD标准差。

6. 治疗

骨质疏松症的治疗主要为原发病淋巴瘤的治疗，此外，包括基础措施与药物干预两个方面。

(1) 基础措施：基础措施主要包括调整生活方式与骨健康基本补充剂。

① 调整生活方式：富含钙、低盐和适量蛋白质的均衡膳食，避免嗜烟酒；适当户外活动和日照，有助于骨健康的体育锻炼和康复治疗；采取防止跌倒的各种措施，加强自身和环境的保护措施等。

② 骨健康基本补充剂

- 钙剂：可减缓骨丢失，改善骨矿化。我国营养学会制订成人每日钙摄入推荐量800mg（元素钙）是获得理想骨峰值、维护骨骼健康的适宜剂量，绝经后妇女和老年人每日钙摄入推荐量为1000mg。
- 维生素D：促进钙的吸收、对骨骼健康、保持肌力、降低骨折风险有益。维生素D用于治疗骨质疏松症时，则量可为800～1200U/d，还可与其他药物联合使用。

(2) 药物干预

抗骨质疏松药物主要有骨吸收抑制剂、骨形成刺激剂和多重作用机制的药物三类。

① 骨吸收抑制剂

- 双膦酸盐类：双膦酸盐是焦膦酸盐的稳定类似物，其特征为含有PCP基团。双膦酸盐与骨骼羟磷灰石有高度亲和力，特异性结合到骨转换活跃的骨表面上，抑制破骨细胞的成熟与活性，从而抑制骨吸收。目前临床应用的双膦酸盐类药物有3代产品。第一代为依替膦酸钠和氯屈膦酸钠（骨膦），第二代为帕米膦酸钠和阿仑膦酸钠，其抑制骨吸收作用明显优于第一代双膦酸盐，且不影响骨矿化。第三代为异环型含氮双膦酸盐，包括利塞膦酸钠和唑来膦酸等，其抑制骨吸收作用更强。唑来膦酸是第三代双膦酸盐的代表，是目前作用最强的双膦酸盐类药物。
- 降钙素：降钙素是一种钙调节激素，可抑制破骨细胞活性，减少破骨细胞数量，从而抑制骨吸收，减慢骨量丢失的速度；降钙素类药物的另一突出特点是能明显缓解骨痛，对骨质疏松性骨折或骨骼变形所致的慢性疼痛及骨肿瘤等疾病引起的骨痛均有效，因而更适合有疼痛症状的骨质疏松症患者。目前应用于临床的降钙素类制剂有2种：一是鲑鱼降钙素注射剂量为50U/次，皮下或肌内注射，根据病情每周2～7次；二是鳗鱼降钙素，注射剂量为10～20U/次，肌内注射，每周2次，或根据病情酌情增减。

② 骨形成刺激剂

- PTH：PTH是促进骨形成药物的代表性药物，小剂量rhPTH（1-34）有促进骨形成作用。国外已批准用于治疗男性和女性严重骨质疏松症。一般剂量20μg/d，睡前皮下注射，用药期间监测血钙，防止高钙血症的发生，治疗时间不宜超过2年。
- 维生素K_2（四烯甲萘醌）：四烯甲萘醌是维生素K_2的一种同型物，是γ-羧化酶的辅酶，可以促进骨形成。

③ 多重作用机制的药物

- 活性维生素D及其类似物：包括1, 25(OH)$_2$D$_3$（骨化三醇）和1α（OH）D$_3$（阿法骨化醇）。前者不需要经过肝肾羟化酶羟化即有活性效应，而后者则需要经肝脏25羟化酶羟化为1, 25（OH）$_2$D$_3$后才具有活性效应。主要作用为增加肠道对钙和磷的吸收、抑制 PTH 分泌、促进骨细胞分化而增加骨量。活性维生素 D 及其类似物更适用于老年人、肾功能不全及 1α 羟化酶缺乏者。阿法骨化醇为 0.5μg/d，骨化三醇为 0.25～0.50μg/d。

- 雷奈酸锶：雷奈酸锶同时具有促进骨形成、抑制骨吸收的作用。适用于不能选用其他抗骨质疏松药物的严重骨质疏松症。禁忌证包括血压控制不佳、既往有缺血性心脏病、周围动脉疾病和脑血管病，有报道其可增加心血管事件风险，偶可发生超敏反应综合征，需立即停药。

淋巴瘤并发骨质疏松症临床预后差。化疗过程中糖皮质激素的应用也增加骨质疏松症的风险，应注意预防及早期采取治疗措施。

（六）淋巴瘤与高钙血症

1. 概述

血清蛋白浓度正常时，血钙高于 2.6mmol/L 时称为高钙血症（hypercalcemia），高钙血症一般指游离钙高于正常值。血清蛋白异常和严重血小板增多（血小板计数＞7000 00/mm^3）时可引起假性高钙血症，表现为总钙升高，而离子钙无升高。

淋巴瘤并发高钙血症临床相对常见，其发生率在 1.3%～7.4%，各报道数据不完全一致。

2. 发病机制

淋巴瘤并发高钙血症的发病机制目前尚不明确，非霍奇金淋巴瘤并发高钙血症被认为主要与 1, 25（OH）$_2$D$_3$ 和 PTHrP 相关。非霍奇金淋巴瘤并发高钙血症患者 1, 25（OH）$_2$D$_3$ 和 PTHrP 增加，1, 25（OH）$_2$D$_3$ 可促进小肠黏膜对钙的吸收、作用于破骨细胞升高血钙和血磷、促进肾小管对钙磷的重吸收，引起血钙升高；PTHrP 大约有 130 个氨基酸，与 PTH 具有 10% 的结构同源性（氨基末端），PTHrP 激活骨骼和肾脏中的 PTH 受体，导致骨骼吸收增强和肾脏钙回收。研究显示，在非霍奇金淋巴瘤患者中，发现大多数（61.1%）患者的血清骨化三醇和 PTHrP 均未升高，这表明在高钙血症的发展过程中尚有一种或多种其他机制的参与。

3. 临床表现

与基本病因、高钙程度以及高钙血症发生的速度相关，主要累及系统如下。

(1) 神经肌肉系统：显著高钙，可出现明显精神症状，如疲乏无力、精神不易集中、失眠、抑郁、神志不清。

(2) 心血管系统：高钙血症可使心肌兴奋性增加，患者容易出现心律失常及洋地黄中毒。高钙血症引起的心电图异常为 QT 间期缩短，很多患者还可合并高血压。

(3) 胃肠系统：恶心、呕吐以及便秘十分常见，部分患者合并有消化道溃疡及胰腺炎。

(4) 泌尿系统：肾钙化症也很常见，合并尿路结石者多以草酸钙及磷酸钙为主。长期高钙血症可引起肾钙化等导致肾功能衰竭。

(5) 骨骼系统：部分患者合并溶骨性表现可有骨痛、畸形及病理性骨折等。

4. 诊断

血清蛋白浓度正常时，血钙超过 2.6mmol/L 者可诊断为高钙血症。若同时伴有高蛋白血症或低蛋白血症或血小板计数明显升高，则应测定离子钙以明确诊断。根据病史、体格检查和实验室检查等进一步明确病因。

5. 治疗

高钙血症的治疗包括病因治疗和降血钙治疗。首先针对钙病因进行治疗，积极治疗恶性肿瘤等，根据高钙血症的病因和严重程度选择相应的方法。

(1) 增加尿钙排泄

① 等渗盐水：高钙血症患者常为低容量性，补足容量可增加尿钙排泄，常用等盐水以 200～300ml/h 的初始速度给予，调节滴速使尿量为 100～150m/h，但应注监测电解质和心功能状态。

② 襻利尿药：襻利尿药可抑制钙的重吸收而

增加尿钙排泄，使用襻利尿药时应首先补足血管内容量，否则会加重脱水和高血钙。

(2) 抑制骨重吸收

① 降钙素：降钙素主要通过干扰破骨细胞成熟而抑制骨重吸收，还能增加肾钙排泄，从而降低血钙，对肿瘤性病变引起者效果较好。

② 双膦酸盐：双膦酸盐是无机焦磷酸盐类似物，可吸收于骨羟磷灰石表面，并干扰破骨细胞的代谢活性而抑制钙的释放，并对破骨细胞具有毒性作用。目前是治疗恶性肿瘤相关的高钙血症的标准治疗，其发挥最大效应的时间是 2～4 天，常与盐水和降钙素联用。如帕米膦酸二钠、唑来膦酸盐等。

(3) 减少肠道钙吸收

① 糖皮质激素：糖皮质激素可进过抑制维生素 D、减少肠道对钙的吸收、增加肾脏对钙的排泄及抑制破骨细胞激活因子来降低血钙。淋巴瘤患者给予糖皮质激素（如泼尼松）可起到降低血钙的作用，在 2～5 天内起效。

② 口服磷：由于静脉给磷有增加组织钙磷沉积的危险，常用口服磷，以降低肠道钙的吸收。

(4) 透析：使用低钙透析液进行透析，血钙水平在之后 2～3h 可以下降，对于肾功能或心功能不全患者尤为适用。

（崔景秋）

五、原发免疫性血小板减少症相关内分泌系统疾病

原发免疫性血小板减少症（immune thrombocytopenia，ITP）既往也称为特发性血小板减少性紫癜（idiopathic thrombocytopenic purpura，ITP），是一种获得性自身免疫性疾病，该病的发生是由于患者对自身血小板抗原免疫失耐受，产生体液免疫和细胞免疫介导的血小板过度破坏与血小板生成受抑，导致血小板减少，伴或不伴皮肤黏膜出血。ITP 发病率为（5～10）/10 万人口，男女发病率相近。

ITP 常常伴发自身免疫性疾病包括甲状腺疾病及 1 型糖尿病等内分泌疾病。

（一）原发免疫性血小板减少症与甲状腺疾病

研究表明，11.3%～23.9% 的 ITP 患者可发生甲状腺功能异常，8%～14% 发生甲状腺功能亢进，2.6%～9.8% 发生甲减，其机制可能与 T 淋巴细胞亚群的紊乱（CD_4^+/CD_8^+ 细胞平衡失调）影响细胞因子网络，进而破坏正常细胞和体液免疫有关。遗传因素在其中可能也起了一定的作用。血小板相关 IgG 抗体和血小板特异性抗体在 ITP 合并自身免疫性甲状腺疾病（AITD）患者中的阳性率为 83%，甲状腺自身抗体的阳性率在 ITP 患者中高达 89%，甲状腺球蛋白抗体(TGAb)的阳性率也达 39%。产生 TGAb 的患者，最终亦可能发展为甲状腺功能亢进症或甲减。已有报道甲状腺功能亢进症和甲减患者血小板轻度减少，前者为血小板寿命缩短所致，后者则可能为血小板生成减少。这类患者的血小板计数常随甲状腺功能的恢复而回升，对于具有甲状腺疾病风险的患者，检测 TGAb 和促甲状腺激素抗体有助于诊断甲状腺疾病。研究报道提示，ITP 合并 AITD 患者对常规治疗反应不佳，而加用抗甲状腺功能亢进的药物后，ITP 也有好转。

ITP 与 AITD 并存往往合并其他免疫异常，如系统性红斑狼疮、重症肌无力等，提示这部分患者的免疫功能损伤更重。

（二）原发免疫性血小板减少症与 1 型糖尿病

ITP 诊断后发生 1 型糖尿病的报道较少，其机制尚不明确，有病例报道应用抗 CD_{20} 治疗 ITP 后，抗体水平明显降低，患者可中止胰岛素治疗 11～28 个月。但 ITP 与 1 型糖尿病并存，也应警惕 X 性连锁多内分泌腺病、肠病伴免疫失调综合征（X-linked syndrome、IPEX）的可能。

（李　汇　崔景秋）

六、血色病相关内分泌系统疾病

血色病又称含铁血黄素沉着症，包括遗传性（原发性）和继发性血色病，遗传性血色病（Hereditary hemochromatosis，HH）系常染色体隐性或显性遗传性疾病，转铁蛋白–转铁蛋白受体机制紊乱，由于过量的铁沉积于心脏、肝脏、胰腺以及其他内分泌腺体（包括垂体和性腺）等器官和组织的实质细胞内，导致器官功能损害和结构破坏，男女之比（2～18）：1，好发年龄为40—60 岁，欧洲国家多发。

血色病分 4 型，1 型即 *HFE* 基因突变，主要突变表现为 *HFE* 基因第 282 位的酪氨酸取代半胱氨酸（C282Y）；2 型即 *HJV* 或 *HAMP* 基因突变；3 型即 *TFR2* 基因突变；4 型即 *SLC40A1* 基因突变。

血色病的临床表现主要有皮肤色素沉着、肝硬化、性功能障碍、心力衰竭、糖尿病及关节痛等，其内分泌障碍最常见的是糖尿病和性腺功能减退。

（一）血色病与高血糖

1889 年，Von Recklinghausen 对该类患者进行了详细描述，并命名为血色病，也称糖尿病–血色病综合征（Troisier 综合征）。早先流行病学调查发现，40%～63% 的 HH 患者同时伴有糖尿病，在发现基因突变并因此得到早期诊断和治疗后，HH_1 型患者糖尿病患病率下降至 13%～23%，糖耐量减低（impaired glucose tolerance，IGT）患病率 15%～30%，HH_2 型患者 IGT 患病率 58%，HH_4 型患者糖尿病患病率 25%，而糖尿病患者群中血色病的患病率约 1.3%。部分 HH 患者以糖尿病为首诊，随病程的发展，糖尿病也逐步加重。报道提示，血色病与 2 型糖尿病相关，和迟发型 1 型糖尿病也相关，但也是 3c 型糖尿病（type 3c diabetes，$T_{3c}D$）的重要原因。色素沉着症患者因糖尿病死亡的风险增加了 7 倍。

血色病患者高血糖的发病机制包括：①胰腺铁沉积；②铁转运至胰岛细胞；③铁调素在胰岛 B 细胞的表达；④铁会干扰锰的运输：而锰是超氧化物歧化酶正常活动所必需的；⑤铁是强氧化剂：可引起氧化应激，造成胰岛 B 细胞受损，胰岛素分泌减少；⑥靶器官功能障碍，如肝脏、骨骼肌等靶器官受损；⑦肝硬化；⑧胰高糖素分泌增加；⑨葡萄糖合成增多。另外，HH 糖尿病风险升高也和家族史、肥胖等相关。

血色病患者高血糖的临床表现常为 IGT 或显性糖尿病。关于其并发症的研究甚少，有研究发现在 C282Y 患者中糖尿病视网膜病变和糖尿病肾病的风险升高。

治疗方面，通过控制饮食、适当运动、口服降糖药物及应用胰岛素等综合降低血糖治疗，可取得较好的疗效。在血色病伴糖尿病时，B 细胞功能受损为主，40%～50% 的患者需胰岛素治疗。另外，如血色病能早期诊断和早期干预，部分病例通过放血治疗可以减轻高血糖。一般来说，在没有并发症或器官损伤的 HH 患者中，胰岛素分泌能力和糖耐量均有改善，而在已合并肝硬化或糖尿病的 HH 患者中，则没有明显改善。Crosby 等给血色病患者实施去铁疗法后，35%～45% 的患者糖尿病控制得到改善。

（二）血色病与性腺功能异常

HH 患者最常见的非糖尿病内分泌异常为性腺功能减退，约 50% 的 HH 患者会出现垂体病变。其机制在于铁沉积主要在促性腺细胞，损害下丘脑–垂体功能，导致细胞功能受损，促性腺激素减少而致性腺功能减退，有无下丘脑的累及暂有争议。

爱尔兰的一项研究提示性腺功能减退是少见的并发症，患病率在 HH_1 型男性中仅 6.4%。而 HH_2 型患者可在出现心脏和肝脏病变前多年即表现低促性腺激素性性腺功能减退的化验异常。性腺功能减退在 HH_1 型女性患者中的患病率仅约 5%，HH_2 型女性患者稍高。虽然 HH 在女性中很少被关注，但性腺功能减退症的患病率总体上明显低于男性，这可能是由于女性在月经、生育和哺乳过程中丢失了大量的铁，从而导致铁的积累减少。

治疗方面，少数尚在疾病早期的幸运者经放血治疗后垂体－睾丸（或月经）功能恢复正常，而多数由于垂体前叶纤维化所导致的性腺功能减退为不可逆，去铁治疗也难改善。性腺功能减退用睾酮治疗可减轻症状，少数伴有贫血的男性患者用睾酮替代治疗后贫血改善，但肝纤维化者应避免应用，对有生育能力的女性用周期性雌激素和孕酮疗法。当机体铁储备正常，激素替代疗法应中止并评估垂体促性腺激素分泌情况，垂体功能恢复需要数月的时间。

（三）血色病与垂体功能减退

HH 患者铁沉积主要在垂体促性腺激素细胞，垂体其他的细胞少有累及，一般来说，全垂体功能减退在 HH 患者中极为少见。

（四）血色病与甲状腺疾病

HH 患者铁沉积少数在垂体前叶的促甲状腺激素细胞，还可见于甲状腺，因此可以表现为中枢性或原发性甲状腺功能异常。然而，此类患者的甲状腺功能障碍病例很少发生，而且通常发现于已经患有肝硬化和（或）其他内分泌疾病的终末期患者。HH_1 型患者是否通过抗原（TPO 和 TG）暴露产生抗体并引起 AITD 的推论未得到证实，并未发现铁超载的严重程度和甲状腺功能障碍之间存在相关性。但 HH_2 型患者的兄弟姐妹中有报道 AITD，但与 HH 有无关联尚待论证。

（五）血色病与肾上腺疾病

在肾上腺中，铁优先沉积在分泌醛固酮的球状带中，而非束状带或网状带。遗传检测出现前的研究提示糖皮质激素缺乏症的发病率较高，而对盐皮质激素缺乏的研究极少。有报道 1 例年轻的 HH_2 型 25 岁男性，合并心肌病和孤立性肾上腺功能减退，无性腺功能减退的证据，在过去 6 个月内出现频繁恶心、体重减轻、皮肤呈褐色和体位性低血压，经过糖皮质激素和盐皮质激素替代治疗联合定期放血疗法，症状完全恢复。

（六）血色病与甲状旁腺功能异常和继发性骨质疏松

血色病患者铁沉积在甲状旁腺可以引起甲状旁腺功能异常，但是十分罕见，有研究报道，27 例 HH 患者中有 7 例患者 PTH 水平升高，但仅 1 例血钙升高，其余血钙正常，但骨吸收增加，间接提示甲状旁腺功能异常。PTH 片段（44～68）升高而非无活性的全 PTH（1～84）升高也见于部分 HH 患者，血清中 PTH 片段（44～68）水平升高与铁蛋白水平呈正相关，提示铁超载与 PTH 片段之间存在联系。此外，PTH 片段（44～68）与软骨钙质沉着或软骨下关节病变关节数目呈正相关，提示在 HH 患者骨关节改变中起作用。25%～34% 的血色病患者可发生骨质疏松，40%～79% 可发生骨量减少，其机制包括继发性性腺功能减退、肝功能衰竭或维生素 D 缺乏，铁对骨骼也有直接毒性作用，促进骨吸收，抑制骨形成，HH_2 型患者因为铁超载严重，多腺体受累，骨质疏松的发生率很高。HH 患者合并骨质疏松的临床表现可以是自发性椎体骨折。尚不清楚血色病经过治疗之后 BMD 或骨结构的恢复情况，少数患者 BMD 在通过放血疗法使铁蛋白水平正常化后有所好转。当前指南推荐血色病如发生在绝经后女性或男性的骨质疏松则需要治疗。

（李　汇　崔景秋）

七、组织细胞病相关内分泌系统疾病

2015 年，组织细胞协会将组织细胞病分为 5 类，即 LCMRH 分类：L 组，朗格汉斯组；C 组，累及皮肤黏膜的非朗格汉斯细胞组织细胞增生症

（Langerhans cell histiocytosis，LCH） 组；M 组，恶性组织细胞疾病组；R 组，Rosai-Dorfman 病（Rosai-Dorfman，RDD）组；H 组，噬血细胞综合征组。

LCH 是一组原因未明的以朗格汉斯细胞异常增生为主要病理特征的炎性髓样肿瘤。LCH 可发生于任何年龄，主要见于儿童，发病高峰年龄为 1—3 岁，男女比例为 2:1，成人患者罕见，确诊的平均年龄为 33 岁。

LCH 的临床表现具有高度异质性，可累及单系统或全身多系统。轻者预后良好，部分病例甚至可自发缓解，重型可出现多器官功能损害。成人患者最常累及肺，儿童患者常累及骨骼（80%）、皮肤（33%）、垂体（25%）、肝、脾、造血系统和肺、淋巴结及垂体以外的中枢神经系统等器官。在内分泌系统中，常见下丘脑、垂体、甲状腺受累，导致下丘脑功能障碍、尿崩症（DI）和（或）垂体前叶功能障碍及甲状腺功能异常，也有极少数单纯垂体柄受累的病例报道。2016 年法国的一项研究中，15% 的 18 岁以下的 LCH 患者（223/1478）合并内分泌的异常。

1. 下丘脑 – 垂体

垂体是最常累及的内分泌器官。尸检数据提示 5%～50% 的 LCH 患者垂体受累。下丘脑病变可导致垂体激素释放激素和抑制激素（如多巴胺）分泌减少；垂体柄病变可导致这些激素经过垂体门脉系统传递异常。下丘脑和垂体病变均可引起 ACTH、生长激素、LH、FSH 和 TSH 分泌减少，同时使垂体前叶催乳素分泌增多。垂体后叶受累会导致中枢性尿崩症（central diabetes insipidus，CDI）。

(1) 下丘脑功能障碍

① 临床表现：食欲增加，导致暴饮暴食和继发性肥胖，是最常见的下丘脑异常报告。此外，还有体温调节和睡眠模式及行为技能的改变等紊乱，而记忆障碍会导致治疗依从性的问题。

② 影像学表现：MRI 表现为下丘脑的结节状占位灶，在 T_2W_1、T_1W_1 呈等信号，T_1W_1 正常垂体后叶高信号未见明显显示，增强后呈明显均匀强化。

(2) 尿崩症

① 流行病学：5%～50% 的 LCH 患儿存在下丘脑 – 垂体轴的损害，并且 17%～25% 发展为尿崩症，12%～30% 的成人 LCH 患者存在尿崩症。LCH 占儿童中枢性尿崩症所有病因的 7%。累及垂体前叶的 LCH 患者中高达 94% 也表现为尿崩症。

② 临床表现：尿崩症作为 LCH 最常见的相关内分泌表现，发生在 LCH 确诊后 1 年左右，可以持续很多年，也是 LCH 最常见的永久后遗症。也有以尿崩症为首发表现之后诊断为 LCH 的病例报道。

③ 发病机制：LCH 合并尿崩症的发病机制可能是朗格汉斯细胞对下丘脑 – 垂体的浸润和（或）局部的瘢痕化，也可能是抗利尿激素抗体反应的自身免疫过程。LCH 侵犯垂体起病较为隐匿，早期仅有垂体柄增粗，当 LCH 患者 > 80% 的视上核和室旁核神经元细胞发生损害，神经垂体通道被破坏或中断时才会发生中枢性尿崩症。

④ 影像检查：矢状和冠状增强 MRI 显示效果最佳。垂体受累时，可表现为垂体柄增粗（71%）或垂体增大（16%），平扫时为等 T_1、等 T_2 信号，增强后明显强化，垂体后叶在 T_1W_1 上失去高信号。有研究结果显示，在缺乏 LCH 病史的情况下，大多数 LCH 患者中枢神经系统影像学改变是非特异的。而且经过治疗后尽管影像学有所缓解，患者的 DI 仍可以存在。

⑤ 病理和细胞学检查：LCH 主要的病理改变为组织中大量朗格汉斯细胞增生伴嗜酸粒细胞、淋巴细胞浸润。电镜下，朗格汉斯细胞呈特征性的网球拍状或杆状的 Birbeck 颗粒，又称朗格汉斯颗粒。朗格汉斯细胞的主要作用是处理抗原并将此抗原提呈给淋巴细胞，其免疫表型包括 FC-IgG 受体、C_3 受体及 CD_{1a} 阳性，Langerin 抗体（CD_{207}）阳性，α-D 甘露糖酶染色阳性，ATP

酶和 S-100 神经蛋白以及花生凝集素阳性。

⑥ 诊断：结合临床表现及影像学检查有助于早期 LCH 的诊断，而此症确诊的关键在于病理检查发现朗格汉斯细胞的组织浸润，因此应尽可能做活组织检查。

孤立性垂体柄朗格汉斯细胞组织细胞增生症是指病灶仅累及下丘脑－垂体柄，其他部位及器官未见 LCH 病灶且中枢性尿崩症为首要或主要症状，其发生十分罕见，多见于儿童和青少年，但也有发生于成人的报道。MRI 诊断垂体柄 LCH 时，需与 Rathke 囊肿、垂体微腺瘤、鞍区肿瘤脑膜瘤、错构瘤、生殖细胞瘤进行鉴别。

⑦ 治疗：目前临床上对于 LCH 的治疗仍属于经验性的，以孤立的骨质损害局限性发病的 LCH 通常只进行活组织检查或局部病灶刮除术。无症状 LCH 则建议等待和观察，有些病例甚至可以获得自发缓解或自愈。只有多灶性、多系统 LCH 患者才能在系统性治疗中获益，系统治疗包括全身性皮质醇激素和细胞毒药物的治疗。针对泛发性的 LCH，推荐联合化疗，辅以放疗。针对化疗，在儿童发病被确诊后，可予以长春新碱联合糖皮质激素治疗。

在成人中 LCH 极少报道，泛发型的 LCH 更为少见。Gadner 等研究表明，LCH 多系统疾病的患者一线治疗方案为长春新碱联合甲泼尼龙方案。LCH 的治疗尚无统一观点，近来文献指出，针对多系统转移的 LCH，克拉屈滨联合阿糖胞苷化疗可作为二线治疗。

累及垂体柄患者的治疗方法包括激素替代和对垂体柄的放疗。1000～2500cGy 放疗可以使病变在影像学上部分缓解，但中枢性尿崩症及垂体性甲状腺功能减退等内分泌症状一般不会获得改善，激素替代治疗是必需的。因此 LCH 导致的垂体后叶损害可能会导致患者需要终身药物替代治疗。手术仅限于诊断目的以及少数生长迅速造成神经压迫的病例（如视交叉压迫）。

⑧ 随访：Maia 等报道成人 LCH 与儿童 LCH 患者的 10 年生存率相似，约为 70%。推荐对有尿崩症、其他内分泌病变、可危及中枢神经系统的损害者，在第 1 年以及以后 5 年内每 2 年进行 1 次脑 MRI。

(3) 垂体前叶功能障碍

① 流行病学：20% 的 LCH 患者存在垂体前叶功能障碍，并且几乎与 LCH 相关的尿崩症并存，仅有少数不合并尿崩症的病例报道。其中，成人患者中生长激素缺乏症是最常见的垂体前叶激素缺乏症，占 53%～67%，在 LCH 合并尿崩症的患者中占 42%，多在诊断尿崩症后中位潜伏期 1 年左右确诊。促性腺激素缺乏症是成人 LCH 垂体前叶第二常见的激素缺乏症，占 53%～58%，它的中位潜伏期为尿崩症诊断后 7 年和 LCH 最初诊断后 9 年。TSH 缺乏也是 LCH 患者垂体前叶功能障碍的主要原因之一，TSH 缺乏症是儿童期发病的 LCH 患者中排在 DI 和 GH 缺乏症之后第三位常见的垂体激素缺乏症（3.9%）。ACTH 缺乏见于 1%～2% 的 LCH 患者，往往合并全垂体功能减退。最近在一些成年患者中报道了由于垂体柄浸润导致催乳素（PRL）水平的中度升高。

② 发病机制：尸检发现下丘脑－垂体区域和垂体柄的肉芽肿组织，提示生长激素和其他垂体前叶激素缺乏是疾病过程中朗格汉斯细胞对下丘脑和垂体直接浸润的结果，垂体部位照射治疗也会导致生长激素缺乏。也有研究认为是细胞因子诱导的神经胶质增生和（或）纤维化。

③ 影像学表现：LCH 相关下丘脑－垂体病变 MRI 影像学特点为，多为包含垂体柄的单个病灶；T_1W_1 和 T_2W_1 均为等强度信号；大多数情况下都是均匀强化；多数边界清晰。但需与淋巴细胞性垂体炎和生殖细胞瘤鉴别。

但如前所述，尿崩症时可见垂体后叶高信号消失，大部分患者垂体柄增粗，而 8%～18% 的患者表现出一种或多种垂体激素缺乏者常合并下丘脑肿块病变，还有部分或全部空蝶鞍和垂体柄萎缩是较少见的下丘脑－垂体受累的放射学异常。

生长激素缺乏患者可表现为垂体前叶高度下降。有的垂体前叶激素缺乏的患者 MRI 上甚至没有下丘脑 – 垂体结构上的异常发现。

④ 诊断：2013 年指南中建议所有的 LCH 患者均检测 TSH、FT_4 和尿液渗透压。在有疑诊垂体功能异常的情况下，增加检测 GH、血皮质醇、IGF–1、性激素水平和血浆渗透压。怀疑生长激素缺乏的情况下，需要结合生长速率及 MRI 的垂体高度来综合诊断。建议在 LCH 最初诊断的 5 年中，每 6 个月评价 1 次下丘脑 – 垂体功能，之后每 1 年进行 1 次评估。评估包括身高、体重、青春期 Tanner 评分、禁水试验及基础激素（T_4、TSH、皮质醇、FSH、LH、催乳素）水平，必要时行刺激试验。

⑤ 治疗：LCH 合并垂体前叶功能障碍一旦确诊，往往是永久性的，任何针对 LCH 的相关治疗效果不佳，已确定的完全或部分垂体前叶激素缺乏应采用标准的替代方案治疗。生长激素缺乏确诊后，可以试用生长激素替代治疗，但是有研究报道，对于矮小的儿童，给予生长激素治疗后，终身高仍低于目标身高，但高于未治疗儿童。并未发现对LCH并发症或复发有影响的不良反应。

对于孤立性累及下丘脑 – 垂体区域的 LCH 患者，简单观察、手术、低剂量放疗和化疗均可根据具体情况考虑。研究表明，低剂量辐照（≤ 22Gy）通常是一线治疗，但有病例报道，肿瘤切除术或放射外科手术后均可发生复发。

2. 甲状腺

(1) 流行病学：LCH 很少累及甲状腺，成年人发病较儿童常见。其中大多数患者为多系统受累，伴骨骼、肺、皮肤、下丘脑 / 垂体、淋巴结等浸润。甲状腺单独受累者罕见。回顾性分析 149 例LCH 患者，其中有甲状腺受累的患者 6 例，占 4.0%。

(2) 病因：有研究显示 54% 的 LCH 患者存在 *BRAFV600E* 基因突变。甲状腺乳头状癌也具有较高 *BRAFV600E* 基因突变率。临床病例中有甲状腺 LCH 合并甲状腺乳头状癌的报道，两者并存是否由 *BRAFV600E* 基因突变同时触发尚需进一步研究。

(3) 临床表现：临床表现为甲状腺慢性进行性增大，一般表现为弥漫性多结节性甲状腺肿（59%）或单侧甲状腺肿（25.8%），很少有压迫症状或触诊疼痛或发音困难。大多数患者甲状腺功能正常或减退或呈亚临床状态。LCH 甲状腺受累的患者还要特别注意有无肝脏受累。

(4) 诊断：LCH 累及甲状腺常表现为弥漫性或结节性肿大，可出现不同程度的甲状腺功能减退，但缺乏特征性改变，而且甲状腺自身抗体水平可升高。文献报道 LCH 甲状腺病变还可与其他甲状腺病变同时存在，如慢性淋巴细胞性甲状腺炎、甲状腺乳头状癌等。这些合并病变的存在容易干扰甲状腺 LCH 的诊断，因此在有多器官受累的甲状腺肿大患者中，即使 TGAb 和 TPO–Ab 阳性，甲状腺超声表现为弥漫性病变，也不能仅习惯性地考虑慢性淋巴细胞性甲状腺炎，而需要进一步排除甲状腺 LCH 的可能性。

甲状腺受累的 LCH 除了甲状腺超声检查外，甲状腺细针穿刺活检必要时粗针穿刺活检成为重要的诊断手段。

光镜下组织学表现为；郎格汉斯细胞浸润，其特征为具有典型的咖啡豆样折叠的核，背景为多个核细胞、组织细胞和嗜酸性粒细胞。

(5) 鉴别诊断：临床上需与其他甲状腺良、恶性疾病相鉴别。

① Riedel 甲状腺炎：甲状腺质硬，患者血清 IgG_4 水平明显升高；结节内无明显血流或血流稀少，不同于甲状腺 LCH 血流丰富。

② 甲状腺淋巴瘤：病变肿块内部回声较甲状腺 LCH 更低，伴后方回声增强，短时间内颈部肿块迅速增大。

③ 甲状腺乳头状癌：超声发现颈部转移淋巴结有重要鉴别价值。

④ 桥本甲状腺炎：多需病理检查。

(6) 影像学表现

① LCH 累及甲状腺的 CT 表现：甲状腺两侧叶对称或不对称肿大伴斑片状密度不均匀减低，边缘模糊，增强扫描后病变区强化不明显，相邻软组织可见不同程度的增厚、肿胀、浸润改变。

② LCH 累及甲状腺 B 超的表现：孤立或多发低回声结节或低回声区或甲状腺弥漫性病变，内部回声不均匀，可有钙化。6 例甲状腺受累的 LCH 患者中，超声表现为甲状腺弥漫性病变伴肿大者 5 例，表现为弥漫性病变伴多发结节者 1 例。

(7) 治疗：甲状腺 LCH 的治疗目前尚无统一标准，包括外科手术、化疗、放疗等。由于其多表现为甲状腺局限性疾病，为一相对良性疾病，预后较好，大多采取手术治疗，少数患者采取化疗和放疗。由于 *BRAFV600E* 基因突变在 LCH 中被发现，目前也有 BRAF 抑制药维罗非尼等用于甲状腺 LCH 患者的报道。

甲状腺 LCH 的预后与发病年龄、累及范围及有无多器官功能障碍等有关，LCH 单独累及甲状腺的患者预后良好，长期存活率可接近 100%，复发率约 5%，常为非致命性的。若 LCH 累及多器官或系统，则预后差。虽然孤立性甲状腺 LCH 通常预后很好，但因其存在多系统病变的潜在性，故有必要长期随访。

（李　汇　崔景秋）

八、卟啉病相关内分泌代谢疾病

卟啉病与电解质紊乱

血卟啉病又称血紫质病，是由遗传缺陷造成血红素合成过程中特异性酶缺乏，导致卟啉和（或）卟啉前体在体内蓄积并引起多系统损害的一组代谢性疾病。卟啉主要在红骨髓和肝内合成，根据卟啉代谢紊乱的部位，分为红细胞生成性血卟啉病和肝性卟啉病。

急性间歇性卟啉病（acute intermittent porphyria，AIP）为常染色体显性遗传，位于 11 号染色体 11q24 上卟胆原脱氨酶等位基因发生突变，患者肝细胞、淋巴、红细胞内卟胆原脱氨酶活性仅为正常人 50%，致使卟胆原转为尿卟啉原途径受阻，同时，由于 ALA 合成活性增强，表现卟胆原和 ALA 在体内蓄积。卟啉前体蓄积于胃肠道、神经组织（包括中枢神经、周围神经、自主神经系统及下丘脑神经核）、肝脏及肾脏，引起临床症状。

患者多以腹痛起病，伴有自主神经功能紊乱，严重者可出现中枢神经系统症状，如惊厥和昏迷等，重者可致死亡。部分患者发病可由月经诱发，与孕酮水平变化有关。

本病常合并低钠血症（＜ 135mmol/L），多伴血渗透压降低、尿渗透压＞ 100mosm/kg H_2O 及尿钠升高，排除甲状腺功能、肾功能及肾上腺皮质功能异常后，可诊断抗利尿激素分泌异常综合征。其主要发病机制可能为卟啉前体异常聚集，引起血管损伤，作用于无血脑屏障保护的下丘脑，导致抗利尿激素释放过多，同时，呕吐等胃肠道丢失、钠摄入不足及肾脏排泄增多等，也加重了低钠血症。年轻女性出现癫痫发作、腹痛、低钠血症三联征，需高度警惕卟啉病。

王燕等对 50 例 AIP 患者进行临床特征分析，结果表明，39 例（78.0%）患者出现低钠血症，血钠水平 110～145mmol/L［（127.1 ± 7.9）mmol/L］，其中重度低钠血症（＜ 120mmol/L）14 例，中度低钠血症（120～130mmol/L）17 例，轻度低钠血症（130～135mmol/L）8 例。Yang 等报道 36 例急性卟啉病患者中，29 例合并低钠血症，其中 14 例为严重低钠血症，血钠（123.0 ± 10.7）mmol/L。

部分患者可伴有轻度低钾血症，考虑与消化道丢失及摄入不足有关。由月经诱发发作的患者，可考虑应用 GnRH 激动药。对于合并低钠血症的患者，给予限水（每日 2000ml 以内），必要时补钠，应用非肽类 AVP 受体拮抗药等。

（李京艳　崔景秋）

九、骨髓增殖性疾病相关内分泌代谢疾病

真性红细胞增多症与低血糖

真性红细胞增多症（polycythemia vera，PV）是一种以红细胞异常增生为主的造血干细胞的慢性克隆性骨髓增殖性肿瘤。通常包括两个阶段：①增殖期或红细胞增多期：表现为外周总血容量绝对增多，血黏度增高，常伴有白细胞和血小板计数升高等。②红细胞增多后期：表现为全血细胞减少、髓外造血、肝脾肿大、骨髓纤维化等。少数患者可进展为急性白血病。90% 以上 PV 患者伴有 *JAK2V617F* 突变。

正常成人空腹血糖为 3.3～6.1mmol/L，餐后 2h 血糖为 3.3～7.8mmol/L，血糖降低并出现相应症状、体征时称为低血糖症，一般认为低血糖是指血糖＜ 2.8mmol/L。糖尿病患者血糖值≤ 3.9mmol/L，伴有相应症状时可诊断低血糖血症。

低血糖症可为 PV 伴随症状之一，葡萄糖是红细胞的主要能量来源，研究发现 PV 患者红细胞内酶活性增加，包括糖酵解相关酶活性增高，因此多数认为外周血中过多的红细胞对葡萄糖的利用增多是造成患者血糖过低的主要原因，也有认为 PV 患者外周血白细胞总数的增多，同样增加了对葡萄糖和氧的利用，也是导致低血糖的重要因素；而部分 PV 患者血糖过低，但缺乏低血糖症状，称之为“假性低血糖”，这可能是由于血标本中红细胞对葡萄糖利用过多，在进行检测时标本放置时间过长造成。

1. 临床表现

(1)PV 临床表现

① 非特异症状：包括头痛、乏力、耳鸣等类似神经症症状，及皮肤紫红、眼结膜充血、高血压等多血质表现，部分患者可出现痛风性关节炎。少数以脑血管事件为首诊表现，为本病的严重并发症之一。

② 皮肤瘙痒：与嗜碱性细胞增高释放组胺有关。

③ 血栓形成、栓塞和出血：与高血容量与高黏滞血症有关，可有血栓形成和梗死，如红斑性肢痛病、门静脉血栓形成、肠系膜血栓形成等。出血见于少数患者，常表现为皮肤出血点、黏膜出血、月经增多等，与血管内膜损伤、组织缺氧、血小板或凝血因子功能异常相关。

④ 消化性溃疡：小部分 PV 患者合并消化性溃疡，与组胺释放增多、刺激胃酸分泌及小血管血栓形成相关。

⑤ 肝脾大：大部分患者合并脾大，多为中 – 重度肿大，发生脾梗死时可出现脾区疼痛等，约半数患者合并肝大。

⑥ 其他：由于核酸代谢亢进，少数 PV 患者可继发尿路结石、胆结石等。其中血栓形成和出血是 PV 的主要临床表现。

(2) 低血糖临床表现低血糖常呈发作性，时间和频率随病因不同而异。

① 交感神经兴奋的表现：低血糖发作时由于交感神经和肾上腺髓质释放肾上腺素、去甲肾上腺素等，临床表现为发作性和进行性的饥饿、大汗、颤抖、视物模糊、心悸、紧张、恶心呕吐、面色苍白等。

② 中枢神经受抑的表现：是大脑缺乏足量葡萄糖供应时功能失调的一系列表现，常见于血糖下降较慢较持久者，表现为乏力、倦怠、幻觉、肌肉颤动、运动障碍、癫痫等，严重者出现意识障碍、惊厥、昏迷甚至死亡。

③ 混合性表现：同时兼有上述两种表现，临床较为常见。

④ 原发病表现。

2. 检查

(1) PV 检查

① 血常规：血红蛋白 ≥ 180g/L（男），≥ 170g/L（女）；红细胞计数≥ 6.5×10^{12}/L（男），

≥ 6.0×10^{12}/L（女）。白细胞、血小板计数也有一定程度的升高。红细胞压积增高：男性≥ 55%，女性≥ 50%。

② 骨髓象：增生明显活跃，粒、红及巨核细胞系均增生，以红系增生显著。中性粒细胞碱性磷酸酶积分增高。

③ 生化检查：血清维生素 B_{12} 增高，血清铁减低；血清 EPO 水平减低。

④ 内源性红系集落形成（EEC）：又称 EPO 非依赖性红系集落形成，是 PV 特征性检查。

⑤ 遗传学检查：*JAK2V617F* 突变等检测，JAK2 外显子 12 突变检测有助于诊断 *JAK2V617F* 突变阴性患者。

(2) 低血糖检查

① 血糖：成年人空腹血糖浓度低于2.8mmol/L，糖尿病患者血糖值低于 3.9mmol/L，以空腹血糖及发作时血糖更有价值。

② 血浆胰岛素测定：低血糖发作时，如血浆胰岛素和 C 肽水平升高，则提示低血糖为胰岛素分泌过多所致。

③ 糖耐量试验（GTT）：常用有 5h 口服葡萄糖耐量试验（OGTT）与 3h 静脉葡萄糖耐量试验（IVGTT）。

④ 饥饿试验：少数未察觉的低血糖或处于非发作期以及高度怀疑胰岛素瘤的患者应在严密观察下进行，开始前取血标本测血糖、胰岛素、C 肽，之后每 6 小时测 1 次，本试验持续时间不应超过 72h。

3. 诊断

(1) PV 诊断：根据红细胞持续增多、临床多血症表现、脾大，并排除继发性红细胞增多，即可诊断。2008 年 WHO 诊断标准相关内容如下。

① 主要标准：血红蛋白男性＞ 185g/L，女性＞ 165g/L，或者红细胞容积增加；出现 *JAK2V617F* 突变或类似突变。

② 次要标准：骨髓三系增生；血清 EPO 水平降低；体外内源性红细胞集落形成。第一项主要标准 2 项次要标准，或 2 项主要标准 +1 项次要标准可诊断 PV。

(2) 低血糖诊断：根据低血糖的典型表现（Whipple 三联征）可确定低血糖症状；发作时血糖＜ 2.8mmol/L，补充糖后低血糖症状迅速缓解。少数空腹血糖降低不明显或处于非发作期的患者，应多次检测有无空腹或吸收后低血糖，必要时采用饥饿试验。

4. 治疗

(1) PV 治疗：目的是尽快使血容量及红细胞容量接近正常，从而缓解病情。

① 对症治疗：治疗相关并发症，如小剂量阿司匹林预防血栓形成等。

② 静脉放血、红细胞单采术：静脉放血可在较短时间内使血容量降至正常，症状减轻，通常采用每隔 2～3 天放血 200～400ml，目标 Hct 值为＜ 45%，放血 1 次可维持疗效 1 个月以上。红细胞单采分离可单采大量红细胞，迅速降低血黏度，但应补充与单采等容积的同型血浆。

③ 化疗药物：羟基脲、烷化剂、三尖杉碱等。

④ 干扰素治疗：干扰素有抑制骨髓细胞增殖的作用，缓解率可达 80%。

⑤ 放射性核素治疗：32P 的 β 射线能抑制血细胞生成，使细胞数降低，但目前应用较少。

⑥ 造血干细胞移植：对于 PV 转化为骨髓纤维化者，综合评价后可考虑异基因造血干细胞移植。

⑦ 靶向治疗：针对 *JAK2V617F* 突变等治疗靶点、聚乙二醇化干扰素等药物，目前在研究中，例如 JAK2 抑制药鲁索利替尼为 PV 患者提供了二线选择。

(2) 低血糖治疗

① 低血糖发作的急救

- 如患者病情较轻或神志清楚，可立即进食含糖饮食；如症状较重或神志不清患者，应立即静脉注射 50% 葡萄糖 40～100ml；血糖上升不明显或数分钟仍未清醒者，应重复注射，再以 10% 葡萄糖静滴维持。

- 糖皮质激素：对于血糖维持在 200mg/dl 但仍神志不清者，可应用糖皮质激素，例如静脉输入皮质醇，以利于患者恢复。
- 甘露醇：经上述处理仍恢复不佳或昏迷时间较长者，可能伴有脑水肿，可应用 20% 甘露醇治疗。

② 慢性低血糖的治疗：主要为祛除病因治疗。

（江汇涓）

参考文献

[1] Paul R, Ruia AV, Saha A, et al. A case of multiple myeloma presenting with diabetes insipidus[J]. Sultan Qaboos Univ Med J, 2017, 17(2): e221–e224.

[2] Ria R, Dammacco F, Vacca A. Heavy–chain diseases and myeloma–associated fanconi syndrome: an update[J]. Mediterr J Hematol Infect Dis, 2018, 10(1): e2018011.

[3] Hussain A, Almenfi HF, Almehdewi AM, et al. Laboratory features of newly diagnosed multiple myeloma patients[J]. Cureus, 2019, 11(5): e4716.

[4] Caimari F, Keddie S, Lunn MP, et al. Prevalence and course of endocrinopathy in POEMS syndrome[J]. J Clin Endocrinol Metab, 2019, 104(6): 2140–2146.

[5] Marta GN, de Campos FP. Immune thrombocytopenia and autoimmune thyroid disease: a controversial overlap. Autops Case Rep, 2015,5(2): 45–48.

[6] Pelusi C, Gasparini DI, Bianchi N, et al. Endocrine dysfunction in hereditary hemochromatosis[J]. J Endocrinol Invest,2016,39(8): 837–847.

第 35 章

内分泌疾病的血液系统表现

一、垂体－肾上腺－性腺疾病的血液系统表现

（一）腺垂体功能减退症的血液系统表现

腺垂体功能减退症是下丘脑或垂体的多种病损累及垂体的内分泌功能，当垂体的全部或绝大部分被破坏后，可出现一系列的内分泌腺功能减退的表现。

(1) 席汉综合征：患者可出现凝血功能异常。与对照人群相比，患者凝血酶原时间和凝血酶原时间国际标准化比率显著延长，而活化部分凝血酶原时间、纤维蛋白原、血管性血友病因子、凝血因子Ⅱ、Ⅴ、Ⅶ、Ⅷ、Ⅸ、Ⅹ、Ⅺ、Ⅻ水平上并无差别，这种异常可能与席汉综合征发病机制相关。小样本病例对照研究提示，垂体 GH 缺乏患者处于高凝状态。Johansson 等发现 GH 缺乏的患者丝裂原活化蛋白激酶（PAI）–1 活性、组织型纤溶酶原激活物（tPA）抗原和纤维蛋白原水平显著增高。经过重组人 GH 替代治疗 24 个月后，这些凝血功能异常恢复正常。相对于常规肾上腺皮质激素、甲状腺激素和性腺激素替代治疗，重组人 GH 治疗能改善凝血功能、单核细胞黏附、血管反应性，黏附分子和炎症标志物水平。

(2) 腺垂体功能减退症：该病对血液系统的影响主要表现为不同程度的贫血，可表现为正细胞性贫血和小细胞低色素性贫血。Gokalp 等报道了 65 例 Sheehan 综合征患者中 80% 伴有贫血，而对照组 25% 合并贫血。腺垂体功能减退症患者发生贫血的原因可能与垂体激素和靶腺激素缺乏、生理需氧量减少、胃肠道功能紊乱致造血原料吸收障碍有关。腺垂体可通过各种垂体激素和靶腺激素对红细胞的生成发挥调节作用：①甲状腺激素具有促进红系祖细胞增殖和分化的作用，影响骨髓细胞的蛋白质合成，同时可以促进促红细胞生成素（erythropoietin，EPO）的合成而刺激红细胞生成；②糖皮质激素能够调节激素与受体间的相互作用，可通过作用于红系祖细胞上的糖皮质激素受体促进红细胞生成；③睾酮及其代谢产物可以刺激多能干细胞和红系集落形成单位的生成，增加 EPO 的合成而起到刺激红细胞生成的作用，并可增强骨髓细胞对 EPO 的反应，还能够促进红细胞对铁的摄取和血红素的合成；④ GH 缺乏症患者经过重组人生长激素（rhGH）替代治疗后可出现 EPO 水平的增加，体外试验中 GH 可通过胰岛素样生长因子（IGF）–1 介导刺激未成熟的红细胞集落增生。

(3) Sheehan 综合征：Gokalp 发现 Sheehan 综合征组白细胞减少、血小板减少和两系血细胞减少发生率高于对照组。腺垂体功能减退导致白细胞减少、血小板减少或者全血细胞减少并不常见。其全血细胞减少的患者骨髓活检可以表现为骨髓增生减低或骨髓衰竭。

临床工作中首先需要除外骨髓抑制类药物应

用史，完善腺垂体功能和垂体影像学检查。进一步需要除外原发性血液系统疾病，完善外周血涂片和骨髓学检查。腺垂体功能减退症致全血细胞减少的具体机制尚不清楚，可能是对腺垂体功能减退症的一种罕见的特异性反应，有学者推测可能与长期垂体功能减退造成骨髓微环境紊乱及造血原料不足有关。此外，骨髓储备不足亦可引起脾脏代偿性增大，进而加重三系细胞减少。腺垂体功能减退症引起全血细胞减少的患者可能具有的临床特点，全血细胞减少发生之前存在多年的激素缺乏；血细胞为轻中度减少；激素替代治疗后血液学异常可较快恢复，而骨髓异常的完全恢复可能需要更长时间。

相关激素补充和病因治疗可使病情获得好转。糖皮质激素口服片剂用于慢性激素补充/替代治疗，目前缺乏糖皮质激素治疗的可靠疗效评价指标，因而容易出现补充/替代不足或者过量的两种极端情况。甲状腺激素补充治疗应在糖皮质激素治疗后或者同时联合糖皮质激素进行，以防止诱发急性肾上腺皮质功能衰竭。大部分患者在糖皮质激素和甲状腺激素治疗后血细胞有显著改善，仍有患者需要性激素及GH充分替代后才能改善，贫血仍难以纠正者也可以考虑EPO治疗。同时需要注意患者营养状态，必要时补充叶酸、维生素B_{12}及铁剂。定期监测血常规变化，必要时进行骨髓学检查。

（李凤翱）

（二）肢端肥大症的血液系统表现

肢端肥大症是一种起病隐匿的慢性进展性内分泌疾病，患者就诊时病程可能已达数年甚至10年以上。主要病因是体内GH生成过量。95%以上的肢端肥大症是由分泌GH的垂体腺瘤所致。

心脑血管病变是肢端肥大症致死的主因之一。心脑血管危险因素包括糖代谢异常、脂代谢异常、心肌病变、内皮功能异常。此外，凝血功能异常可能也参与了心脑血管疾病的进程。纤维蛋白原作为一种凝血因子参与血栓形成。研究表明纤维蛋白原水平与心脏病发病率之间存在显著相关性。在肢端肥大症患者中也发现了纤维蛋白原水平的升高，可造成其体内高凝状态。抗凝血酶Ⅲ是一种天然抗凝血剂，可抑制活化凝血因子凝血酶Ⅱa和Ⅹa；轻度抑制因子Ⅺa和Ⅸa。抗凝血酶Ⅲ缺乏可导致血栓形成。肢端肥大症患者体内抗凝血酶Ⅲ水平显著升高，可能与高凝状态的保护或代偿机制有关。活化蛋白C可分解和抑制凝血因子Ⅷa和Ⅴa，蛋白S作为辅助因子可增强蛋白C抗凝血活性，肢端肥大症患者体内蛋白C和蛋白S活性显著下降。除了凝血途径中的蛋白质或辅助因子的改变外，肢端肥大症患者血小板过度活化也是导致高凝状态的原因。研究发现GH与纤维蛋白原、抗凝血酶Ⅲ呈正相关，而GH和IGF-1与蛋白C和蛋白S活性以及胶原/ADP和胶原-肾上腺素封闭时间呈负相关，提示GH和IGF-1对凝血功能的影响。

有研究发现肢端肥大症患者纤维蛋白原和PAI-1水平升高而t-PA和组织因子途径抑制物（TFPI）降低。组织因子（TF）、PAI-1和Von血友病因子（vWF）是促血栓形成的介质，参与内皮细胞活化和动脉粥样硬化有关发病机制。肢端肥大症患者的这些数据表明纤维蛋白溶解增加形成血栓的潜在风险，经肢端肥大症治疗后可以部分改善。

肢端肥大症合并心脑血管疾病和恶性疾病是与体内慢性炎症状态相关的。中性粒细胞淋巴细胞比（neutrophil to lymphocyte ratio，NLR）和血小板淋巴细胞比（platelet to lymphocyte ratio，PLR）作为炎症标志物，NLR和PLR与IGF-1水平呈正相关。平均血小板体积（mean platelet volume，MPV）相当于血液中血小板大小的平均值。当血小板生成增加时，平均血小板体积增加。血小板代谢活性和酶的活性增加，其在动脉粥样硬化性血栓性疾病的发生机制中发挥重要作用。肢端肥大症中MPV与IGF-1水平呈正相关，提示动脉粥样硬化性疾病高风险。因此，肢端肥大症的治疗应根据每例患者的具体情况权衡利弊，制订个体化治疗方案，以达到最理想的治疗效果，力争将 GH 和 IGF-1 分泌控制在正常水平。

（李凤翱）

（三）催乳素瘤的血液系统表现

Erem 等发现 PRL 瘤合并血栓性疾病发生率增高。血小板聚集反应是在很短时间内血小板在止血栓子内的动员过程，它通常是由黏附性分子与活化血小板表面结合介导而成。血小板膜上的糖蛋白Ⅱb/Ⅲa（GP Ⅱb/Ⅲa）具有纤维蛋白原受体，正常情况下并不能和纤维蛋白原结合。在凝血酶、ADP、胶原、血管加压素或者肾上腺素的作用下，血小板活化可引起 GP Ⅱb/Ⅲa 的空间结构发生变化。活化的 GP Ⅱb/Ⅲa 可使游离的黏附蛋白，如纤维蛋白原、Von 血友病因子（vWF）和纤连蛋白固化并具备稳定结合力，血小板之间发生黏附，促进血栓形成。活化血小板促进可溶性配体与 GP Ⅱb/ Ⅲa 的结合，通过调节细胞骨架重排和储存颗粒释放诱导肌动蛋白多聚体的形成。ADP 源自储存颗粒释放，是很重要的激动药。ADP 可以诱导可逆性血小板聚集，而 ADP 介导的血栓素 A 在后续的聚集反应和分泌功能中发挥作用。在妊娠和 PRL 瘤患者中，高 PRL 血症通过黏附分子 P- 选择素的表达促进 ADP 诱导的血小板活化，提示 PRL 是血小板聚集的独立辅助因子。

此外，PRL 瘤患者可出现血小板计数、纤维蛋白原、PAI-1 水平和 PAI-1/t-PA 比值的升高及血浆组织因子途径抑制物水平（TFPI）的下降。TFPI 是一种有效的抗凝蛋白，它可以通过抑制组织因子 - 因子Ⅶ a 催化复合体的形成，进而抑制Ⅸ向Ⅸ a 的活化过程；同时可以直接抑制因子Ⅹ a 而影响凝血功能。凝血酶可激活的纤溶抑制剂（thrombin-activatable fibrinolysis inhibitor，TAFI）又称前羧基肽酶 B，是一种血浆酶原，能有效抑制纤溶。它通过清除部分降解的纤维蛋白中的 C 末端赖氨酸残基（t-PA 介导的纤溶酶再生所必需的）来保护纤维蛋白凝块不被破坏，TAFI 的活化增加可能会加剧血栓形成的风险。PRL 瘤患者中的 TAFI 水平并未有显著变化。PRLN 端片段可与 PAI-1 结合，增强 t-PA 的作用。

抗凝血酶Ⅲ（AT Ⅲ）是体内最重要的抗凝血酶分子，AT Ⅲ缺乏状态容易出现血栓形成。它调节凝血酶的活性并抑制活化的因子Ⅶ（在肝素存在的情况下）、活化的因子Ⅹ、活化的因子Ⅸ和活化的因子Ⅻ。PRL 瘤患者可出现 AT Ⅲ水平增加，这可能是对 PRL 瘤中的高凝状态（如 PAI-1 分泌增强）的保护机制和（或）代偿反应。

在 PRL 瘤高 PRL 血症患者中可出现 D 二聚体水平升高，D 二聚体水平与 PRL 呈正相关，经多巴胺激动药治疗后 D 二聚体水平伴随着 PRL 水平的下降而下降。D 二聚体水平升高表明凝血活化状态伴随着纤溶系统活性增加。这是血栓性疾病发生的一个因素，也提示 PRL 本身对凝血功能的影响。与健康对照组和多巴胺激动药治疗组相比，高 PRL 血症组的 PT 显著延长。但治疗前 PRL 水平与 PT 的相关性和 PRL 变化与 PT 变化之间缺乏明确的相关性。与健康对照组和多巴胺激动药治疗组相比，高 PRL 血症组 TT 缩短，经多巴胺激动药治疗后数值也并未完全恢复正常。APTT 在各组之间并未发现显著差异。

在男性 PRL 瘤患者中发现合并贫血（Hb < 13g/dl）的患者超过 1/3，贫血程度多为轻度（Hb > 11g/dl）。贫血更多见于 PRL 大腺瘤及合并腺垂体功能减退症的患者。睾酮可以通过增加 EPO 的生成和 EPO 应答细胞的数量等机制刺激造血。低睾酮水平与中年和老年男性的贫血有关，而垂体瘤是男性继发性性腺功能减退的最常见原因。此外，肾上腺皮质激素和甲状腺激素也在红细胞生成过程中发挥重要作用，尽快恢复 PRL 水平并进行靶腺激素替代有助于纠正贫血。

（李凤翱）

（四）皮质醇增多症的血液系统表现

皮质醇增多症又称库欣综合征（Cushing's syndrome，CS），是一组由于下丘脑－垂体－肾上腺轴功能失调、肾上腺皮质分泌过度糖皮质激素而导致一系列临床表现的综合征，按病因分为ACTH依赖型和非依赖型。

由于长期分泌过量的糖皮质激素，可引起糖、脂、蛋白质及电解质代谢紊乱，并可干扰多种其他激素的分泌，临床可表现为向心性肥胖、满月脸、水牛背、多血质、痤疮、紫纹、血压升高等，还可伴有精神和认知障碍、骨质疏松症和肌肉无力、电解质代谢紊乱等表现，多种症状导致患者的生活质量严重受损。患者多处于高凝状态，内源性和外源性皮质醇增多症患者的凝血和纤溶参数的异常，是导致血栓栓塞、动脉粥样硬化事件发生，以及心血管发病率和死亡率增加的原因之一。库欣综合征的高凝状态与凝血级联激活后促凝血因子的产生增加，加之纤溶能力受损，导致活化的部分凝血活酶时间缩短和凝块溶解时间延长有关。还可能与血小板数量增加、活化增强及凝血因子失调有关。当血管壁损伤（如血管内皮细胞功能失调）、血流速度紊乱（缓慢或者加快）或血液成分改变（如血小板功能亢进、凝血因子异常、白细胞水平增加等）时，均易使机体形成血栓。

血栓形成通常是一种多因素疾病，Virchow三联体的3个组成部分（血管异常、内皮功能障碍、高凝状态及淤血）可能在CS患者血栓前状态的发病机制中发挥作用。

当血管内皮受损时，潜在的胶原暴露在循环系统中，循环系统中的血小板通过胶原特异性糖蛋白（Collagen-specific glycoprotein，GP）Ia/IIa表面受体直接与胶原结合。血小板在凝血和炎症中起着重要的作用，已有研究证明库欣综合征患者血小板数量与健康对照组及肥胖对照组相比显著增加。其机制可能是由于血小板上存在糖皮质激素受体，而巨核细胞能表达类固醇受体，故可形成自分泌环，使血小板产生增多，从而增加了血小板数目。血小板在血管损伤处的黏附是早期血栓形成的一个重要步骤。vWF进一步加强了这种黏附，vWF是一种多聚糖蛋白，介导血管损伤部位的血小板黏附，从而稳定因子Ⅷ（FⅧ）的活性。据报道CS患者不仅血浆vWF水平升高，而且vWF多聚体异常大，这可能是内皮功能障碍的证据。

CS与内皮功能障碍有关，这极易增加患心血管疾病的风险。胰岛素分别通过磷脂酰肌醇3激酶（phosphat idylinositol3-kinase，PI3K）和丝裂原活化蛋白激酶（mitogen-activated protein kinase，MAPK）调节硝酸和内皮素-1之间的平衡。这些途径的损伤发生在胰岛素抵抗的个体中，通过一氧化氮的产生减少和内皮素的增加而导致内皮功能障碍。已有研究发现，皮质醇增多症患者细胞间黏附分子-1的水平和血清N-乙酰-b-氨基葡萄糖苷酶活性升高，这是内皮功能障碍的标志。

活化的血小板释放ADP、5-羟色胺、血小板活化因子（plateletactivatingfactor，PAF）、vWF、血小板因子4和血栓素A_2（Thromboxane，TXA_2）进入血浆中。这些因子反过来激活过多的血小板。活化的血小板由球形变为星状，纤维蛋白原与GPⅡb/Ⅲa交联，有助于相邻血小板的聚集。血小板聚集还需要纤维蛋白原和钙离子的参与。血小板胞质内游离钙离子浓度升高对血小板活化有重要作用，细胞膜钙离子通道蛋白可调节血小板钙池内钙离子释放，从而升高胞质内钙离子浓度，使得血小板活化。其中血清/糖皮质激素调节激酶1（SGK_1）是血小板细胞膜钙离子通道蛋白的一个强有力的调节因子。研究表明，SGK_1的表达受多种激素的刺激，包括糖皮质激素和盐皮质激素。此外TXA_2已被证明可导致血小板释放、活化和聚集，并发挥强大的血管收缩作用。现有研究发现，TXB_2，代表TXA_2生物合成的可靠指标，在库欣综合征患者中显著升高，提示患者体内 TXA_2 亦明显增加，这可能是库欣综合征患者处于高凝状态的原因之一。

凝血是血液形成纤维蛋白凝块的过程。纤维蛋白的形成有两条重要途径：外源性途径和内源性途径。外源性途径是在组织因子（TF）表达后启动的。在离子钙存在的情况下，TF 与因子Ⅶ结合，从而导致激活因子Ⅶ（Ⅶa）。TF 因子－Ⅶa 复合物和钙离子的调控下激活因子Ⅸ形成因子Ⅸa，进一步激活因子 X。此外，这个复合体还激活了因子Ⅶ。Ⅻa 将因子Ⅺ转换为因子Ⅺa，从而激活因子Ⅸ。最后一个共同途径是当因子Ⅹa－Ⅴa 复合物在钙离子调控下激活因子Ⅱ（凝血酶原）为因子Ⅱa（凝血酶），后者的主要作用是将纤维蛋白原（因子Ⅰ）转化为纤维蛋白。纤维蛋白单体组形成凝块，凝块由 XⅢa 因子稳定。凝血酶负责激活因子Ⅴ、Ⅷ和 XⅢ。活化部分凝血活酶时间（activated partial thromboplastin time，APTT）则被认为可用于评估内源性凝血级联反应，目前已有的众多研究表明库欣综合征患者 APTT 明显缩短，且血浆中Ⅱ、Ⅵ、Ⅷ、Ⅸ、Ⅺ和Ⅻ因子水平均有明显升高。CS 患者的凝血谱与对照组相比有显著差异，表现为 vWF 因子增加，活化部分凝血活酶时间减少，Ⅷ因子增加。

抑制纤维蛋白形成的因子包括抗凝血酶（antithrombin，AT）、TF 抑制剂、蛋白 C（PC）和蛋白 S（PS）。诸多研究提示库欣综合征患者体内蛋白 C 和蛋白 S 均显著升高，但并非所有的研究都证实了蛋白质 C 和蛋白质 S 活性的差异，这表明可能涉及其他机制。

纤溶过程中在纤溶酶的作用下凝血产物纤维蛋白凝块被分解。当组织型纤溶酶原激活剂（tissue-type plasminogen activator，TPA）和尿激酶型纤溶酶原激活剂（urokinase plasminogen activator，UPA）将纤溶酶原转化为纤溶酶时，纤溶作用开始。纤溶酶反过来又能溶解纤维蛋白复合体。当这种溶解发生时，会产生许多纤维蛋白的可溶性部分。这些部分被称为纤维蛋白降解产物（fibrin degradation product，FDP），其中一个部分被称为 D－二聚体。FDP 与凝血酶竞争，通过阻止纤维蛋白原转化为纤维蛋白来减缓凝块的形成。抑制纤溶的因子包括 PAI-1、TAFI 和 α_2 抗纤溶酶。PAI-1 抑制 tPA，α_2 抗纤溶酶使纤溶酶失活，TAFI 修饰纤维蛋白使其对 tPA 介导的纤溶酶原作用更具抵抗力。

在 CS 患者中观察到血浆中促凝血因子水平明显升高，可能是因为高水平的 vWF 影响 F Ⅷ的水平，后者减少了 F Ⅶ的降解。关于内源性抗凝剂，两项研究发现血浆中蛋白 S、蛋白 C 和 AT 水平升高。此外，纤溶途径中，如纤溶酶原和 tPA 的增加也被发现。然而抑制纤溶的因子如 PAI-1、TAFI 和 α_2 抗纤溶酶也有增加的报道，表明在皮质醇增多症中纤溶途径也受到影响。

静脉血栓经常发生在血流缓慢的区域。与较大的血管相比，微循环内天然抗凝剂的效果更好。在淤血期间，血液会增加其在大血管中的停留时间，增加了形成血栓的倾向。此外，在 CS 患者中，以前的研究发现红细胞压积增加，这种改变会导致高黏滞性，从而导致血流量减少，并容易发生血栓栓塞并发症。

此外，高血脂与凝血功能异常也存在极大的相关性。在库欣综合征患者中，高脂血症的发生率极高，因此，高脂血症的存在也可能是导致库欣综合征高凝状态的因素之一。研究发现，促凝血因子Ⅱ、Ⅶ、Ⅸ、Ⅹ、Ⅺ和抗凝因子蛋白 C、蛋白 S 与三酰甘油显著相关，促凝血因子Ⅱ、Ⅴ、Ⅶ、Ⅸ、Ⅹ、Ⅺ、Ⅻ和抗凝血因子抗凝血酶、蛋白 C 与总胆固醇相关。在高脂血症患者中，凝血因子Ⅱ、Ⅶ、Ⅸ、Ⅹ水平显著升高。这些均可能是造成 CS 患者高凝状态的原因。

根据 13 项共纳入 1356 例 CS 患者，库欣病（CD）1080 例，肾上腺腺瘤或增生 234 例，肾上腺癌 21 例，从异位 CS 21 例的研究中与内源性皮质醇高凝有关的临床事件的发生情况来看，约

8.9% 的患者出现静脉血栓栓塞，53% 的患者血栓栓塞事件与手术有关，而 44% 的 CS 患者发生与手术无关的静脉血栓栓塞（VTE）。据报道，11%（13/121）的 CS 患者死于 VTE。

综上，CS 患者发生血栓事件，至少需有 Virchow 三联征的成分（血管异常、内皮功能障碍、高凝状态及淤血）的两种。研究建议在接受经蝶或肾上腺手术（开腹或腹腔镜）的 CS 患者中常规使用低分子肝素或小剂量普通肝素预防血栓形成。然而，关于预防性抗凝治疗的剂量或持续时间还没有达成共识。此外，目前还不清楚 CS 患者是否应该在术后或整个活动性疾病期间进行血栓预防。需要进行多中心前瞻性研究，从而降低与该疾病相关的发病率和死亡率。

因为在抗凝治疗期间没有明确出血倾向的报道，预防性治疗似乎是安全的。多项研究结果建议，当存在静脉血栓栓塞的额外危险因素时，在开始治疗之前应该考虑预防血栓。对于接受垂体手术的 CD 患者，血栓预防应延长至术后 10～35 天，这与 VTE 高危患者的手术相当。

CS 的另一个典型血液系统表现是白细胞（WBC）计数升高。在一项研究中发现库欣病患者白细胞计数高于正常人，而多形核（PMN）细胞增多、淋巴细胞则有减少的趋势。在一项纳入 26 例库欣病的研究中，40% 的患者存在白细胞增多，经手术和（或）内科治疗后尿游离皮质醇下降时，WBC 显著减少 20%，中性粒细胞计数显著减少 30%。皮质醇通过与核糖皮质激素受体结合，诱导一系列细胞内信号转导，促进蛋白质合成。皮质醇与糖皮质激素受体有很高的亲和力，这种复合体通过基因组和非基因组机制抑制炎症。糖皮质激素诱导的白细胞增多归因于几种机制：增加中性粒细胞从骨髓释放到循环，延缓循环中的中性粒细胞凋亡，以及减少细胞从血管到组织的转移；中性粒细胞从血管内边际池中涌入。这些细胞存在于肺、肝、脾和骨髓中，与小血管内皮细胞密切接触。通过应激信号，如皮质醇和儿茶酚胺，可以激活这些边际池中的成熟粒细胞，使其迅速去髓质，导致循环中白细胞急剧升高。皮质醇还会延长白细胞在血管内的半衰期，并延缓白细胞从循环中消失的时间。原因不明的持续性白细胞增多症患者也应该进行皮质醇监测，CS 应该是不明原因白细胞增多症患者常规检查的一部分。

糖皮质激素对淋巴样细胞的作用是众所周知的。体外研究表明，人外周血淋巴细胞的 T 和非 T 亚群每个细胞含有大致相同数量的糖皮质激素受体，糖皮质激素可诱导上述两种细胞凋亡。20 世纪 70 年代的早期研究表明，糖皮质激素可以在 4～6h 内导致淋巴细胞减少，但在 24h 内可恢复。外周淋巴细胞在骨髓中滞留是这种快速转变的潜在机制，通过对荧光外周血淋巴细胞的研究表明，淋巴器官外流的减少也起到了作用，但若糖皮质激素暴露时间延长，这种作用会减弱。多项研究发现，有多种分子途径参与了糖皮质激素对 T 淋巴细胞的免疫抑制作用。地塞米松通过阻断膜近端磷酸化来抑制 T 细胞受体（T cell receptor，TCR）信号，ζ 链、ZAP_{70} 激酶和 T 细胞活化链接物（linker of activation of T cell，LAT）的磷酸化降低。此外，糖皮质激素可能降低 Lck 和 Fyn 的磷酸化，两者分别是 $TCR-CD_4$ 和 CD_3 相互作用的中介，从而下调蛋白激酶 B（PKB）、蛋白激酶 C（PKC）和 MAPK 途径表达，重要的是，这种 TCR 抑制可能是通过糖皮质激素受体依赖机制实现的。TCR 信号被抑制，进而通过激活类固醇受体辅助激活因子（steroid receptor coactivator，SRC）激酶信号和半胱氨酸蛋白酶，可导致细胞凋亡。

现有研究表明，糖皮质激素通过与其胞浆受体结合进而促进嗜酸性粒细胞的凋亡，对细胞凋亡的影响呈现剂量及时间依赖性。糖皮质激素主要通过两种途径促进嗜酸性粒细胞的凋亡：一方面糖皮质激素能够抑制 IL-3、IL-5、GM-CSF 等嗜酸性粒细胞活化因子的表达，从而间接引起嗜酸性粒细胞的凋亡；另一方面，糖皮质激素亦有可能直接诱导嗜酸性粒细胞的凋亡，但目前具体机制暂不清楚。有研究表明，在糖皮质激素促进嗜酸性粒细胞凋亡的过程中，线粒体起到了主要作用。糖皮质激素促使线粒体上的跨膜电位消失，打开线粒体通透性转变孔道，将细胞色素 C 释放到细胞液中，从而促进嗜酸性粒细胞凋亡。同时也有研究表明活性氧簇也是凋亡过程中的关键步骤之一。其机制可能如下：首先，糖皮质激素与其受体相结合，进入细胞质，诱导 ROS 合成增加，进而引起 C–jun 氨基末端激酶（C–jun amino–terminus kinase，JNK）磷酸化，从而损伤线粒体膜，进入线粒体凋亡阶段；其次，糖皮质激素还可以下调 X 细胞凋亡抑制蛋白（X–inhibitory of apoptosis protein，X–IAP）的表达，引起 JNK 持续活化。

（刘雅馨）

（五）肾上腺皮质功能减退症的血液系统表现

肾上腺皮质功能减退症是指由于多种病因导致肾上腺皮质激素分泌不足而出现的各种临床表现。按病因可分为原发性和继发性，原发性者又称 Addison 病，由于肾上腺皮质结构或功能缺陷导致肾上腺皮质激素分泌不足；继发性指下丘脑、垂体等病变引起 ACTH 分泌降低致肾上腺皮质激素分泌不足。

慢性肾上腺皮质减退症发病隐匿，不易分辨。主要的临床表现包括逐渐加重的全身不适、精神倦怠、乏力、食欲减退、恶心、体重减轻、头晕和体位性低血压等。皮肤黏膜色素沉着是慢性原发性肾上腺皮质减退症特征性的表现。

肾上腺皮质功能危象时病情危重，大多患者有发热，有的体温可达 40℃以上，很可能有感染，而肾上腺危象本身也可发热；有严重低血压，甚至低血容量性休克，伴有心动过速，四肢厥冷、发绀和虚脱；患者极度虚弱无力，萎靡淡漠和嗜睡；也可表现为烦躁不安和谵妄、惊厥甚至昏迷；消化道症状常常比较突出，表现为恶心、呕吐和腹痛、腹泻，腹痛常伴有深压痛和反跳痛而被误诊为急腹症，但常常缺乏特异性定位体征，肾上腺出血患者还可有腹胁肋部和胸背部疼痛，血红蛋白（Hb）的快速下降。

实验室检查可有低血钠、高血钾。脱水严重者低血钠可不明显，高血钾也一般不严重，少数患者可有轻度或中度高血钙。如有低血钙和高血磷，则提示合并有甲状旁腺功能减退症。血液系统则表现为正细胞性、正色性贫血，少数患者合并有恶性贫血。白细胞分类显示中性粒细胞减少，淋巴细胞相对增多，嗜酸性粒细胞明显增多。

循环中的糖皮质激素水平由下丘脑 – 垂体 – 肾上腺轴系统调节，局部受 11β– 羟基类固醇脱氢酶代谢调节。糖皮质激素通过与两种不同配体诱导的转录因子结合来介导它们的基因组作用，即高亲和力盐皮质激素受体（mineralocorticoid receptor，MR）和低亲和力的糖皮质激素受体（glucocorticoid receptor，GR）。机体对糖皮质激素的反应因个体、细胞和组织的不同而不同。细胞中糖皮质激素反应的多样性和特异性受到不同水平的控制，包括受体易位、与特定转录因子和协同调节因子的相互作用，以及由 microRNA 调节的受体蛋白水平。此外，单个 GR 基因通过选择性剪接和选择性翻译产生多个 GR 亚型。这些异构体都有独特的组织分布模式和转录调控谱。

GR 在白细胞中表达，并在细胞黏附和白细胞从骨髓中募集方面发挥作用，包括增加中性粒细胞从骨髓释放到循环，延迟循环中的中性粒细胞凋亡，以及减少细胞从血管到组织的转移。另一种可能的机制是中性粒细胞从血管内边际池中涌入。这些细胞存在于肺、肝、脾和骨髓中，与小血管内皮细胞密切接触。通过应激信号，如皮质醇和儿茶酚胺，激活这些边际池中的成熟粒细胞，使其迅速去髓质，导致循环中白细胞急剧升高。皮质醇还会延长它们在血管内的半衰期，延缓其从循环中消失。但在肾上腺皮质功能减退的患者中，由于缺乏糖皮质激素，使得中性粒细胞释放减少、凋亡加快，转移增加，表现为中性粒细胞减少。

淋巴细胞表面也存在着 GR，糖皮质激素与受体相结合，通过包括阻断膜近端磷酸化来抑制 T 细胞受体（T cell receptor，TCR），或许还通过降低 Lck 和 Fyn 的磷酸化，下调蛋白激酶 B（PKB）、蛋白激酶 C（PKC）和 MAPK 途径表达在内的等多种途径促进淋巴细胞凋亡。但当糖皮质激素缺乏时，淋巴细胞凋亡可能受到抑制，从而表现出淋巴细胞增多。

现有研究表明，糖皮质激素通过与其胞浆受体结合进而促进嗜酸性粒细胞的凋亡，对细胞凋亡的影响呈现剂量及时间依赖性。糖皮质激素主要通过两种途径促进嗜酸性粒细胞的凋亡，一方面糖皮质激素能够抑制 IL–3、IL–5、粒细胞 – 巨噬细胞集落刺激因子（granulocyte–macrophage colony stimulating factor，GM–CSF）等嗜酸性粒细胞活化因子的表达，从而间接引起嗜酸性粒细胞的凋亡，激素进入上皮细胞后与其胞浆受体特异性结合后，再进入细胞核通过激活基因，从而引起相应的炎性蛋白合成减少，达到促进嗜酸性粒细胞凋亡的目的。此外，糖皮质激素亦可能直接诱导嗜酸性粒细胞的凋亡，但在肾上腺皮质功能减退的患者体内，由于糖皮质激素水平偏低，使得嗜酸性粒细胞凋亡减慢，数量升高。另外，有研究提示肾上腺皮质功能减退的患者体内的 GR 含量较正常人可能下降，这也可能是导致糖皮质激素与受体结合减少，从而使中性粒细胞降低、淋巴细胞及嗜酸性粒细胞升高的原因之一。

（刘雅馨）

（六）Klinefelter 综合征的血液系统表现

Klinefelter 综合征又称克氏综合征，该病最常见的染色体核型异常为 47,XXY，占全部患者的 80%；其次为 46,XY/47,XXY 嵌合型；其余为罕见核型，包括 48,XXYY、48,XXXY、49,XXXXY 等。

男性 Klinefelter 综合征患者的乳腺癌、肺癌和非霍奇金淋巴瘤的发病率高于普通人群，而前列腺癌的发生风险显著下降。其发病机制可能是 Klinefelter 综合征患者免疫系统异常导致肿瘤监视功能减弱、基因结构及表达异常（如 X 染色体癌基因过度表达及灭活减少等）有关，且血液系统肿瘤出现基因融合和染色体易位的频率非常高。急性髓系白血病在 65 岁以上老年患者中常见，而 Klinefelter 综合征合并急性髓系白血病多发生在青少年（诊断时≤ 18 岁），这些研究提示染色体异常导致 AML 的早期发生。尽管部分学者认为 47,XXY 的染色体核型是血液系统恶性肿瘤的危险因素，但由于国内外对 Klinefelter 综合征合并白血病的病例报道较少，且缺乏对此类患者的长期回顾性随访研究，故 Klinefelter 综合征患者白血病发病率是否高于正常人群仍存在争议。

目前 Klinefelter 综合征尚无有效的治疗方法，青春期后长期乃至终身的雄激素补充是治疗该病的主要措施，目的是促进患者的第二性征发育，改善其精神状态，提高生活质量，预防并发症的发生。

（李凤翱）

（七）Turner 综合征的血液系统表现

Turner 综合征（Turner syndrome，TS）是最常见的染色体异常疾病之一，也是人类唯一能存活的单体综合征。约半数 TS 为单体型（45,XO），20%～30% 为嵌合型（45,XO/46,XX），其余为 X 染色体结构异常。

X 染色体含有人类基因组上约 10% 的 microRNA，其中小部分 microRNA 具有调节免疫和肿瘤功能。健康女性拥有两条 X 染色体，当一条 X 染色体上的免疫相关基因和（或）microRNA 发生突变时，至少一半细胞的蛋白和

microRNA 源自另一条 X 染色体上的基因和（或）microRNA 的拷贝具有正常功能。与对照组相比，尽管 TS 患者的外周血中 $CD4^+$T 细胞增加，但 $CD4^+FOXP3^+$ 调节性 T 细胞（Tregs）不能有效地抑制自体效应 T 细胞的增殖。出现上述情况的可能原因：TS 患者的 Tregs 细胞在抑制效应 T 细胞的增殖方面可能存在缺陷，并且（或者）TS 患者的效应 T 细胞对 Tregs 细胞的抑制作用存在抵抗。虽然 FOXP3 本身可能与单倍体基因并不相关，但是其他 X 连锁的基因因素可能导致 Tregs 细胞功能缺陷或引起自身免疫反应。部分 TS 患者可合并肿瘤如神经源性肿瘤（类癌、神经节细胞瘤、黑色素瘤和神经鞘瘤）、妇科肿瘤、肝癌、甲状腺癌、胃肠道肿瘤等，也有血液系统肿瘤的报道，发生实性肿瘤的风险更高。

X 染色体缺失是骨髓中唯一的非结构性细胞遗传学异常，与骨髓增生异常综合征相关。TS 合并白血病的病例比较罕见，尚不明确单体 X 是否在白血病的发生中起重要作用。单体细胞型可能利于白血病细胞生存并减少细胞程序性死亡，此外染色体和激素因素需要考虑在内。有学者认为激素治疗可促进此类患者白血病的发生；另有学者认为 TS 中低雌激素伴高促性腺激素水平或者结构性染色体嵌合可能抑制 TS 患者白血病的发生。染色体异常包括 t（9;22）、t（8;21）及复杂核型等。今后仍需加强对 TS 合并血液系统肿瘤的患者进行追踪随访。

（李凤翱）

二、甲状腺疾病的血液系统表现

甲状腺可以合成和分泌甲状腺激素，对机体的许多基本生命活动均有重要的调节作用，其对血液系统也有明显影响，其功能异常可能导致贫血、白细胞减少、凝血功能异常等血液系统疾病的发生，某些治疗甲状腺疾病的药物也会引起血液系统的异常。

（一）甲亢的血液系统表现

1. 概述

我国临床甲亢的患病率为 0.8%，其中 80% 以上是由 Graves 病（GD）引起的。当甲状腺激素水平正常，仅有 TSH 水平降低时称为亚临床甲亢。

甲亢发病以中青年女性多见，由于过量甲状腺激素引起的全身多系统临床变化可以影响血液系统的变化。甲亢患者可出现贫血、白细胞减少、血小板减少、全血细胞减少等疾病，其中以贫血为首发表现的患者在临床上十分常见，全血细胞减少和自身免疫性溶血性贫血罕见。

2. 甲亢和贫血

贫血是指人体外周血红细胞容量减少，低于正常范围下限，不能运输足够的氧至组织而产生的综合征。我国专家共识认为在海平面地区，成年男性 Hb ＜ 120g/L，成年女性（非妊娠）Hb ＜ 110g/L，孕妇 Hb ＜ 100g/L 即为贫血。

(1) 流行病学：多项大型研究提示，甲亢患者合并贫血的患病率 14.6%～40.9%，多为较严重或病程较长的甲亢患者。甲亢多合并正细胞正色素性贫血或小细胞低色素性贫血，而合并大细胞性贫血较少。再生障碍性贫血是抗甲状腺药物治疗的严重并发症，极为罕见，一般发生在高剂量治疗期间。

(2) 发病机制：多项研究表明，Hb 与 FT_3、FT_4、TGAb、TPO-Ab 无关，提示甲亢贫血的原因可能是多种原因引起的，包括①血浆容量增加，造成血液相对稀释；②无效造血；③红细胞内 2,3- 二磷酸甘油酸（2,3-DPG）含量增加，使 Hb 与氧亲和力下降，向组织供氧增多，使组织缺氧相对减轻，因而使肾脏分泌 EPO 减少，刺激红细胞生成作用减低，但有相反的观点，认为甲亢合并贫血患者 EPO 水平升高，因为甲状腺激素对红细胞前体的增殖有直接的刺激作用，同时通过增加肾脏中 EPO 基因的表达和 EPO 的产生来促进红细胞的生成；④免疫机制，红细胞生存期缩短，自身免疫性甲状腺疾病患者血中可存在抗甲状腺线粒体、TGAb及具有甲状腺素刺激作用抗体，这些抗体可能引起血管外或血管内的自身免疫性溶血性贫血（AIHA），使红细胞生存期缩短，如血清中存在针对TSH受体的特异性自身抗体（TRAb）是GD的主要抗体，TRAb是单克隆自身抗IgG_2，能够非特异性吸附红细胞表面；也有人提出AIHA与GD有着缺乏抑制性T细胞活性的共同免疫背景，有研究显示抗甲状腺药物可能有免疫抑制作用；另外，甲亢可能伴有抗内因子抗体的出现，Ⅰ型为阻断抗体，能直接阻止维生素B_{12}与内因子的结合，Ⅱ型能与内因子维生素B_{12}复合物或单独与内因子结合以阻止维生素B_{12}吸收，造成维生素B_{12}缺乏引起巨幼细胞性贫血（恶性贫血）；⑤铁利用障碍，其发生可能与血红素合成酶的活性降低有关；⑥其他原因，甲亢可合并腹泻、吸收不良，也可降低铁、叶酸、维生素B_{12}吸收，导致相应造血原料缺乏引起贫血；⑦治疗甲亢的常用药物甲巯咪唑和丙基硫氧嘧啶。两者可引起血液系统疾病。甲巯咪唑有诱发溶血性贫血和再生障碍性贫血的可能。其机制尚未明确，可能与以下因素有关：过敏反应所致；药物中毒；甲巯咪唑可以选择性抑制骨髓造血干细胞，引起再生障碍性贫血；药物致免疫反应，药物作为一种半抗原与蛋白结合，激活免疫细胞产生相应的抗体，药物与相应抗体形成免疫复合物。丙基硫氧嘧啶引起的抗中性粒细胞胞浆抗体（antineutrophil cytoplasmic antibodies，ANCA）相关小血管炎患者可累及皮肤、肾脏、呼吸道等多个部位，出现咯血、肺出血、鼻衄等临床表现，可以继发贫血。⑧可能存在遗传易感性。

(3) 临床表现：甲亢引起的贫血与甲亢病情的严重程度和病程长短有关，病情重及病程长的患者更容易出现贫血。多数甲亢患者表现为轻度贫血，以甲亢症状为主，多无明显其他症状。极少数患者可为重度贫血。贫血的出现可加重甲亢患者的高动力循环状态，增加对心脏和肝脏损害，给甲亢的治疗带来困难。贫血最常见的全身症状为乏力。

(4) 实验室检查

① 血常规检查：可以确定有无贫血，贫血是否伴白细胞或血小板数量的变化。甲亢患者的红细胞分布宽度（RDW）值均显著升高，而甲亢患者的平均红细胞体积（MCV）值可显著降低。

② 骨髓检查：甲亢性贫血骨髓均示增生性改变。

③ 贫血发病机制的检查：用于鉴别缺铁性贫血、巨幼贫、再生障碍性贫血及自身免疫性溶血性贫血等。

(5) 治疗：对甲亢患者进行贫血的认识和早期筛查十分重要，明确的甲亢伴贫血患者需进一步明确贫血的类型和病因，针对不同病因给予相应治疗，甲亢相关的贫血一般采用ATD治疗，贫血一般不需要特殊治疗，在纠正甲亢症状后贫血会自行纠正，GD贫血患者的Hb水平多在应用ATD治疗后10～22周恢复正常。但如果缺铁性甲亢性贫血患者，甲亢控制后贫血和缺铁仍存在，这时以补充铁剂为宜，对于维生素B_{12}和（或）叶酸不足引起的贫血，也宜在甲亢控制后贫血仍不能纠正时再补充之。与甲亢治疗药物相关的贫血，需立即停用ATD，甲亢的治疗可考虑^{131}I或者手术治疗。少数严重的自身免疫性贫血患者需采用免疫抑制剂及激素治疗。

3. 甲亢和白细胞减少

(1) 概述：白细胞减少指外周血白细胞总数持续低于4.0×10^9/L。中性粒细胞减少是指中性粒细胞绝对计数在成人低于2.0×10^9/L，儿童≥10岁低于1.8×10^9/L或＜10岁低于1.5×10^9/L，中性粒细胞绝对值计数低于0.5×10^9/L，称为粒细胞缺乏症。

GD甲亢粒细胞减少可以发生在甲亢之前、同时或之后，其中有近1/3病例发生在甲亢出现之前，粒细胞减少的发生与甲状腺激素水平无相关性。ATD 治疗有时也会引起白细胞减少，严重的甚至造成粒细胞缺乏，危及生命，有研究提示，与低剂量 MMI 相比，PTU 导致粒细胞缺乏的比例更高。

(2) 流行病学：在未经治疗的甲亢中白细胞减少（5.8%）和血小板减少（3.3%）的发生率较低，有研究报道白细胞减少和中性粒细胞减少症在 GD 中并不罕见，比例达 14%～30%，ATD 治疗的 GD 病患者中粒细胞缺乏症的发生率约为 0.2%～0.5%，女性多于男性，发病年龄多为 40—50 岁。

(3) 发病机制：甲亢患者出现白细胞减少甚至粒细胞缺乏有两种情况，一种为 GD 本身引起，一种为 ATD 治疗引起。GD 本身的机制包括如下几个方面：①免疫机制。GD 患者循环中出现针对分化的粒细胞抗体，这些抗体可以是 ANCA，当中性粒细胞迁移到细胞膜上时，这些抗体会与中性粒细胞内的特定颗粒发生反应，诱导细胞凋亡，这些抗体也可以与骨髓祖细胞发生反应并诱导调理作用；②分布异常。动物实验表明，甲亢时，循环中的粒细胞减少是由于分布异常和粒细胞边缘化所致；③过多的甲状腺激素可能直接抑制骨髓造血功能；④遗传易感性。有研究认为，GD 患者白细胞减少的机制可能与全血细胞减少的机制相互交叠，因此，在密切观察白细胞减少的同时，应注意观察全血细胞的变化，以防止潜在的严重并发症的发生和发展。

ATD 出现白细胞减少甚至粒细胞缺乏的机制包括 3 个方面：①直接毒性。有些药物可能被中性粒细胞氧化为活性代谢物，从而通过激活炎性小体诱导免疫反应，从而破坏中性粒细胞，发挥直接毒性；②免疫介导作用。ATD 可以诱导抗中性粒细胞抗体；③遗传易感性。一些易感位点已被发现与较高的风险相关，全基因组关联研究（GWAS）表明亚裔患者的易感位点为 HLA-B*38:02 和 HLA-DRB1*08:03，并发现 HLA-B*380201 与卡咪唑 / 甲基咪唑粒细胞缺氧症密切相关，欧洲裔则为 HLA-B*27:05。

(4) 临床表现：ATD 诱导的粒细胞缺乏症多数发生在 ATD 最初治疗的 1～3 个月或再次用药的 1～2 个月内，但也可发生在服药的任何时间，患者的主要临床表现是发热、咽痛、全身不适等，严重者出现败血症，病死率较高，故治疗中出现发热、咽痛均要立即检查白细胞，以及时发现粒细胞缺乏的发生。老年患者发生本症的危险性增加。

(5) 治疗：由于 GD 本身可引起白细胞计数减少，因此在治疗前应检测外周血常规，外周血白细胞持续＜ 3.0×10^9/L，不宜起始 ATD 治疗。甲亢合并轻度中性粒细胞减少症一般采用对症支持治疗，包括加用升白细胞药物，如利血生、维生素 B_4、鲨肝醇、十一味参芪、地榆升白片等，必要时可应用粒细胞集落刺激因子（G-CSF）。可试加用 ATD 治疗，起始量应小，一般无合并白细胞减少时，初始阶段推荐 MMI 起始剂量为每日 20～40mg，分 1～2 次口服。有研究提示，MMI（10～15mg/d）治疗与大剂量疗效相同，且中性粒细胞减少等不良反应的发生较少；PTU 起始剂量为 300mg/d，最大量 600mg/d，分次口服；合并白细胞减少时，酌情减量；并 1～2 周密切监测白细胞及中性粒细胞情况，随着白细胞逐渐上升再加大 ATD 剂量。多项研究表明，使用 ATD 治疗后，中性粒细胞较前上升并恢复正常。也有研究表明，在一般对症支持治疗的基础上加用糖皮质激素（泼尼松 5～10mg，3 次 /d）治疗后，白细胞减少明显改善，其机制可能是糖皮质激素既阻止了机体自身免疫反应，又抑制了外周组织 T_4 向 T_3 的转换，阻止甲状腺激素释放，降低周围组织对甲状腺激素的反应。此外，糖皮质激素本身还有促进骨髓中性粒细胞向外周释放，使外周血中性粒细胞升高，延长其寿命，抑制淋巴组织增生，使淋巴细胞下降，从而升高粒细胞的作用。

ATD 的不良反应包含白细胞减少症和粒细胞减少症，其中，MMI 的不良反应是剂量依赖性的，PTU 的不良反应则是非剂量依赖性的。白细胞减少多发生于初治 1～3 个月内，故治疗初期应每 1～2 周检查 1 次外周血常规，如在用药后发生白细胞减少（$< 4.0 \times 10^9$/L），但中性粒细胞 $> 1.5 \times 10^9$/L，通常不需要停药，应减少 ATD 剂量，加用一般升白细胞药物。如在用药后白细胞计数出现逐步下降趋势，一般在白细胞计数 $< 3.0 \times 10^9$/L 后或中性粒细胞绝对值计数低于 0.5×10^9/L，需要立即停用抗甲状腺药物。甲亢合并粒细胞缺乏者除了停用抗甲状腺药物，还要消毒隔离、预防感染，并开始静脉使用广谱抗菌药物，可以使用 G-CSF，必要时采用输血或输白细胞等措施来挽救生命。患者教育是预防 ATD 性粒细胞缺乏症高发病率甚至高死亡率的关键，用药期间嘱患者如出现咽痛、发热等应及时就诊，谨防粒细胞缺乏症发生，同时不建议更换另一种 ATD，因为两种药物的不良反应交叉风险发生率约为 50%。

对于 ATD 诱导的粒细胞缺乏症患者，G-CSF 可以促进骨髓恢复，但并不能改善粒细胞缺乏症的恢复时间，对骨髓造血功能损伤严重的病例效果不佳。

对于甲亢合并白细胞和（或）血小板减少或全血细胞减少，ATD 治疗失败或 ATD 过敏的患者，^{131}I 是最佳的治疗方法。^{131}I 治疗产生的辐射对甲亢患者白细胞影响轻微，为一过性，不受年龄、性别及治疗剂量等因素影响，可不用药物进行干预，而且甲亢合并白细胞减少的患者，^{131}I 治疗后中性粒细胞明显高于治疗前，表明 ^{131}I 治疗甲亢后，随着甲亢的好转，粒细胞可逐步恢复正常。

4. 甲亢和原发免疫性血小板减少症

原发免疫性血小板减少症（immune thrombocytopenia，ITP）是一种以血小板减少为特点的获得性免疫紊乱。其定义为外周血血小板数量 $< 100 \times 10^9$/L，起病隐匿并缺乏明确的病因。成年男女 ITP 的发病率接近，但中年（30—60 岁）女性发病率较高。根据病程可将 ITP 分为初诊 ITP、持续性 ITP（病程 3～12 个月）和慢性 ITP（病程超过 12 个月）。

(1) 概述：AITD 常常与 ITP 共存，1931 年，Jackson 等首次描述了甲亢和血小板减少症之间的关系，尤其是 GD 和桥本甲状腺炎和 ITP 的关系比较密切，其中，GD 常常伴发轻度的血小板减少症，AITD 和 ITP 可同时发生，也可相隔数月或数年发生。

(2) 流行病学：甲亢患者中，ITP 的发病率为 2%～5%。

(3) 发病机制

① 可能和甲状腺激素激活了网状内皮系统的吞噬功能有关，使患者血小板较多被提前破坏，血小板寿命缩短。

② 可能和自身免疫机制的共同土壤有关，在 50% 的 GD 和桥本甲状腺炎患者中可以检测到抗血小板抗体，而甲减患者发生 ITP 考虑和血小板生成减少有关，这类患者的血小板计数常随甲状腺功能的恢复而回升。甲状腺抗体的阳性率在 ITP 患者中高达 89%。

③ 还有报道提示这两种疾病存在遗传易感性，与 HLAB8 和 HLADR3 相关。

(4) 临床表现：ITP 患者的体征和症状差别很大，多数患者无症状或仅有少许瘀斑，个别患者出现严重出血，包括胃肠道出血、广泛皮肤黏膜出血或颅内出血（intracranial hemorrhage，ICH）。在某种程度上，血小板减少的程度并不完全与出血风险相关。决定治疗方案前，必须对影响 ITP 出血风险的其他因素（如年龄、生活方式、尿毒症等）予以评估。

(5) 治疗：当甲亢合并 ITP 时，应首先控制甲亢，以减轻甲状腺激素对 ITP 的影响，首选肾上腺皮质激素来抑制抗体与血小板的结合，减少血小板的破坏和单核巨噬细胞对血小板的吞噬作用。关于甲亢和 ITP 的研究中，7% 的 ITP 患者经过对甲状腺毒症的治疗，ITP 可以恢复正常，相反，若不控制甲亢，单纯治疗血小板减少，甚至将脾脏切除，往往也难以奏效。

2010 年《原发性免疫性血小板减少症的调查和治疗的国际共识报告》中建议，将甲状腺功能和甲状腺自身抗体的检测作为 ITP 治疗效能的指标之一。

5. 甲亢和 Evans 综合征

Evans 综合征罕见，是指同时或相继发生 AIHA 和 ITP，由 Evans 于 1951 年首先报道，并提出了溶血性贫血和血小板减少相关。

(1) 流行病学：甲亢可导致 Evans 综合征，有报道提示 GD 中约 0.06% 发生 Evans 综合征。

(2) 发病机制：甲亢、AIHA、ITP 三者均系自身免疫性疾病，有免疫功能紊乱的共同基础，故亦称之为自身免疫性重叠综合征（autoimmune overlapping syndrome），甲亢与 Evans 综合征可以同时发病，也可以先后发病。有报道提示 Evans 综合征中甲状腺抗体的阳性率（25%）高于单独患 AIHA（11.4%）或 ITP（0%）的患者。

(3) 诊断：如有如下几个方面的表现，需要考虑甲亢合并 Evans 综合征的诊断：①有甲亢或（和）有溶血性贫血的病史，贫血、黄疸、网织红细胞数增高并能除外其他原因引起的贫血；②有原发性血小板减少性紫癜；③甲状腺肿大，血清 T_4 增高；④ Coombs 试验阳性。且排除了结缔组织病，淋巴细胞增殖性疾病、感染等。

(4) 治疗：Evans 综合征的治疗包括各种免疫抑制疗法，如长春碱类、雄激素、肾上腺皮质激素、静脉注射免疫球蛋白和脾切除术。而甲亢合并 Evans 综合征的治疗应首选肾上腺皮质激素及 ATD，该疗法可使病情得到缓解，需禁用可能引起溶血的药物，大剂量肾上腺皮质激素的应用仍为控制急性溶血危象的主要药物。关于 AIHA 的输血问题，多数患者是不需要的，但对于急性爆发型病例出现溶血危象，输血仍为重要的抢救措施，如在上述治疗无效的情况，若患者体质允许，也可考虑行甲状腺次全切除术，以控制甲状腺毒症对 Evans 综合征的加重作用，但应充分做好术前准备和术后处理。

6. 甲亢和全血细胞减少

全血细胞减少是指外周血中白细胞、血小板及红细胞（包括血红蛋白）均低于正常参考范围。

(1) 流行病学：甲亢合并全血细胞减少的病例罕见，目前仅见于分散的病例报道。GD 合并全血细胞减少时有可能为免疫相关性全血细胞减少症（immuno related pancytopenia，IRP）。严重的全血细胞减少也与高剂量的放射性碘有关，但是如果使用常规剂量的放射性碘的治疗是安全的。在应用 ATD 如 MMI 的过程中也有全血细胞减少的报道，虽然发生率低，约为 0.03%，但是却是此类药物最严重的的不良反应，具有致死性，因此必须高度警惕。

(2) 发病机制：目前认为，甲亢合并全血细胞减少的机制尚不完全清楚，很可能是多因素的，目前包括 3 种情况：

首先，GD 本身存在 3 个方面的异常情况：①异常激素的分泌，甲状腺激素循环水平高，导致造血功能低下；②血细胞寿命缩短，通过免疫破坏或隔离，缩短血细胞寿命；③自身免疫机制，鉴于抗中性粒细胞和抗血小板抗体的存在，另外，GD 与其他对 ATD 有反应的自身免疫性血液疾病（如自身免疫性溶血性贫血、免疫性血小板减少性紫癜、Evans 综合征）之间的联系支持自身免疫性理论；④直接骨髓毒性，因为过量的甲状腺激素可能对多能干细胞产生不利影响。

其次，ATD 引起 3 种异常情况：①药物形成全抗原后与相应抗体结合，形成免疫复合物激活补体系统，损伤血小板、粒细胞，最后被单核 – 巨噬细胞系统吞噬；② GD 合并贫血的患者血清中存在 ATD 依赖性红细胞抗体，这些抗体可与

Rh 复合物蛋白结合。有时也出现抗中性粒细胞特异性 Fcr 受体、IIIb 抗体和内皮细胞血小板黏附分子 -1，从而导致中性粒细胞和血小板减少；③ ATD 亦可干扰 DNA 合成，抑制细胞丝状分裂，表现为骨髓增生低下和巨核细胞极度减少，常伴有全血细胞减少。

最后，GD 合并全血细胞减少，其与全血细胞减少均属于自身免疫性疾病，可能为 T 淋巴细胞调控失衡使得 B 淋巴细胞数量、亚群及功能异常，进而产生抗甲状腺、白细胞、红细胞、血小板的抗体，从而表现为 GD 合并全血细胞减少。

(3) 临床表现：患者均可出现不同程度的头晕、乏力，活动后心悸、气促等贫血症状，部分病例出现发热、咽痛、皮肤黏膜出血、骨骼疼痛等症状。

(4) 诊断：实验室检查提示全血细胞减少，且有甲亢病史或有应用 ATD 背景，骨髓检查除外恶性肿瘤后，可考虑为甲亢或 ATD 相关的全血细胞减少。GD 合并全血细胞减少的患者骨髓检查可表现为增生活跃，也可表现为增生低下。

(5) 治疗：治疗同甲亢合并白细胞减少。经治疗后，甲亢相关的全血细胞减少的持续时间是可变的，从 2 周到几个月；只有当患者甲状腺功能正常时才会消失。全血细胞减少应在甲状腺功能恢复时消失；如果没有，应重新进行血液检查。

7. 甲亢和凝血功能

早在 1927 年，就有报道提及了临床甲亢与脑静脉血栓形成相关。有关临床甲亢和亚临床甲亢对凝血功能的影响在过去几十年的多项研究中得到了阐述。

(1) 发病机制：甲亢可能会增加静脉血栓栓塞，包括下肢深静脉血栓（VTE）和肺栓塞（PE）的风险，其机制可能是高水平的甲状腺激素导致凝血增加和纤溶减少，从而使止血平衡向高凝和低纤溶状态转变，这在内源性和外源性甲亢、亚临床甲亢和显性甲亢均可观察到，具体机制包括 4 个方面：①对凝血蛋白基因转录的直接影响，特别是通过甲状腺激素 β 受体；②改变血凝块结构或溶解血凝块；③接触系统激活和大量中性粒细胞胞外陷阱形成；④自身免疫过程或炎症反应（仅来自研究自身免疫疾病风险和静脉血栓形成风险的证据）。

有研究提示甲亢患者 vWF、纤维蛋白原和 D- 二聚体水平明显高于甲状腺功能正常的患者，促凝因子 XIII 亚单位 B、F II 、F V 和 FXI与 FT_4 水平升高呈正相关。

(2) 治疗：加用抗甲状腺治疗后，甲亢患者的血浆纤连蛋白、vWF、血栓调节蛋白和 PAI-1 水平升高，t-PA 水平降低。

（二）甲状腺功能减退症的血液系统表现

1. 概述

甲状腺功能减退症（hypothyroidism）简称甲减，是由各种原因导致的低甲状腺激素血症或甲状腺激素抵抗而引起的全身性低代谢综合征，其病理特征是黏多糖在组织和皮肤堆积，表现为黏液性水肿，国外报告的临床甲减患病率为 0.8%～1.0%，发病率为 3.5/1000，我国学者报告的临床甲减的患病率为 1.0%，发病率为 2.9/1000。当甲状腺激素正常，仅有 TSH 水平升高时称为亚临床甲减。

临床甲减和亚临床甲减往往合并贫血，先天性甲减也易并发贫血。

2. 甲减与贫血

(1) 流行病学：临床甲减和亚临床甲减均往往合并轻、中度贫血。按形态分以正细胞正色素贫血者最多，其次为大细胞性贫血，小细胞低色素贫血者最少。国外报道其患病率为 30%～50%，有研究提示临床甲减贫血患病率 43%，亚临床甲减贫血患病率 39%，国内有单位报道为 56.8%，有学者报道儿童和青少年甲减贫血的患病率为

65%，患有先天性甲减的新生儿贫血十分常见。我国西南与西北高原，边远山区等单纯性甲状腺肿流行区患者合并贫血者亦不少见，甲减女性多于男性，但合并贫血者男性多于女性，有报道妊娠期亚临床甲减贫血的发生率较正常人群显著升高，2/3 的妊娠期亚临床甲减妇女伴有轻或中度贫血，且多为正色素贫血和小细胞低色素贫血。

(2) 发病机制

① 甲状腺激素与红细胞生成有密切关系，因为切除动物甲状腺可见红细胞生成减少，给予甲状腺素后红细胞增加，甲状腺激素有加强 EPO 刺激红细胞集落形成的作用。此外，甲状腺激素还可刺激 Hb α 链和 β 链的合成，因此甲减可导致 EPO 生成减少，骨髓造血功能低下。

② 自身免疫性甲状腺炎引起的甲减患者，血中可检出抗甲状腺抗体，这种患者可同时有对红细胞的抗体，使红细胞寿命缩短或有抗胃壁细胞抗体、抗内因子抗体而使维生素 B_{12} 摄入不足，引起自身免疫性溶血性贫血或恶性贫血。

③ 甲减患者由于食欲减低、胃酸分泌减少致使营养物质摄入不足、消化吸收功能减退，常合并铁、叶酸和维生素 B_{12} 的缺乏。

④ 甲状腺激素影响铁的利用和运输。

⑤ 女性甲减患者可因为月经过多而失血。因此，甲减患者贫血的原因常为混合性。

正细胞正色素性贫血是甲减性贫血中最常见类型，不合并铁、叶酸或维生素 B_{12} 缺乏，常称之为无并发症的甲减性贫血，其发生主要原因为网状细胞减少，红细胞系发育不全，红细胞生成减少，与甲状腺激素减少导致造血组织代谢率降低，血浆或红细胞内铁转运率减低，组织耗氧量下降导致 EPO 分泌减少有关。另外，无生物活性的三碘甲状腺原氨酸的同分异构体（T_3）能直接刺激红细胞生成，说明甲状腺激素有直接刺激血细胞生成作用，其机制可能是在 EPO 存在条件下通过刺激肾上腺素能作用刺激红系祖细胞造血。也有人认为此类贫血为适应性贫血，由于机体对氧的需要减少，红细胞减少是一种生理性的调节，贫血的发生不是由于造血祖细胞功能缺陷，而是机体适应代谢率低下的结果。

小细胞低色素性贫血几乎均由甲减合并缺铁引起，甲状腺激素分泌减少合并铁缺乏的诊断主要依据血清铁水平，不能仅依据细胞形态，因为有时患者的血细胞形态为正细胞性，即使甲状腺功能减退未纠正，补充铁也可减轻贫血。

大细胞性贫血在甲减患者中患病率高达 55%，是由于甲减合并叶酸、维生素 B_{12} 缺乏所致，但是 MCV 往往改变不明显。也有人报告甲减合并恶性贫血患病率增加，是一般患者的 20 倍，考虑和自身免疫机制造成胃黏膜萎缩、内因子缺乏有关，此外，部分患者由于 2,3-DPG 减少，即使无叶酸及维生素 B_{12} 缺乏也可使红细胞体积增大，血象呈大细胞贫血表现。

甲减也有导致再生障碍性贫血及全血细胞减少的报道。

(3) 临床表现：甲减和贫血都能引起非特异性的疾病症状，如疲劳，并导致生活质量下降。贫血的临床表现进展缓慢，常常为甲减症状所掩盖，病程中逐渐出现乏力、头晕、心悸、少汗、畏寒、肌痛、颜面与四肢水肿、行动迟缓、健忘、智力减退、毛发干燥易脱落等，一般均有便秘。体检表情淡漠，面色苍白，毛发稀疏，皮肤干燥粗糙，鼻唇肥厚，可有巨舌症，下肢可见非指凹性水肿。晚期可见心脏扩大，心包、胸腔及腹腔积液。

(4) 实验室检查：甲减患者应常规检测血常规，以便尽早发现贫血，及早干预治疗。

据外周血红细胞形态可分为 3 种类型，特点如下：①正细胞正色素性贫血，多为轻至中度，一般 Hb 不低于 80～90g/L，网织红细胞减少，但 90% 患者可见有棘状红细胞，骨髓增生轻度减低，红细胞生存时间正常。②大细胞性贫血，贫血多为轻到中度，叶酸、维生素 B_{12} 测定往往减低，血涂片呈大细胞性贫血。骨髓增生正常或活跃，有核细胞增多，常见典型巨幼红、巨幼粒细胞，红细胞生存时间正常。③小细胞低色素性贫血，贫血程度多为中度贫血。血涂片可见红细胞大小不等，中心淡染区扩大。骨髓增生正常或轻度减低，铁染色呈缺铁性贫血表现，血清铁降低。

(5) 治疗：正确的评估贫血的原因和类型至关重要，这决定了贫血治疗的具体方法。

甲减相关的贫血治疗采用甲状腺制剂替代疗法，对 EPO 水平有有益的影响。可根据甲状腺功能情况加用左甲状腺素（L-T_4），一般从小量开始逐渐加量，待甲状腺功能恢复正常再改维持量。贫血多在甲状腺功能恢复至正常水平后 3～6 个月恢复正常，而对于合并大细胞和小细胞贫血者，可分别再给予叶酸、维生素 B_{12} 或铁剂。

此外，一旦发现孕妇合并妊娠期亚临床甲减，应尽早开始 L-T_4 治疗，不仅可降低妊娠期亚临床甲减对母体和胎儿的不良影响，还可减轻妊娠期贫血。

先天性甲减甲状腺激素替代治疗后短期贫血加重，短期加用各种抗贫血药物后贫血改善，考虑与其造血物质储备不足，外源性甲状腺激素使骨髓造血功能增加使造血物质相对更加缺乏等原因导致，继续治疗，随着患儿食量增加，营养物质补充，各种致贫血因素的纠正，即使停用抗贫血药，贫血也会逐渐纠正；相反，单纯用抗贫血药物而不用甲状腺激素，则贫血很难纠正。

3. 甲减和凝血功能障碍

甲减患者发生出血并发症的风险增加，其机制可能是低水平的甲状腺激素使止血系统向低凝和高纤溶（较短的血凝块溶解时间）状态转变。

早在 1965 年，Simone 等就发现甲减患者的凝血因子 FⅧ、FⅨ和 FⅪ水平明显降低，甲减患者的出血时间、凝血酶原时间（PT）和活化的部分凝血酶时间（APTT）以及 F Ⅷ活性和血管假性血友病因子（vWF）活性降低。

亚临床甲减的患者的 FVII、PAI-1 以及 t-PA 水平升高，凝血酶激活的纤溶抑制物（TAFI）明显升高。

上述凝血功能的异常，常常在应用 L-T_4 治疗后好转。

（三）甲状腺炎的血液系统表现

甲状腺炎是以炎症为主要表现的累及甲状腺的异质性疾病，分为感染性和非感染性两类。根据起病缓急可分为急性、亚急性和慢性甲状腺炎。

1. 亚急性甲状腺炎和血液系统疾病

亚急性甲状腺炎（subacute thyroiditis）是最常见的痛性甲状腺疾病，是一种与病毒感染有关的自限性甲状腺炎，绝大多数可以治愈，极少数患者遗留甲状腺功能减退症。总病程 2～4 个月，有些病程持续 1 年甚至更长。本病约占甲状腺疾病的 5%，男女发生比例 1:（3～6），以 40—50 岁女性多发，春秋季多见。轻型患者仅需应用非甾体抗炎药，中重型患者可给予糖皮质激素静脉或口服治疗，另可予以 β 受体拮抗药对症治疗。

亚急性甲状腺炎相关的血液系统疾病极其罕见，合并全血细胞减少的报道偶见。有报道亚急性甲状腺炎患者以持续高热及全血细胞减少起病，其机制认为与甲状腺毒症或自身免疫功能紊乱有关。应用糖皮质激素治疗后，随着甲状腺功能的恢复，患者的血细胞水平也随之上升至正常范围。

2. 自身免疫性甲状腺炎和血液系统疾病

(1) 概述：自身免疫性甲状腺炎（autoimmune thyroiditis，AIT）AIT 和 GD 都属于自身免疫性甲状腺病，其共同特征是血清存在针对甲状腺的自身抗体，甲状腺存在浸润的淋巴细胞。但是甲状腺炎症的程度和破坏程度不同，GD 的甲状腺炎症较轻，以甲状腺刺激性抗体（TSAb）引起的甲亢表现为主；AIT 则是以甲状腺的炎症破坏为主，严重者发生甲减。

(2) 桥本甲状腺炎和 Evans 综合征：桥本甲状腺炎是 AIT 的经典类型，1912 年由日本学者 Hakaru Hashimoto 首次报告，甲状腺显著肿大，50% 伴临床甲减。甲状腺功能正常时，TPOAb 和TGAb滴度显著增高，是最有意义的诊断指标。

桥本甲状腺炎合并 Evans 综合征的报道少见，有研究认为此类疾病机制为 T 抑制细胞的缺陷，不能对 B 淋巴细胞形成自身抗体发挥正常的抑制作用，从而产生抗红细胞、血小板及甲状腺的抗体；也有研究认为与遗传易感性相关。

对于桥本甲状腺炎合并 Evans 综合征的治疗，一线治疗包括各种免疫抑制疗法，包括长春碱类、雄激素、肾上腺皮质激素、静脉注射免疫球蛋白和脾切除术。对于肾上腺皮质激素无效的难治性 Evans 综合征合并桥本甲状腺炎的治疗方面，有报道提示可以试用利妥昔单抗（rituximab），该药是一种以 B 淋巴细胞上的 CD_{20} 为靶点的嵌合性人 / 鼠单克隆抗体，越来越多地用于多种自身免疫性疾病，利妥昔单抗诱发 B 细胞减少并减少甲状腺自身抗体的产生，B 细胞耗竭导致甲状腺 B 细胞和 T 细胞浸润减少，从而抑制自身免疫性甲状腺炎的发展，这可能是利妥昔单抗治疗桥本甲状腺炎的潜在机制。

（四）甲状腺结节和甲状腺癌的血液系统表现

甲状腺结节是指甲状腺细胞在局部异常生长所引起的散在病变，甲状腺结节很常见。一般人群中通过触诊的检出率为 3%～7%，借助高分辨率超声的检出率可高达 20%～76%，其中，5%～15% 的甲状腺结节为恶性，即甲状腺癌。甲状腺癌患者贫血的发生率较正常人升高，且甲状腺癌手术及 ^{131}I 清甲治疗后血象也有相应的变化。

甲状腺癌是内分泌系统最常见的恶性肿瘤，甲状腺滤泡上皮源性的恶性肿瘤根据组织学特征分为分化型甲状腺癌（differentiated thyroid carcinoma，DTC）和未分化型甲状腺癌（anaplastic thyroid carcinoma，ATC）。DTC 包括甲状腺乳头状癌（PTC）和甲状腺滤泡状癌（FTC），DTC 占全部甲状腺癌的 90% 以上。源于甲状腺 C 细胞的恶性肿瘤为甲状腺髓样癌（MTC）。甲状腺癌的男女比例约为 3∶1，45—54 岁年龄段高发，平均年龄 50 岁。DTC 的治疗方法主要包括：手术治疗、术后 ^{131}I 治疗和 TSH 抑制治疗。

有研究表明，对于甲状腺癌的成年患者，贫血的患病率大概在 12.5%，术前合并贫血的患者，其术后的心肺并发症、感染以及死亡率均较无贫血的患者明显增加。因此，在甲状腺切除前优化贫血可能是必要的。

术后行放射性碘去除残余分化型甲状腺组织及转移灶目前被认为是较为安全、有效的低风险治疗方案。在大剂量 ^{131}I 内照射机体发生的一系列病理损伤中，除针对甲状腺病灶及其周围组织的靶向治疗外，也可能对人体正常组织产生一定的辐射效应，其中造血系统的变化出现最早，如骨髓抑制，通常参考外周血细胞的变化来判断骨髓的情况。一些研究显示 ^{131}I 治疗对患者外周血白细胞影响轻微或稍下降，治疗后 3 个月内即可恢复正常；血小板和 Hb 虽有明显的一过性下降，但随时间推移多数会恢复治疗前水平，而红细胞在受照初期其数值并未见明显变化。

（李　汇）

三、甲状旁腺疾病的血液系统表现

（一）甲状旁腺功能亢进相关血液系统表现

1. 原发性甲状旁腺功能亢进症

原发性甲状旁腺功能亢进症（primary hyperparathyroidism，PHPT）患者可以合并贫血，尤其是病程较长的患者或甲状旁腺癌患者。合并贫血的病因与以下因素有关：

(1) 甲状旁腺激素（parathyroid hormone，PTH）与骨髓纤维化：研究发现甲状旁腺腺瘤患者伴有贫血，呈正细胞正色素性贫血，不伴有白细胞、血小板的降低，骨髓穿刺提示骨髓纤维化。骨髓纤维化与疾病病程、高钙血症的程度、血清完整 PTH 的水平无明显相关。成功切除甲状旁腺后，贫血与骨髓纤维化均好转。

(2) PTH 水平与促红细胞生成素(erythropoietin，EPO）反应性：高 PTH 水平降低机体对 EPO 的反应性。在常规透析治疗的患者中，EPO 治疗反应不良组的血清 PTH 水平和骨髓纤维化水平均明显高于反应良好组。

(3) PTH 与 EPO 水平：PTH 对 EPO 水平有直接抑制作用。严重继发性甲状旁腺功能亢进症患者甲状旁腺切除后 2 周 EPO 浓度超过正常值 10～50 倍，网织红细胞计数增加。PTH 刺激破骨细胞或吸收的骨组织释放细胞因子，PHP 患者血清 IL-6 和 TNFα 水平升高，这些细胞因子可能不仅在骨丢失中发挥作用，而且可能抑制 EPO 的生成和作用。

(4) PTH 与红细胞生成：PTH 除了抑制肾脏或肾外组织合成 EPO，PTH 还直接抑制红细胞生成。在体外，高浓度的完整 PTH 抑制红细胞生成，引起红系爆式集落形成单位、红细胞集落形成单位下降。在高浓度 PTH 的作用下胎儿小鼠肝细胞中血红素合成受到抑制。

2. 原发性甲旁亢患者常伴有凝血功能异常

PHPT 患者的 t-PA、PAI-1 和 PAI-1/t-PA 比值显著增加，而 TFPI 水平显著降低，血清磷与血浆 PAI-1Ag 水平和 PAI-1/t-PA 比呈负相关，Cl/P 比值与血浆 PAI-1 水平和 PAI-1/t-PA 比值呈正相关。iPTH 与血浆 PAI-1/t-PA 比值呈正相关。提示 PHPT 患者潜在高凝和纤溶不良状态，这可能会增加动脉粥样硬化和动脉粥样硬化形成并发症的风险，导致 PHPT 患者因心血管疾病而死亡的风险增加。

中重度维生素 D 缺乏（VIDD）继发甲旁亢患者 PT、APTT、纤维蛋白原 vWF、Ⅶ、Ⅷ和Ⅹ因子、凝血酶生成、TAFI、凝块溶解时间和 D-二聚体与对照组相比无差异。提示 VIDD 引起的继发性 HPT 不具有血栓形成作用，PTH 似乎不影响凝血或纤维蛋白溶解。

（张晓娜）

（二）甲状旁腺功能减退症相关血液系统表现

甲状旁腺功能减退症（hypoparathyroidism）是指 PTH 分泌减少和（或）功能障碍的一种临床综合征。特发性甲旁减大多数为散发，极少数为家族性发病。家族性者称为自身免疫性多内分泌腺病综合征（APS）1 型。APS 是一个人在一生中同时或先后发生两种以上的自身免疫性内分泌腺或非内分泌腺疾病，其中多数为器官（或细胞）功能减退或衰竭，个别自身免疫性疾病为功能亢进。分为 2 型。APS-1 的特点是幼年起病的慢性皮肤黏膜念珠菌病、甲状旁腺功能减退、儿童起病的 Addison 病 3 种疾病中的至少 2 种。其他内分泌腺体表现包括高促性腺激素性性腺功能减退、1 型糖尿病、淋巴细胞性垂体炎、甲状腺疾病。其他组分包括慢性萎缩性胃炎、乳糜泻、恶性贫血、慢性活动性肝炎、脱发、白癜风、牙釉质发育不全，双侧角膜炎等。散发型甲旁减也被认为与自身免疫相关，血液中可检测出甲状旁腺抗体。

特发性甲旁减伴有萎缩性胃炎、恶性贫血的病因是血清中存在抗胃壁细胞和抗内因子的自身抗体。H+/K+ATPase 是壁细胞自身抗体识别的自身抗原。病理表现为富含壁细胞的胃底和胃体部位萎缩。内因子是胃壁细胞产生、分泌的一个 60kD 的糖蛋白，与饮食中的维生素 B_{12} 紧密结合。维生素 B_{12} 内因子复合体转运至末端回肠，通过结合回肠管腔细胞上的内因子受体被吸收。胃壁细胞的破坏、数量减少导致内因子分泌减少，维生素 B_{12} 吸收障碍。胃液中的阻断性自身抗体结合内因子与维生素 B_{12} 结合的部位，阻止了维生素 B_{12}- 内因子复合体的形成。由于恶性贫血是由于胃内因子分泌不足、维生素 B_{12} 吸收障碍引起，因此不能口服补充维生素 B_{12}。标准治疗方法是第 1 周每天肌内注射至 1mg 维生素 B_{12}，随后 4 周每周肌注 1mg，以后每月肌注 1mg，终生用药以纠正维生素 B_{12} 缺乏。治疗数天网织红细胞计数升高。胃黏膜萎缩应用糖皮质激素后可能有所改善，黏膜可能部分重生、IF 分泌恢复。

（张晓娜）

四、多发性内分泌腺病的血液系统表现

自身免疫性多内分泌病综合征（autoiminatepoly glandular syndromes，APS）是指在同一个体发生两个或两个以上的内分泌腺体自身免疫病，腺体病变以功能减退为主，偶也有功能亢进与功能减退合并存在。有时还可以合并其他系统的自身免疫疾病，如恶性贫血、重症肌无力等。自身免疫性多内分泌腺病综合征包括一组不同的临床症状，其特征是免疫耐受丧失导致多个内分泌腺功能受损。

APS-1 也被称为自身免疫性多内分泌病－念珠菌病－外胚层营养不良，是一种罕见的常染色体隐性遗传病，由自身免疫调节基因（autoimmune regulatory gene，Aire）突变引起。APS-1 的特征是在儿童时期至少发生三种主要成分中的两种－慢性黏膜皮肤念珠菌病、甲状旁腺功能减退症和原发性肾上腺功能不全（Addison 病）。其他典型的症状包括釉质发育不全、慢性腹泻、便秘等。大约 60% 的 APS-1 女性在 30 岁之前会出现原发性卵巢功能不全，其他典型症状不太常见，但可能包括双侧角膜炎，通常伴有严重的畏光症状，周期性发烧并出现皮疹，以及自身免疫性肝炎、肺炎、肾炎、外分泌性胰腺炎和功能性脾功能不全等。极少数出现视网膜炎、干骺端发育不良、纯红细胞再生障碍性贫血和多发性关节炎等。

APS-1 可能的发生机制与自身免疫调节因子（AIRE）基因发生突变相关，致病基因位于 21q22.3，*AIRE* 基因含 14 个外显子，全长约 11.9kb。AIRE 在胸腺髓质上皮细胞和罕见的外周树突状细胞中表达，介导数以千计的组织限制性蛋白的异位表达，使其能够显示给发育中的 T 细胞。这种独特的抗原提呈有助于促进自身反应性胸腺细胞的阴性选择，以及自我耐受（即防止免疫系统攻击身体自身组织和器官的过程）。如果 AIRE 功能障碍或者缺失，那么许多对特定抗原具有特异性的自身反应性 T 细胞可以逃脱免疫耐受，导致中枢耐受的丧失，以后可能会引发自身免疫性疾病。研究表明，AIRE 通过另一种机制控制免疫耐受性，即在胸腺中诱导具有抑制自身反应细胞能力的独特的 $FoxP_3^+$ 调节性 T 细胞（Treg）群体。因此，不仅更多的自身反应细胞逃脱了缺失，而且通常用于限制自身反应细胞活动的 Treg 可能没有发育，亦可能功能失调。目前已报告了 40 多种余种基因突变类型，主要包括无义突变、错义突变、沉默突变、剪切突变、单独 AIRE 等位基因的完全缺失，以及少量其他类型的突变。此外，最近发现了在 *AIRE* 和常染色体显性遗传中具有独特显性负突变的患者。这些显性负突变与较轻微的疾病有关，通常伴有恶性贫血、白癜风、自身免疫性甲状腺疾病和 1 型糖尿病，并可能与更常见的具有复杂遗传的 APS-2 相混淆。

作为 APS-1 患者 T 细胞介导的免疫耐受丧失的早期标志，可能会出现疾病相关的器官特异性自身抗体，通常针对在受影响器官中具有关键功能的细胞内蛋白。许多自身抗体对 APS-1 是相当特异的，如 $NALP_5$（Nacht，富含亮氨酸的重复序列，一种在甲状旁腺表达的自身抗体，在一定程度上也在卵巢表达）。含 BPI 折叠的 B 家族成员 1，是一种钾通道调节因子（在肺中表达），转谷氨酰胺酶（仅在前列腺表达），在 APS-1 中观察到的其他自身抗体也出现在更常见的自身免疫性疾病中，如 1 型糖尿病中谷氨酸脱羧酶抗体，Addison 病中的 21- 羟化酶抗体等。

APS-1 在血液系统中主要表现为恶性贫血，

更少见的血液系统疾病可能包括有纯红细胞再生障碍性贫血、自身免疫性溶血性贫血等。其恶性贫血的发生机制可能与壁细胞抗体和内因子抗体的存在有关，使得胃壁细胞大量丧失，胃底和胃体黏膜萎缩，造成产生内因子的壁细胞数目减少，内因子对于维生素 B_{12} 的吸收必不可少，因此维生素 B_{12} 减少影响了红细胞和髓鞘的形成，可引发恶性贫血，或因缺铁而引发小红细胞性低色素性贫血，内因子抗体是恶性贫血的标志性抗体，通过对伴有恶性贫血的 APS–1 型患者及家族的基因分析发现，其产生机制可能与 *AIRE* 在第一组植物同源结构域（PHD1）锌指结构域内的单等位基因突变有关。

IPEX 综合征（X– 连锁免疫失调、多内分泌病变和肠病）是一种极其罕见的遗传学疾病。患者的调节性 T 细胞中存在 *FOXP3* 基因突变，导致严重的自身免疫失调和免疫缺陷。主要表现为出生后的头几个月出现肠病、皮炎、发育不良和多种内分泌疾病，包括最早可在出生后 2 天发生的 1 型糖尿病，血液系统可表现为溶血性贫血、血小板减少等。转录因子 FoXP3 不能在调节性 T 细胞中结合 DNA，损害了免疫抑制功能，导致过度的自身免疫。引起溶血性贫血、血小板减少等血液系统表现可能与调节性 T 细胞功能失调有关。IPEX 通常在出生后的头几年是致命的。大多数 IPEX 患者都有针对 Harmonin 和绒毛蛋白的自身抗体，这两种蛋白是参与组织和稳定肠道刷状边缘微绒毛的分子机制的一部分。这些蛋白在肾近端小管中也有表达，这可能与肠病和肾炎在这些患者中的高患病率有关。一些患有 IPEX 的患者在很小的年龄，甚至在出生后几周就出现了 1 型糖尿病中存在的自身抗体，包括谷氨酸脱羧酶和胰岛细胞自身抗体。虽然这两种疾病都很少见，但它们明确的疾病机制为理解更常见的疾病 APS–2 提供了基础。

APS–2 又称施密特综合征，是最常见的自身免疫性多点综合征。通常在成人阶段发病，并表现出家族聚集性。广义的 APS–2 型指排除 APS–1 后，同一个个体发生 2 种或 2 种以上的以下疾病：自身免疫肾上腺皮质功能减退症、自身免疫性甲状腺炎、GD、1 型糖尿病、自身免疫性性腺功能减退症、自身免疫性垂体炎和其他少见的非内分泌疾病如重症肌无力、乳糜泻、白癜风等，在血液系统中可表现为恶性贫血、特发性血小板减少性紫癜等。遗传易感性可能既与人类白细胞抗原（human leukocyte antigen,HLA）– Ⅱ相关，特别是 DQ2 和 DQ8，还有一些 APS–2 与 HLA–DR3 或 HLA–DR4 相关。HLA 基因复合物位于 6 号染色体上，分为Ⅰ、Ⅱ和Ⅲ。Ⅱ类等位基因 *HLA-DQ* 和 *HLA-DR* 及 *HLA-DP* 是 APS–2 潜在疾病的可能存在疾病类型的最重要决定因素，编码位于抗原提呈细胞（巨噬细胞、树突细胞和 B 细胞）上的主要组织相容性复合物（major histocompatibility complex MHC）Ⅱ类蛋白。特异性 HLA–DR 模式提示恶性贫血的遗传易感性和阻断抗 DR 和抗 DQ 抗体的实验表明，D 抗原代表萎缩性胃炎中的 HLA 限制因素。已经有研究证明恶性贫血与 *HLA-DRB1**03 和 *DRB1**04 基因型显著相关。这些基因型与其他自身免疫性疾病相关，如 1 型糖尿病和自身免疫性甲状腺炎。进一步支持了自身免疫在恶性贫血中可能起作用的概念。

（刘雅馨）

五、糖尿病血液系统表现

（一）糖尿病与止血、纤溶系统

糖尿病患者血栓、栓塞风险高于正常人。糖尿病患者发生卒中的风险是非糖尿病患者的 2～4 倍。血栓性疾病（包括心血管事件、卒中和外周血管并发症）导致的死亡占 2 型糖尿病患者死亡的 80%。高胰岛素血症、高血糖、高脂血症、高血压、胰岛素抵抗在糖尿病患者中的聚集可能是糖尿病血栓风险升高的原因。

1. 糖尿病患者凝血筛查试验和激活标志物的异常

凝血酶原时间（prothrombin time，PT）是组织因子（tissue factor，TF）引发的外源性凝血途径的筛选实验。部分凝血活酶时间（activated partial thromboplastin time，APTT）是对接触激活系统启动途径的筛选实验。

糖尿病时凝血系统激活的标志物增加，包括凝血酶原激活片段、凝血酶－抗凝血酶复合物（Thrombin-antithrombin complex，TAT）、XIa-α_1-抗胰蛋白酶（α1-antitrypsin，A1AT）复合物水平增加。凝血过程由于消耗纤维蛋白原，纤维蛋白原的半衰期会变短，研究发现糖尿病患者的纤维蛋白原半衰期较短。当纤维蛋白原被凝血酶转化为纤维蛋白时，纤维蛋白肽 A（fibrinopeptide A，FPA）被释放，因此 FPA 水平在凝血过程中增加，糖尿病患者 FPA 水平升高。

2. 糖尿病患者止血、纤溶系统的变化

止血系统包括一个液相（凝血和纤维蛋白溶解）、一个细胞相（主要是血小板和内皮细胞以及巨噬细胞/单核细胞和其他细胞的部分贡献）以及一个受体和配体系统以定位血栓形成的部位。凝血系统由复杂的凝血蛋白级联（图 35-1）组成，激活后生成凝血酶。凝血酶在凝血级联反应中起关键作用，导致交联的血纤蛋白凝块形成和血小板的活化。纤溶酶是纤溶级联反应中的关键酶。它的产生受纤溶酶原激活物 [组织型纤溶酶原激活物（t-PA），尿纤溶酶原激活物] 的调节，而纤溶酶原激活物又受纤溶酶原激活物抑制剂 -1（plasminogen activator inhibitor-1，PAI-1）的调节（图 35-1）。止血机制是高度调节的、整合的途径，可通过确保循环内血栓形成和纤维蛋白溶解之间的适当平衡来维持血管通畅，同时防止失血。

(1) 糖尿病患者凝血因子水平的变化

① Ⅶ因子：Ⅶ因子是在肝脏中合成的 50kd 维生素 K 依赖性丝氨酸蛋白酶。NorthwickPark 心脏研究中凝血因子Ⅶ水平升高与致命性心脏事件的发生率之间显著相关。在健康个体和 2 型糖尿病患者中，Ⅶ因子水平升高与代谢综合征相关。Ⅶ因子水平在 2 型糖尿病患者的一级亲属中较高，并且通常与代谢综合征的其他危险因素同时出现。Ⅶ因子水平与血浆脂质有关，特别是富含三酰甘油的乳糜微粒和 VLDL。Ⅶ因子水平与血浆三酰甘油水平显著相关，三酰甘油水平降低（通过饮食 / 药物治疗）导致Ⅶ因子水平下降。Ⅶ因子升高的原因可能是Ⅶ因子可与富含三酰甘油的 VLDL 颗粒结合，而这些富含三酰甘油的脂蛋白的餐后分解代谢不足可能会延长其半衰期，从而增加血浆Ⅶ因子水平。血浆 VLDL 水平升高可

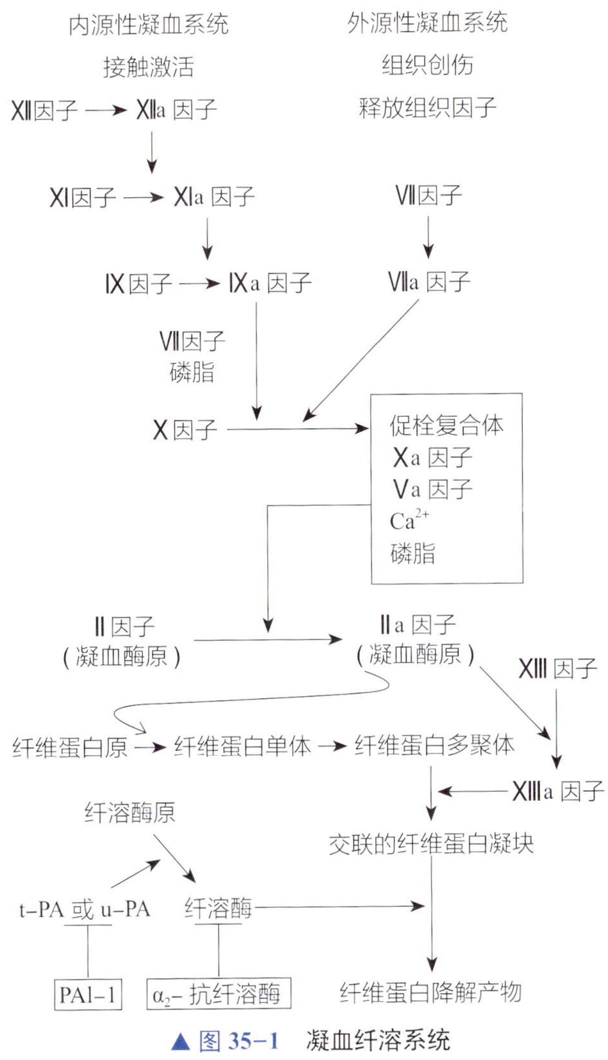

▲ 图 35-1　凝血纤溶系统

通过影响激肽释放酶的产生间接影响 F Ⅶ：c 水平，或通过提供带负电荷的接触表面来激活内源性凝血途径，直接影响 FVII：c 水平。

② vonWillebrand 因子和Ⅷ因子：vWF 由血管内皮细胞和巨核细胞合成和分泌，并通过与血小板 GPIb 受体结合促进血小板黏附于内皮细胞损伤后暴露的血管内膜下层。vWF 水平升高是内皮细胞损伤的标志物，并与其他心血管危险因素相关。研究报道在心绞痛和既往发生过心肌梗死的患者中，Ⅷ因子和/或 vWF 水平升高与未来发生心血管事件的风险之间存在关联。在多项研究中，Ⅷ因子 /vWF 与代谢综合征的组成部分相关，包括体重指数（body mass index,BMI），胰岛素和三酰甘油水平。

③ 纤维蛋白原：纤维蛋白原是由肝脏合成的三对不同的多肽链（Aa，Bb 和 c）组成的异二聚体。纤维蛋白原血浆水平影响血栓形成，影响血液流变学、血液黏度和血小板聚集。在前瞻性流行病学研究中，血浆纤维蛋白原水平的升高一直被认为是可靠的心血管独立危险因素。血纤蛋白原水平与胰岛素水平、BMI 和低 HDL 水平存在显著关联，且无论有无糖尿病微血管病变，2 型糖尿病患者血浆纤维蛋白原水平均升高。

④ Ⅻ因子：Ⅻ因子是在肝脏中合成的丝氨酸蛋白酶，是参与内源性凝血途径早期接触阶段、激肽形成、补体激活和纤维蛋白溶解的 4 种蛋白质之一。在健康的中年男性人群中，活化Ⅻ因子（Ⅻa）的基线水平与许多常规的心血管危险因素显著相关，包括代谢综合征的组分——BMI、三酰甘油、高血压和 F Ⅶ c。三酰甘油是因子Ⅻa 水平的独立预测因子，可预测 21.4% 的水平差异。

⑤ XIII 因子：XIII 因子是一种异源糖蛋白，由通过非共价键结合在一起的两个 A（83kd）和两个 B（79kD）亚基组成，其中 B 亚基充当 A 催化亚基的载体。通常，血浆中存在过量的 B 亚基，50% 的 B 亚基以 A2B2 四聚体的形式存在，另外 50% 以游离分子形式存在。凝血酶激活 F XIII 后，A 和 B 亚基以钙依赖性方式解离，释放出活性 A 亚基，催化 A 链和 C 链之间交联的形成，从而稳定了其结构，并降低了对蛋白水解的敏感性或机械性破坏。XIII 因子 A 亚基基因中常见的 Val34Leu 基因多态性的 Leu 等位基因似乎可以预防 MI，提示 XIII 因子在动脉粥样硬化性血栓形成疾病中发挥作用。

(2) 糖尿病患者抗凝因子水平

① 蛋白 C（protein C，PC）：Ⅴ和Ⅷ因子不是丝氨酸蛋白酶，因此不受 ATIII 控制，PC 是调控两者的关键。PC 是肝细胞产生的一种维生素 K 依赖的蛋白。它以非活性的形式存在于血液中直到凝血系统被激活。当液相凝血被激活时，凝血酶就产生了。当凝血酶与内皮表面的一种受体——血栓调节蛋白结合时，它失去了裂解纤维蛋白原的能力，但获得了裂解从而激活 PC 的能力。激活的 PC 随后使Ⅴa 和Ⅷa 因子失活。有研究发现 1 型糖尿病患者的 PC 水平明显低于正常人，与血糖水平呈显著负相关，与 HbA1c 无相关性。

② 组织因子通路抑制剂（Tissue factor pathway inhibitor，TFPI）：Ⅶa 因子是一种丝氨酸蛋白酶，但其活性几乎不受 AT Ⅲ的调控。TFPI 是该通路的主要调控因子。创伤后组织因子释放，Ⅶa 因子活化。组织因子 – Ⅶa 复合体激活Ⅸ和Ⅹ因子。TFPI 随后捕获并灭活Ⅶa 和Ⅹa 因子，形成一个失活的 TF、Ⅶa、Ⅹa、TFPI 复合体。有研究发现胰岛素依赖型糖尿病同时伴有肾病的患者 TFPI 活性增加。

(3) 糖尿病纤溶系统的变化：血凝块是临时结构，它们从形成的起始就被植入了最终清除它们所需要的元素。t-PA 通过纤维蛋白结合位点立即与纤维蛋白凝块结合。纤溶酶原在肝脏中产生，以其非活性形式循环，直到发生凝血。当纤维蛋白形成时，纤溶酶原通过纤维蛋白受体与之结合。当纤溶酶原和 t-PA 与纤维蛋白结合时，纤溶酶原迅速转化为纤溶酶。一旦激活，纤溶酶降解交联的纤维蛋白，并逐渐释放出纤维蛋白降解产物，其中之一为 D- 二聚体复合物。两个相邻的纤维蛋白分子的 D 结构域被激活的 XⅢa 因子共价连接，纤溶酶裂解后，形成 D- 二聚体。纤溶酶的底物保真度较低。一旦激活，它会裂解各种重要的蛋白质。因此，该系统受到一系列抑制剂的严密控制。t-PA 被 PAI-1 灭活，而纤溶酶被 α_2- 纤溶酶抑制物（α_2-plasmin inhibitor，A2PI）通过形成 A2PI- 纤溶酶复合物（A2PIC）灭活。只有游离的纤溶酶被 A2PI 抑制，与纤维蛋白结合的纤溶酶不受影响。

① PAI-1：PAI-1 是一种单链糖蛋白丝氨酸蛋白酶抑制剂（serpin），由肝细胞、成纤维细胞、脂肪细胞、内皮细胞和单核细胞合成，储存于血小板的存储颗粒中。在血液循环中，PAI-1 以其活性形式与糖蛋白纤连蛋白形成复合物，从而稳定了活性构象并延长了其生物学半衰期。在所有的各种止血措施中，PAI-1 与胰岛素抵抗的关系最为密切，并且被普遍认为是风险簇的重要组成部分。在胰岛素抵抗的健康人、2 型糖尿病患者、CHD 患者中，PAI-1 水平与胰岛素抵抗综合征的各组分密切相关，包括体重指数、血压、血浆三酰甘油和胰岛素水平。在胰岛素抵抗动脉粥样硬化研究（Insulin Resistance Atherosclerosis Study，IRAS）中，升高的 PAI-1 水平是健康受试者发生 2 型糖尿病的独立危险因素，表明它们可能是代谢综合征和 2 型糖尿病的非常早期的风险标志。随着胰岛素敏感性的提高（体重减轻、运动、二甲双胍治疗），PAI-1 水平下降。胰岛素抵抗时 PAI 升高，先于 2 型糖尿病的发生，且不依赖于血糖，表明纤溶异常在这些疾病的很早期发生。

② t-PA：t-PA 是一种由内皮细胞合成和分泌的 70kD 单链活性丝氨酸蛋白酶。在没有纤维蛋白的情况下，t-PA 会非常缓慢地激活纤溶酶原，但是在形成纤维蛋白凝块时，t-PA 和纤溶酶原均与血纤蛋白结合，形成复合物，增强了 t-PA 的催化效率达 1000 倍之多。临床研究已确定胰岛素抵抗综合征的特征与 t-PA 水平之间密切相关，并且在一些前瞻性研究中，tPA 已成为未来心脏事件的有力预测指标。t-PA 水平与代谢综合征之间的关联可能反映了这种情况下同时伴有 PAI-1 水平升高，因为大多数 t-PA 在血浆中与 PAI-1 形成复合物。然而，由于 t-PA 的增加与内皮细胞功能障碍和损伤的发生有关，其水平升高可能反映了潜在的内皮损伤。

3. 高血糖、糖基化和血栓形成风险

1 型和 2 型糖尿病均以波动高血糖为特征，因此伴有不同程度的蛋白质糖基化。高血糖通过影响氧化应激，内皮细胞功能障碍，细胞外基质形成和细胞凋亡这些已知的途径在糖尿病相关的血管损伤中起重要作用。正胰岛素高血糖钳夹实验研究表明高血糖症本身与血栓前期变化有关，凝血酶 - 抗凝血酶复合物和循环可溶性组织因子增加了 2 倍。在高胰岛素正血糖钳夹实验时，PAI-1 水平升高，葡萄糖调节血栓形成过程，而胰岛素调节纤维蛋白溶解。在体外，糖化白蛋白可增加单核细胞和脐静脉内皮细胞中的组织因子表达，表明糖基化可能启动凝血过程。在非糖尿病受试者中的关联研究表明，血清晚期糖基化终末产物（advanced glycation end products，AGE）与 PAI-1 和纤维蛋白原水平之间存在相关性，AGE 积累可能刺激血栓形成变化。另外，较高水平的糖基化与内皮细胞凋亡有关，这可能导致血管损伤。从 2 型糖尿病血糖控制不佳的受试者中纯化出的纤维蛋白原形成的纤维蛋白凝块具有更小的孔径和纤维厚度，并且对凝块溶解的敏感性降低。对这些发现改变的分子机制的研究表明，与对照组相比，这些受试者的血纤蛋白溶酶原和 tPA 与纤维蛋白的结合减少，纤溶酶在纤维蛋白表面上生成的较少。

糖尿病伴随着慢性炎症性动脉粥样硬化性病变的发展。止血机制会因胰岛素抵抗而改变，随着葡萄糖耐量降低和显性 2 型糖尿病的发展，异

常的糖代谢会进一步改变凝血系统。胰岛素抵抗伴随着凝血机制中的多种凝血因子的升高和纤溶活性的下降。随着糖尿病和显性高血糖的发展，纤维蛋白原的翻译后修饰会改变纤维蛋白的结构和功能，抑制血凝块溶解并增加凝血块的硬度。胰岛素抵抗和糖尿病患者止血机制的异常相互作用产生了血栓前表型。在一级和二级预防中以及在 ACS 的急性发作时使用抗血小板治疗有助于发病率和死亡率下降。同样，在急性情况下，低分子量肝素和纤溶制剂对临床结局有益。糖尿病患者血栓风险以及血栓性血管闭塞的高风险需要进一步的基础研究以了解机制，并进行临床试验以确定最佳的抗血栓形成方案。过去数十年间，与糖尿病治疗有关的循证医学在许多不同领域取得了巨大进步，如血糖和血压控制以及脂质管理。有必要在该糖尿病患者的血栓风险管理方面争取类似进展。

（二）糖尿病与血小板功能

活化的血小板具有形成止血栓的作用，封闭受损血管壁内的孔，从而使伤口愈合。内皮细胞损伤后，它们黏附在暴露的血管内皮下层，随后被激活，释放出储存颗粒，并聚集形成血栓，在动脉疾病的背景下，血纤维蛋白网的形成为血小板提供了支持。血小板活化伴随着 GP Ⅱb/Ⅲa 受体表达的增加，该受体结合纤维蛋白原并促进血小板聚集。血小板可以被多种不同的因子激活，这些因子包括内皮下成分（如胶原蛋白和凝血酶）以及从存储颗粒释放的内源性因子：ADP、血小板激活因子（PAF）和血栓烷 A2。血小板黏附、聚集是由循环内促凝剂和抗凝剂之间的平衡调节的。完整的血管内皮产生抗凝集素前列环素（PGI_2）和 NO，它们促进血管舒张、抗凝，防止健康血管内血栓形成。

血小板计数在糖尿病患者中是正常的，但早在 1965 年已经认识到糖尿病中血小板聚集增加。随后许多研究表明糖尿病中血小板活化的增强和 TX 代谢产物的合成介导了进一步的血小板活化，而血小板介导的血管舒张功能受损。此外，糖尿病患者的血小板对天然抗凝剂（如一氧化氮和前列环素 PGI_2）的敏感性降低。T_2DM 患者 TX 生物合成增强，而增高的 TX 来源于血小板；严格的代谢控制可降低尿液中 TX 代谢物的水平。血小板活化增强是否只是更普遍的动脉粥样硬化病变（与血栓形成并发斑块破裂的风险有关）的结果，还是反映了代谢紊乱对血小板生化和功能的影响？目前认为代谢紊乱而不是伴随的血管疾病似乎是持续性 TX 依赖性血小板活化的原因，因为降低血糖的干预措施可以降低血小板的活化。动物研究表明在血管病变发生之前，多种激动药诱导的血小板聚集作用就已经增强，提示可能在糖尿病早期就出现血小板活化。应用链脲佐菌素诱导大鼠糖尿病，数日之内，就可以检测到血小板聚集和 TXA_2 合成增加。

1. 高血糖与血小板功能

高血糖是造成血小板中 Ca^{2+} 稳态失衡的原因，细胞内储存池中 Ca^{2+} 动员的增加，导致细胞内 Ca^{2+} 水平升高。因此，其对血小板内 Ca^{2+} 浓度的影响与对促聚集制剂的敏感性提高相一致。急性高血糖症可能促进狭窄部位的动脉血栓闭塞，从而在体外和体内均导致暴露于高剪切应力条件下的血小板活化增加。表面黏附分子如 P-选择素和血小板活化的可溶性标志物［如可溶性 CD40 配体（sCD40L）］的水平升高证明了这一点。此外，在进行冠状动脉成形术的 T_2DM 患者中，HbA1c 和空腹血糖与 P- 选择素表达有关，这再次表明改善代谢控制可能会降低血小板活化。与此相符，强化降糖治疗显著降低了患有急性心肌梗死的糖尿病患者的死亡率；此外，降低葡萄糖水平的益处与干预途径无关。但是在两项试验（ACCORD 和 NICE-SUGAR）中，过度降低血糖被证明是有害的，该试验使糖尿病患者随机接受强化降糖方案或标准方案。在试验中，强化治疗组的死亡率较高。

高血糖可能导致血小板膜蛋白的非酶糖基化，其蛋白质结构和构象会发生变化，以及膜脂质动力学的改变。这些反过来可能导致受体的表达增强，这些受体对血小板功能至关重要，如 P- 选择素和 Gp Ⅱb/ Ⅲa，从而使血小板对潜在的配体更易感。与非糖尿病患者相比，糖尿病患者的血小板表达较高水平的活化标志物（CD_{31}、$CD_{62}P$、CD_{63}）和表面受体（GP Ⅰb 和 GP Ⅱb/ Ⅲa），这些介质介导了血小板与 von Willebrand 因子的结合。

2. 胰岛素抵抗与血小板功能

血小板保留了能够结合胰岛素和自身磷酸化的功能性胰岛素受体（IR）。胰岛素通过结合细胞表面受体调节血小板功能，拮抗包括 ADP、PAF 和胶原蛋白在内的许多激动药的促血小板活化 / 聚集的作用。胰岛素抑制 P2Y12 信号转导，从而降低血小板反应性。此外，胰岛素可增加 PGI_2 受体的表达，从而通过维持血小板对 PGI_2 的敏感性而发挥抗血小板作用。T_2DM 通常与胰岛素抵抗有关，血液循环中的胰岛素水平升高，尤其是在糖尿病病程早期。似乎高胰岛素血症对动脉粥样硬化性疾病有保护作用；但是体内研究表明，在胰岛素抵抗患者中血小板对胰岛素、NO 和 PGI_2 的作用具有抗性，表明在胰岛素抵抗条件下血小板聚集被上调。血小板内钙是血小板功能变化的最终介质，并且各种血小板活化剂会增加细胞内钙离子的水平。虽然抗聚集剂有多种，但它们似乎具有相似的下游途径。环腺苷（cAMP）和鸟苷一磷酸（cGMP）是主要的抑制血小板活化第二信使。这些抑制途径最终导致依赖 cAMP 和 cGMP 的蛋白激酶磷酸化，从而通过多种不同机制降低血小板内钙水平，抑制血小板活化/聚集。PGI_2 与细胞表面受体结合，后者与 G 蛋白刺激腺苷酸环化酶相连，导致血小板内 cAMP 浓度增加。NO 作为一个更小的分子，可以直接在血小板膜上扩散，并激活鸟苷酸环化酶，增加 cGMP 的浓度。胰岛素可能通过增加血小板 NO 的合成来增加 cAMP 和 cGMP 的血小板浓度。NO 和 PGI_2 协同作用以减少血小板聚集，胰岛素似乎增强两者的活性。胰岛素敏感的受试者中，胰岛素降低了血小板内细胞内钙的浓度，但在胰岛素抵抗的受试者中胰岛素似乎增加了血小板内钙浓度，促进了血小板的聚集和活化。胰岛素似乎无法刺激肥胖受试者血小板中 cGMP 的水平升高，这可能是血小板对其抗聚集作用产生抵抗力的机制之一。降低的血小板胰岛素受体数目和亲和力可能是 T_2DM 中血小板过度活跃的原因。胰岛素受体和胰岛素样生长因子 –1（IGF–1）受体均在血小板中表达。IGF–1 存在于血小板的 α 颗粒中，血小板表面表达高水平的 IGF–1 功能受体，这可能有助于放大血小板反应。因此，在胰岛素抵抗的情况下，IR 的表达相对较低。因为其大部分亚基与 IGF–1 受体异源二聚化形成胰岛素 /IGF–1 受体，可有效结合 IGF–1，但不与胰岛素结合。因此，血小板自身成为胰岛素抵抗的部位，细胞内钙浓度增加，导致血小板脱粒和聚集增加，血小板对 NO 和 PGI_2 的敏感性降低，进一步增强了血小板反应性。改善胰岛素敏感性可使血小板对 NO 和 PGI_2 的敏感性恢复，并减少尿液中 TX 代谢产物排泄。

3. 血小板更新速度与血小板功能

糖尿病时血小板更新加速，表现为血液循环中存在大量网状血小板。这些网状细胞是年轻的富含 mRNA 的血小板，具有更强的促聚集和止血潜力。网状血小板体积更大，反应性更强，因为血小板的大小与血小板反应性（通过聚集和颗粒内容物的总释放量来衡量）呈正相关。与较小的血小板相比，它们含有更致密的颗粒，分泌更多的 5- 羟色胺和 β- 血球蛋白，并产生更多的 TXA_2。因此，此类血小板聚集的潜力增加，活化阈值降低，并且可能导致急性心血管事件的发生率增加。因此，与非糖尿病患者相比，糖尿病患者的平均血小板体积（MPV）增加，MPV 与 HbA1c、空腹血糖或糖尿病病程没有相关性。实际上，MPV 的增加发生在疾病的开始，并持续到整个病程。MPV 是血管事件的独立预测因子。由于阿司匹林在血浆中的半衰期相对较短，因此每天 1 次的低剂量阿司匹林治疗方案不会抑制新释放的血小板中 COX-1 活性。因此，低剂量阿司匹林抑制血小板 COX-1 的作用时间可能由于血小板更新率的提高而缩短。这可能是低剂量阿司匹林治疗糖尿病患者疗效低于预期的潜在机制。未来的研究应该调查是否需要使用不同剂量的阿司匹林方案来使血小板完全和持续失活，从而改善心血管保护作用。新形成的血小板同时表达 COX-1 和 COX-2。血小板 COX-1 对小剂量（75～100mg）阿司匹林高度敏感，而 COX-2 需要更高的镇痛 / 抗炎剂量。因此，可以假设 COX-2 阳性血小板比例增加可能在包括糖尿病在内的血小板更新增加相关的特定临床情况下促进阿司匹林不敏感的 TX 生成。

4. 炎症与血小板功能

糖尿病与全身性炎症相关，而全身性炎症又可能导致糖尿病受试者血小板反应性增加。在 T_2DM 患者中，已观察到血液循环中急性期蛋白（如 CRP），以及细胞因子和趋化因子的水平增加。T_2DM 患者中升高的促炎因子是 IL-1 依赖性的，阻断 IL-1 活性可降低其浓度。反之，来源于血小板的炎症介质（如 CD40L）通过促进细胞因子和趋化因子的释放，细胞活化和细胞间的相互作用，将血小板的功能范围从止血和血栓形成者扩展到强大的炎症放大剂。在 T_1DM 和 T_2DM 中均发现血浆 CD40L 水平升高。此外，与非糖尿病者相比，糖尿病患者血小板中 CD_{40} 和 CD40L 的共表达显著增加，两者之间存在显著相关性。在 T_1DM 中，在有或没有微血管和大血管并发症的糖尿病患者中，均检测到 sCD40L 水平升高，并且通过检测血小板 P- 选择素表达和可溶性 P- 选择素，增加的 sCD40L 水平与血小板功能亢进相关。血浆 CD40L 水平与体内血小板活化指标——TXB_2 稳定酶促代谢产物 11- 脱氢 -TXB2 的尿排泄率显著相关，支持了在 T_2DM 中依赖 TXA2 的血小板活化过程中 sCD40L 释放的可能性。严格的代谢控制导致 sCD40L 和 11- 脱氢 -TXB_2 的减少。炎症信号可能会增加血小板外来源（如单核细胞 / 巨噬细胞 COX-2）的 TX 生成，这可能有助于急性冠脉综合征中阿司匹林不敏感的 TXA2 生物合成。

5. 氧化应激与血小板功能

DM 与氧化应激有关，特别是与 ROS 的过量产生以及血小板抗氧化剂水平降低有关。氧化剂（如超氧阴离子和过氧化氢）的产生增强，可增强血小板活化。除慢性高血糖外，ROS 的增加还增加了 AGE 的产生。这些 AGE 可能通过激活 RAGE 促进动脉粥样硬化并发症的发生。氧化应激是促成血小板活化的另一机制。高血糖通过自身氧化或 AGE 的形成及与受体结合来增加 ROS 的产生。ROS 反过来可能激活信号分子，如 PKC 和 NF-κB，导致氧化还原敏感基因的转录。ROS 产生增加可能会诱导 F_2 异前列腺素的形成，例如循环 LDL 中花生四烯酸的非酶促氧化产物 8- 异前列腺素 F2α。8- 异前列腺素 F2α 被广泛认为是体内和体外脂质过氧化的可靠标志物。8- 异前列腺素 F2α 诱导血管收缩，并通过充当 TP 激动药，可放大其他低浓度激动药促进血小板活化的作用。在 T_2DM 中，增强的 8- 异前列腺素 F2α 生成与 TXA2 的生物合成速率相关。而且，改善 T_2DM 患者的代谢控制或补充维生素 E 都会显著降低 8- 异前列腺素 F2α 和 11- 脱氢 -TXB2 的尿排泄。脂质过氧化和血小板活化的增强代表了儿童和青少年发生 T_1DM 的早期事件。

T_2DM 患者的脂质和蛋白质氧化显著升高。F_2 异前列腺素的生成与尿液 11- 脱氢 -TXB_2 和血浆凝血酶原片段 F_{1+2} 密切相关，脂质过氧化作用可影响血小板以及凝血激活。HbA1c ≤ 7% 且无可检测的微血管和大血管并发症的早期 T_2DM 患者中，餐后血糖高峰引起体内持续氧化应激和血小板活化。因此，餐后葡萄糖波动可能通过诱导氧化应激促进血小板活化。

在糖尿病患者中，给予的心血管保护作用的低剂量阿司匹林可能仅部分抑制血小板外 TX 的产生。此外，血小板 COX-2 表达的上调可通过该途径继续催化 TX 产生，对阿司匹林相对不敏感。因此，可能需要替代的抗血栓形成策略，如阻断由血小板和血小板外 TXA_2 以及异前列腺素介导的血小板激活的共同下游途径的 TP。

（三）糖尿病相关贫血

各种原因所致的慢性肾脏病大多伴有进行性发展的慢性贫血。糖尿病肾病患者的贫血尤其明显，肾功能是预测糖尿病患者 Hb 水平的关键因素。男性 GFR < 90ml/（min·1.73m^2）、女性 GFR < 70ml/（min·1.73m^2）时即可伴有 Hb 下降；甚至在大量白蛋白尿期，有的患者已经出现了 Hb 下降。

1. 糖尿病引起贫血的原因

(1) EPO 合成障碍：内源性 EPO 生成减少是糖尿病肾小管间质损伤的可靠标志物。正常肾脏合成 EPO 的反应与 Hb 浓度成反比。例如，失血 500ml 足以引起肾皮质和髓质的管周间质成纤维细胞 EPO 的 mRNA 水平及蛋白水平上调。然而，大多数糖尿病贫血的患者肾脏 EPO 合成并没有升高，而是维持在与 Hb 水平正常范围患者相当的水平，称为功能性 EPO 缺乏。肾脏 EPO 的合成水平足以维持正常的 Hb 水平，但不足以恢复 Hb 水平。因此，在糖尿病肾病时增强的促红细胞生成的需求下，EPO 的合成不能相应的增加，贫血自然而然发生发展。

引起 EPO 合成与红细胞生成解偶联的机制目前尚不明确，可能与间质成纤维细胞、毛细血管、小管细胞之间的精细相互作用有关。糖尿病肾病、小管间质功能障碍独立且先于 GFR 的下降。糖尿病小管功能障碍表现在多个方面，包括小管和内皮细胞基底膜增厚、小管增生、盐重吸收率增加、管周毛细血管血流淤滞。最终，这些改变引起小管、管周成纤维细胞、内皮细胞间信号受损，使 EPO 释放与 Hb 水平失偶联。

(2) HIF-1α：低氧诱导因子（HIF）是肾脏感受、整合缺氧信号的关键因子。HIF 调节氧敏感基因的转录激活，包括其他重要介质，如血管内皮细胞生长因子、葡萄糖转运蛋白、诱导性一氧化氮合酶。缺氧诱导的 HIF-1α 蛋白稳定性增加、降解减少，而高血糖可能抑制这一反应。糖尿病肾脏活性氧水平增加，也可能诱导 HIF-1α 降解，负向调节 EPO 表达，减弱小管细胞对缺氧的分子调控能力。

(3) 糖尿病对红细胞的影响：糖尿病患者的红细胞代谢和功能均有一系列异常，包括细胞膜脂质组成异常、变形能力下降，而黏附倾向增加。这些异常可能与红细胞 Na/K-ATP 酶活性下降、红细胞表面氨基磷脂、磷脂酰丝氨酸暴露、氧化导致蛋白结构修饰、细胞膜晚期糖基化终末产物积累等有关。最终，这些变化引起红细胞存活率下降、血红蛋白尿。动物实验显示，正常小鼠 30 天后有约 50% 的标记红细胞存活，而糖尿病小鼠仅有 29% 标记红细胞存活。

(4) 糖尿病自主神经病变：糖尿病自主神经病变可能也可引起 EPO 释放减少。自主神经病变与肾脏损伤密切相关，因此难以独立评估其单独的影响。然而去神经的移植肾似乎可以正常释放 EPO。

(5) 继发性甲旁亢：糖尿病肾病尿毒症期继发甲旁亢，明显升高的 PTH 可能引起骨髓纤维化，进一步加重贫血。

(6) 硫胺反应性巨幼红细胞贫血（thiamine-responsive megaloblastic anaemia，TRMA）：TRMA 是由于编码硫胺转运子的 SLC19A2 基因突变导致，常染色体隐性遗传，表现为糖尿病、感音神经性耳聋、巨幼红细胞贫血。糖尿病通常发生于婴儿期，通过偶然发现的糖尿或者与感染相关的短期高渗症状得以诊断。也有以儿童期糖尿病酮症起病的。大多数儿童 10 岁前需要的胰岛素少于 0.5U/kg 体重，血糖控制较好。青春期后胰岛素需求量增加。不伴提示胰岛素抵抗的黑棘皮症或肥胖，所有患者的胰岛细胞抗体、GAD 抗体阴性。大多数患儿口服补充硫胺素后血糖控制改善且胰岛素用量减少，但是青春期这种改善效果消失，到了成年期患者胰岛素用量可增加至超过 1U/（kg·d）。大多数患儿有严重贫血，骨髓穿刺提示巨幼红细胞和环状铁粒幼细胞。青春期前补充硫胺的患儿 Hb 明显升高，然而骨穿仍提示有环形铁粒幼细胞。尽管持续补充硫胺，成年期几乎所有患者都需依赖输血以纠正贫血。

SLC19A2 硫胺转运子属于溶质转运家族，此家族包括 3 个转运子，其中 2 个介导硫胺的转运。硫胺转运通过可饱和的高亲和力转运子介导的主动转运、低亲和力转运子介导的被动摄取两条途径。被细胞摄取后，硫胺转变成活性形式——硫胺素焦磷酸（thiamine pyrophosphate，TPP）。TPP 是 4 个酶的关键辅助因子，即磷酸戊糖途径的转酮醇酶和氧化脱羧过程中的 3 个多酶复合体（丙酮酸脱氢酶、α 酮戊二酸脱氢酶、支链酸脱氢酶）。TRMA 患者肌细胞中 α 酮戊二酸脱氢酶活性下降，补充外源性硫胺可补救酶活性的下降。TRMA 患者成纤维细胞中缺乏高亲和力硫胺素转运子，低硫胺浓度通过凋亡引起细胞死亡。SLC19A2 基因敲除的小鼠胰岛素分泌减少，硫胺素治疗后胰岛素分泌增加。

2. 糖尿病对骨髓的影响

1 型糖尿病小鼠骨髓结构改变，造血成分和脂肪变性消耗。血流和微血管密度明显下降。糖尿病小鼠的骨髓中提取的内皮细胞氧化应激水平高，衰老的标志物 β 半乳糖苷酶活性增加，迁移和形成网状结构的能力降低，对骨髓单核细胞的通透性和黏附性增加。

骨髓来源的内皮祖细胞 EPC 参与血管生成、再内皮化和血管重塑。骨髓祖细胞是 EPC 的前体池。同时骨髓也是先天免疫系统效应细胞，如巨噬细胞、树突状细胞的前体池。实验发现高血糖小鼠的骨髓诱导分化出的 EPC 比对照少 40%，但巨噬细胞比对照多 50%。这些变化与供体小鼠的糖化血红蛋白水平具有直接相关性。骨髓来源的树突状细胞数目不受高血糖的影响。高血糖小鼠的骨髓来源 EPC 血管生成能力差，而吞噬、T 细胞活化、IL-12 等促炎能力更强。高血糖可能通过影响骨髓前体细胞的分化命运，减少生成血管再生细胞，倾向促炎细胞的分化。高糖条件下内皮祖细胞分化障碍可能是糖尿病内皮细胞修复能力受损的机制之一。

（四）2 型糖尿病与血液系统恶性疾病

关于 T_2DM 和血液系统恶性疾病的关联性研究的 Meta 分析发现 T_2DM 患者发生非霍奇金淋巴瘤、白血病和骨髓瘤的风险增高。

美国糖尿病协会和美国癌症协会发表了关于糖尿病和癌症的联合共识报告。高胰岛素血症、高血糖、炎症性细胞因子过度分泌、胰岛素样生长因子（IGF）及 IGF-1 受体上调是在 T_2DM 患者中常见的现象，这些因素不仅可以促进细胞的恶性转化，而且有利于肿瘤的进展。但是，多项关于 T_2DM 与癌症之间的流行病学研究并未能正式将 T_2DM 确定为癌症的病因。T_2DM 和癌症具有共同的风险因素，如年龄、性别、超重和肥胖、腰臀比、体力活动、饮食习惯、吸烟和饮酒，使得更难以辨别每种特定危险因素的致癌作用。

T_2DM 与免疫抑制、慢性炎症以及 B 细胞和 T 细胞功能障碍有关，胰岛素抵抗与炎症之间已确定存在联系。这些因素都与淋巴增生性疾病的发生有关。上述研究发现 T_2DM 外周 T 细胞淋巴瘤的 OR 增加（OR=2.42，95%CI1.24～4.72，P=0.009），证据表明 T_2DM 患者存在固有的 T 细胞功能障碍，表现为 T 细胞对抗原暴露介导的反应较弱，并且偏向于激活促炎的 T 细胞亚群。某些自身免疫性疾病（如牛皮癣或乳糜泻）会增加外周 T 细胞淋巴瘤的风险，进一步支持了这些假设。

（张晓娜）

六、其他内分泌代谢疾病的血液系统表现

（一）Von Hippel-Lindau 病与红细胞增多症

Von Hippel-Lindau 病简称 VHL 病，又称希佩尔 - 林道综合征、林岛综合征，是 VHL 抑癌基因突变引起的一种常染色体显性遗传病（OMIM 193300）。患者表现为多器官肿瘤综合征，包括中枢神经系统血管母细胞瘤、视网膜血管母细胞瘤、肾癌或肾囊肿、胰腺肿瘤或囊肿、肾上腺嗜铬细胞瘤、内耳淋巴囊肿瘤和生殖系统囊肿等病变。据国外报道，VHL 病的发病率为 1/（91 000～36 000），我国尚无流行病学数据。

人类 VHL 基因编码区包含 3 个外显子，位于染色体 3p25-26。VHL 基因编码 VHL 蛋白，并与延长因子 B、延长因子 C 和库林蛋白 -2 相互结合组成 E3 泛素连接酶复合体，降解下游的低氧诱导因子 -α（hypoxia-inducible factor-α，HIFα）。

VHL 基因突变，使其编码的 VHL 蛋白失活，导致其下游底物 HIFα 上调，进而促进一系列靶基因的表达，包括葡萄糖转运蛋白 -1、血管内皮生长、转铁蛋白和 EPO 等。EPO 升高是红细胞增多症的主要发病机制。

VHL 基因不同位点的突变，可导致不同类型的先天性红细胞增多症。Croatian 红细胞增多症（571C ＞ G:H191D）和 Chuvash 红细胞增多症（VHL598C ＞ T:R200W），是由两种不同的 VHL 纯合突变导致的先天性红细胞增多症。前者的 EPO 水平高于后者，而后者的红系祖细胞对 EPO 敏感。

肾细胞癌和嗜铬细胞瘤的肿瘤组织 EPO 的 mRNA 表达水平升高，肿瘤切除后 EPO 表达水平下降，证实肿瘤也促进红细胞增多。

最近，有学者在红细胞增多症家系中发现了 VHL 基因新的外显子突变（命名为 E1′突变），其导致剪接失调、E1′过度保留，进而使得 VHL 蛋白表达减少。此外，*VHL* 基因 2 号外显子的同义突变，导致外显子跳跃，可能是家族性红细胞增多症的另一原因。因此，对先天性、家族性红细胞增多症患者，应注意筛查 VHL 基因突变。

（李京艳）

（二）Prader-Willi 综合征与血液系统

Prader-Willi 综合征（PWS，OMIM 176270）又称肌张力低下 - 智能障碍 - 性腺发育滞后 - 肥胖综合征，由 Prader 等于 1956 年首次报道，为父源染色体 15q11.2-q13 区域印记基因的功能缺陷所致。国外不同人群的发病率为 1/10 000～1/30 000，我国缺乏流行病学资料。

Davies 等对 1160 例 PWS 患者进行回顾性调查，发现 3 例患者合并髓系白血病，其发病率是普通人群的 40 倍。这可能提示，引起 PWS 的基因突变位点，也可能与髓系白血病的病理机制有关，具体机制尚需进一步研究。

40%～100% PWS 患儿因 GH 缺乏导致身材矮小，需应用 GH 治疗。GH 治疗是否会导致白血病，曾有争议。近年有学者对 32 000 多例应用 GH 治疗并罹患白血病的患者进行回顾性研究发现，在无白血病危险因素的患者中，GH 治疗与白血病不相关。

（李京艳）

参考文献

[1] Gokalp D, Tuzcu A, Bahceci M, et al. Assessment of bleeding disorders in Sheehan's syndrome: are bleeding disorders the underlying cause of Sheehan's syndrome?[J]. Platelets, 2011, 22:92–97.

[2] Golalp D,Tuzcu A,Bahceci M,et al. Sheehan's syndrome as a rare cause of anaemia secondary to hypopituitarism[J]. Ann Hematol,2009,88(5):405–410.

[3] 史晓阳，张凯，汪艳芳，等。颅咽管瘤术后全垂体功能减退症致全血细胞减少的临诊应对 [J]. 中华内分泌代谢杂志 ,2019, 35(10):878–881.

[4] Colak A,Yilmaz H, Temel Y, et al. Coagulation parameters and platelet function analysis in patients with acromegaly[J]. J Endocrinol Invest,2016,39(1):97–101.

[5] Kyriakakis N, Lynch J, Ajjan R,et al. The effects of pituitary and thyroid disorders on haemostasis: potential clinical implications[J]. Clin Endocrinol,2016,84:473–484.

[6] Elarabi AM, Mosleh E, Alamlih LI, et al.Massive Pulmonary Embolism as the Initial Presentation of Acromegaly: Is Acromegaly a Hypercoagulable Condition? [J].Am J Case Rep, 2018,19: 1541–1545.

[7] Wahlberg J, Tillmar L, Ekman B,et al. Effects of prolactin on platelet activation and blood clotting[J]. Scand J Clini Lab Invest, 2013,73: 221–228.

[8] Stokes K, Yoon P, Makiya M, et al. Mechanisms of glucocorticoid resistance in hypereosinophilic syndromes[J]. Clin Experiment Allergy, 2019, 49(12):1598–1604.

[9] 刘之慧，卢琳，陈适，等。库欣综合征和肥胖症患者凝血功能的改变及影响因素 [J]. 中华医学杂志, 2016,96(11):850–853.

[10] Tatsi C, Boden R, Sinaii N, et al. Decreased lymphocytes and increased risk for infection are common in endogenous pediatric Cushing syndrome[J]. Pediatr Res,2018,83(2):431–437.

[11] Koper JW, Van Rossum EFC, Van Den Akker ELT. Glucocorticoid receptor polymorphisms and haplotypes and their expression in health and disease[J]. Steroids,2014,92:62–73.

[12] Ji J, Zoller € B, Sundquist J, et al. Risk of solid tumors and hematological malignancy in persons with Turner and Klinefelter syndromes:A national cohort study[J]. IntJCancer, 2016: 139, 754–758.

[13] Vicente N, Cardoso L, Barros L, et al. Antithyroid drug–induced agranulocytosis: State of the art on diagnosis and management[J]. Drugs R D,2017,17(1):91–96.

[14] Hegazi MO, Almansour A, NawaraA. Graves' disease with severe neutropenia: Any clues?[J]. Clin Endocrinol (Oxf),2017,87(4):408–409.

[15] Wu SR, Kuo HC, Huang WC, et al. Incidence, clinical characteristics, and associated diseases in patients with immune thrombocytopenia: A nationwide population–based study in Taiwan[J]. Thromb Res,2018,164:90–95.

[16] Araque KA, Gubbi S, Klubo–Gwiezdzinska J. Updates on the Management of Thyroid Cancer[J]. HormMetab Res,2020.

[17] Bhadada SK, Bhansali A, Ahluwalia J, et al. Anaemia and marrow fibrosis in patients with primary hyperparathy–roidism before and after curative parathyroidectomy [J]. Clin Endocrinol (Oxf), 2009, 70 (4): 527–532.

[18] Elbers Laura PB, Marije W, et al. Coagulation and fibrinolysis in hyperparathyroidism secondary to vitamin D deficiency[J]. Endocr Connect, 2018, 7(2): 325–333.

[19] Husebye ES, Anderson MS, Kämpe O. Autoimmune polyendocrine syndromes[J]. New Engl J Med, 2018, 378(12): 1132–1141.

[20] Schramm T, Gislason G, Køber L, et al. Diabetes patients requiring glucose–lowering therapy and non–diabetics with a prior myocardial infarction carry the same cardiovascular risk: a population study of 3.3 million people[J]. Circulation, 2008, 117(15): 1945–1954.

[21] Bastard J, Piéroni L, Hainque B. Relationship between plasma plasminogen activator inhibitor 1 and insulin resistance[J]. Diabetes Metab Res Rev, 2000, 16(3): 192–201.

[22] Friedewald WT. Effects of intensive glucose lowering in type 2 diabetes[J]. N Engl J Med, 2008, 358(24): 2545–2559.

[23] Hunter RW, Hers I. Insulin/IGF–1 hybrid receptor expression on human platelets: Consequences for the effect of insulin on platelet function[J]. J ThrombHaemost, 2009, 7(12): 2123–2130.

[24] Thomas MC, Macisaac RJ, Tsalamandris C, et al. Unrecognized anemia in patients with diabetes: a cross–sectional survey[J]. Diabetes care, 2003, 26(4): 1164–1169.

[25] Castillo JJ, Mull N, Reagan JL, et al. Increased incidence of non–Hodgkin lymphoma, leukemia, and myeloma in patients with diabetes mellitus type 2: a meta–analysis of observational studies[J]. Blood, 2012,119(21):4845.

[26] Giovannucci E, Harlan DM, Archer MC, et al. Diabetes and cancer: a consensus report. CA Cancer J Clin, 2010,60(4):207–221.
[27] Anderson LA, Gadalla S, Morton LM, et al. Population-based study of autoimmune conditions and the risk of specific lymphoid malignancies[J]. Intern J Cancer, 2009,125(2):398–405.
[28] 北京医学会罕见病分会。中国 von Hippel–Lindau 病诊治专家共识 [J]. 中华医学杂志，2018,98(28):2220–2224.
[29] Lenglet M, Robriquet F, Schwarz K, et al. Identification of a new VHL exon and complex splicing alterations in familial erythrocytosis or von Hippel–Lindau disease[J]. Blood, 2018, 132(5):469–483.
[30] 中华医学会儿科学分会内分泌遗传代谢学组,《中华儿科杂志》编辑委员会。中国 Prader—Willi 综合征诊治专家共识 (2015)[J]. 中华儿科杂志 , 2015, 53(6): 419–424.

第 36 章

血液系统疾病治疗药物与内分泌代谢疾病

一、化疗药与内分泌代谢疾病

内分泌系统在维持人体内环境稳定过程中起着非常重要的作用，恶性肿瘤患者接受化疗在杀伤肿瘤细胞的同时，对内分泌系统也存在一定影响。本部分将具体讲述化疗药对内分泌系统的影响。

（一）化疗药概述

化疗是化学药物治疗的简称，是利用化学药物阻止癌细胞的增殖、浸润、转移，直至最终杀灭癌细胞的一种治疗方式。它是一种全身性治疗手段，和手术、放疗一起，并称为癌症的三大治疗手段。血液系统肿瘤性疾病常常需要应用化疗来控制病情。

1. 依照传统分类

(1) 烷化剂：主要有环磷酰胺（CTX）、异环磷酰胺、苯达莫司汀、美法仑、卡莫司汀等。

(2) 抗代谢药：主要有甲氨蝶呤（MTX）、6-巯基嘌呤（6-MP）、氟尿嘧啶（5-FU）、阿糖胞苷（Ara-C）。

(3) 植物类：主要有长春新碱（VLB）、喜树碱（VCR）、三尖杉（HRT）、依托泊苷（VP-16）、紫杉醇（TAXOL）等。

(4) 抗癌抗生素：主要有放线菌素 D（ACTD）、丝裂霉素（MMC）、博来霉素（BLM）、阿霉素（ADM）、表柔比星（EPI）、吡柔比星（THP）、平阳霉素（SP）等。

(5) 杂类：主要包括铂类化合物、酶抑制药、蛋白抑制药、去甲基化药、免疫调节药等。

2. 从分子水平及作用机制分类

(1) 直接破坏 DNA 的药物

① 铂类配合物：如顺铂、卡铂。

② 烷化剂：如环磷酰胺、美法仑等。

③ DNA 嵌合类抗癌药：如放线菌素 D、柔红霉素、阿霉素等。

(2) 间接破坏 DNA 药物

① 影响核酸合成的药物：如氟尿嘧啶、甲氨蝶呤、6- 巯基嘌呤等。

② 通过产生自由基引起碱基损伤和 DNA 链断裂的药物：如博来霉素、丝裂霉素等。

③ 可抑制 DNA 拓扑异构酶的药物，如依托泊苷，使 DNA 与酶蛋白结合形成的易解离复合物趋于稳定和僵化，从而使 DNA 链断裂。

(3) 有丝分裂抑制剂：植物类药物如长春新碱、秋水仙碱等可与微管蛋白结合，阻止微小管的装配。

(4) 蛋白质合成的抑制剂：某些肿瘤细胞缺乏门冬酰胺聚合酶，不能自身合成门冬酰胺，其合成蛋白质所需的门冬酰胺要从细胞外摄取，L-门冬酰胺酶（L-Asp）可使血清中的门冬酰胺水解为门冬氨酸和氨，使肿瘤细胞缺乏合成蛋白质所需的 L- 门冬酰胺，可导致其蛋白质合成发生障碍。嘌呤霉素可在核糖体水平干扰遗传信息的翻译，影响蛋白质的合成。

（二）化疗药物相关内分泌病变

1. 化疗药物（如长春新碱、环磷酰胺）合并抗利尿激素分泌异常综合征

1985 年，Lefkoe 等治疗儿童肿瘤时首次发现 SIADH 是大剂量静脉注射美法仑（melphalan）的并发症。而后多个研究发现无论是静脉还是口服应用环磷酰胺，无论治疗恶性疾病还是自身免疫性疾病的患者，单次剂量 500～3000mg/m^2，应用选择性 5- 羟色胺再摄取抑制剂是 SIADH 的常见原因。Naranjo 概率量表表明，SIADH 和环磷酰胺给药之间可能存在关联。

在应用化疗药物治疗肿瘤的同时，某些化疗药物会引起患者电解质紊乱，如含铂的抗癌药物会诱发低镁血症、低钾血症和低钙血症。此外，铂类药物与低钠血症有关，尤其是与大量低渗液体联合使用以防止肾毒性时。烷化剂与 SIADH 和范科尼综合征［低磷酸盐血症、氨基酸尿症、低尿酸血症和（或）糖尿症］有关。长春花生物碱与 SIADH 引起的低钠血症有关。表皮生长因子受体单克隆抗体抑制剂可引起低镁血症、低钾血症和低钙血症。

2. 化疗药物与糖尿病

糖皮质激素（GC）常常应用于肿瘤患者中。一方面，GC 在血液系统肿瘤有直接抗肿瘤作用；另一方面，亦可间断应用于治疗或预防化疗所致恶心、呕吐、疼痛等。GC 可改变胰岛素信号通路，降低肌肉、脂肪和肝组织中胰岛素受体底物（insulin receptor substrate，IRS）蛋白的表达，导致胰岛素诱导受损，磷脂酰肌醇 3 激酶（PI3K）和丝裂原活化蛋白激酶（MAPK）信号通路的激活。此外，内源性胰岛素增敏剂脂联素产生受阻。有临床前证据表明，高葡萄糖水平可能会降低 GC 的抗癌功效。在多发性骨髓瘤细胞系中，地塞米松的半抑制浓度（IC_{50}）比高葡萄糖浓度高 10 倍。急性淋巴细胞白血病（ALL）细胞系的研究表明，在低葡萄糖条件下地塞米松诱导的细胞死亡更有效。高血糖和胰岛素抵抗是糖尿病和非糖尿病患者应用 GC 常见的不良反应。大约 30% 的癌症患者使用 GC 出现胰岛素抵抗，在接受连续治疗的患者中所占百分比更高。总之，GC 可诱导胰岛素抵抗，有证据表明会出现相关疗效降低。需要更多动物模型和临床数据进一步研究。

尽管经典化疗药物与细胞葡萄糖代谢无直接相互作用，体外研究发现葡萄糖浓度会影响不同化疗药物的治疗反应。在乳腺癌细胞系中，高浓度葡萄糖会降低阿霉素、紫杉醇和 5-FU 的诱导细胞死亡能力。在肝细胞癌细胞系中，胰岛素可增强细胞增殖，并引起顺铂和 5-FU 的耐药性。相反，在三阴性乳腺癌细胞系中，高葡萄糖条件可导致紫杉醇敏感性增加。

3. 化疗与甲状腺功能异常

化疗药物所致的甲状腺功能异常，常见于新型抗肿瘤药物，如靶向治疗和免疫治疗药物。这些药物包括酪氨酸激酶抑制剂、阿仑单抗、来那度胺、PD-1 抑制剂等。抗癌激素药物可能主要改变血清甲状腺激素结合蛋白的水平，而没有临床相关的甲状腺功能障碍。较新的免疫检查点抑制剂，如抗细胞毒性 T 淋巴细胞抗原 4（CTLA-4）单克隆抗体，可能导致由垂体炎引起的继发性甲状腺功能减退。继发性甲状腺功能减退是最常见的不良反应。20%～50% 患者会出现甲状腺功能障碍，而甲状腺功能减退还可以改变化疗药物的动力学和清除率。许多化疗药物引起的甲状腺毒性的病理生理机制尚不完全清楚。而由于化疗药物引起的甲状腺功能障碍通常是可控制的，往往不需要减药或者停药。由化疗药引起的明显和亚临床甲状腺功能减退的预后，促甲状腺激素异常的个体接受抗癌全身治疗后甲状腺激素替代的价值以及癌症患者替代治疗的正确时机仍需前瞻性临床试验进一步研究。

4. 化疗与肿瘤溶解综合征

肿瘤溶解综合征（TLS）最常与血液系统恶

性肿瘤相关，如淋巴瘤、白血病和多发性骨髓瘤，也可在高度增殖和敏感的实体瘤中，通常在化疗开始后出现。常表现为高钾血症、高磷酸盐血症、低钙血症和高尿酸血症，导致终末器官损害。TLS 大多数症状与细胞内化学物质的释放有关，这些物质导致靶器官功能的损害。这可能导致急性肾损伤（AKI），致命性心律失常，甚至死亡。

细胞裂解导致大量钾在细胞内浓缩释放到细胞外液中，并导致高钾血症。高钾血症是 TLS 的最严重组成部分，可能在化疗开始后 6～72h 出现。高钾血症必须在潜在的致命性室性心律不齐发生之前迅速纠正。高尿酸血症在治疗开始后的 48～72h 内发生，并导致尿酸在肾小管中形成病理性尿酸盐晶体沉积，导致 AKI。根据白血病、淋巴瘤和多发性骨髓瘤患者的相对比例，其在血液系统肿瘤患者中的发生率为 30%～69%。与 TLS 相关的第 3 个代谢异常是高磷血症。治疗后 24～48h 可能会发生高磷血症。细胞内磷酸盐的释放超过正常的肾脏磷酸盐排泄阈值，并导致高磷酸盐血症。与治疗相关的 TLS 相比，具有自发性 TLS 的患者可能由于磷酸盐被吸收迅速，而降低了高磷血症的发生率。因此，充足的水化是预防 TLS 的首要措施。应根据化疗类型或患者的临床状况，在化疗开始前至少 24～48h 开始静脉水化，并在化疗期间继续水化。

（张　薇）

二、糖皮质激素与内分泌代谢疾病

（一）医源性库欣综合征

1. 定义

库欣综合征（CS）又称皮质醇增多症，是由于多种病因引起肾上腺皮质长期分泌过量皮质醇所产生的一组综合征，也称为内源性 CS；而长期应用外源性糖皮质激素（GC）或饮用大量酒精饮料引起的类似 CS 的临床表现，称为医源性或类 CS。本部分主要讲述由于长期大量使用 GC 治疗某些疾病所致的医源性 CS。

2. 流行病学

由于 GC 具有抗炎、免疫抑制、抗休克、抗毒等作用，在临床上广泛使用，例如肾上腺皮质功能不全的替代治疗，严重急性感染或炎症，支气管哮喘，自身免疫性，以及过敏性疾病、休克、血液系统疾病等的治疗。

3. 临床表现

GC 是一把双刃剑，我们需要密切关注 GC 所致的一系列不良反应，特别是长期大剂量应用时，可同时引起多个器官和系统的不良反应，包括类 CS 表现、高血糖、高血压、消化性溃疡、感染、青光眼、白内障、骨质疏松及神经精神症状等。

(1) 类 CS 表现：类 CS 主要表现为满月脸、水牛背、痤疮、多毛、皮肤变薄等症状。引起这些症状的概率及严重程度主要取决于所用药物剂量及持续时间，尤其是持续时间。

(2) 继发性糖尿病：继发性糖尿病的发病机制为胰岛素分泌缺陷和生物作用受损。GC 对胰岛素具有反向调节作用，拮抗胰岛素降低血糖的生物活性，诱导糖尿病的发生，增加胰岛素抵抗。GC 可导致糖尿病患者血糖水平更高，使 50%～70% 的住院无糖尿病的患者会发展为糖尿病。发病特点包括起病较快，既往没有糖尿病史的患者在 GC 治疗后 2～3 周内就可以出现糖耐量异常；多以餐后血糖升高为主，尤其是下午睡前升高明显，而空腹血糖多在正常范围内或轻度升高；停用激素后，许多患者的高血糖能够逐渐缓解，但也有部分患者无法恢复正常。

(3) 继发性高血压：继发性高血压的发病机制包括水、钠潴留是 GC 类药物引起高血压的主要原因，这不仅取决于 GC 的剂量和疗程，还取决于选用的化合物；GC 本身对血管无直接作用，在 GC 存在情况下，血管对去甲肾上腺素和血管紧张素的升压反应性明显增加，称为允许作用；血管平滑肌上的血管紧张素原1受体水平上调，引起血管张力增加；诱发动脉粥样硬化。

(4) 骨质疏松：发病机制为，GC对成骨细胞和破骨细胞的直接作用，促进破骨细胞的生成，增加了成骨细胞的凋亡，延长了破骨细胞的寿命，导致骨形成障碍。主要发病特点是接受GC治疗后早期即发生、迅速的骨质流失。

(5) 肾上腺危象：由于长期大量应用GC可反馈抑制下丘脑－垂体－肾上腺轴，导致肾上腺皮质萎缩。一旦急骤停药，可导致一系列肾上腺皮质功能不足的表现，严重者可发生肾上腺危象，故应予注意。

(6) 其他：感染、消化性溃疡、精神症状、青光眼等疾病的相关机制的及特点将不再赘述。

4. 诊断与鉴别诊断

详细询问患者既往的病史以及用药情况，有GC的使用史对本病的诊断有实际意义。但由于应用的GC的种类、剂量、服药时间的长短及患者反应性不同，临床表现可有明显差异。

5. 治疗与预防

(1) 一般治疗：建议每3～6个月监测1次体重、腰围和体脂分布情况；定期监测血压、血糖、血脂及电解质；当出现类CS的表现时，一般轻者无须特殊处理，停药后症状和体征逐渐消退。重症对症处理，积极治疗，如出现低血钾时需补钾治疗；水肿时可给予排钠保钾的利尿药。

(2) 糖尿病：定期监测血糖、尿糖，但目前对降糖治疗的葡萄糖阈值还不确定的。有研究将降糖治疗的血糖水平规定在15mmol/L以上，或两个血糖水平在24h内高于10mmol/L。在住院患者中，因使用GC导致的高血糖患者，建议起始每日胰岛素剂量为0.5U/kg体重。对于长期服用小剂量GC的门诊患者，有研究认为二甲双胍疗效好，且不加剧GC的潜在不良反应。

(3) 高血压：鉴于GC相关高血压的发展涉及多种不同的途径，最佳的降压方案尚不清楚。如果高血压在GC使用早期表现，二氢吡啶类钙离子拮抗药可以解决血管张力增加的问题。如果高血压持续存在，可以添加利尿药或肾素－血管紧张素－醛固酮系统（RAAS）拮抗药来减轻液体潴留。

(4) 骨质疏松：对于接受GC治疗的患者应尽快进行初始临床骨折风险评估，对持续GC治疗的患者应每12个月完成1次临床骨折风险评估。评估应包括GC使用的详细病史，对跌倒、骨折、骨脆性、骨折其他风险因素及骨折其他临床并发症的评估，体格检查，肌肉力量的检测，非骨折的其他临床发现。所有患者预防性补充钙剂和维生素D以及生活方式的调整。口服双膦酸盐作为GC性骨质疏松的首选。

(5) 肾上腺危象：长期用药者应避免减量过快或突然停药。若发生肾上腺危象，予补液GC等治疗，具体治疗详见前述肾上腺危象部分。

(6) 其他：其余并发症治疗见相关章节。

（何　庆）

（二）糖皮质激素撤退综合征

1. 定义

长期应用GC产生的依赖是一种生理性和心理性生物学现象，在应用激素期间体内的激素浓度形成一种非生理性平衡，突然撤药会打破这种平衡，身体出现一系列生理的和行为的反应称为激素撤退综合征。

2. 病理生理学

长期大量摄入外源性GC是最常见的继发性肾上腺皮质减退症的原因。常常在停药48h内出现症状。研究发现，每日服1次生理剂量的皮质醇，连续服2周左右可以不抑制下丘脑－垂体－肾上腺轴功能。而每日2次，长期服用，则可抑制达1年以上。

外源性GC抑制下丘脑－垂体－肾上腺轴功能，下丘脑促肾上腺皮质激素释放激素（CRH）合成降低，从而继发垂体促肾上腺皮质激素

（ACTH）合成与分泌降低，导致肾上腺皮质功能减退。外源性GC量不一定很大量才抑制下丘脑－垂体－肾上腺轴功能。当然，如果长期大量应用，则对下丘脑－垂体－肾上腺轴的抑制更为明显。即使停药，肾上腺皮质功能也不能完全恢复，肾上腺皮质功能是否逆转取决于 GC 的用量和时间。

3. 临床表现

GC 撤退综合征和继发性肾上腺皮质功能减退症所共有的表现包括乏力、虚弱和抑郁；食欲缺乏和体重减轻；头晕和直立性低血压；恶心、呕吐和腹泻；低钠血症；轻度正细胞贫血、淋巴细胞和嗜酸性粒细胞增多。鉴诊 GC 撤退综合征和原继发性肾上腺皮质功能减退症的主要依据是继发性肾上腺皮质功能减退症会同时出现其他垂体激素缺乏的表现，如继发性甲状腺功能减退症等。继发性肾上腺皮质功能减退症无明显贫血但肤色苍白、女性闭经、腋阴毛稀少，男性阳痿和睾丸小。在青少年患者常表现生长延缓和青春期延迟。

4. 诊断与辅助检查

实验室检查是鉴诊 GC 撤退综合征和继发性肾上腺皮质功能减退症的主要依据，继发性肾上腺皮质功能减退症会同时出现其他垂体激素缺乏的表现。

(1) 激素水平测定

① 血清皮质醇：一般于早晨 8:00 和下午 4:00 采血测定，必要时午夜加测 1 次。正常人的血皮质醇以上午最高，午夜最低，男女无显著性差异。本病的皮质醇水平多明显降低，而且昼夜节律消失。一般认为血皮质醇基础值≤ 3μg/dl 可诊断为肾上腺皮质减退症；≥ 20μg/dl 可排除本症。但对于急性危重患者，基础血皮质醇在正常范围尚不能排除肾上腺皮质功能减退症。

② 24h 尿游离皮质醇：常低于正常。

③ 血浆 ACTH 基础值测定：继发性肾上腺皮质功能减退者血浆 ACTH 浓度较低。ACTH 正常可排除 Addison 病，但不能排除轻度的继发性肾上腺皮质功能减退症。

(2) ACTH 兴奋试验：ACTH 兴奋试验对鉴别原发性与继发性肾上腺皮质功能减退症最具诊断价值。利用外源性 ACTH 对肾上腺皮质的兴奋作用，测定肾上腺皮质的最大反应能力（即储备功能）。原理是正常人腺垂体每日分泌正常量的 ACTH，以维持肾上腺皮质功能正常。若外源的或内生的 ACTH 增加，则肾上腺皮质醇的分泌亦相应增加。反之，若肾上腺皮质本身对 ACTH 刺激缺乏反应，则皮质醇的分泌没有增加。原发性肾上腺皮质功能减退症，肾上腺皮质 ACTH 兴奋试验缺乏反应。

(3) 其他检查试验

① 胰岛素低血糖试验：主要用于垂体功能的评价，也可了解 ACTH 的储备功能。胰岛素引起低血糖性应激，诱发中枢交感神经兴奋，促进 ACTH 分泌，血皮质醇升高。于上午 10:00，静脉注射常规胰岛素 0.1U/kg 后 0min、15min、30min、45min、60min、90min 和 120min 抽取血标本，同时测定 ACTH 和皮质醇，正常人血糖降低时（50mg/dl）刺激皮质醇分泌，正常反应为兴奋后血皮质醇≥ 20μg/dl（550nmol/L）。继发性肾上腺皮质减退症者血 ACTH 和皮质醇不上升。该试验有较高风险不做常规使用，并且不能用于缺血性心脏病（实验前通常检查心电图）、癫痫或严重的垂体功能减退患者。

② 简化美替拉酮（甲吡酮）试验：对于某些疑难病例可进行本试验。于午夜口服美替拉酮（甲吡酮）30mg/kg，次日上午 8:00 测定血皮质醇和 ACTH。正常人血皮质醇≤ 8μg/dl，以明确肾上腺皮质激素合成是否被抑制。正常反应为兴奋后血皮质醇≥ 7μg/dl，一般 ACTH ＞ 150pg/ml，而继发性肾上腺皮质功能减退血皮质醇和 ACTH 不升高。

③ CRH 兴奋试验：CRH 刺激实验也用于诊断肾上腺皮质功能减退，与甲吡酮试验不同的是，它能鉴别原发性与继发性。静脉注射 1U/kg

或 100μgCRH 后，分别于 0min、15min、30min、45min、60min、90min 和 120min 抽取血标本，同时测定 ACTH 和皮质醇。正常反应为刺激后 ACTH 和皮质醇峰值≥原基础值 100%，继发性肾上腺皮质功能减退患者刺激后 ACTH 和皮质醇上升不明显或上升不足。

5. 治疗

(1) 急性治疗

① 补充糖、盐皮质激素：当临床高度怀疑急性肾上腺皮质危象时，在取血标本送检 ACTH 和皮质醇后应立即开始治疗。治疗包括静脉给予大剂量 GC；纠正低血容量和电解质紊乱；全身支持疗法和去除诱因。可先静脉注射磷酸氢化可的松或琥珀酸氢化可的松 100mg，然后每 6h 静脉点滴 50～100mg，最初 24h 总量为 200～400mg。在肾功能正常时，低血钠和高血钾症可望在 24h 后纠正。多数患者病情在 24h 内获得控制，此时可将氢化可的松减至每 6 小时 50mg，在第 4～5 天后减至维持量。若同时存在严重疾病，则氢化可的松每 6 小时 50～100mg 静脉点滴，直至病情稳定后逐渐减量。当氢化可的松用量低于每 24 小时 50～60mg 时常常需要盐皮质激素，每 24h 口服 9a- 氟氢可的松 0.05～0.2mg。不主张用肌肉注射醋酸可的松，因起效缓慢，吸收不均匀，其血浓度比氢化可的松低得多。

② 纠正脱水电解质紊乱：一般认为肾上腺危象时脱水很少超过总体液量的 10%，估计液体量的补充约为正常体重的 6%。最初 24h 内可静脉补充葡萄糖生理盐水 2000～3000ml 补液量应根据脱水程度、患者的年龄和心脏情况而定。注意观察电解质和血气分析情况。必要时补充钾盐和碳酸氢钠，应同时注意预防和纠正低血糖。

③ 消除诱因和支持疗法：应积极控制感染及其他诱因。病情控制不满意者多数因为诱因未消除或伴有严重的脏器功能衰竭，或肾上腺皮质危象诊断不确切，应给予全身性的支持疗法。

(2) 慢性肾上腺皮质功能减退症的替代治疗

替代治疗应遵循以下原则：①长期坚持替代治疗；②尽量减少激素用量，以达到缓解症状为目的，避免过度增重和骨质疏松等激素不良反应；③对原发性肾上腺皮质减退症患者必要时补充盐皮质激素；④应当给患者佩戴急救卡；⑤应激时应增加激素剂量，有恶心、呕吐 12h 不能进食时应静脉给药。替代治疗通常采用氢化可的松或酯酸可的松口服，早上剂量分别为 20mg 和 25mg，下午分别为 10mg 和 12.5mg，在此基础上剂量可适当调整。有些重体力劳动者需要氢化可的松 40mg/d。每日应保证 10g 以上的钠盐摄入。如果患者有明显低血压，可加用盐皮质激素，口服 9α- 氟氢可的松 0.05～0.2mg/d。醋酸可的松需在肝脏转化成氢化可的松时起作用，因此对肝功能不好的患者应避免使用。

判断 GC 替代治疗是否适当，相当程度上依靠患者的主观估计。过量通常表现为体重过度增加，而剂量不足则表现乏力和严重的色素沉着。应注意的是，当与利福平和巴比妥类药物合用时，由于后者能诱导肝微粒体酶的活性使氢化可的松代谢加快，而出现氢化可的松不足表现。

6. 预后

GC 的撤退综合征使用 GC 替代治疗预后良好。

（何　庆）

（三）类固醇糖尿病

外源性应用 GC 可使新发糖尿病风险增加 2 倍左右。类固醇糖尿病是使用 GC 治疗的并发症之一，属于继发性糖尿病范畴，指无糖尿病病史，由于外源性使用 GC 所导致的糖代谢异常，达到了糖尿病的诊断标准：空腹血糖≥ 7.0mmol/L、75g 口服葡萄糖耐量试验（OGTT）2h 血糖≥ 11.1mmol/L、HbA1c ≥ 6.5% 或伴有高血糖症状的患者随机血糖≥ 11.1mmol/L，即诊断为类固醇糖尿病（glucocorticoid-Induced diabetes mellitus，GIDM）。类固醇糖尿病是最常见的药物所导致的糖尿病。

1. 糖皮质激素对糖代谢影响的途径

GC 对葡萄糖代谢的影响存在多种途径，可作用于多种组织器官，包括脂肪组织、骨骼肌、肝脏、胰腺等。GC 通过刺激葡萄糖异生酶，磷酸烯醇式丙酮酸羧激酶和葡萄糖 -6- 磷酸酶增加肝脏糖异生；也通过抑制外周组织特别是肌肉和脂肪组织中的葡萄糖摄取来改变糖代谢；作用于胰腺时，可通过减少胞浆钙离子对胞吐过程的效能抑制胰岛素分泌；在蛋白质降解增加和蛋白质合成减少的同时存在抑制涉及 PKB/Akt 和 mTOR 途径的胰岛素受体结合，诱导胰岛素抵抗，从而对糖代谢产生影响。

2. 类固醇糖尿病的临床表现

类固醇糖尿病的病程发展与 2 型糖尿病相似，首先发生胰岛素抵抗，后出现胰岛 B 细胞功能受损，由此引起糖耐量异常或糖尿病，但也有其自身的临床特点：① GC 的使用剂量越大，糖尿病发生风险越大；②病情一般较轻，可无糖尿病“三多一少”症状；③大多数情况下空腹血糖不高，糖化血红蛋白升高亦不明显，常常以餐后血糖水平的增高为表现；高血糖主要发生在下午和傍晚，其可能与 GC 的给药时间及药代动力学相关；④停用 GC 后糖尿病可消失；⑤多数对胰岛素比较敏感，少数对胰岛素有拮抗现象；⑥严重的急性并发症，如酮症酸中毒罕见；⑦与 2 型糖尿病相比，类固醇糖尿病造成血管并发症的情况少见。

3. 类固醇糖尿病的治疗

在积极治疗原发病的前提下，第一，需评估既往是否存在糖耐量异常及其严重程度，是否存在糖尿病的临床表现和其高血糖的程度；第二，需确定 GC 的类型、剂量和给药频率；第三，基于各类降糖药物的作用机制、药代动力学和药效学，可选择口服药物中以餐后高血糖为靶点、起效迅速的药物。

在充分干预生活方式的前提下，肾功能正常者，二甲双胍和吡格列酮可作为患者的首选，也可用 SGLT-2 抑制剂和 DPP-4 抑制剂。对于血糖 > 11.1mmol/L 的患者，胰岛素通常是首选药物。临床上治疗糖尿病一般以短效胰岛素加长效胰岛素的强化治疗为主，在治疗类固醇糖尿病时，其短效胰岛素的需要量以中午及晚餐前较大，早餐前量较少，治疗过程中应密切监测血糖，调节胰岛素的使用量，能有效防止低血糖的发生。

4 总结

GC 作为许多疾病中不可缺少的治疗药物，使用 GC 应将需求量最小化作为安全策略。GC 可使患者发生胰岛素抵抗的可能性增加，从而引起高血糖症。GC 诱导的高血糖症与使用胰岛素预防高血糖症相结合是目前最佳的治疗选择。使用适当的降糖方案可以减少高血糖症及其不良并发症。

（何　庆）

（四）糖皮质激素所致的骨质疏松

1. 定义

GC 性骨质疏松（glucocorticoid-induced osteoporosis，GIOP），是一种因内源或外源 GC 所致的继发性骨质疏松，在骨质疏松症中其发病率居于第 3 位，仅次于绝经后骨质疏松及老年性骨质疏松。若治疗不及时，GIOP 继续发展可致椎体、肋骨和髋部等部位骨折，严重者致残致畸，极大地影响患者的生活质量。GC 在治疗数周后，骨量就开始流失，最初数月内骨量丢失迅速，可达每年 5%～15%，长期接受 GC 治疗（1 年以上）的患者超过 10% 曾发生骨折，30%～40% 存在椎骨骨折。Weinstein 等也报道每天给予波尼松 10mg，连续治疗超过 90d 可使髋部发生骨折的风险增加 7 倍，椎体发生骨折的风险增加 17 倍，即使是生理剂量的 GC 也可引起骨量丢失。但有研究显示，接受 GC 治疗超过 3 个月的患者中，给予预防骨质疏松治疗者的比例不足 15%，因此，临床医生必须重视 GIOP 的防治。

2. 病因与发病机制

GIOP 的发病机制很复杂，可总结如下：①直接损害成骨细胞、骨细胞和破骨细胞功能，骨形成减少，骨吸收增多；但与一般骨质疏松不同的是 GIOP 以骨形成缺陷为主；②骨重建功能减退，骨微损伤后修复能力下降，骨脆性增加，易发生骨折和骨坏死；③甲状腺激素分泌过多，引起继发性甲状旁腺功能亢进（甲旁亢）；④拮抗性腺功能，抑制性腺激素、生长激素和胰岛素样生长因子（IGF）-1 的骨形成作用；⑤引起肌肉萎缩和肌无力，骨骼的应力负荷降低；⑥抑制小肠对钙、磷的吸收及增加肾脏尿钙排泄，负钙平衡促进继发性甲旁亢，导致疾病进一步发展。

3. 临床表现

骨质疏松的临床表现为，GIOP 患者的临床表现与原发性骨质疏松基本相同，患者通常早期无明显症状，或仅出现腰背酸痛、乏力、肢体抽搐等症状，未得到足够重视，严重者才出现骨骼疼痛，甚至发生脊柱、肋骨、髋部或长骨的骨折，此时已发展至严重骨质疏松。部分患者完全没有临床症状，经 X 线或骨密度检查才发现已有骨质疏松。

(1) 典型骨质疏松症状

① 疼痛：患者可有腰背痛或周身骨骼痛，负荷增加时疼痛加重或活动受限，严重时翻身、起坐及行走困难。

② 脊柱变形：骨质疏松严重者可有身高变矮、驼背、脊柱畸形和伸展受限。胸椎压缩性骨折可导致胸廓畸形，影响心肺功能；腰椎骨折可改变腹部解剖结构，导致便秘、腹痛、腹胀、食欲减低和过早饱胀感等。

③ 脆性骨折：患者在低能量或非暴力情况下（如轻微跌倒或因其他日常活动）即可发生骨折，即脆性骨折。骨折常见部位为胸椎、腰椎、髋部、桡尺骨远端和肱骨近端。发生过 1 次脆性骨折后，再次发生骨折的风险明显增加。

(2) GIOP 的一般临床特点：①早期以轴心骨（脊椎、髂骨和胸骨）的骨密度降低最明显；②常伴有肾结石和骨坏死，最常见部位为股骨颈；③脊椎压缩性骨折、肋骨骨折和较特异的退行型骨折多见。

(3) GIOP 患者的特殊临床表现

① GC 使用初期即可发生 GIOP：GC 对骨密度的影响与使用时间相关。骨量丢失在治疗第 1 年最明显（骨量丢失率 12%～20%），以后每年丢失约 3%，其中骨小梁受累最显著。

② GC 剂量越大，骨量丢失越多：大剂量比小剂量 GC 所致的骨量丢失更显著，每日剂量比累积剂量与骨折风险的相关性可能更高。

③ GC 无安全阈值：即使长期小剂量 GC 吸入治疗，也可导致多部位骨量丢失。

④ 停用 GC 后骨量可部分恢复：当停用 GC 6 个月后，骨量可部分恢复，但已发生 GIOP 相关性骨折则不可逆。

⑤ 骨折与骨密度不平行：GIOP 患者未出现严重骨质疏松时即可发生骨折，对于 GIOP 骨折风险的评估更倾向于骨折风险评估算法（FRAX）评分表。

(4) 原发病的临床表现

4. 诊断

GIOP 的诊断指标包括 DXA 骨密度（BMD）测量结果和（或）脆性骨折，有使用 GC 的病史。可参考原发骨质疏松指南诊断标准：①髋部或椎体脆性骨折；② DXA 测量的中轴骨 BMD 或桡骨远端 1/3 BMD 的 T 值≤ -2.5；③ BMD 测量符合低骨量（-2.5 ＜ T 值＜ -1.0）+ 肱骨近端、骨盆或前臂远端脆性骨折。长期应用 GC 治疗的患者应每 6～12 个月监测 BMD。

对已诊断和临床怀疑 GIOP 的患者行以下相关检查综合判定病情，以助诊断和鉴别诊断。

① 血和尿生化检查：可测定患者的血甲状旁腺激素、血钙、磷、碱性磷酸酶、骨钙素、25（OH）D_3 等。

② BMD 和骨超声检查：呈全身性 BMD 下

降（包括脊椎、髋部、骨盆和桡骨远端等），最早的 BMD 下降一般发生在脊椎和股骨颈。但超声敏感性和特异性还不足以代替 DXA 的 BMD 测量。

③ 影像检查：长期应用 GC 者可见普遍性骨质疏松，虽可根据常规 X 线影像骨结构稀疏评估骨质疏松，但 X 线影像显示骨质疏松时其骨质已丢失达 30% 以上。对于 GIOP 患者应重点检查脊椎（脊椎骨折最常见）。特异性的表现是椎体呈“毛玻璃”状，骨小梁稀小或消失，边缘不齐。此外，肋骨、骨盆也可发生程度不同的骨质疏松。影像检查的另一重要目的是寻找骨坏死灶，典型的骨坏死区为骨质缺损（空心征），如诊断不能肯定，可用 MRI 进一步明确。

④ 肌力测定：肌萎缩十分常见，尤以近端肌肉为甚，肌病的程度往往与 GC 用量有关。

⑤ 其他检查；骨形态计量分析、微 CT 等。同时不要忽视患者原发病相关检查。

5. 鉴别诊断

(1) 原发性骨质疏松：GIOP 与原发性骨质疏松的临床表现大体相同，主要靠是否有 GC 用药史鉴别。应在用药前仔细询问病史、查体及做骨质疏松的相关筛查，对已有骨质疏松、骨量减少和（或）脆性骨折的患者，需进行一些必要的检查，证实或排除其他继发性骨质疏松症。对于原发性骨质疏松症患者应按其治疗原则进行规范治疗，避免使用 GC 后进一步使骨质疏松加重，而使骨折或再发骨折的风险增加。

(2) 内分泌代谢性疾病：甲旁亢、甲状腺功能亢进、性腺功能减退症、高催乳素血症、糖尿病、生长激素瘤等，均可有 BMD 降低和（或）骨质疏松临床表现，通过相关检查及用药史等可鉴别。

(3) 血液系统疾病：主要见于血液系统肿瘤，如多发性骨髓瘤、淋巴瘤及系统性肥大细胞增多症、白血病等，局限性骨病伴骨吸收指标明显升高，可出现骨质疏松症状，通过骨髓穿刺、骨活检及用药史等可鉴别。

(4) 其他继发性骨质疏松；免疫系统疾病包括类风湿关节炎、成骨不全等，肾脏疾病包括慢性肾炎、慢性肾功能衰竭、肾移植及其他药物引起骨质疏松，应注意鉴别是疾病本身所致骨质疏松还是应用 GC 治疗后产生的 GIOP。

6. 预防与治疗

(1) 骨折风险的分类与评估：评估骨折风险是防治 GIOP 最为基础和关键的一步，不仅对临床决策有指导意义，还有助于判断治疗效果，提高患者治疗依从性。

① GIOP 骨折风险分层：2017GIOP 防治指南依据 5 年内脊椎骨折发生率将骨折风险分为低度（＜ 5%）、中度（5%～10%）、高度（≥ 10%）；又以 40 岁为年龄分界，使用 WHO 推荐的 FRAX 进行分层（表 36-1）。

② GIOP 骨折风险的评估：包括初始评估与再评估。成人及儿童应尽早进行骨折风险初始评估，至少应在 GC 开始后的 6 个月内进行。年龄≥ 40 岁的成人患者，应使用校正激素剂量的骨折风险评估工具（FRAX）及 BMD 检查，至少要在 GC 给药后 6 个月内进行。年龄＜ 40 岁的成人患者，若存在高危骨折风险、既往有骨质疏松性骨折或其他有意义的骨质疏松风险因素，在 GC 治疗 6 个月内要尽早行 BMD 检测。所有持续接受 GC 治疗的成人及儿童患者，每 12 个月应进行 1 次临床骨折风险再评估，不同年龄层、不同治疗阶段，再评估的频率也有不同。

(2) 预防：预防 GIOP 的发生主要从 5 个方面来进行：①避免滥用 GC，对可用可不用的患者要首先采用非 GC 药物治疗；②选择最佳的剂量、用法和疗程，对于必须应用 GC 的患者，要尽可能采用局部制剂减少用量和不良反应；必须口服者采用隔日疗法，以尽可能保存正常的下丘脑－垂体－肾上腺皮质轴反馈功能；③一旦病情控制，即应减量或停用，必须长期应用时使用最低的有效剂量；④预防性使用抗骨质疏松的药物，而不

表 36-1　GC 治疗成人患者骨折风险分层

	年龄≥ 40 岁	年龄< 40 岁
高危骨折风险	既往有骨质疏松性骨折 髋骨或脊柱骨密度 T 值≤ -2.5（年龄≥ 50 岁男性和绝经后女性） FRAX* 计算出（GC 校正后△）10 年主要骨质疏松性骨折 # 风险≥ 20% FRAX* 计算出（GC 校正后△）髋骨骨折风险≥ 3%	既往有骨质疏松性骨折
中危骨折风险	FRAX* 计算出（GC 校正后△）10 年主要骨质疏松性骨折 # 风险 10%～19% FRAX* 计算出（GC 校正后△）10 年髋骨骨折风险 1%～3%	髋骨或脊柱骨密度 Z 值< -3 或快速骨量丢失（1 年内髋骨或脊柱骨量丢失≥ 10%）和持续 GC 治疗剂量≥ 7.5mg/d 且时间≥ 6 个月
低危骨折风险	FRAX* 计算出（GC 校正后△）10 年主要骨质疏松性骨折 # 风险< 10% FRAX* 计算出（GC 校正后△）10 年髋骨骨折风险≤ 1%	除 GC 治疗以外无任何上述危险因素

*. http//www.shef.ac.uk/FRAX/tool.jsp.; FRAX. 骨折风险评估工具；△ . 若糖皮质激素（GC）治疗剂量> 7.5 mg/d，FRAX 计算出的主要骨质疏松性骨折风险 ×1.15；髋骨骨折风险 ×1.2（例如，若髋骨骨折风险 2%，则增加至 2.4%）
#. 主要的骨质疏松性骨折包括脊柱、髋骨、腕关节或肱骨骨折

是等出现严重的 GIOP 临床表现再行治疗；⑤定期评估骨折风险。

(3) 治疗

① 基础治疗：生活方式做到均衡饮食、合理体重、戒烟、定期负重或抗阻力训练、对酒精饮料量的限制，限制食盐的摄入，补充足够的钾盐。保证营养和摄入足够的钙，必要时可使用促进蛋白质合成类制剂。

使用泼尼松时常规加用钙剂、维生素 D，可以维持骨量。所有接受 GC 治疗的患者每日应该摄入 1000～1200mg 钙剂和 600～800U 维生素 D（血浆水平≥ 20ng/ml）。在治疗过程中需监测血钙、尿钙水平，及时调整剂量。

② 双膦酸盐：为防治 GIOP 的首选药物，可抑制骨吸收，降低骨的代谢转换率，促进破骨细胞凋亡。阿仑膦酸钠应用于 GIOP 治疗，可以使脊柱骨折的发生率减少 50%，髋部骨折的发生率也有所减少。拒绝长期口服药物患者，推荐使用唑来膦酸。双膦酸盐的总体安全性较好，但应监测以下情况。

- 胃肠道反应：该药慎用于活动性胃十二指肠溃疡及反流性食管炎者。
- 一过性发热、骨痛和肌痛等类流感样症状：多见于静脉滴注含氮双膦酸盐者，症状明显者可用非甾体抗炎药或解热止痛药对症处理。
- 肾功能：有肾功能异常者应慎用或酌情减少药量，特别是静脉用双膦酸盐者。肌酐清除率< 35ml/min 禁用。
- 关注颌骨坏死：主要发生于已有严重牙周病或多次牙科手术的骨髓瘤、乳腺癌及前列腺癌化疗患者，对此类患者不建议新加用双膦酸盐，或至少停用双膦酸盐 3 个月。

③ PTH 制剂：PTH 可能通过刺激成骨细胞成熟和骨形成增加，延长成骨细胞寿命，促进成骨细胞分化和减少凋亡，从而增加成骨细胞数量。若在 PTH 治疗前使用双膦酸盐，PTH 仍会起效，但会减弱成骨的效果。对于未接受过治疗的患者，直接采用 PTH 与阿仑膦酸钠联合治疗效果并不明显。

④ 特立帕肽和阿巴洛帕肽（abaloparatide）：是治疗 GIOP 的一种新型药物，是合成代谢产

物，可增加骨形成。有研究表明，接受特立帕肽治疗的患者比接受利塞膦酸治疗的患者 BMD 更高，骨折率更低。但是特立帕肽停药后，骨丢失和骨折迅速出现。因此，特立帕肽停药后，应开始使用抗骨吸收药物，如双膦酸盐或狄诺塞麦（Denosumab）。

⑤ 狄诺塞麦：通过抑制 RANKL 和干扰破骨细胞的发育来抑制骨吸收。在用于治疗骨质疏松症的狄诺塞麦剂量下，颌骨骨坏死（0.001%～0.15%）和非典型骨折的风险较低。狄诺塞麦停用后，脊椎骨折的发生率会迅速增加，尤其是在先前有脊椎骨折的患者中，停用后建议采用替代性抗骨吸收药物。

⑥ 雷洛昔芬（一种选择性雌激素受体调节剂）或降钙素（另一种抗骨吸收剂）：可用于其他治疗禁忌或治疗失败的患者。雷洛昔芬被美国食品药品管理局批准用于预防和治疗绝经后妇女 GC 诱导的骨质疏松症。

7. 预后

患者停用 GC 后骨量可部分恢复：当停用 GC 6 个月后，骨量可部分恢复，但已发生 GIOP 相关性骨折则不可逆。

（何　庆）

三、靶向药与内分泌代谢疾病

酪氨酸激酶抑制剂治疗相关的内分泌代谢病变

蛋白酪氨酸激酶（protein tyrosine kinase，PTK）在肿瘤的发生、发展过程中起着非常重要的作用。以 PTK 为靶点进行研发的酪氨酸激酶抑制剂（TKI）与肿瘤组织中特异性高表达蛋白分子结合后造成肿瘤细胞特异性凋亡，而对正常细胞影响较小，从而发挥高效低毒的抗肿瘤作用。TKI 导致的内分泌系统不良反应可表现为甲状腺功能异常、性腺功能异常、肾上腺功能异常、生长激素轴异常、骨代谢和矿化异常、糖脂代谢异常等，其中常见的为甲状腺功能减退等。

1. 酪氨酸激酶抑制剂概述

酪氨酸激酶对正常细胞的调节、信号传递、发育、发挥着重要的作用，同时也与肿瘤细胞的增殖、分化、迁移、凋亡密切相关。它们能够催化腺苷三磷酸（ATP）的磷酸基团转移到许多重要蛋白质的酪氨酸残基上，使其磷酸化，从而激活各种底物，通过下游信号转导通路使得酪氨酸激酶异常表达，引起细胞增殖调节的紊乱，导致肿瘤的形成。TKI 通过抑制激酶活性阻断信号转导通路，可以抑制肿瘤的生长和增殖，达到抗肿瘤的作用。

2001 年批准上市的伊马替尼（Imatinib）为慢性髓系白血病的治疗带来革命性变化。目前已有 30 多种 TKI 经 FDA 批准上市，中国已批准 19 种 TKI 上市。该类药物正逐渐成为慢性髓系白血病、非小细胞肺癌、肾细胞癌和肝细胞癌等肿瘤的一线或二线疗法，为肿瘤患者带来新的希望。随着临床应用的深入，TKI 的不良反应渐受关注，发现其在血液、消化、呼吸、皮肤等系统中不良反应发生率较高，且可能多系统并发，不良反应程度多为 1～2 级，患者多可耐受。在特殊情况下可发生胃肠道穿孔、间质性肺病、肺动脉高压等，严重时可危及患者生命。对不良反应的不耐受可能导致患者出现新的生理或心理伤害，成为 TKI 治疗中断或终止的一个重要原因。

2. 酪氨酸激酶抑制剂应用相关内分泌疾病

(1) TKI 相关性生长障碍和生长激素轴异常：许多研究报告了用 TKI 治疗 CML 的儿童身高生长受抑制。Hobernicht 等描述了一例 7 岁同卵双胞胎，在开始使用伊马替尼 4 年后，其身高生长从第 95 百分位下降到第 25 百分位。她未受影响的双胞胎妹妹的生长保持在第 95 百分位。更大规模的回顾性研究也证实了对身高生长的类似影响。有临床研究查了 48 名接受伊马替尼治疗的儿童的生长情况，发现 72.9% 的儿童身高标准差评分（standard deviation score，SDS）下降，与伊马替尼治疗前接近正常身高的 SDS（为 0.01）相比，SDS 的中位最大值变化为 -0.61。对生长的影响主要见于青春期前的患者，他们在青春期都表现出追赶性生长。然而，目前尚不清楚这种追赶性生长是否达到足够的预期成人高度。Rastogi 等报道，在接受伊马替尼治疗的 7 例 CML 儿童患者中，有 5 例患者的身高 SDS 下降。4 例患者在青春期的生长情况有所改善，但 3 例患者没有达到预期高度。所有患者在治疗期间甲状腺功能和生长因子水平均正常。Millot 等研究了 81 例患者，发现在开始使用伊马替尼后的 12 个月，无论男女，在青春期前（女性＜ 9 岁，男性＜ 11 岁）和青春期年龄组，身高 SDS 均显著降低。Tauer 等对 102 例患者的回顾性研究表明，青春期前患者平均每年减少 0.75 SDS，而青春期患者平均每年减少 0.41 SDS。青春期组身高值无显著变化。总之，这些研究结果表明生长受限是 TKI 治疗儿童患者的一个不良反应，特别是在青春期前的儿童。TKI 治疗导致生长受抑的确切机制尚不清楚，目前认为可能是由于抑制了非 *bcr-abl* 位点的活性，从而导致 PDGFR-akt 信号通路异常，并导致骨生长中软骨细胞的招募和活性下降。生长激素（GH）- 胰岛素样生长因子 -1（IGF-1）轴也可能被 TKI 抑制。有报道称，在接受伊马替尼治疗的 CML 成人中 GH 缺乏。越来越多的证据表明，GH 缺乏、GH 不敏感和下游 GH 信号级联抑制是导致儿童 TKI 患者线性生长不良的其他原因。酪氨酸激酶在正常身体生长中发挥重要作用，TKI 治疗患者出现的异常生长可能部分是由于 GH 释放激素级联、GH 级联和 IGF-1 信号转导被破坏。在 21 例接受伊马替尼治疗的儿童患者中，胰岛素样生长因子结合蛋白 -3（IGFBP-3）水平低于对照组。同样，与健康对照组相比，TKI 的幼年大鼠体内 IGFBP-3 水平较低。在接受 TKI 治疗的患者中，GH 刺激试验也异常，但该试验峰值水平与身高结果并不明确相关，这可能限制了 GH 刺激试验在实际人群中的使用。研究表明，在接受伊马替尼治疗 CML 的女性，连续 2 天皮下注射 GH 会导致循环 IGF-1 升高，IGF-1 主要由肝脏产生，是 GH 作用的主要中介物。IGF-1 受体是一种酪氨酸激酶受体，目前尚不清楚 GH 治疗是否能恢复应用 TKI 患者的生长，即使 IGF-1 水平在 GH 治疗后有所提高。然而，GH 或重组 IGF-1 的联合治疗可能改善儿童 CML 患者的最终成人身高，特别是在青春期前接受 TKI 治疗的患者。

在白血病患者中，使用 GH 治疗会引起对其潜在不良反应的关注。1988 年在日本首次报道了使用 GH 治疗的患者白血病风险增加，但此后，没有确凿证据表明儿童 GH 治疗会增加成人罹患肿瘤的风险。在儿科内分泌学会的专家意见中，建议 GH 治疗至少要等待治疗结束后 1 年开始，以确保没有早期复发。体外数据显示，在 3 名缓解的 CML 患者中，在粒细胞 - 巨噬细胞集落形成实验中，GH 和 IGF-1 均不能刺激外周血细胞集落的形成。虽然目前还没有 GH 在儿童 CML 患者中使用的体内数据，但 4 名来自印度的 CML 缺乏 GH 的患者接受了 GH 治疗，没有明显的不良反应。这些患者生长速度从治疗前的每年 0.5～4cm 增加到 GH 治疗后的每 6 个月 3.4～6cm。基于当前的研究，应该密切监测生长速度，如果身高增长延迟，应该进行骨龄检测。IGF-1 和 IGFBP-3 水平亦需进一步评估，同时也需要内分泌医生进行会诊。但是，如果推荐在 CML 患儿常规使用，还需要更多、更长期的临床研究来充分评估 GH 在患者人群中使用的安全性和有效性。

(2) TKI 相关性骨代谢和矿化异常：TKI 可以抑制一些酪氨酸激酶，包括 BCR-ABL、C-KIT 受体和血小板衍生生长因子，这些都是与疾病有关的酶。研究人员观察了慢性粒细胞性白血病和胃肠道间质瘤患者接受甲磺酸伊马替尼治疗时低磷酸盐血症的发展。检查发现，全部被观察的 24 例患者中，16 例出现低磷血症现象，其他 8 例血磷水平正常。低血清磷酸盐患者的甲状旁腺激素水平升高，血清钙离子为正常水平，低磷血症患者较正常血清磷酸盐患者年轻且接受甲磺酸伊马替尼剂量更大，两组患者尿中磷酸盐排出量都高，而血清降钙素和胶原交联 N 端肽水平明显下降。总之，虽然甲磺酸伊马替尼抑制了与酪氨酸激酶有关的信号通路，但研究证明其在体内也同时抑制了血小板衍生生长因子受体，并且已出现了临床反应。将血磷和维生素 D 的检测作为服用甲磺酸伊马替尼患者的常规检查将是必要的，有助于迅速恢复患者的血磷水平。因为在服用甲磺酸伊马替尼的慢性粒细胞性白血病或胃肠道间质瘤患者中，其低磷血症的发展是与骨代谢异常相伴随。低磷血症长期不治疗将导致患者出现骨矿化障碍，表现为佝偻病和骨软化症。甲磺酸伊马替尼可能抑制了低血磷、甚至正常血磷患者的骨重建功能（包括骨形成和骨吸收）。因为现在临床上使用的 TKI 已证明能够抑制血小板衍生生长因子受体。

TKI 如伊马替尼（IMA）和尼洛替尼（NIL），是通过阻断致癌 BCR-ABL1 融合蛋白来治疗慢性髓系白血病（CML）。在接受长期 IMA 治疗的儿童患者中观察到其对骨骼的不良反应。此外，体外研究证明 IMA 和 NIL 改变了维生素 D 的代谢，这可能进一步损害骨代谢。有研究用 IMA 和 NIL 对人成骨细胞系 SaOS-2 进行处理，并对被处理后的成骨细胞系 SaOS-2 的矿化能力及其分泌的 RANKL 和 OPG 的 mRNA 表达进行评估，RANKL 和 OPG 参与调节破骨细胞生成。两种 TKI 均显著抑制矿化和下调成骨细胞标志基因，包括碱性磷酸酶、骨钙素、成骨酶以及与促成骨 Wnt 信号通路相关的基因；NIL 比 IMA 更有影响力。此外，两种 TKI 均能增加 RANKL/OPG 比值，而 RANKL/OPG 比值可刺激破骨细胞形成。研究表明，TKI（IMA 和 NIL）通过 RANKL-OPG 信号通路直接抑制成骨细胞分化，并直接促进破骨细胞形成。

(3) 酪氨酸激酶抑制剂相关性性腺功能异常：TKI 对青春期发育与生育能力的长期影响研究较少。Giona 等根据 Tanner 分期、促性腺激素和性类固醇激素水平评估了 4 例接受 TKI 治疗的儿童 CML 患者的青春期发育情况。在男性、女性中都有正常的青春期发育。孕酮水平高，但其意义尚不清楚。一名男性有严重少精症，提示生育能力可能受 TKI 治疗影响。有研究分析 13 名男性（平均年龄 13 岁，8—19 岁）患儿接受伊马替尼治疗 18 个月（3～58 个月）后的血清睾酮水平及抑制素 B 水平，结果均正常。此外，在相对较长时间暴露于 TKI 的幼年大鼠中，青春期后睾酮水平明显降低，但血清抑制素 B 水平正常。因为 TKI 对青春期和生育的影响仍不确定，建议每 4～6 个月对儿科处于青春发育期并接受 TKI 治疗 CML 患者进行动态检测。如果有青春期发育延迟或性激素不足表现，应进行进一步检查，包括促性腺激素和性激素水平检测。此外，在开始 TKI 治疗前，应与所有育龄患者讨论保留生育能力的问题。

另外，在一项生殖力实验中，连续 70d 给予雄性大鼠 60mg/kg TKI（相当于最大临床剂量 800mg/d），睾丸和附睾的重量减轻，同时精子的活动性降低。狗口服 TKI 剂量＜ 30mg/kg 时也观察到其精子的产生有轻度到中度降低。在一项雌性大鼠的生殖力研究中，交配和孕鼠的数量没有变化，但是在剂量 60mg/kg 而不是≤ 20mg/kg 时，植入后胎鼠的死亡明显增加，同时活胎数减少。

总之，从动物实验数据来看，已证明 TKI 使用对性腺功能有影响，但在临床实践中已有曾长期使用 TKI 患者在停药后成功生育的病例报道，而药物对于已生育的幼儿的影响，仍有待观察。虽然没有证据表明 TKI 在男性患者中具有致畸性，但接受 TKI 治疗的育龄期女性应咨询其对胎儿的潜在致畸风险，特别是在孕早期暴露时。一项研究报告称，与普通人群相比，在应用 TKI 期间怀孕的患者中，自然流产的数量更多，尽管大多数成功妊娠会娩出正常、健康的新生儿。有暴露于 TKI 后胎儿畸形的报告，从轻微到严重，包括骨骼、肾脏、呼吸和胃肠道畸形。鉴于可能出现一系列胎儿异常，应建议育龄妇女采取适当的避孕措施。孕妇暴露于 TKI 可能导致自然流产和胎儿畸形的风险增高。

(4) 酪氨酸激酶抑制剂相关性肾上腺功能异常：在下丘脑 – 垂体轴中，酪氨酸激酶是促肾上腺皮质激素释放激素和前阿片素分泌以及类固醇激素分泌所必需的。Bilgir 等通过测量基础皮质醇水平、胰高血糖素刺激试验和低剂量促肾上腺皮质激素试验评估 25 例接受伊马替尼治疗的 CML 成人患者。他们发现两例患者的基础皮质醇水平较低，对两种刺激测试都没有适当的反应。然而，多达 18 例患者出现部分 GC 缺乏。提示接受伊马替尼治疗的患者亚临床 GC 缺乏的风险增加。目前还没有专门的儿科研究来检测接受 TKI 治疗的 CML 患者的肾上腺功能。建议临床医师对出现肾上腺功能不全症状的接受 TKI 治疗的患者，如患者处于应激期，如手术、创伤和严重感染时，应进行密切监测。

TK 在 HPA 轴中至关重要。在接受伊马替尼治疗的 CML 患者中，胰高血糖素刺激试验和低剂量促肾上腺皮质激素试验均提示亚临床 GC 缺乏患者激素反应受损。但是，目前尚无其他相关证据报道，因此，对这种罕见不良反应的处理尚无明确建议。

(5) 酪氨酸激酶抑制剂相关性甲状腺功能异常：甲状腺功能异常为使用 TKI 的常见内分泌系统损伤，而甲状腺功能异常中以甲状腺功能减退为主。甲状腺功能障碍被认为是由于 TKI 也同时靶向血管内皮生长因子受体（vascular endothelial growth factor，VEGFR，VEGF–TKI），从而造成甲状腺缺血所致。目前已有几种 TKI，其中舒尼替尼甲状腺损伤最常见。舒尼替尼靶向多种受体酪氨酸激酶，包括 VEGFR。有研究发现约 1.5% 的患者在使用瑞戈非尼时会发生甲状腺功能减退。舒尼替尼的临床试验与上市后监测的发生率差别较大，分别为 16% 和 35.4%。多个 Meta 分析表明有 26%（52/197）患者在接受 TKI 治疗后出现新发甲状腺功能减退。靶向治疗导致的甲状腺毒症一般比较少见，在阿昔替尼某一临床试验中有 4/359 例患者（1%）报告甲状腺毒症。甲状腺毒症常常是一过性的，是甲状腺功能减退前的先驱表现，而且往往伴随高代谢症状如腹泻、体重减轻和发热等。因此，使用这 3 种药物前应进行甲状腺功能检查，所有患者在接受治疗时应密切监测甲状腺功能异常的症状和体征，定期监测甲状腺功能，对有甲状腺功能异常症状和体征的患者应给予相应治疗。

甲状腺毛细血管收缩和生成受抑导致的甲状腺缺血是由于 $VEGFR_1$ 和 $VEGFR_2$ 及 PDGFR 的抑制所致。研究表明，在几个 VEGF–TKI 分子拮抗药中，对 PDGFR 和 $VEGFR_1$ 亲和力高于 $VEGFR_2$ 的，更易引起甲状腺功能障碍。这可能是由于甲状腺血管生成的重要的“残余”信号通路也被阻断的缘故。舒尼替尼比其他 TKI 更容易引起甲状腺功能障碍，是因为舒尼替尼作用于广泛的酪氨酸激酶信号通路，不仅对 $VEGFR_2$ 有抑制作用，而且对 PDGFR 和 $VEGFR_1$ 有更强的抑制作用，从而通过毛细血管退行和收缩引起甲状腺缺血。这表明不仅是 $VEGFR_2$、PDGFR 和 $VEGFR_1$ 等其他信号通路也可能在甲状腺中发挥重要的血管生成作用。除了其抗血管生成的机制外，TKI 还可通过增加 DIO3 的活性而加速甲状腺激素代谢，这可能会对甲状腺功能产生额外的影响。通过了解每一种 TKI 靶向的激酶类型及其各自的选择性和效力，将能够大致预测它是否更有可能诱发甲状腺功能障碍。

总之，甲状腺功能障碍是最常见的 TKI 治疗相关内分泌疾病。根据诊断标准，10%～80% 的病例会出现甲状腺功能障碍。在 TKI 治疗前甲状腺功能正常的患者，治疗后出现甲状腺功能障碍的发生率为 30%～40%，其中有一半患者有亚临床表现。其主要表现为甲状腺功能减退，20%～40% 的病例为一过性甲状腺功能毒症，但可能被忽视。其病理生理机制为 TKI 抗血管生成作用引起的“血管性”甲状腺炎。在 TKI 治疗前接受左甲状腺素治疗的患者中，20%～60% 的患者对左甲状腺素的需要量增加。不能因为甲状腺功能障碍而停用 TKI。甲状腺毒症的治疗指征是出现临床症状，甲状腺功能减退如果出现症状或 TSH ＞ 10mIU/L，则需开始左甲状腺素替代治疗。在 TKI 治疗期间，在开始的 6 个月应每月检测 1 次 TSH，以后可以每 2～3 个月检测 1 次，或者如果出现甲状腺功能障碍的临床症状即时检测。对于已经接受左甲状腺激素治疗的患者，应该连续 3 个月每月检测 1 次 TSH，然后在以后的治疗过程中每 3 个月检测 1 次。在 TKI 治疗终止时，甲状腺功能减退可能得到缓解，但这种缓解无法预测，可以考虑在监测下逐渐停用左甲状腺素。肿瘤科医生和内分泌科医生之间的协作可以改善甲状腺功能障碍的筛查和治疗。

(6) 酪氨酸激酶抑制剂相关性血糖、血脂异常：TKI 也会影响葡萄糖代谢，导致高血糖或低血糖。多个案例研究表明，伊马替尼治疗改善了 2 型糖尿病的血糖控制。在一项回顾性分析中，Agostino 等研究发现，在 17 例糖尿病患者和 61 例非糖尿病患者中，伊马替尼、达沙替尼和舒尼替尼治疗后血糖浓度下降。几乎一半的 2 型糖尿病患者能够停止他们的抗糖尿病药物，包括胰岛素。另外有报道称使用 TKI 后体重指数（BMI）显著增加。鉴于 TKI 治疗后 BMI 升高，2 型糖尿病的改善可能是 TKI 的直接作用。伊马替尼和达沙替尼改善血糖控制的机制尚不清楚。Hagerkvist 等认为 TKIc-ABL 导致激活凋亡抑制转录因子 NF-κB，可能提高 B 细胞的生存，也可以提高外周胰岛素水平。在使用伊马替尼的 1 型糖尿病非肥胖小鼠模型中显示，糖尿病持久缓解，这可能是由于 TKI 抑制了 PDGFR 酪氨酸激酶，而酪氨酸激酶与胰岛细胞凋亡有关。尼洛替尼已被证明可导致高血糖。ENESTnd 试验报道部分患者出现轻度高血糖，Saglio 等在一项前瞻性研究中评估了已有 2 型糖尿病的患者。尼洛替尼 300mg bid 的患者中有 38% 出现高血糖，尼洛替尼 400mg bid 的患者中有 42% 出现高血糖，使用伊马替尼的患者中有 22% 出现高血糖。然而，没有患者因高血糖或任何严重的糖尿病不良事件而停止治疗。高血糖被认为是内源性胰岛素分泌受损所致，但其确切机制尚不清楚。

接受伊马替尼治疗的糖尿病患者在治疗过程中应监测可能发生的低血糖，多数情况下需要减少降糖药物的使用。使用尼洛替尼观察到的高血糖发生在给药的前几周，而达沙替尼的低血糖效应也多为早期事件。血糖已控制的 2 型糖尿病或糖尿病前期患者可以接受尼洛替尼或其他 TKI 治疗，但应密切监测空腹血糖水平和其他血糖参数（如糖化血红蛋白），如出现持久的 3/4 级不良反应事件，应考虑暂时减少药物或中止治疗。

中国学者研究了达沙替尼对基线正常、无心血管疾病或代谢综合征的相对年轻的 CML-CP 患者空腹血糖、三酰甘油、胆固醇和低密度脂蛋白 - 胆固醇（LDL-C）的影响，并与尼洛替尼和伊马替尼进行比较。发现与伊马替尼相比，达沙替尼与高血糖和高三酰甘油血症的增加显著相关，而尼洛替尼与高血糖、高胆固醇血症的发生有显著相关性；年龄增加与高血糖和高三酰甘油血症的发生显著相关。Iurlo 等报道了一项包括 168 例患者的研究（40 例达沙替尼治疗、36 例尼洛替尼、92 例伊马替尼），患者的平均年龄 56 岁。研究发现与达沙替尼和伊马替尼组相比，尼洛替尼组空腹血糖、胰岛素、C 肽、胰岛素抵抗等升高，而 LDL-C 水平，在达沙替尼和尼洛替尼组没有差异，但均高于伊马替尼组。

在中国学者的研究中，达沙替尼与伊马替尼相比，也与高血糖和高三酰甘油血症的高发有关。由于达沙替尼和尼洛替尼靶向 ABL 和 BCR-

ABL 的机制相同，推测达沙替尼可能在 IR 和 IR 代谢途径上有相似的效果和机制。据报道，尼洛替尼与高胰岛素血症和胰岛素抵抗有关，这可能发生在受体后水平。一项包括 10 例无糖尿病病史的 CML 患者的研究表明，糖代谢受损和血脂异常的机制是由于 TKI 所致组织胰岛素抵抗和代偿性高胰岛素血症发生的。一些体外研究表明 c-ABL 参与了胰岛素受体（IR）信号通路并增强了 IR 代谢通路。然而，对每个 TKI 的 IR 途径的影响尚未被充分研究。已有体外研究证明 c-kit 酪氨酸激酶对胰岛 B 细胞存活至关重要。c-kit 点突变 - 受体激酶活性降低的小鼠表现出葡萄糖耐受不良、胰岛素分泌受损和胰岛 B 细胞减少。然而，确切的机制还没有在人体研究中发现。一些研究报道达沙替尼可以降低血糖水平。Keiko 等报道了达沙替尼促进了一个患有糖尿病的 CML 患者高血糖的快速改善。

研究表明，达沙替尼与高血糖和高三酰甘油血症的发病相关。这可能与年龄、共病、种族和基因的不同，不同风险易感人群的糖脂功能障碍或潜在可能的糖尿病前期，以及在研究中使用的无事件生存的评估方法有关。此项研究中所有患者的血糖 - 脂质基线均正常，无糖尿病病史。即使在这些没有代谢综合征既往病史且随访时间短的年轻患者中，达沙替尼和尼洛替尼组也出现了糖脂代谢异常。因此，对于接受达沙替尼或尼洛替尼治疗的患者，应考虑代谢综合征或心脑血管事件的风险，密切监测糖脂代谢指标。当然此项研究也存在一定的局限性。第一，在这项回顾性研究中，3 个组群（达沙替尼、尼洛替尼、伊马替尼）的基线特征存在差异；第二，达沙替尼和尼洛替尼组的患者人数相对较少；第三，本研究纳入无心脑血管疾病和（或）代谢综合征病史的患者，但是一些处于这些疾病非常早期的患者不能被排除在外；第四，其他一些未被收集的因素可能会导致血糖和血脂平衡的改变，如持续的饮食或体育活动的变化、个人体质和体重的增加。研究结论是，达沙替尼与伊马替尼相比，对糖脂代谢有不良影响，这与尼洛替尼相似。数据显示，相较于达沙替尼和尼洛替尼，伊马替尼更适用于老年患者。

TKI 治疗相关高血糖发生率为 15%～40%，尼洛替尼是最容易诱发糖尿病的 TKI。其对代谢影响范围从代谢综合征、需要治疗的胰岛素抵抗到糖尿病的发生。值得注意的是，TKI 从未报道过暴发性糖尿病。TKI 可导致 1 型或 2 型糖尿病患者发生低血糖。部分糖尿病患者使用 TKI 后，血糖和糖化血红蛋白水平改善，胰岛素用量减少甚至停止胰岛素治疗，主要包括伊马替尼和舒尼替尼。糖尿病患者应在治疗前、治疗中、治疗后进行空腹血糖水平及糖化血红蛋白监测，并加强自我监测。这些不良反应是短暂的，患者可以继续使用 TKI。TKI 治疗导致的血脂异常已被报道，主要与 LDL-C 和三酰甘油水平升高有关，不同 TKI 对血脂异常的影响有差异。

（宋　嘉）

四、免疫疗法与内分泌代谢疾病

（一）PD-1 概述

1. 抗 PD-1 各抗体的结构相同点

PD-1 和 PD-L1 都是 IgG 的单克隆抗体，都是由两条轻链和两条重链组成。上半部分称为可变区，与抗原结合，决定药物的药效。如 Pembrolizumab 的活性比 Nivolumab 强，原因是上半部分的结合率不一样。下半部分与体内的半衰期有关，是体内主要清除的片段。所有的抗体根据糖基化水平的不同，分为 1～4 种类型。

FDA 批准的抗体大多是 IgG_1 的抗体，自从 PD-1 抗体出现后，就出现了 IgG_4 的抗体。以前的抗体如 Avastin 都是与肿瘤表面的抗原结合，起到信号转导阻滞作用。另外，下半段抗体的糖基化会与自然杀伤（NK）细胞或巨噬细胞结合，启动 ADCC 和 CDC 作用，杀死肿瘤细胞。所以抗体的 ADCC 作用强，抗体的活性就更强。如 PD-L1 抗体只有 Avelumab 不一样，保留了 ADCC 和 CDC 作用。而 PD-1 抗体，是针对 T 细胞表面的抗原，因为不希望 T 细胞被抗体结合的免疫细胞杀死，所以不能采用 IgG_1 单克隆抗体，只能采用 IgG_4 单克隆抗体。IgG_4 抗体无 ADCC 和 CDC 作用，最大的缺点是不稳定，必须进行后续的加工修饰。另外，IgG_2 和 IgG_4 不容易产生抗抗体，所以 PD-1 抗体的使用剂量比 PD-L1 抗体的剂量低很多。而 PD-L1 抗体是 IgG_1 抗体，针对的是表达在肿瘤细胞上的抗原，容易产生抗抗体，所以需要更多的剂量来弥补产生的抗抗体。

目前国内外批准的 PD-1 抗体都是 IgG_4 抗体，而且都进行了后续的加工——S228P 的修饰，这些是没有差异的。PD-L1 抗体是 IgG_1 单克隆抗体，具有 ADCC 和 CDC 作用，而 Atezo 和 Durva 进行了 FcγR 段的改良，去掉了 ADCC 和 CDC 作用。只有 Avelumab 保留了 ADCC 和 CDC 作用。所以 PD-L1 抗体之间是不同的。PD-1 的 IgG_4 抗体 S228P 修饰：通过将高亲和力的小鼠抗人 PD-1 抗体的可变区序列移植到含有稳定的 S228PFc 突变的人 IgG_4-κ 同种型框架上产生帕博利珠单抗。帕博利珠单抗在 228 位用丝氨酸代替脯氨酸，这种突变已被证明能稳定链间二硫键的形成，阻止 Fab 臂交换。克服了 IgG_4 不稳定性引起免疫治疗临床疗效和毒性的不可预测性。

2. 抗 PD-1 各抗体的结构不同点

抗 PD-1 各抗体因为氨基酸序列、等电点等的不同，导致了抗体的特性不同。包括抗体的人源化水平和糖基化水平不同、结合位点和特异性不同等。比如：我们在很多试验当中可以看到 Nivolumab 和 Ipilimumab 联合，而其他的没有跟 Ipilimumab 联用，原因是 Nivo 不会与 CTLA-4 靶点联合，所以不会产生与 CTLA-4 的交叉反应。另外，各抗体抑制 PD-1 和 PD-L1 的结合不同，从而激活 T 细胞的 EC_{50} 值也是不同的。释放细胞因子的量和类型、药物体内 PK 分布及半衰期也不同。

(1) PD-1 的 IgG 抗体人源化水平、糖基化水平不同——影响抗体产生：单克隆抗体都来自于小鼠，所以免疫原性很强。因而可能产生抗抗体，抗抗体把抗体中和掉，同时加快抗体的清除。另外抗体间的个体差异，也是抗抗体的产生导致的。所以抗体一般是人源化和全人源化。人源化比全人源化亲和力更强，糖基化水平不一样。如果是与抗原结合部位的糖基化，就会导致药物跟抗原的亲和力降低。如果在下半部分糖基化，就会使抗抗体产生的机会增加。Nivo 和 Pembro 是相似的，都无糖基化修饰和无 ADCC 作用。特瑞普利在糖基化修饰，抗抗体的产生为 15.4%。卡瑞利珠单克隆抗体虽然有糖基化修饰，但无 ADCC 和 CDC 作用。PD-L1 抗体中只有 Avelumab 有 ADCC 作用。所以 PD-L1 抗体产生抗抗体的概率总体比 PD-1 抗体更高。但中和性抗体，即把抗体磨灭的抗抗体产生的概率都是低于 1%。

(2) PD-1 各抗体复合晶体结构差异——结合位点、Kd、特异性：各 PD-1 抗体的结合位点不同和结合面积不一样。K 药和卡瑞利珠的结合面积是比较大的。各 PD- 抗体的 Kd 值不同，虽然相差比较大，但都能有效抑制 PD-1 和 PD-L1 的结合。释放因子不同。K 药是最多的，活性最强。K 药的释放因子与信迪利比较接近。特瑞普利与 O 药的释放因子比较接近。从体外药效来看，其实 K 药略强于 O 药。具体的结合位点，K 药主要是在 C′ D 端，O 药主要在碳端，国内 3 个单克隆抗体主要在 FG 端。因此，如果药物耐药是结合位点的耐药，如 O 药耐药，可以换国产的 PD-1 单抗。不同结合位点的 PD-1 单抗联合使用，会加强抗体的活性。不同结合位点的 PD 抗体，抑制 PD-1 和 PD-L1 通路的活性不一样，激活 T 细胞的活性也不一样。

(3) 抗 PD-1 单抗药物的 IC_{50}：IC_{50} 值代表的是抑制 PD-1 和 PD-L1 的结合，该值越小，说明抑制的活性越强。Pembro 和卡瑞利珠接近；特瑞普利与 NIVO 接近。从激活 T 细胞的活性 Pembro 是最强的，只需要 0.07nmol/L 就可以激活 T 细胞，接下来是卡瑞利珠和 Nivo，最后是信迪利和特瑞普利。

(4) PD-1 各抗体释放因子及量不同：K 药主要释放白细胞介素 -2（IL-2）；O 药主要释放 γ 干扰素（IFNγ），也是平台期。卡瑞利珠和特瑞普利释放因子是浓度依赖型的，浓度越高，释放因子越多，一方面活性可能会更强，但另一方面毒性是否也会越强，这需要更多的临床观察。

3. PD-1/PD-L1 抗体 PK 行为不同

抗体的上半部分与抗原的亲和力代表活性。下半部分代表药物在体内的清除，在体内的半衰期。Pembro 是 3 周给药方式，NIVO 是 2 周给药方式。给药时间不同的原因一方面是半衰期不同，另一方面是激活 IL-2 或激活 IFNγ 持续的时间不同，一个是 PK 指标，一个是 PD 指标。大分子药物和小分子药物一样，都是要经过分布到达组织。因此抗体分布到肿瘤组织，激活 T 细胞后，才能召唤血液中被激活的 T 细胞聚集在肿瘤细胞起到抗肿瘤作用。而药物清除方面，大分子药物与小分子药物不同，不是经过肾脏排泄，也不是经过肝脏排泄，因为不是 CYP 酶的底物。同时需关注抗体的免疫原性，即产生抗抗体的能力，这是影响药物清除的重点方面，也影响了药物的疗效和毒性。

(1) PD-1 抗体类药物 PK：分布不同，因抗体药物的分子量达到 15 万，很难全部分布到组织中去。表观分布容积是 7.5L，主要在血液中分布。分布到组织只有 5%～10%，分布到脑只有 1%。而分布到肿瘤组织中的占 10%～30%。动物实验显示，Pembro 主要分布在血液、脾、肝、肾、肺、心骨、皮肤、宫颈，这也是它主要的适应证。分布较少的组织：前列腺、胃、肠、脑、肌肉，所以 Pembro 在很多胃癌的临床实验是失败的。NIVO 主要分布在脾、肝、肾、脊柱、胃、甲状腺，分布较少的组织主要指在第 5 天时组织分布量会急剧减少，主要组织为：肺、脑、肌肉、心脏。在人体分布中：Atezo 主要分布在脾脏、肝脏、肠道。在肺的分布较少，与骨头、肌肉分布一样。因此，Atezo 在很多晚期临床实验需要 4 种药联合才有阳性临床结果。组织分布越多的患者，CR 率更高。CR 患者的药物分布大概有 22.6 SUV 值，分布最多。而 PD 的患者分布最少，只有 6.8 SUV 值。因此药物分布对于药物的疗效相关性非常大，药物分布更多的肿瘤组织，肿瘤缩小更明显。对于临床医生来说，了解药物分布，可以个体化治疗，通过分布去选择药物。如对于心脏不好或者肾脏不好的患者，可以选择相对分布在心脏或肾脏少的药物。

(2) IgG 类药物清除：半衰期不同，抗体的清除一共有三个途径：①与抗原的结合：抗体与抗原结合时，会被免疫细胞清除掉。②溶酶体分解代谢——抗体与丙球蛋白一样，都是 IgG，因此代谢与丙球相似。③抗抗体的产生。为什么 PD-1 抗体的半衰期更长，主要原因是有保护抗体循环，即 FcRn 受体保护循环。即在血液中的碱性条件下，抗体或丙球不会与 FcRn 受体结合，会呈解离状态，进入细胞的酸性条件后，抗体或丙球会与 FcRn 受体结合，从而保护抗体不会被微粒体代谢。继而再到血液中把抗体释放出来。这就是 FcRn 受体保护循环过程。因此抗体药物的半衰期由药物的 Fc 段和 FcRn 受体的亲和力决定。亲和力越强，半衰期越长。IgG 丙球的半衰期是 25 天，因此丙球为 3 周给药方式。K 药的半衰期是 21～25 天，其他 PD-1 抗体大部分是 14～21 天的半衰期。因此 K 药的 Fc 段是比较接近 IgG 的。

影响 FcRn 受体循环的因素包括年龄、体内 IgG 水平和基因多态性。首先，年龄越大，FcRn 受体表达越来越少，故老年患者不要随意降低剂量，或者随意延长用药间隔。因为药物的半衰期更短，药物的暴露更少，因此老年人更要注意足剂量使用。其次，体内 IgG 会跟抗体竞争 FcRn 受体，导致抗体半衰期缩短，因此在药物没有出现疗效或没有达到稳态时，不要补 IgG 或白蛋白，防止它们竞争 FcRn 受体，从而使抗体药物的半衰期缩短和药物暴露降低。如若药物出现毒性，除了用激素以外，还可以用补充 IgG 的方法，加速药物清除。

4. PD-1 各抗体 PK/PD 行为不同

Pembro 的最大耐受剂量是 10mg/kg，半衰期 25 天，药效指标是 3 周，即给 1 次药可以刺激 IL 分泌 21 天。100% 靶标的抑制率需要 10μg/ml 的浓度，需要剂量换算有 1mg/kg（2 周）、2mg/kg（3 周）。但对于 1mg/kg，抗体半衰期只有 14 天；超过 1mg/kg，抗体半衰期有 21 天；稳态浓度足够有效抑制。药物清除时间：110 天可以达到完全清除。达稳态时间为 5～6 个半衰期，大约 8 周。如果药物耐药后，想合并其他用药，3 个月内均可以，因为药物在体内仍然是接近 IC_{50} 稳态浓度 1μg/ml。另外，脑脊液药物浓度为 1μg/ml。

对于固定剂量来说，如果对低体重的患者，可以从低于有效暴露增加到有效暴露。因此，在没有达到稳态或没有出现疗效之前，建议可以使用固定剂量，让所有患者都能达到有效暴露。NIVO 的 Ⅰ 期临床显示，NIVO 最大耐受剂量是 10mg/kg，半衰期是 14～21 天。3mg/kg 半衰期是 13 天；大于 3mg/kg 半衰期是 21 天。药效指标是受体的占位，1mg/kg 外周 PD-1 的占位达到饱和，约 70%。药物的使用间隔是根据半衰期，剂量依据 PK/PD 模型。NIVO 是剂量依赖型，剂量越高，疗效越好。当剂量大约为 240mg 时，达到平台期。因此对于肺癌或其他难以达到组织的肿瘤患者，需要提高剂量使用，即 2mg/kg 不够，需要 3mg/kg 才能达到有效的浓度。

无论是 NIVO 还是 Pembro，PK 参数均无瘤种差异，体内对药物的清除随着给药次数的增加而减少，导致药物暴露增加。对于 CR 患者，药物的暴露会增加 50%；对于 PR 的患者，药物的暴露会增加 40%。因此，在取得疗效或达到稳态以后，可以延长对应的给药间隔。这个是在非小细胞肺癌、肾癌和黑色素瘤里均存在的现象。

5.PD-1 抗体药效的差异

临床研究显示，免疫相关不良反应整体发生率低于化疗，耐受性良好。免疫联合治疗的免疫相关不良事件发生时间较早，持续时间长。

6. 影响 PD-1 抗体 PK/PD 的因素

PD-1 抗体药物没有经过体表面积和体重校正的给药，因此个体差异大，大概是 70 倍左右。因此，抗体类药物的使用都是超剂量，才能使所有患者达到有效的药物暴露。

个体差异大的原因有 4 个方面：①年龄越大的患者，淋巴循环慢，药物很难浸入组织。因此需要耐心等待疗效的出现和毒性清除。②合并疾病（炎症、局部贫血）破坏内皮细胞，增加药物通透性和分布。一旦出现炎症，停止给药是明智选择。局部贫血也可以增加药物局部的渗透率，如与血管靶向药物联用时，使抗体药物在肿瘤部位的蓄积更多。发热、感染使抗体代谢加快。③免疫原性是影响药物清除最主要的方式，与药物的质量相关。如果临床使用时配制后是混浊的或有沉淀的情况，则不能使用，主要因为这是抗体间形成了二聚体或三聚体，很容易产生抗抗体。④给药间隔越频繁，越容易产生抗抗体，因此抗体药物大剂量长间隔给药，也是为了避免产生抗抗体。⑤药物杂质和质量都会影响抗抗体的产生。

抗体类药物的相互作用——小分子化合物：大分子和小分子药物间无直接相互作用，有间接相互作用。PD-1 抗体可刺激 IL-2 和 IFNγ 的升高，这些因子会抑制细胞的 CYP_3A_4 酶，导致化疗药物的毒性增加。抗体与抗体药物之间的联用，会竞争 FcRn 受体，使某些药物的半衰期缩短，而暴露减少。

7. 小结

PD–1 抗体类药物分子结构的一级结构、糖基化、电荷影响药物与 PD–1 的亲和力。不同 PD–1 抗体与抗原亲和力、FcRn 亲和力均不同，产生不同的 PK 行为和不同的药效。药物特性、组成、给药方式、疾病特征等可影响抗体产生 ADA（抗抗体）。不同的 PD–1 抗体药物有不同的分布和适应证。

（二）PD1 相关内分泌代谢疾病

免疫检查点分子在调节免疫反应中具有重要的功能，在与配体结合后，这些蛋白可以启动抑制或刺激通路，从而调节 T 细胞的功能。CTLA–4 和 PD–1 在维持对自身抗原的免疫耐受、预防自身免疫性疾病中发挥关键作用。因此，ICI 在发挥细胞抗肿瘤作用的同时，也可引发不同器官系统的自身免疫样反应，一般称为免疫相关不良事件。内分泌功能损伤是其中最常见的，包括甲状腺功能减退、甲状腺功能亢进、垂体炎、原发性肾上腺皮质功能不全（PAI）和胰岛素缺乏型糖尿病（IDD）等。通常 50% 的人不可逆，与 CTLA–4 抗体相关的最常见的内分泌异常是垂体炎，而甲状腺异常（甲状腺功能减退、甲状腺功能亢进、无痛性甲状腺炎，甚至甲状腺危象）则更多地与抗 PD–1 抗体相关。此外有研究发现，尽管联合治疗在黑色素瘤患者的无进展生存方面有较强的获益，但这种方法增加了使用后发生内分泌功能障碍的风险，故建议至少在前 5 个疗程，每次治疗前都应监测促甲状腺激素和甲状腺素水平。

PD1 抗体相关内分泌系统不良反应多为迟发型，中位发生时间为用药开始后 9 周（5～36 周），最常见不良反应为垂体炎和甲状腺功能异常，也可累及肾上腺、胰腺和甲状旁腺，表现为原发性肾上腺皮质功能减退症、自身免疫性糖尿病和甲状旁腺功能减退症。

1. PD–1、PD–L1 抑制剂相关性甲状腺功能异常

甲状腺病变是抗肿瘤免疫治疗中最常见的治疗相关内分泌疾病。甲状腺功能减退发生率为 3%～22%，甲状腺功能亢进发生率为 1%～11%。抗 PD–1 治疗的风险高于抗 CTLA–4 治疗。病理生理学主要表现为炎症性甲状腺炎，通常表现为一过性甲状腺功能亢进继而甲状腺功能减退。治疗策略通常包括：监测是否出现有症状需治疗的甲状腺功能亢进症，和左甲状腺素替代治疗的症状性甲状腺功能减退或 TSH ＞ 10mU/L。在治疗前和开始免疫治疗的前 6 个月，应该系统地筛查甲状腺功能，并进行临床评估和促肾上腺皮质激素测定。甲状腺功能障碍的发生不应中断和影响免疫治疗，因为产生的影响主要为一过性、易治、轻症。肿瘤科医生和内分泌科医生的团队合作可以改善筛查和管理。

甲状腺功能异常的发生时间通常是 4～7 周。ICI 诱发的甲状腺功能异常更常见于抗 PD–1 单克隆抗体，平均发生时间是在首次治疗后 6 周。一项 Meta 分析研究结果显示，抗 CTLA–4、抗 PD–1 和抗 PD–L1 诱发甲状腺功能减退的比例分别为 3.8%、7.0% 和 3.9%，纳武利尤（nivolumab）单克隆抗体联合伊匹木（ipilimumab）单克隆抗体引起甲状腺功能减退的比例高达 13.2%。抗 CTLA–4、抗 PD–1 和抗 PD–L1 诱发甲状腺功能亢进的比例分别为 1.7%、3.2% 和 0.6%，纳武利尤单克隆抗体联合伊匹木单克隆抗体引起甲亢的比例为 8.0%。ICI 诱发甲状腺功能异常的发生机制尚不明确。既往研究发现 *CTLA-4* 基因多态性与自身免疫性甲状腺疾病（如 Graves 病和桥本甲状腺炎）有关。另有临床研究显示，ICI 诱发的甲状腺功能异常可能与细胞毒性 T 淋巴细胞介导的甲状腺组织破坏有关。有些学者认为，大多数 ICI 诱发甲状腺功能异常的患者存在甲状腺自身抗体，但是两者之间的相关性尚无明确结论，需要前瞻性研究进一步证实。

由于常规检测甲状腺功能，ICI 诱发的甲状

腺功能异常通常在早期即被诊断，患者一般没有症状或症状轻微，大多数因症状来就诊的患者首发表现是甲状腺毒症，如心动过速、多汗、腹泻和体重下降。甲状腺功能减退的临床表现包括疲劳、乏力、便秘、畏寒、皮肤干燥和体重增加。尽管大多数患者临床表现轻微，极少数患者需要停止 ICI 治疗或起始免疫抑制治疗，但是已有 ICI 治疗诱发甲状腺危象或严重甲状腺功能减退的病例报道。

甲状腺功能检测有助于判断患者的甲功状态：①如果 FT_4 降低，伴 TSH 升高，可诊断原发性甲状腺功能减退；②如果 FT_4 升高，TSH 降低时，诊断甲状腺毒症；③如果 FT_4 下降，TSH 降低或在正常范围内，需考虑中枢性甲状腺功能减退，应进一步评价垂体功能，明确是否为 ICI 诱发的垂体炎。由于 ICI 诱发的甲状腺功能异常发生在治疗后的较短时间内，有学者建议在 ICI 治疗前和开始治疗的前 5 个周期的每次用药前均应该检测甲状腺功能，此后每个月复查甲状腺功能，每次评估病情需要关注甲状腺功能异常的相关症状。此外需要注意的是，增强 CT 检查使用的含碘造影剂可能会影响甲状腺功能检测结果，并且使患者无法再进行吸碘率检查鉴别甲状腺炎（吸碘率降低）或 Graves 病（吸碘率增加）引起的甲状腺毒症。如果患者出现甲状腺相关眼病或甲状腺肿，应该筛查 TSH 受体抗体，对于近期未曾使用含碘造影剂的患者建议做吸碘率检查协助诊断。

发生甲状腺功能异常的患者通常不需要停止 ICI 治疗，如果是原发性甲状腺功能减退，需要给予左甲状腺素钠（$L-T_4$）替代治疗，推荐起始剂量 0.8μg/（kg·d），年龄＞ 60 岁或合并心血管疾病的患者需要从小剂量起始（12.5～25μg/d），4 周后复查甲状腺功能，依据 FT_4 水平确定药物剂量。在 $L-T_4$ 替代治疗前，首先要除外肾上腺皮质功能减退，如果两者同时存在，必须先补充 GC，这是因为甲状腺激素可促进 GC 的清除，仅补充 $L-T_4$ 会加重肾上腺皮质功能不全，甚至诱发肾上腺危象。如果患者表现为甲状腺毒症（如心率＞ 100bpm 且无低血压），可以短期使用 β 受体拮抗药改善症状。由于大多数甲状腺毒症患者会逐渐进展为甲状腺功能减退状态（平均发生时间为 6 周），建议每 2～3 周复查甲状腺功能，如果患者出现甲状腺功能减退，应停用 β 受体拮抗药，并补充 $L-T_4$ 维持甲状腺功能正常。当伴有心血管疾病风险的老年患者发生严重的甲状腺毒症时，可短期使用大剂量 GC［口服泼尼松 1mg/（kg·d），1～2 周］。如果 TSH 受体抗体阳性或甲状腺吸碘功能亢进，需给予抗甲状腺药物治疗（如甲巯咪唑）。

2. PD-1、PD-L1 抑制剂相关性暴发性 1 型糖尿病

国外学者回顾性分析了 24 例 ICI 诱发的自身免疫性糖尿病，50%（11/22）患者存在自身抗体阳性，出现临床表现的平均时间是在起始治疗后的 8.5 周（1 周至 12 个月），75%（18/24）患者以糖尿病酮症酸中毒（diabetic ketoacidosis，DKA）起病，所有患者糖化血红蛋白水平均有升高，10 例患者 C 肽水平明显降低或检测不出，提示胰岛 B 细胞功能衰竭速度较快。一旦诊断，需要立刻起始胰岛素治疗，给予基础联合餐时胰岛素，必要时可给予皮下胰岛素泵控制血糖。如果患者出现 DKA，应及时给予补液、持续胰岛素输注，同时关注血气 pH 和电解质紊乱，需要停止免疫调节治疗直到血糖获得有效控制。

3. 细胞毒性 T 细胞抗原 4 抗体相关性垂体炎

ICI 诱发垂体炎的发生时间一般是 6～14 周，接受伊匹木单克隆抗体治疗的患者垂体炎的发生率为 1.5%～17%，而纳武利尤单克隆抗体诱发垂体炎的比率仅有 0.6%～1.5%，联合药物治疗导致垂体炎的发生率较高，伊匹木单克隆抗体联合纳武利尤单克隆抗体或帕博利珠（pembrolizumab）单克隆抗体治疗的发生率分别为 4.0%～12.8% 和 9.1%。既往研究发现，垂体

细胞上异位表达CTLA-4，CTLA-4单克隆抗体与抗原结合后可以激活经典补体级联反应，导致Ⅱ型超敏反应引起垂体炎的发生。ICI诱发的垂体炎可以引起全垂体功能减退或孤立垂体前叶激素缺乏，并且伴或不伴垂体增大，仅有少数患者会出现垂体增大导致的占位相关症状。最常见的临床表现有头痛、乏力，其他表现包括记忆力下降、视力损害、眩晕、厌食、恶心、腹泻、心动过速、低血压、性功能下降、闭经等。尽管大多数患者可以出现多种垂体激素缺乏，但是继发性甲状腺功能减退、低促性腺激素性性腺功能减退和继发性肾上腺皮质功能减退更为常见，发生率分别为93%、86%和75%，而生长激素（growth hormone，GH）和催乳素（prolactin，PRL）较少受累，与其他自身免疫性垂体炎相比，尿崩症并不常见。有些垂体炎的患者可以发生肾上腺危象，甚至危及生命，典型表现有低血压或休克、发热、厌食、恶心、呕吐、意识障碍、昏迷和电解质紊乱（如低钠血症、高钾血症），需要与严重的脓毒血症相鉴别。

由于垂体炎患者的临床表现并不特异，而且与肿瘤进展引起的症状相类似，因此需要与感染、脑转移等其他病因相鉴别，垂体功能的评价至关重要。当患者出现新发中度疲劳或头痛，新发恶心、呕吐或腹泻，眩晕、体位性低血压或低钠血症，以及血流动力学不稳定症状时，需要考虑有垂体炎可能，应及时筛查生化指标（包括血电解质、空腹血糖），同时评价垂体功能，包括4项内容：①垂体－肾上腺轴，清晨空腹促肾上腺皮质激素（adreno cortico tropichormone，ACTH）和血皮质醇；②垂体－甲状腺轴，促甲状腺激素（thyrotropin，TSH）和游离甲状腺素（free thyroxine，FT_4）；③垂体－性腺轴，卵泡刺激素（follicle-stimulating hormone，FSH）、黄体生成素（luteinizing hormone，LH）和雌二醇（estradiol，E_2）或睾酮（testosterone，T）；④PRL、GH和胰岛素样生长因子1（insulin-like growth factors-1，IGF-1）。如果患者出现口渴、多尿、多饮，还需要查同步的血钠、血渗透压、尿渗透压和尿比重。临床症状发生之前即可以出现垂体增大和垂体柄增粗，因此临床上怀疑垂体炎的患者需要做鞍区核磁以了解垂体增大的程度，明确有无视神经受压，同时除外脑转移病变。由于伊匹木单克隆抗体诱发垂体炎的比例较高，当患者接受伊匹木单克隆抗体治疗时，需要重视垂体功能的评估。

若患者临床上出现血容量不足、低血压、低钠血症、高钾血症或低血糖时，需要考虑肾上腺皮质功能减退症，若血皮质醇降低，ACTH无明显升高，可诊断继发性肾上腺皮质功能减退。回顾性研究发现，超生理剂量GC治疗与替代剂量治疗相比，并不能更好的改善临床症状及缩短垂体功能恢复的时间，同时使用较大剂量激素有增加感染、高血糖的发生风险，因此治疗推荐采用皮质醇10～30mg/d，分次给药。如果发生肾上腺危象、严重低钠血症或严重头痛，需停止免疫调节治疗，并且短期给予大剂量GC，如静脉给予皮质醇100mg，每8小时1次。若甲状腺功能结果提示FT_4降低，同时TSH降低或在不适当的正常参考范围内，可诊断继发性甲状腺功能减退症（治疗同前）。如果没有治疗禁忌，男性患者可以补充睾酮。由于雌激素与某些恶性肿瘤和静脉血栓的发生风险相关，绝经前女性患者需慎用雌激素替代治疗。恶性肿瘤患者应禁用生长激素治疗。给予合理替代治疗的患者通常不需要停止免疫调节治疗，仅在患者出现垂体增大导致占位症状（如视力受损和头痛）和肾上腺危象时需要暂时停用免疫治疗。回顾性研究发现，63%～85%患者甲状腺功能可以恢复正常，约一半男性患者性腺功能恢复，但是肾上腺皮质功能却少有恢复。ICI诱发的垂体炎患者中，垂体增大几乎均可以恢复，平均恢复时间是15周（2～27周）。

（宋　嘉）

五、造血干细胞移植对内分泌系统影响

造血干细胞移植（hematopoietic stem cell transplantation，HSCT）是通过超大剂量放疗或化疗，清除体内的肿瘤细胞或异常克隆细胞后，回输自体或异体的造血干细胞，重建正常造血和免疫功能的一种治疗手段。目前 HSCT 已广泛应用于恶性及非恶性血液病，如白血病、淋巴瘤、骨髓瘤及自身免疫性疾病。随着 HSCT 相关技术的不断改善，疗效不断提高，多数的患者可以长期存活，移植患者无病生存最长已超过 20 年。但 HSCT 相关并发症也不容忽视，在其远期并发症中，内分泌并发症（endocrine complications，EC）是较常见且对患者身体和心理健康影响较大。EC 主要分为以下几类：生长发育障碍及生长激素缺乏（主要表现为儿童及青少年患者生长发育受限）、甲状腺功能失调（包括治疗相关的原发性甲状腺功能减退、自身免疫性甲状腺疾病以及甲状腺肿瘤等）、性腺和生殖功能的损害［女性患者表现为闭经、卵巢功能早衰（premature ovarian failure，POF）；男性患者表现为无精症或精子活力下降］、BMD 减低、体内葡萄糖水平、血脂异常等代谢紊乱。

内分泌系统与中枢神经系统、免疫系统，共同维持着人体内环境的稳定，当外部环境发生变化时，上述系统做出适应性改变的作用，发挥调节和稳定内环境作用。激素在生长发育、生殖和能量代谢中也至关重要。移植前预处理及移植后治疗，在消除肿瘤细胞的同时，也损害内分泌器官。一项对异基因造血干细胞移植（Allo-HSCT）后长期生存的 429 例患者随访研究发现，移植后 53.1% 的患者并发 cGVHD，同时发生 EC（36.3% 的患者性腺功能减退，24.4% 的患者 BMD 减少，8.9% 的患者血脂异常，7.6% 的患者并发甲状腺功能减退症，7.6% 的患者出现移植后糖尿病）。

回顾国内 1996—1998 年期间，经美法仑联合阿糖胞苷及环磷酰胺方案（MAC 方案）预处理的自体造血干细胞移植（Auto-HSCT）患者，移植后患者性腺受到不同程度的损害，但大多数可在 1 年内恢复，不影响长期存活患者的生活质量；部分患者可出现甲状腺功能异常，Allo-HSCT 后患者较易合并甲状腺功能异常，对于代偿性甲状腺功能减退者建议密切观察 1～2 年，如不能恢复正常，需考虑给予甲状腺激素替代治疗。

（一）造血干细胞移植对甲状腺功能的影响

Auto-HSCT 和 Allo-HSCT 前大剂量的预处理化疗及全身放射治疗可导致甲状腺功能受损，甲状腺功能异常是公认的HSCT晚期并发症之一，随访时间越长，发生甲状腺功能损害的可能性越大。最常见的甲状腺功能异常主要表现为 3 类：亚临床甲状腺功能减退、明显的甲状腺功能减退以及自身免疫性甲状腺疾病。研究报道显示接受大剂量化疗及 TBI 的儿童及成人移植患者中，10%～50% 可发生甲状腺功能异常。一项筛选研究结果显示，HSCT 后可出现短暂的亚临床甲状腺功能减退和低浓度的甲状腺自身抗体，同时也有研究报道移植后 5 年随访期间，3% 的患者可并发自身免疫性甲状腺疾病。儿童肿瘤协会的长期随访指南（COG LTFUG）建议，对于儿童及青少年 HSCT 患者建议定期检查甲状腺功能；一旦发现甲状腺功能减退，建议使用左甲状腺素片替代治疗，并定期监测甲状腺激素水平。

（二）造血干细胞移植对性腺功能影响

1. 造血干细胞移植对女性性腺功能的影响

放射治疗对卵巢呈不可逆性损害，为了避免放射治疗对女性患者生育影响，目前临床上主要应用不含放疗的化疗作为移植前预处理方案。但近年来多项研究仍表明移植前化疗作为预处理方案并没有降低其对卵巢功能的损害。化疗药物中，烷化剂是细胞周期非特异性的药物，既可作用于增殖活跃期的细胞，亦可作用于未发育的卵

母细胞和原始卵泡中的前颗粒细胞，对卵巢损害最大，这类药物主要包括环磷酰胺、白消安等。接受含有环磷酰胺或白消安预处理方案的 HSCT 女性患者，半数以上可能出现 POF。

移植后 POF 的患者及早使用性激素替代治疗，对于卵巢功能的修复和生殖器官的发育是非常有意义。目前推荐使用促性腺激素释放激素类似物（GnRHa）对卵巢进行保护。

2. 造血干细胞移植对男性患者性腺功能的影响

大剂量化疗会损伤睾丸生殖上皮细胞，影响精子生成，即使性激素水平正常，仍存在精子生成减少或者精子无活力的现象。化疗后男性生殖功能损害主要表现为 FSH 水平明显升高，LH 水平可升高或者正常。化疗药物的累积剂量越大，移植时患者年龄越大，对其生殖上皮细胞的损害越严重，性腺功能越难恢复。对于有生育要求的年轻男性患者，移植前后建议检测性激素及精子活力，有条件者建议行精子冻存。

3. 移植对患者骨密度影响

HSCT 患者有 BMD 降低的风险。多项追踪研究结果显示，HSCT4～6 年后高达 50% 患者可发生骨量减少，其主要影响包括应用糖皮质激素治疗 cGVHD、移植前头颅的放射治疗以及性激素水平下降。鉴于 HSCT 后有并发骨质疏松的风险，建议对有所 HSCT 患者定期行 BMD 检查。并对 BMD 降低或高危因素者建议使用预防性治疗（补钙、维生素 D、戒烟及身体锻炼等）；对于已发生 BMD 并导致临床症状的患者推荐（双膦酸盐）及或性激素替代治疗，但需要关注长期应用的相关不良反应。

4. 移植对患者血清葡萄糖的影响

HSCT 后发生胰岛素抵抗及代谢综合征的风险明显增加（胰岛素抵抗、葡萄糖耐受不良和高血压、高血脂），研究显示 TBI 是导致移植后胰岛素抵抗的重要危险因素。移植后并发糖尿病的发生率为 3%～17%，且有些患者很难区分为 1 型还是 2 型糖尿病。移植后糖尿病发生主要与移植后糖皮质激素、环孢素长期使用相关。

总之，EC 是 HSCT 后常见的主要远期并发症之一，其临床表现主要有甲状腺功能减退、POF、移植后糖尿病等，因此对于 HSCT 患者进行移植前后的内分泌功能监测是十分必要。HSCT 后合并 EC 患者，需及时对症支持治疗，同时探索其发病机制及其发生危险因素，是充分干预的重要前提，仍需要进一步深入研究。

（王一浩）

参考文献

[1] Ferris HA, Kahn CR. New mechanisms of glucocorticoid-induced insulin resistance: make no bones about it[J]. J Clin Invest, 2012,122:3854-3857.

[2] Feng YH, Lin CY, Huang WT, et al. Diabetes mellitus impairs the response to intra-arterial chemotherapy in hepatocellular carcinoma[J]. Med Oncol, 2011,28:1080-1088.

[3] Torino F, Barnabei A, Paragliola R, et al. Thyroid dysfunction as an unintended side effect of anticancer drugs[J]. Thyroid, 2013,23(11):1345-1366.

[4] Adeyinka A, Bashir K. Tumor Lysis Syndrome. In: StatPearls [Internet]. Treasure Island (FL): StatPearls Publishing, 2020 Jan 29.

[5] Radhakutty A, Burt MG. Management of endocrine disease: Critical review of the evidence underlying management of glucocorticoid-induced hyperglycaemia[J]. Eur J Endocrinol, 2018, 179(4): R207-R218.

[6] Buckley L, Guyatt G, Fink HA, et al. 2017 American college of rheumatology guideline for the prevention and treatment of glucocorticoid-induced osteoporosis[J]. Arthritis Care Res (Hoboken), 2017, 69(8): 1095-1110.

[7] KWONSOONHO, KATHIE L.Glucocorticoid-induced hyperglycemia[J].The American Journal of the Medical Sciences,2013,345(4):274-277.

[8] 黄烽如，刘连科，钱依，等 . 酪氨酸激酶抑制剂的不良反应 [J]. 药学与临床研究 , 2019 Apr;27(2):108-112.

[9] Samis J, Lee P, Zimmerman D, et al.Recognizing endocrinopathies associated with tyrosine kinase inhibitor therapy in children with chronic myelogenous leukemia[J].Pediatr Blood Cancer, 2016 ,63(8):1332–1338.

[10] Drui D, Illouz F, Do Cao C, et al. Expert opinion on thyroid complications of new anti-cancer therapies: Tyrosine kinase inhibitors[J]. Ann Endocrinol, 2018, 79(5):569–573.

[11] Breccia Mreccia M, Molica M, Alimena G. How tyrosine kinase inhibitors impair metabolism and endocrine system function: a systematic updated review[J].Leuk Res, 2014,38(12):1392–1398.

[12] YU LU, LIU JING, HUANG Xiaojun, et al Adverse effects of dasatinib on glucose-lipid metabolism in patients with chronic myeloid leukaemia in the chronic phase[J]. Sci Rep, 2019,9:17601–17607

[13] Buffier P, Bouillet B、Smati S, et al. Expert opinion on the metabolic complications of new anticancer therapies: Tyrosine kinase inhibitors[J].Ann Endocrinol (Paris), 2018, 79(5):574–582.

[14] Martina FERRARI S, Fallahi P, Galetta F, et al. Thyroid disorders induced by checkpoint inhibitors[J]. Reviews in Endocrine and Metabolic Disorders,2018) 19:325–333.

[15] Morganstein DL, Lai Z, Spain L, et al. Thyroid abnormalities following the use of cytotoxic T–lymphocyte antigen–4 and programmed death receptor protein–1 inhibitors in the treatment of melanoma[J]. Clin Endocrinol (Oxf), 2017, 86(4): 614–620.

[16] Barroso-Sousa R, Barry WT, Garrido–Castro AC, et al. Incidence of endocrine dysfunction following the use of different immune checkpoint inhibitor regimens: A systematic review and meta–analysis[J]. JAMA Oncol, 2018, 4(2): 173–182.

[17] Barroso–Sousa R, Ott PA, Hoid FS, et al. Endocrine dysfunction induced by immune checkpoint inhibitors: Practical recommendations for diagnosis and clinical management[J]. Cancer, 2018, 124(6): 1111–1121.

[18] Chang LS, Barroso–Sousa R, Tolaney SM, et al. Endocrine toxicity of cancer immunotherapy targeting immune checkpoints[J]. Endocr Rev, 2019, 40(1): 17–65.

[19] Cukier P, Santini FC, Scaranti M, et al. Endocrine side effects of cancer immunotherapy[J]. EndocrRelat Cancer, 2017, 24(12): T331–T347.

[20] Caturegli P, Di Dalmazi G, Lombardi M, et al. Hypophysitis secondary to cytotoxic T–lymphocyte–associated protein 4 blockade: insights into pathogenesis from an autopsy series[J]. Am J Pathol, 2016, 186(12): 3225–3235.

[21] Vantyghem MC, Cornillon J, Decanter C, et al. Management of endocrino–metabolic dysfunctions after allogeneic hematopoietic stem cell transplantation[J]. Orphanet J Rare Dis, 2014,9:162.

[22] Rahal I, Galambrun C, Bertrand Y, et al. Late effects after hematopoietic stem cell transplantation for β –thalassemia major: the French national experience[J]. Haematologica, 2018,103(7):1143–1149.

[23] Ebens CL, Macmillan ML, Wagner JE. Hematopoietic cell transplantation in Fanconi anemia: current evidence, challenges and recommendations[J]. Expert Rev Hematol, 2017,10(1):81–97.

[24] See WQ, Tung JY, Cheuk DK, et al. Endocrine complications in patients with transfusion–dependent thalassaemia after haemopoietic stem cell transplantation[J]. Bone Marrow Transplant,2018, 53(3):356–360.

[25] Shalitin S, Pertman L, Yackobovitch–Gavan M, et al. Endocrine and Metabolic Disturbances in Survivors of Hematopoietic Stem Cell Transplantation in Childhood and Adolescence[J]. Horm Res Paediatr,2018,89(2):108–121.

[26] Gokcebay DG, Azik F, Bayram C, et al. Evaluation of endocrine and metabolic dysfunctions after hematopoietic stem cell transplantation in children: a study from Turkey[J]. J Pediatr Endocrinol Metab,2017,30(6):683–691.

[27] Akirov A, Sawka AM, Ben–Barouch S, et al. Endocrine complication in patients with GVHD[J]. EndocrPract,2019,25(5):485–490.

[28] Komori K, Hirabayashi K, Morita D, et al. Ovarian function after allogeneic hematopoietic stem cell transplantation in children and young adults given 8 -Gy total body irradiation - based reduced - toxicity myeloablative conditioning[J]. Pediatric Transplantation, 2019,23(3):e13372.

[29] Cho WK, Ahn MB, Lee JW,et al. Low bone mineral density in adolescents with leukemia after hematopoietic stem cell transplantation:prolonged steroid therapy for GVHD and endocrinopathy after hematopoietic stem cell transplantation might be major concerns[J].Bone Marrow Transplant, 2017,52(1):144–146.

第 37 章

内分泌代谢疾病治疗药物与血液系统疾病

一、抗甲状腺药物与血液系统疾病

（一）抗甲状腺药物的应用

抗甲状腺药物（antithyroid drugs，ATD）治疗是甲状腺功能亢进（甲亢）的基础治疗，常用的 ATD 分为硫脲类和咪唑类两类，硫脲类包括丙基硫氧嘧啶（propylthiouracil，PTU）和甲硫氧嘧啶等；咪唑类包括甲巯咪唑（methimazole，MMI）和卡比马唑（carbinmazole）等。我国普遍使用 MMI 和 PTU。ATD 起始剂量、减量速度、维持剂量和总疗程均有个体差异，需要根据临床实际掌握。近年来提倡 MMI 小量服用法，即 MMI 15～30mg/d，治疗效果与 40mg/d 相同。

由于 ATD 的主要不良反应包括粒细胞缺乏和肝脏毒性，2016 版美国甲状腺协会甲状腺功能亢进症和其他原因所致甲状腺毒症诊治指南指出，在 ATD 治疗开始前建议患者检测血常规以及肝功能，结果基本正常可启用 ATD；当血常规中性粒细胞绝对计数＜ 3.0×10^9/L 或肝脏转氨酶水平高于正常值上限 5 倍以上时，不宜行 ATD 起始治疗；转氨酶水平超过正常上限 3 倍以上，1 周内复查仍未下降，不宜行 PTU 起始治疗。

（二）白细胞减少和粒细胞缺乏症

白细胞减少指外周血白细胞绝对值持续低于 4.0×10^9/L。中性粒细胞减少指外周血中性粒细胞绝对值，在成人低于 2.0×10^9/L；在儿童≥ 10 岁低于 1.8×10^9/L，或＜ 10 岁低于 1.5×10^9/L；严重者低于 0.5×10^9/L 时，称为粒细胞缺乏症。目前认为 ATD 导致粒细胞减少的机制是由于粒细胞生成缺陷和免疫介导的破坏或消耗过多。

1. 抗甲状腺药物导致粒细胞缺乏症的临床表现

ATD 导致的粒细胞缺乏症是少见的不良反应，在接受 ATD 治疗的 Graves 病患者中发生率 0.1%～0.5%。粒细胞缺乏症可以在数天内发生，并且预测和预防非常困难。

ATD 诱导的粒细胞缺乏症的症状与其他原因所致的粒细胞缺乏症的症状没有区别。高热和咽痛是最常见的症状，粒细胞严重缺乏时，感染部位不能形成有效的炎症反应，常无脓液，X 线检查可无炎症浸润阴影，脓肿穿刺可无脓液。15% 左右的患者可以无症状起病，在诊断后才出现症状。

2. 抗甲状腺药物导致的粒细胞缺乏症的诊断

抗甲状腺药物导致的粒细胞缺乏症的诊断包括 5 个方面：①甲亢患者通过 T_4 和（或）T_3 浓度升高和促甲状腺激素（TSH）浓度降低，以及 ^{131}I 摄取和（或）^{99m}Tc 的核素显像得到证实；②患者在服用 ATD 之前已确认其粒细胞计数≥ 1.5×10^9/L；③在开始 ATD 治疗后，粒细胞计数减少到＜ 0.5×10^9/L 且终止 ATD 治疗后，粒细胞缺乏症恢复；④排除由于其他药物或疾病引起的粒细胞缺乏症患者。

由于甲亢也可以引起白细胞减少，所以应当

在用药前常规检查白细胞数目作为对照，并定期观察白细胞数目的变化。2016版美国甲状腺协会甲状腺功能亢进症和其他原因所致甲状腺毒症诊治指南中，服用ATD期间，无足够证据支持或反对常规监测白细胞计数，但如出现发热性疾病和咽炎，应检查白细胞分类计数。

3. 抗甲状腺药物导致的粒细胞缺乏症的治疗

发生白细胞减少（＜4.0×10^9/L）但中性粒细胞＞1.5×10^9/L时，通常不需要停药，可以减少ATD剂量，加用一般升白细胞药物，如鲨肝醇等，并注意预防感染发生。中性粒细胞＜1.5×10^9/L时应当停药，也不应当换用另外一种ATD，因为它们之间存在交叉反应。粒细胞缺乏者极易发生严重感染，应采取无菌隔离措施。感染者应行病原学检查，在致病菌尚未明确之前，可经验性地应用覆盖革兰阴性菌和革兰阳性菌的广谱抗生素治疗，之后再根据病原学检查和药敏试验结果调整用药。静脉用免疫球蛋白有助于重症感染的治疗。重组人粒细胞集落刺激因子（rhG-CSF）和重组人粒细胞巨噬细胞集落刺激因子（rhGM-CSF）的疗效明确，可缩短粒细胞缺乏的病程，促进中性粒细胞增生和释放，并增强其吞噬杀菌及趋化功能。其常用剂量为2～10μg/（kg·d）。

4. 抗甲状腺药物导致的粒细胞缺乏症的机制

ATD导致粒细胞缺乏症的机制尚不确定，但可能有直接中毒和免疫介导两种发病机制。一些药物有可能被嗜中性粒细胞氧化为反应性代谢产物，从而通过激活炎症小体诱导免疫反应，直接破坏嗜中性粒细胞。已经证明嗜中性粒细胞中存在ATD的积累，支持这一假设。免疫机制在发病机制中似乎也起作用。如抗粒细胞分化的循环抗体可能是PTU诱导的粒细胞缺乏症的原因。这些抗体可能是抗中性粒细胞胞浆抗体（ANCA），当它们迁移到细胞膜上时，会与中性粒细胞内部的特定颗粒发生反应，从而诱导细胞凋亡。并且这些抗体还可以与骨髓祖细胞反应，并诱导由补体系统介导的中性粒细胞的调理作用。在此基础上，相关研究通过直接人类白细胞抗原基因分型和基于单核苷酸多态性（SNP）的全基因组关联研究发现，*HLA-B**27:05、*HLA-B**38:02、*HLA-DRB1**08:03与ATD导致粒细胞缺乏症相关，即携带这些基因的患者给予ATD治疗很可能会发生粒细胞缺乏症。*HLA-B**380201与卡比马咪唑/甲基咪唑粒细胞缺乏症密切相关，而与PTU无关。

5. 抗甲状腺药物导致的粒细胞缺乏症的相关研究

2013年日本一项为期30年研究，纳入754例ATD导致血液学并发症的Graves病患者，其中在211例发病前进行了1次以上粒细胞测量的患者中，有131例（62%）在发病前2周内显示粒细胞计数正常（＞1000/μl），表明粒细胞缺乏症的发生可以非常迅速。在这项研究中，670例患者（88.9%）被诊断出粒细胞缺乏症，而全血细胞减少症或再生障碍性贫血患者84例（11.1%）。大多数患者的粒细胞缺乏症发生在2.5个月内。发作时给予的MMI剂量为（25.2 ±12.8）mg/d。

该研究团队还对Graves病的初始治疗进行了前瞻性随机临床研究，发现MMI 15mg/d适用于大多数患者，15mg/d比30mg/d更安全。

粒细胞缺乏症通常发生在ATD治疗开始后的前3个月内，但也有5天后发生以及使用ATD超过10年后发生的病例。发病时间的差异可能与疾病机制有关，免疫介导的过程导致中性粒细胞的破坏更快，而直接毒性相反。引起粒细胞缺乏症的PTU，卡比马唑和MMI的平均治疗时间分别为36天、41天和42天。

*Thyroid*来自中国的回顾性研究对某一医疗机构2000—2015年接受^{131}I治疗的9690例患者进行分析，其中114例源于ATD导致的粒细胞缺乏症患者。结果表明，ATD诱导的粒细胞缺乏症发作时给予MMI和PTU剂量分别为（22.9±8.0）mg/d和（253.6±177.5）mg/d。在

ATD 治疗开始后的 4 周、8 周和 12 周内，分别有 45.1%、74.3% 和 88.5% 的患者发生了 ATD 诱导的粒细胞缺乏症。粒细胞缺乏症的平均恢复时间为（13.41 ± 7.14）天。对于 ATD 引起的粒细胞缺乏症患者，G-CSF 不能缩短粒细胞缺乏症的恢复时间。

二、溴隐亭与血液系统疾病

（一）溴隐亭在内分泌疾病的应用

溴隐亭是一种选择性的多巴胺 D_2 受体（dopamine D_2 receptor，D_2R）激动药，是治疗高催乳素血症和震颤麻痹的经典药物。溴隐亭引起的不良反应包括恶心、呕吐、乏力、头痛、头晕等。

溴隐亭能抑制催乳素的分泌，抑制或缩小催乳素垂体腺瘤，而不影响其他垂体激素的正常水平，并且溴隐亭能降低肢端肥大症患者已升高的生长激素（GH）的水平。这些作用是由于它能激动多巴胺受体所致。

此外，研究发现溴隐亭可影响哺乳动物和人的糖脂代谢，其快速释放剂型——cycloset 在动物研究和临床研究中已被证实可降低血糖、血脂，并有较好的安全性。

目前上市的溴隐亭均为甲磺酸溴隐亭，包括普通型和快速释放型。普通型溴隐亭 parlodel，主要用于催乳素瘤、高催乳素血症、帕金森病的治疗；速释型溴隐亭 cycloset，主要用于 T_2DM 在饮食和运动基础上的血糖控制。另一种速释型溴隐亭 ergoset 没有上市。

（二）溴隐亭在血液系统疾病的相关研究

近几十年来，急性髓系白血病（AML）的治疗方法没有明显改变，仍依赖于支持性护理和造血干细胞移植。白血病干细胞（leukemia stem cell，LSC）由于其自身的干细胞特性，具有自我更新和分化能力，被认为是 AML 发生和复发的基础。因此，废除自我更新能力对 AML 的治疗至关重要。

相关研究表明，溴隐亭通过激活细胞凋亡程序和诱导髓系分化，降低 AML 细胞活力。实验表明，与从健康供体外周血分离的成熟粒细胞相比，富含 LSC 的 AML 原始细胞对溴隐亭更为敏感，溴隐亭治疗后 AML 细胞的克隆形成能力降低，而对健康的血细胞几乎没有影响。此外，溴隐亭治疗对正常造血干 / 祖细胞（从血缘阴性分离）的克隆形成能力没有显著影响。考虑到肿瘤干细胞（包括 LSC）依赖于多巴胺信号并抑制其对其生存能力的影响，提示溴隐亭抗 AML 细胞毒作用可能通过 D_4 多巴胺受体拮抗药和（或）其他替代机制发挥作用。

骨髓增生异常综合征（myelodysplastic syndrome，MDS）是一种异质性的疾病，其临床表现为一系或多系血细胞减少。大约 1/3 的 MDS 患者会进展为急性髓细胞白血病（sAML），预后非常差。

目前治疗高危 MDS 和老年 AML 常用去甲基化药物或小剂量阿糖胞苷。实验结果表明，溴隐亭与阿糖胞苷联合使用对增殖能力强的细胞更为有效，包括白血病细胞和 MDS 细胞株，显示出溴隐亭对阿糖胞苷抗肿瘤的协同作用。

目前研究发现，溴隐亭除了抗增殖和细胞毒作用外，还可能干扰白血病细胞集落形成，且不会对正常的成熟血细胞和造血干细胞的存活造成影响，这些是治疗白血病的关键特征。上述优点加上其与阿糖胞苷的协同作用，使之成为一种治疗 MDS 和 AML 的潜在药物，对于那些不能选择高强度化疗方案的 MDS 和 AML 患者，溴隐亭可能改善他们的生活质量和长期预后。

此外，多个病例报告表示环磷酰胺、生长抑素、溴隐亭、维甲酸、褪黑素、促肾上腺皮质激素联合治疗对非霍奇金淋巴瘤（non-Hodgkin's lymphomas，NHL）和慢性淋巴细胞白血病（CLL）具有良好的耐受性和有效性。

三、降糖药物与血液系统疾病

（一）二甲双胍与血液系统疾病

1. 二甲双胍的应用和作用机制

二甲双胍是临床应用非常广泛的糖尿病治疗药物，被证明可以减缓2型糖尿病（T_2DM）的进展，减少糖尿病相关的临床事件和全因死亡率。我国及许多国家和国际学术组织的糖尿病指南中均推荐二甲双胍作为T_2DM患者控制高血糖的一线用药和联合用药中的基础用药。

研究证实，在二甲双胍发挥其治疗作用的各种分子机制中，AMP活化蛋白激酶（AMP-activated protein kinase，AMPK）通路的激活被认为是其重要途径。

2. 二甲双胍与贫血

近年来二甲双胍导致维生素B_{12}吸收不良受到更多的关注。维生素B_{12}减少（150～220pmol/L）或缺乏（＜150pmol/L）可以导致营养性贫血。

来自荷兰的一项为期4.3年的随机安慰剂对照研究，对T_2DM患者长期使用二甲双胍治疗和维生素B_{12}缺乏之间的关系进行研究。研究结束时，二甲双胍治疗组维生素B_{12}缺乏的风险比对照组高7.2%（P=0.004）。研究结果表明，T_2DM患者接受二甲双胍的长期治疗会增加维生素B_{12}缺乏症的风险，且二甲双胍对维生素B_{12}浓度的负面影响随时间而增加。长期服用二甲双胍治疗期间应定期检测血维生素B_{12}的浓度。

在2016年《二甲双胍临床应用专家共识》指出，长期服用二甲双胍可引起维生素B_{12}水平的下降。其机制可能是，小肠蠕动的改变刺激肠道细菌过度生长，竞争性抑制维生素B_{12}的吸收；维生素B_{12}内因子水平的变化及钴胺素内吞受体的相互作用；二甲双胍可以抑制回肠末端维生素B_{12}内因子复合物钙依赖性吸收（这种抑制作用可以通过补充钙剂逆转）。建议长期使用二甲双胍治疗的患者适当补充维生素B_{12}。2014年纪立农提出，二甲双胍引起维生素B_{12}的缺乏的危险因素包括年龄的增长、二甲双胍的剂量和使用时间。目前尚无对维生素B_{12}缺乏导致的贫血的大规模临床研究。

3. 二甲双胍与血液系统肿瘤

近年来研究发现，二甲双胍不仅在降糖方面发挥重要作用，其对乳腺癌、结肠癌及妇科肿瘤等实体肿瘤以及血液系统肿瘤也有促进癌细胞凋亡的作用。

目前研究提出了两种潜在的二甲双胍抗肿瘤机制。首先，二甲双胍抑制线粒体复合物1，导致ATP生成量降低和ADP浓度增加；ADP通过腺苷酸激酶的催化作用转化为AMP。在低ATP浓度下，AMP与AMPK的γ亚基结合，导致α亚基的构象变化，这有利于AMPK的磷酸化。同时，二甲双胍通过对复合物1的抑制产生反应性氮。这些基团刺激蛋白激酶C（PKC），后者连续磷酸化LKB1L和LKB1S，从而导致LKB1活化。激活的LKB1磷酸化并激活AMPK，从而抑制了下游AKT/mTOR信号转导，进而抑制了细胞增殖。其次，二甲双胍诱导循环胰岛素浓度和胰岛素样生长因子（IGF）降低，阻止胰岛素和IGF受体信号转导途径的激活，并促进生长和降低诱变。值得注意的是，IGF-1和胰岛素受体相互作用以实施抗凋亡信号传导，从而增加AKT/mTOR激酶的活性。许多研究表明，二甲双胍在低剂量时可与化疗药物协同作用，从而最大限度地降低了高剂量化疗药物的不良反应。

(1) 二甲双胍与多发性骨髓瘤：多发性骨髓瘤（multiple myeloma，MM）是原发于骨髓的一种血液系统恶性疾病，是浆细胞恶性增殖性疾病，多发生于老年人。可通过放疗、化疗、手术、骨髓移植及细胞免疫等方式进行治疗，化学药物治疗仍是目前首选治疗方式。

MM的发病机制尚不明确。目前研究认为，细胞因子及骨髓造血微环境与MM的发病机制相关。MM细胞可通过自分泌或旁分泌产生IL-6、

IGF-1 及 IFNα 等细胞因子促进 MM 的增殖并阻碍其凋亡。骨髓间充质细胞分泌的外泌体参与构成骨髓微环境的一部分，通过上调信号转导及转录激活因子 3（STAT3）磷酸化信号通路，促进肿瘤细胞的增长。目前有研究发现，二甲双胍可抑制 IL-6 活化 STAT3，下调 STAT 信号通路进而抑制其促肿瘤作用，抑制 MM 细胞增殖，促进细胞凋亡。胰岛素或 IGF-1 是骨髓瘤细胞增殖的重要生长因子。IGF 与其受体（IGF-1R）结合，激活下游 PI3K/AKT/mTOR 信号通路，介导 MM 细胞的增殖，因而该通路成为治疗 MM 的重要靶点。二甲双胍抑制 MM 细胞 IGF-1R 的表达，减少 IGF-1R/PI3K/AKT/mTOR 信号通路的激活，从而发挥抗骨髓瘤作用。二甲双胍的 IGF 途径抗肿瘤机制提示，合并糖尿病的骨髓瘤患者使用二甲双胍降糖可能有更多收益。硼替佐米是一种新型蛋白酶体抑制药，MM 患者早期应用可以获得较好的缓解率，然而疾病的复发率也高，部分患者复发后出现耐药。有研究表明，编码葡萄糖调节蛋白 78（grp78）的 *HS-PA5* 基因过表达与临床硼替佐米耐药有关。二甲双胍和硼替佐米协同作用，可通过抑制 GRP78 减少患者对硼替佐米的耐药，增强 MM 患者对硼替佐米的反应，改善治疗效果。

二甲双胍可通过分子水平促进 MM 细胞凋亡，从而发挥抗肿瘤作用。因临床数据较少，其临床价值有待进一步证实，尤其对于不合并 T_2DM 的 MM 患者，是否可以应用二甲双胍作为治疗手段尚待进一步研究。

(2) 二甲双胍与白血病：因为 LKB1/AMPK/mTOR 通路在诸如急性髓细胞性白血病（AML）和急性淋巴细胞性白血病（ALL）等造血系统癌症中发挥作用，所以二甲双胍的应用成为血液肿瘤治疗的新观点。

二甲双胍可能通过激活 AMPK 而抑制 AKT/mTOR 通路，提高 ALL 的化疗敏感性。外源性胰岛素水平升高可能会激活 ALL 母细胞上的胰岛素和 IGF-1R，这种现象可以通过二甲双胍介导的胰岛素水平降低来阻止。在急性早幼粒细胞白血病（APL）中，二甲双胍与反式维甲酸协同作用，诱导白血病母细胞分化和凋亡。通过 AMPK 的激活，二甲双胍抑制了几种慢性粒细胞白血病（CML）细胞系的增殖和克隆活性，如对伊马替尼具有抗药性和 T315I BCR-ABL 突变细胞系。

(3) 二甲双胍和淋巴瘤：二甲双胍在人淋巴瘤细胞中的体内外研究的证据表明，药物通过激活 AMPK 来抑制 mTOR 信号转导，抑制 B 和 T 细胞淋巴瘤的生长。此外，与二甲双胍合用时，淋巴瘤对诸如阿霉素和 mTOR 抑制药西罗莫司等药物的反应显著改善。除了抑制 mTOR 途径外，二甲双胍还通过激活 *p53* 抑制致癌基因鼠源双微体 X（murine double minute X，MDMX），从而引起细胞凋亡。此外，几种信号转导途径 mTOR、AKT、NF-κB、脂肪酸合酶（FASN）和胰岛素样生长因子 -1 受体（IGF-1R）在外周 T 细胞淋巴瘤（PTCL）中过表达，表明二甲双胍可作为 PTCL 中的 mTORC2 和 NF-kB 抑制剂。

糖尿病、肥胖症和癌症的共同发病率的增加使其产生了一个复杂的病理生理相互交织的重大问题。这些疾病之间的流行病学和分子联系揭示了新的靶分子和新的治疗机会。通过跨学科研究以及流行病学和实验研究，均支持二甲双胍可能使某些实体瘤和血液肿瘤患者受益。

（二）磺脲类药物与血液系统疾病

1. 磺脲类药物的应用

磺脲类药物（sulfonylurea，SU）是一类最早发现和广泛应用的口服降糖药物，是应用广泛的降糖药物之一。磺脲类药物的主要作用为刺激胰岛 B 细胞分泌胰岛素，其作用于 B 细胞膜上的 ATP 依赖的钾离子通道（K_{ATP}），促进钙离子内流及细胞内钙离子浓度升高，刺激含有胰岛素的颗粒外移和胰岛素释放，使血糖下降。

磺脲类药物最常见的不良反应为低血糖和体重增加，其他少见的不良反应包括恶心、呕吐、胆汁淤积性黄疸、肝功能异常、白细胞减少、粒细胞缺乏、贫血、血小板减少、皮疹等。

2. 磺脲类药物与再生障碍性贫血及血小板减少性紫癜

再生障碍性贫血（简称再障）是指由化学、物理、生物因素或不明原因引起的骨髓造血功能衰竭，以骨髓造血细胞增生减低和外周血全血细胞减少为特征，骨髓无异常细胞浸润和网状纤维增多，临床以贫血、出血和感染为主要表现。

磺脲类药物对血液系统的不良反应不多见，偶尔引起红细胞、白细胞、血小板减少、贫血，均见于个案报道。1992—1993 年薄兰君报道应用甲磺丁脲导致血小板减少性紫癜 3 例，其中 1 例颅内出血死亡。甲磺丁脲可选择性抑制巨核细胞，故发生血小板减少后短期内难以恢复，一旦发生颅内出血，往往是致命的。该报道建议应用磺脲类降糖药前和用药后 2 周检测血小板计数，以后每 3 个月复测。2005 年由杜晓梅报道由格列齐特、格列本脲导致的血小板减少性紫癜 2 例。血小板减少性紫癜发生后改用重组人胰岛素及糖皮质激素治疗有效，出院后再用同类降糖药物，再次发生血小板减少性紫癜，该报道考虑格列齐特或格列本脲导致的药物性血小板减少性紫癜，认为可能由于第二代磺脲类药物由第一代磺脲类药物衍生，药物进入体内作为半抗原，产生免疫性抗原抗体复合物，非特异性地吸附在血小板膜上，破坏血小板；或者药物作为半抗原，结合血小板后形成全抗原，导致血小板抗体产生，作用于药物血小板复合物，破坏血小板，从而导致血小板减少。

在《磺脲类药物临床应用专家共识（2016 年版）》指出，磺脲类药物与磺胺类药物可发生交叉过敏反应，有磺胺类药物过敏史者应禁用磺脲类药物。

（吕　莉）

参考文献

[1] 葛均波，徐永健，梅长林，等．内科学 [M]. 第 8 版．北京：人民卫生出版社，2013:571-573,685-690.

[2] Ross DS, Burch HB, Cooper DS, et a1. 2016 American Thyroid Association guidelines for diagnosis and management of hyperthyroidism and other causes of thyrotoxicosis[J]. Thyroid, 2016, 26(10): 1343-1421.

[3] 张之南，郝玉书，赵永强，等．血液病学 [M]. 第 2 版．北京：人民卫生出版社，2011: 553-556.

[4] Vicente N, Cardoso L, Barros L, et al. Antithyroid drug-induced agranulocytosis: state of the srt on diagnosis and management[J]. Drug R D, 2017, 17(1): 91-96.

[5] Nakamura H, Miyauchi A, Miyawaki N, et al.Analysis of 754 cases of antithyroid drug-induced agranulocytosis over 30 years in Japan[J]. Clin Endocrinol Metab, 2013, 98(12): 4776-4783.

[6] Takata K, Kubota S, Fukata S, et al. Methimazole-induced agranulocytosis in patients with Graves' disease is more frequent with an initial dose of 30 mg daily than with 15 mg daily[J]. Thyroid, 2009, 19: 559-563.

[7] Yang J, Zhu YJ, Zhong JJ, et al. Characteristics of antithyroid drug-induced agranulocytosis in patients with hyperthyroidism: a retrospective analysis of 114 cases in a single institution in China involving 9690 patients referred for radioiodine treatment over 15 years[J]. Thyroid, 2016, 26(5): 627-633.

[8] 宋璐璐，萧建中．老药新用：溴隐亭治疗 2 型糖尿病 [J]. 中华糖尿病杂志，2015, 4:266-268.

[9] Liberante FG, Pouryahya T, Mcmullin MF , et al. Identification and validation of the dopamine agonist bromocriptine as a novel therapy for high-risk myelodysplastic syndromes and secondary acute myeloid leukemia[J]. Oncotarget, 2016, 7(6):6609-6619.

[10] LaraCastillo MC, CornetMasana JM, Etxabe A,et al. Repositioning of bromocriptine for treatment of acute myeloid leukemia[J]. Transl Med, 2016, 14(1): 261.

[11] Todisco M. Low-grade non-hodgkin lymphoma

at advanced stage: a case successfully treated with cyclophosphamide plus somatostatin, bromocriptine, retinoids, and melatonin[J]. Am J Ther, 2007, 14: 113–115.

[12] Todisco M. Chronic lymphocytic leukemia: long-lasting remission with combination of cyclophosphamide, somatostatin, bromocriptine, retinoids, melatonin, and ACTH[J]. Cancer Biother Radiopharm, 2009, 24(3): 353–355.

[13] 母义明 , 纪立农 , 宁光 , 等 . 二甲双胍临床应用专家共识 [J]. 中国糖尿病杂志 , 2016, 24(10): 871–884.

[14] De Jager J , Kooy A, Lehert P, et al. Long term treatment with metformin in patients with type 2 diabetes and risk of vitamin B-12 deficiency: randomised placebo controlled trial[J]. BMJ, 2010, 340: c2181.

[15] Milewicz T, Kiaka M, Mrozi ń skai S, et al. Metformin–new treatment strategies for gynecologic neoplasms[J]. Przeglad Lekarski, 2013, 70 (2): 81–84.

[16] Bao B, Wang Z, Ali S, et al. Metformin inhibits cell proliferation, migration and invasion by attenuating CSC function mediated by deregulating miRNAs in pancreatic cancer cells[J]. Cancer Preventn Res, 2011, 5 (3): 355–364.

[17] Shank JJ, Yang K, Ghannam J, et al. Metformin targets ovarian cancer stem cells in vitro and in vivo[J]. Gynecol Oncol, 2012, 127 (2): 390–397.

[18] 张彩霞 , 张国军 . 二甲双胍与多发性骨髓瘤相关研究进展 [J]. 疑难病杂志 , 2019, 18(9): 959–961.

[19] Cunha Júnior AD, Pericole F, Carvalheira J. Metformin and blood cancers[J]. Clinics, 2018, 73(Suppl1): e412s.

[20] 杨文英 . 磺脲类药物应用专家共识 [J]. 中华内分泌代谢杂志 , 2004, 20(004):255–259.

[21] 薄兰君 , 徐龙 . 甲磺丁脲降糖药引致血小板减少性紫癜 3 例 [J]. 上海铁道医学院学报 , 1995, 9(1): 30, 38.

[22] 杜晓梅 , 陈文道 , 王华 . 第二代磺脲类药物致血小板减少性紫癜 2 例 [J]. 泸州医学院学报 , 2006, 28(6): 521.

[23] 母义明 , 杨文英 , 朱大龙 , 等 . 磺脲类药物临床应用专家共识 [J]. 药品评价 , 2017, 14(1): 5–12, 54.

第八篇

肾脏内分泌学

主　编　吕朝晖　张力辉
副主编　杨刚毅　刘礼斌　王颜刚　吴　镝

第 38 章　肾脏内分泌学研究新进展……961
第 39 章　肾脏的内分泌代谢疾病……975
第 40 章　内分泌代谢疾病的肾脏表现……1009
第 41 章　肾功能不全所引起的内分泌代谢紊乱……1069

第 38 章

肾脏内分泌学研究新进展

肾脏有重要的生理作用，除控制容量状态、维持酸碱平衡、调节电解质稳态，以及排泄机体代谢产物外，还有一个重要的作用，即肾脏内分泌功能。肾脏的内分泌功能可能涉及上述机体稳态或平衡的调节，相关的内分泌激素或肽包括肾素、前列腺素、激肽、促红细胞生成素和活性维生素 D 等。

一、肾素 – 血管紧张素

（一）血管紧张素

血管紧张素原（angiotensinogen，Agt）是肾素的唯一已知底物，在肾素作用下由 N 末端切割掉 10 个氨基酸后生成血管紧张素Ⅰ（angiotensin I，AngⅠ），AngI 随后在血管紧张素转化酶（angiotensin converting enzyme，ACE）的作用下生成 AngⅡ，而 AngⅡ是肾素 – 血管紧张素系统（renin-angiotensin system，RAS）产生的主要生物活性肽。

Agt 属于 Serpin A8 蛋白超家族。肾素的裂解位点埋藏在 Agt 蛋白的 N 端尾部，在与 Agt 结合后切割掉 Agt 的 10 个氨基酸生成 AngI。

对 Agt 基因敲除鼠的研究提示 Agt 的主要生理作用是生成 AngⅡ。

Agt 主要由肝细胞合成，在去除 33 个氨基酸信号肽后分泌到外周循环。碘示踪研究结果显示，Agt 在血浆中的半衰期约为 5h。然而，循环中完整 Agt 及 Agt 降解产物［des-（AngI）-Agt］的相对比例仍未可知。除肝脏组织外，脂肪、大脑、脊髓、心脏、肾脏、肺、肾上腺、胃、肠、脾脏、卵巢及血管等组织也可合成少量 Agt。

有学者认为，局部组织中 Agt 的自行调节可能参与构成了独立于全身 RAS 系统的局部 RAS 系统。有研究显示，长期低剂量 AngⅡ可增强肾近端小管中 Agt 的合成，而高水平 AngⅡ则抑制球旁器肾素的释放，继而对全身 RAS 系统产生抑制。这种长期低剂量 AngII 作用于肾单位上皮细胞后促进钠重吸收、升高血压的正反馈效应被认为是肾内 RAS 系统的证据。

（二）肾素

肾素是决定 AngⅡ水平和 RAS 系统活性的关键限速酶。循环中的肾素主要来源于肾脏球旁细胞，其表达和分泌随着血压和盐平衡的变化受到肾脏压力感受器和致密斑的精细调节。

1. 肾素基因

肾素基因高度保守。人类肾素基因位于 1 号染色体，长度为 12kb，包含 10 个外显子和 9 个内含子，其转录本为含有 406 个氨基酸的蛋白质，在从 C 端去掉 23 个氨基酸残基后生成肾素前体，后者在肾脏球旁细胞蛋白酶的作用下去除 N 末端部分片段形成活性肾素。根据种系的不同，小鼠可有 1～2 个肾素基因。

2. 肾素在肾脏发育过程中的表达

早期研究发现，14.5 天的小鼠胚胎肾脏中可以检测到肾素的散在表达，在其后的发育过程中，肾动脉、叶间动脉等处也可检测到肾素。后期的谱系追踪研究发现，来源于间充质前体细胞的肾素生成细胞在胚胎发育的第 11.5 天（血管发育前）即出现。随着胚胎的进一步发育，肾素逐渐出现在新生入球小动脉，并在围产期时从小叶间动脉中消失。出生后，肾素的表达逐渐局限于球旁器区域入球小动脉的末端。这种空间变化似乎出现在所有哺乳动物发育过程中，然而具体机制尚未明确。

3. 肾素在成体肾脏的表达

在成体肾脏中，肾素主要在球旁器球旁细胞中表达，这些细胞具有上皮样细胞形态，位于入球小动脉的中间层。近端小管、连接管和集合管也可检测到低水平肾素，而出球小动脉中间层或肾小球系膜外细胞则鲜有肾素表达。

(1) 球旁细胞中的肾素：球旁细胞胞核大，粗面内质网肥厚，高尔基体明显，细胞内有两种分泌颗粒，其中体积较大的电子致密颗粒内含活性肾素、Ang 肽及组织蛋白酶，体积较小的低电子密度颗粒内含活性肾素及肾素前体。在成体肾脏中，慢性缺血、长时间的肾上腺素激活及钠缺乏会使肾脏入球小动脉、间质及肾小球内肾素生成细胞数量增加，部分再现胚胎期肾素生成细胞的分布，该现象被称为球旁细胞募集。

(2) 肾单位及肥大细胞中的肾素：虽然球旁器是成体肾脏肾素表达的主要部位，但近期的研究表明，一定条件下远端肾单位也可表达肾素。此外，在糖尿病和慢性肾病的动物实验模型中也观察到远端肾单位肾素表达的增加。

肥大细胞也可表达和分泌活性肾素，且肥大细胞在全身各组织的普遍存在也为组织中的局部肾素 – 血管紧张素系统提供了理论基础。

(3) 球旁细胞中肾素的合成和分泌：肾素合成时首先生成前体蛋白。肾素前体被转移至高尔基体后既可通过组成途径快速分泌，也可包裹为致密颗粒储存于细胞。目前认为，组成途径释放的肾素量直接受细胞转录水平及肾素生成细胞数量的影响，而短期大量肾素的释放则主要依赖于致密颗粒的胞吐。胞吐颗粒中仅含有活性肾素，而慢性刺激过程中组成途径释放到循环中的肾素同时包括前体肾素及成熟肾素。

致密颗粒的形成涉及多种机制，包括颗粒与细胞膜的相互作用，肾素前体的酶解，局部 pH 的调节，以及利于颗粒聚集的其他因素的存在。肾素前体能否正确进入分泌途径取决于肾素前体分子中由成对碱性氨基酸组成的蛋白酶加工位点。肾素的分泌也受到球旁细胞膜电位极化状态的影响，去极化可抑制肾素分泌，而超极化则增加肾素分泌。

（三）肾素释放的细胞内信号

在细胞水平调控肾素表达和分泌的主要细胞内介质有 cAMP、cGMP 及 Ca^{2+}。

1. cAMP 信号通路

cAMP 是介导细胞内信号转导的重要第二信使，其细胞内浓度取决于腺苷酸环化酶合成 cAMP 的速率及磷酸二酯酶降解 cAMP 的速率。有研究发现，直接激活腺苷酸环化酶可触发球旁细胞释放肾素，球旁细胞暴露于 cAMP 类似物后也观察到类似反应。

2. 钙调节

Ca^{2+} 的主要作用为调节 cAMP 合成、降解相关酶的活性。与 cAMP 不同，细胞内 Ca^{2+} 水平升高会抑制肾素的分泌。有研究发现，利用试剂消耗细胞内 Ca^{2+} 储备后，球旁细胞肾素分泌增加，而利用 thapsigargan 等增加细胞内 Ca^{2+} 水平后，肾素的释放则被抑制。

3. NO 和 cGMP 信号通路

一氧化氮（NO）和心房钠尿肽等多种刺激物均可使球旁细胞内 cGMP 水平升高，并在不同情况下刺激或抑制肾素的分泌。有学者认为 NO 通过升高 cGMP 抑制 PDEs，从而减少 cAMP 的水解，促进肾素的分泌。同时 cGMP 可通过激活 cGMP 调节的蛋白激酶Ⅱ（cGKII）抑制肾素分泌，该抑制作用在 cGKII 靶向性破坏的转基因鼠中消失。

（四）肾素释放的局部调节

1. 压力感受器调控机制

大量研究表明，肾素分泌与肾脏灌注压呈负相关，压力感受器独立于交感神经系统，是肾脏内调节肾素分泌的独立机制。目前针对该机制，研究者们提出了各种模型来解释压力传感及相关信号转导，比如跨壁压经由入球小动脉直接拉伸球旁细胞，或间接通过中间介质的信号传递抑制肾素分泌，这些可溶性中间介质包括刺激性的 NO、前列腺素及抑制性的内皮素。压力感受器作用的发挥似乎也依赖于细胞外 Ca^{2+} 浓度。Kurtz 等研究者发现，当细胞外 Ca^{2+} 水平降低时，肾灌注压对肾素分泌的抑制效应明显减弱。该过程可能涉及对连接蛋白（connexin，Cx）的影响，而该蛋白的主要作用是形成球旁细胞和相邻内皮细胞之间的缝隙连接。

2. 致密斑调控机制

致密斑的调节是肾素生理调节的第二个主要途径。致密斑处的细胞感受到远端小管滤液中氯离子减少后刺激肾素分泌，继而增加 Ang Ⅱ水平，该过程被认为是机体液体容量不足情况下增强肾脏钠重吸收的机制之一。致密斑由特殊的上皮细胞组成，其基底侧与肾小球系膜细胞接触，而肾小球系膜细胞又与球旁器中的颗粒细胞相连，这种特殊的解剖关系催生了对其生理功能的推测。致密斑对肾素分泌的调节可能涉及前列腺素和 NO 相关信号通路的参与。环氧化酶 2（cortical cyclo-oxygenase 2，COX-2）在致密斑组成性高表达，生成大量前列腺素 E_2（prostaglandin E_2，PGE_2），PGE_2 激活球旁细胞 PGE2 受体，继而引起肾素的释放。

3. 交感神经调控机制

研究发现β肾上腺素受体在肾脏球旁器中高水平表达，肾交感神经兴奋性增强与肾素分泌之间存在明确关系。β肾上腺素受体激动药可刺激肾素分泌，长期肾脏神经的激活也可通过调节肾血流量和肾小管功能促进肾素的分泌，但肾脏失神经并不影响压力感受器及致密斑对肾素分泌的基础调节，提示β交感神经的作用并非肾素分泌的主要调节机制。

4. Ang Ⅱ短反馈机制

肾脏球旁器高表达 AT_1 受体，AT_1A 受体基因敲除可增加肾素 mRNA 的表达，在离体灌流肾脏中输注 Ang Ⅱ也可抑制肾素的释放，提示 Ang Ⅱ可能通过短反馈机制抑制肾素分泌。

5. 基因组调控

球旁器肾素分泌的多级调控伴随着肾素基因表达的复杂调节。利用小鼠肾肿瘤分离得到的肾素表达细胞系及转基因鼠，研究者们对肾素基因的调控区域进行了广泛深入的研究，识别出两个共同参与肾素表达调控的重要元件，即近端启动子和由 242 个碱基对组成的增强子。近端启动子为肾素表达所必需，包含许多重要的顺式作用元件，在人类、小鼠和大鼠中具有高度同源性。增强子元件包含肾素表达所必需的重要 DNA 结合位点，在小鼠和人类中高度保守。

（尹雅琪　谷伟军　吕朝晖）

二、前列腺素

与肾脏分泌和肾功能关系密切的前列腺素（prostaglandin，PG）包括 PGE_2 和前列环素（prostacyclin，PGI_2）。在实际或有效循环血量减少的情况下，这些血管舒张性 PG 增加肾血流量和肾小球滤过率，导致更大的肾小管流量和钾分泌。在肾灌注减少的情况下，肾 PG 的产生是一个重要的代偿机制。PGI_2（可能还有 PGE_2）主要通过刺激肾素分泌和激活肾素 - 血管紧张素系统来增加钾的分泌，从而导致醛固酮分泌增加。此外，PGE_2 参与钠和水重吸收的调节，并在钠重吸收增加的情况下作为反调节因子。

（一）前列腺素类（PG）的代谢

PG 调节哺乳动物肾脏中的血管紧张度及水盐稳态，并参与激素作用调节。环氧合酶（COX；PGG_2/H_2 合酶）是负责花生四烯酸代谢为 PG 的最初限速步骤酶，可在两步反应中产生 PGH_2。PGH_2 随后被几种不同的酶代谢成初级生物活性 PG，包括 PGE_2、PGI_2、PGD_2、$PGF_1\alpha$ 和血栓烷 A_{21}。

PGE_2 和 PGI_2 是肾脏中最重要的 PG。血容量减少的情况下，此类具有血管舒张性的 PG 可增加肾血流量和肾小球滤过率（GFR）。此外，PGE_2 参与水钠重吸收的调节，PGI_2 主要通过刺激肾素的分泌来增加钾的分泌。

（二）PGE_2 和 PGI_2 在肾脏中的合成及细胞作用

PGE_2 和 PGI_2 在肾脏中广泛合成，并在肾脏中调节血流动力学和肾小管转运。PGI_2 主要在肾小球内皮细胞和上皮细胞中合成，而 PGE_2 主要在系膜细胞中合成。

肾脏中最丰富的 PG 受体是 PGE_2 受体。从小鼠肾脏克隆了 4 种 7 跨膜结构域 PGE 受体（prostaglandin E，EP）亚型。集合管表达 EP_1 受体，肾小球表达 EP_2 受体，外髓质和皮质小管表达 EP_3 受体。髓襻升支 EP_3 受体基因高表达，肾小球 EP_4 受体基因高表达。

EP_1 受体对 PGE_2 具有最高亲和力，其可激活刺激 Ca^{2+} 动员。PGE_2 激活 EP_1 受体后，血管平滑肌细胞收缩，系膜细胞内 Ca^{2+} 增加，抑制集合管 Na^+ 吸收。

EP_3 受体主要在髓质升支粗段（medullary thick ascending limb，mTAL）和皮质集合管中表达。EP_3 受体在 mTAL 中表达，而非皮质升支粗段（cortical thick ascending limb，cTAL），从而使 PGE_2 选择性地抑制 mTAL 中 Cl^- 的转运。EP_3 受体同时可介导皮质集合管中 PGE_2 对精氨酸加压素刺激的水渗透性抑制。

（三）PGE_2 和 PGI_2 在肾脏中的生理作用

PGE_2 和 PGI_2 介导几种利钠反应。伴随肾灌注或间质压力增加的钠排泄依赖于 PG。由于肾内输注 PGE_2（而非 PGI_2）可恢复 COX 抑制时的压力性钠排泄，因此 PGE_2 可能是主要的血管扩张药。

PGE_2 可能通过抑制 Na^+-K^+-$2Cl^-$ 共转运体 2（NKCC2）而降低髓襻升支的钠重吸收。COX 抑制药增强尿浓缩能力，部分是通过增加髓襻升支粗段中 NKCC2 丰度而发挥作用。

PGI_2 刺激肾素释放，从而增加醛固酮分泌。醛固酮增加远端肾单位的钠重吸收和钾分泌。PGI_2 本身也是一种有效的血管扩张药，可在实际或有效循环容量减少的患者中维持肾小球滤过率和肾血流量。在健康个体中，PGI_2 的血管舒张作用缺乏调节，对肾血流动力学意义较小。

作为血管扩张药的 PG 可增加肾血流量和 GFR。PGI_2 类似物伊洛前列素（iloprost）减少尿钠排泄，但 PGE_2 增加尿钠排泄，这种作用可能继发于肾间质渗透压增加。有效的肾脏自主调节依赖于管球反馈（tubuloglomerular feedback，TGF）和肌源性反应。吲哚美辛对环氧化酶的抑制可减弱 TGF 反应，这一反应似乎是由于抑制 PG 合成而介导，因为在大鼠致密斑局部微灌注 PG 可纠正吲哚美辛治疗的 TGF 抑制作用。血管收缩性 PG 和 TXA_2 的内源性产生增强 TGF 敏感性和反应性。因此，COX 代谢产物是 TGF 的重要双向调节因素。PG 调节肾素的释放。PGI_2 或 PGE_2 刺激肾素释放，COX 可抑制肾素释放。这是响应肾小管管腔内 NaCl 浓度降低调节肾素释放的机制之一。

（四）COX-1 和 COX-2 在肾脏中的表达

COX-1 在肾脏中属组成型表达，表达部位是系膜细胞、小动脉平滑肌和内皮细胞、肾小囊（renal capsule）壁上皮细胞，皮质/髓质集合管。COX-2 在组织损伤、炎症等情况下表达增强，但 COX-2 mRNA 和免疫反应蛋白在正常成年哺乳动物肾脏中是可测的。在肾皮质中，COX-2 基因和免疫反应蛋白在致密斑细胞和紧邻致密斑的皮质升支粗段的分散细胞中有局部表达。据报道在人体肾脏中，COX-2 表达也可存在于足细胞和小动脉平滑肌细胞中。

尽管如此，组成型表达的 COX-1 显然是集合管中最丰富的同种型，而 COX-2 在这些细胞中的共表达及其生理意义仍不确定。

（五）COX-2 在肾脏中的调节

在限制膳食盐摄入的情况下，血管紧张素Ⅱ可促进 PG 生成。COX-2 活性增加可促进有机渗透压物质累积和肾髓质间质细胞对高渗压力的适应。

据报道，在锂诱导的多尿中，COX-2 的表达在肾内部髓质降低，在皮质和外部髓质增加。体内、离体试验均表明，使用非特异性 COX 抑制药将会减弱致密斑肾素释放。高肾素状态，如盐缺乏、血管紧张素转化酶抑制药（ACEI）、血管紧张素Ⅱ受体拮抗药、利尿药给药等导致致密斑/cTALH COX-2 表达增加，而血管紧张素Ⅱ和（或）盐皮质激素对 COX-2 表达有反馈抑制作用。

肾髓质 PGE_2 在调节髓襻升支粗段和集合管的 NaCl 和水再吸收中起重要作用。盐负荷下调肾皮质中 COX-2 表达，但上调其在肾髓质的表达。COX-2 衍生的 PG 增多可能介导 NaCl 排泄，尤其是当膳食钠摄入增加时。

（六）COX-2 抑制药对水盐稳态的影响

据报道，非选择性非甾体抗炎药（NSAID）可在高达 5% 的普通人群中诱发外周水肿。COX-2 抑制药偶尔也会在没有肾损害的人体内引起钠潴留。一些研究显示，COX-2 抑制药可在给药的最初 72h 内持续降低尿钠排泄。

（七）COX-2 抑制药在巴特综合征和肾性尿崩症中的应用

巴特综合征患者出现过度 PGE_2 合成和高肾素血症，并且这种变化依赖于 COX-2 活性。吲哚美辛和罗非昔布均可改善临床症状和生化异常，并显著抑制 PGE_2 及其代谢产物。

对于肾性尿崩症（NDI）的治疗，NSAID 或 COX-2 抑制药可能有部分效果。有报道，在先天性 NDI 患者中，COX-2 抑制药罗非昔布与氢氯噻嗪联合使用可显著减少尿量，以及游离水清除率，来维持正常的血钠。塞来昔布，另一种 COX-2 抑制药，也有报道可降低先天性 NDI 的尿量。另外，COX-2 抑制治疗也可有效减少 Li 诱导 NDI 患者的尿量，同时可观察到肾脏中的 AQP2 和 NKCC2 上调，这也可能是 NSAID 或 COX-2 抑制药增强 NDI 患者抗利尿作用的重要机制之一。

（陈　康　吕朝晖）

三、激肽

激肽释放酶-激肽系统（kallkerin-kinin system，KKS）由激肽原、激肽原酶及激肽组成。激肽释放酶作用于激肽原底物，使之释放出激肽，激肽与靶器官上特定受体结合产生一系列生物效应，参与多器官功能调节和多种病理生理过程，如心血管、肾脏和神经系统的调节，平滑肌收缩、葡萄糖代谢、细胞增殖、炎症、疼痛及休克过程等。

（一）激肽释放酶－激肽系统

1. 激肽原及激肽

哺乳动物中，激肽原主要包括高分子量激肽原，以及低分子量激肽原在激肽释放酶作用下产生激肽，包括缓激肽、赖氨酸缓激肽，以及甲硫氨肽－赖氨肽－缓激肽。缓激肽生理条件下主要的激肽类物质。赖氨酸缓激肽及甲硫氨酞－赖氨酞－缓激肽在氨基肽酶作用下可转化为缓激肽。缓激肽在循环中迅速地被激肽酶水解（＜15s）。激肽受体至少存在2种亚型，包括B_1和B_2受体，两者均为G蛋白耦联受体。B_1受体在正常组织中仅低水平表达，而组织损伤、炎症、高血糖状态或者予以脂多糖（如内毒素）时可诱导其表达。缓激肽的生物学活性主要由B_2受体介导。B_2受体存在于多种上皮细胞中，在肺、肝、肾、胰腺、唾液腺、前列腺、子宫，内皮细胞、血管平滑肌细胞及心肌细胞等组织细胞中均有表达。激肽与受体结合后，刺激细胞内Ca^{2+}浓度和磷脂酶A_2活性升高，并促进一氧化氮、前列腺素、花生四烯酸等递质的释放，从而发挥其生理作用。值得注意的是，循环中激肽水平极低（1～50fmol/ml），且迅速被水解，而在组织局部，激肽水平相对较高，可达100～350fmol/g，因此，目前的观点认为激肽可能主要在组织局部发挥作用。

2. 激肽释放酶

激肽释放酶是一组丝氨酸蛋白酶，分为血浆激肽释放酶和组织激肽释放酶，两者在生理生化性质、作用机制、免疫特性等方面均不相同。血浆激肽释放酶以非活性形式存在于循环中，被称为前激肽释放酶或Fletcher因子。前激肽释放酶通过活化的Ⅻa因子转化为具有活性的激肽释放酶。血浆激肽释放酶能够通过正反馈促进非活性因子Ⅻ转化为Ⅻa，从而提高纤溶活性、抑制血小板聚集、降低血液黏度、减轻微血管基底膜增厚。组织激肽释放酶在细胞中以前体形式合成，并通过切割氨基末端肽转化为活性形式。活性组织激肽释放酶作用于低分子量激肽原产生激肽。

（二）激肽释放酶－激肽系统与肾素－血管紧张素系统的关系

血管紧张素转化酶（angiotensin-converting enzyme，ACE）是激肽酶的一种，能够将活性的缓激肽迅速水解。体内试验表明，应用血管紧张素酶抑制药（angiotensin-converting enzyme inhibitor，ACEI）后，不仅血液中血管紧张素Ⅱ的浓度下降，缓激肽的浓度同时明显增高。除ACE外，这两个系统之间还存在其他关联。血管紧张素－（1～7）是血管紧张素家族的成员之一。血管紧张素－（1～7）可以起到类似ACEI的作用，通过抑制ACE增强缓激肽的作用。脯氨酰羧肽酶，既是血管紧张素Ⅱ的灭活剂，也是激肽释放酶原的激动药。血管紧张素Ⅰ受体与缓激肽B_2受体可形成异二聚体。此外，血管紧张素Ⅱ可在转录水平增强B_1和B_2受体的表达。综上，两个系统密不可分，相互促进、相互制约。

（三）激肽释放酶－激肽系统的生理病理作用

激肽释放酶－激肽系统的激活可引发一系列生物效应，如内皮依赖性血管舒张、非血管平滑肌收缩、炎症反应及疼痛等。激肽是重要的炎症介质，同时也是血管性水肿的主要介质。除此之外，越来越多证据表明激肽释放酶－激肽系统参与多种病理生理过程。

1. 激肽释放酶－激肽系统与肾脏疾病

肾脏激肽释放酶由致密斑至集合管的肾小管上皮细胞合成，并释放到尿液中。KKS对于肾功能的影响是多方面的。主要包括：①增加肾脏血流量，但滤过率无明显改变；②肾内血液分布改变，深层皮质血流量增加最明显；③Na^{+}、Ca^{2+}、Mg^{2+}排出量明显增加。大量动物研究证实KKS能够改善多种肾脏疾病，包括高血压肾小球硬化、肾缺血再灌注损伤、常染色体显性遗传多囊肾病、慢性肾衰竭，以及糖尿病肾脏疾病等。

KKS 近年来被认为在糖尿病肾脏疾病的发病机制中起到一定作用。细胞实验表明，缓激肽通过激活 B_2 受体，能够抑制高糖或细胞因子诱导的系膜细胞胶原合成。动物实验表明，在敲除组织激肽释放酶基因的 1 型糖尿病小鼠模型中，相较于野生型小鼠，基因敲除小鼠尿蛋白及肾小球硬化程度均更为严重。糖尿病动物模型中敲除激肽 B_1 和 B_2 受体同样加剧了肾脏病变。相应地，过表达组织激肽释放酶能够有效改善糖尿病肾脏疾病。无论 1 型，还是 2 型糖尿病模型中，腹腔内注射胰 / 肾组织激肽释放酶，均能够减少尿蛋白、改善肾小球硬化，以及减轻肾脏纤维化。KKS 改善糖尿病肾病的机制主要包括：①减轻氧化应激；②减少炎症因子的释放；③改善内皮细胞功能。

综上，这些发现表明 KKS 在人类肾脏疾病中的重要作用。因此，通过外源性激活肾脏 KKS 或选择性激肽酶抑制药可能成为肾脏疾病的治疗新靶点。

2. 激肽释放酶 – 激肽系统与高血压

激肽释放酶最早作为降压药物被发现。KKS 降压机制包括刺激前列腺素的释放，使血管扩张，并促进水、盐的排泄。迄今为止，有大量工作研究 KKS 在高血压发病机制中的作用。首先，Margolius 等在高血压患者中发现尿激肽释放酶含量显著下降。具有原发性高血压家族史的儿童中，尿液激肽释放酶排泄明显减低，而尿液激肽释放酶高的儿童相较而言不易患高血压。原发性高血压和恶性高血压患者中，激肽酶原的水平也明显降低。遗传性高血压和肾血管性高血压动物模型中，同样观察到尿激肽释放酶的排泄减少。其次，短期内予以大剂量激肽拮抗药能够升高实验动物的血压。综上，KKS 系统的长期抑制与高血压的发生发展有一定关联。

3. 激肽释放酶 – 激肽系统与心血管系统疾病

ACEI 可以减少激肽水解，从而增加激肽水平。因此自发现 ACEI 能够抑制心肌重构，降低心力衰竭和缺血性心脏病患者的致死率后，大量研究探索了 KKS 在心血管疾病中的作用。心脏心肌细胞和血管组织中均能够检测到 KKS 组分。心力衰竭的患者心脏组织中激肽的产生明显下降。充血性心力衰竭的动物模型中，应用缓激肽 B_2 受体拮抗药进一步减少了心脏血流，增加了心室舒张末期压力。激肽 B_2 受体敲除或组织激肽酶敲除的小鼠均表现为扩张型心肌病。

过表达人组织激肽释放酶可以减轻异丙肾上腺素所引起的心肌肥厚和纤维化。高血压动物模型中，激肽释放酶基因转染不仅能降低血压，并且能有效减轻高血压性心肌肥厚和纤维化。同时，有多项研究证实在正常血压的心肌梗死大鼠模型中，激肽释放酶基因的过表达同样能够减轻心脏肥大和纤维化，减少梗死面积及心肌梗死后心室颤动的发生率。而在自发性高血压动物模型中，激肽释放酶基因过表达并未影响血压水平，然而同样对心脏结构和功能具有保护作用。综上，在心血管系统疾病中，KKS 对心肌结构和功能具有保护作用，且该作用并不依赖于其降压效应。

KKS 主要通过 B_2 受体激活增加 NO 的生成和抑制氧化应激介导的信号级联反应抑制心肌细胞凋亡，减轻心肌细胞炎症，改善心肌细胞的肥大及纤维化。在缺血再灌注的模型中，B_2 受体激动药减少梗死面积达 47%，而 B_1 受体激动药则无此效应。但在糖尿病小鼠缺血再灌注模型中，B_1 受体激动药能够减少梗死面积达 44%，这说明高血糖可能增加心肌组织中 B_1 受体表达，并介导 KKS 的心脏保护作用。

（四）临床转化

正如前文所述，基于 KKS 在肾脏疾病和心血管疾病中的重要作用，选择性激活 KKS 成为肾脏疾病及心血管疾病的治疗靶点。但如何将理论向临床实践转化是个难题。内源性激肽的产量，尤其是心脏组织，是十分有限的，故该药对 KKS 系统的激活也是有限的。直接予以激肽或天然类似物并不可行，因其在循环中会迅速被水解。目前已人工合成激肽类似物，循环中不被激肽酶水解，同时能够选择性激活 B_1 或 B_2 受体。如前文所述，B_1 或 B_2 受体激动药在心肌梗死中的心脏保护作用已在动物模型中被证实，并且其疗效似乎优于 ACEI，尤其是在糖尿病心肌梗死模型中。其在肾脏疾病中的保护作用仍需进一步探索。同时多项研究中均未观察到实验动物低血压、水肿、疼痛或精神行动异常。但是，在临床实践中，B_2 受体持续激活可能会有严重的不良反应，包括血管性水肿，疼痛或肿瘤进展。而 B_1 受体与血管性水肿，疼痛或肿瘤进展并无关联。故选择性 B_1 受体激动药可能在糖尿病患者心肌梗死的治疗中具有一定的临床前景。此外，阿利吉仑是一类非肽型肾素抑制药，为临床批准药物，动物实验证明可以刺激激肽激酶的合成并通过促进激肽释放、激活 B_2 受体预防心肌梗死后心力衰竭，同样值得进一步探索。

（程　愈　谷伟军　吕朝晖）

四、促红细胞生成素

促红细胞生成素（erythropoietin，Epo）对于红细胞的生成至关重要，可通过促进红细胞祖细胞维持、增殖和分化来维持红细胞数量。循环 Epo 主要来源于肾皮质的成纤维细胞。Epo 和血管紧张素Ⅱ共同维持血容量。肾外器官或组织（如大脑、皮肤）是否参与调节肾 Epo 生成目前存在争议。

（一）Epo 生理学

胎儿期 Epo 主要由肝细胞表达。出生后，肾皮质的管周成纤维细胞成为主要产生部位。Epo 合成主要在转录水平受到调节。Epo 基因在脑、肝、脾、肺和睾丸中也可以检测到，但是慢性肾脏病（CKD）时这些器官不能弥补或替代肾 Epo 的作用。脑源性 Epo 作为神经保护因子在局部发挥作用。

Epo 是红细胞祖细胞（主要为红细胞集落形成单位 CFU-Es）的抗凋亡剂。CFU-Es 在 Epo 的作用下表增殖和分化，产生原成红细胞和正红细胞群（图 38-1）。人类造血 Epo 受体（Epo-R）属于细胞因子Ⅰ类受体家族，并形成同源二聚

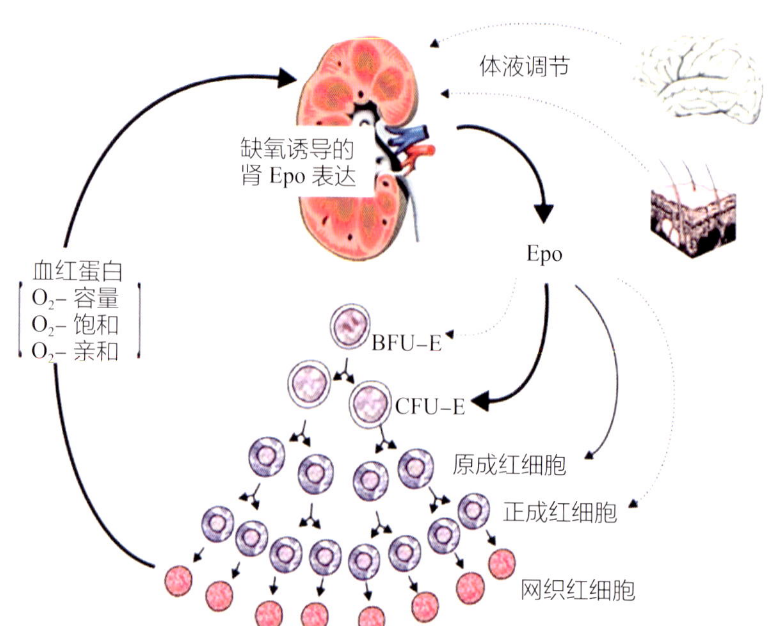

◀**图 38-1　红细胞生成反馈调节**
Epo. 促红细胞生成素；BFU-E. 爆发形成单位 - 红系；CFU-E. 红系集落形成单位；O_2. 氧气
缺氧是促红细胞生成素（Epo）合成的刺激因素，主要在肾脏。促红细胞生成素是红系祖细胞尤其是红系集落形成单位（CFU-E）的生存、增殖和分化因子。血液的 O_2 容量随着网织红细胞释放增加而增加。肾外部位器官或组织（大脑、皮肤）在控制肾 Epo 合成中的作用尚未完全了解

体。在 Epo 与 Epo-R 二聚体的结合上，细胞质 Janus 激酶 2（JAK2）催化 Epo-R 的酪氨酸残基和各种细胞内蛋白质（酶和转录因子）的磷酸化。红细胞生成是一个相对缓慢的过程。血浆 Epo 升高后，网织红细胞增多症需要 3～4 天才能显现。

促红细胞生成素对红细胞生成至关重要。但其他数种激素可增强 Epo 的作用，即睾酮、生长激素和胰岛素样生长因子 -1。与女性相比，男性红细胞计数和血红蛋白浓度较高，这是由于雄性激素刺激红细胞生成和雌性激素抑制红细胞生成所致。

有研究者提出 Epo 可被作为几种非造血组织的细胞保护剂，包括大脑、心脏、血管和肾脏，并认为 Epo 对非红细胞的影响是由一种异源三聚体受体介导的。然而，基于分子生物学研究，Epo 在健康动物骨髓外的生理功能受到质疑。首先，Epo-R- 敲除小鼠进行转基因纠正并仅在造血谱系中表达 Epo-R 时，小鼠发育正常且可正常繁殖。其次，有研究认为，如果用特异性更好的抗 Epo-R 抗体用于研究，则 Epo-R 蛋白通常在非造血来源的细胞中检测不到。

（二）缺氧诱导 Epo 表达的分子机制

目前关于控制 Epo 产生的 O_2 感应机制的大多数理论是基于利用人肝癌细胞系（Hep3B 和 HepG2 细胞系）的体外研究。值得注意的是，Epo 在两种组织中的表达受不同转录因子的控制。Epo 启动子在常氧条件下被 GATA-2 抑制，而缺氧时 GATA-2 水平下降，这种抑制会减弱。另外，Epo 增强子可被缺氧诱导转录因子（HIF）激活。最初在 Epo 研究中发现的 HIF-1，但随后的研究已经确定 HIF-2（也称为内皮 PAS 结构域蛋白 1，即 EPAS1）是诱导 Epo 表达的主要转录因子。

HIF-α 亚单位的 C 末端包括 O_2 依赖性降解结构域（O-DDD），其在 O_2 存在下被脯氨酰羟基化（HIF-1α 中的脯氨酸 [402] 和脯氨酸 [564]，以及 HIF-2α 中的脯氨酸 [405] 和脯氨酸 [531]）。该反应由特定的含 Fe^{2+} 的脯氨酰 -4- 羟化酶（PHD-1、PHD-2 和 PHD-3）催化，该酶将一个氧原子转移到脯氨酸，另一个转移到 2- 氧戊二酸，产生 CO_2 和琥珀酸盐。脯氨酰羟基化 HIF-α 与冯希佩尔 - 林道肿瘤抑制蛋白（VHL）/E3 连接酶结合，可迅速进行蛋白酶体降解。由于 PHD-2 和 PHD-3 本身是 HIF 的靶基因，其表达在长期缺氧期间增加，而 HIF-α 水平下降。这种反馈调节可以解释慢性贫血期间或长时间处于高海拔地区时 Epo 产生下降。HIF-α 降解需要 Fe^{2+}，这一发现可能为某些铁螯合剂治疗时患者血 Epo 水平升高提供了解释。此外，钴被认为可通过取代 HIF-α 双加氧酶中关键的 Fe^{2+}，从而增强 Epo 表达。

（三）系统 Epo 应答

Epo 的主要功能是：①保持红细胞量和血红蛋白恒定；②加速出血后红细胞的恢复。健康人仅需要少量 Epo 来维持稳定状态。Epo 的基础血浆浓度范围为 6～32 IU/L（约 10^{-11} mol/L）。个体之间的水平差异很大，因此无法检测到明显的性别或年龄差异。Epo 存在昼夜波动，清晨最低。成人急性失血 0.5 L 并不会导致循环 Epo 的显著升高，然而，当非肾病或炎症状态者血红蛋白降至 125 g/L 以下时，血浆 Epo 浓度可呈指数级升高。这种反应是动态的，最初急剧升高的 Epo 值在血红蛋白正常化之前会迅速下降到正常水平，部分原因可能是长期缺氧时 HIF-α 水平降低。此外，血浆 Epo 水平不仅取决于 Epo 的产生速率，还取决于其清除率。体外研究表明 Epo 可由其靶细胞内化和降解。因此，与溶血性贫血患者相比，骨髓发育不良贫血患者血浆 Epo 水平极高（10 000IU/L 或更高）。当红细胞祖细胞被化疗药物抑制时，循环 Epo 水平增加，这种增加与组织氧合的变化无关。

由于 Epo 的产生依赖于组织氧分压，Epo 表达也在动脉血氧分压下降或血氧亲和力增加时被激活。在上升到高海拔时，Epo 水平在 1～2 天后达到峰值，随后会有所下降，仍维持一个较高水平。这与 HIF–α 水平在长期缺氧期间下降是平行的。此外，持续缺氧时 Epo 产生的减少可能与红细胞内 2，3– 二磷酸甘油酸浓度增加导致血液 O_2 亲和力降低有关。

Epo 表达细胞位于肾皮质，血流速度和 O_2 消耗的比率恒定，且肾 O_2 消耗随着肾小球滤过率而降低，氧分压几乎不受心输出量和血流量变化的影响。相比而言，由于贫血或低氧血症所导致的全身缺氧时 Epo 的产生增加更多。

（四）血管紧张素Ⅱ的作用

出血后产生更多红细胞与肾素 – 血管紧张素系统保持盐和水的信号途径有关。血管紧张素Ⅱ（Ang Ⅱ）被认为通过两种方式刺激红细胞生成，包括直接刺激增加 Epo 生成和作为髓系红细胞祖细胞的生长因子促进其生成。携带人肾素和血管紧张素原基因的转基因小鼠会表现出红细胞增多和高血压。肾素 –Ang Ⅱ系统的作用主要通过产生 Epo 的肾细胞的 Ang Ⅱ –1a 受体增强红细胞生成。

似乎存在反馈调节通过 Epo 和 Ang Ⅱ协调红细胞量和血容量的联系。用重组人 Epo（rhEpo）治疗健康人可增加红细胞量。然而，血细胞比容（Hct）的增加伴随着血浆容量的减少，这可能是由于肾素 – 血管紧张素 – 醛固酮系统的下调，导致血容量相对恒定。因此，健康人的 Epo 治疗作用可通过两种机制进行，即提高血红蛋白或红细胞量，以及血浆容积降低。

（五）影响肾 Epo 产生的肾外部位

目前尚不清楚缺氧条件下肾外部位对肾 Epo 合成的影响有多大（图 36–1）。一种假设认为大脑调节肾脏 O_2 依赖性 Epo 的表达。此外，皮肤 O_2 供应与肾 Epo 表达的控制有关。根据这一概念，流向皮肤的血流量增加会导致肾脏 O_2 供应减少。但皮肤调节肾 Epo 产生的概念并未被普遍接受，比如，皮肤血流量取决于体温，但干预皮肤温度未显示出对 Epo 产生的影响。需要注意的是，肾神经输入似乎与肾脏中 O_2 依赖性 Epo 表达无明显相关，目前尚无充分证据证实将肾外位点在控制肾 Epo 产生方面发挥主要作用。

（六）病理生理学

CKD、全身炎症或恶性肿瘤患者会因 Epo 合成不足而出现正常红细胞性贫血。慢性病贫血患者 Epo 相对缺乏与细胞因子白细胞介素 –1（IL–1）和肿瘤坏死因子 –α 对 Epo 表达的抑制有关。慢性肾脏病或癌症化疗患者的贫血可以通过 rhEpo 或其类似物的替代治疗来纠正。

红细胞增多症的红细胞计数和血红蛋白异常升高，通常是由于持续过度刺激红细胞生成所致。原发性红细胞增多症的原因是骨髓增生性疾病。继发性红细胞增多症则是由于 Epo 过量产生，最常见的原因是低氧血症。从理论上讲，血红蛋白增加会导致血液 O_2 量增加，进而有利于组织氧合。然而，血液黏度随着血红蛋白浓度的增加而增加，这会增加心脏后负荷并阻碍微血管的流动。因此，高海拔地区居民的红细胞增多症可以被认为是一种有损反应，会增加血栓栓塞事件和死亡风险。在人类对高海拔耐受性进化的过程中，存在着明显的遗传适应性。生活在大约 4000 米海拔的藏族人血红蛋白相对较低，而南美高海拔土著人经常有红细胞增多症和慢性高原病。近期有报告在高海拔地区居住的藏族人中发现了 31 个与降低血红蛋白相关的 EPAS1（编码 HIF–2α）单核苷酸多态性。这项研究从分子水平增加了对 Epo 相关病理生理的理解。

（陈　康　吕朝晖）

五、维生素 D

维生素 D 通过具有生物活性的代谢产物

1, 25- 二羟维生素 D_3［1, 25-（OH）$_2$-D_3］影响矿物盐在体内的稳态，并具有许多其他生理作用，包括对心血管系统、内分泌系统，以及对细胞分化和细胞生长的调节作用。

（一）维生素 D 的代谢

维生素 D_3 可从食物（包括营养强化乳制品和鱼油）中摄取，也可由 7- 脱氢胆固醇（7-dehydrcholesterol，provitamin D_3，维生素 D_3 原）在皮肤中产生的。在紫外线（290～315nm）的照射下，7- 脱氢胆固醇首先转变成不稳定的前维生素 D_3（previtamin D_3），然后在体温的作用下前维生素 D 经 3 个双键重排形成维生素 D_3。

大部分维生素 D 从皮肤进入血循环后，与维生素 D 结合蛋白（vitamin D binding protein，DBP）结合并被转运至肝脏。在肝脏中，维生素 D_3 的第 25 位碳端被羟基化，生成 25- 羟维生素 D_3［25-（OH）-D_3］，即维生素 D 的活性形式和主要循环形式。这一过程依赖于一种细胞色素 P_{450} 还原酶，即维生素 D-25- 羟化酶（包括 CYP2R1、CYP2D11、CYP2D25）。

在肾脏和多个肾外组织，部分 25-（OH）-D_3 被 25-（OH）D_3-1α- 羟化酶（CYP27B1）羟化为生物活性程度最高的 1, 25- 二羟维生素 D_3［1, 25-（OH）$_2$-D_3］，另一部分经 24 羟化酶（CYP24A1）作用转变成 24, 25-（OH）$_2$-D_3。CYP24A1 可被 1, 25-（OH）$_2$-D_3 诱导并广泛分布和表达于许多细胞中，因此 1, 25-（OH）$_2$-D_3 可以通过自身调节，防止高钙血症的发生。肾脏中 1, 25-（OH）$_2$-D_3 的产生受到严格控制。当血钙水平降低时，甲状旁腺激素（parathyroid hormone，PTH）刺激 CYP27B1，使 1, 25-（OH）$_2$-D_3 产生增加，1, 25-（OH）$_2$-D_3 通过升高血钙水平和上调钙敏感受体的表达来反馈性抑制甲状旁腺中 PTH 的产生。一方面，1, 25-（OH）$_2$-D_3 可通过直接抑制 CYP27B1 而抑制其自身的产生，另一方面，成纤维细胞生长因子 23（FGF23）可与其辅因子 α-klotho 共同通过抑制肾脏 1, 25-（OH）$_2$-D_3 的产生和增加 CYP24A1 的表达来调节维生素 D 的代谢。在肾外组织中也有 CYP27B1 的表达，其调节方式与肾脏不同，特别是在上皮细胞和免疫细胞中的调节主要是通过细胞因子而不是 PTH 或 FGF23，这是各种肉芽肿性疾病和上皮性肿瘤中血钙和 1, 25-（OH）$_2$-D_3 水平异常升高的原因。随着年龄的增长，肾脏将 25-（OH）-D_3 羟基化为 1, 25-（OH）$_2$-D_3 的能力下降，同时 CYP24A1 的表达和 1, 25-（OH）$_2$-D_3 的清除率均增加，因此，以上变化综合作用的结果是使肾脏合成 1, 25-（OH）$_2$-D_3 的能力下降，而 CYP24R1 表达增加使 1, 25-（OH）$_2$-D_3 分解增加，这可能是年龄相关性骨质丢失的原因。

（二）维生素 D 的分子作用机制

1, 25-（OH）$_2$-D_3 的作用由维生素 D 受体（vitamin D receptor，VDR）介导，该受体属于依赖配体的核受体。已经报道了超过 100 例患者中 VDR 的至少 49 种不同突变。这些突变导致疾病的早期发作，低血钙和低血磷，高 PTH 和生长迟缓，说明 VDR 在维生素 D 发挥调节作用方面具有重要地位。近期的全基因组研究对 VDR 介导的转录提出了新观点，认为 VDR 结合位点不仅位于近端启动子，而且还位于内含子和远端基因间区域上游或下游的许多碱基。此外，最新研究显示 VDR 的主要作用是促进染色质修饰剂（如乙酰基转移酶和脱乙酰基转移酶）的募集，使 VDR 目标基因的增强子内的组蛋白发生表观遗传学变化，在 1, 25-（OH）$_2$-D_3 介导的转录激活中起关键作用。VDR 介导转录的多种因素，为我们提供了新的可能的作用靶点，即通过选择性的调节 1, 25-（OH）$_2$-D_3 在特定组织中的作用，使 1, 25-（OH）$_2$-D_3 发挥维持钙、磷平衡的作用，可能还会具有抗炎、抗衰老和抑制肿瘤活性的作用。

（三）维生素 D 维持矿物质和骨代谢平衡

1. 维生素 D 与肠钙吸收

维生素 D 是矿物质代谢平衡的主要因素。骨骼发育过程中维生素 D 缺乏会导致发育迟缓和佝偻病，成人维生素 D 缺乏会导致继发性甲状旁腺功能亢进症，继而导致骨质疏松症和（或）骨软化症，增加骨折风险。然而，目前对维生素 D 的作用及调节维生素 D 作用的分子靶点仍不十分清楚。维生素 D 维持钙稳态的主要作用是促进肠道钙的吸收。钙在小肠各段的吸收率由高到低依次为十二指肠、空肠、回肠，而肠道钙的吸收不仅取决于吸收率，还与食物的滞留时间相关。因此，虽然十二指肠的吸收率最高，但由于食物滞留时间短，钙在此处仅有 8%～10% 被吸收，而钙在回肠和空肠的吸收分别为 65% 和 17%。肠钙的吸收主要有 3 种方式，包括跨细胞途径、细胞旁途径和囊泡运输。跨细胞途径是饱和的、主动的转运方式，主要发生在十二指肠和上段空肠。目前认为该转运途径主要有 3 步：①钙离子通过肠上皮刷状缘的钙通道瞬时感受器电位香草素受体 6（transient receptor potential vanilloid type 6，TRPV6）进入肠上皮细胞；②与钙结合蛋白（calbindin）-D9k 结合，将钙离子从细胞的肠腔侧运载至基底侧；③钙离子通过基底侧膜上的钙泵（plasma membrane Ca ATPase 1b，PMCA1b）或钠钙交换体（sodium-calcium exchanger 1，NCX1）逆电化学梯度排出细胞。

钙的主要吸收部位在远端小肠。尽管对肠道其他部位的 1，25-（OH）$_2$-D$_3$ 作用知之甚少，但已提出除近端小肠外其他区域的重要性。已报道 TRPV6 的表达最高的部位在小肠远端，在回肠，盲肠，结肠和十二指肠中均存在维生素 D 和 1，25-（OH）$_2$-D$_3$ 调节的钙转运作用。综上，小肠在钙吸收和适当的骨矿化中起重要作用。

2. 维生素 D 对骨的作用

1，25-（OH）$_2$-D$_3$ 在成骨细胞中可以通过上调核因子 -κB 受体活化因子配基（receptor activator of NF-κB，RANKL）刺激破骨细胞的生成来促进破骨细胞的形成。在负钙平衡时，1，25-（OH）$_2$-D$_3$ 与 PTH（也可在成骨细胞中诱导 RANKL）共同促进破骨细胞形成和动员骨钙入血。1，25-（OH）$_2$-D$_3$ 还通过增加成骨细胞中矿化抑制药（包括骨桥蛋白）的表达来减少基质矿化。因此，当 1，25-（OH）$_2$-D$_3$ 调节肠道钙吸收不足以维持钙稳态时，为维持血钙水平会优先动员骨钙入血。

3. 维生素 D 对肾脏的作用

在负钙平衡时，当肠内钙吸收不能维持血清钙水平时，除了从骨骼中动员钙外，1，25-（OH）$_2$-D$_3$ 还与 PTH 共同促进钙在远端肾小管的重吸收。1，25-（OH）$_2$-D$_3$ 还可以通过增加远端小管中 PTH 受体的表达来部分增强 PTH 对钙重吸收的刺激作用。肾脏中 1，25-（OH）$_2$-D$_3$ 的另一个主要功能是通过调节维生素 D 羟化酶的水平来达到自我调节，即通过抑制 CYP27B1 和刺激 CYP24A1 来防止高钙血症的发生。此外，1，25-（OH）$_2$-D$_3$、钙、PTH 和 FGF23 均是 1，25-（OH）$_2$-D$_3$ 产生的重要调节剂。在慢性肾脏病（CKD）中，异常的维生素 D 代谢在继发性甲状旁腺功能亢进症（SHPT）的发展中起主要作用。首先，维生素 D$_3$ 水平降低在 CKD 中非常普遍，其原因为 7- 脱氢胆固醇向维生素 D 转化率降低。其次，1，25-（OH）$_2$-D$_3$ 水平随着 GFR 的降低而逐渐降低，eGFR ＜ 30ml/（min · 1.73m^2）的患者中有超过 60% 的患者 1，25-（OH）$_2$-D$_3$ 水平＜ 22pg/ml。1，25-（OH）$_2$-D$_3$ 水平降低是由以下几种肾脏因素引起：①在功能性肾单位降低的情况下，肾 CYP27B1 水平降低；②近端小管摄取 25-（OH）-D$_3$ 所需的肾巨蛋白的减少；③ 25-（OH）-D$_3$ 输送至近端肾小管细胞用以活化为 1，25-（OH）$_2$-D$_3$ 的数量减少。此外，在 CKD 的早期，调节因子 FGF23 水平升高，直接抑制了肾脏 CYP27B1 并加重了 1，25-（OH）$_2$-D$_3$

的缺乏。随着 1, 25-（OH）$_2$-D$_3$ 水平的逐渐降低，它对甲状旁腺的负反馈作用消失，从而进一步促进了继发性甲状旁腺功能亢进症（SHPT）的发展。磷酸盐潴留、高磷血症和随之而来的低钙血症是促成 SHPT 发生的其他主要因素。

（四）维生素 D 对其他组织的作用

尽管维生素 D 在钙稳态中的重要作用已有充分文献记载，但由于 VDR 存在于许多组织和细胞中（包括胰腺、脑、皮肤、胎盘，结肠，乳腺癌、前列腺癌细胞和免疫细胞），近年来许多研究致力于 1, 25-（OH）$_2$-D$_3$ 可能产生的其他生理作用。在先天免疫系统中，抗菌肽可防止细菌感染，人抗菌肽对革兰阳性细菌和革兰阴性细菌均具有广谱抗菌活性。研究认为，1, 25-（OH）$_2$-D$_3$ 可以诱导人抗菌肽在胎盘的单核细胞、肺上皮细胞、肠上皮细胞、角质形成细胞和滋养细胞中表达，并已明确了维生素 D 介导调控抗菌肽的新网络。了解抗菌肽调控的机制可能会帮助我们对抗生素耐药性病原体引起的感染提出新的治疗方法。此外，1, 25-（OH）$_2$-D$_3$ 还影响适应性免疫。1, 25-（OH）$_2$-D$_3$ 抑制 T 细胞中炎性细胞因子的产生，包括 IL-2，IFNγ，IL-12 和 IL-17。1, 25-（OH）$_2$-D$_3$ 还抑制树突状细胞的抗原呈递，并使抑制炎症反应的 T 细胞调节细胞活化增强。由于 1, 25-（OH）$_2$-D$_3$ 对适应性免疫系统的影响，说明它在自身免疫性疾病（如多发性硬化症、炎症性肠炎和类风湿关节炎等）的预防和治疗方面发挥重要作用。除了免疫调节作用外，1, 25-（OH）$_2$-D$_3$ 部分性的抑制癌细胞生长，提示它在预防和治疗癌症中可能发挥作用。在临床研究中也显示许多疾病与 25（OH）D$_3$ 水平降低相关，但目前只有少数随机对照临床试验显示患者从维生素 D 的补充中受益。但针对慢性自身免疫性炎性皮肤病牛皮癣的研究存在例外，该疾病涉及角质形成细胞的过度增殖，在局部应用 1, 25-（OH）$_2$-D$_3$ 及其类似物（骨化三醇，他卡西醇和吡布特罗）可用于分化和减少角质形成细胞的增殖，同时具有抗炎特性，目前已允许该药外用在牛皮癣的皮损上。虽然，对于大多数疾病，目前尚无维生素 D 对骨骼外健康影响的大规模临床试验，但实验室证据表明 1, 25-（OH）$_2$-D$_3$ 不仅对骨骼有益，而且建议至少在维生素 D 缺乏的患者中，1, 25-（OH）$_2$-D$_3$ 的类似物可与传统疗法一起应用于自身免疫性疾病或某些癌症。

（倪　奇　谷伟军　吕朝晖）

参考文献

[1] Wu C, Lu H, Cassis LA, et al. Molecular and Pathophysiological Features of Angiotensinogen: A Mini Review[J]. N Am J Med Sci (Boston), 2011, 4(4): 183-190.

[2] Neubauer, B, Machura, K, Chen, M, et al. Development of vascular renin expression in the kidney critically depends on the cyclic AMP pathway[J]. Am J Physiol Renal Physiol, 2009, 296(5): F1006-1012.

[3] Friis UG, Madsen K, Stubbe J, et al. Regulation of renin secretion by renal juxtaglomerular cells[J]. Pflugers Arch, 2013, 465(1): 25-37.

[4] Ortiz-Capisano M C, Ortiz P A, Harding P Garvin, et al. Decreased intracellular calcium stimulates renin release via calcium-inhibitable adenylyl cyclase[J]. Hypertension, 2007, 49(1): 162-169.

[5] Jia Z, Wang N, Aoyagi T, et al. Amelioration of cisplatin nephrotoxicity by genetic or pharmacologic blockade of prostaglandin synthesis[J]. *Kidney International*, 2011, 79(1): 77-88.

[6] Nasrallah R, Hassouneh R, Hébert RL. Chronic kidney disease: targeting prostaglandin E2 receptors[J]. *Am J Physiol Renal Physiol,* 2014, 307(3): F243-250.

[7] Schnermann J, Briggs JP. Tubular control of renin synthesis and secretion[J]. Pflugers Archiv: European Journal of Physiology, 2013, 465(1): 39-51.

[8] Yang T, Liu M. Regulation and function of renal medullary cyclooxygenase-2 during high salt loading[J]. Front Biosci (Landmark Ed), 2017, 22: 128–136.

[9] Su JB. Different cross-talk sites between the renin-angiotensin and the kallikrein-kinin systems[J]. J Renin Angiotensin Aldosterone Syst, 2014,15: 319–328.

[10] Liu W, Stanton RC & Zhang Z. The kallikrein-kinin system in diabetic kidney disease[J]. Curr Opin Nephrol Hypertens, 2017;26: 351–357.

[11] Blaes N, Pecher C, Mehrenberger M, *et al.* Bradykinin inhibits high glucose- and growth factor-induced collagen synthesis in mesangial cells through the B2-kinin receptor[J]. Am J Physiol Renal Physiol, 2012,303: F293–303.

[12] Yuan G, Deng J, Wang T, et al. Tissue kallikrein reverses insulin resistance and attenuates nephropathy in diabetic rats by activation of phosphatidylinositol 3-kinase/protein kinase B and adenosine 5' -monophosphate-activated protein kinase signaling pathways[J]. Endocrinology,2007,148: 2016–2026.

[13] Liu W, Yang Y, Liu Y, et al. Exogenous kallikrein protects against diabetic nephropathy[J]. Kidney Int, 2016, 90: 1023–1036.

[14] Potier L, Waeckel L, Vincent MP, et al. Selective kinin receptor agonists as cardioprotective agents in myocardial ischemia and diabetes[J]. J Pharmacol Exp Ther 2013,346: 23–30.

[15] Koid SS, Ziogas J & Campbell DJ. Aliskiren reduces myocardial ischemia-reperfusion injury by a bradykinin B2 receptor- and angiotensin AT2 receptor-mediated mechanism[J]. Hypertension,2014, 63: 768–773.

[16] Kapitsinou PP, Liu Q, Unger TL et al. Hepatic HIF-2 regulates erythropoietic responses to hypoxia in renal anemia[J]. Blood, 2010,116(16):3039–3048.

[17] Vlahakos DV, Marathias KP, Madias NE. The role of the renin-angiotensin system in the regulation of erythropoiesis[J]. Am J Kidney Dis, 2010,56(3):558–565.

[18] Beall CM, Cavalleri GL, Deng L. Natural selection on EPAS1 (HIF2alpha) associated with low hemoglobin concentration in Tibetan highlanders[J]. Proc Natl Acad Sci U S A, 2010, 107(25):11459–11464.

[19] Hu M C, Shiizaki K, Kuro-O M, et al. Fibroblast growth factor 23 and Klotho: physiology and pathophysiology of an endocrine network of mineral metabolism [J]. Annu Rev Physiol, 2013, 75： 503–533.

[20] Malloy P J, Tasic V, Taha D, et al. Vitamin D receptor mutations in patients with hereditary 1, 25-dihydroxyvitamin D-resistant rickets [J]. Mol Genet Metab, 2014, 111(1): 33–40.

[21] Pike J W, Christakos S. Biology and Mechanisms of Action of the Vitamin D Hormone [J]. Endocrinol Metab Clin North Am, 2017, 46(4): 815–43.

[22] Christakos S. Recent advances in our understanding of 1, 25-dihydroxyvitamin D(3) regulation of intestinal calcium absorption [J]. Arch Biochem Biophys, 2012, 523(1): 73–6.

[23] Christakos S, Dhawan P, Verstuyf A, et al. Vitamin D: Metabolism, Molecular Mechanism of Action, and Pleiotropic Effects [J]. Physiological reviews, 2016, 96(1): 365–408.

[24] Ryan Z C, Craig T A, Filoteo A G, et al. Deletion of the intestinal plasma membrane calcium pump, isoform 1, Atp2b1, in mice is associated with decreased bone mineral density and impaired responsiveness to 1, 25-dihydroxyvitamin D3 [J]. Biochem Biophys Res Commun, 2015, 467(1): 152–6.

[25] Wei R, Dhawan P, Baiocchi R A, et al. PU.1 and epigenetic signals modulate 1, 25-dihydroxyvitamin D3 and C/EBPalpha regulation of the human cathelicidin antimicrobial peptide gene in lung epithelial cells [J]. J Cell Physiol, 2019, 234(7): 10345–59.

[26] Vanherwegen A S, Gysemans C, Mathieu C. Regulation of Immune Function by Vitamin D and Its Use in Diseases of Immunity [J]. Endocrinol Metab Clin North Am, 2017, 46(4): 1061–94.

第 39 章

肾脏的内分泌代谢疾病

一、巴特综合征与 Gitelman 综合征

巴特综合征（Bartter syndrome，BS）和 Gitelman 综合征（Gitelman syndrome，GS）是最常见的遗传性失盐型肾小管疾病，它们分别影响髓襻升支粗段和远曲小管。

（一）病因及发病机制

肾小球滤过的 K^+，65%～70% 在近端小管被重吸收，25%～30% 在髓襻被重吸收，远端小管和皮质集合管既能重吸收 K^+，还能分泌 K^+，并受多种因素的调节而改变重吸收和分泌 K^+ 的速率。一般情况下，肾小球的滤过、近端小管和髓襻对钾的重吸收对 K^+ 的平衡无重要调节作用。对不断变动的 K^+ 摄入量，机体主要依靠远端小管和集合管对 K^+ 的分泌和重吸收来调节，从而维持 K^+ 的平衡。

1. BS 的病因及发病机制

BS 的病变部位在髓襻升支粗段（thick ascending limb，TAL）。在 TAL 中，Na^+、K^+ 和 2 个 Cl^- 一起被管腔中的呋塞米敏感的 NKCC2 重吸收到细胞内，接下来氯离子通过基底侧膜上的氯离子通道 ClC-Kb（主要是 CLCNKB 基因编码）转运出细胞，也可通过氯离子通道 ClC-Ka（主要是 CLCNKA 基因编码）转出细胞。这两种氯离子通道都需要 Barttin 亚单位才能发挥作用，CLCNKA 主要表达于 Henle 环的细段，CLCNKB 主要表达于 TAL、DCT 和集合管间质细胞中。

细胞内钠（Na^+）、钾（K^+）和氯（Cl^-）离子的移动改变了细胞内离子平衡，因此，它们必须重新回到间质或管腔。Na^+ 被钠泵（Na^+-K^+-ATP 酶）主动地从肾小管上皮细胞中泵出，K^+ 被 ROMK（rectifying outer medullary potassium channel, 肾外髓质钾通道）再泵回到肾小管腔。这种循环建立了细胞旁摄取阳离子所需的管腔阳性跨上皮电位，钙和镁可通过 Claudin（紧密连接蛋白）而被摄取（图 39-1）。管腔内钾浓度是钙和镁细胞旁摄取的主要驱动力，而管腔内阳性的跨上皮电位促进了钾的吸收。因此，高尿钙合并肾钙沉积、高尿镁通常见于巴特综合征Ⅰ型（NKCC2）、Ⅱ型（KCNJ1）和Ⅴ型（MAGE-D2），而在巴特综合征Ⅲ型（CLCNKB）、Ⅳa 型（Barttin）和Ⅳb 型（联合 CLCNKA 和 CLCNKB）中不一定出现。

肾小球旁器（juxtaglomerular apparatus，JGA）位于入球小动脉和出球小动脉与远端肾小管之间的小三角区域，主要由球旁细胞、致密斑、肾小球外系膜区组成，能够感受肾小管内尿液的钠离子浓度分泌肾素。JGA 介导了管 - 球反馈（tubuloglomerular feedback，TGF）。

生理条件下，TGF 起始于 JGA 处的致密斑，细胞内氯离子浓度降低则表明滤过功能下降，导致 TGF 激活，从而刺激肾素释放和入球小动脉扩张并伴有滤过增加。BS 所致 TAL 的盐重吸收

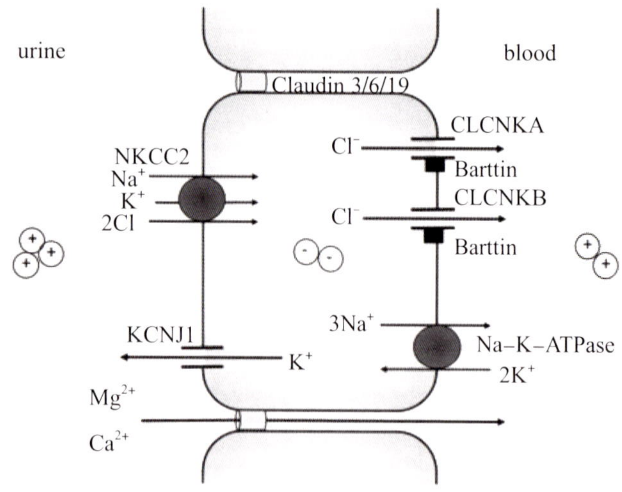

▲ 图 39-1 **TAL 中的电解质转运**

urine. 尿液；blood. 血液；claudin. 密封蛋白；NKCC2. Na^+-K^+-$2Cl^-$ 转运体 2；Na-K-ATPase. Na^+-K^+-ATP 酶

受损所致盐的丢失以及活化的 TGF 导致肾素和醛固酮水平升高，主要表现为低血钾、低氯性代谢性碱中毒。而且，TAL 通过稀释肾小管液和产生间质浓度梯度而对尿液浓缩起至关重要的作用，因此有些患者会有尿液浓缩障碍表现为等渗尿或低渗尿。

2. GS 的病因及发病机制

GS 的病变部位在远曲小管（distal convoluted tubule，DCT）。在 DCT 中，钠和氯化物通过管腔内钠氯共转运体（luminal sodium-chloride cotransporter，NCC）转运到细胞中，而后者可以被噻嗪类利尿药阻断（图 39-2）。氯化物随后通过其 Barttin 亚基的基底侧膜的 ClC-Kb 通道转运出细胞。同样，通过基底侧膜上的 Na^+-K^+-ATP 酶将钠转运出细胞，钾转运入细胞。该转运蛋白在 DCT 中的活性取决于基底侧膜上的钾通道 KCNJ10（也称为 Kir4.1）的活性，该通道可使钾在基底侧膜上再循环，从而确保 Na^+-K^+-ATP 酶的稳定转运。在肾单位 DCT 这一区域，钙和镁通过跨细胞途径被重新吸收。钙通过管腔 TRPV5（transient receptor potential cation channel subfamily V member 5，瞬态受体电位阳离子通道亚家族 V 成员 5）进入细胞，通过基底侧膜上的 Na^+/Ca^{2+} 交换体转运出细胞，该交换体从细胞中清除钙以交换钠。镁是通过管腔 TRPM6（transient receptor potential cation channel subfamily M member 6，瞬态受体电位阳离子通道亚家族 M 成员 6）进入细胞，基底侧膜上转出通路包括 Na^+/Mg^{2+} 交换体（图 39-2）。

DCT 的功能障碍导致 Na^+ 和 Cl^- 重吸收减少，水丢失过多，导致血容量减少，从而激活肾素-血管紧张素-醛固酮系统，导致低钾血症和代谢性碱中毒。

GS 的管球反馈（TGF）是完整的。同样，TAL 的细胞旁钙重吸收不受影响，但患者通常会出现低尿钙，可能是由于管腔侧 Na^+ 重吸收减少则基底膜侧 Na^+/Ca^{2+} 交换增加，因而管腔侧 Ca^{2+} 重吸收增加，尿钙减少。

低镁血症可能是因为在肾小管顶膜上存在 Mg^{2+} 转运通道 TRPM6，在基底膜上通过 Na^+/Mg^{2+} 交换增加，而使尿镁增加，血镁降低。但是目前血镁正常的 GS 患者也越来越多，国内外文献报道，正常血镁患者比例为 8%～22%。

（二）临床表现

BS 和 GS 均属于遗传性失盐型肾小管疾病，以前认为 GS 是 BS 的亚型，但后续的研究发现它们的病变部位不同，分别影响髓襻升支粗段（TAL）和远端肾小管（DCT）。虽然 BS 和 GS 的变异在基因型上是不同的，但在临床表现上有相当多的相似之处。所有患者都具有肾性失盐、低钾低氯代谢性碱中毒、低血压或正常血压但合并高肾素、高醛固酮血症的特征。

1. 巴特综合征的临床表现

(1) BS Ⅰ型：特点是严重的产前症状，妊娠中期出现羊水过多，常在 29～36 周早产。特征性 BS 面部表现包括三角形特殊面容、大眼睛、耳郭突出、噘嘴表情时两口角下垂，是由于低血钾时面部肌肉无力所致。婴儿有严重的多尿，肾脏浓缩能力受损，可能会出现危及生命的盐和水

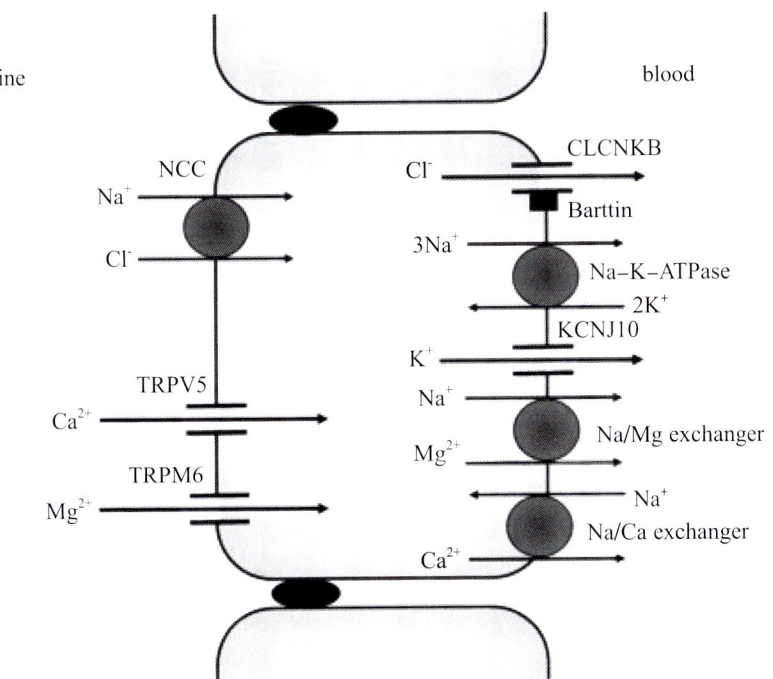

◀**图 39–2　DCT 中的电解质转运**
urine. 尿液；blood. 血液；NCC. 管腔内钠氯共转运体；Na–K–ATPase. Na^+–K^+–ATP 酶；TRPV5. 瞬态受体电位阳离子通道亚家族Ⅴ成员 5；TRPM6. 瞬态受体电位阳离子通道亚家族 M 成员 6

丢失。除了低钾低氯性碱中毒，患者还可表现前列腺素 E 生成增多引起的发热、呕吐、生长发育不良。尽管肾素和醛固酮水平高，但血压正常。高尿钙可能导致肾髓质钙沉积。

(2) BS Ⅱ型：患者可表现出一过性高血钾的独特表现，是由编码肾外髓质 K^+ 通道（ROMK）的 KCNJ1 基因突变引起的，也在 TAL 中被发现。ROMK 是一个内向整流钾通道，通过促进 K^+ 回到管腔中，确保 NKCC2 的正常功能。功能丧失导致 NaCl 的重吸收减少，出现类似原发性 NKCC2 缺陷的表现

(3) BS Ⅲ型（典型巴特综合征）：是由 CLCNKB 基因的突变引起的，患者临床表型异质性大，表现为新生儿 BS、产前 BS 和 GS 表型，这是由于基底侧膜上的氯通道 Kb（ClC–Kb）在整个肾单位中分布，特别是在 TAL、DCT 和集合管分布。这些病例可在产前出现羊水过多或在儿童早期出现发育不良和嗜睡、明显的失盐、低钾、多尿、多饮、循环血容量不足和肌肉无力，早产虽然少见，但也有报道。有些病例也可能出现在儿童或成人期，伴有偶发的低钾血症、低镁血症和（或）低尿钙。患者通常尿钙正常，肾钙沉着症不多见，肾浓缩功能基本保持不变。尽管认为是 BS 较轻的类型，但Ⅲ型患者通常具有最严重的电解质紊乱。

(4) BS Ⅳ型：以前称为新生儿 BS（antenatal BS, ABS），伴感觉神经性耳聋，由 2 种缺陷类型组成，包括Ⅳa 型（Barttin 缺陷，BSND 基因编码 Barttin）和Ⅳb 型［基底侧膜上的氯通道 Ka 的突变（ClC–Ka）和氯通道 Kb 的突变（ClC–Kb）］，两者在表型上难以区分，新生儿出现羊水过多、早产、多尿和严重的失盐。羊水过多和早产是 BSND 或 CLCNKA 和 CLCNKB 突变患者的典型特征。与Ⅰ和Ⅱ型不同的是高尿钙可能是短暂的，但仍然可以进展为肾钙质沉积。听力所需的钾离子浓度梯度的破坏会导致感觉神经性耳聋。ABSIV 型患者的肾活检有明显的肾组织损伤，伴有肾小球硬化、肾小管萎缩和单核细胞浸润。与Ⅰ和Ⅱ型相比，BS Ⅳ型的进行性肾衰竭更常见，患者可能需要肾移植。

(5) BSV 型（低钙血症合并类巴特综合征、短暂性产前巴特综合征）

①常染色体显性遗传性低钙血症性高钙尿症：以前称为 Bartter 样综合征的低钙血症，有

学者称其为Ⅴ型 BS。患者出现低血钙、低血钾合并代谢性碱中毒，高钙尿伴肾钙化，高肾素血症和醛固酮增多症。低钙血症与甲状旁腺激素（PTH）的分泌受抑制有关，仅凭血清 PTH 水平和尿钙水平可能很难区分这种疾病和甲状旁腺功能低下。但是，这些患者不适当使用维生素 D 可能会导致尿钙过多、肾钙化和肾功能损害。

②短暂性产前巴特综合征：这是一种特异的短暂性产前巴特综合征，也被称为Ⅴ型 BS。其中婴儿有严重的羊水过多、早产、极度嗜盐、高尿钙、高肾素水平和醛固酮增多症。然而，幸存者的肾小管病变在出生后的几个月内会自行好转。这种表型的特点是多尿的自发缓解，肾素和醛固酮浓度降低及尿 PGE_2 水平的降低。

2. Gitelman 综合征的临床表现

多数 GS 患者于青少年或成年发病，但一些临床症状也可在儿童期甚至新生儿期出现，约 1/3 的患者可有明确的家族史。GS 常见的临床症状多无特异性，大部分临床表现与电解质紊乱有关，特别是慢性盐丢失、低钾血症或低血镁，或者是它们的联合表现。常表现为低血钾和低血镁在骨骼肌、肾脏、胃肠道、心血管和神经系统的表现。改善全球肾病预后组织（KDIGO）2017 年 GS 争议性共识推荐中总结了 GS 的临床表现（表 39-1）。

2017 年中国 Gitelman 综合征诊治专家共识中将 GS 的临床表现按系统分类进行描述，具体包括以下几种。

(1) 全身症状：肢体乏力、疲劳、运动耐量下降、口渴、多饮、嗜盐。

(2) 心血管系统：血压正常或偏低、心悸、QT 间期延长、室性心律失常。

(3) 消化系统：发作性腹痛、便秘、呕吐。

(4) 泌尿系统：多尿、夜尿、遗尿、蛋白尿、低钾性肾病。

(5) 神经－肌肉系统：头晕、眩晕、共济失调、假性脑瘤、肢体麻木、感觉异常、肌肉痉挛、抽搐、横纹肌溶解。

(6) 骨关节系统：关节痛、软骨钙质沉着症。

（三）辅助检查

1. 化验检查

(1) 低钾血症及肾性失钾：血清钾＜3.5mmol/L，常持续存在或反复出现，伴有肾性失钾。

(2) 低氯性代谢性碱中毒 。

(3) 血镁：BS 患者血镁正常，GS 患者大部分表现为低镁血症及肾脏排泄镁增多，血镁＜0.7mmol/L，镁的排泄分数（FE_{Mg}）＞4%。

(4) 低尿钙：BS 表现为高尿钙，GS 表现为

表 39-1　Gitelman 综合征患者的临床表现

常见（＞50% 患者）	多见（20%～50% 患者）	偶见（＜20% 患者）	罕　见
口渴、嗜盐、多饮	发热、多尿	呕吐，便秘	视物模糊
夜尿、疲乏	关节痛、晕厥	手足痉挛、抽搐	惊厥
头晕、心悸	QT 间期延长	眩晕、共济失调	室性心动过速
感觉异常、肢体麻木	软骨钙化	遗尿、麻痹	横纹肌溶解
抽搐、肌无力		生长发育延迟	假性脑瘤
低血压		青春期延迟	巩膜脉络膜钙化

低尿钙（成人随机尿中尿钙 / 尿肌酐＜ 0.2）。

(5) RAAS 系统激活：BS 与 GS 均表现为血浆肾素、血管紧张素及醛固酮水平增高或活性增强。

(6) 氯离子排泄分数：（FE_{Cl}）＞ 0.5%。

(7) 肾脏超声检查正常：一般无钙质沉着或发育异常，BS Ⅰ型或Ⅱ型可能显示肾钙质沉积症。

2. 氯离子清除试验

由于 GS 患者的病变部位在远曲小管（氢氯噻嗪作用部位），BS 患者的病变部位在髓襻升支粗段（呋塞米作用部位），应用直接抑制突变基因编码 NCC 和 NKCC2 蛋白功能的药物－氢氯噻嗪（hydrochlorothiazide，HCT）和呋塞米（furosemidum，FUR）可以直接评价靶蛋白的生理功能，所以临床上开展了氯离子清除试验，包括氢氯噻嗪试验及呋塞米试验。

(1) 试验步骤

① 整个试验中除排尿时站立外，要求保持自然卧位 4h。

② 空腹一夜后，在 15min 内饮完普通饮用水（10ml/kg）以促进自发性排尿，以后饮水 150ml/h。

③ 在第 30min 和 60min 采集尿液，第 60min 采血。

④ 氢氯噻嗪试验：口服氢氯噻嗪 50mg（儿童按 1mg/kg，不超过 50mg）。呋塞米试验：静脉注射呋塞米 20mg。

⑤ 每 30min 采集一次尿液，共 8 次，最后一次采集尿液时采血。结果判读：

溶质 X 的排泄分数（FEX）= 100 ×（UX/SX）×（Scr/ Ucr），Scr = 血肌酐浓度，Ucr = 尿肌酐浓度，X 指 Na^+，K^+,Cl^-，Mg^{2+}，Ca^{2+},P 和尿酸。取第 2 次血和后 6 次尿液计算服药后的排泄分数，取最大值减去基础排泄分数，即为服药后排泄分数的差值（△ FEX），计算相对基线水平增加的比例。

GS 患者对氢氯噻嗪试验无明显反应，对呋塞米试验有反应；BS 患者对氢氯噻嗪有反应，对呋塞米无反应。（无反应，低于正常对照值；有反应，高于正常对照值）

HCT 正常对照值参考北京协和医院陈丽萌团队 2014 年设立的正常对照值：△ FENa（%）：3.23 ± 0.77；△ FECl（%）:4.46 ± 1.04；△ FEK（%）：8.45 ± 4.06。

FUR 正常对照参考 Colussi 教授团队 2007 年设立的正常对照值：△ FENa（%）：17.8 ± 7.3；△ FECl（%）：24.5 ± 8.9；△ FEK（%）：39.1 ± 17.8。

(2) 注意事项

① 氯离子清除试验的原理类似于“激发试验”，理论上可能存在一定的风险，故本研究中，首先根据临床高度怀疑的疾病类型来选择试验类型，GS 首选 HCT 试验，BS 首选 FUR 试验。

② KCl 和 Mg 盐在试验前一天停用；血钾水平≥ 3.0mmol/L；试验前空腹≥ 8h。

③ 试验共耗时约 4h，晨起尽早开始试验，减少患者空腹时间。

④ 合并肾功能不全的，采用清除率代替排泄分数。

⑤ 氢氯噻嗪试验和呋塞米试验建议间隔 1 周。

3. 基因检测

(1) 巴特综合征

① BS Ⅰ型：是一种存在遗传异质性的基因突变，已有 63 个以上的突变被报道，包括错义 / 无义突变、剪接突变、小插入和小缺失突变。在以前报道的 BS Ⅰ型病例中，大多数患者表现为纯合突变或一个等位基因突变和另一个等位基因的大缺失。

② BS Ⅱ型：也被称为产前变异型 BS，因为它在新生儿期出现更频繁并伴有严重症状。然而，该病的表型表现很宽泛，也有晚发性 BS Ⅰ型（相当于 BSI 型）的报道。

40 多个 KCNJ1 突变，导致 ROMK 通道功能丧失，其中大多数是编码 ROMK 重要结构域的外显子 2 的错义 / 无义突变。

③ BS Ⅲ型：是由 CLCNKB 基因突变引起的类型，包括错义突变、移码、无义、剪接和大片段缺失突变。这可能导致氯通道完全损伤、膜上表达减少和（或）氯通道正常功能降低。目前已经描述了超过 75 个 CLCNKB 基因突变，这种突变对表型的影响并不明显。然而，在早发和严重表型的多数患者中发现了大片段缺失突变。

④ BS Ⅳa 和Ⅳb 型：BSND 基因的突变导致Ⅳa 型 BS，导致 Henle' 的 ClC-Kb 和 ClC-Ka 通道质膜及内耳中 Barttin 插入异常，这会干扰上皮的盐转运。Ⅳb 型是一种双基因突变性疾病，CLCNKA 和 CLCNKB 基因均发生突变，可导致 2 个氯通道功能受损，从而导致严重的失盐和耳聋。

⑤ BS Ⅴ型：常染色体显性低钙血症伴 BS，基因缺陷发生部位为染色体 16q13，呈常染色体显性遗传。在肾脏中，CaSR 表达在 TAL 的基底外侧膜细胞表面。目前已提出活性 CaSR 对细胞内二价阳离子转运抑制的可能机制，与抑制 NKCC2 磷酸化和激活有关。短暂性产前 BS，MAGE-D2 功能失活性突变导致了伴 X 连锁的羊水过多、早产及严重但短暂的产前 BS。MAGE-D2 编码黑色素瘤相关抗原 D2，它与 NKCC2 相互作用，增加细胞表面对两者的表达和活性。MAGE-D2 中的突变降低了 NKCC2 在 TAL 和 NCC（噻嗪敏感的钠氯协同转运蛋白）中的表达，后者 NCC 也在 DCT 中表达。

(2) Gitelman 综合征：目前已发现近 400 种 SLC12A3 的基因突变，错义突变最常见，其中仅 18% 为纯合突变，45% 以上为复合杂合突变，且＞ 7% 的患者拥有 3 个或以上的突变位点，但突变位点的多少与临床表现无相关性。国外不同地区的突变位点不同，欧洲人以Ⅳ S9+1G ＞ T 多见，我国则以 T60M 及 D486N 突变多见，而且推测 GS 人群的患病率为 1/40 000～10/40 000，而亚洲人群患病率可能更高。

（四）诊断及鉴别诊断

1. 巴特综合征和 Gitelman 综合征的诊断

巴特综合征的诊断要点，包括低血钾、高尿钾、代谢性碱中毒、RAAS 系统活化、正常血压；氯离子清除试验中，BS 患者对氢氯噻嗪有反应，对呋塞米无反应；基因诊断可明确巴特综合征的病因。

GS 的诊断应结合临床症状和实验室检查结果，典型患者存在低钾血症、高尿钾，代谢性碱中毒、正常血压、RAAS 系统活化。根据改善全球肾病预后组织（KDIGO）2017 年 GS 争议会议共识推荐，诊断标准见表 39-2。

2. 鉴别诊断

(1) 巴特综合征和 Gitelman 综合征的鉴别诊断：BS 和 GS 的临床表现组成具有相同之处，也可呈现不同程度的严重性，使得诊断困难。应仔细地询问病史、查体和实验室评估，表 39-3 总结了目前发现的 BS 和 GS 类型，以及相关的变体，并列出了突变的基因和产物，以及典型的临床特征。

(2) 其他可以引起低钾血症的疾病：通过仔细询问病史同时行相关实验室检查进行排除。摄入不足、胃肠道丢失或钾离子异常分布的患者多数存在胃肠道疾病病史或周期性瘫痪，尿钾检查提示无肾性失钾；慢性呕吐或腹泻的患者可存在低血钾及尿钾排泄增多，但其尿氯排泄不增高（＜ 25mmol/L），无肾性失氯；使用利尿药的患者可存在低血钾、高尿钾和失氯，需仔细询问用药史。如果患者低血钾合并高血压，还需进行皮质醇、RAAS 等检测并结合影像学检查排除原发性醛固酮增多症、库欣综合征、肾球旁细胞瘤、肾动脉狭窄、Liddle 综合征等。此外，一些自身免疫性病如干燥综合征及某些药物引起的肾小管损伤也可出现 GS 或 BS 的表现，需要通过病史、临床表现、自身抗体检测、血气分析等检查加以

表 39-2　GS 的诊断标准

改善全球肾病预后组织（KDIGO）2017 年 GS 争议会议共识推荐
支持 GS 诊断的指标： • 慢性低钾血症（血清钾 < 3.5 mmol/L，排除使用降低血钾类药物）合并肾脏排钾增多（随机尿中尿钾 / 肌酐比值 > 2.0） • 代谢性碱中毒 • 低镁血症（血镁 < 0.7 mmol/L）伴肾脏排镁增多（镁排泄分数 > 4%） • 低尿钙症（成人随机尿中尿钙 / 尿肌酐比值 < 0.2） • 血浆肾素水平或活性增高　氯离子排泄分数 > 0.5% • 血压正常或偏低 • 肾脏超声表现正常 不支持 GS 诊断的指标： • 使用噻嗪类利尿药或缓泻药 • 符合显性遗传方式的肾脏病家族史 • 无低血钾（肾衰竭时除外）或不补钾的情况下低钾血症非持续性出现 • 无代谢性碱中毒（除外合并碳酸氢盐丢失或酸的获得） • 低肾素水平 • 尿：低尿钾排泄（随机尿中尿钾 / 尿肌酐比值 < 2）；高尿钙 • 高血压：细胞外液容量增加的表现 • 肾脏超声：肾内钙质沉着、肾结石、孤立肾、囊肿性肾病 • 出生前羊水过多或肾脏高回声 • 3 岁之前出现临床症状 • GS 的确诊标准：SLC12A3 基因中发现 2 个致病突变

鉴别（图 39-3）。

（五）治疗

目前主要是在补钾的基础上，同时应用保钾类利尿药，对伴有 PGE 合成增加的患者，有报道合用吲哚美辛或环氧化酶 -2（COX-2）抑制药治疗有效。

1. 不限钠

因为 BS 与 GS 是由氯化钠转运蛋白的主要缺陷引起的，所以应该强烈提倡随意摄入 NaCl。

2. 钾和镁的补充

个性化的终生口服补钾或补镁或两者兼用是 GS 患者的主要治疗方法。在出现低镁血症的情况下，应该首先考虑补镁，因为补镁可以促进钾的补充，降低手足搐搦和其他并发症的风险。钾的合理目标是 3.0mmol/l，镁的合理目标是 0.6mmol/l（1.46mg/dl）。

(1) 钾补充药：应该以氯化物（KCl）的形式给予，建议起始剂量为 40mmolKCl（儿童为 1～2mmol/kg），全天分次服用。不应空腹服用钾补充药，以减少对胃肠道的刺激或损伤。应该推荐富含钾的食物，当患者不能口服药物或钾缺乏非常严重，导致心律失常、四肢瘫痪、呼吸衰竭或横纹肌溶解时，可能需要静脉注射 KCl。

(2) 镁补充药：是纠正镁缺乏症的首选方法，镁缺乏会加剧低钾血症。所有类型的镁盐都有效，但其生物利用度变化很大，高剂量可导致渗透性腹泻。有机盐（如天冬氨酸、柠檬酸、乳酸）比氧化镁和氢氧化镁具有更高的生物利用度。建议的起始量是 300mg/d（12.24mmol），缓释片中的元素镁（儿童为 5mg/kg，即 0.2mmol/kg）。补充药应分成 2～4 次，最好随餐一起服用。出现急性严重低镁血症并发症的患者，或对口服补充药有消化不耐受的患者，可静脉滴注镁。

(3) 其他药物

①保钾类利尿药（醛固酮拮抗药）：BS 和 GS 患者使用保钾利尿药存在争议。保钾利尿药阿米洛利、螺内酯、依普利酮可用于提高存在补充药抵抗患者的血清钾水平，并可以提高血清镁的水平。然而，令人担忧的是加剧盐耗和血容量减少的风险。

②肾素 - 血管紧张素系统抑制药（血管紧张素转化酶抑制药和血管紧张素受体拮抗药）：可抑制 RAAS 活性，慎重选择 ACEI 类药物，建议从小剂量递增，这类药物还会加剧肾钠丢失，增加症状性低血容量的风险；如果出现急性失盐并发症如呕吐或腹泻，应停止使用。

③前列腺素合成酶抑制药：吲哚美辛和选择性环氧合酶（COX）-2 抑制药（如罗非昔布和

表 39-3 BS 和 GS 及其变异体的鉴别

	人类孟德尔遗传基因	基因产物	遗传方式	临床特点
BS 变异体				
BS Ⅰ	601678 SLC12A1	NKCC2	AR	羊水过多，早产，低钾性低氯性碱中毒，肾钙质沉积，伴或不伴尿液浓缩障碍
BS Ⅱ	241200 KCNJ1	ROMK1	AR	羊水过多，早产，一过性高钾血症和酸中毒，低钾性低氯性碱中毒，肾钙质沉积，伴或不伴尿液浓缩障碍
BS Ⅲ（CBS）	607364 CLCNKB	ClC-Kb	AR；多为散发	不同年龄段发病及低钾低氯性碱中毒的严重程度与基因突变类型有关
BS Ⅳ a 和 BS Ⅳ b	602522 BSND CLCNKA-CLCNKB	ClC-Ka-ClC-Kb	AR	羊水过多，早产，低钾性低氯性碱中毒，感觉神经性耳聋，伴或不伴尿液浓缩障碍
短暂性 ABS	263800 SLC12A3	MAGE-D2	XR	严重的羊水过多，低钾低氯性碱中毒，在产后几个月内症状缓解
高钙血症、低尿钙	601199 L125P	CaSR	AD	高钙血症，低尿钙，低血钾性低氯性碱中毒，抑制 PTH
GS 变异体				
GS	263800 SLC12A3	NCC	AR	出现于儿童后期或成年，乏力，嗜睡，手足搐搦，低钾性碱中毒，低镁血症，高尿镁和低尿钙
EAST 综合征	612780 Kir4.1	KCNJ10	AR	癫痫，共济失调，感觉神经性耳聋，低钾性低氯性碱中毒
其他变异体				
CLDN10 突变	617579 CLDN10	Claudin-10	AR	低钙代谢性碱中毒伴低尿钙，但血镁正常或升高

BS. 巴特综合征；GS. Gitelman 综合征；AR. 隐性遗传；AD. 显性遗传；XR. X 连锁隐性遗传；ABS. 儿童 Gitelman 综合征；Claudin. 密封蛋白；NCC. 管腔内钠氯共转运体；NKCC2. Na^+-K^+-$2Cl^-$ 转运体 2

塞来昔布）均可减轻失盐性肾小管病的症状。要密切监测其不良反应，如使用吲哚美辛与早产儿的溃疡、坏死性结肠炎和胃肠道穿孔有关。

④生长激素：发育迟缓是该人群常见的问题。因此，当补液、补盐和营养管理得到纠正时，应考虑使用生长激素（GH）治疗。

⑤终末期肾脏疾病移植：BS 和 GS 很少进展到终末期肾病（ESRD）和肾衰竭。在那些由于慢性肾病或药物不良反应而进展至 ESRD 的患者中，肾移植是可行的。

（朱智峰　闫朝丽）

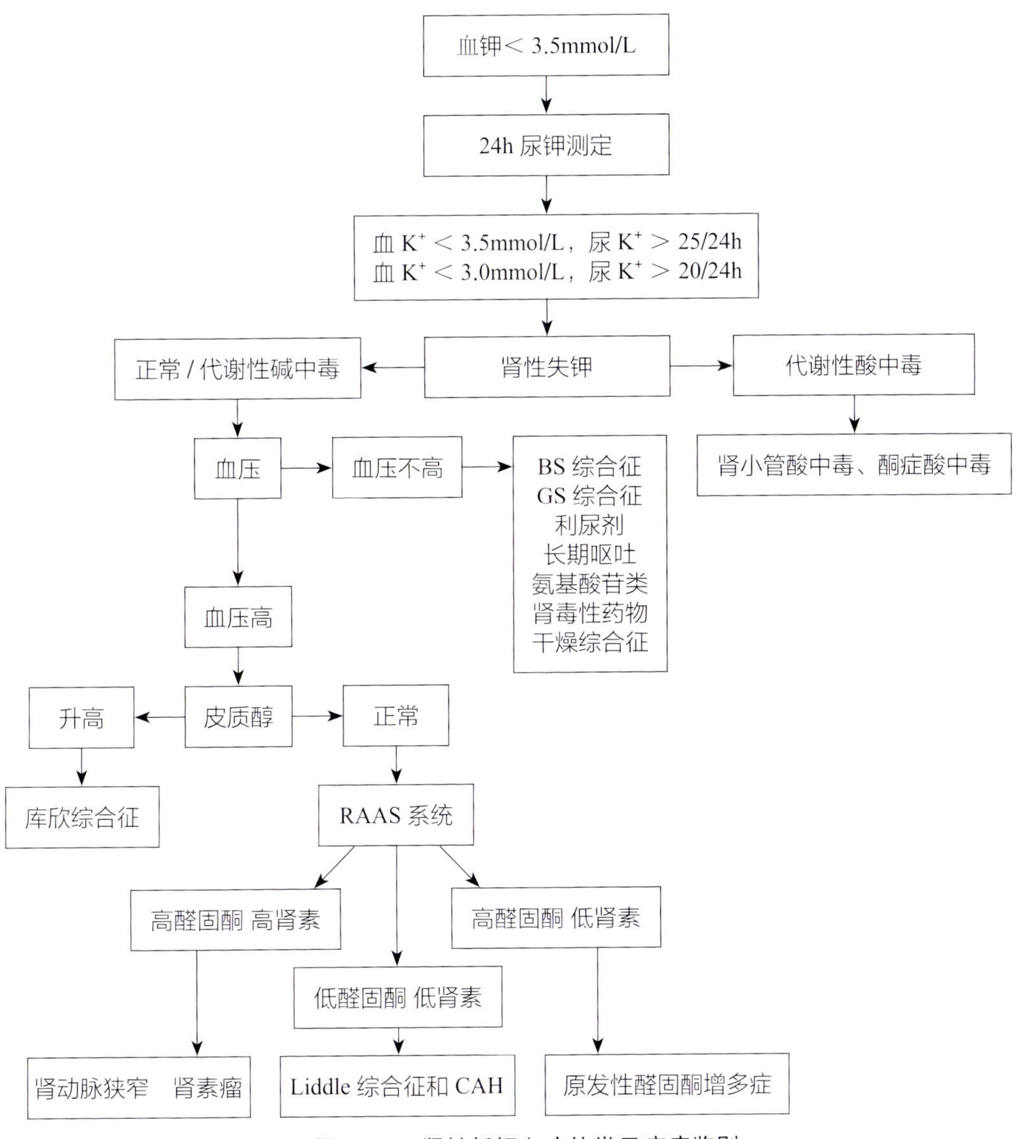

▲图 39-3　肾性低钾血症的常见疾病鉴别

二、肾小管酸中毒与范科尼综合征

肾小管酸中毒（renal tubular acidosis，RTA）是由于各种病因导致肾脏酸化功能障碍，即碳酸氢盐（HCO_3^-）重吸收、净排酸减少而产生的一种临床综合征，主要表现是：①高氯性、正常阴离子间隙性代谢性酸中毒；②电解质紊乱；③骨病；④尿路症状。大多数患者无肾小球损伤。RTA 有 4 种主要形式，包括远端肾小管性酸中毒（1 型）、近端肾小管性酸中毒（2 型）、混合型肾小管性酸中毒（3 型）和高血钾型肾小管性酸中毒（4 型）。

（一）病因及发病机制

1. 远端 RTA 的病因和发病机制

远端 RTA 的主要发病机制为远端小管上皮细胞泌 H^+ 能力低下，不能建立或维持管腔内外正常的 H^+ 浓度梯度。

成人远端 RTA 的主要原因是自身免疫性疾病（如干燥综合征、类风湿关节炎）和引起高钙情况的疾病。

遗传性远端 RTA 最常见于儿童，为常染色体显性遗传，家系中患者存在编码基底膜的 Cl^-/HCO_3^- 转运体 AE1（anion exchanger 1）基因 SLC4A1 的突变。AEl 主要表达在红细胞表面（eAEl），也表达于肾脏远端小管 α 闰细胞的基底膜（kAEl）。SLC4A1 基因突变除了可以导致常染色体显性遗传的远端 RTA，也可导致常染色体隐性遗传的远端 RTA。ATP6V0A4 和 ATP6V1B1 基因突变已被确认可导致常染色体隐性遗传的远端 RTA，常伴有感觉神经性耳聋。空泡 H^+-ATP 酶（vacuolar H^+-ATPase，V-ATP 酶）是普遍存在于真核生物的内膜系统，原核生物的细胞质膜中的多亚单位复合物，其中 B_1 亚单位由 ATP6V1B_1 基因编码，a_4 亚单位由 ATP6VOA4 基因编码。在肾脏 α 闰细胞、内耳细胞、破骨细胞和附睾细胞中，H^+-ATP 酶介导 H^+ 通过细胞膜的转运过程。突变引起 B_1 和 a_4 结构异常干扰 H^+-ATP 酶的组装，从而降低 α 闰细胞将 H^+ 泵入管腔的能力，导致远端 RTA 的发生。此外，内分泌疾病、肾脏病变、药物等也可引起远端 RTA。远端 RTA 的主要原因详见表 39-4。

表 39-4　远端 RTA 的主要原因

原发性疾病

- 特发性（散发）
- 家族性
  - 常染色体显性
  - 常染色体隐性（主要是由于突变导致远端小管细胞 V-ATP 酶的缺陷）

继发性疾病

- 自身免疫性疾病
  - 干燥综合征
  - 高 γ 球蛋白血症
  - 自身免疫性肝炎
  - 系统性红斑狼疮
  - 类风湿关节炎
  - 冷球蛋白血症
- 药物
  - 两性霉素 B
  - 碳酸锂
  - 布洛芬
- 高钙情况
  - 甲状旁腺功能亢进症
  - 维生素 D 中毒
  - 结节病
  - 特发性高尿钙症
- 其他
  - 髓质海绵肾
  - 梗阻性尿路病
  - 肾移植排斥反应
  - 肝豆状核变性

2. 近端 RTA 的病因和发病机制

近端 RTA 患者中 HCO_3^- 重吸收受阻的机制包括：①管腔侧 Na^+-H^+ 逆转运蛋白功能异常产生 Na^+-H^+ 交换障碍，泌 H^+ 不能进行；②基底膜侧 HCO_3^--Na^+ 协同转运异常，使重吸收回细胞内和细胞内新生成的 HCO_3^- 无法回到血液循环；③管腔侧或细胞内碳酸酐酶活性降低或被抑制，不能产生足够的 HCO_3^-；④ Na^+ 通透性障碍，H^+ 则无法通过 Na^+-H^+ 离子交换而被排出；⑤细胞极性障碍；⑥ Na^+-K^+-ATP 酶活性下降、功能不足，或细胞内 ATP 生成减少；⑦管腔侧广泛转运障碍等引起广泛性近端小管功能障碍。近端 RTA 的主要原因见表 39-5。

3. 混合型 RTA 的病因和发病机制

兼具远端和近端 RTA 的特点，主要由于在体内表达广泛的碳酸酐酶Ⅱ（CAⅡ）缺乏引起，CAⅡ由 CA2 编码，CA2 基因位于 8q22 染色体上，其突变导致了临床表现多样的综合征。

4. 高血钾型 RTA 的病因和发病机制

高血钾型肾小管酸中毒是由于醛固酮缺乏或肾小管对醛固酮作用失敏而使远端小管 H^+、K^+ 排泌减少。醛固酮障碍时的高血钾、$NH4^+$ 合成及排泌减少是该型 RTA 的主要原因。表 39-6 为高钾型 RTA 的主要原因。

（二）临床表现

1. 远端 RTA 的临床表现

根据肾小管损伤发生的时间不同，表现为在婴儿期存在的隐性形式、生命后期的显性形式和可能发生在任何年龄的获得性远端 RTA。

(1) 慢性高氯性代谢性酸中毒：远端 RTA 伴代谢性酸中毒特点是高血氯、低血钾，阴离子间

表 39-5　近端 RTA 的主要原因

先天性疾病
- 特发性
- 家族性
  - Na^+-HCO_3^-（NBCe1）协同转运蛋白的编码基因 SLC4A4 突变
  - 碳酸酐酶Ⅱ（CAⅡ）缺乏症
  - 酪氨酸尿症
  - 遗传性果糖不耐受症
  - 半乳糖症
  - 肝豆状核变性
  - 眼脑肾综合征

后天性疾病
- 药物
  - 失效的四环素
  - 庆大霉素
  - 乙酰唑胺
- M- 蛋白紊乱
  - 淀粉样变
  - 多发性骨髓瘤 / 轻链疾病
- 重金属
  - 铅
  - 镉
  - 汞
  - 铜
- 维生素 D 缺乏
- 肾移植
- 阵发性夜间血红蛋白尿
- 干燥综合征

隙正常，尿液 pH 通常＞ 5.50。

(2) 低钾血症：遗传性病因的患者多在婴儿和儿童期发病，也可见于成人早期。成人患者最常见临床表现为反复发作的低钾性瘫痪。一般多在夜间或劳累后发作，发作持续几小时或 1～2 天。发作时轻者只感四肢乏力，可自行缓解；严重者除头颈部外，四肢完全丧失自主活动能力，甚至呼吸肌瘫痪引起呼吸困难，需静脉补钾才可恢复。

(3) 骨病表现：血钙增高，血磷降低，血碱性磷酸酶水平可升高。因骨骼矿化障碍，儿童易发生佝偻病和不完全骨折，成人则发生骨软化。远端 RTA 引起的骨质软化，具有高尿钙症的特点，以此与维生素 D 缺乏性骨质软化区分，后者

表 39-6　高钾型 RTA 的主要原因

醛固酮生成减少
- 低肾素低醛固酮
  - 肾病，最常见的糖尿病肾病
  - 非甾体抗炎药
  - 血管紧张素抑制药
- 慢性肝素治疗（降低醛固酮合成）
- 原发性肾上腺［皮质］功能不全
- 危重患者中的选择性低醛固酮血症（常见于严重感染性或心源性休克患者）
- 遗传病
  - 先天性低醛固酮血症（如 21- 羟化酶缺乏症）
  - 2 型假性低醛固酮血症

醛固酮抵抗
- 1 型假性低醛固酮血症
- 继发性肾病伴小管分泌障碍（可由多种肾脏疾病或药物所致）

尿钙排出降低或正常。

(4) 高尿钙：由于尿钙排泄增多，易发生肾钙质沉着和尿路结石，易继发感染或梗阻性肾病。

2. 近端 RTA 的临床表现

近端 RTA 相关的临床表现取决于肾小管酸中毒是孤立的还是范科尼综合征的一部分。暂时性或散发性近端 RTA 的婴儿存在结合 HCO_3^- 的能力降低，而没有任何明确的原因或肾功能异常的证据。这些婴儿通常已经过了新生儿期，导致基于年龄的碳酸氢盐再吸收能力下降。这种能力下降，与正常新生儿一样，导致持续低水平的血清 HCO_3^- 水平。患儿通常在出生后 1 年内出现呼吸暂停、生长发育迟缓、反复呕吐和喂养困难等症状。骨病、低钾血症和尿浓缩障碍较远端 RTA 轻，因近端 RTA 患者的尿枸橼酸排出大多正常，有抑制钙结石形成的作用，因此其尿路结石发生率比远端 RTA 少。

3. 混合型 RTA 的临床表现

混合型 RTA 兼具近端 RTA 和远端 RTA 的特点。有部分学者认为并不存在这样一个独立类型，而是作为远端或近端 RTA 的一个亚型，其酸中毒程度比前两型重且不易纠正，并发症也较

多。目前认为CA2基因突变致CAII酶活性减少而引起的RTA属于此型，同时有近端小管和远端小管功能障碍的混合型RTA常伴随一种AR常染色体隐性遗传骨硬化症，被称为Guibaud–Vainsel综合征。

4. 高钾型RTA的临床表现

低醛固酮血症患者的主要临床表现为高钾血症和高氯性代谢性酸中毒。

(1) 高钾血症：大多数低醛固酮血症患者的醛固酮释放或作用只有中度下降，血浆钾浓度略有增加。在醛固酮缺乏的患者中，最常见的是显性高钾血症，还有其他进一步损害钾排泄效率的因素，如肾功能不全、肾灌注减少或使用干扰钾处理的药物。

(2) 代谢性酸中毒：低醛固酮血症中的高钾血症通常与轻度代谢性酸中毒有关，除非同时出现肾功能不全，否则阴离子间隙通常是正常的。因H^+的排泌还受其他诸多重要因素影响，故其酸中毒程度一般不如远端RTA和近端RTA严重，通常尿pH < 5.50，但尿总的酸排泄量较正常人明显减少。

(3) 直立性低血压：患者血钠降低、血容量减少，可出现直立性低血压。

（三）诊断与鉴别诊断

1. RTA的诊断

临床上以远端RTA最为常见。临床上需结合发病年龄、家族史、既往病史、临床表现、实验室检查等综合判断。

(1) 尿pH：肾功能正常、肾酸化机制正常的代谢性酸中毒患者尿pH一般在5.5以下，但慢性代谢性酸中毒患者例外，该类患者也有低钾血症。这类患者中，细胞内钾转移至胞外，部分补充细胞外钾储存，同时H^+和Na^+进入细胞内维持电中性的。在肾脏中，由此导致的细胞内酸中毒刺激了H^+的分泌和氨（NH_3）的产生。NH_3扩散到管腔内，主要与H^+结合形成铵（NH_4^+）。游离H^+浓度的降低提高了尿pH。在大多数远端RTA患者中，尿pH持续> 5.5，反映了远端酸化的原发缺陷，尿pH < 5.5则通常排除远端RTA。然而，偶尔出现远端RTA的患者尿pH可降至5.5以下。可能的机制是H^+分泌速率的受损程度超过降低尿pH的作用，这被称为“速率依赖性”RTA，这一情况更常见于儿童。

与远端RTA持续升高的尿pH相比，近端RTA患者近端小管HCO_3^-重吸收减少，尿pH变化较大。如果近端RTA患者接受碱治疗，升高的血清HCO_3^-浓度超过近端小管降低的HCO_3^-重吸收能力，尿液pH会不恰当地升高。相反，一旦血清HCO_3^-浓度下降到所有过滤后的HCO_3^-都能被重新吸收，远端肾单位功能正常，可使尿pH降至5.5或更低。这些未经治疗的患者有代谢性酸中毒，但能够排出每日的酸负荷，维持酸碱平衡状态。

出现正常阴离子间隙的代谢性酸中毒的患者中，有几种情况可能会导致尿液pH出现误导性升高，错误地提示RTA的存在：①慢性代谢性酸中毒，常伴有低钾血症，可明显增加尿NH_3排泄量，从而使尿pH升高至5.5以上。②尿路感染可能会增加尿pH，由于尿素被转化为NH_3和HCO_3^-。因此，对尿液pH的评估还应包括尿液分析、尿液培养。③严重容量耗竭（通过减少远侧钠输送间接和可逆地限制H^+分泌）可损害尿液酸化。因此，要解释不适当的尿pH升高，要求尿钠浓度> 25mmol/L。

(2) 氯化铵负荷试验：对于可疑或不典型病例，可在停用碱性药物2天后开始口服氯化铵（NH_4Cl）0.1g/（kg・d）（每日量分3次，已有明显酸中毒者不适用），连续3天后测尿pH。有肝病或肝功能异常者改用0.1mmol/kg氯化钙（$CaCl_2$）。如果尿pH不能降至5.5以下则有诊断价值。也可使用一次法，即将0.1g/（kg・d）的NH_4Cl在3～5h服完，之后每小时测尿pH，共5

次，如尿 pH ＞ 5.5 为阳性。

2. 分型诊断

一旦诊断了 RTA，必须区别不同类型 RTA，包括以下几种。

(1) 远端 RTA：远端 RTA 患者无法排出每日的酸负荷。在没有碱治疗的情况下，导致的 H^+ 潴留。通常血清 HCO_3^- 浓度＞ 10mmol/L，诊断为远端 RTA，尿 pH 应持续为 5.5 或更高，尿 Na^+ 浓度应在 25mmol/L 以上，尿 NH_3 排泄减少。

(2) 近端 RTA：正常阴离子间隙性慢性代谢性酸中毒，常伴低钾血症等临床表现。当患者血 HCO_3^- 含量下降但＞ 15mmol/L 时，通常尿 pH ＞ 5.5；而当血 HCO_3^- 含量继续下降至＜ 15mmol/L 时，尿反而可被酸化，pH ＜ 5.5。补充碳酸氢盐后，血 HCO_3^- 滤出增多，超过近端小管重吸收能力，使尿 pH 上升，为确定诊断可进行 HCO_3^- 排出分数（$FEHCO_3^-$）测定，计算公式是：$FEHCO_3^- =(UHCO_3^- \times SHCO_3^-/SCr \times UCr) \times 100$（其中 Cr 代表肌酐，U 代表尿液指标，S 代表血液指标）。若该值＞ 15% 可诊断近端 RTA，远端 RTA 患者该值＜ 5%。

(3) 不完全远端 RTA：该类患者由于有酸负荷和尿酸化受损，不能将尿 pH 降至 5.5 或以下，但通过增加 NH_3 的排泄量，净酸排泄量可与产生酸的速率相当，从而抵消了高尿 pH 引起的可滴定酸排泄的减少。因此，这种疾病的患者能够维持正常的血清 HCO_3^- 浓度，但部分不完全远端 RTA 可进展为完全远端 RTA。部分此类患者有 RTA 家族史。

不完全远端 RTA 患者尿柠檬酸水平降低，可能出现钙结石，典型的为磷酸钙结石，可通过服用柠檬酸钾或碳酸氢钾增加尿柠檬酸盐排泄量，减少结石形成。存在复发性钙结石（尤其是磷酸钙结石）、血清碳酸氢盐浓度正常、尿 pH 持续为 5.5 或更高的患者应评估不完全远端 RTA。对于有远端 RTA 家族史的患者，以及那些有无法解释的骨质疏松症的患者，也应该考虑诊断。氯化铵负荷试验有助于诊断。

(4) 高钾性 RTA 的诊断：怀疑患有醛固酮缺乏症的患者，应考虑是否使用了可影响醛固酮释放的药物或合并存在影响醛固酮释放的疾病。通过测定卧、立位血浆肾素活性、血清醛固酮和血清皮质醇，可以区分低醛固酮血症的不同原因。

（四）治疗

1. 远端 RTA 的治疗

(1) 治疗获益：远端 RTA 患者需要补碱，纠正代谢性酸中毒可能的获益包括以下几种。

① 骨骼获益：恢复儿童正常生长速率，降低了患者骨质减少的风险。

② 对尿枸橼酸盐排泄、肾结石、肾钙沉着症的影响：碱治疗能逆转高尿钙症，降低肾结石形成率，预防或改善患者的肾钙质沉着。代谢性酸中毒增加了近端肾小管枸橼酸盐的再吸收，从而增加了肾结石和肾钙质沉着的风险。尿枸橼酸盐是一种重要的结石形成抑制药，它能螯合尿钙，抑制钙与磷酸盐和草酸盐的结晶。因此，在未治疗的远端 RTA 患者中，高尿钙、低尿枸橼酸盐和碱性尿液增加了磷酸钙结石的形成，部分患者还可发生肾钙质沉着。与此同时，摄入钠盐有时会增加钙的排泄，从而增加结石的形成。因此，碳酸氢钾或枸橼酸钾在一些患者中可能比钠盐更有效。

③ 对钾消耗的影响：用碱疗法纠正代谢性酸中毒可减少不恰当的尿钾损失，纠正相关的低钾血症。钾的消耗可部分归因于代谢性酸中毒引起的近端钠重吸收的减少。在一些 RTA 患者中，噻嗪敏感的氯化钠转运体和碳酸氢盐交换剂之间的平衡被破坏，损害了维持正常细胞外液容量的能力，导致血容量减少，激活肾素 – 血管紧张素 – 醛固酮系统，引起远端钠转运增加和醛固酮增加，共同促进肾钾排泄。在一定程度上，钾的流

失与细胞外液体积收缩减少有关，使用钠盐可能更有效地逆转这种病理变化。

④对肾功能的影响：慢性肾病常发生在遗传性远端 RTA 患者中，纠正酸中毒可防止肾功能进一步丧失。

(2) 病因治疗：遗传性 RTA 目前尚无根治方法，基因治疗正在研究中。对于其他疾病引起的继发性 RTA 首先应治疗原发性疾病。对原发性疾病不能根治者，则只能和遗传性 RTA 一样采取下列对症治疗。

(3) 对症治疗

① 治疗目标和原则：达到正常的血清 HCO_3^- 浓度（22～24mmol/L）。一般原则是，碳酸氢盐起始剂量必须超过每日酸负荷，以纠正酸中毒，一旦达到正常目标碳酸氢盐浓度，剂量可以逐渐减少，维持剂量以刚好适应每日的酸生产。此外，低钾血症患者如有严重症状应在碱治疗前补钾。

② 补碱：补充碱剂以纠正酸中毒。碱剂以复方枸橼酸合剂为宜，由枸橼酸 140g，枸橼酸钠 100g，加水至 1000ml（Shohl 混合液），剂量为 20～30ml，每日 3 次。此种混合液除能纠正酸中毒外，还有抗尿路结石形成的作用。也可用碳酸氢钠片剂（每 650mg 含 7.7mmol 碳酸氢盐）。儿童病例的补碱治疗量要大，通常每日需 5～14mmol/kg 体重，以防止生长发育迟缓。

③ 严重或症状性低钾血症：所有严重或症状性低钾血症患者应在碱治疗前补钾，对于出现肌无力或心律失常的患者，可能需要静脉注射氯化钾。在这种情况下，钾应该在不含葡萄糖的溶液中给予，以避免刺激胰岛素分泌，促进钾向细胞内转移，加重低钾。钾盐有很多制剂，如氯化钾和枸橼酸钾等，可在枸橼酸合剂中加入枸橼酸钾 50～100g 服用。远端 RTA 患者偶尔会出现严重低钾血症，并出现瘫痪，甚至可能发展为呼吸衰竭。若首先纠正代谢性酸中毒而不补钾，可使血清钾进一步降低。纠正低钾血症后，可采用上述方案开始碱疗法治疗代谢性酸中毒。

2. 近端 RTA 的治疗

近端 RTA 的治疗方法很大程度上取决于 HCO_3^- 重吸收的缺陷是遗传性还是获得性的，酸中毒是孤立的还是和广泛的近端肾小管功能障碍相关。

近端 RTA 患者治疗代谢性酸中毒较远端 RTA 更困难，因为提高血清 HCO_3^- 浓度会增加滤过 HCO_3^- 负荷，超过近端小管的重吸收能力，使 HCO_3^- 仍旧随尿液丢失。因此，与治疗远端 RTA 相比，近端 RTA 需要的碱剂量更高。患者需要的 HCO_3^- 量因人而异，取决于重吸收过程受损的程度。与远端 RTA 患者一样，治疗的目标是达到正常的血清 HCO_3^- 浓度（22～24mmol/L），但通常无法实现。提高血清 HCO_3^- 水平，使之尽可能接近正常水平，是更为实际的治疗目标。根据病情轻重，碱剂量按照每日 8～12g，分次给予，以克服尿 HCO_3^- 损失，并提高血清 HCO_3^- 水平。补充 HCO_3^- 可以纠正代谢性酸中毒，但尿中 HCO_3^- 排出也增多，且增加尿钾的丢失，故应同时补钾。一般应同时口服 10% 枸橼酸钾以纠正低钾血症，每次 20～30ml，每日 3 次。有尿钙和磷酸盐排出增多者，应补充磷酸盐，可口服磷酸盐缓冲液 20ml，每 6 小时 1 次。同时服用维生素 D 制剂，以增加肠钙吸收，避免继发性甲状旁腺功能亢进症的发生。

治疗旨在纠正代谢性酸中毒和低钾血症。近端 RTA 患者通常只有轻微的骨骼损害，因此不需要使用磷酸盐或维生素 D 补充药。

3. 高钾型 RTA 的治疗

首先需明确病因，治疗方法因激素缺乏的原因而异。例如，原发性肾上腺［皮质］功能不全的患者应接受盐皮质激素替代疗法。氟氢可的松剂量为 0.2～0.5mg/d，以纠正高钾血症，并以 0.9% 生理盐水纠正症状性低血容量。原发性肾上腺［皮质］功能不全也应用糖皮质激素治疗，如氢化可的松或泼尼松，以纠正皮质醇缺乏症。但氟氢可的松通常不用于低醛固酮血症患者，因为此类患者合并的高血压和（或）水肿，可因盐皮质激素替代而加重。在这种情况下，低钾饮食并且在必要时使用噻嗪类利尿药，通常可以控制高钾血症。

（五）范科尼综合征

范科尼综合征（Fanconi syndrome）是遗传性或获得性近端肾小管多种功能异常的疾病。临床表现为肾脏过多丢失的氨基酸尿、葡萄糖尿、磷酸盐尿及尿酸等有机酸尿，过多丢失电解质及肾小管蛋白尿，以及引起的各种代谢并发症。肾小球功能一般正常或与酸中毒相比不成比例。

1. 病因

范科尼综合征病因很多，儿童患者的病因大多同遗传有关，成人患者则多继发于免疫病、金属中毒或肾脏病。范科尼综合征病因详见表 39–7。

2. 临床表现

在范科尼综合征患儿中，临床表现出现的时间因病因不同而异。范科尼综合征的几种遗传原因出现在婴儿期，获得性范科尼综合征可能发生在任何年龄，取决于接触损伤近端小管药物、重金属或化学复合物的时间。

表 39–7　范科尼综合征的主要原因

• 遗传性原因 – 特发性 –Dent 病 – 眼脑肾综合征 – 1 型酪氨酸血症 – 半乳糖血症 – 肝豆状核变性 – 糖原贮积病 – 遗传性果糖不耐受 – 线粒体肌病
• 后天性原因 – 肾脏疾病（如肾病综合征、间质性肾炎、肾移植等） – 药物（如氨基糖苷、顺铂、异环磷酰胺、丙戊酸和去甲氧西林等） – 重金属（如铅、汞和镉等） – 化学复合物（如甲苯、马来酸盐、百草枯等）

在儿童中，范科尼综合征最常见的临床表现是生长迟缓和低血容量，后者可能与葡萄糖尿引起的渗透性利尿和低钾引起的浓缩功能障碍相关。生长迟缓可能归因于低磷血症、持续酸中毒、慢性低钾血症和（或）佝偻病。其他临床表现包括骨骼异常，低磷血症引起的佝偻病和骨软化，以及低钾引起的便秘和肌无力。

实验室检查提示高氯代谢性酸中毒、低磷血症、中度至重度低钾血症（血清钾水平＜3mmol/L），以及肾性糖尿、肾性氨基酸尿、蛋白尿、磷酸盐尿等。

3. 治疗

(1) 病因治疗：积极治疗引起继发性范科尼综合征的原发疾病可减轻症状，减少并发症的发生。

(2) 对症治疗

① 代谢性酸中毒：详见“近端 RTA 的治疗”。需注意的是：a. 伴低钾血症者应同时补钾，因补钠可使低血钾加重；b. 碱剂用量过大而不能耐受时可加用氢氯噻嗪，它可使细胞外液缩减而促进 HCO_3^- 再吸收，但应防止肾小球滤过率下降。

② 低磷血症：补充中性磷酸盐，如有腹泻或腹部不适可减量。注意补磷可加重低血钙及骨病，故应合用维生素 D 5000U/d 或 1, 25–（OH）$_2D_3$，应从少量开始逐渐加至足量。为防止肾钙化应监测尿钙排量，每日应不超过 0.6g。

③ 多尿：由于糖尿引起的渗透性利尿和低钾引起的浓缩功能障碍，可出现多尿。除针对病因如低血钾治疗外，应提供足量含盐液体，除定时定量分次服用外，还应随时酌情加服以防止脱水发生。

三、肾素分泌瘤

肾素分泌瘤又称为原发性肾素增多症（primary reninism），是一种十分罕见的疾病。有广义及狭义之分，广义的肾素分泌瘤，是由于肾球旁细胞瘤、某些肾母细胞瘤、肾癌，以及偶见的肾外恶性肿瘤（肺、肝、胰腺等）分泌大量肾素引起的严重高血压、高肾素、高醛固酮血症及低血钾的症候群。狭义的肾素分泌瘤指起源于肾小球旁复合器中的毛细血管外膜细胞的肾球旁细胞瘤，大多数为良性肿瘤。

按生长部位可将肾素分泌瘤分为肾内及肾外性，按性质可分为良性及恶性。良性一般多位于肾内，恶性多位于肾外，但有时恶性的肾癌、肾母细胞瘤位于肾内，而偶见的良性球旁细胞瘤长于肾外（如拇指部）。

（一）肾球旁细胞瘤

肾球旁细胞瘤（juxtaglomerular cell tumor，JGCT）是最多见的一种肾素分泌瘤，大部分为良性肿瘤，又称为肾血管周围细胞瘤、原发性高肾素血症 Robertson–Kihara 综合征等。该病发生于 6—69 岁各个年龄段，以青年多见，尤其好发于 30 岁以下女性，男女比例约为 1：2。病程数月至 2～3 年，肿瘤直径 0.2～15cm，绝大多数在 2～3cm，且多为单发实质性肿瘤。

1. 病理生理

肾素为一种蛋白水解酶，主要由肾小球旁细胞合成、储存和分泌。它的分子量大小为 42 千道尔顿。肾素在体内的浓度非常低。在正常情况下，前肾素在肾小球旁细胞中产生，并在肾素－血管紧张素－醛固酮系统中起限速作用。除肾脏以外，肾上腺、睾丸、卵巢也产生前肾素，其浓度较肾素浓度高 5～10 倍，而在低肾素患者（如原醛症）体内前肾素浓度甚至较肾素浓度高 100 倍。纯粹的前肾素活力很低，仅为活化后的 3%。肾素被转化为其活性形式后，通过肾小球旁细胞内的蛋白水解作用储存在颗粒内。肾上腺素受体对肾素生成速率至关重要，它通过肾素信使 RNA 的主要催化剂——环状腺苷磷酸（cAMP）调节，血管紧张素Ⅱ通路通过介导致密斑输入和压力感受器，间接发挥负反馈调节作用。随着肾素颗粒功能的耗竭，细胞膜表面积增大，导致肾素以量子速率过饱和度升高，肾素分泌失衡会阻碍神经递质途径、内分泌和旁分泌受体，并破坏依赖环 AMP 途径的细胞。其他间接受影响的成分包括 cAMP 反应元件结合蛋白、肾素基因表达所必需的底物和重新激活的 p300，肾素、醛固酮水平过高，导致高血压。

肾球旁细胞瘤细胞具有活跃的产生肾素的能力。免疫细胞化学实验证明球旁细胞颗粒内可出现血管紧张素Ⅱ，参与调节局部血流量和滤过率，在球旁细胞的胞膜上和溶酶体中有氨基肽酶 A，能降解血管紧张素，以调节肾小体血流量及肾素的合成和分泌。肾素作用于血管紧张素原，产生血管紧张素 I，后者经转化酶作用水解为血管紧张素Ⅱ。血管紧张素Ⅱ为体内活性最强的加压物质，其加压作用约为去甲肾上腺素的 40 倍，并能刺激肾上腺分泌肾上腺素和醛固酮。后者则对远端部分肾小管的 Na^+ 重吸收发挥作用，影响 Na^+、K^+ 代谢及酸碱平衡，并能调节一些钾离子通道蛋白表达水平。肾素血管紧张素系统（RAAS），由肾素、血管紧张素原、肾素血管紧张素Ⅰ（Ang Ⅰ）、血管紧张素转化酶（ACE）、血管紧张素Ⅱ（Ang Ⅱ）及其受体组成。RAAS 的作用主要是维持循环状态稳定，这种作用主要通过 Ang Ⅱ对全身血管的收缩作用而影响血流动力学。

2. 病理

肾球旁细胞瘤通常位于肾皮质，一般体积较小（平均直径 2～3cm），＞3cm 者少见，最大者直径 15cm，大体上肿瘤多界限清楚，有完整的厚薄不一的纤维包膜，目前文献报道有 3 例伴有包膜侵犯肾静脉或腔静脉。切面多呈棕黄或棕褐色，有的伴有暗红色出血点。镜下结构复杂多样，具有错构瘤的特性，可见肿瘤由实性巢状或片状多角形或短梭形细胞组成，胞质丰富，呈颗粒状，嗜酸性，可有核周透明区，局部胞质透明。间质可见薄壁或透明变性的厚壁血管，肿瘤细胞可围绕血管呈旋涡状排列或血管外皮瘤样结构，可有黏液变性及玻璃样变。间质内肥大细胞多少不等，少数病例还有淋巴细胞、嗜酸性粒细胞。肿瘤被膜下可见残存的肾小管或肿瘤性小管结构，偶尔还形成乳头状结构。罕见病例的肿瘤内可见成熟脂肪组织和骨化生。超微结构上，瘤细胞四周有基膜包围，胞质内线粒体丰富，内质网扩张，并常见到典型的菱形或多角形结晶环绕于高尔基体附近囊泡，而菱形结晶为球旁细胞瘤的特征。

3. 分子生物及分子遗传学

Bruneval 等联合应用免疫组化和原位杂交的方法在大部分球旁细胞瘤肿瘤细胞和少数软组织上皮癌肿瘤细胞中均可发现肾素 mRNA 和肾素蛋白，而且其肾素合成的基因表达和肾素储存量是一致的。纯化不同来源的肾素及前肾素，发现它们的分子量各不相同，但 mRNA 长度与正常肾脏分泌的肾素相似，约 1.6kb，其转录位点在 5' 端的 TATA 盒附近。

有报道发现肾球旁细胞瘤的发生与 4、10 号等染色体上的一些促癌基因的过表达或 9、11 号等染色体上一些抑癌基因缺失有关。Shao 等用 FISH 法发现球旁细胞瘤有 X、6、9、11、15 和 21 号染色体的丢失。Kuroda 等用核型分析及 FISH 法发现球旁细胞瘤有 3、4、10、13、17、18 号染色体的获得和 9 号染色体的丢失。9 和 11 号染色体异常的反复出现提示球旁细胞瘤并不完全是良性肿瘤。另外，p53 和 Rb 基因在肾素基因表达中的作用具有重要意义。

4. 临床表现

根据临床表现将该肿瘤分为 3 型，包括典型、非典型和静止型。典型者最常见，表现为高血压和低血钾；非典型者表现为高血压、血钾正常；静止型少见，表现为血压和血钾均正常。而临床上大多数报道的病例均有高肾素性高血压，大多伴随醛固酮增多症及低血钾。肾球旁细胞瘤体大小与高血压的程度并无相关。早期血压可呈波动性升高，以后转为持续性，血压一般为 230～250mmHg/130～150mmHg，常见的症状是头痛、头晕、心悸、视物模糊、恶心等，并伴发继发性醛固酮增多所致的口干、多饮、多尿、夜尿增多及乏力等。病程长者，可引起视盘水肿、眼底病变、动脉硬化等；外周血浆肾素活性、血管紧张素Ⅱ及醛固酮测定均升高，醛固酮可为正常值的 1～10 倍，多数有低血钾表现，大多数患者血钾＜ 3mmol/L，平均为 2.83mmol/L，而肾功能正常。严重低血钾出现显著疲乏无力，甚至出现四肢轻瘫，一般以下肢肌无力为最多见，也可出现肠麻痹、心律失常、低钾性碱中毒。

5. 诊断

临床上对于年轻的顽固性重度高血压、高肾素、高醛固酮血症、低血钾而肾功能正常的患者，应注意球旁细胞瘤的可能。

(1) 实验室诊断

①生化特点：a. 血清钾常＜ 3mmol/L，平均为 2.83mmol/L，而肾功能正常；b. 低钾性碱中毒，CO_2CP 增高，血 pH ＞ 7.45；c. 尿钾排出增多。

②肾素 – 血管紧张素 – 醛固酮系统的特点及检测：a. 肾素浓度、肾素活性的测定，包括球旁细胞瘤的患者血浆肾素浓度（plasma rennin concentration，PRC）、血浆肾素活性（plasma renninactivity，PRA）、血浆醛固酮浓度（plasma aldosterone concentration，PAC）可升高，为正常值的 1～10 倍，表现为继发性醛固酮增多症，卧立位试验，立位可被激发。常用 PAC/PRA 比值进行继发性醛固酮增多症与原发性醛固酮增多症的筛查与鉴别；但 PRA 是通过测量单位时间内血管紧张素原转化为血管紧张素 I 的速度来间接

反映体内肾素水平，因此受到血管紧张素原水平的影响。此外，PRA 测定采用放射免疫法，系手工操作，受样本处理方式等因素的影响，难以标准化。近年来，由于技术进步，可直接测定血浆肾素浓度（PRC）。与 PRA 相比，PRC 的测值更易受到雌激素的影响，故在筛查前应停用口服避孕药以及激素替代治疗的药物，其他影响因素与 PRA 类似，PRC 测定亦会受到降压药物、血钾水平、钠摄入量等因素的影响，查前需根据患者情况做相应准备。b. 醛固酮浓度的测定，醛固酮的分子量较其他的激素小一些，同时醛固酮测量要求非常高的特异性，故如何准确的测量醛固酮浓度成为一个重难点。血浆醛固酮浓度可采用双同位素衍生法、放射免疫法，以及全自动化学发光法测定等。这些是放射免疫法是醛固酮检测的传统方法，但因耗时长、放射性污染等因素，存在一定局限性。化学发光法以其自动化、重复性好、安全快速等优点，已被指南推荐运用。质谱法以其灵敏度高、特异性好等优势，成为醛固酮浓度测定的“金标准”，并已逐渐开始应用于临床。c. 球旁细胞瘤的患者尿醛固酮水平升高。

③低钠激发试验：该试验可用于球旁细胞瘤的鉴别，球旁细胞瘤的患者低钠激发试验无正常生理反应。可能因肿瘤无正常肾小球旁结构，不能感受到入球小动脉腔内血流量的变化，且肿瘤外的正常球旁细胞因肿瘤过度分泌肾素使其分泌功能受抑制，而对低钠呈低反应。故周围高肾素而对低钠激发呈低反应是本症特征性表现之一。

(2) 影像学诊断

① 彩超：为首选无创性检查，阳性率为 75%，对肾内较小的球旁细胞瘤不如 CT 灵敏。

② CT 检查：CT 检出率为 91.67%。JGCT 位于肾皮质区，形态规则，表现为单发类圆形肿物，多为实性，CT 平扫呈均匀等密度或稍低密度。少数呈囊实性，病理上为实性病变发生囊性坏死所致。尽管病理上 JGCT 有明确包膜存在，但 CT 平扫包膜显示率却很低，除非包膜出现钙化。由于肿瘤密度多与正常肾实质一致或接近，大多数情况下肿瘤与正常肾脏分界不清，如果肿瘤较小且不向肾外突出则 CT 平扫容易漏诊，因此对于疑诊病例应及时行增强扫描。JGCT 在病理上为富血管肿瘤，但肾脏血管造影却显示肿瘤区血管减少，而且 CT 增强扫描肿瘤均强化不显著，原因可能与肾素引起的血管收缩、肿瘤小动脉、微动脉血管内膜和中层增殖使血管腔变窄等因素导致肿瘤血流量减少有关。综上所述，JGCT 的 CT 表现有一定的规律和特征，包括肾脏单发等或稍低密度实性肿物，动态增强呈轻度渐进性强化。熟悉这些特点，再结合临床表现有助于早期诊断，确诊仍需依靠病理诊断。

③ 磁共振成像（MRI）：对于肾内较小的肿瘤的检出率较 CT 更加敏感，同时还可以了解肿瘤与周围血管的关系，对制订手术方案帮助更大。JGCT 的 MRI 具有一些特征性的影像学表现。典型和非典型 JGCT 的实性成分在 T_2WI 上显示出相似的信号强度。囊性成分的信号强度表示不均匀的高强度或低强度，具体取决于出血的阶段。当发现 T_2WI 上的等强度至轻度高强度，以及肿瘤的较多的实性成分时提示 JGCT 的可能性更大。MRI 上的纤维囊性表现，病理中我们可以看到，JGCT 是一个界限清楚的完整或部分纤维囊，而假囊是透明细胞肾细胞（ccRCC）的特征性表现，在大多数情况下纤维囊和假囊在 T_2WI 上显示较低信号，JGCT 的全部或部分纤维囊和 ccRCC 的假囊在 T_2WI 上无法区分，所以这是将 JGCT 误诊为 ccRCC 的最重要原因。综上所述，若存在肾脏肿块，结合相关的临床病史并排除了其他肿瘤病变，如果 T_2WI 呈等信号或轻度高信号，DWI 的 ADC 值较低（不均匀高信号）及实质期增强程度＜ 200%，则是 JGCT 的主要 MRI 表现。在 JGCT 的次要 MRI

表现是肿瘤实性成分为主，且其在同反相位中的信号下降较小（＜ 10%），而在延迟相中的廓清强度＜ 10%。

④ 双侧肾静脉取血测 PRA：患侧与健侧之比≥ 1.5 者，可考虑 JGCT，但假阴性率为 52%。有的患者需要重复检查方能诊断。但个别患者健侧可高于患侧，这可能与肿瘤接近肾包膜，其静脉回流不通过肾静脉，而通过肾周静脉或子宫卵巢静脉回流所致。此时应做节段性肾静脉取血，但方法复杂，难以掌握。

⑤ 选择性肾动脉造影：能观察肾动脉分支，有助于与肾动脉狭窄鉴别，但定位阳性率＜ 50%。球旁细胞瘤患者可见血管明显稀疏区，有时需做斜位摄片或肾动脉分支分段造影才能定位。

6. 鉴别诊断

本病首先要与常见的肾动脉狭窄相鉴别，其次与原发性醛固酮增多症、恶性肾素分泌瘤、球旁细胞增生及原发性高肾素型高血压等相鉴别。

(1) 肾血管性高血压：多表现为顽固性高血压，往往伴有不同程度的肾脏萎缩或肾功能损害。动脉粥样硬化、大动脉炎、纤维肌性发育不良常为其病因。由于继发性醛固酮增多，该病也可有低钾表现，外周血浆肾素活性及血管紧张素Ⅱ可升高或正常。部分患者腹部可闻及血管杂音。数字减影血管造影（DSA）或选择性肾动脉造影可明确诊断。

(2) 原发性醛固酮增多症：临床表现为高血压、高醛固酮血症和低血钾，这些特点与球旁细胞瘤相似，但由于肾素分泌受抑制，故肾素活性低于正常，卧立位试验可鉴别，彩超或 CT 可发现肾上腺区占位性病变。

(3) 恶性肾素分泌瘤：血浆肾素活性对容量及体位激发均无反应。此外，观察普萘洛尔治疗后的反应也有助于鉴别良性和恶性肾素分泌瘤。由于球旁细胞瘤内含交感神经末梢，瘤细胞内存在 β 受体，故对普萘洛尔有降压效应，恶性肾素分泌瘤则对普萘洛尔无反应。

(4) 球旁细胞增生：表现为巴特综合征或 Gitelman 综合征，即低血钾、高肾素、高醛固酮等继发性醛固酮增多表现，但无定位性病灶，通常无高血压或血压仅轻度升高且易控制。

(5) 高肾素型原发性高血压：外周血 PRA 升高程度不如肾球旁细胞瘤，对低钠、呋塞米、立位刺激均有明显反应。CT、MRI 往往无阳性发现。

7. 治疗

(1) 内科治疗：球旁细胞瘤患者血压高而顽固，一般降压药物难以取得满意的效果。有些患者对大量普萘洛尔治疗有效，配合钙离子拮抗药效果更好。血管紧张素转化酶抑制药、醛固酮拮抗药，如螺内酯也有一定疗效。静脉滴注拉贝洛尔对于血管紧张素转化酶抑制药无效病例有良好效果。也可静脉滴注心房钠尿肽（atrial natriuretic peptide，ANP），通过其排钠、利尿及扩张血管的效应，从而取得较强的降压作用。

(2) 外科治疗：最有效的治疗为肿瘤切除术，可做部分肾切除术。但由于球旁细胞瘤常单发，并有完整的包膜，首选肿瘤摘除术。肾球旁细胞器瘤治疗推荐保留肾单位手术，由于肾球旁细胞瘤大部分为良性肿瘤，且瘤体通常较小，推荐行腹腔镜下肾部分切除术。如肿瘤位于肾实质内部，可依靠术中超声定位。对于体积较大及深入肾实质者，手术时需阻断肾蒂，以获得清楚的视野，保证完整切除肿瘤，同时缝扎血管断端，修补破损的集合系统，以减少出血及术后漏尿的发生率。如肿瘤体积巨大或位于肾脏中心位置，保留肾手术难度较大，此时可将肾脏切除、离体灌注后切除肿瘤，再行肾自体移植。为避免术后低血压，应在术后 2～3 周内给予充分的钠盐。偶有术后仍表现为持续的轻度高血压，并非肿瘤再或转移，而是由于长期高血压导致动脉血管重构所致，可作原发性高血压治疗。

（二）恶性肾素分泌瘤

少数恶性肿瘤也可分泌大量肾素。迄今为止文献报道的肾内恶性肾素分泌瘤有肾母细胞瘤、肾癌、极少数球旁细胞瘤。肾外恶性肾素分泌瘤有（卵巢癌、肺癌、肺燕麦细胞癌等）。部分患者临床无高血压表现。

在病理形态上，恶性肾素分泌瘤不同于良性球旁细胞瘤，无正常可分泌肾素的血管外皮细胞瘤的特点。但是，这种瘤细胞也可分泌大量肾素，可能由于在肿瘤细胞大量繁殖时，原处于关闭状态的细胞内的肾素基因处于异常的开放状态，从而大量合成蛋白质释放肾素之故。用免疫组织化学过氧化酶染色法，可见瘤细胞胞质内含有比邻近肾组织明显增多的肾素颗粒。

生化诊断法，是用放免法测定血浆及新鲜组织肾素活性，发现球旁细胞瘤有活性肾素明显升高而无活性肾素。但某些恶性肾素分泌瘤（如肾母细胞瘤、肾上腺皮质癌等）虽免疫组织化学法显示瘤细胞内肾素颗粒染色阳性，但测定肿瘤组织内的总肾素含量极低，仅为邻近肾皮质的2%。肿瘤细胞培养发现其分泌的肾素中95%以上是无活性的前肾素。恶性肾素分泌瘤中前肾素增加的原因，可能与酶抑制药合成增加或分裂酶的缺乏有关。用胰蛋白酶处理肿瘤前后测定的肾素活性，发现处理后增高2倍。提示可能由于酶的缺乏，肿瘤产生的前肾素不能转变为有活性的肾素。因此，测定血浆及肿瘤组织中前肾素的含量，有助于恶性肾素分泌瘤的诊断并作为肿瘤复发的标志。

治疗，用利尿药和普萘洛尔等β受体拮抗药疗效欠佳，但转化酶抑制药（ACEI）或血管紧张素Ⅱ受体拮抗药有良好的效果，可使血压下降至正常范围。恶性肾素分泌瘤患者在外科手术切除肿瘤后血压可以下降，症状得到改善，但易复发及转移，预后不佳。

（纪　群　全会标）

四、肾性尿崩症

（一）肾小管对水的重吸收

1. 肾脏的排水过程

肾脏排水包括肾小球滤过与肾小管重吸收两个步骤。人体每日经由肾小球滤出的液量约180L，而尿量仅1～2L，所以99%的滤液都在流经肾小管时被重吸收。如果肾小管对水的再吸收功能稍有减退，便可产生多尿。

肾小管对水的重吸收的具体过程有3步：①在近曲小管为等渗回吸收，即通过肾小管对钠的主动回吸收后，使管腔液渗透压低于管周间质液的渗透压，所以这是一种被动的等渗性回吸收。②在髓襻，水是被动性回吸收，回吸收量约占总量的25%。由于髓襻的特殊结构而形成的逆流倍增现象，对尿的浓缩稀释有着重要影响。③远曲小管与集合管对水再吸收量虽仅占滤液量的10%，但这是在ADH调节下进行的，所以对调节体液的容量与渗透压是最重要的。如ADH缺乏或肾小管对ADH耐受，就引起尿崩症。

2. 肾脏的抗利尿过程

肾脏的抗利尿是一个复杂过程。首先，在内髓集合管主细胞的基侧膜、AVP与AVP2型受体（V2R）结合。V2R属于G蛋白连接的受体家族，由被交替的细胞外和细胞内区域连接起来的7个硫水的跨膜a螺旋构成。结合AVP后，V2R受G蛋白刺激而激活了腺苷酸环化酶（AC），AC使细胞内环腺苷酸（cAMP）浓度升高，从而刺激蛋白激酶A（PKA），触发含水孔蛋白2（AQP2）的囊泡插入到正常情况下对水不通透的管腔膜，引起管腔膜对水的通透性增高。若撤退AVP，则含AQP2的囊泡重新内吞，管腔膜细胞又恢复到对水不通透的状态。

3. 抗利尿激素（ADH）的作用

ADH是哺乳类动物调节水平衡的重要激素，是一种九肽化合物。由下丘脑视上核与室旁核所合成而储存于垂体的后叶。其分泌受血浆渗透压与细胞外液容量的调节。当血浆渗透压增加 2%，即能兴奋下丘脑渗透压感受器，引起 ADH 分泌增加而发生抗利尿反应，这也是临床应用高渗盐水的理论基础。细胞外液容量变化是通过左心房、主动脉弓、颈动段窦及大静脉的压力（牵拉）感受器来传递信息，容量扩张引起 ADH 分泌减少而利尿；反之，就引起 ADH 增多而尿量减少，这也是急性血容量减少时的重要调节反应。此外，疼痛、外伤、情绪焦虑、酒精可抑制 ADH 的分泌，而吗啡、巴比妥、奋乃静、长春碱等药物则促其释放。正常人静息时的血浆 ADH 的浓度为 10～13M（或 1.0～1.5ng/L）。除了对水再吸收的影响外，AVP 与 V2 受体结合还调节电解质和尿素的转运。V2 受体的激活增加了主细胞对钠的再吸收，至少在啮齿动物中，ADH 增加了髓襻升支粗段（尤其是髓质部 ）对钠的再吸收，促进 NaCl 转运出管腔，为形成和保持髓质高渗区有重要作用。在人类中，合成的 V2 受体激动药（dDAVP）在短期内还可减少钙的部分排泄。尿量与钙排泄量之间的相关性表明，AVP 相关的抗利尿药增加了集合管中钙的再吸收。它还可使肾小球系膜收缩，影响滤过面积而使 GFR 下降。在肾外则有收缩血管，增加血浆Ⅷ因子，促进释放 ACTH（轻度），调节脑血管渗透性及促进记忆等作用。

（二）肾性尿崩症

肾性尿崩症（NDI）是一种罕见的疾病，其特征是血浆 ADH 正常存在甚或增高情况下，肾脏不能浓缩尿液而持续排出稀释尿的病理状态。患者的尿比重常常持续＜ 1.005 或尿渗透压＜ 200mOsm/（kg · H_2O），给以溶质利尿，亦只能达到与血浆等渗［280～300mOsm/（kg·H_2O）］的程度。NDI 可以是先天性的，也可以是后天性的。先天性 NDI 很少见，其患病率估计为 1～2/1000 000。后天性者，由于肾脏或肾外疾病（如低钾、高钙等）的抗 ADH 作用和（或 ）破坏了肾脏髓质间液的高渗状态，使尿液浓缩受到一定影响，但对 ADH 仍有一定反应，甚而尿液渗透压可以高于血浆渗透压，因此也可称为继发性或不完全性抗 ADH 性尿崩症。

1. 遗传性肾性尿崩症（NDI）

NDI 是一种遗传病，先天性 NDI（CNDI）亦称为家族性肾性尿崩症，是由精氨酸加压素受体 2（AVPR2）或 AQP2 基因突变引起的，NDI 有 3 种不同的遗传模式。目前已确认 220 多个 AVPR2 基因突变和 50 多个 AQP2 基因突变导致 NDI。X 连锁的 NDI 与常染色体 NDI 用 DDAVP 灌注试验相区分。X 连锁的 NDI 患者缺乏 DDAVP 灌注后的肾外凝血、纤溶及血管扩张反应，而常染色体 NDI 患者的这些反应完全与正常人相同。

(1) AVPR2 基因：编码 V2 受体的人类 AVPR2 基因位于染色体 Xq28 区，有 3 个外显子和 2 个小内含子。互补 DNA 序列预测了一个由 371 个氨基酸组成的多肽，具有 7 个跨膜、4 个胞外和 4 个细胞质结构域。肾集合管上 V2 受体的激活通过刺激性 G 蛋白（Gs）刺激腺苷酸环化酶，并促进 cAMP 介导的水通道并入这些细胞的管腔表面。AVPR2 基因突变导致 X 连锁 NDI（X–NDI）。X–NDI 男性患者即使服用外源性 AVP 后也不会浓缩尿液。

(2) 水孔蛋白（AQP）：近年来在水代谢调节研究中，最重大的进展是发现了水通道的物质基础—水孔蛋白（ aquaporin，AQP）。水孔蛋白是细胞膜的整合蛋白，是主要的内在性细胞膜整合蛋白的超家族成员（ members of the major intrinsic protein superfamily of integral membrane proteins）之一，其功能是组成和调节特异性的水通道，促使水通过动物、植物和细菌的细胞膜。大量的水孔蛋白表达提供了在这些部位水运输的网络，水孔蛋白表达和功能的改变起着水穿过某些细胞膜的速率性调节作用。

① 水孔蛋白概述

水孔蛋白的共同结构是由4个亚基组成的四聚体，每个亚基有1个水孔，故共有4个水孔，像沙漏一样，一前一后地串联重复排列。在主要的氨基酸序列上可能含有蛋白激酶A和（或）C，或酪蛋白casein激酶Ⅱ磷酸化部位（某些激素调节其表达）。水孔蛋白镶嵌在细胞膜上，有6个穿膜区及5个连接环，其氨基端和羧基端均在胞浆侧。

② 水孔蛋白基因剔除试验和转基因试验

AQP-1基因剔除后发生的变化是:a. 小鼠尿浓缩功能完全丧失，饮水量与尿量增加3倍以上，表现为尿崩症；b. 近曲小管水通透性下降，水在近曲小管重吸收下降，提示肾小管的水转运方式是穿细胞膜转运而不是传统的认为细胞间隙转运；c. Henle襻降支和肾小管襻降支水通透性下降，使肾髓质渗透压梯度不能有效建立，这说明水通道在肾脏逆流倍增机制中起重要作用。

AQP-3基因剔除其发生的变化是小鼠远曲小管和集合管细胞膜的水通透性下降，并引起比AQP-1剔除更为严重的尿崩症。与AQP-1剔除不同的是在AQP-3剔除的小鼠尚保留尿浓缩功能，说明AQP-3不参与渗透压梯度的建立。

AQP-4在神经系统血脑屏障的胶质细胞周足上有很高的表达，AQP-4剔除使缺血及水中毒引起的脑水肿形成明显延迟，因此AQP-4在脑水肿疾病中起重要作用。

AQP-5主要在腮腺浆液性上皮细胞和肺泡1型上皮细胞表达。AQP-5剔除使唾液分泌障碍，肺泡与毛细血管之间的渗透性水转运也显著减缓。

应用表达AQP-1的重组非复制型腺病毒对AQP-1剔除小鼠的尿崩症进行基因治疗，一次性尾静脉注射重组AQP-1腺病毒，可使AQP-1剔除小鼠获得部分尿浓缩能力，并使小鼠对致死性失水的耐受性明显提高。

在尿的浓缩与稀释中，AQP-2的功能最重要，因为其分布在肾集合管内，且受AVP的调节。AVP以两种方式调节AQP-2，首先是AVP的短期效应，激发含有AQP2的胞浆内囊泡向顶端质膜转运。其次是AVP的长期效应，通过改变AQP2蛋白的半衰期和丰度，增加集合管AQP2的表达。消除AVP的作用，引起AQP-2移入细胞内，恢复集合管对水的不通透性。除AVP外，pH的变化、磷酸化与辅助蛋白的结合亦调节AQP的活性。

③ 水孔蛋白与肾性尿崩症

AVP与其受体（V2R）结合后使cAMP增加，促使AQP-2向管腔面上皮移动，提高集合管的水通透性，增加水重吸收，尿液被浓缩。在由20多种突变产生的突变型水孔蛋白引起的尿崩症中，多数AQP-2突变并不使水通道功能丧失，而是在细胞内合成后，滞留在粗面内质网上，不能受AVP的作用而运至细胞膜上。这一异常使肾脏集合管上皮的水通透性不再因AVP的作用而增加。因此，不能重吸收水而导致尿崩症。

2. 获得性肾性尿崩症

又称继发性或后天性肾性尿崩症比先天性肾性尿崩症更常见，但程度较轻，主要牵涉AQP-2的降调节。由锂中毒或低钾血症性肾脏疾病所致的获得性肾性尿崩症，其肾集合管中的AQP-2的量也减少。常见于以下几种情况。

(1) 对ADH失敏各种原因的低血钾症与高血钙症这两种情况均可干扰ADH激发CAMP的产生，对肾脏血流动力学与肾髓质溶质亦有影响，故可引起部分或完全性尿浓缩功能障碍，如未导致肾钙化等器质性改变，去除病因后可以恢复。

(2) 肾髓质渗透梯度消失而导致浓缩功能障碍。

多尿程度较轻，可见于慢性肾衰竭、慢性梗阻性肾病解除梗阻后、多囊肾、髓质囊性病、肾盂肾炎、肾结石或钙化、肾淀粉样变、地中海贫血、肾小管酸中毒、范科尼综合征、急性肾衰竭利尿期及渗透性利尿。

（三）临床特点

1. 发病年龄

CNDI 患者大多在婴儿期诊断，更有在胎儿期通过 ACEI 或 ARB 治疗获得 NDI。而大部分获得性 NDI 患者发病年龄分布广泛，多在成年期被诊断。这种性别差异可能是由于抑郁症和双相情感障碍，都是用碳酸锂治疗，更常见于女性。

2. 临床表现

(1) 伴性显性遗传者，男性显示症状，女性传递者一般无症状，或有不同程度尿浓缩功能障碍。

(2) 烦渴多饮，大量稀释尿，尿比重＜ 1.012，渗透压为 150～180mOsm/（kg・H_2O）。在新生儿期发病者由于未能充分供水，无典型多尿和多饮的表现而难以发现。

(3) 由于脱水高热可发生脑损害，儿童出现智力差，生长发育不良。由于尿量太多也可并发肾脏巨大囊肿、膀胱壁小梁化、输尿管积水和肾积水等泌尿系统并发症。

(4) 测定血及尿中 ADH 存在，注射外源性 ADH 后排出量增加达 60%～80%（正常仅为注射量的 5%～15%）。

(5) 应用外源性 ADH 治疗无效，尿中 cAMP 亦不增加。

（四）诊断与鉴别诊断

一般诊断不困难，偶需与溶质利尿、精神性多饮及垂体性尿崩症鉴别，予禁饮或高渗盐水试验可以帮助。这些试验都是通过提高血浆渗透压来刺激 ADH 分泌。故精神性多饮患者可以分泌 ADH 而出现抗利尿反应。而垂体性不能分泌 ADH，肾性则对 ADH 失去反应，故均无反应，但此两者在给外源性 ADH 后就有所区别，即垂体性者有效，而肾性者无效。由于高张盐水试验可有溶质利尿干扰，故以禁饮试验比较好，但禁饮试验如脱水过多有一定危险，故对中重度患者需慎重考虑。

对于遗传性 NDI，无论是男性还是女性，通过测序和缺失 / 重复分析对 AVPR2 基因进行遗传检测。AQP2 基因测序首先在血亲受影响的儿童中进行。仅当 AQP2 的致病性变体未被识别时，才执行 AVPR2 测序。AQP2 基因突变的大多数受试者对 DD–AVP 没有反应。但有研究发现 AQP2 基因突变的患者中有部分对 DDA–VP 有反应。因此，我们认为基因分析在早期检测 NDI 和治疗选择方面具有重要作用。

（五）治疗

1. 基本治疗

(1) 基本原则是供给大量液体，防止脱水。

(2) 通过限制溶质入量，减少尿中溶质的排泄量，进而减少水的摄入和尿量，如给低盐、低蛋白饮食，NaCl 0.5～1.0g/d，以减少对水需要量。

(3) 利钠利尿药，如氢氯噻嗪 25mg，每日 3 次，可使尿量减少 50%，其机制可能是通过影响远端肾小管产生负钠平衡来刺激近端小管对钠的再吸收，使流经髓襻与远端肾小管液呈低张性。故用此药时应限制钠的摄入。

(4) 吲哚美辛，特别是与氢氯噻嗪并用时，可使尿量明显减少，因吲哚美辛可能具有促进近端肾小管对水的再吸收，及对抗前列腺素抑制 cAMP 生成的作用。

(5) 氯磺丙脲、氯贝丁酯等药也有报告可治疗本病，但疗效较不一致。

(6) 对症治疗，如并发低血钾或其他电解质缺乏，可补给钾盐或相应电解质。

2. 先天性肾性尿崩症的治疗策略新进展

目前为了治疗由 AVPR2 基因突变引起的 X 连锁 NDI 的方法，第一个策略是使用化学伴侣（例如甘油和二甲基亚砜）恢复 AVPR2 质膜表达，因为 AVPR2 突变是完全功能的，但是错误折叠的 AVPR2 蛋白被保留在 ER/ 高尔基体（Ⅱ类）中。细胞通透性的非肽 AVPR2 激动药(例如，

VA999088、VA999089 和 OPC51803）结合细胞内保留的 AVPR2 并激活一个信号通路，在不将受体转移到质膜的情况下诱导 cAMP 积聚。其他非肽激动药（如 MCF14、MCF18 和 MCF57）激活 AVPR2 并将受体转移到质膜。然而，导致全长 AVPR2 蛋白缺失的 AVPR2 突变（I 类启动子改变、异常剪接、外显子跳跃、大多数移码和无义突变）不能用这些方法治疗。

另一种治疗方法依赖于 AVP 无关的 AQP2 转运到质膜。这可以通过绕过 AVPR2 信号和通过转运 AQP2 在膜中诱导 AQP2 积累来实现。这些途径有两类：①通过激活其他 GPCR 或抑制磷酸二酯酶（PDE）来提高细胞内 cAMP 水平；② cAMP 独立途径表皮生长因子受体（EGFR）抑制药不影响 LLC-AQP2 细胞内 cAMP 和 cGMP 的水平。

二甲双胍作为一种口服降糖药，可刺激 AMPK 催化亚单位。近年来已被证明在肾脏髓质中表达，其中它能磷酸化 AQP2 和尿素转运 UT-A1，从而促进大鼠髓质集合管细胞中的水和尿素再吸收。在缺乏 AVPR2 的情况下，AMPK 在蛋白质水平上调 AQP2 和 UT-A1。因此二甲双胍可能是治疗 X-NDI 的一种新方法。

另一个策略是抑制 AQP2 内化。他汀类药物竞争性地抑制肝脏 3- 羟基 -3- 甲基戊二酰辅酶 A 还原酶，降低血浆总胆固醇和低密度脂蛋白胆固醇水平，已被批准用于治疗人类高胆固醇血症。有证据表明他汀类药物可以阻止 AQP2 的内化并诱导 AQP2 在质膜上的积聚，调节 AQP2 mRNA 和蛋白的表达，从而增加水的再吸收。如果被证明是有效和耐受性良好的，将为遗传性 NDI 的治疗开辟新的途径。

3. 继发性肾性尿崩症的治疗

继发性肾性尿崩症治疗亦以治疗原发病为主，多尿严重者亦可给以对症治疗。有报道有些锂诱导的肾病性尿崩症患者对大剂量去氨加压素有部分反应，用药后尿量和血浆渗透压降低，在停用去氨加压素后，尿量和血浆渗透压的增加，因此大剂量去氨加压素治疗应作为锂诱导肾性尿崩症的一种治疗方法。

（杨　霞　刘　萍）

五、Liddle 综合征

Liddle 综合征（Liddle syndrome）是一种罕见的常染色体显性遗传病，是编码上皮钠通道（epithelial sodium channel，ENaC）的基因发生功能获得性突变，从而引起位于远端肾小管上皮细胞表面的 ENaC 降解减少，功能持续活化。ENaC 的这种激活性突变造成 Na^+ 重吸收增加，其临床表现主要为青少年发病的中重度高血压，典型患者实验室检查同时表现为低血钾、代谢性碱中毒、低血浆肾素活性（plasma renin activity，PRA）和低血浆醛固酮（plasma aldosterone concentration，PAC）水平，对盐皮质激素拮抗药螺内酯治疗无反应，对 ENaC 阻滞药阿米洛利和氨苯蝶啶敏感。非典型的 Liddle 综合征患者也可能仅表现为早发高血压，不伴有低钾血症，PRA 或 PAC 在正常范围。因此，对不明原因的高血压患者应加强该疾病的基因筛查，避免漏诊。

（一）肾小管维持钠稳态的生理学机制

肾脏在维持体内电解质平衡起着重要作用，其中肾小管上皮细胞的钠通道和钠转运体调控着细胞内外的钠稳态。肾小管按照形态、分布位置和结构分为近端小管、髓襻降支和升支（亨利襻）、集合管和远端小管。滤过的 Na^+ 大多数在近曲小管（60%～65%）和亨利襻（20%）重吸收，但是对 Na^+ 重吸收起着决定性作用的是亨利襻和远端小管重吸收，这两个部位的重吸收 Na^+ 的能力取决于到达该部位的尿量。远端肾小管调控 Na^+ 重吸收的主要通过上皮细胞管腔膜的 Na^+-Cl^- 转运蛋白（NCC）和 ENaC，两者也通过与 ROMK 和 Na^+-K^+-ATP 酶的联合作用实现对 K^+

的分泌。盐皮质激素与上皮细胞内的盐皮质激素受体结合，进而增加 ENaC 在远端小管上皮细胞的表达，导致水、钠重吸收，以及钾的分泌，螺内酯和依普利酮这类盐皮质激素受体拮抗药可以拮抗盐皮质激素在肾脏吸钠排钾的作用。生理状态下，上述机制协同合作，并通过一系列的反馈调控机制，共同维持细胞内外的钠稳态。远端肾小管的重吸收的生理机制见图 39–4。

远端肾小管的 ENaC 是具有高选择性的钠通道，与主要的泌钾通道 ROMK 共同表达在远端肾小管主细胞的管腔侧，Na^+–K^+–ATP 酶泵位于主细胞的内皮侧。生理情况下，Na^+ 通过 ENaC 从小管液进入上皮细胞，使上皮细胞管腔侧去极化，促进 K^+ 通过 ROMK 分泌至管腔，Na^+–K^+–ATP 酶通过与上述两个通道的耦联作用共同维持细胞内外的钠钾平衡。Na^+ 重吸收的去极化也驱动闰细胞分泌 H^+。

（二）Liddle 综合征的发病机制

Liddle 综合征属于基本遵从孟德尔遗传规律的单基因显性遗传疾病，系编码 ENaC 的基因突变所致，典型表现为早发的中重度高血压，伴有低钾血症，同时伴随低 PRA 和低 PAC 水平。Liddle 综合征的主要病因是远端肾小管上皮 ENaC 的功能获得性突变。远端肾小管的 ENaC 是具有高选择性的钠通道，与主要的泌钾通道 ROMK 共同表达在远端肾小管主细胞的管腔膜，与之相对的 Na^+–K^+–ATP 酶泵则位于主细胞的基底膜侧。生理情况下，Na^+ 通过 ENaC 从小管液进入上皮细胞，使上皮细胞管腔侧去极化，促进 K^+ 通过 ROMK 分泌至管腔，Na^+–K^+–ATP 酶通过与上述两个通道的耦联作用共同维持细胞内外的钠钾平衡。

ENaC 的数量和活性受到醛固酮、胰岛素和加压素的调控。醛固酮可诱导血清糖皮质激素诱导蛋白激酶 1（serum and glucocorticoid regulated kinase 1，SGK–1）表达，SGK–1 能够磷酸化泛素化连接酶 Nedd4–2，阻碍 ENaC 被泛素化后内吞降解；醛固酮也能诱导糖皮质激素诱导的亮氨酸拉链蛋白（glucocorticoid–induced leucine zipper protein，GILZ）表达，后者能够抑制细胞外信号调节激酶（extracellular signal regulated kinase，ERK）依赖的通路的激活，而 ERK 通路是上皮生长因子（epithelial growth factor，EGF）抑制远端肾小管的 Na^+ 重吸收的必要环节，最终促进了 Na^+ 的重吸收（图 39–5）。除以上调节机制外，细胞内外 Na^+、第二信使、激酶、蛋白酶等因素也参与了 ENaC 的调节。

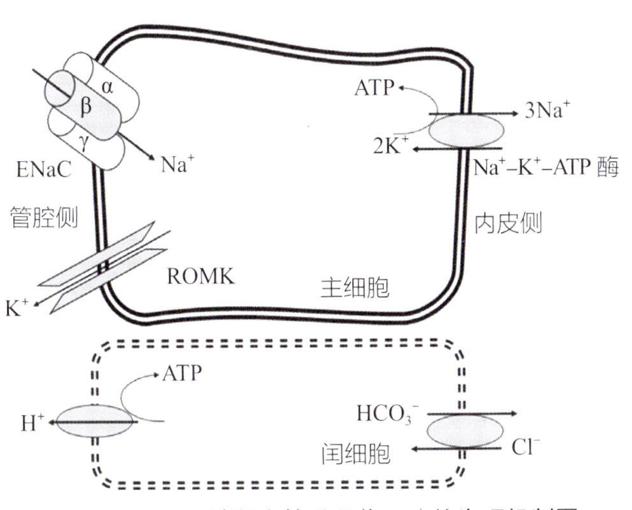

▲ 图 39–4　远端肾小管重吸收 Na^+ 的生理机制图

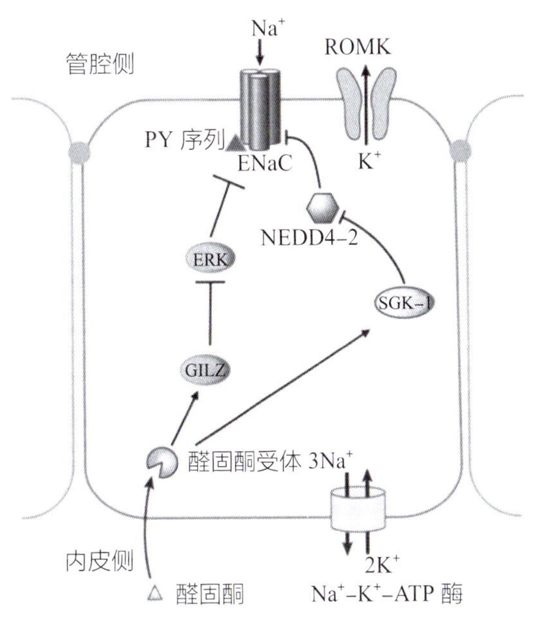

▲ 图 39–5　**ENaC 重吸收 Na^+ 的调控机制**

（三）Liddle 综合征上皮钠通道基因突变

目前报道的引起 ENaC 功能异常的突变位点涉及 SCNNIA、SCNNIB 和 SCNNIG 基因，近年发现 SCNNIA 基因突变也能致病。2017 年 Salih 报道了 SCNNIA 基因突变导致的 Liddle 综合征。ENaC 的 α 亚基可以单独产生较低的钠通道活性，β 和 γ 亚基的功能主要在于调节钠通道活性。3 个亚基任意 2 个表达较 3 个同时表达，通道活性降低至正常的 1/25～1/50，因此 3 个亚基同时在上皮细胞正常表达才能保证 ENaC 发挥正常的生理功能。

多数 Liddle 综合征是 ENaC 的 β 或 γ 亚基突变引起胞内羧基端 PY 序列结构异常或缺失。

泛素化连接酶 Nedd4-2 无法有效内化降解 ENaC，ENaC 过度激活使 Na^+ 重吸收增加。醛固酮激活盐皮质激素，促进糖皮质激素诱导蛋白激酶 1（SGK-1）表达，抑制 Nedd4-2 活性；促进糖皮质激素诱导的亮氨酸拉链蛋白（GILZ）表达，抑制细胞外信号调节激酶（ERK），进而促进 Na^+ 重吸收。

从表 39-8 中可以看出，绝大部分的突变都位于 SCNNIB 和 SCNNIG 基因编码细胞内羧基末端氨基酸的第 13 号外显子区域，通过影响 PY 序列致病。

表 39-8　Liddle 综合征已发现的基因突变位点和氨基酸序列改变

序　号	年　份	基　因	突变碱基	氨基酸改变	类　型	PY 序改变
1	1994	SCNN1B	c.1696C>T	p.Arg566*	无义突变	是
2	1994	SCNN1B	c.1781dupC	p.Arg594Hisfs*607	移码突变	是
3	1994	SCNN1B	c.1789delC	p.Arg597Alafs*675	移码突变	是
4	1994	SCNN1B	c.1771C>T	p.Arg591*	无义突变	是
5	1995	SCNN1B	c.1853C>T	p.Pro618Leu	错义突变	是
6	1995	SCNN1G	c.1718G>A	p.Trp573*	无义突变	是
7	1996	SCNN1B	c.1858T>C	p.Tyr620His	错义突变	是
8	1997	SCNN1B	c.1735_1766del32	p.Ala579Leufs*582	移码突变	是
9	1997	SCNN1B	c.1781dupC	p.Ala595Argfs*607	移码突变	是
10	1998	SCNN1B	c.1789dupC	p.Arg597Profs*607	移码突变	是
11	1998	SCNN1B	c.1852C>T	p.Pro618Ser	错义突变	是
12	1998	SCNN1B	c.1849C>T	p.Pro617Ser	错义突变	是
13	2001	SCNN1G	c.1724G>A	p.Trp575*	无义突变	是
14	2001	SCNN1B	c.1800_1801insG	p.Thr601Aspfs*607	移码突变	是
15	2002	SCNN1G	c.1589A>G	p.Asn530Ser	错义突变	否
16	2003	SCNN1B	c.1688G>A	p.Arg563Gln	错义突变	否
17	2005	SCNN1B	c.1853C>A	p.Pro618His	错义突变	是

（续表）

序　号	年　份	基　因	突变碱基	氨基酸改变	类　型	PY 序改变
18	2005	SCNN1B	c.1853C>G	p.Pro618Arg	错义突变	是
19	2007	SCNN1G	c.1749_1753del5	p.Glu583Aspfs*585	移码突变	是
20	2008	SCNN1B	c.1850C>T	p.Pro617Leu	错义突变	是
21	2009	SCNN1B	c.1850C>A	p.Pro617His	错义突变	是
22	2010	SCNN1G	c.1699C>T	p.Gln567*	无义突变	是
23	2013	SCNN1B	c.1847C>T	p.pro616Leu	错义突变	是
24	2015	SCNN1B	c.1854dupC	p.Asn619Glnfs*621	移码突变	是
25	2015	SCNN1B	c.1717_1723dup	p.Pro575Argfs*591	移码突变	是
26	2015	SCNN1G	c.1711G>T	p.Glu571*	无义突变	是
27	2017	SCNN1B	c.1807_1808insG	p.Pro603Alafs*607	移码突变	是
28	2017	SCNN1B	c.1848_1849insT	p.Pro617Serfs*621	移码突变	是
29	2017	SCNN1B	c.1702C>T	p.Gln568*	无义突变	是
30	2017	SCNN1B	c.1709_1719del	p.Ser570Tyrfs*589	移码突变	是
31	2017	SCNN1B	c.1690C>T	p.Gln564*	无义突变	是
32	2017	SCNN1A	c.1435T>C	p.Cys479Arg	错义突变	否
33	2019	SCNN1B	c.1721delC	p.Pro574Hisfs*675	移码突变	是
34	2019	SCNN1B	c.1838delC	p.pro613Glnfs*675	移码突变	是
35	2019	SCNN1B	c.1806dupG	P.Gly602fs607*	移码突变	是
36	2019	SCNN1G	c.1756delC	p.Arg586Valfs*598	移码突变	是

（四）Liddle 综合征的流行病学

Liddle 综合征属于罕见疾病，目前还没有大规模的流行病学研究。一项回顾性研究发现，Liddle 综合征表型在因高血压就诊的美国退伍军人人群中的检出率为 6%。近年来，中国人群中开展的两项基于基因检测的流行病学研究发现，一项单中心研究选择了 330 名年龄 14—40 岁的高血压患者，对其中 48 名低血钾患者（14.5%）进行基因检测，分别检测编码 ENaCβ 亚基和 γ 亚基的 SCNNlB 和 SCNNlG 基因的第 13 号外显子，结果发现 5 人（1.52%）基因检测证实为 Liddle 综合征。该研究排除了血钾正常的高血压患者，并且检测范围局限于 SCNNlB 和 SCNNlG 基因编码细胞内羧基末端序列的碱基部分，很可能低估了 Liddle 综合征的患病率。

总而言之，Liddle 综合征的单基因遗传背景导致高血压表型较早出现，已有的研究发现其在不明原因的年轻高血压患者中的患病率并非很低，加强对该人群的基因筛查有助于及早发现病因，避免因误诊误治造成严重的心、脑、肾等靶器官并发症甚至猝死的严重后果。

（五）Liddle 综合征的基因型和表型关系分析

目前通过检测基因突变诊断 Liddle 综合征已经比较成熟，但该病患者高血压和低血钾程度、肾素－血管紧张素－醛固酮的水平，以及其他临床特征存在很大的表型异质性。这种异质性即使是在同一基因突变的不同家系，甚至同一家系的不同患者之间，临床特征也有不同，对于基因型－表型关系的机制进行深入研究，对调节因素进行干预可能改善疾病的病程和预后。SCNNIB 基因的无义突变 p.Arg566* 已报道在 9 个家系中引起了 Liddle 综合征的表型，该突变的结果是编码 β 亚基的氨基酸序列在第 599 位提前终止，造成 PY 序列的缺失。大部分家系基因确诊的 Liddle 综合征患者都伴有高血压、低血钾和低血浆醛固酮，SCNNIB 基因的移码突变 p.Arg594Hisfs*607 已报道在 4 个国家的 5 个家系中引起 Liddle 综合征的表型，该突变使编码 β 亚基的 594 位的精氨酸变为组氨酸，并引起后续氨基酸序列的改变并在第 607 位提前终止，造成 PY 序列 10 个氨基酸改变和 25 个氨基酸缺失。这一突变均导致较轻的临床表型。SCNNIB 基因的错义突变 p.Pro618Leu 是编码 β 亚基 PY 序列中 618 位氨基酸发生了从脯氨酸到亮氨酸的突变，引起 PY 序列电荷和结构的改变。不同家系中有的家系患者表现出高血压、低血钾和低血浆醛固酮三联征，而有的家系则只有高血压、低血钾，或仅有高血压。SCNNIA 和 SCNNIG 基因突变所致的 ENaCα 和 γ 亚基 PY 序列或跨膜区域蛋白结构的改变，因突变率低，在已有的研究报道中多以单个家系出现，缺乏进一步分析基因型和表型相关性的证据。

通过对不同基因突变临床表型特征的分析，发现以往认为的对氨基酸序列影响较小的错义突变也能引起严重的临床表型，而对 PY 序列影响明显的无义突变和移码突变的患者也有临床表现轻或无症状的情况。其内在的分子机制可能有以下几种。

1. 同一亚基不同位置缺失所导致的 ENaC 活性改变程度不同，如在非洲爪蟾卵母细胞中，β 亚基胞内羧基端 92～33 个氨基酸缺失均可引起 ENaC 活性增加，而其中后 74 个氨基酸缺失引起活性增高最明显。

2. 不同突变导致 ENaC 活性增高的机制不尽相同。Liddle 综合征的某些致病突变（SCNNIA、p.Cys479Arg、SCNNIG、p.Asn530Ser）不影响 PY 序列，研究显示，这两个突变会导致 ENaC 钠电流升高 2 倍，低于其他影响 PY 序列的突变所引起的钠电流改变，与此对应的是，这两个突变的携带者也未出现诸如脑卒中等严重的临床事件。

代谢和血浆肾素活性，低盐饮食的突变携带者可能血钾和血浆肾素活性都不会明显降低。目前基因测序主要针对的是 β 和 γ 亚基羧基末端序列，但在 3 个亚基其他位置的碱基序列也可能有参与调节钠平衡的多态性位点，如黑种人携带 βp.Gly442Val 变异位点概率较白种人更高，且携带变异位点的黑种人有更低的血浆醛固酮水平、更低的尿醛固酮排泄率和更高的尿钾排泄率，因此携带这些易于引起 Liddle 综合征抑型的多态性基因的临床表型更典型。就 Liddle 综合征而言，无论是 PY 序列缺失或局部改变，抑或是 β 亚基或 α、γ 亚基突变，均未能与表型建立明确的关联，目前还无法通过基因检测的结果对预后进行判断。

（六）Liddle 综合征的临床表现

Liddle 综合征的典型患者通常表现为高血压、低钾血症和代谢性碱中毒，这些表现类似于盐皮质激素过多引起的其他疾病的表现，因此也被称为假性醛固酮增多症。大多数患者幼年起病，但有一部分患者直至成年才被发现。然而部分 Liddle 综合征患者就诊时无低钾血症表现。在无低钾血症的情况下，具有早发性高血压阳性家族史及某些家族成员存在低钾血症，提示可能为 Liddle 综合征。

1. 高血压

基本上所有患者都在 30 岁之前出现高血压，90% 以上有高血压家族史。起病初期即表现为中重度高血压，部分患者伴有明显的头晕、头痛。用一般的降压药无明显疗效，表现为药物抵抗性高血压。由于发病早，高血压程度重，随病程延长较早出现高血压的心、脑、肾损害，甚至猝死。

2. 高尿钾、低血钾

90% 以上患者出现自发性低血钾（2.0～3.5mmol/L），同时尿钾＞20～25mmol/24h。可仅表现为疲乏无力，也可出现典型的周期性瘫痪，麻痹多累及下肢，严重者可表现为呼吸和吞咽困难，补钾后上述症状缓解。长期缺钾可使肾小管上皮细胞空泡变性，尿浓缩功能降低，出现夜尿增多，尿比重低，伴口渴多饮等表现。

（七）Liddle 综合征的实验室检查和辅助检查

1. 血、尿电解质测定

低钾血症可与高血压同为首发症状出现，也可在高血压发病数年后出现。环境因素及其他遗传因素对临床表型差异的影响很大。如盐摄入水平会影响血钾，查血浆钾离子浓度降低，如血钾＜3.5mmol/L 时，尿钾＞25mmol/24h；血钾＜3.0mmol/L 时，尿钾＞20mmol/24h，说明存在肾性失钾，肾小管排钾过多，检查血尿电解质至少停服利尿药 4 周。

2. 血酸碱度测定

血气分析提示血 pH 呈碱性，二氧化碳结合力正常或高于正常，提示代谢性碱中毒，如病程长者伴有肾功能障碍可被代偿。

3. 血浆肾素活性、血管紧张素、醛固酮的测定

由于 Na^+ 通过 ENaC 通道重吸收过多，引起流经肾小球滤过的 Na^+ 浓度增加，抑制球旁细胞分泌肾素，进而引起血管紧张素和醛固酮水平下降。90% 以上的患者化验检查血浆肾素活性、肾素浓度、血管紧张素和醛固酮水平均下降。由于血管紧张素转化酶抑制药、利尿药可增加肾素分泌，β 受体拮抗药、低钾血症抑制肾素分泌。因此，在测定血浆肾素活性和醛固酮水平前，保证患者安全的情况下，停用上述降压药 2～4 周，尽量补钾至正常水平，同时进食正常含钠、钾的食物。期间可使用对结果影响小的 α 受体拮抗药和钙通道受体拮抗药降压。

4. 肾功能、尿蛋白测定

病程长的患者可出现尿蛋白阳性，肾功能障碍的高血压性肾损害表现。

5. 血浆促肾上腺皮质激素（ACTH）、24 h 尿游离皮质醇、性激素测定

Liddle 综合征患者这些指标均在正常范围，检测目的主要是排除其他继发性高血压。

6. 肾脏、肾动脉超声、肾脏及肾上腺增强 CT、肾动脉 CTA 检查

Liddle 综合征患者肾脏、肾上腺和肾动脉检查均无异常，可除外肾性、肾上腺来源和肾血管性高血压，病程长患者出现肾损伤和动脉硬化可出现肾脏形态变化和肾动脉弥漫性狭窄。

7. 眼底、心电图、心脏超声检查

病程长的 Liddle 综合征患者可出现眼底和心脏的靶器官损害。高血压性视网膜病变的特点是血管迂曲、动脉硬化、渗出或出血。心电图表现为左心室肥厚和劳损，心脏彩超可见左心室壁增厚、左心室舒张功能减退，后期可发展为左心室收缩功能减退和心力衰竭。

（八）Liddle 综合征诊断标准

Liddle 综合征患者发病年龄相对年轻，经典表现为高血压、低钾血症和代谢性碱中毒三联征。此类患者中一般都伴有低 PRA 和 PAC。对有以上表现的高血压患者，尤其是青年患者要做

基因检测明确诊断。基因检测多是对 SCNN1B 和 SCNN1G 外显子 13 进行测序，检测阴性而临床高度怀疑的可以扩大检测范围至其他外显子和 SCNN1A。

对发病年龄≤ 30 岁的高血压患者，尤其伴有低钾血症和低肾素者，在排除常见高血压继发因素后，应当考虑进行 Liddle 综合征筛查。临床症状不典型的患者如有年轻发病的高血压家族史且部分家族成员存在低钾血症，也应做相应的基因筛查检测。基因检测是诊断 Liddle 综合征的“金标准”，对于筛查结果阳性的先证者也应当对其家系成员进行基因筛查，以便更好地指导治疗。

（九）Liddle 综合征的鉴别诊断

该病需与其他引起低肾素性高血压和低血钾的疾病相鉴别。鉴别流程见图 39-6。

1. 原发性高血压

原发性高血压的低血钾常由服用噻嗪类利尿药引起，停用 4 周利尿药后观察血钾变化，如血钾能恢复正常考虑非疾病因素所致低血钾。原发性高血压因水钠负荷抑制肾素活性，部分患者可有 PRA 降低，醛固酮水平在正常范围，对青少年起病的高血压患者必要时做肾上腺 CT 和 SCNN1B 和 SCNN1G 基因筛查。

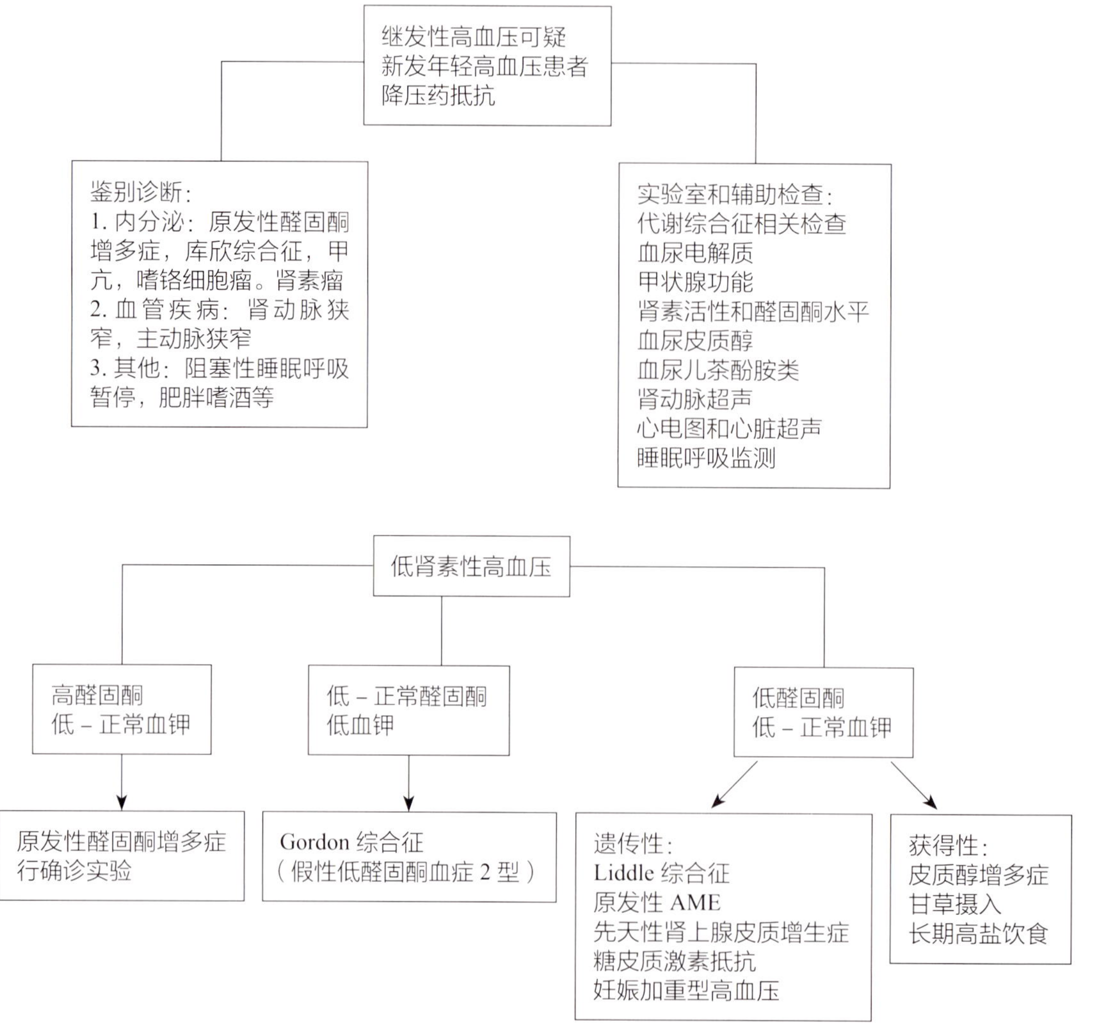

▲ 图 39-6 **Liddle 综合征的鉴别诊断流程图**

怀疑继发性高血压患者中，通过实验室检查筛选出低肾素和偏低至正常血钾的患者结合家族史、饮食服药史、影像学，以及基因诊断最终确诊

2. 原发性醛固酮增多症

是常见的高血压继发因素，部分患者伴有低钾血症，与 Liddle 综合征 30 岁之前起病且初期表现为中重度高血压不同，原醛症患者表现为渐进性高血压，发病年龄高峰为 30—50 岁，伴有低 PRA 和高 PAC，筛查血浆醛固酮肾素活性比值（ARR）[PAC（ng/ dl）/PRA[ng/（ml・h）] ＞ 30，通过卡托普利抑制试验、盐水负荷试验等确诊试验可诊断，然后结合影像学、生化指标和双侧肾上腺静脉取血结果判定分型，并选择对应的治疗方法。其中的家族性醛固酮增多症属于单基因常染色体显性遗传病，儿童或青少年期发病，结合家族史、地塞米松抑制试验和基因检测结果可鉴别。

3. 表观盐皮质激素增多综合征（apparent mineralocorticoid excess, AME）

分为原发性 AME 和继发性 AME 两类。前者为遗传病，通常由常染色体隐性方式遗传。由于编码 11β– 羟类固醇脱氢酶 2（11β–HSD2）的基因发生突变，引起该酶缺乏，使血液中浓度较高的皮质醇无法转变为不与盐皮质激素受体结合的皮质素，从而引起类似盐皮质激素增多的表现。该疾病多为儿童期起病的高血压伴低血钾，血浆 PRA、PAC 水平降低，完全表达的患者还可能有高尿钙、肾钙质沉着和肾功能不全。确诊该疾病依赖于基因检测。

继发性 AME 多见于长期摄入甘草或甘草类化合物可导致类似 AME 的表现，原因是甘草内类固醇甘草次酸能抑制 11β–HSD2 活性，引起皮质醇激活盐皮质激素受体的水平升高，导致高血压、低钾性碱中毒、低血浆 PRA 和 PAC。详细询问甘草摄入史，停用甘草 1～2 周上述症状即可恢复。

4. 库欣综合征

ACTH 依赖和非依赖的库欣综合征有肾上腺皮质激素分泌过多，皮质醇的分泌量超过了 11β–HSD2 的代谢能力，过度分泌的非醛固酮类盐皮质激素，高水平的 ACTH 抑制 11β–HSD2 的表达，以上导致高血压、低血钾、碱中毒，低血浆 PRA、正常或低血浆 PAC。结合血 ACTH、皮质醇水平，以及影像学结果可鉴别。

5. 先天性肾上腺皮质增生症

11β– 羟化酶和 17–α 羟化酶缺乏的先天性肾上腺皮质增生症表现为低肾素性高血压、低血钾和碱中毒，同时伴随性腺发育异常。实验室检查有高水平的血 ACTH 伴低水平的皮质醇。是由编码 11β– 强化酶的 CYP11B1 和编码 17–α 羟化酶的 CYP17 的单基因突变所致的常染色体隐性遗传的疾病。除了典型的盐皮质激素增多的表现，11β– 羟化酶缺乏症因雄激素合成增加，引起女性假两性畸形和男性性早熟，17–α 羟化酶缺乏症女性表现为青春第二性征不发育、原发性闭经，男性表现为假两性畸形，外生殖器女性化但无卵巢和子宫。

6. 家族性糖皮质激素抵抗

NR3C1 基因突变导致糖皮质激素受体对皮质醇敏感度降低，引起 ACTH 分泌反馈性增多，造成肾上腺皮质增生，临床特征为低肾素性高血压、低钾碱中毒和高雄激素血症，女性表现为多毛、月经紊乱、少数有假两性畸形，男性表现为性早熟。该病是一种单基因常染色体显性遗传病，虽然 ACTH 和皮质醇水平高，但节律存在，且无皮质醇增多的表现，基因检测是最准确的诊断方式，糖皮质激素治疗有效。

7. 妊娠加重型高血压

NR3C2 基因突变导致盐皮质激素受体活性增加的常染色体显性遗传病，使孕酮、螺内酯盐皮质激素拮抗性配体和不能激活盐皮质激素受体的皮质酮能够持续激活盐皮质激素受体，表现为早发低肾素性高血压、妊娠加重高血压和低钾血症。患有该病的孕妇很少合并水肿、尿蛋白和神经系统等子痫症状。本病中盐皮质激素受体拮抗药螺内酯和依普利酮使用禁忌，基因检测是可靠的确诊办法。

（十）Liddle 综合征的治疗

Liddle 综合征是远端肾小管 ENaC 的功能获得性突变所致，因此盐皮质激素受体拮抗药螺内酯和依普利酮治疗无效。Liddle 综合征的治疗主要依靠阿米洛利和氨苯蝶啶，这些药物是直接阻断 ENaC 并可纠正高血压和低血钾的保钾利尿药。阿米洛利治疗用量 5mg～10mg/d，氨苯蝶啶的治疗量为 50～100mg，每日 3 次，部分患者应用氨苯蝶啶后出现肌酐升高，停药后可恢复。年轻患者一般对 ENaC 阻滞药比较敏感。长期高血压及单用 ENaC 阻滞药不能有效控制血压者，可联合应用其他降压药，注意监测电解质。所有高血压患者均需限盐。

（十一）Liddle 综合征的遗传筛查和预后

Liddle 综合征是符合孟德尔遗传规律的常染色体隐性遗传疾病，可机会均等地传递给男女后代。该病属于可治疗性疾病，尽早筛查也有助于早期开展有效治疗。本病的预后取决于病因性质和诊断治疗是否及时。由于临床医师对该病认识不足，许多患者被误诊误治，年轻时即出现严重的心、脑、肾等靶器官损害，甚至猝死。病程较短的患者，长期药物治疗可控制病情，预后良好；病程长或已合并有靶器官损害者，联合其他降压药和综合治疗能改善预后。因此，早识别、早诊断、早治疗能极大改善疾病的预后。

（高　明　张力辉）

参考文献

[1] Besouw M, Kleta R, Bockenhauer D. Bartter and Gitelman syndromes: Questions of class[J]. Pediatr Nephrol, 2019.(2019-09-17)[2019-10-29]. https://doi.org/10.1007/s00467-019-04371-y.

[2] Cunha T, Heilberg IP. Bartter syndrome: causes, diagnosis, and treatment[J]. Int J Nephrol Renovasc Dis, 2018, 11:291-301.

[3] 彭晓艳 , 陈丽萌 . Gitelman 综合征 : 从病理生理到临床实践 [J]. 国际药学研究杂志 ,2017,44(02):157-160.

[4] Fulchiero R, Seo-Mayer P. Bartter Syndrome and Gitelman Syndrome[J]. Pediatr Clin North Am, 2019, 66(1):121-134.

[5] Blanchard A, Bockenhauer D, Bolignano D, et al. Gitelman syndrome: consensus and guidance from a Kidney Disease: Improving Global Outcomes (KDIGO) Controversies Conference[J]. Kidney Int, 2017, 91(1):24-33.

[6] Gitelman 综合征诊治专家共识协作组 . Gitelman 综合征诊治专家共识 [J]. 中华内科杂志 , 2017, 56(9):712-716.

[7] Palazzo v，Provenzano A，Becherucci FA,et a1. The genetic and clinical spectrum of a large cohort of patients with distal renal tubular acidosis [J].Kidney Int,2017,91(5):1243-1255.

[8] Dhayat NA,Gradwell MW，Pathare G,et al.Furosemide/Fludrocortisone Test and Clinical Parameters to Diagnose Incomplete Distal Renal Tubular Acidosis in Kidney Stone Formers[J].Clin J Am Soc Nephrol, 2017,12:1507.

[9] Palazzo V,Provenzano A,Becherucci F,et al.The genetic and clinical spectrum of a large cohort of patients with distal renal tubular acidosis[J].Kidney Int,2017, 91:1243.

[10] Alonso-Varela M,Gil-Peña H,Coto E,et al.Distal renal tubular acidosis.Clinical manifestations in patients with different underlying gene mutations[J].Pediatr Nephrol, 2018, 33:1523.

[11] Lopez-Garcia SC,Emma F,Walsh SB,et al.Treatment and long-term outcome in primary distal renal tubular acidosis[J].Nephrol Dial Transplant, 2019,34:981.

[12] MOhebbi N,wagner cA.Pathophysiology,diagnosis and treatment of inherited distal renal tubular acidosis[J]. J Nephrol, 2018,31(4):511-522.

[13] Moeller, H.B.; Rittig, S.; Fenton, R.A. Nephrogenic diabetes insipidus: Essential insights into the molecular background and potential therapies for treatment[J]. Endocr Rev, 2013, 34:278-301.

[14] Klein, J.D.; Wang, Y.; Blount, M.A.; Molina, P.A.; LaRocque, L.M.; Ruiz, J.A.; Sands, J.M. Metformin, an ampk activator, stimulates the phosphorylation of aquaporin 2 and urea transporter a1 in inner medullary collecting ducts[J]. Am J Physiol Ren Physiol, 2016,

310:F1008–F1012.

[15] Smith, E.; Janovick, J.A.; Bannister, T.D.; Shumate, J.; Scampavia, L.; Conn, P.M.; Spicer, T.P. Identifification of potential pharmacoperones capable of rescuing the functionality of misfolded asopressin 2 receptor involved in nephrogenic diabetes insipidus[J]. J Biomol Screen, 2016, 21: 824–831.

[16] Procino, G.; Carmosino, M.; Milano, S.; Dal Monte, M.; Schena, G.; Mastrodonato, M.; Gerbino, A.; Bagnoli, P.; Svelto, M. Beta3 adrenergic receptor in the kidney may be a new player in sympathetic regulation of renal function[J]. Kidney Int, 2016, 90: 555–567.

[17] Posada MM, Bacon JA, Schneck KB, et al. Prediction of renal transporter mediated drug- drug interactions for pemetrexed using physiologically based pharmacokinetic modeling[J]. Drug Metab Dispos, 2015, 43(3):325–334.

[18] Bonfrate, L.; Procino, G.; Wang, D.Q.; Svelto, M.; Portincasa, P. A novel therapeutic effect of statins on nephrogenic diabetes insipidus[J]. J Cell Mol Med, 2015, 19: 265–282.

[19] Procino G, Maiolo D, Barbieri C, et al. Fluvastatin increases aqp2 urine excretion in a dyslipidemic patient with nephrogenic diabetes insipidus: An in vivo and in vitro study[J]. J Diabetes Metab, 2014, 5: 408.

[20] Lu C, Pribanic S, Debonneville A, et al. The PY motif of ENaC, mutated in Liddle syndrome, regulates channel internalization, sorting and mobilization from subapical pool[J]. Traffic, 2007, 8(9): 1246–1264.

[21] Tetti M, Monticone S, Burrello J, et al. Liddle Syndrome: Review of the Literature and Description of a New Case[J]. Int J Mol Sci, 2018, 19(3) :812.

[22] Cui Y, Tong A, Jiang J, et al. Liddle syndrome: clinical and genetic profiles[J]. J Clin Hypertens (Greenwich), 2017, 19(5): 524–529.

[23] Hanukoglu I, Hanukoglu A. Epithelial sodium channel (ENaC) family: Phylogeny, structure- function, tissue distribution, and associated inherited diseases[J]. Gene, 2016, 579(2): 95–132.

[24] Liu K, Qin F, Sun X, et al. Analysis of the genes involved in Mendelian forms of low–renin hypertension in Chinese early–onset hypertensive patients[J]. J Hypertens, 2018, 36(3): 502–509.

[25] Wang L P, Yang K Q, Jiang X J, et al. Prevalence of Liddle Syndrome Among Young Hypertension Patients of Undetermined Cause in a Chinese Population[J]. J Clin Hypertens (Greenwich), 2015, 17(11): 902–907.

第 40 章

内分泌代谢疾病的肾脏表现

一、糖尿病肾脏疾病

（一）糖尿病肾脏疾病概况

糖尿病肾脏疾病（diabetic kidney diseases，DKD）是糖尿病主要的微血管并发症，是全世界终末期肾病（end-stage renal disease，ESRD）的主要原因之一。另外，糖尿病肾脏疾病还与心血管疾病密切相关。早期诊断，早期干预，预防及延缓 DKD 的发生发展，对提高患者生存率，改善生活质量，减少社会经济负担具有重大意义。

（二）糖尿病肾脏疾病的发病机制

DKD 的发病机制涉及多方面，包括遗传因素（DNA 甲基化、非编码 RNA、组蛋白转录后修饰）、氧化应激、自噬、代谢紊乱（晚期糖基化终末产物、多元醇通路的激活、蛋白激酶 C 激活）、血流动力学改变、炎症反应等诸多因素参与了 DKD 的发生和发展。

1. 遗传因素

研究报道多个基因如 ELOM1、MTHFR、ACEI/D、AGTR1、AFF3、APOL、CDCA7-Sp3 的突变或者多态性与 DKD 的发生发展密切相关表观遗传学也在 DKD 发病中发挥着重要作用。表观遗传机制包括 DNA 甲基化、组蛋白转录后修饰，以及非编码 RNA。这些机制可能与糖尿病患者的“代谢记忆”有关，表观遗传的变化绝大多数是可逆的，这点不同于遗传学，关于表观遗传学如何参与 DKD 的发生与进展见图 40-1。

(1) DNA 甲基化（DNA methylation）：是表观遗传学中非常重要的一种，它是指在 DNA 甲基化转移酶的作用下，在基因组 CpG 二核苷酸的胞嘧啶 5' 碳位共价键结合一个甲基基团，为 DNA 化学修饰的一种形式，能够在不改变 DNA 序列的前提下，改变遗传表现。甲基化水平在全基因组意义上与肾脏纤维化程度相关，与肾脏损伤和功能下降相关的甲基化探针聚集在肾脏调节区，并与基因表达变化相关。抑制 DNA 甲基化具有治疗 DKD 的潜能。

(2) 非编码 RNA（ncRNA）：microRNA（miRNA）是调控型 ncRNA 中的一种，又叫小分子 RNA，可调节其他基因的表达。与 DKD 相关的 miRNA，可以分成表达上调型和表达下调型。在表达上调

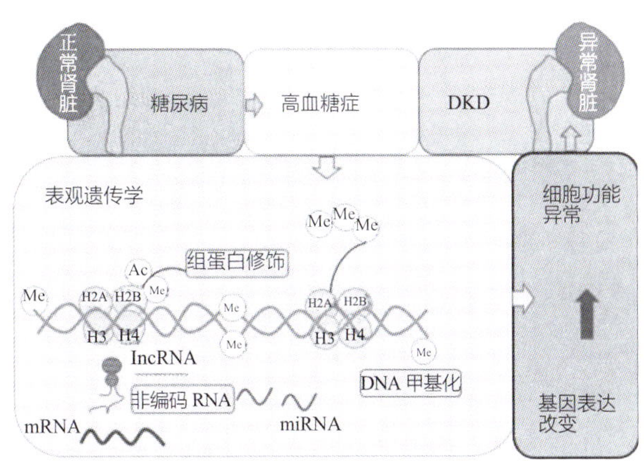

▲ 图 40-1 表观遗传学参与糖尿病肾脏病的发生与进展示意图

DKD. 糖尿病肾脏病

型中，miR-192研究相对较多，在DKD动物模型中，其肾脏组织中miR-192表达增加，而通过抑制miR-192表达（或敲除miR-192）可以减少蛋白尿的排出和肾纤维化程度。在表达下调型miRNA中，对miR-126的研究发现，DKD患者的miR-126表达水平显著降低。促进保护性miRNA的表达，抑制诱导DKD发展的miRNA的表达可作为今后治疗的靶点。

(3) 组蛋白修饰：组蛋白修饰是指组蛋白在相关酶作用下发生甲基化、磷酸化、乙酰化、泛素化、腺苷酸化、ADP核糖基化等修饰的过程，目前甲基化和去甲基化，乙酰化和去乙酰化，泛素化等在DKD的发病机制中均有较多研究。组蛋白去乙酰化酶（histone deacetylase，HDAC）是维持核小体中组蛋白乙酰化平衡的关键酶类之一，在调节基因转录中起重要作用。HDAC抑制药是一类新型的治疗DKD的药物，但HDAC种类众多，不同的HDAC具有不同的功能，因此，研究单个HDAC在DKD中的作用并开发特异性HDAC抑制药是很有必要的。

2. 氧化应激

氧化应激在DKD中起重要作用，氧化应激不仅可以引起肾小球硬化，更会影响肾小管的生理功能和结构，造成肾小管滤过失调导致白蛋白尿的产生和管状间质纤维化。活性氧类（reactive oxygen species，ROS）是由细胞在氧代谢过程中的酶和非酶氧化还原反应产生的含氧分子。正常情况下，ROS产生的量正常，维护细胞内环境的稳态，但在高血糖状态下，它们的浓度会急剧上升，导致氧化应激，而当氧化应激超过细胞清除ROS的能力时，就会引起细胞成分氧化损伤，损害细胞器功能，使血管通透性增加，足细胞破坏，细胞外基质沉积、降解减少，促进肾纤维化。

(1) 内质网应激：内质网负责新合成的分泌蛋白的折叠、钙的储存以及促凋亡和抗凋亡通路的信号传导。内质网蛋白负载与内质网折叠能力之间的不平衡将会导致内质网应激（endoplasmic reticulum stress，ERS）。当细胞处于内质网应激初期阶段时，未折叠蛋白质应答（unfdded protein response，UPR）尚能自行调整，以减轻对机体的损伤，但如果长期或严重的内质网应激情况下，可能致细胞凋亡。

(2) 线粒体：肾脏是人体排泄废物的器官，而一旦线粒体功能障碍，ATP产生减少，肾脏缺乏能量进行正常工作，肾功能便会丧失，因此线粒体参与了糖尿病肾病的发生发展。

3. 自噬

自噬是一个保守的细胞过程，通过溶酶体途径降解错误折叠的蛋白聚集物和受损的细胞器，降解和恢复细胞蛋白，重构细胞成分。在肥胖或糖尿病中，代谢功能障碍引起的细胞压力和营养过剩通过激活mTOR和减少AMPK及Sirt1来减弱自噬活动，因此，自噬与代谢相关疾病的发病机制有关。研究显示，在高糖诱导的足细胞损伤中，组氨酸通过调节pim1-p21-mTOR信号轴，发挥自噬激动药和凋亡抑制药的作用。

4. 代谢紊乱

(1) 晚期糖基化终末产物（advanced glycation end products，AGES）：肾脏是AGES清除的主要部位，过量的AGES会在肾小球基底膜、内皮细胞及足细胞中堆积，从而破坏肾小球毛细血管通透性和肾小球基底膜的正常结构，引起肾小球滤过屏障损伤，滤过增加，导致蛋白尿的产生且加速肾小球硬化。此外，这些AGES还可以通过参与调节各种细胞内事件，激活信号通路，比如激活PKC、MAPK和转录因子，继而调控其他生长因子和细胞因子如TGF-1的表达和释放，从而促进DKD的发展。

(2) 多元醇通路的激活：正常生理状况下，葡萄糖通过多元醇途径被NADPH依赖的醛糖还原酶还原为山梨醇，慢性高血糖条件下，多元醇途径活性增强，引起NADPH消耗增加和谷胱甘肽（GSH）减少，且NADH/NAD+比值增加，一氧化氮（NO）降低，从而细胞氧化还原改变，进而导致氧化应激。多元醇途径活性增强也引起山梨醇堆积，山梨醇转化为果糖，果糖通过果糖激酶代谢，消耗大量 ATP、进而细胞肿胀、氧化应激加强，细胞功能受损导致肾小球纤维化，促进 DKD 的发生。

(3) PKC 激活：蛋白激酶 C（protein kinase C，PKC）是多种同工酶组成的丝氨酸 / 苏氨酸蛋白激酶家族，不仅具有调节内皮细胞通透性、血管收缩性及细胞生长的作用，还参与了细胞的增殖、分化和凋亡。PKC 可通过多条途径激活，其中二酯酰甘油（diacylglycerol，DAG）是使 PKC 激活的核心胞内物质，可以作为第二信使，促进 PKC 细胞信号传导。PKC 激活后会以各种途径影响 NO、TGF-β、ECM、Ang Ⅱ、Na^+ 等，这些物质可以通过影响肾素 – 血管紧张素 – 醛固酮系统，进而影响下游一系列的病理生理变化，引起肾脏血流动力学的改变，肾小球及系膜增厚和通透性增加，从而参与了 DKD 的发生发展。

5. 血流动力学改变

以肾小球高压、高滤过、高灌注为表现的肾脏血流动力学改变在 DKD 的发生发展中发挥着重要的作用。高血糖可导致肾素 – 血管紧张素 – 醛固酮系统（renin–angiotensin–aldosterone system，RAAS）和内皮系统异常激活，引发 DKD 相关的病理生理改变。RAAS 系统的异常可引起血压升高而导致肾组织缺血缺氧，增强炎性因子的表达，引起单核巨噬细胞的浸润及间质成纤维细胞的增殖及分化，导致肾小球内皮细胞的损伤及小管间质的纤维化。

6. 炎症反应

炎症反应是 DKD 持续发展的关键因素，各种炎性因子，如 C 反应蛋白、单核趋化蛋白 1、白细胞介素 8、肿瘤坏死因子 α 等释放增多，促进巨噬细胞浸润，肾小管纤维化，最终导致肾小球硬化加速。已有证据表明高血糖环境可诱导巨噬细胞的聚集和活化，使肾小球免疫复合物沉积，增加趋化因子的产生。同时，巨噬细胞的聚集与肾小球硬化程度、血清肌酐水平、蛋白尿和间质纤维化密切相关。

（三）糖尿病肾脏疾病诊断

1. DKD 的诊断标准

糖尿病肾脏疾病（DKD）过去称为糖尿病肾病（diabetic nephropathy，DN）。2007 年美国肾脏病基金会（National Kidney Foundation，NKF）制订了肾脏病预后质量倡议（Kidney Disease Outcomes Quality Initiative，KDOQI），简称 NKF/KDOQI。该指南建议用 DKD 取代 DN。2012 年 NFK 定义慢性肾脏病（chronic kidney diseases，CKD）为肾脏结构或功能异常持续时间＞ 3 个月，且这种结构或功能的异常对健康有影响，其诊断标准见表 40–1。

由糖尿病引起的 CKD 称为糖尿病肾病（DKD），其诊断标准参考表 40–2，符合任何一项者可考虑为糖尿病肾病（适用于 1 型及 2 型糖尿病）。

DKD 通常是根据尿白蛋白 / 肌酐比值（UACR）增高或血肌酐（计算 eGFR）下降、同时排除其他 CKD 而做出的临床诊断。对于病因难以鉴别时，可行肾穿刺病理检查，病理诊断为 DKD 的金标准。GFR 是肾功能的体现，蛋白尿可反映肾损伤的程度。应对 eGFR 和 UACR 均进行监测，评估糖尿病患者 CKD 的进展程度，所有 T_2DM 患者每年至少进行一次 UACR 和 eGFR

表 40–1　慢性肾脏病诊断标准

肾损伤标志	(1) 白蛋白尿［AER ≥ 30mg/24h；UACR ≥ 30mg/g（或≥ 3mg/mmol）］； (2) 尿沉渣异常； (3) 肾小管相关病变； (4) 组织学异常； (5) 影像学所见结构异常； (6) 肾移植病史
GFR 下降	eGFR ＜ 60ml/（min · 1.73 m^2）

至少满足 1 项。AER. 尿白蛋白排泄率；UACR. 尿白蛋白肌酐比值；GFR. 肾小球滤过率

表 40–2　糖尿病肾病诊断标准

美国肾脏基金会肾脏病预后质量倡议（NKF–K/DOQI）指南标准	在大部分糖尿病患者中，出现以下任何一项者考虑其肾脏损伤是由糖尿病引起的： (1) 大量蛋白尿； (2) 糖尿病视网膜病变伴微量白蛋白尿； (3) 在 10 年以上糖尿病病程的 1 型糖尿病中出现微量白蛋白尿
中华医学会糖尿病学分会微血管并发症学组工作建议	(1) 大量蛋白尿； (2) 糖尿病视网膜病变伴任何一期慢性肾脏病； (3) 在 10 年以上糖尿病病程的 1 型糖尿病中出现微量白蛋白尿

评估，肾近端小管损伤和功能障碍可能在早期尿白蛋白排泄增加中起重要作用，肾小管损伤可能是 DKD 的主要病理改变，因此有条件时应同时进行肾小管蛋白监测。

2. DKD 的临床诊断研究新进展

(1) 尿白蛋白正常的糖尿病肾病（normoalbuminuric diabetic kidney disease，NADKD）：DKD 被定义为尿白蛋白 / 肌酐比值 UACR ＞ 30mg/g 和（或）肾小球滤过率受损［GFR ≤ 60ml/（min・1.73m^2）］。然而，部分肾功能下降患者的尿白蛋白正常，这称为尿白蛋白正常的糖尿病肾病，其患病率达 23.3%～56.6%。与有蛋白尿的 T_2DM 患者相比，NADKD 患者更有可能是老年人，NADKD 组的冠心病患病率比蛋白尿组冠心病患病率要高。因此，有学者提出了 NADKD 的诊断标准：①符合世界卫生组织（WHO）或美国糖尿病协会（ADA）最新糖尿病诊断标准；② eGFR ＜ 60ml/（min・1.73m^2）；③ 6 个月内至少 2 次尿蛋白排泄率（UAER）＜ 20g/min，随机尿蛋白＜ 17mg/L，UAER ＜ 30mg/24h（正常使用降压药），或 UACR ＜ 30mg/g；④排除其他继发性肾脏疾病。NADKD 发病机制尚未完全阐明，可能与年龄、血管硬化、吸烟、肾小管 – 间质损伤及血糖、药物干预等因素有关。

(2) DKD 诊断标志物：尿液细胞外囊泡（urinary extracellular vesicles，UEV）来源于整个泌尿生殖道的上皮细胞，其释放到尿液中，可作为肾功能障碍和结构损伤的生物标志物。因此，在包括足突细胞在内的肾单元的每个部分中，UEV 可能构成肾脏疾病的潜在生物标志物。最近一项研究首次报道了 MASP2、CALB1、S100A8 蛋白和 S100A9 蛋白在泌尿系 UEV 中的表达。这些分子可能参与了糖尿病患者的生理和病理变化，从而成为“微白蛋白尿前期”糖尿病患者潜在的生物标志物。

（四）糖尿病肾脏疾病的治疗

DKD 治疗的主要目标是防止微量白蛋白尿进展为大量白蛋白尿，并最终降低肾功能和相关的心脏疾病。此外，DKD 患者也更容易出现视网膜病变、神经病变和足溃疡，因此提高对这些并发症的警惕性很重要。这些干预措施包括一般治疗、控制血糖、控制血压、控制血脂等。

1. 一般治疗

一般治疗包括饮食治疗和运动治疗。首先，钠的摄入减少有助于更好地控制患者的血压，指南推荐 DKD 患者钠盐摄入＜ 6g/d，这就要求 DKD 患者不仅要限制烹饪用盐的量，也要注意避免含盐量高的食物，比如腌制食品。其次，指南指出 DKD 患者应合理摄入蛋白质，每日应为 0.8g/kg，因为还没有充分的研究证明低蛋白饮食可进一步获益，因此不需要行低蛋白饮食。最后，DKD 患者需要适当运动，指南推荐患者可每周行 5 次，每次 30min 与心肺功能相匹配的运动。对于 BMI 判断肥胖的患者，需要通过合理饮食，增加运动，使体重下降至少 7%。吸烟是 2 型糖尿病肾病进展的重要因素，单一戒烟可使肾病进展的危险性下降 30%。

2. 血糖控制

糖尿病的治疗是以降低血糖为基础的，过低的血糖值容易导致低血糖，风险较大，故《2 型糖尿病合并慢性肾脏病患者口服降糖药治疗中国专家共识（2019 年更新版）》指出需对 DKD 患者 HbA1c 目标值进行分层管理。DKD 1～3a 期患者，HbA1c 目标值应控制在 7.0%；DKD 3b～5 期患者出现以下任意一条，HbA1c 应控制在≤ 8.5%：①低血糖风险高；②依从性不佳；③预期寿命较短；④合并心血管疾病；⑤已存在微血管并发症。而无危险因素者，若病程≥ 10 年，HbA1c 应控制在≤ 8.0%；若病程＜ 10 年则 HbA1c 应控制在≤ 7.5%；否则 HbA1c 应控制在＜ 7.0%。

选药原则：目前降血糖的方法有口服降糖药和胰岛素两种方法，降血糖药物包括双胍类、促胰岛素分泌剂、噻唑烷二酮类、α- 葡萄糖苷酶抑制药、GLP-1 受体激动药、二肽基肽酶Ⅳ（dipeptidyl peptidase Ⅳ，DPP-4）抑制药、钠 - 葡萄糖协同转运蛋白 2 抑制药（sodium-glucose cotransporter 2，SGLT-2）和胰岛素。各类药物的药代动力学存在明显差异，因此降糖药物选择应考虑多方面因素，例如药物代谢途径、肾脏保护作用等，并且结合患者肾功能情况进行个体化选择，从而保证有效降糖的同时不增加低血糖风险。

① 二甲双胍：T_2DM 降血糖的药物首选二甲双胍，若无禁忌证，二甲双胍应一直保留在糖尿病的治疗方案中。二甲双胍经过肝脏代谢，本身不影响肾功能，但患者高血糖合并肾功能不全时，二甲双胍会在体内蓄积，从而引起乳酸酸中毒。由于二甲双胍主要经肾小管排泄，因此临床用药时需根据患者 eGFR 情况决定二甲双胍如何使用。中国《二甲双胍临床应用专家共识（2018 年版）》提出 eGFR 为 45～59ml/（min・1.73m^2）需调整剂量，eGFR ＜ 45ml/（min・1.73m^2）禁用。对于 eGFR ＞ 60ml/（min・1.73m^2）患者造影前或检查时停用二甲双胍，在检查完至少 48h 且复查肾功能无恶化后可继续用药；对于 eGFR 为 45～59ml/（min・1.73m^2）患者，使用造影剂或全身麻醉术前 48h 应暂时停用二甲双胍，之后还需停药 48～72h，复查肾功能无恶化后可继续用药。在严重感染、急性心力衰竭、呼吸衰竭、急性肾损伤等应激状态时二甲双胍应停用。此外，蛋白尿不是二甲双胍使用的禁忌证。

② 胰岛素促分泌剂：主要包括磺脲类药物和格列奈类药物。磺脲类药物主要是通过刺激胰岛 β 细胞分泌胰岛素而降低血糖。由于促进胰岛素分泌，低血糖风险增加，故用药时应加强血糖监测，尤其是在老年患者和肝、肾功能不全者。多数情况下，大部分磺脲类药物在 CKD 1～2 期无须调整剂量，3 期应减量，4～5 期应禁用。格列奈类药物作用机制是刺激胰岛素的早时相分泌，主要是降低餐后血糖，因此此类药物需在餐前即刻服用，适用于餐后血糖高的患者。虽然其也有低血糖的不良反应，但风险和程度较磺脲类药物轻，且可在肾功能不全的患者中使用。

③ 噻唑烷二酮类（TZD）：主要包括罗格列酮和吡格列酮，其药理学机制是通过加强靶细胞对胰岛素作用的敏感性从而达到降低血糖的目的。它的不良反应是体重增加和水肿，与胰岛素促分泌剂不同的是，其单独使用时不会导致低血糖，但与胰岛素或胰岛素促泌剂联合使用时可增加低血糖发生的风险。罗格列酮、吡格列酮肾功能下降的患者无须调整剂量。TZD 可增加心力衰竭风险，对于纽约心脏学会标准心功能Ⅲ～Ⅳ患者应禁用。

④ α- 葡萄糖苷酶抑制药：包括阿卡波糖，伏格列波糖和米格列醇。主要通过抑制碳水化合物在小肠上部的吸收而降低餐后血糖，因此适用于以碳水化合物为主要食物成分和餐后血糖升高的患者。α- 葡萄糖苷酶抑制药口服后被胃肠道吸收少于 1%，因此可认为对肾功能无影响。然而随着肾功能降低，α- 葡萄糖苷酶抑制药及其代谢产物的血药浓度明显增加，eGFR ＜ 30ml/（min・1.73m^2）患者应慎用伏格列波糖，

eGFR ＜ 25ml/（min·1.73m^2）患者禁用阿卡波糖。

⑤ GLP-1 受体激动药：GLP-1 受体激动药代表药物有利拉鲁肽、艾塞那肽、利司那肽、度拉糖肽等。该类药物以葡萄糖浓度依赖性方式增强胰岛素分泌、抑制胰高血糖素分泌，并能延缓胃排空，通过中枢性的食欲抑制来减少进食量等降低血糖。GLP-1 及其受体介导的肾脏信号通路对肾内环境稳定具有重要作用，GLP-1 受体的刺激可调节心房钠尿肽（ANP）和肾素 – 血管紧张素系统（RAS），这是 GLP-1 介导肾脏保护的两种可能的途径。

⑥ DPP-4 抑制药：DDP-4 抑制药代表药物有利格列汀、西格列汀、沙格列汀、维格列汀及阿格列汀等。DPP-4 抑制药可抑制 DPP-4 酶，减少 GLP-1 失活，增加 GLP-1 在体内的水平，恢复 GLP-1 信号通路。在已经上市的 DPP-4 抑制药中，利格列汀是唯一主要以原形通过肠肝系统排泄，因其肾排泄低于给药剂量的 5%，所以具有 CKD1-5 期患者无须调整剂量的优势。CARMELINA 结果证实利格列汀在处于各种不同肾功能阶段的人群中均可以安全使用。

⑦ SGLT2 抑制药：SGLT2 抑制药代表药物有恩格列净、卡格列净、达格列净、依格列净、鲁格列净等。该类药物除了能通过抑制 SGLT2 增加葡萄糖从尿液中排泄，从而降低血糖外，还具有降低血压、减轻体重、降低血浆尿酸水平的作用，从而达到降低终末期肾病、肾脏或心血管死亡风险作用。恩格列净经尿液（54.4%）和粪便（41.2%）消除，eGFR ＜ 45ml/（min · 1.73m^2）禁用。卡格列净经粪便（51.7%）和经尿液（33%）排泄，eGFR ≥ 60ml/（min · 1.73m^2）时，剂量为 100mg，每日一次，需要额外血糖控制的患者，剂量可增加至 300mg，每日一次；30ml/（min·1.73m^2）≤ eGFR ＜ 60ml/（min · 1.73m^2）时，剂量为 100mg，每日一次。eGFR ＜ 30ml/（min·1.73m^2）时，不建议起始，但尿蛋白含量＞ 300mg/d 的患者可以继续 100mg 每日一次治疗，以降低 ESKD、血清肌酐倍增、CV 死亡和心衰住院的风险；透析患者禁止使用。达格列净主要经肾脏清除，当患者 eGFR ≥ 45ml/（min · 1.73m^2）时，无须调整剂量，当患者 eGFR 30～45ml/（min · 1.73m^2）时，不建议使用。

⑧ 胰岛素：CKD 3b～5 期患者宜采用胰岛素治疗。胰岛素种类繁多，临床上需根据患者具体情况，选用不同的胰岛素治疗。目前还没有确切的研究表明胰岛素治疗可获得降糖之外的肾脏获益。

3. 血压控制

控制高血压是降低慢性肾病进展风险和降低心血管风险的基础。2019 年中国糖尿病肾脏疾病防治指南指出对 DKD 患者，血压一般目标应在 130/80mmHg 以下，以达到最佳的肾脏和心血管保护作用。

(1) 肾素 – 血管紧张素系统抑制药（renin-angiotensin system inhibitor，RAS 抑制药）：包括血管紧张素转化酶抑制药（angiotensin-converting-enzyme inhibitor，ACEI）和血管紧张素受体拮抗药（angiotensin receptor blocker，ARB），AECI/ARB 因其不仅减少心血管事件，而且延缓蛋白尿进展，对伴高血压且 UACR30～300mg/g 的糖尿病患者，推荐首选 ACEI 或 ARB 类药物治疗。ACEI/ARB 治疗期间应定期随访 UACR、血清肌酐、血钾水平，此外，建议用药初期 2 个月，每 1～2 周监测血肌酐和血钾，若无异常，可适当延长监测时间；但如果在此期间，血清肌酐升高幅度＞ 30%，常提示肾缺血，应停用该类药物；若出现高钾血症，也应及时停用该类药物并予以治疗。需要注意的是，ACEI/ARB 禁用于伴有双侧肾动脉狭窄的患者。在术前或腹泻期间应暂时停用 RAS 抑制药，这可能有助于防止急性肾损伤的发生和发展。ACEI 和 ARB 对 DKD 患者治疗效果哪个更好，目前尚无研究报道，普遍认为他们可以互换使用。但不推荐 ACEI 和 ARB 药物合用，两者合用明显增加高血钾和急性肾损伤等不良反应的发生率。

(2) 盐皮质激素受体拮抗药（mineralocorticoid receptor antagonist，MRA）：代表药物有螺内酯和依普利酮。迄今为止，所有关于甾体类 MRA 治疗 DKD 的研究都显示出血清钾的增加，这是甾体类 MRA 的主要问题，因此，没有一项研究超过 1 年。然而，新的非甾体 MRA 研究，finerenone 和 esaxerenone 显示患者发生高钾血症的可能性较低。已有的研究表明 finerenone 不仅可以显著降低脑利钠肽水平，在减少蛋白尿方面同样有效。finerenone 与螺内酯相比，接受治疗的所有患者中，肾衰竭恶化和高钾血症的发生率较低。

4. 血脂控制

多项临床研究结果证实，血脂代谢异常在 DKD 的病理生理过程中起着重要作用，适当控制脂质水平可显著改善 DKD 的预后。高胆固醇血症可影响胰岛 β 细胞功能，也可使低密度脂蛋白胆固醇糖基化加重肾毒性。指南推荐 DKD 患者血脂治疗目标，包括有动脉粥样硬化性心血管疾病病史或 eGFR < 60ml/（min · 1.73m^2）等极高危患者，LDL-C 水平应< 1.8mmol/L，其他患者应< 2.6mmol/L。

(1) 他汀类药物：他汀类药物包括阿托伐他汀、辛伐他汀、氟伐他汀和瑞舒伐他等。指南指出他汀对肾功能无不良影响，在患者可耐受的前提下，推荐 DKD 患者接受他汀治疗，但需结合 DKD 患者的肾脏功能情况决定不同他汀类药物的使用剂量。若患者肾功能处于 CKD 1～3 期，他汀类药物的使用不必要减量；处于 CKD 4～5 期，阿托伐他汀可不减量，辛伐他汀应减量，而瑞舒伐他汀、氟伐他汀、普伐他汀均应谨慎使用。未使用他汀的透析患者不推荐使用他汀治疗，但已开始他汀治疗便可继续使用，除非出现不良反应。在肾功能进行性减退或 eGFR < 30ml/（min · 1.73m^2）时，使用他汀类药物易导致糖尿病患者发生肌病，并且他汀剂量越大，发生风险越高，故此类患者应避免大剂量使用。

(2) 利拉鲁肽：最近一项研究通过建立 DKD 大鼠模型评价利拉格鲁肽的降脂作用，发现利拉鲁肽通过增加 AMPK 磷酸化，降低了与脂质合成相关的关键蛋白的表达，增加了与脂质分解相关的关键蛋白的表达，从而减少了 DKD 大鼠的肾异位脂质沉积。

5. 其他药物

内皮素 -1A 受体负责介导血管收缩和储钠作用，因此内皮素 -1A 受体拮抗药已被开发用于降低血压、肾小球高血压和与 DKD 相关的蛋白尿，它的代表药物为阿曲生坦。研究表明阿曲生坦联合 ACEI/ARB 治疗能显著减少蛋白尿，但是会增加体液潴留和充血性心力衰竭等不良反应发生的风险。

（五）总结和展望

DKD 发病机制极其复杂，尽管已经有大量研究报道，但其发病机制还未能充分阐明。DKD 是遗传和环境因素的共同作用下发生的疾病，近几年关于基因和内质网应激是研究的热点和难点。其他靶点或药物方面，非甾体类盐皮质激素受体阻断药、卵泡刺激素等均有研究表明可降低蛋白尿水平，可能会成为改善 DKD 的治疗靶点。鉴于 DKD 是世界范围内的重大公共健康问题的治疗药物正在开发和正在进行临床试验。然而，在临床试验中新药的失败率超过 90%，只有少数这些疗法可突破三期试验。DKD 介入临床试验的常见主要终点为蛋白尿和 GFR，但由于缺乏有效性或安全性，大多数此类干预在临床试验阶段均失败，这也是未来研究糖尿病肾脏疾病新药物的一个重大方向。

（秦映芬　林　楚）

二、高血压性肾损害

（一）概况

高血压病是临床常见病、多发病。原发性高血压是指无明显原因（包括心、血管、肾、内分泌、中枢神经系统等疾病）而发生的血压过高。高血压持续进展引起全身小动脉病变，肾小球入球小动脉硬化，肾实质缺血。持续高血压致肾小球囊内压升高，肾小球纤维化萎缩，最终导致肾衰竭，恶性高血压时，入球小动脉和小叶间动脉发生增殖性内膜炎及纤维素样坏死，患者短期内出现肾衰竭。高血压肾病占老年人慢性肾功能不全发病原因的第一位。许多高血压肾病患者早期并无肾脏损害的临床表现，因此未能引起高度重视，一旦出现临床表现或常规检测发现异常时，肾脏病变已达相当的程度。

（二）流行病学

高血压会随着病程进展引起多个脏器损害，而肾脏亦是由高血压造成继发性损害的靶器官之一。有研究显示，大约 18% 的高血压患者最后会发生肾功能不全。同时随着原发性高血压发病率的明显上升，由高血压导致终末期肾病（end-stage renal disease，ESRD）的发病率亦在增加。

（三）发病机制

高血压肾损害是多种因素相互作用的结果，其病理表现主要为肾小球、肾小管的缺血性改变。因此把高血压肾损害的发生机制分为肾脏缺血导致的连锁反应和非肾脏缺血因素。

1. 肾脏缺血导致的连锁反应

原发性高血压早期，肾脏首先出现肾小动脉痉挛收缩，随着高血压病程的延长，叶间动脉、小叶间动脉、弓形动脉、入球小动脉发生血管重构，表现为肾小动脉硬化及玻璃样变。平滑肌细胞增生，管腔狭窄，当管腔狭窄到一定程度后，肾脏血流量减少，出现肾脏缺血。同时高血压使得肾小球血管内皮细胞损伤、足细胞脱落。肾血管内皮细胞损伤可使抗原暴露，出现自身免疫反应，形成复合物沉积出现肾脏损害。足细胞脱落后，血管基底膜裸露，足突与肾小球囊壁粘连，启动肾小球硬化；足细胞脱落使得肾小球滤过膜屏障作用减退，大量蛋白渗漏，毛细血管襻透明样变性，加重肾小球硬化；同时足细胞受刺激后发生上皮－间充质细胞转分化（epithelial mesenchymal transdifferentiation，EMT），诱导肾间质纤维化。 高血压导致的肾脏缺血使得肾素－血管紧张素－醛固酮系统（RAAS）激活，肾素促使血管紧张素Ⅱ及醛固酮分泌增多，在高血压肾损害中发挥重要作用。血管紧张素Ⅱ直接作用于肾血管平滑肌细胞，导致出球及入球动脉收缩，肾小球压力进一步升高，血流量减少，加重肾脏缺血。血管紧张素Ⅱ诱导系膜细胞增生，产生 TGF-β，使得细胞外基质大量聚集在系膜区导致肾小球硬化；它还可诱导肾小管上皮细胞分化为 α 平滑肌肌动蛋白阳性的肌成纤维细胞，使得肾间质纤维化。血管紧张素Ⅱ还可促进平滑肌细胞膜上的还原型辅酶Ⅱ（NADPH）氧化酶活性增高使得活性氧（ROS）生成增加，激活氧化应激 ROS 使舒血管活性物质一氧化氮（NO）灭活加速，利用度降低，血管内皮舒张功能受损，血管内皮通透性增加，白细胞黏附增加，可降解肾小球基底膜而使肾小球损伤。ROS 与细胞内 NF-κB 结合使得促纤维化因子生成；ROS 使脂质氧化，致使血管重塑造成肾损害。血管紧张素Ⅱ刺激内皮素 -1（endothelin-1，ET-1）合成可使肾皮质、髓质血管收缩、基质过度增生出现肾缺血加重；ET-1 也可促进炎性反应和纤维化。血管紧张素Ⅱ刺激醛固酮产生，醛固酮通过 NADPH 氧化酶途径促氧化，产生氧化应激引起肾损害；通过 NF-κB 激活 TGF-β，参与肾脏炎性及纤维化反应，醛固酮本身亦可引起肾小动脉硬化，是导致肾损害的独立危险因素。

2. 非肾脏缺血因素

(1) 基因的作用：一些研究提示高血压肾损害与遗传基因有一定关系。张琪等研究发现醛固酮合成酶基因 -344C/T 多态性与原发性高血压早期肾损害有关。

(2) miRNA 的作用：微小 RNA（miRNA）是在真核生物中发现的一类内源性非编码单链 RNA。近年有较多针对 miRNA 的研究，发现 miRNA429、miRNA200a、miRNA200b、miRNA192、miRNA205、miRNA21 等在高血压肾损害患者肾组织内含量较高，且其升高水平与肾损害严重程度呈正相关，考虑其在高血压肾损害中有调控作用，导致肾脏纤维化及肾功能减退。

(3) CD40 的作用：CD40 是肿瘤坏死因子受体家族的成员，对 CD40 在高血压肾损害中的研究显示其在缺血性肾病中与肾病进展有关。CD40 突变对肾脏有保护作用，它是独立于血压以外，影响肾脏纤维化和尿蛋白的因素。

(4) 其他因素的作用：近年研究发现铁因诱导氧化应激，催化高活性活化氧形成，引起组织及细胞损伤，而参与高血压肾损害的病理过程，限制铁摄入后尿蛋白、肌酐比明显降低，可减轻肾损害。其他如种族、糖尿病、胰岛素抵抗、出生时低体重、是否有潜在肾病、吸烟、饮酒等都可影响高血压肾损害。

（四）病理改变

临床上将高血压性肾病常分为良性小动脉性肾硬化和恶性小动脉性肾硬化两种。

1. 良性小动脉性肾硬化

良性小动脉性肾硬化的病理改变以广泛肾小球入球小动脉透明变性和小叶间动脉肌内膜增厚为特征。随着血管壁增厚，管腔狭窄发展，肾小球和肾小管呈缺血性改变。肾小球毛细血管皱缩、系膜基质增加、球囊壁增厚，最终导致萎缩和硬化。肾小管病变先于肾小球，呈混浊肿胀，基底膜增厚，最终形成肾小管萎缩，间质纤维化。正常的肾单位代偿性肥大，肾脏外观呈细颗粒状萎缩肾。小叶间动脉和入球小动脉玻璃样变往往是原发性高血压患者肾病理切片中仅有的发现（肾小球和肾小管正常），所以它可能代表高血压肾损害的最早表现。

2. 恶性小动脉性肾硬化

恶性小动脉性肾硬化是由恶性高血压所致的严重肾损害。恶性高血压可发生在任何高血压的基础上，多数由难以控制或被忽略的原发性高血压演变而来，目前临床已少见。病理改变：①血管病变，主要是肌内膜增生和纤维素样坏死。肌内膜增生与高血压的严重程度和时间呈平行关系，最后导致管腔狭窄，小血管内膜增殖，呈洋葱皮样断面，此改变常常为不可逆。纤维素样坏死是由于小血管被过度牵拉部位的内皮受损、血栓形成所致。这种改变在肾血管床最明显，常使肾功能迅速恶化。②肾脏病理改变，部分肾小球节段性纤维素样坏死，小血栓及新月体形成。部分肾小球呈缺血性皱缩。最终导致肾小球硬化，肾小管萎缩及肾间质纤维化，肾脏外观呈蚤咬状出血大肾脏。

（五）病理生理

原发性高血压肾损害分 3 个阶段。

第一阶段（早期）：血压轻度升高但不稳定；肾血流量（renal blood flow，RBF）和肾小球滤过率（glomerular filtration rate，GFR）均增加，盐负荷后有钠利尿现象。肾小动脉壁可出现不规则的灶状玻璃样物质沉积，肾小球一般正常。

第二阶段（中期）：血压持续稳定升高，但舒张压≤ 110mmHg；RBF 有一定程度的降低，肾小管对缺血敏感，可能出现轻度损伤，表现为尿中 N- 乙酰 -P 葡萄糖苷酶（NAG）、微球蛋白排出增加；GFR 一般正常，滤过分数增加。肾小动脉有普遍的玻璃样变，小叶间动脉出现中层肥厚和纤维化，但内径并未缩小，肾小球和肾小管可以有轻度缺血性变化：局限性毛细血管壁增后和毛细血管襻皱缩，局灶性小管萎缩、基底膜增厚、分裂。

第三阶段（晚期）：舒张压明显升高＞110mmHg；RBF 继续减少，开始时出球小动脉收缩、张力增加，GFR 和球内毛细血管静水压尚能维持，以后 GFR 开始下降。肾小动脉壁明显增厚，管腔狭窄，肾小球有程度不等的缺血性病理改变甚至整个硬化，硬化的和正常或代偿肥大的肾小球交叉存在，肾小管萎缩，间质纤维化。

（六）临床表现

高血压肾损害发病隐匿，在肾脏发生损害早期多数患者并无特异性临床症状，因此未能引起重视。首发的临床症状可能是夜尿增多，尿检异常，如尿比重降低、尿渗透压下降，这反映肾小管已发生了缺血性病变，尿浓缩功能开始减退。继之出现蛋白尿，表示肾小球已发生病变。蛋白尿的程度一般是轻至中度（+++），24h 定量一般≤1.5～2g，但亦有大量蛋白尿的报告，其原因可能是代偿肥大的肾小球灌注，高滤过状态，毛细血管内压亦升高，甚至已发展至继发性局灶节段性硬化。尿沉渣镜检有形成分（红细胞、白细胞、透明和颗粒管型）很少。个别患者可因肾小球毛细血管破裂而发生短暂性肉眼血尿。原发性高血压晚期或严重高血压时，可造成肾单位不可逆的组织学损伤和功能的丧失，随着病情进一步进展，最终可能出现慢性肾衰竭的一系列临床表现。

原发性高血压引起的其他靶器官损害，主要是心和脑。心脏并发症最常见的是高血压性左心室肥厚，心力衰竭等。脑出血、脑梗死等脑血管意外在我国原发性高血压死亡原因中占首位。

（七）辅助检查

尿素、肌酐是肾功能的常规检测指标，但其敏感性差，GFR 下降 50% 以下才有升高，且受饮食、年龄、体重影响较大，尤其是中老年人，肌肉含量随增龄降低，内生肌酐绝对数量不足，所以 GFR 下降但肌酐却可能正常，不能早期发现高血压肾损害。近年来发现以下指标能够反映高血压早期肾损害。

1. 肾小球功能减退的指标

(1) 肾小球滤过率：GFR 是衡量肾功能的金标准。早期经典的菊酚清除率、双血浆法测 GFR 由于检测烦琐、价格昂贵等因素制约不能为临床常规使用。公式法所计算的 eGFR 虽较常规使用，但公式选择上有一定要求。目前 ^{99}mTc-DTPA 肾动态显像（Gates 法）测定 GFR 应用较广。^{99}mTc-DTPA 是一种几乎全部被肾小球滤过而不被肾小管吸收和分泌的放射性物质，利用 Gates 法能准确反映肾小球滤过率（GFR）。

(2) 血清胱抑素 C：血清胱抑素 C 为低分子量蛋白质，由有核细胞分泌，其突出特点为肾小管无分泌，仅在肾小球滤过，在近曲小管被重吸收及代谢，不会重新入血，不受饮食、年龄等影响，所以是评价肾小球功能最好的指标。且肾小球轻微损伤，血清胱抑素 C 即升高，升高幅度与损伤程度呈正相关。

(3) 尿微量白蛋白：尿微量白蛋白为带有负电荷的大分子蛋白，当肾小球基底膜受损，尿中含量升高。目前尿微量白蛋白已被认为是识别高血压早期肾损害的敏感可靠指标，且与高血压患者心血管疾病发病率及死亡率有关，但目前因其标本收集烦琐，常用随机尿微量白蛋白 / 尿肌酐（UACR）替代。

(4) 尿足细胞标志蛋白水平：足细胞是特化的肾小球脏层上皮细胞，受损后脱落至肾小囊中，随尿液排出，它的出现提示肾小球滤过膜受损、有肾小球硬化。尿足细胞标志蛋白（PCX）是最有特异性的标志蛋白，只存在于足细胞上。

2. 肾小管功能减退指标

(1) 尿 α_1 微球蛋白和尿 β_2 微球蛋白：尿 α_1 微球蛋白和尿 β_2 微球蛋白都经肾小球滤过，近曲小管重吸收，当缺血等引起肾小管损害时，由于它们滤过速度远超过肾小球重吸收速度，尿中含量升高，且 α_1 微球蛋白不受尿液酸碱度等影响，更能敏感反映肾小管早期损害。

(2) 尿视黄醇结合蛋白：正常血浆中的尿视黄醇结合蛋白（RBP）多数是结合状态，不能被肾小球滤出，游离状态的 RBP 在肾近曲小管被重吸收及代谢，尿中含量甚微，当滤过膜及肾小管受损，尿中 RBP 升高。人体内 RBP 有 3 种形式，包括 RBP、RBP1、RBP2，引起肾功能不全主要为 RBP2 较多，尿 RBP 可反映高血压早期肾损害。

(3) 尿 N- 乙酰 -D- 氨基葡萄糖苷酶：尿 N- 乙酰 -D- 氨基葡萄糖苷酶（NAG）为溶酶体水解酶，在肾脏合成及储存，尤其在肾脏近端小管含量丰富。NAG 有多种同工酶，肾损害主要为 NAG-B 同工酶升高。NAG 正常不被肾小球滤过，尿中含量极少，当肾小管损害后尿中 NAG 含量升高，是反映肾小管功能受损的指标。有研究发现其在高血压早期肾损害中的阳性率为 98.1%，且可作为估计病情及观察疗效的指标，当病情好转，含量下降。

(4) 尿中性粒细胞明胶酶相关载脂蛋白（NGAL）：NGAL 是分子量小的分泌性蛋白，它在肾近曲小管上皮细胞受损后大量分泌，使得肾小管间质中的中性粒细胞凋亡，从而保护肾组织不受炎性细胞破坏；同时诱导肾间充质细胞向肾小管上皮细胞转化，使得肾小管上皮细胞再生从而保护肾脏功能。

(5) 尿肾损伤分子 -1：尿肾损伤分子 -1（KIM-1）是受损近曲小管上皮细胞的黏附分子，KIM-1 参与肾脏损伤和修复，作为早期肾损伤标志物敏感性和特异性较高。它的特点为在正常肾组织不表达，在损伤的肾小管上皮细胞持续存在，直到恢复后才消失。

3. 肾血管内皮细胞损伤的指标

血清 TGF-β_1 被认为是促肾脏纤维化的主要物质。有文献提示高血压患者 TGF-β_1 明显升高，与蛋白排泄率相关，测定其水平可发现高血压早期肾损害，也可监测病情评估疗效。

4. 肾血流动力学指标

(1) 双肾 CT 灌注扫描：CT 灌注成像是通过获得血流灌注、对比剂平均通过时间和对比剂峰值时间来评价组织局部血流动力学的变化情况。王艳等对高血压患者进行肾血流检测比较，发现肾皮质血流量减少，皮质及髓质对比剂平均通过时间延长，血流量与 GFR 呈正相关，对比剂平均通过时间、肾脏强化 CT 值上升时间与 GFR 呈负相关。该结果也说明高血压早期出现皮质血流循环不均匀，符合高血压肾损害病理。

(2) 肾动脉彩色多普勒血流成像：因为高血压早期肾脏病变初始为肾血管收缩，使用肾动脉彩色多普勒血流成像（CDFI）测定阻力指数（RI）可以早期发现高血压肾损害。研究提示叶间动脉在肾脏各级动脉中敏感度最高，说明早期肾损害的起始在肾微小血管，血管阻力增加，顺应性下降，出现肾脏动脉血流动力学异常，这也正是临床常检测叶间动脉 RI 原因。

5. 其他指标

(1) 脂联素：近年来有关脂联素（ADPN）与高血压肾损害的关系研究较多。一些研究发现高血压患者血清 ADPN 降低，其中伴肾损害患者 ADPN 水平显著降低，ADPN 水平随着收缩压、舒张压、平均动脉压水平增高而降低，呈负相关。

(2) 神经肽 Y：研究发现高血压肾损害患者血浆神经肽 Y（NPY）明显升高，NPY 是一种血管活性肽，其在肾脏代谢，当肾功能受损，血浆 NPY 水平升高。

从上述检测指标可以看出，高血压早期肾损害最早是单一检测总体肾功能，之后发展到检测肾小球、肾小管、内皮细胞的功能同时评价有无相关损害，目前更多的是在上述检测的基础上联合影像学采用无创检查方法检查肾血流动力学情况，目的是希望从多方面衡量及评价肾损害，可见高血压早期肾损害检测指标的发展趋势是不断全面深入发展的，这也为今后的治疗提供方和靶点。

（八）诊断标准

1. 临床诊断

(1) 必需的条件：①为原发性高血压；②出现尿蛋白前一般已有5年以上的持续性高血压；③有持续性蛋白尿（一般为轻、中度），镜检有形成分少；④有视网膜动脉硬化或动脉硬化性视网膜改变；⑤除外各种原发性肾脏疾病；⑥除外其他继发性肾脏疾病。

(2) 辅助诊断条件：①年龄在40—50岁以上；②有高血压性左心肥厚、冠心病、心力衰竭病史；③有脑动脉硬化和（或）脑血管意外病史；④血尿酸升高；⑤肾小管功能损害先于肾小球功能损害；⑥病程进展缓慢。

2. 病理诊断

可作肾活检。但高血压和小动脉硬化，肾穿刺容易出血，需加以注意（尤其老年患者）。

（九）鉴别诊断

1. 过敏性紫癜性肾炎

过敏性紫癜性肾炎往往具有肾病综合征的表现形式，与原发性肾病综合征易混淆。过敏性紫癜性肾炎一般有过敏性紫癜的病史及过敏性紫斑或皮疹，镜检镜下血尿明显，过敏性紫癜性肾炎的临床经过不一，重者迅速发展成肾衰竭，轻者自愈。肾活检可发现小血管炎，这一点具有一定的特征性，对激素治疗效果不佳。

2. 糖尿病肾病

糖尿病肾病临床表现与原发性肾病综合征非常相似，但糖尿病肾病者多见于成年。有糖尿病病史及血糖、尿糖、糖耐量异常，同时眼底多有微血管瘤。激素治疗效果差，多伴有持续性不同程度高血压和肾功能损害，尿红细胞多不增加。

3. 慢性肾脏病

慢性肾脏病早期均有明显的肾脏病变的临床表现，在病程的中后期出现高血压。肾穿刺病理检查有助于诊断慢性肾小球肾炎，多次尿细菌培养和静脉肾盂造影对诊断慢性肾盂肾炎有价值。

4. 肾血管疾病

肾动脉狭窄是继发性高血压的常见原因之一。高血压特点为病程短，为进展性或难治性高血压，舒张压升高明显（> 110mmHg），腹部或肋脊角连续性或收缩期杂音，血浆肾素活性增高，双侧肾脏大小不等（长径相差> 1.5cm）。可行超声检查、静脉肾盂造影、血浆肾素活性测定、放射性核素肾显像、肾动脉造影等以明确。

（十）治疗

1. 一般治疗

建议高血压患者每周累计30～60min的中强度运动，采用阻抗或重量训练，超重患者均应减重，减少酒精摄入量至每日2杯或更少，以控制高血压饮食模式饮食为主，减少钠摄入量至每日2000mg。

2. 控制血压

常用的降压药物，应以降低血管阻力及能最有效地保护肾脏为目的。主要药物有如下几种。

(1) 血管紧张素转化酶抑制药（ACEI）：ACEI通过降低系统高血压及扩张出球小动脉、扩张入球小动脉作用，间接或直接有效地降低肾小球内高压、阻断血管紧张素的肾损害作用，从而对肾脏起到保护作用，延缓肾损害进展。

它的降压机制为：①抑制血浆中血管紧张素Ⅰ（Ang Ⅰ）转变为血管紧张素Ⅱ（Ang Ⅱ）；②抑制缓激肽的降解，增加前列腺素的合成；③抑制心脏、血管壁、肾脏、肾上腺、脑等局部组织中AⅡ的合成；血管壁中的AⅡ能直接刺激血管平滑肌细胞DNA、RNA和蛋白质的合成，从而使血管壁增厚，故ACEI有逆转血管壁增厚的作用；④降低交感神经兴奋性和去甲肾上腺素的释放。

当肾功能不全（Scr < 3mg/dl）时，可用ACEI治疗，但是需注意如下不良反应：①引起高钾血症；②血清肌酐（Scr）上升。两种情况，一种为Scr升高幅度< 50%，1～2周自行恢

复；一种为 Scr 升高幅度＞ 50%，或＞ 1.5mg/dl，2 周未能恢复。前者为正常反应，可继续应用 ACEI 类药物。后者提示肾脏缺血，不宜继续服用 ACEI 类药物。

(2) 血管紧张素Ⅱ受体拮抗药（ARB）：除具有 ACEI 的疗效外，其优点是不抑制 ACE，故无刺激性咳嗽不良反应；疗效不受血管紧张素的非 ACE 催化生成的影响，不受 ACE 基因多态性影响。在肾脏局部作用上，ARB 与 ACEI 不同点在于，扩张出、入球小动脉强度的差异不如 ACEI 明显，故肾功能不全患者服用后，Scr 升高较少见；贮钾作用较 ACEI 轻，发生高钾血症较少。

(3) 钙通道阻滞剂（CCB）：CCB 可以有效地降低循环血压，改善肾血流动力学异常。如能将血压控制达目标值，使肾小球内压降低，即有效保护了肾脏。另外，双氢吡啶类 CCB 等具有一些非肾小球血流动力学效应保护肾脏作用，可减少肾脏肥大；减少系膜大分子物质的沉积；改善尿毒症所致肾钙质沉着，具有氧自由基清除作用。

(4) 其他降压药：如 β 受体拮抗药、α 受体拮抗药及利尿药等，如能将系统高血压控制达目标值，均能降低肾小球内压，发挥血压依赖性肾脏保护作用而延缓肾功能损伤。

3. 恶性高血压

在大多数性情况下，不急于将血压迅速降至正常，以防止发生脑缺血和心脏缺血，但要防止高血压导致靶器官损害。

降压药应用方法为：①先静脉给药，以迅速降血压，保护靶器官。首选药物是硝普钠静脉滴注，一般在 2～3h 内血压开始下降幅度为 20%，或先降至 160～170/100～110mmHg，然后在监测患者无脑及心肌低灌注情况下，在 12～36h 内逐步使舒张压降至 90mmHg。②待病情稳定后即开始加用口服降压药。采用小动脉扩张药，由于血管扩张药能反射性地激活肾上腺素系统而导致心动过速，增加心排出量而减低其降压效果，所以应加用肾上腺素 – 受体拮抗药，如普萘洛尔、美托洛尔等。③若无上述静脉紧急给药指征，则可一开始即采用口服药物治疗方案。在 12～24h 内控制好血压，通常采用联合用药。其中 β 受体拮抗药和利尿药是较有效的联合。另外在初始治疗时首选药是小动脉扩张药米诺地尔。④当肾脏受损时，要根据肾功能状态调节药物剂量。利尿药当 GFR ＜ 25ml/min，不宜用保钾利尿药及噻嗪类利尿药，襻利尿药应加量。降压药主要经肾排泄者也应相应减量。

4. 肾衰竭

已发生肾衰竭时，应按照急性肾衰竭透析指征给予透析。如被透析清除的降压药，在患者透析后应予以相应补充。

（十一）预后

随着高血压发病率逐年升高，高血压肾损害已经成为导致 ESRD 的主要原因之一。影响高血压肾损害进展的因素包括临床和病理因素。恶性小动脉性肾硬化肾脏损害及其他靶器官损害较良性小动脉性肾硬化患者严重，预后较差。eGFR 下降、蛋白尿水平上升、动脉恶性病变、肾小球硬化比例高是高血压肾损害患者进展至 ESRD 的独立危险因素。

（林丽君　罗　玮）

三、肥胖相关性肾病

肥胖和糖尿病常常并存，也被称为“糖尿肥胖症”，是慢性肾脏病（CKD）的主要病因之一。肥胖相关性肾病（obesity–related glomerulopathy，ORG）以蛋白尿、肾小球肥大、进行性肾小球硬化和肾功能损害为特征的，近年来随着肥胖的发病率逐年升高，ORG 的发病率也随之升高。

（一）ORG 的病理特点

1. 肾活检率

随着肥胖的发病率升高，肥胖患者的肾活检

率也逐年增高，肥胖与肾小球肥大的相关性也逐渐为人们所知。1974 年，严重肥胖患者合并大量蛋白尿被首次报道，随后更多的临床病理研究揭示了 ORG 与原发性局灶节段性肾小球硬化（FSGS）的区别。ORG 的诊断标准是 BMI ≥ 30 kg/m^2，合并肾小球肥大伴有或不伴有 FSGS。据报道，ORG 患者平均 BMI 为 41.7kg/m^2（30.9～62.7 kg/m^2）；46% 的患者有一级或二级肥胖，54% 为三级肥胖。因此 ORG 并不仅限于三级肥胖的患者。

2. 病理学改变

(1) 肾小球肥大和 FSGS：诊断肾小球肥大需要测量肾小球门部到中心的距离，即肾小球直径；还可以通过连续切片来估算肾小球体积。ORG 患者肾小球直径平均为 226μm，而正常肾小球平均直径为 169μm。

FSGS 病理学特征是肾小球节段性瘢痕化，伴或不伴肾小球毛细血管管腔粘连、闭塞。ORG 的 FSGS 主要是肾小球门部型，病变集中在肥大的肾小球。在 5 种 FSGS 的经典病理类型中（门部型、顶端型、细胞型、塌陷型、非特异性），ORG 主要表现为门部型，这主要和肥胖患者入球动脉较出球动脉肾小球滤过压增高有关，而与肾小球毛细血管静水压和胶体渗透压改变无关，在肾小球高滤过状态，入球动脉反应性扩张，这种作用更为显著。因此，ORG 患者肾活检可观察到入球动脉及肾小球毛细血管管腔直径扩大。随着肾小球体积增大，足细胞相对密度下降。足细胞密度下降与肾小球肥大足突代偿性扩大，足细胞脱落有关，进一步发展为节段性硬化。

肾小球体积随着体重的增加而增大，足细胞的体积也与体重增加成正比，但是足细胞肥大的程度小于肾小球肥大的程度，导致两者的不匹配。足细胞不能增殖且肥大的程度有限，随着肾小球体积的增大，足细胞的机械牵拉和剪切力达到了极限，随之出现足细胞脱落，肾小球基底膜裸露，与肾小囊粘连或被囊壁细胞覆盖，进而形成节段性硬化。除了肾小球体积增加，ORG 患者肾活检提示肾小球密度较非肥胖的患者降低。肾小球密度是先天性肾单位数量的标志，因此先天性肾单位数量下降可能是发生 ORG 的危险因素。先天肾单位数量与出生体重密切相关，低出生体重患者肾单位减少，肾小球体积增大。尽管如此，需要更精确的显微切割和过筛法分离方法才能计算肾单位的数量，并鉴别 ORG 患者先天肾单位数量和肾小管肥大。

50% 的 ORG 患者尽管无糖耐量异常也可表现为轻微的“糖尿肥胖症”的病理改变。包括局灶或弥漫的系膜细胞增生和基底膜增厚，类似于轻度糖尿病肾小球硬化。此外，油红 O 脂肪染色，可见系膜细胞、足细胞和近端肾小管上皮细胞有局灶脂肪细胞空泡变性，与 ORG 患者肾小球显微切割后基因表达结果一致。光镜下还可观察到肾小管萎缩伴有或不伴有肾间质纤维化，动脉硬化，但是肾小管间质炎症和纤维化较原发性 FSGS 程度轻。

(2) 免疫荧光和电镜改变：ORG 患者免疫荧光提示非特异性 IgM 和补体 C3 染色阳性，无免疫复合物沉积，病变肾小球的足细胞蛋白吸收小滴内可见浆蛋白（IgG，IgA 和白蛋白）。电镜下，这些脂质和蛋白吸收小滴局限于足细胞内，可能促进内质网应激，氧化应激和自噬细胞应激。系膜细胞和近端肾小管也可见局灶脂肪空泡变性。

与原发性 FSGS 比较（表 40-3），ORG 一个特征性和具有诊断意义的特点就是足细胞足突消失程度较轻。在某种程度上，ORG 与其他代偿性 FSGS 相类似，如孤立肾或极低出生体重的患者，这也揭示了足细胞损伤的机制。原发性 FSGS，循环中有一特定的“致病因子”可能影响所有的足细胞，使足细胞功能失调或损伤，而代偿性 FSGS 损伤程度各异且较轻，可能与不同阶段肾小球代偿适应有关。相邻足细胞的损伤与足细胞存活相关的因子 nephrin 相关信号传递途径阻断，或牵拉机械损伤和血管紧张素 Ⅱ 激活有关。足细胞损伤最终导致节段性硬化，进而出现肾小球球

表 40-3　肥胖相关性肾病（ORG）与原发性 FSGS 的临床和病理鉴别

特　点	ORG 相关 FSGS	原发性 FSGS
年龄	常见于中年人（平均 37—46 岁），也可发生于儿童和老年人	常见于儿童和年轻人
临床表现	缓慢进展的蛋白尿	蛋白尿短期内起病，多表现为肾病综合征
蛋白尿和血清白蛋白	52%～90% 的患者蛋白尿＜ 3.5g/d 血浆白蛋白正常	蛋白尿多≥ 3.5g/d 低蛋白血症常见
肾病综合征	不常见（＜ 5%）	常见
病程	进展缓慢；肾脏 5 年存活率为 75%，10 年存活率为 50%	进展较快；肾脏 5 年存活率为 50%，10 年存活率为 25%
肾小球 FSGS 病变	较少（平均 12% 的肾小球）	较多（平均 39% 的肾小球）
FSGS 类型	门部型常见	顶端型和塌陷型常见
肾小球肥大	ORG 的特征性病变（100%）	比例不定（约占 10%）
足细胞足突消失	通常＜ 50% 肾小球面积	通常＞ 50% 肾小球面积

FSGS. 局灶节段肾小球硬化

性硬化。

(3) ORG 合并其他肾脏病：除了 ORG，肥胖也是 CKD 或 CKD 进展的重要危险因素，ORG 可能与其他肾脏病同时发展。ORG 相关性肾小球肥大和 FSGS 可与 IgA 肾炎或其他肾脏病并存。此外，肥胖是终末期肾脏病（ESRD）的独立危险因素。

3. 亚临床肾脏病变

严重肥胖患者行肾穿刺活检提示 ORG 的亚临床病变。电镜下，蛋白尿阴性且 BMI ＞ 50kg/m^2 的肥胖患者可表现为轻度系膜硬化，少数玻璃样变，肾小球基底膜增厚和不同程度的足细胞足突消失。总之，这些病理改变提示临床诊断的 ORG 只是冰山的一角，许多重度肥胖而尿蛋白阴性的患者可能已经出现轻度的肾脏病理改变。而肥胖合并微量白蛋白尿的患者是否进展为临床 ORG 还需要进一步随访研究。

（二）ORG 的临床特点

1. 发病率

在未行肾活检的情况下，如果未合并其他肾脏疾病，肥胖患者持续性蛋白尿被认为是 ORG 的标志。

2. 临床表现

ORG 最具特征性的临床表现是孤立性蛋白尿合并或不合并肾损害。其他临床表现还包括高血压（占 50%～75%）和血脂异常（70%～80%）。大多数患者可表现为轻中度（＜ 3.5g/d）蛋白尿。而临床上无肾病综合征表现可能是 ORG 和其他肾脏高滤过的疾病如反流性肾病和孤立肾代偿性 FSGS 共同的表现；ORG 患者虽有大量蛋白尿却很少表现为肾病综合征，早期不易诊断，这一临床特点也为诊断 ORG 提供了依据；ORG 患者可能合并其他肾脏病，因此肾病综合征表现也有助于鉴别 ORG 和原发性 FSGS。

3. 病程

ORG 常表现为缓慢进展的蛋白尿。进展至肾衰竭的危险因素包括年龄、肌酐水平、基线蛋白尿水平和蛋白尿进展的程度。原发性 FSGS 与 ORG 相比，发展更为迅速，肾脏存活率更低。

4. 肾脏病理与临床

肾小球 FSGS 的百分率与 ORG 蛋白尿的程度密切相关。但是，ORG 的病理改变可能在临床上出现无蛋白尿和肾损害的患者，而一些 ORG 的患者尽管有大量蛋白尿，但肾脏病理仅表现为肾小球肥大。肾功能损害和进展除了与肾小球 FSGS 球性硬化的百分率相关，与肾间质纤维化和肾小管萎缩也密切相关。无肾脏病临床表现的肥胖患者 BMI 与系膜细胞增生和足细胞肥大的程度相关；ORG 患者 BMI 与足细胞数目下降和蛋白尿程度有关。

5. 易感因素

高滤过肾病的主要病理机制是有效肾单位的下降。由于 BMI 和肾小球高滤过存在线性关系，因此肥胖可能是有效肾组织减少的患者发生肾损害的协同因素。许多临床和流行病学研究显示低出生体重、早产和胎儿宫内发育迟缓与高血压、心血管事件、2 型糖尿病、白蛋白尿和 CKD 密切相关，而先天性肾单位数量下降可能是最主要的易感因素。肥胖是先天性肾单位减少患者发展为肾脏并发症最主要的危险因素。肥胖和早产增加了肾脏病和蛋白尿的发生率。流行病学研究也显示低出生体重与儿童 / 青少年肥胖，成年后心血管疾病的发生都有密切关系。在发展中国家，低出生体重，儿童营养不良和成年肥胖的发病率很高，也是这些地区 CKD 发病率高的主要原因。

（三）ORG 的发病机制

1. 肾脏血流动力学改变

(1) 肾脏血浆流量（RPF），肾小球滤过率和滤过分数：大多数研究显示肥胖患者 BMI 水平是肾脏滤过分数和 GFR 升高的独立危险因素。肥胖患者与体重正常患者相比，GFR、RPF 和滤过分数分别增高 11%、9% 和 4%。

RPF 增加小于 GFR 与肾脏入球动脉扩张为主有关。跨膜毛细血管静水压升高是肥胖患者 GFR 升高的主要原因。肥胖和超重患者高血压的发病率很高。高血压可能使肥胖患者入球动脉扩张和毛细胞静水压进一步升高从而使 GFR 升高。

研究表明控制体重后肥胖相关的肾小球高滤过恢复正常。

(2) 肾小管重吸收：肥胖患者肾小球过滤的盐负荷与高滤过状态密切相关，因此为防止因容量负荷不足肾小管重吸收盐也相应增多。BMI 和腰围是近端肾小管重吸收盐含量的独立危险因素，肥胖患者重吸收盐增多可能与钠转运子激活有关。

(3) 肾小球高滤过：肥胖相关的肾小球改变有 2 个假说。第一个是经典的血流动力学假说，肥胖患者入球小动脉扩张，导致肾小球高滤过状态；第二个是肾小管中心假说，肾小管重吸收水和钠增加使转运到肾髓质的溶质减少，球管反馈下降，入球小动脉扩张，导致肾小球高滤过状态。肥胖患者近端肾小管重吸收钠盐增加，碳酸酐酶抑制药乙酰唑胺可降低非肥胖糖尿病患者 GFR 达 21%，这与肾小管中心假说相一致。

(4) 激素和神经激素激活：肥胖时肾素 – 血管紧张素 – 醛固酮系统（RAAS）过度激活，循环和肾脏组织中 RAAS 相关产物增加，脂肪细胞可合成 RAAS 相关激素。RAAS 过度激活与肾小球高滤过的机制有关。首先，血管紧张素Ⅱ和醛固酮收缩出球动脉的程度＞入球动脉，可能导致毛细血管静水压和 GFR 升高。醛固酮可能升高患者的 GFR 水平。其次，血管紧张素Ⅱ增加近端肾小管钠盐重吸收，刺激肾小管细胞腔面的 Na^+-H^+ 交换和基底侧的 Na^+-K^+-ATP 酶，在远端肾小管刺激肾小管上皮 Na^+ 通道。血管紧张素Ⅱ可能直接作用于盐皮质激素受体，导致肾小管重新收钠增加和钠正平衡。总之 RAAS 过度激活，使钠盐重吸收增加，出现高血压和高滤过状态。

肥胖患者交感神经过度亢进，也可导致水钠潴留。肥胖时交感神经过度亢进可能包括 3 个因素，瘦素，脂联素水平下降和阻塞性睡眠呼吸暂停（OSA）。肥胖患者循环中瘦素水平上升，交感神经系统被激活，促进水钠潴留和高血压。肥胖患者脂联素水平降低可能激活交感神经系统促进水钠潴留。肥胖患者常常合并 OSA，导致交感神经亢进。胰岛素抵抗继发高胰岛素血症在肥胖相关性肾功能不全中也发挥重要作用。胰岛素主要作用于远端肾小管的上皮钠离子通道（ENaC）促进钠的重吸收，其次作用于近端肾小管和髓襻。

(5) 蛋白质摄入：大型的临床研究提示蛋白质摄入是 GFR 的独立预测因子。肥胖患者改低蛋白饮食为高蛋白饮食仅可使 GFR 增加＜ 5%，因此短期内蛋白质摄入不能成为肾小球高滤过状态的主要决定因素。

(6) 生理机制：肥胖患者白蛋白尿发病率增高，尿白蛋白排泄率升高与很多因素有关，包括毛细血管压力和跨膜静水压升高，使毛细血管壁张力增大，肾小球血管床增大，肾小球细胞弹性增大；此外，血管紧张素Ⅱ可能不依赖于滤过压直接作用于肾小球产生选择性通透作用；循环低脂联素水平也可能直接作用于足细胞使尿白蛋白增加。①肾小管周渗透压升高可能也影响肾小管钠盐的重吸收。肥胖相关性高滤过状态通常伴有滤过分数升高。由于出球动脉后循环血液浓缩，进入肾小管周围循环的渗透压升高。肾小管周围梯度压力变化是近端肾小管重吸收的主要决定因素，因此肾小管周围渗透压增高可能促进近端肾小管钠盐重吸收。②结构改变。肾小球毛细血管静水压升高（肾小球球内压升高）可能使毛细血管壁压力增高，基底膜扩张，肾小球增大，高滤过状态。高滤过状态对足细胞剪切力增高，最终导致足细胞脱落和肾小球球性硬化。尿蛋白正常或蛋白尿轻度增高的肥胖患者尿中足细胞相关性 mRNA 增多，也提示早期足细胞损伤。

2. 细胞和激素变化

(1) 脂肪组织的作用：脂肪组织可分泌多种激素和细胞因子，统称为脂肪因子。肥胖患者脂肪组织扩张，脂肪细胞分泌血管生成因子和炎症因子（如血管生成素，血管内皮生长因子 VEGF，组织蛋白酶，胱抑素 –C）使基质重新分布，神经血管生成，新的脂肪细胞生成。白色脂肪来自于脂肪组织微循环周围细胞。脂肪因子如瘦素、脂联素、抵抗素，使细胞肥大、细胞外基质和肾脏纤维化，而血管生成素和 VEGF 可维持内皮细胞和血管周细胞的结构完整性。

(2) 不同脂肪组织的作用：研究表明腹部脂肪与腰围和腰臀比（WHR）相关，是心血管危险因素的标志，与肾脏功能受损密切相关。然而，腹部皮下脂肪（SAT）和内脏脂肪（VAT）不易通过 WHR 和腰围区分，CT 和 MRI 是更好的评估方法。SAT 和 VAT 与代谢综合征风险相关性不同，与 SAT 相比，VAT 在营养素刺激下分泌更多的细胞因子，而 SAT 是脂肪聚集的主要部位。因此，VAT 是糖尿病和心血管疾病更好的预测因子。心血管风险因子增加了 CKD 的风险，与传统评估肥胖的指标相比，VAT 可能是 CKD 更好的预测因子。BMI 与肾皮质三酰甘油沉积相关。对肥胖患者单侧肾切除组织研究发现脂肪主要沉积在近端肾小管，其次为肾小球。脂肪在肾脏异位沉积，也称为“脂肪肾”，是肥胖相关肾脏疾病的典型标志，但目前仍缺乏无创性检查来评估脂肪肾，磁共振氢波谱检查在评估脂肪肾可能有一定应用前景，仍需要与肾活检对比进一步证实其应用前景。

(3) 脂肪在肾小球的异位沉积与蛋白尿和纤维化之间的关系：系膜细胞脂肪沉积形成泡沫细胞。系膜细胞通过胰岛素生长因子 –1 产生脂肪聚集使系膜细胞收缩功能受损，进而影响肾小球功能完整性。炎症干扰 LDL– 受体对系膜细胞反馈调节也使脂肪沉积。正常情况下，血浆白蛋白携带 99% 以上的循环 NEFA，白蛋白结合的 NEFA 引起足细胞吞噬作用。因此足细胞通过 NEFA 感应肾小球完整性受损。在大量蛋白尿情况下，游离 NEFA/ 白蛋白结合的 NEFA 比值和血浆人血管生成素样蛋白 4（ANGPTL4）升高，ANGPTL4 可抑制脂蛋白脂酶，进一步加重高三酰甘油血症。因此，NEFA 促进 ANGPTL4 在足细胞的表达，而足细胞 ANGPTL4 表达促进蛋白尿生成。上述研究结果支持 Moorhead 假说；高脂血症和蛋白尿可能通过脂肪在肾脏异位沉积导致肾小球硬化，使肾脏病进一步进展。

肾小球硬化与脂肪酸代谢密切相关。TGF-β/Smad3 是肾脏纤维化的主要信号传导途径，同时也调控胰岛素基因的转录，脂肪组织稳态。抑制 Smad3 可能使脂肪细胞发生表型转换（从白脂肪转化为棕色脂肪），该现象与过氧化物酶体增殖物激活受体 γ 辅激活子（pgc-1α）表达上调有关。肾脏纤维化途径可能抑制 pgc-1α 调控的脂肪酸 β 氧化的限速酶如肉毒碱棕榈酰转移酶 -1（CPT-1）活性，而影响肾小管上皮细胞脂肪酸氧化。

大量蛋白尿时，蛋白结合的 NEFA 被肾小管上皮细胞吸收形成大脂肪滴。肾小管吸收 NEFA 与血浆 NEFA（肾小管细胞基底侧）和滤过的蛋白尿（肾小管细胞腔面）成比例。NEFA 为肾小管上皮细胞转运提高能量，但是过量 NEFA 形成脂肪滴，超过了细胞脂肪酸 β 氧化的能力，影响线粒体功能。脂肪酸氧化受损使脂肪沉积，在肾间质纤维化发挥重要作用。

(4) 胰岛素抵抗和 mTOR 信号途径：与常见的肥胖指标如 BMI、腰围和 WHR 相比，脂肪异位沉积与胰岛素抵抗关系更为密切。细胞水平的胰岛素抵抗最初被提出主要是描述病态肥胖的共同临床表现，包括肥胖合并心血管危险因素升高如血脂异常、高血压和糖尿病。胰岛素抵抗与肾脏高滤过状态和 CKD 的发生密切相关。足细胞表达胰岛素受体，通过胰岛素信号传导途径调控餐后毛细血管压力和 GFR 改变下足细胞的形态改变。NEFA 在足细胞聚集与胰岛素抵抗和足细胞凋亡有关。正常胰岛素 / 磷脂酰肌醇激酶 3（PIK3）/ 丝氨酸苏氨酸蛋白激酶（Akt）和 mTOR 信号传导途径与肥胖相关肾损害足细胞功能和存活有关。胰岛素可刺激足细胞生成 VEGF。足细胞特异性胰岛素受体缺陷的小鼠血糖正常，可发生 ORG 的组织学改变。然而 ORG 患者并不表现为肾脏增大和足细胞肥大。可能与胰岛素信号传导通路受损无法激活 mTOR 信号途径。转基因模型研究显示体重增加时，随着肾小球变大而足细胞肥大是依赖于 mTOR 信号通路的。而上述信号途径受损，肾小球变大时足细胞无相应肥大使局部基底膜裸露，出现 ORG 病理改变。与之相类似，Akt 2 途径由 mTOR 激活，在足细胞代偿性肥大和肥胖患者足细胞存活中均发挥重要作用。

(5) 血脂异常

ORG 中血脂异常增加了三酰甘油在肾脏的异位沉积。动物模型研究提示在这过程中许多蛋白质都可能是潜在的治疗靶向。

① 脂肪酸和三酰甘油：三酰甘油沉积可能原因包括脂肪合成增加、通过 CD36 摄取增加和脂肪酸氧化减少。SREBP-1 是脂肪酸和三酰甘油合成的主要调控因子。在高脂饮食的肥胖动物模型中，脂肪沉积上调并激活 SREBP-1。

由于 SREBP-1 在调控脂肪和炎症因子，纤维化因子的作用，且 ORG 患者肾小球 SREBP-1 表达升高，因此抑制 SREBP-1 表达可能对 ORG 有一定的意义。在动物模型研究中胆汁酸受体（FXR）激动药对 SREBP-1 的表达、脂肪沉积、炎症和纤维化有抑制作用。此外，维生素 D 受体激动药也可抑制 SREBP-1，改善肾脏脂肪沉积、炎症和纤维化程度。

通过激活 PPARα 增加脂肪酸 β 氧化也可能限制脂肪酸和三酰甘油的异位沉积。ORG 和糖尿病患者肾活检研究发现 PPARα 和脂肪酸氧化相关酶表达下调。PPARα 激动药非诺贝特可延缓肥胖和糖尿病动物模型肾脏病进展。此外，大型临床研究也证实贝特类药物尽管可能一过性使 GFR

下降，但可降低白蛋白尿，延缓肾功能的进展。

使用 AICAR 和二甲双胍可直接激活 AMPK 增加脂肪酸氧化，延缓高脂饮食诱导的肾脏损害。使用选择性 G 蛋白耦联胆汁酸受体 1 激动药可增加线粒体脂肪酸 β 氧化，抑制脂肪沉积和肾病的进展。

② 胆固醇：胆固醇合成和摄入增加、胆固醇转运减少都会引起胆固醇沉积。SREBP–2 是胆固醇合成和代谢的主要调控因子。研究表明高脂饮食诱导肥胖、衰老和糖尿病均会使 SREBP–2 表达上调，胆固醇合成和沉积增加，肾病进展。肥胖时细胞内胆固醇增加，SREBP–2 表达升高，提示其正反馈机制失调。炎症因子可能干扰胆固醇敏感器 SCAP–SREBP–2–LDL 受体和 HMG–CoA 还原酶途径，内质网应激可能刺激 SREBP–2 从内质网释放，糖基化终末产物也可能刺激 SCAP 从高尔基体到内质网的转运，从而激活 SREBP–2。

SREBP–2 小分子抑制药正在研究开发中。使用维生素 D 受体激动药治疗高脂肪诱导的肥胖模型可降低肾脏 SREBP–2 表达，抑制胆固醇沉积并改善肾功能。此外，血管紧张素 1–7 也可通过下调 SCAP–SREBP–2–LDL 受体途径降低肾脏的炎症和损伤。他汀类治疗也可改善近端肾小管脂肪沉积，改善肾小球肥大，增加足细胞 nephrin 的表达，下调 desmin 的表达。

另外一种限制胆固醇沉积的方法使增加胆固醇的转运流出。核受体 LXR 在胆固醇流出中起主要作用，可抑制炎症并延缓动脉粥样硬化的进展。LXR 也可促进肾脏细胞的胆固醇流出。糖尿病合并 ORG 患者肾活检组织 LXR 及其调控的酶（包括 ATP 结合转运体 A1 和 G1）表达下调。内毒素,TNF 和 IL–1β 可下调肾脏细胞 LXR 的表达。使用 LXR 激动药治疗糖尿病小鼠可降低胆固醇沉积，减少炎症因子，延缓肾病的进展。而 LXR 敲除的小鼠糖尿病肾病进展加速，这些小鼠出现胆固醇沉积，炎症和氧化应激。LXR 激活还降低肾素的激活，抑制 ENaC 介导的钠离子通道和集合管 CFTR 型氯离子通道。而使用 LXR 激动药或 β– 环糊精可延缓肥胖小鼠肾病的进展。

（四）ORG 的治疗

和其他合并蛋白尿的肾脏病类似，蛋白尿减少对 ORG 的肾功能有保护作用。拮抗 RAAS，通过控制饮食和减重手术控制体重是目前最常用的治疗 ORG 蛋白尿的手段。

1.RAAS 抑制药

回顾性研究显示肥胖合并蛋白尿或肾穿刺证实的 ORG 患者使用 ACEI/ARB 治疗后，蛋白尿显著下降至基线水平的 30%～80%。与非肥胖患者相比，肥胖患者对 RAAS 抑制药的保护作用更为敏感。而肥胖患者如无法长期有效的控制体重，RAAS 抑制药降低蛋白尿的疗效将逐渐“耗竭”。

越来越多的研究表明盐皮质激素激活在肥胖和代谢综合征中发挥重要作用，尽管盐皮质受体拮抗药在肥胖相关肾损害的治疗作用尚不明确，有研究表明螺内酯联合 ACEI 可进一步减少肥胖患者的蛋白尿和血压水平。

2. 非手术治疗

一些非对照研究评估了饮食控制对肥胖患者蛋白尿水平的影响，另外一些随机对照研究和荟萃分析比较了低能量饮食和正常饮食对肥胖患者蛋白尿的影响。尽管各个研究时间、患者依从性和饮食方案不同，在研究结束时，大多数患者体重有显著下降。

体重下降的同时，蛋白尿也随之减少，且蛋白尿下降的程度与体重下降的程度相关。尽管一些研究提示，随着体重下降，肾功能有改善的趋势，但是大部分研究显示患者经控制体重后，肾小球滤过率无明显变化。低卡饮食的肥胖患者蛋白尿下降的同时，血压、血脂异常、空腹血糖水平和胰岛素抵抗均有下降。然而上述研究时间较短，平均 4 周～2 年，尚需长期和更大规模的进一步研究来证实体重控制在 ORG 的治疗作用。

3. 减重手术

随机对照试验结果显示减重手术，包括胃旁路手术和袖状胃切除术，可有效控制2型糖尿病肥胖患者的体重，对ORG可能有一定的治疗作用。与饮食控制的患者相比，减重手术的患者更肥胖（BMI 44～53kg/m^2），术后BMI下降11～21kg/m^2。肾小球高滤过患者经减重手术GFR可恢复正常。虽然大多数患者蛋白尿正常，或仅合并微量白蛋白，减重手术可有效地降低白蛋白尿或蛋白尿水平，一些患者蛋白尿转阴。同时，这些患者在术后5年血压、血糖、炎症和代谢指标都维持在一个稳定的水平。

临床研究提示减重手术对ORG患者合并大量蛋白尿有一定的疗效。然而减重手术也可能合并严重的肾脏并发症，如肾结石、草酸盐结石和急性肾损伤。CKD分期越高，术后并发症的发生率也越高。因此需要更大规模、更长时间的随访研究进一步评估减重手术是否对ORG合并CKD患者有治疗尿蛋白的效果。

4. 其他

胰岛素抵抗在ORG的发病中也发挥重要作用，因此胰岛素增敏药如噻唑烷二酮，能保护肾功能，延缓肾功能的进展。2型糖尿病的患者使用罗格列酮治疗，胰岛素抵抗改善，adiponectin水平升高，蛋白尿减少。但由于此类药物心血管系统不良反应限制了其在临床的使用。二甲双胍可上调AMPK水平，减少TNFα表达，从而减少肾脏脂肪沉积和肾损伤。

氧化应激和线粒体功能异常与ORG有密切关系，而减少肾脏脂肪沉积可能延缓肾小球硬化的进展。因此有学者提出，抗氧化剂（SS-31、番茄红素、褪黑素）可能是ORG治疗的新手段。SGLT2抑制药被证实可延缓2型糖尿病患者蛋白尿的进展，同时有心血管保护作用。SGLT2抑制药在不合并糖尿病的CKD患者中治疗也在进行临床试验，在肥胖无合并糖尿病的患者，SGLT2抑制药不改变估算GFR，无明显肾脏损害。SGLT2抑制药联合治疗是否能改善肥胖患者胰岛素抵抗，减轻体重，改善ORG有待于进一步研究。

胰高血糖素样肽-1（GLP-1）可增加胰岛素抵抗肥胖患者尿钠的排泄，改善肾小球高滤过状态。通过Sirt1/AMPK/PGC1α途径改善肾脏线粒体功能，促进脂肪分解，减少脂肪在肾脏沉积，改善肾脏炎症状态和血管内皮功能。利拉鲁肽可控制食欲，减轻肥胖患者的体重，动物实验证明GLP1类似物可抑制自噬作用，改善足细胞功能，延缓ORG的肾脏损害。GLP1类似物单用和联合使用是否有利于改善ORG仍需进一步研究。

（五）小结

ORG常见于BMI ≥ 30 kg/m^{2}的肥胖患者，主要病理表现为肾小球肥大和FSGS。随着全世界肥胖人口增加，ORG的发病率也显著上升。临床表现上，虽然ORG蛋白尿通常＜3.5g/d，一部分患者表现为肾病综合征程度的蛋白尿，但是很少表现为肾病综合征。病程上，患者通常表现为缓慢进展蛋白尿，1/3的患者可能进展到肾衰竭或ESRD。有效肾组织减少或先天性肾单位减少是ORG的易感因素。RAAS抑制药是治疗ORG的有效治疗手段，但是其降尿蛋白和肾脏保护作用有限。控制体重能显著改善蛋白尿水平，但是缺乏大规模、前瞻性的长期临床研究进一步证实其疗效。新型的降糖药例如GLP1类似物和SGLT-2抑制药是否可应用于ORG治疗能需进一步临床研究。肥胖患者脂肪因子分泌增加和脂肪异位沉积可能使肾脏细胞在肾小球高滤过的机械作用下受损，进一步导致肾小球足细胞消失，出现蛋白尿，FSGS和纤维化。脂肪在肾脏的异位沉积与足细胞胰岛素抵抗相关。胰岛素信号传导通路PI3K/Akt和mTOR途径与足细胞功能和适应性密切相关。肥胖时脂肪酸和胆固醇代谢异常在脂肪沉积和炎症、氧化应激和纤维化调控发挥重要作用。

（林　苗　陈　刚）

四、脂质代谢异常与肾损害

血脂谱异常（血脂异常，血脂紊乱，dyslipidmia）是指血脂水平异常的代谢紊乱综合征，通常指血浆中脂蛋白谱的异常，可直接或间接导致动脉硬化、冠心病、胰腺炎、肾脏疾病等。

脂代谢紊乱与慢性肾脏病（chronic kidney disease，CKD）之间的关系非常密切，肾脏的脂质沉积与肾毒性可以导致肾功能障碍。本节将简述脂毒性、脂质与肾脏生理学、脂质与肾脏病理生理学、脂质诱导肾损伤的机制，以及减缓脂质诱导肾损伤的方法。

（一）概述

1. 脂质与脂蛋白

脂质是人体内主要的组成成分，广泛存在于各种生物膜的结构中。脂质为疏水性分子，不溶或微溶于水，在维持细胞完整性方面具有重要的作用，并可使血浆中物质通过直接弥散或经载体转运进入细胞。同时，脂质是体内能量储存的主要形式，也是肾上腺和性腺类固醇激素及胆酸合成的前体物质。此外，脂质还是血液中许多复合物运输的载体。

(1) 脂质：分为脂肪酸、胆固醇（cholesterol，CH）、三酰甘油（triacylglycerol，TG）和磷脂（phospholipide）等类型。血浆胆固醇又分为游离胆固醇和胆固醇酯，两者统称为血浆总胆固醇（total cholesterol，TC）。根据脂肪酸分子长度、双键数目和位置的不同，脂肪酸可分为不含双键的饱和脂肪酸（saturated fatty acid）与含有双键的不饱和脂肪酸（unsaturated fatty acid），后者包括单不饱和脂肪酸（monounsaturated fatty acid）和多不饱和脂肪酸（polyunsaturated fatty acid）。脂肪酸是机体能量的主要来源，在组织中通过酯化作用转变为复合脂质，并可与蛋白质结合形成脂蛋白复合物，或以非酯化脂肪酸与白蛋白结合后在血液中转运。

(2) 脂蛋白：它是脂质转运的形式，从肠道吸收和在肝脏合成的脂质以脂蛋白的形式在血液中运输，进而为机体各组织所利用或储存。脂蛋白中的脂质含三酰甘油、游离胆固醇、胆固醇酯和磷脂。脂蛋白的核心为疏水脂质（胆固醇酯和三酰甘油），表面由亲水的蛋白质、磷酸酯、游离胆固醇等成分组成。现已经确认的脂蛋白有 6 种，包括乳糜微粒（chylomicrons，CM）、极低密度脂蛋白（very low density lipoprotein，VLDL）、中间密度脂蛋白（intermediate density lipoprotein，IDL）、低密度脂蛋白（low density lipoprotein，LDL）、高密度脂蛋白（high density lipoprotein，HDL）、脂蛋白 a（lipoproteina）。

2. 脂质代谢的调节

脂质的合成、脂蛋白的运输、储存及代谢受载脂蛋白、脂质调节酶、胆固醇酯转运蛋白（cholesteryl ester transfer protein，CETP）及脂蛋白受体调节。任一环节的调节失衡，均可以引起脂质紊乱。

(1) 载脂蛋白（Apo）：它是脂蛋白中蛋白质成分的总称，在脂蛋白结构、功能与代谢方面具有重要的作用。目前已经发现的载脂蛋白有 20 余种。载脂蛋白的功能有：①维持脂蛋白的结构；②作为酶的辅因子，如 ApoCII、ApoI 是脂蛋白脂酶和卵磷脂胆固醇酰基转移酶（lecithin-cholesterol acyltransferase，LCAT）的辅因子；③作为脂质的转运蛋白；④作为脂蛋白的受体配体而与受体特异性识别和结合，介导脂蛋白受体代谢的途径。脂蛋白的转化主要取决于其表层中的特异性载脂蛋白。研究显示不少血脂谱异常是由载脂蛋白与受体结合功能异常导致，了解载脂蛋白在脂质代谢中的作用有助于理解脂蛋白代谢过程和脂质异常相关性疾病的发病机制。

(2) 脂蛋白受体：血循环中脂蛋白的清除大多在肝及肝外组织中以受体介导的方式进行。目前已经鉴别的脂蛋白受体包括 LDL 受体、清道夫受体（scavenger receptor，SR）、HDL 受体、VLDL

受体及 LDL 受体相关的蛋白（LDL receptor related protein，LRP），它们结构相似而功能各异。

① LDL 受体：在多种细胞表面表达，尤其是肝脏细胞表达更明显，在 LDL、乳糜微粒、VLDL、VLDL 残粒、IDL、HDL1 的摄取过程中发挥重要的作用。细胞通过 LDL 受体摄取上述脂蛋白而获取胆固醇。LDL 受体的变异可导致脂代谢的紊乱。

② 清道夫受体：又称为乙酰化 LDL 受体，目前已经发现 5 种类型（A～E），所有的清道夫受体都具有与氧化型 LDL（oxLDL）和修饰型 LDL 结合的功能。可与结构修饰化的 LDL（如乙酰化或乙酰乙酸化 LDL）相互作用，但不与天然的 LDL 结合。其中，A 型清道夫受体与 LDL 受体不同，其活性不被细胞内胆固醇浓度所抑制。

③ VLDL 受体：人类 VLDL 受体蛋白与 LDL 受体蛋白约有 75% 的同源性，VLDL 受体的配基是富含 ApoE 的脂蛋白，如 VLDL、IDL、乳糜微粒的残余物。VLDL 受体在人的骨骼肌、大脑、脂肪、肾脏等组织表达很高，但在肝脏表达不高。依其结构特征、配基特异性及 mRNA 表达部位等推测，VLDL 受体在脂肪酸代谢活跃的肝外组织中，调节 ApoE 结合的、富含三酰甘油的脂蛋白摄入。

④ ApoE 受体 2：是 LDL 受体家族的新成员，主要在脑组织中表达，是中枢神经脂代谢的关键受体。

(3) 脂酶：脂酶包括脂蛋白脂酶（lipoprotein lipase，LPL）、肝脂酶（hepatc lipase，HL）、卵磷脂胆固醇乙酰转移酶（LACT）和磷脂酶。它们参与机体脂质代谢的不同环节，对维持机体脂质代谢正常有非常重要的作用。

① 脂蛋白脂酶：在脂肪细胞、心肌细胞、骨骼肌细胞和巨噬细胞均可合成，并从上述细胞分泌后，立即被转运到毛细血管内皮细胞表面，在此参与血浆中乳糜微粒和 VLDL 的分解代谢，调节 TG 的水解，释放非酯化的脂肪酸供给组织利用。它具有与肝素、脂质、ApoCII 和 LDL 受体相关蛋白 4 种物质的结合位点和 1 个催化位点。脂蛋白脂酶是一种酯化酶，具有 TG 水解酶的活性及少部分磷脂酶的活性。

② LACT：它主要作用于小颗粒的 HDL 和少数 LDL，将其中的卵磷脂 2 位上的长链脂肪酸转移至胆固醇，生产溶血卵磷脂酰胆碱和胆固醇酯，体内大多数脂蛋白中的胆固醇都是在 LACT 的作用下形成。LACT 缺陷导致血浆游离胆固醇升高而胆固醇酯降低。

③ 肝脂酶：是一种磷脂酶，具有水解 TG 的作用，在脂蛋白代谢中具有多方面的作用。参与乳糜微粒残粒最终处理过程中 TG 的水解及过多磷脂的水解；另外，还能将中密度脂蛋白（IDL）转化为 LDL，去除 HDL2 中 TG 和磷脂，使 HDL2 转化为 HDL3。肝脂酶缺陷引起脂蛋白残粒、IDL 和 HDL 升高。

（二）脂质与肾脏生理学

肾脏中脂质含量占人体重量的 3%，其中，磷脂占 50% 以上，是构成细胞膜的主要成分，三酰甘油约 20%，约 10% 为游离的脂肪酸，因此，脂质对维持肾脏的结构与功能具有重要的作用，

脂质是肾脏的主要能量来源。游离脂肪酸（free fatty acid，FFA）在线粒体的 β 氧化是肾脏产生 ATP 的主要来源，可提供肾脏能量的 50% 以上。人体肾脏 FFA 摄取很大程度取决于血浆 FFA 浓度，并且主要由特异的膜蛋白介导。除此之外，肾脏近端小管从滤液通过受体介导的白蛋白细胞吞噬现象重吸收白蛋白结合 FFA。

CD36 是介导 OxLDL 摄取的多功能跨膜糖蛋白，在肾小管近端和远端上皮细胞、足细胞、血管内皮细胞和间质巨噬细胞中高表达，是肾脏摄取脂肪酸的主要系统，与肾脏脂质积聚改变有关，在 CKD 的发生发展中起着重要作用。脂肪酸转运蛋白（FATP，SLC27A1-6）亦具有促进细胞摄取 FFA 功能。另外，脂肪酸结合蛋白（fatty acid-binding protein，FABP）亦是促进脂肪酸摄取的膜蛋白，它优先识别长链脂肪酸作为底物。

（三）脂质与肾脏病理生理学

1. 脂质在慢性肾脏病发生、发展中的作用

肾小球基膜通透性增加导致的持续蛋白尿，刺激肝脏过度合成脂蛋白，因此形成了脂质导致肾损害的恶性循环。循环中的 LDL 与肾小球基底膜的葡萄糖胺聚糖结合，导致通透性增强，由巨噬细胞、血管平滑肌细胞与系膜细胞来源的泡沫细胞将吞噬修饰的与未修饰的 LDL，这些细胞在脂质导致的血管与肾脏损伤中发挥着非常重要的作用。

2. 肾脏脂质堆积

目前有很多动物实验数据显示，肾脏功能异常与肾脂质堆积之间的联系，包括代谢疾病模型（肥胖、代谢综合征和糖尿病）、慢性肾脏病、各种病因导致的急性肾损伤。

3. 脂代谢紊乱与慢性肾脏病进展

血脂谱的异常，尤其是严重的脂代谢紊乱既可直接损伤肾脏，也可以间接通过系统炎症与氧化应激、血管损伤、改变激素类及其他信号分子而损伤肾脏。慢性肾脏病除了减少 HDL 胆固醇与载脂蛋白 A1 的水平外，还可以使 HDL 相关酶（包括血清对氧磷酶 / 芳基酯酶 1、谷胱甘肽过氧化酶 1、卵磷脂 – 胆固醇乙酰基转移酶）清除，从而使 HDL 由抗氧化、抗炎症变为促氧化促炎性因子；血清脂蛋白 A 与载脂蛋白 A 也升高，这种脂质谱与糖尿病患者的致动脉粥样硬化血脂异常相似，甚至在肾小球滤过率未降低的早期原发性肾脏疾病阶段也会出现这种异常。

（四）脂质诱导肾损伤的病理机制

1. 组织器官的脂质沉积、浸润与脂毒性

脂质是一切细胞存活的基本组成成分。大多数细胞具有复杂的结构来调节脂质进入细胞、合成、储存、利用与输出。一些真核细胞具有特殊的脂质处理功能，如脂质细胞储存、处理过多的胞内脂滴包括三酰甘油类。小脂滴亦在大多数其他类型细胞存在，逐渐被认为具有除了脂肪沉积外的重要功能。脂质堆积在某些细胞，而细胞没有处理大分子脂质的能力，将导致细胞损伤与功能障碍。如脂质过多积聚到脂肪外的组织（肌肉、肝脏、胰腺和肾脏），这种现象被称为“异位脂质积聚”。

过多的脂质是细胞损伤的结果还是原因目前仍未明确。但有证据显示至少在一些组织和细胞类型，脂质超负荷是有害的。目前证据表明，肝脏、骨骼肌和胰腺中脂质过载与非酒精性脂肪肝、肝脏及肌肉的胰岛素抵抗及 2 型糖尿病的发生密切相关。非脂肪细胞内游离脂肪酸的过多及二酰甘油和神经酰胺等衍生物的蓄积诱导了胰岛素抵抗、活性氧（reactive oxygen species，ROS）生成、内质网应激、细胞信号传导通路改变及炎症因子释放，最终导致各种细胞器的损伤，并诱导细胞凋亡。非脂肪组织中过量脂质的蓄积导致组织 / 器官损伤的过程称为“脂毒性（lipotoxicity）”或“脂凋亡”。

2. 脂质诱导肾损伤的病理机制

脂质异常引起肾损害的主要机制包括脂质通过血管内皮增生、LDL 沉积和氧化加速、单核 – 巨噬细胞浸润增加、活动病变区域内“泡沫细胞”的形成、系膜细胞增生、系膜基质增多，以及肾小管 – 间质病变。肾脂质蓄积引起肾小球系膜细胞、足细胞和近端小管细胞的结构和功能改变，从而影响肾单位功能。

(1) 氧化应激的作用：尽管脂质诱导肾脏损害的最初事件尚未明确，但氧化应激被认为尤其重要。高脂血症的大鼠单核细胞产生活性氧类（reactive oxygen species，ROS），与内皮依赖的血管舒张功能受损、血清氧化型 LDL（oxLDL）水平增高密切相关。R OS 的重要来源为肾脏还原型烟酰胺腺嘌呤二核苷酸磷酸氧化酶蛋白家族（nonphagocytic cell oxidase，NOX），它包括 7 个

成员，其中 NOX1、NOX2、NOX4 与 NOX5 均参与了肾脏疾病的氧化应激。白细胞来源的髓过氧化物酶与黄嘌呤氧化还原酶类在肾脏疾病的终末阶段可能通过产生活性氧化与氯化物参与氧化应激途径，从而损害重要的生物分子。髓过氧化物酶在 R OS 出现的情况下通过作用于一氧化氮合酶损害一氧化氮活性，导致心血管与肾脏的功能异常。

(2) 内质网应激的效应：棕榈酸通过增加肌醇酶 1 水平与激活 c-Jun 氨基端激酶途径而产生内质网应激。内质网应激反过来导致内生固醇反应机制的异常调节，并激活氧化应激途径。

(3) 炎症应激的效应：氧化与内质网应激均可激活了核因子 κB 途径，且这种激活与肾小球肾炎的炎症事件及慢性肾脏病的进展相关，并且脂质本身亦可能作为炎症的介导者。LDL、VLDL 与 IDL 提高了系膜细胞炎性因子如白介素 -6（interleukin 6，IL-6）、血小板衍化生长因子（platelet derived growth factor，PDGF）、肿瘤生长因子 β（tumor growth factor β，TGF-β）的分泌。由于 HDL 下调血管细胞黏附分子 -1(vascular cell adhesion molecules 1，VCAM-1）与内皮表面的 E 选择素，并抑制核因子 κB 活性，降低的 HDL 水平将增加炎性反应。这些数据强烈支持促炎因子在血脂谱紊乱诱导的肾小球损伤中的病理生理机制。炎症也增加血管中膜与内膜的硬化。另外，炎症改变 HDL 结构，消除其抗炎特性。

(4) 其他效应：系膜细胞可以结合 oxLDL，结合后通过许多下游效应导致系膜细胞增殖增加。LDL 也刺激细胞外基质蛋白的表达，包括纤维连接蛋白。除此之外，由高脂血症来源的肾小球巨噬细胞显示表达转化生长因子 βmR NA 增加。这种表达增加反过来促进肾小球基质扩张。

（五）脂质异常与肾脏疾病

1. CKD 患者常见的脂质谱异常

CKD 血脂谱异常特征多为三酰甘油及 OxLDL 水平升高，而 HDL-C 水平降低。CKD 患者的伴随疾病及某些治疗措施如降蛋白尿和减缓 CKD 进展等，可能还会影响已经存在的脂质异常。另外，CKD 患者透析前后的脂质变化亦不同，透析前的脂质异常主要为三酰甘油、富含三酰甘油脂蛋白残留物及 Lp（a）浓度升高，HDL-C 水平降低，而总胆固醇和 LDL-C 水平通常在正常范围内或轻微降低。CKD 患者透析后常表现血清富含三酰甘油的 IDL 和 LDL 增加。此外，CKD 时脂肪代谢酶可能受影响，如 LCAT 的活性被抑制，CETP 酶被激活，从而引起致动脉粥样硬化发生的 ApoAI、ApoA Ⅱ 和 ApoC Ⅱ 的脂蛋白增加，且可能与 CKD 患者心血管疾病发病率和死亡率增加有关。

2. 脂质沉积与肾脏疾病

随着人们对脂质代谢异常与肾脏疾病联系的关注，肾小球微小病变（minimal change disease，MCD）被发现，它是一种病因不明确，主要影响儿童及青少年，以尿液和近端肾小管细胞内出现脂滴为特征的疾病，提示 MCD 存在脂质的异常沉积。其后研究还发现，高血压肾硬化症、局灶性节段性肾小球硬化（focal segmental glomerulosclerosis，FSGS），以及其他遗传病（如 Fabry 病），均可能存在肾脏脂质的堆积。但是，目前尚不清楚人类肾脏脂质的蓄积是肾损伤的结果还是原因。

脂质沉积的现象还发现在某些遗传疾病，这些疾病的脂质代谢异常可能与肾脏疾病的发生、发展间存在联系，但具体机制尚不清楚。目前的证据表明脂质代谢相关的某些基因异常可能与一些遗传性肾脏疾病脂质沉积有关。

(1) 载脂蛋白 L_1（$APOL_1$）：$APOL_1$ 在正常人肾脏的足细胞、近端小管和肾小球动脉内皮细胞表达。$APOL_1$ 基因编码分泌型 HDL，$APOL_1$ 可能调节足细胞的胆固醇外流。$APOL_1$ 的基因变异与足细胞功能异常关系密切。携带 1 个风险等位基因（G1 或 G2）的个体没有或仅有轻微肾脏疾病风险，而具有 2 个风险等位基因的非洲血统个体患局灶性节段性肾小球硬化（FSGS）、HIV 相关肾病（HIVAN）、动脉硬化（高血压引起的肾病）和非糖尿病终末期肾病的风险显著增加。

(2) LCAT：LCAT 基因突变常导致一种常染色体隐性遗传病，即家族性 LCAT 缺乏症，此类患者血浆中游离胆固醇的酯化障碍。临床表现蛋白尿伴慢性进行性肾小球病变，导致肾衰竭，病理上表现为脂质沉积在肾小球基底膜和肾脏的系膜区。

(3) APOE：APOE 主要与 LDL 和残粒受体配体、脂质分布及胆固醇的逆转运有关。脂蛋白肾病（lipoprotein glomerulopathy，LPG）是由于 APOE 基因突变所致，主要表现为肾病综合征，病理上肾小球表现为毛细血管内异常脂蛋白沉积和系膜增生。

(4) $APOA_1$：$APOA_1$ 是 HDL 颗粒的主要蛋白，由 $APOA_1$ 基因编码。已经发现了几种突变，它们或表现为 LCAT 缺陷患者表型，或表现为 $APOA_1$ 淀粉样变性，同时累及肾脏和肝脏。

(5) 尼曼 – 皮克蛋白（Niemann–Pick proteins）C 型：尼曼 – 皮克病（NPC）是一种常染色体隐性遗传的溶酶体脂质贮积病，与细胞内胆固醇转运障碍有关。95% NPC 患者是 NPC_1 的缺陷，而只有 5% 是由于 NPC_2 的突变所致。该基因的突变导致无法将胆固醇和其他脂类转运出溶酶体，引起这些区域中未酯化的胆固醇蓄积。NPC_1 和 NPC_2 在肾脏中均有表达，NPC_2 表达定位于肾脏远曲小管和近曲小管。肾活检已证实尼曼 – 皮克病相关肾脏病理包括泡沫状足细胞、空泡化肾小管上皮细胞和间质泡沫细胞聚集。尼曼 – 皮克病肾脏发病机制可能与肾小球或肾小管细胞溶酶体内的胆固醇蓄积有关。

(6) ATP 结合盒转运体（$ABCA_1$）：在正常情况下，$ABCA_1$ 介导胆固醇和磷脂外流至 $APOA_1$ 和 APOE，形成新的 HDL。由于 $ABCA_1$ 表达下调导致的胆固醇外流受损可导致胆固醇沉积于细胞。Tangier 病（也称为家族性 α 脂蛋白缺乏症或低 α 脂蛋白血症）是一种罕见的常染色体隐性遗传病，由染色体 9q31 上的 $ABCA_1$ 基因突变引起的，其特征为 HDL 水平明显降低。临床特征包括扁桃体、肝、脾和淋巴结肿大、异常乳糜微粒残留，以及儿童和青少年的周围神经病变。

（六）脂质相关性肾损害的治疗

合理饮食、适度的体力活动、控制体重能够改善脂质异常状况，是脂质诱导的肾脏疾病的基础治疗。许多动物和临床研究已经证实，调脂治疗可能减缓脂质异常相关的肾损害。

1. 低脂、多不饱和脂肪酸饮食

对于血脂异常患者，建议低脂饮食，同时给予富含多不饱和脂肪酸（polyunsaturated fatty acids，PUFA）食物，如富含亚油酸（ω_6– 脂肪酸）的食物。亚油酸是 ω_6– 脂肪酸的母体，是人体必需的脂肪酸，能降低总胆固醇、LDL 及 VLDL，而不影响 HDL 及三酰甘油水平。越来越多的动物和临床研究表明，PUFA 还可以降低肾病患者血肌酐水平，减少蛋白尿排泄，减少肾小球硬化的发生。

2. 补充鱼油

鱼油富含 ω_3– 脂肪酸，主要含二十碳五烯酸（EPA20:5）和二十二碳六烯酸（DHA22:6），鲱鱼油和鲑鱼油是主要来源。ω_3– 脂肪酸可以降低三酰甘油、VLDL 及 ApoE 水平，对 LDL 和 HDL 的影响不大。研究表明 ω_3– 脂肪酸（EPA、DHA）能激活 PPAR，显著降低炎症转录因子 NF–κB 活性，抑制炎症介质的产生。所以鱼油具有降脂和抗炎的双重作用。鱼油还可以降低血黏度、减少血小板的聚集，有利于预防血栓形成。

3. 他汀类药物

他汀类药物是 3– 羟 –3– 甲戊二酸单酰辅酶 A（3–hdroxy–3–methylglutaryl Co–enzyme A，HMG–CoA）还原酶的抑制药，具有抑制肝脏胆固醇合成，增加肝脏 LDL 受体合成，从而促进

肝脏对 LDL 和 VLDL 的清除。但过去进行的一系列关于他汀类药物调脂治疗与肾脏结局的研究，包括大型肾脏结局试验 LORD（降脂和肾脏疾病发作）和 SHARP（心脏和肾脏保护研究），对慢性肾脏病结局获益的结果仍然不确定。目前的证据提示他汀类药物具有降脂以外的多种作用，如抗炎、调理免疫、抑制系膜细胞增生和系膜细胞基质增加等。目前他汀类药物仍然是治疗慢性肾病血脂异常的常用药物。

4. PPAR 激动药

有证据显示 PPARα/PPARγ 激动药可能改善 CKD 患者的脂质水平而带来肾脏的获益。PPARα 主要参与脂肪酸 β- 氧化和脂肪分解。贝特类作为有效的 PPARα 激动药，通过增加 LPL 的活性而增加 VLDL 三酰甘油的降解，同时减少肝脏 VLDL 的合成和分泌，从而降低血清三酰甘油和增加 HDL 水平。贝特类还能减少 LDL 的异质性，降低小颗粒高密度的 LDL 水平，而其降低胆固醇的作用不明显，对蛋白尿无明显改善。苯扎贝特（Bezafibrate。）能有效地防治脂质性肾病患者的肾小球内血栓的形成。PPARγ 在脂肪细胞和免疫细胞中大量表达，调节脂肪生成。由于长链多不饱和脂肪酸和二十烷酸衍生物等内源性配体可激活 PPARγ，因此，PPARγ 激动药可用于降低 CKD 肥胖患者的脂质水平和肾脂质蓄积；抑制 Wnt 信号介导的纤维化可能是 PPARγ 活化的另一种肾脏保护机制。

5. 抗氧化剂

研究发现肾病患者血清抗氧化能力明显下降。普罗布考（Probucol）具有较强的抗氧作用，其与鱼油及 PUFA 联合应用可降低 LDL-C。普罗布考能增加 LDL 从循环中清除，抑制 LDL 氧化，从而保护动脉血管壁。肾病患者使用普罗布考后 LDL-C、三酰甘油和总胆固醇降低，HDL 降低，但蛋白尿无改善。

6. 吸附脱脂治疗

LDL 的吸附脱脂治疗通过抗 ApoB 抗体或硫酸右旋糖酐结合 LDL，可以使血循环中 LDL 浓度迅速降低，并选择性清除 LDL、VLDL、脂蛋白 a。这种方法在治疗家族性高胆固醇血症中得到广泛应用。对肾病患者，尤其是对药物疗效不佳的肾病患者，LDL 吸附脱脂治疗能够有效降低血浆中 LDL 水平，并使血白蛋白显著增加，尿蛋白显著下降。吸附脱脂治疗不良反应较少，主要表现为吸附后血浆纤维蛋白原减少及血浆凝血酶原时间延长。

7. 新型靶向药物

目前，他汀类药物抑制胆固醇合成对 CKD 结局的获益不确定，一些新型的靶向药物如 SREBP-1 抑制药、CD36 拮抗药、胆汁酸受体激动药等措施通过阻止外周靶器官摄取胆固醇和（或）促进胆固醇外流，已经在动物实验中发现可能减少肾脏脂质沉积，降低肾脏炎症和肾间质纤维化的程度，并减缓 CKD 的发生。目前尚缺乏临床数据。

脂代谢紊乱与慢性肾脏病之间的关系非常密切，它既是许多原发性或继发性肾脏病的常见临床表现，本身又参与肾脏疾病的发生和发展。随着人们对于慢性肾脏病认识的逐渐深入，脂质代谢异常对肾病患者的影响越来越受到人们重视。

（张　巧）

五、高尿酸性肾损害

（一）概述

随着经济发展，生活方式和饮食结构的改变，高尿酸血症患病率持续升高，中国成人高尿酸血症的患病率为 8.4%～13.3%，中老年男性和绝经后女性为高发人群。肾脏在调节血清尿酸水平中起着重要作用，人体产生的尿酸中大约 2/3 被肾脏消除。在肾脏中，尿酸经肾小球滤过，在近端小管中重新吸收和分泌，90% 的尿酸被重新吸收到毛细血管中。尿酸产生增加，肾尿酸排泄受损或两者结合导致高尿酸血症。肾损害是高尿酸血症最常见的并发症。血尿酸每升高 60μmol/L，肾脏病风险增加 7%～11%。尿酸盐结晶是引起痛风、肾结石和急性肾损伤的原因。由于高尿酸血症发病隐匿，早期多不易发现，最终可导致肾功能的不可逆性损伤，故需要提高对本病的认识，争取早诊断、早治疗，并对高危人群采取预防措施。

（二）尿酸在肾脏内的代谢

肾脏中排泄的尿酸含量很高，该过程比简单的肾小球滤过更为复杂，大约 90% 以上的滤过尿酸盐被近端小管重吸收。重吸收是支撑较高水平的循环尿酸盐的关键因素。URAT1（urate transporter 1）和特异性有机阴离子转运体（organic anion transporter，OAT）等将尿酸盐从管腔侧向肾小管细胞内运送，在肾小管细胞内尿酸盐被电压依赖性的尿酸转运体向基底膜侧搬运，调节体内尿酸平衡。

（三）流行病学

其发生机制与炎症、内皮功能障碍和肾素 - 血管紧张素系统激活等有关。

多项横断面和前瞻性流行病学研究提示，血尿酸水平增高和肾脏不良结局呈独立相关。短期临床试验结果提示，降低血尿酸对肾脏有保护作用。大量纵向研究证实，高尿酸血症可预测 CKD 的发展。轻度高尿酸血症与 2 型糖尿病患者发生 CKD 的风险密切相关，但是在伴有轻中度肾小球滤过率（GFR）下降和尿酸高于中位水平的 1 型糖尿病患者中，没有发现血尿酸下降对肾脏结局的显著益处。高血压患者中，血尿酸与 CKD 呈独立相关。同时有研究表明，低尿酸水平也会增加慢性肾脏病（CKD）发展的风险。目前对非糖尿病、高血压的人群中血尿酸（serum uric acid，SUA）与 CKD 的相关性研究较少；一项对于无高血压、糖尿病的美国女性的研究表明，SUA ＞ 4.5mg/dl，血尿酸水平与慢性肾脏病（CKD）呈正相关。随着临床研究的深入，越来越多的证据表明血尿酸与肾功能的丧失可能呈 U 型联系。目前仍需前瞻性的临床研究，探索降尿酸治疗对肾脏损害的影响及肾损害患者的尿酸控制范围。

（四）发病机制

高尿酸血症可以通过破坏肾脏自我调节机制导致高血压、蛋白尿，加重肾脏损伤。多项研究均表明，尿酸通过直接和间接作用导致肾损伤。目前已经明确的高尿酸血症引起肾损害的机制，包括内皮细胞功能异常、炎症因子损害作用、环氧酶 2（COX-2）系统及肾素 - 血管紧张素系统（RAS）的激活。

1. 尿酸盐的直接作用

在血浆、肾小球滤过液及肾间质中，尿酸以尿酸盐离子形式存在，而远端小管 pH 低，绝大部分为非离解形式，当血尿酸升高、尿液浓缩、pH 降低至一定程度时，无定形尿酸结晶可沉积阻塞远端小管、集合管管腔；皮髓质间尿酸盐梯度使尿酸形成尿酸盐结晶，沉积在肾间质，引起炎症和血管损伤，严重者可发展为间质性肾炎和肾衰竭。另外，高尿酸血症还是尿路结石形成的危险因素，后者可引起肾内输尿管阻塞，造成肾积水、局部损伤继发感染、纤维增生等，甚至肾小球硬化尿毒症。

2. 高尿酸血症对内皮功能的影响

尿酸作为抗氧化剂，可降低超氧化物的毒性，因此可在血管炎症和功能障碍中起保护作用。但是，代谢过程中伴随氧自由基的生成，氧自由基生成增多可损害线粒体、溶酶体功能，增加内皮细胞的通透性，并促进粒细胞在血管内皮的聚集。高尿酸血症还可以促进低密度脂蛋白胆固醇氧化、脂质过氧化，氧化后的低密度脂蛋白可以促进泡沫细胞形成，同时损伤内皮细胞；

尿酸升高还可以促进血管平滑肌细胞的凋亡。另外，高尿酸血症会引起线粒体钙离子超负荷，从而产生过量的活性氧（ROS），从而引起内皮功能障碍。ROS 的升高降低了内皮一氧化氮的产生和内皮一氧化氮合酶的表达；同时，尿酸作为体内含量最丰富的抗氧化剂，可直接与一氧化氮（NO）产生迅速而不可逆的反应，导致一氧化氮（NO）的大量消耗。NO 的耗竭导致内皮细胞功能异常，血管舒张作用减弱，引起高血压和血管病变，进一步造成肾损伤。

3. 炎症因子的损害

研究证实，轻度高尿酸血症即可造成肾损害和肾功能障碍，其机制可能与促炎途径有关。尿酸盐结晶可以刺激巨噬细胞直接或间接产生金属蛋白酶，如司质金属蛋白酶 -9（MMP-9）。尿酸盐结晶还可产生独立促炎效应，进而引发炎症和组织损伤，尿酸盐晶体（MSU）被吞噬细胞吞噬后，可进一步触发 NLRP3 炎性小体活化，含半胱氨酸的天冬氨酸蛋白水解酶 -1（caspase-1）的成熟，白介素 -1β（IL-1β）的裂解，以及细胞间细胞黏附分子（ICAM）-1 的过表达，引起无菌性炎症反应，诱导肾小球膜和近端小管上皮细胞的损伤。尿酸盐结晶活化白细胞后，可通过 Toll 样受体激活 IL-1 产生炎症反应，致使组织损伤。可溶性尿酸也可促炎症反应，尿酸可通过激活 p38、丝裂原活化蛋白激酶（MAPK）、核转录因子（NF-KB）及转录激活因子 AP-1 刺激单核细胞趋化蛋白 -1（MCP-1）的合成。这些炎症反应均可造成肾损伤。

4. 引发代谢异常

高尿酸血症与代谢综合征（MS）关系密切。流行病学研究表明，MS 的患病率随血清尿酸水平的升高而逐步增加。高尿酸血症对高血压、脂质代谢、糖代谢等都有很大影响。尿酸水平升高可促进低密度脂蛋白–胆固醇的氧化并加速脂质的氧化反应。高尿酸患者中肥胖的发生率明显升高，而肥胖患者痛风的发病率比一般人群高出 2 倍。脂肪组织作为内分泌器官，其分泌的脂肪细胞因子（如 Lep-tin）能激活交感神经系统，并通过 RAS 和肾的生理性浓缩作用减弱尿钠排泄，增强肾小管对钠的重吸收，导致水钠潴留引起高血压，引起长时间的肾小球高滤过，导致肾小球的损伤。另外，脂肪组织分泌的脂肪细胞因子（如 Lep-tin）、肿瘤坏死因子 α（TNFα）和白介素 -6（IL-6）直接促进炎症反应等，引起肾损害。

5. 环氧酶 2（COX-2）系统及肾素 – 血管紧张素系统（RAS）的激活

动物实验证实，高尿酸血症可以增加正常大鼠球旁细胞肾素的表达，人类的血尿酸水平与血浆肾素活性已被证明密切相关。尿酸升高激活肾素 – 血管紧张素系统（RAS），导致系统性高血压及肾小球内高压力、高灌注、肾纤维化的发生，最终导致肾损伤。此外，体外实验也证实，血管紧张素可以通过丝裂素活化蛋白激酶信号（MAPK）转导通路调节 COX-2 的表达和前列腺素的产生，进而通过血栓素 A2（TxA2）引起血管平滑肌细胞的增殖、肥大和管壁炎性细胞浸润。

6. 遗传因素

Lesch-Nyhan 综合征和吉尔克（vonGierke）病都是因染色体异常导致的先天性疾病，患者早期可出现痛风性肾病。家族性青少年高尿酸血症肾病（familial juvenile hyperuricemic nephropathy，FJHN）是一种遗传异质性疾病，主要由 3 个基因突变引起，包括尿调节素（uromodulin，UMOD）（40%）、肾素（2.5%）和肝细胞核因子 -1β（2.5%）。

总之，高血酸性肾损伤的机制早期是机械性损伤，即高尿酸血症致集合管肾间质尿酸盐结晶形成；晚期有免疫机制参与，即间质尿酸盐结晶刺激，局部引起化学炎症及免疫反应，又可有结石的梗阻。若不加以控制，两者最终导致肾纤维化和肾衰竭。

（五）病理生理

急性尿酸性肾损害是由于短时间内大量尿酸结晶沉积在肾集合管、肾盂、输尿管，导致肾小管阻塞，近端肾小管扩张，而肾小球结构正常。肾脏病理检查可显示不同程度肾小管变性坏死伴有部分肾小管萎缩和肾间质纤维化，肾小球毛细血管无明显病变或缺血性收缩，可在偏光显微镜下观察到肾小管腔内的尿酸结晶沉积物。

慢性尿酸性肾损害由于过量尿酸盐在肾中沉积。尿酸晶体主要沉积于肾的远端集合管和肾间质，尤其在肾髓质和乳头区；肾间质的尿酸结晶主要来自于集合管，导致肾间质纤维化和肾动脉硬化。镜下：在肾间质内形成明显的异物性肉芽肿，周围可见异物巨细胞、单核细胞、淋巴细胞浸润、间质纤维化、肾小管萎缩，导致肾小动脉管壁增厚，管腔狭窄，肾小球硬化。为了区分慢性尿酸肾病与其他慢性肾脏病，通常需要进行肾脏活检，通过验证尿酸盐晶体在肾脏组织中的沉积以确诊。

尿酸性肾石：结石的形成是一个复杂的过程，包括尿液的生化紊乱，刺激晶体成核，聚集，甚至黏附。影响尿酸结石发展的尿不规则包括尿液 pH 持续低（主要因素），血容量不足和尿液水平低，以及尿酸尿过多（女性每日尿酸超过 750mg/d，男性每日尿酸超过 800mg/d）。其中最重要的则为低尿 pH，这是尿酸结晶沉淀的先决条件。尿酸盐的溶解度比其他盐类小很多，因此尿酸结石比其他盐类结石形成的机会要多。尿酸晶体为核心，周围由白细胞、巨噬细胞浸润，纤维物质包裹，形成肾内痛风石。

（六）临床表现

1. 急性高尿酸性肾损害

多见于白血病和淋巴瘤患者放疗和化疗后。起病急骤，由于大量尿酸滤过超过肾小管的重吸收能力，大量尿酸存在于肾小管腔内，随着尿液进一步浓缩，尿液 pH 降低，大量尿酸盐从尿液中析出，肾小管腔被尿酸填充、堵塞，甚至可累及肾盂和输尿管，导致少尿性急性肾衰竭。最常见的临床症状为恶心呕吐，昏睡，甚至惊厥。有时由于输尿管内形成大量尿酸盐结晶导致梗阻，可引起严重的腰痛、腹痛、少尿甚至无尿。随着少尿时间延长，出现水肿和心力衰竭。同时伴有肿瘤溶解综合征的特点，如同时出现高尿酸血症、氮质血症、高钾血症、高磷血症、乳酸酸中毒。典型患者在白血病和淋巴瘤放疗和化疗后。

2. 慢性高尿酸性肾损害

多见于中老年人，绝大多数伴有痛风性关节炎或痛风石、尿酸性尿路结石，但肾脏病变和痛风性关节炎水平不平行。男性常多于女性，少数患者有家族遗传史，起病隐匿。

早期可表现为间歇性蛋白尿和镜下血尿。由于患者常伴有高血压、肾动脉硬化、尿路结石和尿路感染等因素，可加速肾损害进程，随着病程进展，蛋白尿逐渐转为持续性，肾脏浓缩功能受损出现，夜尿增多、等渗尿等。开始表现为轻微腰痛及蛋白尿，以小分子量蛋白尿为主，持续性或间断性出现，半数患者有轻度水肿或血压升高尿稀释功能异常，酸性尿、尿 pH ＜ 6.0，结石堵塞肾小管和下尿路可引起肾绞痛及肉眼可见血尿。晚期发展为慢性肾功能不全，肾小球功能严重下降导致肾硬化，导致肾小球滤过率严重降低，蛋白尿排泄减少，尿酸排出也减少，可出现全身水肿、肉眼血尿和高血压，血肌酐和尿素氮水平升高。终末期出现尿毒症的临床表现，并因为尿毒症而死亡。

3. 尿酸性肾石病

以尿酸性肾脏结石为首发表现。约 84% 的尿酸性结石由单纯的尿酸构成，4% 的结石为尿酸与草酸钙混合性结石，其余为草酸或磷酸钙结石。尿酸性结石形成与血尿酸浓度、尿酸排泄量及尿液 pH 有关，血尿酸浓度越高，尿酸排泄率越高，结石越易形成。现认为高尿酸血症（24h

尿酸排出量＞700mg/L）、酸性尿及脱水尿浓缩是尿酸性肾石病形成的3大危险因素。

(1)疼痛：表现为肾区或上腹部疼痛，疼痛多表现为绞痛或钝痛。多数呈阵发性，亦可为持续性。肾结石绞痛为一种阵发性疼痛，严重时呈刀割样。患者呈急性面容，面色苍白，全身出冷汗，脉细而数，甚至血压下降。同时恶心呕吐，易误诊为急腹症，发作常持续数小时。疼痛轻时，可仅表现为腰部不适，亦可呈隐痛或胀痛，劳动可使疼痛加重。

(2)血尿：常伴肉眼血尿或镜下血尿，以后者居多，骑车或劳动后可诱发血尿或使血尿加重。

(3)排石：部分患者可排出小结石，有的呈沙粒状，结石通过尿道是可有堵塞或疼痛感。

(4)感染：部分患者可继发感染，常表现为发热、寒战、膀胱刺激征等症状。甚至可诱发肾盂肾炎、肾积脓、肾周围炎，严重者可发展为肾周围脓肿。

（七）实验室检查及其他检查

诊断高尿酸性肾损害需要依靠血生化、影像学检查和查找尿酸盐结晶。如既往无明确痛风史，检查发现尿酸性肾结石，结合患者有高尿酸血症亦可诊断高尿酸性肾损害。

1. 尿酸酶法测定血尿酸

血尿酸升高是痛风患者重要的临床生化特点。通常采用尿酸酶法测定，男性和绝经期女性正常值上限为420μmol/L（7mg/dl），绝经期前的女性为360μmol/L（6mg/dl）。影响血尿酸水平的因素很多，包括药物、饮食、肾功能等。患者血尿酸水平与临床表现严重程度并不一定完全平行，甚至少数处于关节炎急性发作期的患者其血尿酸浓度仍可正常。高尿酸性肾损害影响肾小球滤过功能时，可出现血尿素氮和肌酐水平升高。

2. 滑囊液检查

通过关节腔穿刺术抽取滑囊液，在偏振光显微镜下可发现白细胞中有双折光的针型尿酸钠结晶。

3. 痛风石活检

随着病情发展，与痛风石邻近的骨质可出现不规则或分叶状的缺损，边缘呈翘状突起，关节软骨缘破坏，关节面不规则。进入慢性关节炎期后，可出现关节间隙变窄，软骨下骨质有不规则或半圆形穿凿样破损，边缘锐利，缺损边缘骨质有增生反应。至晚期，关节附近的骨质被破坏，形成囊性病灶，边缘呈穿凿样改变。通过表皮下痛风结节活检，偏振光显微镜可发现其中有大量尿酸盐结晶。亦可通过尿酸铵实验，尿酸氧化酶分解及紫外线分光度计测定等方法分析活检组织中的成分。

4. 肾活检

单纯的高尿酸性肾损害一般不需要行肾活检，若考虑伴随其他肾病的高尿酸血症可考虑行肾活检。尿酸结晶呈水溶性，在普通切片内被溶解，仅可见放射状的无色针状结晶，冷冻切片和纯乙醇固定的肾组织中呈蓝色的针状结晶。急性尿酸性肾病时可见尿酸盐结晶沉积在肾小管内，堵塞肾小管，近端肾小管扩张。慢性尿酸性肾病的早期仅在髓襻和集合管内出现尿酸盐结晶，肾小管上皮细胞破坏崩解，尿酸盐在肾间质沉积导致淋巴细胞和单核细胞浸润、多核巨噬细胞形成和间质纤维化，随后出现肾小动脉壁增厚、管腔狭窄和肾小球硬化。

5. 尿液检查

正常人经过5天的低嘌呤饮食后，24h尿尿酸排泄量一般不超过3.57mmol/L（600mg）。急性发作期尿酸盐与炎症的利尿作用，使尿尿酸排泄增多，因而此项检查对诊断痛风意义不大，但可以鉴别痛风性肾损害和慢性肾小球肾炎所致的肾衰竭。有结石形成时，尿中可检出红细胞和尿酸盐结晶。尿酸盐结晶阻塞尿路引起急性肾衰竭时，24h尿尿酸与肌酐的比值常＞1.0。痛风患者合并肾功能不全时，尿蛋白定量增加。

6. 超声检查

超声可以迅速了解肾的结构还可以对病因是肾前性、肾性和肾后性做出诊断。由于痛风是全身性代谢性疾病，累及双肾，且大多数肾实质都表现为实质回声增强，肾被膜不规则增厚。肾结石常表现多样化，最常见位于肾锥体内，呈致密排列，因尿酸盐结晶在肾锥体内常聚集成微小结石，声影常不明显。尿酸盐结石由于其密度不大，故在 X 线下可不显影，而超声波能探查到。

7. X 线

尿酸盐结石由于其密度不大，故在 X 线下可不显影，诊断有赖于静脉肾盂造影。混有钙盐的结石在腹部平片可能被发现。

8. CT

可发现肾积水、准确确定肾大小、皮质萎缩程度。尽量避免碘造影。CT 值 400Hu 以上是以尿酸盐为主的钙化灶，痛风结节和肿块内高密度灶，CT 值约 100Hu 主要是尿酸盐结晶。另一项 CT 技术可能对痛风性肾病有较高的诊断价值，即双能 CT（DECT），能够分离不同的物质，如高分子量化合物钙、低分子量化合物尿酸、皮质骨和小梁骨。尿酸钠晶体的沉积以绿色表示，钙和骨髓皮质骨以蓝色表示，髓质骨以粉红色表示。双能 CT（DECT）具有较高的灵敏度（78%～100%）和特异性，可以检测出尿酸盐单钠晶体的沉积。使组织呈现出不同的颜色。

9. 磁共振成像 MRI

弥散峰度成像（DKI）是近年来发展的一种新兴磁共振扩散成像技术，不仅能够反映出生物组织非高斯分布的水分子扩散运动情况，而且还能提供组织微观结构变化的信息等。T_1 及 T_2 呈现低到中等密度的块状阴影。有研究显示在 X 线片结果为阴性时，MRI 和超声可发现细微的关节破坏性病变。

10. 内镜检查

肾镜、输尿管镜和膀胱镜。通常超声及放射不能确诊时，可通过明确诊断及进行治疗。

（八）诊断标准

1. 慢性肾脏病（CKD）的诊断

慢性肾脏病（CKD）诊断标准：①肾脏损伤≥ 3 个月，伴或不伴有估算的肾小球滤过率（eGFR）下降，肾脏病理学检查异常或肾脏损伤（血、尿成分或影像学检查异常）；② eGFR ＜ 60ml/（min · 1.73m²）≥ 3 个月，有或无肾脏损伤证据。应依据患者 GFR 和白蛋白尿的程度进行分级，以指导治疗和判断预后，见表 40–4 和表 40–5。

2. 急性肾损伤（AKI）的诊断

符合以下情况之一即可诊断急性肾损伤（AKI）：① 48h 内血肌酐升高≥ 0.3mg/dl；②确认或推测 7 日内血肌酐较基础值升高≥ 50%；③尿量减少＜ 0.5ml/（kg · h），持续时间≥ 6h。分期标准见表 40–6。

3. 高尿酸血症的诊断标准

血尿酸受性别、年龄、种族饮食等影响，并存在昼夜节律的变化，晨高夜低。高尿酸血症的定义分为生物化学和流行病学定义。高尿酸血症的生物化学定义是指无论性别和年龄，血尿酸超过 420μmol/L（7mg/dl）。流行病学的定义是指血中尿酸浓度超过正常参考范围的上限定义为高尿酸血症。男性和绝经后女性的血尿酸参考值上限

表 40–4　慢性肾脏病 GFR 分期

GFR 级别	GFR［ml/（min·1.73m²）］	评价描述
G_1	≥ 90	正常或升高
G_2	60～89	轻度下降
G_{3a}	45～59	轻中度下降
G_{3b}	30～44	中重度下降
G_4	15～29	重度下降
G_5	＜ 15	肾衰竭

表 40-5 慢性肾脏病蛋白尿分级

分 级	24h 尿蛋白排泄（AER）（mg/24h）	尿微量白蛋白 / 肌酐（UACR）		评价描述
		mg/mmol	mg/g	
A_1	＜ 30	＜ 3	＜ 30	正常或轻度升高
A_2	30～300	3～30	30～300	中度升高
A_3	＞ 300	＞ 30	＞ 300	重度升高

表 40-6 急性肾损伤的 KDIGO 分期标准

分 期	血清肌酐标准	尿量标准
1 期	绝对升高≥ 0.3mg/dl，或较基础值相对升高≥ 50%，但＜ 1 倍	＜ 0.5ml/（kg · h）（≥ 6h，但＜ 12h）
2 期	较基础值相对升高≥ 1 倍，但＜ 2 倍	＜ 0.5ml/（kg · h）（≥ 12h）
3 期	≥ 4.0mg/dl，或较基础值相对升高≥ 2 倍，或开始时肾脏替代治疗，或＜ 18 岁 eGFR 下降至＜ 35ml/（min·1.73m^2）	＜ 0.3ml/（kg · h）（＞ 24h）或无尿≥ 12h

为 420μmol/L，绝经前女性为 360μmol/L。建议采用流行病学定义，及正常嘌呤饮食状态下，非同日 2 次空腹血男性和绝经后女性＞ 420μmol/L，非绝经期女性＞ 360μmol/L。

分型诊断：高尿酸血症患者低嘌呤饮食 5d 后，留取 24h 尿检测尿尿酸水平。根据血尿酸水平和尿尿酸排泄情况分为以下 3 型：①尿酸排泄不良型，尿酸排泄＜ 0.48mg/（kg · h），尿酸清除率＜ 6.2ml/min；②尿酸生成过多型，尿酸排泄＞ 0.51mg/（kg · h），尿酸清除率≥ 6.2ml/min；③混合型，尿酸排泄＞ 0.51mg/（kg · h），尿酸清除率＜ 6.2ml/min。

4. 急性高尿酸性肾损害的诊断

急性高尿酸肾损害时应考虑急性肾损伤时显著增加的血清尿酸水平（＞ 900mmol/L 需要肾活检确定诊断）但需排除肾小管间质性肾炎。肾脏病理可发现不同程度的肾小管变性坏死伴部分肾小管萎缩和肾间质纤维化。肾小球毛细血管襻未见明显病变或缺血性收缩。但偏振光下可观察到肾小管腔内尿酸盐晶体沉积。

5. 慢性高尿酸血症肾损害的诊断

如果高尿酸血症的患者出现肾小管重吸收减退，如夜尿增多、低比重尿、低分子量蛋白尿等应该怀疑慢性尿酸性肾损害。血尿酸升高水平可能和肾损伤程度不一致。并且诊断慢性尿酸性肾损害时需要排除其他类型的慢性肾脏病。但是往往难以区分，肾活检证实尿酸盐在肾组织中沉积，有助于尿酸性肾病的诊断。

6. 尿酸性肾石病的诊断

中老年以上患者，尤其是男性，出现少量至中等量蛋白尿，伴有镜下血尿或肉眼血尿、高血压或水肿、尿液浓缩功能受损同时患关节炎或尿路结石时，首先应想到尿酸性肾病的可能，结合实验室检查发现尿液中尿酸结晶、尿 pH ＜ 6.0、尿石成分为尿酸盐、血尿酸升高＞ 7.0mg/dl、尿尿酸排出＞ 4.17mmol/L，夜尿、多尿和尿常规轻度异常伴有肾小管功能不全和缓慢发展的肾功能减退，即可诊断。如果进一步作肾活检证实肾小管－间质病变，或肾间质及肾小管内发现双折光的针状尿酸盐结晶则可确诊。超声检查可见高回声影。X 线检查往往不容易发现尿酸性肾结石。静脉肾盂造影可见充盈缺损。CT 对诊断尿酸性结石往往有重要意义，尿酸性结石 CT 值通常为 300～400Hu，低于胱氨酸结石但高于血凝块和肿瘤。

（九）鉴别诊断

1. 无症状性高尿酸血症与痛风间歇期

前者无关节炎急性发作病史而后者有。

2. 慢性高尿酸性肾损害与其他慢性肾脏病

(1) 肾功能不全引起的血尿酸升高：其他原因（除高尿酸血症引起的肾病）肾脏疾病晚期，均可发生肾功能不全，肾脏排泄率减少，血尿酸升高，应注意和慢性高尿酸性肾损害相鉴别。以下几个特点可鉴别：①前者血尿酸和血肌酐成比例升高，而慢性高尿酸性肾损害不成比例升高，主要表现为血尿酸升高，血尿酸 / 血肌酐＞ 2.5mg/dl。②前者常有其他肾脏疾病病史，一般很少有痛风性关节炎的表现。而慢性高尿酸性肾损害常有痛风性关节炎表现，而无其他肾病病史。③前者高尿酸血症常出现在氮质血症之后，而慢性高尿酸性肾损害肾功能正常时即可出现高尿酸血症。

(2) 慢性肾盂肾炎：由于尿酸结石梗阻，尿流不畅，继发感染，可出现尿频、尿急、尿潴留等膀胱刺激症状，且可反复发作，容易误诊为慢性肾盂肾炎而忽略了尿酸结石的原发病因。仔细询问有无血尿及肾绞痛病史，检测血尿酸浓度，或尿石成分分析有助于诊断。

(3) 慢性肾小球肾炎和肾衰竭：肾小球肾炎病变主要发生在肾小球，肾功能受损以肾小球滤过率和肌酐明显升高。由于肾小球滤过功能减退使尿酸滤过减少，尿尿酸排出量减少，致使血尿酸升高。此外肾小球功能障碍在肾小管功能障碍之前发生，肾炎病史长且尿蛋白多。但在肾小球肾炎晚期，肾小管严重受损，致使肾小管对尿酸的重吸收减退，因此尿酸排出量不减少。所以不能以 24h 尿酸排出量来鉴别诊断慢性肾小球肾炎和高尿酸血症性肾病。慢性肾小球肾炎的肾损害常不伴有肾结石、关节炎及痛风结节。而原发性高尿酸血症肾病主要病变在肾间质、髓质，故以肾小管功能障碍为主。尿蛋白量不多，24h 尿尿酸排出量增多，且常伴有痛风关节炎发作。

3. 急性高尿酸性肾损害的鉴别诊断

(1) 急性肾衰竭引起的尿酸升高：急性高尿酸性肾损害常见于骨髓增生性疾病或化疗后，尿尿酸与尿肌酐的比值常＞ 1。而急性肾衰竭继发性高尿酸血症患者其尿尿酸与尿肌酐比值常＜ 1，借此可鉴别诊断。

(2) 其他原因引起的聚集性肾衰竭鉴别：急性高尿酸性肾损害初期 24h 尿酸排出量增加，而其他原因引起的急性肾衰竭初期，24h 尿酸排出量减少，至疾病的晚期才正常。急性高尿酸血症性肾衰竭血尿酸水平升高较早且明显，其他原因的急性肾衰竭尿素氮水平升高明显，且出现较早。

4. 尿酸性肾石病的鉴别诊断

尿酸性肾石病与钙盐性肾结石相鉴别，尿酸结石可透过 X 线，易与血块、炎性病变、肿瘤等相混淆，但 B 超、CT 或 MRI 检查一般可鉴别；而钙盐性肾结石 X 线、CT、MRI 下均可显影。

（十）治疗

高尿酸性肾损害的治疗方包括饮食治疗、降尿酸治疗、碱化尿液治疗、利尿及降压治疗等。此外，中医中药在治疗高尿酸性肾损害也有较好疗效。

1. 饮食治疗

限用含嘌呤高的食物。急性高尿酸肾损害必须极低嘌呤饮食，以减少外源性嘌呤进入体内，降低血尿酸及尿尿酸水平，阻止尿酸对肾的进一步损害。外源性嘌呤所产生的尿酸只占人体血尿酸总量的 20%，因此慢性尿酸性肾病患者并不过分强调低嘌呤饮食。原则是禁食极高嘌呤食物，如动物内脏、凤尾鱼、沙丁鱼、鱼籽、蟹黄、肉汤、鲤鱼、贝壳类、熏火腿、猪肉、牛肉、鸭、鹅、鸽子、扁豆、干豆类等。降低食物总量的摄入、维持正常体重。以精白米、面粉作为能量的主要来源，它们的代谢产物有利于尿酸的排泄，是痛风患者的理想主食。控制饮食中肉类和豆制品量，降低蛋白质摄入量。尽量减少食用油量，鼓励清蒸、白煮、炖等烹饪方法。多吃水果、蔬菜，但少吃果糖较高的水果，如苹果、无花果、橙子、柚子、荔枝、柿子、桂圆、香蕉、杨梅、石榴等，果糖能增加尿酸生成，蜂蜜含果糖亦较高，不宜长期和大量食用。多饮水，建议肾功能正常者每日饮水量保持在 2000～3000ml，以促进肾尿酸的排泄。但应根据肾功能情况具体调整，防止出现心力衰竭和急性肾衰竭。限制饮酒，因饮酒易使体内乳酸堆积，乳酸对尿酸的排泄有竞争性抑制作用，故大量饮酒常使血尿酸水平明显升高，诱发痛风，尤其是啤酒，应避免饮用。

2. 药物治疗

(1) 急性高尿酸性肾损害：治疗原则包括利尿、碱化尿液、大剂量别嘌呤醇的应用、必要时血液净化治疗。急性尿酸肾病通常是可逆的。管理的重点在于预防。对于确诊为急性尿酸肾病的患者，需要紧急处理。预期及时有效的治疗可使肾功能恢复到正常水平。

① 利尿药：在急性尿酸性肾病中，主张快速利尿，使贮积在肾尿路中的尿酸迅速随尿排出。所用的利尿药与慢性尿酸性肾病有所不同。常用的快速利尿措施如下：a. 静脉滴注甘露醇可增加尿酸溶解度，稀释尿液，减少尿酸盐在肾小管沉积；b. 将呋塞米片与依他尼酸、噻嗪类与氨苯蝶啶或螺内酯合用可快速地将尿路中的尿酸清除体外。应用上述措施利尿时一定要配合多饮水及碱化尿液，否则尿酸仍不能排出，尿量在 100ml/h 视为有效，然后尿量逐步增加；当血尿酸水平明显下降，尿尿酸水平接近正常，肾功能有明显改善时，才可以考虑停药。

② 碱化尿液：当尿 pH 6.0 以下时，需碱化尿液。尿 pH 6.2～6.9 有利于尿酸盐结晶溶解和从尿液排出，但尿 pH ＞ 7.0 易形成草酸钙及其他类型的结石。因此碱化尿液过程中要监测尿 pH，因尿 pH 在早晨和餐后存在碱性潮，故建议早晨醒来即监测尿 pH，此时的尿液 pH 相对较低。如应用甘露醇利尿，应合用 5% 碳酸氢钠静脉滴注，或白天应用碳酸氢钠或碱性合剂，晚上用乙酰唑胺提高尿 pH。无论静脉滴注还是口服碳酸氢钠，应注意电解质及酸碱平衡（注意：枸橼酸氢钾钠颗粒不能用于急性或慢性肾衰竭患者）。

③ 大剂量别嘌呤醇的应用：别嘌呤醇为黄嘌呤氧化酶抑制药，可有效减少尿酸生成，从而降低血尿酸，使尿尿酸排出减少，减少尿酸石在肾内沉积，从而改善肾功能。将血清尿酸盐水平维持在 300μmol/L 以下。建议起始 400mg/d，每日 1 次，3～4 天后减为 200～100mg/d，每日 1 次。用药期间监测患者尿中黄嘌呤及次黄嘌呤浓度，调整药物用量。密切监测别嘌呤醇的超敏反应。主要发生在最初使用的几个月内，最常见的是剥脱性皮炎。如患者不能耐受嘌呤醇可调整为非布司他。

④ 血液透析：对于终末期肾衰竭患者，应及早行血液透析治疗，但不应超滤过多水分，以免减少肾小球滤过率。有条件者可行肾盂冲洗疗法。

(2) 慢性高尿酸性肾损害：治疗原则，包括去除危险因素、降尿酸、碱化尿液、改善肾功能的其他治疗、中医中药治疗。

① 控制危险因素：积极控制肥胖、代谢综合征、2 型糖尿病、高血压、高脂血症、冠心病或卒中、慢性肾病等。二甲双胍、阿托伐他汀、非诺贝特、氯沙坦、氨氯地平在降糖、调脂、降压的同时，均有不同程度的降尿酸作用，建议优先选择。尽量避免使用可引起血尿酸升高的药物如利尿药（尤其是噻嗪类）、吲达帕胺、皮质激素、

胰岛素、环孢素、他克莫司、尼古丁、吡嗪酰胺、烟酸、小剂量阿司匹林等。

② 降尿酸治疗：目前临床常见药物包含抑制尿酸合成的药物和增加尿酸排泄的药物，其代表药物分别为别嘌呤醇和苯溴马隆。将目标尿酸水平降至＜ 360μmol/L。对于严重痛风患者（例如痛风石、慢性关节炎和频繁发作的患者），应更严格地控制血清尿酸水平，将目标值降低至＜ 300μmol/L，但不建议将其降低至＜ 180μmol/L。

a. 抑制尿酸合成的药物——黄嘌呤氧化酶抑制药（xanthine oxidase inhibitors，XOI）：黄嘌呤氧化酶抑制药 XOI 抑制尿酸合成，包括别嘌呤醇及非布索坦。

别嘌呤醇：用法及用量：小剂量起始，逐渐加量。初始剂量每次 50mg，每日 2～3 次。小剂量起始可以减少早期治疗开始时的烧灼感，也可以规避严重的别嘌呤醇相关的超敏反应。2～3 周后增至每日 200～400mg，分 2～3 次服用；严重痛风者每日可用至 600mg。维持量成人每次 100～200mg，每日 2～3 次。肾功能下降时，如内生肌酐清除率 Ccr ＜ 60ml/min，别嘌呤醇应减量，推荐剂量为 50～100mg/d，内生肌酐清除率 Ccr ＜ 15ml/min 禁用。儿童治疗继发性高尿酸血症常用量：6 岁以内每次 50mg，每日 1～3 次；6～10 岁，每次 100mg，每日 1～3 次。剂量可酌情调整。同样需要多饮水，碱化尿液。别嘌呤醇的严重不良反应与所用剂量相关，当使用最小有效剂量能够使血尿酸达标时，尽量不增加剂量。

非布索坦：2009 年美国食品药品管理局（FDA）批准了一种治疗高尿酸血症的痛风药物 - 非布索坦（Febuxostat，商品名 ULORIC），为非嘌呤类黄嘌呤氧化酶选择性抑制药。该药的服用剂量为 40/80mg，每日 1 次。使用期间密切监测别嘌呤醇的超敏反应。

b. 增加尿酸排泄的药物：抑制尿酸盐在肾小管的主动再吸收，增加尿酸盐的排泄，从而降低血中尿酸盐的浓度，可缓解或防止尿酸盐结晶的生成，减少关节的损伤，亦可促进已形成的尿酸盐结晶的溶解。由于 90% 以上的高尿酸血症为肾脏尿酸排泄减少所致，促尿酸排泄药适用人群更为广泛。代表药物为苯溴马隆、丙磺舒。在使用这类药物时要注意多饮水和使用碱化尿液的药物。此外，在使用此类药物之前要测定尿尿酸的排出量，如果患者的 24h 尿尿酸的排出量已经增加（＞ 3.54mmol）或有泌尿系结石则禁用此类药物，高尿酸肾损害时要监测肾功，调整剂量。但当肾小球滤过率＜ 50ml/min 时，丙磺舒和磺吡酮无效。目前临床常用苯溴马隆，一次给药可维持 48h，初始剂量为 25～50mg/d，最大剂量 150mg/d，维持量 25mg/d，可用于内生肌酐清除率 Ccr ＞ 30ml/min 的肾功能不全患者。另外，用药时一定要碱化尿液，以防肾结石和尿路结石形成，阻塞尿路加重病情。

③ 碱化尿液：碱化尿液可抑制尿酸结石的形成，同时使尿酸结石溶解。尽可能维持尿 pH 在 6.5～6.8，但是尿液过度碱化，如 pH ＞ 7.0 时，钙盐易沉积，有磷酸钙及碳酸钙结石形成的危险。碱化尿液的药物主要包括：a. 碳酸氢钠：抑制有机酸从肾小管重吸收，从而碱化尿液。每次 1.0～2.0g，每日 3 次。溃疡病活动期忌用，并发充血性心力衰竭、水肿和肾衰竭酸中毒时慎用或忌用。b. 碱性合剂：主要成分是枸橼酸 140g、枸橼酸钠 98g、加水至 1000ml 配成，每日 3 次，每次 20～30ml。c. 乙酰唑胺：一种碳酸酐酶抑制药，抑制该酶进而抑制 Na^+–H^+ 交换，使钠和重碳酸离子的重吸收减少，产生利尿作用。用量为 250mg，3～4 次 / 天，低钠、低钾疾病时勿用。

④ 改善肾功能：进展至慢性肾衰竭须行透析治疗或肾移植。

(3) 尿酸性肾石的治疗

① 非手术疗法：大量饮水、增加尿量，每日尿量维持在 2000ml 以上；镇痛：合并肾绞痛时，可肌内注射盐酸哌替啶 50mg 或与异丙嗪 25mg 合用，症状无好转，可每 4 小时用 1 次，必要时

可应用吗啡镇痛；碱化尿液：碱化尿液是最有效的溶石方法，用药期间每日 2～3 次监测尿 pH，使之维持在 6.2～6.8，枸橼酸氢钾类药物（如枸橼酸氢钾钠颗粒）是目前首选的碱化尿液的药物，枸橼酸氢钾可降低钙结石复发风险，枸橼酸氢钾可引起尿 pH 和钾的显著增加，从而减少结石的形成，但不可用于急慢性肾衰竭及严重酸碱失衡的患者；降尿酸治疗：降尿酸药物首选非布司他，次选别嘌呤醇。

此外，中医中药治疗，对尿酸性肾石也有良好效果。常用的药物包括火棘叶、滑石粉等。对于阳虚症患者，应采用滋补阳气的策略来治疗液体潴留，常用药物包括黄芪，党参，杜仲皮等。对于阴虚症患者，主要治疗方法是滋阴养阴和增强抵抗力，包括推荐的左归丸或六味地黄丸，常用药物包括熟地黄，何首乌，枸杞和山茱萸。一些具有排石作用的复方中药包括排石颗粒（用于清除结石）和尿石通（用于治疗尿石症）。排石颗粒是常用的排石中成药，其主要成分为连钱草、车前子（盐水炒）、关木通、徐长卿、石韦、瞿麦、忍冬藤、滑石、苘麻子、甘草。具有清热利水，通淋排石的功能。服用本药品时忌服辛辣刺激性食物。

② 手术疗法：体外冲击波碎石、经皮肾镜取石或碎石术、尿管镜取石或碎石、腹腔镜输尿管取石术、开放手术等。

- 体外冲击波碎石术（ESWL）：通过 X 线或 B 超对结石进行定位，利用高能冲击波聚焦后作用于结石，使结石裂解，直至粉碎成细砂，随尿液排出体外。适应证：适用于肾、输尿管上端结石，输尿管下段结石治疗的成功率比输尿管镜取石低。
- 经皮肾镜取石术（PCNL）：经腰背部细针穿刺直达肾盏或肾盂，扩张并建立皮肤至肾内的通道，插放肾镜，直视下取石或碎石。适用于＞ 2.5cm 的肾盂结石、部分肾盏结石及鹿角形结石。对结石远端尿路梗阻、质硬的结石、残留结石、复发结石、有活跃性代谢疾病及需要手术者尤为适宜。
- 尿管镜取石或碎石术（URL）：经尿道输尿管镜插入膀胱，沿输尿管直视下采用套石或取石。适用于中、下段输尿管结石，泌尿系平片不显影结石，因肥胖、结石硬、停留时间长而用 ESWL 困难者。下尿路梗阻输尿管细小、狭窄或严重扭曲等不宜采用此法。
- 腹腔镜输尿管取石术（LUL）：适用于输尿管结石＞ 2cm，原来考虑开放手术或经 ESWL、输尿管镜和手术治疗失败者。手术途径有经腹腔和经后腹腔两种。
- 开放手术治疗：过去大多数尿石症采用开放手术取石，但是手术给患者造成较大的创伤，尤其是有的复杂性肾结石一次不易取尽，有的复发率高，重复取石的手术难度大，危险性增加，甚至有发生肾衰竭和失去肾的可能。由于腔内泌尿外科及体外冲击波碎石术（ESWL）技术的普遍开展加，大多数上尿路结石已不需要开放手术。

③ 中西医结合治疗：一些中医专家倾向于在中医辨证论治的基础上，配合降尿酸药物，以期较快取效，标本兼治。

（十一）预后

随着近年来经济的发展，人群中高尿酸血症患病率逐渐上升，高尿酸血症肾损害更为常见。尿酸性肾损害患者经过合理治疗，大多数患者病情可得到控制，肾损害可得到改善，从而延缓病情进展。如能早诊断、遵循医嘱，大多数患者不会发生脏器损害，慢性期患者经过治疗，痛风石可能缩小或溶解，关节功能可以改善，肾功能障碍也可以改善。目前控制高尿酸血症是防止高尿酸性肾损害的重要措施。控制血尿酸水平的核心和基础是非药物治疗，强调健康饮食、限制烟酒、坚持运动和控制体重等，必要时碱化尿液。少数患者进展到终末期肾病时需进行透析治疗和肾移植。尿酸性肾结石一般预后良好，当肾结石合并肾梗阻时尤其是双侧梗阻时，患者可出现肾功能不全，当梗阻解除和感染得到控制时，多数患者肾功能可好转或恢复正常。伴发高血压、糖尿病或其他肾病者，如未经治疗可进一步导致尿酸盐排泄障碍，这不仅能加速关节内病变的病理进程，同时也使肾功能恶化进一步危及生命。

（王颜刚 黄雅静 魏凡翔）

六、自身免疫性甲状腺疾病与肾损害

自身免疫性甲状腺病（autoimmune thyroid disease，AITD）主要包括 Graves 病、Graves 眼病、自身免疫性甲状腺炎（autoimmune thyroiditis，AIT）。AIT 主要包括 4 种类型：①甲状腺肿型（hashimoto thyroiditis，HT），慢性淋巴细胞性甲状腺炎；②甲状腺萎缩型，即萎缩性甲状腺炎（atrophic thyroiditis，AT）或特发性黏液性水肿；③无症状性甲状腺炎（silent thyroiditis），也称无痛性甲状腺炎（painless thyroiditis）或亚急性淋巴细胞性散发性甲状腺炎，其临床病程与亚急性肉芽肿性甲状腺炎相似，但是无甲状腺疼痛；④产后甲状腺炎（postpartum thyroiditis，PPT），是无症状性甲状腺炎的一个亚型，其特点是发生在妇女产后。目前越来越多的研究证实 AITD 患者除甲状腺损伤及其功能改变引起机体损伤外还伴有其他多个系统受损，早在 20 世纪 50 年代初就有学者曾报道 AITD 患者可伴有蛋白尿，AITD 与肾损害的关系越来越受到临床的重视，有学者称其为 AITD 相关性肾病。据外国学者报道，AITD 患者常为慢性病程，其体内可发现多种抗甲状腺自身成分的抗体；此外，还可发现血清中存在其抗原和循环免疫复合物，故其伴发的肾脏病变又被称为甲状腺抗原介导的免疫复合物肾炎。一般认为自身免疫性甲状腺疾病相关肾病患者最常见的病理类型为膜性肾病还可有系膜增生性肾小球肾炎、局灶性节段性肾小球硬化。自身免疫性甲状腺疾病相关肾病患者的临床表现常为典型肾病综合征偶伴镜下血尿，多无高血压和肾功能损害。尽管常有前驱甲状腺病史，但可在患 AITD 后数月或数年后发生肾病综合征。

（一）流行病学

1952 年就有学者发现 11% 的 AITD 可合并蛋白尿，至目前国内外均有报道，其发生率为 11%～40%。1979 年，Horvath 等报道第 1 例甲状腺抗原相关性免疫复合物性肾炎的 GD 肾病综合征患者后，国内外学者对此进行了临床观察和动物实验研究，结果证实甲亢可引起不同程度的肾脏损伤。AITD 的女性患病率明显高于男性，可能与女性雌激素导致甲状腺过氧化酶抗体（TPOAb）阳性率明显高于男性，而且女性血清 IgG 和 IgM 含量较高。也有研究证实女性采用雌激素替代治疗（HRT）或者使用避孕药后，其甲状腺自身抗体和一些 AITD（如 Graves 病）发病率显著降低。

（二）病因学及发病机制

目前国内外关于 AITD 相关肾脏病的临床观察及动物实验研究很多，但其发病机制仍不明确，目前主要认为与免疫、激素水平的异常、药物、脂质，以及电解质紊乱等密切相关。

1. 免疫机制

AITD 患者体内可存在多种抗甲状腺成分的抗体，如甲状腺球蛋白抗体（thyroglobulin antibodies，TGAb）、甲状腺微粒体抗体（thyromicrosomal antibodies，TMAb）、甲状腺过氧化物酶抗体（thyroperoxidase antibodies，TPOAb）、甲状腺胶质抗体和甲状腺细胞表面抗体等，还发现血清中存在其抗原和循环免疫复合物。甲状腺球蛋白及甲状腺过氧化物酶可与相应抗体结合形成循环免疫复合物沉积在肾小球，也可作为致肾炎抗原沉积在肾小球后与相应抗体结合形成原位免疫复合物。甲状腺球蛋白可刺激系膜细胞高表达

TGF-β1，TGF-β1 是一种很强的纤维化细胞因子，进而引起肾脏损害。动物实验也表明若抗体产生过剩，可产生上皮下免疫复合物沉积，若抗原产生过剩，则血循环免疫复合物增加，在肾小球系膜区沉积，这就解释了 AITD 相关肾病最常见病理类型是膜性肾病和系膜增生性肾小球肾炎。

2. 激素异常

(1) 甲状腺激素增加：游离 T_4 与肾功能进展相关，游离 T_4 每升高 1 pmol/L 使发展为慢性肾脏病的风险增加 12%，肾功能快速下降的风险增加 10%。甲状腺激素分泌过多可引起高血流动力学循环，引起肾血浆流量及肾小球滤过率增加，肾小管重吸收率与分泌能力增加。肾脏高滤过状态使肾脏负荷加重，造成内皮细胞损伤，系膜细胞及基质增多，造成肾脏组织缺血、氧化应激增强，使肾小球硬化、肾单位萎缩。另外甲状腺激素分泌过多可兴奋破骨和成骨细胞，导致骨质脱钙，尿钙、尿磷排出增加，损害肾小管，甚至可能因钙盐沉积等因素影响引起肾小管酸中毒。

(2) 甲状腺激素减少：甲状腺激素减少时，心率变缓，心搏出量减少，周围血管阻力增加而循环血容量减少，血中去甲肾上腺素增加而肾前列腺素 E 减少，这些因素都可引起肾血管收缩，肾血流量降低，降低肾小球滤过率。同时，甲状腺功能减退患者体内胰岛素样生长因子 1 及血管内皮生长因子含量减低，其扩张血管作用减弱，进一步减弱肾小球滤过率。甲状腺激素对肾小管各节段的氧化代谢、膜通透性相关的转运蛋白和酶有特殊作用，可致肾小管的分泌功能和重吸收功能都减弱，引起尿浓缩稀释功能障碍，还可因钙磷代谢障碍等因素引起肾钙化症造成肾小管损害。

(3) 肾素 - 血管紧张素 - 醛固酮系统：甲状腺功能亢进患者交感神经系统活性增强，体内 β 肾上腺素活性增强、肾脏皮质 β 肾上腺素受体数量增加，可使肾素分泌量增加，并能增强血浆肾素、血管紧张素转化酶活性。

3. 药物作用

目前抗甲状腺药物主要分为硫脲类如丙基硫氧嘧啶和咪唑类（如甲巯咪唑），国内外均有文献报道认为抗甲状腺药物与肾损害有关。有研究报道使用丙硫氧嘧啶治疗甲状腺功能亢进，发现有 97.8% 的患者 p-ANCA 为阳性，有 66.7% 的患者 MPO-ANCA 阳性。国内外也有报道关于使用甲巯咪唑治疗甲亢后出现蛋白尿、肾病综合征等报道，多数经肾活检证实为膜性肾病，经及时停用甲巯咪唑后病情明显好转，提示肾病的发生与甲巯咪唑有直接关系。有文献报道认为甲巯咪唑可能有类似于氨基糖苷类抗生素的直接的肾小球毒性作用而引起肾脏损害。

4. 脂代谢

同位素追踪法研究胆固醇的结果证明，T_4 或仍虽然促进肝组织摄取乙酸，加速胆固醇的合成，但更明显的作用则是增强胆固醇降解，加速胆固醇从胆汁中排出，甲减时胆固醇高于正常，引起高脂血症。高脂血症时体内活性氧的产生和过氧化脂质的形成增加，引起肾组织细胞膜及膜性结构上的不饱和脂肪酸的氧化，在此过程中，组织抗氧化酶的消耗也增加，形成恶性循环，引起肾小球滤过膜液态性下降、通透性增高和肾小管间质的病变，体内过量脂质还可引起红细胞膜性质改变、血小板高凝状态及机体的免疫损伤等病变，这些都能加重肾脏损伤。此外，血同型半胱氨酸为动脉粥样硬化的独立危险因素，甲状腺功能减退患者治疗后血同型半胱氨酸的含量下降，表明甲状腺功能减退患者易形成动脉粥样硬化。动脉粥样硬化可发生在肾脏血管中，减少肾小球灌注，造成肾脏损害。

5. 水电解质紊乱

肾小管参与物质的排泄及重吸收，近端小管上的 Na^+-K^+-ATP 酶与 Na^+-H^+ 交换体对 Na^+ 与水的重吸收有着重要影响。甲状腺激素可通过影响肾小管对 Na^+、水的重吸收，从而影响机体内水及电解质的平衡。甲状腺激素可增加 Na^+-K^+-

ATP 酶活性，并通过增加近端小管对 K^+ 的通透性的增加近端小管对 Na^+ 的重吸收。Na^+、水的重吸收增加可增加外周血容量并通过管 – 球反馈来增加肾小球滤过率。与之相反，甲状腺功能减退会对肾脏近曲小管造成损伤，甲状腺功能减退患者对 Na^+、水的重吸收减少，45% 有肾功能改变的甲状腺功能减退患者伴有低钠血症。Na^+、水的重吸收减少可使血浆晶体渗透压下降，血容量进一步减少，并使尿渗透压升高，通过肾脏的管 – 球反馈使入球小动脉收缩，肾小球滤过率降低。

（三）病理类型

AITD 相关肾病最常见的病理类型是膜性肾病，也可见非 IgA 系膜增生性肾小球肾炎、局灶性节段性肾小球硬化、膜增生性肾小球肾炎、抗 GBM 肾炎、肾小球微小病变、IgA 肾病、新月体性肾小球肾炎等。PTU 相关血管炎中大多数为寡免疫复合物新月体性肾小球肾炎，也有研究发现 21.4%～70% 患者可伴有免疫复合物肾小球肾炎，包括 20% 伴 lgA 肾病和膜性肾病。

（四）临床表现

主要有 AITD 的临床表现及蛋白尿两种症状，蛋白尿多为轻度，但有时表现为 AITD 和蛋白尿同时或先后发生，有时 AITD 表现在先，有时蛋白尿表现在先，两者的发生间隔甚至可达 10 多年。

1. 甲状腺功能异常相关临床表现

(1) 甲状腺功能亢进

① 甲状腺激素（TH）毒症：a. 高代谢症群，怕热、多汗、低热、消瘦、疲乏无力等。b. 神经、精神系统症状，兴奋性增高，神经过敏、易激动、失眠、注意力不集中、记忆力减退。可出现手抖、细震颤、膝反射亢进等。c. 心血管系统表现，本病的特征之一，诊断的主要依据为心悸、心动过速，即使休息和睡眠时心率也＞ 90 次 /min，心率与代谢率正相关。心音增强，心尖区第一心音亢进，常有 Ⅰ 至 Ⅱ 级 SM。严重者导致甲亢性心脏病，出现心脏增大，心律失常，甚至心力衰竭等。d. 消化系统表现，食欲增加但体重下降，为本病特征，少数老年患者厌食、恶病质。大便次数增多，腹泻（肠蠕动增加），常为典型表现而误诊。e. 甲亢性肌病，手足抖动，震颤，肌无力，肌萎缩，肌麻痹（男性比较典型）。周期性瘫痪较多见，男性中年患者多见，以下肢麻痹最为多见，发作时，血钾往往降低。重症肌无力，偶可伴发，随着甲亢病情变化而变化。f. 内分泌系，男性阳痿、性功能障碍、男性乳房发育；女性月经减少，后移，甚至闭经；肾上腺早期皮质醇增加，晚期皮质醇减少，ACTH 相对增加，储备功能不足。g. 血液系，外周血淋巴细胞比例增加、单核细胞增加，白细胞偏低、血小板寿命缩短，有时紫癜。

② 甲状腺肿大：a. 弥漫性肿大，多轻中度，压迫少、与病情不成正比，一般双侧对称，峡部亦大、质软、随吞咽上下移动；b. 有时有细震颤及杂音，为本病特征；c. 也有甲状腺肿大，或位于胸骨后。

③ 眼征、突眼：a. 良性（非浸润性、干性）突眼，突眼度＜ 18 mm，无症状仅有眼征。瞬目（stellwag 征）减少，露白征（von graefe 征），上睑退缩、眼裂增宽（darymple 征），两眼聚合力下降（mobius 征），向上看时不能皱额（joffroy 征），两眼闭合时出现震动（rosenbach 征）。b. 恶性（浸润性、水肿性）突眼，球后眶内软组织受累为特点。有怕光、流泪、异物感、复视、视力下降、易疲劳、胀痛、刺痛等，充血水肿。眼球突出＞ 18mm、可达 30mm、可不对称、重度突出可半脱位。眼肌麻痹、眼球运动障碍、角膜暴露、外界刺激继发感染、角膜炎、溃疡、全眼球炎。视神经受累、视力下降、失明。

④ 特殊表现：a. 局限性黏液性水肿，多发生在胫骨前下 1/3 部位，也见于足背、踝关节、肩

部、手背或手术瘢痕处，偶见于面部，皮损大多为对称性。早期皮肤增厚、变粗，有广泛大小不等的棕红色、红褐色或暗紫色突起不平的斑块或结节，病变表面及周围可由毛增生、变粗、毛囊角化，可伴有感觉过敏或减退，或伴有痒感；后期皮肤粗厚，如橘皮或树皮样，皮损融合，有深沟，覆以灰色或黑色疣状物，下肢粗大似象皮腿。b. 淡漠性甲亢，多见于老年患者，起病隐匿，高代谢综合征、眼征和甲状腺肿均不明显。主要表现为明显消瘦、心悸、乏力、头晕、昏厥、神经质或神志淡漠、腹泻、厌食。可伴有心房颤动、震颤和肌病等体征。临床中常因明显消瘦而被误诊为恶性肿瘤，因心房颤动被误诊为冠心病，所以老年人不明原因的突然消瘦、新发生心房颤动时应考虑为本病。c. 三碘甲腺原氨酸（T_3）型和甲状腺素（T_4）型甲状腺毒症，仅有血清 T_3 增高的甲状腺毒症称为 T_3 型甲状腺毒症，仅占甲亢病例的 5%，在碘缺乏地区和老年人群中常见，病因包括 GD、毒性结节性甲状腺肿和甲状腺腺瘤。

(2) 甲状腺功能减退：主要表现为低代谢和交感神经兴奋性下降。甲状腺本身可以萎缩或肿大。其他全身各系统均可受累。①皮肤，皮肤干燥、体液潴留。重者可出现黏液性水肿。②消化系统，体重增加、味觉差，胃黏膜萎缩，胃酸分泌减少、便秘。③心血管系统，心音低钝、心肌收缩力下降，心输出量下降，活动耐量减低。重者可出现心力衰竭、心包积液。④呼吸系统，低通气，睡眠呼吸暂停。⑤血液系统，正细胞、正色素性贫血，血球压积下降。⑥神经系统，表情淡漠，反射延迟。⑦生殖系统，生育力、性欲下降。妇女月经紊乱或月经量多。⑧其他内分泌系统，甲减 – 原发性肾上腺功能低下（Schmidt 综合征）。⑨其他表现，各种代谢低下，如合并糖尿病，胰岛素和口服降糖药用量减少。

呆小病（幼年时起病）主要表现为体格、智力发育迟缓，表情呆钝，声音低哑，面色苍白，眶周浮肿，眼距增宽，鼻梁扁塌，唇厚流涎；舌大外伸，前后囟大并关闭延迟，四肢粗短，出牙、换牙延迟，骨龄延迟，行走晚且呈鸭步，心率慢，心浊音区扩大，腹饱满膨大伴脐疝，性器官发育延迟。

黏液性水肿昏迷，寒冷、感染、手术和使用麻醉、镇静药物等因素下诱发，临床表现为嗜睡，低温（< 35℃），呼吸减慢，心动过缓，血压下降，四肢肌肉松弛，反射减弱或消失，甚或昏迷、休克、心、肾功能不全而危及生命。一旦发生，应及早抢救。

2. 肾损害相关临床表现

AITD 相关肾病肾损害的主要表现为：①蛋白尿，多数仅表现为轻度蛋白尿；②血尿，主要为无症状镜下血尿，肉眼血尿少见；③肾病综合征；④肾小球肾炎；⑤高血压；⑥血肌酐、尿素氮、胱抑素 C 水平升高；⑦肾小管间质一般损害较轻。患者的临床表现与病理类型有关，如为膜性肾病Ⅰ～Ⅱ期，则无血尿、高血压及肾功能损害；如为系膜增生性肾小球肾炎、局灶性节段性肾小球硬化及新月体性肾小球肾炎等则可有血尿、高血压及肾功能损害；如为 IgA 肾病，则有血尿、蛋白尿。因此对全身浮肿有蛋白尿的甲状腺疾病患者，要动态观察蛋白尿变化，争取早做肾脏免疫病理学检查以确定诊断。

3. PTU 相关血管炎肾损害的临床表现

PTU 导致 ANCA 血管炎，多为中青年女性，临床表现轻重不一，可表现为非特异性的全身症状如发热、皮疹、肌痛、关节痛等，也可累及单个或多个器官，肾脏是常见的受累器官。PTU 相关血管炎肾损害临床症状轻重不一，轻者仅尿检异常，严重者表现为急进性肾炎综合征，肾组织病理大量新月体，而部分仅节段坏死，可能与 ANCA 的性质有关。国内报道 PTU 相关血管炎伴肾脏损害，均表现为血尿伴蛋白尿，47%～58% 有肾功能不全，其中 13%～25% 需肾脏替代治疗，且服药时间与血管炎的发生呈正相关，服药时间越长越容易出现血管炎。

（五）检查

1. 实验室检查

(1) 甲状腺相关检查

① 甲状腺过氧化物酶抗体（TPOAb）：TPOAb 是 AITD 的标志性抗体，出现于几乎所有的桥本甲状腺炎患者，2/3 产后甲状腺炎患者及 70%～80% 的 Graves 病患者中。抗体主要来自甲状腺内浸润的淋巴细胞。

TPOAb 是诊断桥本甲状腺炎的金标准，可以作为 Graves 病诊断的佐证，特别是对于 TRAb 阴性的病例。

② 甲状腺球蛋白抗体（TgAb）：TgAb 是最早发现的甲状腺自身抗体，是一组针对 Tg 不同抗原决定簇的多克隆抗体，以 IgG 型抗体为主，也有 IgA 和 IgM 型抗体。TgAb 也是 AITD 的标志性抗体。甲状腺自身免疫异常时 TgAb 往往伴随 TPOAb 同时出现，但在 GD 中 TgAb 的阳性率低于 TPOAb，约为 50%。

③ TSH 受体抗体（TRAb）：TRAb 有广义和狭义两种定义。广义定义是指所有与 TSH 受体结合的抗体，包括 TSH 受体刺激性抗体（TSAb）、TSH 刺激阻断性抗体（TSBAb）、TSH 受体结合抑制免疫球蛋白（TB Ⅱ）；狭义的 TRAb 的定义仅指 TB Ⅱ。

TSAb 具有类似 TSH 的生物效应，它刺激 TSH 受体，产生甲状腺功能亢进症，是 Graves 病的直接致病原因；TSBAb 与 TSH 受体结合则阻断 TSH 与受体的结合，抑制甲状腺增生和甲状腺激素合成，引起甲状腺萎缩和甲状腺功能减退。但是在存在临床甲亢的情况下，一般可以将狭义的 TRAb（TB Ⅱ）视为 TSAb。这是因为 TB Ⅱ检测方便，有市售试剂盒，而 TSAb 测定需要较为复杂的实验室条件。

④ 血清促甲状腺激素（TSH）：血清 TSH 测定是临床常用的甲状腺疾病诊断方法，许多国际性甲状腺学术团体推荐使用 TSH 作为临床甲状腺疾病的第一线的筛选实验，尤其是当检测敏感性≤ 0.02mU/L 时，血清 TSH 测定可有效诊断亚临床及显性的甲亢和甲减。通常 TSH 极低测不出者，拟诊断为甲亢；增高提示甲减。

⑤ 血清总甲状腺激素（TT_4）

血清中的 T_4 全部由甲状腺分泌而来，它是甲状腺最主要的分泌产物，故测定血清 TT_4 浓度是反映甲状腺功能状态的较好指标。妊娠、使用雌激素、环境温度会对 TT_4 的结果有影响。

TT_4 水平升高常提示存在甲状腺功能亢进状态，可见于：a. 各种类型的甲状腺功能亢进症；b. 甲状腺激素从滤泡中漏出，如在亚急性甲状腺炎早期；c. 摄入过多的外源性 T_4；d. 异位 T_4 分泌，如卵巢甲状腺肿；e. 垂体性甲状腺激素抵抗综合征。

TT_4 水平降低提示甲状腺功能低下，可见于 :a. 各种类型的甲状腺功能减退症，包括原发性、继发性和三发性甲状腺功能减退；b. 严重的碘缺乏。

⑥ 血清总三碘甲腺原氨酸（TT_3）：10%～20% 的血清 TT_3 直接来自甲状腺，其余约 80% 则在外周组织中由 T_4 经脱碘代谢转化而来。血清 TT_3 水平变化常常与 TT_4 的改变平行，在甲亢时增高，甲减时降低。在甲亢时血清 TT_3 水平的增高常较 TT_4 更突出，而在甲减时血清 TT_3 水平的降低不如 TT_4 明显，这均可使 TT_3/TT_4 比值增加。在甲亢或甲亢复发的早期，血清 TT_3 水平增高常常较快、较早，因此 TT_3 测定对诊断甲亢较敏感。

⑦ 血清游离 T_4（FT_4）和游离 T_3（FT_3）：循环中 99% 以上甲状腺激素与相应的血浆蛋白质结合，而游离的甲状腺激素仅占其总量中的极少部分。游离甲状腺激素是甲状腺激素的活性部分，不受血清甲状腺结合球蛋白（TBG）浓度变化的影响，直接反映甲状腺的功能状态。因此血清 FT_4、FT_3 的测定较测定 TT_4、TT_3 有更好的敏感性和特异性。

血清 FT_4、FT_3 水平增高见于：a. 甲亢，是诊断甲亢的主要指标；b. 甲状腺激素抵抗综合征；c. 低 T_3 综合征；d. 药物影响，如胺碘酮、肝素等可使血清 FT_4 增高。

血清 FT_4、FT_3 水平降低见于：a. 各种类型的甲减，但在甲减的早期或病情较轻者可仅有 FT_4 的降低；b. 低 T_3 综合征时可仅出现 FT_3 降低；c. 药物影响，如苯妥英钠、利福平等可加速 T_4 在肝脏代谢，使 FT_4 降低。

(2) 肾损害相关实验室检查

① 尿液：尿液检查对疾病诊断，药物、毒物监测，肾脏病发病机制的研究都很重要。一般检查项目包括尿液颜色、浊度、气味、泡沫、尿比重、尿渗透压等，重点是尿液生化检查。虽然正常肾小管和尿路也分泌少量蛋白，但多数健康成人尿蛋白排泄总量只有 30～130mg/d，上限为 150～200mg/d，白蛋白上限为 30mg/d。尿蛋白的检测分为定性和定量检测，定量检测包括：a. 尿蛋白检测，由于 24h 尿蛋白定量受尿量收集准确与否、被检对象活动状态等诸多因素影响，美国 NFK/DOQI 关于慢性肾脏病的临床实践指南推荐建议用清晨尿或随意一次尿白蛋白 / 肌酐比值（ACR）替代传统的“定时尿液收集”方法，而且尽量采用晨尿以减少活动对尿蛋白的影响。ACR 比值 > 3.0 或 3.5 及 < 0.2 分别相当于尿蛋白定量 > 3.0g/24h 或 3.5g/24h 或 0.2g/24h。b. 微量白蛋白，微量白蛋白尿指尿白蛋白排泄率达 20～200μg/min 或尿白蛋白量 30～300mg/24h 或尿白蛋白 / 肌酐比值 2.5～25mg/mmol（男）和 3.5～35mg/mmol（女）。c. 特殊蛋白检测，β_2 微球蛋白、α_1 微球蛋白、转铁蛋白等。

② 肾功能检查：肾小球滤过功能是肾脏最重要的功能之一，用肾小球滤过率（glomerular filration rate，GFR）表示。常用的测定 GFR 的标志物可以分为两大类。

内源性标志物：指体内存在的物质，如肌酐、尿素氮、胱抑素 C 等。a. 肌酐是生物体肌肉组织中储能物质肌酸的代谢终产物。由于血清肌酐的测量方便且经济，目前是间接评价 GFR 应用最广泛的指标。b. 尿素氮是人体蛋白质代谢的终末产物，主要在肝脏生成。当肾小球滤过功能下降到正常的 1/2 以上时血中尿素浓度才会升高，测定尿素仅可粗略估计 GFR。c. 胱抑素 C，由于使用血肌酐、尿素评价 GFR 存在很多问题，人们努力寻找其他的内源性小分子物质来替代肌酐。1985 年 Crubb 及 Simonsen 等发现胱抑素 C 是低分子蛋白质中与 GFR 相关性最好的内源性标志物，甚至优于血清肌酐。

外源性标志物：如菊粉，放射性核素标志物和非放射性标记的造影剂（碘海醇等）。其他关于肾功能的检查还包括尿糖、尿氨基酸、尿酸、磷酸盐，以及肾脏的浓缩稀释功能。

③ 肾脏相关的免疫学检查：主要包括血清免疫球蛋白的测定（IgG、IgA、IgM、IgD、IgE，以及本周蛋白）、血清补体的测定、抗中性粒细胞胞浆抗体、血清抗肾抗体（抗肾小球基底膜抗体、抗肾小管基底膜抗体），以及循环免疫复合物和血清冷球蛋白。

2. 其他辅助检查

(1) 超声

① 甲状腺超声：甲状腺超声检查对甲状腺的最大价值在于测量其大小，显示形态是否规则，包膜是否光整，结构是否均匀，内部有无结节及结节的多少、部位、大小、形态物理性质等。彩色多普勒血流图可展现其整体及各部的血供情况以推断其功能状态。

② 肾脏超声：超声检查不仅无创、无痛苦，而且便捷、廉价，不受肾功能影响，也不影响肾功能，已成为诊断肾脏疾病的重要手段。

(2) 影像学检查

① 甲状腺影像学检查：CT 具有较好的密度分辨力，也有较好的空间分辨力。CT 图像不仅可以显示甲状腺内的病灶，还可以显示胸内甲状腺肿及甲状腺与周围结构的关系，对周围组织内

的血管、神经、淋巴结可以很好地显示。为了明确诊断，CT 检查甲状腺时多需注入碘对比剂，但碘对比剂的注入可能会导致甲亢或甲减的发生，也可能会影响甲状腺癌患者 ^{131}I 扫描和治疗，这是对 CT 广泛应用的最主要的限制。CT 不能作为甲状腺结节定性的诊断手段，但对病变范围的评估优于超声及核素检查。CT 在检测小的淋巴结和肺的转移灶方面更为敏感。

MR 图像具有较好的软组织对比度，可进行任意方向成像，已经成为诊断甲状腺形态学病变的重要手段。和 CT 一样，MR 对于甲状腺小结节的显示不如超声敏感，也不能作为甲状腺结节定性的诊断手段，但对病变范围的评估优于超声及核素成像。MR 最大的优点是没有电离辐射和不需要使用碘对比剂，并且 MR 对于区分术后瘢痕还是肿瘤复发较大价值。

综上所述，对于甲状腺病变，应首选超声与核素检查，CT 与 MR 检查主要应用于以下情况：a. 超声与核素检查不能定性的病灶，CT、MR 检查以帮助术前判断病变性质；b. 明确甲状腺病变的范围及与周围组织的关系；c. 术前评估甲状腺癌的转移情况，包括对周围组织的直接侵犯和远处转移；d. 诊断胸内甲状腺等异位甲状腺；e. 在区分术后瘢痕和肿瘤复发时应首选 MR 检查。

② 肾脏影像学检查：影像学检查对肾脏病的诊断有一定价值，最简单易行的是行泌尿系统 X 线检查。常规的静脉泌尿系统造影目前已成为最常用的肾脏检查方法之一，凡怀疑有肾、输尿管、膀胱病变时，或有不能解释的泌尿系统症状，均可做静脉泌尿系造影。目前根据病因不同还可以选用逆行肾盂造影、肾穿刺造影、排尿性膀胱尿道造影、肾血管造影。对肾脏及其周围的肿块的定位定性可选择 CT。随着科学技术的发展，目前能够完成全面肾脏检查包括肾实质 MR 成像、肾血管 MR 成像和尿路集合系统 MR 成像。

(3) 肾脏组织病理：肾脏病理是肾脏疾病诊断中的重要辅助检查手段之一，在内科性和外科性的许多肾脏病诊断中都有重要的应用价值，包括明确疾病诊断、判断病变损害程度和活动性、指导治疗及判断预后。病理学检查是肾脏疾病正确诊断的一个重要组成部分。近年来，肾脏疾病的病理学查方法有了很大进展，光学显微镜检查（光镜）、免疫病理学检查（免疫荧光和免疫组织化学）和透射电子显微镜检查（电镜）已经形成了肾脏疾病的常规病理检查方法。对于 AITD 相关肾病综合征患者，最常见的病理类型为膜性肾病，还可有系膜增生性肾小球肾炎、局灶性节段性肾小球硬化的改变。特异性变化为肾组织活检有甲状腺抗原沉积。

（六）诊断

AITD 相关肾病目前没有统一的诊断标准，以下几点可供参考：①有自身免疫性甲状腺疾病的临床表现，血清 TGAb、TMAb、TPOAb 升高或曾诊断为自身免疫性甲状腺疾病；②蛋白尿；③肾活检提示肾小球基底膜或系膜区有甲状腺相关抗体的沉积；④排除糖尿病肾病、高血压肾损害、乙型肝炎相关性肾炎和狼疮性肾炎等继发性肾损害。

鉴别诊断，AITD 应注意与各种免疫复合物性肾炎相鉴别。

（七）治疗

对 AITD 相关性肾病的治疗目前尚无统一的标准，但治疗关键在于早发现、早诊断、早治疗，强调对 AITD 本身的充分治疗，因为控制抗原产生来源应是治疗 AITD 相关性肾病的根本。治疗上应采取综合措施，以消除抗原产生为治疗目的，针对病因并根据肾脏的病理类型选择合适的治疗方案。

1. 针对原发病的治疗

(1) 甲状腺功能亢进的治疗

① 一般治疗：适当休息、给予足够的能量和营养。安眠镇静药物适合精神紧张、失眠者。

② 抗甲状性药物治疗：常用甲巯咪唑（他巴唑）、丙基硫氧嘧啶。a. 作用，抑制过氧化物酶活性，抑制碘化物形成活性碘，影响酪氨酰碘化，又抑制碘化酪氨酸偶联；b. 适应证包括病程较短、病情较轻、甲状腺较小的 Graves 病，青幼年、孕妇甲亢，伴恶性突眼者，合并桥本甲状腺炎者，手术或 ^{131}I 治疗前准备，合并心脏病、肝、肾或出血性疾病不适于手术者，手术后复发而又不适宜 ^{131}I 治疗者；c. 剂量与疗程，分症状控制期：甲巯咪唑 30mg/d，4～8 周。药物减量期：T_3、T_4 恢复正常即减量，甲巯咪唑每次 5～10mg，2～4 周 1 次，渐减至最小量维持。维持量期：甲巯咪唑 2.5～10mg，维持 1.5～2 年；d. 药物不良反应及处理，不良反应主要有粒细胞减少症、药疹、偶有药物中毒性肝炎。初治每周监测白细胞及分类，药物减量后，每 2～4 周 / 次，如有下降趋势，2～3 天检查 1 次，给予升白细胞药物，如出现白细胞缺乏症需紧急抢救。出现药疹可暂不停，加用抗过敏药，如继续加重，要警惕剥脱性皮炎，应立即停药。发生药物性肝炎，则停药，按药物性肝炎处理；e. 停药指征，按正规治疗疗程已满，并且小剂量 ATD 能维持甲功正常者、无代谢亢进、甲状腺缩小、眼征恢复正常、^{131}I 摄取正常或高、但能被抑制或 TRH 兴奋实验正常、TsAb 转阴；f. 其他药物治疗如下。

普萘洛尔：抑制 T_4 转化为 T_3。用法：10～40mg/ 次，每日 3 次。

碘剂治疗：暂时抑制 TH 合成；抑制 TH 释放；使甲状腺质地变坚韧、血流下降；仅用于术前准备、甲状腺危象治疗。

锂盐（碳酸锂）：有升血白细胞，阻抑 TH 释放的作用，对需及时控制甲亢症状且伴白细胞偏低者可选用。

③ 放射性 ^{131}I 治疗：口服 ^{131}I 聚集甲状腺，β 射线可使大部分甲状腺组织受损，TH 减少。a. 适应证包括 30 岁以上中等度 Graves 病；手术后复发者；ATD 过敏，严重毒性反应或长期治疗无效或复发；合并心肝肾等疾病不能手术或不愿手术者；b. 禁忌证包括妊娠、哺育妇女；年龄＜25 岁者；有严重肝肾功能损害，活动性肺结核者；白细胞＜3000，中性粒细胞＜1500 治疗后无改善者；甲状腺过大的 Graves 病，重度浸润性突眼；c. 并发症主要有以下 3 类。

近期（2 周内）放射性甲状腺炎：颈胀、压迫感，甚至甲亢加重；要注意休息、免挤压，使用镇静剂、普萘洛尔，必要时加服 ATD。

甲亢危象：个别可诱发，重症要先用 ATD 控制症状。

晚期：甲减。

④ 手术治疗：a. 适应证包括中、重度甲亢，长期服药治疗无效，或停药复发，或不能坚持服药者；甲状腺显著增大，有压迫症状；胸骨后甲状腺肿；结节性甲状腺肿伴甲亢；b. 禁忌证包括重症浸润性突眼；合并严重心脏、肝、肾疾病不能耐受手术者；妊娠前 3 个月及第 6 个月后；c. 手术方式通常为次全切，两侧各留下 2～3g 甲状腺组织；d. 并发症包括甲状旁腺功能减退症和喉返神经损伤，甲亢复发。

⑤ 浸润性突眼防治：a. 重症突眼伴甲亢者不宜手术，^{131}I 治疗亦应慎重，小剂量 ATD 治疗为宜；b. 甲状腺片 30～90mg/d（治疗甲亢突眼加量者），至眼症消失后渐减量（1～3 年）；c. 泼尼松 30～60mg/d，每日 3 次，见效后渐减量，可维持 12 周（突眼急剧加重者）；d. 利尿药或 β 阻滞药可酌情选用。宜低盐饮食，高枕卧位；e. 免疫抑制药可选用环磷酰胺；f. 局部治疗包括冷敷、戴保护化眼罩、墨镜、高枕；局部予以含激素的抗生素眼药水、眼膏等。透明质酸酶或甲基强地松龙球后注射。眼睑缝合或眶内减压术。

(2) 甲状腺功能减退症的治疗：主要是甲状腺激素替代治疗，一般需要终身替代。药物可选择左甲状腺素。成人维持剂量多在 50～200μg/d。药物治疗方案应个体化，成年甲减患者的 L–T4 替代剂量为每日 50～200μg，平均每日 125μg。如按照体重计算的剂量是每日每公斤体重 1.6～1.8μg；儿童需要较高的剂量，约每日每公斤体重 2.0μg；老年患者则需要较低的剂量，大约每日每公斤体重 1.0μg；妊娠时的替代剂量需要增加 30%～50%；甲状腺癌术后的患者需要剂量约每日每公斤体重 2.2μg，以抑制 TSH 到防止肿瘤复发需要的水平。达到维持量的指标是临床症状改善、甲功正常，妊娠妇女应将 TSH 控制在 2.5mU/L 以下，FT_4 在正常范围高限水平。对老年人或有冠心病史者，起始剂量应更小，缓慢加量，以防诱发和加重心肌缺血。

2. 治疗肾脏病变

AITD 相关肾病单纯治疗甲状腺疾病效果不佳，应根据尿蛋白多少和病理类型，及早加用糖皮质激素；隐匿性肾炎未加用激素及免疫抑制药；肾病综合征予激素加环磷酰胺治疗，给予泼尼松 1mg/（kg·d）口服，环磷酰胺予静脉冲击治疗，总量不超过 9g。慢性肾炎及肾病综合征可同时予血管紧张素转化酶抑制药（ACEI）或血管紧张素Ⅱ受体拮抗药（ARB），控制血压及抗血小板聚集治疗，联合雷公藤多苷、百令胶囊或其他免疫抑制药，以抑制或调节免疫功能，使甲状腺特异性抗体转阴，尽快控制肾脏病变；若患者仅有轻度蛋白尿可仅予雷公藤多苷、百令胶囊及对症治疗。急进性肾炎予停用抗甲状腺药物尤其是丙硫氧嘧啶，可选择同位素治疗甲状腺功能亢进，同时联合激素和环磷酰胺（剂量同上），若血压升高予以 CCB 控制血压，不用 ACEI 或 ARB，辅以抗血小板聚集治疗。对于泼尼松疗效不佳的患者，可给予 CTX 治疗。同时有文献报道应用硫唑嘌呤，来氟米特治疗有较好的临床疗效，患者依从性较好，但尚无大规模临床报道。

3. 对症治疗

血压增高或正常均可予 ACEI 或 ARB 降低血压和减少蛋白尿保护肾功能。另外甲状腺功能异常可能引起高脂血症、高尿酸血症等，能加大肾小球动脉硬化及间质损害的概率，故除了积极地控制甲状腺疾病外，还需辅以降脂、降尿酸治疗，可延缓肾脏病变的发展。

4. 中医中药

半枝莲、白花蛇舌草、六月雪等具有良好的消炎及免疫抑制作用，减轻肾小管损伤的作用从而减轻蛋白尿，常用以治疗免疫复合物性肾炎，在西药基础上根据辨证论治加用中草药，其减轻蛋白尿作用优于单纯使用西药治疗者，从而达到更好的肾脏保护作用。

（八）预后

AITD 相关肾病的预后与原发病的控制，肾脏病理改变情况密切相关，一般来说，早期治疗，原发病控制好，预后较好；肾小球微小病变及轻度系膜增生型肾小球肾炎，早期膜性肾病治疗效果较好，预后好。AITD 伴发的肾小球肾炎预后良好，隐匿性肾炎病例在针对甲状腺疾病治疗后病情好转，肾损害明显的在对甲状腺原发病治疗的同时，辅以抑制免疫及控制血压及抗血小板聚集治疗，大多治愈或好转。若疾病长期得不到控制或复发，甚至出现糖尿病、系统性红斑狼疮、乙型肝炎、肿瘤等并发症，患者预后较差。

（谭明红　杨刚毅）

七、高血钙与肾损害

高钙血症是相对常见的临床问题，轻者无症状，重者可危及生命，最常见的原因是原发性甲状旁腺功能亢进症（primary hyperparathyroidism，PHPT）和恶性肿瘤，占总致病因素的 90% 以上。

（一）定义

血清钙（总钙，通常称血钙）正常参考值为 2.15～2.60mmol/L（8.6～10.4mg/dl；4.3～5.2mEq/L），高于平均水平 2sd 为高钙血症。

血钙 45% 与血浆蛋白（主要是白蛋白）结合。血清白蛋白浓度变化时，血清总钙水平会随之波动，因而不能准确反映发挥主要生理作用的离子钙浓度。判断血钙水平时应注意使用血清白蛋白水平校正。血清白蛋白浓度＜40g/L时，每降低10g/L会引起血钙水平降低0.2mmol/L（8mg/L）。计算方法：经血清白蛋白校正血钙（mg/L）= 实测血钙（mg/L）+0.8×［40 —实测血清白蛋白（g/L）］。

正常人血游离钙水平为1.18±0.05mmol/L。血清离子钙测定结果较总钙测定对诊断高钙血症更为敏感，且不受白蛋白水平的影响。但因设备条件尚不普及，临床主要检测的还是血清总钙水平。

（二）病因

肾脏、骨骼、胃肠道和甲状旁腺共同维持血钙的平衡。导致高钙血症的原因归纳如下（表40-7）。

表 40-7　高钙血症的病因

病因分类
甲状旁腺激素介导
• 原发性甲状旁腺功能亢进症（散发性）
• 遗传综合征
– 多发性内分泌腺瘤病（multiple endocrine neoplasia，MEN）综合征
– 家族性孤立性甲状旁腺功能亢进症
– 甲状旁腺功能亢进症 – 颌骨肿瘤综合征
– 家族性低尿钙性高钙血症
• 三发性甲旁亢（肾衰竭）
恶性肿瘤
• 甲状腺激素相关蛋白（parathyroid hormone related protein，PTHrP）
• 局部溶骨性损害（细胞因子、趋化因子、PTHrP）
• 骨化三醇相关性（激活肾外1α羟化酶）
• 肿瘤分泌异位甲状旁腺激素（罕见）
维生素D相关性
• 维生素D中毒
• 慢性肉芽肿性疾病（激活肾外1α羟化酶：如结节病、结核、铍中毒、球孢子菌性肉芽肿、组织胞浆菌病、麻风、炎症性肠病、异物肉芽肿）
其他药物
• 噻嗪类利尿药
• 锂剂
• 乳碱综合征（钙和抑酸剂）
• 维生素A
• 茶碱中毒
• 甲状旁腺激素（特立帕肽、Abaloparatide）
内分泌疾病
• 甲亢
• 肢端肥大症
• 嗜铬细胞瘤
• 肾上腺皮质功能减退症
• 血管活性肠肽分泌肿瘤（VIP瘤）
其他
• 制动
• 急性肾损伤
• 慢性肾衰竭给予钙剂、骨化三醇或维生素D类似物治疗
• 肾移植
• 肠道外营养

（三）发病机制

不同病因导致高钙血症的机制简述如下。

1. 甲状旁腺激素（parathyroid hormone，PTH）介导的高钙血症

PTH自主性持续高分泌，可导致以下3种情况。

(1) 增加肠道吸收：PTH促进肾脏合成骨化三醇（即1, 25-二羟维生素D），这是维生素D的主要活性代谢产物，通过新型钙离子通道瞬时受体电位香草酸亚型（transient receptor potential vanilloid member，TRPV）6增加肠道钙的吸收。

(2) 骨吸收：PTH通过两种方式动员骨钙。首先，PTH直接动员现成的储存钙，这部分钙与细胞外液中的钙相平衡。其次，PTH结合破骨细胞上的PTH受体，从而增加破骨细胞的数量和活性，促进骨吸收。

(3) 肾脏重吸收：PTH激活远端肾小管TRPV5，从而增强跨细胞钙转运，增加肾对钙的重吸收。

家族性低尿钙性高钙血症（familial hypocalciuric hypercalcemia，FHH）是钙敏感受体（calcium-sensing receptor，CaSR）基因失活性突变所致的常染色体显性遗传病，对细胞外钙浓度增加的敏感性下降，对PTH分泌的抑制作用受损，钙-PTH反应曲线右移，升高的PTH促进肾小管

重吸收钙增加，从而表现为低尿钙和高血钙。

2. 恶性肿瘤引起的高血钙

这是高血钙的第二大原因。高钙血症也是恶性肿瘤相对常见的一种并发症，占所有恶性肿瘤患者的 10%～30%，血钙上升迅速，常伴有症状。最常见的原因为恶性肿瘤分泌甲状腺激素相关蛋白（parathyroid hormone related protein，PTHrP）引起体液性高钙血症。高钙血症也可由局部溶骨性损害所致。另一些恶性肿瘤和肉芽肿性疾病产生高钙血症的原因则与其过度分泌 1α 羟化酶有关，促进维生素 D 的活化，使骨化二醇（25- 羟维生素 D）转变成 1, 25- 二羟维生素 D，促进肠钙吸收，出现高尿钙和高血钙。而真正的异位甲旁亢，即由于非甲状旁腺肿瘤分泌 PTH 导致高钙血症则非常罕见，目前仅有数例报道。

3. 维生素 D 相关性

(1) 维生素 D 中毒：大剂量使用维生素 D 或维生素 D 衍生物（如 1, 25- 二羟维生素 D）可出现维生素 D 中毒，前者引起的高血钙比后者持续时间长，可持续数月。

(2) 慢性肉芽肿性疾病：肉芽肿、肺部及淋巴结中活化的单个核细胞（尤其是巨噬细胞）中 1α 羟化酶的生成和活化显著增加，同时在正常情况下限制酶表达的负反馈抑制减弱，促进 25- 羟维生素 D 转化为 1, 25- 二羟维生素 D。

4. 其他药物

(1) 噻嗪类利尿药：增加肾钙重吸收，直接减少钙排泄，并最终发展为高血钙。服用噻嗪类药物的患者中约 8% 可以发生高钙血症。可在停用药物 3 周后复查血钙和 PTH 以鉴别。

(2) 乳碱综合征：指大量摄入钙剂（每日摄入元素钙 2～8g）和可吸收性碱剂而出现高钙血症、代谢性碱中毒和急性肾损伤三联征。乳碱综合征的发病机制尚不完全清楚，可能为摄入过多钙剂和碱剂时，骨缓冲能力降低，同时对 1, 25- 二羟维生素 D 的抑制不足，促进净钙吸收显著增加和高钙血症的发生。

(3) 维生素 A：维生素 A 的每日允许推荐剂量为 50 000 IU/d，大量维生素 A 和类似物顺式或全反式维 A 酸（视黄醇）摄入可致高钙血症，机制与刺激破骨细胞骨吸收有关。

(4) 碳酸锂：占用药引起高血钙的 5%，机制不明。PTH 水平不适当地升高，提示抑制 PTH 分泌的钙调定点改变。停止锂治疗，可使血钙恢复。

5. 内分泌疾病

甲亢患者合并轻度高钙血症并不少见，为甲状腺激素过度刺激破骨细胞活性所致，血 PTH 受抑，使用 β 受体拮抗药可缓解高钙血症。

嗜铬细胞瘤可出现轻到重度的高钙血症，MEN2A 中嗜铬细胞瘤可分泌 PTHrP 或直接刺激骨吸收。

肾上腺皮质功能减退症很少引起高血钙，该类患者出现高血钙时，可能与体液丢失或糖皮质激素生成减少有关。

其他如肢端肥大症、血管活性肠肽分泌肿瘤（VIP 瘤）、Paget 骨病也可导致高钙血症。

6. 其他

(1) 急慢性肾衰竭和横纹肌溶解：急性肾衰竭引起的高血钙出现在多尿期，大多数患者伴有横纹肌溶解，原因不明。高血钙偶出现于慢性肾衰竭患者，可能与补充钙剂、骨化三醇或维生素 D 类似物有关；还可能因三发性甲旁亢、肾移植后出现高钙血症。

(2) 制动：制动可能增加骨吸收，抑制骨形成，导致快速骨丢失和高钙血症。

（四）诊断与鉴别诊断

首先确定高钙血症是否真正存在。应当多次复测血钙，除外止血带绑扎时间过长等人为因素造成的影响；还应注意患者有无脱水或血浆蛋白质浓度升高，必要时测定离子钙或应用血清白蛋白校正。

一旦确立高钙血症的诊断，下一步须测定血清 PTH 水平，区分 PTH 介导（PHPT 和家族性甲状旁腺功能亢进综合征）和非 PTH 介导（主要是恶性肿瘤、乳碱综合征、维生素 D 中毒、肉芽肿性病变）的高钙血症。90% 以上的原因是 PHPT 和恶性肿瘤，因此主要应注意针对这两类疾病进行鉴别。PTH 上升或正常提示 PHPT 为最可能的诊断。PTH 降低则需考虑恶性肿瘤或结节病等少见原因。在没有明显的恶性肿瘤并且 PTH 和 PTHrP 水平都不升高的情况下，应测定血清中维生素 D 代谢产物的浓度，即 25- 羟维生素 D 和 1, 25- 二羟维生素 D。血清 25- 羟维生素 D 浓度＞ 150ng/mL（374nmol/L）考虑维生素 D 中毒；1, 25- 二羟维生素 D 水平升高可能由于直接摄入、肉芽肿性病变或淋巴瘤时的肾外产生或者由肾脏产生增加（可由 PHPT 而非 PTHrP 引起）所致。此外，血清磷酸盐、氯化物浓度、尿钙排泄量、血 pH 和骨 X 线也有助于病因的鉴别。

（五）高钙血症的肾病表现

高钙血症的临床表现出现与否及轻重程度，与血钙升高的速度、程度及患者对高血钙的耐受能力有关，表现为没有或仅有极少症状，到重度意识不清和昏迷。最常累及中枢神经系统、胃肠道、心血管和泌尿系统。高钙血症对肾脏有以下影响：①收缩血管，促进入球小动脉痉挛，可降低肾小球滤过率；②促进小管内钙沉积；③激活髓襻升支粗段的 CaSR，从而抑制 Na^+–K^+–$2Cl^-$ 协同转运蛋白促进尿钠排泄；④阻断抗利尿激素（antidiuretic hormone，ADH）依赖性集合管水重吸收。泌尿系统主要表现为多尿（远端小管浓缩能力降低所致）、肾结石、高钙尿症、肾钙质沉积症，以及急慢性肾功能不全。高钙血症及高钙尿症是导致有临床意义的肾脏病的最常见原因。以下主要以 PHPT 为例说明高钙血症的肾病表现。

1. 多尿

慢性高钙血症导致肾脏浓缩功能障碍，进而可能在高达 20% 的患者中诱发多尿和烦渴。多尿伴恶心所致液体摄入减少时可造成脱水，进而加重高钙血症及相关症状。其具体机制尚不清楚，但钙在髓质沉积伴继发性肾小管间质损伤和间质渗透梯度形成受损可能发挥了重要作用。血浆钙浓度增加可激活亨利襻升支粗段基底侧膜上的 CaSR，抑制 Na^+–K^+–$2Cl^-$ 协同转运蛋白从而抑制髓襻氯化钠重吸收，损害髓质渗透梯度生成，而渗透梯度的形成对于尿液浓缩至关重要。亨利襻中钙的重吸收减少，输送到髓质内集合管（inner medullary collecting duct，IMCD）腔膜的钙增加，IMCD 细胞也可以表达 CaSR，其激活会降低 ADH 介导的水通透性增加，导致机体对抗利尿激素的反应下降，从而直接损害肾浓缩能力。FHH 患者虽有持续性高钙血症，但因 CaSR 的失活性突变，其尿液浓缩能力正常。高钙血症诱导的浓缩功能障碍在血清钙浓度恢复正常后通常可逆转。然而，对于间质性肾炎已经导致永久性髓质损害的患者，这种功能障碍可能持续存在。

2. 肾结石和肾钙质沉积症

PHPT 或结节病引起的高钙血症通常病程较长，由此导致的慢性高钙尿症可引起肾结石和肾钙质沉积症。1, 25- 二羟维生素 D 生成增加也可能在这两种疾病的发生中发挥重要作用，可能会促进高钙尿症和结石形成。

症状性肾结石及结石相关的并发症如泌尿系感染、肾盂积水、肾功能不全和肾钙沉着症曾经是 PHPT 的经典并发症，现已变得少见。在过去的 40 年，有症状的肾结石患病率从 40%～60% 大幅下降至 10%～20%，影像学发现的无症状肾结石更为常见。在无症状的 PHPT 患者中，结石较为常见，占 25%～55%。PHPT 患者与无 PHPT 患者相比，更容易出现亚临床肾钙沉着症和肾结石。

无论是 PHPT 患者还是普通人群，肾结石的发病机制均未明确，推测可能与结晶形成有关。尿中多种无机和有机成分，各种促进和抑制因子的相互作用调节结石的形成。PHPT 患者中，草酸钙结石者常见间质磷灰石斑（Randall 斑），磷酸钙结石者常见小管内结晶沉积。高尿钙，高尿磷，尿草酸含量增高，高尿钠，低枸橼酸尿症和蛋白尿等多种因素可促进结晶的形成。24h 尿钙＞ 400mg 提示 PHPT 患者肾结石的风险增加。甲状旁腺切除术可有效改善 PHPT 患者肾结石的复发率。

肾钙质沉积症相对少见，可见于一半以上的高钙血症伴肾功能不全患者，是结节病中慢性肾脏病的最常见原因。可能仅表现为肌酐升高而尿液分析结果无明显异常。

3. 高尿钙症

肾功能正常时如果 24h 尿钙含量＞ 4mg/kg 为高尿钙，24h 尿钙＜ 100mg 为低尿钙。虽然 PTH 可直接刺激远端肾小管重吸收钙，但高钙血症所致钙滤过增加作用更明显，超过 2/3 的 PHPT 患者存在高尿钙。PHPT 正常血钙者平均 24h 肾脏钙排泄量显著低于 PHPT 伴高血钙者。PHPT 患者合并低尿钙，排除影响因素如噻嗪类药物后要考虑 FHH。

PHPT 患者补充维生素 D 对尿钙排泄的影响存在争议。有研究对 PHPT 合并维生素 D 缺乏者进行替代治疗，治疗可以增加血清 25- 羟维生素 D 水平，减少 PTH 水平，而不增加血钙和尿钙。另一项随机双盲的研究证实 PHPT 患者补充维生素 D_3 不增加尿钙排泄。

噻嗪类利尿药增加肾小管钙重吸收因而减少尿钙排泄，血钙上升而 PTH 不受影响。因此评估尿钙排泄时应注意停用噻嗪类利尿药。另有研究报道，71% 的噻嗪类利尿药相关性高钙血症者在停用药物后高钙血症不能缓解，其实是合并有 PHPT。

4. 慢性肾功能不全

高钙血症患者中是否出现肾功能不全与高钙血症的严重程度及持续时间有关。轻度高钙血症时［血清钙＜ 12mg/dl（3mmol/L）或＜正常范围上限 0.25mmol/L］很少出现肾功能不全。对 PHPT 伴轻度慢性高钙血症患者进行 2～3 年的随访未发现肾功能进行性恶化。随着血清钙浓度上升，中度高钙血症［血清钙水平为 12～14mg/dl（3～3.5mmol/L）］，肾小球滤过率出现可逆性下降，这种下降是由直接肾血管收缩及尿钠排泄诱导的容量下降所介导的。长期高钙血症及高钙尿症可能导致肾小管细胞钙化、变性、坏死，最终出现肾小管萎缩、间质纤维化及钙化。

13%～19%PHPT 患者存在 CKD，大部分为 CKD3 期，仅有 1%～2% 为 G4 期。在晚期重症 PHPT 中肾小球滤过率受损很常见。PEARS 队列研究对 1424 名无症状 PHPT 患者和 7120 名正常对照进行了 3 年随访，诊断之时的肌酐水平可以预测 3 年内的死亡风险，肾衰竭和肾结石的风险分别增加了 12.8 倍和 4.1 倍。

PHPT 患者存在多种危险因素，共同参与肾病的进展，主要包括以下几种。

(1) 年龄：PHPT 最好发于 50—70 岁女性患者。

(2) 脱水：继发于高尿钙或其他渗透性药物引起的渗透性利尿，增加血肌酐水平。

(3) 肾结石：结石导致小管间质性 CKD。近期研究表明，PHPT 患者常常存在肾内炎性小体的持续激活，促进草酸盐结晶性肾病的肾功能丢失。

(4) 肾囊肿：1/5 的 PHPT 患者多发肾囊肿。

(5) 慢性高 PTH：越来越多的证据显示高 PTH 作用于肾小球内皮细胞和近端肾小管细胞 PTHR1，加剧内皮损伤和器官纤维化。

(6) 胰岛素抵抗：PHPT 与胰岛素抵抗相关。

(7) 肥胖：重度肥胖的 PHPT 患者甲状旁腺肿瘤质量更重，术前和术后 PTH 水平更高，症状也更明显。

(8) 高血压：有研究报道 PHPT 患者更容易罹患肥胖、高血压、高血脂、2 型糖尿病和冠心病。

患有 CKD 比没有 CKD 者年龄更大，25- 羟维生素 D 水平更高，1, 25- 二羟维生素 D 水平更低，血压更高。血清胱抑素C水平是比血清肌酐水平评估肾小球滤过率的一个更可靠的生物标记。血清胱抑素C分子量小，由体内有核细胞恒定产生，能自由通过肾小球，且肾小管上皮细胞不分泌亦不重吸收。研究发现，PHPT患者中离子钙水平是血清胱抑素C的强预测因子，说明PHPT的严重程度与肾功能进展有关。血清胱抑素C检测可以发现1/6的PHPT患者存在临床前肾病，这部分人存在不良的心血管代谢组分，具有更高的BMI、胰岛素抵抗、高血压和脂代谢紊乱。在普通人群中已证明了这种临床前肾病或轻度肾功能不全与进展为临床肾病、死亡率、心血管和非心血管结局的风险增加有关。

另外，肾功能状态也会影响PHPT生化指标的水平。许多研究证明了PHPT中血PTH水平与肾损害的程度相关。但是关于能显著提升PTH水平的eGFR阈值尚无定论。一项针对294名PHPT患者的资料显示，当eGFR ＜ 30ml/（min·1.73m^2）时血PTH水平显著上升。eGFR ＜ 60ml/（min·1.73m^2）是否影响PTH水平尚存在争议。此外，PHPT会进一步恶化已存在的肾功能不全。

PHPT伴有肾功能受损者常由于某些突发的急性事件，如感染或心血管意外等诱发代谢性酸中毒，进一步诱发神经或心脏系统疾病甚至危及生命。

5. 急性肾功能不全

高钙血症显著增高急性肾损伤的发生风险。维生素D受体激动药在日本广泛用于抗骨质疏松症的治疗，与维生素D药物过量一样，可通过提高肠钙和骨钙吸收诱发高钙血症。来自日本的研究显示，0.88%～21%应用艾地骨化醇（Eldecalcitol）者发生高钙血症。有高钙血症队列研究显示，46.4%的高钙血症所致急性肾损伤是艾地骨化醇诱导的。特别是女性、高龄（70岁以上）、合并CKD、同时使用其他药物影响肾血流动力学和肾脏钙代谢的药物如NSAID（促进肾入球动脉痉挛）、RAAS抑制药（舒张肾出球动脉）、利尿药者、氧化镁时应用艾地骨化醇更容易出现高钙血症和急性肾损伤。停用药物后，血钙和肌酐水平大多能够恢复正常。急性肾损伤程度与血钙水平相关。

（六）治疗

血钙升高的程度和速度通常决定了不同的临床表现和治疗的不同选择。无症状或症状轻微（如便秘）的轻度高钙血症患者不需要立即治疗。同样，慢性中度高钙血症患者可能长期耐受良好，因此也可能不需要立即治疗。然而，血清钙急剧升高到上述浓度则可能引起神志的显著变化，需要更为积极的治疗措施。血清钙浓度高于14mg/dl（3.5mmol/L）为重度高钙血症，无论有无症状均需立即治疗。对这类患者的紧急治疗包括扩容、降钙素和双膦酸盐。无论是否治疗，均应建议这些患者避免可能加重高钙血症的因素，包括应用噻嗪类利尿药和碳酸锂治疗、容量不足、长时间卧床休息或不活动，以及高钙饮食（＞1000mg/d）。推荐充分补液（每日6～8杯水），以最大限度地降低肾结石风险。其他治疗则主要取决于引起高钙血症的原因。

1. 生理盐水补液

所有的高钙血症患者都需要补液。重度高钙血症以200～300ml/h的初始速度静脉滴注等张盐水以扩充血容量，然后调整输液速度，使尿量维持在100～150ml/h。如果患者不存在肾衰竭或心力衰竭，不推荐常规使用襻利尿药直接增加钙排泄。单纯生理盐水治疗很少能使轻度以上高钙血症患者的血清钙浓度恢复正常。

2. 降钙素

作用于破骨细胞的降钙素受体，抑制骨吸收；减少肾小管对钙的重吸收，增加尿钙排泄。起效快，用药后4～6h开始起效，最多可使血清钙浓度降低1～2mg/dl（0.3～0.5mmol/L），疗效相对较弱，而且作用时间短，2天内常出现药物耐受，重复注射后作用渐弱，不适合长期用药。降钙素安全且相对无毒（除了轻度恶心和少见的超敏反应）。鲑鱼降钙素 2～8U/kg，鳗鱼降钙素 0.4～1.6U/kg，皮下或肌内注射，每 6～12h 重复注射，停药后 24h 内血钙回升。

3. 双膦酸盐

双膦酸盐类是无机焦磷酸盐的非水解类似物，可吸附于骨羟基磷灰石表面，并通过干扰破骨细胞介导的骨吸收而抑制钙释放。静脉用双膦酸盐可有效治疗各种病因（包括恶性肿瘤、PHPT、维生素 D 过多症、结节病和制动等）所致过度骨吸收引起的高钙血症。双膦酸盐类药物在用药 2～4 天起效，4～7 天达到最大疗效，并维持较长时间（多数患者能维持 1 周以上），为外科手术创造条件。通常与生理盐水和（或）降钙素联合给药。单次给药血钙降低不理想，可考虑再次应用，重复用药时间间隔不应少于 7 日。双膦酸盐类药物目前获批可用于治疗恶性肿瘤相关高钙血症的药物包括帕米膦酸钠、唑来膦酸钠、伊班膦酸钠、氯膦酸二钠、依替膦酸钠和因卡磷酸钠。口服双膦酸盐类药物阿仑膦酸钠和利塞膦酸钠对重度或急性高钙血症治疗无效。

静脉用双膦酸盐类药物通常耐受性良好，但仍可能出现不良反应，包括流感样症状（发热、关节痛、肌痛、乏力、骨痛）、眼部炎症（葡萄膜炎）、低钙血症、低磷血症、肾功能受损、肾病综合征、下颌骨质坏死，以及非典型股骨骨折（需长期治疗的患者）。

肾功能受损的患者静脉应用双膦酸盐类药物治疗高钙血症时应当谨慎。相当一部分高钙血症的患者可能合并肾前性肾功能不全，因此，积极补液纠正肾前性因素是极为重要的治疗措施。之后应重新评估患者肾功能是否适合应用双膦酸盐。当肾小球滤过率＜ 60ml/min 时，宜减少剂量，注射速度更要缓慢（唑来膦酸钠 4mg，静脉滴注 30～60min；帕米膦酸二钠 30～45mg，静脉滴注 4h；伊班膦酸 2mg，静脉滴注 1h），尽可能将风险降至最低。当肾小球滤过率＜ 30ml/ min 时，不宜使用双膦酸盐。

4. 糖皮质激素

糖皮质激素可抑制肠钙吸收，还可抑制 1, 25- 二羟维生素 D 的生成，1, 25- 二羟维生素 D 生成增加常见于慢性肉芽肿性疾病（如结节病）患者，偶见于淋巴瘤患者。糖皮质激素对多发性骨髓瘤或外源性或内源性维生素 D 产生过多致的高钙血症有效。对于这类患者，糖皮质激素（如泼尼松 20～40mg/d）通常可减少肺和淋巴结内活化单个核细胞的 1, 25- 二羟维生素 D 生成，从而在 2～5 天降低血清钙浓度。糖皮质激素对 PHPT 所致的高钙血症无效。

5. 拟钙剂

西那卡塞是 CaSR 的拮抗药，结合 CaSR，放大局部钙信号的刺激从而降低 PTH 合成和分泌，目前可用于不同程度 PHPT 患者，降低循环 PTH 水平，恢复血钙，减少空腹尿钙排泄但不影响 24h 尿钙水平。虽然该药可以用于慢性肾脏病（CKD）维持透析患者的继发性甲状旁腺功能亢进症和甲状旁腺癌的高钙血症，及 PHPT 不能行甲状旁腺切除术的严重高钙血症，但我国目前的适应证只有 CKD 维持透析患者的继发性甲状旁腺功能亢进。西那卡塞治疗对 PHPT 患者血肌酐和 eGFR 无影响。

6. 透析

低钙或无钙透析液进行血液或腹膜透析是其他治疗失败或出现威胁生命的高钙血症的治疗选择，可迅速将血钙降低到安全范围。特别是合并肾功能不全者或心力衰竭者，补液有相对限制而透析治疗安全有效。无钙透析液降血钙更快，但存在致血流动力学紊乱的可能，低钙透析液［1.25mmol/L（2.5mEq/L）或 1.5mmol/L（3mEq/L）］更为安全有效。

7. 疾病特异性治疗

上文介绍的治疗方案不同程度地适用于所有原因导致的高钙血症患者。高钙血症的一些其他病因的治疗简单总结如下。

(1) PHPT：大多数 PHPT 患者手术切除病变的甲状旁腺腺瘤后能达到疾病的治愈，甲状旁腺功能恢复正常，并发症明显改善。对合并症状的 PHPT 患者首选手术治疗已达成共识。指南建议，对无症状 PHPT 患者如果存在以下情况建议手术：①血钙＞正常上限 0.25mmol/L；②骨损害，腰椎、髋部或桡骨远端任一部位 T 值＜ –2.5 或存在脊柱骨折；③肾损害，肌酐清除率＜ 60ml/min、肾结石、肾钙质沉积症；④高尿钙（＞ 400mg/d）伴有生化结石风险；⑤年龄＜ 50 岁。即 PHPT 合并有靶器官并发症或年龄＜ 50 岁者，即使血钙仅轻度上升也建议手术。未能行手术者应每 1～2 年检测血钙、肌酐水平、骨密度及肾脏影像学。随访期间，如果血钙上升超过 0.25mmol/L，或累及肾脏或骨骼则仍建议手术。对 PHPT 伴正常血钙者，如果出现骨密度逐渐下降、新发骨折和肾结石等情况提示疾病进展则建议行手术治疗。

PHPT 患者不应限制钙剂和维生素 D 摄入，因为两者摄入不足都会进一步刺激本已异常的甲状旁腺组织进一步释放 PTH。专家推荐血清 25–羟维生素 D 应＞ 50nmol/L，甚至＞ 75nmol/L。PHPT 者血清 25– 羟维生素 D 水平常降低。给患者补充维生素 D 应警惕过量的问题，血清 50～75nmol/L 是目标范围。

对 PHPT 患者应注意对并存的其他 CKD 的风险因子进行识别或干预，如年龄、高血压、肥胖、糖尿病 / 胰岛素抵抗和肾病病史。

在过去的 10 年，肾脏疾病患者生存质量（KDOQI）指南强调即使肾功能的轻度下降也会增加心血管疾病的风险，因此加强对肾病高危人群的早期诊断变得尤为重要。正因为如此，有学者提出放宽甲状旁腺手术的指征，强调关注无症状肾脏病，包括尿液成分改变，影像学发现的无症状的肾结石，eGFR 的轻度下降。此外，多种调节肾脏钙磷和离子转运的关键分子的基因变异参与了 PHPT 肾病的发生和进展，也应予以重视。虽然目前指南对无症状 PHPT 合并肾功能受损［eGFR ＜ 60 ml/(min·1.73m^2)］者推荐手术治疗，但是甲状旁腺切除术能否改善肾功能受损目前尚存在争议。针对轻度无症状 PHPT 患者的多项随机对照研究并未观察到手术后肾功能的改善。但另有研究表明，甲状旁腺切除术能预防 PHPT 合并肾功能受损者肾功能的进一步下降。但对术前 eGFR ＞ 60ml/（min · 1.73m^2）者未观察到这种保护作用。该研究发现，术前 eGFR 和收缩压水平与术后 eGFR 的变化密切相关。然而，另一项前瞻性研究发现小部分 PHPT 患者术后肾功能下降。因此，PHPT 合并 CKD 者甲状旁腺术后应密切随访肾功能的变化。

对 PHPT 患者合并 CKD 的监测和管理仍然面临许多挑战，与 CKD 相关的临床和生化变化改变了 PHPT 的经典表现谱，如不出现低磷血症、PTH 显著升高、多腺体病变、骨密度下降，以及双膦酸盐的应用限制等。

总之，PHPT 患者肾损害较为常见，但多无症状。对 PHPT 患者健康状况和慢性肾病进展的影响尚不清楚。目前指南对无症状 PHPT 合并肾损害的建议多依据的是来自普通人群的证据而非 PHPT 患者的资料。尽管如此，现有证据强调对 PHPT 合并轻度临床前或临床肾病患者均需要密切关注和干预。

(2) 甲状旁腺癌：虽极罕见，但大多数会引起甲状旁腺功能亢进，患者通常会出现明显的高钙血症和 PTH 浓度极高或颈部肿块。手术切除病变部位是目前对甲状旁腺腺癌所致严重高钙危象的唯一治疗。若肿瘤不适合手术治疗，则应重点通过双膦酸盐类、拟钙剂或地诺单抗等药物治疗来控制高钙血症。

(3) 淋巴瘤、结节病或其他肉芽肿性疾病引起的高钙血症：由于内源性 1, 25– 二羟维生素 D 生成过多，其肠道钙吸收增加。主要治疗方案包括低钙饮食、皮质类固醇和治疗基础疾病。糖皮质激素可减轻炎症活动并因此减少 1, 25– 二羟维生素 D 的合成，增强维生素 D 代谢、对维生素 D 相关性高钙血症治疗有效。糖皮质激素、氯喹、羟氯喹和酮康唑可改善结节病患者的钙代谢。当然，针对恶性肿瘤的治疗也会有助于降低血钙水平。

(4) FHH：通常不对高钙血症进行治疗，因为这些患者的血清钙通常仅轻度升高，且几乎不产生症状。

(5) 乳碱综合征：停用钙剂和充分水化可在数天内迅速缓解症状和高钙血症，但是肾损害恢复时间更久或不能完全恢复。大约 1/3 的患者肾损伤为持续性。双膦酸盐不作为一线治疗，因为其无助于缩短高钙血症的时间反而会引起低钙血症。一旦血钙恢复正常，PTH 在数小时内可上升，7 天达高峰。为预防乳碱综合征的发生，钙的摄入量（包括饮食和补充药）不宜超过 1.2～1.5g/d，同时定期监测血钙。

（张皎月　曾天舒）

八、低血钾与肾损害

（一）钾在体内的分布

K^+ 是细胞内液中主要的阳离子，细胞内液钾浓度为 140～150mmol/L，机体内 98% 的 K^+ 分布于细胞内，2% 存在于细胞外；全身含钾量男性约为 3500mmol，女性因身体脂肪含量相对较多，钾含量相对较少，平均 2300mmol，其中 70% 分布在肌肉组织中，其次是皮肤和皮下组织约占 10%，红细胞占 6%～7%，余下分布于其他组织。正常情况下身体含钾量是 50～55mmol/kg，血钾浓度为 3.5～5.5mmol/L。K^+ 在细胞内、外的浓度维持在一个相对稳定的状态，这主要依赖于细胞膜对 K^+ 的转运。

（二）钾平衡的调节

K^+ 平衡的调节主要通过钾的跨膜转运和肾脏的调节，而且伴有其他离子的变化，同时影响机体电解质和酸碱平衡。有研究者对钾平衡的机制进行了较为深入的探讨，认为钾随着体内激素的昼夜变化而变化，近几年对 K^+ 的稳态调节也有进一步研究。

1. K^+ 的跨膜转运

细胞内 K^+ 含量较高，当细胞内、外液 K^+ 不平衡，细胞外低钾时，细胞内 K^+ 的外漏可以快速准确地调节细胞外 K^+ 的浓度。K^+ 跨膜转运的影响因素包括酸中毒、碱中毒、胰岛素、儿茶酚胺、肾上腺皮质激素、甲状腺、生长、运动等。在病理情况下，尤其在低钾周期性瘫痪，患者出现低钾血症并不是因为机体总钾含量降低，而是钾的分布异常造成的。所以钾在膜内外的分布对于机体健康也非常重要。

2. 肾脏的调节

肾脏对 K^+ 与 Na^+ 的调节相比较，较弱、较缓慢，所以 K^+ 紊乱的纠正相对困难，而且也比较缓慢，但是肾脏排钾是维持 K^+ 平衡的关键因素。正常情况下，肾脏对钾的排泄调节主要取决于远曲小管和集合管对钾的吸收和分泌，而且 K^+ 是唯一既能被肾吸收又能被肾排泌的电解质。

肾脏对钾的调节过程包括 2 个环节—吸收和分泌，肾小球滤过液中的 K^+ 90%～95% 在近曲小管和髓襻中重吸收，小部分在远曲小管和集合管被重吸收。肾脏根据钾的摄入量而相应改变钾的分泌量，在机体缺钾的情况下尿钾可减少至 5mmol/d 以下，当钾摄入增多时尿钾排出量＞100mmol/d。肾脏对 K^+ 的排泄与调节规律是多进多排，少进少排，不进也排。

近端小管对 K^+ 的重吸收是通过细胞侧面和管腔膜 Na^+-K^+-ATP 酶活动以逆浓度梯度的方式进行的主动重吸收。在钾摄入不足的情况下，远曲小管和集合管显示出对钾的重吸收功能。闰细胞通过 K^+-H^+ 交换，在泌 H^+ 的同时吸收 K^+。

肾脏对 K^+ 的排出量主要取决于远曲小管和集合管的主细胞分泌量。远端小管和集合管分泌量占尿钾量的 1/3，主细胞基底面的 Na^+–K^+–ATP 酶以 3∶2 的比例移除 Na^+ 换进 K^+，使细胞内外产生电位差，主细胞内的 K^+ 浓度升高，顺浓度梯度将管腔膜钾通道被动弥散入小管腔。细胞外液钾离子浓度升高、醛固酮分泌增加和小管液流速增高，均可刺激主细胞分泌 K^+。

（三）钾的正常生理作用

在人类细胞外液中 K^+ 平衡控制在一个相当狭窄的范围 3.5～5.5mmol/L，这对于细胞正常功能的维持十分必要，特别是易兴奋细胞更为显著。

1. 维持细胞内正常渗透压、调节酸碱平衡

K^+ 是细胞内的主要阳离子，对维持细胞内液的晶体渗透压具有重要作用，但钾离子对维持细胞内液的晶体渗透压作用远小于钠离子对细胞外液晶体渗透压的作用，K^+ 在细胞外液浓度很低，对细胞外液晶体渗透压影响较小。K^+ 还能与细胞外的 Na^+、H^+ 进行交换，当细胞外液的 H^+ 浓度增加时，通过 Na^+–K^+、H^+– K^+ 交换，H^+ 和 Na^+ 进入细胞内，K^+ 转到细胞外，通过离子交换来调节酸碱平衡。

2. 参与细胞新陈代谢

K^+ 可参与多种细胞代谢过程，如蛋白质合成、糖代谢及酶活性的维持。在蛋白质合成过程中，必须有适当钾离子浓度才能维持氨基酸向细胞内转运。在糖代谢过程中，糖原合成和葡萄糖在细胞内氧化都需要 K^+ 的参与，细胞内一些与糖代谢有关的酶都必须在适宜浓度的 K^+ 存在的情况下才能维持活性。同时 K^+ 可激活相关的酶，K^+ 能激活三羧酸循环中的 ATP 酶活性，将产生的能量供应给 Na^+–K^+ 泵，以维持细胞膜的正常功能。

3. 维持神经肌肉的应激性和正常功能

维持神经肌肉应激性是 K^+ 的主要功能，细胞内、外 K^+ 是产生膜电位的基础，任何能影响细胞内、外 K^+ 分布和比例的因素都能影响膜电位和神经冲动的产生，引起心肌、骨骼肌、呼吸肌等的兴奋性改变，钾缺乏或过量对机体都会产生不利的影响。血清钾浓度过高时可引起心肌自律性、传导性、收缩性和兴奋性受抑制，导致严重心律失常及心跳骤停。血清钾轻度升高时可引起骨骼肌兴奋性增强，出现手足感觉异常、肌肉震颤。较重的低钾血症时由于钠离子内流的电势减小，发生除极阻滞可引起骨骼肌兴奋性减低，表现为肌肉无力、软瘫。当血清钾＜3mmol/L 时，骨骼肌可出现软弱无力，表现为走路不稳；当血清钾＜2.5mmol/L 时，可发生软瘫，以四肢骨骼肌受累最为明显，骨骼肌和呼吸肌受累时可出现呼吸困难和吞咽困难、膝反射减弱或消失。

（四）低血钾发病病因

低钾血症是血清钾低于正常的一种临床状态，血清钾的测定不能反映全身总钾和细胞内、外的分布情况，低钾血症并不一定伴有钾的缺乏，钾缺乏也不一定会出现低钾血症。因此了解低血钾时的病因以及 K^+ 在细胞内外的分布状态十分重要，在大多数情况下低血钾患者都有机体总钾量的减少。

机体钾丢失量的评估如下。

血清钾＜3.5mmol/L 时，钾丢失量 100～250mmol/L；

血清钾＜3.0mmol/L 时，钾丢失量 150～350mmol/L;

血清钾＜2.5mmol/L 时，钾丢失量 300～600mmol/L；

血清钾＜2.0mmol/L 时，钾丢失量 500～750mmol/L。

临床上引起低钾血症和钾缺乏的病因可以分为 3 个方面，包括钾摄入不足、钾排出过多、钾分布异常，有时也可多个原因同时存在。

1. 钾摄入不足

钾摄入不足见于饥饿、昏迷、手术后长期禁食、消化道梗阻、食管病变吞咽困难、神经性厌食及偏食的患者。由于钾摄入不足，而肾脏仍继续排钾，当机体钾丢失达到 250mmol/L 时，血清

钾即会减低。饮食障碍的患者中有 30%～40% 存在低钾血症，但低钾血症肾病在饮食障碍的患者中患病率并不清楚。

2. 钾排出过多

(1) 消化道失钾过多：正常情况下分泌到消化道的消化液中 K^+ 量是 5～20mmol/L，最高可达 70mmol/L，在结肠中甚至可以更高，但由于正常粪便的体积较小，所以在正常情况下由消化道排出的 K^+ 并不多，占正常摄 K^+ 量的 10%～15%。剧烈呕吐、腹泻、胃肠引流及肠瘘等的发生均可造成消化液的大量丢失，消化液含 K^+ 量较血浆高，消化液丢失必然使 K^+ 大量丢失；另外，消化液大量丢失可以使血容量下降引起醛固酮分泌增加使肾排 K^+ 增多，进而加重低钾血症的发生。而且呕吐时盐酸和钠盐丢失可造成代谢性碱中毒，肾脏排 K^+ 也增加，此时 K^+ 进入细胞内从而造成低血钾。

(2) 肾脏失钾过多：正常情况下，肾脏排钾随着摄入量的变化而改变，当机体摄 K^+ 减少，肾脏排 K^+ 也减少，尿 K^+ 可低至 5mmol/d，在应用某些有排钾作用的药物或因某些肾性或非肾性疾病，肾排 K^+ 增多，引起低钾血症。观察比较同日的血尿钾量是鉴别肾性或肾外性失钾的重要依据。当血 $K^+ < 3.0$mmol/L，尿 $K^+ > 20$mmol/d 时考虑肾排 K^+ 过多，若为其他原因引起的通常尿 $K^+ < 20$mmol/d。常见的引起肾脏失钾过多的原因有多种。

① 应用利尿药：利尿药的应用是导致肾脏失钾最常见的原因。利尿药中的噻嗪类、呋塞米等不保钾利尿药作用于髓襻升支粗段，可抑制水钠重吸收，使远曲小管水钠增多，Na^+/K^+ 交换增加，可使尿排 K^+ 增多，引起低血钾。

② 盐皮质激素作用增强

a. 原发性醛固酮增多症，醛固酮在维持电解质平衡和调节方面起着重要的作用，其作用部位在远曲小管和集合管，可以促进 K^+ 的分泌，增强 Na^+–K^+–ATP 酶的活性，管腔膜对离子的通透性增加有利于 K^+ 的排出。原发性醛固酮增多症是过量的醛固酮引起储 Na^+ 排 K^+，早期患者血 K^+ 正常，随着病情发展，血 K^+ 在 2～3mmol/L，甚至更低，虽然血 K^+ 减低但尿 K^+ 仍处在较高水平常 > 25mmol/d。

b. 继发性醛固酮增多症，临床多见于肝硬化腹水和充血性心力衰竭等使肾素 – 血管紧张素 – 醛固酮系统激活，使得肾脏保 Na^+ 排 K^+ 增强，引起低钾血症。另外还可见于以下两种情况。

Batter 综合征为常染色体隐性遗传病，常见于儿童期，胎儿亦可发病，病因是髓襻升支粗段及远端肾小管 Na^+ 的转运异常，肾小球旁器增生分泌大量的肾素，继发醛固酮增多导致严重低血钾，血 K^+ 常 < 2.5mmol/L。

肾小球旁器细胞瘤为良性血管外皮细胞瘤，因肾素分泌过多导致肾素 – 血管紧张素 – 醛固酮体统活性增强，醛固酮分泌增加，多成年发病，主要表现为高血压和低血钾。

c. 糖皮质激素增多，库欣综合征的患者低血钾主要见于肾上腺皮质癌和异位 ACTH 综合征，患者有明显的低钾性碱中毒，低钾使患者乏力，尿浓缩功能下降。长期大量使用糖皮质激素也可引起水盐代谢紊乱，出现类肾上腺皮质功能亢进的症状。

③ 肾小管疾病

a. 肾小管酸中毒。I 型酸中毒时质子泵功能障碍致远曲小管泌 H^+ 障碍，而 K^+–Na^+ 交换增加，导致 H^+ 在体内潴留，尿钾排出增多，从而发生严重低钾血症。另外，水钠丢失可引起醛固酮分泌增多，使钾的排泄进一步增加。

Ⅱ型酸中毒是近曲小管重吸收物质障碍为特征的综合征，尿中排出大量的 HCO_3^-，使流入远曲小管的水钠增多，K^+/Na^+ 交换增强，导致远端肾小管分泌增加，近曲小管 K^+ 的重吸收减少。水钠丢失使细胞外液容量减少，尿钾排泄进一步增多，表现为代谢性酸中毒、低钾血症和低磷血症。

b. Liddle 综合征，又称假性醛固酮增多症，

常染色体显性单基因遗传病，是编码上皮钠通道亚基基因 SCNN1A、SCNN1B、SCNNG 的突变导致上皮细胞 Na^+ 通道异常，使通道处于激活状态，Na^+ 的重吸收增多，大量的 K^+ 从尿中丢失而致低血钾，钠潴留导致高血压，同时伴有代谢性酸中毒，醛固酮和肾素活性降低。

c. Gitelman 综合征。常染色体隐性遗传的肾小管病变，1966 年首次被 Gileman 等首次报道。是由于 SLC12A3 基因突变引起，该基因编码肾远曲管顶端膜上的 Na^+–Cl^- 共转运体，临床表现为低钾、低钙、低镁、代谢性碱中毒、高醛固酮血症及高肾素血症。

④ 糖尿病酮症酸中毒：一般情况下酮症可引起渗透性利尿，使近曲小管和髓襻升支对钾、钠及水分的重吸收减少，到达远曲小管的液体量增多，使尿排钾量增大。糖尿病、静脉滴注甘露醇、碳酸氢钠液等均为渗透性利尿导致低血钾的常见原因。但在酮症酸中毒时，细胞内的钾离子向细胞外转移，机体缺钾可以被掩盖，血钾测定不能显示出低钾血症。当胰岛素治疗及酸中毒纠正后，未及时补钾，可继发低钾血症。

(3) 皮肤失钾过多

① 大量出汗：汗液含钾离子浓度为5～10mmol/L，一般情况下出汗不会引起低钾血症，但在高温环境下进行重体力活动时，由于大量出汗可使机体钾丢失。

② 大面积烧伤：大面积深度烧伤后，主要是从创面丢失增多，患者初始血钾正常，36～48h 以后出现低钾血症。

3. 钾分布异常

① 碱中毒：碱中毒时细胞内 H^+ 转出到细胞外，胞外的 K^+ 进入细胞内，以维持细胞内外离子平衡，另外碱中毒时肾小管上皮细胞 H^+–Na^+ 交换减弱，K^+–Na^+ 交换增强，尿钾排除增多。

② 胰岛素的作用：胰岛素可直接激活 Na^+–K^+–ATP 酶的活性，使细胞外的 K^+ 转入细胞内，而且胰岛素可促进糖原合成使细胞外的 K^+ 协同葡萄糖转入到细胞内。

③ β 肾上腺素受体活性增强：β 受体激动药，特别是 β_2 受体激动药，如肾上腺素、沙丁胺醇等可通过细胞内 cAMP 增加激活 Na^+–K^+ 泵促进细胞外钾向细胞内转移，使血清钾浓度降低。

④ 中毒：棉酚（粗制棉籽油）中毒、钡中毒可使阻滞 K^+ 通道，使 K^+ 外流减少。我国许多农村产棉区因食用棉籽油而发生的一种类似于低钾性周期性瘫痪的地方性、流行性疾病；抗精神病药利培酮和喹硫平也可引起低钾血症，但其发生机制并不清楚。

⑤ 低钾性周期性瘫痪：是一种青年发病病型遗传病，为骨骼肌细胞膜上电压依赖性钙通道的基因位点突变使钙内流受阻，肌肉的兴奋收缩耦联障碍，发作时 K^+ 由细胞外转入细胞内，结果细胞外 K^+ 浓度降低，骨骼肌发生瘫痪。

（五）低钾性肾病发病机制

低钾血症对机体的影响取决于低 K^+ 的程度、时间以及 K^+ 降低的速度，所以血 K^+ 浓度越低、时间越长、降低速度越快对机体的影响越大。

1919 年 Jaffe 和 Sternberg 首次描述了慢性痢疾病者肾脏的空泡性变，他们认为这是由肠道中不明营养物质的丢失造成的。20 世纪 50 年代才有证据证明是钾缺乏引起的。20 世纪 70 年代 Cremer 和 Bock 在低钾血症大鼠肾活检及人类肾活检和尸检中也发现肾组织的空泡性变伴慢性间质纤维化，由此提出“低钾性肾病”这一概念。光学显微镜下空泡性变 2/3 发生在近端小管，1/3 发生在远端小管。

低钾性肾病的发病机制是多因素的，在动物和人类研究的基础上认为低钾性肾病的发病机制是包括肾血管收缩、髓质肾血流减少和肾血管生成受损，毛细血管逐渐减少、内皮细胞增殖减少、血管内皮生长因子表达减少及肾氨增加激活补体系统，另外促纤维化细胞生长因子表达增加（胰岛素样生长因子 –1、转化生长因子）。胰岛素

生长因子 -1（IGF-1）是低钾血症早期肾脏增大的调节因子，在低钾血症患者体内胰岛素样生长因子结合蛋白（IGFBP）与 IGF-1 的结合增加，IGF-1 的降解减少，使得 IGF-1 局部增多促进肾脏增大。血管紧张素Ⅱ（Ang Ⅱ）在低钾性肾病中也发挥着重要的调节作用，血管紧张素可调节血压、钠水平衡，也是促进细胞肥大和增殖的重要调节因子。钾缺乏与肾素血管紧张素系统的活性增加有关，随着肾素分泌增加，血管紧张素水平升高。研究表明 Ang Ⅱ阻断药可明显改善慢性缺钾引起的肾小管间质的损伤。对于钾缺乏时氨产生的确切机制目前仍不清楚，慢性缺钾可导致代谢性酸中毒，酸中毒可刺激氨生成增加，氨生成增加作为一种代偿机制缓解酸中毒。氨对肾的损伤研究发现与补体系统的激活有关，在钾缺乏大鼠中肾免疫荧光显微镜显示，局灶性管周 C3 的沉积。在正常大鼠中酸中毒会引起氨生成增加导致肾脏增大，但并不会引起细胞增殖和间质纤维化。

血管加压素、甲状腺激素、醛固酮、生长激素均参与了低钾性肾病的发生。低钾血症时抗利尿激素分泌增多，而抗利尿激素可引起肾小管的肥大；甲状腺切除和肾上腺切除对于肾脏的肥大有一定的抑制作用；垂体切除也可抑制肾的生长。

另外，介导肾损伤的机制还认为与单核细胞趋化因子（MCP-1）在肾脏中表达增加有关，巨噬细胞的增加在肾损伤中起了关键的作用。肾小管细胞骨桥蛋白的表达也在巨噬细胞的募集中起作用。研究表明 Ang Ⅱ受体阻断药可降低肾小管骨桥蛋白的表达，减少巨噬细胞浸润，显著改善肾小管间质损伤。

低钾血症时毛细血管进行性减少也与巨噬细胞的浸润呈显著相关性。管周毛细血管负责向小管提供营养和氧气，毛细血管的缺失会导致局部缺血，管周毛细血管的减少也可引起血管生成反应，导致内皮细胞增殖受到抑制，同时血管内皮生长因子和内皮一氧化氮合酶表达下降。最终血管内皮生长因子减少、内皮细胞增殖减少，以及进行性毛细血管的减少共同造成血管生成受损。

低血钾大鼠的研究表明，在损伤间质细胞和近端小管刷状缘后，血管紧张素转化酶的表达升高引起肾内血管活性物质失衡，导致肾皮质血管紧张素Ⅱ和皮质素Ⅰ的水平升高，尿亚硝酸盐和激肽的水平下降。对猫进行的研究表明，重度低钾血症发生慢性肾功能不全是中度低钾血症的 3.5 倍。

低钾性肾病多尿的发生机制：①远曲小管和集合管上皮细胞受损，cAMP 生成不足，对 ADH 的反应性降低；②髓襻升支粗段对 NaCl 的重吸收障碍，妨碍了肾髓质渗透压梯度的形成而影响了水的重吸收。

代谢性碱中毒发生机制：①细胞外液 K^+ 浓度减少，细胞膜内外发生 K^+-H^+ 交换，引起细胞外液碱中毒；②肾小管上皮细胞内 K^+ 浓度降低，H^+ 浓度升高，造成肾小管 K^+-Na^+ 交换减弱而 H^+-Na^+ 交换增强，尿排 K^+ 减少，排 H^+ 增多，加重代谢性碱中毒且尿液呈酸性。

目前低钾血症发展为低钾性肾病所需时间及低钾的程度仍不清楚。

（六）低钾性肾病的临床表现

低钾血症的临床表现中与低钾的程度密切相关，因低钾的发生的速度、病因、时长而临床表现不同。起病缓慢的慢性轻症患者多无临床症状，相反若急性起病的患者机体在短期内迅速丢失大量钾离子则会出现明显的临床症状，严重时往往危及患者生命；此外机体对缺钾的表现在不同系统分别有不同的临床表现。

1. 低钾性肾病在泌尿系统的表现

一般认为急性低血钾不影响尿的浓缩功能。慢性低钾时主要引起肾小管功能损害，以浓缩功能减退为主，表现为烦渴、多饮多尿，尤其是夜尿增多，加压素抵抗性尿浓缩功能障碍。正常情况下尿的最大渗透压是 900～1400mOsm/L，随

着低钾性肾病病情发展尿最大渗透压逐渐下降，但不< 300mOsm/L，同时尿中伴有少量蛋白和管型。早期失钾可引起代谢性碱中毒，肾小管氨生成增加，在肝病患者易诱发肝性脑病；长期代谢性碱中毒可以引起肾间质受损、肾小管酸化功能障碍而出现代谢性酸中毒。低钾血症时膀胱平滑肌张力减弱，导致尿潴留，继而易并发肾盂肾炎，出现尿路感染症状，随着病程进展逐渐出现慢性肾功能不全甚至肾衰竭；由于尿中枸橼酸排泌减少，患者易出现肾结石和肾钙化；低钾时促进 HCO_3^- 的吸收，加重代谢性碱中毒。少数严重的病例可出现横纹肌溶解、肌红蛋白尿甚至导致急性肾衰竭。

2. 低钾性肾病在其他系统的表现

① 神经肌肉系统：低钾时细胞内外的钾比例改变，使细胞发生超极化，由于静息电位与阈电位之间的距离扩大，使肌肉的兴奋性减低，当血清钾< 3.0mmol/L 时出现肌无力，走路不稳，血清钾< 2.5mmol/L 时可出现软瘫，肌肉松弛，四肢可表现为活动无力，腱反射迟钝或消失，肌痛，全身肌肉酸痛的症状；累及呼吸肌时可出现呼吸困难。缺钾严重时可引起肌肉缺血，导致肌细胞坏死、溶解。

② 心血管系统：低血钾时心肌细胞对 K^+ 的通透性降低，Na^+ 流入量超过 K^+ 流出量，膜内负电位减少导致心肌的自律性增高、兴奋性增高、传导性降低、心肌收缩力下降。低血钾对心脏危害极其严重，轻者表现为窦性心动过速、房性或室性期前收缩，重者可引起室性或室上性心动过速，甚至室颤，低钾血症时伴水钠潴留可诱发心力衰竭。缺钾严重时，末梢血管扩张，引起血压降低。短时间的严重的低血钾对心脏的危害性更大，甚至引起患者猝死。

③ 消化系统：低血钾在消化系统主要影响平滑肌的作用，引起肠蠕动减弱，表现为食欲不振、恶心呕吐、腹胀、便秘，严重者可引起麻痹性肠梗阻等。

④ 内分泌代谢系统：可出现肾小管酸中毒，由于患者长期处于酸中毒的状态，骨溶解增加，钙离子及镁离子等大量丢失，可引起佝偻病和骨软化，儿童可表现为生长发育迟缓。糖尿病患者可出现血糖控制不佳（胰岛素释放受损和组织对胰岛素敏感性降低）。

（七）实验室检查

电解质检查示血清钾< 3.5mmol/L 即诊断为低钾血症，常有低氯血症和碱中毒，也可有低钠或低镁血症。不同病因发生的低钾血症导致血清钾降低的水平并不能反映机体总钾的丢失情况。

尿液检查可见轻度蛋白尿、管型尿、碱性尿或反常性酸性尿，并发感染时可见较多的白细胞。尿钾正常或减少。

尿浓缩稀释实验显示尿浓功能减退，尿比重降低（< 1.010），尿钠增多，尿氯减少（< 10mEq/L）。

血液检查疾病早期 BUN 及 Scr 可正常，随疾病进展发生肾衰竭时肌酐和尿素氮升高。

心电图检查示，T 波低平、Q–T 间期延长、U 波明显及心律失常等。

（八）诊断

在低钾性肾病诊断的过程中，强调对其病史，包括使用的药物、给药剂量和方法、生活方式、家族史等进行详细的了解，确定失 K^+ 的原因在低钾血症及低钾性肾病的诊断和鉴别诊断及治疗中有很重要的作用。仅仅因为饮食限制而使钾的摄入很少能导致低血钾，因为即使饮食中无钾的摄入，肾脏排钾可随之减少至< 15mmol/d，血清钾需要 2～3 周才能降低至 3mmol/L，只有在严重进食障碍时才会发生。所以大部分情况下低钾血症的产生是由于肾、胃肠或皮肤失钾过多引起。

（九）治疗

低钾血症是一种常见的电解质紊乱，大部分

情况下无明显症状，严重时也可危及生命，正确处理低钾血症需要了解钾离子在细胞内外分布情况，以及肾性和非肾性因素 K^+ 流失的原因。

人体每日摄入钾 50～100mmol/d，约 95% 随尿排出体外，剩下 5% 由粪便排出。K^+ 在细胞内外分布不均，此细胞内外 K^+ 分布非常小的变化即可导致血浆 K^+ 浓度大的变化。

1. 病因治疗

低钾性肾病是由低血钾造成的疾病，针对引起低钾血症的病因治疗非常重要。因此应在补钾的同时积极治疗原发病，这是最根本的治疗。

2. 补钾治疗

在补钾之前首先确定低钾血症是钾缺失引起的还是钾分布异常引起的，同时应注意心肾功能、酸碱失衡及其他电解质水平。补钾的量取决于钾缺乏的程度，缺钾量可以通过血清钾进行估计，一般血清钾每减少 0.3mmol/L，机体失钾约 100mmol。补钾时应综合评估患者全身状况选择合适的剂量、方法和补钾速度，有效避免可能出现的产生不良后果。

① 轻中度低钾时可给予口服补钾：口服补钾安全又有效，是常用的补钾方式，推荐每日 4～6g，慢性缺钾时补钾要缓慢。若患者无进食障碍可食用含钾量较多的食物如蔬菜、水果和肉类等。伴有高氯性酸中毒的低血钾患者，如有明显肾小管酸中毒症状，一般宜用不含氯的钾盐，碳酸氢钾或枸橼酸钾则是补钾的首选药物。代谢性碱中毒合并低氯血症的患者选用氯化钾，既可补钾又可纠正酸中毒。

② 重症患者或不能经口服补钾者可静脉补钾：在静脉补钾前应全面评估患者心肾功能、血容量、周围循环等情况。若患者无尿或少尿，应先补充生理盐水扩充血容量，待尿量达到 500ml/d 以上或 30～40ml/h 时，补钾较安全。静脉补钾时需进行心电监护严密观测患者生命体征，若补钾过多过快，严重的会危及患者生命。

补钾每日总量不宜超过 10～150mmol，以最大浓度不超过 40mmol/L（即＜ 0.3%）的含钾溶液缓慢静脉滴注，补钾速度不超过 20mmol/（L・h）。

严重者缺钾总量可达 800～1000mmol，若肾功能良好，补钾量可用至 240mmol/d。开始补钾生理盐水较葡萄糖液更佳，因葡萄糖可使 K^+ 由细胞外转向细胞内，可加重低钾血症的症状。在补钾过程中因 K^+ 进入细胞的速度较慢，约 15h 才能达到细胞内外的平衡，在细胞功能受损的情况下，则需 1 周或更长的时间，所以补钾是一个缓慢的过程。通常越是缺钾严重，补足细胞内钾所需时间越长。若患者合并肾功能不全初始计量减半，静脉滴注速度 10～20mmol/h，并持续性检测心脏监测。低血钾严重危及生命时，可行中心静脉补钾，补钾浓度在 20～40mmol/h，中心静脉补钾可避免静脉炎等并发症的发生。

对“顽固性”不易纠正的低钾血症，应检查血镁浓度，在低镁情况下，低钾血症难以纠正，补镁后，低血钾很快会得到纠正。低血钾合并低钙时患者会出现手足搐搦，此时应给予补钙。对于肝性脑病的患者即使无明显低血钾也要及时补钾，以防止低钾引起的不良后果。

3. 肾脏替代治疗

肾脏替代治疗包括血液透析、腹膜透析和肾脏移植，肾脏移植是目前最佳的肾脏替代疗法，肾脏移植可以成功的恢复肾脏的内分泌和代谢功能。

（十）预后和转归

虽然通过补钾使血清钾正常后可逆转急性钾缺乏所致的肾脏微结构的变化，但对于慢性低钾性肾病，补充钾并不能完全消除低钾所致的肾脏损害，尤其对于进行性肾小管间质损伤所致的肾脏纤维化、萎缩。因此了解低钾性肾病的病理生理机制尤为重要，以寻找治疗靶点，治愈该疾病。

（常向云）

参考文献

[1] LIU M, LIU SW, Wang LJ, et al. Burden of diabetes, hyperglycaemia in China from to 2016: Findings from the 1990 to 2016, global burden of disease study[J]. Diabetes & metabolism, 2019, 45(3): 286–293.

[2] 中华医学会糖尿病学分会微血管并发症学组．中国糖尿病肾脏疾病防治临床指南 [J]. 中华糖尿病杂志，2019, 11(1): 15–28.

[3] Chen Chao, Wang Chang, Hu Chun, et al. Normoalbuminuric diabetic kidney disease[J]. 2017, 11(3):310–318.

[4] 2 型糖尿病合并慢性肾脏病患者口服降糖药治疗中国专家共识 (2019 年更新版)[J]. 中华内分泌代谢杂志，2019(06):447–454.

[5] Xia Y. Critical role of CXCL16 in hypertensive kidney in–jury and fibrosis[J]. Hypertension, 2013, 62(6): 1008–1010.

[6] Ando K, Ohtsu H, Uchida S, et al. Anti–albuminuric effct of the aldosterone blocker eplerenone in non–diabetic hy–pertensive patients with albuminuria: a double–blind, ran–domised, placebo–controlled trial[J]. Lancet Diabetes En–docrinol, 2014, 2(12): 944–953.

[7] Parsa A, Kao WH, Xie D, et al. APOL1 risk variants, race, and progression of chronic kidney disease[J]. N Engl J Med, 2013, 369(23): 2183–2196.

[8] Haller ST. Targeted disruption of CD40 in a genetically hypertensive rat model attenuates renal fibrosis and proteinuria, independent of blood pressure[J]. Kidney Int, 2016(8): 10–20.

[9] Sawada H, Naito Y, Oboshi M, et al. Iron restriction in–hibits renal injury in aldosterone/salt–induced hyperten–sive mice[J]. Hypertens Res, 2015, 38(5): 317–322.

[10] Ortu o–Aandériz F, Cabello–Clotet N, Vidart–Simón N, et al. Cystatin C as an early marker of acute kidney in–jury inseptic shock[J]. Rev Clin Esp, 2015, 215(2): 83–90.

[11] 李敏侠，孙雪峰．高血压肾损害研究进展 [J]. 临床内科杂志，2016, 33(5): 293–295.

[12] 张琪，范贵娟，张杰，等．醛固酮合酶基因 –344C/T 多态性与原发性高血压早期肾损害的相关性 [J]. 中华肾脏病杂志，2016, 32(5): 345–349.

[13] Kambham N. Obesity–related glomerulopathy: an emerging epidemic[J]. Kidney Int, 2001, 59(4): 1498–1509.

[14] D'Agati VD. Obesity–related glomerulopathy: clinical and pathologic characteristics and pathogenesis[J]. Nat Rev Nephrol, 2016, 1(8)2: 453–471.

[15] Praga M. The Fatty Kidney: Obesity and Renal Disease[J]. Nephron, 2017, 136(4): 273–276.

[16] 王海燕．肾脏病学 [M]. 3 版 北京：人民卫生出版社，2016：785–793.

[17] 廖二元，袁凌青．内分泌代谢病学 [M]. 4 版．北京：人民卫生出版社，2019：1798–1822.

[18] Zhibo Gai Tianqi Wang, Michele Visentin, et al. Lipid Accumulation and Chronic Kidney Disease[J]. Nutrients, 2019, 11, 722.

[19] 魏平，谭明红．内分泌科临床速查掌中宝 [M]. 北京：军事医学科学出版社，2015.

[20] Horvath F Jr, Teague P, Gaffney EF, et al. thyroid antigen associated immune complexglomerulonephritis in Graves' disease[J]. Am J Med, 1979, 67(5): 901–904.

[21] 丽贝卡．格雷夫斯病临床实践指南 [M]. 关海霞，李玉姝，译．北京：北京大学医学出版社，2017.

[22] 王海燕．肾脏病学 [M].2 版．北京：人民卫生出版社，1998.

[23] 余江毅，刘芳．中西医结合治疗 Graves 病合并蛋白尿的临床研究 [J]. 中国中西医结合肾病杂志，2003, 4(7): 416–417.

[24] Minisola S, Pepe J, Piemonte S, et al. The diagnosis and management of hypercalcaemia[J]. BMJ, 2015, 350: h2723.

[25] 中华医学会骨质疏松和骨矿盐疾病分会，中华医学会内分泌分会代谢性骨病学组．原发性甲状旁腺功能亢进症诊疗指南 [J]. 中华骨质疏松和骨矿盐疾病杂志，2014, 7(3):187–198.

[26] Bilezikian JP, Bandeira L, Khan A, et al. Hyperparathyroidism[J]. Lancet, 2018, 391(10116):168–178.

[27] 陈家伦．临床内分泌学 [M]. 上海：上海科学技术出版社，2011:1385–1392.

[28] Verdelli C, Corbetta S. Mechanisms in endocrinology: Kidney involvement in patients with primary hyperparathyroidism: an update on clinical and molecular aspects[J]. Eur J Endocrinol, 2017, 176(1): R39–R52.

[29] Gumz ML, Rabinowitz L, Wingo CS. An integrated view of potassium homeostasis[J]. N Engl J Med, 2015, 373(1): 60–72.

[30] Lee EY, Yoon H, Yi JH, et al. Does hypokalemia contribute to acute kidney injury in chronic laxative abuse? [J]. Kidney Res Clin Pract, 2015, 34(2): 109–112.

第 41 章

肾功能不全所引起的内分泌代谢紊乱

一、肾功能不全与酸中毒

（一）酸碱平衡的维持

大多数个体每日约产生 15 000mmol（运动时会更多）CO_2 和 50～100mEq 非挥发酸，肺正常清除 CO_2 和肾脏正常排泄非挥发酸可维持酸碱平衡。血液中的氢离子浓度由 PCO_2 与血浆 HCO_3^- 浓度的比值决定。正常情况下，肾脏排泄每日酸负荷可维持酸碱平衡，主要来自含硫氨基酸代谢期间生成的硫酸。尿液排泄氢离子可清除该酸负荷。使酸负荷轻度增加，人体也可维持酸碱平衡接近正常，主要通过铵的生成和排泄增加实现。

（二）肾功能不全与代谢性酸中毒

慢性肾脏病（chronic kidney disease，CKD）常引发代谢性酸中毒（metabolic acidosis，MA），机制主要包括：①肾小管重吸收碳酸氢根能力降低，尿中丢失增多；②肾小管泌氢功能受损，尿中可滴定酸生成及排泄减少；③肾小管泌氨能力降低，尿氨生成及排泄减少；④健存肾单位减少，酸性代谢产物排出减少。通常根据阴离子间隙（anion gap，AG）的变化，将 MA 分为两类，即 AG 正常型高血氯性 MA 和 AG 增高型高血氯性（或正常血氯性）MA。前者主要由于小管泌氢障碍或小管重吸收 HCO_3^- 能力下降引起，见于肾小管性酸中毒。后者主要由于肾功能恶化致体内酸性代谢产物（如固定酸）排泄障碍而潴留，加之胃肠功能紊乱致碱性肠液丢失而引起，见于尿毒症性酸中毒。

使 CKD 代谢性酸中毒加重的因素主要有：① GFR 下降；②饮食中动物蛋白 / 蔬菜水果比例升高；西方饮食中动物蛋白比例较高，其每日酸负荷可达 70～80mEq/d，而素食模式每日酸负荷仅 30mEq/d；③肾小管酸化功能障碍，如梗阻性肾病、淀粉样变性、间质性肾炎等，此时常伴不同程度的远端肾小管酸中毒；④低肾素、低醛固酮血症患者常伴肾小管泌酸障碍；⑤某些酸性药物、代谢产物、毒物在血中蓄积。

1. 非透析患者

细胞外液中的碳酸氢盐、组织缓冲系统，以及骨骼可缓冲潴留的酸。然而，随着肾功能恶化，MA 和酸血症会更常见。例如，在 CKD 1～2 期患者中，血清碳酸氢盐浓度＜ 22mEq/L 的发生率＜ 5%，而在非透析依赖的 CKD5 期患者中升高至约 25%。患者进展至接近终末期时，血浆碳酸氢盐浓度往往稳定在 12～20mEq/L。随着功能性肾单位减少，每个肾单位的铵排泄量增加，起初酸排泄尚可维持。然而 eGFR ＜ 40～50ml/min 时，总铵排泄量开始下降，氢离子潴留。肾功能处于该水平时，铵排泄量 / 总 GFR 为正常值的 3～4 倍，表明铵排泄功能受损是由功能性肾单位太少而非残余肾单位功能损伤引起的。除铵排泄减少外，可滴定酸（主要为磷酸）排泄减少也在终末期患者 MA 的发生中发挥了一定作用。AG

通常会一直保持正常直到CKD晚期，此时AG因阴离子（如磷酸盐、硫酸盐、尿酸盐等）潴留而增高。

2. 透析患者

开始肾脏替代治疗通常可改善代谢性酸中毒，但酸净生成量更高的患者可持续存在代谢性酸中毒，这部分人通常因膳食摄入高动物蛋白质所致。一些接受维持性透析患者的血浆碳酸氢盐水平过低，其原因可能是离心样品时间延迟引起血细胞乳酸生成增加所致，从而人为造成血浆碳酸氢盐浓度下降。少数终末期患者血浆 HCO_3^- 和AG正常，最可能的原因为蛋白质摄入减少和（或）水果摄入增加使每日酸负荷降低，也可能并存代谢性碱中毒，如发生呕吐或接受利尿药治疗，这种情况下AG仍会升高。

3. 肾移植受者

肾移植受者经常出现轻度代谢性酸中毒，即使CKD引起的尿液酸化功能不足在同种异体肾移植后通常会缓解。移植后代谢性酸中毒的可能机制包括出现肾小管性酸中毒（如由环孢素或他克莫司引起）、高钾血症、高钙血症，以及枸橼酸盐代谢紊乱和其他肾小管功能障碍。

（三）肾功能不全代谢性酸中毒的危害

慢性肾功能不全患者发生代谢性酸中毒时可引起多种病理生理学改变，包括骨吸收和骨质减少、肌肉蛋白分解代谢增加、继发性甲状旁腺功能亢进症加重、内分泌功能紊乱及全身性炎症等。

1. 诱发或加重骨疾病及抑制骨骼生长

慢性肾脏病骨疾病的发生与甲状旁腺素（PTH）浓度变化、维生素D浓度降低，以及有毒物质（例如铝）密切相关。随着肾脏病的进展，肾脏排酸保碱的功能减低，维生素D和PTH的异常分泌与最大限度的排出碳酸氢盐相关。长期的代谢性酸中毒可直接刺激破骨细胞介导的骨质吸收，抑制成骨细胞介导的骨质形成。此外，代谢性酸中毒促进PTH的分泌，同时降低细胞对PTH的敏感性。细胞外pH降低可能降低钙受体的敏感性，导致PTH浓度上升。

2. 促进蛋白质的降解

代谢性酸中毒可促进蛋白质的降解。慢性酸中毒促进泛素蛋白酶基因的表达，促进蛋白质的降解。研究发现蛋白水解可能与胰岛素生长因子-1和感染相关，研究证明代谢性酸中毒可造成肌肉的萎缩和负氮平衡。有研究证实CKD伴代谢性酸中毒的患者予口服碳酸氢钠治疗后，患者的下肢肌力得到改善、尿素氮排泄减少，表明纠正酸中毒可以减轻肌肉蛋白的降解、加强骨骼肌的功能。

3. 白蛋白含量降低

代谢性酸中毒可以从减少蛋白质的合成、增加蛋白质的分解、促进氨基酸的氧化等多个方面降低白蛋白的含量。研究发现通过诱导正常人酸中毒，会破坏肝脏合成白蛋白，导致白蛋白的浓度降低。第三次全国健康和营养调查研究显示，CKD患者更低的血清碳酸氢盐与低白蛋白血症相关，碳酸氢盐的浓度越低低蛋白血症的发生率越高。然而，也有研究对此存疑，因此CKD代谢性酸中毒与白蛋白浓度异常的关系尚需更进一步的探讨。

4. 胰岛素抵抗

动物研究表明代谢性酸中毒与糖耐量受损和胰岛素抵抗相关。胰岛素抵抗与pH的变化影响胰岛素受体敏感性相关。肾功能正常者，通过氯化铵诱导酸中毒，观察到组织对胰岛素的敏感性降低。CKD患者无论是在透析之前还是透析之后都存在胰岛素抵抗。研究发现通过碱治疗纠正酸中毒后胰岛素受体的敏感性没有完全恢复，说明尿毒症毒素与胰岛素抵抗也相关。此外，胰岛素抵抗还可激活泛素蛋白酶系统，增加肌肉蛋白的降解。

5. 甲状腺功能异常

部分尿毒症患者表现出甲状腺功能异常，T_3、T_4 浓度降低。低浓度的 TT_3 和 FT_3 与升高的炎症因子（如白介素 -6 和 C 反应蛋白）相关，可预测透析患者的死亡率。

6. 炎症

酸性环境可促进巨噬细胞产生肿瘤坏死因子 α（TNFα）。维持透析患者经纠正代谢性酸中毒后 TNFα 浓度降低，提示代谢性酸中毒与炎症因子相关。但代谢性酸中毒与炎症之间的关联尚需要进一步研究。

7. 心血管疾病

代谢性酸中毒与心血管功能异常有潜在联系，CKD 合并代谢性酸中毒促进 β_2 微球蛋白的产生，患者体内聚集过量的 β_2 微球蛋白导致多组织沉积淀粉样蛋白，引发腕管综合征、骨囊肿，包括沉积到心脏引起心肌病。代谢性酸中毒也可通过影响高血压而影响心脏病。但目前代谢性酸中毒对生存率的影响和加重心脏病的具体机制尚不明确。

8. 加快 CKD 进展

多项对非透析依赖性 CKD 患者和 ESRD 患者的研究发现，当血清碳酸氢盐水平＜ 22mEq/L 时，代谢性酸中毒与死亡率较高存在显著相关性。对非透析依赖性 CKD 患者的观察性研究发现，血清碳酸氢盐浓度较低、内源性酸净生成量较高、膳食酸负荷较高，以及排泄酸障碍都与进行性肾功能下降相关。到目前为止，代谢性酸中毒是否影响 CKD 进展还未被完全证实。代谢性酸中毒可能加速 CKD 进展的原因是多方面的。组织间升高的醛固酮、内皮素 -1、血管紧张素Ⅱ及补体系统的激活已经被证实与代谢性酸中毒相关，所有这些变化都可能导致肾小管间质炎症和慢性肾损伤。同时酸性环境刺激肾脏产生促炎因子和趋化因子，对肾脏产生额外的损伤。

（四）慢性肾脏病代谢性酸中毒的治疗

2013 年版 KDIGO 指南建议，对于存在代谢性酸中毒的 CKD 患者使用碱疗法来维持血清碳酸氢盐浓度处于正常范围（23～29mEq/L）。酸血症儿童应接受碳酸氢盐治疗，因酸血症会损害小儿正常生长；但不建议成年人无症状轻度酸血症（动脉血 pH ＞ 7.25）者外源补碱治疗，因为钠摄入增加会加重容量扩张和高血压，或者使 pH 升高会促使伴有低钙血症的患者发生手足搐搦。与剂量相当的氯化钠相比，碳酸氢钠导致的钠潴留和血压升高要轻微得多，原因尚未完全了解，在肾功能正常的盐敏感性高血压患者中可发现相似现象。

碳酸氢盐治疗可改善 CKD 患者发生代谢性酸中毒会造成不良生理后果及降低死亡率，提高胰岛素敏感性、降低动脉粥样硬化血脂水平等。此外还有如下获益。

1. 延缓 CKD 进展

研究发现碱疗法对没有代谢性酸中毒的轻度 CKD 患者有益。对 CKD 早期患者的研究表明，碱疗法可能有助于预防潜在有害性特征，而后者与功能性肾单位数量减少，以及由此引起的对每日酸负荷排泄能力降低的适应性反应有关。

2. 防止骨骼缓冲

骨骼对部分过量氢离子的缓冲引起骨释放钙和磷，纠正酸中毒可能将负钙平衡的程度降至最低，并能防止或延缓骨质减少和甲状旁腺功能亢进性骨病的进展。研究发现纠正代谢性酸中毒可改善代谢性骨病，其机制可能是通过减少对甲状旁腺功能亢进的刺激，增加甲状旁腺对离子钙的敏感性而发挥作用。

3. 改善营养状况

尿毒症性酸中毒可增加骨骼肌分解和减少白蛋白合成，导致肌萎缩和肌无力。酸中毒介导了高分解代谢状态，其部分机制为通过抑制胰岛素信号而导致去脂体重减少和肌无力。碱疗法纠正酸中毒可逆转肌肉功能和（或）白蛋白代谢的这些异常，包括对长期接受透析患者的酸中毒进行最佳纠正。

碱疗法通常包含使用碳酸氢钠或枸橼酸钠。但应注意，正在使用含铝抗酸剂的患者应避免使用枸橼酸钠。此外，枸橼酸钙、醋酸钙或碳酸钙也可应用于代谢性酸中毒的治疗。研究发现调整膳食以增加水果和蔬菜的摄入量可使血清碳酸氢盐水平升高至超过基线值，但升高程度不如碳酸氢钠补充药。然而这些膳食的钾含量较高，因此使用该方法治疗代谢性酸中毒的 CKD 患者存在较大风险。低蛋白和极低蛋白饮食，以及地中海饮食也可能会降低饮食酸负荷，并因此而缓和代谢性酸中毒。

最新报道了一种新型口服药物 Veverimer，是一种无钠口服盐酸结合剂，可有效增加血清碳酸氢盐浓度，但其消化道不良反应（主要为腹泻）发生率较高。

对于接受维持性透析的患者，另一种纠正代谢性酸中毒的方法是增加透析液中的碳酸氢盐浓度。然而含更多碳酸氢盐的透析液制剂（如醋酸盐或枸橼酸盐）可能会诱发严重的代谢性碱中毒。

（五）小结

代谢性酸中毒是 CKD 的常见并发症，同时代谢性酸中毒又可通过多种途径影响 CKD，甚至加速 CKD 的进展。纠正代谢性酸中毒是 CKD 治疗中不可忽视的措施，而补充碱剂已成为保护肾功能综合性一体化治疗措施的重要组成部分，并根据患者的耐受情况、支付能力，以及共存疾病和生化特点来个性化制订具体方案。尽管如此，代谢性酸中毒的防治仍存在诸多疑惑和矛盾，有待实施设计更严谨、规模更大的临床前瞻性随机干预研究以确定有效治疗策略及治疗靶标，以使更多 CKD 患者从中受益。

（吴　镝）

二、肾功能不全与水钠、钾代谢紊乱

（一）概述

肾脏的主要生理功能之一就是调节体内水、电解质和酸碱平衡，以维持内环境的稳定。在病理状态下，机体内环境稳态被破坏，出现水电解质和酸碱平衡紊乱。按体液容量的变化分为容量不足（脱水）和过多（水肿和水中毒）。因水、钠代谢紊乱常合并存在，所以处理时必须相互关注。

（二）水钠代谢紊乱

体内水和钠的平衡取决于摄入和排出之间的平衡。水的排出有肾脏、皮肤、肺和胃肠道四条途径。正常人体内可交换钠的 85%～90% 存在于细胞外液。正常钠浓度维持在 135～145mmol/L。成人每日需钠 4～6g，主要来自食盐，如超出机体需要则由肾脏排出。水钠代谢紊乱可分为容量障碍和渗透压障碍。容量障碍包括容量不足和容量过多，渗透压障碍包括低钠血症和高钠血症。一般情况下，肾功能不全患者由于原发病引起的球管失衡，机体水钠总量常常轻度增加，但无明显临床表现。钠摄入过多引起体内水钠潴留，但因患者保持正常渴感，常能防治高钠血症的发生；当肾小管浓缩稀释功能明显障碍，水摄入过多，则会引起低钠血症。

1. 容量不足

容量不足分绝对容量不足和相对容量不足。前者是由于体液从细胞外液丢失速率超过摄入速率从而导致细胞外液量减少，后者是指细胞外液量正常甚至增多而血管内容量减少。

病因和发病机制

① 绝对容量不足：主要包括水钠摄入减少和排泄增多，后者又分为肾性和非肾性。

经肾丢失：a. 少尿型急性肾损伤恢复期和尿路梗阻解除早期。急性肾损伤恢复期受损肾小管重吸收功能未完全恢复，而少尿期积聚大量溶质造成渗透性利尿；b. 使用利尿药或脱水，主要见于水肿已消退但仍使用利尿药者；c. 肾小管间质疾病，如慢性间质性肾炎、肾小管酸中毒等；d.CKD 时肾脏对水钠调节能力下降，一旦出现摄入不足或丢失过多则引起细胞外液容量不足；e. 醛固酮减少或抵抗，常伴高钾血症和代谢性酸中毒。

经肾外丢失：a. 胃肠道丢失，包括呕吐、腹泻和外引流。每日分泌至胃肠腔内的液体均被重吸收，经粪便丢失的液体仅 100～200ml。若分泌的液体不能被重吸收，或者因分泌增多或重吸收减少导致分泌的液体量超出了重吸收能力，则可能发生容量不足；b. 经皮肤丢失，大量出汗、发热等；c. 出血，慢性肾衰竭可导致消化道溃疡及出血，引发体液丢失。

② 相对容量不足：主要原因是细胞外液再分布异常，当间质和血管内液体渗入第三间隙、不能与细胞外液维持平衡时，可引起容量不足。例如，肾功能不全伴低白蛋白血症时常导致容量不足。

临床表现：除原发病的相关症状外，主要表现为组织血流灌注不足和机体代偿所表现的症状。体格检查可发现皮肤黏膜干燥、弹性下降，动脉血压低或体位性低血压等。临床表现的轻重与体液丢失的量、速度、性质和机体的代偿反应有关。低血容量患者可能出现 3 类症状：a. 容量不足导致的症状，如乏力、口渴、心悸和直立性头晕等，严重时可出现少尿、腹痛、胸痛，甚至意识障碍等脏器缺血缺氧表现；b. 与液体丢失原因相关的症状，包括呕吐、腹泻、多尿或者第三间隙液体滞留相关的疼痛；c. 电解质和酸碱平衡紊乱所致症状，具体取决于丢失液体的成分，包括低钾血症或高钾血症引起的肌无力，严重低钾血症引起的多尿和烦渴，酸中毒引起的呼吸过速等等。

治疗：首先应补充有效循环血容量，尽可能恢复体内水钠平衡。补液的量、途径、速度及补液种类应根据体液丢失的状态而定，同时注意患者的心、肾功能等情况。a. 补液量。主要根据已丢失和继续丢失的液体量决定，另外临床表现也有助于判断失液量。缺水量（L）=CBW×［（实际钠浓度 /140）–1］，式中 CBW 为目前身体含水量，男性为 0.5× 体重（kg），女性为 0.4× 体重（kg）。b. 补液速度。首要目的是恢复循环功能。轻度容量不足，给予口服补液即可；严重者静脉补液。总补液量的 1/3～1/2 可在 24h 内给予，前 4～8h 速度可快，其余部分可在 24～48h 内给予。对老年人和心功能不全者补液速度适当减慢。c. 补液种类，常用溶液有葡萄糖溶液、生理盐水、葡萄糖盐水、碳酸氢钠、格林液和血浆等。葡萄糖溶液适合单纯性失水者；生理盐水在失水失钠时应用，高钠血症用 0.45% 低渗盐水，低钠血症用 3% 高渗盐水；碳酸氢钠和格林液常用于纠正酸中毒；血浆用于严重低血容量者。

2. 容量过多

容量过多是指液体进入体内过多或排出过少，导致体内液体积聚而出现的一组临床症候群。常伴总钠含量增多，但循环血容量可能正常甚至降低，大多数继发于心肝肾等疾病。

(1) 病因和发病机制

① 细胞外液再分布异常：肾功能不全患者出现细胞外液在分布异常主要原因包括并发右心功能不全而导致的全身静脉压升高；低白蛋白血症时引发的血浆渗透压下降；

② 水钠排泄减少：慢性肾功能不全时，在病变晚期大量肾单位萎缩会导致水钠潴留。

(2) 临床表现：因原发病不同而表现各异。水肿最为常见，可首先出现在下肢、腰骶部。常有浆膜腔积液，可伴高血压，严重时可出现急性肺水肿症状。

(3) 治疗：在积极治疗原发病的同时应控制水钠摄入和增加水钠排出。明显水肿和浆膜腔积液时，需采取措施增加组织间液回流。

① 限制水钠摄入：一般情况下，入水量少于前日出水量的 500ml，钠盐控制在 6g 以下。

② 增加水钠排出：可使用利尿药或脱水药。临床常用呋塞米，口服或静脉用药，必要时应用 20% 甘露醇静脉滴注。应注意避免利尿药和脱水

药本身引起的水电解质紊乱。严重及急性容量过多时可进行血液透析超滤脱水。

③ 增加组织间液回流：当血浆白蛋白浓度＜ 30g/L 时可适当补充白蛋白或输注血浆提高渗透压，促进组织间液回流。因白蛋白半衰期较短（4～6h），提高胶体渗透压有限，并且当毛细血管通透性增高时可进入组织间隙，不利于间液回流，所以白蛋白的应用需谨慎。

（三）高钠血症

高钠血症指血钠浓度过高（血清钠浓度＞ 145mmol/L）并伴血浆渗透压升高的情况。主要由失水引起，有时也伴失钠，但失水程度大于失钠。

1. 肾功能不全高钠血症的发生机制

(1) 水摄入不足：见于水源缺乏、拒食、消化道疾病引起饮水困难等情况。

(2) 水丢失过多：见于使用大剂量渗透性利尿药（如甘露醇）、高温高热、腹泻、大汗等情况。

(3) 钠摄入过多：因输注大量高渗盐水或碳酸氢钠所致。

(4) 肾排钠减少：见于右心功能不全，肾病综合征等肾前性少尿，急慢性肾衰竭等肾性少尿，使用排钾保钠等药物。

2. 高钠血症的表现和危害

高钠血症主要引起神经系统的症状。急性高钠血症起病急骤，主要表现为淡漠、嗜睡、进行性肌肉张力增加、颤抖、运动失调、惊厥、癫痫发作，甚至昏迷而死亡。慢性高钠血症症状较轻，初期可不明显，严重时主要表现为烦躁或淡漠、肌张力增高、深腱反射亢进、抽搐或惊厥等。

3. 高钠血症的预防和处理

主要目标是恢复血浆渗透压，积极治疗原发病，严密观察出入水量和电解质变化。具体补液方法和注意事项见“容量不足”部分。

（四）低钠血症

低钠血症（血清钠浓度＜ 135mmol/L）是临床上常见的电解质紊乱之一。当各种原因导致钠摄入减少或水摄入过多、抗利尿激素分泌不当、肾脏不能充分稀释和排泄尿液时就可能发生低钠血症。分低渗性和非低渗性两大类型。

1. 肾功能不全低钠血症的发生机制

(1) 低渗性低钠血症：低渗性低钠血症中最为常见的形式是稀释性低钠血症。其主要病理生理机制是机体对水的摄入量大大超过肾脏的排泄能力，从而使水分在体内蓄积，导致血浆渗透量浓度下降。CKD 患者伴有细胞外液容量下降的情况常见于经肾脏或肾外钠离子丢失增多，如恶心、呕吐，使用利尿药、原发病为失盐性肾病、间质性肾炎、梗阻性肾病、肾盂肾炎等。在临床上直接丢失高渗透量浓度液体的情况很少见，电解质丢失的多少与水摄入的多少决定了低血钠的严重程度。这类患者的有效血容量减少，交感神经兴奋而使抗利尿激素分泌增加，同时血管紧张素产生增加而使口渴感加重。

(2) 非低渗性低钠血症：非低渗性低钠血症泛指高渗性、等渗性及假性低钠血症 3 种类型。高渗性低钠血症是指细胞外液的溶质含量过多（如高血糖状态或使用高渗性甘露醇治疗时），致血浆渗透量浓度升高，使细胞内的水分向细胞外转移，最终导致细胞脱水。在这种状态下，由于细胞外液中钠离子浓度并不增加，所以其基本病理生理变化为等渗性低钠血症。假性低钠血症则与前者不同，大多合并有其他疾病，如原发性或继发性高脂血症及副蛋白血症、乳糜性血清等，且这类患者临床上并无异常失钠史，血钠离子浓度的下降系由于一些蛋白质成分在细胞外液中蓄积，导致血钠浓度相对降低所致。

2. 低钠血症的危害

低钠血症对机体产生的损害以中枢神经系统的功能障碍最为突出。此时，因为细胞外液的渗透量浓度低，水向细胞内转移，引起脑细胞水肿。其损伤的严重性不但与实际测得的血浆钠离子浓度，而且也与血浆渗透量浓度下降的速度及程度有关。

血钠高于 125mmol/L 时，临床症状轻微或无症状。血清钠离子浓度骤降（数小时内）的患者更容易出现。若血钠＜ 125mmol/L 时，患者可出现食欲不振、恶心、呕吐、疲乏无力。若血钠为 120mmol/L 时，出现表情淡漠、嗜睡、意识模糊。血钠为 110～115mmol/L 时表现为凝视、共济失调、惊厥、木僵。若血钠＜ 110mmol/L 或血钠离子浓度骤降时，患者出现昏睡、抽搐甚至昏迷、脑水肿、呼吸骤停、脑疝及死亡。

3. 低钠血症的预防和处理

低钠血症是否需要纠正，取决于发病的缓急及血钠下降的程度。治疗原则是首先考虑去除体内潴留的水分，在脱水治疗的同时，应补充脱水所伴随出现的钠丢失。主要措施为补钠、促进水排泄、停止补充水和低钠溶液，使血浓度逐渐升高至恢复正常。

出现于 48h 内的低钠血症为急性情况，48h 以上的为慢性。急性低钠血症血清钠＜ 110～115mmol/L，并伴有明显中枢神经系统症状是应紧急治疗。首先应限制入水，通过水的负平衡使血钠浓度上升。合并容量不足时，可静脉滴注 3% 或 5% 氯化钠溶液。纠正血钠的速度应在最初的 3～4h 内达到 1.5～2mmol/L/h 直到缓解症状，但 24h 不超过 10～12mmol/L。治疗过程中常与襻利尿药同时应用，可加快低钠血症纠正速度，并避免容量过多。钠的需要量计算公式为：钠的需要量（mmol）=（目标血清钠浓度 – 实际血清钠浓度）（mmol/L）× 体重（kg）×0.6（男）[或 ×0.5（女）]。

对于无症状轻度低钠血症、慢性低钠血症、严重急性低钠血症经急性期处理，血钠升高至 120～125mmol/L 症状明显缓解后，主要治疗措施是限制水或低钠溶液的补充，同时增加饮食或输液中钠的补充。在治疗过程中，应避免血清钠升高过快，以免细胞外液渗透压快速升高引起脑的脱髓鞘病变，表现为在低钠血症快速纠正后数天出现行为异常、共济失调、发生困难、意识障碍等，严重者可导致死亡。

近年来已有治疗低钠血症的新疗法应用于临床。精氨酸加压素（AVP）在水钠动态平衡中起重要作用，它通过 3 种受体亚型（V1a、V1b 和 V2）广泛分布于全身发挥作用。血管紧张素转化酶（Vaptans）是非肽类加压素受体拮抗药（VRA），盐酸考尼伐坦是一种 V1a/V2 非选择性 VRA，托伐普坦是第一种口服 V2 选择性 VRA，两者均被批准用于等容和高容量性低钠血症。这些新药优于利尿药，不干扰电解质代谢，目前临床上已有较为广泛的应用。

（五）钾代谢紊乱

1. 概述

正常成人体内钾 90% 分布在细胞内液，10% 分布在细胞外液、体腔液和骨骼。正常血清钾浓度 3.5～5.5mmol/L。钾在维持细胞的新陈代谢、保持细胞静息膜电位、调节细胞内外的渗透压及酸碱平衡等方面具有重要的生理功能，过高或者过低均将导致机体各种生理功能紊乱，严重时危及患者生命。正常成人每日由食物摄入 1.7～4.2g 钾，其中 90% 由尿液排出，10% 由大便和汗液排出，肾脏是维持钾动态平衡的不可或缺的重要器官。当慢性肾衰竭时，肾脏对钾的这种双向调节能力减弱，既可发生低钾血症，也可发生高钾血症。

2. 高钾血症

血清钾离子＞ 5.5mmol/L 称为高钾血症，高钾血症导致心脏停搏是肾衰竭患者重要死因，高钾血症是内科急症。

(1) 肾功能不全高钾血症的发生机制

① 钾摄入过多：饮食摄入钾过多、蛋白分解增强、溶血、出血及输入库血等。

② 钾排泄减少：肾功能不全时，若过量使用一些影响肾脏排钾的药物，可引起高血钾，常见药物包括：a. 保钾利尿药，包括螺内酯和氨苯蝶啶，能拮抗醛固酮刺激远曲小管和集合管上皮细胞排钾的作用，导致肾脏排钾减少；b. ACEI、ARB 等降压药，可通过抑制 RAAS 而导致肾脏排钾减少；c. β 受体阻断药和洋地黄类强心剂，能通过抑制肾小管上皮细胞基底侧膜上的钠钾泵活性而间接抑制远曲小管和集合管上皮细胞排钾。

③ 细胞内钾外移：细胞内钾浓度是细胞外的 35 倍，当各种原因导致细胞内钾过量外移，可导致高钾血症。常见原因包括：a. 酸中毒，慢性肾衰竭患者大部分有不同程度的酸中毒，酸中毒可导致细胞内钾外移，血钾升高；b. 细胞破坏、感染、创伤、化疗、溶血等，能大量破坏组织细胞，使细胞内钾外移，导致高钾血症。

④ 体内钾分布异常：慢性肾衰竭时患者贫血引起组织缺氧及 ATP 生成不足，导致钠钾泵活性下降，细胞外钾不易进入细胞内，导致高钾血症。

另外，我们应注意假性高钾血症的可能，常见原因包括：a. 采血时压脉带捆扎过紧，局部搓揉太重，反复握拳、松手，此时血钾可升高 2～7 mmol/L；b. 标本溶血，是引起假性高钾的常见原因；c. 白细胞数和血小板数增加。心电图检查有助于鉴别真性高钾（高尖 T 波）和假性高钾血症。

(2) 高钾血症的危害

① 对神经肌肉的影响：轻度高钾血症时神经肌肉兴奋性提高，出现手足感觉异常、疼痛、肌肉震颤。重度高钾血症时神经肌肉兴奋性降低，肌肉无力，膝反射减弱，甚至出现呼吸机麻痹。

② 对心脏的影响：血钾在 5.5～7.0mmol/L 时，心肌兴奋性增强，可出现多种心律失常，如早搏，心动过速。血钾＞ 7.0mmol/L 时，心肌兴奋性显著降低，可出现严重心肌抑制，如心动过缓、传导阻滞、心脏停搏。

③ 对内分泌系统的影响：高钾血症引起代谢性酸中毒和胰岛素分泌增加。在肾衰竭时，尤其是在容量负荷过高和第血管紧张素Ⅱ并存情况下，高钾血症引起醛固酮分泌和释放增加。

(3) 高钾血症的预防和处理：总的防治原则为减少血钾的来源、对抗钾的毒性、促进钾移入细胞、增加钾的排泄。由于慢性肾衰竭时，肾脏对钾的调节能力显著下降，所有肾功能不全的患者，均应限制钾的摄入。

① 轻度高钾血症（血钾 5.5～6.0mmol/L）：a. 立即停止应用一切钾盐、含钾药物、保钾药物；b. 对于酸中毒者，纠正酸中毒，促进钾离子向细胞内转移；c. 给予排钾利尿药；d. 及时纠正血容量不足，保证肾脏供血；e. 口服排钾树脂等降钾药物；f. 避免使用库血。

② 重度高钾血症（血钾＞ 6.0mmol/L）：用钾对抗药，如 10% 葡萄糖酸钙或 5% 氯化钙 10～20ml，等量稀释后静脉注射，以降低高钾对心肌、神经、肌肉的毒性。

促进血钾离子向细胞内转移：a. 注射碱性溶液（一般用 5% 碳酸氢钠溶液），纠正酸中毒，缓解肾小管的氢钾竞争性排泄，促进肾脏排钾；b. 静脉注射葡萄糖—胰岛素溶液，以促进钾离子随葡萄糖进入细胞内，但糖尿病患者慎用。

促进钾排泄通常有 4 种方法：a. 阳离子交换树脂，聚磺苯乙烯或聚苯乙烯磺酸钙，能有效结合肠液中的钾离子；b. 扩容，伴有容量不足时可给予等渗盐水扩容增加尿量和钾离子排泄；c. 应用排钾利尿药，伴有效容量负荷增加时，首选袢利尿药；d. 透析，是治疗高钾血症最有效的手段，可血液透析或腹膜透析。

3. 低钾血症

血清钾＜ 3.5mmol/L 称为低钾血症，亦是 CKD 患者常见并发症之一。

(1) 肾功能不全低钾血症的发生机制：多数患者可耐受轻中度低钾血症，但重度的低钾血症亦可导致患者心律失常甚至猝死。

① 钾摄入不足：肾功能不全患者，尤其是终末期患者常常饮食限制，钾的摄入明显减少。一般而言，单纯的摄入减少极少会导致显著的低钾血症，但是当与另一个导致低钾血症的原因叠加时，低钾摄入会增加钾缺乏的严重程度。

② 钾排出过多：a. 经胃肠道丢失，肾功能严重受损时可出现恶心，呕吐，腹泻等引起消化液的丢失，除引起钾离子直接丢失外，上述因素还可引起继发性醛固酮分泌增加，导致尿钾的排出增多；b. 经皮肤丢失，大量出汗可出现钾丢失；c. 肾性丢失，过度利尿，以及原发性肾脏疾病，如肾小管酸中毒、肾小管 – 间质疾病、范科尼综合征等。

(2) 低钾血症的危害：临床表现取决于血钾降低的程度、速度及伴随的其他电解质和酸碱平衡紊乱。

① 中枢神经系统：轻度者可表现为精神萎靡、表情淡漠、易倦怠。重度者则反应迟钝、定向力减退、嗜睡甚至昏迷。

② 心血管：低钾可使心肌应激性减低和出现各种心律失常和传导阻滞，轻症者有窦性心动过速，房性或室性期前收缩，房室传导阻滞；重症者发生阵发性房性或室性心动过速，甚至心室纤颤。

③ 肌肉：低血钾可导致骨骼肌和平滑肌收缩能力下降。出现肌无力、肌痛和痉挛，进一步加重导致麻痹、横纹肌溶解和呼吸衰竭。

④ 肾脏：长期低钾可引起低钾性肾病，病例表现为近端小管上皮细胞空泡样变性、肾间质纤维化及肾小管囊性病变。

(3) 低钾血症的预防和处理：总的原则是积极纠正严重低钾血症，防治心律失常、心搏骤停和横纹肌溶解等严重并发症。逐步补充体内总钾含量，并积极去除导致钾缺失的原因。

① 补钾途径及浓度：轻度缺钾首选口服补钾。中至重度者需静脉补钾，补钾浓度为 20～40mmol/L，补钾速度约为 10mmol/h，不超过 20mmol/h。静脉补价最好选用不含或低葡萄糖溶液稀释。每日补钾不超过 200mmol。

② 补钾种类：常用的补钾药物有氯化钾、枸橼酸钾、门冬氨酸钾镁（各含钾 13.4mmol/g、9.0mmol/g、3.0mmol/g）。含钾多的食物有香蕉、橘子、西瓜等，可鼓励轻度低钾血症患者多进食此类食物。

③ 纠正伴随的水电解质和酸碱平衡紊乱：合并低镁血症时应有效补镁，否则低钾血症难以纠正。积极纠正碱中毒。

（吴　镝）

三、肾功能不全与钙磷代谢紊乱

（一）概述

慢性肾脏病（CKD）中钙磷代谢紊乱较为常见。长期的钙磷代谢紊乱不仅会引起体内矿物质代谢紊乱和骨代谢异常，诱发甲状旁腺功能亢进，还可引起多器官的转移性钙化及免疫系统受损，并且随着病程的延长呈逐渐加重趋势，是导致 CKD 透析患者死亡的独立危险因素。

CKD 引起的矿物质和骨代谢异常表现为以下 3 种情况的一种或多种：①钙、磷、甲状旁腺激素（parathyroid hormone，PTH）成纤维细胞生长因子 23（fibroblast growth factor 23，FGF–23）及维生素 D 代谢的异常；②骨转换、骨矿化、骨量、骨骼长度生长或者骨强度的异常；③骨外钙化。2006 年改善全球肾脏病预后组织（KDIGO）工作组推荐用术语“慢性肾脏病 – 矿物质和骨异常（chronic kidney disease–mineral and bone disorder，CKD–MBD）”来描述包含上述异常的系统性疾病，推荐传统术语“肾性骨营养不良（renal osteodystrophy，ROD）”仅用于定义 CKD 相关骨形态学改变，并且只能通过骨活检确诊肾性骨营养不良。本节内容我们将主要介绍慢性肾功能不全时钙磷代谢紊乱的发病机制及表现，并介绍肾性骨营养不良的发病、临床表现、诊断及治疗。

（二）慢性肾功能不全继发钙磷代谢紊乱的发病机制

慢性肾功能不全继发钙磷代谢紊乱的机制复杂，涉及肾、骨、肠道和脉管系统之间的一系列反馈回路。从目前研究进展看主要涉及继发性甲状旁腺功能亢进、钙磷平衡紊乱、活性维生素 D 分泌异常、FGF-23 增多与 Klotho 蛋白下调等几方面。

1. 继发性甲状旁腺功能亢进（SHPT）

SHPT 是 CKD 患者常见并发症之一，其特征是甲状旁腺组织异常增生、PTH 水平升高，引起 SHPT。SHPT 可开始于 CKD 病程早期，且患病率随着肾功能下降而增加，尤其是 eGFR < 60ml/（min · 1.73m^2）时。SHPT 由一系列引发和维持 PTH 分泌增加的异常所引起，这些异常主要包括：①磷酸盐潴留；②游离钙离子浓度降低；③ 1, 25- 二羟维生素 D（骨化三醇）浓度降低；④ FGF-23 浓度增加；⑤甲状旁腺中维生素 D 受体（VDR）、钙敏感受体（CaSR）、FGF 受体和 Klotho 蛋白受体的表达减少。在 CKD 中，骨骼对 PTH 血钙调节功能的抵抗可能也促进了 SHPT 的发生，另外 PTH-（7-84）片段对 PTH-（1-84）片段的潜在拮抗作用也可能促进了 CKD 患者 PTH 浓度的升高。还有一些 ESRD 患者的 PTH 浓度显著升高，且伴高钙血症，而这种高钙血症无法用骨化三醇补充来解释，这种病况被称为三发性甲状旁腺功能亢进症。

2. 钙平衡紊乱

研究提示 CKD-MBD 所致的钙平衡紊乱可能与 CKD 患者的死亡率增加有关。低钙血症在 CKD 患者中常见，这与 PTH 分泌增加和骨重塑异常相关。另外，高钙血症参与了骨外钙化的发病机制。钙离子是 PTH 分泌的主要调节因子。特异性膜受体 CaSR 可感知血清钙离子的微小变化，该受体高度表达于甲状旁腺主细胞表面。PTH 分泌随血清钙浓度的变化受 CaSR 的严格调节。在 CKD 病程中，由于磷酸盐潴留、骨化三醇浓度降低，以及骨对 PTH 的血钙调节作用的抵抗，总血清钙浓度会降低。PTH 的分泌随血清钙浓度呈反向变化，持续的低血清钙通过转录后活动直接增加 PTH mRNA 浓度，并在数日或数周刺激甲状旁腺细胞的增生。在 CKD 中，CaSR 数量在肥大的甲状旁腺中减少，尤其是结节样增生区域中。受体数量的改变可导致钙离子对 PTH 分泌的抑制不充分，因此在正常甚至高钙浓度的情况下，PTH 的浓度仍处于不恰当的高水平。CaSR 在调节甲状旁腺功能中的作用对治疗有直接影响，给予拟钙剂可以增加受体对胞外钙离子的敏感性，并可以降低 PTH 分泌。

3. 磷酸盐潴留与高磷血症

机体磷的总量主要决定于食物中磷的摄入、肠道对磷的吸收，以及肾脏排磷三者之间的平衡，主要受 3 种激素调控，分别是 PTH、活性维生素 D 及 FGF-23，这 3 种激素也相互影响。由于肾脏是磷排泄的唯一器官，随着肾单位的逐渐减少，肾小球滤过率明显下降，血磷水平逐步升高，长期的高磷水平刺激 PTH 分泌增加，其机制如下：①高血磷刺激 FGF-23 生成增加，抑制 1-α 羟化酶活性，使活性维生素 D 生成减少及甲状旁腺维生素 D 受体下调，最终导致 PTH 分泌增多；②诱发低钙血症，刺激 PTH 分泌增多；③ PTH 基因表达增加。PTH 对磷酸盐平衡的作用会随着 GFR 的下降而改变。然而，大部分患者的血磷水平在 CKD 早期并不升高，其原因可能是肾小管对磷酸盐的吸收下降，而这是由升高的 PTH 和 FGF23 介导。在 CKD 晚期，eGFR < 30ml/（min · 1.73m^2）时，PTH 和 FGF23 水平的代偿性增加变得不充分，发生高磷血症。在 CKD 晚期，高磷血症可能也对 PTH 的合成和分泌有独立于血清钙和骨化三醇浓度的直接作用。此外，由于肾小管对磷酸盐的重吸收不能被降低至最小阈值

以下，PTH 导致的磷酸盐从骨中持续释出实际上可加重高磷血症。

4. 活性维生素 D（骨化三醇）活性降低

维生素 D 具有促小肠对钙磷的吸收和转运、促溶骨和成骨及促肾小管对钙磷的重吸收作用。在 CKD 患者，因紫外线摄入不足、高龄、饮食摄入不足及尿蛋白丢失、合并高尿酸血症、代谢性酸中毒等诸多因素，抑制了 1-α 羟化酶的活性，导致骨化三醇合成量减少。当 eGFR < 60ml/（min·1.73m^2）时，血浆骨化三醇浓度通常将至正常以下。研究发现，FGF23 诱导的骨化三醇减少可在 CKD 早期［eGFR < 70ml/（min·1.73m^2）］就已开始。随着 CKD 进展，肾实质的丢失及 FGF-23 水平进行性升高，磷酸盐的潴留导致并加重体内骨化三醇缺乏。

磷酸盐潴留可以通过抑制 1-α 羟化酶活性而直接抑制肾脏合成骨化三醇。FGF-23 可通过在近端小管抑制 1-α 羟化酶活性和刺激 24- 羟化酶而降低骨化三醇合成而降低活性维生素 D 水平。骨化三醇增加以及膳食磷酸盐负荷增加可刺激 FGF23 的分泌，FGF23 浓度在肾损伤后开始升高，并随着肾功能的恶化而逐渐升高，通过增加尿液中磷酸盐的浓度来维持血磷的正常浓度。因此虽然 FGF23 的增加在 CKD 早期维持磷酸盐平衡重发挥了重要作用，但其导致骨化三醇浓度减低，这可能是 PTH 生成增加的初始诱发因素。

低浓度骨化三醇可通过直接作用或间接作用来促进 PTH 分泌，直接作用是通过去除骨化三醇对甲状旁腺的抑制效应而增加 PTH 的分泌，间接作用则通过减少肠道吸收钙和减少骨质释放钙来实现，它们都会促进低钙血症的发生，从而刺激 PTH 分泌。骨化三醇正常情况下可作用于甲状旁腺中的 CDR 来抑制 PTH 的转录，当其浓度下降后可减少甲状旁腺细胞上的 VDR 数量，造成甲状旁腺细胞对骨化三醇的反应性降低而促进 SHPT 的发生，并通过去除对甲状旁腺的抑制效应而增加 PTH 的分泌。

5. FGF-23 增多与 Klotho 蛋白下调

FGF23 是一种在血清磷酸盐浓度的控制中起关键作用的循环肽，在骨化三醇、膳食磷负荷增加、PTH 和钙作用下由骨细胞和成骨细胞分泌。FGF23 的主要功能是通过减少肾脏磷酸盐的重吸收和降低骨化三醇的生成而减少肠道对磷酸盐的吸收，从而维持正常的血清磷酸盐浓度。在近端肾小管上皮细胞，FGF23 与成纤维细胞生长因子受体（fibroblast growth factor receptor，FGFR）及其辅助受体 klotho 蛋白结合，引起管腔膜上的协同转运蛋白下调，导致尿中磷酸盐重吸收减少和排泄增加。FGF23 也可抑制近端小管中 α_1 羟化酶表达，从而降低肾脏对骨化三醇的合成。因此，FGF23 可直接抑制尿磷排泄，并通过下调骨化三醇生成间接抑制肠道磷吸收，最终降低血磷浓度。CKD 时 FGF23 水平增高，这可能是最早检测到的 CKD-MBD 生物标志之一，可出现在血清钙、磷和 PTH 水平改变之前。FGF23 也可抑制甲状旁腺分泌 PTH，然而对于 CKD 患者，尽管存在高浓度的 FGF23，但仍出现高浓度的 PTH，提示甲状旁腺会对升高的 FGF23 浓度出现相对抵抗，这可能与增生的甲状旁腺中 FGFR1 和 Klotho 蛋白的表达显著降低相关。Klotho 蛋白是由骨细胞产生的一种跨膜蛋白，为 FGF23 受体激活所必需。相关研究提示，可溶性 α-Klotho 与跨膜 Klotho 均可结合 FGF23 发挥信号传导功能，提示 Klotho 的多效性依赖于 FGF23，从而形成 FGF23-Klotho 调节机制。Klotho 蛋白的表达在 CKD 早期即开始下降，并随着 GFR 的下降进一步降低，从而影响 FGF23-Klotho 调节机制对矿物质及 PTH 的调节作用，最终导致高磷血症和 SHPT 的发生。FGF23 和 Klotho 通过肾、骨、血管和甲状旁腺间的复杂相互作用和内分泌反馈通路影响矿物质代谢，2018 年 Nature 发文揭示 FGF23-FGF 受体 -klotho 的晶体结构，提示 CKD-MBD 发病的早期机制为肾脏受损，产生循环因子对脉管系统和骨骼发生影响。该早期机制或可成为抑制肾纤维化、血管钙化和骨质流失新治疗策略的目标，有助于探索阻断 FGF23/α-Klotho 信号通路的药物以治疗 CKD-MBD。

（三）肾性骨营养不良（ROD）

1. 肾性骨营养不良的定义和分类

CKD-MBD 是由于慢性肾脏病导致的矿物质及骨代谢异常的临床综合征，骨的异常是其重要的组成部分，主要包括骨转换、矿化、骨量、骨线性生长或骨强度异常、骨密度下降等。ROD，又称肾性骨病，是 CKD-MBD 骨骼成分的组织病理学改变。CKD 患者骨病病理表现类型多样，较常见的有囊性纤维性骨炎、无动力骨病、混合性尿毒症性骨营养不良等，少见的有骨软化症、铝蓄积、淀粉样骨病、磷酸盐耗竭等。骨强度下降主要表现为骨皮质疏松、皮质变薄和骨小梁化、骨小梁变薄消失；骨质下降表现为矿化不良（骨软化）、囊性纤维性骨炎或无动力骨病或混合性骨病的重塑异常。KDIGO 推荐采用 3 个参数来评价骨骼病理特征，包括骨转换、骨矿化和骨容积（即 TMV 系统）。根据是否存在实验室指标异常、骨病和骨外组织钙化将患者分为 4 种类型。

(1) 纤维囊性骨炎：纤维囊性骨炎的功能特征为 PTH 持续偏高导致的骨转换偏高。成骨细胞和破骨细胞的数量和活性明显增加，类骨质（未矿化骨）增多，矿化相对性减少。是由于 PTH 刺激破骨细胞过度活跃，成骨细胞与破骨细胞失衡所致。

(2) 动力缺失性骨病：动力缺失性骨病的特征为骨转换低，成骨细胞和破骨细胞活性均下降。骨转换低通常是由于药物（骨化三醇或含钙的磷酸盐结合剂）过度抑制甲状旁腺，但也可能与机体对 PTH 的骨刺激作用不敏感有关。

(3) 骨软化症：骨软化症主要表现为矿化减少，导致未矿化的类骨质增多。终末期肾病（end-stage renal disease，ESRD）患者的骨软化症过去主要是由于铝沉积在骨中。现在 ESRD 患者不常出现骨软化症，因为已不再使用含铝的磷酸盐结合剂，而且已经制订了严格的指南来尽量减少透析液铝含量。

(4) 混合性尿毒症性骨病：混合性尿毒症性骨病（mixed uremic osteodystrophy，MUO）是指骨活检发现高骨转换和矿化明显减少导致的类骨质增加。与纤维囊性骨炎一样，MUO 的骨转换高也是由于成骨细胞和破骨细胞活性增强。与纤维囊性骨炎不同的是，MUO 的矿化明显减少提示合并矿化障碍。MUO 的确切病因和临床意义尚不明确。

此外还有尿毒症骨病，该病有着独有的发病机制，发生在长期透析患者中，表现为骨囊肿，是由 β_2 微球蛋白相关淀粉样沉积引起的。

2. 肾性骨营养不良的诊断和亚型鉴定

虽然 ROD 的确诊和组织学亚型的鉴定需要依靠骨活检，但真正在临床实践中却很少取骨活检。而且许多无创检查均可评估疑似 ROD 的患者，包括血清钙、磷、PTH 和碱性磷酸酶，有时包括影像学检查。但这些检查不能完全准确地识别具体患者的骨转换水平是低下、正常还是增高，现采用数种骨生物标志物来进行骨转换的诊断和检测，然而所有的骨生物标志物在 ROD 的评估中均存在局限性。

(1) 实验室检查：检测循环 PTH 浓度可以预测高骨转换疾病（即纤维囊性骨炎或 MUO）或低骨转换疾病（即动力缺失性骨病）的风险。PTH 应多次测量并观察其变化趋势，不过尚无研究证明这样可以提高准确性。PTH 值是无创性评估骨转换的最佳方法，能够区分低骨转换型与非低骨转换型骨病，以及高骨转换型与非高骨转换型骨病。KDIGO 治疗实践指南定义了低 PTH 和高 PTH，采用下列参数确定 ROD 具体亚型的风险：① PTH ＜ 100pg/ml 提示动力缺失性骨病，而纤维囊性骨炎和（或）MUO 的风险低；② PTH ＞ 450pg/ml 提示纤维囊性骨炎和（或）

MUO；③ PTH 为 100～450pg/ml 不能预测肾性骨营养不良的类型。中间值可能对应骨转换正常、增加，甚至减少。

a. 25（OH）D 的检测：液相色谱串联质谱法可同时检测 25（OH）D_2 和 25（OH）D_3 及总 25（OH）D，是临床常用的检测方法。25（OH）D ＜15ng/ml 为维生素 D 缺乏，25（OH）D ≥ 15ng/ml 且＜ 30ng/ml 时为维生素 D 不足。

b. 碱性磷酸酶（ALP）和骨特异性碱性磷酸酶（bALP）：总碱性磷酸酶（t-ALP）作为诊断评估 CKD-MBD 的辅助手段，若其数值偏高，需查肝功能，以除外肝病对 t-ALP 的影响。bALP 和肾性骨病有较好的相关性与透析患者死亡率的相关性较 t-ALP 更强。不推荐常规检测总碱性磷酸酶或骨特异性碱性磷酸酶，也不推荐使用生化标志物，包括血清 Ⅰ 型胶原 C 端肽。

(2) 影像学检查：不推荐常规使用 X 线来筛查 ESRD 患者的骨病。因为 X 线诊断骨病的敏感性低于 PTH，也不能确定骨病的类型。但不明原因骨痛或骨折的患者可行影像学检查。纤维囊性骨炎的 X 线表现包括骨膜下骨质吸收和新骨形成，特别是在中节指骨桡侧面。末节指骨、锁骨远端和颅骨也可出现骨质吸收引起的骨质减少。X 线还可显示软组织钙化，特别是血管。

(3) 骨密度测定：对于部分有 CKD-MBD 表现和（或）骨质疏松危险因素的患者，如果骨密度值可以指导治疗，则应该检测该指标。

(4) 骨活检：骨活检是诊断肾性骨营养不良和鉴定亚型的金标准。最常用是通过活体四环素双标记的方法，利用四环素能与钙特异性结合并沉积在骨矿化前沿的特点，来反映一段时间（通常是 2 周）内骨转换和矿化的特点。2017 年 KDIGO 指南建议如果肾性骨营养不良的具体类型会影响治疗决策，则应实施骨活检。下列情况可行骨活检。

① 因持续存在甲旁亢症状而行甲状旁腺切除术，但 PTH 水平意义不明（即＜ 450pg/mL）。

② 不明原因的骨痛或骨折（即轻微创伤或无创伤）。

③ 怀疑骨软化症。通常是基于铝暴露史，近年该情况少见。

④ 停用骨化三醇或其他维生素 D 类似物后仍有骨痛且血清 PTH 持续＜ 100pg/ml。对于这类患者，骨活检为了确诊动力缺失型骨病。

⑤ 对于计划使用双膦酸盐治疗的骨质疏松诊断不明确者。

3. 肾性骨营养不良的临床特征

ROD 患者的临床特征随患者的主要代谢异常和阶段的不同而不同。通常没有症状，最终可出现乏力、骨折、骨骼和肌肉疼痛，以及缺血性坏死。纤维囊性骨炎以骨转换活性增加和矿化缺陷为特征，可通过骨活检证实，通常无症状，少数可有骨痛，骨折风险增加。动力缺失性骨病的特点是破骨活性、成骨活性及骨形成率均低下，病因是治疗过度抑制甲状旁腺，患者血清全段 PTH 浓度维持在低水平，往往伴有血清钙水平升高。动力缺失性骨病往往增加骨折和转移性钙化的风险。

4. 肾性骨营养不良的治疗

对于 CKD 患者骨病变的防治，需要根据不同患者特点制订相应的方案，首先应该积极规范监测骨代谢相关指标，包括血清钙、磷、碱性磷酸酶、iPTH 水平、25（OH）D 水平，以及腰椎和髋关节骨密度等；其次要区分骨病变的类型，尤其是病理类型；再者还要评估患者骨折的风险；在此基础上制订相应的防治措施。

(1) 降低高血磷，维持正常血钙：经典的降磷治疗主要是三 D 原则，即：①控制饮食，限制磷的摄入；②合理使用磷结合剂包括含钙磷结合剂及不含钙的磷结合剂；③透析，充分血液透析或选用血液透析滤过、高通量透析等。KDOQI 指南和 KDIGO 指南推荐采取中度的磷酸盐摄入限制，推荐每日磷摄入量 800～1000mg，磷酸盐限制针对的食物主要为加工食物和可乐饮料，非高生物价值食品（如肉类和蛋类），食品添加剂是重要的饮食磷酸盐来源。鼓励患者尽量避免不必要的膳食中磷的摄入（含磷酸盐食品添加剂、乳制品、某些蔬菜、加工食品和可乐饮料等），此外，饮食控磷需加强关注药物含磷问题，含磷药物显著加重磷负荷，每日增加磷多达500～1000mg。磷含量最高的4种药物为氨氯地平、赖诺普利、奥美拉唑、双氯芬酸，同时服用平均每日可增加磷负荷高达1060mg。

若膳食限磷后仍持续存在高磷血症，建议采用磷结合剂。磷结合剂包括含钙的磷结合剂和不含钙磷结合剂，前者有碳酸钙和醋酸钙，后者主要包括司维拉姆和碳酸镧，两者均能有效降低磷酸盐，KDIGO指南不建议使用含钙的磷结合剂。多项研究和Meta分析表明不含钙的磷结合剂可降低CKD患者的死亡率。然而，不含钙的磷结合剂临床试验数据有限且花费较高，因此如果血清钙正常或低钙患者因费用问题无法使用不含钙磷结合剂者，可使用含钙的磷结合剂。但是，磷结合剂中的元素钙不应超过1500mg/d。磷结合剂随餐服用效果最佳。最新研究发现二甲双胍可预防严重CKD的发生并可保持钙磷稳态，对肾功能及CKD相关并发症，如血管钙化和高骨代谢疾病等有保护和预防作用。此外，还有氢氧化亚铁、枸橼酸铁、烟酰胺、Tenapanor、氢氧化铝和枸橼酸钙，但在临床上尚无广泛应用。

除了膳食限磷和磷结合剂治疗以外，还确保患者透析充分并达到所推荐的kt/v值。标准血液透析（4小时/次，3次/周）清除磷酸盐的能力有限，每次标准透析平均清除900mg的磷酸盐，增加血液透析频率或延长透析时间可增加磷酸盐清除量，可显著降低血磷水平。

CKD-MBD患者应避免高钙血症。血钙＞2.75mmol/L可显著增加患者的死亡风险。对于血液透析患者，建议透析液的钙浓度在1.25～1.50mmol/L（血液透析）或1.25mmol/L（腹膜透析）。有研究显示1.25mmol/L钙透析液可改善钙磷代谢相关指标，延缓冠状动脉钙化进展，改善骨转运。而＜1.25mmol/L的钙透析液可增加患者心力衰竭和低血压事件，而1.75mmol/L钙透析液则增加患者全因死亡率和心血管事件。

(2) SHPT的治疗：对于SHPT的患者，钙磷控制和PTH同等重要，三D原则联合控制PTH是打断SHPT恶性循环的有效手段。常用药物如下。

① 活性维生素D及其类似物：a. 活性维生素D，骨化三醇直接作用于甲状旁腺VDR，降低PTH基因转录，同时可作用于肠道，促进小肠对钙的吸收，升高血钙水平，抑制PTH分泌。但易引起高钙血症、高磷血症及钙磷乘积升高，加重软组织和血管钙化；b. 活性维生素D类似物，包括选择性VDR激动药帕立骨化醇和度骨化醇，其可选择性作用于甲状旁腺抑制PTH分泌，同时不增加肠道钙吸收，对胃肠道的影响较小，患者依从性增高，也不容易引发高磷、高钙血症。但因活性维生素D与含钙的磷结合剂同时服用会导致骨外性钙化的发生，应避免同时服用。

② 拟钙剂：盐酸西那卡塞为第二代拟钙剂，其能模仿或促进胞外Ca^{2+}对CaR作用，通过直接激活CaR、增加CaR对钙离子的敏感性、上调甲状旁腺CaR和VDR表达等作用机制显著降低钙、血磷和PTH水平。西那卡塞还可抑制甲状旁腺增生，但有引起低钙血症的不良反应。故当校正血钙＜1.87mmol/L时，需停止使用盐酸西那卡塞片，待校正血钙升高到2.1mmol/L时可恢复使用西那卡塞。

SHPT的治疗最初以控制高磷血症为重，同时不引起高钙血症。如果在高磷血症和低钙血症得到最佳治疗后PTH水平依然在300pg/ml以上，则需要进一步治疗甲状旁腺功能亢进，应选择骨化三醇或西那卡塞，具体取决于钙磷水平，如果钙磷水平接近目标水平的上限时，磷＞5.5mg/dl（1.78mmol/L）或者磷＜5.5mg/dl（1.78mmol/L）但钙＞9.5mg/dl（2.37mmol/L），建议选西那卡塞，但需要注意的是在血清钙＜8.4mg/dl（2.1mmol/L）时不应使用西那卡塞；如果钙水平接近或低于正常下限而磷水平正常时，磷＜5.5mg/dl（1.78mmol/L），钙＜9.5mg/dl（2.37mmol/L），建议采用骨化三醇或合成维生素D类似物。但是，由于骨化三醇和维生素D类似物会升高血清钙磷水平，因此，推荐不要在血清钙＞9.5mg/dl（2.37mmol/L）；血清磷＞5.5mg/dl（1.78mmol/L）或者钙磷乘积＞55mg^2/dl^{2}时使用这些药物。尚无证据表明应采用静脉给药还是口服给药，以及是应用骨化三醇还是其合成类似物，这些需要考虑费用和患者的依从性。

应用上述药物后需根据PTH水平进行剂量调整，以便达到目标值，若初始治疗后PTH下降不充分，血清磷＜5.5mg/dl（1.78mmol/L）且钙＜9.5mg/dl（2.37mmol/L），建议对已在使用西那卡塞的患者加用骨化三醇或合成维生素D类似物。若初始治疗后PTH下降不充分且血清钙＞8.4mg/dl（2.1mmol/L），则建议对已在使用骨化三醇或合成维生素D类似物的患者加用西那卡塞。

要实现上述目标，需在磷结合剂、拟钙剂和骨化三醇/合成维生素D类似物中寻求复杂的平衡。虽然制订了这些目标值，但晚期肾病患者的最佳血浆PTH水平尚不明确，但研究发现避免PTH水平过高或过低可能有助于预防纤维囊性骨病和动力缺失性骨病。

(3) 手术治疗：CKD5期合并药物治疗无效的SHPT患者可行甲状旁腺切除术（parathyroidectomy，PTX）。手术方式主要有3种，包括甲状旁腺全切除+自体移植术（PTX+AT）、甲状旁腺次全切除术（sPTX）和甲状旁腺全切除术（tPTX）。PTX可迅速降低iPTH水平，快速改善CKD患者骨痛、皮肤瘙痒、营养不良、失眠、贫等症状，并减少骨折风险及残疾的发生率，提高患者的生存治疗。tPTX复发率低，并发症少，容易出现顽固性低钙血症，需长期补充钙剂和骨化醇。tPTX+AT短期内效果较好，但长期疗效看，复发率较高。

5. 骨质疏松的治疗

主要治疗措施包括：①基础治疗包括均衡膳食、合理运动、慎用药物、增强防护；②药物治疗，包括双膦酸盐、活性维生素D及类似物、降钙素等。双膦酸盐是抗骨吸收的一类新药。常用药物包括第一代的依替膦酸钠，第二代的氯膦酸钠、第三代的阿仑膦酸钠、利塞膦酸钠，以及伊班膦酸钠等。相关研究提示，双膦酸盐对于CKD伴骨质疏松症的治疗有效，优于单用钙剂，且安全性较好。

骨质疏松症是一种以骨量下降、骨微结构损坏、骨脆性增加、易发生骨折为特征的全身性骨病。与特发性骨质疏松不同，该定义适用于CKD1–2期患者及CKD3期iPTH在正常范围伴骨密度降低和（或）有骨折高风险的患者。对CKD3–5期患者伴有骨密度降低和（或）脆性骨折的患者，应称为CKD–MBD伴低骨密度，治疗前需要进一步行骨活检确定。CKD患者骨质疏松治疗的时机应基于确诊的骨质疏松和（或）高骨折风险。临床医师在使用双膦酸盐药物时应密切监护患者健康状况，关注药物安全性问题，警惕相关风险，针对不同状况调整治疗方案，避免或减少药物不良反应的发生。

6. 小结

CKD患者血磷、血钙水平的异常导致了钙磷代谢紊乱的发生，诱发甲状旁腺功能亢进，最终会引起矿物质和骨代谢的紊乱，严重影响了患者的预后和生存质量。了解CKD继发钙磷代谢紊乱的发病机制可为钙磷代谢紊乱的治疗时机和治疗方法选择提供重要依据，达到服务临床诊疗的最终目的。因此，临床工作中重视钙磷代谢紊乱的早期诊断、监测、治疗，以维持机体内环境的稳定，延缓病情的进展，改善患者预后，降低患者病死率。目前，关于CKD–MBD的临床诊疗规范主要参考2017年发布的KDIGO指南和中国专家组2019年发布的《慢性肾脏病矿物质和骨异常诊治指导》。基于我国CKD–MBD诊断和治疗的现状，有必要在以上指南或指导的基础上，加大对 CKD-MBD 基础知识和基本概念的普及，开展更多的相关循证医学研究，建立健全其临床诊断方法和标准，制订出达标范围，规范治疗方法。

（吴 镝）

四、肾功能不全与蛋白质代谢紊乱

（一）蛋白质代谢概述

肾功能的衰退和损伤会增加肾脏病患者营养不良的发生概率。研究发现 AKI 和 CKD 患者均存在蛋白质代谢异常，表现为随着肾功能减退，含氮物质蓄积，尿毒症症状出现。CKD 患者的一些并发症如代谢性酸中毒也会增加蛋白质和氨基酸的分解，造成患者体重下降。实际上，在 CKD 早期即已存在蛋白质与氨基酸代谢紊乱。对于这些患者而言，营养不良是造成病死率增加的一个极其重要的因素，其中蛋白质－能量消耗（protein-energy wasting，PEW）最为重要。

PEW 是指 CKD 进展过程中伴随的体内蛋白质和能量储备下降的状态，其主要诊断标准包括生化指标、非预期的身体质量降低、肌肉量丢失、饮食蛋白质和（能量）摄入不足 4 个方面，临床上主要表现为饮食营养和能量摄入不足、低体质量指数、低血清白蛋白血症、微炎症状态、进行性骨骼肌消耗。患者通常伴随明显的消瘦、虚弱和疲劳感，出现肌无力、肌萎缩等相关症状，生活自理能力下降，容易合并感染或严重心血管疾病，显著影响患者生存质量，并增加死亡率及其他并发症危险。

（二）肾功能不全蛋白质代谢紊乱的机制

1. 蛋白质摄入减少

肾功能不全患者常出现食欲减退或厌食，导致蛋白能量摄入不足。瘦素是一种尿毒症毒素，具有抑制摄食和增加能量消耗的作用。随着病情进展，瘦素降解减少，血浆瘦素水平进行性升高。目前研究认为瘦素主要通过刺激黑素皮质素 4 受体（MC4-R）及抑制神经肽 Y（NPY），从而刺激 α- 黑素细胞刺激素（α-MSH）的释放，导致食欲减退及能量消耗。胃促生长素是一种内源性多肽，其乙酰化形式具有促生长激素分泌、调节食欲及能量代谢的作用。

2. 能量消耗增加

静息能量消耗（resting energy expenditure，REE）是每日能量总消耗的主要部分之一。病情稳定的 CKD 患者的 REE 与健康人相比可保持相等或稍低，但当 CKD 患者合并有甲状旁腺功能亢进、糖尿病、炎症等分解代谢增强的状态时，REE 会明显增加，可能与蛋白分解代谢增强有关。此外，CKD 患者 REE 增加可能与线粒体解耦联蛋白（UCP）活性增强有关，ADP 磷酸化水平抑制增强，ATP 的生成减少，使得能量向产热转化，使基础代谢增加。近年来，脂联素在 CKD 患者 PEW 发生中的作用受到重视。研究发现血清中高脂联素水平与 CKD 患者 PEW 的发生独立相关，其可能通过增加能量消耗的方式参与 PEW 的发生。

3. 蛋白质代谢异常

(1) 蛋白质降解通路异常活化与蛋白质代谢

① 泛素－蛋白酶体系统（UPS）及半胱天冬酶 -3（caspase-3）通路的活化：ATP 依赖的 UPS 是骨骼肌细胞蛋白降解的主要通路，UPS 首先通过泛素与底物蛋白结合，而后将待降解的蛋白递交给蛋白酶体，最终将靶蛋白降解为小肽片段。CKD 的主要并发症如代谢性酸中毒、胰岛素抵抗、微炎症状态等均可启动 UPS，进而引起肌肉蛋白降解。凋亡信号蛋白 caspase-3 可通过两种途径加速骨骼肌的蛋白质分解代谢：a. caspase-3 活化后裂解肌动球蛋白，为蛋白酶体进一步降解蛋白提供底物，并能增强蛋白酶体活性；b. caspase-3 促进未折叠蛋白进入蛋白酶体中

的蛋白降解场所，使骨骼肌蛋白降解增加。

② 胰岛素/胰岛素样生长因子1（Insulin/IGF-1）介导的蛋白质合成途径受损：Insulin/IGF-1是体内重要的促生长因子，可促进骨骼肌蛋白质合成。Insulin/IGF-1与细胞表面受体结合后，可提高胰岛素的受体底物1（IRS-1）相关的磷脂酰肌醇3激酶（PI3K）活性，促进丝氨酸/苏氨酸激酶的磷酸化（pAkt），一方面抑制骨骼肌蛋白的分解，另一方面促进骨骼肌蛋白质合成。CKD患者常并发胰岛素抵抗，上述的Insulin/IGF-1通路受损是PEW的重要发病机制之一。此外，在胰岛素抵抗模型研究中发现，PI3K活性下降也可通过激活UPS及caspase-3途径，导致骨骼肌蛋白分解。当CKD患者并发高糖皮质激素水平、代谢性酸中毒、高血管紧张素Ⅱ或高炎症因子水平时均可导致Insulin/IGF-1通路受损，最后导致骨骼肌萎缩的发生。

③ 肌肉生长抑制素/活化素（myostatin/activin）信号活化：肌肉生长抑制素是TGF-β超家族成员之一，也是参与骨骼肌卫星细胞（MSC）分化形成为骨骼肌的负性调节因子。myostatin/activin信号通路在肿瘤、尿毒症、脓毒症等多种疾病状态所致的骨骼肌消耗发生机制中发挥重要作用。研究发现在CKD早期阶段血浆中myostatin的水平升高，提示其可能参与促进了CKD患者骨骼肌萎缩的进展。

(2) 微炎症状态与蛋白质代谢：终末期肾脏病患者常呈现慢性炎症状态，各种炎症因子在血液中的水平升高。维持性血透患者血清及肌肉组织中TNFα、IL-6等炎症因子水平明显升高，可激活骨骼肌萎缩调控基因的转录，促进骨骼肌蛋白分解。在终末期肾病患者的骨骼肌中，IL-6可通过激活UPS及caspase-3蛋白降解途经参与CKD患者的骨骼肌消耗；TNFα等炎症因子可通过激活NF-κB，削弱胰岛素介导的肌肉蛋白质合成途径及抑制肌细胞分化。此外，微炎症状态还可增加REE、抑制食欲、减少蛋白合成。

(3) 代谢性酸中毒与蛋白质代谢：代谢性酸中毒是CKD患者常见的并发症之一，随着肾功能进展代谢性酸中毒发生率相应增加。一方面通过激活UPS系统或活化支链酮酸脱氢酶来增加CKD患者肌肉蛋白降解促进肌萎缩的发生；另一方面通过影响生长激素、IGF-1的分泌增加胰岛素抵抗，导致肌肉消耗的发生。当血浆碳酸氢盐浓度＜22mmol/L时，补充碳酸氢盐可能减少CKD患者骨骼肌消耗的发生。

(4) 激素内分泌代谢紊乱与蛋白质代谢

① 高血管紧张素Ⅱ（AngⅡ）：CKD患者常伴有AngⅡ异常升高。由于成熟骨骼肌中几乎不表达AngⅡ受体，所以AngⅡ主要通过一些炎症因子如IL-6、TNFα、血清淀粉样蛋白A、糖皮质激素、ROS等激活UPS、caspase-3、Insulin/IGF-1等途径介导骨骼肌消耗。

② 高糖皮质激素：糖皮质激素可减少蛋白质合成，加速蛋白质分解，是引起肌肉萎缩的主要内源性激素。CKD患者常伴糖皮质激素水平异常升高，其持续作用可通过促进胰岛素抵抗及活化UPS途径，导致骨骼肌萎缩。临床血液透析患者的内源性糖皮质激素水平可升高5倍，并与透析患者的营养不良和肌肉消耗密切相关。CKD高糖皮质激素水平可使IRS-1相关的PI3K/Akt活性降低，进而促进肌肉萎缩。此外，糖皮质激素还可通过抑制IGF-1/Akt通路并激活myostatin的表达诱导骨骼肌消耗。

③ 低血清睾丸激素：雄激素具有促进新陈代谢、生长发育和组织再生的作用。睾丸激素可通过抑制肌肉蛋白质降解及增加骨骼肌氨基酸的再利用率参与促进肌肉蛋白合成作用。CKD男性患者常合并血清中睾丸激素水平降低，可能因下丘脑-垂体-性腺轴紊乱所致。

④ 维生素D缺乏：在骨骼肌中，维生素D的缺乏主要引起Ⅱ型纤维的萎缩，研究认为维生素D的缺乏可通过激活UPS途径或氧化应激系统介导骨骼肌萎缩的发生。CKD患者肾功能减退

常伴有维生素D的缺乏。在动物实验及尿毒症患者临床试验中均发现，静脉注射1, 25-（OH）$_2$D$_3$可刺激胰岛素分泌改善糖耐量异常及胰岛素抵抗，具体机制仍需进一步研究。

（三）肾功能不全蛋白质代谢紊乱的干预

肾功能不全蛋白质代谢紊乱的治疗主要包括清除尿毒症毒素、纠正酸中毒、清除炎症因子、并发症的控制、合理补充营养，改善食欲、促进蛋白合成、减少营养丢失等。

1. 综合治疗

(1) 合理饮食是首要干预：多数研究表明合理饮食是CKD-PEW患者治疗的有效途径。KDIGO建议对于GFR＜30ml/（min·1.73m^2）的CKD患者推荐摄入0.8g/（kg·d）蛋白质。根据我国慢性肾脏病患者膳食指导，CKD1～2期患者，推荐以0.8～1.0g/（kg·d）蛋白质摄入；CKD3～5期没有进行透析治疗的患者推荐蛋白摄入量为0.6～0.8g/（kg·d）。低蛋白饮食的前提是保证足够的能量摄入，CKD患者在摄入充足能量［30～35kcal/（kg·d）］的前提下，限制蛋白质摄入，可以避免刺激骨骼肌蛋白分解。研究已证实低蛋白饮食辅以α-酮酸可减轻CKD患者的毒素相关症状，减轻CKD残余肾单位的负荷，延缓CKD的进展。

(2) 纠正酸中毒：口服碳酸氢钠可纠正代谢性酸中毒，减少蛋白分解，改善蛋白代谢状况。

(3) 合理透析：透析不充分或水负荷过多可导致患者恶心厌食、胃肠道水肿，加强毒素和水分清除有助于改善食欲和营养。

(4) 阻抗运动：患有CKD的成人会出现疲劳症状和肌肉萎缩的迹象，导致运动能力下降和肌肉无力。虽然对儿童的研究还不能证明锻炼会产生积极的结果，但也无法否认儿童的适当锻炼不会获得类似的收益。

2. 药物治疗

(1) 重组人生长激素（rhGH）：超生理水平的GH能够克服CKD对GH和IGF-1的抵抗，并可改善营养状态，减少肌肉损耗。

(2) 维生素D：目前已公认慢性肾脏病低水平维生素D与炎症相关联，所以确保患者维生素D充足是必要的。

(3) 类固醇激素：激素可能是CKD治疗的一部分，也可能是移植后免疫抑制的一部分。因此，在无法避免的情况下使用可能的最小剂量的类固醇是必要的。

(4) 食欲刺激剂：醋酸甲地孕酮是一种合成的黄体酮衍生物，可改善BMI，尽管有一些不良反应，但耐受性很好。

(5) 新疗法：包括饮食调控的作用，包括纤维素、益生菌、食欲模拟剂，以及抗炎和抗氧化类药物（如己酮可可碱、ACEI、舒洛地特、左卡尼汀、炎症因子拮抗药等），目前已经进行了相关试验，但尚未得出明确的益处。以基因为靶点进行干预是目前最前沿的研究方向，如肌肉特异性Atorgin-1和myostatin抑制药、瘦素受体拮抗药、sirt-1激动药等可以提高CKD患者的肌肉蛋白合成，减轻蛋白分解，阻止甚至逆转骨骼肌消耗，是未来值得期待的新方法。

（四）小结

蛋白质能量消耗是对营养不良和慢性炎症的一种反应，表现为食欲下降，肌肉减少，生长率和体重指数下降。优化营养是治疗中的一个重要因素，但可能无法完全扭转这种异常。

（吴　镝）

五、肾功能不全与糖代谢紊乱

（一）概述

慢性肾脏病（CKD）患者常伴有糖代谢异常，临床可表现为空腹血糖受损、糖耐量减低、糖尿病等。在非糖尿病肾病的CKD患者中，糖代谢紊乱的病因与危险因素多样，表现形式也不尽相同。研究发现在 CKD 患者中不论血糖异常的发生是否晚于肾病，血糖异常患者的预后均显著差于血糖正常者。

（二）肾功能不全糖代谢紊乱的机制与表现

人体糖代谢紊乱的主要机制为胰岛素抵抗（insulin resistance，IR）和胰岛 β 细胞功能的损害。CKD 进展可导致 IR 发生，而无论是在非糖尿病及糖尿病患者中，IR 是促使及加重糖代谢异常的主要因素，亦是增加心血管事件及死亡率的独立危险因素。目前认为 IR 是 CKD 患者发生糖代谢异常的主要机制。CKD 患者的许多病理生理变化都可通过抑制胰岛素受体 PI3K-AKT 通路引起 IR 的产生，包括炎症、代谢性酸中毒、贫血等病理生理过程。

1. 胰岛素的蓄积

肾脏是胰岛素代谢的重要场所，外周循环中 50% 胰岛素通过肾脏代谢清除。IR 在 CKD 早期即已存在，但 GFR 轻度下降对于胰岛素代谢无明显影响。胰岛素在肾脏主要通过 2 个过程，肾小球滤过形成原尿，原尿中的 99% 胰岛素被近端肾小管重吸收降解，同时肾脏亦存在小管旁、球后等旁路途径代谢胰岛素。当 GFR ＜ 40ml/（min・1.73m^2）时，胰岛素可通过小管旁路途径代偿排泄增加。当 GFR 在 15～20ml/（min・1.73m^2）时，胰岛素代谢清除明显下降。随着肾功能减退尿毒症毒素累积亦致使肝脏对胰岛素清除下降，胰岛素清除减少导致高胰岛素血症发生。研究发现 CKD 患者高胰岛素血症的出现主要是由于 IR 造成了胰腺 β 细胞的代偿性分泌而引起。细胞长期暴露在胰岛素中，致胰岛素受体酪氨酸磷酸化的水平降低，受体敏感性下降，胰高血糖素水平的升高又可引起 IR 的进一步加重。

2. 尿毒症毒素的堆积

慢性肾脏病伴随着尿毒症毒素的蓄积，毒素不仅可以反映肾功能的损伤程度，还是引起尿毒症症状和机体功能障碍的主要原因之一。然而，目前对尿毒症毒素蓄积在 ESRD 患者 IR 作用的研究并不多。尿素氮是小分子毒素，较高水平的尿素氮会增加 IR 并抑制胰岛素分泌。氰酸盐作为尿素氮的代谢产物，可使血液中的氨基酸和蛋白质甲酰化，如天门冬酰胺被甲酰化后通过损害胰岛素的糖转运系统引起 IR。CKD 患者体内中大分子毒素如 $β_2$ 微球蛋白及酸性代谢产物的蓄积不仅抑制胰岛素的分泌，而且抑制胰岛素与其受体结合及胰岛素受体后作用，从而引起 IR。尿酸是尿毒素的主要成分之一，除了可以通过诱导氧自由基的生成和炎症反应造成脂肪细胞 IR 外，还可通过减少胰岛素诱导的一氧化氮的释放，降低外周组织血流的分布与葡萄糖的摄取。此外，甲状旁腺激素作为大分子毒素也参与了 CKD 患者 IR 的发生。

3. 慢性炎症与氧化应激

慢性炎症和氧化应激在肾功能不全患者糖代谢紊乱中起重要作用。CKD 患者随着肾功能的减退，普遍存在微炎症状态，机体内炎性因子主要包括 TNFα、IL-6 和 CRP 等，这些炎症因子主要通过干扰胰岛素信号传导通路、影响胰岛素信号传导激酶活性，降低葡萄糖转移蛋白 4（GIUT4）mRNA 表达水平，从而降低靶器官对葡萄糖的摄取。在 CKD 早期，IR 不仅和全身炎症有独立关系，还和内皮功能障碍及动脉粥样硬化有独立关系。研究发现血管紧张素Ⅱ受体拮抗药可减少 IR 和炎症生物标志物，说明由血管紧张素Ⅱ触发的氧化应激也能影响 IR。

4. 代谢性酸中毒

人体内蛋白质活性的保持关键在于 pH 维持在一个适当的范围。当 pH 降低时，蛋白变性、酶活性降低，从而影响大多数激素的释放或作用。一项研究揭示代谢性酸中毒与 IR 相关，且使用碳酸氢钠治疗代谢性酸中毒还可改善 IR。代谢性酸中毒还可通过促进机体蛋白质分解、减少蛋白质合成，从而导致慢性炎症，进一步放大 IR 的效应。

5. 维生素 D 缺乏和甲状旁腺功能亢进

肾功能不全患者常由于肾功能减退、营养摄入不足及毒素等因素影响，普遍存在维生素 D 缺乏。目前国内虽缺乏大样本研究，但许多临床试验均证实活性维生素 D 缺乏可导致 IR。当维生素 D 缺乏时，胰岛 β 细胞钙离子通道闭合，胰岛素受体 -PI3K-AKT 信号转导途径受抑制，导致葡萄糖摄取障碍而发生 IR。另外，维生素 D 缺乏还能引起 PTH 合成增加，加大了 IR 发生的风险。PTH 可直接或间接导致胰岛 β 细胞增加细胞外钙的摄入量，致胰岛功能失调，引起 IR 和血糖异常。有研究发现 PTH 对葡萄糖稳态起重要作用，在早期糖尿病中可导致 IR 和葡萄糖稳态失衡，且不依赖于维生素 D 的水平。

PTH 是影响胰岛素敏感性的独立危险因素，同时也是慢性炎症和血脂异常的预测指标。目前虽已证实维生素 D 缺乏与 IR 有关，但关于维生素 D 是否能改善 IR 还需要大规模对照研究进一步论述。另外，补充维生素 D 可导致细胞内高钙，而细胞内高钙可能使胰岛素作用减弱。

6. 肠道菌群失调

肠道菌群主要通过以下几条途径影响 IR：①炎症反应；②抑制磷酸腺苷活化蛋白激酶从而干扰胰岛素信号传导通路；③抑制 GLP-1、GLP-2、PPY 等分泌（GLP-1 能促进胰岛素分泌，抑制胰高血糖素分泌；GLP-2 可以修复肠道黏膜屏障）。研究还发现，这些菌群除本身能导致 IR 外，其代谢产物［如对甲酚硫酸盐（PCS）］也能影响 IR。这些代谢物质主要通过肾脏排泄，随着 CKD 的进展在体内累积越多，对人体造成伤害越大从而越加重 IR。阿拉伯木寡糖是一种减少肠道产生 PCS 的益生元，它能显著改善肾切除小鼠的 IR，这可能会作为 CKD 中 IR 治疗的切入点。

7. 贫血

CKD 患者往往合并贫血，贫血时机体缺氧影响酶活性及干扰胰岛素信号通路途径而导致 IR。研究发现 IR 患者血浆中存在一种抑制胰岛素信号分子—血浆细胞分化抗原 1（PC-1），当其水平升高时，能抑制胰岛素信号传导，进而使机体出现 IR，而 EPO 可降低血浆中的 PC-1 从而改善 CKD 患者 IR 的作用。MHD 患者使用较大剂量 EPO 治疗后达到完全正常水平的血红蛋白浓度反而加重了 IR，而使用小剂量 EPO 治疗维持血红蛋白在 110～120g/L 水平的患者胰岛素敏感性与对照组比较无明显差异，这可能与缺铁刺激低氧诱导因子 -1α（HIF-1α）的激活有关。

8. 脂代谢紊乱

CKD 患者普遍存在不同程度的脂代谢紊乱，主要以高三酰甘油和低 HDL 为主。血液中过多的三酰甘油可水解成游离脂肪酸（FFA），高水平的 FFA 可抑制葡萄糖的氧化，阻碍葡萄糖的利用，也可能与抑制葡萄糖向肌细胞内转运有关，并可直接下调胰岛素信号传导中关键酶（如磷脂酰肌 -3- 激酶）的活性引起 IR。胖者通过限制能量及加强锻炼，可提高 β 氧化和三羧酸耦合、降低酰基肉碱水平、增加胰岛素敏感性。

肾功能不全与胰岛素抵抗相互作用，相互影响。IR 常伴高胰岛素血症，而高胰岛素血症有较强的保钠作用，可增加血压对盐的敏感性，从而导致肾小球内压增加，引起微量白蛋白尿直接导致肾损害。其次高胰岛素血症还通过以下途径间接损伤肾脏：①激活交感神经系统，引起肾间质纤维化；②激活肾素—醛固酮系统，引起高血压及糖、脂代谢紊乱，参与氧化应激，破坏内皮功能，引起肾脏损害；③抑制过氧化物酶体增殖物激活型受体（PPAR），下调其他 PPAR 的表达，直接参与氧化应激。

（三）肾功能不全糖代谢紊乱的干预

1. 生活方式的改变

大量研究显示在普通人群中生活方式的改善可以和药物治疗一样改善糖代谢。

(1) 运动　CKD 患者体力活动与胰岛素敏感性呈正相关，这一关系不受肾功能不全程度的影响。常见的运动训练类型是有氧训练，其次是混合有氧和（或）阻力训练等。生活方式的改变包括有氧运动和饮食调整（每日能量摄入量＜ 2093.41kJ）。对 CKD 患者的运动处方还需要更多的临床研究，且建议在运动专家指导下进行。

(2) 饮食　有利于改善 IR 的饮食包括地中海饮食、高血压防治计划饮食和基于植物的各种素食（纯素食，乳蛋素食及半素食等）。这些食物的共性是食物成分中包括了较多的水果、蔬菜、全谷类、乳制品、钙、维生素 D、单饱和脂肪酸和 ω_3- 脂肪酸。中国人的饮食调查研究显示素食尤其是纯素食与空腹胰岛素和 IR 呈负相关。目前，还没有针对患有 CKD 患者 IR 的饮食指南。

2. 支持治疗

对症支持治疗对于缓解 CKD 患者 IR 也具有一定作用，包括纠正代谢性酸中毒、贫血、补充维生素 D、改善营养不良状况等。维持性血液透析和补充 EPO 能在一定程度上改善 ESRD 患者 IR，静脉营养支持或肠内低蛋白饮食结合酮酸也可以改善 IR。另外，补充辅酶 Q_{10} 可改善糖尿病血透患者的胰岛素敏感性。

3. 药物治疗

二甲双胍、噻唑烷二酮类、二肽基肽酶 –4（DPP–4）抑制药，以及胰高血糖素样肽 –1（GLP–1）激动药能够改善 IR。

4. 肾脏替代治疗对糖代谢的影响

与非透析患者相比，非糖尿病 ESRD 患者接受肾脏替代治疗发生 IR 程度较高。对于血液透析患者，高通量透析在改善糖代谢方面可能优于低通量透析。不同透析膜对糖代谢的改善作用也有所不同。适宜的血液透析对糖代谢有积极作用，目前腹膜透析对糖代谢的作用临床证据不足，而终末期患者经肾移植后胰岛素抵抗亦得到明显改善。

（四）小结

肾功能不全患者发生糖代谢异常原因复杂，诸多因素通过各种途径影响并加重糖代谢紊乱，所以了解肾功能不全者糖代谢紊乱的发病机制及相关影响因素对减少肾脏损害有重要意义。目前，CKD 关于糖代谢的临床研究方向多为糖代谢异常对肾脏的损害。相比之下，慢性肾功能不全影响糖代谢的相关研究还相对匮乏。

（吴　镝）

六、肾功能不全与脂代谢紊乱

肾功能不全患者常合并血脂代谢异常，通常表现为三酰甘油（TG）升高、高密度脂蛋白（HDL）降低，而低密度脂蛋白（LDL）和总胆固醇（TC）的变化个体差异较大。现有证据表明，降低低密度脂蛋白胆固醇（LDL–C）有利于预防慢性肾脏病（CKD）和肾移植受者中的主要动脉粥样硬化事件，但对透析患者无益。目前 CKD 患者的血脂管理仍有很多问题有待进一步探索。

（一）肾功能不全脂代谢的监测

2013 年 KDIGO 发布了《CKD 患者血脂管理临床实践指南》，推荐对新诊断的所有 CKD 患者均应进行脂代谢检查，包括 TC、TG、HDL 和 LDL。但国内外研究认为在此基础上还应进行其他新型脂代谢生物标志物检测（如脂蛋白 α、载脂蛋白 B 等）。指南指出，对于大多数成人 CKD 患者无须对血脂水平进行随访，但对儿童患者（包括长期透析治疗和肾移植的患者），建议每年随诊空腹血脂水平。但越来越多的证据表明，在 CKD 患者病情发生变化、使用调脂药物或预期强化调脂治疗能够获益时，应监测患者血脂水平。

（二）肾功能不全脂代谢紊乱的特点及意义

通常肾功能紊乱可以改变血脂的水平、组成和质量，易导致动脉粥样硬化的发生。脂质代谢很复杂，涉及多个器官、细胞和组织，包括肝、肠、血浆、巨噬细胞和血管内皮，所有这些都可能受到肾功能受损的影响。CKD 非透析患者血脂异常发生率明显高于普通人群，其中 TC 及 TG 水平变化较明显。不同原发病及不同分期的 CKD 非透析患者血脂变化各有特点，透析患者血脂异常常表现为低脂血症，其原因可能与终末期肾病患者存在明显的摄入不足、消耗增加、血液滤过及营养不良有关。

CKD 患者发生血脂异常的原因包括：餐后脂蛋白和其他富含 TG 的脂蛋白（如 VLDL、IDL 和 LDL）代谢发生改变；胆固醇逆向转运和脂蛋白结构发生改变；脂蛋白的翻译后修饰和脂蛋白 -a（Lp-a）水平升高。

1. 胆固醇逆向转运

胆固醇逆向转运的过程通过 HDL-C 介导途径从动脉壁清除，此过程在多层面均受 CKD 的影响。CKD 患者的血浆 ApoA1（HDL 的主要脂蛋白）和 HDL-C 水平也显著降低，这是由于 ApoA1 的肝脏合成减少，以及卵磷脂—胆固醇酰基转移酶的浓度和活性降低所致。胆固醇酯转移蛋白（CETP）介导胆固醇酯从 HDL 颗粒到富含三酰甘油的脂蛋白的转移，研究发现 CETP 活性低会引起 HDL-C 浓度升高，而 CKD 患者中 CETP 活性是增加的。CKD 患者 HDL-C 代谢受损导致未成熟的 HDL 颗粒前体积累，所以 HDL 抗氧化和抗炎能力减弱。

2. 脂蛋白 a（LP-a）

Lp（a）是一种独特的脂蛋白，有强促动脉粥样硬化作用。在 CKD 早期由于清除降低，血浆 Lp（a）的水平便已升高。2019 欧洲心脏病学会与欧洲动脉粥样硬化协会（ESC/EAS）血脂异常管理指南建议 Lp（a）评估应在每个成年人一生中至少进行 1 次，并将 ApoB 分析用于风险评估，特别是对于高三酰甘油血症患者。

3. 氧化应激

氧化应激和炎症是 CKD 患者 CVD 危险因素的重要机制之一。随着肾功能下降氧化应激逐渐增加，循环中脂质的氧化增加。脂质过氧化产物包括氧化的 LDL 胆固醇抗体，F2- 异前列腺素，丙烯醛和丙二醛分子等，这些产物均促进了动脉粥样硬化的进展。相反，CKD 患者的抗氧化酶如超氧化物歧化酶、过氧化氢酶和谷胱甘肽过氧化物酶水平降低。对 CKD 人群的脂质组学研究发现，LDL 颗粒中的磷脂酰胆碱、硫化物和神经酰胺减少，而 N- 酰基牛磺酸增加，这些改变可能有助于 CKD 中脂蛋白的促动脉粥样硬化作用。此外，CKD 患者的 HDL 颗粒被蓄积的对称二甲基精氨酸修饰后也促进了内皮功能障碍和动脉粥样硬化的发生。

4. 免疫抑制药

肾移植受者和自身免疫或炎性疾病的患者，需要使用免疫抑制药治疗，而这些药物的使用会明显改变血脂代谢。如钙调神经磷酸酶抑制药，尤其是环孢素，可通过多种机制提高 LDL-C 水平，使之减少与 LDL 受体的结合，同时减少胆汁酸的合成。尽管环孢素与他克莫司在脂质代谢和葡萄糖耐量方面具有相似的作用，但环孢素始终与 LDL-C 和 ApoB 水平升高有关。mTOR 抑制药虽然具有抗动脉粥样硬化作用，但其还可通过多种潜在机制（包括抑制 LPL 和增加脂蛋白合成）将 LDL-C 水平提高至少与钙调神经磷酸酶抑制药相同甚至更高的程度。此外，皮质类固醇可诱导胰岛素抵抗，并呈现出剂量依赖性地增加循环中胆固醇和 TG 的浓度，这些药物对血脂异常的作用与其他免疫抑制药的作用可产生叠加，从而加重脂代谢紊乱。

（三）肾功能不全脂代谢紊乱的干预

干预措施主要是改变生活方式及应用调脂药物，且必须长期坚持，才能获得良好的临床益处。

1. 生活方式

饮食治疗和生活方式改善是治疗血脂异常的基础，无论是否进行药物调脂治疗，都必须坚持控制饮食和改善生活方式。

(1) 控制体重：肥胖是血脂代谢异常的重要危险因素，应争取逐渐减少体重至理想状态。减少每日食物总能量（每日减少 300～500kcal），改善饮食结构，增加活动，维持健康体重（BMI：20.0～23.9kg/m^2）。

(2) 身体活动：建议每周 5～7 天，每次 30min 中等强度代谢运动。

(3) 戒烟：完全戒烟和有效避免吸入二手烟有利于预防心血管并发症，并升高 HDL-C 水平。可以选择戒烟门诊及药物协助戒烟。

(4) 限制饮酒：中等量饮酒（男性每日 20～30g 乙醇，女性每日 10～20g 乙醇）能升高 HDL-C 水平，但即使少量饮酒也可使高三酰甘油血症患者 TG 水平进一步升高。因此饮酒对于心血管事件的影响尚无确切证据，我们提倡限制饮酒。

2. 药物治疗

人体血脂代谢途径复杂，有诸多酶、受体和转运蛋白参与。临床上可供选用的调脂药物大体上可分为两大类，包括主要降低胆固醇的药物和主要降低 TG 的药物。其中部分调脂药物既能降低胆固醇，又能降低 TG。对于严重的高脂血症，常需多种调脂药联合应用才能获得良好疗效。

(1) 主要降低胆固醇的药物：主要包括他汀类、胆固醇吸收抑制药、胆酸螯合剂等。

① 他汀类：为羟甲基戊二酰辅酶 A（HMG-CoA）还原酶抑制药，能够抑制胆固醇合成限速酶 HMG-CoA 还原酶，减少胆固醇合成，加速血清 LDL 分解代谢，此外还可抑制 VLDL 合成。因此他汀类能显著降低血清 TC、LDL-C 和 Apo B 水平，也能降低血清 TG 水平，轻度升高 HDL-C 水平。

KDIGO 指南提出，对于＜ 18 岁的 CKD 患者不建议启动他汀类治疗；对于年龄在 18—49 岁且尚未接受维持性透析治疗或肾移植的 CKD 患者，如合并冠状动脉疾病、糖尿病、既往有缺血性卒中史、预计 10 年内冠状动脉事件死亡率或非致命性心肌梗死发生率＞ 10% 中的一项或多项情况时，建议使用他汀类药物治疗；对于年龄≥ 50 岁且 eGFR ＞ 60ml/（min・1.73m^2）患者（除长期透析外）建议使用他汀类药物治疗；对于年龄≥ 50 岁且 eGFR ＜ 60ml/（min・1.73m^2）但尚未接受维持性透析治疗或肾移植的 CKD 患者，建议使用他汀类或他汀类联合依折麦布药物治疗。对于已接受维持性透析治疗的患者，如在开始透析前已使用他汀类药物，则建议继续使用；如在开始透析时尚未使用调脂药物，则不建议患者使用他汀类药物或他汀类联合麦布药物。KDIGO 指南推荐所有成年肾移植受者均应给予他汀类药物治疗。

中国成人血脂异常防治指南指出，尚无临床研究对 CKD 患者 LDL-C 治疗目标进行探索，在可耐受的前提下，推荐中等强度他汀类治疗，必要时联合胆固醇吸收抑制药。终末期肾病和血透患者需仔细评估降胆固醇治疗的风险和获益，建议药物选择和 LDL-C 目标治疗个体化。CKD 患者是他汀类引起肌病的高危人群，尤其是在肾功能进行性减退或 eGFR ＜ 30ml/(min・1.73m^2) 时，并且发病风险与他汀剂量密切相关，故应避免大剂量应用。

② 胆固醇吸收抑制药：依折麦布能有效抑制肠道内胆固醇的吸收。依折麦布联合他汀类对改善 CKD 患者的心血管疾病预后有良好作用。依折麦布的安全性和耐受性良好，其不良反应轻微且多为一过性，主要表现为头疼和消化道症状，与他汀联用可发生转氨酶增高和肌痛等不良反应，禁用于妊娠期和哺乳期。

③ 胆酸螯合剂：胆酸螯合剂为碱性阴离子交换树脂，可阻断肠道内胆汁酸中胆固醇的重吸收，是一类安全有效的降血浆 TC 和 LDL-C 药物。尽管这些药物不被全身吸收，但它们导致循环三酰甘油的增加可能会限制其在高三酰甘油血症患者中的效用。此外，胆酸螯合剂尚未在 CKD

或 ESRD 患者中有很好的研究，目前鲜有证据支持在这些人群中应用。

(2) 主要降低 TG 的药物：主要有 3 种，包括贝特类、烟酸类和高纯度鱼油制剂。

① 贝特类：通过激活过氧化物酶体增殖物激活受体 α 和激活脂蛋白脂酶而降低血清 TG 水平和升高 HDL-C 水平。常用的贝特类药物包括非诺贝特、吉非贝齐、苯扎贝特等。研究表明，贝特类药物（可能不含吉非贝齐）可能会增加肌酐水平，尤其是在 CKD 4～5 期的患者中，但其机制尚不完全清楚。目前尚缺乏证据建议在 CKD 患者中使用贝特类药物，除非三酰甘油水平很高（> 11.3mmol/L），但在这种情况下应谨慎使用贝特类，并要针对肾脏功能相应调整剂量。

② 烟酸类：烟酸也称作维生素 B_3，属人体必需维生素。大剂量时具有降低 TC、LDL-C、TG，以及升高 HDL-C 的作用。调脂作用与抑制脂肪组织中激素敏感脂酶活性、减少游离脂肪酸进入肝脏和降低 VLDL 分泌有关。由于在他汀基础上联合烟酸的临床研究提示与单用他汀相比无心血管保护作用，欧美多国已将烟酸类药物淡出调脂药物市场。

③ 高纯度鱼油制剂：鱼油主要成分为 n-3 脂肪酸，即 ω_3- 脂肪酸，可促进中性或酸性胆固醇自粪排出，抑制肝内脂质及脂蛋白合成，降低 TG。目前对 ω_3- 脂肪酸的作用机制尚不十分清楚，且鲜有证据支持在包括 CKD 或 ESRD 患者在内的各种人群中使用 ω_3- 脂肪酸可减少心血管事件发生或降低死亡率。2019 ESC/EAS 血脂异常管理指南建议经他汀类药物治疗后，高（或更高）风险且 TG 为 1.5～5.6mmol/L 的患者，应采用 n-3 多不饱和脂肪酸与他汀类药物联合治疗。

(3) 新型调脂药物的应用：除上述药物外，还有许多新型调脂药物已进入Ⅱ期或Ⅲ期临床试验阶段，或已在欧美批准上市。如前蛋白转化酶枯草溶菌素 9（PCSK9）抑制药、脂蛋白 B_{100} 合成抑制药、胆固醇酯转移蛋白（CETP）抑制药、乙酰辅酶 A 羧化酶抑制药，ATP 柠檬酸盐抑制药、VLDL 合成抑制药、HDL 肽制剂等。已有部分研究证实上述药物具有降低冠状动脉事件发生率的获益。然而，上述药物多为生物制剂，生产成本较高，且目前支持在 CKD 患者中使用新型调脂药物的证据有限。因此，使用新型调脂药物对 CKD 患者的获益仍有待进一步探讨。

（四）小结

CKD 各阶段的患者，包括已透析患者和肾脏移植的患者，其心血管风险仍然很高。虽然 2013 年 KDIGO 指南为降脂治疗提供了实用指导，但是 KDIGO 提出的部分建议与其他针对普通人群的指南相比，其证据基础过于严格。目前许多新颖的治疗方法都是生物制剂，其生产成本非常昂贵。因此，即使这些药物安全有效且容易获得，但高昂的成本限制了它们的广泛使用。

（吴　镝）

七、肾功能不全与维生素代谢紊乱

（一）维生素概述

维生素是维持人体正常生命活动所必需的一系列有机化合物，是生物体所需要的微量营养成分，一般在体内无法合成或合成很少，需要通过饮食等途径获得。在体内其含量极微，但在机体的代谢、生长发育等过程中起重要作用。按溶解性分脂溶性和水溶性两大类。脂溶性维生素包括维生素 A、D、E、K；水溶性维生素有 B 族维生素和维生素 C。

（二）肾功能不全与维生素代谢紊乱

发生肾功能不全，尤其是慢性肾功能不全时常伴随着维生素代谢异常。总体呈现出多数维生素缺乏，少数维生素蓄积的状态。

1. 脂溶性维生素

(1) 维生素 A：正常人体内维生素 A 酯被酯酶水解为醇式后先与视黄醇结合蛋白结合，再与甲状腺素的前白蛋白相结合形成复合体，经血流转运至靶细胞。研究发现，CKD 患者（包括血透患者及腹透患者）常伴随维生素 A 水平升高，肾功能不全时视黄醇结合蛋白的分解代谢障碍，从而影响维生素 A 的清除，导致维生素 A 的蓄积。因此肾功能不全患者不需要补充维生素 A，除非膳食摄入较少或血清维生素 A 浓度低于正常。

(2) 维生素 D：CKD 患者普遍存在维生素 D 缺乏，维生素 D 营养状况与 CKD 患者病情进展有密切关联，随 CKD 进展维生素 D 缺乏率升高。临床研究证实，维生素 D 可降低 CKD 患者的尿蛋白水平，降低血压，提高生存率。

(3) 维生素 E：研究发现 CKD 患者血浆维生素 E 水平与健康对照者差异很小，即使在饮食摄入量减少的情况下，但评价维生素 E 对 CKD 患者的心血管疾病预防效果的临床试验结果尚有分歧。在维持性血液透析人群中，维生素 E 可能对其有益，其他心血管事件的高危人群不一定需要补充维生素 E。因此，不建议常规补充维生素 E。

(4) 维生素 K：一般肠道内可以产生足量维生素 K 以防其缺乏，甚至在缺乏膳食维生素 K 摄入时亦如是。抗生素可抑制肠道菌群，影响细菌生产维生素 K，可能会增加维生素 K 缺乏症的风险，导致凝血障碍，尤其在维生素 K 低摄入的情况下维生素 K 缺乏患者的体质指数明显更低，透析时间更长，CRP 浓度更高，存活率更低。因此建议 CKD 患者适当补充维生素 K，但最佳剂量和疗程有待进一步研究。

2. 水溶性维生素

(1) 维生素 B_1：有研究报道 CKD 4～5 期患者平均从日常饮食中摄入维生素 B_1 1.26mg/d。ETK-AC 是反映维生素 B_1 充足率的良好指标，ETK-AC ＜ 1.20 提示不存在维生素 B_1 缺乏。目前尚无证据表明所有肾功能不全患者都缺乏维生素 B_1，但肾功能不全可增加维生素 B_1 缺乏的风险。尽管正常成人膳食营养素参考摄入量（DRI）能否满足 CKD 患者需要仍不明确，但还是建议增加每日摄入量以预防维生素 B_1 缺乏。

(2) 维生素 B_2：正常成年男性和女性维生素 B_2 的 DRI 分别为 1.4mg/d 和 1.2mg/d。对未透析的进展期 CKD 患者研究发现有 8% 的患者存在维生素 B_2 缺乏。当上述患者蛋白摄入量由日常量减至 1.0g/（kg・d）和 0.6g/（kg・d）时，缺乏人数由 8% 升至 25% 和 41%。多项研究均推荐 CKD 患者补充维生素 B_2，尤其是在低蛋白饮食情况下。

(3) 维生素 B_3：CKD 患者要求低蛋白饮食及限磷饮食，且植物性食物中维生素 B_3 含量低，摄入量可能不足，因此缺乏风险增加。目前尚无足够证据证明 CKD 患者维生素 B_3 缺乏，但对于长期膳食摄入不佳者，有可能从 DRI 推荐水平的补充中获益。

(4) 维生素 B_6：多种物质可以干扰维生素 B_6 的功能或代谢，增加维生素 B_6 缺乏的风险，如异烟肼、甲状腺素、茶碱、咖啡因、乙醇和口服避孕药物等。多项研究证明 CKD 患者血清维生素 B_6 水平欠佳。随着肾小球滤过率的下降，CKD 患者从食物中摄入维生素 B_6 的量下降。在 CKD3 期及以上患者维生素 B_6 缺乏风险增加，应适当补充。

(5) 叶酸：CKD 患者叶酸缺乏主要是由摄入不足导致。新鲜的绿叶蔬菜是膳食叶酸的主要来源，但由于其中钾含量高，在 CKD 患者中常受限制。有些药物如巴比妥类、苯妥英钠、氨苯蝶啶、甲氨蝶呤和柳氮磺吡啶等干扰叶酸代谢，可能导致叶酸缺乏，特别是低叶酸摄入人群更易缺乏。进展期 CKD（如 CKD4～5 期及已接受透析治疗）患者血清叶酸及其代谢产物发生改变，但原因和开始时间尚未明确。鉴于目前缺乏 3～5 期非透析 CKD 患者叶酸活性或代谢受损的证据，建议每日摄入量可以参照 DRI。

(6) 维生素 B_{12}：健康成人维生素 B_{12} 的储备足够机体使用 3～6 年，短期（≤ 3 年）维生素 B_{12} 不足不会出现缺乏症。因此，在肾功能不全时，对于较长的时间（> 3 年）低蛋白饮食同时未补充维生素 B_{12} 的患者可能出现缺乏。现有资料并未提示 CKD 患者维生素 B_{12} 缺乏患病率更高。对于低蛋白饮食（0.6g/d）或极低蛋白饮食（0.3g/d，辅以酮酸和必需氨基酸）者，补充维生素 B_{12} 仍需慎重，一般按 DRI 标准，约 3μg/d。

(7) 泛酸：正常成人泛酸的 DRI 资料不足，成年男性和女性适宜摄入量为 5mg/d。目前尚没有 CKD 患者的泛酸缺乏报道，建议每日摄入量参照 DRI。

(8) 维生素 C：肾功能不全时，由于限钾，加之维生素 C 增加草酸过多的风险，医师推荐超出正常维生素 C 的补充往往很谨慎，所以 CKD 患者维生素 C 的摄入量很可能偏低。维生素 C 代谢后产生草酸，当肾衰竭患者维生素 C 摄入增加时，尿和血清草酸盐可能会增加。一些临床指标如血清 C 反应蛋、血清前白蛋白降低与维生素 C 状态不佳有关。

（三）小结

肾功能不全时容易出现维生素代谢异常，其相关因素有摄入受限、吸收障碍、排泄障碍、药物干扰等等情况。临床亦有相应的关于慢性肾脏病患者推荐的每日维生素补充量的指导。近年来对维生素 D 的关注较多，而关于肾功能不全时其他维生素的研究相对较少，期待未来有更多的关于其他维生素代谢异常的研究，协助医务工作者对改善肾功能不全患者的维生素状态和营养需求做出更理性的临床决策。

（吴　镝）

参考文献

[1] Abramowitz MK, Melamed ML, Bauer C, et al. Effects of oral sodium bicarbonate in patients with CKD[J]. Clin J Am Soc Nephrol,2013,8(5):714–720.

[2] Dobre M, Yang W, Chen J, et al. Association of serum bicarbonate with risk of renal and cardiovascular outcomes in CKD: a report from the Chronic Renal Insufficiency Cohort (CRIC) study[J]. Am J Kidney Dis,2013,62(4):670–678.

[3] Kidney Disease: Improving Global Outcomes (KDIGO) CKD Work Group. KDIGO 2012 Clinical Practice Guideline for the Evaluation and Management of Chronic Kidney Disease. Kidney Int. 2013;3(suppl 1):1–150.

[4] Navaneethan SD, Shao J, Buysse J, et al. Effects of Treatment of Metabolic Acidosis in CKD: A Systematic Review and Meta–Analysis[J]. Clin J Am Soc Nephrol,2019,14(7): 1011–1020.

[5] Melamed ML, Horwitz EJ, Dobre MA, et al. Effects of Sodium Bicarbonate in CKD Stages 3 and 4: A Randomized, Placebo–Controlled, Multicenter Clinical Trial[J]. Am J Kidney Dis,2020,75(2):225–234.

[6] Goraya N, Simoni J, Jo CH, et al. A comparison of treating metabolic acidosis in CKD stage 4 hypertensive kidney disease with fruits and vegetables or sodium bicarbonate[J]. Clin J Am Soc Nephrol,2013,8(3): 371–381.

[7] Wesson DE, Mathur V, Tangri N, et al. Veverimer versus placebo in patients with metabolic acidosis associated with chronic kidney disease: a multicentre, randomised, double–blind, controlled, phase 3 trial[J]. Lancet 2019,393(10179):1417–1427.

[8] Aditya S, Rattan A. Vaptans: A new option in the management of hyponatremia[J]. Int J Appl Basic Med Res,2012,2(2):77–83.

[9] Viera AJ, Wouk N. Potassium Disorders: Hypokalemia and Hyperkalemia[J]. Am Fam Physician 2015,92(6): 487–495.

[10] Storer TW, Basaria S, Traustadouir T, et al. Effects of Testosterone Supplementation for 3 Years on Muscle Performance and Physical Function in Older Men[J]. Clin Endoerinol Metab,2017,102(2):583–593.

[11] 中华人民共和国国家卫生和计划生育委员会 . 中华人民共和国卫生行业标准—慢性肾脏病患者膳食指导

(WS/T557-2017)[Z].2017-08-01. http://guide.medlive.cn/guideline/14007.

[12] Oliveira EA, Zheng R, Carter CE, et al. Cachexia/Protein energy wasting syndrome in CKD: Causation and treatment[J]. Semin Dial,2019,32(6): 493-499.

[13] Kidney Disease: Improving Global Outcomes (KDIGO) CKD-MBD Update Work Group. KDIGO 2017 Clinical Practice Guideline Update for the Diagnosis, Evaluation, Prevention, and Treatment of Chronic Kidney Disease-Mineral and Bone Disorder (CKD-MBD) [J]. Kidney Int Suppl,2017,7(1):1-59.

[14] Tamara, Isakova, Thomas L, et al. KDOQI US Commentary on the 2017 KDIGO Clinical Practice Guideline Update for the Diagnosis, Evaluation, Prevention, and Treatment of Chronic Kidney Disease-Mineral and Bone Disorder (CKD-MBD)[J]. Am J Kidney Dis,2017,70(6):737-751.

[15] 刘越，张艳梅，赵虎等，FGF23-Klotho 与骨代谢异常的相关性 [J]. 中华检验医学杂志，2017,40(11):839-843.

[16] Chen G, Liu Y, Goetz R, et al. α-Klotho is a non-enzymatic molecular scaffold for FGF23 hormone signalling[J]. Nature,2018,553(7689):461-466.

[17] 中国慢性肾脏病矿物质和骨异常诊治指南概要 [J]. 肾脏病与透析肾移植杂志，2019,28(01):52-57.

[18] Liu ZH, Li G, Zhang L, et al. Executive Summary: Clinical Practice Guideline of Chronic Kidney Disease-Mineral and Bone Disorder (CKD-MBD) in China[J]. Kidney Dis,2019,5(4):197-203.

[19] Neven E, Vervaet B, Brand K, et al. Metformin prevents the development of severe chronic kidney disease and its associated mineral and bone disorder[J]. Kidney Int,2018,94(1):102-113.

[20] Banerjee D, Recio-Mayoral A, Chitalia N, et al. Insulin resistance, inflammation, and vascular disease in nondiabetic predialysis chronic kidney disease patients[J]. Clin Cardiol,2011,34(6):360-365.

[21] Bellasi A, Di Micco L, Santoro D, et al. Correction of metabolic acidosis improves insulin resistance in chronic kidney disease[J]. BMC Nephrol,2016,17(1):158-167.

[22] Karras SN, Koufakis T, Antonopoulou V, et al. Adiponectin and vitamin D-binding protein are independently associated at birth in both mothers and neonates[J]. Endocrine,2018,59(1):164-174.

[23] Vaziri ND, Wong J, Pahl M, et al. Chronic kidney disease alters intestinal microbial flora[J]. Kidney int,2013,83(2):308-315.

[24] Kidney Disease: Improving Global Outcomes (KDIGO) Lipid Working Group. KDIGO clinical practice guideline for lipid management in chronic kidney disease[J]. Kidney Int,2013,3,263-305.

[25] 中国成人血脂异常防治指南修订联合委员会 . 中国成人血脂异常防治指南 (2016 年修订版)[J]. 中国循环杂志，2016,31(10):937-950.

[26] Mach F, Baigent C, Catapano AL, et al. 2019 ESC/EAS Guidelines for the management of dyslipidaemias: lipid modification to reduce cardiovascular risk[J]. Eur Heart J,2020,41(1):111-188.

[27] Ferro CJ, Mark PB, Kanbay M, et al. Lipid management in patients with chronic kidney disease[J]. Nat Rev Nephrol,2018,14(12):727-749.

[28] Rosenson RS, Hegele RA, Koenig W. Cholesterol-Lowering Agents[J]. Circ Res,2019,124(3):364-385.

[29] Roozbeh J, Shahriyari B, Akmali M, et al. Comparative effects of silymarin and vitamin E supplementation on oxidative stress markers, and hemoglobin levels among patients on hemodialysis[J]. Ren Fail, 2011, 33(2):118-123.

[30] William E. Mitc. 肾脏营养治疗手册 (6 版).[M]. 刘岩，谭荣韶，译 . 北京：人民卫生出版社 ,2014:4,185.

第九篇

骨骼内分泌学

主　编　夏维波　刘建民

副主编　盛志峰　巴建明　刘喆隆　张　巧

第 42 章　骨骼的内分泌功能……1099

第 43 章　内分泌系统对骨骼的调节作用……1135

第 44 章　内分泌疾病的骨骼表现……1173

第 45 章　骨骼的内分泌代谢病……1215

第 42 章

骨骼的内分泌功能

一、骨骼的结构和生理作用

骨骼是一种动态变化的结缔组织，为肌肉、韧带、关节等提供力学支撑，有维持机体运动、保护重要内脏器官、涵养骨髓和为造血干细胞提供微环境的作用，还可作为内分泌因子参与代谢的调控。

（一）骨骼的结构

1. 骨骼发育的过程

骨骼的发育过程主要通过膜内成骨与软骨内成骨两种方式进行。扁骨如额骨、顶骨、面骨、颌骨及锁骨等主要通过膜内成骨方式完成，即间充质细胞分化为成骨细胞直接参与成骨。大多数骨骼，如四肢长骨、椎骨等主要通过软骨内成骨形成。在软骨内成骨过程中，间充质分化为软骨细胞形成软骨原基，软骨细胞经历增殖与肥大过程，随血管侵入带来成骨前体细胞成骨，依次出现初级骨化中心和次级骨化中心，软骨组织逐渐被骨组织取代。在儿童时期，一层薄的软骨板位于骨骼的末端，称为生长（骺）板。在青春期，循环中性激素浓度的升高导致生长板软骨细胞分裂停止，软骨残余消失，进而导致骨骺闭合与骨骼停止纵向生长。

2. 骨骼的分类

人体的骨骼根据形态可分为长骨、短骨、扁骨与籽骨等，其形状与机械性能如下：长骨主要位于四肢，形状大致为圆柱形，发挥杠杆作用；短骨，短柱状或立方体骨块，成群分布于手腕、足的后半部和脊柱等部位，可提供支撑与维持稳定；扁平骨，表面积大横截面薄，作为肌肉附着点，发挥保护内脏器官的功能，包括颅骨、骨盆与肩胛骨等；籽骨，常包绕于肌腱内，可强化肌腱，改变力矩。

骨主要由两种骨结构：皮质骨与小梁骨组成（图 42-1）。骨骼中大部分骨（80%）为皮质骨，皮质骨和骨小梁在不同骨骼的分布区域有差异。例如，长骨的末端、椎体和跟骨主要由骨小梁组成，而在长骨轴与股骨颈中皮质骨占优势。皮质骨和小梁骨的细胞和基质成分基本相同，但结构、功能存在差异。皮质骨有保护功能，骨小梁则发挥骨的代谢功能。

皮质骨致密，表面积小，骨密度高，由骨单位（哈弗斯系统）组成。骨单位由 5~7 层环骨板的同心圆结构组成，围绕中央的哈弗斯管排列，在哈弗斯管中含有小动脉、小静脉、毛细血管和神经。骨小管从中央哈弗斯管呈放射状向外排列，骨细胞局限于管状骨板之间的腔隙中，通过骨小管的缝隙连接进行细胞间的交流。受力线的影响，骨单位通常与骨的长轴平行，每个骨单位被黏合线分隔开。福尔克曼管垂直于骨的长轴，连接骨的外表面，营养血管通过福尔克曼管进入骨内与哈佛斯管内的血管相通。骨板与骨的骨外膜和骨内膜表面平行走行。皮质骨更新较

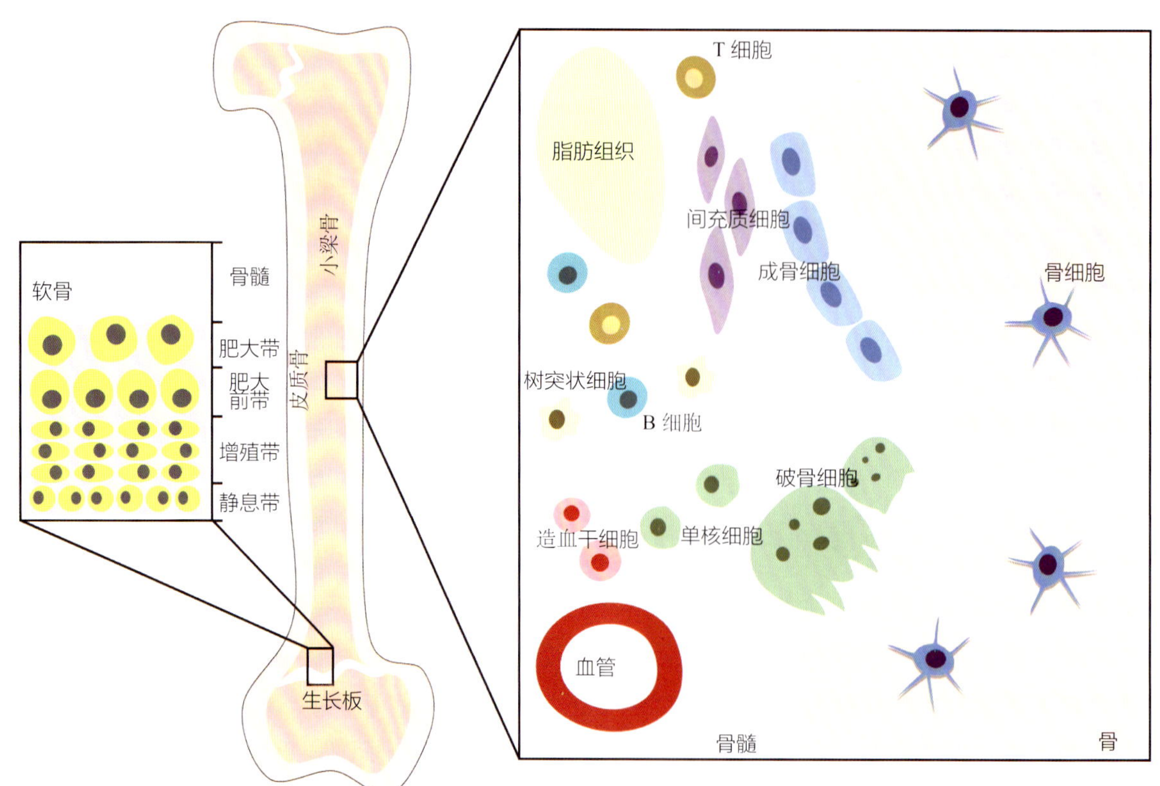

▲ 图 42-1　骨骼的组成

慢，杨氏模量较高，较小梁骨坚硬。

小梁骨或松质骨（也称为海绵骨）由相互连接的骨网组成，其间有骨髓填充。松质骨的骨板不形成骨单元，而是形成平行板层结构组成骨小梁。骨陷窝、骨细胞和骨小管排列相似，但是没有中央的哈弗斯管及其血管神经结构。松质骨的重塑较皮质骨活跃，但由于其多孔性，密度较低，杨氏模量较低。

3. 骨骼的成分（显微结构）

(1) 骨基质：骨基质在骨力学支撑与稳态维持中发挥着重要作用，主要由无机成分与有机成分两部分组成。

① 无机成分：无机基质占骨湿重的 65%～70%，并作为离子库，存储体内约 99% 的钙、约 85% 的磷与 40%～60% 的钠和镁。它主要包含钙、磷酸盐离子、钠、钾、柠檬酸、镁、碳酸盐、氟、锌、钡和锶。羟基磷灰石钙［$Ca_{10}(PO_4)_6(OH)_2$］是骨骼中主要的矿物形式，赋予骨骼大部分抗压强度。在骨矿化的过程中，羟基磷灰石等沉积于胶原蛋白原纤维的特定空隙中。

② 有机成分：有机基质约占骨湿重的 20%，胶原蛋白是骨有机基质的主要结构成分，约占 90%，其中 Ⅰ 型胶原蛋白为主，Ⅲ、Ⅴ、Ⅹ 和Ⅻ 型胶原蛋白的含量较少。胶原具有独特的氨基酸成分及直径相对较大的纤维。Ⅰ 型胶原由两条 α_1 肽链和一条 α_2 多肽链组成，这些链在成骨细胞内合成，形成三螺旋胶原蛋白。前胶原分子从成骨细胞中分泌出来，经过复杂的修饰过程形成胶原蛋白。胶原蛋白使骨骼具有柔韧性，而沉积于胶原中的矿化基质使得骨骼具有刚度。因此，胶原蛋白和矿物质的数量和分布的改变为骨骼提供了平衡其柔韧性和刚度的能力。由衰老或遗传异常（如成骨不全）引起的胶原蛋白结构改变会损害骨组织的结构完整性，易发生骨折。

除胶原蛋白外，有机基质还包括纤连蛋白、骨桥蛋白、骨钙素与骨唾液蛋白等非胶原蛋白，以及蛋白聚糖。尽管非胶原成分对有机基质的总质量贡献很小，但在成骨细胞分化、骨组织矿化与骨骼重塑中发挥着重要的作用。

(2) 细胞构成：骨细胞、成骨细胞（osteoblasts，OB）与破骨细胞是成年期骨组织中的主要细胞。成骨细胞和破骨细胞间的耦合协调完成骨重塑贯穿整个生命周期（图 42–2），维持成年期骨组织结构、代谢与力学性能。

① 骨细胞：骨细胞是成熟骨组织中最多的细胞（约 90%），平均半衰期约 25 年。在骨形成过程中，成骨前体细胞经历成骨分化，形成矿化基质将自身包埋其中，形成骨细胞。几乎所有的骨细胞来源于成骨细胞，仅部分（约 15%）成骨细胞最终形成骨细胞。活化的成骨细胞向骨细胞的转化过程中，产生约自身体积 3 倍的细胞外基质，细胞核、细胞质比例增加，细胞器如粗面内质网和高尔基体器官减少，蛋白合成与分泌降低。

在成熟的骨中，骨细胞胞体及胞突位于骨陷窝及矿化骨基质中。骨细胞胞突与其他骨细胞紧密相连。缝隙连接和腔隙 – 小管网为骨细胞提供细胞外液的微循环系统，提供通信与营养网络，是协调骨骼对机械与生物信号响应所必需的。

骨细胞有如下主要功能。

- 机械感应：骨细胞将机械刺激转化为生物化学信号是沃尔夫定律的基础。骨细胞还可影响成骨细胞功能。机械负载刺激骨细胞产生促进骨骼合成代谢的因子，如前列腺素 E_2、前列环素、一氧化氮与胰岛素样生长因子 1（IGF–1）。应力卸载则下调促骨骼合成代谢因子，刺激骨细胞产生骨硬化蛋白（sclerosteosis，SOST）和重组人 Dickkopf 相关蛋白 1（recombinant human Dickkopf related protein 1，DKK–1）等抑制成骨细胞活性。
- 破骨细胞功能调节剂：骨细胞的凋亡通常与 NF–κB 受体激活蛋白配体（receptor activator of nuclear factor–κB，RANKL）增加平行，促进破骨细胞的形成和调节其功能。
- 调节钙、磷代谢：在特定的情况下，骨细胞能够触发基质的脱矿和蛋白水解，释放钙到血液中参与矿物质的稳态调节；作为重要调磷分子 FGF23 的来源，通过 DMP1、PHEX 和 MEPE 等调节磷代谢。
- 参与骨损伤修复调节：受损凋亡的骨细胞邻近的骨细胞分泌 TNFα、IL–6、IL–11 等因子募集破骨细胞，诱导骨吸收，分泌血管内皮生长因子诱导血管生成。

② 成骨细胞：成骨细胞占骨细胞总数的 4%～6%，是参与骨形成的主要细胞；其合成能力强，具有丰富的粗面内质网、高尔基体和线粒体，碱性磷酸酶活性高。成骨细胞来源于间

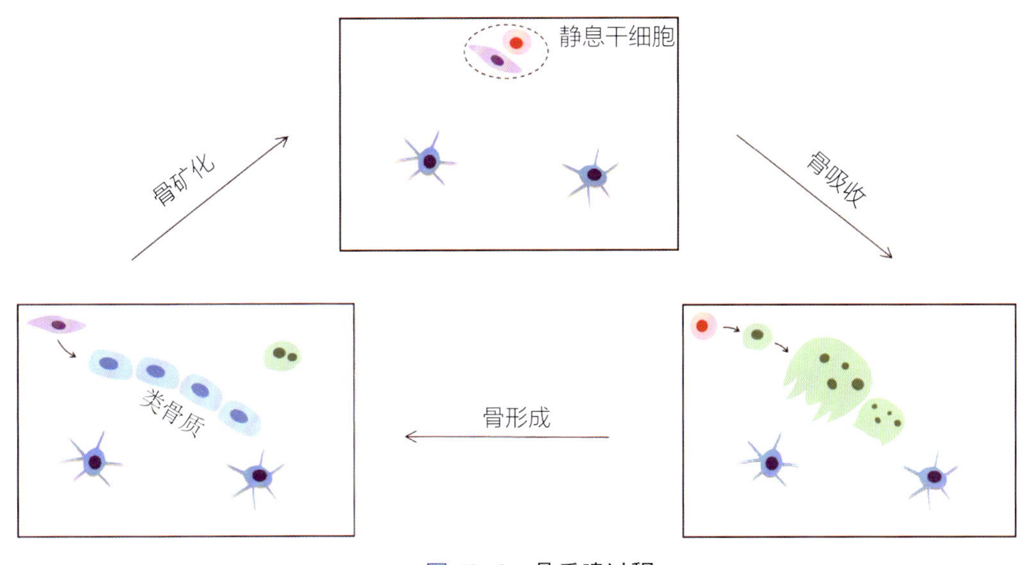

▲图 42–2　骨重建过程

充质干细胞（mesenchymal stem cell，MSC），受到 runt 相关转录因子 2（runt-related transcription factor 2，Runx2）、Dlx 与 Osx 等转录因子调控，发挥骨基质合成、内分泌与调节破骨细胞形成等功能。

成骨细胞的骨基质合成包括两个过程：骨有机质沉积与随后的矿化。首先是胶原蛋白及其他有机质的分泌，尤其是Ⅰ型胶原蛋白，新生成的骨基质称为类骨质；随后基质小泡释放羟基磷灰石形成矿化基质。成骨细胞分泌的主要非胶原蛋白是骨钙素，约占细胞外基质蛋白的 1%。此外，成骨细胞分泌多种因子沉积于骨基质，如骨形态发生蛋白（bone morphogenetic protein，BMP）、TGF-β、PDGF 与成纤维细胞生长因子（fibroblast growth factor，FGF）等。

骨形成与吸收的平衡不仅受到系统因素影响，还受到成骨细胞和破骨细胞相互作用的调控。成骨细胞中表达多种骨吸收刺激因子的受体，且可分泌相关因子影响破骨细胞功能。RANKL/RANK/OPG 系统主要依靠于成骨细胞与破骨前体细胞间的相互作用。成骨细胞分泌的 RANKL 作用于位于破骨前体细胞的受体 RANK，诱导破骨细胞形成。同样由成骨细胞产生的骨保护素（OPG）作为诱饵受体结合 RANKL，阻止其与 RANK 结合，抑制破骨细胞形成及随后的骨吸收。

成骨细胞发挥重要的内分泌功能。成骨细胞分泌 FGF23，在 FGF 受体（FGFR）及共受体（Klotho）的共同参与下，作用于甲状旁腺、肾脏等靶器官，通过促进尿磷排泄及影响维生素 D、甲状旁腺素（parathyroid hormone，PTH）合成分泌等途径调节钙磷代谢。骨钙素也被证实有调节脂肪、肝脏、肌肉、胰腺、睾丸与大脑等组织、器官的功能。

老化的成骨细胞可发生细胞凋亡或转化为骨细胞、骨衬细胞。骨衬细胞是静止的扁平的成骨细胞，其在各种应激情况下可转化为活化的成骨细胞。

③ 破骨细胞：破骨细胞（osteoclasts，OC）是一种来源于单核细胞的巨大的多核细胞。成骨细胞及其前体细胞分泌的巨噬细胞集落刺激因子（macrophage colony-stimulating factor，M-CSF）及成骨细胞、骨细胞分泌的 RANKL 调控破骨细胞分化与活化。破骨细胞高尔基体、线粒体与溶酶体丰富，可产生酸性磷酸酶。破骨细胞的主要功能是参与骨吸收和可分泌相关因子调控其他细胞功能。

矿化表面一个吸收部位可以有多个破骨细胞。当与骨吸收因子接触时，衬细胞收缩，然后破骨细胞形成刷状缘，在接触的区域内吸收骨组织。破骨细胞浆膜富含 Na^+-K^+ATP 酶、HCO_3^--Cl^- 交换酶和 Na^+-H^+ 交换酶。破骨细胞持续泵出 H^+，溶解羟基磷灰石；释放组织蛋白酶、金属蛋白酶（MMP）和抗酒石酸酸性磷酸酶（tartrate-resistant acid phosphatase，TRAP）降解有机骨基质，降解产物经胞吞进入刷状缘。

（二）骨骼的生理作用

普遍认为，骨骼作为静态的结构器官来支持身体运动，保护内部器官与作为矿物质储存库。实际上骨骼是一个很活跃的器官，不断重塑以适应日常加载。骨骼储存着重要的矿物质和脂质，并产生滋养身体的血细胞，在免疫等方面发挥重要的作用。

1. 支撑、运动与保护功能

骨骼为肌肉与其他组织附着提供框架，通过与肌肉、韧带等连成一个整体，对抗重力支撑身体，并协同完成运动。骨骼为运动提供必需的支撑，肌肉、肌腱提供运动的动力，韧带的作用是保持骨骼的稳定性，使运动得以连续地进行下去。骨骼作为框架，保护人体重要器官免受外力造成的损伤。例如，颅骨等形成颅腔容纳大脑，保护着大脑组织；脊柱作为中轴骨的脊椎，上承颅骨稳定颅脑与中枢，下接髋骨形成骨盆保护着膀胱、子宫，中连肋骨形成胸廓保护心脏、肺等内脏器官。

2. 储存矿物质

骨骼含有机体 99% 以上的钙，80%～90% 的磷酸盐，以及 2/3 的钠，为血液中这些元素的平衡控制提供储存库。骨骼有助于血液中离子浓度的稳定，尤其是维持血钙水平。骨骼参与矿物代谢的远距离调控。过量的钙和磷酸盐可储存在骨骼中，当饮食中的钙、磷酸盐不足时，骨中的元素可能被调动以维持软组织的基本水平，引起骨矿物质丢失，导致骨量减少或骨软化的发生。

3. 涵养骨髓，参与造血与免疫系统调节

骨松质腔隙和长骨骨髓腔为造血干细胞（hemopoietic stem cell，HSC）提供寄居地，有助于造血干细胞干性的维持。骨髓微环境中非血系的基质细胞主要由 MSC、成骨细胞、软骨细胞、成纤维细胞、内皮细胞和血管周细胞这 6 大细胞类群组成。其中，成骨细胞是维持 HSC 静息状态与自我更新所必需的：成骨细胞缺失导致骨髓 HSC 自我更新能力降低，而在成骨细胞汇中激活 PTH 信号导致成骨与 HSC 数量增加。成骨细胞（表达 N- 钙黏着蛋白）在骨松质表面，与具有长久造血能力的 HSC（LT-HSC）直接接触并维持其静息状态。骨内膜位于骨与骨髓的交界处，高表达干细胞因子 CXCL12、粒细胞集落刺激因子（G-CSF）等，可锚定并促进 LT-HSC 归巢，并通过配体受体信号传导维持 LT-HSC 的静息状态；而血管周生态位则由窦血管内皮细胞及血管周围细胞组成，通过表达 IL-6、SCF、CXCL12 等调控具有短期造血能力的 HSC（ST-HSC）的自我更新与分化。此外，成骨细胞对淋巴系、髓系及巨核系的生成至关重要，尤其是成骨细胞来源的 CXCL12 信号参与淋巴系与髓系细胞生成。破骨细胞在造血干细胞龛的维持及其动员中发挥重要作用。破骨细胞分泌的 MMP9 诱导骨 MSC 释放 SCF，进而促进造血重建。RNAKL 处理可促进骨吸收，刺激 HSC 动员；反之破骨活性降低导致 HSC 归巢障碍。骨细胞的消融导致淋巴细胞减少，此外骨细胞可产生 G-CSF，都提示骨细胞参与 HSC 功能的调节。

4. 重要的内分泌器官

骨骼分泌骨钙素、生长因子和炎症因子等活性因子，不仅调节自身发育和代谢，还发挥内分泌功能参与机体稳态的维持。

骨细胞和骨细胞合成并分泌 FGF23，减少肾小管与小肠对磷的吸收，从而降低血磷水平。FGF23 下调肾脏近曲小管上皮细胞内钠依赖性磷酸盐转运蛋白 NPT2a 和 NPT2c 的表达，从而降低磷从原尿中的吸收。FGF23 可通过下调肾脏 1α- 羟化酶的表达，上调 24- 羟化酶表达，两者分别为肾脏合成与分解活性 1, 25- 二羟维生素 D［1, 25-（OH）$_2$D$_3$］所需的酶，最终降低 1, 25-（OH）$_2$D$_3$ 的合成，从而减少小肠对磷的吸收。

成骨细胞产生的骨钙素以低羧化的形式释放入血，参与代谢调节。骨钙素刺激胰岛 B 细胞增生，促进胰岛素的产生与分泌；促进脂肪细胞分泌脂联素，增加其对胰岛素的敏感性，而胰岛素与脂肪细胞分泌的瘦素参与调节骨钙素活化。骨钙素作用于肌肉和心脏，增加两种组织中胰岛素的敏感性与糖利用；可作用于睾丸，经促进睾丸间质细胞成熟和睾酮产生调节雄性生殖系统功能。骨钙素参与运动的能量代谢：初始阶段骨骼分泌的骨钙素增加肌纤维的营养摄取与分解代谢，以产生 ATP；运动后肌纤维中产生 IL-6 增加，正向反馈于骨，促进生物活性骨钙素的产生。

成骨细胞来源的脂质运载蛋白 2（lipocalin2，LCN2），可作用于下丘脑的 MC4R 受体，进而抑制摄食和减轻体重。在中枢系统之外，LCN2 可增加胰岛素的释放，降低血糖。

（陈　林　谢杨丽）

二、成骨细胞及其内分泌功能

骨的形成有三个过程：骨发生、骨塑形和骨重建，这些过程都是由成骨细胞介导的。成骨细胞与破骨细胞紧密合作，共同构成“骨多细胞单位”。成骨细胞合成骨细胞外基质（骨发生），破骨细胞塑造形状以适应物理环境（骨塑形），并根据身体生长和环境变化的需要进行调整（骨重建）。这个系统的微调对于骨骼的发育、骨折的修复及维持生命中骨骼结构功能的正常十分重要。

（一）成骨细胞概述

成骨细胞是分布在骨组织表面，合成和分泌骨基质有机成分及多种细胞因子的细胞，它来源于未分化的间质细胞，分泌类骨质后自身被包埋于其内，转变为骨细胞。间质细胞是一种梭状、增殖性很强的细胞，具有多方向分化的潜能。在激素和细胞生长因子的调控下，间质细胞分化成原生成骨细胞时，仍呈梭状，但已开始表达某些成骨细胞的基质蛋白，如Ⅰ型胶原蛋白。成骨细胞前体细胞呈梭状或椭球状，它在表达Ⅰ型胶原蛋白的基础上进一步表达低水平的碱性磷酸酶和骨桥蛋白。而活性成骨细胞在组织学上最容易识别，它是圆柱状，位于骨组织表面，能合成分泌大量的骨基质蛋白，碱性磷酸酶检测呈强阳性。一部分成骨细胞又可呈扁平状，贴附于骨组织表面，处于“静止”状态，这种细胞被称为骨衬细胞，其功能至今尚不清楚，可能对调节破骨细胞的分化有重要的影响。活性成骨细胞不断地产生骨基质，将自身包埋于其中。骨基质进一步钙化，细胞最终分化为骨细胞。骨细胞合成骨基质的功能逐渐退化，细胞表面形成许多树状突起，与其他骨细胞及骨组织表面的成骨细胞、骨衬细胞相连接，这种特有的树状突起可能与细胞之间的信息传递有关。

成骨细胞的谱系分化主要受Sox9、Msx2调控因子及Hedgehog信号通路影响。Sox9主要影响软骨内成骨，而Msx2主要在膜内成骨中发挥作用。成骨细胞的分化还受到Runx2、Wnt、Osx和Atf4等转录因子的调控：Runx2在成骨细胞形成过程中起到至关重要的作用，Osx和Atf4都在Runx2下游，是成骨所必需的。此外，成骨细胞的分化还受到一些旁分泌和内分泌因素的影响，比如：骨形态发生蛋白影响出生后骨化，促进软骨内成骨；甲状旁腺素持续性增高促进骨吸收，间歇性增加促进成骨细胞分化；成纤维细胞生长因子调节成骨细胞的分化；微RNA（micro RNA）通过多种信号通路和转录因子正向或负向调控成骨细胞分化（miRNA-23a、miRNA-30c、miRNA-34c、miRNA-133a、miRNA-135a、miRNA-137、miRNA-204、miRNA-205、miRNA-217、miRNA-338等均以Runx2为靶点，对成骨细胞分化具有抑制作用；miRNA-188、miRNA-2861等可以调控骨髓间充质干细胞向成骨细胞的分化功能；而miRNA-29a和miRNA29c有利于Wnt通路的激活和成骨细胞的分化。miR-497-195基因簇通过维持小鼠长骨中内皮细胞的Notch和HIF-1a活性来促进血管生成和骨发生，还可以通过BMP信号通路调控成骨细胞分化）；长链非编码RNA如BMNCR可以通过影响TAZ-Runx2通路，调控成骨细胞分化；胰岛素受体信号通路也可以通过Runx2抑制器调控成骨细胞发育及骨钙素表达。

（二）成骨细胞的内分泌功能

1. 分泌骨钙素

骨钙素（osteocalcin，OCN）是骨中最丰富的非胶原蛋白之一。这种小肽在人体内含有49个氨基酸（小鼠体内含有46个氨基酸），主要由成骨细胞在骨形成过程中产生，因此其在血清中的浓度可作为骨形成的生化标志物。成骨细胞先合成骨钙素前体，骨钙素前体被一种名为呋喃的蛋白原转化酶裂解，最后在成骨细胞中成熟。骨钙素分泌前，在成骨细胞内质网的谷氨酸残基上，以C-谷氨酰胺羧化酶和维生素K为辅助因子进行C-羧化，这些翻译后修饰增加了骨钙素对钙和羟基磷灰石晶体的亲和力。钙和羟基磷灰石晶体是骨细胞外基质的主要矿物成分，有助于将大多数 C- 羧基化骨钙素（C-carboxylated osteocalcin，GlaOCN）捕获到细胞外基质中，形成最丰富的非胶原多肽。破骨细胞在骨吸收过程中产生的酸性环境促进 GlaOCN 脱羧生成低羧化骨钙素（low carboxylated osteocalcin，GluOCN），降低其对骨基质的亲和力，从而促进其释放进入循环。研究表明，酸性 pH（约 4.5）是目前已知的实现蛋白质脱羧作用的唯一机制。虽然 GlaOCN 和 GluOCN 在循环中都可以检测到，但只有 GluOCN 被证明是调节能量代谢的激素。因此，破骨细胞活性增加的小鼠表现出生物活性 GluOCN 的循环水平升高，葡萄糖耐受性和胰岛素敏感性提高，而缺乏破骨细胞的小鼠生物活性 GluOCN 和葡萄糖耐受性水平降低。最新研究显示，血小板衍生生长因子 -BB 也可以调控骨钙素的生成。一种突变的长链非编码 RNA *Reg1cp* 可以直接与转录因子 Klf3 结合，抑制其活性，使骨钙素生成增多。

在胰腺中，GluOCN 作为强效胰岛素促分泌因子发挥作用，它直接激活胰岛 B 细胞中的 G 蛋白偶联受体家族 C 组 6 亚型 A（GPRC6A），刺激 *Ins1* 和 *Ins2* 基因表达，从而促进胰岛 B 细胞增殖，胰岛素分泌增多。除了对胰岛 B 细胞的直接作用外，GluOCN 还可以通过刺激小肠分泌胰高血糖素样肽 -1（glucagon-like peptide，GLP-1）间接促进胰岛素分泌，我们把这种由 GluOCN 启动、GLP-1 介导的序贯激素网络称为 BGM（骨 - 肠 - 代谢）流。同时，胰岛素也能刺激骨钙素调节血糖稳定。

在脂肪组织中，GluOCN 通过减少脂肪变性肝脏中的脂肪积累和增加白色脂肪组织中的脂联素表达来改善胰岛素敏感性。

在骨骼肌中，GluOCN 通过调节线粒体的生物发生、葡萄糖和脂肪酸的摄取及与能量消耗相关基因的表达来改善骨骼肌的能量消耗。

在睾丸中，GluOCN 可以与睾丸间质细胞中的一种特殊的 G 蛋白耦联受体（GPRC6A）结合，启动下游的信号通路，促进睾酮合成，提高生育能力。

GluOCN 还能穿过血脑屏障，与脑干、中脑和海马的神经元结合。增强单胺类神经递质的合成，抑制 γ- 氨基丁酸的表达，改善学习和记忆能力，并预防焦虑和抑郁。此外，成骨细胞来源的骨钙素能够穿过血胎盘屏障，在胚胎产生骨钙素之前保护神经元免于凋亡。

2. 分泌成纤维细胞生长因子 23

磷酸盐代谢受分泌因子调节这一假说来自临床观察，患有磷酸盐耗损症的患者不能通过移植肾脏来治愈，这意味着造成磷酸盐耗损的可能是另一个器官。分泌成纤维细胞生长因子 23（fibroblast growth factor-23，FGF-23）错义突变在常染色体显性遗传的低磷佝偻病患者中被发现，这是一种涉及磷酸盐稳态紊乱的遗传疾病。这一事实为 FGF-23 在生理上调节磷酸盐代谢提供了可能性。

磷酸盐稳态受到严格的激素调控，该过程涉及肠道、肾脏和骨骼，这种稳态的失衡可能会影响整体矿化。FGF-23 由成骨细胞和骨细胞合成，通过抑制 1α- 羟化酶来阻止肾脏近端和远端肾小管对磷酸盐的再吸收，减少 1, 25（OH）$_2$D$_3$ 的生成。FGF23 通过与 FGFR1 复合物和它们的共同受体 Klotho 结合来调节磷酸盐的再吸收。Klotho 对内源性 FGF-23 功能至关重要。Klotho 可以显著增强 FGF-23 诱导 FGF 受体底物磷酸化和激活 FGF 信号的能力。此外，甲状旁腺也是 FGF-23 的靶器官，FGF-23 在体内外以 Klotho 依赖的方式抑制甲状旁腺素的合成和分泌。然而，FGF-23 又可与甲状旁腺素协同作用，通过减少近端肾小管对磷酸钠的再吸收来增加肾脏磷酸盐的排泄。FGF-23 活性的变化会导致一些疾病，这些疾病与磷酸盐的消耗或滞留有关。FGF-23 基因敲除鼠的血浆，磷酸盐、钙离子和维生素 D 水平升高，骨质矿化受损，包括肾脏和血管在内的软组织异位矿化，寿命缩短。

在肾脏中，FGF23 通过降低 Na–Pi 协同转运蛋白 NPT2a 和 NPT2c 的水平来抑制肾脏对磷酸盐的再吸收。通过 CYP27B1/CYP24 途径，调节依赖维生素 D 的肠道磷酸盐的再吸收，进一步降低 1, 25-(OH)$_2$D(维生素 D 的活性形式) 的生成，从而降低磷酸盐水平。

3. 分泌脂质运载蛋白 2（LCN2）

在调节能量代谢方面，有个问题是是否存在除骨钙素之外的骨源性激素影响能量代谢。行成骨细胞消融术的小鼠食物摄取量增加，而补充骨钙素未见进一步影响摄取量，因此可能存在额外的、调节食欲的骨源性激素调节能量代谢。在成骨细胞内特异性降低调节成骨细胞功能的转录因子 FOXO1 可以改善能量代谢，一部分是由于骨钙素的激活，同时，LCN2 是 FOXO1 缺陷成骨细胞中表达增加最多的基因之一，提示 LCN2 可能是 FOXO1 下游调节能量稳态的另一种成骨细胞分泌因子。

脂质运载蛋白 2，也被称为中性粒细胞明胶酶相关脂质运载蛋白，是一种常见的小的分泌蛋白与疏水配体结合口袋。过去常认为 LCN2 只由脂肪组织分泌，后来经研究发现，成骨细胞分泌的 LCN2 是白色脂肪组织和其他器官分泌的 10 倍。成骨细胞中缺乏 LCN2 的小鼠（$Lcn2_{osb}^{-/-}$），其糖耐量、胰岛素敏感性和分泌能力下降，B 细胞群及其增殖减少，胰岛数量减少、体积变小。而脂肪细胞中缺乏 LCN2 的小鼠（$Lcn2_{fat}^{-/-}$），其食物摄入量和体重增加。体外实验证实 LCN2 直接促进 B 细胞增殖和胰岛素分泌。LCN2 可以诱导胰岛素分泌来维持葡萄糖稳态，提高葡萄糖耐受性和胰岛素敏感性。

$Lcn2_{osb}^{-/-}$ 小鼠进食增加，给予外源性 LCN2 可抑制小鼠进食，表明 LCN2 具有使小鼠厌食的功能。LCN2 未在下丘脑表达，但在 LCN2 全敲（$Lcn2^{-/-}$）小鼠腹腔内给药或脑室内灌注 LCN2 后，LCN2 可以通过血脑屏障直接激活下丘脑的 cAMP 信号来调节食物摄入。对所有影响食欲的下丘脑通路的筛选发现，MC4R 信号是 $Lcn2_{osb}^{-/-}$ 小鼠中唯一被改变的通路。LCN2 随后被发现与下丘脑室旁核和下丘脑腹内侧核（ventromedial hypothalamic，VMH）的神经元结合，在这些神经元中，MC4R 表达并激活依赖于 MC4R 的厌食信号。

（罗湘杭）

三、骨细胞及其内分泌功能

在成年人的骨骼细胞中，骨细胞（又称骨陷窝细胞）占 90%～95%，成骨细胞占 4%～6%，破骨细胞占 1%～2%。骨细胞被认为是成骨细胞分化到终末期的细胞，骨细胞规则地分布在矿化基质中，通过树枝状突起与其他骨细胞及骨骼表面的细胞相互连接。这些树枝状突起通常向骨骼表面和血管辐射分布，且在被称为骨小管（250～300nm）的细小骨性通道中穿行，而骨细胞的胞体则被包裹在骨陷窝（lacuna，15～20μm）中。目前认为骨细胞是发挥感觉作用的细胞网络，它们可以通过广泛分布的陷窝 – 小管网络介导机械应力的信号传导。除了骨细胞之间、骨细胞与骨骼表面细胞之间的相互连接以外，它们的树枝状突起还可以穿过骨骼表面延伸至骨髓，甚至达到骨髓内的血管腔。长期以来，人们认为骨细胞能够根据机械应力的改变而发出骨吸收或骨形成信号，而且越来越多的研究证实了这是骨细胞的主要功能之一。近年来骨细胞的更多功能逐渐被发现，包括对体内磷酸盐稳态的调节作用等，骨细胞网络又被发现在内分泌中有重要作用。骨细胞功能缺陷可能导致许多骨骼疾病（特别是使用糖皮质激素导致的骨脆性增加和成年人骨质疏松），以及非骨骼疾病（如慢性肾脏疾病、骨骼肌和心肌功能异常）。

骨表面呈多角形的成骨细胞，由于某种至今未知的机制，有些分化为骨细胞，有些分化为骨衬细胞，而有些则发生凋亡。成骨细胞和类骨质中的骨细胞可能在骨基质矿化的起始和调节中起到不同的作用。类骨质中的骨细胞可能在生成骨基质的同时使骨基质矿化。

在 1996 年以前，骨细胞的标志物被认为只有低或无表达的碱性磷酸酶、高酪蛋白激酶Ⅱ、高骨钙素和高 CD44（与成骨细胞相比）。现在已经发现骨细胞有许多标志物与其功能相关，这些标志物包括：E11/gp38、X 连锁调节磷酸盐的中性内肽酶（PHEX）、牙本质基质蛋白 1（DMP1）、细胞外基质磷酸糖蛋白（MEPE）、成纤维细胞生长因子 23（FGF23）、ORP150 和硬骨抑素，另外，骨细胞也具有破骨细胞特异性标志物，如组织蛋白酶 K 和抗酒石酸酸性磷酸酶（TRAP）（表 42–1）。上述标志物的发现提示骨细胞具有多种功能。

（一）骨细胞是骨吸收的调节物

RANKL 是必需的，也有足够能力刺激破骨细胞形成，雌激素突然降低会导致骨细胞和成骨细胞分泌 RANKL 都增加，而骨细胞的分泌量增加更多。如果把骨细胞的 RANKL 基因敲除，小鼠会表现出骨硬化。

骨细胞促进破骨细胞形成和活化的另外一个途径是自身的凋亡和凋亡时 RANKL 的表达增加。骨骼微损伤部位的骨细胞会发生程序性死亡，有研究认为凋亡过程中的骨细胞会向破骨细胞发送信号，促使它们清除凋亡的骨细胞并修复微损伤。通过绘制骨骼微裂纹周围骨细胞的抗凋亡和促凋亡分子表达图谱，可以发现紧靠微裂纹的骨细胞中促凋亡分子的表达立即升高，而距微裂纹 1～2mm 处的骨细胞中抗凋亡分子表达升高。因此，在这样的保护机制下，部分骨细胞免于凋亡，而那些注定会被破骨细胞清除的骨细胞则启动细胞凋亡。如果 70% 的骨细胞发生凋亡，会导致破骨细胞的急剧活化。因此，必须有足够的骨细胞来防止破骨细胞的过度活化，从而维持正常的骨量。所以，骨细胞能够促进骨形成和矿化并抑制破骨细胞功能，同时在特定条件下（骨细胞

表 42–1 骨细胞标志物

标志物	表达该标志物的阶段	功 能
E11/gp38	正在被包埋的早期骨细胞	促进树突形成和延长
CD44	骨细胞比成骨细胞表达更高	是 E11 相关的透明质酸受体，连接细胞骨架
Fimbrin	所有骨细胞	可能促进树突分叉
PHEX	早期和晚期骨细胞	调节磷代谢
OF45/MEPE	成熟骨细胞	抑制骨形成，调节磷代谢
DMP1	早期和成熟的骨细胞	调节磷代谢和骨矿化
Sclerostin	被包埋的骨细胞	抑制骨形成
FGF23	早期和成熟的骨细胞	促进磷在肾脏排出
破骨细胞特异基因	成熟的骨细胞	在需要钙的条件下动员骨钙
ORP150	成熟的骨细胞	在缺氧状态下起保护作用

损伤、缺氧、凋亡，尤其是在无负载时）也通过表达 RANKL 促进破骨细胞功能以促进骨吸收。

RANKL 的单克隆抗体 Denosumab 可以抑制 RANKL，已经在临床上用于治疗骨质疏松。

（二）骨细胞是骨形成的调节物

骨细胞能够分泌促进和抑制骨形成的分子。这些骨形成、矿化的促进分子和抑制分子之间很可能有着精妙的平衡，从而维持正常的骨量。

骨细胞除了直接合成骨中基质蛋白骨钙素、Ⅰ型胶原以外，还可针对机械应力分泌 NO 和 PGE2，在受到负载时骨细胞能分泌大量前列腺素，这两种物质直接刺激成骨细胞的骨合成功能。

骨细胞又能分泌抑制骨形成的硬骨抑素和 Dickkopf 蛋白 -1（DKK-1），硬骨抑素基因为 *SOST*（位于染色体 17q12-21 位点），这两种蛋白都结合到 Wnt 的共受体 LDL 受体相关蛋白 5 或 6（LRP5 或 LRP6），从而抑制具有促成骨功能的 Wnt 信号通路。硬骨抑素还促进骨细胞表达更多的 RANKL，从而也促进破骨活动。

硬骨抑素可受其他因素调节，机械应力、PGE2 和间歇性注射 PTH 都可抑制 *SOST* 表达。硬骨抑素的单克隆抗体可以抑制硬骨抑素的功能，从而促进骨形成，已经在国外通过了Ⅲ期临床试验，可望进入临床用于治疗骨质疏松。

（三）骨细胞是磷代谢的调节物

上述骨细胞对骨形成或骨吸收的调节通过内分泌和旁分泌两条途径调节，但骨细胞分泌 FGF-23 仅通过内分泌途径调节磷代谢。FGF-23 是利磷激素，它作用于肾脏，抑制肾小管的磷重吸收，从而导致低血磷症。FGF-23 还可以抑制肾小管的 1α- 羟化酶，从而减少 1，25（OH）$_2$D$_3$ 的形成，这又可抑制肠道磷吸收和骨的矿化。血清 FGF-23 受血磷，1，25（OH）$_2$D$_3$、DMP-1、MEPE 及 PHEX 的调节。硬骨抑素对 FGF-23 也有调节作用。

在慢性肾脏病 - 骨矿异常（chronic kidney disease-mineral and bone disorder，CKD-MBD）中，升高的血浆 FGF-23 与骨矿物质代谢异常有关，FGF-23 此时是抵抗高血磷的保护因子，高血磷会诱导骨外钙化，特别是血管钙化，导致心血管事件的风险增加，所以骨细胞又被视为骨 - 肾轴的一个成分。

FGF-23 的单克隆抗体已经在临床用于相关的低磷血症的治疗。

（四）骨细胞凋亡问题

研究显示多种因素可抑制成骨细胞和骨细胞凋亡，如雌激素、选择性雌激素受体调节剂、双膦酸盐、降钙素、CD40 配体、钙结合蛋白 -D28k、单核细胞趋化因子 MCP1 和 MCP3，以及能够促进前列腺素释放的流体剪切力。最近有研究表明，肌肉因子可保护骨细胞。然而这些因素不会干扰骨骼微损伤修复期间骨细胞的死亡。衰老及糖皮质激素治疗过程中的骨细胞死亡诱导的骨吸收与正常骨骼损伤修复时骨细胞诱导的骨吸收不同，有必要对两者进行识别。

骨细胞在压力环境下除了会发生凋亡，也会自我“吞噬”（即自噬）以维持生存能力，直到压力解除。小剂量糖皮质激素可以诱导骨细胞自噬，而大剂量糖皮质激素可诱导骨细胞凋亡。

（五）骨细胞参与微环境调节

大约 100 年前，有人提出骨细胞可以吸收它周围的腔壁。最初，“骨细胞性骨溶解”用于形容甲状旁腺功能亢进患者及大鼠骨骼中观察到的骨细胞腔隙扩大的现象。值得注意的是，骨细胞性骨溶解所导致的骨细胞腔隙扩大与肾性骨营养不良患者骨骼中骨细胞腔隙扩大不同，后者可能是由类骨细胞包埋骨细胞过程中骨矿化不良造成的。

（张克勤）

四、破骨细胞及其内分泌功能

骨的重建和稳态是成骨细胞（OB）和破骨细胞（OC）相互作用的结果。破骨细胞是主要起源于单核细胞 / 巨噬细胞前体细胞，含有多个细胞核和细胞器，有伪足和突起，形态不规则，通过黏附在骨基质上，分泌酸和裂解酶，降解骨骼的有机基质和无机基质而发挥骨溶解作用。

破骨细胞（OC）是唯一的骨吸收细胞，受多种细胞因子调节，能分泌多种生物活性物质，如骨调蛋白、细胞因子等，通过自分泌或旁分泌作用骨骼，或者通过远距分泌作用于各靶器官和组织，发挥着调节机体能量代谢、参与炎症反应、维持内分泌稳态等作用。巨噬细胞集落刺激因子（M-CSF）和 NF-κB 配体的受体激活剂（RANKL）在 OC 分化中起着核心作用，是破骨细胞存活和产生活性的关键细胞因子。M-CSF 与受体分子 c-fms 结合能诱导破骨前体细胞增殖，RANKL 诱导的破骨细胞形成的受体激活剂，被认为是重要的经典途径。RANKL 激活各种转录因子如 NF-κB、小眼转录因子（MITF）、c-fos 和核因子激活的 T 细胞 c1（NFATc1），负责破骨细胞的分化。另外破骨细胞生成因子包括肿瘤坏死因子 -α、IL-1、IL-6、IL-7、IL-8、IL-11、IL-15、IL-17、IL-23 和 IL-34，可促进 OC 分化，而抗破骨细胞生成细胞因子，如干扰素（IFN）α、IFNβ、IFNγ、IL-3、IL-4、IL-10、IL-12、IL-27 和 IL-33 下调 OC 分化。转化生长因子 β-1（TGF-β-1）为一种对骨骼重塑至关重要的多功能细胞因子，但其对破骨细胞形成的作用仍存在争议。既往破骨细胞分泌的 TGF-β-1 能以自分泌的方式诱导破骨细胞的活性，增加骨的再吸收作用，但 Tokunaga 等研究提示 TGF-β-1 通过抑制 NF-κB 的核易位，下调活化 T 细胞的核因子细胞质 1（NFATc1），从而抑制人 RANKL 诱导的破骨细胞生成。

成骨细胞可以产生破骨细胞的调控因子，如起正向调控作用的 NF-κB 配体的受体激活因子 RNAKL 和起负向调控作用的骨保护素（osteoprotegrin，OPG），OPG 是从破骨细胞和成纤维细胞中发现的分泌型糖蛋白，OPG 通过与 RANKL 结合并阻碍 RANKL-RANK 相互作用而成为破骨细胞生成的负调节剂，OPG 还表达心血管系统及多种肿瘤细胞等，发挥广泛的生物学效应。炎症、胰岛素抵抗、OPG 和可溶性 RANKL（sRANKL）之间存在联系，sRANKL 和 OPG 水平升高与糖尿病前期受试者有关，sRANKL 和 OPG 可能在糖尿病的发病机制及代谢紊乱中起作用。血管生成素和骨保护素是保护胰岛 B 细胞免于促炎性细胞因子的Ⅱ型肌肉特异性核因子，OPG 增加了肌肉的体积和力量，同时也使骨骼肌胰岛素信号传导正常化，促进炎症基因的高表达，且改善胰岛素敏感性。通过免疫测定确定基线血浆 OPG 浓度，结果提示血浆 OPG 浓度升高是 2 型糖尿病患者全因死亡率的有力预测指标。OPG 浓度与高血压、左心室肥大、血管钙化、内皮功能障碍和慢性丙型肝炎肝损害的严重程度有关。

由破骨细胞过度活化引起的骨转换失调会导致破坏性骨病，近年来，研究发现自噬和自噬相关蛋白是破骨细胞活性的重要调节因子，自噬作为一种保护性机制可以促进破骨细胞形成，以及维持其在各种应激状态下的生存。Lin 等研究提示破骨细胞连续暴露于糖皮质激素会上调自噬过程，使用遗传和药理学方法抑制自噬，可抑制破骨细胞的活性，从而改善了糖皮质激素和卵巢切除术引起的骨质流失。线粒体功能的维持在破骨细胞的分化和成熟过程中起着至关重要的作用，而这是通过自噬来控制的，自噬抑制剂可抑制骨质疏松模型中的破骨细胞过度活化。因此靶向自噬可能为预防和治疗骨质流失和骨质疏松症提供治疗选择。

越来越多的分子从骨源细胞外囊泡中分离出来，携带的生物活性分子被运输到邻近和远处的细胞，相互作用影响许多生物学过程。目前研究较多的破骨细胞来源细胞外囊泡是外泌体和凋亡小体，具有调节破骨细胞形成和破骨细胞与成骨细胞的通信等生物活性，除了特征性蛋白外，破骨细胞来源细胞外囊泡的另一个特征是存在核酸（miRNA）。破骨细胞分泌富含 miRNA 的外泌体，通过外泌体 miR-214 被转移到成骨细胞中抑制其功能，表明外泌体介导的 miRNA 转移在调节成骨细胞活性中发挥重要作用。而外泌体中的循环 miR-214 不仅是骨丢失的生物标志物，而且可以选择性地调节成骨细胞的功能。

最新证据表明破骨细胞在控制骨形成和血管生成方面具有新功能。耦合是在重建周期内以时间和空间协调的方式将骨骼吸收与形成联系起来的过程，破骨细胞能分泌促进成骨细胞前体募集和分化的物质，从而促进骨形成，称之为破骨细胞衍生的偶联因子，如心肌营养蛋白 -1、鞘氨醇 -1- 磷酸、Wnt10b、BMP-6、CTHRC1 和 C3a 等。并通过液相色谱 - 串联质谱法（LC-MS/MS）和使用 Mascot 数据库进行蛋白质功能鉴定，最后鉴定出 9 个蛋白质具有分泌特性，即 afamin、ADAMTS-like 蛋白 4、心房利钠肽、血管紧张素转换酶、SLIT3、层粘连蛋白 β2、FRAS1、胶原蛋白 -1 链和 usherin，破骨细胞衍生的偶联因子在调节成骨细胞性能中起着至关重要的作用，SLIT3 不仅通过自分泌方式抑制破骨细胞分化来抑制骨吸收，还同步刺激骨形成。破骨细胞通过细胞表面调节蛋白与成熟的成骨细胞直接相互作用以促进其活性。Sims 等研究比较破骨细胞分化的抑制剂［地诺单抗（anti-RANKL/Denosumab）］和破骨细胞功能的抑制剂［组织蛋白酶 K 抑制剂（Odanacatib）］的作用，地诺单抗抑制骨吸收的同时减少骨形成，而破骨细胞组织蛋白酶 K 虽然抑制骨吸收，但一些骨骼部位的骨形成被保留，提示骨形成的保留可能受破骨细胞分泌，并从脱矿骨基质中释放偶联因子影响，且功能受损的破骨细胞可能释放出更高水平的偶联因子，从而特异性刺激骨膜表面的成骨细胞形成更多的骨。研究结果可能为开发具有抗吸收和骨形成活性的治疗药提供分子基础。

因此，破骨细胞是骨骼的重要组成部分，受一系列细胞因子调控，也能分泌多种生物活性物质影响骨骼及机体内分泌系统，随着研究的深入，结合它的功能特性，为疾病的治疗提供靶点成为可能。

（蔡冬梅）

五、甲状旁腺素、甲状旁腺激素相关蛋白及其作用

甲状旁腺素（parathyroid hormone，PTH）和甲状旁腺激素相关蛋白（parathyroid hormone-related protein，PTHrP）在钙磷代谢和骨生物学上发挥重要作用。

（一）PTH 的化学特征和生理作用

PTH 由 84 个氨基酸残基组成［即完整 PTH（1～84）］，由甲状旁腺主细胞合成，其 N- 端部分为生物活性所必需，14～34 区段为受体结合所必需。PTH 主要在肝和肾中代谢和清除。PTH 是维持机体钙平衡的重要激素之一，其受体为 G 蛋白偶联受体 PTHR。PTH 的主要靶器官是骨骼、肾脏和肠道，可直接作用于骨和肾，促进骨钙动员和肾对钙的重吸收，通过促进 1α 羟化酶使 25-OH-D_3 转化为活性 1，25（OH）$_2$D，增加肠钙的吸收。

PTH 既有成骨作用，又有破骨效应，不同的给药方法会产生不同的效果。持续输注 PTH 会引起骨质丢失，而间断给药则能有效地提高骨量。同样剂量的 PTH，若 1h 内在大鼠体内输注完毕，其疗效要优于 2h 和 6h 内输注完毕的大鼠，说明 PTH 的成骨作用似乎更多取决于药物在体内的停留时间而不是峰浓度。间断刺激时，PTH 还可通过各种生长因子，如胰岛素样生长因子 - Ⅰ、Ⅱ

（IGF-Ⅰ、Ⅱ），以旁分泌形式调节骨衬细胞活性，将其活化为成骨细胞。

PTH 对骨产生不同效应的分子机制，可能的解释有：① PTH 作用于两种受体，分别介导合成和分解代谢；② PTH 作用于同一受体，激动不同的第二信号系统，即 PTH 持续刺激激活一条促进骨吸收的信号途径，间断刺激则活化另一条促进骨形成的信号途径；③ PTH 诱导的即时早期基因（immediate early gene，IGE）和生长因子表达不同。IGE 包括各种转录因子，如 c-fos、c-jun、c-myc 及 IL-6 等细胞因子。c-fos 和 IL-6 对包括成骨细胞在内的多种细胞的生长、分化有重要影响。间断给予 PTH 使成骨细胞和破骨细胞的 c-fos mRNA 先后表达，在松质骨周围基质细胞 *IL-6* 基因的表达也可短暂升高。但持续给予 PTH 就不会出现 *c-fos* 和 *IL-6* mRNA 表达的升高。同样，持续和间断给予 PTH 可分别抑制和刺激骨生长因子 *IGF-I*、*IGF BP-5* mRNA 的表达。间断刺激还能增加大鼠骶尾骨中转化生长因子 β（TGF-β）的水平。这些基因表达上的差异可能是造成 PTH 不同作用效果的原因之一。

最近以小鼠为实验对象的研究发现，小鼠缺乏环氧合酶 -2（cyclooxygenase，COX2）时，持续 PTH 给药的促骨吸收作用消失，反而出现促骨合成作用。进一步研究发现血清淀粉样蛋白 A（SAA3）可抑制 PTH 刺激下的成骨细胞分化，而对于 SAA3 敲除小鼠，持续 PTH 给药则通过 cAMP 途径，显示促骨合成效应，而不影响 PTH 介导的骨吸收作用。由于 PTH（1～34）已经作为促骨形成药，用于骨质疏松的治疗，而一些现有的药物都能减低 SAA 的产生，例如狄诺塞麦、COX2 抑制药、PGE2 受体拮抗药等，因此这一发现对于开发增强 PTH 促骨合成作用的药物很有吸引力。

PTH 的另外一个用途是低钙血症的治疗。在临床研究中，低钙血症的一个治疗方法是注射 PTH（1～34）。最近以胰岛素泵的形式给予 PTH（1～34），在低钙血症的治疗中取得了重要进展。这种新型的治疗方法能恢复血钙，维持骨转换指标和血镁处于正常范围。

（二）PTHrP 的化学特性和生理作用

早在 20 世纪 40 年代，在对恶性肿瘤合并高钙血症患者的研究中，人们发现其肿瘤能分泌一种类似 PTH 的物质，后将其命名为 PTH 相关蛋白（PTHrP）。人 PTHrP 基因位于 12 号染色体，结构复杂，至少由 8 个外显子组成。PTHrP 与 PTH 一样，能与 G 蛋白偶联受体 PTH/PTHrP 受体结合。PTHrP 在人体多种组织，如乳腺、软骨、骨、牙齿、心脏、子宫、甲状旁腺等都有表达，但生理情况下，外周血中的 PTHrP 明显低于 PTH。

PTHrP 的生理作用涉及许多方面。来自 PTHrP 对妊娠哺乳期的骨矿盐代谢发挥重要作用。妊娠过程中，共有 25～30g 的钙通过胎盘从孕妇体内转运至胎儿，用于胎儿的发育和骨骼形成。这种母胎之间的钙转运不受母体 PTH 水平调节，而是由胎儿和胎盘产生的 PTHrP 所介导。同时，PTH 活化 1α 羟化酶的作用也由 PTHrP 所替代，肾脏和胎盘产生的 1α 羟化酶活性提高，使妊娠期的 1, 25（OH）$_2$D$_3$ 升高至非妊娠期的 2 倍。分娩后，虽然胎盘分泌 PTHrP 消失，但乳腺分泌的 PTHrP 开始增加，血清 PTHrP 明显升高，甚至可导致高钙血症，此时患者的血清 PTH 降低。随着哺乳的停止，乳腺分泌的 PTHrP 也会逐渐停止。

PTHrP 还具有调节血管平滑肌张力，使子宫内血管收缩的功能；PTHrP 也会影响到胰岛 B 细胞的数量。

（三）PTH/PTHrP 的新功能

最近几年，人们发现 PTHrP 和 PTH 对能量代谢有着独特的作用。小鼠恶性肿瘤分泌的 PTHrP 能通过促进白色脂肪组织棕色化而导致肿瘤恶病质，给肺癌小鼠注射 PTHrP 的特异性抗体可明显逆转小鼠的恶病质；与动物实验类似，在恶性肿瘤患者中，血 PTHrP 浓度越高，其瘦体重量越轻、能量消耗越多。随后的研究进一步发现：5/6 肾切除后的肾衰竭小鼠在 PTH 升高的同时，出现了白色脂肪组织棕色化和恶病质；而脂肪细胞特异性敲除 PTH 受体则抵抗了肾衰竭和恶性肿瘤小鼠的棕色化和恶病质表型。这些结果提示 PTH 和 PTHrP 可以通过其受体，造成癌症和肾衰竭时的脂肪组织和肌肉组织丢失。最近的一项实验研究证明 PTH 具有刺激人白色脂肪前体细胞棕色化的作用。上海瑞金医院内分泌学科通过建立高 PTH 高血钙小鼠模型，经过一系列体内外试验，发现高表达 PTH 的小鼠，出现脂肪组织棕色化改变，能量消耗增加，脂肪减少，体重下降。对原发性甲状旁腺功能亢进症患者的进一步研究显示患者的棕色脂肪 / 米色脂肪量和棕色化活性超过配对的对照者。这些研究结果为深入了解 PTH/PTHrP 对能量代谢的作用提供了新依据。

（刘建民）

六、维生素 D 及其应用

（一）维生素 D 的生成和代谢

自然界的维生素 D 主要包括维生素 D_2 和 D_3 两种形式，前者主要存在于植物中，后者主要存在于动物体内。人体中的维生素 D 主要来源于表皮中产生的维生素 D_3 和食物中摄入的维生素 D_2 或 D_3。人体表皮中储存的 7- 脱氢胆固醇经阳光中的紫外线照射后产生维生素 D_3 前体，维生素 D_3 前体在室温下经过慢热转换转为维生素 D_3。

维生素 D 首先在肝脏线粒体和微粒体内的 25- 羟化酶催化下生成 25- 羟维生素 D［25-hydroxyvitamin D，25（OH）D］，25（OH）D 是维生素 D 在血液循环中的主要存在形式，可作为体内维生素 D 营养状况的指标。25（OH）D 通过 25（OH）D-1α 羟化酶（cytochrome P_{450} 27B1，CYP27B1）催化作用进一步羟化生成生物活性最强的维生素 D 代谢产物，即 1, 25- 二羟基维生素 D［1, 25-dihydroxyvitamin D，1, 25（OH）$_2$D］。1, 25（OH）$_2$D 在体内通过维生素 D 受体（vitamin D receptor，VDR）发挥生物学效应。肾小管细胞内合成的 1, 25（OH）$_2$D 为血液循环中 1, 25（OH）$_2$D 的主要来源，主要调节钙和磷的代谢，而其他组织细胞合成的 1, 25（OH）$_2$D 被认为是供给局部组织细胞所用，主要调节细胞的增殖、分化等。肾小管细胞内的 CYP27B1 的活性受甲状旁腺激素刺激，受成纤维细胞生长因子 23（FGF23）、钙、磷和 1, 25（OH）$_2$D 的抑制。肾外组织的 CYP27B1 活性受 IFNγ 和 TNFα 等细胞因子的激活，而受 PTH 影响很小，也不被 1, 25（OH）$_2$D 所抑制。1, 25（OH）$_2$D 最终在 25（OH）D-24 羟化酶（cytochrome P_{450} 24A1，CYP24A1）的作用下发生 24- 位羟化，生成无生物活性的代谢产物。血液循环中的 25（OH）D 和 1, 25（OH）$_2$D 有 85%～88% 与维生素 D 结合蛋白结合，进而运输到其他组织发挥作用。

（二）维生素 D 的经典作用

1. 调节肠道钙磷吸收

钙在肠道通过跨膜途径和细胞旁途径两种方式被吸收，钙的吸收部位主要在十二指肠，1, 25（OH）$_2$D 通过促进十二指肠黏膜细胞内的钙结合蛋白合成从而促进肠道的跨膜钙吸收。并且，1, 25（OH）$_2$D 还促进肠道对磷的吸收，但与钙不同是，磷的吸收部位主要在空肠，磷在肠道刷状缘和基底外侧膜的转运需要钠离子参与，1, 25（OH）$_2$D 促进小肠上皮的钠 – 磷转运体（NaP_i- Ⅱb）蛋白的合成。

2. 促进骨骼矿化

1, 25（OH）$_2$D 促进骨骼的矿化，但维生素 D 缺乏或 VDR 突变（或敲除）的佝偻病可通过补充大量的钙和磷纠正，说明 1, 25（OH）$_2$D 促进骨骼矿化的作用是通过促进肠钙吸收来完成的。而 1, 25（OH）$_2$D 对骨骼的直接作用是通过刺激成骨细胞产生 RANKL 从而促进破骨。由于这种作用，当机体摄取钙不足时，1, 25（OH）$_2$D 使骨钙释放增加，从而防止血钙下降，以维持血钙的稳定。

3. 提高肾脏对钙的重吸收

1, 25(OH)$_2$D 促进远端肾小管对钙的重吸收，1, 25（OH）$_2$D 提高肾小管细胞内 VDR、钙结合蛋白和 TRPV5 的表达水平及钙泵活性 。

（三）维生素 D 的非经典作用

1. 抗肿瘤

1, 25（OH）$_2$D 具有抗肿瘤的作用，多种恶性肿瘤细胞上有 VDR 的表达。1, 25（OH）$_2$D 对肿瘤细胞的作用包括抑制增殖、促进分化和凋亡。许多研究表明，1, 25（OH）$_2$D 及其类似物对直肠癌、乳腺癌和前列腺癌的发生和进展有一定的抑制作用。

2. 防止皮肤老化

表皮的角质细胞是人体内唯一具有维生素 D 完整代谢途径的细胞。1, 25（OH）$_2$D 促进表皮角质细胞的分化，该作用是通过磷脂酶 Cγ1 来完成的。表皮角质细胞产生的 1, 25（OH）$_2$D 与钙协调共同调节细胞的分化。

3. 调节免疫功能

1, 25（OH）$_2$D$_3$ 对免疫系统有调节作用。巨噬细胞、树突细胞及激活的 T 淋巴细胞和 B 淋巴细胞可在细胞内合成 1, 25（OH）$_2$D$_3$。1, 25（OH）$_2$D$_3$ 通过促进抑菌肽的表达增强固有免疫反应，而通过抑制树突细胞的抗原递呈来抑制适应性免疫反应，减少 T 细胞的增殖。

4. 维持心血管系统稳定

维生素 D 缺乏的动物表现为心肌收缩力的下降，1, 25(OH)$_2$D 促进心肌细胞的钙摄取。另外，特异性心肌细胞的 *VDR* 基因敲除导致心肌细胞肥大和纤维化。有研究表明，循环中 25（OH）D 水平降低与男性心肌梗死发病率相关。

（四）维生素 D 的临床应用

1. 骨质疏松与骨软化

维生素 D 充足状态是预防佝偻病和骨软化症发生的关键环节，这在临床实践中已得到广泛认可。但是维生素 D 对骨质疏松和骨折的预防作用尚存争议。虽然大多数研究显示补充维生素 D 后能预防骨质疏松和脆性骨折的发生，各指南也提出补充维生素 D 是抗骨质疏松治疗的基础措施，但是维生素 D 究竟需要补充多少，体内维生素 D 应该达到何种水平仍有争议。

2. 慢性肾衰竭

慢性肾衰竭，特别是终末期肾病患者，肾脏合成 1, 25（OH）$_2$D 的能力降低，对甲状旁腺中 PTH 合成的抑制作用明显减弱，容易出现继发性甲状旁腺功能亢进。补充活性维生素 D 或其类似物可以降低 PTH 的水平，同时维持血钙稳态，减轻肾性骨病。并且，纠正维生素 D 的缺乏对可以降低慢性肾衰竭患者心血管事件的风险，并降低心血管并发症的死亡率。

3. 增生性皮肤病

维生素 D 的类似物已被广泛用于治疗增生性皮肤病：银屑病。银屑病是一种由异常免疫反应引起的过度增殖和分化减少或异常的疾病。维生素 D 类似物卡泊三醇外用可以持续抑制异常免疫反应，虽然起效较为缓慢，但不良反应相对较少。并且与糖皮质激素联合使用可以显著增加疗效，并减少不良反应的发生。

4. 感染性疾病

1, 25（OH）$_2$D$_3$ 通过提高巨噬细胞内抑菌肽的水平来发挥抗感染作用，目前证据较多的是维生素 D 在结核病中的防治作用。但是仍缺乏严格设计的随机对照试验以证实维生素 D 的抗结核疗效。

5. 自身免疫性疾病

1, 25（OH）$_2$D$_3$ 具有双向免疫调控作用，既能维持机体正常免疫反应，又能抑制过度免疫反应。虽然临床前期研究表明活性维生素 D 对自身免疫疾病有治疗作用，但缺乏足够的临床试验证据。

6. 肿瘤防治

维生素 D 在肿瘤防治中具有重要的应用前景。虽然基础研究和动物实验均证实 $1,25(OH)_2D_3$ 可以抑制乳腺癌、前列腺癌和结肠癌，并且补充维生素 D 能降低这些肿瘤的发生风险，但临床研究显示，治疗剂量的活性维生素 D 及其类似物容易引起高血钙和高尿钙，希望在不久的将来会出现能用于肿瘤治疗。且无高血钙和高尿钙不良反应的维生素 D 类似物或维生素 D 受体激动药。

（谢忠建）

七、骨钙素及其内分泌作用

骨钙素发现于 20 世纪 80 年代，是由成骨细胞和骨细胞合成的一种非胶原蛋白，几乎仅在骨组织中表达。骨钙素分子量为 5.8kD，含 49 个氨基酸，其中有 3 个谷氨酸残基可被维生素 K 依赖的谷氨酸羧化酶进行羧化，这种修饰使骨钙素与矿物离子和羟基磷灰石具有极高的亲和性，从而聚集于骨基质中。在破骨细胞介导的骨吸收过程中，羧化的骨钙素发生脱羧反应形成非羧化骨钙素，非羧化骨钙素浓度很低，与羟基磷灰石亲和力极低，主要存在于血液循环中。

骨钙素一直以来被作为成骨形成指标，近十余年来才发现骨钙素具有多种内分泌调节功能，其发挥内分泌调节作用主要通过非羧化骨钙素完成。目前研究显示，骨钙素在能量代谢、男性性腺功能、神经功能调节、血管舒张等方面均具有调节作用。

（一）骨钙素的糖代谢调节功能

骨钙素可通过多种方式影响糖代谢。骨钙素作用于胰岛，促进 B 细胞增殖、胰岛素生成及释放；作用于脂肪细胞，提高脂联素表达，改善胰岛素抵抗；作用于小肠上皮细胞，促进胰高血糖素样肽 -1 释放，间接促进胰岛素分泌；作用于骨骼肌，促进运动骨骼肌对葡萄糖及游离脂肪酸的摄取和利用，改善糖皮质激素诱导的骨骼肌胰岛素抵抗；作用于肝脏，减少三酰甘油在肝细胞沉积，逆转脂肪肝造成的肝损伤。现在认为，骨钙素主要通过结合其 G 蛋白偶联受体 6A 发挥上述作用。

骨钙素刺激胰岛素分泌的作用不仅局限于动物研究，采用人组织细胞进行研究亦支持骨钙素对胰岛素的调节作用。将骨钙素加入人胰岛组织培养体系中，细胞增殖及分化增强、胰岛素生成增加。虽然动物研究及体外实验一致显示骨钙素具有降低血糖的作用，但人群研究结果并不完全一致。横断面人群研究显示血清骨钙素水平越高，空腹血糖及糖化血红蛋白水平越低。但横断面研究并不能说明因果关系。探讨骨钙素与糖代谢关系的队列研究结果并不一致，在一项具有心血管高危因素的患者中进行的前瞻性、巢式、病例对照研究显示，基线较低的总骨钙素及非羧化骨钙素水平与糖尿病风险增加强相关。但在其他队列研究中，并未发现基线较低的骨钙素水平与糖尿病风险增加有任何关联性。评估骨钙素水平与糖尿病风险的一项 Meta 分析显示，横断面研究中较高的血清骨钙素水平与糖尿病风险呈低相关性，但队列研究中血清骨钙素较高的人群，糖尿病风险仅边缘降低。来自日本和中国的几项大规模人群研究显示，血清骨钙素水平低于 6ng/ml，发生糖尿病及糖尿病前期的风险增加。由此可见，骨钙素用来预测糖尿病及糖尿病前期的价值仍待进一步研究。

1. 破骨细胞在糖代谢调节中的作用

非羧化骨钙素的形成主要依赖于破骨细胞骨吸收所形成的酸性环境。破骨细胞数量增加、骨吸收活性增强，则血清骨钙素水平显著升高，小鼠糖耐量改善、胰岛素敏感性增强。相反，破骨细胞数量减少、骨吸收受抑制，则血清骨钙素水平下降，小鼠表现为糖耐量受损、胰岛素敏感性下降。在人群研究中，血清骨吸收指标Ⅰ型胶原C末端肽与健康女性糖化血红蛋白呈正相关；在老年男性中，轻度的骨转换增加，即血清骨吸收Ⅰ型胶原C末端肽、骨形成指标骨钙素及其他骨转换指标每增加1个标准差，糖尿病风险降低30%~40%，这些人群研究同样提示骨吸收参与糖代谢调控。但抗骨质疏松药物临床试验并未发现抑制骨吸收药物对空腹血糖、胰岛素敏感性及糖尿病发生率有影响；在部分研究中甚至发现长期服用抗骨吸收制剂者的糖尿病风险降低。因此，骨吸收在糖代谢中调节作用仍需要进一步研究证实。

2. 胰岛素－骨钙素之间的反馈调节

内分泌系统的反馈调节机制同样存在于胰岛素与骨钙素之间。成骨细胞表达胰岛素受体，胰岛素作用于成骨细胞，胰岛素受体主要通过两条途径调节骨钙素活性：一是促进骨钙素合成，二是通过增强破骨活性促进骨钙素脱羧，进而形成正反馈调节。该正反馈调节若不受控制，将无限加强，造成机体代谢失衡。目前认为，瘦素－血清素－交感神经、跨膜蛋白DLK1分子及成骨细胞上结节性脑硬化复合物1（Tsc1）－哺乳动物雷帕霉素靶蛋白（mTOR）信号途径可能参与对胰岛素－骨钙素通路的负性调控。

瘦素是由脂肪组织分泌的一种小分子多肽类激素，可通过血－脑屏障进入中枢神经系统，抑制脑干合成血清素，进而降低交感神经兴奋性，即瘦素信号可增强交感神经活性。而交感神经末梢释放的儿茶酚胺类神经递质可增加成骨细胞胚胎干细胞磷酸酶（embryonic cell phosphatase，*ESP*）的表达。*Esp* 基因翻译一种骨－睾丸蛋白酪氨酸磷酸酶（osteotesticular protein tyrosine phosphatase，OST-PTP），*Esp* 高表达会导致非羧化骨钙素减少，小鼠表现为肥胖、胰岛素抵抗及高血糖，*Esp* 缺失则非羧化骨钙素水平升高，小鼠表现为消瘦、血糖偏低和胰岛素敏感性增加。因此，瘦素的升高通过抑制脑血清素、增强交感神经兴奋性、促进成骨细胞 *Esp* 表达而起到抑制骨钙素活性的作用。

Dlk1 又称为脂肪细胞前体细胞因子（Pref-1），是一种跨膜蛋白。*Dlk1* 全身敲除小鼠血清非羧化骨钙素水平升高，血糖降低、胰岛素敏感性增强。成骨细胞高表达 *Dlk1* 小鼠骨钙素减少，胰岛素分泌减少、胰岛素敏感性下降。因此，Dlk1 可能是另一个抑制胰岛素－骨钙素正反馈通路的机制。除此之外，Tsc1-mTOR 可能也参与了胰岛素－骨钙素的负性调节中。Tsc1 和 Tsc2 所形成的二聚体复合物可抑制 mTOR 功能，成骨细胞上敲除 *Tsc2* 可激活 mTOR，小鼠血清非羧化骨钙素显著升高，幼龄时表现为胰岛素水平升高、血糖偏低；但随着周龄增加，胰岛B细胞体积缩小，出现糖耐量减退、肥胖和胰岛素抵抗，即出现了非羧化骨钙素脱敏现象。究其原因是胰岛B细胞上的骨钙素受体 GPCR-6a 下调所致。这一研究结果提示成骨细胞 Tsc2-mTOR 通路可能是胰岛素－骨钙素信号系统的又一负性调节信号。

总体而言，骨钙素是一个重要的内分泌调节激素，影响着机体的糖代谢，并受到胰岛素的正反馈调节及多种负性信号的调节作用。在人群中对包括骨钙素、Ⅰ型胶原C末端肽在内的骨转换指标及其功能开展进一步临床研究，有可能为糖尿病的发生发展及治疗提供新的理论依据和思路。

（杨毓莹）

（二）骨钙素对男性生殖的作用

睾丸的发育和功能主要受下丘脑－垂体－性腺轴的调节。腺垂体受下丘脑分泌的促性腺激素释放激素（GnRH）的刺激，分泌两种促性腺激素，即卵泡刺激素（follicle stimulating hormone，FSH）和黄体生成素（luteinizing hormone，LH）。随后，FSH 和 LH 分别通过刺激精子生成和睾酮合成而作用于睾丸。睾酮是调节骨重塑、维持骨骼完整性所必需的重要激素之一。最近的研究表明，骨骼也可以通过骨钙素及膜受体 GPRC6A 参与睾丸功能的调节。

1. 基础研究证据

有文献表明，缺乏骨钙素的雄性小鼠的睾酮水平低下，与野生型雄性对照相比，与野生型雌性小鼠交配的产仔数大大减少。而外源性补充非羧化骨钙素可以使野生型小鼠体内的睾酮水平升高。此外，非羧化骨钙素可以使小鼠原代 Leydig 细胞呈剂量依赖性地增加睾酮的释放。此外，在 *ESP* 缺陷的小鼠（一种骨钙素过表达小鼠模型）中发现，雄鼠血清睾酮水平升高，与野生型雄性对照相比，与野生型雌性小鼠交配的后代数量显著增加。然而，在这些动物模型中雌性小鼠的生育能力不受影响。

进一步研究表明，骨钙素在睾丸的分子靶标蛋白是 GPRC6A。在 GPRC6A 敲除的雄鼠中出现了女性化特性，其中包括睾酮水平降低，雌激素升高和肛门生殖器间距缩小。*GPRC6A* 在睾丸中的表达基本上仅限于 Leydig 细胞。在 Leydig 细胞中特异性敲除 *GPRC6A* 后，雄性小鼠的睾丸、附睾和精囊的大小和重量，以及精子数量、循环睾酮水平均降低。其分子机制是，非羧化骨钙素作用于 GPRC6A，通过 CREB 介导的途径，直接抑制 Leydig 细胞凋亡并刺激类固醇生成和睾酮生成。

从整体上讲，破骨细胞通过酸化骨吸收腔，将成骨细胞产生的骨钙素转化为非羧化骨钙素。这个过程受成骨细胞中胰岛素信号通路的控制。非羧化骨钙素释放入血后，通过作用于睾丸 Leydig 细胞的 GPRC6A 受体刺激 Leydig 细胞产生睾酮，进而促进精子生成。此外，非羧化骨钙素刺激胰岛 B 细胞增殖和胰岛素释放，进而通过正反馈回路促进骨骼中骨钙素的脱羧过程，即胰腺 – 骨 – 睾丸调节轴。

Leydig 细胞的内分泌功能不仅限于合成睾酮，还包括 INSL3 的释放，以及最近发现的将维生素 D 活化成 25– 羟基维生素 D 的作用。在最近的一项研究中发现，非羧化骨钙素能够增加 Leydig 细胞系 MA–10 细胞中 CYP2R1 羟化酶的表达和维生素 D 的 25– 羟化。

2. 临床研究结果

有证据表明，在人体中，骨钙素 /GPRC6A 也参与睾丸功能的调节。*GPRC6A*（*F464Y*）错义突变的患者出现睾丸功能不全、生育力下降、精子数量减少、睾酮水平降低和高 LH 水平。但是在人群的横断面研究中得出了一些不一致的结论。Kirmani 等研究了 56 名 7—21 岁的男孩，发现 11—14 岁的男孩非羧化骨钙素和血清睾酮水平之间的呈正相关。Kanazawa 等报道了在 2 型糖尿病患者中，非羧化骨钙素和非羧化骨钙素与总骨钙素比值均与游离睾酮呈正相关。在广泛的男性受试者群体，从普通人群到骨质疏松症、代谢综合征或肥胖症患者中均发现了类似的关联。但是，在一项来自年轻不育夫妇的男性受试者中显示非羧化骨钙素和睾酮之间无显著相关性。在一项针对男性低促性腺激素性功能减退症患者的研究中发现，骨钙素与基线循环睾酮水平无显著相关性，但与促性腺激素刺激后的睾酮分泌最大值呈正相关，提示骨钙素可能参与调节睾丸对促性腺激素的反应性。至于补充骨钙素是否可以改善男性生殖功能，虽然目前尚未有研究报道，但可能会为治疗男性性腺功能减退带来新的希望。

（刘建民　刘冬梅）

八、RANKL/RANK/OPG 系统及其内分泌作用

（一）RANKL/RANK/OPG 系统简介

RANKL/RANK/OPG 系统由三个重要信号分子组成：①核因子（NF）–kB 配体受体激活剂（receptor activator of nuclear factor–κB ligand,

RANKL）；② NF-κB 受体激活剂（receptor activator of nuclear factor-κB，RANK）；③可溶性诱导受体骨保护素（osteoprotegerin，OPG）。RANKL/RANK/OPG 系统在 20 世纪 90 年代末首次被认为是骨重建的关键调控因子。目前研究认为 RANKL/RANK/OPG 系统在骨稳态、器官发生、免疫耐受和癌症中发挥关键调控作用。

RANKL（也称为 TRANCE、TNF 相关诱导激活细胞因子）是由骨髓基质细胞、骨细胞和成骨细胞表达的肿瘤坏死因子（TNF）家族成员。RANKL 是一种同三聚体跨膜蛋白，在多种组织中均有表达，包括 T 淋巴细胞、成骨细胞、骨细胞和骨基质及肺等，但也可以作为分泌蛋白产生。RANKL 的表达受多种骨活性因子调节，包括糖皮质激素、维生素 D_3、IL-1、TNF-a、TGF-b、Wnt 配体和 LPS。RANK 为 RANKL 信号受体（也称为 TRANCE-R、TNF 相关诱导激活细胞因子受体或破骨细胞分化和激活受体、ODAR）。RANK 是一种Ⅰ型 616 个氨基酸的同源三聚体跨膜蛋白。RANK 在胸腺、肝脏、结肠、乳腺、前列腺、胰腺、骨髓、心脏、肺、大脑、骨骼肌、肾脏和皮肤等表达。RANK 主要通过 M-CSF 诱导破骨细胞前体。RANKL 与破骨细胞前体细胞表面的信号受体 RANK 结合，导致细胞融合成多核细胞，分化为成熟的破骨细胞，成熟破骨细胞黏附于骨表面，通过分泌酸和溶解酶（如组织蛋白酶 K、抗酒石酸酸性磷酸酶）促进骨吸收。骨保护素（OPG）（也称为 TNF 受体超家族 11B、或称为破骨细胞生成抑制因子）是一种缺乏跨膜结构域的可溶性诱导受体。主要由骨髓基质细胞和成骨细胞表达，也可在 B 淋巴细胞、树突细胞和滤泡树突细胞中诱导表达。OPG 的表达受多种因素调节，TGF-b、IL-1、TNF、雌激素和 Wnt 配体正性调节，前列腺素 E_2（PGE2）和糖皮质激素负性调节。OPG 与 RANKL 结合的亲和力比 RANKL 高约 500 倍，OPG 通过阻止 RANKL 与其受体 RANK 结合，抑制破骨细胞生成，减少破骨细胞导致的过度骨吸收。

（二）RANKL/RANK/OPG 系统与骨重建

骨骼是一个动态、代谢活跃、功能多样器官。骨重建是由成骨细胞骨形成和破骨细胞骨吸收组成的骨基本多细胞单位完成，在重建过程中，骨吸收和骨形成在空间和时间上紧密偶联，维持整体骨体积和结构保持不变，骨重建受系统和局部因素和信号调节，20 世纪 90 年代发现 RANKL/RANK/OPG 信号通路系统在骨重建中发挥作用作用。

骨细胞和成骨细胞产生的 M-CSF 刺激破骨细胞表达 RANK，人 RANK 为一种氨基酸肽，由 616 个氨基酸、一个 N 端胞外结构域和一个大的 C 端胞质结构域，以及一个 28 个氨基酸信号肽和一个 21 个氨基酸短跨膜结构域组成。RANKL 是破骨细胞生成的关键调节因子，M-CSF 和 RANKL 是破骨细胞前体细胞分化为成熟破骨细胞的前提。

RANKL 与 RANK 结合诱导丝裂原活化蛋白激酶、肿瘤坏死因子受体相关因子 6、NF-jB 和 c-fos，激活 NFATc1 关键转录因子，调节破骨细胞基因表达，促进破骨细胞分化、融合、激活和存活。RANKL 由成骨细胞、骨细胞和软骨细胞产生，在负荷和微损伤信号影响下，基质内骨细胞刺激破骨细胞形成启动骨重建。OPG 由成骨细胞和骨细胞分泌，与 RANKL 结合，防止 RANKL 与 RANK 结合，抑制破骨细胞骨吸收，在骨重建过程中，RANKL/OPG 的比值是调节骨吸收、骨量和骨骼完整性的关键，并受多种系统因素如 1, 25（OH）$_2D_3$，PTH，PTHrP，IL-1 和 TNFa 等调节。RANKL 是破骨细胞生成的关键调节因子，M-CSF 和 RANKL 是破骨细胞前体细胞分化为成熟破骨细胞的前提，缺乏 RANKL 的小鼠由于破骨细胞缺乏而发展成骨硬化。RANKL/RANK 信号转导在破骨细胞发生中涉及多种途径，包括核因子 -κB（NF-κB）、c-Jun 氨基端激酶（JNK）/ 激活蛋白 1（AP-1）、c-Myc 和活化 T 细胞的钙蛋白 / 核因子、胞浆 1（NFATc1）。三条途径参与破骨细胞活化和存活：Src、p38 和细胞外信号调节激酶（extracellular signal-regulated kinase，ERK）。

绝经后女性 RANKL 表达增加是骨质疏松发生的主要原因，RANKL 与 RANK 结合导致破骨细胞分化、激活和生存。OPG 与 RANK 结合，阻断 RANKL 与 RANK 结合，减少破骨细胞生成，预防骨丢失。骨骼肌表达 RANK，NF-κB 主要通过抑制肌源性分化，导致骨骼肌功能障碍，RANK/RANKL/OPG 与钙稳态、凋亡和炎症过程有关。

（三）RANKL/RANK/OPG 系统与血管钙化

血管钙化是动脉粥样硬化、高血压、糖尿病血管病变、血管损伤、慢性肾病和衰老等普遍存在的共同的病理表现。血管钙化是心血管疾病发病率和死亡率的独立预测因子。主要表现为血管壁僵硬性增加，顺应性降低，易导致心肌缺血、左心室肥大和心力衰竭，引发血栓形成、斑块破裂，是心脑血管疾病高发病率和高死亡率的重要因素之一；亦是动脉粥样硬化心血管事件、脑卒中和外周血管病发生的重要标志分子。以往认为血管钙化是一个被动的、退化的、不可避免的终末过程，但是，目前的临床和基础研究结果表明血管钙化类似于骨发育和软骨形成的过程，是一个主动的、可调节的、可治疗和可预防的过程。

血管钙化有四种组织解剖学变异，即动脉内膜 / 粥样硬化钙化、动脉中层钙化、瓣膜钙化和尿毒症性动脉硬化。

动脉血管钙化是一种高度调控的过程，与骨形成有许多相似之处。血管钙化与多种信号通路相关。血管平滑肌细胞（vascular smooth muscle cells，SMC）具有骨软骨生成潜能。血管平滑肌细胞、平滑肌细胞或外周血细胞，分化为成骨表型并产生骨相关蛋白调控血管钙化。骨形成蛋白（如骨钙素、碱性磷酸酶、骨形态发生蛋白 -2 和骨形态发生蛋白 -4）和骨基质沉积抑制蛋白（骨桥蛋白和基质 Gla 蛋白）调节糖尿病患者血管壁钙化。RANKL 通过与 RANK 结合并通过激活 NF-κB 途径增加骨形态发生蛋白 -4 的产生，从而增加血管平滑肌细胞钙化。

OPG/RANKL/RANK 系统在病理血管生成、炎症和细胞存活中发挥重要作用。成骨过程中内皮细胞与成骨细胞之间相互作用建立了血管生成与成骨之间的联系。OPG/RANKL/RANK/TRAIL 系统作用于特定的细胞表面受体，将信号传递给细胞内并修饰基因表达。形成的细胞因子激活受体诱导了核细胞、中性粒细胞和内皮细胞的募集。OPG/RANKL 比值升高可能为内皮细胞代谢紊乱、功能障碍进展的炎症标志物水平。

（四）RANKL/RANK/OPG 系统与糖尿病

2 型糖尿病主要死亡原因为心血管疾病，血管钙化是心血管疾病的主要发病因素，目前研究认为 RANKL/RANK/OPG 系统参与糖尿病血管钙化发生和发展过程。其重要新生物标志物与糖尿病患者的糖基化和炎症水平有关。有证据表明，调节 RANKL/RANK/OPG 与晚期糖基化终末产物受体（receptor for advanced glycation end products，RAGE）信号通路和相关的促炎症环境可改变糖尿病心血管并发症的自然过程和结局。

糖尿病动脉中层钙化经常伴有骨量减少，但机制尚不清楚，有研究显示糖尿病动脉中层钙化与 RANKL -RANG-OPG 信号系统有密切关系。NOTCH 信号改变，激活下游调节因子 Hes1，促进血管平滑肌细胞成骨分化和矿化。

骨形成蛋白（如骨钙素、碱性磷酸酶和骨形态发生蛋白 -2、骨形态发生蛋白 -4 和骨基质沉积抑制蛋白（骨桥蛋白和基质 Gla 蛋白）调节糖尿病患者血管壁钙化。

RANKL 促进破骨细胞骨吸收，产生过量的钙和无机磷酸盐，促进血管钙化，在糖尿病Charcot神经关节病伴骨量减少患者，常伴随内膜血管钙化，尤其是下肢血管钙化。

1型糖尿病的特征是自身免疫过程对胰岛B细胞的逐步破坏导致胰岛素缺乏。1型糖尿病如果大血管和微血管病变也可导致骨代谢异常，其特点为骨矿化障碍、糖基化异常和骨胶原交联蛋白异常。1型糖尿病患者RANKL水平升高，OPG水平下降，OPG水平的升高与糖尿病的进展及其并发症呈正相关，1型糖尿病患者血清PTH水平升高，甲状旁腺激素和维生素D增加RANKL基因表达，维生素D上调OPG表达，PTH下调OPG表达。流行病学研究发现，较高的基线RANKL水平与2型糖尿病发病率有关，RANKL/OPG比值升高，破骨细胞分化和活化增加，骨吸收增强，导致骨量减少和骨质疏松。OPG和RANKL有望成为1型糖尿病患者骨代谢异常的生物标志物。

肥胖与高BMI、体重、体脂量和内脏脂肪堆积有关。传统认为肥胖所致机械负荷刺激骨形成，脂肪细胞中雄激素转化为17β-雌二醇，增加骨密度（bone mineral density，BMD），对骨骼有保护作用。目前研究发现肥胖所致脂肪过多和内脏脂肪堆积导致骨质疏松症的风险增加。骨髓中的多潜能间充质干细胞可分化为脂肪细胞和成骨细胞。脂肪细胞和成骨细胞分化平衡状态受多种信号通路调节。肥胖产生的促炎性细胞因子如TNFα、IL-1β、IL-6、CRP、瘦素和脂联素等通过RANKL/RANK/OPG信号通路刺激破骨细胞分化和骨吸收。

RANKL /RANK/OPG/ 与Wnt-β-catenin信号通路调控脂肪细胞和成骨细胞增殖功能。成骨细胞或激活的T细胞分泌RANKL，RANKL与破骨细胞表面表达的RANK结合，相互作用，刺激破骨细胞形成，OPG负调控此过程。脂肪细胞分泌因子降低OPG/RANKL比值，增加破骨细胞RANK表达，刺激成骨细胞，RANKL表达增加，OPG产生减少。研究发现NF-κB诱导激酶与肥胖B细胞功能障碍有关。在肥胖和糖尿病中，炎症因子TNF和RANKL水平升高，诱导NF-κB诱导激酶，负调节B细胞功能，导致肥胖和糖耐量受损中B细胞胰岛素分泌能力下降。阻断TNF或RANKL可改善糖耐量。

糖尿病患者高血糖的损害主要是由自由基积累，即超氧化物作用，激活一系列的细胞通路包括多元醇、已糖胺途径，晚期糖基化终末产物（advanced glycation end products，AGE）、蛋白激酶C（protein kinase C，PKC）和NF-κB介导的血管炎症因子所致。增加的葡萄糖和其他还原糖如半乳糖和果糖与蛋白质氨基发生反应，形成AGE。AGE与受体结合，激活PKC-ζ触发下游p38MAPK、转化生长因子β和NF-κB信号通路，AGE增加碱性磷酸酶水平和Runx2表达，促进血管平滑肌细胞向成骨样表型转化。

RANK/RANKL/OPG参与调节糖稳态，阻断小鼠肝脏RANK活性，可预防饮食诱导的糖耐量受损，RANKL与RANK结合，通过炎症因子和激活Kupfer细胞导致胰岛素抵抗。RANKL激活，OPG制破骨细胞生成。RANKL抑制药地诺单抗改善骨质疏松症患者的骨强度，改善肌肉强度和胰岛素敏感性。在小鼠模型中，OPG改善肌肉萎缩症和失神经诱导的肌肉萎导致的肌肉强度。

糖尿病足是1型和2型糖尿病患者的慢性并发症。RANKL/RANK/OPG系统通过影响蛋白质活性与糖尿病足相关。RANKL/RANK/OPG系统中*TNFRSF11B*基因（*rs2073618*、*rs2073617*、*rs1872426*、*rs1032128*、*rs7464496*、*rs11573829* *rs1485286*）、*OLEC10*基因（*rs6993813*、*rs3134069*）和*TNFSF11*基因（*rs9533156*）突变与2型糖尿病足发生发展有关，并与性别、糖尿病类型和糖尿病足病因有关。RANKL/RANK/OPG系统中*rs2073618*和*rs3134069*等位基因变异与糖尿病足Charcot神经关节病相关。

糖尿病Charcot神经关节病由于年龄和活性

氧升高，炎性细胞因子刺激 RANKL 产生，激活 RANK 信号，增加血钙和磷，驱动血管壁平滑肌细胞的成骨分化。RANKL 和炎性细胞因子通过 S100 与 RAGE 结合，激活下游通路，直接引起血管钙化。

（李玉坤）

九、骨形态发生蛋白

骨形态发生蛋白（BMP）是一组诱导骨形成的蛋白质，最初是从脱钙骨基质中提取出的，其组成约 30 余种。BMP 和与其相关的生长分化因子（growth and differentiation factor，GDF）是转化生长因子 -β（transforming growth factor-β，TGF-β）家族的成员，通过Ⅰ型和Ⅱ型丝氨酸 - 苏氨酸激酶受体及其下游效应器（包括 Smad 蛋白）转导信号。BMP 在多种器官，如骨、软骨、肌肉、肾脏和血管等的形成和维持中发挥重要作用。

（一）BMP 的生化特征和细胞内信号转导

BMP 具有 TGF-β 家族共有的高度保守的氨基酸序列，但其生物学功能不完全相同，其成骨和非成骨活性取决于其结构、结合受体、细胞内信号分子和靶基因。

1. BMP 的分类

脊椎动物中已经发现的 BMP 有十几种，BMP 基于结构同源性分为几个亚组，包括 BMP-2/-4 组，BMP -5/-6/-7（OP-1）/-8 组，BMP-9/-10 组和 BMP-12/-13/-14（GDF-7/-6/-5）组（表 42-2）。

2. BMP 的结构

BMP 的非活性前体蛋白是一个包括氨基末端信号肽、前结构域和羧基末端成熟的多肽，蛋白水解转化酶 furin 将羧基末端从前体蛋白切割下，释放成熟的 BMP 多肽。成熟的 BMP 单体通过共价二硫键与另一个 BMP 单体聚集，形成具有生物活性的 BMP 二聚体。

BMP. 骨形态发生蛋白；GDF. 生长分化因子

3. BMP 的受体及细胞内信号传导

BMP 通过丝氨酸 - 苏氨酸激酶跨膜Ⅰ型和Ⅱ型受体来发挥其效应。哺乳动物中有三种类型的 BMP Ⅱ型受体，即 BMP- Ⅱ型受体（BMPR Ⅱ）、激活素 - Ⅱ型受体（ActR Ⅱ）和激活素 - Ⅱ B 型受体（ActR Ⅱ B）。TGF-β 家族蛋白有 7 种Ⅰ型受体，即 ALK 1-7、（表 42-2）。当Ⅰ型和Ⅱ型受体同时存在时，它们结合的亲和性显著增强。被激活的Ⅰ型受体激酶随后磷酸化细胞质中的下游底物，主要包括 Smad 蛋白（图 42-3）。

BMP 也可以激活不依赖于 Smad 的信号通路，如丝裂原活化蛋白激酶（mitogen-activated protein kinase，MAPK）、c-Jun 氨基端激酶（JNK）、肌醇磷酸激酶（phos-phatidy l inositol 3-kinase，PI3K）、Akt 和小 GTPases。非 Smad 通路与 Smad 通路协同调控各种细胞反应。

4. BMP 的信号调节

从细胞外间隙到细胞核，BMP 信号在多个水平上受到调控，在细胞外区，BMP 拮抗剂可以直接与其结合发挥作用，从而阻止其与特定受体结合。细胞外 BMP 拮抗剂包括 noggin、chordin、chordinlike 1、chordinlike 2、Gremlin、Cerberus、follistatin、ectodin/ USAG-1 和 DAN 家族成员等，BMP 通过负反馈调节可以上调一些拮抗剂的表达。

细胞外也有 BMP 的增强剂。BMP-1 通过裂解 chordin，从非活性的 BMP-chordin 复合物中释放活性 BMP，BMP-1 可以作为 BMP 的激活剂。成熟的 BMP 可以结合肝素和硫酸盐多糖，如肝素、硫酸肝素和硫酸葡聚糖，可增强 BMP-2、BMP-4 和 BMP-7 诱导的成骨细胞分化。KCP 通过旁分泌结合 BMP 并增强 BMP 信号。

5. BMP 的表达

大多数 BMP 在胚胎发生过程中表达于多种组织中，但有些成员在出生后仅在特定组织中表

表 42-2　BMP/GDF 配体、Ⅰ型受体、Ⅱ型受体和 Smad 蛋白在信号转导中的关系

<table>
<tr><th>BMP/GDF 配体</th><th>Ⅰ型受体</th><th>Ⅱ型受体</th><th>受体调节型 Smad</th><th>共同介导型 Smad</th></tr>
<tr><td>BMP-2</td><td>ALK-3
ALK-6</td><td rowspan="14">BMPR Ⅱ
ActR Ⅱ
ActR Ⅱ B</td><td>Smad1
Smad5
Smad8</td><td rowspan="14">Smad4</td></tr>
<tr><td>BMP-3（osteogenin）
BMP-3b（GDF-10）</td><td>ALK-4</td><td>Smad2
Smad3</td></tr>
<tr><td>BMP-4</td><td>ALK-3
ALK-6</td><td rowspan="10">Smad1
Smad5
Smad8</td></tr>
<tr><td>BMP-5</td><td rowspan="4">ALK-2
ALK-3
ALK-6</td></tr>
<tr><td>BMP-6（Vgr-1）</td></tr>
<tr><td>BMP-7（OP-1）</td></tr>
<tr><td>BMP-8（OP-2）
BMP-8B</td></tr>
<tr><td>BMP-9（GDF-2）</td><td rowspan="5">ALK-1
ALK-2
ALK-6</td></tr>
<tr><td>BMP-10</td></tr>
<tr><td>BMP-12（GDF-7）</td></tr>
<tr><td>BMP-13（GDF-6）</td></tr>
<tr><td>BMP-14（GDF-5）</td></tr>
<tr><td>BMP-15（GDF-9b）</td><td rowspan="2">ALK-5</td><td rowspan="2">Smad2
Smad3</td></tr>
<tr><td>GDF-9</td></tr>
</table>

达。例如，BMP-3、BMP-4、BMP-5 和 BMP-6 在肺中高度表达，而 BMP-7 在成年小鼠肾脏中大量表达。成骨细胞和骨细胞是骨基质中 BMP 重要的来源 BMP-3 在小鼠成骨细胞和骨细胞中大量表达。BMP-4 在骨折愈合早期的愈伤组织细胞中瞬时诱导表达，BMP-4 的表达通过 BMP 信号本身得到增强，在进行性骨化性肌炎 由 BMP 受体的功能获得突变引起，进行性骨化性肌炎的成淋巴样细胞中，BMP-4 的表达高于正常细胞。

（二）BMP 在骨骼组织的生物活性

BMP 通过调节细胞增殖、分化和死亡，在脊椎动物和无脊椎动物各种组织的发育和维持中发挥重要作用。

1. 骨骼的发育

BMP-2、BMP-4、BMP-6 和 BMP-7 在体内可诱导骨和软骨组织的形成，而 GDF-5 在体内可诱导软骨和肌腱样组织的形成。采用腺病毒基因转移技术体外评价 14 个 BMP 的成骨活性，

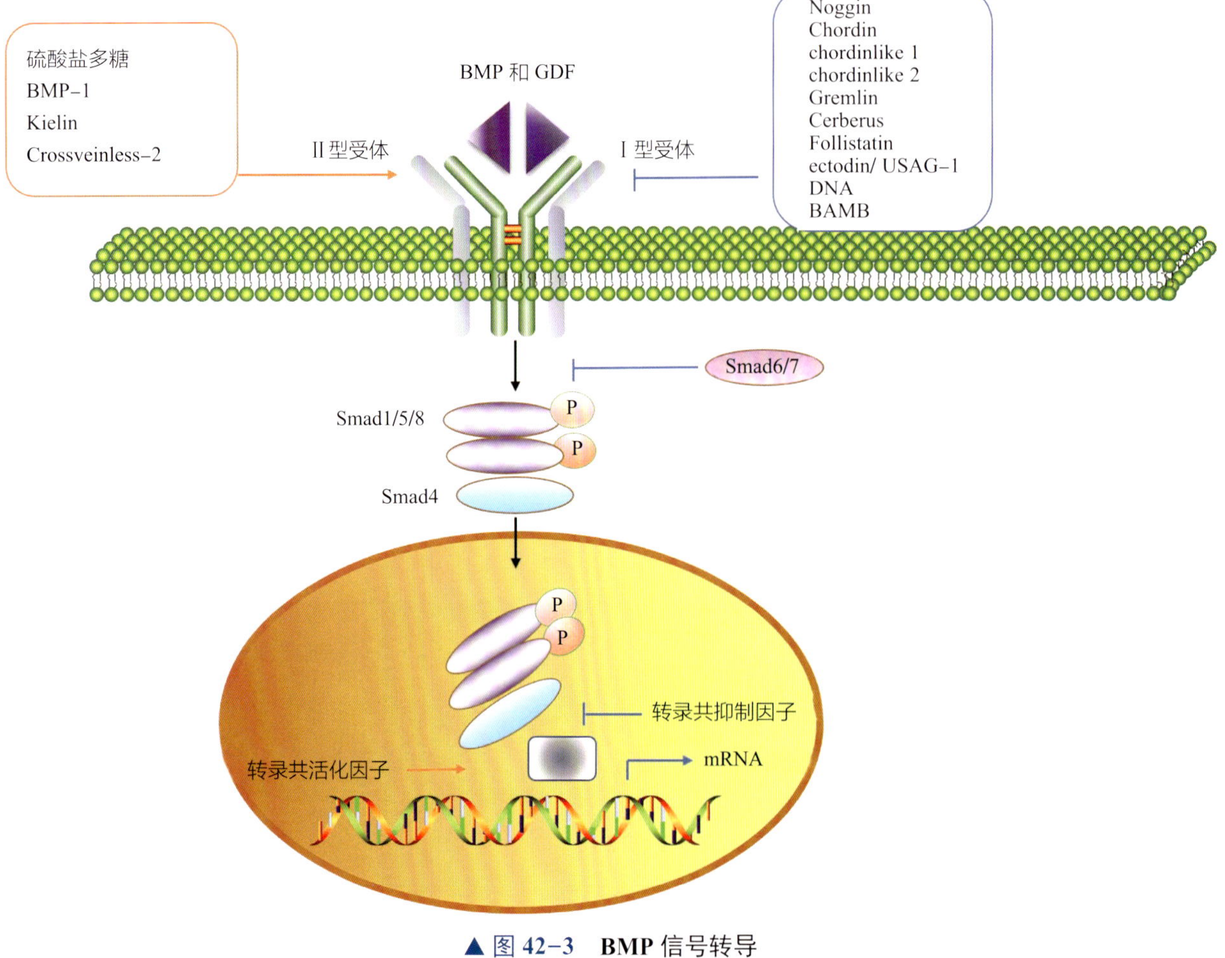

▲图 42-3 **BMP 信号转导**

其中，BMP-2、BMP-6、BMP-9 对小鼠多能性 C3H10T1/2 细胞中碱性磷酸酶活性和骨钙素表达的诱导作用最强，并在诱导间充质祖细胞成骨分化中发挥重要作用；除了 BMP-3 和 BMP-12，大多数 BMP 都能诱导 TE-85 人骨肉瘤细胞的碱性磷酸酶活性，并能诱导成熟成骨细胞的成骨。

BMP 是骨骼正常发育的重要调节因子，BMP 信号分子功能丧失或功能获得突变，可以导致骨骼异常。*BMP5* 基因在短耳位点被删除或在独立突变中重新排列，导致“短耳”突变小鼠在生长发育、骨骼结构模式、骨折修复等方面存在缺陷。BMP6$^{-/-}$ 小鼠有轻度的软骨表型。BMP7$^{-/-}$ 小鼠的骨骼结构缺陷局限于肋骨、颅骨和后肢。双杂合的 BMP4$^{+/-}$、BMP7$^{+/-}$ 小鼠出现胸腔和肢体的远端部分轻微缺陷。*GDF-5* 基因突变是导致小鼠短肢畸形。*GDF-6* 基因失活导致关节、韧带和软骨形成的缺陷。同时缺失 *GDF-5* 和 *GDF-6* 基因的小鼠表现出更多的缺陷，包括肢体部分骨骼元素的严重减少或丢失、骨骼结构间的额外融合、脊柱侧凸和脊柱间椎间关节软骨的改变。纯合子的 *GDF-11* 突变小鼠在整个中轴骨骼和后肢的后移位中表现出前向的同源转变。

noggin/GDF-5/ALK-6 轴为肢体发育过程中软骨形成的关键信号通路。在胚胎发育中 GDF-5 在软骨细胞分化前大量存在于间充质干细胞中。多发性滑膜病综合征以多关节融合为特征，是由 noggin 蛋白功能缺失突变或 GDF-5 功能获得突变导致的 BMP/GDF 过活化引起的。由于 GDF-5 或其受体 ALK-6 的功能缺失突变而导致的 BMP/

GDF 活性的抑制已被证明与短指畸形有关。

2. 成骨细胞和软骨细胞的分化

BMP 调节成骨细胞和软骨细胞的增殖和（或）分化，而成骨细胞和软骨细胞由具有多种分化潜能的间充质干细胞分化而来，多分化潜能的间充质干细胞可以分化为多种类型的细胞，如脂肪细胞、肌腱细胞和肌细胞。BMP 一般通过软骨内成骨诱导软组织的异位骨形成，未分化的间充质细胞在植入软组织一周内分化为软骨特异性的细胞外基质，如Ⅱ型胶原和各种蛋白多糖。成骨细胞在软骨内成骨过程中出现在软骨膜，靠近成熟的肥大软骨细胞。而在膜内骨化过程中，间充质细胞直接分化为成骨细胞，分泌骨特异性的细胞外基质，如Ⅰ型胶原、骨桥蛋白、骨钙素等。植入 BMP-2 在第 7 天诱导软骨，第 14 天诱导骨形成，骨形成依赖于 BMP-2 的量。较高剂量的 BMP-2 可在 5 天内观察到骨形成。

（三）BMP 在肿瘤中的作用

研究发现 BMP 信号传导通路参与肿瘤的发生、发展、侵袭和转移。BMP 对不同的肿瘤组织起到促进或抑制其生长的作用，不同的作用可能主要与细胞的种类和 BMP 的亚型有关。

1. BMP 与肿瘤细胞的分化、增殖和凋亡

肿瘤细胞具有类似胚胎干细胞的生物学特性，包括自我更新和多向分化潜能。研究发现 BMP 的正常表达在一些肿瘤组织中具有不同程度的促进干细胞分化，并抑制肿瘤细胞增殖、促进肿瘤细胞凋亡的作用，这些肿瘤包括胶质母细胞瘤、结直肠癌、乳腺癌等。而 BMP 信号传导通路中的异常改变均可导致细胞的表型发生改变，从而导致肿瘤的发生及发展。

2. BMP 与肿瘤的侵袭和转移

越来越多的证据表明 BMP 信号传导通路可促进多种肿瘤细胞的侵袭和转移。有研究发现 BMP-4 和 BMP-7 可促进前列腺癌的增殖和侵袭；BMP-2 可通过 P13K/AKT 或 MAPK 通道激活 NF-κB 和 MMP-9 从而促进胃癌的转移；BMP-7 与胃癌复发有显著的相关性；BMP-7 通过 SMAD4 和 ERK/Rac/JNK 途径促进结肠癌的发展。BMP-4 和 BMP-5 可促进胰腺癌的侵袭和转移。BMP-2 可促进乳腺癌的侵袭和转移。BMP-4 和 BMP-7 可促进恶性黑色素瘤的侵袭和转移。

3. BMP 在肿瘤微环境中的作用

肿瘤微环境即肿瘤基质，主要由包括血管、成纤维细胞和炎性细胞在内的多种成分组成。BMP 可通过 Ras/ERK 信号传导通路促进血管内皮细胞的增殖，促进肿瘤的新生血管形成，从而加速肿瘤的进展。基质成纤维细胞及炎性细胞中 BMPR-Ⅱ的表达缺失或下降与乳腺癌的发生和转移有关。另外，在前列腺癌中，骨髓微环境中的 BMP 信号传导通路还被发现具有促进骨转移的作用。

4. BMP 与肿瘤的诊断和治疗

BMP 有希望作为一种新型的肿瘤标志物应用于临床，用于肿瘤的早期诊断、严重程度的评价和预后的评估，但由于 BMP 在不同肿瘤组织中均有不同程度的表达，其特异性尚需考量。有学者认为 BMP 还有希望成为肿瘤靶向治疗的工具。有研究发现表皮生长因子受体（epidermal growth factor recepter，EGFR）基因突变的肺鳞状细胞癌对 EGFR 酪氨酸激酶抑制剂（EGFR-TKI）的耐药性部分是由于 BMP 信号传导通路激活引起的，使用 BMP 特异性抑制剂可有效逆转癌细胞对 EGFR-TKI 的耐药性，表明 BMP 靶向治疗可为具有 *EGFR* 突变的肺鳞状细胞癌提供临床益处。但由于 BMP 种类众多，且 BMP 同时具有促进肿瘤和抑制肿瘤的功能，未来开发此类肿瘤治疗策略时，需要谨慎考虑可能的结果。

（四）BMP 在其他组织的生物活性

1. BMP 参与牙齿的发育

BMP，尤其是 BMP-2、BMP-4 和 BMP-7 对牙齿发育至关重要，不仅在牙胚发育的早期诱

导间充质细胞的增殖，参与发育信号中心的构建，而且被认为是成釉细胞和成牙本质细胞最终分化的基础蛋白。BMP-4 被认为是牙齿发育过程中最先表达的 BMP 亚型，在维持上皮间充质的成牙潜能中具有关键作用。BMP-7 是牙胚发育重要的起始信号分子，主要表达下颌磨牙区，其作用机制与 BMP-4 类似，参与牙胚的发生，诱导间充质细胞分化。BMP-2 在釉质形成、牙本质形成及牙周支持组织的形成中起着重要作用。

2. BMP 参与脂肪组织的形成

BMP 在脂肪形成中起重要作用，不仅在前脂肪细胞的成熟过程中，而且在未分化祖细胞的定向过程中也起着重要作用。BMP-2、BMP-4 和 BMP-7 刺激 C3H10T1/2 细胞向脂肪细胞分化（C3H10T1/2 细胞具有全能分化为肌细胞、脂肪细胞、软骨细胞和成骨细胞的能力），在经典的前脂肪细胞细胞系 3T3-L1 中，也观察到了 BMP-2 对脂肪细胞分化的促进作用。BMP 对白色脂肪组织和棕色脂肪组织均有促进形成作用。研究发现 BMP-7 可激活 PRDM16（一种锌指转录因子，可促进棕色脂肪细胞的分化），并诱导形成棕色脂肪组织。

3. BMP 参与心血管系统的动态平衡

BMP 参与心脏和循环系统的动态平衡，对维持和发展心血管系统的完整性和稳定性起着重要的作用。BMP 表达增加可诱导血管内皮细胞活性氧产生增加，从而促进血管动脉粥样硬化的形成与发生。*BMPR-II* 基因突变可导致遗传性肺动脉高压，在小鼠的肺动脉高压动物模型中可观察到 *BMPR-II* 表达上调。有研究发现下调 BMP-4 和 BMP-7 的表达可导致先天性心脏病，表现为流出道缺陷，已在动物研究中证实。此外，心肌特异性 BMP-2、BMP-4 表达不足可导致先天性心内膜缺陷。

4. BMP 与肾脏发育

BMP 信号通路与肾脏发育的多个环节相关。BMP-4 抑制输尿管芽延伸，在妊娠中期，BMP-7 保护肾单位祖细胞，并使其对来源于输尿管芽的分化信号敏感。*BMP-7* 基因缺陷小鼠在出生后不久即因肾脏发育不全而死亡。*BMP-7* 在肾脏，尤其是在远端小管上皮细胞中大量表达，其在体外和体内均可逆转由 TGF-β 诱导的肾小管上皮细胞上皮－间质转化，从而抑制肾纤维化的发生发展。目前已有研究表明，BMP-7 信号通路的激动剂可通过 ALK-3 通路修复肾纤维化，从而具有临床治疗益处。

（五）总结和展望

BMP 家族成员生理和病理作用的研究揭示了其在骨修复方面的临床应用潜力，也揭示了其在心血管疾病和癌症等疾病中的应用潜力。两种 BMP 产品 INFUSE（BMP-2）和 OP-1（BMP-7）已被美国食品药品管理局（U.S.Food and Drug Administration，FDA）批准用于骨折愈合的临床应用。然而，由于它们半衰期短和可能产生不良反应，BMP 的临床应用一直受到限制。重组 BMP 蛋白用于骨折修复仍然非常昂贵而且效果有限。小分子 BMP 激动药可以克服这些限制，通过高通量筛选，发现了一种 BMP 信号刺激因子，但其作用模式尚未阐明。针对 BMP 信号传导的小分子抑制药已经被开发出来。这些抑制药对 BMP 信号激活引起的各种疾病，如进行性骨化性肌炎、弥漫性内生型桥脑胶质瘤，以及某些类型癌症的转移似乎有治疗作用。因此，BMP 信号激活剂和（或）抑制剂为治疗各种由于 BMP 信号丢失或功能增强引起的人类疾病提供潜在的机会。

（张宝玉　王文博）

十、TGF-β 的内分泌作用

（一）TGF-β 超家族概述

TGF-β 超家族包括 TGF-β、骨形态发生蛋白、激活素、抑制素、生长分化因子等 30 多个成员。通过与特异配体的结合，TGF-β 激活下游通路。TGF-β 受体包括Ⅰ型受体和Ⅱ型受体，其中Ⅱ型受体是丝氨酸 / 苏氨酸受体激酶。与配体结合后，受体复合物形成异二聚体并使Ⅰ型受体磷酸化，进而磷酸化激活受体依赖型 Smad（R-Smad）。R-Smad 招募通用型 Smad（Co-Smad，即 Smad4）并与之结合形成异聚体，积聚在细胞核中作为转录因子并参与靶基因表达的调控。抑制型 Smad（Ⅰ-Smad，即 Smad6 和 Smad7）则能阻止 R-Smad 的磷酸化，或者促成受体的降解，从而负向调控 Smad 通路。除了经典的 Smad 通路（Smad 依赖途径），TGF-β 结合相应受体后，还通过磷酸化的 TGF-β 激活激酶 1 激活 MAPK 等信号通路（非 Smad 依赖途径），参与相关生物学过程的调控。

TGF-β 超家族成员在体内广泛分布，在不同的生物学过程中发挥调控作用，这些作用包括调节细胞增殖、谱系分化、迁移、黏附和凋亡、胚胎发育、胞外基质形成、骨的形成和重建等。其中不同的亚家族成员在不同的组织和细胞发挥不同的作用。

哺乳动物中 TGF-β 家族包括 TGF-1β，TGF-2β 和 TGF-3β 三种亚型，在骨骼中均有表达，尤其是在软骨膜、骨膜和骨骺生长板中。TGF-β1 是骨基质中含量最丰富的细胞因子之一。在组织损伤或骨重建过程中，骨组织中的 TGF-β1 以无活性的 TGF-β1 前体分泌释放出来，经与胞外的整合素 αvβ6 等结合形成成熟的 TGF-β1。近年来，TGF-β 超家族在骨骼内分泌中的作用引起了越来越多的关注，其中 TGF-β 亚家族在骨骼内分泌中的作用研究相对较多。同时，作为骨骼分泌的细胞因子之一，在全身疾病，如慢性肾脏病 - 矿物质和骨异常（CKD-MBD）中发挥作用。

（二）TGF-β 对软骨细胞的作用与机制

TGF-β 超家族在软骨内成骨过程中具有重要作用，但机制较为复杂，从间充质细胞聚集到软骨细胞发生凋亡、矿化，各 TGF-β 超家族分子发挥功能具有时空特异性的特点。在软骨发生的起始阶段、软骨原基维持和发育阶段，BMP 信号发挥着主导作用。软骨发生后，软骨细胞柱状排列，增殖分化形成生长板。在此过程中，BMP 信号诱导软骨细胞的分化成熟，而 TGF-β 则抑制软骨细胞的成熟分化。TGF-β 超家族信号分子可以作为形态发生素调控生长板的有序分化和生长。此外，TGF-β 超家族信号分子也在关节软骨的稳态维持及相关疾病中发挥重要作用。关节表面的软骨细胞必须终身维持未分化的状态并保持良好的胞外基质分泌功能，才能保证关节的灵活运转。TGF-β 超家族各成员，尤其是表达于关节软骨细胞中的 BMP-2、BMP-4、GDF5、GDF6、GDF7、Noggin、TSG 等分子，均在关节软骨的维持中发挥重要作用。近年来，软骨下骨的 TGF-β1 在关节炎中的作用及其调控机制研究取得了快速进展。

（三）TGF-β 对成骨细胞的作用与机制

骨基质中释放并被激活的 TGF-β1 可募集外周血中的充质干细胞迁移至骨表面，并分化为成骨细胞。TGF-1β 通过 Smad 信号通路诱导趋化和增殖，增加成骨前体细胞数量。TGF-β2 激活 ERK 信号通路，促进细胞增殖、增加成骨前体细胞数量。TGF-β 在成骨细胞生命周期的不同阶段发挥的作用并不一致。TGF-β1 可通过 Smad 依赖和非依赖性两种方式诱导间充质干细胞向成骨细胞的分化。成骨细胞分化早期，TGF-β1 处理可增加 Runx2 表达，促进成骨细胞的增殖。增殖的成骨细胞在骨表面合成新的细胞外基质，包括Ⅰ型胶原、骨钙素、骨桥蛋白、碱性磷酸酶和基质金属蛋白酶 13（MMP-13）等。但在成骨细胞分化后期，TGF-β1 经 Smad 3 依赖的途径，抑制 *Runx2* 基因表达和抑制成骨细胞的终末分化及基质的矿化。

骨基质合成终止后，成骨细胞发生凋亡或分

化为骨细胞或骨衬细胞。成熟的TGF-β1通过阻断成骨细胞凋亡来控制成骨细胞的存活，由成骨细胞分泌并可激活潜在型TGF-β的模型MMP（MT1-MMP）参与了成骨细胞存活的调控。

（四）TGF-β对破骨细胞的作用与机制

骨髓来源的巨噬细胞是破骨细胞的前体细胞，破骨细胞生成需要核因子κB受体活化因子配体（RANKL）和巨噬细胞集落刺激因子（M-CSF）。TGF-β1可直接作用于巨噬细胞并促进破骨细胞生成。TGF-β1诱导的Smad 2/3与TRAF6的相互作用对于RANKL诱导的破骨细胞生成至关重要。由于RANKL和M-CSF是成骨细胞合成并分泌的，因此，TGF-β1对破骨细胞的作用间接来自于成骨细胞。如前所述，TGF-β1刺激成骨细胞不仅表达Ⅰ型胶原蛋白、碱性磷酸酶和骨钙素等成骨细胞功能蛋白，同时还表达破骨细胞生成所需的调节基因，如M-CSF、RANKL和骨保护素（OPG）等。TGF-β对破骨细胞的作用具有剂量依赖性。低剂量TGF-β处理通过增加M-CSF表达、前列腺素的产生及RANKL/OPG比值促进破骨生成，而高剂量TGF-β抑制M-CSF和RANKL表达，同时增加OPG表达。由于OPG是RANKL的高亲和力配体，成骨细胞产生的OPG可作为RANKL的可溶性抑制分子发挥作用。因此，成骨细胞分泌的TGF-β1对破骨细胞的作用可能是骨重建的负反馈。

（五）TGF-β对骨细胞的作用与机制

骨细胞是包埋在骨基质中最丰富的细胞（占骨组织的90%～95%），由成骨细胞转化而来。目前认为，成熟骨细胞在骨重建的过程中起到了核心的调节作用。除了对成骨细胞和破骨细胞的活性调节外，骨细胞还具有主动吸收的能力。骨细胞可通过移除替代骨陷窝周围的有机和无机成分，重塑骨陷窝周围的微环境，以维持骨的功能活力及正常的矿化水平。在周围/管状重塑过程中，骨细胞分泌多种蛋白酶，包括MMP、组织蛋白酶K、碳酸酐酶2和抗酒石酸酸性磷酸酶等。在长骨中，周围/管状重塑过程依赖于MMP13并且受PTH、硬化蛋白、TGF-β1和糖皮质激素的严格调节。此外，有证据显示TGF-β1在骨细胞存活中发挥作用。TGF-β1是通过调节骨细胞功能实现骨稳态的重要因子之一。

（六）TGF-β1在慢性肾脏疾病-矿物质和骨异常中的作用与机制

肾脏在矿物质代谢中发挥重要作用，因此矿物质和骨骼代谢紊乱是慢性肾脏病的常见并发症。这些异常传统上称为肾性骨营养不良症（renal osteodystrophy，ROD）。ROD用来显示慢性肾病（chronic kidney disease，CKD）患者骨骼形态的改变，是衡量CKD-MBD患者骨骼异常的一项指标。肾功能不全引起的矿物质代谢紊乱机制复杂，PTH、FGF23、骨硬化蛋白（SOST）等是肾性骨营养不良症的重要调控因子。近年来的研究显示，TGF-β水平与CKD的进展有关。TGF-β与PTH、FGF23、骨硬化蛋白等的关系，增加了ROD发病的复杂性并一定程度上促进了CKD-MBD的进展。

1. TGF-β1与肾性骨营养不良

目前的研究表明，TGF-β1生成与CKD的进展有关。外周循环中的TGF-β1是CKD疾病可靠的生物标志物。CKD患者外周血TGF-β1水平增加，高水平的TGF-β1可能与CKD的骨异常有关。晚期肾病患者的高转换骨中观察到高水平的TGF-β1表达。体外研究结果显示，PTH处理可提高正常成骨细胞培养物中TGF-β1的生成。

Liu等利用多囊肾伴随肾功能持续降低的jck小鼠模型详细研究了TGF-β1与肾性骨营养不良的关系。jck小鼠中，TGF-β1 mRNA及其受体及TGF-β信号均明显增加，骨转换率增加。TGF-β1中和抗体1D11可抑制jck小鼠中成骨细胞和破骨细胞功能，抑制骨转换，提示抑制TGF-β1信号可以改善 jck 小鼠骨骼的结构和功能。

成骨细胞中 TGF-β1 和 Wnt 信号通路之间存在交互作用。Zhou 等的研究显示 TGF-β1 可以通过 Smad3 和非 Smad 途径稳定 β-catenin。Wnt 信号可促进 β-catenin 稳定性，增加 T 细胞因子 / 淋巴增强因子（TCF/LEF）依赖的基因表达，同时增加 β-catenin 非依赖的 TCF-4 和 Runx2 复合物形成。Runx2 或 TCF-4 的激活可增强 TCF 和 Runx2 活性并增加 TGF-β 受体 I 的表达。TGF-β 信号和 Wnt 信号之间存在的正调控环可能在 CKD 高骨转换骨病的发生中发挥作用。

2. TGF-β 与 PTH

CKD 患者及尿毒症大鼠都存在骨骼对 PTH 的抵抗作用。对尿毒症大鼠的研究显示，骨骼对 PTH 的抵抗机制可能与 PTH/PTH 相关肽（PTHrP）受体 mRNA 的下调有关。成骨细胞中 TGF-β1 可降低 PTH 信号。TGF-β2 处理后，胚胎期大鼠颅盖成骨细胞中 PTH/PTHrP 受体 mRNA 水平降低，PTHrP 与其受体结合减少。TGF-β 与 TGF-β 受体Ⅱ（TGFBR2）结合，可导致 PTH Ⅰ型受体（PTH1R）的胞内结构域发生磷酸化，调控 TGFBR2 与 PTH1R 复合物的形成和内吞。尽管目前尚不完全清楚 CKD 患者骨骼 PTH 抵抗的发病机制及其影响因素，但 CKD 患者尿毒症毒素积累时，TGF-β 对骨骼和（或）成骨细胞的作用可能与之有关。由于 PTH 是 CKD 患者骨转换的主要调节分子，所以 TGF-β 可能通过对 PTH 信号的调控，参与调控 ROD 的发生发展。

3. TGF-β 与 FGF23

随着 CKD 的进展，血清 FGF23 的水平逐渐升高，且其升高的程度与 CKD 患者死亡率增加相关。PTH 刺激 FGF23 生成，而 FGF23 可通过负反馈机制降低 PTH 水平。在晚期 CKD 患者中，由于 FGF23 受体复合物（Klotho-FGFR1）的下调，可观察到甲状旁腺和肾脏对 FGF23 作用的耐药性，因此，随着 FGF23 的生成持续增多，导致了高 PTH 和高 FGF23 并存。

研究显示，TGF-β2 调控成骨细胞样细胞为 UMR106 中 FGF23 的生成。TGF-β 刺激后 FGF23 基因和蛋白表达的水平取决于 TGF-β 浓度。TGF-β 对 FGF23 生成的影响是通过 Orai1/STIM1 介导的钙池调控钙离子进入（store-operated calcium entry，SOCE）实现的。SOCE 阻断剂可显著抑制 TGF-β2 刺激后 FGF23 的生成。激活炎症相关转录因子 NF-κB 可上调 Orai1/STIM1 介导的 SOCE，诱导 FGF23 的生成。

在尿毒症动物中，肾脏 FGF23 表达与局部 TGF-β1 表达相关。Smith 等证实，在无 klotho 的情况下，FGF23 可通过激活 FGFR4 和上调钙转运蛋白的表达，增强细胞内的钙和线粒体的活性氧产生，并增强 TGF-β1 的自主诱导活性。由于 CKD 患者骨中 Klotho 蛋白表达降低，而成骨细胞表达 FGFR4，因此，CKD 患者成骨细胞中可能存在 TGF-β1 和 FGF23 之间的前馈环路。

1, 25D 可能参与了 TGF-β 对 FGF23 的调控。激活 1, 25D 通路可通过维生素 D 受体（VDR）/ 磷酸化 Smad3 复合物的形成，从而抑制 TGF-β 信号。在 CKD 患者中，VDR 表达降低和 1, 25D 水平降低均可促进 TGF-β 信号。随着肾脏功能异常的进展，TGF-β1 调控 FGF23 的表达，这可能与 CKD-MBD 的发病有关。有研究显示，FGF23 可通过维生素 D 和 klotho 非依赖的方式调节局部骨矿化。

4. TGF-β 与骨硬化蛋白

CKD 患者外周血中较高的硬化蛋白（SOST）水平，与较高的 BMD 和较好的骨质微结构相关。Loots 等发现，TGF-β1 诱导大鼠骨肉瘤细胞 UMR-106.01 中 SOST 表达。此外，PTH 可拮抗 TGF-β 诱导 SOST 的表达。TGF-β 作用于 SOST 的远端增强子 ECR5 区域。该区域对 PTH 刺激有反应，包含 MEF2 和 Smad2/3 的结合位点。由于 CKD 患者存在高水平的 PTH 和 TGF-β，TGF-β1 可能会抑制硬化蛋白的表达。

Notsu 等发现晚期糖基化终产物 3（advanced

glycation end product 3，AGE-3）上调 TGF-β 表达并诱导 SOST 表达和骨细胞凋亡。由于 ACE 在 CKD 患者中积累，水平升高，AGE-3 通过 TGF-β 增加促进 SOST 表达可能在 CKD 患者 SOST 水平升高中发挥作用。与早期 CKD 患者相比，晚期 CKD 患者骨骼中骨硬化蛋白表达减少。疾病阶段依赖性硬化蛋白表达水平可能反映了 TGF-β 刺激的程度，因为 CKD 患者后期 PTH 水平升高，而 AGE 的积累发生在 CKD 的所有阶段，但具体机制尚需进一步研究。

5. TGF-β 与 CKD-MBD 时的异位血管钙化

血管或其他软组织钙化是 CKD-MBD 常见的临床表现之一，其中异位血管钙化通常与 BMD 降低和（或）骨转换障碍有关。研究显示，CKD-MBD 时的血管钙化与 BMP-7、Dickkopf-1（DKK1）和激活素水平升高等有关。

急慢性肾脏损伤时 TGF-β 水平升高，常伴随骨形态发生蛋白 -7（BMP-7）表达的降低。BMP-7 是血管钙化的重要抑制分子，其对血管钙化的抑制作用与骨转换异常有关。DKK1 是 Wnt 通路的抑制剂，主要由成骨细胞和骨细胞产生。CKD 早期肾小管上皮细胞增殖和肾脏修复过程中 DKK1 表达增加。DKK1 的中和抗体可防止血管平滑肌细胞向骨 / 软骨前体细胞的转化、血管钙化和肾性骨营养不良。

CKD 患者肾脏中激活素表达增加，外周循环激活素 A 水平升高。激活素在肾脏发育和受损时表达增加。Agapova 等发现激活素Ⅱ A 型受体（ActR Ⅱ A）的配体陷阱显著降低肾脏和循环中 DKK1 的表达，恢复主动脉中磷酸化 Smad3 的水平，抑制转录因子 Runx2 的基因和蛋白表达。肾脏发育相关的激活素和 DKK1 的激活在 CKD 诱导的血管异位钙化中发挥作用。ActR Ⅱ A 配体陷阱还可抑制破骨细胞功能，刺激高骨转换。因此，ActR Ⅱ A 信号可能是诱导肾性骨营养不良等疾病的关键通路。

（戚华兵　陈　林）

十一、FGF23 的内分泌作用

（一）概述

成纤维细胞生长因子 23（FGF23）一种由骨细胞及成骨细胞合成和分泌的重要调节因子，具有自分泌、旁分泌和内分泌三种作用形式。它主要的靶器官是肾脏和甲状旁腺，通过细胞表面的 FGF 受体（FGFR）减少肾对磷的重吸收和甲状旁腺素（PTH）分泌，从而在磷的稳态调控、细胞的增殖与分化及损伤修复等生理过程中发挥关键作用。此外，越来越多的证据表明 FGF23 还具有多样的肾外功能，与多个系统和途径有广泛而复杂的交通，如心血管系统、炎症和免疫系统、造血系统、糖代谢途径和水盐代谢途径等。因此 FGF23 不仅对于骨骼内分泌系统十分重要，对其他系统也有影响，其生理功能的异常与临床多种低磷性佝偻病 / 骨软化症的发病密切相关。

（二）FGF23 结构

1. 分子结构

FGF23 为 FGF 家族蛋白成员，与 FGF19 和 FGF21 同属于 FGF19 亚家族。*FGF23* 基因编码的糖蛋白包含 251 个氨基酸，分子量为 32kD。N- 端的 24 个氨基酸构成信号肽，与之相邻的氨基酸序列为一结合 FGFR 的同源结构域。C- 端的 72 个氨基酸构成的结构域可结合共受体 Klotho。仅当 Klotho 存在时，FGF23 对受体有较高的亲和性，因此其生物活性依赖于蛋白结构的完整性。正常 FGF23 蛋白分子的 Arg179 和 Ser180 之间存在切割位点，部分 FGF23 在被分泌进入循环前先由 furin 蛋白酶识别上游的 Arg176-X-X-Arg179 序列，该序列为 FGF23 特有，不存在于 FGF 家族其他成员，之后被裂解产生无活性的 N- 端和 C- 端片段。C- 端片段尽管无生物活性，但可竞争性结合 Klotho，起到内源性拮抗剂的效果。靶序列 RXXR 的突变会影响 FGF23 的正常失活，导致循环中 FGF23 水平升高，为常染色体显性遗传低磷佝偻病（autosomal dominant hypophostatemic rickets，ADHR）的病因。

因此，FGF23 在血中存在完整 FGF23 分子（intact FGF23，iFGF23）、N- 端片段和 C- 端片段 3 种形式。目前临床上有 2 种针对 FGF23 的实验室检测手段。一种是利用 2 个多克隆抗体直接靶向 FGF23 C- 端的表位，检测的是总 FGF23 含量，不能区分有活性的完整分子和无活性的片段。另一种方法是经典的“三明治”试验，利用的是同时抗 N- 端和 C- 端的抗体，检测的是 iFGF23 分子含量，能更好地反映循环中 FGF23 的生物活性。

2. FGFR 与 Klotho

FGFR 由 4 个基因编码（*FGFR1*～*FGFR4*），它们之间选择性剪接可产生多个 FGFR 亚类，从 FGFR1 到 FGFR3 再各有 b（上皮）和 c（间质）两个亚类。FGFR 的表达基本上无器官特异性，FGF23 对它们仅有很低的亲和性。共受体 Klotho 作为无酶活性的分子支架可辅助 FGF23 结合 FGFR1c。Klotho 为跨膜蛋白，由两段胞外域，一段跨膜结构域和一段短的胞内域构成，其中整个胞外域可脱落，释放入细胞外间隙，成为可溶性分泌性 Klotho。由于 FGFR 表达无器官特异性，有限地表达 Klotho 的组织器官，包括肾、甲状旁腺、胚胎和脑等，便决定了 FGF23 的作用范围。但是越来越多的研究发现，FGF23 并不必需依赖 Klotho/FGFR1c 复合体发挥作用，非 Klotho 依赖的激活途径也存在于肾和甲状旁腺以外的其他组织器官。

（三）FGF23 的调节

FGF23 活性同时受转录和转录后编辑过程的调节。

1. FGF23 转录的调节

FGF23 几乎全部由骨细胞和成骨细胞合成和分泌。一些引起低磷骨软化症的间叶性肿瘤和骨纤维异常增生组织也可病理性分泌 FGF23。食物中的磷、血磷和 1, 25（OH）$_2$D$_3$ 可促进血 FGF23 水平升高。1, 25（OH）D 通过维生素 D 受体（VDR）增加 FGF23 的生成。在正常情况下食物中的磷不会引起血磷水平明显升高，因此推测可能是肠道内磷通过 VDR 引起 FGF23 合成增加，具体机制不明。PTH 直接作用于骨和成骨细胞，促进 *FGF23* 的转录，但是同时增强 furin 蛋白酶对 FGF23 的水解，因此 PTH 对 FGF23 水平的净作用在不同研究中存在差异，可能是因为 PTH 与 FGF23 之间存在过多的混杂因素难以控制，如 1, 25（OH）$_2$D$_3$、血钙等，增加了 PTH-FGF23 轴的复杂性。

2. FGF23 的转录后编辑

FGF23 的转录后编辑对于其代谢至关重要。FGF23 蛋白的多个位点可发生 O- 糖基化，其中 Thr178 经 GalNAc-T3 糖基化后可保护分子不被裂解。而磷酸化的 Ser180 可抑制 GalNAc-T3 介导的糖基化，从而促进 FGF23 的水解，该过程由分泌性蛋白激酶 FAM20C 催化完成。FGF23 蛋白的糖基化和磷酸化之间的对话巧妙地调控着 FGF23 生成与裂解之间的平衡，一旦底物或催化酶发生突变或受到干扰，FGF23 的裂解失去调控，则会引起 FGF23 水平的失衡，进而导致磷代谢紊乱，引发相应的骨代谢性疾病，其中 *FAM20C* 为 3 型常染色体隐性低磷酸血症佝偻病（autosomal recessive hypophosphatemic rickets，ARHR）的致病基因。

在研究一些 FGF23 升高的遗传性低磷佝偻病 / 骨软化症的病因及致病机制过程中，发现了一些潜在影响 FGF23 表达或裂解的因子，但是具体机制大多仍处在研究阶段。PHEX 为表达于骨和牙齿细胞表面的内肽酶，DMP-1 同样是高度表达于牙齿和骨的糖蛋白，两者的编码基因分别为 X 连锁显性低磷酸血症佝偻病 / 骨软化症（X-linked hypophosphatemic rickets/osteomalacia，XLH）和 ARHR1。*PHEX* 和 *DMP-1* 失活突变通过某个共同的途径促进骨细胞和成骨细胞生成 FGF23，此外 PHEX 缺乏还可能通过下调 FGF23 水解酶的表达来抑制 FGF23 裂解。简单来讲，*PHEX* 和 *DMP-1* 的突变改变了机体对血磷的调定点，增加了负责合成 FGF23 的骨和成骨细胞对血磷的敏感度。ENPP1 是一种膜蛋白，具有水解胞外 ATP 生成无机焦磷酸盐（PPi）的功能，而 PPi 是羟基磷灰石形成的天然抑制剂，因此 *ENPP1* 失活突变会导致 PPi 生成不足，引起机体大动脉钙化、骨骼矿化异常等表现，但是相反还可能引起低磷酸血症佝偻病，即 ARHR2。ENPP-1 缺乏引起低磷的原因尚无定论，只是推测与这些患者高 FGF23 水平有关。

（四）FGF23 在肾内的生理功能

FGF23 最主要的功能是调节体内磷的代谢。机体内磷的稳态主要由肠道吸收磷、肾脏排磷和骨转换释放磷三个生理过程来维持。FGF23 可直接抑制肾脏重吸收磷，并间接限制肠道吸收磷，从而在磷的代谢调节中扮演重要角色。

1. 抑制磷的重吸收

肾小球滤过的 80%～90% 的磷在近端肾小管经管腔面的 Na-Pi 共转运体（Na-Pi Ⅱa 和 Na-Pi Ⅱc）重吸收。FGF23 经血循环达到远端肾小管，激活 Klotho/FGFR1c 复合体及其下游信号通路，下调近端小管表达 Na-Pi Ⅱa 和 Na-Pi Ⅱc，并诱导转运体内化，从而减少磷的重吸收，促进肾内磷排泄。Klotho 表达部位为肾远端小管，而 FGF23 发挥生物学活性的部位是近端小管，推测导致这一矛盾的机制可能是远端小管和近端小管之间存在某些交互作用和信息传递机制。此外，FGF23 还可诱导远端小管表达 Na^+-Cl^-共转运体（NCC），促进 Na^+ 的重吸收以代偿近端 Na-Pi 共转运体下调所导致的 Na^+ 重吸收减少。

2. 降低活性维生素 D 水平

FGF23 可调节血中活性维生素 D 的水平。维生素 D 在的活性体内的活性形式为 1, 25（OH）$_2D_3$，是在肾脏 1α 羟化酶作用下由其非活性前体 25（OH）D_3 转化而来。FGF23 通过下调 *CYP27B1* 并上调 *CYP24* 的转录，两者分别为 1α 羟化酶和 24 羟化酶的编码基因，减少 1, 25（OH）$_2D_3$ 生成的同时促进其失活。1, 25（OH）$_2D_3$ 是肠磷吸收的重要促进因子，它可增加肠道表达 Na-Pi Ⅱb，因此 FGF23 通过降低 1, 25（OH）$_2D_3$ 的水平间接抑制了肠磷的吸收。

3. FGF23 对 PTH 的调节

FGF23 对 PTH 的分泌也有调节作用，但是仍存在争议。由于甲状旁腺也高表达 Klotho 且 PTH 可动员骨磷的释放，现在普遍的说法是 FGF23 通过 Klotho/FGFR1c 复合体作用于甲状旁腺主细胞，直接抑制 PTH 的表达。但是持续的 FGF23 刺激被认为可诱导 PTH 细胞增殖和 PTH 分泌，在一些 FGF23 原发性升高（如肿瘤诱发的低磷骨软化症 TIO 和 XLH）或继发性升高的疾病（如慢性肾脏病 CKD）并不伴随 PTH 合成受抑而减少的表现，而是出现继发性甲状旁腺功能亢进，不过这可能可以用 CKD 患者 Klotho 和 FGFR1c 在甲状旁腺的表达量下降来解释。

（五）FGF23 在肾外的生理功能

FGF-23 除了通过经典的 Klotho 共受体依赖的途径调节磷的代谢之外，还通过其他非典型途径作用于全身各系统。

1. FGF23 与心脏

慢性肾脏病（CKD）患者体内 FGF23 水平在早期即可明显升高，先于 PTH、钙、1, 25（OH）$_2D_3$ 等其他生化指标的变化。研究表明，FGF23 水平与 CKD 患者左心室肥厚呈正相关，FGF23/FGFR4 信号通路直接介导心肌病理性肥厚、心肌重构和心肌纤维化的病理过程。但是，FGF23 不依赖 Klotho 激活心肌细胞 FGFR4 的具体机制仍不明确。XLH 和 TIO 等 FGF23 原发性增多的患者并无左心室肥大的突出临床表现，似乎佐证了另一观点，即 FGF23 水平升高只是反映了某些更隐匿的代谢过程，而它们才是这些疾病状态下心肌肥厚的直接致病因素。心功能下降所致的缺氧状态激活缺氧诱导因子 1α（HIF1α）的合成，进一步促进骨细胞和成骨细胞合成及释放 FGF23，由此形成一个恶性循环。

2. FGF23 与血管

磷的代谢平衡与血管钙化有关，在低血磷的刺激下，血管平滑肌细胞通过 3 型 Na–Pi 共转运体摄取的磷增多，导致平滑肌细胞发生骨转化及异位钙化。FGF23 作为磷稳态的重要调节激素，与血管钙化之间的关系仍存在争议。在 CKD 患者中可观察到 FGF23 水平与血管钙化相关，但是也有相应的动物和队列研究又澄清两者并无关系，甚至存在相反的关系。Klotho 曾被发现表达于主动脉全长，故一种说法是 FGF23 通过经典途径激活内皮细胞上 Klotho 依赖的 FGFR1c，促进血管钙化，但是该结论未获得后续研究的验证，在生理状态下血管是否表达 Klotho 尚无定论。

3. FGF23 与炎症和免疫系统

免疫和炎症系统也是 FGF23 潜在的靶点。FGF23 与炎症的联系是双向的。一方面，炎症本身是骨细胞分泌 FGF23 的强刺激因素。另一方面，肝脏是高表达 FGFR4 的器官之一，FGF23 可直接通过 FGFR4 诱导肝细胞生成和分泌细胞因子，如白介素 6 和 C 反应蛋白。由此 FGF23 与炎症反应又构成了正反馈通路。FGF23 对机体免疫应答有负向调节作用。粒细胞表面表达 FGFR2，胞质内含有 FGFR1 和 FGFR4，FGF23 通过非 Klotho 依赖途径激活表面 FGFR2 及下游通路，阻断趋化因子和选择素介导的 β_2– 整合素的激活，从而抑制 β_2– 整合素与内皮细胞的细胞内黏附分子 –1 之间的结合，影响中性粒细胞黏附于血管内皮、穿过血管壁、迁移至感染部位的过程。此外，FGF23 通过单核细胞表面的 FGFR1，抑制其表达 *CYP27B1*，从而影响 1, 25（OH）$_2D_3$ 的局部合成。FGF23 还可刺激巨噬细胞表达 TNFα。FGF23 通过上述机制对机体固有免疫反应发挥负向调节作用。

4. FGF23 与铁代谢和造血系统

在其他调节环节正常的情况下，ADHR 患者基因的杂合突变并不足以导致 FGF23 水平的明显升高。妊娠或青春期等易缺铁的生理状态会加重 ADHR 的症状，这是因为铁缺乏可以同时促进 FGF23 的生成和降解，而当 FGF23 降解异常（例如 ADHR）时，铁缺乏则会导致 FGF23 水平失衡和低磷血症。然而，缺铁性贫血患者使用铁剂静脉给药可能会引发 FGF23 相关低磷骨软化症，机制不甚清楚，这些患者体内总 FGF23 水平降低，而 iFGF23 水平上升，因此猜想这些药物可能影响了 FGF23 的裂解。

FGF23 可能负向调控造血过程，阻断 FGF23 的信号通路可缓解肾性贫血，而促红细胞生成素是成骨细胞合成 FGF23 的促进因素。鉴于 FGF23 和血细胞的来源都是骨，FGF23 在肾的作用部位也同促红细胞生成素合成部位相近，推测 FGF23 和造血系统之间可能存在直接的交互作用。FGF23 也可能通过抑制 HIF1α 的表达来间接影响促红细胞生成素的分泌。

5. FGF 与其他代谢系统

FGF23 还可能与糖代谢、水盐代谢有关。一些研究还观察到 FGF23 水平升高与糖尿病有关，还是糖尿病患者死亡事件的独立预测因子。如上文所述，FGF23 可增加钠在肾远端小管的重吸收，并上调 Na^+–Cl^- 共转运体的表达。Na^+–Cl^- 共转运体敲除小鼠研究表明醛固酮可引起血 FGF23 水平的上升，然而该作用的临床意义不明，FGF23 与高血压的关系也未见报道。

（六）结论

综上所述，FGF23 是骨骼内分泌学中的重要因子，其主要功能是通过抑制肾脏对磷的重吸收和减少 1, 25（OH）$_2D_3$ 的生成来调控磷的代谢平衡。FGF23 水平的失衡是多种遗传性或获得性低磷酸血症佝偻病 / 骨软化症的致病因素。它还与全身多个内分泌激素或其他系统存在联系，包括PTH、糖代谢、醛固酮、心血管系统、炎症和免疫系统、铁代谢和造血系统。它的作用机制主要是通过激活Klotho/FGFR复合体来激活下游通路，但是也存在诸多非Klotho依赖的途径，亟须后续进一步研究。

（夏维波）

十二、LCN2对能量代谢的作用

脂质运载蛋白2（LCN2）亦称中性粒细胞明胶酶相关脂质运载蛋白，因其参与先天免疫而被发现；随后研究发现白色脂肪组织高表达LCN2，LCN2作为脂肪因子可诱导脂肪细胞及肝细胞发生胰岛素抵抗。但最新研究显示，生理情况下，骨组织*lcn2*表达量是白色脂肪组织的10倍，血循环2/3的LCN2来源于骨骼，发挥能量调节作用的正是来源于骨骼的LCN2。

LCN2的主要功能在于食欲调节，LCN2通过结合下丘脑室旁核和腹内侧核神经元黑素皮质素受体-4抑制食欲。与对照小鼠相比，成骨细胞特异性*Lcn2*敲除小鼠（*Lcn2osb-/-*）表现为糖耐量受损、胰岛素抵抗及葡萄糖/精氨酸刺激后较低的胰岛素水平，同时该小鼠摄食量增加，体脂含量及体重增高；而这些表现并不存在于脂肪细胞特异性*Lcn2*敲除小鼠中。*Lcn2osb-/-*小鼠摄食增多早于体重及糖代谢变化，给予*Lcn2osb-/-*小鼠等同于对照小鼠的饲料喂养后，*Lcn2osb-/-*小鼠体重、体脂含量及胰岛素抵抗程度均得以恢复。*Lcn2*全身敲除小鼠（$Lcn2^{-/-}$）同样出现摄食过量，体脂含量增多及体重增加，高胰岛素血症、多尿、糖尿及空腹低血糖，通过给予$Lcn2^{-/-}$小鼠LCN2治疗，能量代谢紊乱可得到改善。

LCN2对食欲的抑制作用可从以下多方面得以验证。野生小鼠进食后成骨细胞及循环LCN2水平均升高，同时伴随摄食减少；给予*Lcn2osb-/-*小鼠输注LCN2后，饥饿诱导的摄食过多被抑制；野生小鼠及瘦素缺乏的肥胖小鼠长期接受LCN2治疗，小鼠摄食减少，体脂含量及体重降低，糖代谢改善，能量消耗增加；正常体重人群进食高脂食物后，血LCN2水平显著升高，且升高的LCN2水平与总能量消耗增加相关，但在肥胖人群中餐后LCN2水平却是降低的。目前还不清楚造成这种现象的原因，可能部分由于肥胖受试者基线LCN2水平较高所致。但这种现象仍然值得思考，是否在肥胖状态下发生了LCN2抵抗？或者肥胖状态下的慢性炎症导致LCN2合成增加以抵抗肥胖所带来的不良效应？LCN2调节体重所面临的这些问题亟须解决。

LCN2有两个受体，分别为megalin及溶质载体家族22成员17（solute carrier family 22 member 17，SLC22A17）。但这两个受体似乎并未参与LCN2对食欲的调节过程，因为在下丘脑中仅检测到*Slc22a17*的表达，但沉默下丘脑*Slc22a17*表达并不影响LCN2对食欲的抑制作用。肝脏及胰腺亦表达SLC22A17受体，在体外培养的原代胰岛中加入LCN2，胰岛素生成增加，因此推测SLC22A17受体可能介导肝脏和胰岛中LCN2的作用，对能量代谢进行调节；目前并未发现脂肪组织表达SLC22A17。

LCN2除具有抑制食欲的作用外，还有多方面作用。LCN2可保护小鼠发生饮食诱导的肥胖、脂肪肝、血脂紊乱及胰岛素抵抗，抑制肝糖生成，提高产热，促进白色脂肪棕色化，促进脂肪酸氧化。但也有研究报道，$Lcn2^{-/-}$小鼠仅表现出轻微的糖代谢变化，体重无明显改变；甚至有研究显示，虽然老龄及肥胖$Lcn2^{-/-}$小鼠脂肪含量增加，但这些小鼠脂肪组织内炎症程度是降低的，胰岛素敏感性是改善的。

骨组织中Lcn2的表达调节主要受机械应力影响，机械应力减少如卧床、微重力等可增加*Lcn2*表达；*Lcn2*表达亦受年龄影响，年龄增大LCN2水平升高。不难发现，卧床、微重力及年龄增长状态下，机体能量需求都是减少的。在微重力情况下升高的 LCN2 水平随能量消耗增加（如运动）而下降；而且微重力情况下 LCN2 升高的现象在骨量丢失（如卵巢切除）时是不存在的。提示，微重力情况下升高的血 LCN2 水平可能是机体的一种自我保护机制——依机体能量需求进行摄食调节。但是，成骨细胞感知重力变化，提高 LCN2 表达的机制目前并不是很清楚。有研究显示，微重力情况下骨组织内皮细胞可释放白介素 -1（interleukin-1，IL-1），IL-1 可促进一氧化氮生成并通过激活 NF-κB 通路促进成骨细胞表达 LCN2。骨细胞也表达 LCN2，血循环 LCN2 可能部分来自于骨细胞。

LCN2 对骨代谢的影响并不是很清楚。对 3 月龄 *Lcn2ob*$^{-/-}$ 小鼠及 *Lcn2*$^{-/-}$ 小鼠腰椎进行分析，均未发现骨量及骨微结构有显著改变；2 月龄 *Lcn2*$^{-/-}$ 小鼠股骨近端骨量及骨微结构与对照小鼠相比亦无显著差异。同样，在正常女性中，血 LCN2 与骨转换指标几乎无任何相关性。但在另一项研究中发现，虽然 3 月龄 *Lcn2-/-* 小鼠腰椎骨量较对照小鼠无显著差异，但老龄 *Lcn2-/-* 小鼠腰椎骨量减少；不管是老龄还是青年 *Lcn2-/-* 小鼠，长骨骨量均是降低的；这一变化可能主要由于 *Lcn2-/-* 小鼠股骨组织中葡萄糖转运体 1 表达减少，成骨细胞分化及活性降低所致。但在骨组织特异性高表达 *Lcn2* 小鼠中，骨量也是减少的，并伴随成骨形成受损及破骨活动增加。亦有体外研究显示 LCN2 具有抗破骨形成作用。总之，LCN2 对骨代谢的影响可能具有年龄及部位（长骨 / 椎体）特异性，细胞的自分泌调节作用可能受到全身能量代谢改变的影响。

综上所述，来源于骨骼的 LCN2 通过作用于大脑对能量代谢的影响，以及 LCN2 对骨代谢的影响目前仅是研究的初步阶段。通过骨骼来预防甚至治疗肥胖是今后的一个重要研究方向。

（刘建民　刘冬梅）

参考文献

[1] Robert K.Ukasz J.Paulina C.The structural and mechanical properties of the bone[J].Journal of Technology and Exploitation in Mechanical Engineering, 2017,3(1):43-50.

[2] Rutkovskiy A, Stenslokken K O, Vaage I J. Osteoblast differentiation at a glance[J]. Med Sci Monit Basic Res, 2016,22:95-106.

[3] Florencio-Silva R, Sasso G R, Sasso-Cerri E, et al. Biology of bone tissue: structure, function, and factors that influence bone cells[J]. Biomed Res Int, 2015,2015: 421746.

[4] Li C J, Cheng P, Liang M K, et al. MicroRNA-188 regulates age-related switch between osteoblast and adipocyte differentiation[J]. J Clin Invest, 2015,125(4): 1509-1522.

[5] Yang M, Li C J, Sun X, et al. MiR-497 ~ 195 cluster regulates angiogenesis during coupling with osteogenesis by maintaining endothelial Notch and HIF-1 α activity[J]. Nat Commun, 2017, 8:16003.

[6] Bonnet N, Bourgoin L, BiveR E, et al. RANKL inhibition improves muscle strength and insulin sensitivity and restores bone mass[J]. J Clin Invest, 2020,130(6): 3329.

[7] Pacifico L, Andreoli G M, D ′ Avanzo M, et al. Role of osteoprotegerin/receptor activator of nuclear factor kappa B/receptor activator of nuclear factor kappa B ligand axis in nonalcoholic fatty liver disease[J]. World J Gastroenterol, 2018,24(19):2073-2082.

[8] Kir S, Komaba H, Garcia A P, et al. PTH/PTHrP Receptor Mediates Cachexia in Models of Kidney Failure and Cancer[J]. Cell Metab, 2016,23(2):315-323.

[9] He Y, Liu R X, Zhu M T, et al. The browning of white adipose tissue and body weight loss in primary hyperparathyroidism[J]. EBioMedicine, 2019,40: 56-66.

[10] Winer K K. Advances in the treatment of hypoparathyroidism with PTH 1-34[J]. Bone, 2019, 120:535-541.

[11] Zheng Y, Trivedi T, Lin R C, et al. Loss of the vitamin D receptor in human breast and prostate cancers strongly induces cell apoptosis through downregulation of Wnt/beta-catenin signaling[J]. Bone Res, 2017, 5:17023.

[12] Ferrer-Mayorga G, Gomez-Lopez G, Barbachano A,

et al. Vitamin D receptor expression and associated gene signature in tumour stromal fibroblasts predict clinical outcome in colorectal cancer[J].Gut, 2017, 66(8):1449–1462.

[13] Burt L A, Billington E O, Rose M S, et al. Effect of high–Dose vitamin D supplementation on volumetric bone density and bone strength: a randomized clinical trial[J]. JAMA, 2019, 322(8):736–745.

[14] Zhao J G, Zeng X T, Wang J, et al. Association between calcium or vitamin D supplementation and fracture incidence in community–dwelling older adults: a systematic review and meta–analysis[J].JAMA, 2017, 318(24):2466–2482.

[15] Bouillon R. Comparative analysis of nutritional guidelines for vitamin D [J]. Nat Rev Endocrinol, 2017, 13(8):466–479.

[16] Kusuba N, Kitoh A, Dainichi T, et al. Inhibition of IL–17–committed T cells in a murine psoriasis model by a vitamin D analogue[J].J Allergy Clin Immunol, 2018, 141(3):972–981.

[17] Amin N, Boccardi V, Taghizadeh M, et al. Probiotics and bone disorders: the role of RANKL/RANK/OPG pathway[J]. Aging Clin Exp Res, 2020, 32(3): 363–371.

[18] Amin N, Clark C, Taghizadeh M, et al. Zinc supplements and bone health: The role of the RANKL–RANK axis as a therapeutic target[J].J Trace Elem Med Biol, 2020, 57: 126417.

[19] Deligiorgi M V, Panayiotidis M I, Griniatsos J, et al. Harnessing the versatile role of OPG in bone oncology: counterbalancing RANKL and TRAIL signaling and beyond[J]. Clin Exp Metastasis, 2020, 37(1):13–30.

[20] Infante M, Fabi A, Cognetti F, et al. RANKL/RANK/OPG system beyond bone remodeling: involvement in breast cancer and clinical perspectives[J].J Exp Clin Cancer Res, 2019, 38(1):12.

[21] Kenkre J S, Bassett J.The bone remodelling cycle[J].Ann Clin Biochem, 2018, 55(3):308–327.

[22] Brazil D P, Church R H, Surae S, et al. BMP signalling: agony and antagony in the family[J].Trends Cell Biol, 2015, 25(5):249–264.

[23] Pacifici M, Shore E M. Common mutations in ALK2/ACVR1, a multi–faceted receptor, have roles in distinct pediatric musculoskeletal and neural orphan disorders[J]. Cytokine Growth Factor Rev, 2016, 27：93–104.

[24] Wang Z, Shen Z, LI Z, et al. Activation of the BMP–BMPR pathway conferred resistance to EGFR–TKIs in lung squamous cell carcinoma patients with EGFR mutations[J]. Proc Natl Acad Sci U S A, 2015, 112(32):9990–9995.

[25] Mosialou I, Shikhel S, Liu J M, et al. MC4R–dependent suppression of appetite by bone–derived lipocalin 2[J]. Nature, 2017, 543(7645):385–390.

第 43 章

内分泌系统对骨骼的调节作用

一、生长激素对骨骼的作用

生长激素（growth hormone，GH）及 GH/ 胰岛素样生长因子 1（IGF–1）轴能影响骨形成和骨吸收，对人体生长发育特别是骨骼生长具有重要调节作用。生长激素过多或过少均会对人体产生不良影响。在儿童和青少年中，GH 和 IGF–1 与性类固醇的结合是影响生长发育的最重要因素，GH 在人类生长的不同阶段对骨的作用呈现多样性，对于生长激素在人类中的作用主要来自于生长激素缺乏（growth hormone deficiency，GHD）和肢端肥大症患者的表现及治疗观察。GHD 可导致骨转换减少、儿童期身高生长迟缓、成人期骨量减少及骨折风险增加。生长激素替代可用于改善儿童 GHD 的终身高，增加成人 GHD 的 BMD，并有助于儿童 GHD 从青春期向成年期过渡期间峰值骨量获取的改善。同时，生长激素替代可能减轻与 GHD 相关的过度骨折风险。GH 治疗在几种不缺乏 GH 的疾病中对身高生长也有有益影响，包括慢性肾衰竭、特纳综合征、普拉德 – 威利综合征、特发性矮小和 Noonan 综合征等。作为一种 GH 和 IGF–1 过渡作用的状态，在肢端肥大症患者中，特别是部分伴有性腺功能减退的患者，可观察到腰椎骨转换增加、BMD 降低和椎体骨折风险增加。

（一）GH 对骨骼影响的病理生理

GH 的缺乏和过量对骨骼生长有显著影响。GH 由垂体以脉冲方式分泌，并通过 IGF–1 合成和分泌，直接或间接作用于外周组织。内分泌来源的 IGF–1 主要由肝脏分泌到体循环中，与骨骼局部合成，具有旁分泌作用的 IGF–1 均介导 GH 对骨骼的作用。GH 和 IGF–I 受体均在骨骼中表达，并介导 GH 作用。GH 和 IGF–I 在骨骼生长中均具有重要作用，GH/IGF–1 轴是控制出生后骨骼重塑过程的主要机制之一。破骨细胞和骨细胞均存在 IGF–1，推测在关键生长期通过 FGF23 调节磷酸盐体内平衡中发挥重要作用。

GH 和 IGF–1 对骨骺板的影响具有物种特异性。在啮齿动物软骨细胞中，IGF–1 在 GH 刺激下合成，并以旁分泌方式诱导软骨细胞增殖和软骨内骨化，进而导致线性骨生长。在牛骨骺软骨中，系统性 IGF–1 发挥刺激生长的作用而非旁分泌 IGF–1，因为 GH 刺激下的 IGF–1 局部合成很少。此外，碱性成纤维细胞生长因子作用于骨骺板，增加 IGF–1 受体数量，可增强组织对内分泌来源的 IGF–1 的响应。

根据动物模型数据，系统性 IGF–1 主要影响皮质骨，而旁分泌的 IGF–1 似乎对小梁骨起主要作用。遗传性 GH 受体缺乏小鼠皮质骨厚度减少，而小梁骨厚度和体积没有明显改变，这种表型可通过全身性 IGF–1 给药得以纠正。成骨细胞中 IGF–1 转基因过表达的小鼠小梁骨体积增加，而成骨细胞特异性 IGF–1 敲除小鼠小梁骨体积减少、小梁结构和矿化受损。

GH可直接刺激成骨细胞的生成和骨形成。成骨细胞在甲状旁腺激素的刺激下可表达IGF-1，而IGF-1可通过促进骨形成来调节甲状旁腺激素间歇性给药对骨的合成代谢作用。甲状腺激素和雌激素也可刺激成骨细胞分泌旁分泌性IGF-1，而糖皮质激素则有抑制作用。

除上述机制外，数种IGF结合蛋白在骨骼中局部表达并调节IGF-1的作用。IGF-1还可诱导核因子κB配体受体激活剂（RANK）的合成，从而刺激破骨细胞的形成和激活。另外，GH诱导骨保护素（OPG），其作为RANK的诱饵配体，从而减弱IGF-1对破骨细胞的作用。GH/IGF-1轴的激活导致骨形成的增加，同时伴随着骨吸收增加，导致骨转换增加。

（二）人GHD患者的骨骼表现及GH治疗的影响

GH/IGF-1影响儿童和青少年时期的骨转换、骨骼大小和密度。GHD儿童除身材矮小外，骨骼会更细小，骨密度（BMD）更低。儿童期GHD患者在成人时BMD是否较低尚存在争议，但观察到GHD患者骨折风险显著增加，BMD在预测GHD患者骨折风险方面可能并不准确。

成人GHD中BMD降低，原因可能是骨转换减少。成人GHD是一种异质性明显的疾病，目前确定这类人群低骨量危险因素包括起病年龄较小、GHD程度较严重、伴有未进行性激素替代治疗的促性腺激素功能低下型性腺功能减退症及中枢性肾上腺皮质功能低下等。另外，营养不良是成年GHD患者BMD减低的危险因素，严重营养不良的成年GHD患者BMD显著降低。

尽管BMD在绝经后妇女和其他人群骨折预测中有非常重要的作用，但在预测GHD患者骨折风险中的价值尚不明确。有研究显示，伴GHD的成年垂体功能减退患者总体骨折风险增加2～3倍，而骨折和未骨折患者的BMD T值没有显著差异。

成人GHD患者的GH替代治疗研究在采用重组DNA技术人工合成GH之后才成为可能，近年一些国家已经发布相关诊治指南或规范。

根据体外数据预测，垂体功能减退的成人应用GH可增加骨转换和骨重塑。骨形成和骨吸收的生物标志物在开始替代治疗后数月内增加。然而，在GH替代治疗的第一年BMD保持不变，甚至可能略有下降，随后才出现腰椎和股骨颈BMD的增加。GH替代对BMD的双相效应在两项Meta分析中得到证实。另一项Meta分析并未发现GH替代后BMD增加，但该Meta分析纳入的大多数（70%）患者治疗时间较短（≤6个月）。因此通常认为GH治疗时间超过1年，对BMD具有积极作用。目前认为能预测成人GH替代BMD反应的预测指标包括：性别、治疗时程、垂体基础疾病、GH缺乏的严重程度（基于IGF-1 SDS）和基线BMD Z值。

在GHD患者中，性别在GH治疗的骨骼反应中发挥重要作用，接受GH替代治疗的男性患者，腰椎和股骨颈BMD的增加程度要超过女性，这已经得到长期前瞻性研究结果的证实。但另一项研究中接受GH治疗的女性获得了较高的IGF-1 SDS值。尚不清楚这种明显的性别差异是否仅仅是骨骼对GH替代反应的内在差异结果，或者是否也可以根据一些研究中口服雌激素女性GH剂量不足来解释。口服雌激素的女性需要比经皮雌激素或不用雌激素治疗的女性需要更高的GH剂量，这是由于口服雌激素可直接作用于肝脏诱导GH抵抗发生，使肝脏合成的IFG-1减少，而大多数循环IGF-1是在肝细胞中合成的。

治疗持续时间及垂体基础疾病也可能影响成人GHD患者BMD对GH替代治疗的反应。有研究表明GH替代治疗对腰椎和股骨颈BMD有长期改善作用，但可能无法完全防止年龄相关的骨丢失。而相对于无功能垂体瘤患者，库欣病或催乳素瘤患者在基线时BMD较低，治疗后BMD增加延迟。其他可能影响BMD对GH替代治疗效果的因素还包括基线时骨量减少的严重程度或GH 缺乏的程度。

GH 替代治疗影响峰值骨获取的潜在作用也引起相当多的关注。特发性 GHD 儿童患者在成年后可能出现 GH 分泌能力恢复。而遗传性或结构原因导致垂体功能减退患者更有可能在青春期后继续维持 GHD 状态，这些患者如果 GH 替代在骨骼成熟后中断（即青春期后中断），可能无法达到最佳峰值骨量，或者会出现过早骨丢失。儿童期起始的 GHD 在成年期持续的患者，如儿童期和成年期 GH 替代之间存在较长的时间间隔，则 BMD 较低。目前已经提出将儿童和成人 GH 替代之间的时间间隔最小化（＜24 个月），一方面此间隔足以观察是否具有持续性 GHD；另一方面可避免 GH 替代中断的潜在有害后果。但是，垂体功能减退的器质性病变（如颅咽管瘤或垂体腺瘤）、合并其他多种垂体激素缺乏患者或有明确遗传病因的垂体功能减退者，其 GHD 极可能为持续性，此类患者可以在成年期继续接受 GH 替代治疗，无须重复进行 GH 刺激试验。

GH 替代治疗对骨折风险的影响尚未完全阐明，另外，由于在欧美等多数国家成人进行 GH 替代治疗已经成为共识，并开始广泛应用，很难进行随机对照临床试验来最终解决这个问题。

（三）GH 过度分泌对骨骼的作用

GH 过量是由垂体肿瘤自主分泌 GH 引起的，在 90% 以上的病例中，GH 过量在骨骺融合前会导致巨人症，在成年期则会导致肢端肥大症。GH 过量会导致骨转换增加，而即使 BMD 正常，肢端肥大症患者的椎体骨折患病率也较高，这表明 GH 过度表达对骨骼结构和强度有不利影响。当治疗过程中 GH 过度分泌得到生化控制，其骨生物标志物会随之恢复正常。另外，正常 BMD 的肢端肥大症患者中小梁骨微结构也可能受损，单用 BMD 在预测骨折方面有局限性。近期研究报道肢端肥大症患者椎体骨折发病率增加，特别是活动性疾病或合并性腺功能减退的患者。应对肢端肥大症患者钙和维生素 D 稳态异常进行评估，并评估性腺功能减退及 BMD 和椎体结构，尤其是有症状（报告背痛或脊柱畸形）的患者或合并性腺功能减退的患者。

（四）非缺陷状态下 GH 的作用

除 GHD 外，其他一些情况中 GH 治疗也可能会改善儿童生长速度和终身高，这些情况包括慢性肾衰竭、Turner 综合征、普拉德－威利（Prader-Willi）综合征、未表现出生长追赶的宫内生长迟缓患儿的产后生长延迟、特发性矮小、含矮身材同源盒（SHOX）基因突变者，以及 Noonan 综合征，在部分国家和地区已经获批为 GH 替代治疗的适应证。

对于绝经后和与年龄相关的骨质疏松症患者，GH 的作用也进行了相关观察。老年人随年龄增长 GH 分泌下降，伴随血清 IGF-1 水平的下降，有研究发现这种内源性 GH 分泌与老年妇女的 BMD 值呈正相关。但需要注意的是，现有数据不支持 GH 对年龄相关或绝经后骨质疏松症患者的治疗作用，但 IGF-1 水平较低的骨质疏松症患者亚组进行 GH 治疗是否有益尚不明确。

GH 和 IGF-1 对骨骼生长有重要的生理作用，GH 对治疗 GHD 及 GH 不敏感等状态有重要的价值。目前，GH 和 IGF-1 的检测实用性已大大提高，有关骨骼量和骨质量评价的非侵入性成像技术也在不断进步，重组人 GH 已经开始大量用于临床，而重组 IGF-1 也已经出现。所有这些进步都使我们对 GH/IGF-1 轴在不同条件下对骨骼的生理作用和影响有了更进一步的认识。但目前对于 GH 的研究尚局限于以 GHD、GH 不敏感及 GH 过量等临床情况下其对骨量和结构的相关作用，尚缺乏更多的研究来充分阐明 GH 替代对女性 BMD 影响，也未充分检验 GH 替代对骨折风险的影响等。

（陈 康 巴建明）

二、催乳素和骨骼

催乳素（prolactin，PRL）是由 199 个氨基酸（分子量为 23000Da）组成的单链多肽激素，主要由垂体前叶中的催乳细胞合成和分泌，其主要功能是促进乳腺发育、泌乳和对生殖系统进行调节。最近研究发现 PRL 对水盐平衡、免疫系统、细胞生长、葡萄糖稳态及骨代谢均有一定调节作用。

（一）PRL 对骨骼的作用

PRL 与表达于成骨细胞表面的 PRL 受体结合，随激素浓度水平的不同产生不同的生物学效应。动物模型表明，正常浓度（7～10ng/ml）的 PRL 对于维持正常的骨生长和重塑是必不可少的。携带 PRL 受体胚系基因突变的小鼠显示骨小梁和骨皮质矿物沉积率下降。当 PRL 水平增加到与妊娠和哺乳期间生理水平相对应的值（即 100～500ng/ml）时，肿瘤坏死因子 κB 配体受体（RANKL）及其他参与调节破骨细胞生成的细胞因子上调，骨吸收过程增强。在更高的病理浓度（如 1000ng/ml）下，PRL 也被证明能下调成骨细胞中的骨保护素（OPG）水平，从而进一步增强 RANKL 对破骨细胞的作用。在这一浓度下，特别是当持续长久地暴露于过量 PRL 时，观察到 PRL 对成骨细胞生成和骨形成有抑制作用。在活体研究中评估高催乳素血症对骨骼的直接影响是比较困难和复杂的，因为高 PRL 增加肠道钙吸收及增加肾脏钙重吸收导致的高钙作用和高 PRL 所致的性腺激素低下对骨骼的作用是相反的。此外，PRL 还能上调甲状旁腺激素相关肽（PTHrP）的合成和分泌，生理情况下哺乳期乳腺可以分泌大量的 PTHrP（图 43-1）。

（二）催乳素瘤的骨骼表现

催乳素瘤患者由于 PRL 过量引起的性腺功能减退，以及 PRL 对骨细胞和钙代谢的直接作用易发生骨量减少、骨质疏松和脆性骨折。

1. 催乳素瘤对患者骨转换和骨密度的影响

在催乳素瘤患者中，骨转换增加，骨吸收增

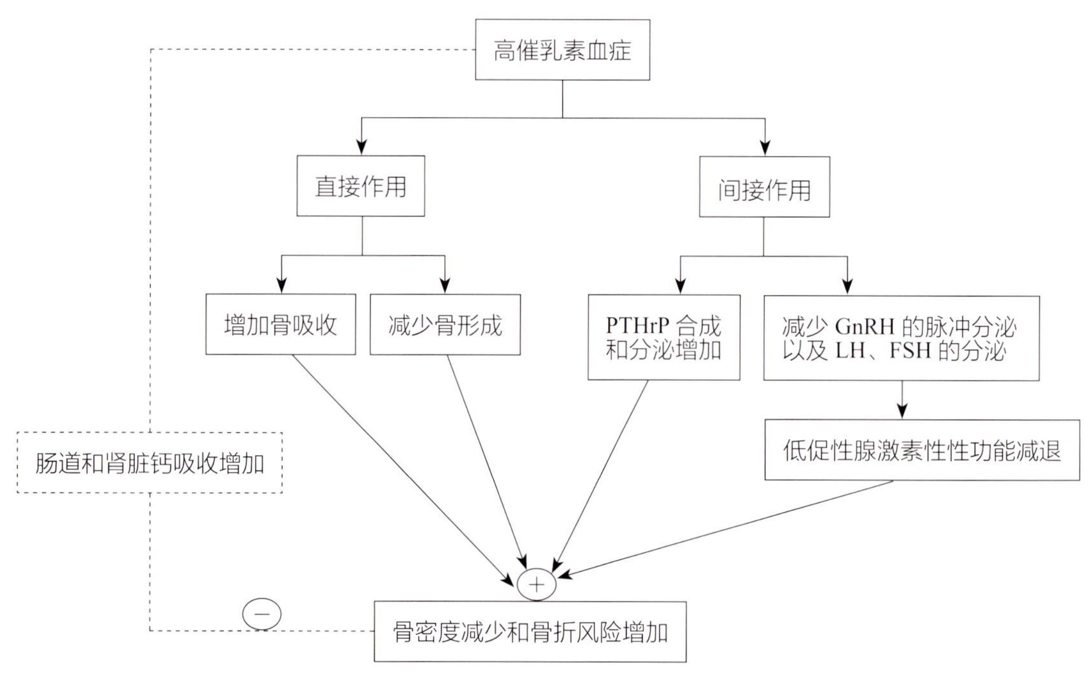

▲ 图 43-1　催乳素对骨的直接和间接作用机制
实线：骨脆性增加的危险因素；虚线：骨脆性增加潜在的保护因素
PTHrP. 甲状旁腺激素相关蛋白；GnRH. 促性腺激素释放激素；LH. 黄体生成素；FSH. 促卵泡素

加超过骨形成。因此，骨量减少主要发生在骨小梁富集的骨骼部位，小梁骨损伤早于皮质骨。脊柱骨矿物质含量一般从 30% 下降到 20%，前臂骨矿物质含量也会下降 2.5%～10%。患有催乳素瘤的男性和女性有相似的骨丢失。

性腺功能低下与高催乳素血症对骨密度的影响仍然存在争议。在一些研究中，骨密度与 PRL 水平、骨转换生化指标和病程有关，而与男性的睾酮水平、女性的雌二醇水平和共存的闭经无关。相反，另有几项研究报道表明，催乳素瘤患者骨密度值与性腺功能减退之间存在显著的关联。高催乳素血症闭经组的平均椎体骨密度明显低于高催乳素血症月经正常组。由此可以假设催乳素瘤患者的骨丢失可能是由 PRL 水平的升高和伴随的性激素剥夺共同决定的。年轻的催乳素瘤患者的骨丢失可能是严重的，因为它可以限制峰值骨量获取。事实上，在儿童期患病的催乳素瘤患者比成年期患此病的人骨密度下降更为严重。22% 患催乳素瘤的绝经前妇女双能 X 线骨密度表现为病理 Z- 评分（即 Z- 评分＜ –2.0SD），与股骨部位相比，腰椎骨丢失更严重。

2. 催乳素瘤对骨折风险的影响

Vestergaard 等报道，在诊断疾病之前，催乳素瘤患者的临床骨折风险比对照组增加了 60%。最近的两项横断面研究报道了患有催乳素瘤的妇女和男子影像学椎体骨折的高发病率。第一项研究对 78 名妇女（38 名绝经前妇女和 40 名绝经后妇女）进行了研究，用定量形态计量学评价椎体骨折发生率。其中 25 名妇女（32.6%）发现了椎体骨折，绝经后妇女的患病率（22/40）高于绝经前妇女（3/38）。值得注意的是，绝经后妇女中椎体骨折的发生率高于年龄相当的对照组妇女，与高催乳素的持续时间密切相关（OR：1.16，CI95%：1.04～1.30），但与高催乳素血症发病年龄无关（OR：0.72，CI95%：0.4～3.6）。这些发现提示 PRL 过量本身可能导致骨骼脆性增加，而不依赖性腺状况。第二项横断面临床研究中，在 37.5% 的催乳素瘤男性患者中影像学检查发现椎体骨折，患病率约为对照组的 5 倍。有趣的是，性腺功能正常和性腺功能减退患者之间的椎体骨折发生率没有显著性差异，骨折和无骨折男性之间的血清睾酮值没有显著性差异。这些发现再次表明，男性 PRL 过量对骨折风险的影响可能独立于性腺状态。目前还没有前瞻性的研究来评估催乳素瘤患者中椎体骨折的发生率。

（三）催乳素瘤治疗与骨代谢

多巴胺激动药是催乳素瘤的一线治疗药物，因其可以使 PRL 值正常化，减少肿瘤大小并改善大多数患者的临床症状。卡麦角林与溴隐亭相比，拥有更有效的标准化 PRL 值，具有较少的不良反应。

在催乳素瘤患者中，使用多巴胺激动药治疗伴随着血清骨转化标志物正常化，这与 PRL 值的正常化和性腺的恢复有关。然而，骨密度值在治疗期间只有部分改善，与正常对照者相比仍然较低。多巴胺激动药对骨折风险的影响很大程度上尚不清楚，因为只有少数几项横断面研究调查了骨折的发生率与催乳素瘤治疗的关系。Vestergaard 等报道催乳素瘤诊断后临床骨折年发生率下降 14%，提示治疗对骨折危险性有积极影响。结合评价影像学椎体骨折发生率的研究，多巴胺激动药治疗后骨折危险性明显降低（OR:0.25，CI 95%：0.11～0.59）。然而，催乳素瘤治疗是否能使骨折风险正常化尚不清楚。接受催乳素瘤治疗的男性患者与年龄匹配的对照组相比，椎体骨折的发生率仍然更高。

总之，催乳素瘤在大多数患者中会引起高骨转换型骨质疏松症和骨密度降低，特别是当这种疾病发生在人体达到骨峰值之前的最初几十年中。催乳素瘤所致骨丢失的发病机制是多因素的，可能与高催乳素血症的直接和间接（性腺功能低下）骨骼效应有关。此外，纠正过量的 PRL 似乎不会使骨折风险正常化，特别是当高催乳素血症长期存在时。因此，骨骼健康的评估应包括在催乳素瘤患者的诊疗工作中，在疾病诊断之初和纠正高催乳素血症后的随访中及时通过双能X线吸收法测量骨密度，以及椎体骨折的影像学检查对骨骼健康给予关注。

（姚　军）

三、甲状腺激素及TSH对骨骼的调节作用

甲状腺激素在骨骼的发育、线性生长和骨转换中发挥重要作用。甲状腺分泌甲状腺素（T_4）和不足20%的三碘甲状腺素（T_3），循环中80%以上的T_3由T_4在外周组织中转化而来。T_4和T_3需要特定的膜转运蛋白主动转运进入靶细胞，这些转运蛋白包括单羧酸转运蛋白8和（MCT8，MCT10），有机阴离子转运蛋白-1C1（OATP1C1）和1型氨基酸转运蛋白1和2（LAT1，LAT2），MCT8表达最广泛且最重要。在靶细胞内，T_4被1型脱碘酶（DIO1）或2型脱碘酶（DIO2）催化外环脱碘转化为活性的T_3。3型脱碘酶（DIO3）催化T_4或T_3内环脱碘生成无活性的反T_3（rT_3）或二碘酪氨酸（T_2）。DIO1主要表达在肝、肾和甲状腺；DIO2和DIO3表达在中枢神经系统、耳蜗、视网膜、心脏和骨骼等。DIO2和DIO3表达和活性的平衡调节细胞内T_3水平。MCT8和DIO2在T_3靶细胞协同作用促进T_3靶基因表达，DIO3活性增强则阻止或降低靶细胞甲状腺素的暴露。

甲状腺激素的核受体（TR）分为α或β（TRα，TRβ），TRα有三个亚型、TRα1发挥功能，TRβ有两个亚型。下丘脑和垂体中主要表达TRβ，介导下丘脑-垂体-甲状腺轴（HPT轴）的负反馈调控。骨骼中主要表达TRα。

（一）甲状腺激素对骨骼的调节作用

骨骼是非常敏感的甲状腺激素靶组织。T_3调节骨转换，促进发育期的骨形成，调节成熟期骨骼的骨吸收。甲状腺激素的受体、转运蛋白及相关代谢酶表达在骨组织，说明甲状腺激素对骨骼有直接作用。甲状腺激素还通过GH/IGF-1、FGF/FGFR、IHH/PTHrP等途径间接调节骨代谢和线性生长。

1. 甲状腺激素转运蛋白、代谢酶及其受体在骨骼的表达

甲状腺激素能够转运至成骨细胞、破骨细胞和软骨细胞。甲状腺激素转运蛋白MCT8在生长板软骨、成骨细胞和破骨细胞均有表达。*MCT8* mRNA转录水平受软骨和成骨细胞中T_3的负调控。软骨细胞、生长板还表达MCT10和LAT1转运体，成骨细胞也表达LAT1、LAT2转运体。*MCT8*基因敲除小鼠T_3和TSH升高，T_4和rT_3降低，幼年鼠生长板软骨内骨化延迟和短暂的生长迟缓，倾向甲状腺激素缺乏的表现；而成年鼠中观察到骨量和矿化减少及骨强度降低等过量T_3带来的甲亢表现。MCT8缺陷时会有其他甲状腺激素转运体和DIO2于骨骼代偿表达，因此骨骼的表型并不严重。动物模型研究显示某一种甲状腺激素转运蛋白缺陷时会有其他转运蛋白的代偿表达。

软骨细胞、成骨细胞和破骨细胞中可检测到DIO2和DIO3 mRNA，DIO1在骨骼中不表达。DIO2和DIO3在骨骼发育的不同时期表达水平和活性有变化，从而使骨骼内T_3维持在适宜浓度，确保骨骼正常发育和生理功能。DIO3主要在产前骨骼发育期表达，将甲状腺素转化为无活性的rT_3，避免骨骼过早暴露于T_3，在骨骼线性生长阶段则DIO3表达被抑制。小鼠E18.5天股骨能检测到DIO2和DIO3活性，甲状腺功能减退时代偿性DIO2活性升高、DIO3活性下降。DIO2出生后持续表达，以维持骨组织局部甲状腺功能正常。$DIO2^{-/-}$小鼠幼年期骨骼发育无异常，成年后由于成骨细胞内T_3水平降低，骨矿化和骨脆性增加。

甲状腺激素受体TRα1、TRα2和TRβ1、TRβ1

的 mRNA 表达在骨骺生长板软骨细胞、成骨细胞、成骨样的骨髓基质细胞，参与软骨内成骨和膜内成骨过程。TR 蛋白表达在生长板的静止层、增生层的软骨细胞，分化了的软骨细胞不表达 TR。成骨细胞主要表达功能性受体 TRα1。虽然有研究显示 TR 在人肿瘤来源组织破骨细胞原位表达，但活性未被证实，尚无证据显示甲状腺素对破骨细胞直接作用。TR 是否表达在骨细胞尚不明确。

2. 甲状腺激素调节骨代谢的机制

甲状腺激素 T_3 直接或间接刺激成骨细胞活性，调节软骨细胞分化及血管浸润等软骨发育过程。T_3 通过 GH/IGF1、FGF/FGFR、IHH/PTHrP、Wnt/β-catenin、BMP 等信号通路调节生长板成熟，参与基质的形成和降解，调控软骨内骨化和线性生长。体外研究提示 T_3 刺激成骨细胞的增殖和分化及骨基质的合成、修饰和矿化。T_3 增加骨钙素、骨桥蛋白、Ⅰ型胶原蛋白、碱性磷酸酶（alkaline phosphatase，ALP）、IGF-I 及其调节结合蛋白 2（IGF1BP-2）和 IGF1BP-4、白介素 6（IL-6）和 IL-8、MMP9、MMP13 的表达，抑制骨钙蛋白、金属蛋白酶 -1（TIMP-1）及 FGFR1 导致的 MAPK 信号激活，并调节 Wnt 通路。此外，IGFBP-6 与 TRα1 直接相互作用，抑制成骨细胞中 T_3 刺激的碱性磷酸酶活性和骨钙素 mRNA 的增加。T_3 还可以通过调节 PTH/PTHrP 受体的表达来增强成骨细胞对 PTH 的反应。GH/IGF-1 轴是调节骨骼线性生长的重要通路，T_3 除了在骨骼局部直接与 IGF-1 通路交互作用刺激生长板软骨细胞及成骨细胞，还通过垂体、肝脏等系统性作用调节 GH/IGF-1 的合成、分泌，间接调节骨骼线性生长。T_3 增强 GH 的基因转录，使 GH 生成增加，与 GH 具有协同作用，甲状腺素缺乏时可影响 GH 正常发挥作用，导致儿童长骨生长缓慢和骨骺愈合延迟。此外 T_3 还通过非基因组通路调节成骨细胞形态、细胞骨架和细胞间的相互接触。

T_3 对破骨细胞的直接作用（包括破骨细胞前体细胞和成熟的破骨细胞）尚无证据，T_3 主要通过刺激成骨细胞或骨髓基质细胞 RANKL-RANK、IL-6、IL-8 和前列腺素 E_2 表达，抑制 OPG，通过这些因子间接诱导破骨细胞生成和活性。破骨细胞中存在 TR 同工型，对 T_3 有一定的反应性，提示 T_3 对破骨细胞虽可能有直接作用，但作用较弱。

TRα 受体缺失或突变小鼠，T_3 对骨骼作用障碍，导致幼年期骨化受损和骨化延迟及成年骨质增加，但 TRα 基因突变小鼠异常程度重于受体敲除鼠，提示不能结合甲状腺素的受体对骨骼有负向作用（TRα 感受器开关作用）。TRβ 缺失或突变小鼠 HPT 轴异常，呈 T_4、T_3 和 TSH 水平升高的甲状腺激素抵抗（RTH），超生理水平 T_3 刺激骨骼 TRα 引起幼年骨骼发育加速和成年骨质疏松症。

TRβ 突变 RTH 患者的骨骼表型差异较大，身材矮小是比较常见的表现。有的突变类型表现出骨龄落后，骨成熟减慢，缺乏线性生长；而有的类型表现为甲亢的骨骼改变。TRα 突变罕见，TRα1 突变出现较严重的骨发育延迟、发育不良、身体比例失调，包括上腰椎骨骨化缺损及髋臼部分发育不全等甲减的放射线特征。骨骼发育中 TRα1 的缺失可由 TRβ 部分代偿。

3. 正常及异常的甲状腺激素水平对骨代谢的影响

胎儿期骨骼对过多的甲状腺激素非常敏感，过量激素暴露可能导致严重危害，例如一条或多条颅骨骨缝过早融合、颅骨硬化，从而影响容量扩张阻碍大脑发育；胎儿期甲减对骨骼发育影响反而微弱。出生后，甲状腺激素促进骨骼正常成熟，但甲状腺激素过多则加速骨骼成熟、生长板过早闭合及线性生长下降。儿童期甲状腺素缺乏导致骨化延迟、骨龄落后，身材矮小和股骨头骨骺滑脱。成年期甲减导致骨代谢降低，骨质量不变或轻度增加；成年期甲亢则刺激骨转换，促进破骨细胞的骨吸收，负钙平衡及骨丢失。

骨骼对甲状腺激素非常敏感，即使正常范围内的甲状腺激素水平也影响骨代谢。临床研究显示，FT_4 水平处于正常范围内的相对高值者骨密度相对较低，小梁骨微结构退化。前瞻研究还发现正常范围内较高的 FT_3 和 FT_4 均增加非椎体骨折风险。

（二）促甲状腺素对骨骼的调节作用

甲状腺激素的分泌受垂体促甲状腺素（TSH）的调节。TSH 由 α 和 β 亚单位组成，后者是其特异性亚单位。骨组织局部并未发现 TSHα 或 β 亚单位完整表达，但研究发现人和小鼠骨髓中巨噬细胞来源的 TSHβ 片段，且可刺激转染 TSH 受体（thyroid stimulating hormone receptor，TSHR）的 CHO 细胞。人间充质干细胞、生长板软骨、软骨细胞、成骨细胞和破骨细胞上均发现 TSHR mRNA 及蛋白的表达，提示旁分泌或垂体分泌的 TSH 通过循环在骨组织发挥作用。

TSH 对骨骼有独立于甲状腺素外的调节作用。甲状腺癌术后 TSH 抑制治疗或甲减过度替代治疗的患者，TSH 水平降低增加骨吸收、降低骨密度、增加骨折风险，绝经后妇女具有显著性。正常参考值范围内较低水平的 TSH 增加绝经后妇女骨折风险，与较高位 TSH 相比骨折风险增加 5 倍。给予绝经后分化型甲状腺癌女性患者单次小剂量重组人 TSH，不影响甲状腺功能，但两日后骨吸收标志物降低、骨形成标志物升高。*TSHRD727E* 基因多态性使 TSHR 功能增强，有该多态性者骨密度增加、骨吸收降低。

TSH 通过 TSHR 信号通路抑制破骨细胞分化和功能，TSH 水平降低或阻断 TSH/TSHR 受体信号促进骨丢失。$TSHR^{-/-}$ 小鼠有严重的骨质疏松，$TSHR^{+/-}$ 杂合小鼠甲状腺功能正常仍然出现骨质疏松。雌激素缺乏的骨质疏松动物模型，间歇性给予 TSH 可改善骨质量和骨强度。TSH 对骨代谢的调节可能是通过与 TNFα 的相互作用实现的，*TSHR* 基因敲除小鼠中 TNFα 水平增高，如果进一步敲除 *TNFα* 基因，则 *TSHR-/-* 鼠的骨质疏松得以逆转。在破骨细胞中 TSH 通过 AP-1、RNAK-NFκB 通路抑制 TNFα 的作用。此外，体外研究显示 TSH 抑制单核前体细胞向破骨细胞分化，干扰胚胎干细胞在 M-CSF、RANKL、维生素 D 及地塞米松等诱导下分化为破骨细胞。

TSH 能刺激间充质干细胞的软骨形成标志基因 *COL2A1* 和 *COL9A1* 表达。生长板软骨和培养的软骨细胞上表达 TSHR，给予 TSH 降低 SOX9 和Ⅱ型胶原的表达，抑制软骨细胞的分化。

TSH 抑制成骨细胞 LRP5（Wnt）信号通路，降低Ⅰ型胶原蛋白、骨唾液蛋白和骨钙素表达，从而抑制成骨细胞功能，发挥负性调节作用。然而利用干细胞、SaOS2 成骨骨肉瘤细胞系、转染的 U2OS-TSHR 细胞等进行的研究呈现相反的结果，TSH 通过 PKC、Frizzled 和 Wnt5a 通路促进成骨细胞分化，刺激 ERK、p38MARK、AKT 通路，增加 IGF-Ⅰ、IGF-Ⅱ mRNA 水平，增强成骨细胞分化和功能。此外，无论是 TSHR 敲除或非敲除的先天甲减小鼠骨骼表现型相似，TSH 或 TSHR 抗体并未刺激成骨细胞 CAMP 升高，这又提示 TSH 对成骨细胞没有直接调节作用。TSH 对成骨细胞的作用及受体后通路仍需进一步的研究。

总之，TSH 抑制破骨细胞的分化及活性，发挥直接的抗骨吸收、促进骨形成作用。缺失 TSH/TSHR 信号对骨骼发育具有负面影响。但是甲状腺功能亢进、甲状腺功能减退时与甲状腺激素对骨骼的作用相比，甲状腺激素变化是造成骨骼发育缺陷的主要原因，而不是 TSH。但甲状腺功能减退症时 TSH 升高可能是生长迟缓，特别是骨骺发育不良的发生机制之一。

（李玉姝）

四、胰岛素对骨骼的调节作用

骨骼是一种高代谢组织，通过分泌激素与其

他组织相互作用，担任协调全身能量代谢的重要角色。能量代谢通过神经传导促进骨质量增加，反之，成骨细胞通过分泌一种或几种激素影响能量代谢。例如，由脂肪细胞产生的瘦素影响胰岛素敏感性和调节骨形成。瘦素通过激活交感神经，激活成骨细胞 β_2 肾上腺素能受体间接作用于骨骼，调控成骨细胞增殖和分化，同时抑制胰岛素分泌。胰岛素可影响骨骼发育和调节成骨细胞功能。

（一）胰岛素对成骨细胞影响

胰岛素是一种合成代谢激素，通过成骨细胞胰岛素受体底物（insulin receptor substrate，IRS）1 和 2 作用于骨组织，促进骨形成。生理水平的胰岛素增加骨合成代谢标志物包括胶原、碱性磷酸酶和摄取的葡萄糖。*IRS-1* 基因敲除小鼠的骨愈合受损，而 *IRS-2* 基因敲除小鼠骨形成指标明显下降，骨吸收增强。在成骨细胞中，胰岛素样生长因子 1（IGF-1）受体激活的细胞内信号通路与胰岛素激活的信号通路相同，因此为了避免这个问题并直接检测骨中胰岛素信号的功能，有学者在小鼠成骨细胞上特异性敲除胰岛素受体基因，结果显示与野生型小鼠相比，成骨细胞胰岛素受体基因敲除小鼠成骨细胞衰竭，骨小梁数目明显减少，骨形成减少，体外实验中成骨细胞增殖和分化能力降低，表明胰岛素信号对成骨细胞功能至关重要。胰岛素受体基因敲除小鼠的这种骨表型与在成骨细胞上特异性敲除 IGF-1 受体的小鼠不同，后者成熟的成骨细胞数量正常甚至增加。随着年龄的增长，胰岛素受体基因敲除小鼠出现明显的外周肥胖和胰岛素抵抗伴血中未羧化骨钙素减少。胰岛素处理此小鼠的成骨细胞，转录分析和免疫沉淀检测显示胰岛素信号通过抑制 Twist2，即 runt 相关转录因子 2（Runx2）抑制剂，调节成骨细胞分化。Forkhead 转录因子 FoxO1 位于胰岛素受体下游，抑制胰岛素在靶组织中的作用，与成骨细胞增殖减少、凋亡敏感性增加有关。在野生型成骨细胞中，胰岛素发挥合成代谢活性，通过抑制 Twist2 刺激成骨细胞增殖和分化，而基因敲除小鼠破骨细胞侵蚀深度与血清胶原羧基端交联肽也降低，表明破骨细胞活性降低。

（二）胰岛素对破骨细胞影响

成骨细胞胰岛素受体基因敲除小鼠骨发育表型为骨量减低和破骨细胞增殖分化减弱，给予胰岛素治疗后，破骨细胞在核因子 κB 受体激活蛋白配体（RANKL）诱导下，增加破骨细胞标志基因表达，恢复分化成熟能力。胰岛素通过胞外信号调节激酶（ERK）E 1/2 依赖性信号通路，有助于 RANKL 调控破骨细胞分化。胰岛素以剂量时间依赖性促进骨髓源性单核巨噬细胞核因子 κB 受体激活蛋白（RANK）表达，但是不能单独促进单核细胞融合成活性破骨细胞，需要在 RANKL 诱导下促进破骨形成。胰岛素能减缓成骨细胞表达骨保护素（RANKL 抑制剂）和活化破骨细胞至少两个特异基因，分别是组织蛋白酶 K（编码溶酶体蛋白酶）和 Tcirg1（在破骨细胞性骨硬化小鼠中发现的编码质子泵的组成成分，有助于骨吸收陷窝的酸化）。活化的破骨细胞形成的骨吸收陷窝酸化促进骨外基质中骨钙素脱羧，形成活性骨钙素并入血促进胰岛素合成分泌增加，形成胰岛素、骨吸收和骨钙素组成的前馈调节环。

（三）胰岛素治疗对糖尿病骨代谢的作用

1 型糖尿病患者可发展为早发性骨质减少或骨质疏松，并增加了脆弱性骨折的风险，以及随后的不良骨愈合和再生伤害。在 1 型糖尿病动物模型中观察到类似的骨异常，同时也表现出骨丢失，原因是骨形成减少。局部应用胰岛素可增强成骨作用，加速这些模型骨病的愈合。尽管胰岛素有促进骨骼合成代谢作用，但关于胰岛素治疗对糖尿病患者骨代谢的影响，目前研究仍存在争议。胰岛素似乎可以增加骨密度，但它可以增加低血糖相关的跌倒风险，特别是对于2型糖尿病患者，胰岛素通常用于疾病的晚期，因而增加骨折风险。由于缺乏随机对照试验，尚难以得出确切的结论。

（四）骨钙素是联系能量代谢与骨骼的枢纽

骨钙素（OCN）是骨外基质含量最丰富的蛋白之一，由成骨细胞分泌，分子在翻译后易发生3或4个谷氨酸残基羧基化修饰，该特性取决于提供分子高度亲和力羟基磷灰石的物种。未羧基化的骨钙素与羟基磷灰石结合弱，更容易进入血循环。这种未羧化骨钙素作为激素调控胰岛B细胞增殖，促进胰岛素合成分泌，增加敏感性和能量控制。

骨钙素在胚胎矿化部位大量表达，抑制钙盐沉淀从而发挥抑制骨矿化的作用。$Ocn^{-/-}$小鼠表现为年龄依赖性骨量增加，伴随矿化/基质比例增加和羟基磷灰石晶体增大，同时小鼠有肥胖、胰岛素抵抗和糖耐量受损，后者是由于胰岛素合成和B细胞增殖减少所致。然而，过表达骨钙素小鼠没有表现出骨形成受抑制，其中结合骨基质的骨钙素和桥接骨矿面和有机质的骨桥蛋白值得进一步研究。胚胎干细胞磷酸酶（ESP）基因敲除（全敲除或特异成骨细胞敲除）小鼠，因为缺失骨－睾丸蛋白酪氨酸磷酸酶（OST–PTP，*Esp*基因产物，有助于骨钙素的羧基化），则出现相反表型即体内脂肪比例明显减少，由于B细胞增殖导致高胰岛素血症和胰岛素敏感性增加。OST–PTP缺失导致羧化骨钙素水平降低，血清未羧化活性骨钙素水平显著增高，促进胰岛素和脂联素合成。

胰岛素在转录水平和翻译后水平促进骨钙素表达。骨－胰腺内分泌环即在成骨细胞中，胰岛素信号刺激骨钙素生成，反过来，骨钙素刺激胰岛素分泌调控血糖稳态。未羧基化的骨钙素是一种激素，关联骨与调控葡萄糖稳态的因子，如胰岛素和瘦素调节因子。未羧基化骨钙素来自分解的骨基质释放或由成骨细胞合成，作用于胰岛B细胞G蛋白偶联受体6A，刺激B细胞增殖和胰岛素生成。随后，胰岛素刺激骨钙素的产生和提高生物利用度，从而完成一个前馈内分泌循环。循环中的骨钙素也可能增加白色脂肪组织和肝脏对胰岛素敏感性。胰岛素受体是酪氨酸激酶，酪氨酸磷酸酶（肌细胞与肝细胞）降解酪氨酸激酶，OST–PTP是由*Esp*编码的酪氨酸磷酸酶蛋白，在成骨细胞中发挥负调控胰岛素信号作用，$InsRosb^{-/-}$小鼠或$Ocn^{-/-}$小鼠或上述两种复合突变小鼠表现葡萄糖不耐受代谢表型。人成骨细胞胰岛素受体去磷酸化可出现骨硬化、细胞外基质酸化障碍、低胰岛素血症、低活性骨钙素。此外，胰岛素降低成骨细胞对脂肪酸的摄取。

成骨细胞胰岛素受体基因敲除小鼠显示糖耐量受损，血清未羧化，骨钙素降低，骨转换增加，同时骨骼吸收葡萄糖减少。葡萄糖代谢成分有柠檬酸盐和乳酸，而柠檬酸盐是构成羟基磷灰石晶体的成分，增加骨骼的强度和生物机械力。胰岛素/IGF–1通过磷脂酰肌醇–3–激酶–蛋白激酶B信号通路，抑制转录因子FoxO1表达，下调成纤维细胞生长因子23（FGF23）转录，后者抑制甲状旁腺素、活性维生素D和磷排泄，同时FoxO1抑制骨钙素表达和骨转换，胰岛素作用下骨钙素表达增加。骨钙素通过G蛋白偶联受体6A介导胰岛B细胞的内分泌作用。

（五）葡萄糖在成骨细胞分化中的作用

成骨细胞摄取葡萄糖依赖于葡萄糖转运蛋白（glucose transporter，GLUT），研究较多的是GLUT1和GLUT4，前者通过两种机制促进成骨细胞分化，一是通过抑制AMP活化蛋白激酶依赖蛋白酶降解Runx2，二是激活哺乳动物雷帕霉素靶蛋白复合体2发挥骨胶原基质合成作用。GLUT4是由*Slc2a4*基因编码的，是体外成骨细胞在胰岛素刺激下分化过程中唯一的葡萄糖转运体，*Slc2a4* 全基因敲除原代成骨细胞表现为骨钙素降低，骨基质钙沉积减少，而 *Slc2a4* 条件敲除小鼠模型没有明显骨骼缺陷，在正常饮食下表现出高胰岛素血症和胰岛素抵抗，胰岛素刺激成骨细胞摄取葡萄糖，成骨细胞分化阶段消耗的大量氧和能量，依赖于葡萄糖摄取和分解代谢。同时，胰岛素下调成骨细胞对脂肪酸的利用。

（侯建明）

五、GLP-1 及其类似物对骨骼的调节作用

近年来，胰高血糖素样肽 -1（GLP-1）促进胰岛 B 细胞新生和刺激胰岛素分泌作用的揭示，使 2 型糖尿病在发病机制和治疗上取得了突破性的进展。在 GLP-1 类似物在临床使用的过程中，不断发现其降糖作用外的器官保护机制，在骨代谢方面，亦显示出促进骨形成、抑制骨吸收的效应，提示 GLP-1 可能通过多种方式多靶点调控骨代谢过程，有望成为治疗糖尿病骨质疏松和改善其预后的药物。

（一）GLP-1 与 GLP-1R 概述

GLP-1 是由远端回肠、直肠和结肠的 L 细胞分泌的一种肠道激素，含有 37 肽，在肠道中被进一步酶解形成 GLP-1（7-37），80% 的 GLP-1（7-37）发生酰胺化，形成 GLP-1（7-36）NH_2，这两种形式均具有生物活性。GLP-1 的分泌呈血糖依赖性，进食能直接刺激 GLP-1 的释放。GLP-1 体内生物半衰期仅 2～6min，代谢速率 12min 左右，由二肽基肽酶Ⅳ特异性酶解，经肝、肾排出体外。

GLP-1 具有广泛的生理学效应：在胰岛 B 细胞中，其与受体特异性结合后，可诱导酶链反应，促进胰岛素合成与释放，并促进 B 细胞增殖，抑制其凋亡。在胰腺外细胞中，亦有多种器官保护作用。例如，在心肌损伤和心力衰竭的实验模型中，GLP-1 能够改善左心室功能，发挥心脏保护功能；在外周循环系统中，可调节血管壁通透性及内皮细胞功能，降低血浆中三酰甘油、游离脂肪酸水平；在肝脏中，能够促进肝糖原合成，抑制胰高血糖素刺激的肝糖原分解等。

GLP-1 的广泛生理效应得益于其特异性受体，因其主要通过与细胞膜上的受体（GLP-1R）特异性结合而发生作用。GLP-1 受体是 G 蛋白耦联受体 B 家族中胰高血糖素样受体亚家族成员，广泛分布于胰腺、大脑、肺、肾脏、胃、心脏等组织，因此决定了上述广泛而重要的生物学作用。

GLP-1 的作用通路主要有 2 条：一是激活 cAMP- 蛋白激酶 A（protein kinase A，PKA），促进基因转导及抑制细胞凋亡；其次通过表皮生长因子受体（EGFR），激活 ERK/MAPK 及磷脂酰肌醇 3- 激酶（PI3K）途径，促进细胞增殖。在胰腺组织前者为主要通路，而在胰腺外组织主要是通过激活 PI3K 和 MAPK 通路发挥作用。

（二）GLP-1 及其类似物对骨骼的调节

自 2001 年起，国外学者即开始关注肠促胰岛素对骨代谢的调节作用。研究发现，正常人进食某些营养物质后，骨吸收被抑制，胃肠外营养亦可导致骨量丢失，据此他们提出了“肠 - 骨轴”的概念，即肠道与营养代谢相关激素对骨代谢也有一定的调节作用。此后的研究揭示，肠道营养调控激素与骨代谢之间存在关联，如肠道激素葡萄糖依赖性促胰岛素肽（GIP）、胰高血糖样肽 -2（GLP-2）等可通过成骨细胞（OB）上的受体直接作用于 OB，并改善骨形成。近年来，基于动物的研究结果已经表明 GLP-1 对骨骼的正向调节作用：GLP-1 能增加骨质量，包括改善骨小梁和皮质结构，提高骨强度和组织材料性能；此外还可能增加骨血流。然而，GLP-1 及其类似物作用于骨骼的具体机制仍未完全清楚，不同的 GLP-1 受体激动剂也可能有不同的作用方式。骨骼细胞

主要包括成骨细胞、破骨细胞及骨细胞。其中成骨细胞由骨髓间充质干细胞分化而来，骨盐沉积形成骨质后，成骨细胞转化为骨细胞；破骨细胞则来自于骨髓造血干细胞，由单个核前体细胞融合而成。GLP-1 受体在各种细胞中的表达及作用机制目前尚未完全明确，目前研究认为，GLP-1 可能通过多种方式直接或间接地作用于骨骼。

1. GLP-1 抑制骨吸收的作用

骨吸收主要由破骨细胞（OC）介导，破骨细胞在接触骨基质时被激活，分泌某些酶和细胞因子以溶解骨基质，矿物质被游离，导致骨吸收。研究证实，GLP-1 可抑制破骨细胞的骨吸收作用。

2001 年，国外学者发现，正常人摄取脂肪或蛋白质后，骨吸收很快被抑制，血清胰岛素水平无变化，GLP-1 却减少了，这说明人体在餐后发生了急性的骨吸收抑制作用，餐后释放的肠促胰岛素，尤其是 GLP-1 可能是这一作用的关键因子。2008 年 Yamada 等报道，GLP-1 受体（GLP-1R）敲除的小鼠密质骨量减少，骨脆性增加，破骨细胞数量增加，骨吸收活性增加。Nuche-Berenguer B 等研究了高脂饲喂的 Wistar 大鼠，其骨保护素（OPG）表达下降，骨体积 / 组织总体积（BV/TV）、骨小梁厚度降低，骨小梁分离度增加，GLP-1 及其受体激动剂 exendin-4 能够促进 OPG 表达，并逆转 HL 大鼠的这种骨改变。以上均说明 GLP-1 对骨吸收有抑制作用。

由于在破骨细胞上未发现 GLP-1 受体的存在，故学者们认为 GLP-1 调控骨吸收的作用是间接实现的。研究发现，甲状腺 C 细胞中也表达 GLP-1 受体，GLP-1 类似物 exendin-4 可通过 GLP-1R 增加 C 细胞降钙素 mRNA 的表达，刺激降钙素的分泌，从而抑制骨吸收。其他证据也表明在 GLP-1 受体敲除小鼠中，甲状腺中降钙素 mRNA 水平降低，尿中骨吸收标志物增加，但给予降钙素治疗后能降低骨吸收指标平。由于降钙素是破骨细胞骨吸收的强抑制因子，故目前认为 GLP-1 对骨吸收的抑制作用是通过增加甲状腺 C 细胞降钙素间接介导的。

2. GLP-1 促进骨形成的作用

骨的生长发育与形成主要由成骨细胞（OB）介导。在成骨过程中，向基质分泌胶原蛋白和其他基质物质，为矿物质的沉积提供纤维网架，类骨质被矿化成正常骨组织。多项研究发现 GLP-1 可促进骨形成：2009 年及 2010 年 Nuche-Berenguer B 等以 2 型糖尿病大鼠为模型，皮下泵连续 3 天注射 GLP-1 或其受体激动剂 exendin-4 后，用 μCT 检测骨小梁数量（Tb.N）、骨小梁分离度（Tb.Sp）、骨小梁模式因子（Tb.Pf）和结构模型指数（SMI），这些均较对照组升高，骨形成明显增加，损伤的骨结构趋于正常化，同时骨形成因子骨钙素（OC）、骨保护素（OPG）的 mRNA 表达上调，且胰岛素和甲状旁腺素水平无明显变化，说明 GLP-1 表现出独立于胰岛素和甲状旁腺素的促进骨形成作用。

但关于其作用的具体机制目前仍不清楚。由于既往很多文献报道在成骨细胞或破骨细胞中均未找到 GLP-1 受体，因此很长时间学者们都认为成骨细胞上无 GLP-1 受体。但 2010 年 Nuche-Berenguer B 等证明成骨样细胞株 MC3T3-E1 存在 GLP-1 受体，并认为其作用的具体信号通路为糖基磷脂酰肌醇 / 肌醇磷酸多糖（GPI/IPG）信号通路，而不是经典的 cAMP-PKA 信号通路，这一作用机制与胰腺外组织的 GLP-1 的作用途径相同。除此之外，他们还发现 GLP-1 适度上调骨形成指标骨钙素，下调骨吸收指标 Runx2，提示 GLP-1 优先作用于早期成骨细胞分化。2011 年，Pacheco-Pantoja EL 等研究了三种体外成骨细胞株：Saos-2、TE-85、MG-63，该研究显示，代表成骨细胞晚期的 Saos-2 不表达 GLP-1 受体，但代表成骨细胞早期和中期的 MG-63 和 TE-85 细胞株上均存在 GLP-1 受体，且在 GLP-1 的作用下，细胞存活力及 I 型胶原氨基端前肽（procollagen I N-terminal peptide，PINP）分泌能力显著增加，说明 GLP-1 优先作用于成骨细胞分化的早期，这与 Nuche-Berenguer B 等的观点一致。他们还认为，之前很多文献报道成骨细胞不表达 GLP-1 受体，是因为这些研究主要使用 Saos-2 细胞株。

此外，在一项动物实验中，Nuche-Berenguer B 还揭示 2 型糖尿病和胰岛素抵抗大鼠 wnt 通路受损，而 GLP-1 受体激动剂 exendin-4 可以改变 wnt 通路中某些成分，进而增加骨保护素的转录，最终产生骨形成的效应。骨硬化蛋白是 Wnt 信号的有效拮抗剂，它由骨陷窝细胞分泌，与骨形态生成蛋白结合，从而抑制 ALP 活性及 I 型胶原合成与骨矿化，对骨形成起抑制作用。对患 2 型糖尿病的 OLETF 鼠使用艾塞那肽，其血清硬化蛋白水平降低。该研究还表明艾塞那肽可能与 GLP-1 受体结合，激活蛋白激酶 A，经由骨陷窝细胞上的 Wnt/β-catenin 通道介导，抑制硬化蛋白分泌，促进骨形成。总的来说，尽管仍存在一些争议，但目前多个研究表明 GLP-1 可能通过作用于W nt/β-catenin 促进骨形成。

综上所述，目前体外研究确定 GLP-1 受体存在于部分成骨细胞样细胞株上，并促进骨形成指标的表达，而且 GLP-1 受体被激动后可发挥骨形成作用，但还没有直接的证据证明体内 GLP-1 是否通过 GLP-1 受体直接作用于成熟成骨细胞，此问题有待进一步研究探索。此外，GLP-1 还可能通过影响 Wnt 通路增加骨形成效应。

3. GLP-1 促进骨髓间充质干细胞成骨分化

骨髓间充质干细胞是一种多能干细胞，在一定条件下可分化为成骨细胞、脂肪细胞、骨髓支持间质细胞等，而且在一定条件下，可发生表型间的相互转化。随着骨龄增加，骨生成减少，总是伴随着骨髓脂肪细胞生成增加，提示骨髓基质干细胞谱系的分化及其调控是骨质疏松症发生、发展的重要细胞学基础。

2010 年，Sanz C 等首次发现骨髓间充质干细胞（bone marrow mesenchymal stem cell，BMMSC）上存在 GLP-1 受体。GLP-1 通过 GLP-1 受体作用于 BMMSC，促进 BMMSC 增殖，并能抑制其在早期向脂肪细胞分化，例如 Ma 等发现艾塞那肽可促进成骨分化和抑制 BMMSC 向脂肪方向分化。也就是说，GLP-1 可以减少脂肪细胞的生成，增加成骨细胞的数量，并促进 MSC 向成骨细胞的分化。这些发现说明 GLP-1 对脂肪增生类疾病（如肥胖）及代谢性骨病（如骨质疏松症）有潜在治疗作用，为这些疾病的治疗提供了新的靶点。

4. GLP-1 对骨形成和骨吸收间平衡的作用

骨在整个生命过程中都具有新陈代谢的活性，破骨细胞吸收旧骨和成骨细胞形成新骨，两者紧密偶联构成骨重建，确保控制骨的更替与形成，并保持两者间稳定的平衡状态。而该过程由成骨细胞、破骨细胞及包埋于基质的骨陷窝细胞共同参与。成骨细胞和脂肪细胞来源于间充质干细胞（MSC），破骨细胞来源于造血干细胞，造血干细胞的成熟过程受到成骨细胞源性的细胞因子节。其中 OPG、核因子 κB 受体活化因子配体（RANKL）和 核因子 κB 受体活化因子（RANK）三者共同构成了影响破骨细胞分化、活化和凋亡的至关重要的三角调节关系，同时也偶联着骨形成与骨吸收。OPG/ RANKL 是 OB 和 OC 相互偶联最重要的 cross-talk 信号因子。RANKL 由 OB 分泌，是 OC 成熟分化最为关键的因子，它与来源于单核细胞的前破骨细胞表面的核因子 κβ 受体活化因子结合，激活 NF-κB 信号通路，刺激前体 OC 活化为成熟的 OC 及阻止凋亡。OB 同时分泌 OPG，其可与 RANK 结合，竞争性阻断 RANKL 的作用。正常情况下，OB 通过调节分泌两者的比例调控单核细胞向 OC 分化，维持正常的骨重建平衡。

Ma 等发表在 JBMR 的论文显示 GLP-1 受体激动剂可改善老龄去卵巢大鼠骨微结构和骨强度，同时使得骨组织 mRNA 检测发现 GLP-1 增加 OPG/RANKL 比例抑制骨吸收，同时上调 Runx2 和碱性磷酸酶（ALP）等骨形成指标。对

2 型糖尿病和胰岛素抵抗小鼠分别使用 GLP-1，OPG/ RANKL 比值均增加。此外研究指出 GLP-1 增加 OPG 表达水平的作用胜过对 RANKL 表达的影响。故 GLP-1 不但能促进骨形成，还能抑制骨吸收，表现为骨重建的双重调节作用，维持骨重建平衡状态。

（三）GLP-1 与骨折的临床研究

GLP-1 类似物及 DDP-4 抑制剂药物分别于 2005 年及 2006 年被 FDA 批准。目前关于 GLP-1 及其类似物对骨骼作用的临床数据仍较少。Monami Matteo 等对 28 项有关 GLP-1 的药物的临床试验做了 Meta 分析，其中包括了 11 880 例使用 DDP-4 抑制剂的患者和 9175 例服用对照组药物的患者，他们发现这些试验中共出现 63 例骨折。在排除了能减少骨密度的噻唑烷二酮类及增加低血糖风险的二甲双胍类药物的影响后，他们得出结论：DDP-4 抑制剂可减少骨折发生率，对骨有保护作用；而且这一作用不是 DDP-4 抑制剂的降糖作用所致，更可能是由于增加了 GLP-1 及胃肠道激素所致。针对目前临床应用较广泛的两种 GLP-1RA 利拉鲁肽和艾塞那肽的一项 Meta 分析表明，利拉鲁肽可能降低骨折风险，而艾塞那肽可能增加骨折风险。利拉鲁肽和艾塞那肽对骨折风险的影响不同的原因可能与两者的分子结构不同有关。利拉鲁肽与内源性 GLP-1 有 97% 的相似性，而艾塞那肽只有 50% 的相似性，提示利拉鲁肽模拟内源性 GLP-1 作用的效果可能更佳。此外艾塞那肽相比利拉鲁肽降低体重和血糖的程度更高，故导致骨折的风险可能更高。与此不同，另一项 Meta 分析则表明，与其他抗糖尿病药物相比，利拉鲁肽和艾塞那肽对于骨折风险均为中性作用。Driessen 等在一项人群队列研究中也发现使用 GLP-1RA（实际使用 GLP-1RA 的中位年限是 1.2 年）和其他降糖药物相比，未降低骨折风险。

这些结果似乎表明 GLP-1RA 对骨折风险没有影响，但应当注意一些局限性：①这些临床研究中，骨折作为药物不良反应非研究的主要终点；②这些研究中使用 GLP-1RA 和 DPP4-I 的时间相对较短，可能尚未表现出 GLP-1 对骨骼的效应；③ GLP-1RA 使用的患者一般 BMI 较高，这可能对最终结果有影响；④ GLP-1 受体激动剂具有降低体重的作用，而减重可能促进骨折发生，从而掩盖 GLP-1 受体激动剂对骨的潜在保护作用。

2019 年流行病学调查数据显示，在中国，糖尿病患患者数达 1.164 亿。糖尿病患者中骨质疏松发生率显著升高，因此，寻找适合于糖尿病骨代谢异常的防治策略及药物新靶点成为目前研究的热点。GLP-1 类似物可以促进骨形成，抑制骨吸收，但具体机制尚未完全阐明。鉴于 GLP-1 是目前降糖作用的靶点及热点，因此 GLP-1 可能达到降糖和防治骨质疏松的双重作用，加强这方面的研究无疑可以拓宽 GLP-1 的知识内涵及应用前景，为代谢性骨病、肥胖、2 型糖尿病相关性骨质疏松的防治提供药物作用新靶点。

（杨　力）

六、糖皮质激素对骨代谢的影响

人体骨骼需要不断进行骨重建以维持骨骼的完整性和强度。糖皮质激素（glucocorticoid，GC）在骨骼的生长发育和骨重建方面起重要的作用。人体一生中骨骼不断地新陈代谢，进行着骨的塑建和重建，使骨骼正常生长发育并维持正常的结构和功能。骨转换过程受全身激素、生长因子、细胞因子、机械负荷和细胞间的信号转导等多种因素的调节。众多的研究表明，GC 在骨骼的生长发育和骨量的维持方面起重要的作用。

糖皮质激素所致骨骼生长发育障碍

近年多项研究表明，短期应用 GC 虽然会导致暂时性的生长抑制，但并不会影响最终身高水平，而长期大量应用 GC 则可明显抑制骨骼生长发育并影响患者最终身高。目前认为其发生机制与 GC 对生长板的直接损伤、影响多种生长调节激素和因子正常分泌及骨量丢失等有关。动物体内试验发现地塞米松可促使生长板软骨细胞发生凋亡，且这种作用明显影响了鼠的骨骼生长，另外还发现 GC 诱导产生的促凋亡蛋白 Bax 在细胞凋亡的发生中起关键作用。对大鼠应用地塞米松 5mg/（kg · d），7 天后其生长板增生层细胞凋亡数量较正常组升高 18 倍，提示生长板增殖区或休息区的细胞凋亡是长期大量应用 GC 后发生不完全追赶生长现象的机制。

1. 内源性糖皮质激素作用于骨的生理学

GC 主要是由肾上腺皮质合成和分泌的，参与机体的应激、免疫调节、抵御病原体侵入和抗炎等多方面的作用。内源性糖皮质激素能够调控机体电解质及液体平衡、糖脂代谢、免疫和应激反应，这些功能的实现有赖于靶器官中糖皮质激素受体（glucocorticoid receptor，GR）的介导。内源性糖皮质激素是正常骨代谢和成骨细胞生成所必需的。在体内内源性糖皮质激素有活性和非活性 2 种存在形式，而这两种形式通过羟化或脱氢相互转化。非活性可的松在细胞内可通过 1 型 11β 羟基类固醇脱氢酶作用转化为氢化可的松，而 11β–HSD2 则使氢化可的松转化为无活性的可的松。

GC 是骨骼的生长发育所必需的。在成骨细胞内选择性地敲除糖皮质激素受体的转基因小鼠（GRRunx2Cre）的骨密度与同窝野生型小鼠相比显著下降，其颅骨原代成骨细胞的分化及矿化结节形成能力也相应下降。

小鼠骨骼组织中没有 11β–HSD2 在表达，而转基因小鼠 Col2. 3–11β–HSD2 在Ⅰ型胶原 2.3kb 启动子（Col2.3）的驱动下，11β–HSD2 特异性地在成熟成骨细胞和骨细胞中表达，从而特异性地阻断这些细胞内的糖皮质激素信号。与同窝野生型小鼠相比，Col2.3–11β–HSD2 转基因胚胎或新生小鼠颅骨发育延迟，颅骨发育不全、骨量减少、颅缝增大、矢状缝下出现异常软骨和顶骨下软骨出生后不能被去除，颅骨分离细胞的矿化结节形成能力明显下降。提示糖皮质激素是通过未成熟和成熟成骨细胞在早期骨骼发育中起作用的。与 GRRunx2Cre 小鼠类似，Col2.3–11β–HSD2 转基因成年小鼠的骨量、骨小梁数和皮质骨量都有所下降，说明成熟成骨细胞和骨细胞中内源性糖皮质激素信号对骨重建和维持十分必要。

利用Ⅰ型胶原 3.6kb 启动子驱动 11β–HSD2 在成骨前体细胞和成骨细胞内表达的转基因小鼠（Col3. 6–11β–HSD2），同样显示出颅骨发育延缓等相似表型，进一步证明内源性糖皮质激素信号在间充质细胞和成骨细胞分化过程中的重要性。

来自 Col2.3–11β–HSD2 转基因小鼠的原代颅骨细胞与同窝野生型小鼠相比，成骨分化下降，成脂分化上升，说明 GC 对于间充质细胞向成熟成骨细胞的分化过程至关重要。在膜内成骨发育过程中，内源性糖皮质激素刺激了成熟成骨细胞 Wnt 蛋白的表达和分泌，从而激活 Wnt/β–catenin 信号，抑制间充质干细胞向软骨细胞的分化并促使成骨细胞形成。

2. 糖皮质激素诱导的骨质疏松

糖皮质激素性骨质疏松症（glucocorticoid–induced osteoporosis，GIOP）最初被认为存在于库欣病或其他内源性糖皮质激素过量状态的患者中。随着糖皮质激素的治疗作用得以充分认识和应用于临床，医源性糖皮质激素过多所致的骨密度明显下降，骨结构恶化和骨折风险也显著增加。由于皮质醇过量对骨的不良影响是一致的，无论是内源性还是外源性病因，没有必要根据库欣综合征的病因而分别考虑其对骨代谢的影响。

GIOP 在许多方面与年龄相关或绝经后骨质疏松症不同。糖皮质激素对骨组织细胞、矿物代谢及其他系统的影响取决于其剂量和时间。糖皮质激素过量的不良反应在用药早期迅速发展，停用后风险大大降低。即使循环糖皮质激素水平轻微升高，也会对骨骼造成严重的负面影响。一般而言，如果患者接受≥ 7.5mg/d 的泼尼松疗程≥ 6 个月，就有患骨质疏松的风险，应进行防治干预。CG 在体内对骨骼的作用分为直接作用和间接作用。

(1) 直接作用：GC 引起 GIOP 的机制复杂，包括：抑制成骨细胞的增殖和分化；增加成熟成骨细胞和骨细胞的凋亡；延长破骨细胞的寿命和活性等，促进骨吸收等。药理剂量下的糖皮质激素也是通过其核蛋白受体 GR 起作用的。

① 抑制骨髓间充质干细胞的成骨分化：骨髓间充质干细胞（BMMSC）在不同的诱导因素作用下可分化为成骨细胞、脂肪细胞、软骨细胞等，是成骨细胞的重要来源。Wnt/β 连环蛋白（β-catenin）信号通路是调控 BMMSC 向成熟成骨细胞分化的重要通路之一。

首先，过量 GC 通过上调 Wnt 拮抗分子，包括重组人 Dickkopf 相关蛋白 1（DKK-1）和骨硬化素的表达，抑制成熟骨细胞 Wnt/β-catenin 信号通路活性，使 BMMSC 向脂肪细胞分化，减少成骨细胞生成。其次，过量 GC 上调过氧化物酶体增殖物激活受体 γ2，抑制成骨转录因子 Runx2 和活化蛋白从而促进 BMMSC 向脂肪细胞分化。过量的 GC 可以调节多种 miRNA（miRNA）的表达，包括 miR-29a，miR-106b，miR-34A-5P 和 miR-199a-5p，进而影响成骨细胞的分化。

② 促进成骨细胞和骨细胞的凋亡：成骨细胞中的半胱氨酸天冬氨酸蛋白酶（caspase）家族蛋白家族的活化，内质网应激，细胞自噬等共同参与了 GC 诱导的成骨细胞和骨凋亡过程。自噬机制可以使骨细胞免于 GC 诱导的细胞凋亡。研究表明，高剂量的 GC 抑制细胞自噬，诱导骨细胞凋亡。GC 通过上调 caspase-3 和 caspase-9 使成骨细胞和骨细胞凋亡增加。大剂量 GC 还可以增加活性氧自由基含量，通过增加内质网应激，诱导成骨细胞和骨细胞凋亡。还可以通过增加硬化蛋白和 DKK-1 的表达而抑制 Wnt 信号通路，进而促进成骨细胞的凋亡。

③ 延长破骨细胞的寿命和促进破骨细胞的分化：破骨细胞的形成与分化受 RANKL/ 核因子 κB 受体活化因子（RNAK）信号通路、巨噬细胞集落刺激因子（M-CSF）信号通路的调节。RANKL 由 OB 分泌，其结合并激活位于破骨细胞（OC）前体表面的受体 RANK，诱导破骨的形成。骨保护素（OPG）是 RANKL 的天然抑制剂，能够抑制 RANKL 与 OC 上受体 RANK 结合。GC 不仅能促进 OC 生成和抑制 OPG 产生，并且能刺激 OB 谱系产生 OPG 受体与 RANKL 竞争 OPG，从而促进骨的吸收，导致骨量减少，骨强度降低。过量 GC 可增加 DKK-1 水平而抑制成骨细胞和 BM-SC 分泌 OPG，使 RANKL/OPG 比例增高，抑制破骨细胞凋亡，延长破骨细胞寿命。GC 还可以通过增加骨髓基质细胞和成骨细胞中 M-CSF 和 RANKL 而促进破骨细胞分化。然而随着 GC 治疗时间延长，成骨细胞数量减少的同时，RANKL 水平下降而导致破骨细胞数量减少。这也部分解释了在 GC 治疗前 3 个月骨折风险高而之后骨折风险反而降低的原因。

目前针对自噬与 GIOP 之间关系的研究已经取得了一定的进展。其具体通路机制复杂，未能完全阐明，但是研究显示，自噬的作用影响了 GIOP 的发病、治疗的各个阶段，若加以研究，自噬途径将在预防和治疗 GIOP 领域发挥巨大作用。

④ 对血管的影响：最近的研究提示 GC 对骨骼的血管有深远的影响。动物实验表明，地塞米松和泼尼松龙可抑制血管内皮生长因子的表达，减少骨骼血管生成。GC 也被证明通过内皮素 -1 而收缩血管，减少血流而导致骨组织间液含量减少和骨骼强度下降。

⑤ 其他作用：糖皮质激素可抑制小肠对钙、

磷的吸收和肾小管的钙重吸收，可能诱发低钙血症和甲状旁腺功能亢进，进而促进破骨细胞的活化、导致骨吸收增加。GC 通过减少雌激素及睾酮的合成进而引起骨质疏松。GC 可以减少蛋白质合成，增加降解，进而使患者的肌肉量和肌力下降。

(2) 自噬：自噬是指一个吞噬或降解自身细胞质蛋白或细胞器，以实现细胞本身的代谢需要和某些细胞器的更新的过程。人体随着年龄增长，体内自噬水平不断下降。LC3、Beclin1 蛋白是典型的自噬体的标志物。高水平的 GC 对 OC 的自噬有促进作用，GC 诱导后 OC 的 LC3-I 和 LC3- Ⅱ的表达增加，同时对负向调控自噬水平的 AKT、p70S6K mRNA 的表达有明显抑制作用。GC 对 OB 的自噬作用与浓度相关，低水平的 GC 对 OB 的自噬有一定促进作用，高水平的 GC 对 OB 的自噬是有抑制作用。生理剂量的 GC 作用于 OB 与 OC，相互拮抗，保持骨量的平衡。如 GC 超过生理剂量，骨代谢则会失衡，OC 自噬水平的增加，OB 自噬减少是引起骨强度下降的一个重要原因。

(3) 其他：目前认为 GIOP 的发病机制与 GC 引起的多种细胞（成骨细胞、破骨细胞、骨细胞及骨髓基质细胞等）结构功能受损以外还与钙磷代谢紊乱、肌肉容量和肌力下降及性腺功能抑制等有关。

GC 可造成钙磷肠道吸收率降低和肾脏排泄率增加，从而导致低血钙及骨矿化障碍，长期低血钙会继发甲状旁腺功能亢进及甲状旁腺素敏感性增加，甲状旁腺功能持续亢进则会导致骨骼的进一步破坏。

维生素 D 是调节骨代谢至关重要的激素，近 30d 内使用 GC 的患者血清 25（OH）D 较未使用者降低的风险升高 50%。目前关于 GC 如何影响维生素 D 代谢的机制研究较少，有待进一步阐明。

性激素是影响骨代谢的重要激素，目前多认为雌激素的主要作用为抑制破骨，而雄激素则主要促进成骨，两者正常分泌在维持骨量上具有重要作用。过多的 GC 不仅可抑制下丘脑 - 垂体轴促性腺激素释放激素和促性腺激素的分泌，而且可直接作用于性腺致其功能低下，另外长期大量使用 GC 会引起肾上腺皮质萎缩，而正常的肾上腺皮质可分泌少量性激素，以上共同导致性激素分泌不足的发生。

（张乌云）

七、肾素 - 血管紧张素 - 醛固酮系统对骨骼的调节作用

（一）肾素 - 血管紧张素 - 醛固酮系统对骨代谢的影响

1. 肾素

肾素参与调节骨代谢。一项研究非洲世系家族循环中肾素、醛固酮 / 肾素与骨钙素和骨密度关系的研究发现，高水平肾素或者低的醛固酮 / 肾素而不是醛固酮与小梁骨，高骨密度和骨钙素水平低相关。以往的研究提示高水平的骨钙素预示骨转化增高，导致骨量降低。因此说明高水平的肾素对骨量应该起保护作用，而且这种肾素 - 血管紧张素 - 醛固酮系统（renin-angiotensin-aldosterone system，RAAS）与骨密度之间的关系对血压是独立存在的。在另一篇研究糖皮质激素致骨质疏松机制的动物实验中发现，糖皮质激素可以激活兔小梁骨局部的 RAAS，增加循环中的骨钙素并增加骨质疏松的危险。在我们总结的有关原发性醛固酮增多症、巴特综合征和格斯特曼综合征患者的骨密度与 RAAS 关系时发现，原发性醛固酮增多症患者髋部骨密度显著低于巴特综合征和格斯特曼综合征患者，因为原发性醛固酮增多症患者醛固酮和甲状旁腺激素水平显著升高，因此我们考虑与之有关，但鉴于两组肾素水平存在显著差异，肾素是否也起到一定作用，还

有待进一步研究。

2. 血管紧张素Ⅱ

(1) 血管紧张素Ⅱ与骨骼肌的关系：高水平的血管紧张素Ⅱ会导致患者出现体重减轻，甚至恶病质，使用血管紧张素转化酶抑制剂（angiotensin converting enzyme inhibitor，ACEI）或血管紧张素Ⅱ受体阻滞剂（angiotensin Ⅱ receptor blocker，ARB）可以缓解肿瘤恶液质小鼠模型的体重减轻。

注射血管紧张素Ⅱ可以促进蛋白质分解并抑制 IGF-1 信号传导。血管紧张素Ⅱ诱导蛋白质分解是通过泛素 - 蛋白酶系统。血管紧张素Ⅱ和 IGF-1 对骨骼肌的作用相反：血管紧张素Ⅱ减少循环中的 IGF1 并干扰骨骼肌中 IGF-1 的信号传导，在动物模型中因血管紧张素Ⅱ导致的骨骼肌萎缩可以通过局部过表达 IGF-1 而抑制。

血管紧张素Ⅱ能干扰胰岛素，胰岛素样生长因子 -1 和 AMPK 信号传导，降低 ATP 水平和增加蛋白降解（通过激活 UPS）和骨骼肌细胞凋亡。血管紧张素Ⅱ还可以减少下丘脑 Npy 和 orexin 表达，因此减少食物的摄取。这种中枢作用在血管紧张素Ⅱ导致肌肉耗竭方面起重要作用。目前还没有前瞻性研究探讨 AT1R 阻滞剂和 ACEI 拮抗血管紧张素Ⅱ升高导致的肌肉耗竭的作用。而动物研究提示 ACEI 可以通过增加中枢血管紧张素Ⅱ水平抑制食物的摄取。

最近发现的血管紧张素Ⅱ干扰 AMPK 信号传导是介导其致骨骼肌分解代谢的重要机制。

(2) 血管紧张素Ⅱ对骨骼的影响：THM 小鼠体内研究显示，激活 RAAS 致骨量减少，该作用与高血压无关。组织学研究显示导致骨量减少的机制是骨转化增加：骨表面破骨细胞数量、破骨细胞所占面积，以及吸收陷窝数量均较对照小鼠显著增加；同时骨形成速率和矿化沉积速率也显著增加，但成骨细胞表面无变化。血钙和 PTH 水平无变化，说明激活 RAAS 通过直接作用在成骨和破骨细胞，增加骨转换导致骨量减少。

动物体内研究发现血管紧张素受体Ⅱ拮抗剂可提高骨量，机制在于刺激成骨细胞活性并抑制破骨细胞活性。ARB 对骨密度的保护作用的结果多来自动物实验和细胞培养。

流行病学研究显示骨质疏松骨折与高血压、卒中和心血管疾病有联系。高血压与股骨颈骨密度减低相关，而骨量减少与卒中后死亡密切相关。中国的研究显示使用 ACEI 的患者具有较高的骨密度。关于血管紧张素基因多态性的研究发现，女性 DD 型者应用血管紧张素转换酶抑制药可以增加骨量。2012 年针对美国老年男性使用 ACEI 或 ARB 降压药对骨密度影响的观察性研究发现，使用 ACEI 超过 4 年可以少量增加患者髋部骨密度的丢失，使用 ARB 与骨量丢失无显著相关性。2015 年来自韩国的全国研究结果显示，除血管紧张素受体拮抗药外，其余降压药均增加使用者骨折的风险，其中 α 受体拮抗药和血管紧张素转化酶抑制药风险最高，β 受体拮抗药，钙离子通道阻断药和利尿药骨折风险相似。

基于 ARB 和血管紧张素Ⅱ转换酶抑制药对骨代谢的影响，临床一些研究指出使用这类药物治疗对于骨质疏松的患者影响结果尚不一致，还需要更多临床研究进行验证。

3. 醛固酮

高水平的醛固酮增加尿钙的排出。尿钙与尿钠的排出相关，每 100mEq/dl 钠的排出伴随 40mg/dl 钙的排出。尿钙排出的增加有可能是在醛固酮不敏感的肾小管部位钠重吸收较少所导致的。高尿钙可以刺激甲状旁腺导致继发甲状旁腺功能亢进症。有研究报道原发性醛固酮增多症患者有 31% 伴甲状旁腺激素增高。另有研究发现与非原发性醛固酮增多症患者比较，原发性醛固酮增多症患者甲状旁腺激素水平显著升高，低血钙、高尿钙和碱性磷酸酶水平高，而两组维生素 D 水平无差异。这种由于醛固酮增多导致的继发性甲状旁腺功能亢进症可以通过应用盐皮质激素受体拮抗药和肾上腺切除而缓解。

肾上腺球状带和甲状旁腺存在双向作用，在甲状旁腺腺瘤和甲状旁腺组织中均发现盐皮质激素受体，该受体存在甲状旁腺细胞核内，进而调节甲状旁腺激素的合成和分泌。原发性醛固酮增多症患者骨代谢的变化可以是醛固酮受体介导的醛固酮对成骨细胞和破骨细胞的直接作用，也可以是通过甲状旁腺激素间接作用增加骨吸收。研究发现原发性醛固酮增多症患者维生素 D 缺乏者所占比例高于正常对照组，原发性醛固酮增多症患者股骨颈骨密度与血中醛固酮水平负相关，原发性醛固酮增多症患者骨质疏松和骨量减少患者比例高于正常对照。研究证实，无论在原发性醛固酮增多症还是在由于心力衰竭、肾衰竭等导致的继发性醛固酮增多症患者使用螺内酯，都可以降低骨折的风险。其作用机制在于：①拮抗了醛固酮在甲状旁腺直接刺激甲状旁腺激素分泌的作用；②阻断了醛固酮导致的高尿钙 – 低血钙，继而刺激甲状旁腺激素分泌的恶性循环；③拮抗了醛固酮对于成骨细胞和破骨细胞的直接作用。

（二）钙调节激素与 RAAS 的相互作用

1. 血钙与 RAAS

细胞内外钙水平的变化会影响肾小球旁器肾素的产生。细胞内钙急性升高直接抑制肾素的释放。细胞外钙慢性升高可以刺激肾小球旁细胞钙敏感受体，刺激肾素的释放。体内和体外研究均证实肾小球旁细胞表达钙敏感受体。钙敏感受体对细胞外钙的变化起反应，或者激活钙介导的细胞内信号传导调节肾素的分泌。

2. 甲状旁腺激素与 RAAS

甲状旁腺激素可以直接作用在肾上腺球状带甲状旁腺激素的受体，促进醛固酮的分泌。细胞内钙可以协同甲状旁腺激素刺激醛固酮的生成。临床研究发现原发甲状旁腺功能亢进症患者基础醛固酮和肾素水平与甲状旁腺激素正相关。甲状旁腺激素在体外可以刺激肾素的分泌。健康人接受甲状旁腺激素注射会导致血管紧张素Ⅱ水平升高。我们曾经诊治过一例甲状旁腺癌的患者，在甲状旁腺激素水平极度升高的状态下，患者的 RAAS 系统被显著激活，肾素大于正常范围高限，同时血醛固酮水平也显著升高，患者出现中度低钾血症，但血压正常。在甲状旁腺肿瘤手术切除后，RAAS 完全恢复正常，血钾也恢复正常。

甲状旁腺组织存在血管紧张素 I 受体和盐皮质激素受体。研究提示血管紧张素Ⅱ急性刺激甲状旁腺激素水平升高，而醛固酮则慢性刺激甲状旁腺激素水平的升高。拮抗醛固酮的治疗可以降低原发性醛固酮增多症、慢性肾功能不全、慢性心功能不全患者和正常 RAAS 患者的甲状旁腺激素水平。有临床研究显示短期（1 周）大量应用 ACEI 类药物可以轻到中度降低原发甲状旁腺功能亢进症患者的甲状旁腺激素水平，而对于非甲状旁腺功能亢进症患者无效。

甲状旁腺激素和 RAAS 系统存在密切的相互作用。不难联想骨骼系统疾患可能与心血管疾病相关。临床研究发现原发性甲状旁腺功能亢进症与高血压、冠心病、左心室肥厚和死亡相关，但具体机制不明。另外在未应用影响甲状旁腺激素水平药物情况下，原发甲状旁腺功能亢进症患者其甲状旁腺激素与收缩压、脉搏波传导速度和左心室质量指数直接相关。

3. 维生素 D 与 RAAS

25- 羟维生素 D 水平与肾素和血管紧张素Ⅱ负相关，说明低水平的维生素 D 激活 RAAS 系统。25- 羟维生素 D 可以进一步活化生成 1, 25- 二羟维生素 D。这种二羟维生素 D 可以调节局部和循环中的 RAAS 水平。

最新发表的 Meta 研究显示 50 岁以上人群每天摄入＞ 800U 维生素 D 持续少于 6 个月，可显著降低收缩压和舒张压。

VD Meta 研究目前未显示补充维生素 D 显著改善卒中、心梗和心力衰竭结局。包括 7 个 RTC

研究的Meta研究显示虽然补充维生素D可以降低PTH和一些炎症指标，但对改善左室功能无效。目前尚缺乏一致性临床研究结果说明补充维生素D可以抑制RAAS系统从而改善心血管系统疾病的预后。

（戴晨琳）

八、儿茶酚胺、交感神经对骨骼的调节作用

交感神经系统（sympathetic nervous system，SNS）对骨组织和骨细胞具有直接的神经支配，这是其调控骨代谢的解剖学基础。组织学研究发现，在骨外膜、骨小梁及骨髓中均分布有交感神经纤维，成骨细胞和破骨细胞周围亦分布有许多含儿茶酚胺的神经轴突。交感神经系统分泌的儿茶酚胺，即去甲肾上腺素和肾上腺素等，通过组织中的肾上腺素能受体（adrenergic receptor，AR）起作用。AR属于G蛋白受体超家族，目前发现的AR有5种亚型（即α_1、α_2、β_1、β_2、β_3）。AR与相应配体结合后，可激活环腺苷酸－蛋白激酶A（PKA）信号转导通路、细胞外信号调节激酶信号转导通路、蛋白激酶B信号转导通路、p38促丝裂原激活蛋白激酶（p38MAPK）信号转导通路，进而调控细胞的功能和基因表达。

成骨细胞与破骨细胞表面均有AR的表达。SNS分泌的儿茶酚胺通过激活细胞表面不同的AR，作用于调节骨代谢的转录因子Runx2、碱性磷酸酶（ALP）、核因子κB受体活化因子配基（RANKL）等的表达，完成其对成骨细胞和破骨细胞的调控，从而对骨代谢产生影响。现有研究证据表面，SNS对骨形成的作用是双相的，既可以通过激活成骨细胞表面的α_1受体，表现出促进骨形成的合成作用，也可以通过激活成骨细胞表面的β_2受体，呈现抑制骨形成，降低骨量和骨密度的分解作用。SNS对骨吸收的作用则表现在，既可通过AR的介导直接作用于破骨细胞及其前体细胞，促进其分化和增殖，增强破骨细胞的活性，还可以通过调节成骨细胞分泌RANKL/OPG等细胞因子的水平，间接地对破骨细胞的活性起调控作用。尽管SNS通过成骨细胞表面α_1与β_2受体调节骨形成的作用存在不一致性，但多数研究认为，交感神经兴奋的综合结果仍是以抑制成骨细胞的活性，导致骨形成的下降，促进骨吸收，最终降低骨量和骨密度为主。但SNS对骨代谢的宏观作用到底是倾向于合成作用还是分解作用，是否存在时间与量效关系，仍有待进一步的依据来证实。

交感神经系统对骨代谢的调节作用使得β受体拮抗药在骨代谢的临床应用近年来受到关注。不同种类和剂量的β受体拮抗药对骨骼的作用亦不一致。选择性β_1受体拮抗药可促进骨密度增加，而非选择性β受体拮抗药似乎则无此作用。同时，β受体拮抗药的抗骨质疏松作用可能与其剂量大小有关，低剂量β受体拮抗药表现出可预防骨质疏松和降低骨折风险，高剂量尚存争议。β受体拮抗药对于骨质疏松患者的剂量范围及安全性有待进一步确定，仍需更多临床随机对照试验以确定其安全性和有效性。

（夏文芳）

九、瘦素、脂联素等对骨骼的作用

（一）瘦素对骨骼系统的影响与调节

瘦素是一种主要由白色脂肪组织分泌的多功能蛋白质类激素，其主要通过与瘦素受体（Lep–R）结合发挥作用，其主要的生理功能是抑制食欲引起摄食减少、调节能量代谢。近年来瘦素在生殖、造血、免疫及骨代谢等多方面的生物学活性被陆续发现，本节将重点归纳瘦素在骨代谢中的作用。

1. 瘦素对骨形成的生物学效应

瘦素对骨骼的影响整体来说是积极的。一方

面，瘦素缺乏的小鼠（ob/ob 小鼠）表现出全身骨密度降低，长骨长度和骨矿物质含量减少；另一方面，通过全身给予动物瘦素，可对骨量产生积极影响，例如，给ob/ob小鼠注射瘦素12周后，其骨密度、骨矿物含量和胫骨矿化沉积率较对照组均有所增加。有关人体缺乏瘦素的骨表型，现有的报道较少，且结论不尽一致，因此人体缺乏瘦素的骨表型尚不确定。

2. 瘦素对骨代谢的作用机制

(1) 瘦素对成骨细胞的影响：瘦素可直接促进成骨细胞的分化及维持其功能。首先，瘦素受体在间充质干细胞、成骨细胞、软骨细胞中均有表达。瘦素可促进人骨髓间充质干细胞（BMMSC）向成骨细胞分化，同时其碱性磷酸酶（AKP）、骨钙素（OC）、核心结合因子 α_1 和 β 及Ⅰ型胶原的水平增高。瘦素亦可在生理浓度下刺激成骨细胞增殖，且激活包括 Jak/Stat、PI3K/Akt 等在内的信号通路。综上所述，瘦素可直接促进成骨细胞的分化、成熟以及维持其正常功能。

(2) 瘦素对破骨细胞的影响：RANKL/RANK/OPG 系统是破骨细胞分化过程中重要的信号传导通路，瘦素可抑制人体 BMMSC 分泌核因子 -κB 受体活化因子配体（RANKL），促进 BMMSC 合成分泌骨保护素（OPG），OPG 进一步竞争性抑制 RANKL 与核因子 -κB 受体活化因子（RANK）的结合，进而抑制破骨细胞前体的分化、存活与融合，抑制成熟破骨细胞活化及骨吸收活性，导致破骨细胞凋亡。瘦素亦可通过促进 IGF-1 合成，增加 OPG 的表达，使 OPG/RANKL 比值大，达到抑制破骨细胞分化，最终抑制骨吸收的作用。

(3) 通过作用软骨细胞影响骨骼形成：瘦素可以增加软骨祖细胞带的宽度，诱导软骨细胞的增殖和分化。生理浓度瘦素处理后的犬、羊出现软骨细胞数量增加；成年雄性小鼠全身注射瘦素后骺板厚度增加。一项大鼠研究中，在侵入肥大软骨毛细血管旁的软骨细胞及位于生长板之下骨松质的成骨细胞上有瘦素的高表达，而在远离血管的软骨细胞上则无瘦素表达，证实瘦素可通过调节血管生长从而调节软骨内成骨过程。另外，瘦素可通过增加软骨细胞内 IGF-1 受体的表达，与生长因子协同作用于软骨细胞。

(4) 通过中枢途径对骨形成的调节作用：中枢神经系统是瘦素作用的重要靶点。与前文瘦素对骨代谢的正性调控不同，多数研究认为瘦素通过中枢作用抑制骨形成。将瘦素泵入小鼠的第三脑室会导致其骨量明显下降，基因和生理研究证实瘦素通过与下丘脑受体结合而抑制骨形成。此外，瘦素中枢性抑制骨形成效应还可以通过交感神经系统介导，目前研究认为瘦素通过 SNS 作用在骨上的效应器是成骨细胞，作用受体是 β_2 受体：当成骨细胞上的 β_2 受体被激活，RANKL 的表达增加，同时骨骼局部微环境中的 IL-6、IL-11、前列腺素 E_2 等炎症因子水平也增加，进而刺激骨髓细胞中破骨细胞的生成和分化，最终导致骨量下降。

综上所述，瘦素可通过直接作用促进成骨细胞的分化、成熟，抑制破骨细胞分化，亦可通过其在中枢神经系统中的调节作用间接抑制骨形成、刺激骨吸收。瘦素对骨的生物学效应由这些复杂机制相互作用的平衡和博弈来决定。目前最大的不足是人体研究报道较少，而今后对存在瘦素缺乏个体进行瘦素治疗剂量的探索性研究，将为明确瘦素对人体骨骼的影响提供重要依据。

（二）脂联素对骨骼系统的影响与调节

脂联素同样是一种主要由脂肪细胞分泌的蛋白类激素，其生物学效应主要通过脂联素受体（adiponection receptor，AdipoR）介导。AdipoR 存在 AdipoR1 和 AdipoR2 两种异构体，这两种受体在全身多种组织细胞中广泛表达，脂联素通过与两者结合参与肌肉、肝脏、骨骼和脂肪等代谢过程的调节。

1. 脂联素对骨表型的影响

探索脂联素对骨影响的临床研究多为横断面研究，一项以1735名女性为对象的研究显示，人体血清脂联素每增加1倍，其骨密度下降约2.7%；另一项包含3075名70—79岁人群基线测量数据的研究分析后显示，基线脂联素水平与骨密度呈负相关。然而在动物实验中，过表达脂联素的小鼠骨小梁的体积分数较对照组增加；同样，肝脏中过表达脂联素的转基因小鼠表现出股骨骨密度增加。由此可见，脂联素对于骨骼的影响是多方面的，我们将从其对骨形成及骨吸收的影响分别阐述。

2. 脂联素对骨形成的影响

脂联素及其受体AdipoR1、AdipoR2的mRNA在由人体BMMSC诱导分化的成骨细胞谱系中均有表达，且脂联素可促进人成骨细胞的分化及增殖，过程中涉及的信号通路主要有：脂联素通过AdipoR1介导成骨细胞的增殖作用，进而激活p38丝裂原活化蛋白激酶（MAPK）和c-Jun氨基端激酶（JNK）。此外，通过激活p38MAPK通路，脂联素可增加成骨细胞中AKP活性，增加Collagen I和OC的表达以及骨矿化基质的产生。另外，脂联素可与AdipoR1结合诱导Smad1/5/8的磷酸化，继而与Runx2（成骨分化特异性转录因子）协同作用诱导成骨相关基因表达。亦有研究证实脂联素可通过与AdipoR1结合，以及刺激下游AMPK、p38和核因子κB（NF-kappaB）信号通路增加BMP-2的表达促进成骨。即脂联素能通过多种信号通路刺激成骨细胞的增殖、分化及增加骨基质的矿化，最终促进骨形成。

3. 脂联素对骨吸收的影响

破骨细胞中同样存在脂联素及其受体的表达。在人体BMMSC培养的过程中，重组脂联素可以抑制巨噬细胞集落刺激因子（M-CSF）和RANKL对破骨细胞分化的诱导作用，同时抑制人CD14阳性单核细胞分化成破骨细胞；动物实验中，脂联素基因敲除鼠的破骨细胞数量减少，RANKL水平降低，OPG的水平升高，即脂联素通过OPG/RANKL途径抑制破骨细胞作用。脂联素还可通过抑制Toll样受体（TLR）介导的NF-kappaB激活、一氧化氮合酶表达及一氧化氮的生成抑制破骨细胞活性；体外实验中，脂联素通过刺激FoxO1的表达诱导JNK的磷酸化，抑制破骨细胞标志蛋白组织蛋白酶K的表达，即通过JNK/FoxO1途径发挥对破骨细胞的抑制作用。脂联素亦可通过下调APPL1介导的Akt1活性来实现对破骨细胞分化的抑制作用。

综上所述，大量体外和动物研究均证实脂联素对骨形成有积极的作用。然而，临床研究一致显示循环脂联素水平与骨密度呈负相关，且被认为是男性骨折的独立危险因素。存在这种相互矛盾的结果体现了脂联素与骨骼的相互作用关系存在复杂机制，未来仍需更多相关研究以进一步了解脂联素在骨生物学中的生理作用。

除了以上两个经典脂肪因子外，近年来还有一些脂肪因子被证实与骨骼存在相关性，如趋化素。一些临床研究表明，骨质疏松患者血清趋化素的水平较正常人升高，同时趋化素水平与腰椎及股骨骨密度呈负相关。相关基础研究证实趋化素可以抑制BMMSC向成骨细胞分化，对于破骨细胞的调节则主要通过诱导趋化因子CCL2和TLR4信号通路促进炎症介质（如IL-6、TNFα等）的释放，具体表现为:TNFα通过激活T细胞，一方面作用RANKL激活破骨细胞分化；另一方面，T细胞分泌的IL-1、IL-6等炎症因子通过P38-MAPK、NF-κB等细胞内信号通路激活破骨细胞，使骨吸收效应增强。

脂肪因子对骨代谢的调节作用是复杂而矛盾的，随着研究的深入，这些复杂机制将被逐渐揭示，并可能有更多的脂肪因子被鉴定出对骨代谢有影响，为进一步了解脂肪因子对骨骼的影响及相关作用机制，今后仍需更广泛、更深入的研究。

（毛　莉　孙梦悦）

十、雌激素对骨骼的调节作用

在生长发育过程雌激素影响骨骼的大小和形态，同时雌激素也有助于成年期骨骼内环境的稳定。绝经后雌激素水平降低导致的骨质疏松是一种骨重塑失衡，骨吸收增加，骨组织密度和质量下降，易发骨折。而老年男性发生骨量丢失、骨质疏松症与雌激素密切相关。女性 90% 的峰值骨量是在 18 岁决定的，纵向研究表明，由于受到遗传和环境因素的影响，骨的成熟过程可能会延长。女性在 16—19 岁，男性 19—21 岁达到全髋骨密度峰值，女性在 33—40 岁而男性在 19—33 岁达到椎体骨密度峰值。雌激素对女性骨发育具有重要意义，一项前瞻性研究显示，绝经后女性血清雌激素大于 5～9pg/ml 者，较小于 5pg/ml 者椎体和髋部骨折风险降低 50%～70%。所以，雌激素水平不仅对于骨发育重要，而且还会影响到绝经后骨量的保护。

卵巢产生和释放两种主要的雌激素：雌二醇和雌酮，其他雌激素如雌三醇和雌四醇分别由妊娠期间胎盘和胎儿肝脏产生。育龄妇女雌激素主要来自卵巢，绝经后卵巢雌激素分泌显著减少，血浆雌酮浓度是由雄烯二酮的性腺外转化维持。雌酮代表一种生理雌激素，是由细胞色素 P_{450} 酶芳香化酶催化雄烯二酮向雌酮转化。随后，雌酮在 17-β- 羟基类固醇脱氢酶代谢为活性雌二醇。雌激素受体相关受体 α（estrogen-related receptor alpha，ERRα）是一种孤核受体。成骨性谱系细胞表达 ERRα，其主要功能是促进前身细胞的分化和增殖。此外，ERRα 也可反式激活一些相关基因的转录，并与雌激素受体 α 或 β 亚基相互作用，共同调节成骨细胞的功能。ERRα 的功能受雌激素的调节，其调节点分别位于成骨细胞、脂肪细胞和破骨细胞。雌激素缺乏时，也可因为 ERRα 的功能异常而导致骨丢失。

雌激素与雌激素受体 α 或 β 亚基结合，雌激素受体是含锌指的转录因子，其特征是具有两个转录激活功能的区域，分别位于 N- 末端结构域和 C- 末端配体结合区域，还包括一个中心 DNA 结合结构域和雌激素结合域。当雌激素与质膜受体结合，触发细胞内环核苷酸生成、钙离子内流和细胞质激酶激活，启动信号转导，发挥早期非基因效应从而产生作用，例如磷酸化 ERK 路径。这些激酶可以磷酸化底物蛋白和其他转录因子，刺激雌激素的目的基因表达，扩大雌激素直接刺激效应。当雌激素与核内受体结合，再与 DNA 直接相互作用或与其他转录因子相互作用激活目标基因的转录，包括 IL-1、IGF-1、转化生长因子 β，还可以结合转录因子核因子 κB，IL-6 刺激骨吸收，雌激素阻断成骨细胞合成 IL-6。雌激素也可能对抗 IL-6 受体。此外，雌激素通过诱导多重累积效应发挥作用，包括肿瘤坏死因子 α 和骨保护素 /RANKL/RANK 系统。雌激素在维持骨稳态发挥重要作用，雌激素可以促进间充质干细胞（MSC）成骨分化，促进前成骨细胞向成骨细胞分化，延长成骨细胞和骨细胞的存活时间，避免过早凋亡。

雌激素对骨的效应主要是抑制骨吸收。雌激素以基因组途径上调破骨细胞表达的基因有 c-fos、c-jun、IL-1 受体（Ⅱ型）、骨形态发生蛋白等，下调破骨细胞表达基因的有组织蛋白酶 B、D、K、L、溶酶体、抗酒石酸磷酸酶、IL-1 受体（Ⅰ型）。雌激素以非基因组途径下调 pH、csrc 而上调 cAMP、cCMP 和钙离子的浓度；细胞间黏附分子 -1 参与了破骨细胞的分化，雌激素缺乏时，破骨细胞前身细胞上的细胞间黏附分子 -1 表达增加，破骨细胞分化增强、活性增高。

骨细胞控制骨骼的矿化功能和重建，分泌 RANKL、Wnt 抑制剂硬骨抑素和 Dickkopf 1、FGF23。雌激素抑制成骨系细胞分泌硬骨抑素。雌激素缺乏后导致骨细胞机械传感损伤，小鼠系统性缺失雌激素受体 α 后机械效应不能激活足够的骨合成反应，绝经后女性骨细胞结构异常，失去邻近细胞间联系。因此，雌激素在靶细胞生物学作用的最后表现由雌激素的结构、雌激素受体亚型及其密度、靶基因及其启动子、辅助活化因子与辅助抑制因子的结构特征和参与量等决定。

（侯建明）

十一、雄激素对骨骼的作用

睾酮是男性最丰富和最重要的雄激素，在LH调控下，由Leydig细胞产生。睾酮大部分来自睾丸，二氢睾酮由睾酮经在外周组织2型5α-还原酶（SRD5A）转化而来。

（一）雄激素的代谢

1. 睾酮合成途径

睾酮的底物是胆固醇，睾丸间质细胞通过受体介导的内吞作用直接从血液中利用低密度脂蛋白中的胆固醇，后者通过类固醇生成急性调节蛋白转移到线粒体内膜上。在线粒体内，经裂链酶的催化转变为孕烯醇酮，孕烯醇酮经过羟化、脱氢等过程转变为雄烯二酮，雄烯二酮经17-羟类固醇脱氢酶的作用转化为睾酮。合成的睾酮通过弥散进入血液循环，98%在血浆中与白蛋白和性激素结合球蛋白（SHBG）结合。与白蛋白结合的睾酮约占血浆睾酮总量的54%，SHBG结合占44%，游离睾酮占2%。只有游离睾酮能进入靶细胞，发挥生理效能。睾酮进入靶细胞胞质后，以原型或被5α-还原酶（SRD5A）转化为二氢睾酮后与雄激素受体（AR）结合，然后进入细胞核与DNA受体结合，产生生物学效应。

2. 雄激素的调节

雄激素合成受下丘脑促性腺激素释放激素（GnRH）的脉冲释放控制。在垂体中，GnRH刺激垂体前叶黄体生成素（LH）和促卵泡激素（FSH）释放到全身循环中。FSH刺激睾丸支持细胞来支持精子发生并分泌抑制素B（抑制FSH的分泌）。同时，睾丸间质细胞需要LH才能产生睾丸激素。睾酮不仅能刺激下丘脑和垂体通过负反馈机制调节GnRH分泌，还能刺激精子的产生和增生（图43-2）。

（二）雄激素的作用

尽管男性产生的睾酮比女性多得多，但睾酮对男性和女性都很重要。男性中最主要的性腺雄激素是睾酮，其中95%由睾丸分泌。剩余的5%由肾上腺素通过脱氢表雄酮（dehydroepiandrosterone，DHEA）的转化而产生。

雄激素能促进雄性器官的生长、精子发生和雄性第二性征的发育，促进男性副性征如胡须、阴毛的出现和维持男性性欲等作用。另外它对全身代谢也起一定的调节作用，雄激素有强大的促进蛋白质合成使机体呈正氮平衡的作用；睾酮有增加基础代谢、刺激红细胞生成等作用。雄激素可促进RNA聚合酶和氨基酰转移酶，还能促进糖酵解中的己糖激酶、磷酸果糖激酶，也促进线粒体的细胞呼吸酶类，从而供应细胞合成代谢所需要的能量。此外，睾酮通过细胞色素 P_{450} 芳香化酶代谢为17β-雌二醇。一些病例报道表明，

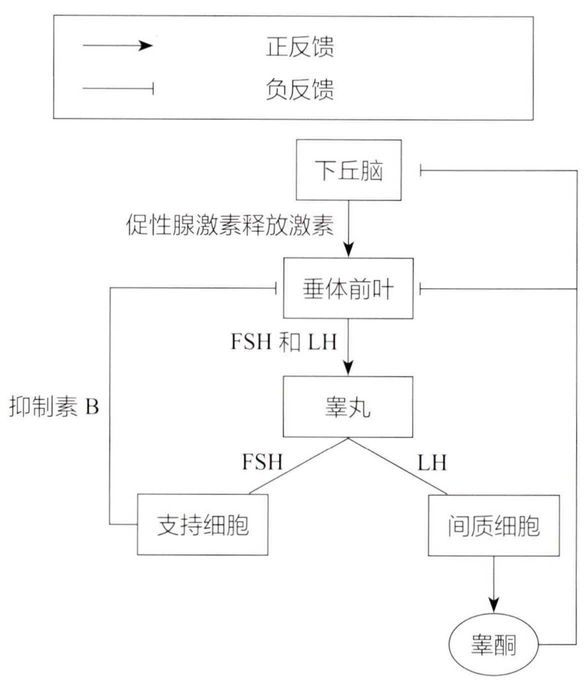

▲ **图43-2　睾酮的合成**
FSH. 卵泡刺激素；LH. 黄体生成素

雌激素受体（ER）或芳香化酶基因突变的男性患有严重的骨质疏松症，表明雌激素和睾酮在男性骨骼上都有作用。

正常成年男性每天分泌睾酮（4～12mg），个体差异很大。男性释放在血中的睾酮 95% 来自睾丸。女性的睾酮，主要来自肾上腺皮质。

（三）雄激素对骨的作用和对骨代谢的调控

骨重建和塑型周期中，破骨细胞引起的骨吸收与成骨细胞引起的骨形成功能耦联，是维持骨强度及骨结构完整的关键环节。青春期时雄激素促进骨骼生长和骨矿物质沉积，成年后雄激素通过促进骨形成和抑制骨吸收来维持骨量和调节骨代谢，对男性骨稳态的维持起重要作用。青少年期雄激素缺乏，如青春期前性腺功能不全的患者（如 Klinefelter 综合征），其骨矿物质密度（BMD）降低，峰值骨量减少，密质骨、小梁骨的数目不均衡性减少，在成年以前进行雄激素补充治疗，可以达到较高的骨密度。成年后性腺功能低下的患者，如雄激素剥夺治疗的前列腺癌患者，骨量的缺失主要表现在骨松质骨量的减少，而无骨密质、骨重建的动态变化。

雄激素主要通过 3 条途径作用于骨：①通过直接作用于成骨细胞和破骨细胞上的 AR，调节成骨细胞和破骨细胞的分化、增殖功能，维持骨吸收与骨形成的偶联平衡；②在 5α- 还原酶的作用下，睾酮先转化为与 AR 有高亲和力的 DHT，再与雄激素受体结合而发挥作用；③雄激素经芳香化转变成雌激素，然后与 ERα 结合，参与骨的生理调节。ERβ 与男性骨质疏松症的发病不相关；④通过调节其他激素及因子的分泌及功能，间接参与骨代谢的调节。

（四）男性骨质疏松的发病机制和危险因素

1. 骨骼的性别差异

男性骨质疏松症的特点：男性的骨峰值较女性高，其增龄性的骨量丢失的速度与程度比女性慢，骨质疏松症的发病率比女性低，且程度亦较轻。由于激素水平的差异，男性的骨骼体积、骨量和峰值骨量均大于女性（骨骼面积高 25%～33%，骨量高 18%～21%，峰值骨量高 8%～10%）。因此应建立本地区本民族不同年龄段男性的骨密度参考数据库，用于骨质疏松的诊断。

2. 发病机制

(1) 年龄增长与激素水平降低（性激素和 IGF-1 等）：女性在绝经后骨量加速丢失，男性虽然不存在显著的性激素变化，但是男性 70 岁以后，骨丢失开始加速，骨密度逐渐降低，骨折风险明显增加。

性激素在维持骨量中起着重要的作用。雄激素刺激骨膜内成骨和生长，引起骨骼增厚、骨量增加。男性雄激素水平较高，因此皮质骨厚度和峰值骨量也较高。雌激素对男性骨骼的发育和骨骺的闭合起着重要的作用，对男性骨量的保持也十分重要。雌激素通过作用于 ERα 增加 IGF-1 浓度，使得长骨纵向生长。男性进入老年期后，随着年龄增长，睾酮和 17β 雌二醇水平下降，性激素结合蛋白增加，其中睾酮和游离睾酮每 10 年降低约 10%。雌二醇和游离雌二醇也随着年龄增长下降。许多研究证实，在男性伴随年龄增长、性激素水平下降所致骨质疏松患病率明显增加，既往曾经认为游离睾酮降低是男性骨质疏松的主要原因，然而纵向和横向研究证实雌激素缺乏与骨密度降低和骨折关系更为明显。

同时，研究发现男性骨质疏松与芳香化酶和 ER 的功能和数量密切相关。男性出现 ERα 或芳香化酶（CYP19）突变表现为骨密度明显降低。芳香化酶的基因多态性也可影响酶活性，影响骨密度。

生长激素（GH）和促生长因子（IGF-1）对于骨骼具有促进合成的作用。伴随着年龄增长，GH 和 IGF-1 水平降低。特别是老年男性，GH 分泌量仅为青年男性的 1/20。相较于女性，男性的 GH 水平降低速率较女性快 2 倍。IGF-1 大部分结合于 IGF 结合蛋白（IGFBP），并调节 IGF-1 的功能。研究发现 IGFBP2 随着年龄的增加而升高，与 BMD 呈负相关，与骨代谢生化指标呈正相关。

(2) 运动与肌肉：运动、肌肉力量与骨密度存在一定的相关性。肌肉收缩和运动对骨骼牵拉，力学刺激骨形成，修复骨微损伤，改善骨骼微结构，增加骨密度。同时肌肉组织可以释放肌肉细胞因子（irisin、myostatin 等）调节成骨细胞和破骨细胞功能。研究证实这些肌肉细胞因子与骨密度呈正相关。而随着年龄增长，骨骼肌量减低，肌肉内脂肪堆积，导致肌肉力量减低和肌肉功能下降，继而出现骨量丢失，骨密度下降。

(3) 骨代谢生化指标的改变：骨代谢生化指标升高，提示骨形成和骨吸收均增加，而过快的骨形成导致骨基质结构不良，骨强度降低。并且对于老年男性，骨代谢生化指标升高提示骨密度降低。

(4) 继发因素：前列腺癌患者进行去势治疗导致骨丢失，增加骨折风险。降糖药物噻唑烷二酮类激活 PPAPγ 抑制间充质干细胞向成骨细胞分化，导致骨丢失，骨折风险增加。糖皮质激素、GnRH 类似物、过量饮酒、吸烟、青春期延迟、性腺功能减退、甲状旁腺功能亢进、甲状腺功能亢进、慢性阻塞性肺疾病、肿瘤和血液系统恶性疾病等都可以导致男性继发性骨质疏松。

3. 男性骨质疏松的危险因素

老龄（＞70 岁）、脆性骨折病史、50—69 岁低体重（BMI＜20kg/m^2）、体重降低（＞10%，较健康成年或近期体重）、缺乏体力活动、肌肉减少症、虚弱或其他引起继发性骨质疏松的疾病，这些都是男性骨质疏松的危险因素。

（五）雄激素与男性骨质疏松症的治疗

(1) 改变生活方式：改变酗酒、吸烟、不运动等不健康的生活方式，养成良好的生活习惯、均衡的饮食、适量地运动并慎用各种药物，及时治疗各种原发病对预防和治疗骨质疏松症是十分重要的。

(2) 睾酮替代治疗：睾酮替代治疗被用于睾酮轻度减低同时患有性腺功能低下症状的男性骨质疏松症患者。关于睾酮替代治疗，文献虽然报道睾酮对骨有益：净肉量增加，脂肪量下降，体力、性功能、心境提高或无变化，腰椎骨密度增加等，但对有前列腺和心血管危险因素的骨质疏松患者可能有不良反应。对有冠心病的男性，可诱发冠脉缺血，血细胞比容和前列腺特异抗原增加。前列腺增生患者应慎用睾酮替代治疗，而前列腺癌、红细胞增多症、肝脏疾病患者应禁用睾酮替代治疗。就目前科学研究证据提示：除了男性性腺功能减退外，并不推荐采用睾酮或其他雄激素替代来改善骨健康。

(3) 选择性 AR 调节剂（SARM）：理想的 SARM 应该在保留生殖组织（如前列腺）的同时，对肌肉和骨骼产生合成代谢作用。SARM 对肌肉和骨骼的双重合成代谢作用使其成为男性和女性治疗少肌症和骨质疏松症的良好候选者。尽管几种 SARM 可以增加啮齿动物模型的骨量，但到目前为止，几乎没有 SARM 进入临床试验阶段。此外，鉴于芳香化对男性骨骼维持的重要性，观察到一些 SARM 通过抑制 FSH 和 LH 降低 E_2 水平，需要仔细考虑将其用于骨质疏松症患者。一般而言，AR 激动药对心血管系统的不良影响进一步削弱了人们对 SARM 使用的热情。

（袁凌青）

十二、促卵泡激素对骨骼的调节作用

传统观点认为，促卵泡激素只是促进卵巢卵泡细胞或睾丸生殖细胞生长、发育、成熟及分泌雌激素或雄激素的一类生殖激素。然而，近年研究促卵泡激素（FSH）及其受体（FSHR）在整合生理学中的作用发现，围绝经期发生的快速骨转换和骨丢失与 FSH 快速增加有关，FSH 也作用于破骨细胞和骨髓间充质细胞等，FSH 促进破骨细胞形成和功能，刺激骨吸收和直接调节骨量。研究发现，FSH 分泌过多的闭经患者或绝经过渡期妇女骨密度（BMD）显著减少，FSH 水平与骨转换指标呈正相关关系，与 BMD 呈负相关关系，FSH 与骨代谢调节存在密切关系。

（一）FSH 的骨代谢调节机制

生理条件下，下丘脑脉冲式释放促性腺激素释放激素（GnRH），刺激垂体前叶分泌 FSH。FSH 刺激卵巢分泌雌激素或睾丸分泌睾丸激素，雌激素或睾丸激素负反馈调节下丘脑分泌 GnRH 及垂体前叶分泌 FSH，雌激素或睾丸激素刺激成骨细胞骨形成和抑制破骨细胞骨吸收，维持骨量平衡（图 43–3）。女性绝经前，雌激素水平比较充足，对刺激骨形成、抑制骨吸收和维持骨量平衡起重要作用。女性闭经或围绝经开始，卵巢功能逐渐衰退，雌激素水平下降，对 GnRH 和 FSH 的负反馈调节作用降低，导致垂体前叶分泌的 FSH 大量增加，直接刺激破骨细胞骨吸收增加和骨量丢失。此外，衰老和绝经所致的 FSH 水平增加，既刺激破骨细胞骨吸收，又刺激骨髓间充质干细胞（MSC）向成骨细胞分化减少及向脂肪细胞分化增加，导致骨量丢失（图 43–3）。

下丘脑释放促性腺激素释放激素（GnRH），刺激垂体前叶分泌 FSH。FSH 刺激睾丸分泌睾丸激素和刺激卵巢分泌雌激素，睾丸激素和雌激素负反馈调节下丘脑分泌 GnRH 及垂体前叶分泌 FSH，雌激素和睾丸激素刺激成骨细胞骨形成和抑制破骨细胞骨吸收，维持骨量平衡。衰老和绝经致 FSH 水平增加，刺激破骨细胞骨吸收及骨髓间充质细胞（MSC）向脂肪细胞分化增加，向成骨细胞分化减少导致骨量丢失。

研究证实，FSH 对破骨细胞的调节作用是由前体破骨细胞表面的 FSHR 介导的。FSH 信号通过抑制性 G 蛋白 2α，活化与细胞增殖相关的信号转导蛋白，如促分裂原活化蛋白激酶、磷酸

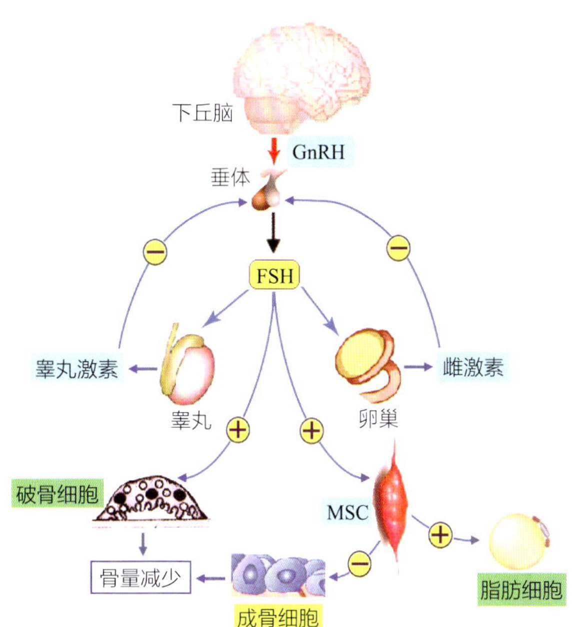

▲ 图 43–3　**FSH 对骨骼的调节机制示意图**

GnRH. 促性腺激素释放激素；FSH. 卵泡刺激素；MSC. 间充质干细胞

化细胞外信号调节激酶、核因子 –κB 转录因子和磷酸化蛋白激酶 B，与 FSHR 耦合，刺激破骨细胞形成和骨吸收。研究发现，FSH 刺激免疫细胞 CD11b、骨髓中的巨噬细胞和粒细胞表达高水平的下游因子 TNFα。FSH 的作用是先促进这些细胞分泌 TNFα，再扩大骨髓前体破骨细胞的数量。TNFα 是一种刺激骨吸收的细胞因子，对骨代谢的影响主要表现在三个方面：一是 TNFα 通过 RANKL 信号转导途径，刺激破骨细胞分化和破骨细胞的骨吸收功能；二是 TNFα 对巨噬细胞集落刺激因子具有加强作用，促进前体破骨细胞的数量增加，刺激破骨细胞增殖；三是 TNFα 还通过负调节作用，影响前体成骨细胞的寿命，抑制成骨细胞分化和增殖。

（二）FSH 对骨转换指标的调节作用

基础研究显示，与野生型和 *FSHβ* 基因敲除小鼠比较，*FSHβ* 转基因小鼠的骨钙素水平没有显著变化，但反映破骨细胞活性的抗酒石酸酸性磷酸酶（TRAP）水平显著增加，骨髓细胞表达的 TRAP、组织蛋白酶 K 和 RANK 也显著增加。

在健康成年或绝经过渡期女性，血清 FSH 水平与骨转换指标呈显著正相关关系。对 694 名 20—82 岁女性的调查显示，血清 FSH 与骨形成指标血清骨特异性碱性磷酸酶（BAP）和骨钙素，以及骨吸收指标血清Ⅰ型胶原 C 末端肽（serum type 1 collagen C-terminal peptide，SCTX）和血清Ⅰ型胶原 N 末端肽（serum type 1 collagen N-terminal peptide，SNTX）、尿液Ⅰ型胶原 C 末端肽和 N 末端肽、尿液Ⅰ型胶原交联脱氧吡啶酚均呈显著正相关关系（$r = 0.164 \sim 0.626$，全部 $P = 0.000$），即使调整年龄，这种正相关关系依然存在（$r = 0.163 \sim 0.448$，全部 $P = 0.000$）。女性从围绝经前开始，循环中的 FSH 及 BAP 和 SCTX 随年龄增加而快速增加，血清 FSH、BAP 和 SCTX 与年龄的拟合曲线变化趋势也显示较好的相似性（图 43-4）。

（三）FSH 对骨量的调节作用

早期研究显示，大鼠垂体切除后可防止去卵巢引起的骨丢失，与此现象一致的是 *FSHR* 基因和 *FSHβ* 基因敲除小鼠尽管性腺功能减退，但也未发生骨丢失，这些小鼠的骨小梁和 BMD、骨小梁体积/总体积（BV/TV）、小梁厚度和小梁数量（TbN）、椎体和胫骨 BMD 与正常对照组比较没有显著性差异。但是，过量表达 *FSHβ* 的转基因（*FSHβ+/+*）小鼠，采用 μCT 检测时，发现其股骨远端骨小梁几乎完全丢失，体积 BMD 显著减少，股骨中段皮质骨厚度显著变薄。这些现象说明，*FSHR* 基因敲除及其水平变化不足以对骨量产生影响，只有 FSHβ 水平增加才导致骨量丢失。这些证据提示，FSH 直接调节骨量。临床研究显示，成年女性血清 FSH 与各骨骼部位骨密度呈显著负相关关系（$r = -0.492 \sim -0.597$），特别是绝经过渡期，女性 FSH 随年龄快速增加，BMD 则随年龄增加而下降（图 43-5）。追踪研究显示，血清 FSH 水平增加者 BMD 丢失较多，FSH 水平变化对预测骨丢失优于雌激素。

传统观点认为，男性骨丢失和骨质疏松与衰老所致的睾丸激素水平逐渐下降有关。对雄性研究显示，采用 FSH 干预人类男性单核细胞和 RAW264.7 细胞系，发现 FSH 对破骨细胞的生成没有直接影响，采用 6～60μg/kg 剂量干预 16 周龄雄性小鼠一个月，发现 FSH 对雄性小鼠的松质骨和皮质骨的骨量没有影响。对男性骨质疏松患者的研究发现，FSH 是腰椎、股骨颈和髋部 BMD 的负性影响因素。

（四）FSH 抗体增加骨量

基础研究显示，针对 FSHβ 亚单位的单克隆抗体或多克隆抗体，可以减弱破骨细胞生成和增加骨量。FSH 抗体与 FSH 结合后阻断 FSH 的生物学作用，则抑制骨吸收和刺激骨形成而增加骨量。其作用机制是 FSH 抗体先与循环中的 FSH 结合，阻断 FSH 与破骨细胞和骨髓间充质细胞的

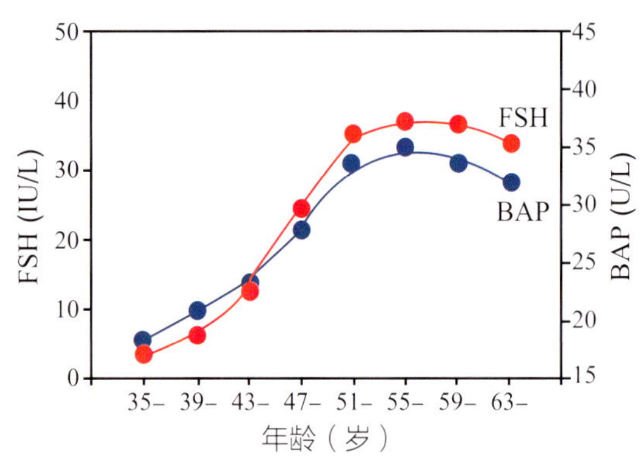

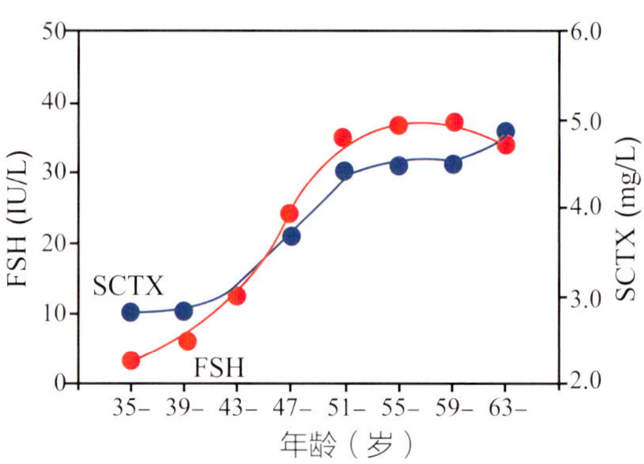

▲ **图 43-4　女性血清 FSH 与 BAP 和 SCTX 拟合曲线的变化趋势比较**

绝经过渡期女性 654 名，年龄 35—66 岁。FSH. 卵泡刺激素；BAP. 骨特异性碱性磷酸酶；SCTX. 血清Ⅰ型胶原 C 末端肽

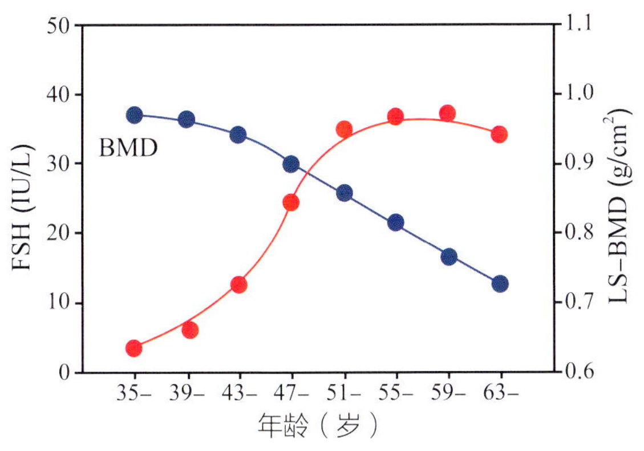

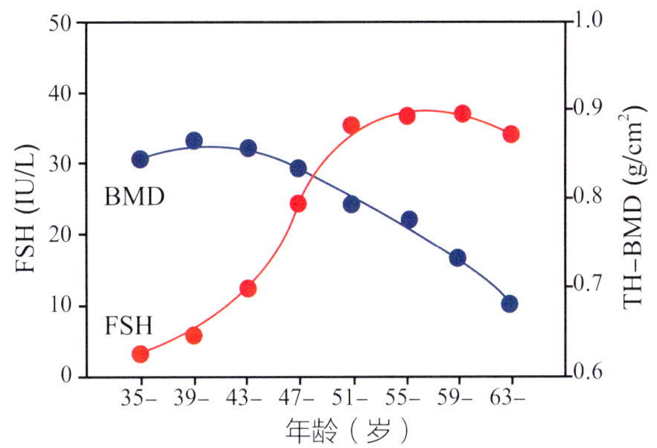

▲图 43-5　血清 FSH 与腰椎和髋部 BMD 拟合曲线的变化趋势比较

绝经过渡期女性 654 名，年龄 35—66 岁。FSH. 卵泡刺激素；LS. 腰椎（L_1～L_4）；TH. 髋部总体；BMD. 骨密度

FSHR 相互作用，抑制破骨细胞活性和刺激骨髓间充质细胞向成骨细胞方向分化诱导骨量增加。因为，成骨细胞和脂肪细胞共同起源于骨髓间充质细胞，但两者的分化存在相反的密切关系，对成骨细胞与脂肪细胞分化平衡的研究显示，促进成骨细胞生成的信号因子则抑制脂肪细胞生成，反之亦然。

研究者采用 FSH 抗体干预去卵巢小鼠，结果显示小鼠的骨体积 / 总体积、骨小梁数量和连接密度均显著增加，骨小梁间距则显著下降。提示 FSH 抗体阻断了 FSH 与其受体的相互作用，降低了卵巢切除诱导的骨质丢失。研究证实，FSH 抗体也抑制骨吸收和刺激骨形成。经 FSH 抗体干预小鼠的骨髓培养物，抗酒石酸酸性磷酸酶阳性破骨细胞的数量和骨吸收表面积显著下降。与此相反，FSH 则刺激抗酒石酸酸性磷酸酶阳性破骨细胞数量增加。

研究者认为，FSH 抗体与其他治疗骨质疏松的方法具有不同的效果，它能通过解偶联作用分别降低骨吸收和刺激骨形成。骨吸收与骨形成通常是紧密偶联的，几乎各种减少骨吸收的治疗药物也减少了骨形成，反之亦然。如采用骨形成药物甲状旁腺激素时，虽然骨形成增加，但骨吸收也增加，从而损害骨的净合成作用。同样，双磷酸盐药物抑制骨吸收，但也减少骨形成。因此，基于选择性抑制 FSH 的药物，既可以减少骨吸收又可以增加骨形成，具有潜在治疗优势。

（伍西羽　盛志峰）

十三、肌肉因子对骨骼的调节作用

由于骨质疏松症和肌肉减少症（简称肌少症）患者的增加，近十年来，肌肉和骨骼之间的联系成为研究热点。肌肉和骨骼都来源于中胚层，同属运动系统且相互邻近，无论在遗传学、生理学，还是在解剖学上，这两种组织之间都存在着不可分割的密切关系。肌肉和骨骼在机械上的耦合关系和生化上的对话关系是肌骨系统间复杂关系之所在。随着研究的深入，人们发现骨骼肌能够以自分泌、旁分泌和内分泌的方式调节着其他的远端器官，包括调节葡萄糖、能量和骨代谢，故将这些肌源性分泌因子定义为“肌肉因子”。肌肉分泌的肌肉因子包括肌肉生长抑制素、骨形成蛋白（BMP）、胰岛素样生长因子 1（IGF-1）、成纤维细胞生长因子 2（FGF-2）、鸢尾素、白介素 6（IL-6）、IL-7、IL-15、骨甘蛋白聚糖、序列相似性 5 家族成员 C（FAM5C）、单核细胞趋化蛋白 -1（MCP-1），以及其他分泌因子，多种肌肉因子或正向或负向影响骨代谢（图 43-6），可能在肌肉与骨的相互作用中起生理和病理作用。本节将综合目前研究结果，阐述肌肉因子对骨代谢的调节作用，以期对肌肉和骨骼之间的相

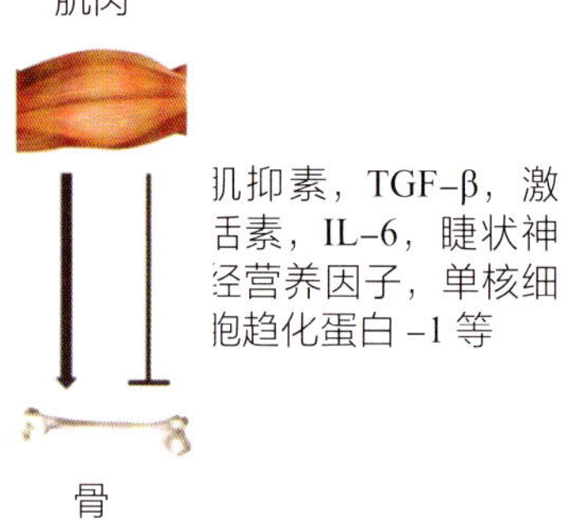

▲ 图 43-6　影响骨的多种肌肉因子
许多肌肉因子或正向或负向影响骨代谢，可能在肌肉与骨的相互作用中起生理和病理作用

互作用开展进一步的研究，更好地诊断和治疗肌肉和骨骼疾病。

（一）肌肉生长抑制素

肌肉生长抑制素简称为肌抑素，是转化生长因子 -β（TGF-β）家族的一员，主要由肌肉组织分泌。它被认为是真正意义上的“肌肉因子”，对骨骼肌的生长具有负调控作用，通过减少骨形成和增强骨吸收而对骨量产生负面影响。肌抑素对成骨细胞分化有负向影响，还可通过抑制骨细胞来源的外泌体微小 RNA-218 来抑制成骨细胞的分化。相反，肌抑素通过 Smad2 依赖性调节活化 T 细胞核因子，增加受体活化，从而增强核因子 κB 配体（RANKL）诱导的破骨细胞形成。体外研究表明，肌抑素的旁分泌和自分泌作用对破骨细胞的分化具有重要作用。与体内研究结果相一致，Elkasrawy 等在体外研究中发现，肌抑素抑制 BMMSC 的增殖和软骨细胞的分化，而且，肢体创伤导致肌纤维破坏会使得肌抑素表达增加，局部使用外源性的肌抑素会加剧肌肉纤维化而抑制骨骼的修复。多位研究者一致认为，肌抑素是肌肉和骨骼共同的调控因子，在调控肌肉质量和骨密度中发挥关键的作用。

肌抑素及其信号系统可能是治疗骨骼肌减少症和骨质疏松症的重要靶分子。一项临床研究发现，肌抑素基因多态性与骨密度有关，全基因组关联研究表明，肌抑素基因与骨质疏松症和骨骼肌减少症相关。肌抑素在骨折修复过程中表达，负调控骨折骨痂的大小。ACVR2B-Fc 是一种可溶性的肌抑素诱骗受体，它抑制肌抑素、某些 BMP 和激活素与 ACVR2B 的结合。系统性应用 ACVR2B-Fc 可改善成骨不全小鼠的下肢骨骼肌重量。此外，ACVR2B-Fc 可提高绝经后妇女的肌肉质量和骨形成指数。这些结果提示，抑制 ACVR 信号系统可能对治疗骨质疏松症和骨骼肌减少症都有效。然而，ACVR 是激活素的受体，在各种组织中都起着重要的作用，抑制 ACVR 信号通路可能会对人类产生意想不到的不良反应。最近一项使用 ACVR2B-Fc 治疗男孩肌肉萎缩症的研究因为意外地出现了牙龈和鼻出血而暂停。另外，Arounleut 等报道，ACVR2B-Fc 尽管能增加肌肉质量，但不影响老年小鼠的骨密度和骨强度。这些发现表明，使用中和肌抑素的药理性抑制剂尚不足以治疗小鼠骨质疏松症。

（张伊祎）

（二）转化生长因子 β（TGF-β）超家族分子

除肌抑素外，TGF-β 超家族分子也是由肌肉组织产生的。骨形成蛋白（BMP）和 TGF-β 是骨和软骨形成的重要调节因子。这些因子由肌肉组织释放，具有自分泌、旁分泌和内分泌等生理功能。BMP 中除了 BMP-1 其余均属于 TGF-β 超家族，特别是 BMP-2 和 BMP-4 对维持成骨至关重要。BMP 特异性 Smad，Smad1/5/8 的缺失，可导致严重的软骨发育不良和骨形成减少。利用离体基因治疗法迫使培养的成肌细胞表达 BMP，再将它们植入实验动物后可以导致新骨形成。以上研究均表明了 BMP 在骨折修复中的重要作用，是肌骨系统中的重要肌肉因子。

（三）鸢尾素（Irisin）

鸢尾素是一种新型的肌肉因子，由运动后的骨骼肌产生，其特征是诱导白色脂肪组织的褐变反应。运动通过一种过氧化物酶体增殖物激活受体γ辅激活因子（PGC–1a）依赖机制增强肌组织中鸢尾素的表达。PGC–1α能激活肌肉中Ⅲ型纤连蛋白组件包含蛋白 5（*FNDC5*）基因的表达，*FNDC5* 经蛋白水解酶水解后形成可分泌的多肽片段—鸢尾素，最后释放进入血液循环。鸢尾素在运动或冷暴露后一旦释放到循环系统，就会刺激白色脂肪组织（WAT）和解偶联蛋白 1（UCP1）的表达，从而通过增加 UCP1 介导的产热增加身体总能量消耗。鸢尾素被认为可以预防人类的胰岛素抵抗、代谢综合征和心血管疾病。这些发现表明鸢尾素可能是一种对代谢调节很重要的肌肉因子。

鸢尾素在肌肉与骨骼联系中发挥重要作用（图 43–7）。鸢尾素对成骨细胞分化有积极作用，而对破骨细胞分化具有抑制作用。鸢尾素增加了骨细胞的存活和硬化蛋白：一种骨重建的局部调节因子的产生。鸢尾素通过 MC3T3–E1 细胞中的 Wnt–β– 连环蛋白通路增加成骨细胞分化。此外，Qiao 等揭示鸢尾素通过激活 p38 丝裂原活化蛋白激酶和细胞外信号调节激酶，增强培养成骨细胞的增殖、分化、碱性磷酸酶活性和矿化。另一方面，鸢尾素可以通过抑制 RANKL 受体活性或者抑制活化 T 细胞的核因子（NFATc1）通路来抑制破骨细胞分化。在雄性小鼠中，重组鸢尾素刺激骨形成的同时，破骨细胞数量也随之减少。在人类中，有研究表明血清鸢尾素水平与绝经后骨量减少妇女骨质疏松性骨折的患病率相关。这些发现表明鸢尾素可能是评估肌肉 / 骨骼疾病和代谢疾病的有用标记。然而，血清鸢尾素在人类中的重要性最近受到了质疑。血清鸢尾素水平通过酶联免疫测定法测定，使用的抗体特异性较差，人鸢尾素编码基因的起始密码子，膜蛋白 FNDC5 发生了突变，导致翻译效率非常低。但是，Jedrychowski 等的一项研究表明人鸢尾素是由其非经典起始密码子有规律地翻译而来的，并发现它的合成是通过体育活动来增加的。目前研究表明，运动可能通过激活 PGC–1α 转录因子、促进肌肉中 FNDC5 的表达及激活某种蛋白水解酶参与鸢尾素的表达调控。鸢尾素对运动训练的应答反应依赖于运动强度、运动时间、运动方式及训练状态，有必要进一步开展鸢尾素方面的研究，以确定它是否可成为临床使用的有用的诊断标记和治疗靶点。

（四）骨甘蛋白聚糖（Osteoglycin）和 FAM5C

骨甘蛋白聚糖被认为对骨骼功能有重要影响，但也可能影响心血管和代谢功能。骨甘蛋白聚糖由包括骨和肌肉在内的多种组织表达。骨甘蛋白聚糖包含在机械敏感基因中，介导小鼠对机械负荷的骨合成代谢反应。一系列研究结果表明，骨甘蛋白聚糖是抑制成骨细胞分化的因素，并在高分化成骨细胞中增强成骨细胞表达，是一种由肌肉产生的体液性骨合成代谢因子。最近的

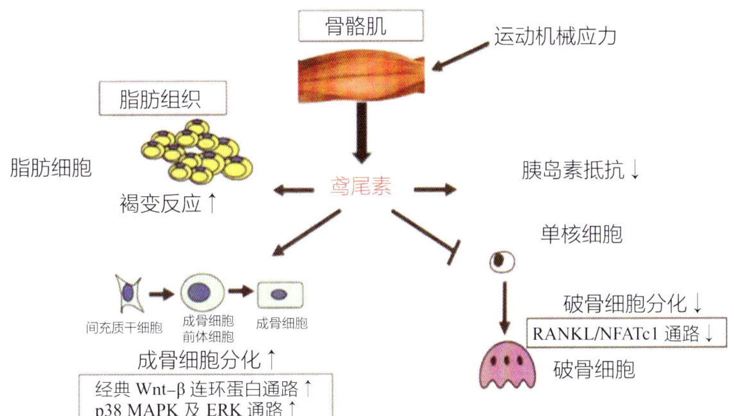

◀ 图 43–7　鸢尾素在肌肉与骨骼联系中的作用

鸢尾素是运动后从骨骼肌中产生的一种肌肉因子。它在白色脂肪组织中诱导褐变反应，并防止胰岛素抵抗。在骨中，鸢尾素通过经典的 Wnt–β–catenin、p38MARK 和 ERK 通路增加成骨细胞分化。另外鸢尾素通过抑制 RANKL/NFATc1 通路抑制破骨细胞分化

研究表明，活性维生素 D 及其衍生物艾迪骨化醇增加了成骨细胞中骨甘蛋白聚糖的生成，而骨甘蛋白聚糖作为一种肌肉衍生的体液因子在体外又增加了成骨细胞的分化。关于骨中骨甘蛋白聚糖影响的研究结果是相互矛盾的。最近的一项研究发现，骨甘蛋白聚糖缺乏的小鼠骨量增加。另一项研究报道称，骨甘蛋白聚糖是 2 型糖尿病女性低骨密度和椎体骨折的标志。

序列相似性 5 家族成员 C（FAM5C）与细胞增殖、迁移和动脉粥样硬化相关。FAM5C 过表达及其过表达的成肌细胞的条件培养基增强了分化为骨细胞的成骨细胞表型，但抑制了 BMP-2 诱导的小鼠成肌细胞的成骨细胞分化。人血清中也能检测到 FAM5C。这些发现表明 FAM5C 可能是一种肌肉衍生的体液因子。

（五）白细胞介素及趋化因子

运动后肌肉产生大量的白细胞介素和趋化因子。IL-6 在肌肉中大量表达，肌肉细胞在运动和肌肉收缩时产生和释放 IL-6。众所周知，IL-6 影响骨代谢，也影响葡萄糖和能量代谢。IL-6 与可溶性 IL-6 受体同时刺激骨吸收，可能与绝经后骨质疏松的发病机制有关。机械负荷下的肌小管通过体外释放 IL-6 促进破骨细胞的形成。IL-6 过表达可能通过调节 CCAAT / 增强子结合蛋白 β（C / EPBβ）通路刺激破骨细胞生成，促进骨重建、增加骨吸收。然而，IL-6 对成骨细胞分化的影响存在争议。虽然 IL-6 在多种细胞中均有表达，包括造血细胞、基质细胞和成骨细胞，但在病理上，IL-6 可能与肌肉组织对运动和炎症反应的增强释放有关。

IL-7 是 T 细胞和 B 细胞生长过程中的关键细胞因子，并且在肌肉组织中表达活跃；IL-7 同时影响成骨细胞和破骨细胞。虽然肌肉来源的 IL-7 可能调节骨代谢，但 Aguila 等报道称，成骨细胞特异性的 IL-7 过表达可以挽救 IL-7 缺陷的雌性小鼠的骨质减少。这些发现提示成骨细胞来源的 IL-7 对骨量的调节很重要。

IL-15 是近来发现的新肌肉因子，不仅能够促进骨骼肌蛋白合成，还能够影响骨代谢和脂肪代谢。肌肉组织中 IL-15 的过表达及全身 IL-15 水平的升高导致骨量增加，减少内脏和身体的脂肪。在破骨细胞与自然杀伤细胞的共同培养基中加入 IL-15 后，破骨细胞的数量减少，提示 IL-15 可能通过自然杀伤细胞造成破骨细胞数量下降。

（六）胰岛素样生长因子 -1（IGF-1）与成纤维细胞生长因子 -2（FGF-2）

肌肉因子中的 IGF-1 和 FGF-2 是两个重要的生骨因子，由肌管分泌且在肌肉组织中大量存在。IGF-1 在肌肉中高度表达，是肌肉生长、骨发育和骨量保存的重要生长因子。机械负荷刺激 IGF-1 在骨骼肌中的表达。IGF-1 通过加速成骨细胞骨形成和破骨细胞骨吸收来增强骨重建。多项研究表明，血清 IGF-1 水平与骨密度呈正相关，是骨质疏松性骨折的预测因素。因此，IGF-1 通路对维持骨代谢至关重要。虽然循环和骨源性 IGF-1 蛋白都是骨代谢的生理必需，但鉴于体内肌肉量庞大，肌肉源性 IGF-1 可能也在调节骨重建中发挥作用。

成纤维细胞生长因子（FGF）是调控骨形成和成骨细胞活性的重要因子，其家族有 23 个成员，尤以 FGF-2 最为重要。FGF-2 是广泛存在于机体组织的一种多聚肽，为强烈的有丝分裂剂。FGF-2 在机械刺激、肌膜损伤后表达上调，被认为是将机械负重转化为骨骼肌生长信号重要的自分泌机制。FGF-2 是一种有效的生长因子，可促进骨形成、骨折修复、骨 / 软骨再生和软骨形成。FGF-2 可能通过两种不同的机制调节成骨细胞分化，即诱导核因子 -κB 受体活化因子配体 / 破骨细胞分化因子（RANKL/ODF）或环氧合酶 -2（COX-2）刺激成骨细胞的活性；阻断巨噬细胞集落刺激因子信号从而抑制破骨细胞前体。

（七）结论及展望

肌肉分泌各种调节骨代谢的肌肉因子，当然，肌肉因子并不都是来源于肌肉组织，肌肉因子亦不仅仅作用于骨代谢。寻找肌肉衍生的体液因子的生理和病理作用及厘清肌肉和骨骼之间复杂的耦合和对话关系是一个有趣的研究课题。然而，由于许多因素以相同的方式影响肌肉和骨骼，且肌肉质量的改变对骨代谢影响很大，因此很难从局部旁分泌作用和其他器官来源的作用中科学地区分肌肉因子特异性作用。肌肉特异性肌肉因子的鉴定可能为诊断性生物标志物和治疗药物的开发提供有效的靶点。事实上，肌抑素已经被认为是肌肉和骨骼疾病，尤其是骨骼肌减少症和骨质疏松症的治疗靶点。此外，一些风险因素，包括缺乏运动、不健康饮食、烟酒滥用和衰老，与分解性肌肉因子和（或）炎症细胞因子的上升有关，从而导致了慢性低级别炎症的发生，慢性低级别炎症会诱发和（或）加重肥胖、骨骼肌减少症、骨量减少和非传染性疾病等疾病。另一方面，体育活动通过诱导骨骼肌组织合成代谢肌肉因子和骨组织能量代谢调节激素的表达和释放，与机械负荷直接激活骨－肌肉单位，抵消慢性低级别炎症状态，抗肌抑素信号通路可能为炎症性疾病的治疗提供一种策略。在不久的将来，肌肉因子研究的进展和新的肌肉特异性肌肉因子的发现，可能会提高骨骼疾病的治疗效果。

（张　磊　李蓬秋）

十四、血清素对骨代谢的影响

血清素有脑源性血清素（brain derived serotonin，BDS）和肠源性血清素（GDS）两种，其合成过程相互独立的，分别分布在脑和外周血中。两者都参与对骨代谢的调节，但作用完全相反。BDS 能以依赖 cAMP 反应原件结合蛋白（CREB）的方式抑制交感系统张力，从而促进骨量累积。瘦素可以通过抑制中枢神经系统内 BDS 的产生参与对骨代谢的调节。与此相反，GDS 则可以促进骨的分解代谢，但这个过程受到脂蛋白受体相关蛋白 5（LRP5）的调控。在小鼠内的药理研究发现，抑制 GDS 的合成可以逆转 *Lrp5*$^{-/-}$ 或卵巢切除术小鼠的骨质疏松。而且人体内研究的结果也提示 GDS 对骨量和骨质量具有调节作用。此外还发现选择性的血清素再摄取抑制剂（SSRI）也对骨代谢有影响，但是其中的分子机制目前仍不清楚。

（一）血清素及其受体的一般生理特点

血清素（也称 5- 羟色胺，5-HT）的前体是色氨酸，主要由中枢神经系统内的 5- 羟色胺能神经元和胃肠道黏膜内的肠嗜铬细胞合成。机体内 5% 血清素是 BDS，95% 是 GDS。血清素的合成过程分为两步。首先左旋色氨酸在限速酶左旋色氨酸羟化酶（Tph）的催化下生成 5- 羟色氨。后者在左旋芳香氨基酸脱羧酶的作用下在胞浆内脱去羧基，最终生成 5-HT。Tph 分为 Tph1 和 Tph2 两个亚型，前者主要参与 GDS 的合成，由十二指肠内的 *Tph1* 基因编码，后者则主要参与 BDS 的合成，由脑干背部，中央部和尾部中缝核的 *Tph2* 基因编码。此外，肠道内的神经元内也表达 Tph2 并分泌血清素，尽管肠神经元内 5-HT 的含量较少，与 EC 细胞内 5-HT 的含量相差巨大，但其对胃肠道运动的调节作用比肠嗜铬细胞细胞来源的 5-HT 更为重要。

尽管血清素可以通过主动转运的形式跨越血脑屏障，但量很少，所以 BDS 和 GDS 两者的功能基本是相互独立。血清素主要通过血清素受体（5-HTR）发挥作用。目前发现的 5-HTR 至少有 18 种，大多数为 G 蛋白偶联受体，可以分为 7 个不同家族（5-HT_1～5-HT_7 受体，也称 Htr1-7）。血清素的功能也受血清素转运体（SERT 或 5-HTT）的严格调控，后者能够将 5-HT 转运到胞内，从而降低胞外血清素的浓度及其对受体的作用。

最初发现血清素时，认为它是一种具有血管张力调节作用的血清内活性物质。但现在发现血清素既是一种重要的神经递质（BDS），也是一种多功能激素（GDS），对机体的生理活动有重要影响，包括体温调节、摄食、睡眠、性行为、情绪、能量平衡、血小板聚集、血管收缩、血压调控、胃肠道运动等。近些年随着研究的深入，发现 BDS 和 GDS 对骨代谢也有影响。

（二）瘦素对 BDS 合成的调节及其对骨代谢的影响

瘦素是脂肪细胞分泌的一种激素，能够抑制动物的食欲并增加机体的能量消耗。对瘦素缺失（*ob/ob*）型或瘦素受体缺失（*db/db*）型转基因肥胖小鼠的研究发现，该类小鼠的一个典型表型为骨质减少。瘦素可能是通过调节下丘脑和交感神经系统发挥其对骨合成的抑制作用。在中缝背核的 5-HT 能神经元和表达血清素转运体的神经元上，表达着具有一定功能的瘦素受体 ObRb，瘦素在肥胖小鼠内所引起的饱腹感部分是通过抑制脑内血清素的生成而实现的。这提示 BDS 可能是瘦素的一个下游效应因子，介导瘦素的中枢性骨代谢调节作用。

一系列基础发现，和野生小鼠相比，ob/ob 小鼠内 *Tph2* 的表达随时间而增加，脑干内的血清素水平也平行增加。这提示血清素可能与 *ob/ob* 小鼠低骨量和高脂肪的表型有关。敲除 *ob/ob* 小鼠内 *Tph2* 的一个等位基因（*ob/ob*; $Tph2^{+/-}$）可以纠正异常的交感张力，纠正血清内骨重塑的标志物并抑制骨量的降低。阻断 VMH 或弓状核内的瘦素受体后，瘦素无法引起骨代谢和交感活动的任何改变。这进一步证明瘦素是通过调节脑干内血清素的合成或直接抑制下丘脑 VMH 和 Arc 的功能来抑制骨量。当特异性敲除 *Tph2* 神经元内的瘦素受体后（$ObRbSERT^{-/-}$），小鼠骨量增加，表现为 BV/TV，BFR 和 Nb.Ob/T.Ar 的增高。相反，给野生小鼠脑内注入瘦素会抑制 Tph2 的表达。这些发现均表明瘦素能与表达在 5-HT 能神经元的相应受体结合，抑制 BDS 的合成，从而导致交感神经张力的增加，并最终使骨的合成代谢减弱。

（三）BDS 通过抑制交感张力促进骨合成代谢

各种转基因小鼠模型的结果均表明 BDS 能够促进骨的合成代谢。Tph2 敲除小鼠（$Tph2^{-/-}$）是一种转基因小鼠，特异敲除小鼠脑干血清素能神经元的 *Tph2* 基因后，该 $Tph2^{-/-}$ 小鼠的三个典型表现为低食欲，能量消耗的增加和骨质减少。组织学、组织形态学和 CT 分析显示，由于骨形成的减弱和骨吸收的增强，与野生型小鼠相比，$Tph2^{-/-}$ 鼠椎骨和长骨的骨量随着时间出现持续剧烈的下降。

许多小鼠和人体的研究结果均表明交感神经参与了对骨代谢的调节作用。进一步研究发现，在 $Tph2^{+/-}$、$Tph2^{-/-}$ 和 $Tph1^{-/-}$ 中 $Tph2^{-/-}$ 小鼠的交感神经传出冲动增加。脑干内 5-HT 能神经元的轴突主要投射到下丘脑的腹正中核（VMH）和弓状核（Arc）神经元，提示 Htr2c 可能参与骨代谢的调节。敲除小鼠的 *Htr2c* 基因（$Htr2c^{-/-}$）或各敲除 *Tph2* 和 *Htr2c* 的一个等位基因（$Tph2^{+/-}$; $Htr2c^{+/-}$）会导致骨量降低，交感活动增强。若此时使 $Tph2^{-/-}$ 小鼠内 VMH 神经元重新表达 *Htr2c*（$Htr2cSF1^{+/+}$），则可以恢复正常的骨形态和交感张力。这些发现表明 BDS 可以通过 VMH 神经元的 Htr2c 受体下调交感张力来增加骨量，提示脑源性血清素是通过抑制交感神经活动而实现对骨合成代谢的促进作用。

（四）LRP5 对骨代谢的影响及其对 GDS 合成的调节

由于 BDS 有促进骨合成代谢作用，这自然就引发了另一个问题，那就是 GDS 是否对骨代谢也有相同的或不同的作用？来自细胞分子生物学，鼠和人类遗传学，以及药理学的研究显示，GDS 是维持骨稳态的一个调节因，能够抑制骨形成。同时，GDS 还能够介导 LRP5 对骨代谢的调节作用。

（五）LRP5 对骨代谢的影响

LRP5 是 Wnt 配体的一个共受体。当 Wnt 与一个由 Frizzled 家族的 7- 螺旋受体和 LRP5 或 LRP6 组成的异二聚体结合时，可以引起糖原合成酶激酶 -3β（GSK-3β）失活，从而无法磷酸化并降解 β-catenin。未被磷酸化的 β-catenin 保持稳定状态并在胞浆内聚集，并最终迁移到胞核内，和 Lef/Tcf 转录因子共同协作，启动具有调节细胞增殖和分化作用基因的转录。Wnt/β-catenin 信号通路在骨的发育，重塑和再生中起重要作用。研究发现，*Lrp5* 基因的失活突变会引起骨质疏松性假性神经胶质瘤（OPPG），这是一种严重的小儿疾病，主要表现为骨质疏松和视力丧失；而 *Lrp5* 的激活突变会引起高骨量综合征，多发生在青少年。OPPG 的临床表现几乎可以在 *Lrp5*$^{-/-}$ 小鼠中重现，表现为骨形成降低引起的低骨量，以及持续性的眼部血管形成。

然而，和大量文献中所报道的经典 Wnt 信号通路参与胚胎发育的观点不同的是，在 *Lrp5*$^{-/-}$ 新生小鼠或刚出生的 OPPG 或高骨量综合征患者中，并没有出现明显的骨骼异常。进一步研究发现，尽管成骨细胞或骨细胞内 β-catenin 的失活会引起骨质减少，但这主要是由于成骨细胞护骨素生成不足导致骨吸收增强所致，而 *Lrp5*$^{-/-}$ 小鼠的骨质减少则是由于骨形成减少所致。这提示 *Lrp5* 失活和 β-catenin 失活所导致骨量减少的机制是不尽相同的，即调控骨形成的 LRP5 的配体并不是 Wnt 蛋白，LRP6 可能才是经典 Wnt 信号通路最重要的受体。LRP5 可能是通过非 Wnt 依赖的方式介导其在成骨细胞中的作用，而且它的作用是通过来源于成骨细胞之外的另外一种类型的细胞而实现的。

（六）LRP5 对 GDS 合成的调节

一系列的基础研究提示 Lrp5$^{-/-}$ 小鼠中骨量的减少可能是由于外周血中血清素浓度增加所致。如果给予 Lrp5$^{-/-}$ 小鼠低色氨酸饮食或给予 Tph1 抑制剂 LP533401 进行干预，血清中血清素的含量会降低 30%，还能够纠正 Lrp5$^{-/-}$ 小鼠的低骨量和骨形成，恢复成骨细胞的增殖能力。事实上，类似于每日一次的皮下注射 PTH，使用 LP533401 抑制 GDS 的合成也是一种潜在的促进合成代谢的治疗手段。后者能通过促进骨形成，剂量依赖性地逆转卵巢切除术后小鼠的骨流失和骨结构的破坏，而并不影响破骨细胞对骨的重吸收。这些药理研究结果和 Tph1gut$^{-/-}$（Ovx）小鼠的高骨量表型均表明抑制 GDS 的合成有望成为治疗绝经后骨质疏松的一种新手段。总之，这些发现清楚地表明，*Lrp5* 敲除小鼠的骨表型主要取决于 GDS，而血清素的合成受到肠内 LRP5 的调控。

尽管如此，由于 GDS 作为一种激素，对机体的调节很复杂，它是否是 LRP5 的一个下游效应因子，目前还存在一些争论。

（七）SSRI 对 BMD 和骨折的影响

SSRI 是 5-HTT 的拮抗剂，能够增加细胞外血清素的浓度，从而增强血清素在局部的活性。SSRI 是目前治疗抑郁症及其他心理疾病的一线药物。然而，由于 5HT 能系统参与了对骨代谢的调节，使用 SSRI 是否也会影响到骨代谢？早在 1998 年就有一项病例对照研究发现，在排除其他潜在混杂因素后，经常服用 SSRI 的老年人髋部骨折的发生率是非使用者的 2.4 倍。从那以后，大量的文献报道 SSRI、BMD 和骨折发生率之间的关系。尽管患者服用 SSRI 的原因本身（抑郁症）和抑郁相关的并发症，如少动，跌倒倾向等也可能会导致骨折的发生，但一般认为服用 SSRI

与不同人群（男性，女，儿童，青少年）骨折发生率的增加、骨密度降低及每年骨流失速率上升有关。在使用SSRI的短期内（7～90天），患者的发生骨折的危险增加，在8个月左右时达到最高峰。

（八）结论与展望

血清素是连接脂肪组织（瘦素）、中枢神经系统（BDS和交感张力）和骨组织的一个重要神经递质，也是连接肠道（GDS）和骨组织的一个重要激素。BDS促进骨的合成代谢，而GDS促进骨的分解代谢，这个发现为阐明中枢和外周血清素在骨代谢调节过程中的作用打开了新的篇章，同时也为研发新的治疗骨质疏松的合成代谢药物提供了新的方向，例如抑制GDS的合成（Tph1拮抗剂），或增加BDS的合成（Tph2激动剂），或者调节血清素与成骨细胞（Htr1b）或VMH（Htr2c）上相应血清素受体的特异性结合。当然，这也可能会带来一系列新的问题。因此，为了更好地了解和阐明血清素和LRP5在骨代谢中的作用，应该也必须通过从鼠到人的一系列深入的研究，对每一个新的机制假说进行验证。

SSRI是否会增加骨折的风险目前还存在争论。在日常临床实践中，应该对所有服用SSRI患者进行骨质疏松性骨折危险因素的评估，并对高风险患者进行恰当管理。

（刘建民　郭兴志）

参考文献

[1] Mo D, Fleseriu M, Qi R, et al. Fracture risk in adult patients treated with growth hormone replacement therapy for growth hormone deficiency: a prospective observational cohort study [J].Lancet Diab Endocrinol. 2015, 3(5):331–338.

[2] Mazziotti G, Frara S, Giustina A. Pituitary Diseases and Bone[J].Endocr Rev, 2018,39(4): 440–488.

[3] Groeneweg S, Van Geest FS, Peeters RP, et al. Thyroid hormone transporters[J].Endocr Rev, 2020, 41(2):1–55.

[4] Cristina L, Monica D, Domenico S. Deiodinases and their intricate role in thyroid hormone homeostasis[J].Nat Rev Endocrinol, 2019, 15(8): 479–488.

[5] Leitch V D, Di Cosmo C, Liao X H, et al. An essential physiological role for MCT8 in bone in male mice[J]. Endocrinology, 2017,158(9):3055–3066.

[6] Anyetei-Anum C S, Roggero V R, Allison L A. Thyroid hormone receptor localization in target tissues[J].J Endocrinol, 2018,237(1):R19–R34.

[7] Gouveia C, MirandA-Rodrigues M, Martins G M, et al. Thyroid hormone and skeletal development[J].Vitam Horm, 2018,106:383–472.

[8] Yoon B H, Lee Y, OH H J, et al. Influence of thyroid-stimulating hormone suppression therapy on bone mineral density in patients with differentiated thyroid cancer: a meta-analysis[J].J Bone Metab, 2019,26(1): 51–60.

[9] Al R O, CHOW J, Lacombe J, et al. Proprotein convertase furin regulates osteocalcin and bone endocrine function[J].J Clin Invest, 2017,127(11):4104–4117.

[10] Dirckx N, Moorer M C, Clemens T L, et al. The role of osteoblasts in energy homeostasis[J].Nat Rev Endocrinol, 2019, 15(11):651–665.

[11] Mabilleau G, Pereira M, Chenu C. Novel skeletal effects of glucagon-like peptide-1 (GLP-1) receptor agonists[J].J Endocrinol, 2018. 236(1): R29–R42.

[12] Komori T. Glucocorticoid signaling and bone biology[J]. Horm Metab Res, 2016, 48(11):755–763.

[13] Kang H, Chen H, Huang P, et al. Glucocorticoids impair bone formation of bone marrow stromal stem cells by reciprocally regulating miRNA-34a-5p [J]. Osteoporos Int, 2016, 27(4):1493–1505.

[14] Sato A Y, Cregor M, Delgado-Calle J. Protection from glucocorticoid-induced osteoporosis by anti-catabolic signaling in the absence of Sost/Sclerostin[J]. J Bone Miner Res, 2016, 31(10):1791–1802.

[15] Tang Y H, Yue Z S, Li G S, et al. Effect of betaecdy-sterone on glucocorticoidinduced apoptosis and autophagy in osteoblasts[J].Mol Med Rep, 2018, 17 (1): 158–164.

[16] Gomez R A, Sequeira-Lopez M. Renin cells in homeostasis, regeneration and immune defence mechanisms [J]. Nat Rev Nephrol, 2018, 14(4):231–245.

[17] Kuipers A L, Kammerer C M, PRATT J H, et al. Association of circulating renin and aldosterone with osteocalcin and bone mineral density in african ancestry families[J]. Hypertension, 2016, 67(5):977–982.

[18] Dimitri P, Rosen C. The Central Nervous System and Bone Metabolism: An Evolving Story[J]. Calcif Tissue Int, 2017, 100(5):476–485.

[19] Xu J C, Wu G H, Zhou L L, et al. Leptin improves osteoblast differentiation of human bone marrow stroma stem cells[J].Eur Rev Med Pharmacol Sci, 2016, 20(16): 3507–3513.

[20] Yang J, Park O J, Kim J, et al. Adiponectin deficiency triggers bone loss by up–regulation of osteoclastogenesis and down–regulation of osteoblastogenesis[J].Front Endocrinol (Lausanne), 2019, 10:815.

[21] Naot D, Musson D S, Cornish J. The Activity of Adiponectin in Bone[J].Calcif Tissue Int, 2017, 100(5):486–499.

[22] Shi L, Mao C, Wang X, et al. Association of chemerin levels and bone mineral density in Chinese obese postmenopausal women[J].Medicine (Baltimore), 2016, 95(35):e4583.

[23] Ali E S, Mangold C, Peiris A N. Estriol: emerging clinical benefits[J]. Menopause, 2017, 24(9):1081–1085.

[24] HADJI P, COLLI E, REGIDOR P A. Bone health in estrogen–free contraception[J]. Osteoporos Int, 2019, 30(12): 2391–2400.

[25] Shieh A, Greendale G A, Cauley J A, et al. Estradiol and follicle–stimulating hormone as predictors of onset of menopause transition–related bone loss in pre– and perimenopausal women [J]. J Bone Miner Res, 2019, 34(12):2246–2253.

[26] Ji Y, Liu P, Yuen T, et al. Epitope–specific monoclonal antibodies to FSHβ increase bone mass [J]. Proc Natl Acad Sci USA, 2018, 115(9):2192–2197.

[27] 伍西羽，廖二元，肖业．卵泡刺激素抗体预防骨质疏松和肥胖 [J]. 中华骨质疏松和骨矿盐疾病杂志，2018, 11(5):496–502.

[28] Qin Y, Peng Y, Zhao W, et al. Myostatin inhibits osteoblastic differentiation by suppressing osteocyte–derived exosomal miRNA–218: A novel mechanism in muscle–bone communication[J].J Biol Chem, 2017, 292(26):11021–11033.

[29] Kim H, Wrann C D, Jedrychowski M, et al. Irisin mediates effects on bone and fat via alphaV integrin receptors[J].Cell, 2018, 175(7):1756–1768.

[30] Tanaka K I, Kanazawa I, Kaji H, et al. Association of osteoglycin and FAM5C with bone turnover markers, bone mineral density, and vertebral fractures in postmenopausal women with type 2 diabetes mellitus[J]. Bone, 2017, 95:5–10.

第 44 章

内分泌疾病的骨骼表现

一、巨人症 / 肢端肥大症的骨骼表现

（一）巨人症 / 肢端肥大症的骨骼临床表现

巨人症发病年龄早，多发生于骨骼尚未融合的青少年，甚至发生于婴幼儿时期。患者在过多生长激素的刺激下，四肢长骨成比例地异常增长。由于长骨生长快，骨龄延迟，表现为身材高大魁梧，远远超过同龄人的身高和体重。生长至10岁左右，身高已达成人水平，且可继续生长达30岁左右。Daug haday 认为男子超过196cm，女子超过183cm属于超高人群，而巨人症男性身高多超过200cm，最高可达240cm以上，女性超过185cm。

肢端肥大症起病隐匿，早期症状可不明显，一般自20—30岁起病，95%以上的患者是由分泌GH的垂体腺瘤所致。长期过度分泌的GH可导致全身软组织、骨和软骨过度增生。软组织过度增生表现为面部和四肢末端皮肤有揉面团样感觉，最早可能表现在足底和手掌部位，手、足背厚而宽。因手掌增大、脚后跟增厚而使患者指环、手套和鞋码尺寸增大。然后逐渐出现面容改变，头面部软组织增生，头皮、脸皮增厚，前额和头皮多皱褶，前额与鼻唇诸沟回加深，眼睑肿厚，耳部肥大，鼻翼增厚肥大，口唇增厚，舌大而厚，语音模糊，音调低沉。继而发生头部骨骼增生，下颌、眼眶上嵴、眉弓及颧骨弓均增大、突出，额部相对低平，枕骨隆突增大后突，表现为头形变长、下颚前突、牙齿间距增加、下门齿常超前上门齿、咬合错位及反咬颌等。与病前相比，容貌渐趋丑陋。由于生长激素增多只促进短骨与扁骨的生长，致使肢端肥大症患者躯干部分会出现胸廓前后径增大、桶状胸，并有驼背现象。大量的生长激素可刺激关节部位的结缔组织发生关节囊增厚，脂肪垫纤维化，骨、软骨和骨膜的连接部位纤维组织过度增生、松弛，滑膜肥大等改变，使关节软骨磨损加重，出现关节疼痛、肥大性骨关节病、髋和膝关节功能受损等。关节表面可出现裂隙，并形成新生纤维软骨，从而形成骨赘。腕部软组织增生而可压迫正中神经，引起腕管综合征，腰椎肥大可压迫神经根而产生剧烈疼痛。生长激素的过度分泌导致的骨骼改变是不可逆的，退行性关节炎发生后也是不可逆的。

（二）巨人症 / 肢端肥大症的骨骼 X 线表现

巨人症患者影像学表现为全身骨骼对称性增长、增大，尤以长骨明显，与同龄人相比，骨的长度明显增加，骨骺骨化及骨骺线闭合常延迟，蝶鞍扩大。

巨人症和肢端肥大症患者头颅X线片显示头颅畸形，头颅骨增大，颧骨、枕骨隆突增大加厚。颅骨内外板增厚增粗，以板障增厚最为显著，骨质稀疏，鼻窦与乳突气化显著。蝶鞍稍扩

大呈球形或接近正常，鞍底呈双重轮廓，可出现鞍背、鞍底骨质吸收或交界处骨质吸收。蝶鞍后壁多不消失，不同于其他类型的垂体瘤。下颌骨增大并前突，多有牙齿排列稀疏，下颌角增大。胸部可见胸骨隆起，肋骨前端与肋软骨相连处突出。脊柱骨（胸腰椎）X线检查无特殊变化，但椎体可增大呈方形。椎骨的关节边缘可有骨质增生、骨质疏松或两者兼而有之。可因骨质疏松而发生楔形变，引起背部佝偻后凸，腰部前凸的畸形。四肢长骨增粗，骨皮质增厚，以指、掌骨明显，关节间隙增宽、隆突增大。掌骨与近侧指骨头部的外生骨疣可增大、增多。手指骨与足趾骨末节骨X线检查均有蕈状骨质增生及增大，手足变宽肥大。关节常发生退行性改变，主要累及髋关节。

（三）巨人症/肢端肥大症的骨代谢指标与骨密度表现

巨人症/肢端肥大症患者高钙血症发生率低，据文献报道仅占8%，高尿钙和泌尿系结石可发生于47%～68%的肢端肥大症患者。肢端肥大症活动期，可出现血浆PTH水平升高。有研究发现肢端肥大症患者血浆1, 25-（OH）$_2$D$_3$浓度升高。患者血浆骨钙素和骨碱性磷酸酶水平升高，骨吸收指标升高，尤其表现在血浆N末端肽和C末端肽。

肢端肥大症患者骨密度改变的研究受到关注，目前仍存在争议，其骨密度的改变是多种影响因素共同作用的结果。肢端肥大症患者常出现骨质量、骨密度受损，骨脆性增加。大多数学者用双能X线吸收法（dual-energy X-ray absorptiometry，DXA）来评估患者骨密度。一些学者报道该类患者骨密度检查表现为骨密度增加，也有研究发现生长激素腺瘤患者表现为骨密度正常，甚至出现骨密度下降和骨质疏松。Khayath等发现肢端肥大症患者中的骨量减少只发生在少部分患者中，并主要发生在椎体骨，认为肢端肥大症患者出现的骨量下降或者椎体的继发性骨质疏松骨折主要与患者的性腺功能减退有关。

由于DXA技术只能作为骨密度的一种测量方法，而不能评估骨的结构特征，骨小梁评分（trabecular bone score，TBS）是近年来发展起来的一种新的非侵入性技术，它是一种新的以腰椎DXA图像为基础的反映骨微结构的指标。TBS值越高，说明骨质量越好；TBS值越低，说明骨质量越差，脆性骨折的风险越大。当DXA结果与临床表现不一致时，TBS可能是有用的指标。最近Hong等的一篇论文强调肢端肥大症患者与对照组相比，腰椎TBS明显减少，而两组间无论男性还是女性，由DXA反映出的骨密度值是相似的。所以在骨密度无法准确评估肢端肥大症患者骨骼强度时，腰椎TBS在评估骨折脆性方面可能是有用的。

另一种有用的工具是锥形束计算机断层扫描（CBCT）。一项用CBCT评估骨微结构的横断面研究显示，与不伴椎体骨折的肢端肥大症患者相比，合并椎体骨折的患者骨体积/小梁体积比值较低，平均小梁距离更大，皮质小孔更多。这些发现可以解释肢端肥大症患者椎体骨折风险的提高。

（孔　磊）

二、尿崩症的骨骼表现

尿崩症是由于下丘脑-神经垂体病变引起精氨酸加压素（arginine vasopressin，AVP）（又称抗利尿）激素不同程度的缺乏，或者由于多种病变引起肾脏对AVP敏感性缺陷，导致肾小管重吸收水的功能障碍的一组临床综合征。

（一）尿崩症的分类

通过病因可以将尿崩症分为三类，即中枢性尿崩症、肾性尿崩症和妊娠期尿崩症。中枢性尿崩症是由于下丘脑－神经垂体产生 AVP 的大脑细胞神经元遭严重破坏，AVP 产生不足或缺乏所致。可包括获得性、遗传性或特发性；肾性尿崩症是由于肾脏集合管对抗利尿激素不敏感或无反应而致，包括遗传性与继发性两种；妊娠期尿崩症是由于妊娠期 AVP 降解酶导致 AVP 破坏过多所致。

（二）尿崩症的临床表现

1. 尿崩症的主要临床表现

尿崩症主要表现为多尿、烦渴及多饮。多数患者为骤然起病，通常诉夜尿增多。尿量可达 2.5～20L/d，尿比重 1.001～1.005，尿渗透压 50～200mOsm/（kg·H_2O），明显低于血浆渗透压。多数患者除饮水、小便次数增多影响生活质量外，智力、体格发育等均接近正常。临床症状可在劳累、感染、月经周期和妊娠期等加重，未及时治疗者可有脱水的临床表现，包括皮肤干燥，汗液、唾液减少，食欲减退，消瘦等，亦可出现焦虑、失眠、情绪低落等精神症状。

2. 尿崩症的骨骼临床表现

先天性尿崩症患者因在婴儿期反复出现失水及高渗状态，可导致智力发育迟缓，血管内皮受损。由于受损血管内皮长期暴露于含钙磷的溶液中，以及钙化抑制物减少，导致血管磷酸盐沉着及颅内弥漫性钙化，钙化部位可发生在基底神经节、额叶、顶叶、颞叶等多处部位，钙沉积发生在大脑毛细血管内及其周围，不影响神经元。但目前尚未报道中枢性尿崩症患者合并颅内钙化，故具体机制尚不明确。

中枢性尿崩症患者较常见的骨骼表现为骨质疏松，但目前具体原因及机制尚不明确，其他类型尿崩症导致骨骼异常尚未有报道。

中枢性尿崩症患者无论治疗与否，其骨密度都会发生明显变化，由于患者血清骨钙素水平下降而尿Ⅰ型胶原氨基末端肽（N–Telopeptide of type Ⅰ collagen，NTX）水平正常，故患者骨密度降低可能与骨形成水平降低有关而非骨吸收水平升高。其具体机制可能与 AVP 缺乏有关，因为其被证明可以诱导前列腺素的产生，特别是前列腺素 E_2 和 F2α，而这些前列腺素可参与骨代谢，刺激整体骨形成。因此，AVP 缺乏可能导致前列腺素生成减少，从而减少骨形成，导致骨质减少。此外，由于患者下丘脑－垂体－肾上腺轴被过度激活，患者血清及尿皮质醇均轻度升高，亦可能导致骨质疏松，主要表现在骨小梁部位比在皮质部位受损更严重，虽然中枢性尿崩症患者未出现高糖皮质激素的症状或体征，但并不能排除慢性糖皮质激素过多可能导致的骨质疏松。

中枢性尿崩症患者出现骨质疏松的另一原因可能是由于大量低渗尿导致高钠血症，而高钠血症既可能导致继发尿钙流失，也可能直接介导破骨细胞作用，导致骨吸收的增加。既往发表的来自动物、临床和流行病学研究的证据强调了高钠对骨质疏松症发展的作用。在一项研究中，向生长大鼠的饮食中添加氯化钠可以减少尿钙和磷的排泄，而不增加钙在肠道中的吸收，导致骨骼中矿物质的失衡和积累减少，从而导致骨量减少。Devine 等在一项长期观察研究中发现，尿 Na^+ 排泄与绝经后妇女髋部和踝关节 2 年骨量变化呈负相关。在一项广泛的文献调查中，MacGregor 认为减少盐的摄入对骨密度有重要的益处，因此可以预防和治疗骨质疏松症，可进一步证实尿崩症所致高钠对血钙及骨质的不良影响。

（三）治疗

1. 尿崩症的常规治疗

对于中枢性尿崩症通常使用去氨加压素治疗，部分患者可使用氯磺丙脲以兴奋 AVP 的分泌或提高肾脏集合管对 AVP 的敏感性。结合低钠饮食、氢氯噻嗪对中枢性尿崩症及肾性尿崩症的症状控制均有一定的效果。对原发性烦渴的患者可采用临睡前小剂量去氨加压素或赖氨加压素以减少夜尿，但应严格调整剂量。对于其他类型的尿崩症则应根据原发病进行相应治疗。

2. 尿崩症所致骨质疏松的治疗

对于中枢性尿崩症所致骨质疏松，单纯行去氨加压素治疗并不能预防或恢复骨骼受损状态，骨密度会逐步降低，故须及时干预。有研究表明短期（6个月）使用阿仑膦酸钠可显著提高患者的腰椎骨密度，在使用阿仑膦酸钠治疗前后患者血钙、血磷、血碱性磷酸酶无明显改变，均处于正常范围内。但治疗后，血清骨钙素水平基本不变，尿NTX水平下降，提示阿仑膦酸钠可能通过抑制破骨、减少骨吸收改善中枢性尿崩症患者骨密度。对于其他抗骨质疏松药物是否对中枢性尿崩症患者有效，目前尚缺乏相应研究。

（徐　进）

三、生长激素缺乏症的骨骼表现

成人生长激素缺乏症（adult growth hormone deficiency，AGHD）是一组临床表现各异的综合征，共同特点为骨质量减少、骨密度（BMD）下降、肌肉强度及活动耐量减弱、胰岛素抵抗、内脏脂肪增多、血脂异常及生活质量下降等。骨质疏松的特征为BMD降低所致的骨脆性增加，在轻微创伤后即可导致骨折，其发病机制包括成年期低峰值BMD的获得导致骨质疏松风险增高和绝经后骨质快速丢失。生长激素（GH）和胰岛素样生长因子-1（IGF-1）在维持人体骨代谢平衡中具有重要作用。GH和IGF-1在青春期促进骨骼纵向生长、骨骼成熟和骨量获得，对成年人则起到维持骨量作用。青春期后期和成年早期是骨量获得和达到峰值骨量的关键时期，是评估未来骨折风险的关键因素。GH分泌随年龄增加明显减少，超过30%老年人GH和IGF-1水平明显低于年轻人，故AGHD患者随年龄的增长及病程的增加，骨质疏松及骨折风险较健康者明显增高。

（一）生长激素的相关基础知识

1. 生长激素的概述

生长激素是含191个氨基酸残基的单链、由两个二硫键连接的蛋白质。分子量为22kD，由垂体前叶嗜酸细胞分泌，是腺垂体中含量最多的激素，约占腺垂体总激素50%。

2. 生长激素的释放和生长激素分泌的调控

人生长激素hGH每天的分泌量：儿童期约为16～20μg/（kg·d），青春期激增到20～38μg/（kg·d），成人分泌量逐渐减少，一直维持至老年。hGH是非糖基化蛋白质激素，在垂体和循环中hGH分子是非均一的，包括单体、单体聚合体、分子片段和单体与其他蛋白的复合物。*hGH-1*基因为正常*hGH*基因，主要在垂体生长激素细胞中表达；*hGH-2*基因是一个变异基因，几乎只在胎盘中表达；病理情况下，*hGH-2*基因可在垂体瘤组织中表达。

3. 生长激素的分泌与调节

生长激素的分泌特点：脉冲式分泌，与年龄相关，青春发育中期分泌脉冲幅度最大，分泌量最多。GH脉冲式分泌频率间隔约3～5h，每日约8个脉冲，并有昼夜模式，睡后1h分泌达高峰，大部分GH在夜间慢波睡眠期间释放，夜间分泌量是全天总量一半以上。

生长激素分泌受下丘脑分泌的两个神经激素调节，即生长激素释放激素和生长激素释放抑制激素。中枢神经系统通过多巴胺、5-羟色胺和去甲肾上腺素等神经递质调控生长激素释放激素和生长激素释放抑制激素的分泌。

4. 生长激素分泌的刺激因素

生理状态下深睡眠、运动、应激状态低血糖、某些药物（如胰岛素、可乐定、精氨酸）等会刺激生长激素分泌。

5. 生长激素分泌的抑制因素

快眼运动睡眠、心理因素、中枢神经系统肿瘤、分娩损伤、甲状腺功能低下、某些药物（如糖皮质激素）等会抑制生长激素分泌。

6. 生长激素的生理作用

(1) 促进生长，调节骨代谢：①刺激骨骺端软骨细胞分化、增殖，促进骨生长，使骨长度增加；②可直接刺激成骨细胞代谢，并对维持骨矿物质含量、骨密度起重要作用；③协同性激素及促钙化激素共同干预骨的重塑。

(2) 调节物质代谢：①促进蛋白质合成，纠正负氮平衡；②调节脂代谢，降低机体脂肪储备，增加血清脂肪酸含量，降低血清胆固醇和低密度脂蛋白水平；③可降低细胞对胰岛素的敏感性，减少外周组织对葡萄糖的利用，使血糖升高；④对水、矿物质代谢有重要作用，可使细胞内钾盐、磷酸盐潴留，还可促进肾小管对钠的重吸收，引起水钠潴留。

(3) 其他作用：①增加机体免疫力，刺激免疫球蛋白合成，促进巨噬细胞和淋巴细胞增殖；②刺激烧伤创面及手术切口成纤维细胞合成胶原，加速伤口愈合；③促进心肌蛋白合成，增加心肌收缩力，降低心肌耗氧量；④具有抗衰老、促进脑功能效应；促进精子形成、排卵等。

（二）生长激素作用机制

GH 和 IGF-1 生理学概况

人体血循环中 GH 主要来源于垂体前叶细胞的脉冲性分泌，在包括生殖组织、淋巴组织和胃肠道在内的其他组织也可合成少量 GH。GH 分泌主要受生长激素释放激素、生长激素释放抑制激素调节。GH 直接通过其同源受体或间接通过介导 IGF-1 的内分泌或旁分泌而发挥作用。GH 和 IGF -1 受体均在骨组织中表达并具有介导 GH 作用。IGF-1 是在 GH 控制下、主要由肝脏产生的生长激素依赖性生长因子，可直接抑制垂体前叶 GH 分泌，间接刺激生长激素释放抑制激素释放。GH 为脉冲性分泌，而 IGF-1 主要以蛋白结合形式胰岛素样生长因子结合蛋白（insulin-like growth factor-binging protein，IGF-BP）存在于血循环中，以 IGF-BP3 为主（占 95% 以上，日夜波动较为稳定），其结合后半衰期长，24 小时循环中 IGF-1 和 IGF-BP3 水平变，5 岁以下小儿浓度甚低。IGF-1 水平依赖于许多其他激素系统包括性激素（IGF-1 水平呈年龄依赖性下降）、甲状腺激素（甲状腺功能减退症与 IGF-1 降低相关）和糖皮质激素（与 IGF-1 升高相关）。

（三）重组人 GH 替代治疗对 AGHD 患者骨骼的影响

在过去 10 年中，对 GH 在骨代谢中作用的认识已越来越清楚。最近研究表明，GH 给药刺激成骨细胞增殖，促进骨在体外和体内形成，GH 缺乏状态与骨质疏松有关。此外，正常衰老已被证明与 GH 分泌减少和骨密度下降有关，表明 GH 与老年性骨质疏松之间可能存在联系。AGHD 患者骨质疏松以骨量减少、骨转换率下降和骨折风险增高为特点。成年后生长激素缺乏症 AGHD 可能与骨密度 BMD 降低、骨矿物质含量 BMC 降低和骨折风险增加有关。5～7 年的重组人 GH（rhGH）替代治疗可使 BMD 逐渐增加。

AGHD 患者骨质疏松以骨量减少、骨转换率下降和骨折风险增高为特点。BMD 降低程度与 GHD 严重程度相关。由于 AGHD 患者 BMD 和 BMC 降低，其骨折风险增高。欧洲椎体骨质疏松症研究中心（EVOS）对照研究发现，年龄大于 60 岁未经治疗的 GHD 患者骨折发生率较对照组高 2.66 倍。

GH 替代治疗对增加 BMD 的效果是可变的，并且与治疗持续时间相关。在持续 GH 替代治疗超过 10 年的 AGHD 患者中可观察到 BMD 和 BMC 的增加。骨量增加与血清 GH 和 IGF-1、IGFBP 呈正相关，提示 GH 极有可能通过改变 IGF-1 水平来增加骨量。GH 替代治疗还可调节 PTH 分泌，增加靶器官对 PTH 敏感性，增加循环中骨转换标志物水平，增加肠道及肾脏对钙的吸收，从而增加骨量。在 GH 替代治疗基础上加用抗骨吸收药物可对增加BMD具有更大益处。有研究证实，GH替代治疗初期加用阿仑膦酸盐或帕米膦酸二钠可防止骨吸收所致的BMD诱导下降。White研究发现GH未治疗组患者骨折发生率明显高于治疗组，分别为78.6%和53.8%，有统计学差异。

（四）AGHD患者GH替代治疗对骨质疏松效果的预测

1.性别

不同性别AGHD患者骨转换率和BMD对GH替代治疗的反应存在差异。Johansson等随访33例AGHD患者45个月，女性患者治疗剂量约为男性的2倍，男女性患者血清IGF-1和骨代谢指标均增加，而全身BMC、股骨颈BMD、BMC和脊柱BMC仅在男性患者中显著增加，差异均有统计学意义。似乎GH治疗在女性患者效果较小，但仍需要更大样本量分析进一步明确此结论。

2.GH剂量

Abrahamsen等发现，GH剂量为0.5～1.0U/（kg·d）治疗12个月可促进AGHD患者骨重建和增加BMD，而高剂量［1.7 U/（kg·d）］因治疗初期增加骨吸收而导致前臂及全身BMD下降。

3.GHD病因

AGHD患者在病程、病因和严重程度上有所不同。Colson随访AGHD患者5年，其中无功能性垂体腺瘤42例、催乳素瘤43例、库欣综合征39例，发现不同病因可影响GH替代治疗对骨量的作用。

（五）AGHD患者治疗的监测及可能的不良反应

AGHD患者是骨质疏松症和骨折高危人群，随访和监测骨代谢情况非常必要。美国内分泌学会建议，开始GH替代治疗前需了解患者BMD情况。椎体压缩性骨折与未来发生骨折的风险呈正相关，影像学检查明确脊椎压缩性骨折有重要早期诊断意义，可评估未来骨质疏松性骨折风险。在GH替代治疗开始后测量患者血钙、血磷、碱性磷酸酶、骨钙素等骨代谢指标有助于疗效评估，18～24个月治疗后仍需考虑每2年测量1次BMD。

目前用于治疗AGHD的重组人生长激素rhGH剂量虽接近生理剂量，但临床上GH是作为注射给药的，用药方式仅每日或每周皮下注射一次，而内源性GH分泌是呈脉冲性。同时rhGH制剂具有一定的抗原性。虽rhGH的局部及全身性不良反应极少，但在长期应用rhGH时仍需注意观察不良反应的发生。

长期rhGH治疗的潜在危险性有：①可能使已有糖尿病危险因素患者的糖耐量降低显露并加重，甚至出现糖尿病；②患者隐匿性中枢性甲减变为明显；③rhGH治疗可导致水钠潴留，个别患者可引起特发性颅内高压、外周水肿及高血压；④rhGH可能在体内促进细胞有丝分裂，某些肿瘤发生危险性可能会增加；⑤rhGH治疗中可能出现男性乳房发育，老年患者多见，青春期前男孩也可发生，但为自限性。

总之，生长激素缺乏症的骨骼改变逐渐受到医学界的关注，GH在成人期发挥的重要作用，以及GH缺乏时对机体的危害已经得到认识。AGHD因骨质疏松导致骨折风险及病死率增高，应积极给予GH替代治疗，增加患者BMD，缓解骨质疏松和降低骨折发生率，提高生活质量。

（肖辉盛）

四、垂体功能减退症的骨骼表现

垂体分为垂体前叶和垂体后叶，垂体前叶即腺垂体，主要分泌6种激素，分别为：生长激素（GH）、促肾上腺皮质激素（adrenocorticotropic hormone，ACTH）、促甲状腺激素（TSH）、促黄体生成素（LH）、促卵泡刺激素（FSH）及催乳素（PRL），其中 TSH、ACTH、LH、FSH 分别促进其相应靶腺体分泌三碘甲状腺原氨酸及甲状腺素、肾上腺皮质激素、性激素，GH、PRL 则直接与相应的靶细胞受体蛋白相结合发挥其生理效应。垂体后叶即神经垂体，主要负责催产素（oxytocin，OT）及血管加压素的储存和释放。下丘脑或垂体的各种病变可累及垂体的内分泌功能，当垂体受损后，可产生一系列内分泌腺功能减退的表现，主要表现为甲状腺、肾上腺、性腺等靶腺功能减退，临床症状变化较大，但补充所缺乏的激素治疗后症状可迅速缓解，临床上称为垂体功能减退症。

（一）病因

由于垂体本身病变引起的成为原发性垂体功能减症，下丘脑以上神经病变或垂体门脉系统引起的则为继发性垂体功能减退症（框 44-1）。

（二）垂体功能减退症的骨骼表现

传统观念认为，垂体激素如 TSH、FSH、LH、ACTH 等，是通过作用于其内分泌靶腺而对骨代谢进行间接调控。近年来，有研究组相继揭示了垂体激素 TSH、FSH、LH、ACTH、OT 及 ADH 对骨代谢的直接调控作用，提出垂体 - 骨轴新概念。

框 44-1　垂体功能减退症的病因

- 原发性
  - 先天性因素，如 Kallmann 综合征、Lawrence-Moon-Biedl 综合征等
  - 垂体瘤，成人最常见病因包括原发性（鞍内和鞍旁肿瘤）和转移瘤
  - 垂体缺血性坏死，如产后（Sheehan 综合征）、糖尿病、颞动脉炎和动脉粥样硬化
  - 蝶鞍区手术、放疗和创伤
  - 垂体感染和炎症 如脑炎、脑膜炎、流行性出血热、梅毒或疟疾等
  - 垂体卒中
  - 垂体浸润
  - 其他如自身免疫性垂体炎、空炮蝶鞍、海绵窦处颈内动脉瘤等
- 继发性
  - 垂体柄破坏，如手术、创伤、肿瘤、血管瘤等
  - 下丘脑病变及中枢神经系统疾患 肿瘤、炎症、浸润性病变，如（淋巴瘤、白血病）、肉芽肿（如结节病）、糖皮质激素长期治疗和营养不良等

其中生长激素缺乏症（GHD）是导致骨量减少的主要原因。GH 和胰岛素样生长因子 1（IGF-1）在调节骨骼代谢中具有至关重要的作用。GH 和 IGF-1 受体均在骨组织中表达并具有介导 GH 的作用。GH 可直接或间接通过 IGF-1 介导作用于骨骺生长板，促进骨骼纵向生长。GHD 患者的骨质疏松症以骨量减少、骨转换率下降和骨折风险增高为特点。

TSH 可直接抑制破骨细胞，最近的研究表明，TSH 通过作用于 TSH 受体（ TSHR ）的 G 蛋白耦联受体来减少破骨细胞的形成。美国第三次国家健康和营养调查收集的数据显示，低血清 TSH 水平与骨质疏松症之间存在关联，在健康的美国黑人和白人妇女中，随着血清 TSH 的增加，骨密度在正常范围内呈逐渐增加趋势。

促性腺激素缺乏导致的性腺功能减退也可造成腺垂体功能减退症患者骨量减少、骨质疏松症及骨质疏松性骨折的发生。但骨量的调节是通过促性腺激素还是性激素发挥作用目前仍存在争议。以往对绝经期妇女的骨密度研究显示，低水平的雌激素与骨量丢失密切关系，而 Zhu 等通过封闭小鼠 FSH 亚单位抗体的动物实验证实低水平 FSH 可抑制破骨细胞的形成，抑制骨吸收并增加骨形成。

最近研究证实了 OT 对骨骼稳态具有直接调节作用，主要是通过刺激成骨细胞的形成并调节破骨细胞功能。因此，缺乏催产素或其受体的小鼠发生低周转性骨质疏松症，随着年龄的增长，进一步恶化。OT 和 OT 受体缺失小鼠的骨骼椎骨和股骨小梁体积明显减少。雌激素在 OT 对成骨细胞调节中具有正性作用，两者通过局部正反馈回路，使各作用发挥协同效应。

抗利尿激素缺乏的骨骼表现详见第本章“尿崩症的骨骼表现”。

（三）垂体功能减退症的骨骼评估指标

骨转换标志物（bone turnover markers，BTM）是一组由成骨细胞或破骨细胞在骨重建过程中释放的蛋白质及其衍生物。Ⅰ型原胶原N端肽（type 1 collagen N-terminal peptide，P1NP）是反映成骨细胞活性的特异性标志物；1型胶原C末端肽（Ⅰ C-terminal cross-linked peptide，CTX）、Ⅰ型胶原N末端肽（NTX）、抗酒石酸磷酸酶（TRAP）、吡啶啉等是反映破骨细胞活性物质。PINP和CTX被国际骨质疏松症基金会推荐为应用于临床实践评估骨代谢水平最有价值的指标。双能X线吸收法（DXA）测量腰椎、股骨颈、全髋的骨矿物质密度，是诊断骨质疏松症和预测骨折风险的主要手段。但是，单独使用BMD预测一般人群的骨折风险时，其敏感性有限，因为在骨折中约有一半发生在BMD值高于WHO骨质疏松症诊断阈值的女性中（即T＜-2.5 SD）。由于垂体疾病通常发生在50岁以下的男性和绝经前的女性中，因此在这种临床情况下，仅凭BMD很难诊断出骨质疏松症。对远端桡骨和胫骨进行高分辨率计算机断层扫描，这是一种低辐射、快速扫描的外周骨成像模式，能够可靠地测量骨小梁的三维微结构和皮质骨的孔隙率，以及它们的几何结构和骨密度，可以克服DXA测量的局限性。

（四）垂体功能减退症的治疗

1. 替代治疗

替代治疗的目的是安全消除和改善激素缺乏的症状和临床表现。其中中枢性肾上腺皮质功能减退症是首先需替代治疗的疾病，以预防甲状腺激素补充后出现肾上腺危象和更好地评估垂体轴功能。

2. 经治疗的GHD的骨骼表现

(1) rhGH对骨转换和钙代谢的影响：基因重组人生长激素（rhGH）替代治疗导致骨转换增加，这可通过骨吸收和骨形成标志物水平进行评估。GHD患者在接受rhGH治疗半年后，骨形成和骨吸收指标明显增高，同时伴有骨量增加趋势。rhGH对骨代谢具有双向调节作用：在早期阶段（6～12个月），骨吸收占主导作用；而在后期阶段（12个月后），骨形成占主导作用。Meta分析也显示12个月的rhGH治疗可使腰椎和股骨颈的BMD显著增加。rhGH与骨转换的生化标志物的作用是剂量依赖性的，但不受给药方式的影响（即连续给药vs.每日给药，每日给药vs.每周给药3次）。rhGH治疗3～6个月后引起血清和尿钙的增加，这是由于加速了骨骼对钙的动员，即肠道对钙的吸收增加、PTH的敏感性增加及肾脏对钙的再吸收。rhGH具有抗磷酸性，可增加磷酸盐在肠道中的吸收，从而导致血清磷酸盐水平升高。rhGH也可以使PTH分泌的昼夜节律正常化。

(2) rhGH对BMD的影响：上述rhGH对骨转换的早期影响可以解释为什么在治疗不到一年的随机对照试验中，BMD可能没有显著增加，甚至有所下降。较长的前瞻性随机研究显示rhGH治疗对BMD有益影响。Barake等（2014年）发现当治疗时间超过12个月（18～180个月）时，腰椎和股骨颈BMD显著增加。在rhGH替代治疗15年中，腰椎BMD和BMC持续增加，在5～7年后达到峰值，而在男性患者中更加显著。值得注意的是，rhGH停药后18个月BMD可能继续增加，而rhGH停药后对身体成分几乎没有有益影响。造成这种影响的机制尚不清楚。据推测，GH会触发骨骼重塑，但可能不需要持续的骨骼生长。

(3) rhGH对骨折的影响：rhGH治疗能明显降低椎体骨折的风险，Mazziotti 2016年完成的一项前瞻性研究发现与治疗的GHD相比，未经治疗的GHD患者椎体骨折风险高出6.8倍。即使在校正年龄后，这种差异仍然很明显。有趣的是，治疗组和未治疗组的 GHD 之间的骨折风险差异在替代治疗的早期就变得非常显著。

3. 经治疗的中枢性性腺功能减退的骨骼表现

睾丸激素替代治疗可以改善骨骼健康，可增加 BMD 并改善骨小梁结构和骨骼力学性能，而睾丸激素治疗对骨折风险的影响仍然未知。在一项针对 89 例垂体前叶功能减退的患者（25 例性腺功能得以保留，29 例性腺功能减退症给予睾丸激素或雌激素替代治疗，35 例未经治疗的性腺功能减退症患者）的横断面研究中，性腺功能减退的患者 BMD 的 T 值分数更低，椎骨骨折的高发生率与未经治疗的 GHD 相关，但不受性腺功能减退症治疗的影响。性腺功能状态可能会影响成年 GHD 患者的 BMD，但不影响发生椎体骨折风险。进一步表明无论患者的性腺状态如何，都会产生 rhGH 治疗的有益效果。

4. 经治疗的中枢性甲状腺功能减退症的骨骼表现

与原发性甲状腺功能减退症相反，TSH 不能用于监测中枢性甲状腺功能减退症的替代治疗疗效及 L-T_4 的调整。因此，中枢性甲状腺功能减退症的过度治疗很容易发生，特别是在其他垂体激素缺乏症并存的情况下。例如，GH 是甲状腺激素发挥生物学效应的主要决定因素，可促进 T_4 转换为 T_3。在最近一项针对 GHD 患者的研究的事后分析中，Mazziotti 等报道称接受 L-T_4 剂量高于 1.3μg/（kg·d）的患者椎骨骨折发生率更高。这种现象在接受 GHD 治疗的患者中更为显著，这与生理概念相一致，即 rhGH 刺激 T_4 脱碘转换为 T_3，而 GHD 的治疗可能有助于外周组织更多地暴露于甲状腺激素，而未经 GHD 治疗的患者骨骼可能受到甲状腺激素过度治疗的同时得以相对保护。

5. 经治疗的中枢性肾上腺皮质功能减退症的骨骼表现

替代治疗不能模拟正常体内激素水平的状态，并且由于缺乏有效的生物标志物，中枢性肾上腺皮质功能减退症的治疗效果的检测也变得更加困难。

一些研究调查了糖皮质激素替代疗法对骨密度的影响。据报道，与 ACTH/ 肾上腺轴正常的垂体功能减退患者（240 例）相比，ACTH 不足的垂体功能减退的患者（125 例）经 GC 替代治疗后，在女性中腰椎和股骨颈 BMD 降低，骨质疏松症的发病率升高，而男性没有表现出该现象。在接受替代治疗的 GHD 研究显示，在糖皮质激素充足和糖皮质激素不足的患者中，氢化可的松给药剂量为 20mg/d，BMD 均可以改善。Peacey 研究了 6 例中枢性肾上腺皮质功能减退症患者，其中氢化可的松剂量从每天 30mg 降低至每天 20mg，导致了复杂的结果，其中一些患者的 BMD 有所改善，而有些患者的骨质却持续丢失。

中枢肾上腺皮质功能低下的骨折数据很少。来自 KIMS 数据库的两项大型研究表明，糖皮质激素替代疗法与临床骨折风险增加无关，但这些研究未提供有关患者使用糖皮质激素剂量的信息。在对 51 例中枢性肾上腺皮质功能低下的成年男性进行的事后分析中，每天使用高于 28mg 剂量的氢化可的松与较高的椎骨骨折发生率有关，主要是在无替代治疗的 GHD 的情况下，与生理概念一致，在缺乏生长激素的情况下，糖皮质激素在周围组织水平可被过度激活。

（五）结论

垂体功能减退症是继发性骨质疏松症的病因之一，引起骨吸收和骨形成的失衡，进而导致骨量减少、骨质疏松症和骨质疏松性骨折。生长激素、促甲状腺激素、促肾上腺皮质激素、促黄体生成素、促卵泡刺激素及催产素等垂体激素可以直接作用于成骨细胞和破骨细胞发挥生物学作用，进而出现骨代谢标志物的变化，影响骨量及骨质疏松性骨折的发生。垂体功能减退患者在长期的激素替代治疗中，也会出现相应的骨代谢方面的改变。在临床工作中，应充分重视垂体激素及激素替代治疗对骨代谢的调控作用，减少骨质疏松症及骨质疏松性骨折的发生，提高患者的生活质量，减轻社会的医疗负担。

（何　畏）

五、甲状腺功能亢进症的骨骼表现

1891 年，Von Recklinghausen 描述了一位死于甲亢的年轻女性长骨呈“虫蛀”现象，这是甲亢性骨病的最早报道之一，到 20 世纪 40 年代，随着抗甲状腺药物和放射性碘的引入，绝大多数甲亢患者得到及时有效治疗，甲亢性骨病临床上越来越少见，但是骨密度测量表明，具有临床表现的甲亢患者的骨流失很常见，而亚临床甲亢患者，无论是内源性甲亢还是过量甲状腺激素引起的甲亢，也都会引起一定程度的骨流失。

甲状腺激素可能通过直接作用于破骨细胞或作用于成骨细胞而影响骨钙代谢，进而介导破骨细胞骨吸收。TSH 也可能通过成骨细胞和破骨细胞前体的 TSH 受体，对骨形成和骨吸收产生直接影响；但这一假设效应存在争议，因为在 TSH 受体功能丧失的小鼠实验中发现，骨流失与 TSH 水平无关。甲亢患者血清 IL-6 增加也可能在甲状腺激素刺激的骨流失中发挥作用，IL-6 刺激破骨细胞的产生，可能是 PTH 作用于骨的一个效应器。

（一）临床甲亢

临床甲亢与骨重建加速、骨密度降低、骨质疏松和骨折率增加有关。骨密度的变化可能可逆，也可能不可逆，骨代谢的这些变化与负钙平衡、高尿钙和罕见的高钙血症有关。

1. 骨密度（BMD）

骨流失是临床甲亢的一个普遍表现，多数研究发现甲亢患者骨密度降低的程度为 10%～20%，治疗后骨流失的可逆性程度尚不清楚，对甲亢治疗后骨密度变化的研究产生了不同的结果。Meta 分析显示，甲亢治疗后骨密度 BMD 有所改善，在治疗后的第一年内，骨密度低于年龄匹配的对照组（Z 值小于 0），但甲亢治疗 1～4 年后，骨密度与年龄匹配的对照组相似，随后的一项研究也显示完全恢复；另一项研究中，50 例患有甲亢和骨痛或血清碱性磷酸酶升高的年轻患者（平均年龄 29.4 岁）在基线检查和明确治疗甲亢 12 个月后，使用双能 X 线吸收法测定骨密度，基线时 92% 的患者骨密度较低，治疗 1 年后，骨密度提高了 6%，但骨密度仍低于对照组，其他几项研究也显示了不完全恢复；在对 5778 例无甲亢病史的女性和 252 例有甲亢病史的女性进行的一项基于人群的横断面研究中，使用 DXA 测量前臂远端的骨密度，有甲亢病史的妇女骨质疏松症的患病率较高（OR 1.5，95% CI 1.1～2.0）。这些结果的差异可能由于骨密度测定方法、测量部位、患者特定因素（如治疗前甲亢的持续时间和严重程度、维生素 D 水平）和随访时间的不同所致。

上述数据表明，某些患者的骨流失不完全可逆的，因此在评估骨质疏松症的临床危险因素时，应考虑既往的甲亢病史。

2. 骨计量学

髂骨活检的组织形态计量学研究表明，与小梁骨相比，甲亢对皮质骨的有害作用更大，一份研究显示甲亢患者的小梁骨体积仅减少了 2.7%，但皮质骨的破骨细胞吸收表面增加了 40%，皮质骨孔隙率增加了 32%，骨样体积无变化（即无骨软化），另一项研究显示，小梁体积减少，但皮质孔隙率下降更大。

3. 发病机制

在正常重建中，破骨细胞的骨吸收和成骨细胞的骨形成是同步的，而在临床甲亢中，破骨细胞的骨吸收与成骨细胞的再矿化成比例失调，吸收和形成都加快，导致大约 200 天的正常循环持续时间减少一半，此外，更多的骨表面正在重新打孔和成形，但每一个周期，骨吸收都比骨形成要多，这与每一个重建周期的矿化骨流失有关，相反甲状腺功能减退症患者周期时间近 700 天，并且与矿化骨增加有关。

（二）亚临床甲亢

亚临床甲亢是指 T_4 和 T_3 正常，TSH 低于正常，内源性或外源性亚临床甲亢与骨密度降低有关，尤其多见于绝经后妇女，皮质骨骨密度降低更明显，骨折的风险与 TSH 抑制的程度、年龄增长有关。

亚临床甲亢的病因与临床甲亢的病因相同，内源性亚临床甲亢的常见病因包括自主性高功能腺瘤、多结节性甲状腺肿、Graves 病；外源性亚临床甲亢是指过量甲状腺激素治疗，亚临床甲亢可以是持续性的，亦可为暂时性过程，常见于多结节性甲状腺肿的老年患者，或者轻度 Graves 病患者。虽然症状性骨病不是亚临床甲亢的显著临床特征，但观察数据强烈表明，亚临床甲亢对 BMD 有不利影响，是骨质疏松的危险因素。

1. 骨密度

有研究显示，结节性甲状腺肿和亚临床甲亢妇女前臂 BMD 降低，BMD 与血清 FT_4 成反比（尽管在正常范围内），另一研究报道，患有结节性甲状腺肿和亚临床甲亢的绝经后（但不是绝经前）妇女的桡骨和股骨颈 BMD 降低，而不是腰椎 BMD 降低；与未经治疗的妇女相比，经甲巯咪唑治疗的绝经后亚临床甲亢妇女前臂远端 BMD 更高；绝经后亚临床甲亢的妇女用放射性碘治疗并随访 2 年，脊柱或髋部没有骨流失，而未治疗者两个部位骨流失分别为 4.5% 和 2.0%，$P < 0.02$）；6 项前瞻性人群队列研究中，亚临床甲亢患者与正常甲状腺组相比，TSH ＜ 0.1μm/L 的患者股骨颈 BMD 年丢失率高出 –0.59%。

2. 骨折风险

内源性亚临床甲亢增加骨折风险，对 13 项前瞻性队列研究的 Meta 分析发现，与甲状腺功能正常相比，内源性亚临床甲亢与髋部骨折（6.1% vs. 4.4%；危险比 HR 1.52，95%CI 1.19～1.93）、任何部位骨折（13.9%vs.8.4%；HR 1.42，95%CI 1.16～1.74）和临床脊柱骨折（2.3% vs. 1.2%；HR 1.74，95%CI 1.01～2.99）的风险增加有关。在这项分析中，较低的 TSH 水平（＜ 0.10 mU/L）与较高的骨折率相关。在一项前瞻性队列研究中，TSH 低于 0.3mu/L 的患者每 6 个月髋部骨折风险增加 1.07（95%CI 1.04～1.10）。

3. 骨转换指标

在服用抗甲状腺药物的 Graves 甲亢患者中，持续亚临床甲亢患者（即抗甲状腺药物的剂量不足以使血清 TSH 正常化）的血清骨碱性磷酸酶浓度和尿中吡啶的排泄量高于正常甲状腺患者。

4. 治疗

对于有骨骼并发症风险的亚临床甲亢患者通常给予治疗，例如低骨密度的绝经后妇女，目前还没有研究评估纠正亚临床甲亢的长期益处，特别是对骨折等临床重要终点的研究。在两项非随机研究中，绝经后结节性甲状腺肿和亚临床甲亢妇女服用抗甲状腺药物或放射性碘治疗两年后，其骨密度高于未接受治疗的相似妇女。

除了治疗甲状腺疾病外，还应普遍采取生活方式措施，包括充足的钙和维生素 D、运动、戒烟、预防跌倒，避免大量饮酒，以减少绝经后妇女的骨流失。

（三）总结

临床甲亢与骨重建加速、骨密度降低、骨质疏松和骨折率增加有关，内源性或外源性亚临床甲亢与骨密度降低有关，尤其多见于绝经后妇女的皮质骨，骨折风险与 TSH 抑制的程度和导致骨质疏松性骨折风险增加的特定因素（如老年）有关。所有雌激素缺乏的绝经后妇女的内源性亚临床甲亢都应治疗，以降低骨质疏松的风险。绝经后甲状腺癌妇女服用抑制剂量的 LT_4，其骨质疏松症的风险增加，对低危癌症患者应减少 LT_4 剂量，使血清 TSH 水平在正常范围内，必要时给予双膦酸盐治疗，可降低骨质疏松风险；对于甲减患者，适当剂量的替代治疗，避免 TSH 抑制，不会对骨骼代谢产生不利影响。

（宁志伟）

六、甲状腺功能减退症的骨骼表现

甲状腺功能减退症（简称甲减）是由于甲状腺激素合成和分泌减少或组织作用减弱导致的全身代谢减低综合征，包括婴幼儿起病的先天性甲减和后天获得性甲减两种类型，成人甲减是内分泌系统常见疾病。甲状腺激素是骨骼发育、成熟和线性生长的关键激素，婴幼儿甲减虽然罕见，若不及时治疗会导致认知障碍、生长减慢、骨骼成熟延迟和青春期延迟；青春期前甲状腺激素缺乏引起骨化中心发育延迟、骨成熟障碍致骨骺发育异常和骨龄落后；成人甲减与骨代谢异常、低骨转换和骨折风险增加相关。

（一）甲状腺功能减退症

甲状腺功能减退症可分为临床甲减和亚临床甲减。甲减病因复杂，以原发性甲减最多见，此类甲减约占全部甲减的 99%，成人甲减中自身免疫、甲状腺手术和甲亢 ^{131}I 治疗三大病因占 90% 以上。中枢性甲减或继发性甲减是由于下丘脑和垂体病变引起的促甲状腺激素释放激素，或者促甲状腺激素（TSH）产生和分泌减少所致的甲减。甲状腺激素抵抗综合征（RTH）是由于甲状腺激素在外周组织实现生物效应障碍引起的甲减。国外报道成人甲减的患病率为 5% ～10%，亚临床甲减患病率高于临床甲减。我国报道成人亚临床甲减患病率为 12.93%，临床甲减患病率为 1.02%。女性患病率高于男性，随年龄增长患病率升高。儿童和青少年获得性甲减发生率为 1%～2%，主要病因也是自身免疫，女孩发病大约是男孩的 4 倍。新生儿先天性甲减发生率为 1/3000～1/1500。早期诊断和治疗对于确保正常发育至关重要。我国及大多数发达国家均进行新生儿甲减筛查，以及时发现患者，并在出生两周内尽早治疗。成人甲减起病隐匿，病程较长，许多患者缺乏典型症状和体征，检测血清 TSH 和游离 T_4（FT_4）、总 T_4（TT_4）是诊断原发甲减的一线指标，甲状腺过氧化物酶抗体（TPOAb）和甲状腺球蛋白抗体（TgAb）等自身抗体检测有助于甲减病因鉴别。左甲状腺素（LT_4）是甲减的主要替代治疗药物。

（二）儿童和青少年甲减的骨骼表现

儿童及青少年甲状腺素缺乏与成人甲减对骨骼有不同的影响。甲状腺激素是胎儿和产后、青春期前骨骼发育和成熟的重要调节因子。由于胎儿能够接受来自母体的甲状腺素，因此只有母亲和胎儿均有甲减的新生儿才会出现典型的甲减的骨骼表现。骨成熟程度可反映甲减的持续时间和严重程度，可从各部位骨骺出现的时间来判断。胸骨、距骨、跟骨、股骨远端骨骺生后即应出现。膝关节 X 线片显示骨骺发育迟缓，后囟门持续存在，前囟门大和矢状缝线宽的迹象均反映了骨成熟的延迟。研究发现一侧或双侧膝关节骨骺缺失与诊断时 T_4 水平和 IQ 结局相关，这是宫内甲减的可靠指标。一项对 980 例先天性甲减新生儿的研究显示，骨骼发育异常风险显著高于正常儿 10～20 倍，骨骼异常表现为：颅骨前突、先天性髋关节发育不良和肢体短小。母体严重碘缺乏引起的克汀病会导致胎儿甲减，出生后若仍未及时治疗，则引起严重智力障碍和骨骼畸形。克汀病患儿长骨（尤其是股骨）头部骨骺细小，呈点状或颗粒状，股骨头变扁、颈变短、颈干角变小。管状骨短粗，临时钙化带增宽、致密，管状骨干骺端出现多条高密度的横行生长障碍线。颅骨骨板增厚、颅底短小、囟门闭合延迟、缝间骨多、鼻窦及乳突气化不良。脊椎椎体发育不良并可楔形变、胸腰段脊椎呈后凸畸形。骨盆狭窄、髋臼变浅、骨骺边缘毛糙，硬化性骨骺、假骨骺、锥形骨骺对克汀病亦有重要的诊断价值。患者蝶鞍的形态异常，7 岁以下患儿蝶鞍表现为成熟延迟，呈半圆形，后床突然变尖，鞍结节扁平；7 岁以上患儿蝶鞍常呈圆形增大，经治疗后蝶鞍可缩小。

儿童甲减表现为骨骼成熟障碍。软骨内骨化障碍，导致骨骼发育延迟、骨骺与骨干愈合延迟、生长迟缓和身材矮小。膜内骨化障碍，导致囟门闭合延迟，颅骨缝线持续不闭合及特征性的平鼻梁和宽脸。在严重的未确诊病例中，会出现产后生长完全停滞和骨骼发育不良，具有特征性的 X 线特征，包括反映骨骺发育不良的点状骨骺、先天性髋关节脱位、椎体发育不全、脊柱侧凸、囟门未闭和牙齿萌出延迟。青少年肥胖的甲减患者，特别是垂体性甲减，伴有生长激素缺乏性功能减退者，易发生股骨头骨骺滑脱，主要表现为髋部疼痛和行走困难。

甲减患儿进行替代治疗后会出现一段快速的“追赶”生长期，在此期间骨骼发育和骨龄也会加快，最终可以达到预期的正常身高和骨密度。但是，并非所有患儿都能达到预期的成年身高，一项对获得性甲减患儿的随访研究显示，虽经甲状腺素替代治疗，成年身高仍低于预期身高及同龄人身高，其终身高与开始替代治疗前甲减的严重程度及持续时间有关。一个索马里移民家系中 3 名先天性甲减患儿分别在 0.5 岁、7.7 岁和 14.8 岁被确诊甲减，患儿均有骨龄显著落后、严重的肌肉骨骼畸形、身材矮小，年龄最大的有空泡蝶鞍，其骨骼和神经智力异常都是 3 名患儿中最严重的，给予左甲状腺素治疗，均随访 8 年，年龄最小的患儿预后最佳。另外，甲减患儿分别在不同年龄时确诊，均有不同程度骨骼发育异常、先天性甲减患儿接受甲状腺素替代治疗甲功正常的情况下，代表骨吸收的标志物水平低于正常儿，提示给予替代治疗并未导致破骨细胞活性增强。

甲减对骨骼发育的影响除了甲状腺激素对成骨细胞、生长板软骨细胞的直接作用外，还影响其他对骨骼发育至关重要的因子。除了中枢性甲减常伴有 GH 缺乏、性激素缺乏，影响骨代谢。原发性甲减也导致垂体 GH 表达和分泌减少，肝脏合成 IGF-1 降低，同时 TH 对骨骼的 IGF-1/IGF-1R 受体通路的调节作用减弱。甲减时还常常伴有高催乳素血症、性激素不足、青春期延迟等，间接影响骨代谢。

（三）成人甲减的骨骼表现

甲状腺激素是成人维持正常骨重建的重要调节因子。甲状腺激素缺乏导致成骨细胞活性降低。早期对甲减患者骨活检组织进行的形态计量分析发现骨骼呈现低骨转换：成骨细胞骨形成时间延长至 4 倍，破骨细胞骨吸收时间约延长 2 倍，骨重塑周期延长显著，类骨质排列受损，骨矿化时间增加，而骨密度没有明显变化。但要确定甲减对骨量变化的影响，需要对未经治疗的患者进行长期随访，目前未见这样的研究数据。

1. 甲减对骨密度的影响

几个横断面研究显示，甲减患者骨密度与同龄对照组无显著差异。LAVOS 研究回顾性分析了 400 例绝经后波多黎各妇女的甲减患者，发现骨密度与对照组无差异。一项小样本前瞻研究显示甲减患者治疗前后与对照组相比骨密度均无差异。甲减患者甲状腺素治疗后 DXA 测定的骨密度，pQCT 测定的骨几何结构及骨强度与同龄对照相比没有差异。丹麦甲减患者治疗后经 DXA 检测的骨密度与对照组比较没有差异。也有部分小样本研究显示，长期接受左甲状腺素治疗的甲减患者骨密度降低。但是这样的研究结果可能与甲状腺激素治疗剂量，甲功控制程度等混杂因素有关。

2. 甲减与骨折风险

较大样本的人群横断面研究已经显示甲减与骨折风险相关。既往有甲减或 TSH 水平升高史的患者，骨折相对风险增加 2～3 倍，且风险持续至确诊10年后。丹麦4473例甲减患者虽然骨密度与对照无差异，但在诊断甲减前后一段时间内骨折风险显著增加，在确诊甲减时骨折风险最高。同一研究组还发现诊断原甲减后的两年内，骨折风险主要见于50岁以上年龄组前臂骨折风险增加。Thayakaran R等Meta分析了16万余例的数据，发现TSH大于10 mU/L的65岁以上老年女性骨折风险高于TSH在参考范围内者，但是男性及65岁以下者骨折风险并未增加。甲减患者接受治疗后是否增加骨折风险一直受到关注。一项对11 155例65岁以上接受甲状腺素治疗的绝经后女性患者进行了数据库队列研究发现，患有骨质疏松症患者在接受了超过150μg T_4的情况下，骨折的风险增加，提示过度治疗可能增加骨折风险。一项小样本垂体性甲减患者的研究也证明T_4过度治疗增加椎体骨折风险，特别是合并未治疗的生长激素缺乏症患者。

甲减增加骨折风险可能与以下因素相关：骨转换减慢、类骨质矿化异常，虽然骨密度未降低，但骨质量下降，累积的骨微损伤不能得到良好修复。甲减通过影响IGF-1/GH轴的水平和作用间接影响肌肉和骨骼代谢。甲减患者肌肉软弱无力，严重者发生黏液性水肿：肌群可明显肿大、僵硬无力、活动缓慢，可伴有关节病变，偶有关节腔积液。甲减患者伴有动脉硬化及心脏疾病等，甲减影响神经智力和身体反应性。这些因素均增加患者跌倒风险，从而增加骨折风险。

3. 亚临床甲减对骨密度和骨折的影响

亚临床甲减通常缺乏明显的临床症状和体征，诊断主要依赖实验室检查，是指仅有血清TSH水平升高，TT_4和FT_4水平正常。目前尚缺乏更多研究探讨亚临床甲减对骨矿化和骨折易感性的影响。已有的临床研究中，大部分的结果显示亚临床甲减对骨密度和骨折风险没有显著影响。对4963例65岁以上老年人随访12年，结果显示无论一过性或持续性亚临床甲减患者与甲功正常者骨密度无显著差异，髋部骨折风险无差异。另一项对65岁及以上男性前瞻观察4.6年，结果显示亚临床甲减与骨量丢失和髋部骨折无相关性。美国学者综合Medline数据库中6项前瞻研究中5458例受试者的数据，分析发现其中451例亚临床甲减患者的骨丢失率与甲功正常者没有显著差异。仅有一项前瞻研究在65岁以上社区老年男性人群中观察到亚临床甲减增加髋部骨折风险。美国甲状腺研究协作组对来自13项前瞻性队列研究进行了Meta分析，结果显示，亚临床甲减与骨折风险无关。对61例亚临床甲减患者进行的随机对照试验表明，T_4治疗组，24周和48周时脱氧吡啶啉、碱性磷酸酶和CTX等骨转换标志物水平增加，48周后骨密度降低，提示亚甲减治疗早期骨重塑被激活。综上结果显示亚临床甲减对骨丢失和骨折风险并无显著影响。

（李玉姝）

七、糖尿病的骨骼表现

1型糖尿病和2型糖尿病在病理上常并发骨骼脆性改变。1型糖尿病低骨量导致骨折率增加，而2型糖尿病即使有正常或较高的骨密度，以及较高的身体质量指数（后者被认为是非糖尿病患者发生骨折的保护因素），仍有较高的骨折率。糖尿病相关并发症不能解释低等或中等高度跌倒导致的骨折。相反，尽管骨密度高或者正常，但糖尿病患者的骨骼显示出许多易导致骨折的结构特征，包括皮质骨孔隙率增大、皮质骨面积减小和骨材料强度降低，这些特征导致糖尿病患者的骨生物力学质量受到影响。

哺乳动物中骨材料质量是由骨重建维持的，骨重建需要不断地骨吸收和骨形成，有更多功能的新骨组织生成替代旧骨。骨吸收依赖破骨细胞活性，骨形成依赖成骨细胞分化活性，两者之间形成骨转换平衡，对维持骨质量具有重要意义。在绝经后骨质疏松和老年性骨质疏松中，骨转换失平衡，而糖尿病性骨病变特征是低骨转换。有趣的是，在髂骨活检中骨形成减少与糖尿病病程相关，并且骨形成和骨吸收的生化标志物降低；据推测，糖尿病患者低骨转换率可能导致微骨折修复缺陷，从而导致旧骨累积，骨质量变差。与绝经后和老年性骨质疏松症相比，糖尿病患者骨强度的下降与皮质空隙率增加有关，而不伴有骨小梁缺失，这些特征分类为糖尿病相关骨病综合征。糖尿病相关性骨病与以下因素有关，包括葡萄糖 / 胰岛素代谢损害，晚期糖基化终末产物（AGE）积聚、骨微血管功能不全和肌肉内分泌功能改变。

能量代谢和骨转换分享共同的内源性调控机制。骨重建中，骨骼大小和能量消耗十分依赖糖代谢，因此胰岛素信号在骨重建中发挥重要作用是毋庸置疑的。更特别的是，成骨细胞需要葡萄糖代谢促进细胞分化和活性，而葡萄糖和胰岛素正调控 Runx2 和骨钙素，后者调控周围组织胰岛素敏感性。另外，胰岛素增加促进破骨细胞形成的 RANKL 表达增加。

胰岛素敏感性和骨转化相关。大量研究发现，成骨细胞系胰岛素受体敲除后，骨形成和骨吸收能力降低，因此骨转化也降低；相反，在成骨细胞水平调控胰岛素可影响全身能量代谢。饮食诱导的肥胖（diet-induced obesity，DIO）小鼠，葡萄糖不耐受与骨重建骨转换降低相关。与 2 型成人发病糖尿病类似，成年 DIO 小鼠获得峰值骨量，导致高骨量和低骨转换。DIO 小鼠表现出胰岛素抵抗的特点，因为它们的胰岛素对 IRS1/2 磷酸化的刺激作用没有反应。饱和脂肪酸和相关的脂毒性似乎是 DIO 小鼠骨功能失调性胰岛素信号传导的罪魁祸首。

分子水平，胰岛素抵抗与过氧化物酶体增殖物激活受体（peroxisome proliferator-activated receptor，PPAR）γ 相关，后者在蛋白翻译后水平调控胰岛素敏感性、能量代谢和骨转换。PPARγ 通过控制细胞内分化成分抑制骨重塑，抑制 MSC 向成骨细胞分化，转为脂肪细胞分化，同时，募集造血干细胞向破骨细胞分化。MSC 中，前脂肪细胞 PPARγ 和前成骨细胞 Runx2 都是丝氨酸磷酸化调控功能。MAPK 磷酸化 PPARγ 的 S112 和 Runx2 的 S319，抑制 PPARγ 和激活 Runx2 从而促进 MSC 向成骨细胞分化。相反地，蛋白磷酸酶 5 脱磷酸上述位点，抑制 Runx2 和激活 PPARγ 促进 MSC 向成脂细胞分化。PPARγ 通过直接或间接作用促进破骨细胞形成。在单核细胞中，PPARγ 依赖 PPARγ 助活化剂（核受体辅助激活因子 1β）激活 c-fos 转录因子。PPARγ 促进 MSC RANKL 合成增加；选择性调控剂和基因调控 PPARγ 活性可以得出，蛋白的 S273 位置，是该蛋白决定胰岛素敏感活性，这是 PPARγ 对前破骨细胞活性必需的，而 S112 磷酸化预防脂肪组织扩张，与骨形成增加相关。这两种 PPARγ 功能平衡能量代谢和胰岛素敏感性，同时也通过刺激骨形成和骨吸收而调节骨转换。另外，胰岛素抵抗和肥胖存在 PPARγ 磷酸化 S273 和脱磷酸 S112，这也和降低的骨形成和骨吸收相关，可能是 2 型糖尿病低骨转换的发生机制。

（一）糖尿病患者的干细胞生态位

骨折愈合不良和高感染率是糖尿病患者重要的临床问题，上述因素可能影响干细胞微环境导致愈合不良。Delta 样非典型 Notch 配体 1 通过负性调节骨钙素 - 胰岛素环，负调控骨髓干细胞分化和糖代谢。另一项研究显示骨干细胞分化与糖代谢关联，糖尿病中低度炎症负调控干细胞微环境，增加骨愈合不良。

（二）糖尿病骨骼特征

I 型胶原有三螺旋结构基序纤维蛋白，由酶交联稳定的高度组织的纤维，是骨主要成分，为骨提供一个结构框架，在矿化时，增加骨骼强度。I 型胶原还可能在翻译后修饰，发生化学反应交联，在血清“自由浮动”糖和暴露的氨基酸残基之间，生成 AGE。AGE 沉积在糖尿病患者多个器官内，包括骨组织。胶原内和胶原间沉积的 AGE 增加了骨硬度，降低了骨生物力学特性。2 型糖尿病鼠类动物模型显示骨组织即使正常矿化，骨韧性随着糖尿病病程延长而降低。AGE 与晚期糖基化终末产物受体（RAGE）结合后传导信号，促进 MSC 向功能性成骨细胞分化，促进骨形成，并且正调控造血干细胞向破骨细胞分化，骨吸收增加。可溶性 RAGE 结合 AGE 抑制细胞内信号传导。2 型糖尿病显示低 RAGE 和高 AGE 的戊糖素提示独立于骨密度骨折风险预测。

（三）糖尿病骨血管病变

骨脉管系统对骨发育生长、重塑和愈合发挥关键作用，为骨骼持续供应氧、营养和调节因子，以及清除代谢废物。10% 心输出量通过复杂的毛细血管系统分布到骨矿室和骨髓。糖尿病周围血管病变也可以发生在骨组织。因此，糖尿病的并发症，包括内皮依赖性血管舒张功能受损、血管钙化和血管生成缺陷，可能会影响来自造血微环境的成骨细胞祖细胞的发育。通过在哈氏系统骨小管间的毛细血管，周边的成骨细胞和破骨细胞被运输到骨重塑单位。血流量减少和新血管生成缺陷导致成骨形成减少，骨重建活性降低，骨质量降低和骨折愈合延迟。与无微血管病变对照组比较，1 型糖尿病患者患有微血管病变骨折率升高，2 型糖尿病患者皮质骨损害。AGE/RAGE 信号系统严重影响血管钙化，大量体内和人群研究表明，周围血管平滑肌细胞内该信号可以激活 p38、TGF-β 和核因子 κB，下调平滑肌标志，激活成骨细胞转化，Runx2、骨钙素、碱性磷酸酶活性增加促进血管钙化。因此，骨血流量也可能减少，从而使运输骨细胞到骨重塑单位也减少。间断甲状旁腺素治疗可以改善骨血流量，提示毛细血管系统在骨形成有重要作用。

（四）肌肉对糖尿病骨骼损伤的影响

骨骼和骨骼肌之间的相互作用发生在生物力学和生理学水平。肌肉收缩刺激骨骼，除了通过直接应力作用于骨，还包括内分泌形式作用于骨。两种刺激方式都可以产生信号改变细胞内分子，调控骨重建。糖尿病患者的生活方式通常为久坐不动，缺乏规律运动，两者都易发生代谢障碍和全身低度炎症。在运动中，骨骼肌产生细胞因子被释放进入循环，并以内分泌或自分泌的形式调节糖脂代谢。其中，IL-6 和 Irisin 偶联能量代谢与骨代谢。对 IL-6 研究较明确，其在循环中不断累积伴随代谢损伤，导致胰岛素抵抗。然而，运动导致肌肉释放 IL-6 具有相反作用，降低全身炎症状态，促进肌肉对葡萄糖的摄取。在骨骼 IL-6 也有双重效应。慢性 IL-6 增高导致 RANKL 分泌增加，破骨细胞合成性骨吸收。然而，IL-6 敲除小鼠表现为骨量低，成骨细胞数量减少和骨折延迟愈合，表明这种细胞因子在维持骨稳态中的作用。最近，有证据表明骨钙素调控运动小鼠肌肉产生 IL-6，而且 IL-6 通过一个前馈机制，增加循环中生物活性骨钙素的水平。Irisin，一种参与白色脂肪合成的肌动蛋白，改善胰岛素抵抗，对皮质骨有保护作用，独立于白色脂肪作用。体外实验表明，Irisin 直接向 MSC 激活尚未确定受体特定的信号通路，增加成骨细胞基因标志物的表达。这些研究为肌肉、骨骼和能量代谢的相互调节提供依据，并且可以解释能量代谢受损可能引发骨骼和肌肉异常信号通路。

（侯建明）

八、皮质醇增多症的骨骼表现

自 1932 年 Harvey Cushing 首次描述骨质疏松症以来，骨质疏松症被认为是内源性高皮质醇血症的严重后果。皮质醇增多症又称库欣综合征（Cushing syndrome，CS），是由于机体长期慢性地暴露于过多的糖皮质激素而引起的一组临床症候群，不仅可引起高血压、糖脂代谢异常，还可造成骨代谢异常，是引起继发性骨质疏松的重要原因，最终导致脆性骨折风险增加。CS 的病因包括内源性皮质醇分泌过多及外源性摄入过多。内源性皮质醇分泌过多所致的库欣综合征又分为促肾上腺皮质激素（ACTH）依赖的库欣综合征，包括库欣病，即垂体 ACTH 瘤，异位 ACTH 综合征；非 ACTH 依赖的库欣综合征，包括肾上腺皮质腺瘤，肾上腺皮质腺癌，不依赖 ACTH 的双侧肾上腺小结节和大结节性增生。所有病因中以库欣病最为常见，约占 60%，而非 ACTH 依赖的库综合征占 15%～20%，以肾上腺皮质腺瘤最为常见。过多的糖皮质激素可通过多种机制引起骨代谢的异常，如直接损害成骨细胞、骨细胞和破骨细胞功能，致骨形成减少，骨吸收增多；骨重建功能减退，骨微损伤后修复能力下降，骨脆性增加，导致骨质疏松和骨折。

（一）糖皮质激素对骨转换标志物的影响

骨转换标志物是骨组织本身代谢的产物，反映机体骨形成及骨吸收的动态变化，相对 BMD 变化要更早更迅速。

CS 患者骨钙素较健康对照组下降 40%～60%，I 型胶原 C 末端肽升高、正常甚至降低提示 CS 对骨转换的影响以骨形成缺陷为主。骨源性碱性磷酸酶在 CS 患者中受抑或无变化。也有学者研究发现皮质醇增多症合并骨质疏松患者的 PTH 较正常人升高，血钙较正常人降低，血磷无明显差异。不管是否存在骨质疏松，血清 25- 羟维生素 D 水平均严重降低，其中异位 ACTH 综合征组的 PTH、25（OH）D_3 最低。CS 合并骨质疏松患者 25-（OH）D 和骨钙素水平更低，骨形成明显受抑；骨折组与非骨折组相比，25-（OH）D 水平更低，骨密度更低；血皮质醇是影响腰椎骨密度的独立危险因素。提示我们应高度关注 CS 患者的骨代谢状况，在对继发性骨质疏松的鉴别诊断中，也需结合其他临床表现考虑 CS 的诊断。

（二）糖皮质激素对骨组织的影响

体内糖皮质激素持续增多、骨骼组织学改变的特征是新合成小梁骨的变薄、骨形成率降低、相应的成骨细胞的数目和活性均降低，但破骨细胞的数目及活性的变化似乎并不明显。高皮质醇症患者长期暴露于过量的糖皮质激素会导致骨丢失，骨量流失在皮质骨及松质骨均可发生。糖皮质激素对松质骨的影响大于皮质骨，骨转换在骨小梁表面进行，松质骨骨小梁表面大，富含松质骨的骨组织如脊椎骨椎体等骨量丢失较快，更易发生骨质疏松。

因此其继发骨折多位于松质骨丰富的脊柱、髋关节、桡骨远端等部位。而腰椎骨的丢失发生得更早，范围更广。有研究提示 CS 患者骨量减少发生率为 45.7%；骨质疏松为 40.0%，其中腰椎骨质疏松的发生率（31.4%）高于股骨颈（17.1%）及全髋（12.9%）；半年内新发骨折达 50%，骨折部位以腰椎最常见（50.0%），其中多部位骨折达 38.9%，脆性骨折为 25.7%；有些 CS 患者甚至以多发脆性骨折首诊，CS 的骨骼系统损害与该病死亡率和致残率密切相关。库欣病和肾上腺腺瘤是 CS 最常见的病因。文献报道肾上腺性 CS 骨密度下降较垂体性 CS 更加明显，推测与脱氢表雄酮水平不同有关。

为了能够早期识别和及时干预骨丢失，应优先进行骨密度检查，以防止骨折。同时，椎体影像学对骨折的早期识别具有重要意义。骨转换标志物（甲状旁腺激素、骨钙素、I 型胶原 C 末端肽和 I 型前胶原氨基端前肽）的测量可能有助于早期评估高皮质醇对骨平等的影响。促肾上腺皮质激素可能对骨骼有保护作用；但是，它不足以对抗高皮质醇水平对骨代谢的不利影响。

（三）药物性库欣综合征的骨骼表现

糖皮质激素所致骨质疏松（GIOP）居继发性

骨质疏松发病率第一位。予以健康绝经后妇女每日泼尼松 5mg 持续 6 周能足够迅速和显著降低血清 P1NP 和骨钙素。在接受糖皮质激素（GC）治疗的患者中，近 20% 在最初 12 个月内发生病理性骨折，GC 所致骨坏死则易发于血循环欠佳的局部。

1. 短期使用 GC 即有大量骨质流失

GC 对骨密度（BMD）的影响与给药时间相关。一般疗程少于 3 个月为短期使用，3～6 个月为中短期使用，多于 6 个月为长期使用。在使用 GC 的最初 3 个月内 BMD 就开始迅速下降，第 6 个月时达到顶峰，1 年后骨质可丢失 12%～20%，这一阶段称为快速期；随后骨质丢失呈现平稳而缓慢的趋势，每年约丢失 3%，该阶段称为慢速期。这种“双阶梯式”的进展提示 GIOP 早期骨质丢失迅猛而后缓慢持续。

2. 每日高剂量 GC 和累积高剂量 GC 均能引起大量骨质流失

骨质丢失程度与 GC 使用剂量和方法有关。对于 GIOP，泼尼松剂量≤ 2.5mg/d 为小剂量，泼尼松剂量为（2.5～7.5）mg/d 为中等剂量，泼尼松剂量≥ 7.5mg/d 为大剂量。目前普遍认为糖皮质激素诱导 GIOP 并无最小安全剂量，但总体来说，糖皮质激素剂量越大，骨质丢失越多。新版 GIOP 防治指南指出，GC 使用剂量＞ 7.5mg/d 患者的实际骨折风险高于其相应的骨折风险评估工具（fracture risk assessment tool，FRAX）计算值。GIOP 最易发生在长期大剂量口服 GC 人群，隔日疗法及冲击疗法不能阻止骨质丢失。即使是影响最小的 GC 吸入治疗，累积高剂量也可导致患者多部位骨质丢失。

3. GC 对骨小梁影响更大，是因为引起骨折的重要危险因素 GC 对松质骨的影响大于皮质骨，因此 GIOP 导致椎体骨折更为常见，长期应用 GC 的患者椎体骨折风险为正常人的 2～5 倍。

研究发现，GC 导致的高骨折风险不能完全用 BMD 下降来解释，GC 停药后骨量可逆性恢复，但较为缓慢 GC 对骨量的影响具有可逆的特点。当停止摄入 GC 后，在初始 6 个月内骨量恢复不明显，6 个月后骨量明显恢复，骨折风险逐渐回归至基线水平，这一过程较为缓慢，当患者接受累积＞ 1g GC 治疗时，需要停药超过 15 个月才能够使骨折风险回归到基线水平。若已经发生 GIOP 相关骨折，则骨量无法恢复正常。因此应用 GC 期间预防骨质流失及骨折十分重要。对病理生理、骨代谢平衡机制的充分理解有利于指导和优化 GIOP 的临床防治流程。因此上述 GC 对骨质丢失的影响特点是临床医师制订评估、预防、干预、随访决策时必须考虑的因素。

（张乌云）

九、先天性肾上腺皮质增生症的骨骼表现

（一）概述

先天性肾上腺皮质增生症（congenital adrenal hyperplasia，CAH）是一组常染色体隐性遗传性疾病。其主要病变是在肾上腺皮质类固醇激素生物合成过程中，由于某种必需酶的缺乏，导致正常的类固醇激素（主要是皮质醇）的合成不足，并继发垂体 ACTH 代偿性分泌增多，导致肾上腺皮质增生，合成过多的雄激素和盐皮质激素。临床上出现不同程度的肾上腺皮质功能减退及性分化发育异常，表现为女性出现男性化；男性则表现为性早熟；或者因为酶的缺陷同时影响雄激素和雌激素的合成，以致性不发育。CAH 常见的类型包括：21- 羟化酶缺陷症、11β- 羟化酶缺陷症、17α- 羟化酶缺陷症等。21- 羟化酶缺陷症根据缺乏程度及轻重程度，临床可分为经典型和非经典型，其中经典型又包括单纯男性化型和失盐型。按照病情的严重程度依次递减，分别为失盐型、单纯男性化型和非经典型。

（二）CAH 的骨骼表现

1. 身高

CAH 中高雄激素暴露者，由于体内长期高雄激素刺激，导致青春期前一度生长加速，但患者骨骺融合均较早，因此成年最终身高均显著矮于常人。其中以 21- 羟化酶缺乏症单纯男性化型最为显著。

2. 骨质疏松和骨量减少

根据世界卫生组织对骨密度降低的定义，CAH 研究中骨密度降低的患病率为 45%～60%。且经典型 21-OHD 的骨密度低于非经典型 21-OHD。

(1) 糖皮质激素的影响：CAH 的主要治疗方法是给予糖皮质激素替代治疗，目的是抑制垂体 ACTH 的分泌，减少肾上腺雄激素的产生。长期使用糖皮质激素，特别是为了严格控制病情而使用大剂量糖皮质激素时，会对骨骼造成较大危害，过去 20 年来研究数据显示，21-OHD 患者骨密度较低，与对照组人群相比，骨量减少及骨质疏松的患病率达 37%～81%，且骨折发生率增加。但也有研究未发现 GC 治疗与 BMD 之间的相关性，意大利 Filippo 等研究了 38 例 21-OHD（19—47 岁，女性 24 例，男性 14 例；其中失盐型 21 例，女性男性化型 15 例，非经典型 3 例）成年患者的骨代谢指标和骨密度，并与 38 例健康对照进行了比较，结果在随访至少 10 年的 21-OHD 患者中，发现腰椎 BMD 值增加，股骨颈 BMD 值减少，累积 GC 剂量与骨代谢和骨密度无关，临床上亦未发现脆性骨折病例。

长期使用糖皮质激素，可减少成骨细胞前体的复制，诱导骨髓干细胞向脂肪细胞分化，并促使成骨细胞凋亡，通过抑制骨形态发生蛋白 2（BMP-2），而阻滞 Wnt-β-catenin 信号通路，抑制成骨细胞分化。糖皮质激素还干扰骨细胞的生物力学功能，并促进破骨细胞的骨吸收活性。

Falhammar 等报道，与年龄匹配的对照组相比，成年男性 CAH 患者的骨密度降低。需要注意的是，双能 X 线吸收法（DXA）测量的骨密度是评估二维投影区域中的皮质骨和小梁骨间室的整体骨量，因此 DXA 测量的 BMD 受骨大小影响较大；而且与体积密度（g/cm^3）相比，面积骨密度（g/cm^2）评估方法受年龄的影响更大，因此对于骨骼较小的儿童，DXA 可能会低估其骨密度，因此最近的内分泌学会指南不推荐用 DXA 评估 CAH 患者的骨密度，而定量 CT（quantitative computed tomography，QCT）可能会更为准确。此外，目前不同的糖皮质激素剂量、患者用药的依从性及个体差异等，可以解释以上研究结果不一致的问题。

(2) DHEAS 的影响：关于 DHEAS 和 BMD 之间的相关性，有几个研究评估了 DHEA 或 DHEAS 与 CAH 患者小梁或混合小梁 / 皮质骨密度的关系，结果不一。17 例经典型 21-OHD 患者的 DHEA 与 BMD 无相关性，在这项研究中的 CAH 患者骨密度是正常的。另一项研究对 28 例患有 CAH 的罗马尼亚儿童和年轻患者进行了评估，没有发现 DHEAS 与脊柱 BMD 之间的相关性。其原因可能是患者年龄均偏低。与前面两项研究相反，一项对 26 例患有经典型 21-OHD 的成年女性（其中包括 12 例绝经后女性）的研究发现，DHEAS 的过度分泌与骨质流失风险的增加有关，与 BMD 正常者相比，骨质疏松患者（45% 的 SW 和 13% 的 SV）的 DHEAS 明显降低，GC 剂量升高，提示肾上腺雄激素的过度抑制可能与使用 GC 过度治疗有关。还有研究者，在校正了 GC 影响因素后，仍发现低 DHEAS 对骨骼（脊柱、桡骨和 WB）有独立的不良影响。

脱氢表雄酮（DHEA）主要是在青春期肾上腺皮质机能初现时作用于皮质骨，影响骨代谢平衡。肾上腺皮质机能初现的特征是健康儿童出现脱氢表雄酮（DHEA），在 17- 羟孕烯醇酮向 DHEA 转化过程中，除 3βHSD 在网状带受抑制外，还有17、20裂解酶的激活。DHEA通过与雄激素受体（AR）结合，促进成骨细胞的生长和分化，对骨产生影响。最初是在肾上腺皮质机能初现提前的女孩中发现，与对照组相比，她们的骨矿物质质量和密度更高，提示脱氢表雄酮对骨累积的潜在影响。对健康儿童的研究亦证实，DHEA在骨膜骨沉积中起作用，Remer等对205例儿童的皮质骨质量（包括骨膜周长、皮质密度、面积及BMC）进行了检测，并使用了定量CT（QCT），同时测量了24小时尿肾上腺代谢物，研究发现在青春期性激素激活之前，DHEA及其代谢物是决定皮质密度的重要独立因素。

儿童期肾上腺内皮质醇的升高可能抑制3βHSD，进而促进肾上腺DHEA的分泌，可能有助于肾上腺素的产生。而失盐型21-OHD患者因为肾上腺皮质内皮质醇分泌不足导致其肾上腺发育异常，肾上腺皮质缺乏分带。而非经典型21-OHD患者中通常不会发生肾上腺发育异常。失盐型21-OHD患者在儿童时期DHEA水平并没有异常升高，这可能是由于肾上腺发育缺陷所致。失盐型21-OHD患者在出生后第1年的DHEA水平较低，需用GC治疗。未接受治疗的经典型21-OHD患者DHEA水平较低。另外，非经典型21-OHD患者在诊断时可能有较高的DHEA水平，随后在治疗时下降；长期治疗后与经典型21-OHD患者相比，仍可维持较高的水平。因为男性DHEA生理峰值高于女性，所以当肾上腺皮质受损，DHEA分泌障碍时，21-OHD男性骨质疏松的风险高于女性。

（刘喆隆）

十、肾上腺皮质功能减退症与骨代谢

（一）概述

肾上腺皮质功能减退症分为继发性和原发性，继发性肾上腺皮质功能减退症主要是由于垂体疾病如Sheehan综合征及垂体瘤等致促肾上腺皮质激素（ACTH）分泌不足，从而糖皮质激素缺乏，患者可表现为虚弱发力、食欲减退、恶心呕吐等。原发性慢性肾上腺皮质功能减退症又称为Addison病，系自身免疫、结核、感染、肿瘤等破坏双侧肾上腺组织所致。特有的表现是糖皮质激素和盐皮质激素均缺乏，临床表现为：皮肤色素沉着、皮肤白斑、低钠血症、中枢神经系统症状、自身免疫性甲状腺炎、性腺功能减退症等。先天性肾上腺皮质增生症（CAH）是一组由编码皮质激素合成必需酶基因突变致肾上腺皮质激素合成障碍所引起的综合征，为常染色体隐性遗传疾病。临床以21-羟化酶缺陷症最常见，其中经典失盐型是由21-羟化酶的活性完全缺失，皮质醇和醛固酮缺乏及胎儿早期雄激素分泌过多所致，经典型和非经典型的先天性CAH患者均需要补充糖皮质激素，经典型还需要补充盐皮质激素。糖皮质激素不敏感综合征的基本临床表现是糖皮质激素缺乏所致的肾上腺皮质功能不足，属于慢性肾上腺皮质功能不全症中的一种少见类型。

不论是继发性肾上腺皮质功能减退症还是原发性肾上腺皮质功能减退症，抑或是先天性肾上腺皮质增生症患者，三者都需要替代糖皮质激素（GC）治疗。GC作用广泛，在体内调节糖脂代谢，对水电解质代谢及免疫和炎症影响较大，同时与骨代谢密切相关：过量的GC导致骨质疏松的机制主要包括：①影响钙稳态：GC通过抑制小肠对钙、磷的吸收及增加肾脏尿钙排泄，引起继发性甲状旁腺功能亢进，进而促使破骨细胞的活化、导致骨丢失；②抑制骨形成：长期使用GC可刺激破骨细胞活化、抑制成骨细胞增殖、Ⅰ型胶原和非胶原蛋白质合成，促进成骨细胞和骨细胞凋亡；③对性激素的影响：GC通过减少雌激素及睾酮的合成引起骨质疏松；④其他：GC引起的肌萎缩及肌力下降是导致患者骨折的危险因素。

（二）糖皮质激素与骨代谢

糖皮质激素对骨代谢的影响表现为：①以允许作用方式促进骨形成和骨髓干细胞分化，并能促进成骨细胞表型分子的表达，抑制单核细胞转化为破骨细胞，GC 促进骨髓基质细胞表达碱性磷酸酶、骨钙素、Ⅰ型胶原、骨桥素和骨涎蛋白；②增加血清 PTH 水平，但可被钙剂和维生素 D 逆转。GC 对甲状旁腺激素有直接作用，甲状旁腺功能亢进患者在给予 GC 后血清 PTH 快速上升，但未测到肠钙吸收改变。体外实验中，GC 也可与盐皮质激素受体结合。成骨细胞可同时表达盐皮质激素受体、糖皮质激素受体 GRα 和 GRαβ；破骨细胞及骨细胞亦可同时表达盐皮质激素受体及糖皮质激素受体。同时亦发现肥厚性软骨细胞、增殖型软骨细胞和成熟软骨细胞还表达盐皮质激素受体、GRβ 和 GRαβ。这说明，骨组织中各类细胞的功能均受 GC 和盐皮质激素的双重调节。故生理情况下，糖皮质激素是成骨性谱系细胞和破骨细胞分化和功能调节的必需激素。所以肾上腺皮质功能减退症是继发性骨质疏松的病因之一。

（三）肾上腺皮质功能减退症与骨代谢

肾上腺皮质功能减退症及 GC 减少与骨代谢疾病相关报道极少。一项来自挪威、英国和新英格兰的大型临床研究包括 292 例患者，发现肾上腺皮质功能减退症患者股骨颈和腰椎的骨密度明显下降。根据世界卫生组织基于 T 值诊断骨质疏松的标准，超过 50% 的肾上腺皮质功能减退患者或 1/5 患者患骨质疏松症。糖皮质激素不敏感综合征的基本临床表现是糖皮质激素缺乏所致的肾上腺皮质功能不足，还伴有盐皮质激素过多和雄激素过多等表现。男女均可患病，发病年龄范围可从婴儿到老年，与患者的临床表现往往无明确关系。部分病例合并低骨量与骨质疏松，糖皮质激素受体基因的第 36 号密码子突变（*D363S*）可改变糖皮质激素的敏感性。在一组 216 例老龄人中，13 例存在这种多态性。2 例的 DXM 抑制试验（1mg）显示，血皮质醇与对照组无差异，不过前者的血清胰岛素的反应明显高于后者，*D363S* 携带者的 BMI 高而血压无差异，两组的单核细胞糖皮质激素受体数目和配体结合亲和力亦无差异，但 *D363S* 携带者的淋巴细胞对 DXM 的敏感性高于正常人，这是携带者的 BMI 较高和腰椎 BMD 较低的重要原因。

（四）原发性肾上腺皮质功能减退症与骨折风险

原发性肾上腺皮质功能减退症患者的骨折风险会增高吗？在一项 3129 例人群的研究中发现，Addison 病与同年龄同性别人群相比，髋部骨折的风险增加 2 倍。目前认为肾上腺皮质功能减退症患者导致骨量减少的可能原因有：①肾上腺皮质束状带分泌糖皮质激素，可以促进成骨细胞分化，缺乏的情况下会导致成骨细胞无法成熟，从而导致低骨量，同时糖皮质激素减少，导致肾小管对钙重吸收减少增加钙排泄。②肾上腺来源的雄激素包括脱氢表雄酮、硫酸脱氢表雄酮及雄烯二酮，在肾上腺内或外周转化成睾酮，在一些组织（如脂肪组织）睾酮芳香化后为雌酮，循环的睾酮和雌激素水平在不同性别的人群当中与 BMD 呈正相关。肾上腺来源的雄激素占女性雄激素的 65%，而占男性雄激素的 5%。因此认为原发性肾上腺皮质功能减退症患者绝经后，或者并发性腺功能减退症的患者有更高的性激素缺乏相关的骨流失。③跌倒是骨折的重要危险因素，目前没有相关研究评估肾上腺皮质功能减退症患者的跌倒风险，但是糖皮质激素及醛固酮激素缺乏导致的低钠血症、雄性激素缺乏引起的肌肉无力和易跌倒目前认为是肾上腺皮质功能减退患者容易骨折的理论上的危险因素。④合并自身免疫性内分泌疾病电解质紊乱包括 GC、盐皮质激素及甲状旁腺激素介导的钠离子和钙离子失衡密切相关。除了上述原因外，还与不适当的GC替代治疗有关。目前大量的研究集中于肾上腺皮质功能减退患者及先天性肾上腺皮质增生症患者补充GC后对骨密度的影响，同时也通过随访观察研究肾上腺皮质功能减退患者补充合理的药物剂量，避免治疗疾病同时对骨密度进一步破坏。

陈浩华Meta分析了相关文献，在原发性肾上腺皮质功能减退患者中，腰椎BMD的Z值显著下降，股骨颈BMD Z值也有下降趋势。在亚组分析中，使用氢化可的松等同剂量＞25mg/d者，其腰椎BMD Z值显著下降，而在使用氢化可的松＜25mg/d者，腰椎BMD Z值无明显改变。在CAH患者中，使用氢化可的松＞15mg/(m^2·d）者，其腰椎及股骨颈BMD Z值显著下降；使用氢化可的松＜15mg/（ m^2·d）者，腰椎BMD Z值无明显改变；使用氢化可的松＞15mg/（ m^2·d）者，依据人群分组进行亚组分析，结果显示，已进入青春期及成人患者，腰椎及股骨颈BMD Z值显著下降，而在青春期前患者腰椎BMD无明显改变。得出了目前常规GC替代剂量治疗，会导致PAI及CAH患者BMD下降，可能与替代剂量的糖皮质激素超过生理需要量有关，氢化可的松＜25mg/d或15mg/（ m^2·d），可能对于PAI或CAH是更为合适的替代剂量。

（五）原发性肾上腺皮质功能减退症治疗与骨代谢

治疗剂量如泼尼松30mg每日1次对骨质量影响很大，骨量丢失很多，但是，低于20mg/d泼尼松治疗剂量组和对照组比，骨密度没有区别。同时发现控制剂量后，服用更低剂量的泼尼松的原发性肾上腺皮质功能减退症及先天性肾上腺皮质增生症患者可以观察到腰椎及髋关节的增加。但是也有不同的说法，即使给健康志愿者泼尼松5mg/日都会显示骨形成标志物改变，在最低程度上，骨吸收标志物也受影响。近期的研究数据表明，肾上腺皮质功能减退患者即使使用低剂量泼尼松替代治疗亦对骨密度有损伤。不同的药物替代治疗对骨密度影响亦不一样，Kathrin R Frey等对36例原发性肾上腺皮质功能减退症患者和8例CAH患者进行了5.5年随访研究，13例患者服用泼尼松，31例服用氢化可的松，服用泼尼松的患者骨密度的股骨颈、大转子和全髋的Z值更低，腰椎骨密度没有明显差别，研究显示服用氢化可的松的患者总体骨密度不大。

（王　睿）

十一、醛固酮增多症的骨骼表现

近年来随着对原发性醛固酮增多症（简称原醛症）发病机制及临床表现不断深入认识，越来越多研究证实醛固酮增多症可导致骨矿物质代谢异常、骨量减少或骨质疏松症。因此，本节对醛固酮如何参与导致骨代谢异常的相关机制和原发性醛固酮增多症骨代谢异常特点，以及骨骼表现进行阐述。

（一）醛固酮参与骨代谢过程机制

1. 醛固酮对骨代谢的直接机制

(1) 通过盐皮质激素受体作用：醛固酮属于类固醇激素，主要作用于肾脏，负责调控钠离子及水分的再吸收，是维持细胞外液容量和电解质平衡的重要激素。醛固酮的经典作用为与上皮细胞的盐皮质激素受体结合参与电解质转运。随着研究深入，除经典的基因组效应外，非基因组醛固酮介导效应也被发现。对新生儿肋骨和成人髂骨活检研究发现骨细胞、成骨细胞、破骨细胞及软骨细胞组织上均存在盐皮质激素受体。对糖皮质激素诱导的骨量减少小鼠予以盐皮质激素受体拮抗剂干预后，其骨形成增加、骨吸收减少、骨量增加。基因分析证实醛固酮可通过独立于骨形态发生蛋白-2成骨途径的机制来激活内源性盐皮质激素受体，促进钙化血管细胞的成骨细胞分化和矿化同时伴有成骨标记基因表达增加。因此，醛固酮增多症导致的骨代谢异常可能和醛固酮与骨组织盐皮质激素受体结合促进骨细胞分化相关。

(2) 通过参与骨代谢相关基因通路：研究显示上皮细胞醛固酮信号通路与骨代谢相关基因通路存在显著相关性。NR3C2 信号通路编码盐皮质激素受体，通过醛固酮与骨细胞、成骨细胞、破骨细胞上的盐皮质激素受体结合，从而促进成骨细胞分化。PIK3R1 编码磷脂酰肌醇激酶 3 的亚基，通过调节成骨细胞和破骨细胞分化来参与骨代谢。因此，醛固酮信号通路可能通过编码骨代谢相关基因而诱发骨质疏松。

(3) 通过调节上皮钠离子通道的作用：醛固酮还通过调节钠 – 氯共同转运子蛋白、上皮钠离子通道影响骨代谢。其机制可能是上皮钠离子通道通过调节成骨细胞内、外 Na^+ 平衡，影响成骨细胞分化及矿化。因此推测醛固酮增多症可能通过调节骨细胞膜上上皮钠离子通道或直接作用于成骨细胞和破骨细胞，或者诱导 Na^+–Ca^{2+} 交换，促进骨吸收导致骨量减低，引起骨质疏松。

(4) 通过诱导氧化应激作用：目前基础及临床研究均证实醛固酮增多症是一种慢性炎症状态。过量醛固酮可降低血浆 α1– 抗蛋白酶活性，导致活性氧平衡被打破，内皮素 –1 通过激活 NADPH 氧化酶途径及增加淋巴细胞过氧化氢生成诱导氧化应激作用，从而引起成骨细胞和骨细胞凋亡增加，以及破骨细胞增生分化，最终导致骨重建平衡被打破，骨形成减少，骨密度降低，产生骨量减低甚至骨质疏松结局。

2. 醛固酮与维生素 D、klotho 蛋白、FGF23 及甲状旁腺激素（PTH）相互作用对骨代谢的间接机制

(1) 醛固酮与维生素 D 相互作用：维生素 D 的经典作用是调整体内钙磷的稳态和骨骼代谢，而其参与各种“非钙”效应及原发性醛固酮增多症发病机制中作用也被逐渐认识。维生素 D 需与维生素 D 受体（VDR）结合后发挥生物作用。有研究显示醛固酮和维生素 D，盐皮质激素受体和维生素 D 受体间存在一定相互作用。维生素 D 与盐皮质激素有共同化学结构起源，两者代谢产物途径中有一个共同前体，7– 脱氢胆固醇。VDR 是 CYP21A2 启动子，该基因编码 21– 羟化酶，是盐皮质激素合成所需酶，CYP21A2 可通过催化 21– 羟化酶来影响醛固酮生成。

然而，临床试验评估机体维生素 D 水平与原发性醛固酮增多症相关性研究却出现争议性结果。多数研究表明原发性醛固酮增多症与原发性高血压相比，两者维生素 D 水平无显著差异性。然而 Petramala 研究却显示原发性醛固酮增多症患者不仅血清维生素 D 水平较原发性高血压和健康人群低，而且维生素 D 缺乏症发生率也明显高于后两者。因此，维生素 D 与原发性醛固酮增多症是否存在直接相关性仍需要进一步机制研究证实。

(2) 醛固酮和 klotho 蛋白、FGF23 相互作用：klotho 蛋白是由骨细胞产生的一种跨膜（和循环）蛋白，在肾脏中高度表达，是成纤维生长因子 FGF23 受体激活所必需。Klotho 蛋白不仅参与调节 FGF–3 对骨化三醇的抑制作用，也调节肾小管钙和磷酸盐的重吸收。有研究显示醛固酮促进磷在肾脏重吸收，刺激骨细胞分泌 FGF23，增加 PTH 分泌，减少肾小管细胞合成 klotho。而 FGF23 又通过抑制维生素 D 合成促进肾上腺皮质分泌醛固酮。

基础研究发现醛固酮处理 UMR106（大鼠骨肉瘤细胞），FGF23 的表达量显著上升，该作用可被盐皮质激素受体拮抗剂逆转，并且醛固酮促进 FGF23 升高与 SGK1、NF–κB、钙离子通道相关。另一项临床研究显示 ACEI 或 ARB 减少肾脏 FGF23 的表达，可能通过血管紧张素Ⅱ或醛固酮的直接作用，或者通过减少蛋白尿间接参与 FGF23 的调节。最近我国一项研究显示原发性醛固酮增多症患者 FGF23 显著升高与血磷水平呈负

相关。这提示 FGF23 可能参与原发性醛固酮增多症固症患者血磷水平的调节，但具体机制仍需进一步研究。

(3) 醛固酮与 PTH 相互作用：PTH 是参与机体骨矿物质稳态主要激素，但其生理作用功能远不止参与钙磷稳态调节的理论。Rosenberg 研究发现肾上腺为 PTH 新的作用靶器官。Hulter 研究阐明对人体输注 PTH 后其尿液中四氢醛固酮排泄明显增加。目前基础研究、机制研究、观察性研究和干预性研究均提示 PTH 参与肾上腺球状带细胞醛固酮分泌的调节。

Isales 研究阐明 PTH 既可以直接刺激醛固酮分泌，又能通过增强肾上腺对血管紧张素Ⅱ敏感性间接增加血清醛固酮水平。离体小鼠肾上腺球状带细胞暴露于 PTH（1–84）或 PTH（1–34），其醛固酮分泌显著增加。这提示 PTH 通过 Ca^{2+} 载体样作用在肾上腺球状带细胞导致 Ca^{2+} 内流，从而刺激醛固酮分泌。

Rossi GP 团队发现Ⅰ型 PTH 受体在分泌醛固酮的肾上腺皮质结节和正常肾上腺皮质球状带组织中均有表达。同时盐皮质激素受体亦在甲状旁腺腺瘤及正常甲状旁腺细胞中表达。甲状旁腺细胞核内存在盐皮质激素受体这一发现提示醛固酮也可直接调节甲状旁腺激素分泌。Weber 研究让人们对醛固酮与甲状旁腺激素的关系有了重要的认识。醛固酮 / 盐（1% NaCl）处理 4 周的大鼠，其尿和粪便中 Ca^{2+} 和 Mg^{2+} 排泄增加，从而导致钙离子减少和低镁血症，刺激 PTH 的分泌增加，予以盐皮质激素受体拮抗剂治疗后可以减少尿和大便 Ca^{2+}、Mg^{2+} 排泄，增加骨密度和骨强度。

3. 原发性醛固酮增多症伴轻度糖皮质激素过量的共分泌对骨代谢影响机制

最近，Arlt 等运用尿类固醇代谢组质谱分析发现大多数原发性醛固酮增多症存在轻度糖皮质激素过量共分泌。即使在地塞米松抑制试验正常的情况下，糖皮质激素共分泌也可能在原发性醛固酮增多症骨代谢异常及骨质疏松中发挥作用。这一机制提出似乎也能解释 Wu 等研究结果显示单纯予以螺内酯并不能降低女性原发性醛固酮增多症患者骨折风险。因此需要前瞻性随机研究来证实并评估那些被确认具有轻度糖皮质激素过量共分泌代谢特征但未进行手术的原发性醛固酮增多症患者，是否需要在盐皮质激素受体拮抗剂之外使用糖皮质激素拮抗剂来抵消不利的骨代谢异常风险。

（二）原发性醛固酮增多症骨代谢特点及骨骼表现

原发性醛固酮增多症是内分泌性高血压最常见病因，表现为独立于肾素 – 血管紧张素系统，且不受钠负荷抑制的醛固酮合成异常增多。随着对该疾病认识的深入，越来越多研究证实原发性醛固酮增多症发生骨代谢异常、骨量减少、骨质疏松症甚至椎体骨折都高于原发性高血压及健康人群。

1. 原发性醛固酮增多症骨代谢特点

Resnick 首次报道了原发性醛固酮增多症骨代谢特点为大部分患者存在血清总钙和游离钙降低，PTH 升高和继发性甲状旁腺功能亢进症。此后研究证实原发性醛固酮增多症体内过量醛固酮导致机体尿钙排泄率增加与尿钠排泄相关。过量醛固酮导致尿钙排泄增加可能是由于近端肾小管对钠、钙的重吸收减少，而在远端肾小管中的排泄增加所致。总之，醛固酮增多症的高尿钙导致血清总钙、游离钙降低，通过刺激甲状旁腺主细胞参与钙磷稳态调节而出现继发性甲状旁腺功能亢进症，从而影响骨矿物质稳态。

多项临床研究显示与原发性高血压相比，原发性醛固酮增多症患者血清 PTH 水平更高而血清钙水平更低。予以螺内酯治疗或手术切除醛固酮腺瘤后患者血清钙水平升高同时血清 PTH 水平降低，继发性甲状旁腺功能亢进成功逆转。这一临床观察结果在氢氯噻嗪联合螺内酯治疗盐水 /

醛固酮输注的大鼠模型中也得以证实。

因此，根据现有的研究推测，原发性醛固酮增多症骨代谢异常机制包括醛固酮 – 盐皮质激素受体介导的成骨细胞和破骨细胞的直接影响，以及甲状旁腺功能亢进相关的骨吸收增加的间接影响。但到目前为止，原发性醛固酮增多症 PTH 分泌增加的使动因素是醛固酮导致的尿钙增加和（或）醛固酮通过盐皮质激素受体直接作用于甲状旁腺细胞仍不是十分清楚。还需要更多这方面机制研究论证。

综上所述，原发性醛固酮增多症骨代谢特点表现为高尿钙、低血清钙和游离钙及继发性甲状旁腺功能亢进症。此骨代谢异常可以通过针对过量醛固酮靶向治疗（肾上腺切除术或盐皮质激素受体拮抗剂）后得以逆转。

2. 原发性醛固酮增多症骨骼表现

醛固酮增多症导致高尿钙、低血钙和继发性甲状旁腺功能亢进症为主要表现的骨代谢异常可刺激骨吸收并显著降低骨密度和皮质骨强度，增加骨质疏松及骨折风险。动物研究证实醛固酮增多症可导致骨量和骨强度降低，予以盐皮质激素受体拮抗剂可抑制醛固酮 – 盐处理模型大鼠皮质骨强度降低。多数临床研究也显示，与非醛固酮增多症人群相比，原发性醛固酮增多症患者骨密度更低，罹患骨量减少 / 骨质疏松比率更高，椎体骨折风险更大。但部分研究却报道原发性醛固酮增多症与非原发性醛固酮增多症人群间骨密度值无差异性。这提示原发性醛固酮增多症骨折风险增加可能是骨质量恶化导致的骨强度下降，而非骨密度下降所致。最近一项运用骨小梁分数为评价指标的韩国临床研究证实上述观点。该研究显示女性原发性醛固酮增多症患者腰椎骨脆性增加是骨微结构受损导致骨质量恶化，并非骨密度降低引起。

多项研究证实原发性醛固酮增多症出现的骨骼改变，在予以靶向治疗后临床结局均明显改善。但中国台湾一项研究却显示单纯盐皮质激素受体拮抗剂并不能降低女性原发性醛固酮增多症患者骨折风险。

综上所述，原发性醛固酮增多症患者骨骼表现为骨量丢失、骨强度降低和骨折风险增加（特别是椎体骨折风险）。但到目前为止，醛固酮增多症导致骨代谢异常具体机制仍不十分清楚，特别是予以肾上腺切除手术或盐皮质激素受体拮抗剂靶向治疗后，远期骨折风险下降结论不一致性，依然需要进一步的深入研究。

（三）总结及展望

醛固酮既可以通过直接作用于骨组织各种细胞上盐皮质激素受体、参与骨代谢相关基因信号通路及调节上皮钠离子通道影响骨代谢，又可以通过与维生素 D、klotho 蛋白、FGF23 及 PTH 相互作用间接参与骨代谢。原发性醛固酮增多症骨代谢特点表现为：一方面过量醛固酮作用于肾脏相应受体促进尿钙增加、血钙降低，进一步反馈增加 PTH 的水平，导致继发性甲状旁腺功能亢进；另一方面醛固酮亦可直接作用于甲状旁腺上的盐皮质激素受体，直接促进 PTH 分泌。这种骨代谢异常最终导致出现骨量丢失、骨强度降低和骨折风险增加的骨骼改变。

虽然从基础研究到临床观察、干预研究，我们认识到醛固酮增多症对骨骼健康的不良影响。但是关于其致病机制仍然存在诸多盲区。目前的研究认为醛固酮和甲状旁腺激素的相互作用可能是导致过量醛固酮诱发骨代谢异常的核心原因之一。因此通过干扰醛固酮和 PTH 合成及其对靶目标组织作用，可能会改善骨骼健康结局。展望未来，研究通过调节醛固酮的合成和醛固酮诱导的盐皮质激素受体激活来干扰醛固酮参与钙消耗特性，进而影响 PTH 的分泌是一个方向。通过研究拟钙剂和即将面世的 PTH 受体拮抗药作用来了解在原发性和继发性醛固酮增多症疾病状态下醛固酮和 PTH 相互作用也是一种方法。当然，运用遗传学和表观遗传学方法探讨受体对环境刺激和以醛固酮/PTH 相互作用为靶点的药理学干预在个体间差异背后的生物学途径也是非常有必要。

（曹　旭　李蓬秋）

十二、嗜铬细胞瘤、副神经节瘤的骨骼表现

嗜铬细胞瘤是起源于肾上腺髓质嗜铬细胞的肿瘤，由于肿瘤合成、贮存和释放大量的儿茶酚胺，临床出现以高儿茶酚胺血症为特征的一系列症候群。副神经节瘤（paraganglioma，PGL）则起源于肾上腺外的嗜铬细胞，如位于胸、腹和盆腔脊柱旁的交感神经链，亦产生大量的儿茶酚胺，也可来源于沿颈部和颅底分布的舌咽、迷走神经的副交感神经节，这种情况常不产儿茶酚胺。嗜铬细胞瘤与副神经节瘤总称 PPGL（pheochromocytomas or paragangliomas），其中嗜铬细胞瘤占 80%～85%，副神经节瘤占 15% ～20%，是导致继发性高血压的少见类型，在普通门诊高血压患者中的患病率约为 0.2%～0.6%。

儿茶酚胺几乎影响体内的每个组织和器官，它通过靶细胞膜上的特异受体，发挥调节心血管及代谢等生理学效应。E 主要作为一种肾上腺髓质激素，产生自分泌、旁分泌或神经递质的功能作用，而 NE 主要作为交感神经节后神经元的神经递质，在外周产生作用。由于在人体的骨组织、骨髓、成骨细胞及破骨细胞上都已证实存在肾上腺素能受体的表达，因此 PPGL 过量分泌的儿茶酚胺对骨代谢也会产生影响。近来越来越多的研究证明，嗜铬细胞瘤过度交感过度刺激及儿茶酚胺分泌过量可能通过增加骨质流失（特别是小梁骨），以及促进骨吸收而对骨代谢产生不利影响。

在 Veldhuis-Vlug 等研究中，发现嗜铬细胞瘤患者在不影响骨形成率的情况下明显显示出更高的骨吸收率。通过对 β2-AR 缺陷型小鼠进行的动物研究，嗜铬细胞瘤患者出现的这种解偶联状态可以得到解释。该研究表明，成骨细胞中的交感神经信号可触发破骨细胞分化因子 RANKL 的循环水平增加。此外，在小鼠中用 β 受体激动药进行连续治疗可通过增加骨吸收而减少骨量，但不会抑制骨形成。这些数据表明，与交感神经过度刺激相关的骨骼脆性增加可能是与这种失偶联效应有关，即出现过度的骨吸收与相对的骨形成不足，进而随着病程延长呈现出持续骨丢失。研究嗜铬细胞瘤及副神经节瘤这种以高儿茶酚胺血症为显著特征患者的骨代谢改变，可能是阐明交感神经过度刺激对骨骼影响发病机制的理想人类模型。

（夏文芳）

十三、多囊卵巢综合征的骨骼表现

（一）骨量减低及骨质疏松

多囊卵巢综合征（polycystic ovarian syndrome，PCOS）也称为高雄激素性无排卵或 Stein-Leventhal 综合征，是一种多因素多基因疾病。引起 PCOS 的危险因素包括肥胖、缺乏锻炼、家族病史和糖尿病等。临床发现 PCOS 患者的骨密度多波动于标准差≤ -1 或标准差≥ 1，提示骨量减少甚至骨质疏松。

有研究表明，PCOS 患者与对照组相比，体质指数（BMI）< 27 kg/m^2 的妇女骨钙素减少，脊柱和股骨骨量减少。这表明，PCOS 的骨参数在某种程度上可能与肥胖有一定的关系。然而，这种与肥胖的直接联系并不容易被证明，出现这种负性骨影响的原因尚不清楚，但可能与骨钙素水平及其形式（羧化与非羧化）、局部（骨）胰岛素抵抗或特定的 PCOS 内分泌环境有关。骨钙素的主要生理功能是参与人体的骨代谢机制以维持人体骨骼的正常发育生长。在 Bonnea 等的研究中羧基化 Gla17/ 总骨钙素比值与胰岛素

抵抗（如高胰岛素血症、血糖钳夹或胰岛素指数）呈负相关。在 Meta 分析中，观察到 PCOS 中骨钙素和 BMI 之间存在相反的关系，因为 BMI ＜ 27 kg/m^2 的患者循环骨钙素水平较低。然而，BMI ≥ 27kg/m^2 的 PCOS 妇女不出现骨钙素变化的原因尚不清楚，需要进一步进行研究。Shilpa Lingaiah 等在 298 例 PCOS 患者和 194 例健康对照的女性中进行了Ⅰ型原胶原氨基端延长肽（PINP）、骨钙素（OC）以及Ⅰ型胶原羧基末端肽（CTX）的测量，发现与健康妇女相比，患有 PCOS 的年轻女性的骨形成指标降低，这可能进一步影响骨量。闭经为 PCOS 患者常见的症状，研究发现 PCOS 所引起的闭经较其他闭经患者骨量丢失明显减少。多囊卵巢综合征的病因尚不十分明确，一些变化可能在出生前或儿童时期就开始，这是生殖和神经内分泌途径改变及内脏脂肪积累破坏的结果。因此在理论上，有理由相信 PCOS 的骨代谢紊乱可能比青春期更早开始。

但在另一项研究中，将 100 多名瑞典奥运女运动员的肌肉和骨量与久坐对照组进行了比较，测定血液中的雄激素水平、骨量及肌肉力量，运动员表现出较高水平的雄激素前体和更高的肌肉和骨量，结果表明内源性雄激素与女性运动员的身体成分合成增加和运动成绩提高有关。内分泌研究显示 PCOS 运动员每日分泌黄体生成素和睾酮增强。与其他运动员相比，患有 PCOS 的运动员表现出了更高的合成代谢体成分、更多的肌肉质量和更高的骨矿物质密度。尽管在 PCOS 中存在少经 / 闭经和相对雌激素缺乏，高雄激素血症似乎仍能提供良好的骨质保护。Anette Rickenlund 的研究显示，患有多囊卵巢综合征的耐力运动员表现出比正常运动员更高的最大摄氧量和更强的运动能力。这些研究均表明，轻度高雄激素症，有利于骨量及肌肉力量的增强，并可在女性运动锻炼中发挥作用，当雌激素过度减少时，这种作用将消失。

（二）PCOS 骨骼改变的机制

骨骼受到物理应力、内分泌激素水平、炎症因子等多因素的调控，PCOS 引起骨骼改变的机制值得进一步探讨。

1. 肥胖

杨威等的研究表明，骨密度（BMD）、BMI 与内脏器官脂肪呈负相关的关系。PCOS 导致的腹型肥胖使得腹部堆积大量脂肪组织，引起脂肪细胞肥大，出现不同程度的分泌异常，进而引发炎症反应，炎症的活动是骨密度下降的重要原因。故 PCOS 导致的腹型肥胖是骨密度下降的重要因素。

2. 胰岛素抵抗

胰岛素抵抗（insulin-resistance，IR）是 PCOS 的病理特点之一，是患者骨密度下降的重要内分泌因素。有动物实验证明，由于 IR 的作用，大鼠体内影响骨代谢的胰岛素样生长因子（IGF-1）在骨骼肌和骨组织中的表达明显下降。此外，IR 还可以导致血清 1, 25（OH）$_2$D$_3$ 水平降低，无法对成骨细胞分化起促进作用，抑制成骨细胞分泌骨钙素，是骨密度下降的重要病理生理基础。PCOS 患者较正常人肥胖发生率高，机体脂肪的增加相对应减少了胰岛素受体在单位面积下的数量，从而降低了靶器官的胰岛素敏感性，而肥胖本身可诱导 IR 的产生，并进一步加重 PCOS 患者胰岛素抵抗的程度。有研究表明，正常人的胰岛素循环水平为 6～15μU/ml，在患有 PCOS 的女性中，该水平可高达 22μU/ml。胰岛素可以起到刺激成骨细胞分化的作用，增强骨细胞骨钙素的生成，而生成的骨钙素可以进一步刺激胰岛 B 细胞增殖和骨骼肌胰岛素敏感性。但是，PCOS 妇女中高胰岛素水平会导致胰岛素抵抗，从而导致 BMD 降低。有具体的证据表明 OPG/RANKL 的降低可导致破骨细胞中 Tcirg1 的表达增加，在体外破骨细胞培养中加入胰岛素可以减少 TRAP 阳性细胞的数量。因此，患有 PCOS 的女性中高水平的胰岛素可能与成骨细胞中的胰岛素受体结合并减少骨形成，并且还可能影响骨吸收。

3. 雄激素

性激素水平的异常能够调控成骨细胞、破骨细胞的活动来调节代谢过程。高雄激素能够通过影响脱氢表雄酶来调节骨代谢，从而影响骨密度。Park 等的动物实验表明，局部雄激素的高水平代谢会影响脱氢表雄酮管理机制，该机制能增强骨的生物活性，改善骨密度。雄激素也可能间接地提高炎症介质的水平，如 IL-1β 和活化的 tf-α，这两种都是公认的成骨细胞抑制剂和破骨发生的激活剂。此外根据"两种细胞两种促性腺激素学说"，雌二醇是由睾酮在芳香化酶作用下转化而来，高浓度的雄激素不但使生物转化的底物增多，还可以刺激 P_{450}mRNA，从而使子宫内膜细胞的表达增强，对雌二醇的大量合成起到促进作用。雌激素可以抑制破骨细胞的增多，抑制骨吸收而减少骨量的丢失。为促使破骨细胞凋亡，雌激素不仅阻断了诱导破骨细胞分化的 RANK/RANKL 通路，还降低骨髓间质干细胞中 FasL 基因的表达。此外还有实验表明，雌激素可增加骨保护素（OPG）的生成。

根据最新发布的 PCOS 诊疗指南，针对高雄激素的首选药物是雌孕激素复合制剂：孕激素可减少雄激素的生成，并与其受体形成竞争性结合，最大限度发挥外周阻断作用；雌激素可增加球蛋白和性激素结合的含量，降低游离睾酮的生物活性，提升睾酮代谢清除率，可有效缓解高雄激素引起的相关症状。在 PCOS 中，卵巢最多产生 60% 的雄激素，而剩余的 40% 由肾上腺产生。已经确定，来自肾上腺和卵巢的雄激素是 PCOS 女性中高雄激素血症的潜在来源。Zborowski 及其同事的研究中提到，PCOS 闭经症患者的 BMD 高于非 PCOS 闭经症患者，并且有规律月经的高雄激素的女性 BMD 明显高于闭经的高雄激素女性或对照组。这种高雄激素血症有助于保留 PCOS 妇女的骨量。但是雄激素仅在存在雌激素的情况下对骨骼具有积极作用。没有与正常月经周期相关的雌二醇峰值或孕激素生成，雄激素对骨骼没有净阳性作用。而王美莲、薛歆等的实验指出，一定浓度的雌激素对成骨细胞的胰岛素样生长因子 mRNA（IGF-1mRNA）表达起明显抑制作用；而一定浓度的孕激素虽然不影响 IGF-1mRNA 的表达，却通过作用于转录后的环节，抑制 IGF-1 蛋白的合成，或者促进成骨细胞分泌大量的类胰岛素生长因子结合蛋白与 IGF-1 结合，使游离 IGF-1 浓度明显下降。由于 PCOS 的高雄激素为肾上腺来源或肾上腺和卵巢混合来源，糖皮质激素在临床中也常被使用。研究发现糖皮质激素可通过 OPG 及 RANK-RANKL 等因素引起成骨细胞凋亡和破骨活动的增强，从而导致骨质疏松。

4. 慢性炎症

PCOS 患者体内存在慢性炎症反应，腹型肥胖引起脂肪细胞肥大，出现不同程度的分泌异常，导致一系列促炎性因子水平如超敏 C 反应蛋白、肿瘤坏死因子 α、白介素 6 等上调并占据主导地位，促发炎症反应，炎症的活动是骨密度下降的重要原因。肿瘤坏死因子 α 和白介素 6 等炎症因子可通过抑制 Wnt/β catenin 信号通路，引起核因子 κB 受体活化因子 / 核因子 κB 受体活化因子配体 / 骨保护素（RANKL/RANK/OPG）系统平衡失调，从而抑制成骨细胞活性，促进破骨细胞活动，造成骨密度下降，影响骨代谢。此外，在炎症刺激下，钙素的活性降低，导致一系列骨代谢标志物活性的改变，造成骨量减少。有研究发现，肿瘤坏死因子 α、白介素 1β、细胞因子等参与慢性炎症性骨疾病，其特征在于破骨细胞引起的受影响关节周围的骨丢失。着重于减少腹部肥胖和避免使用增加炎症的药物的策略可能会抵消这种影响。

在 PCOS 患者中，5α- 还原酶活性升高，引起皮质醇的失活或 11β- 羟类固醇脱氢（11β-HSD）

受损，最终引起皮质醇的再生受损。皮质醇水平的失衡可能由此通过 5α– 还原酶、11β–HSD 和 20β–HSD 损害骨密度。对于 PCOS 患者，皮质醇减少，雄激素也相应增加。目前，尚无关于皮质醇对 PCOS 受试者骨质影响的研究，值得进一步研究。

5. 生长激素

PCOS 中出现的高胰岛素血症可以增加游离 IGF–1 的产生，进而可以通过增加下丘脑生长抑素的分泌来减少生长激素的释放。高雄激素血症也可以直接刺激生长抑素的释放，因为睾丸激素可以增加生长抑素的分泌。大多数 IGF 以复合物的形式存在，与 6 种已知特征全面的 IGF 结合蛋白（IGF–BP）结合，并且 IGF–BP 以正和负方式调节 IGF 的作用。研究表明，在 PCOS 患者中，IGF–BP1 的血清水平明显降低，与 PCOS 相关的高胰岛素血症是这种减少的重要原因。降低的 IGFBP–1 会随着游离 IGF–1 的增加而降低结合 IGF–1 的水平，这将导致 PCOS 中的雄激素过多。

6. 维生素 D

维生素 D 也参与一些非骨骼活动，这些活动可能导致包括 PCOS 在内的几种内分泌疾病的发病。PCOS 中维生素 D 状态与代谢和激素紊乱之间存在反比关系，维生素 D 影响葡萄糖稳态和胰岛素敏感性。患有 PCOS 的女性常出现维生素 D 缺乏症，其中 67%～85% 的 PCOS 女性的 1, 25（OH）$_2D_3$ 的血清浓度＜ 20ng/ml。1, 25（OH）$_2D_3$ 水平降低与 PCOS 的显著特征有关，1, 25（OH）$_2D_3$ 的循环水平与胰岛素抵抗呈负相关，胰岛素抵抗又与维生素 D 代谢物浓度降低和 PTH 浓度升高有关。在 PCOS 患者中，血浆降钙素基因相关肽水平被发现升高。

综上所述，PCOS 作为一种临床综合征，具有包括生殖、代谢和激素分泌等长期健康问题。尽管尚未充分理解其机制，但 PCOS 正在影响患病妇女的骨代谢，并容易导致骨质疏松的发生。在未来 PCOS 的防治上，要注意该疾病对于骨代谢方面的影响，积极预防，及时治疗。

（金　晖）

十四、男性性腺功能减退症的骨骼表现

男性性腺功能减退症是一种由于雄性激素分泌减少、雄激素在外周靶器官作用的异常或下丘脑和垂体疾病所引起的促性腺激素分泌缺乏，以及某些全身性疾病所致的临床综合征，可能会对多器官功能和生活质量产生不利影响。来自欧洲的数据显示，在中年男性中，生理性性腺功能减退症的发生率为 2.1%～12.8%，40—79 岁的低睾酮和性腺功能减退症的患者发病率 2.1%～5.7%。性腺功能减退症在老年男性、肥胖男性、并存疾病较多，以及身体健康状态欠佳的男性中发病更为普遍。

（一）男性性腺功能减退症的诊断

男性性腺功能减退症的诊断必须同时包括持续性的临床症状和雄性激素缺乏的证据。建议在禁食状态下进行睾酮检测。对于总睾酮水平接近正常值低限（8～12nmol/L）、存在疑似或已知的性激素结合球蛋白（SHBG）水平异常者需行游离睾酮检测，必要时则需行染色体核型测定、精液常规等针对性检查。

（二）男性性腺功能减退症的分类

男性性腺功能减退由于睾丸功能障碍引起，或者是由下丘脑–垂体–性腺轴的一个或多个环节的功能障碍导致。可根据功能障碍的层面将男性性腺功能减退分为睾丸源性男性性腺功能减退（原发性性腺功能减退）、下丘脑–垂体源性男性性腺功减退（继发性性腺功减退）、下丘脑 / 垂体和性腺的混合源性男性性腺功能减退（成人期发病的性腺功能减退，也被称为迟发性性腺功能减退症和年龄相关性性腺功能减退症）、雄激素靶

器官缺陷源性男性性腺功能减退。其中原发性睾丸障碍是性腺功能减退最常见的原因，可导致睾酮水平低，精子发生障碍和促性腺激素升高（高LH和FSH）。

（三）男性性腺功能减退症与骨骼的关系

男性性腺功能减退对骨骼影响较大，其主要表现为骨质疏松。同时男性性腺功能减退亦是男性继发性骨质疏松最常见的原因之一。下面根据病因的不同分别论述。

1. 原发性性腺功能减退症与骨骼的关系

原发性性腺功能减退症主要是因睾丸疾病或染色体相关异常导致，以低睾酮水平，精子生成障碍及LH、FSH升高为特点，常见于睾丸下降不全或异位睾丸、Klinefelter综合征（47，XXY）、睾丸肿瘤、睾丸炎、无睾症，以及生殖器相关创伤等。发病机制包括：一方面，雄激素促进生长板软骨生长，因此对纵向骨生长有直接影响；另一方面，雄激素可抑制成骨细胞凋亡，而雄激素缺失可诱导破骨细胞生成增加，因此，雄激素缺乏可以加速骨量丢失。除了对骨细胞有直接作用外，雄激素尚可在芳构化成雌激素后，刺激生长激素分泌，因而间接刺激骨骼生长，因此雌激素对于男性的骨质形成亦有重要作用。同时，雄激素可使男性青春期肌肉质量增加，从而导致机械负荷的增加，进而增加骨量。原发性性腺功能减退症于青春期前发病的患者往往表现为骨骺闭合延迟、线性生长、上部量小于下部量，而成年发病者身材比例正常。由于雄激素缺乏、垂体促性腺激素增多、性激素结合球蛋白水平增高，原发性性腺功能减退症患者往往合并骨质疏松。对于原发性性腺功能减退症引起的骨质疏松，在其治疗上主要可分为两方面。即常规针对骨质疏松的治疗，以及针对原发疾病的治疗，主要为雄激素替代疗法（见下文）。

2. 继发性性腺功能减退症与骨骼的关系

继发性性腺功能减退症是下丘脑或垂体疾病的结果，其特点是低睾酮水平以及LH、FSH水平低下或与睾酮水平不相符合，常见于高催乳素血症、孤立性低促性腺激素性性腺功能减退（IHH）、卡尔曼综合征、继发性GnRH缺乏症、垂体功能减退症、垂体腺瘤、Prader — Willi综合征（PWS）等。继发性性腺功能减退症是由多种疾病引起的，这些疾病都可能对骨骼完整性产生特殊影响。不同病因所导致的男性性腺功能减退患者的性激素缺乏是骨质流失的原因，对骨密度有相似的损害。

继发性性腺功能减退症患者除性激素缺乏外，往往合并其他内分泌轴腺功能异常（如生长激素轴、垂体甲状腺轴、垂体肾上腺轴），这些轴腺功能异常也可能影响骨代谢，在诊断治疗时应予以考虑。一项研究表明，性腺机能减退的逆转显著增加了高催乳素血症引起继发性性腺功能减退男性的皮质骨密度，而与血清催乳素水平无关，这表明是睾酮的缺乏而非催乳素过量损害了这些患者的骨骼稳态。继发性性腺功能减退症患者若合并生长激素缺乏，在青春期前起病往往表现为骨骺闭合延迟、生长迟缓、上部量小于下部量、骨质疏松，而成年发病者往往表现为骨质疏松。低促性腺激素性性腺功能减退由于缺乏性激素，在青春期前起病的往往表现为骨骺闭合延迟、线性生长、上部量小于下部量、骨质疏松，一般能达到人群平均身高或更高水平，而成年发病者往往表现为骨质疏松。对于继发性性腺功能减退症患者，应注意有无其他垂体轴腺功能异常，在重建垂体肾上腺轴、垂体甲状腺轴、生长激素轴之后根据有无生育要求给予补充睾酮或促性腺激素或促性腺激素释放激素。对于继发性性腺功能减引起的骨质疏松，常规补充钙和维生素D，长期补充性激素，一般情况下2～3年骨密度可恢复至正常水平。此外，亦有文献报道，在先天性促性腺激素功能低下型性腺功能减退症患者中，尽管对他们此前进行了长期激素替代治疗，但其仍有可能在成年早期峰值骨量减少，骨质疏松风险增加。男性性腺功能减退常伴有雌激素的缺乏，可能是因为雄激素减少而使机体芳香化雌激素能力下降所致。因此，性腺功能减退应被视为不同程度雄激素和雌激素缺乏的组合，这可能对骨骼产生更严重的影响。

3. 迟发性性腺功能减退症与骨骼的关系

迟发性性腺功能减退症最明显的特征是血清睾酮的下血清中雌雄激素两者的比例失衡，男性睾酮的作用效果主要和游离睾酮有关。男性在 30 岁以后，血清中睾酮水平随年龄增长呈逐步降低趋势，但不断增加的性激素结合球蛋白与睾酮结合，进一步使游离睾酮降低，在大于 60 岁老年男性中，游离睾酮的降低更加明显。与男性迟发性性腺功能减退症相关的骨骼方面临床表现主要为骨质疏松的一系列表现，典型者可表现为非外伤性骨折导致的身高降低，主要原因是男性骨骼吸收增加（比骨骼形成要多），从而导致男性的骨小梁和骨皮质出现类似于女性绝经后的骨质状态。在一项 Rochester Minnesota 对 50 岁以上老年人的研究中发现，髋部、椎体或腕部骨质疏松的风险在男性约 13.1%，而骨折的发生比例在髋部、椎体和腕部也是不同的，其中，股骨近端骨折风险为 6%，椎体骨折风险为 5%，前臂远端骨折风险为 2.5%。对于男性迟发性性腺功能减退症骨质疏松的治疗，在其治疗上主要可分为两方面。即常规的针对骨质疏松的治疗，以及针对原发疾病的治疗，主要为雄激素替代疗法（见下文）。

4. 雄激素靶器官缺陷所致性腺功能减退症与骨骼的关系

雄激素靶器官缺陷导致的男性性腺功能减退症较为罕见，主要指无性激素减少但性腺激素受体或受体后有特异性缺陷的个体，骨质疏松症亦可以出现。多数研究表明，患有完全雄激素不敏感综合征的患者在脊柱和髋部的骨密度较低。这些发现表明雄激素在芳构化成雌激素后，也可以通过雌激素受体直接影响骨密度、纵向骨生长和骨骺闭合。低骨密度和骨质疏松症还与高水平的性腺激素结合球蛋白（SHBG）在一定程度上相关，其主要原因在于当 SHBG 增多时，作用于组织的游离性激素相对减少。

5. 外科手术或化学药物去势所致性腺功能减退症与骨骼的关系

外科手术或化学药物去势会导致男性类固醇性激素水平突然下降而造成男性骨骼的变化。在患有晚期前列腺癌的成年男性中，应用这种去势疗法之后可发生快速骨丢失，骨转换增加，致使骨吸收的不平衡而引起净骨损失，特别是在具有大的重塑表面的松质骨部位，有数据显示去势后 1 年内腰椎骨密度下降约 51%。许多已有骨密度减低的前列腺癌患者，去势后可有额外的骨丢失，因而进一步增加骨质疏松性骨折的风险。同时去势造成的雄激素缺乏会引起身体成分变化，如肌肉质量下降等，可能进一步增加骨折风险。由于前列腺癌属于睾酮替代治疗的一大禁忌证，因此前列腺癌患者去势治疗造成的骨质疏松，目前仅推荐针对骨质疏松的治疗，如口服或补充双膦酸盐等。目前有研究表明，阿仑膦酸盐类药物可显著降低骨折的风险，甚至降低了有骨折史的男性的死亡率，因此可以考虑将此类药物更广泛地应用在前列腺癌去势治疗相关骨质疏松的临床治疗中。

（四）男性性腺功能减退症相关骨质疏松的治疗

针对男性性腺功能减退症造成的骨质疏松并没有系统的治疗方法，但根据病因及临床表现，由于雄激素缺乏造成的性功能减退型骨质疏松，在其治疗上主要可分为两方面。即常规的针对骨质疏松的治疗，以及针对原发疾病的治疗，主要为激素替代疗法。

（郝咏梅）

十五、卵巢功能早衰的骨骼表现

（一）卵巢功能早衰的概念

卵巢功能早衰是指女性在40岁以前出现卵巢功能减退，主要表现为月经异常（闭经、月经稀发或频发）、促性腺激素水平升高（FSH > 25 U/L）、雌激素水平波动性下降。其他相关概念如下。

- 卵巢储备功能减退：指卵巢内卵母细胞的数量减少和（或）质量下降，同时伴有抗米勒管激素水平降低、窦卵泡数减少、FSH水平升高。
- 卵巢早衰指女性40岁以前出现闭经、促性腺激素水平升高（FSH > 40U/L）和雌激素水平降低，并伴有不同程度的围绝经期症状，是早发性卵巢功能不全的终末阶段。

卵巢功能早衰的常见病因包括遗传因素、医源性因素、免疫因素、环境因素等。目前，半数以上的卵巢功能早衰患者病因不明确，称为特发性卵巢功能早衰。

（二）卵巢功能早衰的骨骼表现

健康成人中90%的峰值骨量在18岁已基本达到，在骨量持续增加的阶段，卵巢早衰女性的雌激素缺乏对骨密度有显著的负性作用。卵巢早衰相关的性激素变化可以导致骨量减少，甚至骨质疏松。雌激素缺乏引起的快速骨丢失，在雌激素缺乏之后的早期为每年骨量下降2%～3%。与雌激素缺乏相关的骨丢失，松质骨严重于皮质骨，尤其是腰椎椎体。

既往研究报道，尽管卵巢功能早衰、Turner综合征、性腺发育不良等病理机制相似，但卵巢功能早衰女性有明显的骨密度降低。在60例染色体核型正常的特发性早发性卵巢功能不全女性中，与健康对照组相比，其股骨颈的骨密度明显降低，其中47%的早发性卵巢功能不全患者在1.5年内诊断出骨密度下降。特纳综合征是特殊类型的早发性卵巢功能不全，对Turner综合征相关的卵巢早衰患者进行的研究显示，30.7%患者有创伤相关的骨折史，在测量骨密度的111例患者中有62例患者诊断为骨质疏松症。年轻女性因妇科恶性肿瘤应用化疗药物，有可能导致卵巢功能早衰进展。有研究指出，由于化疗致卵巢功能早衰患者的骨密度是明显下降的，且这些罹患妇科恶性肿瘤的女性在接受化疗开始时并没有骨量下降，而在治疗后18个月开始出现骨密度下降。

卵巢功能早衰导致骨量丢失的主要危险因素包括雌激素缺乏的程度和持续时间，以及激素替代治疗的依从性，次要危险因素包括卵巢早衰的诊断时间（尤其超过1年延迟诊断），维生素D不足或缺乏，钙摄入量低，以及缺乏体育锻炼。

卵巢功能早衰患者的骨密度评估推荐应用双能X线吸收法测定腰椎（椎骨 L_1～L_4）、髋部（股骨颈、全髋）或前臂（桡骨远端1/3）。诊断早发性卵巢功能不全时即应进行骨密度的第一次评估。尽管DEXA是评估骨密度的金标准，但其他方法，如定量计算机断层扫描、外周定量计算机断层扫描或定量超声，仍有评估价值。骨折风险评估工具（FRAX）更适用于40以上骨量减少患者的骨折风险评估，并不适用于早发性卵巢功能不全患者。

（三）卵巢功能早衰的骨骼表现机制

卵巢功能早衰患者雌激素水平降低，雌激素对破骨细胞的抑制作用减弱，破骨细胞的数量增加、凋亡减少、寿命延长，导致其骨吸收功能增强。尽管成骨细胞介导的骨形成亦有增加，但不足以代偿过度骨吸收，骨重建活跃和失衡致使小梁骨变细或断裂，皮质骨孔隙度增加，导致骨强度下降。雌激素减少降低骨骼对力学刺激的敏感性，使骨骼呈现类似于废用性骨丢失的病理变化。雌激素缺乏使免疫系统持续低度活化，处于促炎性反应状态。炎性反应介质肿瘤坏死因子 α（TNFα）、IL-1、IL-6、IL-7、IL-17 及前列腺素 E_2 均诱导 M-CSF 和 RANKL 的表达，刺激破骨细胞，并抑制成骨细胞，造成骨量减少。

新的研究证实，以前认为只对性腺起作用的卵泡刺激素（FSH），亦有促进破骨细胞形成、刺激骨吸收和调节骨量的作用，FSH 分泌过多的闭经患者骨密度显著减少。促性腺激素水平与骨密度呈负相关关系，与骨转换生化指标呈正相关关系。垂体前叶分泌的促性腺激素，可能在骨代谢中起重要的调控作用。促性腺激素刺激破骨细胞形成，是破骨细胞骨吸收的一种生理学刺激因子。在卵巢功能早衰的早期，雌激素的轻微降低和促性腺激素的快速增加，这一双重因素，可能是启动女性早期松质骨丢失的重要原因。循环中的促性腺激素水平与成年女性的骨转换速率、骨量和绝经后骨质疏松的患病风险密切相关，可能是引起性腺功能减低、绝经和骨丢失的重要因素。

（四）卵巢功能早衰的骨骼相关治疗

适当进行激素补充治疗，同时进行生活方式调整，有助于改善早发性卵巢功能不全患者的骨丢失状况，而对于那些已有骨质疏松的早发性卵巢功能不全患者，则应同时采用抗骨质疏松治疗。早发性卵巢功能不全患者行激素补充治疗可以对骨质疏松症起到一级预防的作用，早发性卵巢功能不全患者行激素补充治疗获益更多，风险更小。只要没有禁忌证，早发性卵巢功能不全患者应给予激素补充治疗（参照早发性卵巢功能不全的激素补充治疗专家共识）。

骨质疏松症的防治措施主要包括基础措施、药物干预和康复治疗［原发性骨质疏松症诊疗指南（2017）］。平衡膳食、维生素 D 和钙的充分摄入、负重锻炼、维持适宜的体质量、戒烟是重要的干预措施。抗骨质疏松症药物按作用机制可分为骨吸收抑制剂、骨形成促进剂、其他机制类药物及传统中药。其中双膦酸盐是焦磷酸盐的稳定类似物，是目前临床上应用最为广泛的抗骨质疏松症药物。双膦酸盐与骨骼羟基磷灰石的亲和力高，能够特异性结合到骨重建活跃的骨表面，抑制破骨细胞功能，从而抑制骨吸收。目前用于防治骨质疏松症的双膦酸盐主要包括阿仑膦酸钠、唑来膦酸、利塞膦酸钠、伊班膦酸钠、依替膦酸二钠和氯膦酸二钠等。由于双膦酸盐的骨骼半衰期长，且对胎儿发育的影响尚不明确，所以计划妊娠女性慎用，至少受精前一年停用双膦酸盐药物。

早发性卵巢功能不全患者在接受抗骨质疏治疗期间应对如下情况进行监测：疗效，钙和维生素 D 的摄入是否充足，药物的不良反应，对治疗的依从性，新出现的可能改变治疗预期效果的共患疾病。

（高　飞）

十六、Turner 综合征的骨骼表现

Turner 综合征（Turner syndrome，TS）又称先天性卵巢发育不全综合征，1988 年由 Turner 首先描述 7 例女性，体型矮小、颈蹼、肘外翻和性幼稚。Turner 综合征是较常见的性染色体异常性疾病，全部或部分 X 染色体缺乏所致，是女性性发育延迟和性幼稚原因之一。Turner 综合征典型的骨改变为骨骼畸形、身材矮小。骨骼畸形常见为脊柱侧突（约 20%）及脊柱后凸（约 50%）。还有一些骨骼发育异常导致的 Turner 综合征其他特征，包括短颈（颈椎发育不全）伴颈蹼，Madelung 畸形（刺刀形畸形，此畸形发生率高达 50%）、盾状胸、肘外翻、膝外翻或者内翻，第 4 掌骨（关节）和（或）趾骨短小，部分患者可见第 3、5 掌骨缩短，出现掌骨征（趾骨征）阳性，其全身的骨骼发育异常除上述与 *SHOX* 基因缺陷相关症状外，还有腕征阳性（腕骨角小于 117°）、

肘征阳性（肱骨滑车关节面向桡侧倾斜，肘外翻），股骨内髁增大，胫骨内侧平台下压，颅骨蝶鞍小，呈桥形，骨盆男性形等，整体来说TS患者在15岁前骨化中心正常出现，但骺板闭合可延迟至20岁后，与一般人群相比，TS患者髋关节发育不良的风险增加。未治疗的Turner综合征患者的终身高与父母相关，但一般低于预期身高，主要因出生身长低于平均水平（宫内生长迟缓），3—13岁生长速度低于平均曲线，无青春期生长骤增，因此，终身高比普通女性人群低大约20cm，通常不超过150cm。

对于TS患者骨量，有研究发现DXA所测骨密度值假性偏低，可能与TS患者矮身材及骨骼尺寸较小、几何力学差异有关。使用外周定量CT评价骨密度时，因为部分体积效应影响，小梁骨密度正常，而皮质骨密度假性降低，但用高分辨外周定量CT时，又提示骨微结构受损，胫骨、桡骨骨量减低。总体来说，与健康个体相比，TS患者10岁以前即可出现骨量减少，主要表现为普遍骨质疏松，长管骨变短，骨干变细，特点为皮质骨BMD下降而小梁骨BMD正常，其峰值骨量比正常女性减少25%，骨折发生率比普通人群高3倍，常见前臂（腕部）骨折。TS患者低骨量的机制包括：X染色体异常，可能和位于X染色体短臂末端的矮小同源盒基因（*SHOX*）单倍体剂量不足有关；雌激素低下导致骨形成不足；高FSH水平通过降低雌激素促进破骨细胞生成，其中原发性卵巢功能不全导致的低雌激素是骨质疏松症最重要的危险因素；进一步增加低骨量风险的共病包括维生素D缺乏、乳糜泻和炎症性肠病。而即使BMD正常的TS患者，其骨折的风险也较正常人群更高，这个可能与听力损伤、父母骨折史和年龄增长有关。有研究显示：TS患者血中完整的PTH水平及骨钙素水平较正常人群高，提示有较高的骨转换，这些都是导致TS患者骨质疏松及骨折的原因。相反，内源性或者外源性的雌激素暴露与较高的BMD相关；生长激素的治疗与骨尺寸有关，但与骨密度及骨折风险无关，核型与骨密度和骨折风险亦无关。

（霍亚南）

十七、代谢手术后的骨骼改变

近年来肥胖的患病率呈快速增长的趋势，成为严重威胁全球人类健康的公共问题。根据195个国家1990—2015年的人群调查显示，儿童和成人肥胖患病率分别为5.0%和12.0%。我国17岁以下肥胖人群已超过55万人。肥胖不仅加重了患者生活及心理负担，同时还会引起机体的慢性炎症，与糖尿病、高血压等多种慢性疾病的发生进展有关。代谢手术是目前公认有效的减重方法，但需严格把握适应证，术后患者可出现营养不良、骨密度降低、骨质疏松、骨折等改变，本节对代谢手术后骨骼改变做初步阐述。

（一）代谢手术的进展及术后骨骼的改变

代谢手术始于20世纪50年代，最早是Kremen等于1954年首次施行的一例空肠-回肠旁路术，该术式是以造成小肠营养吸收障碍为治疗原理，因此在取得良好减重效果的同时会出现术后水电解质代谢紊乱、营养缺乏等并发症。1973年Prenten等尝试用限制型术式避免了吸收不良，但是水平钉合处易开裂，胃小弯易扩张等原因导致减重效果欠佳。1980年Long等发明了垂直束带胃成形术，但患者易出现体质量反弹、恶心、呕吐等症状。同期Griffen等提出胃空肠Roux-en-Y胃旁路术，使上述状况有所改善。1994年Wittgrove等开始实施腹腔镜下Roux-en-Y胃旁路术，成为代谢手术的经典术式。此外十二指肠黏膜表面重修、胃内球囊术、胃引流术、胃电刺激术等新型术式逐步应用。然而，代谢手术对骨骼健康有不利影响，接受胃旁路手术的患者骨折风险显著增高，且有一定的时间依赖性，骨折风险增加趋势在术后3年上升较为明显。术后甲状旁腺激素水平升高，可出现继发性甲状旁腺功能亢进症。目前，我国代谢手术后骨骼变化的研究有限，有待进一步深入研究。

（二）代谢手术后骨骼的病理生理改变

1. 营养吸收障碍

代谢手术限制胃容量，减少吸收面积，降低钙和维生素 D 的吸收。实验提示肥胖大鼠代谢手术后钙和维生素 D 的吸收不良，且饮食的营养补充不能完全弥补，这可能在早期骨丢失中起关键作用，乳酸水平升高和尿钙流失增加可致代谢性酸中毒，慢性代谢性酸中毒为主，合并其他因素可导致后期骨骼的不良改变。一项对 293 例患者代谢手术后 10 年随访发现，65% 的患者维生素 D 缺乏，69% 的患者甲状旁腺激素水平升高，提示代谢手术后可出现低钙从而导致继发性甲状旁腺功能亢进。

2. 机械负荷减少

机械负荷的减少促进骨量流失。代谢手术后体质量迅速下降，研究显示，此类手术后 6 个月患者体重减轻率高是能量失衡的一种反应，即使存在代谢适应，同时负重部位骨的优先丢失，这可能是骨骼卸载的一种反应，机械应力的改变是骨骼重塑的原因之一，导致骨转换增加骨密度下降。同时体重下降后机械应力减少，可引起骨硬化素分泌增多，骨形成减少，反映了机械负荷减少对于骨骼改变的负面影响。但也有证据表明，骨密度和骨转换标志物的变化与体重下降无关。

3. 激素水平变化

(1) 脂肪因子的改变：多脂肪因子中瘦素、脂联素在骨代谢中起重要作用。一项对 127 例患者代谢手术后进行 18 个月的随访研究显示，患者术后瘦素水平下降，脂联素水平上升。瘦素是一种蛋白质类激素，通过骨矿化重塑、吸收和成骨细胞分化等多种途径积极促进骨化，增加骨密度。血液循环中的脂联素可作为一种肽类激素抑制骨形成。研究表明，肥胖患者血清脂联素水平较正常人群低，代谢手术后脂联素水平上升、骨密度下降，脂联素与骨密度之间的反比关系可以解释脂肪对骨骼的保护作用。

(2) 雌激素：当雌激素缺乏时，成骨细胞可通过上调 M-CSF 和 Cox-2，加速破骨细胞的形成和基质的降解，从而导致骨质疏松。一项对 55 例代谢手术后男性患者随访发现，术后 6 个月、12 个月患者雌二醇水平明显下降。对代谢手术后女性患者的骨骼检测发现，术后全身骨矿含量明显减少，肋骨和脊柱局部骨矿含量和骨密度明显下降，且轴向骨丢失最多。

(3) 胰高血糖素样肽 -1（GLP-1）：GLP-1 在骨重构中起重要作用，与成骨细胞活性呈正相关，在骨丢失大鼠模型实验中，可促进骨形成并使其骨量增加。胃旁路术后患者易出现自发性高胰岛素血症及 GLP-1 水平升高，其他研究也证实了代谢手术后 GLP-1 水平较术前升高，因此它是骨质疏松和骨折的保护因素。

(4) 生长激素释放肽：生长激素释放肽(peptide YY，PYY）是成骨细胞骨形成的负调节因子，代谢手术上调 PYY，降低成骨细胞活性引起骨质丢失、骨密度下降。对 *PYY* 基因敲除小鼠和 PYY 过度表达小鼠的骨结构和细胞活性进行观察，*PYY* 基因敲除小鼠成骨细胞活性增加，松质骨骨量增加，而 PYY 过度表达小鼠成骨细胞活性降低且破骨细胞增加、骨密度降低。对病态肥胖患者进行监测发现，代谢手术后患者的 PYY 水平升高，可能是术后食物水解液对空回肠刺激作用增强所致。

4. 骨髓脂肪的改变

骨髓脂肪含量的变化与骨密度呈负相关。骨髓脂肪作为一个独特的脂肪仓库，即使大幅度减少总脂肪质量，其含量并不一定下降，同时根据啮齿动物和人类饥饿的模型，大幅减肥反而会增加骨髓脂肪含量，使骨密度下降。此外，糖代谢是骨髓脂肪变化的重要决定因素，糖尿病患者和非糖尿病患者在RYGB术后骨髓脂肪的变化有显著差异，研究显示HbA1c改善幅度较大的人群骨髓脂肪含量下降更大，表明术后有效控制血糖可以降低骨髓脂肪含量，预防术后骨质疏松等并发症。

（三）临床表现

1. 基础疾病的临床表现

肥胖症可见于任何年龄，男女发病均等。多有进食过多和（或）运动不足的特点，常有肥胖家族史。轻度肥胖多无症状，中、重度肥胖常引起气促、睡眠呼吸暂停、关节痛、肌肉酸痛等症状，可并发或伴随多种疾病。肥胖症患者中，2型糖尿病发病率较高，患者可伴有相应症状。

2. 骨质疏松的临床表现

(1) 疼痛：以腰背痛多见，占疼痛患者的70%～80%，一般骨量丢失12%以上时即可出现骨痛。疼痛沿脊柱向两侧扩散，仰卧或坐位时疼痛减轻，直立时后伸或久立、久坐时疼痛加剧；日间疼痛轻，夜间和清晨醒来时加重，弯腰、肌肉运动、咳嗽、大便用力时加重。新近胸腰椎压缩性骨折，亦可产生急性疼痛。部分患者可呈慢性腰痛，也可出现上腹痛类似急腹症。若压迫脊髓、马尾还可影响膀胱、直肠功能。

(2) 身长缩短、驼背：多在疼痛后出现，第11、12胸椎及第3腰椎，负荷量大、易变形，使脊椎前倾，椎体曲度加大，身长缩短明显。

(3) 骨折：是最常见和最严重的并发症。

(4) 胸闷、气短、呼吸困难等症状：胸、腰椎压缩性骨折，脊椎弯曲，胸廓畸形，肺活量和最大换气量减少，出现胸廓活动受限，呼吸功能下降，易并发坠积性肺炎。

（四）实验室和其他检查

1. 实验室检查

代谢手术后骨转换标志物水平较正常值明显升高，且在手术后6个月显著增加，表明术后骨转换率增高，可能是由于代谢手术后体重减轻，激活了在病态肥胖中被抑制的骨代谢所致。此外，一些研究也表明代谢手后一年虽然体重减轻程度已达到平台期，但骨形成及骨吸收标志物显著增加，表明骨重建仍在继续，且可长达7年。

减重手术后维生素D、血钙，和血磷的降低，术后6个月钙吸收率明显下降，还会引起继发性甲状旁腺功能亢进，代谢手术后约有42%患者会出现术后高甲状旁腺激素，且其水平与时间呈正相关。

2. 其他检查

骨密度的检测方法包括双能X线吸收法（DXA）、定量CT（QCT）、高分辨外周骨定量CT、骨小梁评分（TBS）和骨折风险评估工具（FRAX）。

QCT测量骨密度是一种替代成像技术，它可减少来自多余软组织的伪影的影响，在骨密度发生显著变化的情况下具有潜在优势。高分辨外周骨定量CT通过重建人体骨骼三维立体结构测量体积骨密度和骨微结构的定量参数，将松质骨与皮质骨相互独立检测，并利用微有限元分析评估骨骼生物力学特性，具有应用前景。

骨小梁评分是一种新的无创评估骨骼微结构的工具，但不能直接评估骨微结构。较高的TBS值表明有较强的骨骼微结构，而较低的评分反映了较差的骨质量与较高的骨折易感性。有研究表明，代谢手术后3年若平均TBS值在正常范围内可反映具有良好的骨质量。软组织密度的变化会导致骨密度和TBS测量出现误差，随着覆盖在脊柱上的软组织厚度的增加，TBS值会降低。此外，骨折风险评估工具（FRAX）可评估髋部骨折和主要骨质疏松性骨折的可能性。

（五）代谢手术后骨骼改变的治疗

1. 维生素D及钙剂

补充维生素D和钙剂作为基础措施之一。2020年英国肥胖和代谢手术学会指南建议：代谢手术后需要补充维生素 D_3 以维持血清 25- 羟基维生素 D 的水平为 75nmol/L 或更高，推荐每日口服维生素 D_3 的剂量为 2000～4000U。重度维生素 D 吸收障碍的患者，口服维生素 D_2 或 D_3 的剂量可达每周 1～3 次，每次 50 000U；更难治的患者可能需要连续口服骨化三醇；由于食物钙比补充钙剂具有更高的生物利用度，并且可能对肾结石的形成具有保护作用，因此鼓励通过饮食补充，推荐 RYGB 术后每日补充钙的剂量为 1200～1500mg，胆胰转流术术后每日补充剂量为 1800～2400mg。

2. 双膦酸盐

术后发生骨质疏松的患者在对钙及维生素 D 缺乏进行恰当治疗后，可使用双膦酸盐。进行双膦酸盐治疗时，因口服双膦酸盐可能存在吸收不足和潜在的吻合口溃疡风险，所以应先通过静脉途径给药，推荐剂量为唑来膦酸 5mg 每年 1 次，或者伊班膦酸钠 3mg 每 3 个月 1 次。排除潜在吸收障碍及吻合口溃疡风险后，可口服双膦酸盐，阿仑膦酸钠 70mg 每周 1 次，利塞膦酸钠 35mg 每周 1 次或 150mg 每月 1 次，或者伊班膦酸钠 150mg 每月 1 次。

3. 甲状旁腺激素及其类似物

是甲状旁腺激素的活性片段，可以促进骨的合成，增加椎体和（或）非椎体部位的骨密度，降低脊柱和（或）非脊柱骨折的风险但用于代谢手术后骨质疏松症的证据有限。

其他如 c-Src 激酶抑制剂、硬化蛋白抗体、αVβ3 整合素受体拮抗药、重组抗 RANKL 全人单克隆抗体等药物正在或拟用于代谢术后的骨质疏松症。

（六）代谢手术后骨骼改变的防治及预后

代谢手术后及时行骨密度、骨转换指标等项目的检测。一项关于 3439 例减肥术后患者的研究显示，有 220 例（6.4%）患者在平均 7.6 年的随访中发生了骨折。代谢手术需要多学科共同协作，进行术前、术中及术后的全程管理及终身随访，术后最初 2 年至少每 6 个月随访 1 次，以后至少每年随访 1 次，随访内容包括骨密度、25- 羟基维生素 D、PTH、24 小时尿离子、BMI、性激素、骨转换指标等项目的检测。术后尽早预防骨丢失，纠正营养不良，并纳入负重运动，高危患者应考虑给予药物治疗。

（田昀灵）

十八、妊娠、哺乳期骨骼表现

妊娠与哺乳是育龄期女性体内激素变化最大的两个时期，在两种起伏波动的激素环境中，发生着钙等矿物质从母体到胎儿、婴儿的转运和再分布。女性生殖周期骨骼及矿物质代谢的变化及其对女性峰值骨量获得及对骨骼的长期影响，日益受到人们的关注。本节将介绍妊娠、哺乳和停止哺乳后女性矿物质、骨骼的生理学变化，以及孕期、哺乳期骨骼异常的临床特点和治疗。

（一）妊娠期、哺乳期骨代谢的变化

1. 妊娠期骨代谢的变化

正常足月胎儿体内约有 30g 钙、20g 磷及 0.8g 镁，其中 80% 的矿物质是在孕晚期获得。孕期矿物质从母体到胎儿的转运情况随着孕周增加而变化。孕期肾脏 1α 羟化酶活性增加，血清骨化三醇、甲状旁腺激素相关蛋白（PTHrP）、催乳素、生长激素水平均随孕周增加，PTH 水平被抑制，从而导致肠道钙、磷吸收增加，孕早期尿钙排泄增加；骨转化在孕早期正常，中晚期增加。大多数女性孕末期整体骨密度变化非常小或没有变化。孕期矿物质、钙调节激素及骨代谢发生的上述适应性变化，维持了孕期女性血清钙、磷和镁水平基本正常，同时满足胎儿矿物质的需求。

2. 哺乳期骨代谢的变化

母乳是新生儿和婴儿获得矿物质的主要途径。多数新生儿平均每天需要母乳约 780ml。出

生的前 6 个月，乳汁含元素钙平均为 260mg/L，母乳供给婴儿元素钙约为 200mg/d。乳汁中钙主要源于母体骨吸收。

哺乳期女性骨矿物质、钙调节激素及骨代谢发生一系列适应性的变化。哺乳期肠钙吸收由孕后期明显增加，很快降到非孕时状态，肾小球滤过率恢复孕前水平，肾小管钙吸收明显增加，尿钙排泄减少。哺乳期大脑－乳房－骨骼环路调控骨骼的代谢方面起着极其重要的作用。高催乳素水平和哺乳的吸吮反射作用于下丘脑中枢，抑制促性腺激素释放激素的脉冲释放，使黄体生成素和卵泡刺激素分泌减少，进而抑制卵巢功能，出现哺乳期雌二醇水平明显降低。低的血清雌二醇水平可上调成骨细胞的核因子 κ B 受体活化因子配体，下调护骨素，刺激破骨细胞的分化、募集和功能，从而导致骨吸收增加。哺乳的吸吮反射、高催乳素和低雌二醇水平刺激乳腺上皮细胞产生 PTHrP，发挥类似 PTH 的作用，使骨吸收增加，导致骨量丢失，每月骨密度下降约为 1%～3%，以松质骨丢失明显，哺乳 3 个月～6 个月腰椎骨密度平均下降 6%～10%，母乳喂养时间在 1 年及以上者，骨矿物质含量可减少 20%～30%。

3. 停止哺乳后骨代谢的变化

停止哺乳后血清 PTH、1, 25（OH）$_2$D 轻度、短暂升高，随后恢复正常，PTHrP 和催乳素降低，雌激素水平逐渐升高至正常。此期由低雌激素水平及高 PTHrP 诱导的骨吸收将减少，而 PTH、1, 25（OH）$_2$D 升高使肠钙吸收增加，促进钙在骨骼的沉积。人类关于停止哺乳后骨量变化研究较少。研究发现停止哺乳 6～12 个月后骨密度逐渐恢复正常，皮质骨面积恢复，骨体积增加，胫骨和股骨的骨强度与孕前相似。

4. 妊娠期和哺乳期的长期骨骼效应

关于女性生殖活动对骨骼长期影响一直备受人们的关注。妊娠、哺乳特定时期骨骼经历适度的骨吸收，在分娩及停止哺乳后成骨作用增强，破骨作用减弱，骨量及骨结构逐渐恢复。多项流行病学研究结果显示女性妊娠和哺乳一般不会影响峰值骨量形成，不会导致长期不良骨骼效应。

（二）妊娠期、哺乳期相关的骨质疏松

1948 年，Albright 和 Reifenstein 第一次描述妊娠相关的骨质疏松症病例。孕期和哺乳期相关性骨质疏松症（pregnancy and lactation associated osteoporosis，PLO）是发生在年轻女性的罕见、严重的骨质疏松，通常出现在孕晚期或哺乳期，表现为轻微的创伤性骨折或自发性骨折。迄今已报道约 200 例 PLO 病例，预估发病率为每 100 万例患者中有 4～8 例。其主要类型为妊娠期相关椎体骨折、哺乳期相关性骨折及髋关节暂时性骨质疏松。

1. 妊娠、哺乳期相关性骨折

妊娠期相关性骨折常出现在首次妊娠的后期，椎体是 PLO 常见部位，常为多个椎体骨折。患者表现腰背疼痛及身高变矮。就诊时血清钙、磷和钙调节激素水平大多正常，部分患者 25-OHD 水平降低，腰椎密度检测结果通常降低。

哺乳期相关性骨折常表现单个椎体压缩性骨折。大多数无临床症状，患者血清生化、钙调节激素水平大多正常，腰椎骨密度骨密度常降低。

孕期、哺乳期相关性椎体骨折发生机制尚不完全清楚，可能的危险因素包括：①与孕期体重明显增加、负重和前凸姿势有关；②孕前可能存在低的骨量和骨强度，如轻度成骨不全、高钙尿症、特发性骨质疏松症和卵巢早衰等；③与孕期和哺乳期 PTHrP 水平的升高有关；④可能与遗传有关，此类患者可能有骨质疏松症的母系家族史。

2. 髋关节暂时性骨质疏松

髋关节暂时性骨质疏松是一种罕见的疾病，常表现髋关节局灶性、短暂性骨质疏松。通常在孕晚期或产后早期出现髋部疼痛、跛行或髋部骨折，以单个髋关节受累最常见。X 线检查发现病灶股骨头和股骨颈骨量减少；双能 X 线吸收法

显示病灶侧髋部骨密度明显降低，少数患者伴有腰椎骨密度轻度降低。MRI 通常表现为股骨头和股骨骨髓腔的水肿。DXA 和 MRI 的异常通常在 2～12 个月消失，随着水肿消退，骨密度可能逐渐至正常。

目前尚不清楚孕期髋关节暂时性骨质疏松症的发生机制，有人认为与孕期子宫增大引起的股静脉淤滞、缺血、创伤、闭孔神经受压有关。此类患者一般不会出现钙调节激素水平改变或骨吸收增加。此外，孕期髋关节的短暂性骨质疏松症在其后的再次妊娠或非孕期亦可能复发。少数患者也可能会出现脊椎骨密度降低、甚至脊椎骨折。

（三）孕期或哺乳期相关骨质疏松症的诊断

PLO 是发生在妊娠和哺乳特定时期的骨质疏松，临床医生需要详细询问病史，了解是否存在导致骨质疏松症的疾病或危险因素，并进行全面、仔细的体检，寻找和筛查低骨量 / 脆性骨折可能的线索。

1. 孕期和哺乳期相关骨质疏松症危险因素的筛查

孕期、哺乳期相关性骨质疏松症是女性生育周期的罕见疾病，诊断时需要排除内分泌疾病、营养状况不良相关因素、消化系统疾病、肾脏疾病及服用影响骨代谢药物情况。

2. 基本检查项目

对孕期或哺乳期骨质疏松患者应进行以下检查项目检查：血常规、尿常规、肝肾功能、血钙、磷和碱性磷酸酶水平，25-OHD 水平，血清蛋白电泳，尿钙、肌酐检测、骨转换标志物等。孕期或哺乳期相关的骨质疏松患者血、尿指标多在正常范围，如发现明显异常，需要进一步检查，或转至相关专科做进一步鉴别诊断。

3. 酌情检查项目

对于严重病例，应酌情推荐以下检查：PTH、甲状腺功能、血或尿皮质醇、血沉、血气分析、尿本周蛋白、血尿轻链等，排除内分泌疾病、肿瘤、自身免疫性疾病、遗传性疾病和药物等因素引起的继发性骨质疏松症，部分患者情况允许可行髋部的骨活检、基因检测等检查，明确诊断。

4. 关于诊断

目前妊娠、哺乳期相关骨质疏松症的诊断尚缺乏统一的标准。大多数关于 PLO 研究的诊断是依赖病史、体检、影像学、血清学检查排除其他影响骨代谢性的疾病或药物史，结合患者的生育史而诊断。临床工作中，遇到生育年龄女性具备了以下三项条件者，应考虑孕期、哺乳期相关骨质疏松诊断。

- 发生在孕晚期或产后 18 个月内的腰背或髋部疼痛。
- 具有骨质疏松和（或）脆性骨折的影像学改变（腰椎 / 髋部 MRI、分娩后 DAX 骨密度）。
- 排除内分泌疾病、肿瘤、慢性肝肾疾病、自身免疫性疾病、遗传性疾病和药物等因素引起的继发性骨质疏松症。

（四）孕期或哺乳相关性骨质疏松症的治疗

对于此类患者的管理应重视健康的生活方式，保证充足的钙剂及维生素 D 摄入，对于抗骨质疏松药物的使用和外科手术治疗应权衡利弊，谨慎使用。

1. 一般措施

(1) 避免 / 停止哺乳：大多数作者认为孕期相关性骨折的患者应避免哺乳，哺乳期相关性骨折的女性应停止哺乳，从而降低哺乳带来的骨丢失加重及骨折风险增加。

(2) 调整生活方式：均衡膳食，多晒太阳，适当负重和抗阻活动；戒烟限酒。

(3) 优化骨健康元素的补充：足量摄入钙剂 1200mg/d 和维生素 D 1500～2000U/d，维持血清 25-OHD 水平＞ 75nmol/L。

(4) 支持对症治疗：对于伴有精神障碍患者给予心理干预。避免提重物或跌倒，短期穿戴胸衣或腹带，使用手杖减轻髋关节暂时性骨质疏松症的负重情况，以缓解疼痛，避免再骨折发生。

2. 药物治疗

(1) 对症治疗：疼痛剧烈患者，可用乙酰氨基酚 / 对乙酰氨基酚及非甾体类药物止痛，必要时可用阿片类药物；对于焦虑严重者可予抗焦虑药物。

(2) 抗骨质疏松药物：妊娠或哺乳期相关骨质疏松症应谨慎使用抗骨质疏松药物。

首先，分娩结束或哺乳停止 6～12 个月后骨密度能够逐渐恢复至孕前水平。其次，目前一些小样本、观察性的病例报道了孕期或哺乳期骨质疏松患者使用双膦酸盐、特立帕肽、地舒单抗能够提高患者骨密度，减少再发骨折的风险，但缺乏随机、对照、双盲的研究，无法确定药物治疗带来的骨密度增加是否超过预期的自发恢复程度，且治疗终点及长期安全性不明确。因此，孕期、哺乳期人群使用抗骨质疏松药物，应权衡利弊，充分沟通，谨慎使用。

对于存在多个椎体骨折合并持续、剧烈疼痛的严重或顽固 PLO 患者，或在结束哺乳后 6～12 个月后骨密度未达满意恢复者，可以尝试用抗骨质疏松药物治疗。

3. 外科治疗

PLO 患者使用椎体成形术和后凸成形术治疗疼痛明显的椎体骨折总体疗效尚不确定。

4. 髋关节暂时性骨质疏松症的治疗

髋关节暂时性骨质疏松症患者主要予对症治疗，如疼痛剧烈，可予乙酰氨基酚 / 对乙酰氨基酚、非甾体类药物，严重者可使用阿片类药物。医师需要告知此类患者类似病情可能会在其后的妊娠过程复发。不建议使用抗骨质疏松药物髋关节暂时性骨质疏松。

PLO 是发生在年轻女性的罕见、严重的骨质疏松，通常在孕晚期或哺乳期出现轻微创伤性骨折或自发性骨折。大多数女性骨密度和骨强度都会停止哺乳 6～12 个月后自发恢复正常，不会对骨骼造成长期不利影响。因此，应积极筛查、纠正孕期及哺乳期骨质疏松的相关危险因素。关于孕期或哺乳期女性骨折应使用何种药物及何时启用药物治疗，尚缺乏大样本或病例对照研究的数据。使用时必须权衡利弊，充分沟通，谨慎使用。总体来说，本病预后良好。

（张　巧）

参考文献

[1] Maffezzoni F, Formenti A M. Acromegaly and bone[J]. Minerva Endocrinol, 2018, 43(2):168-182.

[2] Wu L, Luthringer B J C, Feyerabend F, et al. Increased levels of sodium chloride directly increase osteoclastic differentiation and resorption in mice and men [J]. Osteoporosis International,2017,28(11):3215-3228.

[3] Barake M, Arabi A, Nakhoul N, et al.Effects of growth hormone therapy on bone density and fracture risk in age-related osteoporosis in the absence of growth hormone deficiency: a systematic review and meta-analysis[J]. Endocrine, 2018, 59(1):39-49.

[4] Frara S, Chiloiro S, Porcelli T, et al.Bone safety of dual-release hydrocortisone in patients with hypopituitarism[J]. Endocrine,2018, 60(3):528-531.

[5] Ozer F F, Dagdelen S, Erbas T. Relation of RANKL and OPG levels with bone resorption in patients with acromegaly and prolactinoma[J].Horm Metab Res,2018,50(7):562-567.

[6] Siru R, Alfonso H, Chubb Sap,et al.Subclinical thyroid dysfunction and circulating thyroid hormones are not associated with bone turnover markers or incident hip fracture in older men[J]. Clin. Endocrinol,2018, 89(1):93-99.

[7] Kuzma M,Vanuga P,Sagova I,et al. Non-invasive DXA-derived bone structure assessment of acromegaly patients: a cross-sectional study[J].Eur J Endocrinol,2019,180(3):201-211.

[8] Aubert C E, Floriani C, Bauer D C, et al. Thyroid function tests in the reference range and fracture:

individual participant analysis of prospective cohorts[J]. J Clin Endocrinol Metab, 2017,102(8): 2719-2728.

[9] 中华内分泌学分会 . 成人甲状腺功能减退症诊治指南[J]. 中华内分泌代谢杂志，2017, 33(2):167-180.

[10] Li Y, Teng D, Ba J, et al. Efficacy and safety of long-term universal salt iodization on thyroid disorders:epidemiological evidence from 31 provinces of mainland China[J].Thyroid, 2020, 30(4):568-579.

[11] Jessica B, Cristina M M, Valerio G, et al. Upper and lower limb strength and body posture in children with congenital hypothyroidism: an observational case-control study[J] .Int J Environ Res Public Health, 2020, 17(13):4830.

[12] Thayakaran R, Adderley N J, Sainsbury C, et al. Thyroid replacement therapy, thyroid stimulating hormone concentrations, and long term health outcomes in patients with hypothyroidism: longitudinal study[J]. BMJ, 2019, 366:l4892.

[13] 李巧，姚军，吴红花等 . 库欣综合征合并骨质疏松症患者的临床特点及骨密度相关因素分析 [J]. 中国骨质疏松杂志，2018, 24(8):1034-1048.

[14] Guo W, Li F, Zhu C, et al. Effect of hypercortisolism on bone mineral density and bone metabolism: a potential protective effect of adrenocorticotropic hormone in patients with Cushing’s disease[J]. Int Med Res, 2018, 46(1): 492-503.

[15] Schulz J, Frey K R, Cooper M S, et al. Reduction in daily hydrocortisone dose improves bone health in primary adrenal insufficiency[J]. Eur J Endocrinol, 2016, 174(4):531-538.

[16] Gomez R A, Sequeira-Lopez M. Renin cells in homeostasis, regeneration and immune defence mechanisms[J].Nat Rev Nephrol, 2018, 14(4):231-245.

[17] Kuipers A L, Kammerer C M, Pratt J H, et al. Association of circulating renin and aldosterone with osteocalcin and bone mineral density in african ancestry families[J].Hypertension, 2016, 67(5):977-982.

[18] Dimitri P, Rosen C. The Central Nervous System and Bone Metabolism: An Evolving Story[J]. Calcif Tissue Int, 2017, 100(5):476-485.

[19] Xu J C, Wu G H, Zhou L L, et al. Leptin improves osteoblast differentiation of human bone marrow stroma stem cells[J]. Eur Rev Med Pharmacol Sci, 2016, 20(16):3507-3513.

[20] Yang J, Park O J, Kim J, et al. Adiponectin deficiency triggers bone loss by up-regulation of osteoclastogenesis and down-regulation of osteoblastogenesis[J].Front Endocrinol (Lausanne), 2019, 10:815.

[21] Naot D, Musson D S, Cornish J. The Activity of Adiponectin in Bone[J].Calcif Tissue Int, 2017, 100(5):486-499.

[22] Shi L, Mao C, Wang X, et al. Association of chemerin levels and bone mineral density in Chinese obese postmenopausal women[J].Medicine (Baltimore), 2016, 95(35):e4583.

[23] Ali E S, Mangold C, Peiris A N. Estriol: emerging clinical benefits[J]. Menopause, 2017, 24(9):1081-1085.

[24] Hadji P, Colli E, Regidor P A. Bone health in estrogen-free contraception[J]. Osteoporos Int, 2019, 30(12): 2391-2400.

[25] Shieh A, Greendale G A, Cauley J A, et al. Estradiol and follicle-stimulating hormone as predictors of onset of menopause transition-related bone loss in pre- and perimenopausal women [J].J Bone Miner Res, 2019, 34(12):2246-2253.

[26] Ji Y, Liu P, Yuen T, et al. Epitope-specific monoclonal antibodies to FSHβ increase bone mass [J].Proc Natl Acad Sci USA, 2018, 115(9):2192-2197.

[27] 伍西羽，廖二元，肖业 . 卵泡刺激素抗体预防骨质疏松和肥胖 [J]. 中华骨质疏松和骨矿盐疾病杂志，2018, 11(5):496-502.

[28] Qin Y, Peng Y, Zhao W, et al. Myostatin inhibits osteoblastic differentiation by suppressing osteocyte-derived exosomal microRNA-218: A novel mechanism in muscle-bone communication[J]. J Biol Chem, 2017, 292(26):11021-11033.

[29] Kim H, Wrann C D, Jedrychowski M, et al. Irisin mediates effects on bone and fat via alphaV integrin receptors[J]. Cell, 2018, 175(7):1756-1768.

[30] Tanaka K I, Kanazawa I, Kaji H, et al. Association of osteoglycin and FAM5C with bone turnover markers, bone mineral density, and vertebral fractures in postmenopausal women with type 2 diabetes mellitus[J]. Bone, 2017, 95:5-10.

第 45 章

骨骼的内分泌代谢病

一、原发性骨质疏松症

（一）概述

1. 定义和分类

骨质疏松症（osteoporosis，OP）是一种以骨量低下，骨组织微结构损坏，导致骨脆性增加，易发生骨折为特征的全身性骨病。2001 年美国国立卫生院将其定义为骨强度下降和骨折风险增加为特征的骨骼疾病，提示骨量降低是骨质疏松性骨折的主要危险因素，但还存在其他危险因素。

骨质疏松症分为原发性和继发性两大类。继发性骨质疏松症指由任何影响骨代谢的疾病和（或）药物及其他明确病因导致的骨质疏松症。排除了继发性原因后方可诊断为原发性骨质疏松症，包括绝经后骨质疏松症（Ⅰ型）、老年骨质疏松症（Ⅱ型）和特发性骨质疏松症。绝经后骨质疏松症一般发生在女性绝经后 5～10 年内；老年骨质疏松症一般指 70 岁以后发生的骨质疏松；特发性骨质疏松症主要发生在青少年，病因尚未明。本节主要针对原发性骨质疏松症。

2. 流行病学

骨质疏松症可发生于任何年龄，但原发性骨质疏松症多见于绝经后女性和老年男性。2018 年 10 月 19 日，国家卫生健康委员会发布我国骨质疏松症流行病学调查结果显示：我国 40—49 岁人群骨质疏松症患病率为 3.2%，其中男性为 2. 2%，女性为 4.3%，城市地区为 3.5%，农村地区为 3.1%。50 岁以上人群骨质疏松症患病率为 19.2%，其中男性为 6.0%，女性为 32.1%，城市地区为 16.2%，农村地区为 20.7%。65 岁以上人群骨质疏松症患病率达到 32.0%，其中男性为 10.7%，女性为 51.6%，城市地区为 25.6%，农村地区为 35.3 %。骨质疏松症的高危人群：低骨量人群庞大，40—49 岁人群低骨量率达到 32.9%，其中男性为 34.4%，女性为 31.4%，城市地区为 31.2%，农村地区为 33.9%。50 岁以上人群低骨量率为 46.4%，其中男性为 46.9%，女性为 45.9%，城市地区为 45.4%，农村地区为 46.9%。

（二）发病机制

绝经后骨质疏松症主要是由于绝经后雌激素水平降低，雌激素对破骨细胞的抑制作用减弱，破骨细胞的数量增加、凋亡减少、寿命延长，导致其骨吸收功能增强。尽管成骨细胞介导的骨形成亦有增加，但不足以代偿过度骨吸收，骨重建活跃和失衡致使小梁骨变细或断裂，皮质骨孔隙度增加，导致骨强度下降。雌激素减少降低骨骼对力学刺激的敏感性，使骨骼呈现类似于废用性骨丢失的病理变化。

老年性骨质疏松症一方面由于年龄增长造成骨重建失衡，骨吸收 / 骨形成比值升高，导致进行性骨丢失；另一方面，年龄增长和雌激素缺乏使免疫系统持续低度活化，处于促炎症状态。炎症介质肿瘤坏死因子α（TNFα）、IL-1、IL-6、IL-7、IL-17 及前列腺 E_2 均诱导巨噬细胞集落刺激因子（M-CSF）和 RANKL 的表达，刺激破骨细胞，并抑制成骨细胞，造成骨量减少。雌激素和雄激素在体内均具有对抗氧化应激的作用，老年男性性激素结合球蛋白持续增加，使睾酮和雌二醇的生物利用度下降，体内的活性氧类堆积，促使间充质干细胞、成骨细胞和骨细胞凋亡，使骨形成减少。老年人常见维生素 D 缺乏及慢性负钙平衡，导致继发性甲状旁腺功能亢进。年龄相关的肾上腺源性雄激素生成减少、生长激素 - 胰岛素样生长因子轴功能下降、肌少症和体力活动减少造成骨骼负荷减少，也会使骨吸收增加。此外，随年龄增长和生活方式相关疾病引起的氧化应激及糖基化增加，使骨基质中的胶原分子发生非酶促交联，也会导致骨强度降低。

（三）骨质疏松危险因素及风险评估

骨质疏松症是一种受多重遗传和环境危险因素影响的复杂疾病，对个体进行骨质疏松症风险评估，能为疾病早期防治提供有益帮助。推荐国际骨质疏松基金会骨质疏松风险一分钟测试题和亚洲人骨质疏松自我筛查工具，作为疾病风险的初筛工具。推荐骨质疏松性骨折风险评估工具（FRAX®）进行骨折风险评估，针对中国人群的 FRAX® 可通过登录以下网址获得：http://www.sheffield.ac.uk/FRAX/tool.aspx?country=2。此外，跌倒是骨质疏松性骨折的独立危险因素，跌倒的危险因素包括环境因素和自身因素等，应重视对下列跌倒相关危险因素的评估及干预。

（四）临床表现

骨质疏松症初期通常没有明显的临床表现，因而被称为“寂静的疾病”或“静悄悄的流行病”。但随着病情进展，骨量不断丢失，骨微结构破坏，患者会出现骨痛、脊柱变形，甚至发生骨质疏松性骨折及心理异常等严重后果。

（五）诊断及鉴别诊断

骨质疏松症的诊断基于全面的病史采集、体格检查、骨密度测定、影像学检查及必要的生化测定。临床上诊断原发性骨质疏松症应包括两方面：确定是否为骨质疏松症和排除继发性骨质疏松症。

1. 骨质疏松症的诊断

骨质疏松症的诊断主要基于双能 X 线吸收法（DXA）骨密度测量结果和（或）脆性骨折（框 45-1）。

对于绝经后女性、50 岁及以上男性，建议参照世界卫生组织（WHO）推荐的诊断标准，基于 DXA 测定结果（表 45-1），T 值 =（实测值—同种族同性别正常青年人峰值骨密度）/ 同种族同性别正常青年人峰值骨密度的标准差。基于 DXA 测定的中轴骨骨密度或桡骨远端 1/3 骨密度对骨质疏松症的诊断标准是 T 值≤ -2.5。

框 45-1 骨质疏松症的诊断标准

骨质疏松症的诊断标准（符合以下三条中之一者）
- 髋部或椎体脆性骨折
- DXA 测定的中轴骨骨密度或桡骨远端 1/3 骨密度的 T 值≤ -2.5
- 骨密度测量符合低骨量（T 值为 -2.5～-1.0）和肱骨近端、骨盆或前臂远端发生的脆性骨折

表 45-1 基于 DXA 测定骨密度分类标准

分类	标准
正常	T 值≥ -1.0
低骨量	T 值为 -2.5～-1.0
骨质疏松	T 值≤ -2.5
严重骨质疏松	T 值≤ -2.5 +脆性骨折

T 值 =（实测值 - 同种族同性别正常青年人峰值骨密度）/ 同种族同性别正常青年人峰值骨密度的标准差；DXA. 双能 X 线吸收法

对于儿童、绝经前女性和 50 岁以下男性，其骨密度水平的判断建议用同种族的 Z 值表示，Z 值 =（骨密度测定值 – 同种族同性别同龄人骨密度均值）/ 同种族同性别同龄人骨密度标准差。将 Z 值≤ –2.0 视为低于同年龄段预期范围或低骨量。

基于脆性骨折的诊断：是指在受到轻微创伤或日常活动中即发生的骨折。如髋部或椎体发生脆性骨折，不依赖于骨密度测定，临床上即可诊断骨质疏松症。鉴于椎体骨折常因无明显临床症状被漏诊，需要在骨质疏松性骨折的危险人群中开展椎体骨折的筛查。而在肱骨近端、骨盆或前臂远端发生的脆性骨折，即使骨密度测定显示低骨量（T 值为 –2.5～–1.0），也可诊断骨质疏松症。

2. 骨质疏松症的鉴别诊断及实验室检查

(1) 骨质疏松症的鉴别诊断：骨质疏松可由多种病因所致。在诊断原发性骨质疏松症之前，一定要重视和排除其他影响骨代谢的疾病，主要包括：影响骨代谢的内分泌疾病（甲状旁腺疾病、性腺、肾上腺、甲状腺疾病等），类风湿性关节炎等免疫性疾病，影响钙和维生素 D 吸收和代谢的消化道和肾脏疾病，神经肌肉疾病，多发性骨髓瘤等恶性疾病，多种先天和获得性骨代谢异常疾病，长期服用糖皮质激素或其他影响骨代谢药物等。

(2) 基本检查项目：对已诊断和临床怀疑骨质疏松的患者至少应做以下几项基本检查，以助诊断和鉴别诊断。

① 基本的实验室检查：血常规，尿常规，肝、肾功能，血钙、磷和碱性磷酸酶水平，血清蛋白电泳，尿钙、钠、肌酐和骨转换标志物等。

原发性骨质疏松症患者通常血钙、磷和碱性磷酸酶值在正常范围，当有骨折时血碱性磷酸酶水平可有轻度升高。如以上检查发现异常，需要进一步检查，或转至相关专科做进一步鉴别诊断。

骨转换标志物（BTM），就是骨组织本身的代谢（分解与合成）产物，简称骨标志物。骨转换标志物分为骨形成标志物和骨吸收标志物，推荐空腹血清 I 型原胶原 N– 端前肽（PINP）和空腹血清 I 型胶原交联 C– 末端肽（S–CTX）分别为反映骨形成和骨吸收的敏感性较高的标志物。

② 骨骼 X 线影像：虽可根据常规 X 线影像骨结构稀疏评估骨质疏松，但 X 线影像显示骨质疏松时其骨质已丢失达 30% 以上。胸腰椎侧位 X 线影像可作为骨质疏松椎体压缩性骨折及其程度判定的首选方法。

(3) 酌情检查项目：为进一步鉴别诊断的需要，可酌情选择性进行以下检查，如：血沉、C– 反应蛋白、性腺激素、血清催乳素、25– 羟维生素 D、甲状旁腺激素、甲状腺功能、24 小时尿游离皮质醇或小剂量地塞米松抑制试验、血气分析、尿本周氏蛋白、血尿轻链，甚至放射性核素骨扫描、骨髓穿刺或骨活检等检查。

（六）骨质疏松症的防治

骨质疏松症的防治应贯穿于生命全过程，主要包括基础措施、药物干预和康复治疗。

1. 基础措施

包括调整生活方式和骨健康基本补充剂。

(1) 调整生活方式：包括均衡膳食、充足日照、规律运动、戒烟限酒、避免过量饮用咖啡及碳酸饮料、尽量避免或少用影响骨代谢的药物等。

(2) 骨健康基本补充剂

① 钙剂：充足的钙摄入对获得理想骨峰值、减缓骨丢失、改善骨矿化和维护骨骼健康有益。2013 版中国居民膳食营养素参考摄入量建议，成人每日钙推荐摄入量为 800mg（元素钙），50 岁及以上人群每日钙推荐摄入量为 1000～1200mg。尽可能通过饮食摄入充足的钙，饮食中钙摄入不足时，可给予钙剂补充。

②维生素 D：充足的维生素 D 可增加肠钙吸收、促进骨骼矿化、保持肌力、改善平衡能力

和降低跌倒风险。维生素 D 不足可导致继发性甲状旁腺功能亢进，增加骨吸收，从而引起或加重骨质疏松症。同时补充钙剂和维生素 D 可降低骨质疏松性骨折风险。2013 版中国居民膳食营养素参考摄入量建议，成人推荐维生素 D 摄入量为 400U（10μg）/d；65 岁及以上老年人因缺乏日照及摄入和吸收障碍常有维生素 D 缺乏，推荐摄入量为 600U（15μg）/d；可耐受最高摄入量为 2000U（50μg）/d；维生素 D 用于骨质疏松症防治时，剂量可为 800～1200U/d。对于日光暴露不足和老年人等维生素 D 缺乏的高危人群，建议酌情检测血清 25（OH）D 水平，以了解患者维生素 D 的营养状态，指导维生素 D 的补充。有研究建议老年人血清 25（OH）D 水平应达到或高于 30ng/ml（75nmol/L），以降低跌倒和骨折风险。临床应用维生素 D 制剂时应注意个体差异和安全性，定期监测血钙和尿钙浓度。不推荐使用活性维生素 D 来纠正维生素 D 缺乏，不建议一年单次较大剂量补充普通维生素 D。

2. 抗骨质疏松药物

有效的抗骨质疏松药物可以增加骨密度，改善骨质量，显著降低骨折的发生风险。我国原发性骨质疏松诊治指南（2017）推荐抗骨质疏松药物按作用机制可分为骨吸收抑制药、骨形成促进药、其他机制类药物及传统中药（表 45–2）。

骨质疏松症是一种慢性疾病，治疗的目的是显著提高骨强度，从而降低骨折风险，抗骨质疏松药物疗程是一个长期的过程，应个体化，在接受治疗期间应对如下情况进行监测：疗效，钙和维生素 D 的摄入是否充足，药物的不良反应，对治疗的依从性和新出现的可能改变治疗预期效果的共患或合并用药病等。应每年全面评估患者发生骨质疏松性骨折的风险，包括骨折史、身高变化、骨密度变化、骨转换生化指标水平等。如患者治疗期间身高仍下降，则须进行胸腰椎 X 线片检查。

（裴　育）

二、糖皮质激素性骨质疏松症

糖皮质激素（GC）具有抗炎、抑制免疫、抗休克及调节营养代谢等作用，广泛应用于过敏性疾病、自身免疫相关的结缔组织病、癌症和器官移植免疫抑制等。研究显示，50 岁以上人群中超过 3% 有使用过 GC 的经历，80 岁以上人群比例达到 5%；2011 年一项以人群为基础的多中心研究显示，全世界范围内有超过 4.6% 的绝经后女性因各种疾病正在接受 GC 的口服治疗。长期或大量使用 GC 会带来一系列不良反应，如：引起糖脂代谢异常，诱发糖尿病和高脂血症；过度抑制免疫，诱发感染风险；诱导骨量丢失，增加骨折风险等。其中，GC 对骨骼健康的影响是临床上需要高度关注和重视的问题。

糖皮质激素性骨质疏松症（GIOP）是指与 GC 增多（外源性或内源性）相关的，以骨骼强度下降、易于骨折为特征的代谢性骨病，是临床上最为常见的继发性骨质疏松症（OP）。研究表明，在接受口服 GC 治疗的成年人中，约 20% 会

表 45–2　防治骨质疏松症的主要药物

骨吸收抑制药	骨形成促进药	其他机制类药物	传统中药
• 双膦酸盐 • 降钙素 • 雌激素 • 选择性雌激素受体调节药 • RANKL 抑制药	• 甲状旁腺激素类似物	• 活性维生素 D 及其类似物 • 维生素 K_2 • 锶盐	• 骨碎补总黄酮制剂 • 淫羊藿苷类制剂 • 人工虎骨粉制剂

在治疗后 1 年以内发生骨折；如继续服用 5～10 年，骨折发生比例上升至 50%。GIOP 相关的骨折部位多为椎骨、股骨近端及肋骨等。其中尤以股骨骨折的危害最为明显。由于内、外源性 GC 过量所致的骨代谢障碍，在发病机制、病理生理、病理改变及骨折风险管控等无原则性区别，而外源性 GC 所致的 GIOP 更为常见。

（一）GIOP 的发病机制与病理生理

GC 对骨代谢的影响极其复杂。研究发现，GC 具有双向调控骨量的作用。生理剂量的 GC，可促进和维持骨量增长。而过量的 GC，则诱导骨量丢失，引起骨质疏松。过量 GC 对成、破骨细胞的作用有：①直接抑制成骨细胞增殖、促进凋亡；②抑制参与成骨细胞增殖、分化和功能的其他信号途径，如：胰岛素样生长因子（IGF）、转化生长因子（TGF）、碱性成纤维细胞生长因子和血小板衍化生长因子等；③通过抑制成骨细胞内 Wingless（wnt）信号通路，抑制骨形成。DKK_1 是成骨细胞内表达的 wnt 信号通路抑制剂，GC 可通过上调 DKK_1 的表达抑制骨形成。而 DKK_1 还可抑制成骨细胞 OPG 表达，活化破骨细胞，促进骨吸收；④刺激核因子 κB 受体活化因子配体（RANKL）的表达，抑制 OPG 表达，活化破骨细胞，促进骨吸收；⑤抑制破骨细胞凋亡，维持破骨细胞生存时间。

GC 过量对骨细胞的不利影响，表现在：①促进骨细胞凋亡。骨细胞凋亡为 GIOP 早期骨骼受累的表现。由于骨细胞具有较长的生命周期，且尚不清楚凋亡的骨细胞是否会被新生的骨细胞所替代，因此，骨细胞凋亡所带来的不利影响可能持续很长一段时间；②诱导改变骨细胞局部微环境，减少骨小管系统内液体流动，降低骨组织内水分，增加骨骼脆性；③增加骨细胞陷窝孔径，降低骨组织矿化水平；④促进骨细胞自噬，降低骨细胞活力；⑤抑制骨细胞 OPG 表达，间接增加 RANKL 与 OPG 的比例，活化破骨细胞，促进骨吸收；⑥上调硬骨抑素和 DKK_1 的表达，抑制骨形成。

GC 还可通过其他途径，诱导骨量丢失。如：抑制下丘脑垂体性腺轴，降低性激素水平；抑制生长激素与胰岛素样生长因子 -1；抑制肠钙及尿钙的吸收；刺激甲状旁腺激素，引起继发性甲状旁腺功能亢进；引起肌无力、肌病，增加跌倒风险；增加肥胖、胰岛素抵抗和糖尿病的风险，继而增加骨折风险等。

（二）GIOP 的骨折风险

GIOP 骨折的发生与 GC 的剂量、疗程正相关。剂量方面：每日高剂量和累积高剂量均可引起显著骨丢失。一般认为，泼尼松剂量≤ 2.5mg/d 为小剂量，≥ 7.5mg/d 为大剂量，2.5～7.5mg/d 为中等剂量。GC 诱导的 GIOP 无最小安全剂量，即使低至 2.5mg/d 的泼尼松，长期使用也可能增加骨折风险。疗程方面：一般认为，疗程＜ 3 个月为短期使用，3～6 个月为中短期使用，＞ 6 个月为长期使用。GIOP 骨折的发生主要集中在使用 GC 治疗的早期，前 6 个月内椎体骨折和非椎体骨折的年发病率分别为 5.1% 和 2.5%；而对于使用超过 6 个月的患者，椎体骨折的年发病率降为 3.2%，非椎体骨折的年发病率约为 3.0%。这可能与 GC 诱导的骨量丢失在激素使用的最初 3～6 个月内，下降最为迅速（年均骨量丢失率可达 12%），其后继续使用，年均骨量丢失率维持在 2%～3% 有关。此外，初始治疗阶段 GC 用量更大，以及长期使用者可能更注重钙剂、维生素 D 及其类似物的补充等，可能也是造成上述现象的原因。

绝大多数现有的 GIOP 指南，将泼尼松剂量≥ 7.5mg/d，使用疗程超过 3 个月以上定义为骨折高风险，而对 GC 疗程不足 3 个月的患者该如何处理，没有明确建议。研究发现，对于年龄≥ 40 岁的成人，使用泼尼松剂量≥ 15mg/d，即使是短期 / 间断使用，若累积剂量≥ 1g，骨折风险也会显著增加。因此，对于疗程短于3个月的患者，如：特发性血小板减少性紫癜、亚急性甲状腺炎等，同样需要考量GC起始和累积剂量对骨骼的不良影响。

（三）GIOP相关骨折风险分层

GIOP骨折风险并不单纯依赖于BMD，还受到其他骨折相关风险因子的影响，如：年龄、GC累积或日使用剂量、低体重指数（BMI ≤ 19kg/m^2）、既往脆性骨折史（如髋部和椎体等）、父母髋部骨折史、现阶段吸烟史、饮酒史（饮酒量≥3个单位/天，1个单位约相当于8～10g的酒精含量）、类风湿性关节炎等。因此，所有接受GC治疗的患者都需进行骨折风险评估并采取相应防治措施。建议凡是接受GC长程治疗的儿童或成年人，均应在最初6个月内，进行首次骨折风险评估。评估应包括GC使用的详细病史（剂量、疗程和使用方式）、年龄、营养状态、体重、性腺功能、有无甲状旁腺功能亢进症、髋部骨折家族史、饮酒与吸烟史、脆性骨折史，以及其他临床并发症等。体格检查包括测量身高、体重，有条件行肌肉力量的测试，有无脊柱压痛、畸形、身高变矮等。对于所有长程使用GC超过1年以上者，原则上每12个月重新评估1次。

国外指南和共识，依据5～10年内椎体骨折发生率将骨折风险＜5%视为低风险、≥10%为高风险，脑卒中险为5%～10%；又以40岁为年龄分界，采用不同方法和工具进行评估。具体方法如下：①对于接受GC治疗的儿童或年龄＜40岁成年人，主要依据骨折史、BMD绝对值和BMD下降速率进行分层。若既往有反复骨质疏松性骨折史，则被认为是骨折高风险人群；②对于年龄＜40岁的成年人，若既往有反复骨质疏松性骨折史，则被认为是骨折高风险人群。若预计要以＞7.5mg/d泼尼松的剂量持续治疗6个月以上，且髋部或椎体任一部位BMD的Z值＜-3，或治疗期间髋部或椎体1年内骨量丢失≥10%，则为骨折脑卒中险人群。其余则为低风险人群；③对于年龄＞40岁的成年人，建议使用骨折风险评估工具（FRAX软件）计算GC剂量调整后的风险值，进行风险分层。若FRAX预计10年主要部位骨质疏松性骨折的风险为10%～19%，或者髋骨骨折的风险为1%～3%，为骨折脑卒中险人群。若既往有OP性骨折，或者为髋部或椎体任一部位BMD T值≤-2.5的绝经后女性或年龄≥50岁男性，或者FRAX预计10年主要部位骨质疏松性骨折的风险≥20%，或者髋部骨折的风险≥3%，则为骨折高风险人群。也有研究认为，所有年龄≥70岁的患者，无论男性或女性，均应视为骨折高风险人群。其余则为低风险人群。

原则上，所有经FRAX软件判断为中等骨折风险的患者均应进行DXA扫描，将股骨颈BMD值代入，重新修正评估风险。没有条件进行BMD测量的或GC治疗时间≤12周的患者，是否接受抗骨质疏松治疗应根据临床实际做出决定。

在骨折风险分层管理中，FRAX软件预测的骨折风险发挥了非常重要的作用。然而，我国虽有相应的预测模型，其实际应用效能可能偏低。因此，进行临床决策时，除了已知明确的骨折高危因素以外，临床医师需要结合其他临床危险因素进行综合判断。近年来研究发现，近期发生的脆性骨折（1年以内）是预测再发骨折风险的重要因素之一，需要在临床上引起足够重视。

（四）GIOP的管理

GIOP的治疗原则上与原发性骨质疏松症的治疗相同。此外，在原发疾病的规范化管理中，为了减少对骨骼的不利影响，建议应尽可能降低GC的剂量、缩短使用时间。已经确定为骨折高危患者，需考虑是否采用其他药物替代GC，需要尽早启动抗骨质疏松症的药物治疗。

生活方式的干预适用于所有接受GC治疗的患者。具体包括：戒烟、限酒（酒精量≤2个单位/天)、充足的阳光照射和规律的运动(有氧运动和负重运动)等。负重运动能否降低骨折风险,尚缺乏足够的证据,但对于骨密度的维持有明确作用。

充足的钙(元素钙每日 1000～1200mg)和维生素 D(维生素 D_3 每日至少 800～1200U)同样适应于每位患者。膳食是补充钙剂的最佳方式,不足可考虑补充钙剂。25(OH)D 水平宜维持在 30ng/dl(75nmol/L)以上。对于之前有维生素 D 缺乏或不足的患者,需予以较大补充量进行纠正,如:维生素 D_2 或 D3 每周约 50 000U,连续使用 6～8 周。25(OH)D 的水平达标后,可以考虑予以维生素 D_3 每日 800～1200U 维持补充,定期监测维生素 D 水平,调整剂量。

目前国外批准用于 GIOP 治疗的药物有双磷酸盐、地殊单抗和重组人甲状旁腺激素。这些药物能够提高 GIOP 患者的骨密度。其中,双膦酸盐和特立帕肽已被证实能降低 GIOP 椎体骨折和非椎体骨折的风险。绝经前女性和 50 岁以下男性的研究数据有限。

药物的用法及禁忌证与原发性骨质疏松症相同。活性维生素 D、降钙素、维生素 K_2 衍生物及某些中成药,在我国也可考虑用于治疗 GIOP 患者。GIOP 患者停用 GC 后,丢失的骨量可以部分恢复,但仍可残余一部分骨折风险。因此,需再次进行评估,若风险明确降低可考虑停用治疗药物,或者序贯治疗一段时间。

(五)总结

所有接受 GC 治疗的患者都需要评估其对骨骼可能造成的潜在不良影响。短期内大剂量或超过 3 个月以上的中长期使用 GC 可能会显著增加骨折风险。欧美等国家通过骨折风险软件将骨折风险因子与 GC 的使用相结合,进行骨折风险预测,并以此为依据,根据不同危险度分层进行管理。我国虽有相应的软件,其实际应用效能仍有待进一步研究。在保持合理的钙和维生素 D 等基础治疗之上,优化 GC 治疗方案。适时启动抗骨质疏松药物是降低 GC 相关骨折风险的有力保证。

(欧阳娜　盛志峰)

三、男性骨质疏松症

男性骨质疏松症(OP)是一种发生在男性的骨代谢疾病。男性骨质疏松症与女性骨质疏松症有较多相似之处,由于男性骨骼总质量较大,骨质流失较晚,进展缓慢,而且没有与激素变化相关的骨质加速流失期,临床症状及诊治容易忽视,但其在病因学、病理学、临床诊疗等方面也有明显的不同,因而对男性骨质疏松症的研究也具有重要的意义。男性原发性骨质疏松症的发病年龄多在 70 岁以后,发病率低于女性,但病情的严重性和死亡率高于女性,尤其是骨质疏松性髋部骨折的死亡率明显高于女性。随着人均寿命的延长,男性骨质疏松症的发生率有明显增高的趋势。重视男性健康问题,关注男性骨质疏松症的研究,已成为共识。

(一)男性骨质疏松症的流行病学及危险因素

随着人口老龄化日趋严重,骨质疏松症已成为我国面临的重要公共健康问题。预计到 2050 年我国骨质疏松症患者数将达到 1.2 亿。2018 年我国骨质疏松症流行病学调查结果显示:40—49 岁、50 岁以上和 65 岁以上男性人群骨质疏松症患病率分别为 2.2%、6.0% 和 10.7%;骨量减少患病率更高,40—49 岁和 50 岁以上男性人群骨量减少患病率分别高达 34.4% 和 46.9%,而相应年龄段女性患病率则为 31.4% 和 45.9%。骨质疏松症最严重的后果是骨质疏松性骨折。全球每年有 900 万例骨质疏松症患者发生骨折,其中 39% 为男性。男性髋部骨折发生 1 年后的累积死亡率为 20%～40%,是女性死亡率的 2～3 倍。不仅如此,椎体骨折后 10 年,男性预期生存率不到

10%，较女性明显缩短。由于低骨量或骨质疏松症患者早期通常没有明显的临床表现，男性骨质疏松症就诊率、骨密度检测率及诊断和治疗率均非常低。及早发现男性骨质疏松症及其骨折的高危人群，是防治疾病的关键。

引起男性骨质疏松的原因很多，如年龄、遗传因素、环境因素、雄激素缺乏、吸烟、酗酒或长期饮用浓茶及咖啡、缺乏体力活动、缺乏钙剂及维生素 D 等非自然因素及其他疾病导致的骨质疏松。

（二）男性骨质疏松症的风险评估、诊断和鉴别诊断

1. 男性骨质疏松症的风险评估

男性骨质疏松症的病情比较隐匿，常常在发生脆性骨折后才引起注意，因此评估个体罹患骨质疏松症和发生脆性骨折的风险，对骨质疏松症的早期诊断及脆性骨折的预防十分重要。对于骨质疏松症的风险评估，建议选择国际骨质疏松基金会骨质疏松风险一分钟测试题，该测试题主要用于 50—70 岁的男性，高风险者应进行骨密度检测。而对于 70 岁以上的男性，可直接进行骨密度检测。对于脆性骨折的风险评估，建议选择骨折风险评估工具（FRAX）。FRAX 主要用于无脆性骨折的低骨量患者（骨密度 T 值为 -2.5～-1.0），经 FRAX 评估后，如被认定为骨折高风险者，应考虑治疗。而对于已被诊断为骨质疏松症（骨密度 T 值≤ -2.5）或已发生脆性骨折者，不必再用 FRAX 进行骨折风险评估，应及时给予治疗。

2. 男性骨质疏松症的诊断

男性骨质疏松症诊断的主要方法是骨密度测量和既往有脆性骨折病史。双能量 X 线吸收法骨密度测定是骨质疏松症诊断的金标准，是诊断骨质疏松症、预测骨质疏松性骨折风险、监测自然病程及评价药物干预疗效的最佳定量指标（表 45-3）。临床上一般主张 65 岁以上的男性应行 BMD 检查，而小于 65 岁者需接受 BMD 测量的对象是：①既往有骨折史者（低创伤性）；②性腺功能减退者；③应用糖皮质激素者；④慢性酒精中毒者；⑤慢性胃肠疾病、类风湿性关节炎患者；⑥肿瘤化疗或放疗者；⑦肾移植或接受血液透析者；⑧前列腺癌接受抗雄激素治疗者；⑨虚弱与体重过轻者等。我国尚缺乏男性骨质疏松症的诊断标准，暂时沿用 WHO 的诊断标准，即骨密度在同性别正常青年人峰值骨量的 1 个标准差之内为正常；低于正常青年人峰值骨量 1～2.5 个标准差为低骨量或骨量减少；低于正常青年人峰值骨量的 2.5 个标准差为骨质疏松症；低于正常青年人峰值骨量的 2.5 个标准差，且伴有 1 个或 1 个以上脆性骨折，为严重骨质疏松症。

脆性骨折是指低创伤性骨折，即站立水平的高度或更低水平的高度摔倒后引起的骨折，具有脆性骨折病史是骨质疏松症的重要特点，也是骨质疏松症临床诊断的主要依据。

X 线检查主要表现为透明度增加，骨皮质变薄、骨小梁稀疏，椎体横行骨小梁明显减少，并可出现椎体压缩。实验室可以通过常规检测包括血清钙、血清肌酐、肝功能及促甲状腺素水平等在一定程度上用来反映骨质疏松状况，并且还可以通过测量血清或尿液的骨转换生化标志物如血

表 45-3　DXA 诊断男性骨质疏松症标准

分　类	标　准
骨量正常	T 值≥ -1.0
低骨量	T 值为 -2.5～-1.0
骨质疏松	T 值≤ -2.5
严重骨质疏松	T 值≤ -2.5 ＋脆性骨折

T 值 =（实测值 - 同种族同性别正常青年人峰值骨密度）/ 同种族同性别正常青年人峰值骨密度的标准差；DXA. 双能 X 线吸收法

清碱性磷酸酶（AKP）、血骨碱性磷酸酶（BALP）；血骨钙素；尿总游离羟脯氨酸、I 型胶原交联氨基（NTX）和羧基末端肽（CTX）等来帮助评估骨折危险和药物治疗的效果。

3. 男性骨质疏松症的鉴别诊断

男性骨质疏松人群的 50%，可能为继发性骨质疏松，应与原发性骨质疏松相鉴别，并查出其原发疾病。长期吸烟、酗酒、大量饮用含咖啡因的饮料等不良生活习惯可导致继发性骨质疏松症。低体重，长期接受过量糖皮质激素、甲状腺素制剂、抗癫痫药、抗抑郁药、抑制性腺功能的药物（如化疗药等），患有甲状腺功能亢进症、库欣综合征、肢端肥大症、性腺功能减低等内分泌疾病，罹患免疫疾病、胃肠道疾病、肾脏病、营养不良、肿瘤，器官移植等均可能导致骨质疏松症。

男性骨质疏松症诊断过程中，对于年龄轻、进展快、生化指标明显异常、有特殊骨骼影像学改变、治疗效果欠佳的患者，尤其应注意继发性骨质疏松症的鉴别诊断。完善血常规、血清钙磷浓度、肝肾功能、性激素水平、骨转换生化指标的检查，必要时应完善骨骼影像学检查、肿瘤相应检查，有助于明确继发性骨质疏松症的病因。

（三）男性骨质疏松症的治疗

1. 基础治疗

(1) 调整生活方式：摄入高钙、低盐和适量蛋白质的均衡饮食给骨骼新陈代谢提供充足的原材料。同时加强运动，保持适当体重。戒烟、限酒，避免饮咖啡和浓茶。多晒太阳，慎用影响骨代谢的药物，防止跌倒。

(2) 骨营养剂：主要包括钙剂和维生素 D。

钙是提高骨峰值和防治骨质疏松的重要营养素。充足的钙摄入对获得理想骨峰值、减缓骨丢失、改善骨矿化和维护骨骼健康有益。男性钙剂摄入的推荐量为：4—8 岁 800mg/d，9—18 岁 1300mg/d，19—50 岁 1000mg/d，50 岁以上 1500mg/d。尽量饮食摄入足量钙，必要时（老年男性，接受骨质疏松治疗时，如饮食中钙摄入低于 700mg/d）可使用钙补充剂。

维生素 D 能够加强双膦酸盐抗骨吸收和预防骨折的功效。推荐不论何时开始抗骨质疏松治疗，没有禁忌证的情况下均应补充维生素 D。2013 年版中国居民膳食营养素参考推荐维生素 D 摄入量在成人为 400U/d，65 岁以上老年人为 600 U/d，如用于骨质疏松症防治可予 800～1200U/d。对于体内维生素 D 缺少、肠道钙吸收不良、肾活化维生素 D 的功能障碍的老年骨质疏松患者，给予活性维生素 D 是必要的，其效果优于普通维生素 D_2、D_3，能更有效的降低骨折的危险性。目前国内上市用于治疗骨质疏松症的活性维生素 D 有：骨化三醇、α 骨化醇等。

2. 药物治疗

(1) 双膦酸盐类药物（bisphosphonates，BP）用于男性骨质疏松的治疗能够显著升高骨密度，降低脆性骨折风险。目前应用最普遍的为阿仑膦酸钠和唑来膦酸钠。

① 阿仑膦酸钠：阿仑膦酸盐是第一种通过批准用于男性骨质疏松症和长期服用糖皮质激素导致的骨质疏松症的治疗药物。阿仑膦酸盐可以有效地改善腰椎、股骨颈和全髋骨密度，并降低椎体骨折发生风险。

② 唑来膦酸钠：对于不能口服或依从性差的患者，可以选择唑来膦酸盐，其可显著降低骨折风险并增加骨密度，是预防椎体骨折最有效的双磷酸盐类药物。唑来膦酸盐给药方式为每年静脉注射给药 5mg，因此药物的依从性好，吸收率和安全性较高，实验证明唑来膦酸盐不仅可以提高全身骨密度，还可以降低髋部、脊柱和全身的骨折风险。

双膦酸盐类药物总体安全性较好，需要关注的不良反应包括胃肠道症状、一过性“流感样”症状、长期应用存在下颌骨坏死及非典型骨折等风险，并应注意肌酐清除率＜ 35 ml/min 的患者慎用或禁用。

(2) 地舒单抗：地舒单抗是核因子 κB 受体活化因子配体（RANKL）的特异性人源化单克隆抗体，可减少破骨细胞形成、功能及存活，抑制骨吸收。研究显示，地舒单抗 60mg 皮下注射，每半年 1 次，治疗 2～3 年可显著增加原发及前列腺癌接受 ADT 骨质疏松症男性患者腰椎、髋部、桡骨远端 1/3 等部位骨密度，且可降低非转移性前列腺癌接受 ADT 患者的新发椎体骨折风险。地舒单抗总体安全性较好，治疗前要注意纠正低钙血症，补充充足的钙剂和维生素 D。

(3) 重组人甲状旁腺素氨基端 1–34 活性片段：甲状旁腺激素在维持机体钙、磷代谢平衡中发挥重要作用，其靶器官主要有骨骼、小肠和肾脏等。PTH1–34 为甲状旁腺素类似物，是促骨形成的代表性药物，国内已上市的甲状旁腺素类似物是 PTH 1–34。间断使用小剂量甲状旁腺素类似物（每次 20μg，皮下注射，每日 1 次）能刺激成骨细胞活性，促进骨形成，增加骨密度，改善骨质量，降低绝经后妇女、老年男性和女性糖皮质激素性骨质疏松症患者骨折发生率。

(4) 降钙素：降钙素可通过减少破骨细胞活性及数量，抑制骨吸收，增加腰椎骨密度；还可缓解骨痛。老年骨质疏松中重度疼痛的患者，或者骨折围术期，建议使用降钙素类药物，使用时间不超过 3 个月。临床常用制剂有鲑鱼降钙素和鳗鱼降钙素两种。降钙素类药物不良反应包括面部潮红、恶心等。鲑鱼降钙素连续使用时间一般不超过 3 个月。

(5) 睾酮替代治疗：性腺功能减退症是男性继发性骨质疏松症的常见病因之一。对于先天性或年轻起病的性腺功能减退症男性，睾酮替代治疗有助于预防骨丢失、降低骨吸收水平、获得更好的峰值骨量。在老年男性中，睾酮替代治疗对骨密度的改善作用与睾酮缺乏程度相关。在血睾酮水平 200～300ng/dl 以下的男性患者中，十一酸睾酮 250mg 肌内注射，每 4 周 1 次，或者睾酮凝胶治疗 1～3 年可显著增加腰椎骨密度，显著改善骨微结构参数，但对股骨颈骨密度无明显影响。睾酮替代治疗更适用于合并雄激素缺乏的患者，尚无有力证据显示其能够降低骨折风险。因此，对于并发高骨折风险的性腺功能减退症男性，建议联合使用抗骨吸收药物治疗。

3. 骨质疏松性骨折的外科治疗

骨质疏松性骨折（脆性骨折）指患骨质疏松症后，骨密度和骨质量下降导致骨强度减低，受到轻微暴力甚至在日常活动中即可发生的骨折，属病理性骨折，是骨质疏松症最严重的后果。常见的骨折部位是脊柱、髋部、桡骨远端和肱骨近端。复位、固定、功能锻炼和抗骨质疏松治疗是治疗骨质疏松性骨折的基本原则，理想的治疗是上述四者的有机结合。在尽可能不加重局部血运障碍的前提下将骨折复位，在骨折牢固固定的前提下尽可能不妨碍肢体活动，早期进行功能锻炼，使骨折愈合和功能恢复均达到比较理想的结果。同时合理使用抗骨质疏松药物，以避免骨质疏松加重或发生再骨折。

（四）男性骨质疏松症的预防

预防男性骨质疏松包括预防或延缓骨质疏松症的发病，降低骨质疏松症导致骨折的发生率。通过改善生活方式预防骨质疏松发生，如增加体力活动及户外运动、戒烟、限酒、确保膳食中充分的钙和维生素 D 的摄入量、增加蛋白质摄入、改善低体重、降低跌倒风险、纠正继发性骨质疏松因素以及低盐饮食等。同时，做好早期筛查工作。临床实践指南普遍推荐进行骨密度筛查以明确骨质疏松，推荐应使用 FRAX 评估绝经后妇女和年龄在 50 岁或 50 岁以上有骨折危险因素的男子的骨折概率。

（蒋　升　魏伊函）

四、原发性甲状旁腺功能亢进症

原发性甲状旁腺功能亢进症（primary hyperparathyroidism，PHPT）是一种较为常见的内分泌疾病，甚至被认为是第三大内分泌疾病。美国及欧洲的数据显示，人群发病率约为18～67/万，并且检出率有逐年增加的趋势。该病可发生在任何年龄段，但以绝经后妇女多见，女性发病率为男性的 3～4 倍。

PHPT 是由于一个或多个甲状旁腺腺体分泌过多的甲状旁腺激素（PTH）所致，典型生化表现为：高血钙、低血磷、血清 PTH 增高，诊断 PHPT 前需排除维生素 D 不足或慢性肾功能减退引起的继发性甲状旁腺功能亢进症。PHPT 症状主要是由高钙血症所致。根据 PTH 的靶器官及生理作用，PHPT 的经典临床表现主要是以高 PTH 血症、高钙血症为中心的泌尿系统结石、肾功能损伤；骨痛、骨质疏松、病理性骨折、骨畸形；恶心 呕吐、急性胰腺炎等胃肠道反应；心律失常；精神异常等。当血钙＞ 3.5mmol/L（14mg/dl）时，为高钙危象，常出现神经和胃肠道症状，如乏力、恶心、腹痛、便秘、昏迷和心血管症状（如心动过缓、低血压、心力衰竭等）。

自 20 世纪 70 年代血钙检查普及后，PHPT 的临床特点有了很大的变化，以往患者就诊时往往伴有严重的高钙血症、肾结石和骨骼损害，而今特别是在西方国家，患者多无症状，血钙水平往往轻度升高甚至在正常参考值范围内，同时伴有血清 PTH 升高，这类患者占所有诊断的原发性甲状旁腺功能亢进症患者的 80% 以上。近 20 年多来，随着血电解质、血 PTH、颈部超声等筛查和检查的普及，我国的原发性甲状旁腺功能亢进症虽然在临床和生化表现上仍然比欧美人群严重，但临床表现正逐渐由传统的症状型 PHPT 向无症状型或轻症状型 PHPT 转变。

在 PHPT 的经典临床表现逐渐减轻的同时，越来越多研究发现 PHPT 患者还表现出了认知功能异常、心功能受损、代谢改变等非经典 PHPT 症状：PHPT 患者常出现抑郁、焦虑、睡眠障碍、记忆力减退、注意力不集中等精神症状；PHPT 患者中高血压的患病率达 40%～60%，且 PHPT 是高血压发生的独立危险因素；在正常人群，血 PTH 浓度和动脉粥样硬化的发生风险呈显著正相关，PHPT 患者动脉粥样硬化预测指标——血流介导的血管舒张功能相对于正常对照人群明显受损；PHPT 患者的心肌收缩功能和舒张功能受损，心脏死亡预测指标——左室质量指数显著增加；此外，PHPT 患者 2 型糖尿病、胰岛素抵抗、糖耐量异常和代谢综合征的发生率显著高于正常对照人群，且正常人群中血 PTH 与胰岛素敏感性相关；这些非经典 PHPT 临床表现的出现让内分泌科医生重新认识了 PHPT 疾病。

原发性甲状旁腺功能亢进症病理类型中，单个腺瘤最常见，占总数的 75%～85%，其次为多个腺瘤或者增生，最少见的是甲状旁腺腺癌，不到 1%，但国内报道更高些，达 5%～8%。甲状旁腺癌虽然罕见，但患者常出现高钙危象。文献报道超过 75% 的患者在颈部可以触及一个明显的肿块，临床上出现喉返神经麻痹的表现要高度警惕甲状旁腺癌的可能。术前就发现淋巴结或远处转移能够明确甲状旁腺癌的诊断。术中发现有周围组织浸润也能确立诊断。但是未出现远处转移或局部浸润时，单纯依靠术中冰冻切片病理有时很难确定是否为甲状旁腺癌。甲状旁腺癌病理学可表现为细胞有丝分裂象增多，细胞多型性，出现异性细胞及纤维间隔增多等，但是这些都是非特异性表现，在某些甲状旁腺腺瘤中亦能见到。早期诊断，完整切除肿块是彻底治愈的重要手段。对于甲状旁腺癌的诊治，中国专家已经形成了共识。

甲状旁腺的影像学检查，包括超声、^{99m}Tc-甲氧基异丁基异腈核素扫描（MIBI）、计算机断层扫描（CT）、磁共振成像（MRI）及其他核素成像检查。其中超声和 MIBI 是定位甲状旁腺肿瘤的一线选择，且具有较高阳性预测值。但应该明确，影像学检查结果不影响PHPT的定性诊断。

对有症状的PHPT应该首先考虑外科治疗，对无症状的PHPT，可根据国际共识所提出的标准，采取手术治疗。PHPT的内科治疗手段包括纠正脱水（大量生理盐水补液，注意补钾）；促进肾脏排钙（呋塞米）和抑制骨吸收（降钙素、静脉给予双膦酸盐）。应用双膦酸盐前，需注意患者肾功能，纠正肾前性肾功能减退，评估患者是否适合用药，如何用药。应用降钙素应注意药物脱逸现象。对于无法手术、对双膦酸盐抵抗的高钙血症、无法完全切除的甲状旁腺病灶，可以考虑使用拟钙剂和RANKL抑制剂，但应注意这些药物在国内的适应证。

（刘建民　赵　琳）

五、甲状旁腺功能减退症

甲状旁腺功能减退症（hypoparathyroidism，HP）简称甲旁减，是指甲状旁腺激素（PTH）分泌过少和（或）效应不足而引起的一组临床综合征，表现为低钙血症、高磷血症和由此引起的临床表现，同时PTH水平低于正常或处于与血钙水平不相应的“正常”范围内。

（一）流行病学

甲旁减为少见疾病。日本1998年曾调查其患病率约为7.2（5.5～8.8）/百万人，美国的一项流行病学调查中估计其甲旁减的患病率为37/10万；丹麦的全国性历史队列研究中估算术后及非手术性HP的患病率分别为22/10万和2.3/10万，而术后HP的发病率约为每年0.8/100万。我国尚缺少流行病学资料。

（二）病理生理和病因

1. 病理生理

PTH的生理作用包括促进骨转换、促进肾小管钙的重吸收、激活肾脏1α-羟化酶进而增加1, 25-二羟维生素D［1,25（OH）$_2$D］的合成，后者作用于肠道维生素D受体促进肠钙吸收，因而维持血钙水平。甲旁减时，PTH生成和（或）分泌不足导致：其对破骨细胞的作用减弱，骨钙动员和释放减少；肾小管对钙的重吸收减少；肾脏1α-羟化酶活性减低，1, 25（OH）$_2$D生成减少，肠钙吸收减少。因而导致低钙血症。同时PTH本身可促进肾小管磷的排泄，PTH不足导致肾近曲小管对磷的重吸收增加，尿磷排泄减少，血磷水平升高。

低钙血症导致神经肌肉兴奋性增高，出现手足搐搦、口周及肢端麻木等临床表现。可引起心电图异常，表现为Q-T间期延长、非特异性T波改变等，严重时并可导致扩张性心肌病和心力衰竭等。微血管痉挛局部供血不足可引起外胚层器官营养障碍性病变。HP患者在未接受治疗血钙水平偏低时尿钙可不高，但接受治疗、血钙水平恢复正常范围后，易出现高钙尿症。

升高的血磷携带钙离子向骨和软组织沉积，引起异位钙化。高血磷可能激活无机磷转运子PiT1（SLC20A1），并且导致尾状核和灰质中成骨因子的表达，导致基底神经节及其周边区域钙化。钙、磷沉积在四肢、关节周围形成骨赘，出现关节疼痛、骨痛等；沉积在晶状体引起白内障。

PTH不足导致骨转换水平减低，骨密度可增加。

2. 病因

颈部手术是甲旁减最常见病因，西方国家文献报道约占75%。术后低钙血症者中可有3%～30%的患者发展为慢性甲旁减。多数学者认为如术后血钙＜2.0mmol/L（8.0mg/dl）而PTH显著降低或者全段PTH＜15ng/L，即可考虑术后甲旁减，如术后持续超过6～12个月即可考虑为永久性甲旁减。

其次相对常见的病因为自身免疫性疾病和遗传。在自身免疫性甲旁减中，已知1型自身免疫性多发性内分泌腺病（autoimmune polyendocrine syndrome type 1，APS-1）主要表现为甲旁减、Addison 病 / 原发性肾上腺皮质功能减退症、皮肤黏膜念珠菌病等，由 *AIRE* 基因突变导致。部分非 APS-1 相关的自身免疫性甲旁减可合并自身免疫性甲状腺疾病（APS-3 型）或其他自身免疫性疾病（APS-4）型，或者仅表现为孤立性甲旁减。

目前已经发现了十余种单基因突变可导致甲旁减，涉及基因大致可分为：①参与甲状旁腺发育过程的转录因子或酶，如 TBX1、GATA3、GCM2 等；②与 PTH 合成、分泌相关，包括 PTH 基因本身突变，或者 PTH 分泌过程中 CaSR 通路中的基因、线粒体基因突变等；③导致甲状旁腺破坏或细胞凋亡，如 AIRE 基因或线粒体基因突变等。

少见病因包括血镁水平异常，高镁血症和严重的低镁血症均抑制 PTH 的分泌和作用，导致 PTH 水平和血钙水平的降低。甲状旁腺浸润性病变如血色病和威尔逊病造成铁和铜的沉积，也可以引起甲旁减。更为罕见的病因包括继发于肿瘤转移和电离辐射。

（三）临床表现

低钙血症和高磷血症是甲旁减的生化特征，患者的临床表现与急性或慢性低钙血症、慢性高磷血症相关。

1. 急性低钙血症

典型的表现为手足搐搦，有时可伴喉痉挛和喘鸣，甚至惊厥或癫痫样发作。

2. 长期表现

慢性低钙血症可无明显临床症状，也可出现神经肌肉兴奋性增加。慢性高磷血症可导致多种组织异位钙化，而出现相应临床表现。

(1) 肌肉、神经和精神表现：可表现乏力、四肢及口周麻木。神经肌肉兴奋性增高出现肌肉痉挛，表现为手足搐搦，严重时出现喉痉挛和哮鸣、支气管痉挛和哮喘。低钙束臂征和低钙击面征阳性。

(2) 外胚层营养不良：皮肤干燥、粗糙。可有毛发粗糙、脆弱和稀疏伴斑秃，以及具有特征性横沟的脆甲症。

(3) 眼部表现：可引起白内障、角结膜炎、视乳头水肿和角膜钙化。

(4) 胃肠道症状：可有长期便秘、发作性腹部绞痛或伴有脂肪泻。

(5) 心血管系统：心电图出现心脏传导阻滞、长 Q-T 间期和 ST-T 改变。长期严重甲旁减可导致充血性心力衰竭和心律失常。

(6) 骨骼变化：骨密度可能增加。先天性甲状旁腺功能减退综合征患者可能有骨质硬化、骨皮质增厚和颅面骨畸形等改变。

(7) 牙齿异常：当低钙血症出现在发育早期时，可引起牙齿异常，如牙齿发育不良、牙萌出障碍、牙釉质及牙根形成缺陷、龋齿磨损等。

(8) 高钙尿症及肾脏并发症：在钙和维生素 D 补充治疗过程中，随着血钙水平恢复正常，容易发生高钙尿症，导致肾结石、肾钙沉着症甚至引起慢性肾功能不全。

（四）实验室检查

1. 血钙

存在低钙血症，血总钙水平≤ 2.13mmol/L（8.5mg/dl）；有症状者，血总钙值一般≤ 1.88mmol/L（7.5mg/dl），血游离钙≤ 0.95mmol/L（3.8mg/dl）。血总钙水平测定中应注意血白蛋白对血钙的影响，计算公式为：血白蛋白每下降 1g/dl（10g/L），血总钙下降 0.8mg/dl（0.2mmol/L）。

2. 血磷

多数患者血磷水平增高，也有部分患者正常。

3. 尿钙和磷排量

甲旁减患者未经治疗、血钙水平低的情况下通常尿钙也低，但在接受钙和维生素 D 制剂治疗的患者中，随着血钙水平的纠正，甲旁减患者易出现高钙尿症。尿磷排量减少。

4. 骨转换指标

血 ALP 水平正常，血 β-CTX 水平可正常或偏低。

5. 血 PTH

多低于正常；但如低钙血症时血 PTH 在正常范围，仍属甲旁减。

（五）诊断和鉴别诊断

甲旁减的典型生化特征是低钙血症、高磷血症、PTH 水平降低，结合临床表现，可做出诊断。主要的鉴别诊断包括低钙血症的鉴别诊断、甲旁减病因诊断等。

1. 低钙血症的鉴别诊断

低钙血症的常见原因为甲状旁腺相关疾病，以及维生素 D 相关疾病。低钙血症还可根据 PTH 的水平进行分类：低 PTH 所致的低钙血症见于各种原因导致的永久性或一过性甲旁减；高 PTH 见于维生素 D 缺乏、代谢异常或维生素 D 抵抗，PTH 抵抗，钙向骨组织过度转移等。

2. 甲状旁腺功能减退症的病因学筛查

应结合病史进行相关的病因鉴别诊断。对于无颈部手术史的患者，如果具有综合征的相关表现、甲旁减或自身免疫性疾病家族史，尤其是起病年龄较轻的患者，可考虑进行相关基因检测和（或）家系筛查。应注意同时检测血镁水平，必要时予以纠正后复查甲状旁腺功能。

（六）治疗

1. 急性低钙血症的处理

(1) 处理原则：低钙血症的治疗方法为补充钙剂和活性维生素 D，如合并严重低镁血症应给予纠正。治疗目标为将血钙升至正常低值或略低，缓解临床症状和与低血钙的并发症，同时，避免治疗后继发的高钙血症和高钙尿症。

(2) 处理方法

① 补充钙剂：对有手足搐搦等低钙血症症状及体征的患者，均需积极采取静脉补钙治疗。用 10% 葡糖糖酸钙 10～20ml 缓慢静脉推注（90～180mg 元素钙，10～20min），如果症状复发，4～6h 后重复注射，每日酌情 1～3 次。对于症状反复多次出现难以缓解者，可持续静脉点滴钙剂，每日补充 500～1000mg 元素钙，即将 10% 葡糖酸钙 100ml（930mg 元素钙），稀释于 5% 葡萄糖液 1000 ml 内按每小时 50ml（45mg 元素钙，不超过元素钙 4mg/kg 体重为宜）的速度静脉滴注，钙剂溶液的最高浓度最好控制在每 100 毫升溶液内元素钙小于 200mg，以免刺激血管。输液期间定期复查血钙，以免发生高钙血症，血清钙达 1.75mmol/L 以上则停止静脉补钙。如能口服，同时开始口服钙剂的补充。

② 活性维生素 D：起效较快，骨化三醇常用剂量为 0.25～2 ug/ 天，必要时也可使用更大剂量，分 2～3 次口服，口服 3～6h 后血药浓度达峰值，半衰期为 5～8h。

2. 甲旁减的长期治疗

传统治疗包括口服钙剂、活性维生素 D 或其类似物，以及普通维生素 D。治疗目标包括：①减轻低钙血症所产生的症状；②维持空腹血钙在正常低值或略低；③维持血磷正常或略高；④避免或减少高尿钙的发生；⑤维持钙磷乘积在 55 $(mg/dl)^2$ 或 4.4 $(mmol/L)^2$ 以下；⑥防止肾脏等软组织的异位钙化，如肾结石或肾钙质沉积。

(1) 钙剂：碳酸钙（含元素钙 40%）和枸橼酸钙（含元素钙 21%）较为常用。每次口服元素钙 500～1000mg，每日 2～3 次。

(2) 维生素 D 及其衍生物：维生素 D 及其衍生物可促进肠道的钙吸收，各种维生素 D 制剂在甲旁减患者中的使用剂量如下。

① 骨化三醇：初始剂量为 0.25μg/d，常用剂量为 0.25～2.0μg/d，但也有患者需要更大的剂量。剂量超过 0.75μg/d 时建议分次服用；停药后作用消失也较快（数天），安全性较好。对肝、肾功能损害者均有效。

② 阿法骨化醇：常用剂量为 0.5～4.0μg/d，其作用强度约为骨化三醇的 60%～100%，半衰期长于骨化三醇，可每日 1 次服用；停药后作用消失约 1 周。适用于肝功能正常者。

③ 普通维生素 D（维生素 D_2 或 D_3）：需要剂量较大，剂量 1 万～20 万 U/d（每日 1 次）。半衰期长（2～3 周），使用剂量较大时可在人体脂肪组织内蓄积，停药后需要更长的时间（2 周至 4 个月）失效，因此需警惕高钙血症的风险。

(3) 其他辅助治疗

噻嗪类利尿药能增加肾远曲小管对钙的重吸收，减少尿钙排泄，用于上述药物治疗后出现高尿钙的患者，同时需低盐饮食。氢氯噻嗪常用剂量为每日 25～100mg，建议分两次服用，需联合补钾，或者与保钾保镁利尿药（如阿米洛利）联用，以防止低钾血症和低镁血症。

通常并不需要磷结合药或低磷饮食，血磷水平较高的患者可建议钙剂在餐中服用以减少磷的吸收。对于钙受体失活性突变所致的低钙血症患者，由于尿镁丢失过多，常需补充镁剂。

癫痫的治疗：癫痫发作时予以常规的抗癫痫治疗，同时针对甲旁减治疗，在血钙水平达标后逐渐减少抗癫痫药物，部分患者可以停用抗癫痫药物。

(4) PTH 替代治疗

接受传统的大剂量钙剂和活性维生素 D 治疗的部分甲旁减患者仍然存在有症状的低钙血症，且长期使用大剂量钙剂和维生素 D 制剂有可能引起慢性肾脏并发症。此外，传统治疗并不能解决 PTH 缺乏所致的骨转换降低。PTH 替代治疗的优势在于其纠正低钙血症的同时不增加甚至降低尿钙水平，因而相对不易发生高尿钙、肾结石和肾钙质沉着症。$rhPTH_{1-84}$ 于 2015 年 1 月获得美国食品药品管理局（FDA）批准用于治疗甲旁减，作为钙剂和维生素 D 制剂的补充治疗，用于单纯传统治疗效果不佳的患者。用法为 50～100μg，皮下注射，每日或隔日 1 次，同时将原有活性维生素 D 和（或）钙剂剂量减少，根据血钙调整剂量。

(5) 随访监测

治疗期间，需监测血钙（用白蛋白水平校正）、血磷和血肌酐，在药物剂量调整期间每周至每月检测上述指标，药物剂量稳定后每 3～6 个月检测上述指标及尿钙；假性甲旁减患者还需监测血 PTH 水平。除血尿生化指标外，应定期检测泌尿系超声以了解是否存在泌尿系结石或肾脏钙化，必要时可行 CT 检查。

需要重视患者及家属的宣教，了解疾病的危害、治疗目标及可能的不良反应，以理解定期随访、规律用药的重要性，延缓或减少慢性并发症。

（王　鸥）

六、慢性肾脏病矿物质与骨异常

（一）定义

慢性肾病（CKD）是一个日益严重的国际公共卫生问题，影响着全世界 5% 的人口。慢性肾病时的矿物质和骨代谢异常引起的全身性疾病，除原发性肾脏疾病的表现外，尚有钙磷代谢异常、骨骼病变和血管钙化等异常。2006 年，国际肾脏病改善预后协调委员会（KDIGO）建议使用慢性肾脏疾病 - 矿物质与骨异常来描述包含这些异常的系统性疾病。

（二）分类

目前主要采取 TMV 系统分类法。其中 T 代表骨代谢转换率（bone turnover），M 表示骨矿化（bone mineralization），V 指的是骨量（bone volume）。KDIGO 按 TMV 系统将 CKD–MBD 分为 5 类：①纤维性骨炎：高骨转换率，其矿化正常，骨量不定；②无动力型骨病：骨转换率低、矿化异常、骨量下降；③骨软化症：低骨转换率、异常矿化、骨量降低；④混合性尿毒症性骨病：高骨转换率、低骨转换率、异常矿化；⑤轻度甲状旁腺功能亢进症相关性骨病：骨转换率高但比纤维性骨炎低、矿化正常、骨量降低。

（三）病因与发病机制

1. 磷酸盐潴留和高磷血症

CKD 早期由于 GFR 的下降，磷酸盐的排泄减少，从而导致磷酸盐潴留的机制被认为在继发性甲状旁腺功能亢进的发展中起着核心作用。然而在 CKD 早期大多数患者的血清磷酸盐水平并没有升高，由于功能性肾单位的数量减少，以及 PTH 和 FGF23 水平升高介导的肾近曲小管对磷酸盐重吸收减少所致。在 CKD 的晚期，当 GFR 下降到 30ml/min 以下时，PTH 和 FGF23 水平升高无法代偿时出现高磷血症。

2. 1,25-（OH）$_2$D 合成减少和低钙血症

当 GFR 下降到 60ml/min 以下时，血浆骨化三醇浓度通常低于正常值，最初 1, 25-（OH）$_2$D 的下降可能是由于 FGF23 浓度的增加，在慢性肾病晚期，除了 FGF23 水平升高外，高磷血症和肾实质的减少导致了 1, 25-（OH）$_2$D 合成的下降。在 CKD 过程中血清总钙浓度下降，这是由于磷酸盐潴留、1, 25-（OH）$_2$D 浓度下降及骨骼对 PTH 的抵抗作用的结果。

3. FGF23 增加及 Klotho 蛋白减少

FGF23 在控制血清磷酸盐浓度中起关键作用，是由骨细胞和成骨细胞在骨化三醇、增加的饮食磷酸盐负荷、PTH 和钙的作用下分泌的，FGF23 水平升高可能是 CKD-MBD 最早检测到的生物标志物之一。FGF23 水平在终末期肾病发生前 5 年开始增加，并持续快速加速直至过渡到终末期肾病。在 CKD 患者中 FGF23 浓度升高可能是清除率降低的结果。klotho 通过调节 1-α 羟化酶活性及 PTH 和 FGF23 的分泌调节肾脏中钙和磷的排泄，并参与全身矿物质体内稳态。Klotho 的表达在随着 eGFR 的下降呈进行性下降。klotho 缺乏与心血管疾病直接相关。FGF23 与其共受体 klotho 存在反馈关系，klotho 缺乏会增加 FGF23 水平。在 CKD 晚期极高水平的 FGF23 可以使 FGF 受体异常激活而独立于 Klotho，并导致独特的 FGF23 刺激的病理反应。FGF23 水平较高的人对饮食中的钠盐限制和 ACE 抑制药治疗的抗蛋白尿反应降低。高水平的 FGF23 是肾移植受者死亡和同种异体移植物丢失的独立危险因素。

4. 继发性甲状旁腺功能亢进症

继发性甲状旁腺功能亢进是 CKD-MBD 的一个主要特征，在 CKD 的早期就开始了，随着肾功能的下降继发性甲状旁腺功能亢进的发生率增加。PTH 调节 FGF23 的分泌，是早期刺激 FGF23 分泌所必需的。骨骼对 PTH 抵抗可能导致慢性肾病继发性甲状旁腺功能亢进，骨骼对 PTH 耐受的潜在机制可能包括高磷血症、1, 25-（OH）$_2$D 合成减少和 PTH 受体下调。除 PTH 外其他因素也可能影响成骨细胞功能，并产生 CKD 矿化障碍最终结果导致高转化率的肾性骨营养不良、过度的骨吸收、骨骼脆弱和骨折风险升高。

（四）临床表现

1. 内分泌系统

(1) 继发性甲状旁腺功能亢进症，引起钙磷代谢紊乱。

(2) 甲状腺功能减退，表现为体温偏低，面色苍白，皮肤粗糙等症状。

(3) 性腺功能减退，男性患者常见性腺功能减退、睾丸缩小、乳腺发育，女性患者可出现不排卵、不育、月经异常。

(4) 下丘脑垂体对甲状腺、肾上腺、生长激素和性腺功能的调节紊乱。

2. 骨骼

通常早期没有症状，可最终出现乏力、骨折、骨骼和肌肉疼痛及缺血性坏死。肾性骨营养

不良具体包括纤维囊性骨炎、无动力性骨病和骨软化症，纤维囊性骨炎通常无症状，少数可有骨痛；而无动力性骨病的主要症状是骨痛。骨软化症通常表现为骨痛，部位不固定，有骨压痛，活动后加重。

3. 影像学检查

骨骼 X 线检查及 CT 检查表现为：①高转换率骨病 – 继发性甲状旁腺功能亢进：甲状旁腺功能亢进最早的影像学特征是骨膜下吸收，常发生于末节指骨远端（图 45–1）；②骨质硬化 – 最典型的部位是脊柱，骨硬化的病理特征是“橄榄球球衣样脊柱”；③骨软化症：“假骨折线”是骨软化症的病理表现；④无动力型骨病，无动力性骨病可表现为骨质减少或正常骨；⑤软组织钙化：关节周围钙化可累及大或小关节，大小不一。超声心动图可以检查是否存在心瓣膜钙化，电子束 CT 和螺旋 CT 可评估血管钙化情况，此外彩色高分辨多普勒 B 超可以了解甲状旁腺的形态、体积和血流情况。

（五）诊断与鉴别诊断

1. 实验室检查

推荐从 CKD 3 期开始监测血清钙、磷、全段甲状旁腺激素（iPTH）、1, 25–（OH）$_2$D 及碱性磷酸酶（ALP）活性的水平。

2. 骨密度测定和影像学检查

CKD 3 期以上患者，应进行骨密度检测以评估骨折风险，可用 X 线、CT、MRI 进行影像学评估以区分骨病的类型。双能 X 线吸收法（DXA）、定量计算机断层扫描（QCT）等技术可以预测骨折风险。DXA 虽可预测患者的骨折风险，且无法显示骨病的组织学类型。

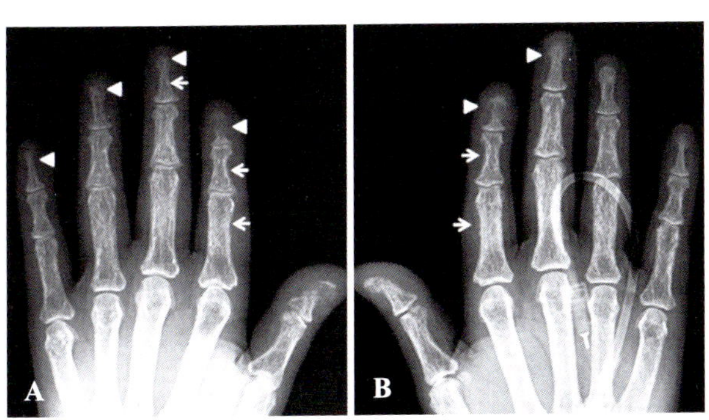

▲图 45–1　高转换率骨病末节指端改变

3. 骨活检

骨活检是诊断肾性骨营养不良症和确定具体类型的金标准，骨活检指征：①终末期肾病患者因持续的甲状旁腺功能亢进症状而需要行甲状旁腺切除术，但甲状旁腺功能亢进水平不确定；②有不明原因的骨痛或骨折的患者；③怀疑骨软化时；④确认患有骨痛和持续血清 PTH 水平＜ 100pg/ml 的患者诊断为无力性骨病。

4. 鉴别诊断

(1) 与肾小管酸中毒鉴别：Ⅰ型肾小管酸中毒以低钾血症、尿路结石、骨质软化和代谢性酸中毒特征，遗传患者在婴儿和儿童期发病，也可见于成人早期。以继发者多见，成人患者最常见的临床表现为反复发作的低钾性瘫痪。发病是由于肾小管远端肾小管氢离子排泄缺陷引起的。

(2) 成骨不全：成骨不全又称脆骨症，以骨畸形、骨脆弱、蓝色巩膜、牙质发育不良、身材矮小等为临床特征的常染色体显性或隐性遗传性结缔组织病。本病为家族遗传性疾病，可母婴同患，也可发生于孪生儿。

(3) 低血磷骨软化症：低血磷骨软化症是由于低磷血症和活性维生素 D 产生不足造成的、以骨骼矿化不良、骨软化或佝偻病为主要特征的一组疾病，以低血磷和肾小管重吸收率及佝偻病为特征。补磷治疗纠正低磷血症，同时可以补充维生素 D 及其类似物进行治疗。

（六）治疗

治疗原则主要是降低过高血磷，纠正过高血钙，治疗方案是 3D 原则（饮食控制、充分透析和磷结合剂的使用）和 PTH 水平控制。

1. 降低过高血磷

①限制饮食中磷酸盐的摄入；②早期使用磷

酸盐结合剂：磷酸盐黏合剂可分为含钙和不含钙两类，含钙结合剂包括碳酸钙和醋酸钙，不含钙的结合剂包括司维拉姆、碳酸镧等。

2. 纠正低钙血症

骨化三醇和维生素D类似物不建议过早使用，易导致高血钙，过度使用将会导致无动性骨病。

3. 纠正继发性甲状旁腺功能亢进

①纠正过高血磷，维持正常血钙；②骨化三醇类、维生素D类似物；③拟钙剂：西那卡塞有引起低钙血症的不良反应，故当血钙低于1.87mmol/L时，需停止使用；④甲状旁腺切除术。

4. 骨质疏松的治疗

① 生活方式的改善：增加锻炼，戒烟等；②补充足够的钙和维生素D；③双膦酸盐：双膦酸盐治疗骨质疏松的主要药物，双膦酸盐还可以减少糖皮质激素或肾移植诱导的骨质流失在CKD 4期以上的晚期患者和接受透析的CKD患者中，必须谨慎使用双膦酸盐；④狄诺塞麦：对主动脉钙化的进展和心血管不良事件的发生率没有影响，但可能会导致严重的低钙血症。

5. 其他治疗

① 肾移植术后处理：肾移植术后初期仍然要每周监测钙、磷水平。肾移植后骨密度减低的患者，建议使用维生素D或抗骨吸收药物治疗；②透析治疗：对于血液透析患者透析液的钙浓度在1.5mmol/L比较合适。

（戴如春　刘毓灵）

七、McCune-Albright 综合征

McCune-Albright 综合征（McCune-Albright syndrome，MAS）是一种罕见疾病，患病率为1/100万～1/10万，由编码GS蛋白α亚基的基因发生体系突变所致。MAS以外周性性早熟、皮肤咖啡牛奶斑和骨纤维性结构不良（fibrous dysplasia，FD）三联征为典型表现。该病还与多种内分泌腺体功能亢进有关，如甲状腺功能亢进症、巨人症或肢端肥大症、库欣综合征和低血磷性佝偻病等。

（一）发病机制

MAS是体系突变所致，为非遗传性疾病。MAS的主要发病机制是膜受体偶联的膜内蛋白-G蛋白（guanine nucleotide binding protein）刺激型亚单位（GS）的编码基因*GNAS*激活性突变。多种内分泌激素，包括甲状旁腺激素（PTH）、促肾上腺皮质激素（ACTH）、促甲状腺激素（TSH）、卵泡生成激素（FSH）、黄体生成素（LH）等均通过G蛋白偶联受体发挥生理作用，因此*GNAS*基因激活突变可导致相应靶器官功能亢进、皮肤色素沉着等临床表现。*GNAS*编码基因位于20q13.3，最常见的突变发生于8号外显子上的201位精氨酸位点，精氨酸常被组氨酸（R201H）或半胱氨酸（R201C）所取代，R201S、R201G、R201L亦有相关个案报道。

（二）临床表现

MAS的临床表现复杂多样，可出现临床组分中的任意组合，其严重程度和受累器官取决于基因突变在胚胎发育过程中的早晚。

1. 骨骼病变

大约98%的MAS患者出现骨纤维性结构不良，以多骨型更为常见。骨骼病变的机制并不十分明确，目前观念认为存在成骨细胞分化障碍及破骨细胞活性增强双重作用机制。FD主要临床表现为骨痛、骨骼畸形及病理性骨折，骨折的高峰年龄多在6—10岁。骨骼病变多发生在一侧肢体，几乎可累及全身骨骼。颅面部病变表现为面部不对称、头部无痛性肿块，严重颅底病变可致听力或视力障碍。FD典型的X线片表现为骨骼呈膨胀性、溶骨性改变或磨玻璃样改变。颅面部

骨骼不对称、骨骼膨出，长骨骨骼呈膨胀性、囊性改变，骨皮质变薄，病变周围边界清楚，无骨膜反应，骨小梁呈毛玻璃样改变，股骨颈可出现"牧羊人手杖"样改变（图 45-2）。核素显像示病变部位骨骼异常放射性核素浓聚。病理提示正常的骨组织被异常增生的纤维组织取代，其中不规则地排列着化生的骨组织。骨小梁呈纤维骨或编织骨，其基质内的纤维排列紊乱。

2. 咖啡牛奶斑

咖啡牛奶斑可出现于皮肤任何部位，多见于胸背部、颈部和臀部，它的分布也反映基因突变的胚细胞迁移、分化过程。咖啡牛奶斑边缘多不规则，与骨骼病变位于同一侧，很少超过中线。

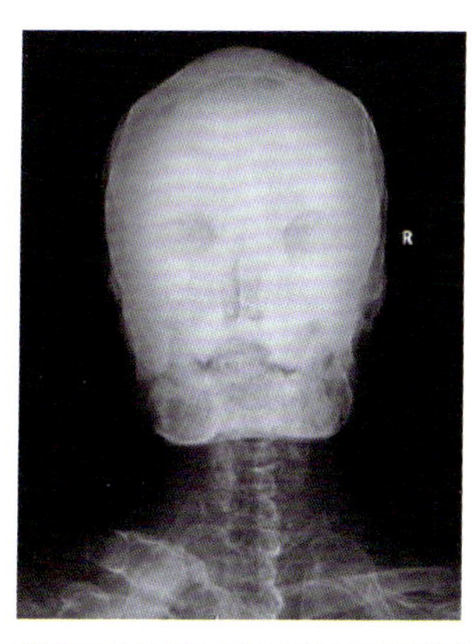

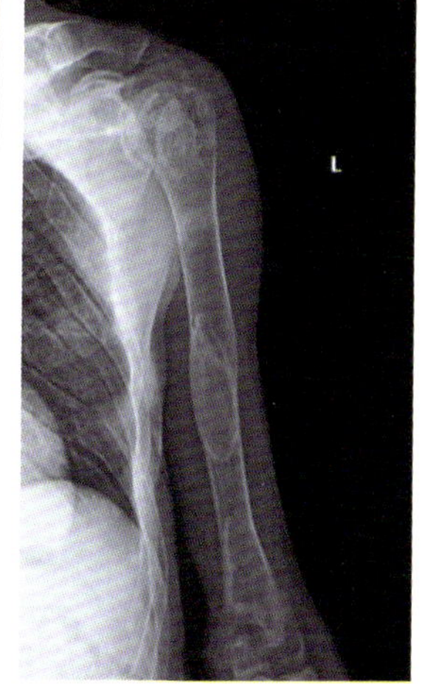

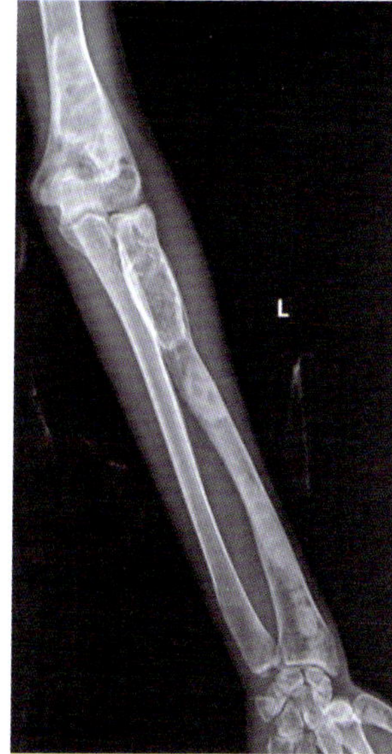

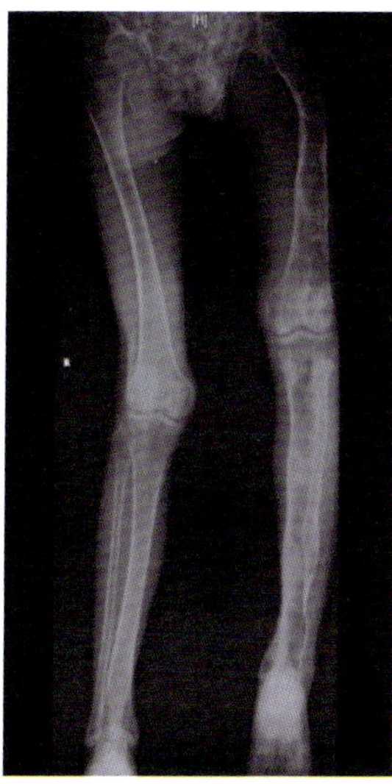

▲图 45-2 骨纤维性结构不良 X 线表现

3. 内分泌功能异常

(1) 外周性性早熟：性早熟是 MAS 最常见的性腺功能异常，女童多见。女童可表现为第二性征早发育、阴道不规则出血、子宫及卵巢较正常同龄儿童增大，或者发生卵巢囊肿，骨骺提前愈合等。血清雌二醇水平升高，而 LH 和 FSH 水平被抑制。盆腔超声显示单 / 双侧卵巢囊肿伴子宫增大，有的个体甚至在母体内即已出现。MAS 的性早熟通常为外周性，但性激素的降低可以激活 HPG 轴，所以可能激发中枢性性早熟。该病对于生育功能的影响尚不明确。

男性患儿的性早熟较少见，其临床表现亦与正常发育顺序相同。超声检查发现，患者睾丸病变的比例很高，包括睾丸间质细胞增生、微结石和局灶性钙化等。组织病理学检查显示 Leydig 细胞和 Sertoli 细胞增生。

(2) 甲状腺功能异常：约 2/3 的 MAS 患者有甲状腺受累，其中约 1/2 患者表现为甲状腺功能亢进症，这是由于 cAMP 产生过多使得三碘酶活性增加、三碘甲状腺原氨酸过量所致。临床上甲亢的表现轻重不一，可以无症状，也可表现为典型的甲亢。

(3) 垂体功能异常：MAS 中垂体病变少见，占 10%～15%，其中 85% 患者表现为 GH 合并催乳素分泌增多。GH 分泌过多可以有典型的临床表现，也可以是隐匿的。GH 分泌过多进一步促进骨骼病变的进展，特别是颅面骨，导致严重的骨骼畸形，还可出现糖尿病、心脏病及继发性垂体前叶功能减退。MAS 中的催乳素升高相对较轻，症状亦不明显。

(4) 肾上腺功能异常：MAS 中的自主性肾上腺皮质功能亢进罕见，仅不到 5%，可在出生后一年内出现，甚至胎儿在宫内时即可出现。ACTH 非依赖性的 Gαs 激活导致弥漫性肾上腺增生或肾上腺结节，出现临床表现轻重不等的库欣综合征表现。

(5) 成纤维细胞生长因子 23 导致低血磷性

佝偻病：MAS 合并低血磷性佝偻病罕见，见于 4.0%～38.5% 的 MAS 患者。这与病变骨组织中调磷因子：成纤维细胞生长因子 23（FGF23）水平升高，使肾磷排泄增加有关。

此外，MAS 也可累及其他非内分泌器官，导致胆汁淤积和（或）肝炎、肠息肉和心律失常等表现，并可能增加恶性肿瘤风险。

（三）诊断与鉴别诊断

MAS 诊断基于骨纤维性结构不良、咖啡牛奶斑和内分泌腺体功能亢进三联征中两个或两个以上典型的临床特征。内分泌功能异常可以包括性早熟、甲状腺功能亢进症、库欣综合征、甲状旁腺功能亢进症、高催乳素血症、生长激素分泌过多等。必要时，针对病变组织进行 *GNAS* 基因突变检测，有助于确定诊断。

MAS 临床表现多样，应与其他类似皮肤色素沉着的疾病（如神经纤维瘤病）、内分泌腺体功能亢进或肿瘤性疾病（如垂体生长激素瘤、Graves 病、中枢性性早熟等）、累及骨骼的疾病（如急性髓细胞性白血病、Paget 骨病、其他引起低血磷性佝偻病的疾病、恶性肿瘤骨转移、骨肉瘤等）进行鉴别诊断。

（四）治疗

1. 骨纤维性结构不良

对于急性或复发性骨折、严重畸形或病变部位出现严重的压迫症状，首先考虑手术干预，目的在于纠正和预防骨折和畸形。

骨吸收抑制剂双膦酸盐类药物可有效增加 FD 患者骨密度、降低骨折风险、延缓骨骼病变进展，并有效缓解疼痛。但仍有一小部分患者临床症状无明显改善。而且，应注意不典型股骨骨折和下颌骨坏死风险。地舒单抗（狄诺塞麦，denosumab）是一种针对 RANKL 的人源化单克隆抗体，在有限的临床报道中，地舒单抗可有效减轻骨痛，降低骨转换指标，抑制病灶进展。妥珠单抗是 IL-6 受体拮抗药的重组人源化单克隆抗体，可以抑制破骨细胞活化。研究显示，一例双膦酸盐治疗无效的患者，妥珠单抗能有效缓解骨痛。

2. 性早熟

(1) 女性：治疗目标包括减少雌激素持续暴露所致骨骺过早闭合对成年身高的影响，以及减少反复阴道出血的心理影响。来曲唑是 MAS 女性患儿的首选治疗方法之一。临床研究显示，来曲唑可使阴道出血减少或完全停止，而且减慢骨龄进展。MAS 患者使用来曲唑的长期安全性和对成年身高的影响，还需要在大样本人群中进一步研究。雌激素阻滞药可能有一定作用，但相关证据均来源于小样本病例研究。近年来，研究发现选择性雌激素受体调节药他莫昔芬能与雌二醇竞争结合雌激素受体，减少阴道出血，控制 MAS 患者性发育，延缓骨龄进展，促进终身高增长，但其长期安全性尚不明确。氟维司群是雌激素受体拮抗药，具有治疗前景，但尚缺乏关于其治疗 MAS 长期安全性或有效性结局的研究。少数 MAS 患者会发生部分中枢性性早熟的表现，此时 GnRHa 辅助治疗有一定的效果。

(2) 男性：仅有约 15% 的男性患儿出现睾酮产生过多所致的性早熟。少数病例报道研究显示，抗雄激素药物联合芳香酶抑制药可以阻止睾酮转换为雌二醇，改善骨龄提前，对男性患儿效果显著。

3. 其他内分泌疾病

对病程中出现的各种内分泌功能异常，应给予相应治疗。甲亢药物治疗常难以达到满意疗效，建议首选手术或放射性 ^{131}I 治疗。伴有 GH 分泌过多的患者，长效生长抑素类似物有一定疗效。对于伴有库欣综合征的患者，国外有使用美替拉酮的报道，如果出现心脏、肝脏等受累时提示预后不良，应尽早切除肾上腺。Burosumab 是一种抗 FGF23 的人源性单克隆抗体，可能是未来治疗 MAS 合并低血磷性骨软化症极有前景的药物。

4. 未来治疗方向

MAS 是体细胞基因突变导致，因此基因治疗、干细胞治疗、分子靶向治疗可能是未来的治疗方向。近年来，以 Gαq/11 癌蛋白为靶点的高效抑制剂的开发成功为分子靶向治疗带来了曙光。

（陈诗鸿　宋玉文）

八、成骨不全症

成骨不全症（osteogenesis imperfecta，OI）又名脆骨病，是最常见的单基因遗传性骨病，新生儿患病率为 1/20 000～1/15 000。OI 以骨骼脆性增加、反复骨折、骨量减低为主要特征，主要由重要的骨基质蛋白Ⅰ型胶原（type Ⅰ collagen，COL1）编码基因及其代谢相关基因突变所致。OI 起病早，患者可发生数次非暴力性骨折，引发多种骨骼畸形，病情严重者甚至可导致心、肺功能衰竭而死亡。OI 还可有多种骨骼外表现，包括听力下降、牙本质发育不全、关节韧带松弛、心脏瓣膜病变等。因此，OI 具有较高的致畸性，严重影响患者的生活质量。以往对 OI 的诊断和治疗十分不足，近年来对 OI 的分子机制、疾病的诊断与治疗，取得了长足的进展。

（一）OI 发病机制

骨组织主要由有机质和无机质组成。Ⅰ型胶原是骨有机质的主要成分，占骨基质蛋白的 90% 以上，对维持骨结构完整和生物力学性能至关重要。Ⅰ型胶原由 *COL1A1* 基因编码的两条 α1 链和 *COL1A2* 基因编码的一条 α2 链构成有序三螺旋结构。Ⅰ型胶原合成过程复杂，包括胶原蛋白合成，翻译后修饰、折叠、运输和分泌等多个步骤。在此过程中，Ⅰ型胶原编码基因突变，或者其翻译后修饰、折叠、组装、转运相关的酶或蛋白编码基因突变，都可能引起胶原数量减少或结构异常，导致骨密度减低、骨强度下降和反复骨折，引发 OI。

随着分子生物学研究进展，近年来发现 OI 的致病基因至少有 21 种，其中最常见的是Ⅰ型胶原蛋白编码基因 *COL1A1* 和 *COL1A2* 突变，呈常染色体显性遗传，约占 85%。*COL1A1* 无义突变和移码突变可引起Ⅰ型胶原数量减少，引发 OI；*COL1A1* 和 *COL1A2* 三螺旋区错义突变可导致Ⅰ型胶原三螺旋结构变异，导致 OI。研究显示基因突变致Ⅰ型胶原数量减少者临床表型显著轻于Ⅰ型胶原结构变异者。此外，多种与Ⅰ型胶原翻译后修饰、折叠、组装、转运相关的基因突变，以及影响骨形成和骨矿化的基因突变，也可引发 OI，可呈常染色体显性、隐性遗传或 X 染色体伴性显性遗传。可见，OI 是由多种致病基因突变导致的机制复杂的遗传性骨病，有研究根据致病基因突变，对 OI 进行分型。

（二）OI 的临床表现、分型及对内分泌系统的影响

OI 的骨骼表现是自幼起病的轻微外力下反复骨折，可引起进行性骨畸形，不同程度身材矮小和活动受限（图 45-3）。骨折常发生于四肢长骨，也可发生于椎体、肋骨等部位。反复骨折可致四肢弯曲、脊柱侧凸后凸、胸廓塌陷等畸形，病情严重者活动明显受限，引起肌肉萎缩、废用性骨质疏松，进一步增加骨折风险。多数患者在 20 岁后因骨发育成熟而骨折次数明显减少，但在女性生育期、绝经后及男性 50 岁后，骨折风险可再次增加。

OI 的骨外表现包括蓝色巩膜、牙本质发育不全、听力下降、关节韧带松弛、心脏瓣膜病变等（图 45-3）。蓝色巩膜在Ⅰ型 OI 患者中多见，巩膜颜色深度与骨折、骨畸形或听力异常间无明显相关性。牙本质发育不全表现为半透明，过早磨损，牙根短而狭窄，牙髓破坏。听力障碍患病率

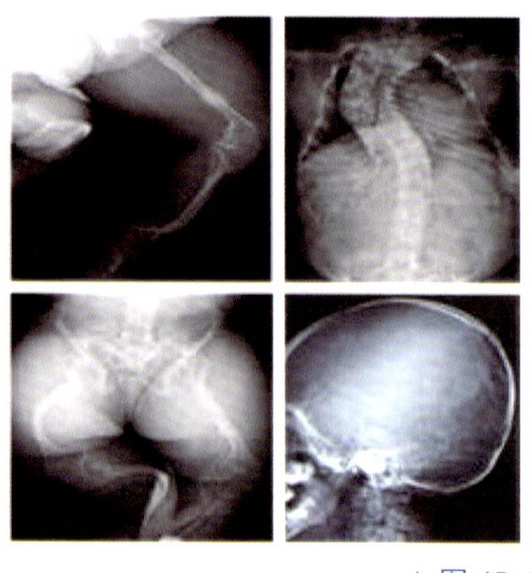
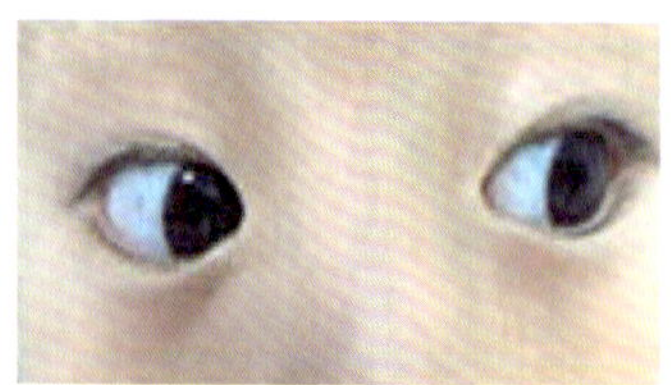
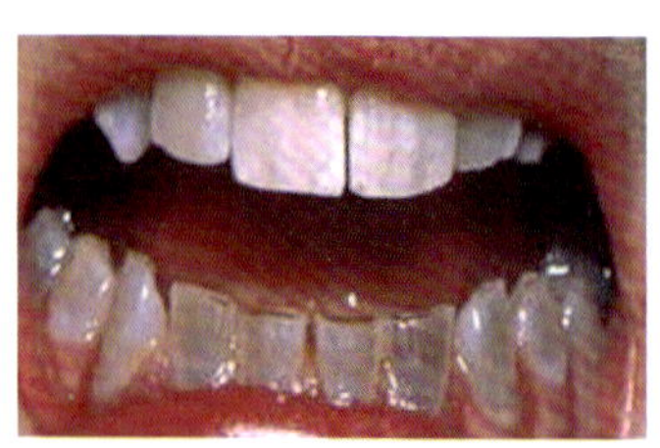
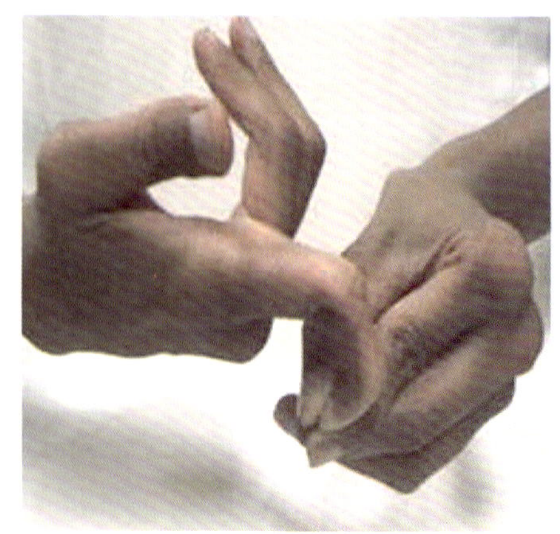

▲ 图 45-3 OI 患者典型的骨骼改变及常见骨骼外表现

OI 骨骼表现：长骨纤细，皮质菲薄，多发陈旧性骨折；脊柱侧凸畸形，胸廓塌陷；骨盆畸形，长骨弯曲畸形；颅板薄，枕骨缝间骨。OI 骨骼外表现：蓝色巩膜；牙本质发育不全；指间关节韧带松弛

随年龄增长而增加，以混合型多见。由于Ⅰ型胶原在心脏瓣膜、主动脉壁和血管中含量丰富，OI 患者可以有心脏瓣膜病变、房颤和心力衰竭，以心脏瓣膜病变最常见。

依据临床表型轻重，可对 OI 进行临床分型。1979 年 Sillence 将 OI 分为四型：Ⅰ型临床表型最轻，多无骨畸形表现，骨折频率常＜1 次 / 年，患者身高无明显变矮；Ⅱ型为围生期致死型，常围生期多发骨折、严重骨骼畸形，可引发心肺功能衰竭致死；Ⅲ型为存活患者中最严重型，常有多发骨折（骨折频率常≥3 次 / 年），进行性骨畸形及身材矮小；Ⅳ型病情轻重介于Ⅰ型和Ⅲ型之间。近年发现部分 OI 患者具有肥厚性骨痂、桡骨头脱位、前臂骨间膜钙化等特征性表现，将其补充分型为Ⅴ型（图 45-4）。近年来有结合疾病的致病基因突变与临床表型轻重进行分型的方式，但较为复杂，这里不再赘述。

近年来研究发现骨骼是重要内分泌组织，可分泌多种骨源性因子调控全身代谢。OI 患者常常有不同程度的体形肥胖，重型 OI 患者身高往往低于同龄儿。研究显示 OI 患者的肌肉量明显减少，而皮下脂肪含量显著增加。不同分型 OI 患者，其血清硬骨抑素水平存在明显差异，且其与骨钙素相关。可见，OI 患者可能通过骨源性因子的分泌异常而影响内分泌系统。

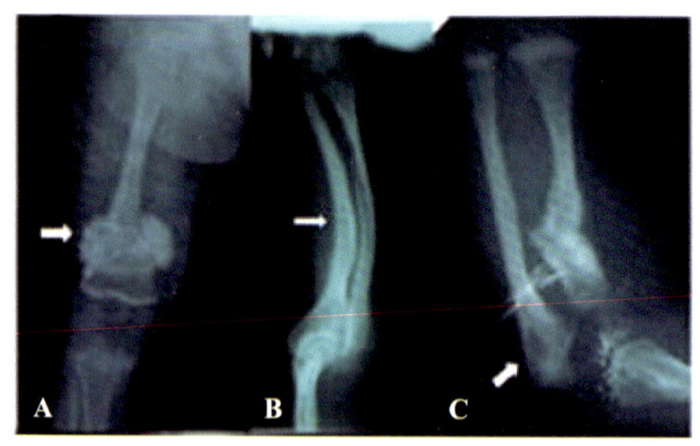

▲ 图 45-4 Ⅴ型 OI 独特临床表现

A. 肥厚性骨痂；B. 骨间膜钙化；C. 桡骨小头脱位

（三）OI 的诊断

OI 的临床诊断主要依据临床表现和影像学特点，包括自幼起病的反复脆性骨折史，蓝色巩膜，听力下降，牙本质发育不全，关节韧带松弛和阳性骨折家族史等。骨骼 X 线影像特征包括：全身多部位骨质稀疏；颅板薄，枕骨有缝间骨，颅底扁平；椎体变形，多椎体压缩性骨折，脊柱畸形；胸廓变形，甚至塌陷；四肢长骨纤细、皮质菲薄，干骺端增宽；多发长骨骨折、弯曲畸形等。OI 患者的骨转换生化指标常常在正常范围，骨折后其可有一过性轻度升高。Ⅵ型 OI 具有特征性标志——血清色素上皮衍生因子水平明显降

低。此外，OI 诊断还应排除多种遗传性及代谢性骨骼疾病，建议完善多种骨代谢生化指标、骨密度、骨骼影像学检查，以评估疾病严重度，并行鉴别诊断。

OI 的分子诊断对发现病因、遗传咨询和促进优生优育具有积极意义。中华医学会骨质疏松和骨矿盐疾病分会颁布的 OI 临床诊疗指南建议对高度疑似 OI 的重型患者、先证者的一级亲属、有生育需求的 OI 患者、已育有 OI 患儿的夫妇拟再生育者，有条件时进行基因诊断，可采用 PCR-Sanger DNA 测序法、二代靶向测序等方法进行检测。

（四）OI 的治疗

OI 患者的治疗目标包括降低骨折发生率，减轻骨骼畸形，改善活动能力。治疗措施包括生活方式干预、药物治疗、必要时手术治疗和康复治疗等。

1. 生活方式干预

跌倒容易诱发骨折，建议 OI 患者生活中应高度重视防止跌倒。加强功能锻炼，提高肌肉功能，改善身体协调能力，有利于避免肌肉萎缩和废用性骨质疏松的发生。进食含钙丰富的食物，适量补充维生素 D，加强户外阳光照射，有益于患者的骨骼健康。

2. 药物治疗

目前尚无针对 OI 致病基因突变的有效治疗方法，现有治疗仅为症状性治疗，旨在增加患者骨密度、降低骨折率、减少骨畸形、提高生活质量。

(1) 双膦酸盐类药物（BP）：目前是治疗骨质疏松症有效药物，通过抑制破骨细胞活性，增加骨密度，降低骨折率。由于此类药物治疗 OI 尚属于超适应证用药，需患者或其法定监护人签署知情同意书后方能使用。治疗 OI 的 BP 主要包括第二代 BP（阿仑膦酸钠和帕米膦酸钠）和第三代 BP（唑来膦酸、伊班膦酸钠和利塞膦酸钠）。对于 OI 儿童患者，BP 可抑制骨吸收、增加骨密度、改善骨微结构，静脉输注双膦酸盐类药物还可能使儿童患者压缩骨折的椎体出现再塑形。治疗 OI 的 BP 剂量、使用频率、药物疗程尚未达成共识。目前较常使用的静脉 BP 剂量为：帕米膦酸钠每年 9～12mg/kg，分 3～4 次给药；唑来膦酸每 6 个月静脉输注 1 次，每次 0.05mg/kg 体质量。由于 OI 病情较原发性骨质疏松症严重，也可采用唑来膦酸每年静脉输注 1 次，每次 5 mg，其安全性也较好。由于口服 BP 生物利用度较低，可给予每周 70mg 阿仑膦酸钠治疗中重度 OI 患儿。BP 治疗 OI 的前 2～4 年疗效最明显，建议患者至少接受两年 BP 治疗，后续治疗取决于骨折次数、骨痛和骨密度的改变情况。病情较轻的 OI 患者 BP 治疗 4 年左右，有望骨密度达峰值骨量而停药观察，而病情较重者则需 BP 治疗更长时间。

(2) 甲状旁腺激素类似物：小剂量、间断甲状旁腺激素类似物可促进成骨细胞生成与活性。小样本绝经后 OI 患者接受奈立膦酸治疗 2 年，序贯甲状旁腺激素类似物 20ug/d 皮下注射 18 个月，结果患者腰椎骨密度较基线增加 3.5%。对 79 例成年 OI 患者，随机予甲状旁腺激素类似物 20ug/d 皮下注射或安慰剂治疗 18 个月，甲状旁腺激素治疗组患者的骨密度增加明显优于安慰剂组。但甲状旁腺激素类似物是否能降低骨折率，尚需研究证实。目前该药批准疗程小于 2 年。由于其尚无用于儿童的安全性资料，不推荐使用。

(3) 骨吸收抑制剂地舒单抗：地舒单抗是人源性 RANKL 的单克隆抗体，能够抑制破骨细胞活性、增加骨密度、降低骨折风险。有研究对 10 例 5—11 岁 OI 患者，给予 2 年 BP 治疗后，序贯地舒单抗（每 3 个月 1mg/kg）治疗 48 周，腰椎骨密度明显增加。10 例 6—12 岁的 OI 患者接受地舒单抗治疗，治疗 12 个月腰椎骨密度增加 6.4%。4 例Ⅵ型 OI 儿童，因 BP 治疗效果欠佳，接受地舒单抗治疗 2 年，患者骨密度明显升高、压缩椎体出现再塑形。地舒单抗对 OI 患者的远期疗效和安全性，尚需评估。

(4) 其他药物：近年来的新型治疗药物硬骨抑素的单克隆抗体，能够特异性结合硬骨抑素，拮抗其作用，激活成骨细胞 Wnt 信号通路，从而促进骨形成、抑制骨吸收、增加骨密度、降低骨折风险。一项为期 21 周的开放Ⅱ期临床研究，对于 14 例中度成年 OI 患者，给予硬骨抑素单克隆抗体（BPS804）每 2 周 5mg/kg、10 mg/kg 或 20mg/kg 治疗，结果表明从治疗前到治疗 43 天，骨形成指标 P1NP、P1CP、BSAP 分别增加 84%（$P < 0.001$）、53%（$P=0.003$）、59%（$P < 0.001$），骨吸收指标 CTX-1 下降 44%。从基线到治疗后，患者腰椎面积骨密度增加 4%（$P=0.038$）。此外，研究显示 TGF-β 主要由成骨细胞合成，与细胞表面受体结合后激活 Smad 信号通路，调控骨重建。动物研究表明 TGF-β 单抗使 OI 小鼠骨密度增加，有望成为治疗 OI 的新型药物。

3. 手术治疗

对于不稳定骨折、骨折延迟愈合或不愈合，出现严重骨骼畸形、严重或反复关节内骨折造成创伤性关节炎，引起 OI 患者活动受限，明显影响生活质量时，需行手术治疗，但手术时机、手术方式、手术风险与获益，值得深入研究。

4. 康复治疗

有助于增强 OI 患者的肌肉力量，改善活动能力。康复训练包括：特定关节伸展及肌肉力量训练；适当负重训练；水疗；应用适当辅助工具弥补畸形所致生活不便；佩戴合适下肢支具；选择合适助行工具，行走训练等。

（五）展望

目前 OI 的治疗仍只是症状性治疗，未来针对致病基因突变的分子治疗，值得期待。研究显示间充质干细胞可诱导分化为成骨细胞，同种异体间充质干细胞移植可能使 OI 患者骨形成得到改善。基因沉默技术通过使突变等位基因失活或转录沉默，消除其主导的负面作用，使正常等位基因表达正常Ⅰ型胶原，有望治疗常染色体显性遗传的 OI。基因编辑技术值得期待，其具有对特定突变位点精确修复的功能，有望使 OI 治疗取得突破性进展。

综上所述，成骨不全症是危害严重的单基因遗传性骨病，是研究骨质疏松性骨折的天然疾病模型。近年来疾病的分子机制、诊断和药物治疗取得一定进展。成骨不全症对内分泌系统的影响值得深入研究，成骨不全症的分子治疗值得进一步探索。对成骨不全症的深入研究，有利于揭示骨质疏松性骨折的遗传学危险因素，并为疾病治疗，寻找新的靶点。

（李　梅）

九、畸形性骨炎

畸形性骨炎又称变形性骨炎，1877 年英国著名外科医生、生理学家，病理学奠基人之一 James Paget 爵士首次报道了 6 例局限性骨重建异常的病例，也被称为 Paget 骨病（Paget's disease of bone，PDB）。PDB 为局灶性骨重建异常的一种疾病，先表现为破骨细胞介导的骨吸收增加，继之以代偿性的新骨形成增加，在受累骨骼部位形成编织骨与板层骨不规则镶嵌的结构，引起骨骼膨大、疏松、血管丰富，较正常骨骼更易出现骨畸形和骨折。大部分患者可无症状，少数有症状患者可出现多种症状和体征。

本病按照有无家族史，可分为家族性和散发性；按照受累骨骼数目，可分为单骨型（仅累及一块骨骼）和多骨型（累及两块及以上骨骼）；参考发病年龄，可分为经典型、早发型和青少年型，经典型为成年起病，多在 55 岁以后，经典型为临床最常见类型。一些罕见的遗传性骨病综合征可表现为与 PDB 类似的临床、放射学和组织学特征，也称为 PDB 样综合征，包括家族性膨胀性骨溶解、膨胀性骨源性高碱性磷酸酶血症、早发性家族性 Paget 骨病、青少年 Paget 骨病（也称为特发性高碱性磷酸酶血症）、遗传性包涵体肌病 –Paget 骨病 – 额颞叶痴呆综合征，以及包涵体肌病伴早发 Paget 骨病伴或不伴额颞叶痴呆。

（一）流行病学

PDB 发病率随年龄增长而增加，并有明显的地域和种族差异。高加索老年人群中为常见的骨骼疾病，55 岁以上人群中患病率为 1%～2%。英国发病率最高，van Staa TP 等报道至 70 余岁，男性和女性患病率分别可达到 8% 和 5%。该病在西欧、南欧及迁移至澳大利亚、新西兰和南非的盎格鲁 – 撒克逊后裔中也较为常见，近 20 余年来英国、一些欧洲国家和新西兰的患病率及疾病严重程度呈下降和减轻的趋势。PDB 在斯堪的纳维亚、印度次大陆、中国、日本及其他远东国家为罕见疾病。在日本 PDB 的患病率为 0.15/10 万，55 岁以上人群该比例可达到 0.41/10 万，某些地区男性患病率高于女性，男女比例约为（1.5～1.6）：1。

（二）病因和发病机制

遗传及环境因素都可能参与了本病的发生。遗传因素方面，经典型 PDB 中常见家族聚集形式的发病，多数病例为常染色体显性遗传，外显率可达到约 80%～90%，大约 15%～30% 的病例有家族史。本病患病率和发病率显著的种族差异也支持遗传因素参与了本病的发生。

破骨细胞来源于单核 – 巨噬细胞系的单个核前体细胞，在骨重建中具有重要作用，其过度活化或功能过强是 PDB 骨骼病变的始动环节。破骨细胞的分化及功能受到核因子 κB 受体活化因子配体（RANKL）/ 核因子 κB 受体活化因子（RANK）/ 护骨素（OPG）系统的调节，目前发现与 PDB 或 PDB 样综合征相关或致病的基因多与该系统或其调节基因相关。目前引起 PDB 的致病基因有 *SQSTM1*、*VCP*、*RANK*、OPG、*hnRNPA1*、*hnRNPA2B1* 和 *ZNF687* 等。这些基因功能增强或功能丢失型突变，与 NF-κB 信号通路功能上调有关。

（三）临床表现

大部分患者可无明显症状，在常规检查血清碱性磷酸酶（ALP）或因其他原因进行 X 线检查时无意中发现。最常见的骨骼受累部位包括骨盆、股骨、脊柱、颅骨和胫骨，而肱骨、锁骨、肩胛骨、肋骨及面部骨骼较少受累，手足部位罕有累及。临床症状或并发症的出现取决于受累部位、病变骨骼与周围结构的关系、病变活动程度及是否存在病变的进展。最常见的症状为骨痛，疼痛可由疾病本身导致，新骨形成处骨膜受到牵拉和髓腔充血、刺激感觉神经末梢、受累的负重骨骼或进行性溶骨病变骨皮质的微骨折、骨过度增生压迫神经等。也可由于并发症引起，如关节退行性变、钙化性血管周围炎等。病变骨骼血供丰富，表面皮肤可出现灼热感。一般为钝痛、烧灼样痛，疼痛可在夜间出现或加重，偶为锐痛或放射性痛。负重部位如有溶骨性病变疼痛可加重。颅骨受累者可出现头颅体积增大伴或不伴前额突出或畸形、头痛，有些患者可能出现视力或听力受损。西方国家报道病例多发生骨折，我国发现 50 岁后发病的经典型病例，很少发生骨折，而对于早发性病例，骨折比较常见。骨折主要发生在有活动性溶骨性病变的长骨，最常见部位为股骨干或转子下骨折，椎体可发生压缩性骨折，可自发性或轻微外伤导致。临床要特别注意，有些患者可以伴发骨肉瘤或巨细胞瘤。

（四）实验室检查和影像学表现

PDB 患者骨转换率增高，测定骨转换生化标志物（BTM）对于临床评估未治疗患者的病变范围、严重程度及治疗过程中监测疗效非常重要。在未治疗的患者中，病变范围广，尤其侵犯头颅者 BTM 水平升高更为明显，可以较正常参考值上限升高 20～30 倍；较正常上限 3 倍以内的升高提示病变较为局限或活动程度较低；病灶高度局限者（如仅累及胫骨近端）BTM 水平可仅略高于正常上限或位于正常高限。选择敏感的骨转换指标，如血 ALP、Ⅰ型胶原羧基末端肽（CTX）、Ⅰ型原胶原氨基端前肽（P1NP）等水平可以显示显著增高。应用骨吸收抑制药（如双膦酸盐）后 BTM 水平显著下降甚至正常，提示骨重建异常的缓解，因此也可用于评估药物治疗效果。

X 线片对于 PDB 的诊断非常重要。PDB 早期主要表现为骨吸收增加，显示骨质密度减低和小梁结构异常；随后骨形成也增加，形成骨吸收与骨形成加速的混合性改变，表现为受累骨骼的增粗和增厚，既有囊状透光区又有骨质硬化，骨皮质和骨松质界限消失，骨小梁粗大稀疏，密度不均，排列紊乱，呈条索状高密度影交织，中间夹杂网格状低密度区；后期表现为骨硬化。上述各期可同时存在。累及颅骨者早期可出现大的局灶性或囊状透光区。混合期时可形成片状的骨硬化区并趋于融合，可形成棉絮样表现，颅骨内外板失去正常分界，颅板增厚，颅骨增大变形，颅骨基底部受累，可出现颅底内陷。累及骨盆者可有骨盆上口增厚，髂耻线增厚，坐骨和耻骨增宽，晚期出现髋臼陷入。累及椎体者早期见椎体中央粗糙纵行条纹，呈网状或栅栏状，边缘增厚，随后出现椎体膨大性改变，可出现压缩性骨折。长骨早期表现为皮质变薄，透光区，常在一端先出现，病变边缘呈 V 形，逐渐向另一端发展，长骨骨密度不均匀，骨皮质增厚，骨小梁粗乱，骨髓腔硬化，骨干弯曲。CT 及 MRI 检查有助于 PDB 并发症（如骨关节炎、骨折）和伴发骨肉瘤或巨细胞瘤的发现，以及与肿瘤骨转移或骨肿瘤鉴别。

放射性核素骨扫描对于发现可能的受累部位非常敏感，但特异性不足。^{99m}Tc- 亚甲基二膦酸盐（^{99m}Tc-MDP）做为示踪剂，可见病变部位放射性明显浓聚，常高于正常骨骼的 6～10 倍，与正常骨边缘分界清楚，可用于判断病变累及范围。

（五）诊断及鉴别诊断

对于出现骨痛（尤其是烧灼样疼痛伴病变表面皮温升高者）、骨畸形（膨胀样改变），以及不明原因血清碱性磷酸酶水平升高的患者应考虑 PDB 的可能。怀疑 PDB 的诊断时，需要采集详细的病史和家族史，进行有针对性的体格检查，查体时应注意颅骨、脊柱、骨盆及四肢等容易受累的部位表面有无皮温升高、触痛和骨畸形，是否有关节活动障碍或下肢长度不等等。活动性病变的患者有包括血清 ALP 水平在内的骨转换指标水平升高，X 线片有特征性改变，有助于诊断该病，骨扫描有助于判断病变范围。其他生化指标、CT 或 MRI 等影像学检查、必要时活检病理有助于本病与其他代谢性骨病、肿瘤骨转移、骨肿瘤等的鉴别。

（六）治疗

本病特异性的治疗为抑制破骨细胞活性的药物，目前美国批准用于 PDB 治疗的药物包括双膦酸盐（口服依替膦酸盐、替鲁膦酸盐、阿仑膦酸盐、利塞膦酸盐，静脉帕米膦酸盐和唑来膦酸）和鲑鱼降钙素，以及 RANKL 单抗 - 迪诺塞麦，国内批准用于本病治疗的药物为唑来膦酸、鲑鱼降钙素和迪诺塞麦。

无症状且血清 ALP 水平正常的患者不需要药物治疗。药物治疗适应证包括两方面：①缓解骨痛等症状；②预防并发症的发展：取决于病变累及部位及疾病活动度（骨转换指标水平）。骨活检标本显示抑制 PDB 病变的活动后可有正常形态的新骨形成，而高骨转换状态如不给予治疗可持续多年，随时间进展可能导致严重的骨畸形。因此建议即使没有症状，如果病情活动（血清 ALP 水平高于正常）且病变部位容易出现问题或并发症（如负重骨骼、邻近关节、椎体、颅骨广泛受累），仍应给予药物治疗，尤其是年轻患者。目前临床上常用药物市唑来膦酸 5mg 静脉输注，疗效确切，此后根据血 ALP 水平，决定次年是否使用。此外，需特别注意，PDB 患者禁忌进行放疗。

（章振林　岳　华）

十、佝偻病 / 骨软化症

17 世纪中叶的欧洲，大量民众拥入雾霾笼罩的城市，营养缺乏普遍，佝偻病肆虐。20 世纪 20 年代，人们发现维生素 D 缺乏是营养缺乏性佝偻病的重要病因。1942 年我国刘士豪和朱宪彝教授提出肾性骨营养不良，指出维生素 D，与肾脏的联系。之后多位学者不懈研究证实维生素 D 经过体内代谢生成 1, 25（OH）$_2$D 发挥作用。人们对佝偻病 / 骨软化症深入开展研究，为疾病的诊断和治疗提供证据和指导。

（一）佝偻病 / 骨软化症的定义和临床表现

佝偻病与骨软化症是骨骼矿化障碍的疾病。骨软化症指新形成的骨基质矿化障碍；儿童及青少年期特征性出现骨骺生长板矿化延迟，生长板增宽、结构紊乱，称为佝偻病。

佝偻病多见于 6 个月至 2 岁的婴幼儿，表现为方颅、肋骨串珠、手镯脚镯征和鸡胸。下肢畸形较常见，可出现膝内翻或膝外翻。患儿出现矮小和生长缓慢。骨软化症患者出现乏力、骨痛、病理性骨折、活动障碍。佝偻病骨骼 X 线片可见干骺端增宽，杯口状、毛刷状改变。骨软化症特征表现为假骨折，还可出现椎体双凹变形，骨盆变形。

（二）佝偻病 / 骨软化症的病因分类

1. 营养缺乏性佝偻病 / 骨软化症

维生素 D 缺乏和（或）钙缺乏可导致佝偻病，又称营养性缺乏性佝偻病，随着人们生活水平的提高，发病已明显减少，但仍是儿童佝偻病最主要的病因。

人体内 99% 的钙储存于骨骼和牙齿中，维持骨骼结构的完整性和硬度。维生素 D 对血钙有重要调节作用。首先，维生素 D 能够促进肠钙吸收；其次，维生素 D 可以促进骨吸收，动员骨钙进入血循环；另外维生素 D 作用于肾小管，增加尿钙重吸收。因此当钙或维生素 D 不足时，血钙水平降低，继发甲状旁腺素（PTH）升高，促进尿钙重吸收，减少尿磷重吸收，这样虽可减轻低钙血症，但导致血磷水平降低，造成佝偻病 / 骨软化症。研究表明血 25- 羟维生素 D 水平低于 10ng/ml（25nmol/L）可引起佝偻病 / 骨软化症。维生素 D 缺乏的原因有：①缺少日照或因居住纬度、空气污染等原因导致皮肤合成维生素 D_3 不足；②饮食摄入维生素 D 不足或因消化道疾患致维生素 D 吸收不良。

2. 维生素 D 代谢异常或作用异常致佝偻病 / 骨软化症

皮肤合成和食物来源的维生素 D 需经肝脏的 25- 羟化酶及肾脏 1α- 羟化酶的作用，转变为活性形式 1, 25（OH）$_2$D，发挥生理作用。当维生素 D 代谢或作用异常导致佝偻病 / 骨软化症。

(1) 1α- 羟化酶缺陷：常见于慢性肾功能不全。另外见于维生素 D 依赖性佝偻病（vitamin D-dependent rickets，VDDR）Ⅰ A 型，亦称假性维生素 D 缺乏性佝偻病（pseudo-vitamin D deficiency rickets，PDDR）Ⅰ A 型。是编码 1α- 羟化酶的基因 *CYP27B1* 突变所致，因 1α- 羟化酶功能缺陷，导致 1, 25（OH）$_2$D 合成减少，血清 1, 25(OH)$_2$D 水平显著降低是特征性生化改变。

(2) 25- 羟化酶缺陷：胆道闭锁等原因导致

严重胆汁淤积性肝硬化的婴幼儿出现佝偻病，是由于肝脏合成25（OH）D不足，肠道维生素D吸收不良。另外罕见的25-羟化酶缺陷症，亦称VDDR ⅠB型，由编码25-羟化酶的基因*CYP2R1*突变所致。

(3) 维生素D受体缺陷：VDDR Ⅱ型是罕见疾病，因编码维生素D受体的*VDR*基因突变，导致1, 25（OH）$_2$D不能发挥正常生理功能。患儿一般在出生后2年内发生佝偻病，约2/3病例存在秃发，秃发程度与疾病严重性相关。该病特征性生化特点为血1, 25（OH）$_2$D水平显著升高。

(4) 细胞色素P_{450} 3A4酶异常

近来文献报道了2个CYP3A4突变家系，患者因P_{450} 3A4酶活性增强，使维生素D降解加速，出现佝偻病，血钙、25（OH）D和1, 25（OH）$_2$D水平降低。称为VDDR Ⅲ型。

3. 低血磷性佝偻病/骨软化症

人体内86%的磷储藏于骨骼和牙齿中。长期低磷血症可导致佝偻病/骨软化症。病因包括：①肠道磷吸收不足，见于进食过少，肠吸收不良，慢性腹泻等；②肾脏磷排出增多。成纤维细胞生长因子23（FGF23）是重要的调磷因子，作用于肾脏，抑制肾小管钠/磷协同转运蛋白的表达，使尿磷排出增加，血磷下降；另外使循环中1, 25（OH）$_2$D水平降低，肠道磷吸收减少，加重低磷血症。因此病因又分为FGF23依赖性及非FGF23依赖性。

(1) FGF23依赖性：由于血FGF23水平升高，可导致遗传性或获得性低血磷佝偻病/骨软化症。包括X连锁低血磷性佝偻病（XLH）、常染色体显性低血磷性佝偻病（ADHR）、常染色体隐性低血磷性佝偻病（ARHR）、骨纤维性结构不良、神经纤维瘤病和肿瘤性骨软化症等。

(2) 非FGF23依赖性：遗传性或获得性原因导致肾脏磷排出增加。如遗传性低血磷高尿钙性佝偻病、胱氨酸病、Wilson病、范科尼综合征，以及药物因素（阿德福韦酯等）。

（三）佝偻病/骨软化症的治疗

1. 维生素D缺乏性佝偻病/骨软化症的预防和治疗

预防维生素D缺乏性佝偻病/骨软化症须保证足够的维生素D与钙营养。增加日照是预防维生素D缺乏最为安全、经济和有效的办法。我国多数地区，患者在初夏至秋末季节，于早10点至午后3点，裸露面部和四肢晒15～30min，每周2～3次，可预防维生素D缺乏。不能充分日晒时建议补充维生素D。1岁以内婴儿建议补充400U/d［可耐受的摄取上限（UL）1000～1500U/d］；1—3岁400～600U/d（UL2500U/d）；4—8岁400～600U/d（UL3000U/d）；9岁后至成人400～600U/d（UL 4000U/d）；绝经后妇女和70岁以上男性400～800U/d（UL 4000U/d）。

维生素D缺乏佝偻病/骨软化症的治疗，0—1岁儿童先给予大剂量（2000U/d或每周50 000U）治疗6周，在血25（OH）D超过30ng/ml后，减为维持量400～800U/d。1—18岁先给予大剂量（2000U/d或每周50 000U），6周后减为维持量600～1000U/d。成人先给予大剂量（6, 000U/d或每周50 000U），6周后减为维持量1500～2000U/d。胃肠吸收不良患者口服维生素D的需要量更大，或者采用肌肉注射方式。建议将25（OH）D水平至少提高到20ng/ml（50nmol/L）以上，最好达到30ng/ml（75nmol/L）以上。治疗中注意补充钙剂，不同年龄每日钙建议摄入量：出生—3岁200～600mg/d，4—6岁800mg/d，7—10岁1000mg/d，11—13岁1200mg/d，14—17岁1000mg/d，成人800mg/d，50岁以上1000mg/d，孕妇及哺乳妇女1200mg/d。

2. 维生素D代谢异常或作用异常致佝偻病/骨软化症

维生素D依赖性佝偻病ⅠA（VDDR ⅠA）型的治疗常采用骨化三醇0.5～1.0μg/d或阿法骨化醇0.5～1.5μg/d，同时补充适量钙剂。

VDDR Ⅰ B 型患者建议采用骨化三醇治疗。VDDR Ⅱ型及 VDDR Ⅲ型，由于体内维生素 D 受体抵抗或维生素 D 降解加速，需要大剂量骨化三醇或维生素 D，并增加钙剂补充。

3. 低血磷性佝偻病 / 骨软化症的治疗

低血磷性佝偻病 / 骨软化症应积极寻找病因。药物（阿德福韦酯等）所致低磷血症，应尽早停止使用相关药物；怀疑肿瘤性骨软化症者，发现并切除致病肿瘤，可使血磷水平升至正常，症状缓解。

慢性低磷血症常规口服中性磷制药，成人磷元素 750～1000mg/d，分 3～4 次 / 日口服，有些肿瘤性骨软化症文献建议磷元素 1000～3000mg/d，分 4～5 次 / 日口服。儿童磷元素 20～40mg/（kg·d），分 4～5 次 / 日口服。FGF23 依赖性低磷血症，由于 1, 25（OH）$_2$D 的合成受到抑制，需要补充骨化三醇或阿法骨化醇。骨化三醇儿童 20～30ng/（kg・d），成人 0.50～0.75μg/d，分 2 次口服。如使用阿法骨化醇，其剂量约为骨化三醇的 1.5 倍。通常无须补充钙，防止发生肾结石。由于患者血循环中 FGF23 水平升高，近年来 FGF23 单克隆抗体成为新型治疗手段。非 FGF23 依赖性低磷血症，患者血 1, 25（OH）$_2$D 水平升高，容易出现高钙尿症和肾结石，治疗只需口服补磷，不必补充骨化三醇或阿法骨化醇。

（四）结论与展望

随着人们生活水平的提高，营养缺乏性佝偻病 / 骨软化症明显减少，但仍应加强母婴保健，防止疾病卷土重来。近年来分子生物技术的发展，使人们发现愈来愈多的遗传性佝偻病 / 骨软化症，诊断中应注意不同类型疾病的特点，治疗中注意监测血钙、磷及尿钙、磷水平，条件允许监测血 25（OH）D 和 PTH 水平指导治疗。

（姜　艳　夏维波）

十一、先天性骨骼发育遗传疾病

先天性骨骼发育遗传疾病是一类具有遗传异质性和临床异质性的遗传性骨骼疾病。2019 年，第 10 版《国际遗传性骨病分类标准》对遗传性骨骼疾病分类进行更新，根据临床、影像学及分子遗传学特征，将 461 种遗传性骨骼疾病分为 42 大类，其中，在 92%（425 种）遗传性骨病中发现了 437 个不同致病基因。

临床上较为常见的遗传性骨病包括佝偻病 / 骨软化症、软骨发育障碍、脊柱骨骺发育障碍、颅面四肢发育障碍、硬化性骨病、成骨不全、Paget’s 骨病、McCune-Albright 综合征等。本节仅重点介绍软骨发育障碍、脊柱骨骺发育障碍、硬化性骨病这三大类疾病。

（一）软骨发育不全与假性软骨发育不全

1. 软骨发育不全

软骨发育不全（achondroplasia，ACH）是最常见的骨骼发育障碍疾病，在活产婴儿中预估发病率为 1/15 000～1/40 000。该病为常染色体显性遗传病，由编码成纤维细胞生长因子受体 3（FGFR3）的基因发生激活突变所致，80% 患者为散发病例，20% 患者为家族性病例，外显率 100%。

(1) 致病机制：FGFR3 是成纤维细胞生长因子受体家族成员之一，是一种跨膜蛋白，由胞外区、跨膜区和胞内酪氨酸激酶活性结构域 3 部分构成。其中，胞外区由 3 个免疫球蛋白样结构域Ⅰ～Ⅲ构成 。该受体是骨骼生长的负性调控因子，具有调节软骨细胞增殖、分化、凋亡，以及调节成骨细胞的成骨作用和骨骼矿化功能，为骨骼正常发育所必需的条件。*Fgfr3* 基因敲除小鼠可表现为脊柱后凸及侧弯、尾巴弯曲、长骨及椎骨过度生长，组织学上表现为软骨生长板增殖，生长板软骨细胞增殖能力增强，且出现肥大软骨细胞。FGFR3 通过抑制软骨细胞增殖与分化，抑制软骨细胞外基质合成及促进其降解，从而调节骨骼生长。若 *FGFR3* 基因发生激活突变，下游信号通路磷酸化不断增强，从而抑制软骨细胞增殖分化和软骨细胞外基质合成。热点突变为 p.Gly380Arg，携该突变的病例数量超过 97%。

(2) 临床表现：ACH 患者的主要临床特征为不成比例的身材矮小伴颅面、四肢、脊柱畸形。这类患者身高往往低于同性别同龄人平均身高 4～5 个标准差。颅面畸形可见前额隆起、巨颅、面中线发育不全如低鼻梁等。患者出生时可见四肢缩短，但躯干发育往往正常。因长骨缩短，常出现过多皮肤褶皱，以上肢为著。手部掌骨及指骨缩短，伴三叉戟手。患者腿部弯曲，以膝内翻多见。婴儿期可见腰椎后凸，随着患儿开始学步行走、负重，于儿童期和成年期过渡为腰椎前凸。腰椎狭窄通常发生在 20—30 岁后，可进行性加重，典型症状包括跛行和膀胱功能障碍。患者可出现全身关节松弛、关节活动受限和畸形。

ACH 患者运动发育迟缓常见。绝大部分 ACH 患者智力发育正常，少数患者出现脑积水等中枢神经系统并发症可影响智力发育。

肥胖症是 ACH 患者的主要问题之一。儿童早期即出现体重增加。在成年患者中，肥胖可增加腰椎管狭窄的发病率，双膝关节负荷及睡眠呼吸暂停症状加重，使高血压、糖尿病，以及心血管疾病早发死亡风险增加。

(3) 并发症

① 脑积水：ACH 常见并发症之一，由于颈静脉孔狭窄致颅内静脉压力增加所致，枕骨大孔狭窄也可致脑积水。

② 颈髓压迫：颅颈交界处狭窄可致颈髓压迫，若不及时进行规律评估和干预，额外的死亡风险可高达 7.5%。死亡原因主要与呼吸中枢受损所致的中枢性呼吸暂停相关。其他症状包括严重运动发育迟缓、阵发性痉挛、下肢反射亢进、中枢性呼吸暂停 / 低通气及头围快速增长。

③ 椎管狭窄：成年患者最常见的并发症是 L_1～L_4 症状性椎管狭窄。症状严重程度各不相同，可从间歇性可逆性跛行、下肢麻木到重度不可逆性腿部功能异常和排尿障碍，甚至截瘫。

④ 中耳功能障碍：ACH 患者耳道狭窄，可出现反复性耳部感染，超过 40% 患者伴复发性中耳炎，重者听力下降甚至耳聋。

⑤ 呼吸系统异常：ACH 患者胸廓较窄，肺活量较小，部分患儿可出现限制性肺疾病，上呼吸道阻塞，表现为轻微运动即出现缺氧症状，长此以往可致慢性低氧血症、生长受限及呼吸衰竭。阻塞性睡眠呼吸暂停较常见。

(4) 生化及影像学改变：ACH 患者生化检测往往无明显异常，血钙、血磷、ALP 及其他骨代谢指标均可位于正常范围。

ACH 患者影像学改变具有显著特点。X 线可见头颅增大、前额突出、枕骨大孔狭窄；四肢长骨短粗，干骺端增大、扩张，胫骨较腓骨短，桡骨较尺骨短，下肢长骨弯曲；骨盆形态较圆，髂骨小而方，坐骨切迹呈“鱼嘴状”，髋臼扁平，股骨颈粗短；婴儿期脊柱可见腰椎后凸，儿童期及成年期可见腰椎前凸，椎体高度明显缩短，腰椎处可见椎弓间距狭窄。

MRI 或 CT 可见颈髓受压、枕骨大孔狭窄、侧脑室和第三脑室扩张等。

(5) 诊断：根据上述不成比例身材矮小伴四肢短小、巨颅、脊柱畸形等特殊临床表现及典型影像学改变即可做出临床诊断，确诊需依赖基因检测手段，需明确 *FGFR3* 基因存在致病突变。

(6) 鉴别诊断

① 其他 *FGFR3* 基因突变所致临床表型：软骨发育不良、致死性侏儒症、重度软骨发育不全伴发育迟缓和黑棘皮病综合征均为 *FGFR3* 基因突变所致，但临床表型及症状严重程度各不相同。

软骨发育不良患者表型较 ACH 轻，患者身高通常低于同性别同龄人 2～3 个标准差，身材比例相对匀称，长管状骨偏短，轻度巨颅及面中线发育不全，关节韧带轻度松弛，肘关节伸展受限，脊柱畸形及智力障碍相对少见。X 线可见长骨短粗、干骺端扩张、股骨颈短宽、轻中度短指等。

致死性侏儒症表型较 ACH 更严重，分 I 型和Ⅱ型。患者表现为重度四肢缩短、矮小、脑积水、巨颅、肋骨短、股骨弯曲等。由于胸廓狭窄伴肺部未发育完全，严重颈髓受压等因素，患者出生早期即死亡。I 型患者以低骨化的股骨弯曲和椎体扁平为特点，Ⅱ型患者以直股骨和分叶状颅骨为特点。

重度软骨发育不全伴发育迟缓和黑棘皮病综合征患者除有重度软骨发育不全的临床表现外，儿童早期即可出现全身广泛黑棘皮病，胸廓小，神经系统功能严重受损，表现为中重度智力障碍、癫痫、脑积水、中枢性呼吸暂停等，部分患者伴充血性心力衰竭、肺动脉高压、胃食管反流等，约一半患者会在出生后 21 天内死亡。

② 假性软骨发育不全：患者出生时身长往往正常，自学步起发现摇摆步态、生长迟缓、四肢短小，可见腹部前凸、臀部后翘、手镯征、脚镯征等，无特殊面容，智力正常。X 线可见掌骨及指骨短，干骺端结构紊乱，椎体形态改变等。致病基因为 *COMP* 基因，基因检测可确诊。详见本节“假性软骨发育不全”。

③ Acromicric 肢端发育不良 /Geleophysic 肢端发育不良：以重度矮小、特殊面容伴长管状骨缩短为特点，致病基因为 *FBN1* 基因或 *LTBP3* 基因。

(7) 治疗：该病目前无法根治，治疗目标为保留功能、对症治疗、防治并发症、定期随访监测。身材矮小患者通过重组人生长激素（rhGH）仅能在一定程度上改善身高。不推荐通过外科延长术改善 ACH 患者身高及身材比例。患肥胖症的 ACH 患者应合理制订饮食和运动计划。运动发育迟缓的患儿可尝试物理康复治疗。脑积水、颈髓压迫或椎管狭窄患者应转诊至外科行相应手术。关节松弛、膝内翻可行理疗，必要时手术。积极防治中耳炎。部分新型药物如 C 型钠尿肽类似物、酪氨酸激酶抑制剂等有望改善病情。

(8) 预后：成年 ACH 患者死亡率增加，预期寿命较正常成人约减少 10 年。

2. 假性软骨发育不全

假性软骨发育不全（pseudoachondroplasia，PSACH）是一种罕见的常染色体显性遗传病，以不成比例身材矮小、短肢伴骨骺发育不良为临床特点，预估患病率为 1/30 000。

(1) 致病机制：PSACH 的致病基因是软骨寡聚基质蛋白（cartilage oligomeric matrix protein，COMP），其单体结构包括介导五聚化的氨基末端卷曲螺旋结构域，4 个Ⅱ型表皮生长因子样结构域，8 个Ⅲ型钙调蛋白样钙结合重复区，以及羧基末端结构域，五个单体结合形成五聚体，定位于细胞外基质。COMP 在软骨细胞中高表达，在肌腱、韧带、滑膜等处均有合成，主要作用是维持软骨结构的稳定性。该基因突变可致 PSACH 和多发性骨骺发育不良（Multiple epiphyseal dysplasia，MED）两种表型。突变集中于外显子 8～19，超过 90% 突变位于钙调蛋白样钙结合重复区，热点突变为 p.Asp473del。该基因突变使其蛋白产物无法正常折叠，突变产物在生长板软骨细胞的内质网中大量蓄积，细胞处于炎症和氧化应激状态，最终致软骨细胞过早死亡，影响长骨生长。

(2) 临床表现：PSACH 患者出生体重及身长往往正常，在 1—2 岁学步时发现生长迟缓、异常步态等表现。患者主要临床特点为重度身材矮小，四肢短小，短指 / 趾，膝内翻或外翻，脊柱侧弯，腰椎前凸，关节松弛，手镯征及脚镯征等骨骼畸形。儿童期出现关节疼痛，以下肢大关节为著。面容及智力均正常。

(3) 生化影像改变：骨代谢等生化指标无明显异常。PSACH 患者血清 COMP 水平显著低于正常人群，但该项目尚未在临床上广泛应用。X线可见严重骨骼畸形，如重度脊柱侧弯、椎骨上下缘增宽、长骨干骺端结构紊乱、股骨颈短而不规则、骨盆小、髋臼扁平等。

(4) 诊断：根据短肢矮小伴重度骨骼畸形等临床表现及典型影像学改变可做出临床诊断。*COMP* 基因检出致病突变可确诊。

(5) 鉴别诊断

① 软骨发育不全：见本节“软骨发育不全”。

② 多发性骨骺发育不良（MED）：MED 与 PSACH 患者的临床表现重叠，但 MED 临床表现相对较轻，如身高受损较轻、关节炎起病年龄较晚、脊柱往往不受累等。除 *COMP* 基因是 MED 的致病基因外，*COL9A1*、*COL9A2*、*COL9A3* 和 *MATN3* 这四种基因均可致 MED。

③ 脊柱骨骺发育不良：该类疾病以不成比例身材矮小、椎体及骨骺发育不良及关节退行性变为主要特点，X 线可见扁平椎体及骨骺发育不良。详见本节“脊柱骨骺发育不良”。

④ 黏多糖病：该病是一组常染色体隐性遗传病，属于营养障碍及代谢性骨病，以短颈短躯干型身材矮小、髋外翻、膝外翻、智力障碍、面容粗陋、角膜浑浊为主要特点，尿黏多糖试验及溶酶体酶学分析均呈阳性。

(6) 治疗：PSACH 尚无法根治，主要为对症治疗。关节痛者，可用非甾体抗炎药等止痛药。骨关节畸形严重者可考虑手术。生长激素无法改善 PSACH 患者身高，因此不推荐 PSACH 患者应用 rhGH。

（二）脊柱骨骺（干骺端）发育不良

脊柱骨骺发育不良与脊柱干骺端发育不良，是一类具有遗传异质性的骨病，指脊柱骨骺与长骨干骺端骨骺同时受累所引起的进行性软骨发育不全，以不成比例身材矮小伴骨关节炎为特征，主要分为先天性脊柱骨骺发育不良、迟发性脊柱骨骺发育不良，及其他罕见类型，如进行性假性类风湿样骨发育不良、Matrilin 型、Aggrecan 型、Kimberley 型等。

1. 先天性脊柱骨骺发育不良

先天性脊柱骨骺发育不良（spondyloepiphyseal dysplasia congenital，SEDC）是常染色体显性遗传骨病，患者脊柱、长骨及管状骨骨骺均受累，发病率约 1/100 万。

(1) 致病机制：SEDC 致病基因为Ⅱ型胶原蛋白 A1（COL2A1）基因，编码Ⅱ型胶原蛋白 α1 链。Ⅱ型胶原高表达于软骨、眼部玻璃体、内耳等部位，对软骨内成骨过程至关重要。若 *COL2A1* 基因发生突变，胶原分子之间的相互作用受影响，可致Ⅱ型胶原蛋白结构和功能改变，引起软骨分化及软骨内成骨障碍，从而致先天性脊柱骨骺发育不良、脊柱干骺端发育不良，以及各类软骨发育不良等表型，统称Ⅱ型胶原病。各表型严重程度不同，临床表现有所重叠。

(2) 临床表现：SEDC 患者出生即可见异常表现，包括出生身长偏短，脊柱、骨盆、四肢骨化延迟，因此其运动能力受影响，平均走路年龄推迟。严重者多死产。随着年龄增长，逐渐表现为不成比例身材矮小伴特征性骨骼畸形，包括短颈、短躯干、四肢相对短小，但手足尺寸往往正常，成年终身高受损严重，往往为 84～128cm。特征性骨骼畸形包括脊柱前凸 / 后凸、脊柱侧弯、鸡胸、桶状胸、髋内翻、马蹄内翻足等，重度胸廓畸形者可引发呼吸衰竭。齿状突发育不全者需警惕颈髓压迫。患者在儿童期即可出现骨关节炎、骨关节疼痛、关节活动度下降，严重影响患者的姿势步态与活动能力。此外，SEDC 患者还可见面部扁平、眼距宽、眼球突出、腭裂等轻度面中线发育不良。部分患者还可出现听力下降、近视、先天性白内障、青光眼、视网膜脱落等骨骼外表现。智力正常。

(3) 影像改变：新生儿期 X 线改变不明显，仅见四肢、骨盆、脊柱骨化延迟。随着年龄增长，X 线可见患者椎体扁平或呈卵圆形、脊柱后

凸 / 前凸 / 侧弯、股骨头骺端和股骨颈发育不良、髋臼扁平等。

(4) 诊断：根据婴幼儿起病、不成比例身材矮小、骨骺发育障碍、进行性关节炎、椎体扁平、视听障碍等特点，应疑诊 SEDC，检出 *COL2A1* 基因致病突变可确诊。

(5) 鉴别诊断

① 黏多糖病Ⅳ型：患者均为婴幼儿期起病，临床表现为短躯干型身材矮小、胸廓及脊柱等骨骼存在严重畸形，骨骼系统的影像学特征均表现为椎体扁平、骨骺发育不良等。可通过黏多糖相关酶学检测、尿黏多糖检测鉴别，基因检测是鉴别两者的可靠方法。

② 软骨发育不全与假性软骨发育不全：这两种疾病患者四肢短小显著，脊柱受累较 SEDC 患者轻，且软骨发育不全患者表现为巨颅，致病基因不同。

(6) 治疗：该病病情不可逆转，目前无法根治，以预防和对症治疗为主。应避免脊柱、关节负重，可用非甾体抗炎药等药物缓解关节疼痛。可考虑物理康复锻炼，严重骨骼畸形者需手术。心理社会支持对于患者也极为重要。

2. 迟发性脊柱骨骺发育不良

迟发性脊柱骨骺发育不良（spondyloepiphyseal dysplasia tarda，SEDT）是 X 连锁隐性遗传病，患病率为 1/20 万～1/15 万，男性占多数，女性携带者往往无临床表现，或者仅有轻度骨关节炎症状。

(1) 致病机制：SEDT 致病基因为转运蛋白颗粒复合物 2（*TRAPPC2*），编码的蛋白又称 sedlin。Sedlin 参与内质网至高尔基体间囊泡运输的定位和融合，参与Ⅱ型前胶原蛋白转运与加工。*TRAPPC2* 基因突变可致 sedlin 结构异常，Ⅱ型前胶原蓄积于内质网，成熟Ⅱ型胶原无法正常分泌，进而影响正常细胞外基质结构。

(2) 临床表现：患者出生体重、身长、身材比例往往正常，多于 6—8 岁出现线性生长迟缓。随着年龄增长，由于脊柱发育不良，表现为短躯干型身材矮小、短颈，指尖距远大于身高。骨骼畸形包括脊柱侧弯、脊柱前凸 / 后凸、桶状胸、膝内翻等，脊柱受累严重者还可表现为腰背疼痛。患者早期可出现关节炎、关节疼痛表现，主要累及髋关节、膝关节和肩关节，指间关节多不受累。动作发育与智力均正常，无腭裂、视网膜脱落和听力受损等骨骼外受累表现。

(3) 影像改变：儿童早期往往无典型影像学改变。青春期逐渐出现相关骨骼改变，如四肢长骨多发骨骺异常、骨骺形态不规则、脊柱侧弯、脊柱前凸 / 后凸、椎体扁平、椎间隙狭窄、股骨头小而扁平、股骨颈短、髋内翻等。

(4) 诊断：根据儿童晚期起病、短躯干型身材矮小伴骨关节畸形、骨关节炎及典型的影像学改变诊断。基因检测可确诊。

(5) 鉴别诊断

① SEDC：婴幼儿起病，伴听力及视力下降、视网膜脱落，致病基因及遗传模式不同，详见本节“先天性脊柱骨骺发育不良”。

② 多发性骨骺发育不良（MED）：MED 患者脊柱往往不受累，关节炎症状相对较轻，基因检测可鉴别。

③ 进行性假性类风湿样骨发育不良：见本节“进行性假性类风湿样骨发育不良”。

(6) 治疗：SEDT 目前无法根治，以对症支持治疗为主。应避免脊柱、关节负重，关节疼痛者可应用非甾体抗炎药等药物缓解疼痛。物理康复锻炼有助于维持关节功能。严重骨骼畸形和骨关节炎患者需手术治疗。

3. 进行性假性类风湿样骨发育不良

进行性假性类风湿样骨发育不良（progressive pseudorheumatoid dysplasia，PPD），又称晚发型脊柱骨骺发育不良伴进行性骨关节病或儿童进行性假性类风湿性关节病，是一种罕见的常染色体隐性遗传性骨关节病，预估患病率为 1/1 000 000。

(1) 致病机制：PPD 致病基因为 Wnt 诱导的信号肽通路蛋白 3（Wnt-inducible signaling pathway protein 3，*WISP3*）基因，WISP3 可调节软骨组织主要成分的合成，影响软骨细胞的分化。该基因突变影响软骨细胞稳定性，未成熟的软骨细胞不断增生，并过早凋亡，关节软骨的功能丧失和骨基质矿化异常，关节软骨提前退化，致全身关节畸形和活动受限。

(2) 临床表现：PPD 患者宫内发育及出生时均正常，常于 3—6 岁起病。发病早期，患儿表现为步态不稳、双手近端指间关节肿胀，继而外周大小关节均不断受累，依次累及其他双手小关节、髋关节、膝关节、踝关节、腕关节和肩关节，关节肿胀可伴四肢关节对称性疼痛，疼痛感相对较轻，关节局部无皮温升高。病情随年龄增长呈进行性加重，表现为进行性关节屈曲、挛缩、僵硬、畸形，严重影响患者关节功能及生活工作能力。此外，PPD 患者脊柱往往受累，但早期无明显临床 症状，青春期时可发现脊柱侧弯、前凸或后凸，部分患者因脊柱骨骺发育不良可表现为短躯干型身材矮小。无骨外异常表现，面容与智力均正常。

(3) 生化及影像改变：PPD 患者炎性指标（如血沉和 C 反应蛋白）水平多正常，筛查类风湿因子和抗核抗体多为阴性。

影像学改变对诊断该病具有重要意义。X 线的特征性表现为全身多处关节受累，关节邻近干骺端或骨端对称性膨大，伴关节面粗糙、关节间隙狭窄、关节周围管状骨骨质疏松，无炎性改变及骨质侵蚀。肩关节和膝关节还可见骨赘形成和关节周围钙化。髋关节受累可出现股骨头宽大扁平、股骨颈缩短、髋内翻。下肢关节受累可表现为膝内翻或外翻。椎体可见上下缘前部凹陷而中后部稍膨隆或平直，椎间隙变狭窄，脊柱侧弯，椎弓根前后径变短。疾病晚期可表现为广泛骨质疏松。

(4) 诊断：根据该病患者幼年起病、进行性多发性关节肿胀、屈曲、挛缩伴关节功能丧失为特点，但不具有关节炎性表现，同时存在椎体扁平及骨骺发育不良即可进行临床诊断。基因检测发现 *WISP3* 基因突变可确诊。

(5) 鉴别诊断

① 青少年特发性关节炎：PPD 最易与青少年特发性关节炎混淆，青少年特发性关节炎患者有关节炎性症状，包括关节疼痛关节周围皮温升高。血沉和 C 反应蛋白等炎性指标升高。X 线片可见青少年特发性关节炎患者关节破坏。

② SEDT：SEDT 起病年龄较 PPD 晚，于青春期起病，以短躯干型身材矮小及脊柱受累为特点，关节炎好发于肩关节、髋关节、膝关节等大关节，指间关节往往不受累。详见本节“迟发性脊柱骨骺发育不良”。

(6) 治疗：目前尚无特异性疗法，以对症支持治疗为主。非甾体抗炎药可缓解关节疼痛。不建议使用糖皮质激素和免疫抑制剂，因两者治疗作用有限，且存在较大的不良反应风险。硫酸氨糖等软骨保护剂和物理疗法有助于保护关节、维持关节活动度。髋关节、膝关节等外周大关节严重受累者可考虑手术。脊柱畸形患者可通过支具矫正，椎管狭窄者可行椎管减压术或融合术。虽然 PPD 对患者预期寿命无明显影响，但关节病变多呈进行性发展，甚至致残。

（三）硬化性骨病

硬化性骨病指一大类由各种罕见病因引起的骨量增加、骨质增生、骨硬化的遗传性疾病，影像学可见骨密度异常增加。

1. 骨硬化

骨硬化（Osteopetrosis，OPT，又称大理石骨病），该病由于破骨细胞功能障碍，无法吸收骨骼组织，继发骨密度异常增加，导致受累骨骼变脆，目前已知 8 种该病的致病基因。约每 25 万新生儿中就有 1 例常染色体隐性遗传的 OPT 患者，常染色体显性 OPT 患者发病率为 1/20 000。

根据临床特点及病情严重程度，骨硬化大致可分为四类：婴儿型、中间型、成人型（又分为Ⅰ型和Ⅱ型）。

(1) 发病机制：破骨细胞发育或功能的缺陷可致正常骨稳态被破坏，破骨细胞上的质子泵、氯离子通道或碳酸酐酶Ⅱ蛋白缺陷，使得破骨细胞无法有效吸收骨骼，因此，骨骼密度异常增加，骨骼脆性增加，容易发生骨折。例如，编码碳酸酐酶Ⅱ的基因发生突变，可致碳酸酐酶Ⅱ缺乏，导致破骨细胞和远端肾小管泌氢障碍，因此，这部分 OPT 患者除有骨硬化的表型，还可伴肾小管酸中毒。

(2) 临床表现：不同类型 OPT 患者临床表现各不相同。

① 婴儿型 OPT：又称“恶性 OPT”，常染色体隐性遗传，婴儿期起病，早期症状表现为鼻窦发育不全引起的鼻塞。反复感染、自发性淤血和出血较常见。颅孔缩小，听神经、动眼神经、面神经和视神经等颅神经受压迫。视网膜变性或颅内压升高可致失明。髓外造血可致肝脾肿大。过多骨组织、破骨细胞和纤维聚集在骨髓腔可引起骨髓炎。患儿通常身材矮小，可见巨颅、前额隆起，“腺样体”外观。部分患者可出现脑积水或呼吸睡眠暂停。未经治疗的患者通常在生后十年死于肺炎、严重贫血、出血或脓毒症。

② 中间型 OPT：常染色体隐性遗传，其病情严重程度介于婴儿型 OPT 和成人型 OPT 之间。临床表现与婴儿型 OPT 类似，但严重程度较婴儿型 OPT 轻。由于这类患者碳酸酐酶Ⅱ功能缺失，可伴肾小管酸中毒。

③ Ⅰ型成人型 OPT：常染色体显性遗传，该类患者临床表现较轻，最易发生颅骨硬化，颅神经受压十分常见。

④ Ⅱ型成人型 OPT：常染色体显性遗传，该类患者除有颅神经受压表现外，还可伴骨折、关节炎、关节疼痛、贫血等。

(3) 实验室检查：婴儿型 OPT 可能发生低钙血症，继发性甲状旁腺功能亢进伴血清骨化三醇水平升高较为常见。成人型 OPT 患者，虽然 PTH 水平可升高，但骨转换指标常无明显改变。血清酸性磷酸酶和脑型肌酸激酶同工酶常常升高可协助诊断。

(4) 影像学改变：X 线可见骨骼内弥漫性骨硬化，呈“大理石”状。颅底致密。长骨骨皮质厚度增加，骨髓腔直径减小。长骨干骺端锥形瓶样改变，尤其是肱骨近端和股骨远端。椎骨或指骨上可见“骨中骨”结构。椎体呈橄榄球衣样改变。

(5) 诊断与鉴别诊断：根据以上临床表现及典型影像学改变，即可诊断。基因检测有助于明确诊断。需注意与氟骨症、骨髓纤维化、Paget’s 骨病、肿瘤骨转移等鉴别。

(6) 治疗：该病尚无法根治，以对症支持治疗为主。骨折需手术固定。严重关节炎患者必要时行关节置换术。针对全血细胞减少和肝肿大，可通过大剂量糖皮质激素治疗。骨髓移植可在一定程度上改善婴儿型 OPT 患者病情。重组人干扰素 γ-1b 可能对不适合骨髓移植的婴儿型 OPT 患者有效。低钙饮食可能有一定效果。大剂量口服骨化三醇同时限制饮食钙可改善部分婴儿型 OPT 病情。

(7) 预后：常染色体显性遗传模式的 OPT 患者预后较好，寿命通常不受影响，而婴儿型 OPT 患者在生后 10 年内不经积极治疗可致死。

2. 肥大性骨关节病

肥大性骨关节病是以杵状指、进行性皮肤增厚和骨膜增生为表现的骨关节病，根据病因可分为原发性和继发性两类。原发性肥大性骨关节病又称厚皮性骨膜病，由 *HPGD* 基因或 *SLCO2A1* 基因突变所致，发病率与患病率尚不清楚。继发性肥大性骨关节病更常见，主要继发于如肺癌、囊性纤维化、先天性发绀型心脏病和肝硬化等严重内科疾病。此处仅介绍原发性肥大性骨关节病。

(1) 发病机制：编码 15- 羟基前列腺素脱氢

酶的 *HPGD* 基因突变及编码前列腺素转运蛋白的 *SLCO2A1* 基因突变，致前列腺素降解发生障碍，前列腺素水平异常升高，前列腺素 E_2 在骨组织中可增加成骨细胞和破骨细胞的活性，引起骨膜增生和肢端骨质溶解，在皮肤组织中可促进角质细胞增殖，从而致病。

(2) 临床表现：PHO 发病年龄呈双峰分布，发病高峰分别在生后第 1 年和青春期，成年后期往往进入无症状的稳定期。男性比女性更易受累，临床表型更重。散发病例相对多见。PHO 的遗传模式主要为常染色体隐性遗传，但杂合携带者亦可有相关表型，临床表现较轻。

PHO 主要累及皮肤软组织和骨骼，PHO 三联征包括杵状指 / 趾、进行性皮肤增厚和骨膜增生。杵状指是最常见的体征，在病情较轻的患者中，可能是唯一的体征。皮肤受累表现主要表现为面部皮肤和头皮进行性增厚形成皱褶、眼距增宽、鼻端增大、鼻唇沟加深、脂溢、痤疮及多汗等。骨关节病变表现为关节粗大、疼痛和滑膜积液，主要累及膝、踝和腕关节等四肢大关节。

并发症主要包括血液系统疾病和消化系统疾病，如贫血、胃肠道出血、骨髓纤维化、消化性溃疡、慢性胃炎、肥厚性胃病、Crohn 病等。动脉导管未闭、颅缝迟闭、类 Barrter 样低钾血症、肾脏淀粉样变等并发症较少见。

(3) 生化及影像改变：患者血清炎性指标（如血沉、超敏 C 反应蛋白等）水平常升高，破骨指标多升高，而成骨指标往往正常或轻度升高。血、尿 PGE2 水平升高有助于早期发现及鉴别 PHO 患者。

四肢 X 线可见长骨对称性骨膜增生、骨膜炎，以远端为重，桡骨、尺骨、胫骨和腓骨多见，颅骨少见。其他表现包括肢端骨溶解和骨膜骨赘增生，韧带和骨间膜钙化。骨扫描显示长骨皮质边缘有对称性、弥散性、规则的摄取灶，尤其是双下肢，可见“双条纹”征。

(4) 诊断与鉴别诊断：PHO 的诊断标准及分型如表 45–4 所示。

PHO 应注意与继发性肥大性骨关节病、肢端肥大症等鉴别。继发性肥大性骨关节病常继发于发绀型先天性心脏病，以及呼吸系统、消化系统等内科疾病，诊断上应除外这些继发性因素。肢端肥大症因生长激素腺瘤过度分泌生长激素所致，患者出现面容改变、手足增大等表现，但不存在长骨骨膜增生，GH 和 IGF–1 水平升高，垂体 MRI 示垂体腺瘤，即可鉴别。类风湿性关节炎患者皮肤增厚少见，关节肿痛常累及小关节，伴晨僵，类风湿性因子及抗环瓜氨酸肽抗体常呈阳性，炎性标志物升高。

(4) 治疗：PHO 尚无法根治。环氧化酶 –2 抑制剂可通过抑制 PGE2 合成而降低体内 PGE2 水平，有效控制关节积液及缓解关节疼痛，是首选治疗方式。非甾体抗炎药可能对疼痛性滑膜积液有效。双膦酸盐类药物可用于减轻骨膜增生和控制骨痛。泼尼松对骨髓纤维化有效。关节挛缩或神经、血管压迫可能需要手术治疗。

表 45–4 PHO 诊断标准及分型

主要标准（3 条）	杵状指 / 趾，皮肤增厚，骨膜增生
次要标准（9 条）	① 皮脂溢出；②毛囊炎；③多汗；④关节炎 / 关节痛；⑤指 / 趾端骨质溶解；⑥胃溃疡和（或）胃炎；⑦自主神经综合征如脸红、苍白；⑧肥厚性胃病；⑨头皮回状改变
诊断标准与分型	完全型：3 条主要标准 + 数条次要标准 不完全型：2 条主要标准 + 数条次要标准 轻型：1 条主要标准 + 数条次要标准

（夏维波）

参考文献

[1] Starup-Linde J, Vestergaard P. Management of endocrine disease: diabetes and osteoporosis: cause for concern?[J]. Eur J Endocrinol, 2015,173(3):R93–R99.

[2] 中华医学会骨质疏松和骨矿盐疾病分会 . 原发性骨质疏松诊治指南 (2017)[J]. 中华骨质疏松和骨矿盐疾病杂志 ,2017,10:413–444.

[3] Li Y T, Cai H F, Zhang Z L. Timing of the initiation of bisphosphonates after surgery for fracture healing: a systematic review and meta-analysis of randomized controlled trials[J].Osteoporos Int, 2015,26(2):431–441.

[4] 丁娜，欧阳娜，盛志峰 . 2019 年英国血液病学会——接受类固醇治疗的免疫性血小板减少症患者糖皮质激素诱导骨质疏松症的最佳防治策略解读 [J]. 中华骨质疏松和骨矿盐疾病杂志 ,2019,12(5):434–438.

[5] Buckley L, Guyatt G, Fink Ha, et al. 2017 American college of rheumatology guideline for the prevention and treatment of glucocorticoid-induced osteoporosis[J].ARTHRITIS & RHEUMATOLOGY,2017,69(8):1521–1537.

[6] Giagulli V A, Guastamacchia E, Licchellib, et al. Serum testosteroneand cognitive function in ageing male:updating the evidence[J].Recent Pat EndocrMetab Immune Drug Discov, 2016,10(1):22–30.

[7] Mohamad N V, Soelaiman I N, Chin K Y. A concise review of testosterone and bone health[J]. Clin Interv Aging,2016,11:1317–1324.

[8] Sozen T, Ozisik L, Basaran N C. An overview and management of osteoporosis[J]. Eur J Rheumatol, 2017,4(1): 46–56.

[9] Mendoza F A, Le Roux M, Ahmed I. Primary osteoporosis in men: an unmet medical need[J]. Fertil Steril, 2019,112(5): 791–798.

[10] Bilezikian J P, Cusano N E, Khan A A, et al. Primary hyperparathyroidism[J]. Nat Rev Dis Primers, 2016, 2:16033.

[11] Pepe J, Cipriani C, Sonato C, et al. Cardiovascular manifestations of primary hyperparathyroidism: a narrative review[J].Eur J Endocrinol, 2017, 177(6): R297–R308.

[12] Kalla A, Krishnamoorthy P, Gopalakrishnan A, et al. Primary hyperparathyroidism predicts hypertension: results from the national inpatient sample[J].Int J Cardiol, 2017, 227:335–337.

[13] 中国研究型医院学会甲状旁腺及骨代谢疾病专业委员会，中国研究型医院学会罕见病分会 . 甲状旁腺癌诊治的专家共识 [J]. 中华内分泌代谢杂志，2019, 35(5):361–368.

[14] Underbjerg L, Sikjaer T, Mosekilde L, et al. Pseudohypoparathyroidism – epidemiology, mortality and risk of complications[J].Clin Endocrinol (Oxf), 2016, 84(6):904–911.

[15] Shoback D M, Bilezikian J P, Costa A G, et al. Presentation of hypoparathyroidism: etiologies and clinical features[J].J Clin Endocrinol Metab, 2016, 101(6): 2300–2312.

[16] Brandi M L, Bilezikian J P, Shoback D, et al. Management of hypoparathyroidism: summary statement and guidelines[J].J Clin Endocrinol Metab, 2016, 101(6): 2273–2283.

[17] Wang Y, Nie M, Wang O, et al. Genetic screening in a large Chinese cohort of childhood onset hypoparathyroidism by next-generation sequencing combined with TBX1-MLPA[J].J Bone Miner Res, 2019, 34(12):2254–2263.

[18] Evenepoel P, D' Haese P, Bacchetta J, et al. Bone biopsy practice patterns across Europe: the European renal osteodystrophy initiative-a position paper[J]. Nephrol Dial Transplant, 2017, 32(10):1608–1613.

[19] Grabner A, Amaral A P, Schramm K, et al. Activation of cardiac fibroblast growth factor receptor 4 causes left ventricular hypertrophy[J].Cell Metab, 2015, 22(6): 1020–1032.

[20] Humalda J K, Lambers H H, Kwakernaak A J, et al. Fibroblast growth factor 23 and the antiproteinuric response to dietary sodium restriction during renin-angiotensin-aldosterone system blockade[J]. Am J Kidney Dis, 2015, 65(2): 259–266.

[21] Moe S M, Abdalla S, Chertow G M, et al. Effects of cinacalcet on fracture events in patients receiving hemodialysis: the EVOLVE trial[J].J Am Soc Nephrol, 2015, 26(6): 1466–1475.

[22] 中华医学会骨质疏松和骨矿盐疾病分会 . 成骨不全症临床诊疗指南 [J]. 中华骨质疏松和骨矿盐疾病杂志 , 2019, 12(01):11–23.

[23] Palomo T, Glorieux F H, Schoenau E, et al. Body composition in children and adolescents with osteogenesis imperfecta[J].J Pediatr, 2016, 169: 232–237.

[24] Wang J Y, Liu Y, Song L J, et al. Novel mutations in SERPINF1 result in rare osteogenesis imperfecta type VI [J]. Calcified tissue international, 2017, 100(1):55–66.

[25] Glorieux F H, Devogelaer J P, Durigova M, et al. BPS804 Anti–Sclerostin antibody in adults with moderate osteogenesis imperfecta: results of a randomized phase 2a trial [J].Journal of bone and mineral research, 2017, 32(7):1496–1504.

[26] Qi X, Pang Q, Wang J, et al. Familial Early–Onset Paget's Disease of Bone Associated with a Novel hnRNPA2B1 Mutation[J]. Calcif Tissue Int, 2017, 101(2): 159–169.

[27] 中华医学会骨质疏松和骨矿盐疾病分会 . 维生素 D 及其类似物临床应用共识 [J]. 中华骨质疏松和骨矿盐疾病杂志，2018, 11(1):1–19.

[28] Acar S, Demir K, Shi Y. Genetic causes of rickets[J].J Clin Res Pediatr Endocrinol, 2017, 9(Suppl 2):88–105.

[29] Molin A, Wiedemann A, Demers N, et al. Vitamin D–Dependent Rickets Type 1B (25–Hydroxylase Deficiency): a rare condition or a misdiagnosed condition?[J]. J Bone Miner Res, 2017, 32(9):1893–1899.

[30] 杜娟，庞芮，姜艳，等 .2 例胱氨酸病临床特点及其 CTNS 基因突变 . 中华骨质疏松和骨矿盐疾病杂志 [J].2017, 10(5):469–473.

第十篇

肌肉内分泌学

主　编　孙子林　孟卓贤
副主编　张　勇　王红星　于　康　邱山虎

第 46 章　肌肉生理及内分泌功能……1255
第 47 章　内分泌与电解质对肌肉系统的影响……1313
第 48 章　内分泌与代谢性疾病的肌肉系统表现……1323
第 49 章　肌肉疾病的内分泌表现及干预……1339

第 46 章

肌肉生理及内分泌功能

一、骨骼肌发育、再生与收缩

（一）骨骼肌的胚胎起源和细胞类型

骨骼肌是哺乳动物最大的器官，在大多数哺乳动物中，骨骼肌约占健康机体比重的 40%，骨骼肌蛋白质含量约占机体总蛋白质含量的 50%～75%。另外，骨骼肌还是机体分布最广的器官之一，骨骼肌广泛分布在机体面部、躯干及四肢。

骨骼肌不仅具有支持运动的功能，而且是十分重要的代谢内分泌器官，对人体代谢、呼吸、运动等基本生命活动发挥至关重要的作用。骨骼肌发育或代谢异常，不仅导致骨骼肌相关疾病，也会导致慢性代谢性疾病（肥胖、2 型糖尿病）。在衰老过程中，骨骼肌质量和力量减少、代谢功能显著减弱。肌少症是一个最具临床挑战性的老年综合征，表现为老年人骨骼肌质量及肌力下降，体重减轻，可带来跌倒性骨折等严重后果，并与住院率、医源性并发症及死亡风险增加有明确相关性，是老年人失能前的窗口期。目前为止，多数骨骼肌疾病还没有有效的治疗方法，很多骨骼肌疾病的致病机制也不十分清楚。因此，研究骨骼肌发育对疾病和衰老具有深远的意义。

1. 骨骼肌的胚胎起源

脊椎动物胚胎发育过程中，骨骼肌来源于中胚层。其中，除了颅面部和食管骨骼肌外，其他骨骼肌均来自轴旁中胚层分化产生的体节。以小鼠发育为例，在小鼠胚胎发育第 8 天，轴旁中胚层分化为体节，成对排列于神经管的两侧；体节进一步分化为生皮肌节、生肌节和生骨节。在体节发育过程中，腹侧的体节发生上皮 – 间充质转换形成生骨节，生骨节的细胞将来分化成软骨、脊椎骨和肋骨；而背侧的体节仍为上皮组织，形成生皮肌节。生皮肌节的中央、背侧部分将分化形成躯干的真皮；生皮肌节 4 个边界的细胞在生皮肌节和生骨节之间迁移，形成生肌节。生肌节的细胞随后分化为成肌细胞进而融合为肌管，进一步形成胚胎中最初分化的骨骼肌纤维。

躯干和四肢的骨骼肌均来自生皮肌节。生皮肌节的中央部分经过上皮间充质转换后迁移出来最终分化形成背部骨骼肌，称为脊柱轴上方肌肉；而生皮肌节的外侧部分形成体壁腹侧肌，称为脊柱轴下方肌肉。四肢骨骼肌起源于生皮肌节的腹侧唇，腹侧唇的细胞先分层，然后单个细胞迁移到肢芽间充质中，进一步增殖完成终末分化，形成四肢骨骼肌。

颅面部骨骼肌有不同的起源。舌的骨骼肌起源于枕部体节的肌肉始祖细胞。前轴旁中胚层产生的肌肉始祖细胞形成头部大部分的骨骼肌：包括眼球运动的眼外肌、上颌下颌运动的骨骼肌、咽喉运动的骨骼肌、面部表情肌等。

2. 骨骼肌的细胞类型

分化成熟的骨骼肌细胞，就是由单核的成肌

细胞融合形成的纤维状、多核的细胞，也称为肌纤维。骨骼肌由平行排列的肌纤维组成，富含血管和神经。每一根多核的肌纤维内含有上百万的肌原纤维，由粗肌丝和细肌丝规则排列，形成明暗交替的条带。粗肌丝由肌球蛋白组成，细肌丝由肌动蛋白组成。粗细肌丝之间的滑动实现了骨骼肌的收缩和舒张。

骨骼肌由异质性的肌纤维组成，不同类型的肌纤维具有不同的形态、代谢、生理和生化特性。肌纤维有多种不同的分类方式：根据收缩速度的快慢，骨骼肌可分为快收缩肌和慢收缩肌两种；根据肌纤维色泽，又把快收缩肌称为白肌，把慢收缩肌称为红肌；根据代谢特征，肌纤维可分为氧化型和酵解型。另外，骨骼肌的肌原纤维蛋白主要由直接参与肌肉收缩的蛋白组成，包括肌球蛋白和肌动蛋白，其中，肌球蛋白是一种较大的六聚体蛋白复合物，由 2 条相同的肌球蛋白重链（myosin heavy chain，MHC）和 4 条肌球蛋白轻链（myosin light chain，MLC）组成。在不同的肌纤维中，MHC 和 MLC 的组成各不相同。MHC 亚型的表达水平常被用于区分骨骼肌纤维类型。MHC 包括 MHCⅠ、Ⅱa、Ⅱx 和Ⅱb 四种亚型，每种亚型都表现出独特的收缩和代谢特性。根据表达不同的 MHC 亚型，成年哺乳动物骨骼肌纤维可分为四种类型，即Ⅰ、Ⅱa、Ⅱx 和Ⅱb 型。其中，Ⅱa、Ⅱx 和Ⅱb 型肌纤维属于快收缩型，而Ⅰ型肌纤维属于慢收缩型。值得一提的是，过去的研究显示人类骨骼肌不表达Ⅱb，仅表达Ⅰ、Ⅱa 和Ⅱx 三种 MHC 亚型。并且，哺乳动物和人类骨骼肌中的每个肌纤维通常以表达上述一种 MHC 亚型为主，也可能同时表达两种或者多种 MHC 亚型。从色泽上，Ⅰ型和Ⅱa 肌纤维颜色偏红，Ⅱx 和Ⅱb 型肌纤维颜色偏白。这种颜色上的差异主要是由每个肌纤维中的肌红蛋白和线粒体的含量决定的，从而直接影响该肌纤维的代谢特征。慢收缩肌纤维（红肌）中富含线粒体，有很强的氧化能力，主要依赖氧化磷酸化提供能量，而快收缩（白肌）主要通过糖酵解产生 ATP 供能。尽管根据不同特点把肌纤维划分成了不同类型，但实际上各种类型的肌纤维是相互混杂的，人体每块骨骼肌仅是快收缩肌与慢收缩肌的分布比例不同，而并不存在纯粹的慢收缩肌或快收缩肌。不同部位的骨骼肌，各类型肌纤维所占比例不一样，主要受到发育调控、神经支配、生理病理状态和活动类型影响。此外，骨骼肌有很强的可塑性，不同年龄、不同运动方式，各类型肌纤维比例是动态变化的。

（李　虎　张　勇）

（二）骨骼肌细胞命运决定、增殖分化及其调控机制

骨骼肌组织的胚胎发生是从体节多能干细胞的进一步分化开始的，经历骨骼肌始祖细胞命运决定，骨骼肌始祖细胞迁移、增殖和分化，骨骼肌纤维的形成与生长。骨骼肌命运决定、增殖和分化是受到多种因素严密调控的，包括骨骼肌细胞谱系关键转录因子、微环境中的信号分子、细胞内信号传导通路等形成复杂的调控网络，协同调控骨骼肌细胞命运和骨骼肌发育。

1. 骨骼肌细胞命运决定

已知含有 bHLH 结构域的生肌调节因子家族（myogenic regulatory factor，MRF），包括 MyoD、Myf5、Myogenin 和 MRF4，在骨骼肌细胞命运决定、增殖与分化过程中发挥重要调控作用。这些转录因子在骨骼肌细胞谱系特异性表达，与 bHLH 家族的 E 蛋白（E_{47}、E_{12} 等）结合形成异源二聚体，特异性识别并结合肌源性分化相关基因的启动子和（或）增强子区的一致序列 CANNTG，称为 E-box。骨骼肌细胞中表达的基因的调控区均含有一个或多个 E-box，被 MRF 家族转录因子识别结合，保障其骨骼肌细胞特异性表达。在非骨骼肌细胞（如成纤维细胞）中异位表达 MRF 家族的任一成员，可以将非骨骼肌细胞转分化为骨骼肌细胞，进一步证明了 MRF

家族转录因子对骨骼肌细胞命运具有决定性作用。在胚胎发育中，MRF 家族的基因表达受到多方面的调控。有来自神经管 / 脊索、轴旁中胚层和外胚层分泌信号（Wnt、Shh）的调控，也有上游一些转录调控因子（Pax3/Pax7、Six1/4/Eya1/2、Pitx2）的调控。

脊椎动物身体的躯干和四肢骨骼肌起源于体节。体节周围的组织：神经管 / 脊索、轴旁中胚层和外胚层分泌多种信号分子，对体节内骨骼肌细胞谱系命运决定起到重要调控作用。这些信号分子包括 Shh、Wnt、BMP、Noggin 和 FGF 等。

神经管底板和脊索分泌 Shh，作用于体节背中区域轴上方生皮肌节的细胞，诱导骨骼肌特异转录因子 *Myf5* 基因表达，决定体节轴上方骨骼肌细胞分化命运。切除脊索和神经管底板或脊索分化缺陷将直接影响轴上方骨骼肌发育。外胚层和侧板中胚层的分泌信号，协同调控轴下方骨骼肌细胞命运决定。背侧外胚层分泌的 Wnt 信号（Wnt-4、Wnt-6 和 Wnt-7a），通过激活骨骼肌特异转录因子 *MyoD* 基因表达，调控轴下方骨骼肌细胞命运决定。相反，侧板中胚层通过分泌 BMP4 信号抑制骨骼肌细胞命运决定。生皮肌节的背中唇和神经管背侧分泌的 Noggin，作为 BMP 拮抗分子，促进 *MyoD* 基因表达，促进骨骼肌细胞命运决定与分化。

2. 骨骼肌细胞增殖与分化

当骨骼肌始祖细胞命运决定以后，发生分层和迁移。骨骼肌始祖细胞迁移到特定位点后，启动表达骨骼肌特异转录因子 Myf5 和 MyoD，并进一步分化为成肌细胞。成肌细胞增殖到一定数目开始退出细胞周期，表达 Myogenin，分化融合形成多核的肌管。MyoD 和 Myf5 是骨骼肌分化必需的转录因子，*Myf5* 和 *MyoD* 基因双敲除的小鼠可以出生，但完全没有骨骼肌发育。

成肌细胞分化的重要标志是 Myogenin 和其他骨骼肌分化因子如 *MRF4*、*MEF2* 等基因的表达。在 Myogenin 表达后 MEF2C 开始表达，MEF2C 能够进一步促进 Myogenin 等 MRF 家族成员的表达水平。同时，MEF2 可以激活多种骨骼肌分化相关基因的表达，这些基因的持续表达对骨骼肌成肌细胞的分化、维持起重要作用。

3. 成肌细胞融合与骨骼肌纤维的形成

在发育过程中，成肌细胞增殖到一定数目开始退出细胞周期进入分化阶段，融合形成多核肌管，并进一步分化为成熟的肌纤维，这一进程受到严格的调控。例如，FGF8 与成肌细胞表面受体 FGFR4 结合，促进成肌细胞退出细胞周期，开启分化进程；Notch 信号通路也参与调控成肌细胞的分化，Notch 配体 Delta 高表达抑制 *MyoD* 基因表达，从而抑制成肌细胞分化。

（李　虎　张　勇）

（三）骨骼肌干细胞与损伤修复

1. 骨骼肌成体干细胞

成年哺乳动物的骨骼肌在受伤后具有显著的修复能力。骨骼肌再生是一个高度协调的过程，涉及多种细胞的激活和分子反应。骨骼肌成体干细胞，又称肌卫星细胞，在这一过程中起着不可或缺的作用。骨骼肌成体干细胞激活以后，一方面进行自我更新维持干细胞库；另一方面产生大量的成肌细胞，通过细胞增殖、分化、融合进而修复损伤的肌纤维。骨骼肌成体干细胞在骨骼肌损伤修复过程中的复杂行为，受到骨骼肌成体干细胞内在因素及微环境中的外在因素的严密调控。

首先，最初的研究证明了骨骼肌成体干细胞能够在体外和体内进行肌源性分化。最初，研究者通过［^{3}H］标记的胸腺嘧啶和电子显微镜的实验证明，骨骼肌成体干细胞能够经历有丝分裂，并融合到肌纤维贡献肌纤维核。随后，［^{3}H］标记的胸腺嘧啶实验揭示了成年小鼠中的骨骼肌成体干细胞处于有丝分裂的 G_0 期，当骨骼肌受到损伤时，骨骼肌成体干细胞迅速进入细胞周期。进一步体外实验证明骨骼肌成体干细胞能够产生增殖的肌细胞，并且产生的肌细胞可以分化融合形成多核肌管。在病理状态下，肌纤维坏死伴随骨骼肌成体干细胞激活、扩增、融合形成具有功能的再生肌管。以上实验研究支持这样的观点，即骨骼肌成体干细胞有助于骨骼肌损伤修复。此外，放射性同位素标记实验表明，骨骼肌成体干细胞分裂产生的子细胞具有不同的命运：一半的子细胞进入分化程序，与损伤的肌纤维融合，成为肌纤维的核；而另一半的子细胞则作为具有持续分裂能力的骨骼肌成体干细胞用于维持干细胞库的稳定，这表明骨骼肌成体干细胞能够在体内自我更新。因此，根据骨骼肌成体干细胞具有增殖、分化和自我更新能力确定骨骼肌成体干细胞是骨骼肌组织干细胞。

最近的研究表明，骨骼肌成体干细胞是一群异质性很强的细胞群体，异质性表现为基因表达特征、增殖能力、分化潜能、干性强弱等方面。首先，在基因表达方面，只有一小部分的细胞表达 *Pax3* 基因，虽然 Pax3 阳性的骨骼肌成体干细胞往往与膈肌和躯干位置的骨骼肌有关，但是 Pax3 表达差异与胚胎起源和肌纤维代谢类型似乎没有相关性。通过免疫荧光染色检测骨骼肌成体干细胞标志物 CD_{34}、M-cadherin 和 Myf5 的表达，发现 Pax3 阳性的骨骼肌成体干细胞亚群并不表达这些标志物。人的骨骼肌成体干细胞中，Pax7、NCAM 、c-Met 和 Dlk1 等标志物的表达量也具有很强的异质性。研究表明，这些基因的表达水平在头部、躯干和四肢的骨骼肌成体干细胞中具有显著差异。最近的研究鉴定到新的骨骼肌成体干细胞亚群，其细胞表面的分子标记为 Sca1 阳性和 ABCG2 阳性，该类型的细胞不能被 Hoechst 33342 染料着色，称为骨骼肌成体干细胞边缘群体（satellite-SP 细胞）。将其移植到受损的骨骼肌后，既能融合产生再生肌纤维，也能进行自我更新恢复骨骼肌干细胞库。

骨骼肌成体干细胞的分化潜能也具有异质性。从不同的骨骼肌肌群中分离出来的单根肌纤维上的骨骼肌成体干细胞被移植到肌营养不良小鼠模型（mdx 小鼠），为了检测移植干细胞的分化潜能，mdx 与裸鼠交配（mdx/ 裸鼠），并且将其骨骼肌经过多次辐射照射杀死内源性骨骼肌成体干细胞。研究结果表明，胫骨前肌来源的骨骼肌成体干细胞参与再生的能力显著高于趾长伸肌和比目鱼肌，这一结果显示了不同骨骼肌来源的骨骼肌成体干细胞在增殖分化上固有的不同。对体内骨骼肌成体干细胞的连续 BrdU 标记揭示了两个骨骼肌成体干细胞亚群，它们在有丝分裂速率方面是不同的，大多数（$>$ 80%）骨骼肌成体干细胞很容易进入细胞周期，而其余 20% 的骨骼肌成体干细胞以慢得多的方式进入细胞周期。采用荧光染料 PKH26 示踪骨骼肌成体干细胞的分裂，发现少数 PKH26 荧光强的骨骼肌成体干细胞，该类细胞分裂的速度缓慢，并且具有更强的自我更新能力。最近的一项研究系统比较了从成年小鼠和老年小鼠的肢体和面部肌肉分离的骨骼肌成体干细胞的基因表达特征和增殖 / 分化潜能，采用单细胞技术系统揭示了骨骼肌成体干细胞具有异质性。尽管骨骼肌成体干细胞具有异质性的基因表达特征，但是从肢体和面部肌肉分离的骨骼肌成体干细胞移植到损伤的胫骨前肌，发现两者参与骨骼肌损伤修复的能力没有显著区别。这一结果提示，虽然来自不同肌群的骨骼肌成体干细胞具有独特的基因表达特征，但是在体内参与骨骼肌损伤修复的能力很大程度上取决于微环境的调控。

最近的研究表明，骨骼肌成体干细胞的干性强弱也具有很强的异质性，并且只有一小部分骨骼肌成体干细胞是真正的干细胞。通过从 Myf5-nLacZ 小鼠中分离单根肌纤维并进行免疫荧光染色发现，13% 的骨骼肌成体干细胞是 LacZ 阴性的，87% 的骨骼肌成体干细胞是 LacZ 阳性的。由于 Myf5 是重要的肌分化相关的转录因子，Myf5 阳性的骨骼肌成体干细胞的细胞命运更加倾向分化，而 Myf5 阴性的骨骼肌成体干细胞的细胞命运更加倾向自我更新。Myf5-Cre 和 R26R-YFP 遗传示踪小鼠实验表明，有 10% 的骨骼肌成体干细胞不表达 YFP，提示有一亚群的骨骼肌成体干细胞从来不表达 Myf5。通过移植实验表明，Myf5 阴性的细胞能够自我更新、增殖、分化，Myf5 阳性的细胞则直接进入分化程序。

通过 BrdU 和 EdU 脉冲标记骨骼肌成体干细胞，发现在干细胞分裂过程中姐妹染色体 DNA 可以进行非随机分配，导致两个子细胞具有不同的命运。一个子细胞的干性更强，得到了所有“较老 DNA 链”的染色体；另一个细胞更加倾向分化，得到了新复制的“年轻 DNA 链”的染色体。根据“不朽的 DNA 链”假说，优先保留“较老 DNA 链”染色体可以保护干细胞免受 DNA 复制过程中突变的积累。由于姐妹染色体的表观遗传修饰状态可能存在细微区别，因此，在干细胞分裂过程中发生姐妹染色体的非随机分离事件对于维持干细胞基因表达模式和细胞命运可能具有至关重要的作用。进一步研究发现，Pax7 表达水平高的骨骼肌成体干细胞分裂过程中可以进行姐妹染色体的非随机分配，产生 Pax7Hi 和 Pax7Lo 的细胞。Pax7 表达水平高的骨骼肌成体干细胞干性更强，相反 Pax7 表达低的骨骼肌成体干细胞更加倾向分化。以上研究结果支持骨骼肌成体干细胞的干性强弱存在异质性。

上述多方面的研究证据表明了骨骼肌成体干细胞存在异质性。然而，人们对这种异质性的理解还远远不够。首先，虽然几个标志物可以将骨骼肌成体干细胞分为不同亚群，但这些亚群的功能和基因表达是否均质仍不得而知。进一步鉴定骨骼肌成体干细胞的分子标记有助于区分骨骼肌成体干细胞的亚群。此外，未来的研究将阐明在骨骼肌损伤再生过程中，不同的骨骼肌成体干细胞亚群参与损伤修复能力的内在差异。这些发现将阐明控制不同骨骼肌成体干细胞亚群之间转换的调控机制，以及骨骼肌成体干细胞亚群在骨骼肌再生过程中的作用。目前的单细胞技术有助于我们进一步鉴定骨骼肌成体干细胞亚群及亚群的分子标记。

2. 骨骼肌成体干细胞在骨骼肌损伤修复中的作用

骨骼肌损伤修复经历三个连续但重叠的阶段：炎症反应；骨骼肌成体干细胞激活、分化与融合；新生肌纤维成熟与重塑。

骨骼肌受到损伤后，肌纤维坏死诱发炎症反应。中性粒细胞是第一个被招募到受损骨骼肌的炎症细胞，在骨骼肌损伤 1～6h，中性粒细胞的数目显著增加。在招募中性粒细胞之后，巨噬细胞的两个截然不同的亚群（M_1 和 M_2）依次被招募到受伤的骨骼肌，成为主要的炎症细胞。早期招募的巨噬细胞，以表面标记 CD_{68}^{+}/CD_{163}^{-} 为特征，在肌肉受损后 24h 达到最高浓度，随后迅速下降。这些 CD_{68}^{+}/CD_{163}^{-} 巨噬细胞分泌促炎因子，如肿瘤坏死因子 -α 和白细胞素 -1，并负责细胞碎片的清除。第二群巨噬细胞以表面标记 CD_{68}^{-}/CD_{163}^{+} 为特征，在受伤后 2～4d 达到峰值，这些巨噬细胞分泌抗炎细胞因子，如 IL-10，直到炎症终止。值得注意的是，CD_{68}^{-}/CD_{163}^{+} 巨噬细胞也促进了骨骼肌成体干细胞的增殖和分化。

当组织未损伤时，骨骼肌成体干细胞处于静息状态（G_0 期）。静息的骨骼肌成体干细胞表达 Pax7 但不表达 MyoD 和 MyoG。当组织受到损伤时，骨骼肌成体干细胞迅速激活，退出静息状态并进入细胞周期。激活和增殖的骨骼肌成体干细胞也被称作成肌细胞。骨骼肌成体干细胞的激活不仅发生在受损的部位，且通常受到微环境的调控。肌纤维一段局部的损伤会导致整个肌纤维骨骼肌成体干细胞的激活并迁移到受损的部位。骨骼肌成体干细胞的激活伴随着大量细胞的迁移，这种迁移是通过在肌纤维之间穿过基底膜实现的。最近的研究表明，CD_{34} 和 Eph 受体对于骨骼肌成体干细胞的迁移具有重要的调控作用。

与静息的骨骼肌成体干细胞不同，激活的骨骼肌成体干细胞（成肌细胞）的特征是表达肌源性转录因子 Myf5 和 MyoD。值得注意的是，MyoD、MyoG 在损伤后 12h 的骨骼肌成体干细胞中已经表达，此时的骨骼肌成体干细胞仍未增殖，也就提示在损伤过程中有一亚群的骨骼肌成体干细胞激活后不经过增殖，直接进入分化。

当骨骼肌损伤后，在多种调控机制的协同作用下，骨骼肌干细胞激活并进入增殖阶段。在增殖过程中，MyoD 的 mRNA 和蛋白水平均显著提高，Myf5 的蛋白水平显著提高，Pax7 的表达水平逐渐降低。伴随着 MyoD 和 Myf5 的表达，骨骼肌干细胞大量增殖；随着 Pax7 表达水平的降低，骨骼肌干细胞在增殖中逐渐失去干性，转变为成肌细胞。

目前已发现多种信号通路参与调控骨骼肌干细胞的增殖。其中 FGF 信号通路可以促进成肌细胞的增殖，FGF 被广泛应用于成肌细胞的体外培养。研究表明，经典的 Wnt 信号通路在调控骨骼肌干细胞增殖和分化中发挥作用，如 Wnt1、Wnt3a 和 Wnt5a 可以促进骨骼肌干细胞的增殖，而 Wnt4 和 Wnt6 则抑制骨骼肌成体干细胞的增殖。β-Catenin 促进骨骼肌干细胞的自我更新并抑制其分化。非经典的 Wnt7a 可以促进骨骼肌干细胞的对称分裂，并在骨骼肌再生过程中诱导 Wnt7a-Frizzle7-PCP 信号通路，从而促进骨骼肌干细胞分化。抑制 p38-MAPK 信号通路可以促进骨骼肌干细胞的自我更新，并抑制骨骼肌干细胞的衰老。这些信号通路如何彼此协同，平衡骨骼肌干细胞的增殖和分化是领域内亟须解决的问题。最近的研究表明，Vgll4 通过稳定 MyoD 和 TEAD4 的相互作用，以不依赖于 Hippo 的模式促进骨骼肌干细胞分化，实现增殖和分化的转换，为骨骼肌干细胞的增殖与分化平衡提供了新线索。

骨骼肌干细胞能够分化融合形成肌管。骨骼肌干细胞的分化受到一系列骨骼肌特异性转录因子的严格调控，其中 MyoD、Myogenin、Myf5、MRF4 等 bHLH 家族转录因子在骨骼肌干细胞分化过程中特异性表达，并且发挥决定性的调控作用，这些转录因子统称为肌源调控因子。其中，MyoD 是骨骼肌谱系的决定性调控因子。MyoD 与 Myf5 双敲小鼠中无法形成骨骼肌，进一步说明 MyoD 和 Myf5 在骨骼肌谱系形成中的决定性作用。并且，在非骨骼肌细胞中过表达 MyoD 能够将这些细胞诱导转分化为骨骼肌细胞。*Myogenin* 基因表达可以被 MyoD 调控，促进成肌细胞的分化。与其他的 bHLH 转录因子一样，MRF 可以与 E 蛋白或其他 co-factor 形成异源二聚体，激活成肌细胞增殖和分化相关基因的转录，调控成肌细胞的分化。

MyoD 与 Myf5 能够激活下游 Myogenin 等关键转录因子的表达，促进成肌细胞的分化。Myogenin 与 MRF4 在分化的早期阶段起始表达，并伴随 MEF2 家族转录因子的表达，协同促进骨骼肌干细胞的分化。这些转录因子会进一步激活肌球蛋白等骨骼肌特异性基因的表达，促进骨骼肌细胞的终末分化。在终末分化的肌肉细胞中，成肌细胞彼此融合形成肌管，最终形成成熟的肌纤维。

骨骼肌成体干细胞能够持续性地参与成体的骨骼肌再生，说明骨骼肌成体干细胞具有自我更新的能力。通过单根肌纤维的移植实验，骨骼肌成体干细胞连同依附的肌纤维移植到肌营养不良 mdx 小鼠中，结果发现，单根移植的肌纤维可以参与到超过 100 根新形成的肌纤维中。此外，移植的骨骼肌成体干细胞可以通过自我更新进行 10 倍的扩增。并且这些自我更新产生的骨骼肌成体干细胞能够重新激活参与后续的损伤再生。

有趣的问题是，骨骼肌成体干细胞是如何进行自我更新的。用 Myf5-Cre 和 R26R-YFP 报告基因在小鼠中进行谱系示踪发现骨骼肌成体干细胞能够进行对称和不对称分裂。其中，不对称分裂只发生在 $Pax7^+/Myf5^-$ 的亚群中。$Pax7^+/Myf5^-$ 通过不对称分裂产生一个干细胞（$Pax7^+/Myf5^-$）和一个骨骼肌前体细胞（$Pax7^+/Myf5^+$）。只有当纺锤体的分裂方向垂直于肌纤维的方向时发生不对称分裂，分裂后产生两个子细胞：一个子细胞靠近基底膜，为 $Pax7^+/Myf5^-$ 的干细胞；另一个子细胞靠近肌纤维，为 $Pax7^+/Myf5^+$ 的骨骼肌前体细胞。另外，骨骼肌成体干细胞分裂过程中可以进行姐妹染色体 DNA 的非随机分离，产生一个子细胞维持干性特征，另一个子细胞进入分化命运。骨骼肌成体干细胞的自我更新受到细胞内在调控因子以及微环境的复杂调控。

（李　虎　张　勇）

（四）骨骼肌收缩及其调控机制

骨骼肌是人和高等动物体内最多的组织，约占体重的 40% 以上。在骨和关节的配合下，骨骼肌通过收缩和舒张，使人和高等动物保持各种正常姿势，维持躯体平衡，完成躯体的相关活动与呼吸运动等复杂的活动。骨骼肌是一种横纹肌，由大量的成束的肌纤维、肌束膜、肌内膜和肌外膜等组成。在大多数的骨骼肌组织中，肌束和肌纤维都呈平行排列，它们两端都和肌腱相融合，肌腱附着在骨骼上。每条肌纤维是一个肌细胞，是一个独立的结构和功能单位，每条肌纤维至少接受一个运动神经末梢分支的支配，当神经冲动传来时引起肌纤维的收缩。因此，人体和高等动物骨骼肌的收缩活动都是在中枢神经系统的支配下完成的。

1. 骨骼肌的特性

骨骼肌具有伸展性、弹性和黏滞性等物理特性。伸展性是指当骨骼肌受到牵拉或其他外力作用时被拉长的特性；弹性是指当外力解除后，被拉长的肌肉又会缓慢地恢复到原来的形状；黏滞性是指当骨骼肌活动时，由于骨骼肌内部各蛋白分子相互摩擦产生一定的阻力。骨骼肌的物理特性受温度等因素的影响，如当骨骼肌温度升高时，弹性和伸展性增加，黏滞性下降。

骨骼肌具有兴奋性、传导性和收缩性等生理特性。兴奋性是指骨骼肌受到刺激后产生兴奋（动作电位）的能力；传导性是兴奋（动作电位）在肌纤维中传递的特性；收缩性是骨骼肌受刺激兴奋后能够在外形上明显缩短的特性。骨骼肌的这三种生理特性互相联系、不可分割。其中，收缩性是骨骼肌最重要的生理特性，是骨骼肌完成各种重要生理功能的基础。

2. 骨骼肌细胞的微细结构

骨骼肌细胞是多核的纤维状细胞，在结构上的特点是含有大量肌原纤维和丰富的发达的肌管系统。

(1) 肌原纤维：每条肌纤维含有上千条的肌原纤维，肌原纤维是肌细胞内的细丝状结构，也是骨骼肌收缩的基本单位，直径为 1～2μm。光镜下每条肌原纤维呈现规则的明暗交替的横纹，明的部分叫明带（又称 I 带），其宽度可因肌原纤维所处状态而变化；暗的部分称为暗带（又称 A 带），其宽度较固定。在 A 带中央，有一段相对透明的区域，称为 H 带。在 H 带正中央有一条横向的暗线，称为 M 线；在 I 带中央有一横向暗线，称为 Z 线。两条 Z 线之间的那段肌原纤维，称为肌小节，它包含一个位于中间部分的 A 带和两侧各 1/2 的 I 带，是肌肉收缩和舒张的最基本单位。每条肌原纤维由众多纵向串联排列的肌小节组成，静息状态下，肌小节的长度为 2.0～2.2μm。肌小节的 A 带和 I 带又由更微细的、纵向平行排列的丝状结构组成，称为肌丝。肌丝又可以分为粗肌丝和细肌丝两种。粗肌丝只存在于 A 带内，长约 1.5μm；细肌丝由 Z 线伸出，纵贯 I 带，并伸长至 A 带部位并与粗肌丝交错，长约 1.0μm。

粗肌丝主要由肌球蛋白组成。在正常生理状态下，一条粗肌丝约含有 200～300 个肌球蛋白分子。肌球蛋白是高度不对称蛋白质，由细长的双螺旋杆状的尾部和一端呈二分叉的球形膨大的头部两部分组成。尾部朝向 M 线，平行排列成束，方向与肌原纤维长轴平行，形成粗肌丝的主干；球状头部有规律地裸露在粗肌丝主干的表面，形成横桥。在一定条件下横桥可以和细肌丝上的肌动蛋白分子呈可逆性的结合，并随之发生构型改变，并向 M 线方向扭动；当横桥与肌动蛋白结合后，可被激活而具有 ATP 酶的作用，分解 ATP 作为横桥扭动和收缩的能量来源。

细肌丝是由肌动蛋白、原肌球蛋白和肌钙蛋白组成，其中，60% 为肌动蛋白。肌动蛋白直接参与肌丝滑行与肌肉收缩，与构成粗肌丝的肌球蛋白一起被称为收缩蛋白。原肌球蛋白和肌钙蛋白不直接参与肌丝的滑行，但可影响和控制收缩过程中肌动蛋白和肌球蛋白互作，故称为调节蛋白。肌动蛋白是球形大分子蛋白质，在细肌丝中多个肌球蛋白连接聚合成双螺旋状纤维型肌动蛋白高聚物（称为纤维状肌动蛋白），构成细肌丝的主干。原肌球蛋白是由两条多肽链相互缠绕形成 α- 双螺旋结构，位于肌动蛋白双螺旋的沟壁上，并与之平行，调节肌动蛋白与肌球蛋白头部的结合。肌肉静息时，原肌球蛋白正好在肌动蛋白和横桥之间，因而阻碍了两者的相互结合。肌钙蛋白是一种球形蛋白，在细肌丝上以一定的间隔出现在原肌球蛋白的双螺旋结构上。肌钙蛋白含有三个亚单位：C 亚单位（TnC）中有 Ca^{2+} 的结合位点，能特异结合 Ca^{2+}；T 亚单位（TnT）与原肌球蛋白结合，将肌钙蛋白分子与原肌球蛋白连在一起；I 亚单位（TnI）附着在肌动蛋白上，其作用是在 C 亚单位与 Ca^{2+} 结合时，把信息传递给原肌球蛋白，引起后者的分子构象改变，解除它对肌动蛋白和横桥相互结合的阻碍作用。

(2) 肌管系统：肌管系统，又称内膜系统，是指包绕在肌原纤维周围的膜状囊管状结构，由结构上和功能上都独立的横管系统和纵管系统两部分组成。横管系统又称横管或 T 管，是由肌细胞膜在 Z 线处（两栖动物）或明带和暗带交界处（哺乳动物）向细胞内呈漏斗状凹入而形成的闭合管道。T 管的走向与肌原纤维的长轴垂直，它们穿行在肌原纤维之间形成环绕肌原纤维的管道。同一水平的 T 管之间以及 T 管和肌细胞的表面之间互相沟通。T 管实际上是细胞间隙在细胞内的延续，T 管膜可以产生以 Na^+ 为基础的去极化和动作电位，并将细胞膜上的动作电位传到肌细胞内部。

纵管系统又称纵管或 L 管，也称为肌质网，是一种围绕肌原纤维、走向与肌原纤维平行的一套相互吻合的微管系统。L 管相当于一般细胞的滑面内质网，在接近肌小节两端紧靠横管处膨大，形成终末池，又称连接肌质网，其内储存大量的 Ca^{2+}，故又称钙池，它使 L 管以较大的面积和 T 管靠近。每一 T 管和来自两侧肌小节的 L 管终末池，构成三联体，是兴奋 – 收缩耦联的关键部位。T 管和 L 管的膜在三联体处并不接触。终末池膜上有一种 Ca^{2+} 释放通道，静息时它与 T 管膜上的 L 型 Ca^{2+} 通道两两相对，其通道口被 L 型 Ca^{2+} 通道堵塞；受到刺激后，T 管膜上的 L 型 Ca^{2+} 通道构象改变，使终末池上的 Ca^{2+} 释放通道打开，肌质网中储存的 Ca^{2+} 大量释放进入胞浆，触发肌细胞收缩；另外，在肌质网膜上有钙泵，它能将 Ca^{2+} 从骨骼肌细胞质逆浓度差转运至肌质网内，使肌质中的 Ca^{2+} 浓度迅速降低，触发肌肉舒张。通过对 Ca^{2+} 的储存、释放和再摄取，L 管在触发肌小节收缩舒张过程中发挥着重要的作用。因此，肌管系统及其结构特征与细胞内外之间信息传递和骨骼肌收缩密切相关。

3. 骨骼肌的兴奋 – 收缩耦联

骨骼肌的兴奋 – 收缩耦联（excitation-contraction coupling，ECC）是骨骼肌一个重要的生理过程，是指将来自神经系统的电信号（动作电位）刺激的兴奋过程与肌肉机械收缩过程联系起来的中介性过程。连接骨骼肌和支配骨骼肌的神经肌肉接头由三个部分组成：远端运动神经末梢、突触间隙和位于肌膜上的突触后区。运动神经元分支成多个末端，并置在运动终板上，运动终板是肌肉中神经递质受体集中的区域（图 46-1）。神经和肌肉之间的信息传递是由运动神经元释放的乙酰胆碱（acetylcholine，ACh）介导的，乙酰胆碱通过突触间隙扩散，并结合和激活终板上的配体门控型乙酰胆碱受体（acetylcholine receptor，AChR）。AChR 的激活导致阳离子（钠和钙）的涌入，导致肌细胞膜去极化，产生动作电位（图 46-1）。肌膜上的动作电位可沿着凹入细胞内的 T 管膜传导，使 T 管膜产生动作电位并传导到肌细胞深部，直至三联体和肌小节附近，激活了 T 管内的 L 型电压门控钙通道 $Ca_V1.1$（也被称为二氢吡啶受体，DHPR），使之发生构象改变，消除对终末池膜上 Ca^{2+} 释放通道的堵塞作用，激活肌质网（sarcoplasmic reticulum，SR）上的兰尼碱受体（Ryanodine Receptor，RyR）使其开放（这是骨骼肌兴奋 - 收缩耦联的首要环节），释放大量 Ca^{2+} 从 SR 进入肌浆（图 46-1），使肌浆中的 Ca^{2+} 浓度瞬间提高到静息状态时的 100 倍，足够与 TnC 结合并达到饱和，从而触发肌丝的相对滑动，肌肉收缩（图 46-1）。当肌质中 Ca^{2+} 浓度升高时，便使 SR 中的 Ca^{2+} ATP 酶泵（sarcoplasmic reticulum Ca^{2+}-ATPase，SERCA）激活，可将 Ca^{2+} 逆着浓度梯度从肌质中转运到 SR 内，使肌质中 Ca^{2+} 浓度下降至静息状态时的浓度，肌钙蛋白与原肌球蛋白的构象也随之恢复到静息时的状态，重新阻碍横桥与肌动蛋白的结合，使肌丝滑出，肌肉舒张。其中，Ca^{2+} 是 ECC 关键的耦联因子，均来自 SR。三联体是 ECC 的关键部位。

4. 骨骼肌收缩原理

目前较公认的骨骼肌收缩原理是肌丝滑行学说，是根据骨骼肌微细结构的形态学特点及它们在肌肉收缩时长度的变化提出的。肌丝滑行学说的简要过程为：①神经刺激神经递质（如乙酰胆碱）介导传递到肌膜上，激活骨骼肌的 ECC（详见本节“骨骼肌的兴奋 - 收缩耦联”）；② RyR1 等钙离子（Ca^{2+}）释放通道激活后释放 SR 内

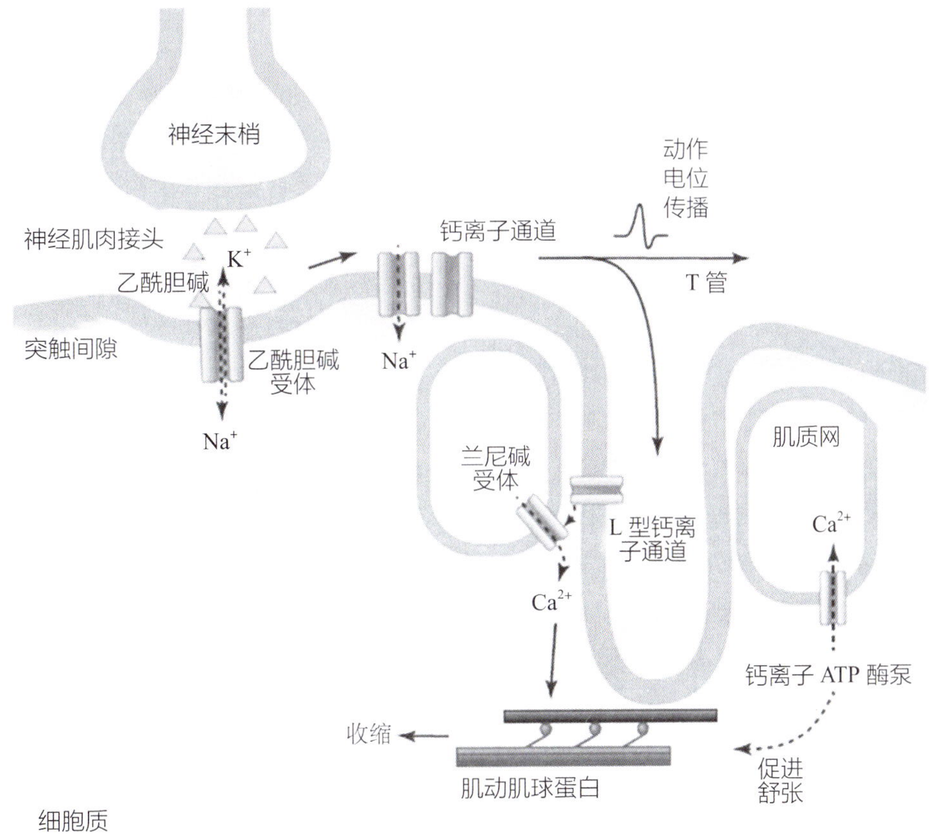

▲ **图 46-1　骨骼肌的 ECC 及其介导的收缩过程**
改编自 Kuo IY，Ehrlich BE. Signaling in muscle contraction. Cold Spring Harb Perspect Biol 2015，7（2）：a006023.

Ca^{2+}，使肌质内 Ca^{2+} 浓度升高；③ TnC 与钙结合后发生构象变化而位移，TnI 与肌动蛋白的结合减弱，肌动蛋白位点暴露并与肌球蛋白头部（横桥）接触结合；④肌球蛋白头部的 ATP 酶被激活，分解了 ATP 并释放能量；⑤肌球蛋白发生屈曲转动，将肌动蛋白拉向 M 线；⑥细肌丝滑入 A 带使 I 带变窄，肌小节缩短，肌纤维收缩；⑦收缩完毕肌质内 Ca^{2+} 被泵入肌质网内，肌质内 Ca^{2+} 浓度降低，肌原蛋白恢复静息构象，横桥与细肌丝解离，Ca^{2+} 与肌钙蛋白解离，肌肉舒张。

在肌丝滑动学说中，细肌丝向 A 带中央移动，相邻的 Z 线靠近，肌小节长度变短；A 带的长度不变，即粗肌丝长度不变；从 Z 线到 H 带边缘的距离不变，即细肌丝的长度也不变；但 I 带和 H 带变窄。横桥与肌动蛋白结合、摆动、复位和再结合的过程，称为横桥周期。肌肉收缩过程中的能量主要来源于 ATP 水解释放的能量。

5. 影响骨骼肌收缩的因素及调控机制

骨骼肌收缩主要受前负荷、后负荷和肌肉收缩能力三种因素的影响，前负荷决定肌肉的初长度，在一定范围内，肌肉收缩产生的主动张力随前负荷增大而增加，达最适前负荷时，其收缩效果最佳；在前负荷固定的条件下，随着后负荷的增加，肌肉长度增加，后负荷增大到一定值，肌肉出现等长收缩；肌肉收缩能力的改变可显著影响肌肉收缩效果，而肌肉收缩能力又受肌纤维发育状态、肌肉代谢与 ATP 供能、Ca^{2+} 水平、肌纤维微细结构及横桥功能、ECC 过程中各个环节及所涉及的离子通道蛋白活性、相关蛋白质之间互作等因素的影响，ECC 相关蛋白的遗传性和获得性缺陷均会影响肌肉的发育和功能，同时 ECC 和肌肉收缩与舒张等过程也受到骨骼肌特异性信号通路的调节。

(1) ECC 关键蛋白对骨骼肌收缩的影响：骨骼肌 ECC 是骨骼肌收缩的分子基础。在此过程中，电压门控钙通道 $Ca_V1.1$ 和 Ca^{2+} 释放通道 RyR 一直被认为是骨骼肌 ECC 的关键，它们的活性和功能直接影响骨骼肌收缩。然而，$Ca_V1.1$ 和 RyR 是否直接偶联，或者它们之间的相互作用是否由另一种三联体蛋白介导，目前这些分子细节尚不清楚。另外，STAC3 也是骨骼肌 ECC 的重要调控蛋白，可能参与 $Ca_V1.1$ 和 RyR1 在骨骼肌 ECC 中的互作调控。

① CaV1.1：$Ca_V1.1$ 是最早被鉴定出的电压门控钙通道，属于 L 型钙通道，主要位于骨骼肌细胞的 L 管，是 ECC 的膜电位敏感元件。目前，利用单颗粒冷冻电镜技术已成功重构出兔源骨骼肌 $Ca_V1.1$ 的近原子分辨率结构，这是首个真核电压门控 Ca^{2+} 通道的结构。$Ca_V1.1$ 由 4 个 motif 组成，分别命名为Ⅰ、Ⅱ、Ⅲ和Ⅳ，每个 motif 包含 6 个跨膜螺旋（S1～S6）；$Ca_V1.1$ 有 5 个主要的胞浆区：N- 末端结构域、Ⅰ和Ⅱ、Ⅱ和Ⅲ、Ⅲ和Ⅳ重复序列之间的连接子，以及 C- 末端结构域。在感受膜电位变化后，$Ca_V1.1$ 第Ⅱ和第Ⅲ结构域之间的连接环上第 671 位苏氨酸至第 690 位亮氨酸这一段序列通过与 RyR1 相互作用并激活 RyR1，这是控制 Ca^{2+} 释放进而引起骨骼肌收缩的关键机制。$Ca_V1.1$ 通道受 1，4- 二氢吡啶（DHP）、苯并噻唑啉（BTZ）、苯烷基胺（PAA）、Diltiazem 和 Verapamil 等多种化合物调控。

② RyR：RyR 是一个大的四聚体六跨膜钙释放通道，总分子量约 2.3 MDa，是目前已知的最大离子通道蛋白。在哺乳动物中有 3 种 RyR 蛋白：RyR1，RyR2 和 RyR3。RyR1 主要分布在骨骼肌细胞中，RyR2 主要分布在心肌细胞中，RyR3 则最早在脑细胞中发现，3 种 RyR 蛋白在序列上高度保守。RyR1 是骨骼肌肌细胞肌质网上主要的钙释放通道，RyR1 与细胞膜 $Ca_V1.1$ 有分子间相互作用，$Ca_V1.1$ 的构象变化激活 RyR1 产生电压依赖性钙释放，引起骨骼肌收缩。利用单分子冷冻电镜技术，不同的研究团队分别解析了兔骨骼肌 RyR1 的冷冻电镜结构。RyR1 包含跨膜孔道结构域和极为庞大的胞质结构域。通过比较分辨率在 3.8–4.2 埃（Å）之间、处于三种闭合构象的兔

RyR1 结构和分辨率为 5.7 Å 的开放状态的 RyR1 结构，重新认识了骨骼肌 ECC 中的结构特征，阐明了 RyR1 的远距离变构门控机制。

RyR1 基因突变可以导致恶性高热，恶性高热是一种急性的、致命性遗传代谢性疾病，约 80% 的病例是由于 RyR1 的突变造成。在 RyR1 突变的情况下，挥发性麻醉药（吸入麻醉药，如异氟醚或氟烷）会导致 RyR1 迅速开放，并导致 SR 不受控制地释放 Ca^{2+}，进而造成骨骼肌持续收缩。另外，许多小分子物质（如 Ca^{2+}、Mg^{2+}、NO、咖啡因等）和一些大分子物质如蛋白质等均可以调控 RyR1 的活性进而影响 ECC 和骨骼肌收缩。通过解析 RyR1 在 Ca^{2+}、咖啡因、ryanodine 等存在的情况下的结构多态性，揭示不同小分子与 RyR1 的结合位点和激活 RyR1 的结构基础，如 Ca^{2+} 结合在 C- 末端结构域激活 RyR1 使通道开放；咖啡因结合于 C- 末端结构域和 S2～S3 连接区使 RyR1 激活开放；ryanodine 结合于孔道侧壁。RyR1 的几个区域对 ECC 是必不可少的，在 ECC 过程中 DHPR 和 RyR1 之间可能存在多重交互作用，但具体互作机制还有待进一步研究。

③ STAC3：STAC3 是 STAC 蛋白质的一员。STAC 蛋白包括 STAC1、STAC2 和 STAC3。STAC1 和 STAC2 主要在神经组织中表达，而 STAC3 在骨骼肌中特异表达。STAT3 含有 1 个由连续的 12 谷氨酸残基序列构成的 N- 末端结构域、1 个富含半胱氨酸的蛋白激酶 C 样结构域（PKC C1）、柔性连接体和 C- 末端的 SH3 串联结构域（SH3-SH1 和 SH3-SH2）。STAC3 是肌管形成和肌源性分化的重要调节因子，STAC3 可能与 $Ca_V1.1$ 和 RyR1 相互作用，STAC3（W284S）的 SH3-1 突变导致 $Ca_V1.1$ 通道的失调，影响 ECC。STAC3 缺失的肌管表达正常的 $Ca_V1.1$ 但不具有功能性 ECC，提示 STAC3 在可能在 $Ca_V1.1$ 和 RyR1 的相互作用中发挥直接作用。Cav1 的Ⅱ～Ⅲ环与 STAC3 相互作用，这种互动对 ECC 至关重要。ECC 过程中 $Ca_V1.1$ 与 RyR1 的相互作用实际上是由 STAC3 介导的。另外，STAC3 也可能与 RyR1 相互作用，因为它独立于 $Ca_V1.1$ 整合到三联体中。STAC3 可能在调节 $Ca_V1.1$ 与 RyR1 之间互作和 ECC 中发挥重要作用，但关于 STAC3 在骨骼肌 ECC 中的具体功能及 STAC3 与 RyR1 之间是否互作还有待于进一步研究。

除了上述这些不同的钙释放机制外，SR 上的 SERCA 可将 Ca^{2+} 从细胞质中泵回胞内储存，影响 Ca^{2+} 水平和骨骼肌的收缩与舒张；质膜上的钙 ATP 酶（PMCA）泵和钠钙交换剂（NCX）也能调节胞浆中的 Ca^{2+} 水平，从而调控肌肉的收缩和舒张。

(2) 肌原纤维关键蛋白对骨骼肌收缩的影响：骨骼肌的肌原纤维和肌管系统直接决定着肌肉的收缩功能。组成肌原纤维的重要分子结构蛋白如肌球蛋白、肌动蛋白、原肌球蛋白和肌钙蛋白等是肌肉收缩的重要物质基础。肌球蛋白和肌动蛋白是重要的收缩蛋白，原肌球蛋白和肌钙蛋白是肌肉收缩重要的调节蛋白，它们结构和功能直接影响着肌肉的收缩。目前，关于肌动蛋白、肌球蛋白和肌钙蛋白等一些相关蛋白的氨基酸序列、结合功能域和原子结构及在肌肉收缩中的调节功能已逐步阐明。肌动球蛋白收缩功能具有钙和磷酸化依赖性，较低水平的 Ca^{2+} 或非磷酸化状态均可使收缩的肌肉恢复到舒张状态。肌球蛋白是由 2 条重链和 4 条轻链构成的六聚体，其轻链结合域包含两个亚单位，即必需肌球蛋白轻链（essential myosin light chains，ELC）和调节性肌球蛋白轻链（regulatory myosin light chains，RLC），其中 RLC 的磷酸化直接调节骨骼肌收缩。Ca^{2+} 结合肌钙蛋白是骨骼肌收缩的主要调节因子，RLC 磷酸化在这一过程中起着重要的调节作用。RLC 的磷酸化可以提高激活过程时 Ca^{2+} 的敏感性，增强骨骼肌收缩。肌球蛋白轻链激酶（Myosin Light Chain Kinase，MLCK）可以磷酸化 RLC，提高重复刺激中骨骼肌快速收缩张力，RLC 磷酸化是增强重复刺激引起骨骼肌快速收缩张力的主要机制。

骨骼肌收缩力受肌球蛋白粗肌丝和细肌丝的机械感应控制。当粗肌丝在关闭状态时大多数肌球蛋白头或运动结构域在粗肌丝表面呈螺旋状堆积，其构象使其无法与肌动蛋白结合，激活 ATP 酶，进而影响肌肉收缩。除了构成粗肌丝骨架的肌球蛋白外，与粗肌丝紧密结合的相关蛋白如肌球蛋白结合蛋白 -C、Titin、Myomesin 和 Obscurin 也发挥着重要的结构和调节作用。

一些 Z 线相关蛋白（如 NRIP、CHAP 等）也参与调解骨骼肌收缩。NRIP 又称 DCAF6 和 IQWD1，是一种钙依赖性钙调素结合蛋白，可以激活钙调素信号，促进骨骼肌收缩，其机制是 NRIP 通过与钙调素（CaM）的相互作用，激活 CaN-NFATc1（又称 NFATc1）和钙调素依赖性蛋白激酶Ⅱ（CaMK Ⅱ），调节 Ca^{2+} 稳态。钙和 CaM 还与肌肉细胞中的其他各种蛋白质结合，包括钙调磷酸酶和蛋白激酶（如 CaMKIV），这些信号通路在通过调节其他靶基因，如转录因子（如 NFAT 和 CREB），它们控制与肌肉发育和生理功能关键基因的表达，进而影响肌肉收缩功能，但 Ca^{2+} 结合 CaM 和 MLCK 不是骨骼肌主要的收缩调控机制。Nebulin 是一种含有 6669 个氨基酸的巨大骨骼肌蛋白，其缺失导致肌肉收缩障碍，表明其对骨骼肌收缩等生理功能至关重要。Nebulin 作为细肌丝和 Z 线的结构成分，可以与细肌丝互作，调节细肌丝的长度和机械性能；可以通过与 Z-disc 内的结构蛋白相互作用为肌原纤维提供稳定性；可以调控横桥周期；可通过直接与肌动蛋白和肌球蛋白相互作用和（或）通过改变调节肌钙蛋白和肌球蛋白的定位等影响肌肉收缩等。

另外，组成骨骼肌的微管网络的微管相关蛋白（microtubule-associated protein，MAP）也参与骨骼肌收缩功能调节，骨骼肌中缺失 MAP6 导致微管网和 SR 组织改变，减少钙释放，导致骨骼肌收缩的改变和肌肉无力。

(3) 骨骼肌收缩相关信号通路：肌肉收缩过程中，Ca^{2+} 依赖相关信号通路参与了骨骼肌收缩调控，如肌浆中 Ca^{2+} 水平的增加可以结合并激活 CaM，CaM 激活钙调神经磷酸酶和钙调素激酶（CaMK）Ⅱ和Ⅳ。CaMK Ⅱ有助于 RyR1 的磷酸化，从而激活 RyR1 使其开放；CaMK Ⅱ也可以进一步抑制组蛋白脱乙酰酶Ⅱ（histone deacetylases Ⅱ，HDAC Ⅱ）并增加 MEF2 表达，影响肌肉收缩。除了上述信号通路外，与 RyR1 活性和骨骼肌代谢及发育相关的一些信号通路如蛋白激酶 A（PKA）通路、AMP 激活蛋白激酶（AMPK）通路、转化生长因子 -β（TGF-β）通路等也可以调控骨骼肌收缩功能。

PKA 又称依赖于 cAMP 依赖蛋白激酶 A，是由 4 个亚基组成的四聚体，含有 2 个调节亚基(简称 R 亚基）和 2 个催化亚基（简称 C 亚基），总相对分子质量约为 180kDa。RyR 上含有 PKA 的磷酸化位点，在神经内分泌释放儿茶酚胺激活肌肉 β- 肾上腺素能受体后，骨骼肌收缩力增强。β 受体激动药异丙肾上腺素处理野生型小鼠快收缩肌后显著提高 RyR1 中单个丝氨酸残基（S2844）的 PKA 磷酸化和骨骼肌的收缩力；而 S2844 位点突变后，异丙肾上腺素刺激效果消失。神经系统刺激可以通过 PKA 磷酸化 RyR1 的 Ser2843 位点，使 FK506 结合蛋白（FKBP12）释放，从而使 RyR1 激活，调控 Ca^{2+} 释放和肌肉收缩。以上实验结果表明，PKA 对 RyR1 中单个丝氨酸残基（S2844）的磷酸化对骨骼肌的收缩力至关重要。

AMPK 可以调控葡萄糖摄取、糖原代谢、运动后胰岛素敏感性、脂肪酸摄取与氧化、蛋白质合成、蛋白水解、自噬、肌肉再生及线粒体生物合成和肌纤维类型转化等一系列过程，进而影响骨骼肌功能。骨骼肌缺乏 AMPK（AMPK-MKO）的禁食小鼠导致低血糖和高酮症，影响肌肉自噬的标志物包括 Ulk1 Ser555 和 Ser757 磷酸化和 RFP-LC3 点状聚集；老年 AMPK-MKO 小鼠具有显著的肌病，其特征是肌肉功能降低、线粒体

疾病和自噬 / 有丝分裂蛋白 p62 和 Parkin 的积聚。骨骼肌 AMPK 介导的自噬在长期禁食期间维持血糖水平，以及在维持老年肌肉完整性和线粒体功能方面发挥着重要作用。骨骼肌中缺乏 AMPKa 或 AMPKb 亚单位的小鼠骨骼肌收缩和运动能力明显受损，而 AMPK 的慢性激活促进了慢收缩肌纤维的发育，对改善杜氏肌营养不良小鼠模型的肌肉功能非常重要。

TGF-β 是一种调节细胞生长和分化的 TGF-β 超家族，可以调控肌肉发育和功能。过量 TGF-β 介导小鼠骨转移引起的肌无力。TGF-β 可以提高 NADPH oxidase 4（Nox4）活性，导致骨骼肌蛋白质和 RyR1 氧化增强，氧化后的 RyR1 通道泄漏 Ca^{2+}，导致细胞内信号降低，进而影响骨骼肌的正常收缩，导致肌无力；抑制 TGF-β 信号或 Nox4 活性均可改善 MDA-MB-231 骨转移小鼠的肌肉功能。

骨骼肌蛋白质合成与降解直接决定着出生后骨骼肌的发育和大小。控制骨骼肌蛋白质合成的两条主要信号通路：IGF1-Akt-mTOR 通路可以正调控骨骼肌蛋白质合成，myostatin-Smad2/3 通路负调控骨骼肌蛋白质合成。哺乳动物雷帕霉素靶蛋白（Mammalian target of rapamycin，mTOR）是一种保守的丝氨酸 / 苏氨酸激酶，在肌肉蛋白质合成中起重要作用。mTOR 存在两种复合物形成：mTORC1（由 raptor、PRAS40、DEPTOR 和 mLST8 组成）和 mTORC2（由 rictor、mLST8、DEPTOR、mSIN1 和 Xpln）。mTOR 调控骨骼肌的蛋白质合成和分解代谢相关基因，维持肌肉大小。mTOR 能感知各种环境和细胞内营养和能量水平的变化，调控多种细胞进程如细胞生长、分化、自噬、存活和代谢。mTOR 通路可以调节骨骼肌蛋白质合成和肌肉发育，防止肌肉萎缩，增加肌肉质量，调控骨骼肌功能。IGF-I 是肌肉生长和再生关键因子，IGF-I 的肌肉特异性表达导致肌肉肥大。IGF-1 过表达可以增加 DHPR 的数量、功能和基因表达，防止了年龄导致的 DHPR 数量下降和肌力下降。Akt 是细胞内稳态的关键调节因子，在骨骼肌收缩、应激反应、葡萄糖利用和蛋白质代谢中发挥重要作用。控制骨骼肌蛋白质降解的两种主要途径是蛋白酶体途径和自噬 - 溶酶体途径，这两种途径在肌肉萎缩期间被激活，并在不同程度上导致肌肉质量的损失，这些途径涉及多种萎缩相关基因，如被 Akt 负调控的 FoxO3 和炎性细胞因子激活的 NF-κB 等。

除上述信号通路外，参与骨骼肌发育和损伤修复的信号通路也可能影响骨骼肌的收缩功能。例如，Wnt/β-catenin 是参与骨骼肌发育的最重要信号途径之一，Wnt/β-catenin 信号途径通过调节 *Nephrin* 基因的表达调控成肌细胞的融合过程；Wnt7a 可以提高肌肉组织中干细胞的数量，进而加速骨骼肌的生长和修复；Wnt4 可以调控肌肉干细胞特性，影响骨骼肌损伤修复和生理功能。

(4) 肌纤维类型对骨骼肌收缩的影响：肌纤维类型与肌肉的代谢和收缩特性有关。快收缩肌和慢收缩肌中肌球蛋白类型和静息状态下 Ca^{2+} 水平的差异决定着快慢收缩肌之间功能的差异。慢收缩肌中游离 Ca^{2+} 水平是快收缩肌中的 2 倍，快收缩肌中的 MLCK 的表达和 MLC 磷酸化水平显著高于慢收缩肌，快收缩肌中 MLC 磷酸化增强的肌肉的收缩力可以抵消疲劳引起的收缩力的降低。

快、慢收缩肌纤维也有不同的 Ca^{2+} 储存和缓冲系统，而且表达不同的 SERCA 亚型，慢性肌纤维中主要表达 SERCA2A，而快收缩肌中主要表达 SERCA1A。同样，快慢收缩肌中表达不同的胞浆钙缓冲蛋白，集钙蛋白（Calsequestrin，CSQ）是 SR 上主要的管腔钙缓冲蛋白，它是一种高容量、低亲和力的钙结合蛋白。当肌肉处于静息状态时，CSQ 会聚合降低其结合钙的能力，使 SR 释放大量的 Ca^{2+}。在骨骼肌中，慢性肌纤维中表达 CSQ1 和 CSQ2，而快收缩肌中只表达 CSQ1。CSQ1 可以降低 RyR1 的活性，而 CSQ2 可以提高 RyR1 和 RyR2 的开放概率。

快、慢收缩肌纤维之间的也存在翻译后修饰的差异，如PKA对RyR的磷酸化不同，RyR与CaM、FK506结合蛋白12（FKBP12）和FKBP12.6之间的相互作用也存在差异。PKA或CaMK Ⅱ可以磷酸化RyR并激活该通道，PKA和CaMK Ⅱ也可以磷酸化SERCA的抑制蛋白受磷蛋白，磷酸化导致受磷蛋白与SERCA分离进而影响SERCA活性。FKBP是与哺乳动物雷帕霉素靶蛋白和FK506等免疫抑制剂结合的免疫亲合物。FKBP12和FKBP12.6在肌肉组织中表达水平不同，两者都可结合RyR稳定其闭合状态。总之，快收缩肌和慢收缩肌纤维之间的钙依赖性信号通路和蛋白表达差异，以及肌球蛋白亚型和线粒体数量的差异，是两种肌纤维类型收缩功等功能差异的原因。

(5) 线粒体功能对骨骼肌收缩的影响：线粒体是骨骼肌中重要的细胞器，参与代谢调节和ATP的产生，在骨骼肌代谢、肌肉收缩和可塑性等调控中起着重要作用。骨骼肌线粒体功能紊乱可能参与骨骼肌病理学的发生和发展，与肌营养不良、肌萎缩及衰老相关的肌肉衰减症等密切相关。线粒体 Ca^{2+} 单向转运体是位于线粒体内膜上的 Ca^{2+} 单向转运蛋白，是线粒体摄入 Ca^{2+} 的重要分子机器，对线粒体的能量代谢和功能起着关键作用。MCU形成的是同源五聚体，其结构与其他 Ca^{2+} 通道的不同，提示其对 Ca^{2+} 的选择机制和转运机制可能不同于其他钙离子通道。线粒体吸收 Ca^{2+} 需要MCU和其他调控蛋白包括MICU1、MICU2、MCUb、EMRE共同完成。MCU位于线粒体内膜，其功能是将 Ca^{2+} 顺电化学梯度从细胞质转运入线粒体基质，线粒体基质内的 Ca^{2+} 可经线粒体钠钙交换从线粒体转出。MCU作为线粒体摄入 Ca^{2+} 的核心结构分子，对线粒体的能量代谢和功能起着关键的作用。MICU1充当线粒体中钙摄取的主要调节蛋白，MICU1的缺失会改变线粒体摄取钙的阈值，会导致周围肌肉纤维中钙水平的不平衡，导致肌肉收缩力降低；MICU1缺失的小鼠在运动时表现出疲劳感增强，这与缺失MICU1的人的症状相似。

(6) 非编码RNA对骨骼肌收缩的影响：骨骼肌特异性mirRNA，如miR-1、miR-133a/b和miR-206等可以调控肌细胞增殖、分化、融合和凋亡等多种生物学过程，影响骨骼肌的发育、再生和生理功能。例如，miR-499的表达与肌肉中线粒体功能高度正相关，miR-499显著增强肌肉线粒体功能，从而提高小鼠的运动耐力；miR-499在Duchenne肌肉萎缩症mdx模型小鼠中显著下调，激活miR-499可以显著改善mdx小鼠的线粒体功能，完全恢复mdx小鼠的运动耐力；miR-499调控线粒体和骨骼肌功能的机制是miR-499通过直接抑制Fnip1靶基因，从而激活AMPK/PGC-1a信号通路以及线粒体功能。

lncRNA是一类转录本长度超过200nt的RNA分子，缺少特异完整的开放阅读框，无蛋白质编码功能的RNA。最近Olson研究团队发现，一种lncRNA编码了一个包含46个氨基酸的微肽myoregulin，Myoregulin也可以通过抑制SERCA调控肌肉收缩和运动能力。lncRNA SYISL具有促进成肌细胞增殖和抑制成肌细胞分化等双重作用，*SYISL*基因敲除会导致肌肉重量和肌纤维密度显著增加，并能够促进肌肉损伤修复，其机制是通过招募PRC2蛋白和抑制*p21*基因的表达发挥功能。

(7) NO和ROS对骨骼肌收缩的影响：骨骼肌中能产生一氧化氮（nitric oxide，NO）和活性氧（reactive oxygen species，ROS），它们可以影响肌肉收缩、代谢和基因表达。NO通过多种途径调节骨骼肌收缩。NO可以通过cGMP依赖机制和cGMP非依赖性机制抑制收缩功能。NO/cGMP信号途径可能影响钙瞬变，可通过抑制受磷蛋白，抑制钙泵，加速SR对钙的吸收。但受磷蛋白只在慢收缩肌和心肌中表达，不能介导快收缩肌中NO/cGMP信号。cGMP也可以调控SR钙释放通道的磷酸化调控。NO可以通过非依赖

cGMP 机制保护通道免受氧化诱导的活化；并且 NO 可以抑制肌丝的钙敏感性，改变肌丝功能，降低肌球蛋白 ATP 酶活性等。NO 还可以通过抑制骨骼肌细胞能量代谢间接抑制收缩功能。在未受损伤的肌肉中，少量的内源 ROS 对正常的肌肉力量产生是必不可少的，少量 ROS 可以通过增加 SR 钙释放通道的开放概率和（或）抑制钙依赖性 ATP 酶，增加肌肉收缩时的钙瞬变，从而增加肌肉收缩功能；但高浓度的 ROS 则会降低肌肉的收缩能力。

(8) 运动对骨骼肌收缩的影响：长期运动导致骨骼肌代谢特性发生显著变化，肌纤维类型从慢收缩肌向快收缩肌转化，改变膜转运蛋白和线粒体代谢酶的表达和活性，并可以提高氧化能力防止 ROS 损伤。其中，一条主要的信号通路是过氧化物酶体增殖物激活受体（peroxisome-proliferator-activated receptor，PPAR）γ 共激活因子 1α（PPARγ coactivator 1α，PGC-1α）。PGC-1α 可以协同激活调控许多转录因子，如 PPAR（调节肌细胞葡萄糖和脂质稳态）、核呼吸因子（nuclear respiratory factors，NRF；调节代谢和线粒体生物合成）、肌细胞增强子因子 2（myocyte enhancer factor 2，MEF2；参与发育和造血），以及叉头转录因子（Forkhead box O，FoxO；抗氧化应激、促进细胞周期阻滞和凋亡），调节肌肉的功能。运动可以通过 PGC-1α 促进线粒体蛋白表达和提高 ATP 合成酶，以及 Krebs 循环和脂肪酸氧化等相关酶活性，影响骨骼肌的代谢和收缩功能。

除 PGC-1α 外，钙依赖过程也参与运动调控骨骼肌收缩的过程。胞浆 Ca^{2+} 的增加可以使钙调神经磷酸酶激活，激活的钙调神经磷酸酶去磷酸化 NFAT，NFAT 向细胞核的移位促进慢收缩肌纤维基因表达。细胞核中 Ca^{2+} 水平的升高也会导致钙依赖性信号分子变得活跃，包括通过核钙调素依赖性蛋白激酶磷酸化组蛋白脱乙酰酶（HDAC）调控骨骼肌收缩。

(9) 影响骨骼肌收缩的其他因素：一些营养因子，如维生素 D、Omega-3、低剂量抗氧化剂（例如维生素 C 和维生素 E）、镁等，可以保护肌肉组织免受氧化损伤，调控肌肉收缩过程相关通路，提高肌肉收缩等功能。咖啡因除了可以调控 RyR1 外，还可以调控骨骼肌收缩引起的代谢活化，增强肌肉的能量输出和耐力。牛磺酸参与调节许多细胞功能，在骨骼肌中，其主要作用是促进 Ca^{2+} 依赖的兴奋收缩过程，并有助于抗氧化防御应激反应，对骨骼肌的正常功能很重要。琥珀酸是三羧酸循环中的重要代谢中间产物，可以通过信号通路调控骨骼肌纤维类型转化，影响肌肉功能。冬虫夏草素通过调节 Ca^{2+} 介导的 ECC，降低了骨骼肌对外界刺激的反应敏感性，改善了骨骼肌的收缩功能和肌肉对外界刺激的适应性，提高肌肉收缩功能。因此，营养因子调控及营养干预有利于防止衰老、氧化应激等因素造成的骨骼肌功能下降。

（单体中）

（五）骨骼肌细胞的可塑性

骨骼肌是人体最具活力和可塑性的组织之一，由异质性的肌纤维组成，在不同生理病理条件刺激下会产生不同的适应性反应。据统计，骨骼肌约占人体总重量的 40%，包含人体所有蛋白质的 50%～75%，占成年人静息代谢率的 30%，骨骼肌在血糖控制和代谢稳态中起着至关重要的作用，是胰岛素刺激条件下葡萄糖利用的主要部位，占比约 80%。此外，骨骼肌还是最大的糖原储存器官，是肝脏储存能力的 4 倍。骨骼肌由异质性的肌纤维组成，不同类型的肌纤维具有不同的形态、代谢、生理和生化特性。肌纤维有多种不同的分类方式：根据收缩速度的快慢，骨骼肌可分为快收缩肌和慢收缩肌两种；根据肌纤维色泽，又把快收缩肌称为白肌，把慢收缩肌称为红肌；根据代谢特征，肌纤维可分为氧化型和酵解型；根据肌球蛋白重链（MHC）亚型表达水平的差异，成年哺乳动物骨骼肌纤维可分为4种类型，即Ⅰ、Ⅱa、Ⅱx和Ⅱb型。从色泽上，Ⅰ型和Ⅱa肌纤维颜色偏红，Ⅱx和Ⅱb型肌纤维颜色偏白。这种颜色上的差异主要是由每个肌纤维中的氧转运蛋白肌红蛋白和线粒体的含量决定的，从而直接影响该肌纤维的代谢特征。慢收缩肌纤维（红肌）中富含线粒体，有很强的氧化能力，主要依赖氧化磷酸化提供能量，而快收缩（白肌）主要通过糖酵解产生ATP供能。骨骼肌纤维具有很大的可塑性，每块肌肉中各种纤维类型的比例随着年龄和不同的运动干预而发生相应的改变。

1. 骨骼肌肌纤维类型转换及其调控机制

骨骼肌具有高度可塑性，当机体受到某些生理或病理刺激时，骨骼肌为了适应需要，通过激活胞内相关信号通路，改变肌纤维特异基因的表达从而诱发肌纤维类型的转换。例如，2型糖尿病患者的骨骼肌胰岛素抵抗与线粒体氧化磷酸化（OXPHOS）受损和从氧化肌纤维到糖酵解肌纤维的类型转变有关。已有研究表明，在分子水平，PGC-1α及其转录伴侣是骨骼肌纤维氧化代谢的关键调控因子，而SWI/SNF染色质重塑复合物中与选择性转录因子相互作用的亚基BAF60c是驱动糖酵解肌纤维形成的调控级联信号的核心组成部分。

骨骼肌Ⅰ型纤维（慢收缩纤维）的线粒体含量远高于Ⅱ型纤维（快收缩纤维），且更依赖于氧化代谢。PGC-1α在棕色脂肪和骨骼肌等几种组织中表达，并优先在富含Ⅰ型纤维的肌肉中表达。研究发现，当PGC-1α在肌肉肌酸激酶（MCK）启动子驱动的转基因小鼠中表达时，会观察到通常富含Ⅱ型纤维的肌肉会变红，并能激活线粒体氧化代谢的基因。因此，PGC-1α能激活线粒体的生物发生和氧化代谢，引发肌纤维由糖酵解代谢向氧化代谢的转换，PGC-1α蛋白表达的增加是运动刺激线粒体生物发生的关键调控成分。从机制上讲，PGC-1α能有效共激活核呼吸因子，促进线粒体生物生成和燃料氧化过程，同时，PGC-1α与MEF2蛋白协同激活转录，并充当钙调磷酸酶信号转导的靶标，激活慢缩肌纤维相关基因的表达。此外，AMP依赖的蛋白激酶（AMPK）也是引起骨骼肌纤维氧化代谢的重要一环，与PGC-1α协同发挥作用。它是一种丝氨酸/苏氨酸激酶，参与调节许多适应性反应，包括线粒体生物发生、肌肉肥大和蛋白质合成。AMPK主要通过代谢酶的磷酸化来调控细胞代谢，并随着时间的推移，通过转录进行调控。运动过程中，由于肌肉收缩存在ATP转化，涉及ATP转化率相关问题，人类骨骼肌会出现AMPK活性的肌纤维异构体特异性及运动强度依赖性变化，作为一种代谢适应的信号转换器来响应细胞能量状态的改变。从机制上，慢性AMPK激活改变代谢基因表达，诱导线粒体生物发生，是部分通过AMPK诱导NRF-1、MEF2和HDAC等调节转录因子的DNA结合活性调控来实现的。

BAF60s蛋白包括三个亚型：BAF60a、BAF60b和BAF60c，是SWI/SNF染色质重塑复合物的重要成员，在SWI/SNF核心复合物和转录因子之间起着桥梁作用，特异性调控靶基因启动子和增强子的染色质活性，影响靶基因的转录，产生不同的生物学效应。BAF60a，BAF60b和BAF60c的自身表达调控机制和组织分布各不相同，在不同的器官组织、不同的生理和病理过程中，BAF60s三个成员中的一个或者多个，通过与特定转录因子结合，招募SWI/SNF复合物，通过染色质重塑介导的表观遗传学机制调控靶基因的表达。BAF60c，由*Smarcd3*基因编码，在快收缩肌或者糖酵解型肌肉中高表达，能促进快收缩肌纤维的代谢和可收缩性。在成熟的骨骼肌中BAF60c对维持糖酵解代谢至关重要。BAF60c是驱动骨骼肌红肌向白肌转换和糖酵解代谢的BAF60c-Deptor-AKT信号通路的核心分子，通过Deptor介导的AKT活化来驱动骨骼肌的糖酵解代谢。BAF60c与转录因子Six4形成了一个转录复合物，从而招募SWI/SNF复合物到Deptor

启动子周围，增加局部染色质活性，进而诱导 Deptor 基因的表达。该通路在肥胖和 2 型糖尿病发病早期代偿性上调，通过增加骨骼肌白肌代谢功能，提高肌肉对葡萄糖的摄取和利用，维持血糖稳态。然而，随着糖尿病的发展，长期慢性代谢炎症显著下调 BAF60c-Deptor-AKT 信号通路，导致白肌代谢功能下调，骨骼肌对葡萄糖的摄取和利用减少，导致高血糖和糖尿病。相反，抗炎治疗或者转基因激活 BAF60c-Deptor-AKT 通路，增强白肌代谢功能，能够显著预防和改善 2 型糖尿病。与此同时，在正常生理情况下，骨骼肌通过 BAF60c-Deptor-AKT 通路特异性地感受机体葡萄糖浓度的变化，而对氨基酸和脂肪酸的变化不敏感。葡萄糖通过上调和激活该通路显著增加骨骼肌对葡萄糖的摄取和利用，即骨骼肌中除了经典的胰岛素刺激的葡萄糖摄取通路之外，还存在以 BAF60c-Deptor-AKT 为核心分子的葡萄糖刺激的葡萄糖摄取通路。该葡萄糖通路与经典的胰岛素通路一起共同维持餐后血糖的稳态，该通路功能异常将导致餐后高血糖和糖耐量受损。

上述这些研究提示了骨骼肌代谢转变与机体葡萄糖稳态之间的紧密联系。事实上，过去的许多研究提示 2 型糖尿病中的骨骼肌胰岛素抵抗伴随着骨骼肌红肌氧化磷酸化功能的减弱和白肌糖酵解功能的增强，而这些肌肉纤维类型和代谢功能的转变与骨骼肌胰岛素抵抗和葡萄糖摄取利用功能之间的关系，一直不清楚。最近的这些研究成果至少部分解决了上述问题。2 型糖尿病发生发展过程中糖酵解代谢功能的增强是响应血糖水平升高的一种代偿机制，该代偿机制在 2 型糖尿病发病早期对血糖稳态的维持至关重要，而随着糖尿病的进展，该机制由代偿走向失代偿，无法维持肌肉对葡萄糖的摄取，导致高血糖和糖尿病的不断加重。靶向该通路有可能为 2 型糖尿病提供新的治疗方法。

2. 运动与骨骼肌可塑性

缺乏体育活动是当代人的一种生活共性，据统计，在世界范围内，大约 1/3 的成年人和 4/5 的青少年没有达到每日锻炼的标准，缺乏体育锻炼是一种潜在的危险因素，它会引发许多与不当生活方式相关的疾病，包括高血压、冠心病、肥胖、2 型糖尿病和与年龄相关的肌肉萎缩等，定期锻炼和体育活动可以预防、管理和治疗这类慢性疾病。随着研究的不断深入，科学家们逐渐统一了“运动是医学”的认知，大量研究表明，短期运动训练可以部分逆转代谢性疾病的进展，而且包含增加体育锻炼在内的生活方式干预仍然是代谢性疾病的主要预防方法。例如，在治疗和预防 2 型糖尿病和骨骼肌减少症方面，有规律的运动和饮食干预相结合比药物干预更有效。运动作为一种良好的生活方式可以调节骨骼肌纤维类型的转换，引起骨骼肌广泛的代谢和分子重塑，从而对系统起到很好的调节和保护作用。

运动可以引发机体的许多适应性反应，例如收缩蛋白和功能、线粒体功能、代谢调节、细胞内信号、转录反应的改变等。调控运动后适应性变化的分子机制参与蛋白质含量及酶活性的逐渐改变过程，这些渐进的变化反映了调控转录和翻译的特定信号通路的激活和（或）抑制及运动激活响应基因的表达。在调控水平，运动也会引起许多适应性改变，例如一次运动可以改变 MEF2、HDAC、NRF 等多种转录因子的 DNA 结合活性，转录因子复合物在细胞核和线粒体中的蛋白质稳定性和亚细胞定位也会受到影响。运动存在不同的形式，例如有氧运动和抗阻运动就是运动的两个极端，它们所引起的训练反应是明显不同的。

(1) 有氧（耐力）运动训练：有氧（耐力）运动训练通常包括几分钟到几个小时不同强度的运动，包括重复的、低阻力的运动，如骑自行车、跑步和游泳。耐力训练可以引起多种代谢和形态反应，包括线粒体生物发生、由快缩肌纤维向慢缩肌纤维类型的转变、提高全身供氧能力等。众所周知，线粒体生物发生是有氧运动训练后的共性反应，其表现为肌肉线粒体数量和体积的增加，以及伴随而来的细胞器组成的变化。随着收缩活性的增加，线粒体蛋白的半衰期约为1周。经过6周的运动训练，肌肉线粒体密度增加50%～100%。所有三种纤维类型都发生了相应的变化，而且Ⅱa型的变化略大于Ⅰ型和Ⅱx型纤维。从分子水平上讲，AMPK-PGC-1α信号通路主要参与耐力训练的适应性反应调节。研究表明，PGC-1α可通过运动高度诱导，而且PGC-1α对于耐力运动后协调骨骼肌的代谢适应非常重要。这些因素与关键能量感受途径（如AMPK和SIRT1）协同作用，实现线粒体生物发生及骨骼肌纤维类型转变，微调骨骼肌的氧化能力以满足其能量需求。事实上，长期进行耐力训练的人的肌肉富含由Ⅰ型和Ⅱa型肌球蛋白重链（MHC）蛋白组成的慢缩氧化型肌纤维，富含氧化酶和线粒体。慢缩肌纤维表现出缓慢的横桥循环，并且在肌浆网中的能量消耗钙泵的丰度和活性较低，这些特点大大减少了对ATP的需求，有助于抵抗疲劳，并允许长时间的低至中等强度的活动。

(2) 抗阻（力量）运动训练：抗阻（力量）运动训练通常包括高强度或最大强度的短时间活动，并增加进行高强度、高抗阻运动的能力，如奥运会举重、健身和投掷项目等。抗阻训练可以引起一系列的形态和神经适应性反应，从而改变肌肉的大小和力量。肌肉肥大指的是肌肉大小的增加，而力量指的是移动外部负荷的能力，但也与肌肉大小有关。这些适应性改变有助于改善骨骼肌功能，弥补肌肉和力量在病理状态下的不足。形态适应性改变包括肌肉横截面积（CSA）的增加（通常在Ⅱa型肌纤维中优先发生）及胶原蛋白等非收缩组织比例的增加等。神经适应有利于增加肌肉力量，而且发生迅速，往往先于肥厚性适应，肥厚性适应的发生速度较慢，因为肌肉蛋白的合成速度必须在相当长的一段时间内超过降解速度，然后才能出现收缩蛋白的增加，研究表明，Akt-TSC2-mTOR通路的上调可能是抗阻训练后蛋白合成增加的基础，净蛋白合成反应是运动诱导骨骼肌适应的关键，是适应性肥大的机制基础。此外，长期进行力量训练的人的肌肉中富含快缩糖酵解肌纤维，有研究表明，力量（抗阻）训练可以通过促进快缩糖酵解肌肉的生长和功能，改善糖尿病患者的代谢表征，而且长期进行抗阻训练的人的肌肉富含由Ⅱx型和Ⅱa型肌球蛋白重链（MHC）蛋白组成的快缩糖酵解型肌纤维，这些纤维具有增强葡萄糖利用和ATP生成的代谢功能，这对短时间的高强度体育活动是有利的。快缩肌纤维中快速的横桥循环和高钙通量导致了更高的能量需求，增加了对疲劳的敏感性。

合适的耐力训练和抗阻训练都有助于机体健康，但两者的具体功效有所不同。耐力训练能更有效地帮助规避心血管危险因素，而抗阻训练能更有效地维持老年人的基本代谢率、肌肉量和身体功能。当然，与单独一种运动方式相比，有氧和抗阻训练相结合的方式可以更有效地降低肥胖和代谢综合征患者的胰岛素抵抗和功能限制，改善2型糖尿病患者的血糖控制。

此外，不活动似乎也会在特定的肌肉中诱发纤维类型的转换。研究显示，人在不活动状态下股外侧肌Ⅰ型纤维减少，Ⅱa型纤维增加。持续17天不活动，会导致Ⅰ型MHC表达的纤维比例显著下降，而同时表达Ⅰ/Ⅱa型或表达Ⅱa型MHC的肌纤维比例相应增加。无论是在人类或是小鼠肌肉中，肌纤维类型的转变都会对其肌肉收缩功能产生影响，同时，导致纤维类型组成改变的潜在机制可能是肌肉对减轻负重这一刺激的反应。此外，不活动也会诱导特定肌肉的大量萎缩，比目鱼肌等慢收缩型肌肉为主的抗重力型肌肉比快收缩Ⅱ型肌肉萎缩更多，伸肌比屈肌受影响更大。因此，长期不活动会对机体产生负面影响，每天进行适量的锻炼是很有必要的。

骨骼肌是支撑机体运动及能量代谢的重要部位，由不同类型的肌纤维组成，有着不同的组成、形态及生理生化性质，发挥特定的功能。特定肌肉的肌纤维组成并不是一成不变的，在受到一定的病理生理刺激时，肌纤维会在一定程度发生转换，改变其代谢类型，产生适应性改变以维持机体的稳态。大量研究表明，有规律的运动对与生活方式相关的慢性疾病的代谢和治疗有积极作用，但由于在不同形式的运动状态下，骨骼肌的适应性反应存在较大差异，因此运动对骨骼肌的影响具有一定的复杂性，目前，运动后骨骼肌量和代谢功能的适应性变化的分子基础仍然是一个热点研究领域，其中具体的分子调控机制研究的并不是特别透彻。明晰合理运动后，骨骼肌的适应性调控分子机制网络将为今后建立预防慢性疾病运动干预政策及找到治疗慢性疾病药物治疗靶点提供坚实的理论依据。

（杨米棋　孟卓贤）

二、肌肉内分泌因子的功能

骨骼肌约占正常人体重的 40%，是全身最大的代谢器官。在过去的 20 年中，越来越多的研究提示骨骼肌也是一个重要的内分泌器官，通过合成和分泌多种分泌因子对骨骼肌本身和全身代谢稳态发挥重要调控作用。2003 年，Pedersen 等提出，由骨骼肌纤维产生、表达和释放并发挥内分泌作用的细胞因子或其他肽应归类为肌肉分泌因子。随着研究的不断深入，肌肉分泌因子的定义也越发广泛，目前科学家们提出，由肌纤维产生、表达和释放并发挥自分泌、旁分泌或内分泌作用的蛋白、核酸，甚至代谢物统称为肌肉分泌因子。一方面，不被释放到血液循环中的肌肉分泌因子可能通过自分泌或旁分泌机制发挥作用，对肌肉自身的组织稳态产生影响；另一方面，肌肉产生并释放到血液循环中的肌肉分泌因子以内分泌的方式作用于远端组织器官，直接或间接影响其他组织器官的功能，例如脂肪组织、肝脏、心血管系统和大脑。许多由骨骼肌产生的蛋白质依赖于肌肉收缩，因此，缺乏运动可能引起肌肉分泌因子合成、分泌和功能的改变，这可能是久坐的生活方式和许多慢性疾病之间联系的一种潜在机制。因此，肌肉分泌因子研究的重要性逐渐凸显出来，多个骨骼肌分泌因子的功能和作用机制被深入系统地研究。例如骨骼肌抑素（Myostatin，MSTN）、生长分化因子 11（GDF11），鸢尾素（Irisin）、爱帕琳肽（Apelin），白介素 6（IL-6）、β- 氨基异丁酸（β-aminoisobutyric acid，BAIBA）通过自分泌和旁分泌调节骨骼肌自身发育、分化和再生，通过内分泌对其他靶组织、细胞的代谢平衡和组织稳态均具有重要调控作用。与此同时，随着多组学和现代分子生物学技术的发展，越来越多新的骨骼肌分泌因子被发现和研究，在机体的生理和病理情况下，均发挥重要调控作用。在本章节中，我们对上述骨骼肌分泌因子的结构、功能和作用机制做详细阐述。

（一）骨骼肌抑素（MSTN）

MSTN 属于 TGF-β 超家族成员，又称为生长分化因子 8（GDF-8）。1997 年由约翰霍普金斯大学医学院 Lee Se-jin 研究组克隆，主要由骨骼肌组织表达分泌，由于该基因敲除小鼠的骨骼肌重量是同龄野生型小鼠的 2～3 倍，因此命名为骨骼肌抑素。MSTN 不仅调控骨骼肌早期胚胎发育过程，出生后成体骨骼肌组织分泌的 MSTN 也具有广泛的生理功能。MSTN 以旁分泌方式调控骨骼肌成体干细胞功能参与出生后骨骼肌生长和损伤再生，以自分泌方式调控骨骼肌发育和骨骼肌糖脂代谢，以内分泌方式介导骨骼肌 - 脂肪“对话”调控机体糖脂代谢稳态。

1. MSTN 的蛋白结构

MSTN 在各物种间高度保守。作为 TGF-β 超家族成员，MSTN 蛋白具有典型的 TGF-β 超家族成员的分子特征：最初翻译成一种无活性的前体蛋白，含有氨基端的信号肽、保守的精氨酸 - 丝氨酸 - 精氨酸 - 精氨酸（RSRR）和羧基端结构域。前体蛋白经过两次加工产生成熟形式的 MSTN：第一次是氨基端信号肽序列切除、第二次在 RSRR 位点发生蛋白切割产生氨基端的前肽和羧基端成熟形式的 MSTN（分子量 12.5kD）。成熟形式的 MSTN 通过羧基端结构域中 9 个保守的半胱氨酸残基形成二硫键产生同型二聚体。因此，羧基端结构域同型二聚体是 MSTN 发挥功能的活性形式，通过结合 ActR Ⅱ B 受体发挥功能。前肽有两个重要功能：调节 MSTN 前体蛋白的正确折叠；与羧基端同型二聚体结合抑制 MSTN 活性。

2. MSTN 调控胚胎期骨骼肌发育

MSTN 对骨骼肌早期发育的研究还不够系统深入，但是已有的研究结果提示 MSTN 在胚胎期骨骼肌发育发挥重要作用。脊椎动物胚胎发育中，MSTN 在体节中特异性表达。体节是骨骼肌始祖细胞命运决定、始祖细胞增殖和分化的场所。来自于体节中的骨骼肌始祖细胞迁移出来进一步分化形成躯干和四肢的骨骼肌。骨骼肌始祖细胞数量、增殖和分化能力对于骨骼肌发育至关重要。研究表明，脊椎动物（除鱼类以外）胚胎期和胎儿期形成的骨骼肌纤维的数目决定了出生后骨骼肌纤维的数量。*MSTN* 基因敲除的纯合子小鼠，胫骨前肌的肌纤维数量相比对照组的野生型小鼠增加 86%，肌纤维中 DNA 含量增加 50%。与 *MSTN* 基因敲除小鼠的表型一致，过表达 MSTN 前肽（特异性抑制 MSTN 活性）的转基因小鼠也表现为肌纤维数量显著增加（约 40%）。除了基因敲除和转基因小鼠模型，在遗传选育的多种“双肌”动物品系中，“双肌”牛、“双肌”羊、“双肌”狗，均发现 *MSTN* 基因突变，组织学分析表明这些“双肌”动物的骨骼肌纤维数量显著增加。也有报道人的 *MSTN* 基因突变携带者骨骼肌纤维数量显著增加。以上研究表明，MSTN 对骨骼肌早期发育发挥重要调控功能。

在发育过程中，MSTN 通过多种机制调控肌纤维数量。生皮肌节中的细胞经历上皮 – 间充质转换，然后迁移到生肌节，确定骨骼肌始祖细胞命运。研究表明，MSTN 起始表达在生皮肌节中，调控生皮肌节中细胞的上皮 – 间充质转换，进而调节骨骼肌始祖细胞命运。另外，MSTN 通过调控骨骼肌始祖细胞增殖与分化影响骨骼肌纤维数量。采用携带 MSTN 重组蛋白的磁珠包埋在鸡胚肢芽的一项研究发现，MSTN 在肢芽中抑制骨骼肌细胞增殖分化相关基因（*Pax3*、*Myf5* 和 *MyoD*）的表达，导致肢芽骨骼肌纤维数量减少。另一项研究通过鸡胚卵内电转和逆转录病毒在肢芽间体节过表达 MSTN，发现 MSTN 通过上调 MyoD 和 p21 促进骨骼肌细胞分化。因此，在胚胎骨骼肌发育过程中，MSTN 可能通过调节骨骼肌细胞增殖与分化的平衡调控骨骼肌纤维数量。除了调控肌纤维数量，MSTN 也参与调节肌纤维类型，比如：*MSTN* 基因敲除小鼠骨骼肌中，以糖酵解为主的快收缩肌纤维比例显著增加。

3. MSTN 调控出生后骨骼肌发育和损伤再生

脊椎动物骨骼肌纤维数量由胚胎发育期决定，出生后骨骼肌纤维数量不再增加（鱼类除外）。因此，出生后骨骼肌生长表现为肌纤维的长度和直径增加，每个肌纤维中细胞核的数量增多，由骨骼肌成体干细胞（也称为肌卫星细胞）增殖分化融合到已有肌纤维中使肌纤维长粗变长。*MSTN* 基因敲除的纯合子小鼠，骨骼肌纤维直径显著增加。成年期小鼠注射 MSTN 抗体或 MSTN 前肽特异性抑制 MSTN 活性，导致骨骼肌纤维直径增大并不改变肌纤维数量。此研究结果表明，MSTN 对出生后骨骼肌发育具有重要调控作用。

骨骼肌分泌的 MSTN 通过作用于骨骼肌卫星细胞调节出生后骨骼肌发育。研究者分别从野生型小鼠和 *MSTN* 基因敲除的纯合子小鼠分离骨骼肌卫星细胞，发现 MSTN 通过促进肌卫星细胞中 p21 和抑制 *Cdk2* 基因表达，从而抑制肌卫星细胞增殖。*MSTN* 基因敲除小鼠单位长度骨骼肌纤维上卫星细胞的数量显著多于野生型对照小鼠、激活的卫星细胞比例更高、卫星细胞增殖速度更快。因此，在正常生理状态下的成年骨骼肌中，MSTN 的主要功能是维持肌卫星细胞静息态。在骨骼肌损伤或病理状态下，骨骼肌需要生长和再生时，MSTN 活性受到抑制，肌卫星细胞激活、增殖、分化参与骨骼肌生长或损伤修复。在体外培养的原代成肌细胞或肌卫星细胞来源的细胞系 C2C12 中，进一步验证了 MSTN 抑制成肌细胞的增殖与分化。

除了作用于骨骼肌卫星细胞，MSTN 还可以通过肌纤维表面的受体激活 AMPK 信号通路调节骨骼肌糖代谢。MSTN 功能缺失或基因敲除小鼠显著改善骨骼肌组织的胰岛素敏感性。MSTN 抑制骨骼肌纤维中蛋白质合成通路、激活蛋白降解通路。例如，在成年小鼠中过表达 MSTN，出现恶病质表型，全身骨骼肌质量显著减少。在肌卫星细胞来源的细胞系 C2C12 体外培养诱导分化成肌管（功能上类似于多核的肌纤维）的实验研究也证实了 MSTN 抑制肌管中蛋白质合成通路，MSTN 重组蛋白处理导致肌管萎缩。恶病质、慢性心力衰竭及癌症和艾滋病患者晚期骨骼肌严重消瘦，MSTN 表达水平升高。干预 MSTN 表达或抑制其活性可以有效缓解由这些疾病引起的骨骼肌质量下降和功能丧失。

骨骼肌分泌的 MSTN 也可以作用于脂肪细胞。研究表明，*MSTN* 基因敲除小鼠，脂肪组织显著减少。在成年小鼠过表达 MSTN，骨骼肌消瘦且脂肪组织显著减少，出现恶病质表型。

4. MSTN 发挥功能的分子机制

MSTN 属于 TGF-β 超家族成员，与 TGF-β 成员一样，通过相似的机制进行信号转导。TGF-β 家族成员通过结合细胞表面的高亲和力的跨膜受体发挥作用：分为 Ⅰ 型和 Ⅱ 型受体。有配体结合时，Ⅰ 型和 Ⅱ 型受体形成四聚体，含有保守的丝氨酸 / 苏氨酸激酶受体结构域。在没有配体存在时，Ⅰ 型和 Ⅱ 型受体在细胞膜表面形成同源二聚体。配体首先结合 Ⅱ 型受体，Ⅱ 型受体 - 配体复合物再招募 Ⅰ 型受体，并磷酸化 Ⅰ 型受体的胞内结构域，激活 Ⅰ 型受体的丝氨酸 / 苏氨酸激酶活性。被磷酸化激活的 Ⅰ 型受体进一步磷酸化下游的 Smad 蛋白，Smad 蛋白作为细胞内的信号转导分子进一步传递 TGF-β 家族信号。有三类 Smad 蛋白：第一类是 R-Smad，包括 Smad1、Smad2、Smad3、Smad5 和 Smad8，可以被激活的 Ⅰ 型受体直接磷酸化，磷酸化发生在 Smad 蛋白的 SSXS 序列，细胞表面不同种类的 Ⅰ 型受体磷酸化不同的 R-Smad；第二类是 Co-Smad，比如 Smad4，上游信号激活的 R-Smad 与 Co-Smad 结合转位到细胞核，调控基因表达；第三类是 I-Smad，包括 Smad6 和 Smad7，I-Smad 通过 MH_2 结构域与激活的受体结合，阻止招募和激活 R-Smad，I-Smad 也可以与 Co-Smad 竞争性结合激活的 R-Smad。*I-Smad* 基因表达受 TGF-β 信号通路正调控，建立了 TGF-β 超家族成员信号通路的负反馈机制。

MSTN 通过结合 Ⅱ 型受体 ActR ⅡB 发挥功能。采用纯化的 MSTN 重组蛋白开展交联实验研究发现 MSTN 可以结合 Ⅱ 型受体 ActR ⅡA 和 ActR ⅡB。进一步的亲和力实验测定发现 MSTN 只结合 ActR ⅡB。通过制备突变型 ActR ⅡB 受体的转基因小鼠模型进一步发现 MSTN 通过 ActR ⅡB 进行信号转导。设计缺失胞内激酶结构域的突变型 ActR ⅡB 受体，采用肌球蛋白轻链启动子和增强子，实现突变型 ActR ⅡB 受体在骨骼肌组织特异过表达。过表达突变型 ActR ⅡB 受体的小鼠骨骼肌相比野生型对照增加 125%，与 *MSTN* 基因敲除小鼠具有相似的骨骼肌发育表型，提示 ActR ⅡB 通过介导 MSTN 信号调控骨骼肌发育。通过 ActR ⅡB 和不同的 Ⅰ 型受体共转染，然后进行交联实验，发现 MSTN 结合 Alk4 和 Alk5 两个 Ⅰ 型受体。进一步研究表明，MSTN 激活经典的 Smad 信号通路。其中，Smad2 和 Smad3 介导 MSTN 信号转导，Smad1 和 Smad5 不参与 MSTN 激活的信号通路。Smad4 正调控 MSTN 信号通路，Smad7 和 Smurf1 负调控 MSTN 信号。事实上，MSTN 信号诱导 *Smad7* 基因表达，最终建立一个负反馈调控环削弱 MSTN 信号转导。

除了经典的 Smad 信号传导通路，MSTN 也可以激活其他信号通路调控骨骼肌细胞增殖与分化。在增殖和诱导分化的 C2C12 细胞中，重组 MSTN 蛋白均能激活 Ras/Raf/Mek/Erk 信号通路，显著抑制细胞增殖与分化。通过 RNAi 技术敲降 ActR ⅡB 受体，证实 MSTN 通过 ActR ⅡB 受体激活 Ras/Raf/Mek/Erk 信号通路抑制骨骼肌细胞增殖与分化。另一项研究表明，MSTN 通过 ActR ⅡB 受体激活 PI3K/Akt/GST-3β 信号通路诱导细胞周期素蛋白 Ccnd1 降解，抑制骨骼肌细胞增殖。MSTN 也可以激活 PI3K/PTEN/Akt 信号通路诱导 p300 的泛素化降解，阻止 p300 招募到 *Ccnd1* 基因启动子区，导致 *Ccnd1* 基因表达下调，抑制骨骼肌细胞增殖。

综上所述，尽管 MSTN 作为骨骼肌发育负调控因子引起广泛关注，但是骨骼肌分泌的 MSTN 可能发挥更重要的作用。最近研究表明，棕色脂肪组织也表达和分泌 MSTN，棕色脂肪组织表达的 MSTN 分泌到血液中，对于骨骼肌发育和再生也具有重要调控功能。MSTN 基因的表达调控及其发挥功能的分子机制复杂，有待进一步研究。

（朱大海　张　勇）

（二）生长分化因子 11（GDF11）

转化生长因子

转化生长因子（TGF）是指两类多肽类生长因子，即转化生长因子 α（TGF-α）和转化生长因子 β（TGF-β）。TGF-β 是 1978 年 DeLarco 与 Todaro 从 Moloney MuSV 感染的小鼠 3T3 细胞上清液中纯化出来的细胞因子，能够刺激成纤维细胞过度生长且改变细胞表型。因此，这些来自 MuSV 感染的细胞培养基的多肽能够充当成纤维细胞转化的效应因子，从而被命名为转化生长因子。TGF-β 共发现 5 种亚型，其中人 TGF-β 有 3 个亚型，即 $TGF-\beta_1$、$TGF-\beta_2$、$TGF-\beta_3$，它们都属于 TGF-β 超家族。另外 2 种亚型 $TGF-\beta_4$ 和 $TGF-\beta_5$ 存在于鸟类和两栖类动物体内。

TGF-β 受体有 3 种类型：Ⅰ型、Ⅱ型、Ⅲ型受体。其中Ⅰ型和Ⅱ型受体是跨膜丝氨酸/苏氨酸激酶受体，两者协同传导信号；Ⅲ型受体不直接参与信息传导，其主要功能是将 TGF-β 传递给Ⅱ型受体，通过为Ⅱ型受体提供配体而间接参与信号传导。TGF-β 的信号传导通路可归纳为两类，一类是 TGF-β-Smad 信号通路，另一类是 Non-Smad 信号通路。TGF-β-Smad 信号通路是 TGF-β 产生效应的主要途径。蛋白前体 TGF-β 激活后，Ⅰ型和Ⅱ型受体聚合形成异四聚体受体复合物，Ⅲ型受体在此过程中起到了辅助作用。TGF-β 配体与受体复合物结合，Ⅱ型受体磷酸化并激活Ⅰ型受体，磷酸化的Ⅰ型受体直接作用于其连接的 Smad 2/3 蛋白并释放到胞浆进而结合 Smad4 转移到细胞核内，与核内其他因子协同激活或抑制 TGF-β 靶基因的转录。Non-Smad 信号通路有 ERK 通路、MAPK 通路、PI3K、JNK、P38 激酶、PP2A 磷酸酶等。

TGF-β 超家族除 TGF-β 外，还包括激活素类和抑制素、米勒管抑制物、骨形成蛋白类和生长转化因子类，如 GDF11。

(1) 生长分化因子 GDF11

① *GDF11* 基因：GDF11 又称骨形态发生蛋白（BMP11）。最先由 Nakashima 等根据 BMP 和 GDF 以大鼠切牙髓 RNA 为模板通过 Northern Blot 得到大约 4.4kb 的 cDNA 产物，鉴定其属于 BMP/TGF-β 超家族的一个新成员，并将其命名为 *Gdf11*。Gamer 等利用编码富含半胱氨酸的人 BMP-7 成熟区的核苷酸序列（1081～1392）作探针，分离并鉴定了牛 *Gdf11* 全长编码序列。根据牛 GDF11 设计寡核苷酸引物，从人类基因组文库扩增出人 *GDF11* cDNA 序列并以此为作为探针，从人类基因组文库中获得人 *GDF11* 的基因序列。此外，McPherron 等克隆和鉴定了小鼠

Gdf11 基因序列，以及其在发育过程中的生物学功能。通过氨基酸序列比对显示，*Gdf11* cDNA 与 *Gdf8* 高度相似。Gdf8 是肌肉发育的负调节剂，又被称作 MSTN。

② GDF11 结构：*Gdf11* 编码的蛋白质具有 BMP 家族成员的共同特征。

- 有分泌型的信号肽序列。
- 由 4 个氨基酸（RSRR）组成的蛋白酶剪切位点。
- 羧基端有 7 个高度保守的半胱氨酸残基。

人源 GDF11 前体蛋白有 407 个氨基酸，其二聚体由两个 GDF11 单体组成，每个单体由 109 个氨基酸组成，分为信号肽、N 端区的前肽和 C 端区的成熟肽三部分。成熟 GDF11 即为酶切后的 GDF11 前体 C 端成熟区，含 111 个氨基酸。前体蛋白合成后，信号肽介导至内质网经信号肽酶水解去除 N 端 24 个氨基酸，信号肽被转运至高尔基体，由 furin 蛋白酶切割后的 N 端前肽和 C 端成熟肽以非共价键的形式结合形成复合体。在细胞外，此复合体经过 BMP1/Tolloid 样蛋白酶水解形成的 C 端区多肽即成熟的 GDF11 分子。

③ GDF11 表达谱：小鼠胚胎原位杂交实验表明：发育 7.5 天，在胚胎后半部分检测到了极微弱的 Gdf11 表达；8.5～12.5 天时，Gdf11 主要在胚体的尾芽、四肢和脊背神经组织表达；14.0～16.0 天，Gdf11 在脊髓和神经节中继续表达，同时在肾脏中也检测到 Gdf11 的表达；12.5～15.5 天，胎鼠视网膜中 Gdf11 的表达与视网膜神经节细胞分化同步。从此至出生后第 1 天，胚胎整个视网膜区域均有 Gdf11 的表达。在 3 月龄小鼠体内，Gdf11 广泛表达于骨骼肌、小脑、视网膜、肾脏、胸腺、脾脏、等各种器官和组织，其中脾脏表达量明显高于其他组织。有报道称在小鼠腓肠肌快速增长期，Gdf11 表达量显著增加；随年龄增长，小鼠血液中 Gdf11 含量逐渐降低，提示 Gdf11 的表达存在时间特异性。

④ GDF11 的信号传导通路：GDF11 的信号通路与 TGFβ 家族其他成员一样：其蛋白前体在细胞内合成后，以成熟信号肽形式分泌到细胞外。TGF-βI 型受体与 TGF-β Ⅱ型受体聚合成四聚体受体复合物。配体首先结合四聚体受体复合物中的Ⅱ类受体，如激活素受体 A 或激活素受体 B 。受体复合物中Ⅰ型受体中的激活素受体 B 和转化生长因子Ⅰ型受体，继而被激活，再磷酸化富含丝氨酸的 R-Smad2/3 蛋白并进入胞质与 Smad4 结合一同转移到细胞核，结合其他转录因子调节 TGF-β 靶基因的转录。

(2) GDF11 调控骨骼肌的生理功能

① GDF11 调控骨骼肌的发育和生长：研究发现抑制 Gdf11 的功能造成骨骼的前 / 后轴向异常，且作用具有剂量依赖性，如 *Gdf11+/-* 小鼠表型症状比 *Gdf11-/-* 小鼠轻。*Gdf11-/-* 的纯合小鼠脊椎骨发生同源异型改变，表现出胸腰椎数目的增加。2001 年，Gamer 等鉴定了鸡 *Gdf11* 基因并研究了其在肢体形成过程中的作用，提出 Gdf11 对骨骼肌细胞的生成起负调节作用。Nomura 等报道了卵泡抑素（follistatin，FST）通过抑制 Smad 2/3 磷酸化增加细胞周期蛋白 D1 的水平从而促进 MDPC 增殖。抑制 GDF11 和 ActA 的信号通过下调 p21 表达，并显著增加 MDPC 的增殖，提高周期素依赖性激酶 2、周期素依赖性激酶 4 和细胞周期蛋白 D1 的水平。卵泡抑素转基因小鼠特异性敲除生长抑制素的肌肉约为野生型小鼠的 4 倍，提示存在其他与肌肉生长抑制素活性相似的肌肉质量调节剂。Souza 等结合了亲和纯化和质谱技术鉴定出了血清中的 BMP-11，同时证明 BMP-11 与肌生长抑制素共同调节肌肉的生长。

2009 年，McPherron 等为了探索 Gdf11 和肌生长抑制素可能存在的功能共性，设计了相应的敲除小鼠模型。研究发现 $Mstn^{-/-}Gdf11^{-/-}$ 小鼠比 $Gdf11^{-/-}$ 小鼠具有更广泛的轴向骨骼顺同性转化；$Mstn^{+/+}$ 或 $Mstn^{-/-}$ 小鼠的骨骼肌中 Gdf11 的缺失不会影响肌肉大小、纤维数量或纤维类型，说明肌肉生长抑制素和Gdf11在调节小鼠骨骼结构中具有相似的功能，但在调节肌肉大小方面没有。

② GDF11改善衰老引起的骨骼肌功能障碍：骨骼肌的衰老主要是肌肉质量、力量的降低和再生能力受损，严重影响老年人的生活质量。骨骼肌的衰老伴随着肌卫星细胞数量减少及功能降低。

研究发现在连体小鼠模型中，Notch信号的上调诱导卫星细胞活化，并且恢复衰老肌肉的再生能力，这提示年轻血液中可能含有抗衰老因子。2014年Katsimpardi等试图从年轻小鼠血液内分离这种所谓的抗衰老因子，结果发现老年小鼠和年轻小鼠血液中GDF11水平存在明显差异，且指出GDF11是骨骼肌的活力因子。研究指出，GFD11随着年龄升高而下降，补充外源性重组GDF11（recombinant GDF11，rGFD11）可以逆转衰老肌肉的肌卫星细胞的功能障碍，包括基因的完整性。同时老年小鼠GDF11水平的增加也改善了肌肉的结构和功能特征，并增加了力量和耐力。

鉴于GDF11和肌生长抑制素序列的高度相似性，这一发现引发了人们的高度质疑。一个与肌生长抑制素同源性非常高并通过相同受体复合物进行信号传导的分子，与肌生长抑制素对卫星细胞产生的作用相反。

③ GDF11抑制肌卫星细胞的分化：多项研究表明，GDF11可抑制肌肉再生而非改善肌肉再生。通过使用高灵敏度试剂检测GDF11的浓度发现，GDF11在老年小鼠血清和大鼠肌肉中的表达量是升高的，与先前报道的随着年龄增加而表达量减少不符。研究者认为，先前报道中所采用的GDF11检测的方法特异性不高，不能很好区分GDF11及其类似物如GDF8，从而出现血清GDF11浓度随年龄增长而降低的错误结果。体外补充rGDF11也并没有改善骨骼肌的生理功能。高浓度的GDF11反而通过抑制肌卫星细胞的分化，导致肌肉分化受损，从而使病情恶化。这与Katsimpardi等报道的GDF11可以改善衰老小鼠骨骼肌的功能这一结论不符。研究者提出应该通过阻断而不是补充GDF11来改善骨骼肌的功能。

④ 超生理水平GDF11诱导肌肉萎缩：研究报道rGDF11可以抑制成肌细胞分化。为了进一步研究GDF11是否可以诱导已分化的肌管萎缩。采用C2C12诱导成肌细胞分化后，第7天添加rMstn、rGDF11或rTGFβ（50ng/ml），分析处理3天后的肌管直径分析结果显示：与对照肌管相比，rGDF11、rMstn、或rTGFβ处理后，肌管直径缩减比例几乎相同，分别为降低40%、36%和34%。经Mstn和GDF11处理后，肌管的核含量增加，同时发现了由Mstn和GDF11引起的SMAD3磷酸化。所以，肌管萎缩并不是由于肌核的丢失所致，研究者认为GDF11对肌管产生不利影响是Smad 2 /3磷酸化的结果。在C57BL/6J小鼠体内，构建腺病毒介导的GDF11过表达导致骨骼肌萎缩并出现恶病质表型。

GDF11在骨骼肌中发挥的作用是否与其相对浓度有关。一些研究报道，按照0.1mg/kg给年老小鼠注射rGDF11后，发现肌卫星细胞数目明显增加且肌肉的肌纤维结构得到改善。但是，这无法解释使用等量rGDF11的研究之间观察到的巨大差异。在小鼠或大鼠损伤模型中，补充0.1 mg/kg rGDF11对衰老小鼠肌卫星细胞数目无显著影响，甚至会诱导衰老大鼠肌肉纤维化。

（谢黎炜）

（三）鸢尾素

1. 鸢尾素的发现

鸢尾素（Irisin）是Boström等于2012年发现的一种由骨骼肌分泌的激素，其PGC-1α调控，经剪切修饰其前体蛋白——骨骼肌Ⅲ型纤连蛋白组件包含蛋白5（fibronectin type Ⅱ I domain containing protein 5，FNDC5）而形成。Irisin包含112个氨基酸残基，分子量约为12kDa，在不同物种之间具有高度保守性——人和小鼠间相似性可达 100%。其最先在人、兔和小鼠骨骼肌及血清中被发现。Huh 等通过 PCR 检测发现，FNDC5 mRNA 主要存在于骨骼肌、心包和直肠等富含肌肉组织的器官。尽管脂肪组织也可分泌 Irisin，但脂肪组织中 FNDC5 mRNA 的表达比骨骼肌中低约 100 倍，提示 Irisin 主要由骨骼肌产生。

2. Irisin 与运动

Irisin 与运动之间关联密切。但运动如何影响 Irisin 水平，目前仍存在一定争议。现今多数研究均表明，单次急性运动可显著但短暂的升高 Irisin 水平，且心肺功能水平可预测 Irisin 对急性运动的应答程度。此外，尽管部分研究发现，在急速运动下，人和动物骨骼肌中 FNDC5 mRNA 表达下降或无明显改变，但血液中 Irisin 水平在运动后增加。这些结果提示：血液中 Irisin 水平的改变可能与 FNDC5 转录无关，或者 FNDC5 转录的增加发生在血液中 Irisin 升高之前。而对于长期运动而言，其对 Irisin 水平的影响目前仍无确切定论。Qiu 等开展的一项 Meta 分析发现，在健康或非糖尿病患者群中，规律运动时间大于 8 周的运动有可能降低 Irisin 水平，并指出既往研究结论之所以不统一，可能与大多数研究缺乏合理对照及缺少对混杂因素的控制有关。然而，此项 Meta 分析纳入研究数量过少，后续多个随机对照研究提示长期运动有可能升高血液中 Irisin 水平。但由于各研究间人群及运动干预措施异质性过大，长期运动对 Irisin 水平的影响仍有待进一步探讨。

3. Irisin 的生理学功能

(1) Irisin 与骨骼肌细胞发育：体外研究表明，Irisin 过表达可保护暴露于高葡萄糖及脂肪酸下 C2C12 细胞的细胞活性、减少凋亡。Irisin 可通过上调 ERK 依赖的趋化因子配体 7 而促进 C2C12 细胞增殖，且 Irisin 还可通过抑制 FoxO 介导的泛素蛋白酶体活性来预防糖皮质激素诱导的肌肉萎缩。研究进一步指出，Irisin 可通过激活 IL-6 信号通路而增加肌细胞分化和成肌细胞融合。向小鼠体内注射 Irisin 可引起小鼠骨骼肌肥大，究其原因，可能与 Irisin 增强卫星细胞激活及减少蛋白质降解有关。在临床观察性研究中，低 Irisin 水平与肌肉减少密切相关，且 Irisin 水平越低，中臂肌肉周长及大腿围越小。这些证据表明，Irisin 不仅有望成为肌无力或肌萎缩的一个生物标志物，也有可能在未来用于治疗肌肉减少症或者肌肉损伤等相关疾病。

(2) Irisin 与糖代谢：研究表明 Irisin 可通过刺激解偶联蛋白 -1（uncoupling protein，UCP-1）在脂肪细胞中的表达，从而通过 MAPK 和 ERK 途径导致白色脂肪组织褐变，增加产热及能量消耗，继而改善葡萄糖稳态。除此以外，Irisin 可诱导 GLUT4 表达增加而进一步增加葡萄糖摄取。现今大多数临床研究均指出 2 型糖尿病患者的血液中 Irisin 水平低于对照组。这则表明在糖尿病患者群中，Irisin 水平的降低可能与胰岛素抵抗有关。但在没有糖尿病的成年人中，Irisin 水平的降低却与较好的胰岛素敏感性及改善的胰岛素抵抗关联。这些证据可能提示：在糖尿病发生发展过程中，Irisin 水平可能经历了由正常至异常增高（Irisin 分泌相对不足），再至逐渐降低（Irisin 分泌绝对不足）的改变。

(3) Irisin 与骨代谢：有学者将运动训练后及无运动训练的小鼠骨骼肌细胞与骨髓干细胞分别进行了共培养，他们发现在前者的共培养体系中，有更多的骨髓干细胞被诱导分化成成骨细胞；然而这种差异特征在使用了针对 Irisin 的抗体后则消失不见。为进一步确认 Irisin 对骨代谢的影响，Colaianni 等给雄性小鼠注射了低剂量的重组 Irisin，研究发现 Irisin 可显著增加小鼠骨密度、骨膜周长和骨强度，而这可能与 Irisin 直接刺激骨形成及减少破骨细胞数量有关。此外，体外研究亦发现 Irisin 可诱导骨髓干细胞分化为成骨细胞，并发现 Irisin 可通过激活 p38 MAPK 和 ERK 信号通路而介导上述骨转化效应。

(4) Irisin 与认知功能：研究发现循环中 Irisin 浓度与认知功能正相关，相比于 MCI 或认知正常个体，AD 患者的海马组织和脑脊液中的 Irisin 减少，且 Irisin 对暴露于淀粉样蛋白 -β 寡聚体的小鼠神经功能有保护作用，此外，Irisin 参与体育锻炼对阿尔茨海默病模型的突触可塑性和记忆的保护作用。脑源性神经营养因子（brain derived neuotrophic factor，BDNF）是海马神经发生和海马神经回路所必需的，并在长时程增强效应及学习和记忆功能中发挥重要作用。而 Irisin 是 BDNF 产生的上游介质并诱导 BDNF 的表达。研究已证明 Irisin 对小鼠胚胎干细胞的神经分化有至关重要的影响。敲除神经元前体细胞中的 FNDC5 抑制了小鼠胚胎干细胞分化成神经元，以及星形胶质细胞的成熟。有学者指出发现药理剂量的 Irisin 可通过激活 STAT3 信号通路促进神经细胞增殖。考虑到神经细胞的增殖可能潜在地改善受损的突触可塑性和记忆功能障碍，提示 Irisin 可能是认知功能障碍的潜在治疗靶点。

(5) Irisin 与血管内皮功能：临床研究发现，Irisin 与颈动脉内膜厚度呈正相关，且这种关联不仅存在于普通成年人中，也见于慢性疾病患者（如腹膜透析患者）中。动物研究表明，与生理盐水处理的糖尿病小鼠相比，Irisin 治疗可明显改善内皮功能障碍、减少内皮细胞凋亡、减低横断面动脉粥样硬化斑块面积。细胞试验进一步发现，Irisin 可通过激活细胞外信号相关激酶（ERK）信号通路促进静脉内皮细胞增殖，并通过调节 Bcl-2、Bax 和 Caspase 的表达来保护静脉内皮细胞免受高糖诱导的凋亡。此外，还有学者指出 Irisin 可通过抑制 ROS-NLRP3 炎症小体信号来减轻糖基化终产物诱导的炎症和内皮功能障碍。这些证据或多或少表明，Irisin 有可能成为抗动脉粥样硬化的潜在治疗靶点。

综上所述，Irisin 可减轻体重、改善胰岛素抵抗，并具有修复肌肉损伤及改善认知功能等潜在益处。然而上述研究结论均局限于动物研究，其能否用于临床治疗，仍有待进一步探索。

（林红艳　邱山虎）

（四）爱帕琳肽

1. 爱帕琳肽的活性形式及作用机制

爱帕琳肽（Apelin）是由骨骼肌、脂肪、心肌和心血管间质细胞及大脑的部分细胞所分泌的短肽，它可以进入血液，循环至身体各处。爱帕琳肽可以与孤儿 G 蛋白偶联受体 APJ 结合，且在人和鼠中高度保守，其基因位于 X 染色体上，转录本编码带有包括分泌信号肽在内的 77 个氨基酸的小肽。在切除分泌信号肽后形成 55 个氨基酸的前体蛋白。该前体蛋白经过进一步的加工后形成多种形式的活性爱帕琳肽，包括含有 36 个氨基酸的 Apelin 36，含有 17 个氨基酸的 Apelin 17 和含有 13 个氨基酸的 Apelin 13。Apelin 13 能够被焦谷氨酸化，形成 pyr（1）-Apelin-13。这一形式的爱帕琳肽主要在心肌中表达，稳定性远高于其他两种形式的爱帕琳肽。爱帕琳肽依靠其 N 端的疏水残基与 APJ 结合，不同亚型的爱帕琳肽与 APJ 的亲和力不同，功能也有所不同。Apelin 13 与 APJ 的结合效率最高，而 Apelin 17 与 APJ 的解离最慢。爱帕琳肽能够被血管紧张素转化酶 2（ACE2）降解，从而起到调节血液中爱帕琳肽浓度的作用。爱帕琳肽也能激活 ACE2 的表达，形成反馈调节。

爱帕琳肽与 APJ 受体结合后能够激活下游信号通路，调节多种生理过程。爱帕琳肽与 APJ 受体结合后，能够激活 APJ 与 Gi/o 的耦联，进而抑制依赖 Forskolin 激活的 cAMP 的产生。爱帕琳肽也能够促进 APJ 与 Go/Gi 的耦联，激活 MAPK/p70S6 信号通路。Apelin 13 能够促进 APJ 与 Gi2 的耦联，特异性激活 ERK1/2 信号通路。Apelin 13 也可以促进 APJ 与 Gαi2、Gαi3、Gαo、Gαq 的耦联，从而激活下游信号通路。

2. 骨骼肌中 Apelin 对代谢的调控

爱帕琳肽既是肌肉分泌因子，也是脂肪分泌

因子。在运动后，骨骼肌中爱帕琳肽的表达显著提高，并分泌至血液中，提高全身的爱帕琳肽水平。特别是持续性无氧运动，能够显著提高原代肌管细胞中爱帕琳肽及其受体 APJ 的 mRNA 水平，分泌的爱帕琳肽水平也显著提高。在体内，运动能够直接促进肌纤维中爱帕琳肽的表达。随着年龄的增长，爱帕琳肽在骨骼肌中的表达水平逐渐降低。爱帕琳肽和爱帕琳肽受体基因敲除小鼠的骨骼肌力量和骨骼肌质量均下降。对中年（12 月龄）和衰老（24 月龄）小鼠连续进行 28 天爱帕琳肽静脉注射后，肌肉萎缩相关基因 *Atrogin 1* 和 *MuRF1* 的表达水平下降，肌肉质量和肌肉力量得到恢复，提示爱帕琳肽能够延缓骨骼肌的衰老。进一步的研究表明，爱帕琳肽能够激活 AMPK 和 Akt 信号通路。在衰老肌肉细胞中，爱帕琳肽激活 mTOR–pS6 激酶 –4E–BP1 信号通路，促进肌纤维的蛋白质合成，同时也能抑制 4E–BP1 和 FoxO3 的过度磷酸化，维持肌纤维的代谢稳态。在衰老小鼠中注射爱帕琳肽后，肌肉中的线粒体形状、大小及其呼吸功能都有所提高，提高肌肉的代谢功能。高水平的爱帕琳肽能够进一步促进爱帕琳肽受体的表达，保持肌肉的代谢稳态。

爱帕琳肽和爱帕琳肽受体在肌肉再生过程中表达水平提高，但在衰老肌肉中的表达几乎没有变化。进一步的研究表明，在含有爱帕琳肽的分化培养液中分化的肌肉干细胞，其融合指数显著提高，提示爱帕琳肽能够促进肌肉干细胞的分化。

3. 脂肪细胞中 Apelin 对代谢的调控

除了能够调控骨骼肌的代谢和再生之外，爱帕琳肽水平还可以调控生物体的整体代谢水平，保持机体的脂肪、血糖稳定。脂肪是产生爱帕琳肽的另一种重要的细胞类型，与肌肉一起调控血液中爱帕琳肽的浓度。

爱帕琳肽的表达除了在肌肉中受运动诱导之外，还受到多种其他因子的调控。胰岛素能够促进爱帕琳肽的表达。在多种 2 型糖尿病和高胰岛素动物模型中，爱帕琳肽的表达水平均显著提高。在禁食 – 重新进食实验中，脂肪细胞中的爱帕琳肽表达水平与血液中的胰岛素水平正相关。向在体外培养的脂肪细胞中加入胰岛素后，爱帕琳肽的表达水平显著提高；而在胰岛素缺失小鼠中，爱帕琳肽的表达水平显著下降。上述结果提示脂肪细胞中的爱帕琳肽表达水平受到胰岛素的调控。发生胰岛素抵抗的患者体内的爱帕琳肽水平显著升高。

炎症因子 TNFα、转录辅因子 PGC–1α 都可以促进爱帕琳肽的表达。此外，抑制 RAS 活性也能够促进爱帕琳肽的表达。

在肥胖和 2 型糖尿病患者中，血液中的爱帕琳肽水平显著升高。在动物模型中也可以观察到同样的现象。在肥胖和 2 型糖尿病中，爱帕琳肽发挥重要的调控作用。爱帕琳肽在脂肪细胞中通过激活 PI3K/Akt 和 AMPK 信号通路，提高 UCP–1、Cox1 和棕色脂肪的分子标记 PRDM16 的表达，促进前体细胞向棕色脂肪分化，抑制白色脂肪的分化，还能在肥胖小鼠中诱导白色脂肪的棕色化。此外，爱帕琳肽可通过调节脂肪细胞的脂肪水解过程，进而调控自由脂肪酸的浓度。自由脂肪酸浓度提高是胰岛素抵抗的重要原因，爱帕琳肽通过在脂肪细胞中激活 AMPK 信号通路，提高 Perilipin 的表达水平，降低脂肪水解能力，抑制自由脂肪酸的释放，从而提高细胞的胰岛素敏感性。

4.Apelin 改善骨骼肌胰岛素敏感性

另外，血液中的爱帕琳肽也能够调控骨骼肌的代谢。爱帕琳肽通过促进骨骼肌的线粒体生成、脂肪酸氧化和葡萄糖摄取来提高细胞的胰岛素敏感性。

骨骼肌中线粒体数量增加能够帮助骨骼肌消耗更多的能量，提高胰岛素敏感性。因而促进骨骼肌中的线粒体生成是提高胰岛素敏感性的重要方式。向小鼠肌肉注射爱帕琳肽之后，AMPK 信号通路被激活，进而提高 PGC-1β 的表达水平。PGC-1β 激活其下游靶基因 *NRF1* 和 *TFAM*，促进线粒体 DNA 的复制和转录，进而促进肌肉细胞中的线粒体生成。爱帕琳肽不仅能够促进线粒体生成，提高肌肉组织中的线粒体的密度，而且能够促进线粒体的氧化能力。在加入爱帕琳肽后，肌肉细胞中线粒体氧化呼吸链上的重要分子如柠檬酸合成酶、COX、βHAD 等的酶活性均有不同程度的提高，表现为肌肉细胞中氧化呼吸能力的增强，从而提高胰岛素敏感性。

在 2 型糖尿病和胰岛素抵抗的情况下，骨骼肌中的脂肪酸氧化不完全，在肌肉中会积累大量的乙酰肉碱，从而导致胰岛素敏感性进一步下降。爱帕琳肽注射能够提高骨骼肌的脂肪酸氧化能力，降低肌肉中的乙酰肉碱，从而提高肌肉的胰岛素敏感性。给小鼠静脉注射爱帕琳肽，骨骼肌摄取葡萄糖的能力显著提高。在有胰岛素存在的情况下，补充爱帕琳肽，也能进一步提高骨骼肌的葡萄糖摄取能力。爱帕琳肽可能通过如下几种机制提高骨骼肌对葡萄糖摄取和利用能力：①爱帕琳肽通过磷酸化 Akt、AMPK 和 eNOS，激活骨骼肌中的 Akt、AMPK、NO 信号通路，增加葡萄糖转运；②爱帕琳肽促进酵解型肌纤维向氧化型肌纤维转变，增加肌纤维中线粒体的含量，促进骨骼肌的氧化型代谢；③在 2 型糖尿病和肥胖小鼠模型中，静脉注射爱帕琳肽通过升高循环中脂连蛋白的水平，增加骨骼肌的胰岛素敏感性，促进骨骼肌对葡萄糖的摄取和利用。

虽然脂肪和肌肉表达的爱帕琳肽有助于降低血糖，但是下丘脑表达的高水平爱帕琳肽在小鼠中却会诱导高血糖、高胰岛素症、胰岛素耐受和葡萄糖不耐受。下丘脑表达的爱帕琳肽也通过 NO 信号通路调控糖代谢，其表型和在外周中过表达爱帕琳肽相反的原因，还需要进一步研究。此外，在不同细胞类型中，虽然爱帕琳肽都能激活 AMPK 和 Akt 信号通路，但是其下游效应也不尽相同。例如，爱帕琳肽在肝细胞中促进 ROS 的产生，导致高血糖症。而在心肌细胞中，爱帕琳肽能够抑制 ROS，在心梗中保护心肌细胞免于大面积坏死。因此，爱帕琳肽在不同细胞类型中的功能还需进行进一步研究。

（胡　萍）

（五）白介素 6

1. 白介素 6 的发现与结构

早在 1980 年，几个实验室在研究免疫球蛋白产生的过程中，分别独立克隆了白介素 6（IL-6），并开展功能研究。IL-6 属于广义上的四 a 螺旋蛋白家族成员之一。IL-6 家族还包含 IL-11、IL-27、IL-31，以及白血病抑制因子（leukemia inhibitory factor，LIF）等诸多蛋白，这些分子的信号传输都需要通过一个广谱表达的跨膜蛋白 gp130（CD130）。IL-6 信号的激活较为复杂，包括“经典”机制和“反式信号”机制。在“经典”的 IL-6 信号中，细胞因子首先结合 IL-6 受体（IL-6R，CD126），后者会诱导 gp130 的二聚化并与该二聚体结合，而 gp130 会进一步激活下游的细胞内信号传导。对于 IL-6 信号来说，gp130 在细胞内主要激活的是 JAK/STAT 信号通路（详见下文）。IL-6 受体的表达局限在肝细胞、中性粒细胞、单核 / 巨噬细胞等有限的几种细胞类型。因此从理论上来说，IL-6 信号的功能发挥也是受限的。但由于存在着可变剪切和蛋白水解切割等处理，会产生一种可溶性分泌形式的 IL-6 受体（sIL-6R）。sIL-6R 能够出现在多种体液中，不仅可以结合 IL-6，而且 IL-6 与 sIL-6R 形成的蛋白复合物可以在诸多不表达白介素受体的细胞上激活 gp130 二聚体，从而介导“反式信号”。这类“反式信号”的存在使得 IL-6 的影响范围得到大大的增强。

IL-6 敲基因小鼠不仅具有炎症急性反应障碍的表型，还会呈现 IgG 和 IgA 水平下降、T 细胞活性钝化等现象。因此 IL-6 主要被定义为一类促炎症细胞因子。此外，IL-6 对于某些类型的细胞起着生长因子的作用。因此，该分子也被认为是一类多效性因子。但必须指出的是，虽然 IL-6 具有多效性，但它是少数几种真正的肌肉分泌因子之一。因为 IL-6 能够被骨骼肌产生，并作用于骨骼肌及其他器官 / 组织。最早有研究偶然观察到，IL-6 的水平与锻炼时间及参与锻炼的肌肉量呈现指数上升的关系，从而揭示了 IL-6 作为肌肉分泌因子的角色。长时间运动会导致血浆中 IL-6 的蛋白水平升高，马拉松比赛甚至会使得血液中 IL-6 提高 100 倍。肌肉中除了肌肉纤维，还含有肌肉干细胞、免疫细胞及其他类型的细胞。免疫组化染色研究显示，肌肉收缩产生 IL-6 的主要来源并不是免疫细胞，而是肌肉中的 2 型肌肉纤维，而 JNK/AP1 信号是运动诱导的 IL-6 转录水平上升的主要通路。后续研究证实，肌肉来源的 IL-6 不仅对肌肉的分化再生发挥作用，还能扮演代谢调控的角色。

2. IL-6 在代谢调控中的作用

早期观点认为，运动后 IL-6 的上升可能与运动引起的肌肉损伤有关。但随后的研究显示，肌肉未受损伤的有氧运动也会促进 IL-6 水平的升高。此外，也未发现运动会导致免疫细胞渗入肌肉组织。这些研究推翻了运动损伤导致 IL-6 上升这一传统观念。有趣的是，科学家们观察到 IL-6 水平变化的时间（运动后 2h 开始上升，4h 后显著升高）恰巧和肌肉中糖原耗尽，甚至是低血糖开始发生的节点相吻合。这一结果提示 IL-6 可能在运动过程中担任了“能量感受器”的角色，在人体运动中起到调控血糖稳定的作用。

葡萄糖摄入和肝脏释放葡萄糖是人体保持血糖稳态最主要的两种方式。一方面，IL-6 可以促进葡萄糖转运子蛋白转移到细胞表面的质膜，从而促进葡萄糖吸收。转基因小鼠的研究也表明，提升循环系统中的 IL-6 水平会增强瘦素的效应，有助于饮食诱导的肥胖小鼠维持体内营养稳态。另一方面，人体中灌输 IL-6 重组蛋白会促进肝脏中的葡萄糖输出，说明肌肉来源的 IL-6 沟通了肌肉与肝脏之间的互作。IL-6 不仅仅影响肝脏，还参与调控胰岛 B 细胞的代谢与胰岛素分泌。运动诱导的胰高血糖素样肽 -1（一种诱导胰岛素分泌的多肽）的产生也同样依赖于肌肉分泌的 IL-6。综上所述，作为肌肉内分泌因子，肌肉来源的 IL-6 不仅会调控肌肉的代谢，还以组织间互作的方式，通过影响其他胰岛素敏感器官来调控整体代谢。

3. IL-6 在肌肉生成中的作用

去神经和负重分别会导致肌肉萎缩和肌肥大，是研究肌肉营养因子最常用的两种方法。负重会提高肌肉 IL-6 的表达，而敲除 IL-6 则会抑制负重诱导的肌肥大。负重诱导的肌纤维肥大不仅依赖于蛋白质合成，也需要肌肉干细胞的增殖与融合。实验证明，敲除 IL-6 并不影响蛋白质合成，而是通过损害肌肉干细胞的迁移和增殖，从而抑制了肌纤维肥大。

IL-6 除了促进完整肌纤维的生长以外，在肌肉损伤再生中也起着重要作用。但需要注意的是，肌肉再生除了需要肌肉干细胞之外，也依赖于包括免疫细胞在内的多种其他类型的细胞。渗入损伤肌肉的炎症细胞除了自身可以产生 IL-6 之外，还会通过分泌其他促炎症因子来促进肌肉干细胞来产生 IL-6。这些肌肉干细胞微环境中升高的 IL-6 促进了肌肉干细胞的增殖、分化与融合。

4. IL-6 通过不同的 JAK/STAT 信号来调控成肌分化

调控肌肉生成的信号通路包括 p38MAPK 信号、PI3K-AKT 信号、JAK/STAT 信号等通路。IL-6 主要通过 JAK/STAT 通路调控肌肉生成。JAK、STAT1 和 STAT3 在肌肉干细胞快速增殖阶段即被激活，通过调控 *p27*、*p21*、*Id1* 等细胞周期相关基因的表达，来影响成肌细胞增殖。肌肉负重所引起的卫星细胞增殖也同样需要 IL-6 所激活的 STAT3。重要的是，JAK1/STAT1/STAT3

通路不仅仅激活成肌细胞增殖，还会通过抑制*MyoD*、*MEF2*、*Myogenin* 等基因的表达，来防止成肌细胞提前分化。从这个意义上来说，JAK1/STAT1/STAT3 通路扮演着分化“检查站”的功能，以确保在增殖阶段获得足够的肌肉前体细胞之后，才能启动分化。

JAK1/STAT1/STAT3 通路在成肌细胞增殖结束后被及时终止，以保证下一步分化的顺利进行。目前已知有三个调控因子控制着 JAK/STAT 信号，其中包括：SOCS 蛋白家族、PIAS 蛋白家族，以及含 SH2 的磷酸酶家族。这些调控因子在不同的细胞结构对不同的 JAK/STAT 信号分子进行着调控。SOCS1 和 SOCS2 在细胞质膜附近分别调控 JAK1 和 GP130 蛋白，从而抑制胞质内的 STAT 分子被激活；而 PIAS1 则主要细胞核内的 STAT1，防止其与 DNA 之间的结合。这些调控因子在成肌分化过程中协同作用，以确保对于 JAK1/STAT1/STAT3 通路的精准调控。

与 JAK1 不同，JAK2 通过激活 STAT2 和 STAT3 分子，在肌肉生成中扮演着不同的角色。JAK1/STAT1/STAT3 通路会抑制 *MyoD*、*MEF2* 等分化基因。与之相反，JAK2/STAT2/STAT3 则会促进这些基因的表达。不仅如此，在成肌分化过程中，JAK2/STAT2/STAT3 通路还会调控肝细胞生长因子（HGF）和胰岛素样生长因子 2（IGF2）的表达。HGF 是一类促进增殖、抑制分化的生长因子，而 IGF 则是促进肌管分化的因子。因此，JAK2/STAT2/STAT3 通路会在分化的起始阶段抑制 HGF 的表达，而在分化过程中促进 IGF 的表达。综上所述，正如同 IL-6 在肌肉生成中同时调控着成肌细胞的增殖和分化，其下游的 JAK/STAT 信号也同样在这两方面都扮演着重要角色。

5. IL-6 与癌症

在西方国家，约 10% 的乳腺癌与大肠癌和缺乏体育运动相关。类似的现象可以在实验室小鼠中得到再现：各类小鼠肿瘤模型中，运动可以降低肿瘤的进展及严重度；运动后小鼠的血清不仅可以抑制乳腺癌细胞的增殖，还能够诱导其凋亡。IL-6 在抑制肿瘤方面也发挥着重要作用。利用小鼠黑色素瘤作为模型的研究显示，运动可以促进天然杀伤（natural killer, NK）细胞对肿瘤的渗入，从而对小鼠起到保护作用。有趣的是，一旦用抗体将运动诱导的 IL-6 进行中和，NK 细胞对肿瘤的渗入也会被抑制。但单纯注射 IL-6 来提升其在循环系统中的浓度，是无法促进 NK 细胞对肿瘤的渗入的，说明运动诱导的 IL-6 需要和某种未知的因子进行协同作用，发挥抑制肿瘤的效应。

6. IL-6 对肌肉体量的负面影响

在处于稳态的人体中，IL-6 在大多数情况下对肌肉起着正面的作用。但白介素水平的上升及其相关的细胞因子网络，可能在肿瘤引起的恶病质中发挥作用。在肿瘤诱导的恶病质动物模型中，一旦利用中和性抗体来抑制 IL-6 信号，会对动物的体重下降起到保护性的作用。IL-6 可能通过调控蛋白质的合成与降解，以及干扰胰岛素样生长因子通路等方面，对肌肉体量发挥负面影响。

肌肉的体量决定于蛋白质的合成与降解之间的平衡。不论是用重组 IL-6 处理分离的大鼠肌肉，还是在动物体内直接注射 IL-6，均不会影响蛋白质降解速度，也不会诱导与蛋白降解相关的泛素基因上升。但值得注意的是，长时间及大剂量的 IL-6 注射均会提高大鼠及小鼠肌肉的蛋白质降解。同样，过表达 IL-6 的转基因小鼠中，溶酶体酶会被激活，蛋白酶体亚基的表达也会升高，会发生严重的肌肉萎缩现象。而一旦阻断 IL-6 信号，则可以使得该小鼠的肌肉体量得到恢复。在人体内，IL-6 降低肌肉体量的作用可能还依赖于其他组织 / 器官。在健康人体中模拟运动后 IL-6 上升，只会略微提升肌肉蛋白降解。令人惊讶的是，这一 IL-6 灌注会导致动脉血中的氨基酸浓度下降 20%～40%。这一效应可能是其他器官对氨基酸的需求加强，从而耗尽了血浆中的氨基酸所导致的。这一氨基酸水平下降会进一步导致肌肉蛋白的合成减少，以及降解上升。因此，一般认为 IL-6 可能并不会直接调控肌肉蛋白的降解，而是在更大程度上扮演着代谢信号的角色。总之，IL-6 在负面调控肌肉体量方面，是一个时间与剂量依赖性的过程。短时间及低剂量的 IL-6 并不会诱导肌萎缩，而持续性及高剂量的白介素则会导致肌肉蛋白的降解。

IL-6 对于肌肉生长的负面影响还包括其对于生长激素 / 胰岛素样生长因子信号轴的干扰。在过表达人源 IL-6 的转基因小鼠中，观察到生长延缓及血清中胰岛素样生长因子水平降低等现象。一旦在这些小鼠中将 IL-6 的活性中和，不但可以恢复胰岛素样生长因子的水平，还可以完全恢复其生长水平。胰岛素样生长因子主要由肝脏产生。研究发现，过表达 IL-6 并不影响肝脏产生胰岛素样生长因子，但会降低 IGFBP3 蛋白的水平。由于 IGFBP3 起着稳定胰岛素样生长因子的作用，IL-6 会通过下调 IGFBP3 来影响胰岛素样生长因子的半衰期，从而促进其降解。

自从 IL-6 被发现以来，大量研究发现该分子是一个多功能的因子。肌肉及其他类型细胞都会产生 IL-6 来促进肌肉前体细胞的增殖，从而在肌肉再生和运动导致的肌肥大方面起着正面的生理作用。肌肉分泌的 IL-6 还会作用于肝脏等其他组织，在人体代谢平衡方面起着调控作用。但值得注意的是，IL-6 的这些正面作用一般发生在较短的作用时间。与之相反，持续性的炎症反应以及某些肿瘤等长期疾病，均会导致白介素系统性、长时间的升高。在这一类情况下，IL-6 会导致肌肉萎缩等负面影响。

（周以促）

（六）β- 氨基异丁酸

β- 氨基异丁酸（BAIBA）是一种非蛋白氨基酸，源于胸腺嘧啶和缬氨酸的分解代谢。近年来研究发现 BAIBA 是骨骼肌分泌的一种肌肉因子（Myokine），参与调节机体系统能量代谢。本章节将覆盖 BAIBA 的发现以及其在机体运动、炎症反应、胰岛素抵抗等方面的生理和病理作用机制相关内容。

1. BAIBA 的发现及其代谢

β- 氨基异丁酸，又名 3- 氨基异丁酸或 3- 氨基 -2- 甲基丙酸，化学式 $C_4H_9NO_2$，是一种非蛋白氨基酸。其最早出现于 1943 年，Pollack. M. 通过合成的方法首次合成了 BAIBA。19 世纪 50 年代，Crumpler 等和 Fink 等在尿液中发现了 BAIBA 的存在。Fink 等对 BAIBA 深入研究发现 BAIBA 是胸腺嘧啶的还原分解代谢物。由于 β- 氨基异丁酸酯氨基转移酶可进一步将 BAIBA 分解为甲基丙二酸半醛和丙酰辅酶 A，因此，尿液中 BAIBA 的浓度通常较低。

随着气相色谱法和质谱法在科学研究中的应用越来越广泛，Solem，E. 等发现人血清和尿液中的 BAIBA 存在 R 型和 S 型两种构象。在血清样本中，R-BAIBA:S-BAIBA 比例约为 1:4。由于肾脏对 S-BAIBA 具有重吸收作用，尿液中的 BAIBA 主要是 R 构象，可达 90% 以上。大量服用胸腺嘧啶或二氢胸腺嘧啶的受试者的尿液中 R-BAIBA 含量显著升高，而 S-BAIBA 的含量则无明显变化，进一步证明了尿液中 R-BAIBA 来源于胸腺嘧啶的分解代谢，并且在排泄前没有发生空间构象倒转。而在血清中占优势的 S-BAIBA 存在其他的来源，其并非源自胸腺嘧啶的分解代谢。随着科学的进步及示踪法的应用，S-BAIBA 被证实源于缬氨酸的分解代谢，而胸腺嘧啶是 R-BAIBA 的唯一来源。胸腺嘧啶在二氢嘧啶脱氢酶的催化下，被还原为二氢胸腺嘧啶，二氢嘧啶酶催化嘧啶环水解，生成

R-BAIBA，R-BAIBA 可继续被分解，亦可随尿液排出体外。而 S-BAIBA 来源于缬氨酸分解代谢产物 S- 甲基丙二酸单醛的转氨基作用。但在 2019 年，Jan Stautemas 等最新的研究首次报道了血浆和尿液中 BAIBA 主要由 R-BAIBA 组成（约 98%），认为血浆和尿中的 R-BAIBA（而非 S-BAIBA）明显受到 AGXT2 rs37369 单核苷酸多态性的影响，其 *TT* 基因型可导致高 R-BAIBA。

2014 年，Lee D. Roberts 等采用代谢组学方法检测过表达过氧化物酶体增殖物激活受体 γ 共激活因子 -1α（PGC-1α）的肌细胞代谢物，将 BAIBA 鉴定为由肌肉分泌的小分子，可由骨骼肌分泌之后进入循环，血浆浓度可能代表了骨骼肌的 BAIBA 生成量。随后研究发现 BAIBA 在长期运动和肌肉特异性 PGC-1α 过表达小鼠血浆中均升高，PGC-1α 增加了肌细胞中 BAIBA 合成和运输所需代谢酶的表达。

2. BAIBA 与运动

众所周知运动有益于机体健康以及系统代谢稳态平衡，机体运动依赖于骨骼肌收缩，而骨骼肌是人体最大的器官，约占体重的 40%，主要由蛋白质（氨基酸）和肌糖原组成。在运动过程中，肌肉收缩可引起肌细胞分泌 BAIBA，BAIBA 对成骨细胞具有保护作用，受体内其他因子的影响，BAIBA 的骨保护作用随年龄的增长而下降，但其生成与性别、年龄、骨骼肌类型无关。

通过整合遗传数据和体外转录发现，在肌肉中 BAIBA 生物合成酶受 PGC-1α 转录调控。肌肉中 PGC-1α 过表达的小鼠及经过运动训练的小鼠，血浆中 BAIBA 水平升高。受试者在运动训练 20 周后，最大摄氧量增加了 20%，血中的 BAIBA 含量增加了 17%。小鼠体内肌肉特异性 PGC-1α 的高表达能够显著增加 BAIBA 的血浆浓度（约 11 倍），可达到 6.5 ± 2.5μM。而与野生型对照相比，PGC-1α 的敲除显著降低 BAIBA 的血浆浓度。运动可引起肌肉重塑和骨骼肌内线粒体生物合成，导致多种生理变化，包括纤维类型由从糖酵解转化为氧化型纤维，提高代谢灵活性。

肌肉还是骨细胞保护因子的来源，肌肉收缩分泌的因子可以保护骨细胞免受糖皮质激素诱导的细胞死亡。Yukiko Kitase 等报道 Mas 相关的 G 蛋白偶联受体 D 型（Mas-related G protein-coupled receptor type D，MRGPRD）可能是介导 BAIBA 对成骨细胞保护作用的受体。BAIBA 与 MRGPRD 结合后对成骨细胞保护能力比 β- 丙氨酸、γ- 氨基丁酸（GABA）或甘氨酸高约 100 倍，而 MRGPRD 受体拮抗剂 MU6840 可显著降低 BAIBA 的活性，此外，利用 siRNA 和 CRISPR 技术敲除 MRGPRD 后，其介导的成骨细胞保护作用被大大减弱。进一步研究发现 MRGPRD 在年轻鼠成骨细胞中高表达，而在老年鼠成骨细胞中低表达，因此，随着年龄的增长，成骨细胞对 BAIBA 失去了反应，老化的肌肉在收缩运动过程能产生 BAIBA 缺少受体介导的信号转导，导致其对成骨细胞的保护作用下降。另一方面，在成骨细胞模型 MC3T3-E1 细胞中，BAIBA 可防止其免受大量 H_2O_2 诱导的细胞死亡，即对氧化应激引起的细胞损伤或死亡具有一定的保护作用。低剂量活性氧（ROS）是成骨细胞增殖和分化的关键二级信使，高剂量的 BAIBA 与 H_2O_2 产生过量 ROS 对成骨细胞具有相同的影响，而低剂量的 BAIBA 与适度的 ROS 产生，对成骨细胞的增殖和分化具有保护作用。BAIBA 通过激活 ROS 信号通路促进成骨细胞的增殖和分化，可能是 BAIBA 诱导的骨形成的机制之一。

3. BAIBA 与炎症

炎症是一种固有的宿主防御机制，可抵抗感染和各种组织损伤，代谢性疾病通常伴随着慢性炎症的发生和发展，炎症的不同阶段与能量代谢供应之间亦存在密切的分子调控关系。NF-κB 系统在调节宿主的免疫应答中扮演重要角色，细胞因子和病原体相关分子模式（PAMP）刺激包括 toll 样受体（TLR）在内的细胞表面受体，启动信号级联反应，从而激活 NF-κB 信号通路，促进细胞增殖和抗菌分子释放，并增加细胞因子靶基因的表达，最终激活免疫反应。腺苷酸活化蛋白激酶（AMPK）是能量稳态的主要调节剂，可通过抑制 NF-κB 信号转导进而抑制炎症。AMPK 的活化可以抑制活性氧的产生并增加炎症反应抑制剂硫氧化还原蛋白的表达，减轻内质网应激，进而对炎症反应产生抑制作用。TaeWoo Jung 等报道 BAIBA 可显著诱导 AMPK 磷酸化。BAIBA 以剂量依赖的方式改善了棕榈酸酯诱导的抑制性 κBα 磷酸化、抑制 NF-κB 核转位以及 IL-6 的表达，BAIBA 处理后，可显著抑制高脂饮食（high fat diet，HFD）诱导的小鼠比目鱼肌中抑制性 κBα 磷酸化和 NF-κB 核转位。BAIBA 通过 AMPK 介导途径改善分化的 3T3-L1 细胞中 LPS 诱导的炎症反应，BAIBA 抑制了 NF-κB 磷酸化以及 TNFα 和 MCP-1 的分泌，抑制 LPS 诱导的炎症信号转导。

过氧化物酶体增殖物激活受体 δ（peroxisome proliferator-activated receptor δ，PPARδ）是代谢调节的另一重要参与者，对脂肪、骨骼肌、肝脏和心脏等多种组织具有重要调节作用。激活后的 PPARδ 受体可减轻巨噬细胞介导的炎症反应，并调节脂蛋白代谢，肝脏中的 PPARδ 激活可抑制肝葡萄糖输出，抑制心肌细胞中的 NF-κB 活性和 TNFα 表达，减轻高血糖及 LPS 诱导的炎症。通过 PPARδ 活化，脂肪酸在骨骼肌和脂肪组织中的氧化和能量利用可减轻体重，增加骨骼肌的代谢率和运动耐力，改善胰岛素敏感性和脂质分布以及抑制动脉粥样硬化炎症等。AMPK 可通过 PPARδ 激活与 β- 氧化有关的基因，BAIBA 增加 PPARδ 表达和 AMPK 磷酸化不依赖于其他物质，其通过 PPARδ 介导的途径可减弱棕榈酸酯诱导的炎症。BAIBA 剂量依赖性地诱导 C2C12 细胞表达 PPARδ，而抑制 PPARδ 表达显著消除了 BAIBA 对棕榈酸酯诱导的炎症的抑制作用。与体外实验结果一致，HFD 小鼠体内实验亦取得了类似的结果，BAIBA 给药后，HFD 喂养小鼠的比目鱼肌 PPARδ 的表达显著增强，BAIBA 抑制 NF-κB 通路和下游促炎细胞因子如 TNFα 和 MCP-1 等的表达，抑制炎症反应。

研究表明，下丘脑胶质增生是饱和脂肪酸引起下丘脑炎症和相关代谢紊乱的原因之一，高脂饮食喂养的早期，小鼠下丘脑组织以及血浆中棕榈酸水平的明显升高，引起 TNFα、IL-1β 及 IL-6 等炎性细胞因子表达。Byong Seo Park 等报道，BAIBA 可逆转长期高脂饮食喂养的肥胖小鼠小胶质细胞活化，通过减轻小胶质细胞炎症反应进而减轻下丘脑炎症。BAIBA 处理有效抑制了棕榈酸诱导的与小胶质细胞活化相关的基因（如 *CD11b* 和 *Iba-1*）的表达升高，此外，BAIBA 处理显著减少了产生介导细胞炎症反应的重要物质前列腺素合成关键酶（环氧合酶 2）的细胞数量。

BAIBA 在炎性反应的过程中通过调节 AMPK-PPARδ 途径、抑制 TNFα、IL-6 等炎性因子的合成与释放，以及抑制下丘脑炎症的发生和发展等影响机体代谢，在维护内环境稳定、抑制炎症发生发展过程具有重要作用，有助于从炎症发生发展的机制中发现新的调控机制、新的调控分子以进一步研究机体内环境稳态的病理生理学机制。

4. BAIBA 与胰岛素抵抗

以往大量研究证实炎症与 2 型糖尿病发病机制密切相关，其中，机体炎症与胰岛素抵抗具有重要的联系。AMPK 是胰岛素抵抗和 2 型糖尿病的治疗靶点，BAIBA 以剂量依赖的方式介导 AMPK 磷酸化，对棕榈酸诱导的炎症的具有制作用，与此同时，BAIBA 也改善了胰岛素抵抗。用 BAIBA 处理 C2C12 细胞可显著逆转棕榈酸酯诱导后出现的 IRS-1 和 Akt 磷酸化受损等胰岛素抵抗现象。同样地，BAIBA 对棕榈酸酯诱导的胰岛素抵抗的可逆作用可被化合物 C（一种特定的 AMPK 抑制剂）和 Ampk-siRNA 抵消。BAIBA 降低了 STZ/HFD 小鼠空腹血糖水平，并抑制了肝糖原异生的两个关键酶 G6pase 和 PEPCK，该研究中的血浆胰岛素水平没有改变，表明BAIBA可以增加胰岛素敏感性而不影响胰岛素分泌。此外，研究发现，STZ/HFD小鼠的Akt（Ser473）和IRS-1（Tyr632）的磷酸化减少，但IRS-1（Ser307）的磷酸化增加，可通过BAIBA得以恢复。因此，BAIBA能够降低血糖水平和抑制肝脏糖异生，改善肝脏胰岛素抵抗，可能与胰岛素信号通路的改善有关，而与循环胰岛素水平无明显关系。

Koves等曾报道，线粒体过载和不完全脂肪酸氧化可导致骨骼肌的胰岛素抵抗。在运动、缺氧、饥饿等应激情况下，AMPK可通过诱导目标基因磷酸化促进能量调节，促进脂肪酸氧化。AMPK活化后通过葡萄糖转运蛋白4（GLUT4）刺激葡萄糖摄取，激活葡萄糖6-磷酸盐诱导糖原合成酶促进葡萄糖代谢。Jung等报道，10～30 μm BAIBA可降低棕榈酸酯诱导的小鼠C2C12细胞胰岛素抵抗，BAIBA处理完全分化的3T3-L1细胞后显著提高了细胞内乙酰辅酶A和ATP水平，同时也促进了乙酰辅酶A羧化酶磷酸化及肉碱棕榈酰转移酶-1（carnitine palmitoyltransferase-1，CPT1）的表达，降低脂肪生成基因如脂肪酸结合蛋白、过氧化物酶体增殖剂激活受体（PPARγ）、脂联素（ADP）、脂肪酸合成酶等的mRNA表达水平，减少细胞内脂肪酸合成，促进脂肪酸氧化分解。在人源脂肪原代细胞中，BAIBA促进长链脂酰辅酶A脱氢酶表达上调，而siRNA或抑制剂化合物C对AMPK的上述作用具有抑制效果。而另一方面，BAIBA通过PPARα推动肝脏脂肪酸β-氧化，研究表明，PPARα通过β-氧化调节肝脏游离脂肪酸的运输、摄取和分解代谢。BAIBA显著增加体外和体内PPARα的表达，诱导脂肪酸β-氧化相关基因*CPT1*、*ACADvl*、*ACADm*和*ACOX1*等表达上调。此外，BAIBA可引起白色脂肪组织棕色化，促进脂肪酸氧化，进而提高胰岛素敏感性，改善胰岛素抵抗，BAIBA处理人类多能干细胞后，线粒体活性升高，棕色化相关基因*UCP-1*、*CIDEA*等表达增加。

调节胰岛素信号传导通路、改善炎症反应、抑制肝糖原异生、促进脂肪酸氧化分解等方式是目前发现BAIBA改善胰岛素抵抗的直接或间接途径。与临床常用的双胍类、磺酰脲类降糖药物相比，BAIBA降糖效果稍逊一筹，但其属内源性物质，用药剂量相对较小，诸如低血糖、体重增加、肝毒性等不良反应明显较少，从这方面考虑，BAIBA有望进一步开发成为治疗胰岛素抵抗更为安全的药物。

综上所述，目前在小鼠体内进行的干预研究、在细胞模型和人类队列研究中获得的结果表明，非蛋白质氨基酸BAIBA受PGC-1α调控，其通过AMPK、PPARδ、PPARα等参与抗氧化应激、抗炎、改善胰岛素抵抗、调节脂质代谢等病理生理过程。但由于BAIBA存在R型和S型两种异构体，而目前大部分可用的流行病学和实验研究并未将两种异构体进行区分，换言之，目前尚不清楚是哪一种异构体带来了我们所观察到的结果。在某些研究中，两种异构体可能存在相反作用，从而产生难以解释的结果。因此，进一步探究不同BAIBA异构体对机体代谢的影响是未来研究的重要方向与挑战。此外，基于目前的研究结果，进一步挖掘BAIBA在糖脂代谢紊乱和肥胖等代谢性疾病中的作用机制和疗效对于开发新型药物、推动医学进步具有重要意义。

（谢黎炜）

（七）其他肌肉分泌因子

骨骼肌作为人体最大的器官，在维持全身糖脂代谢稳态方面发挥了重要的作用，其主要是通过分泌一些肌肉分泌因子，直接或间接作用于其他代谢组织和器官来实现的。事实上，基于现有的研究成果，骨骼肌可分泌许多肌肉分泌因子，大体上可以分为蛋白类、核酸类及代谢物类。前面的内容已经详细介绍了一些经典的肌肉分泌因子，随着基因组学、转录组学和代谢物组学，以及现代生物化学和分子生物技术的发展，越来越多新的重要肌肉分泌因子被发掘和研究，下面将对这些肌肉分泌因子及其功能进行总结，希望能抛砖引玉，激发领域内专家进一步深入发现和研究更多肌肉分泌因子，促进肌肉内分泌学的发展，为内分泌和代谢病的诊治提供理论机制和药物靶标。

1. 蛋白类肌肉分泌因子

目前研究发现的绝大多数肌肉分泌因子都是蛋白类分泌因子，可通过自分泌、旁分泌和内分泌的方式发挥生理功能。骨骼肌的一个主要功能之一是运动。近年来，多项研究发现运动能够调控一些骨骼肌分泌因子的表达和分泌，在骨骼肌和全身组织稳态和代谢平衡的维持中发挥重要功能。例如富含半胱氨酸的酸性分泌蛋白（secreted protein acidic and rich in cysteine，SPARC）就是一种运动依赖的骨骼肌分泌因子，可参与调控脂肪组织棕色化，但是关于骨骼肌分泌的 SPARC 与代谢疾病之间的关系尚待深入研究；肌肉分泌因子 Myonectin（或 CTRP15）能够被耐力运动调控，可保护心脏免受缺血性损伤；神经元衍生神经营养因子（NDNF）在运动后的骨骼肌释放量增加，通过激活 AMPK 增强脂肪酸氧化。同时 NDNF 也是一种重要的内源性缺血和运动诱导因子，可增强血管再生并因此具有心血管保护作用。此外，还有一类分泌型糖蛋白也属于肌肉分泌因子，例如 Wnt 蛋白可与靶细胞上的卷曲蛋白（FZD）跨膜受体家族的特定成员结合，在体外和体内胰腺发育和 B 细胞增殖中起重要作用；卵泡抑素（FS）是一种在结合和中和转化生长因子 -β（TGFβ）家族成员中具有主要功能的自分泌糖蛋白，在运动过程中其蛋白水平会迅速升高，循环中的大多数卵泡抑素与激活素 A（TGFβ 家族）结合，导致 B 细胞功能异常；卵泡抑素样蛋白 1（Follistatin like 1，Fstl1），也称为 TSC-36，属于卵泡抑素家族，血液循环 Fstl1 水平的升高可以修复心血管损伤并改善心血管功能。最近研究还发现骨骼肌能够合成和分泌一些趋化因子，发挥重要生理功能，例如趋化因子 CXCL10，又名 γ 干扰素诱导蛋白 10，是由包括骨骼肌在内的多种细胞产生和分泌的一种蛋白质。CXCL10 水平升高会导致 B 细胞凋亡增加；此外，趋化因子分形素 Fractalkine，又名趋化因子配体 1（C-X3 Motif Chemokine Ligand 1，CX3CL1），是一种独特的趋化因子，以一种可溶性的形式发挥作用，表现出趋化性或作为黏附分子促进白细胞通过内皮外渗，CX3CL1 水平的降低与糖尿病条件下胰岛 B 细胞存活以及功能受损有关。

2. 核酸类肌肉分泌因子

除了蛋白类肌肉分泌因子，骨骼肌也可通过合成和分泌核酸类因子介导与其他组织器官的“对话”。但是，核酸类分泌因子作用方式与蛋白类不同，它们需要通过外泌体才能分泌出细胞外并发挥作用。这类核酸类肌肉分泌因子主要是 miRNA。由骨骼肌释放的 miRNA（miR-1，miR-133a，miR-133b，miR-23b，miR-29，miR-206 等）称为 myomiR。研究表明，运动和代谢性疾病（例如 T2DM）会影响几种肌源 myomiR 的表达。例如，在未经训练的受试者中，急性耐力运动可增加 miR-1 和 miR-133a 的表达。这些 myomiR 的表达调控机制和生理病理功能目前尚不清楚，有待于进一步研究。

3. 代谢物类肌肉分泌因子

在机体细胞糖脂代谢过程中会产生很多中间或终末代谢产物，其中的一些代谢物也可作为信号分子发挥重要的调控功能，骨骼肌也不例外。例如丙氨酸和谷氨酰胺是骨骼肌释放的最丰富的氨基酸，可被用作肝脏糖异生的代谢底物。越来越多的研究表明，肌肉释放的氨基酸可以作为内分泌因子，调控其他组织中氨基酸感测转录因子的表达和信号传导。例如 GCN2/ATF4 和 mTOR 信号传导。此外，肌肉释放的氨基酸具有激素促分泌素的功能，可调节靶细胞胰岛素、IGF1、胰高血糖素和生长激素等激素的释放从而参与机体代谢调节。例如丙氨酸可促进胰高血糖素的释放，而亮氨酸和异亮氨酸可促进胰岛素分泌并抑制胰高血糖素的释放。研究发现这些氨基酸对激素分泌的调控作用在老年或代谢性疾病情况下会显著减弱，可能参与了这些疾病的发生发展。此外，骨骼肌中丙氨酸的量与代谢性疾病症状的改善呈负相关。有研究发现当骨骼肌组织分泌的丙氨酸减少时会诱导肝脏分泌 FGF21，进而作用于脂肪组织，使其脂质合成减少，导致脂肪组织重量减轻。另外，乳酸也是运动过程中骨骼肌释放的一种重要代谢产物。已有研究发现血浆乳酸浓度与胰岛素抵抗之间存在直接的相关性。研究发现胰岛素敏感性和基础乳酸水平呈负相关，提示基础乳酸水平的升高与胰岛素抵抗的发展有关。由于乳酸一旦被释放到血液中就会被许多目标组织吸收转变为丙酮酸，有研究表示，乳酸 / 丙酮酸水平是整个生物体内代谢稳态和氧化还原状态的系统调节剂。

（杨米棋　孟卓贤）

三、骨骼肌与代谢器官“对话”

骨骼肌是重要的代谢器官，对机体代谢状态具有显著影响。健康机体处于静息状态时，骨骼肌耗氧量约占机体总耗氧量的 20%～30%，而当机体处于活跃运动状态时这一数字可以超过 90%。

骨骼肌作为重要的内分泌器官，其分泌因子可以通过类似激素的方式调控全身代谢稳态。近年来随着基因组学、蛋白组学和代谢物组学等技术的发展，许多新的骨骼肌分泌因子陆续被发现，这些分泌因子可以介导骨骼肌与其他代谢器官（肝脏、脂肪、心肌、胰岛等）的“对话”，调控机体能量代谢稳态。本章节将对一些骨骼肌分泌因子介导代谢器官“对话”的机制进行阐述。

（一）骨骼肌内分泌与全身糖脂代谢稳态

糖类和脂类是机体两大主要能量来源，当机体摄入能量或能量匮乏时各代谢器官会做出不同的应答。当机体摄入能量后，血糖水平升高，胰岛 B 细胞分泌胰岛素增加；在胰岛素及相关信号通路的调控下，肝脏糖异生受到抑制，糖原合成增加以储存过剩的能量；骨骼肌吸收葡萄糖及脂类增加、脂肪组织脂合成增加、脂分解减少。当机体能量匮乏时，机体血糖水平降低，胰岛 A 细胞分泌的胰高血糖素增加，在胰高血糖素及相关营养信号调控下，肝脏糖异生增强、糖原分解增加、脂肪组织脂分解增强。因此，在饥饿或饱食状态下骨骼肌、肝脏和脂肪等代谢器官“对话”协同调控全身能量稳态。此外，机体糖脂代谢的平衡还受到激素、营养信号和环境因素的复杂调控，同时有多种信号传导通路及下游转录调控因子和靶基因的参与。当能量摄入与能量消耗不平衡时，机体的糖脂代谢稳态就会被打破。比如，当机体摄入能量过剩时，脂肪组织储存的脂肪达到饱和导致“脂质外溢”，过多的脂质异位累积到肝脏和骨骼肌等组织，肝脏和骨骼肌中累积脂肪会发生胰岛素抵抗，诱发糖尿病和心血管疾病等慢性代谢病，严重威胁机体健康。

骨骼肌作为机体最大的代谢器官，具有十分活跃的代谢能力，可消耗大量能量物质，在控制系统能量代谢和胰岛素敏感性等方面起着主导作用。骨骼肌是一个异质性的代谢器官，骨骼肌肌纤维根据代谢特征的不同可以分为酵解型肌纤维和氧化型肌纤维，其中酵解型肌纤维颜色偏白，氧化代谢能力较差，含有的线粒体数量较少，以葡萄糖作为主要能源物质，具有较快的收缩能力但是易疲劳；而氧化型肌纤维颜色较红，氧化代谢能力较强，含有丰富的线粒体，主要以脂肪酸作为能源物质，收缩较慢但是具有抗疲劳能力，氧化型肌纤维的含量与骨骼肌耗氧量呈正相关。骨骼肌的两种代谢类型的肌纤维的比例并不是一成不变的，肌纤维具有较强的可塑性，不同代谢类型的肌纤维在不同生理或病理条件下可以互相转换。当机体摄入能量过多、储能过剩或耗能减弱时，骨骼肌氧化型肌纤维会转换为酵解型肌纤维，骨骼肌氧化代谢能力减弱，而当机体运动增多、耗能增加、代谢活跃时酵解型肌纤维会转换为氧化型肌纤维。当骨骼肌氧化代谢能力及能量需求显著增强，骨骼肌向参与能量储存的脂肪和肝脏组织发出信号，分别使脂肪组织通过脂分解释放其储存的脂肪，使肝脏储存的脂质通过极低密度脂蛋白运送到骨骼肌，同时分解肝糖原并增强糖异生作用产生葡萄糖。

骨骼肌在调节葡萄糖稳态中有着举足轻重的地位，但直到近年来随着人们对组织器官之间的“互作”认识的不断深入和重视，人们才认识到骨骼肌组织也是一个内分泌器官，可以通过骨骼肌分泌因子进行近距离或长距离的作用。这一重要的发现也得益于生物学相关检测技术的飞速发展，近年来，随着蛋白质组学技术和代谢组学技术的发展和应用，大量的骨骼肌分泌因子被鉴定和认识。骨骼肌分泌因子是由骨骼肌肌纤维产生，通过自分泌、旁分泌和内分泌的方式发挥调控功能的一类分子的统称。骨骼肌分泌因子的鉴定和发现为我们进一步认识骨骼肌的功能打开了一扇新的大门。目前鉴定到的参与代谢调控的骨骼肌分泌因子有：IL-6、Irisin、BAIBA、IL-15、Metrnl、丙氨酸、BDNF、Myostatin、SPARC、LIF 等。这些因子多数是运动诱导的，因为在运动过程中骨骼肌肌纤维收缩增强，而收缩过程是生理学和病理生理学中最显著的细胞的静 - 动变化之一。另外，在运动过程中，骨骼肌的代谢状态会发生显著的变化：运动可使骨骼肌氧化代谢能力增强，促进酵解型肌纤维向氧化型肌纤维转变，这些改变和刺激是诱导骨骼肌分泌因子的重要因素，并且目前已有研究证实骨骼肌代谢会对其分泌功能产生重要的影响。

骨骼肌分泌因子具有重要的生物学功能，参与调控多种生物学过程，例如，可通过自分泌和旁分泌的方式调控骨骼肌自身代谢、通过内分泌方式调控机体其他靶组织器官的功能、通过旁分泌方式调控骨骼肌干细胞的激活与分化等。其中骨骼肌分泌因子对骨骼肌自身代谢及机体其他代谢器官的调控在机体糖脂代谢稳态的维持过程中具有重要的生理意义。骨骼肌分泌因子对骨骼肌自身代谢的调控主要表现在对骨骼肌胰岛素敏感性及糖脂代谢能力的调控，目前研究发现 Irisin、IL-15、BDNF、LIF、IL-6、BAIBA 均可以调控骨骼肌糖脂代谢。

骨骼肌通过分泌 Irisin、IL-6、BDNF、LIF 增强骨骼肌胰岛素敏感性及葡萄糖代谢能力。代谢器官胰岛素敏感性对于其执行正常的代谢功能具有十分重要的作用，过氧化物酶体增殖物激活受体辅激活因子 1α（PGC-1α）是调控线粒体生成的转录调控因子，对骨骼肌的氧化代谢能力具有决定性的调控作用，PGC-1α 表达上调可显著改善骨骼肌胰岛素敏感性，运动可以上调骨骼肌组织 PGC-1α 的表达。近期研究发现骨骼肌组织高表达 PGC-1α 时分泌 Irisin 显著增加，Irisin 是骨骼肌 I 型膜蛋白 FNDC5 裂解的产物，Irisin 可通过自分泌或内分泌方式发挥其调控功能；其中，Irisin 可通过自分泌的方式对骨骼肌自身代谢起到重要的调控作用，Irisin 通过提高骨骼肌肌纤维 ROS 水平增加 AMP 依赖的蛋白激酶（AMPK）的磷酸化，磷酸化的 AMPK 进一步提高其下游 p38MAPK 的磷酸化水平，磷酸化的 p38MAPK 会促进葡萄糖转运蛋白 GLUT4 的膜转位，从而提高骨骼肌吸收葡萄糖的能力，进而降低机体血糖水平，提高机体的葡萄糖耐受能力及胰岛素敏感性。同时发现 Irisin 还可通过诱导 IGF-1 的表达及抑制 Myostatin 的产生促进骨骼肌的生长。

当机体运动时，骨骼肌收缩加快，产生并释放大量的 IL-6。长期以来，IL-6 作为促炎因子被大家熟知，并且在肥胖、糖尿病和动脉粥样硬化患者血浆中 IL-6 比健康人群高 2～3 倍，因此被认为是导致肥胖、糖尿病等代谢疾病的重要因素。然而，近年来，随着研究的不断深入和对IL-6认识的增多，人们发现在机体运动时，骨骼肌大量合成和释放IL-6，导致血浆中IL-6浓度比静止时高50～100倍。当向体内注射IL-6达到与持续运动相似的血浆水平时，并没有发现机体产生胰岛素抵抗的现象，并且发现IL-6可以通过激活AMPK促进骨骼肌糖原分解、脂肪降解和增强脂肪酸氧化，并且通过提高GLUT4的表达水平促进骨骼肌吸收葡萄糖，提高骨骼肌及其他代谢器官的胰岛素敏感性。此外，有证据提示IL-6具有抗炎功能，可抑制促炎因子TNFα和IL-1β的产生，提高骨骼肌的胰岛素敏感性。

脑源性神经营养因子（BDNF）因最初在脑组织中分离鉴定而得名，是一个关键的调控神经元发育、可塑性和能量稳态的调节因子，长期以来人们普遍认为BDNF主要是由下丘脑释放。自1989年克隆*BDNF*基因至今已有30年，关于BDNF功能的大量的工作都集中于脑组织。近年来发现骨骼肌组织也可合成和分泌BDNF，利用Meta分析的方法发现无氧运动和有氧运动均可上调骨骼肌组织BDNF的表达，并导致血浆中BDNF的含量显著增加。目前关于血浆中增加的BDNF是否是由骨骼肌直接分泌，尚存在不同的观点。有学者认为骨骼肌不能分泌BDNF，血浆中BDNF的含量增加是因为运动诱导骨骼肌大量分泌Irisin，Irisin作用于下丘脑，促进下丘脑分泌BDNF。BDNF可通过自分泌和旁分泌的方式调控骨骼肌代谢，研究表明，BDNF可通过提高AMPK和乙酰辅酶A羧化酶的磷酸化水平增强骨骼肌脂肪酸氧化水平和葡萄糖利用能力。

运动后骨骼肌LIF mRNA及蛋白的表达显著上调，提示LIF与骨骼肌代谢状态相关，电刺激体外培养的肌纤维发现肌纤维可以分泌LIF，由此人们认识到LIF是运动依赖的骨骼肌分泌因子。进一步研究发现LIF对骨骼肌代谢发挥至关重要的调控功能，LIF可通过自分泌和旁分泌方式促进骨骼肌吸收葡萄糖，改善机体糖代谢水平。进一步研究发现，这一过程是通过PI3K/mTORC2/Akt胰岛素信号通路实现的，即LIF通过提高PI3K的活性，提高mTORC2的活性，mTORC2进一步使Akt的磷酸化水平升高，促进骨骼肌吸收葡萄糖增加。同时发现LIF通过调控JAK/STAT和PI3K信号通路促进骨骼肌再生。

骨骼肌通过分泌BAIBA增强骨骼肌胰岛素敏感性及脂代谢能力。β-氨基异丁酸（BAIBA）同样是过氧化物酶体增殖物激活受体辅激活因子1a（PGC-1α）依赖的骨骼肌分泌因子，当在骨骼肌组织过表达PGC-1α时骨骼肌分泌的BAIBA显著增多。研究表明，长期的有氧运动训练可以显著提高骨骼肌分泌BAIBA，并且血清中BAIBA水平显著提高，而BAIBA对骨骼肌糖代谢具有十分显著的调控功能，BAIBA通过调控IRS-1/Akt信号通路显著提高肌纤维线粒体脂肪酸氧化代谢的能力和改善骨骼肌的胰岛素敏感性；BAIBA还可通过AMPK-PPARδ信号通路对骨骼肌起到抗炎影响。

骨骼肌分泌的白细胞介素15（IL-15）对骨骼肌的脂代谢能力也有十分重要的调控作用，IL-15可以上调骨骼肌线粒体生成相关基因的表达，如*PPAR*和*SIRT1*等，促进骨骼肌线粒体的生成，使骨骼肌线粒体数量增多，进而导致骨骼肌脂肪酸氧化代谢能力增强；IL-15还可通过激活Jak3/STAT3信号通路和促进GLUT4的膜转位促进骨骼肌吸收葡萄糖，降低机体葡萄糖水平，改善机体葡萄糖耐量及胰岛素敏感性；另外，有研究发现IL-15可以抵抗过氧化氢诱导的氧化应激，提高线粒体活性，从而提高线粒体氧化代谢能力。

此外，骨骼肌分泌因子IL-6、IL-15、Irisin及LIF等可促进骨骼肌蛋白质合成增加及骨骼肌生长，这一功能可能是通过激活Akt-mTOR-p70S6K信号通路实现的。

以内分泌方式分泌的骨骼肌分泌因子主要作用于其他组织或器官，作为介导骨骼肌和其他组织器官“对话”的桥梁，例如，骨骼肌分泌因子作用于肝脏组织、脂肪组织和胰岛等重要代谢器官，通过调控其代谢功能调节全身糖脂代谢稳态，这部分内容将会在接下来的部分进行详细阐述。

（梁　娜　张　勇）

（二）骨骼肌内分泌与肝脏代谢

血糖水平稳定对于机体各脏器行使正常的生理功能至关重要。肠道吸收饮食中的糖类及肝脏糖异生作用是机体获得葡萄糖的主要方式，而骨骼肌、脂肪等外周组织对葡萄糖的吸收和利用则是降低机体血糖水平的主要途径，机体正是通过维持葡萄糖的摄取与利用之间的动态平衡才得以保持血糖水平的稳态。

肝脏是控制机体血糖水平的重要器官，主要通过在饥饿及进食周期中调节葡萄糖的吸收、贮存及肝糖的产生来实现：当机体处于饥饿状态时，血糖水平降低，血浆中胰高血糖素水平升高、胰岛素水平降低，肝脏对血浆中高水平的胰高血糖素，以及降低的胰岛素水平做出积极应答，通过动员储存的糖原分解及激活糖异生关键酶来提高血糖水平。肝脏糖原代谢受到严格的调控，代谢过程中的关键酶受多方面因素的影响，如自身酶活性、激素调节和其他相关重要信号通路的调控等。

肝脏糖原的调动相对于其他产糖途径更加迅速，是肝脏调控血糖水平的主要方式之一；肝脏糖异生作用指肝脏利用丙酮酸、乳酸、甘油及一些氨基酸等非糖物质转化成葡萄糖的酶促反应过程，参与该过程的酶主要有丙酮酸羧化酶（PC）、磷酸烯醇式丙酮酸羧化激酶（PEPCK）、果糖 1, 6– 二磷酸酶（FBPase）及葡萄糖 –6– 磷酸酶（G6Pase）。机体进食后，血糖水平显著升高，在胰岛素信号的刺激下，肝脏吸收血液中的葡萄糖，并将多余的葡萄糖合成糖原储存起来，同时抑制肝脏糖异生降低血糖水平。

骨骼肌作为消耗葡萄糖最多的器官之一，可通过骨骼肌分泌因子与肝脏进行“对话”协同控制机体血糖稳态，关于骨骼肌和肝脏之间“对话”的研究相对较少，目前研究较为清楚的是骨骼肌通过内分泌的方式分泌 Irisin，BAIBA 和丙氨酸与肝脏“对话”调控机体糖脂代谢水平（图 46–2）。

骨骼肌通过分泌 Irisin 与肝脏“对话”调控肝脏糖脂代谢水平。骨骼肌分泌的 Irisin 不仅可以通过自分泌的方式调控自身糖脂代谢，并且还以内分泌的方式调控肝脏的代谢功能，实现与肝脏的“对话”。在肥胖和 2 型糖尿病的病理状态下，体内的代谢器官往往会出现胰岛素抵抗的现象，肝脏发生胰岛素抵抗时主要表现为糖异生增强、肝糖原合成减少及肝糖原分解增加。近期研究表明，当用 Irisin 处理肥胖和 2 型糖尿病小鼠模型时，可显著降低肝脏糖异生和肝糖原的分解，而肝糖原的合成显著增强，从而使胰岛素敏感性和糖代谢水平显著改善。进一步的分子机制研究发现，Irisin 通过调控 PI3K/Akt/FOXO1 信号通路使

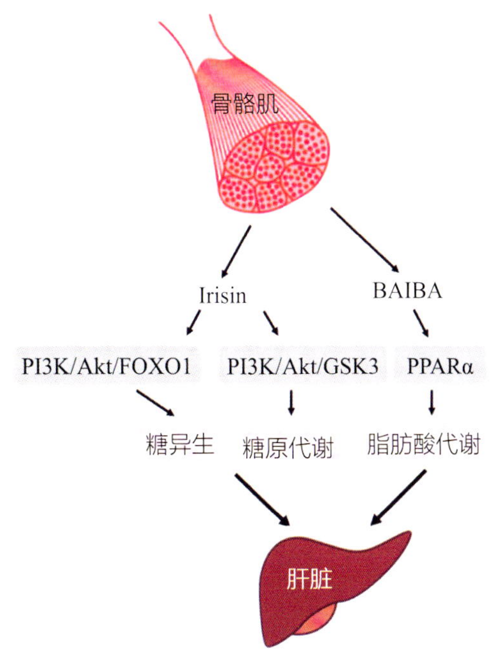

▲图 46–2　骨骼肌分泌因子调控肝脏代谢

肝脏糖异生的关键酶PEPCK和G6Pase表达下调，通过PI3K/Akt/GSK3信号通路使肝脏糖原合成的限速酶GS上调。此外，Irisin还可以调控肝脏的脂代谢过程，通过调控AMPK-SREBP2信号通路显著抑制肝脏胆固醇的合成，降低血液胆固醇含量。

骨骼肌通过分泌BAIBA与肝脏“对话”调控肝脏脂代谢水平。用BAIBA处理小鼠或体外培养的肝脏原代细胞可显著提高脂肪酸氧化相关基因的表达，如PPARα、CPT1、ACADvl、ACADm和ACOX1，然而当用PPARα的拮抗剂或敲除PPARα后发现BAIBA不能提高肝脏脂肪酸氧化，表明BAIBA提高肝脏脂肪酸氧化是依赖于PPARα的。在肥胖及2型糖尿病状态下，肝脏细胞往往伴随着严重的内质网应激和细胞凋亡，加剧肝脏胰岛素抵抗，BAIBA可通过激活AMPK减弱肝脏细胞线粒体应激和细胞凋亡过程，改善肝脏胰岛素敏感性。

骨骼肌通过分泌丙氨酸与肝脏“对话”调控肝脏脂代谢水平。丙氨酸和BAIBA一样是代谢小分子，不同于其他大部分蛋白质类型的骨骼肌分泌因子，细胞在代谢过程中会产生很多代谢小分子，这些代谢小分子可能是代谢中间产物或终产物，它们同样可以作为信号分子发挥重要的调控功能。丙氨酸参与代谢调控与其他骨骼肌分泌因子作用方式不同，骨骼肌丙氨酸的量与代谢表型的改善是负相关关系，Hirotoshi Tanaka研究团队发现当骨骼肌组织分泌的丙氨酸减少时会诱导肝脏分泌FGF21增多，FGF21作用于脂肪组织，脂合成减少，脂肪组织量减少。

（梁　娜　张　勇）

（三）骨骼肌内分泌与脂肪代谢

脂肪组织是机体的主要储能组织，在机体能量代谢稳态调控中发挥着至关重要的作用。多年来的研究结果显示，哺乳动物的脂肪组织主要有两大类：棕色脂肪组织（brown adipose tissue，BAT）和白色脂肪组织（white adipose tissue，WAT）。BAT几乎存在于所有哺乳动物体内，主要以幼小哺乳动物体内居多，在成年哺乳动物体内仅有少量存在且随年龄增长逐渐减少。BAT主要由棕色脂肪细胞构成，该类型的细胞体积较小，含有多个小脂滴及大量线粒体；BAT的主要生理功能是产热，将化学能转变为热能以维持体温；棕色脂肪细胞特异表达线粒体内膜蛋白UCP-1，UCP-1具有介导线粒体解偶联呼吸的作用，将脂质氧化产生的能量以热能的形式散发出去，以维持机体能量平衡。

WAT根据在机体所处部位的不同又可分为：皮下白色脂肪组织和内脏白色脂肪组织，其中皮下白色脂肪组织主要分布在大腿和臀部，内脏白色脂肪组织主要指围绕内脏的脂肪组织。WAT主要由白色脂肪细胞构成，白色脂肪细胞体积较大，细胞中央有一个大的脂滴，占据了细胞的绝大部分空间，细胞核及其他细胞器主要分布在细胞边缘，含有较少的线粒体。WAT的主要功能是储存体内饮食摄入的过多的能量，将其以三酰甘油的形式储存在白色脂肪细胞内的脂滴中。除此之外，白色脂肪细胞还具有分泌脂因子、参与周围组织构建等生物学功能。WAT内储存的能量可根据机体能量状态做出相应的调动，在机体处于饥饿、能量匮乏状态时，白色脂肪组织储存的三酰甘油发生脂解，以游离脂肪酸的形式释放出去并结合到血浆白蛋白上供周围组织（如骨骼肌和心脏）利用。机体进食后，饮食摄入的多余脂肪酸储存在白色脂肪组织。过多的脂肪储存在白色脂肪细胞中会导致脂滴体积变大，进而使得白色脂肪细胞体积增大，成为肥大白色脂肪细胞。然而WAT的储能能力是有限的，脂肪细胞溢流假说认为当机体摄入的能量过多、脂肪细胞体积增大到一定程度时，便不能再继续储存脂质，多余脂质溢流至其他脏器，如肝脏和肌肉等。肝脏和肌肉中过多的脂质会引发胰岛素抵抗，进而引起高血糖、高血脂、非酒精性脂肪肝、肥胖及动脉粥样硬化等一系列代谢性疾病。

WAT 中还存在一类特殊的脂肪细胞——米色脂肪细胞，米色脂肪细胞是一种近年来新鉴定到的脂肪细胞类型，目前大多数学者认为米色脂肪细胞是在寒冷、肾上腺素及多肽等因素的刺激下，由白色脂肪细胞转化而来，并将该过程称为白色脂肪棕色化，且白色脂肪细胞与米色脂肪细胞之间的转化是可逆的，例如在高脂饮食诱导时，米色脂肪细胞可以转化为白色脂肪细胞，这一过程称为米色脂肪细胞白色化。米色脂肪细胞具有与棕色脂肪细胞类似的基因表达，如UCP-1、PRDM16、Cidea 和脱碘酶 2（Dio2）等，并且米色脂肪细胞具有与棕色脂肪细胞相似的表型，脂滴小而数量多，在本底状态时含有少量的线粒体并有低水平的产热功能；在不同条件刺激下，其线粒体数量增加，分解细胞中储存的三酰甘油及血液循环中的脂质和葡萄糖，产生热量维持机体能量平衡。

由于米色脂肪细胞可以消耗机体储存的脂肪并将其转化成热量，科研工作者希望利用这一特点来攻克肥胖及其并发症。近年来发现许多骨骼肌分泌因子可以诱导白色脂肪细胞棕色化、减小脂肪组织量、改善全身糖脂代谢稳态。因此，骨骼肌分泌因子对脂肪组织代谢的调控成为近年来的研究热点，许多科学家致力于研究并发现新的具有调控机体能量代谢的骨骼肌分泌因子，希望以此干预代谢相关疾病。目前关于骨骼肌和脂肪组织之间的“对话”研究的相对较多，已经发现并报道了诸多可以调控脂肪组织代谢（诱导脂肪组织棕色化、脂解增强、氧化代谢增强）的骨骼肌分泌因子，如 Irisin、BAIBA、Metrnl、IL-6、IL-15、丙氨酸、SPARC 和 LIF 等（图 46-3），下面针对这些骨骼肌分泌因子对脂肪组织代谢的调控展开详细阐述。

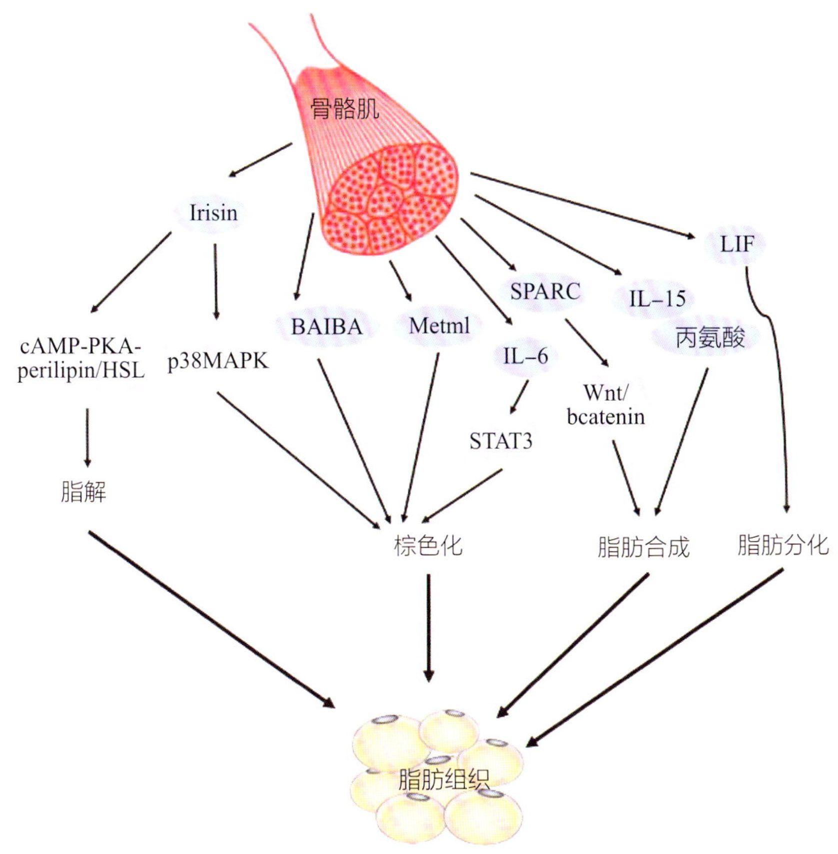

◀ 图 46-3　骨骼肌分泌因子调控脂肪组织代谢

1. 骨骼肌通过分泌 Irisin 与脂肪组织“对话”调控脂肪组织棕色化

近年来关于骨骼肌分泌的 Irisin 研究相对较多，发现其不仅可以调控骨骼肌和肝脏代谢，还可以通过内分泌方式调控脂肪组织尤其是皮下白色脂肪组织代谢。用 Irisin 处理体外培养的原代脂肪细胞或处理小鼠进行体内实验发现，Irisin 可以诱导脂肪细胞棕色化，具体表现为：白色脂肪细胞脂滴变小、体积变小、线粒体数量增多，棕色化相关基因（*UCP-1*、*Cidea*、*Elovl3* 等）显著上调。进一步研究发现，Irisin 通过激活 p38MAPK 和 ERK1/2 诱导白色脂肪细胞棕色化，还可通过调控 cAMP–PKA–perilipin/HSL 使脂肪细胞脂解增强。在整体动物水平上发现小鼠肥胖表型明显改善，葡萄糖耐受能力和胰岛素敏感性显著改善。Irisin 诱导脂肪细胞棕色化、促进脂解、改善肥胖小鼠代谢表型的功能引起了人们的极大兴趣，有学者建议可对其进行进一步较为深入的研究，以期成为治疗肥胖等代谢疾病的新药物。

2. 骨骼肌通过分泌 BAIBA 与脂肪组织“对话”调控脂肪组织棕色化

BAIBA 是骨骼肌分解代谢胸腺嘧啶产生的。最初研究发现骨骼肌分泌的 BAIBA 可以内分泌方式促进脂肪细胞脂肪酸的氧化代谢，减少脂肪组织脂肪量；随后发现用 BAIBA 处理脂肪细胞时，白色脂肪细胞棕色化相关基因的表达显著上调，并且白色脂肪细胞表现出棕色脂肪细胞特有的表型特征。用 BAIBA 处理小鼠进行体内实验发现小鼠皮下白色脂肪组织出现棕色化现象、机体能量代谢率显著提高、体重显著降低、葡萄糖耐受能力和胰岛素敏感性显著改善。研究人类血浆 BAIBA 水平与代谢特征的相关性发现，当机体缺乏运动或处于代谢疾病状态（如肥胖、糖尿病或心血管疾病等）时，血清中 BAIBA 的含量会显著下降，而进行适当体育锻炼可以明显增加血浆中 BAIBA 的水平。

3. 骨骼肌通过分泌 Metrnl 与脂肪组织“对话”调控脂肪组织棕色化

Metrnl（Meteorin 样蛋白，又名 Subfatin）是 PGC–1α 和运动依赖的骨骼肌分泌因子，研究发现当在骨骼肌组织特异过表达 PGC–1α 后骨骼肌分泌大量 Metrnl，且对小鼠进行短时间或较长时间运动训练后均发现骨骼肌 Metrnl 表达水平显著上调，并伴随血浆中 Metrnl 蛋白水平显著升高。利用 Metrnl 腺病毒表达载体或体内注射 Metrnl 重组蛋白发现小鼠白色脂肪组织发生明显棕色化，UCP–1、DIO2、PGC–1α 和 ERR–α 表达显著上调，抗炎基因 *IL-10* 和 *TGF-β* 表达显著上调，并且小鼠能耗增强、糖代谢明显改善、体重显著降低。有趣的是，Metrnl 并不直接调控脂肪细胞基因表达诱导脂肪细胞棕色化，而是通过刺激嗜酸性粒细胞分泌 IL–4 和 IL–13，IL–4 和 IL–13 选择性激活脂肪组织中的巨噬细胞，进而诱导脂肪细胞棕色化。

4. 骨骼肌通过分泌 IL–6 与脂肪组织“对话”调控脂肪组织棕色化

研究发现 IL–6 不仅可促进脂肪细胞脂质降解和脂肪酸氧化代谢，还是白色脂肪细胞棕色化的诱导因子，用 IL–6 处理脂肪细胞或小鼠发现脂肪细胞出现明显的棕色化现象，UCP–1 表达水平显著提高，进一步机制研究发现 IL–6 通过增加 STAT3 的磷酸化上调 UCP–1 的表达。然而目前关于骨骼肌分泌的 IL–6 诱导脂肪细胞棕色化的机制尚不清楚，用 IL–6 处理小鼠后小鼠的代谢表型研究的相对较少。

5. 骨骼肌通过分泌 IL–15 与脂肪组织“对话”调控脂肪组织棕色化

IL–15 也可以以内分泌的方式调控脂肪代谢。用 IL–15 处理体外培养的脂肪细胞系 3T3–L1，可以阻止脂质在脂肪细胞的积累，使脂肪细胞体积变小，并且可以诱导脂肪细胞分泌脂联素。由于 IL–15 在分化成熟的骨骼肌细胞具有较高的表达水平，并且运动可以使血浆中 IL–15 的含量显著增加，IL-15 可能是介导骨骼肌 - 脂肪“对话”的骨骼肌分泌因子。

6. 骨骼肌通过分泌 SPARC 与脂肪组织“对话”调控脂肪组织棕色化

骨骼肌分泌的 SPARC 是一种运动依赖的骨骼肌分泌因子，运动可以诱导骨骼肌分泌 SPARC 增多并使血浆中 SPARC 含量增加。研究发现 SPARC 可通过 Wnt/b-catenin 信号通路抑制脂肪细胞脂合成，使脂肪细胞体积减小。小鼠体内过表达 SPARC 并给予高脂饮食，导致糖脂代谢紊乱。关于骨骼肌分泌的 SPARC 与代谢疾病之间的关系还需要进一步研究。

7. 骨骼肌通过分泌 LIF 与脂肪组织“对话”调控脂肪组织棕色化

目前关于白血病抑制因子（LIF）调控脂肪组织的研究相对较少，仅有少数研究发现 LIF 可以抑制脂肪细胞分化，但其具体的分子机制尚不明确，关于 LIF 是否可以调控脂肪的糖脂代谢还没有相关实验证据，因此关于 LIF 调控脂肪组织代谢还需要进一步研究。

8. 骨骼肌通过分泌丙氨酸与脂肪组织“对话”调控脂肪组织棕色化

骨骼肌分泌的丙氨酸介导骨骼肌与脂肪“对话”。丙氨酸与其他分泌因子的不同之处在于，骨骼肌分泌的丙氨酸减少时可以显著改善机体代谢表型，而其他骨骼肌分泌因子均是分泌增多时以内分泌的方式作为信号分子调控脂肪或肝脏糖脂代谢水平。研究发现当骨骼肌组织分泌的丙氨酸减少时会诱导肝脏分泌 FGF21 增多，FGF21 通过内分泌方式作用于脂肪组织，使脂肪组织脂合成减少、脂肪组织量减少并呈现棕色化现象，从而使机体能量代谢明显改善。

随着对骨骼肌功能认识的不断深入，研究骨骼肌内分泌调控全身糖脂代谢稳态逐渐成为研究热点。除以上介绍的骨骼肌分泌因子外，利用新的技术手段将发现新的可以调控脂肪代谢、改善全身糖脂代谢稳态的骨骼肌分泌因子，为预防治疗肥胖、糖尿病等代谢病提供新的策略。

（梁 娜 张 勇）

（四）骨骼肌内分泌与心肌功能

心血管疾病（cardiovascular disease，CVD）在全球发病率和死亡率中占较大比例。在美国，几乎有一半的成年人至少具备一个发展为 CVD 的危险条件，即高血压、高胆固醇或吸烟。CVD 包括一系列影响心脏和血管系统的疾病，例如心律不齐，扩张性、肥厚性或特发性心肌病，心力衰竭和动脉粥样硬化，这些状况可能导致潜在的致命心脏疾病，例如脑卒中、心肌梗死（心脏病发作）或心搏骤停。导致 CVD 发生和发展的危险因素有很多，但最主要的因素之一是久坐的生活方式，其主要特征为肥胖和持续低水平的身体活动。事实上，缺乏运动会促进许多慢性疾病的发展，其具体过程为缺乏运动大概率会引发肌肉萎缩和内脏脂肪组织的积累，而腹部肥胖则会刺激脂肪组织的巨噬细胞浸润，从而激活炎症途径网络，炎症促进胰岛素抵抗、动脉粥样硬化、神经退行性病变、受损骨的形成和肿瘤生长的发展，因此促进了多种慢性疾病的发展。已有研究表明，持续的体育活动与炎症指标的降低、代谢状况的改善、心力衰竭风险的降低，以及整体生存的改善有关，可为包括心血管系统在内的各种器官带来益处，因此，科研工作者们认为旨在增加身体活动和减少肥胖的生活方式干预是对抗大多数非先天性 CVD 的较好的治疗方法。由于不同强度、不同种类的体育运动对人体的影响有较大差别，因此，明晰运动是如何对心血管产生作用的，以及其中的具体机制十分重要。有研究表明，运动的某些系统性作用是通过调节肌肉分泌因子的产生来介导的。一方面，运动可以促进脂肪细胞、骨骼肌肌管和心肌细胞的线粒体生物发生；另一方面，运动能产生长期的抗炎作用，与心血管疾病和肥胖症中常见的炎症增加呈负相关，当机体运动时，肌肉收缩，从骨骼肌释放的肌肉分泌因子部分介导这些抗炎作用，并促进组织间的交互作用从而对心血管产生积极影响。目前已经发现了许多肌肉分泌因子，其主要作用于肝脏、脂肪等组织，当然，也发现有部分肌肉分泌因子与心血管系统有关，下面将详细介绍几种相关肌肉分泌因子。

1. Myonectin 对心肌的影响

Myonectin（或 CTRP15）在骨骼肌中大量表达，并随着慢性耐力运动其表达水平逐渐增加，是一种耐力运动驱动型肌肉分泌因子，可保护心脏免受缺血性损伤。从机制上讲，Myonectin 促进了鞘氨醇 -1- 磷酸依赖的 cAMP/Akt 途径的活化，从而有助于减少心肌细胞的凋亡和巨噬细胞的炎症反应。此外，在缺乏 Myonectin 的情况下，耐力运动对心肌缺血性损伤的保护作用减弱。这些数据表明，Myonectin 是一种心脏保护性肌肉分泌因子，在耐力运动对心血管的有益影响中发挥作用，提示 Myonectin 可以作为预防或治疗心脏病的新型靶标分子。

2. IL–6 对心肌的影响

IL–6 是第一个被发现的肌肉分泌因子，也是一种参与 T 细胞分化和活化的促炎细胞因子，主要来源于免疫细胞或脂肪细胞，在运动时也由收缩的骨骼肌释放。IL–6 循环水平升高与多种慢性疾病有关，包括 1 型糖尿病、患有 CVD（或有 CVD 风险）的人、明显健康的人内膜中膜厚度增加，以及增加了普通老年人因 CVD 死亡和各种原因死亡的风险。相反，当收缩的肌肉释放 IL–6 时，它对机体健康具有积极作用，并且似乎是剂量依赖性的，因为随着运动时间和强度的增加，其益处会更加显著。IL–6 通过诱导血液单核细胞释放具有抗炎特性的其他循环细胞因子，特别是 IL–1 受体拮抗剂（IL–1RA）和 IL–10 来发挥强大的抗炎作用。由于 TNFα 参与了动脉粥样硬化的形成，心力衰竭的发展及随后的并发症（如心肌梗死），而 IL–6 还可能通过降低肿瘤坏死因子（TNF）的循环水平来发挥直接的抗炎作用，因此 IL–6 对心血管健康具有保护作用。此外，IL–6 会通过诱导其他健康的代谢作用，从而降低 CVD 的风险，例如，运动引起的 IL–6 浓度升高可刺激肠道 L 细胞和胰腺 α 细胞分泌胰高血糖素样肽 1（GLP–1），从而改善胰岛素分泌和血糖水平；IL–6 也会增加脂肪组织中的脂肪分解和脂肪酸氧化，并可以通过刺激 AMP 激活的蛋白激酶（AMPK）信号传导途径来增加葡萄糖摄取。

3. Fstl1 对心肌的影响

Fstl1，也称为 TSC–36，是一种分泌性糖蛋白，属于卵泡抑素家族。有研究表明，在运动状态下，骨骼肌中 Fstl1 表达上调。此外，Fstl1 在小鼠缺血性和肥大性心脏中也表达上调，主要起保护作用。有实验结果显示，对小鼠和猪这两种模式动物进行 Fstl1 系统给药处理会引起缺血再灌注后细胞凋亡、炎症和损伤减少。在体外，用 Fstl1 处理培养的心肌细胞可通过激活 Akt 和 AMPK 来减少缺氧 – 复氧反应引起的细胞凋亡。一项最新研究表明，Fstl1 刺激早期成纤维细胞活化，这是急性修复所必需的，并保护心脏免于缺血再灌注后的破裂。虽然尚未确定运动引起的 Fstl1 增加对心血管功能的确切作用，但这些数据表明 Fstl1 在运动状态下表达水平上升，而且循环 Fstl1 水平的升高可以修复心血管损伤并改善心血管功能。

4. NDNF 对心肌的影响

神经元衍生神经营养因子（NDNF）是骨骼肌内皮细胞分泌的糖基化蛋白。尽管 NDNF 最初被认为是在小鼠大脑和脊髓中表达的神经营养因子，但在运动状态下它也可以由骨骼肌释放，并作为缺氧诱导的促血管生成因子，通过激活 Akt/eNOS 信号通路刺激内皮细胞网络的形成。这种促血管生成作用是从心肌梗死中恢复的重要因素，在心肌梗死小鼠模型中使用腺病毒载体进行 NDNF 肌肉内注射可改善小鼠的心脏收缩功能。NDNF 水平升高还与心肌梗死后心脏的心肌肥厚和细胞凋亡减少有关。另一项研究表明，通过

siRNA 实现 NDNF 的下调后损害了缺血再灌注损伤的恢复。用 NDNF 处理心肌细胞还可以通过激活黏着斑激酶（FAK）/ Akt 依赖性途径来减少缺氧诱导的细胞凋亡。此外，运动后 NDNF 骨骼肌释放的增加还可以通过激活 AMPK 增强脂肪酸氧化。这些数据证明了 NDNF 作为内源性缺血和运动诱导因子的重要性，可增强血管再生并因此具有心血管保护作用。

5. Irisin 对心肌的影响

Irisin 是一种运动诱导型肌肉分泌因子，运动促进肌细胞胞外域 FNDC5 的剪接或切割时产生，是一种由 PGC-1α 控制的膜整合前体蛋白。Irisin 是运动与健康之间联系的关键因子，介导许多机体对运动的积极反应，有研究表明，运动诱导的肌肉分泌因子 Irisin 可预防缺血性事件后的心血管损害，改善阿尔茨海默病患者神经元的功能，并参与巨噬细胞和脂肪细胞的调节。在心血管方面，实验结果显示，Irisin 可促进 Nkx2.5 + 依赖心脏祖细胞的心脏再生、新生血管形成并减少心脏纤维化。此外，Irisin 还可以改善巨噬细胞功能，从而保护心脏传导系统免受损伤。此外，Irisin 还可能通过内皮依赖性（NO 介导的）和内皮非依赖性（钙离子内流抑制）的机制来改善动脉舒张，并通过激活 PI3K-AKT 和 eNOS 信号传导来防止内皮损伤和动脉粥样硬化。尽管最近的这些发现已经证实了 Irisin 的重要性，但关于 Irisin 如何在运动生理学中发挥作用的许多细节仍不清楚，值得进一步研究。

6. 其他肌肉分泌蛋白对心肌的影响

除了上述相关肌肉分泌因子外，还有其他肌肉分泌因子甚至一些代谢物也参与了心血管的保护作用。目前，肌肉分泌因子 - 心血管疾病研究领域正在迅速发展，并且新的潜在的肌肉分泌因子正在定期出现，其中一个可能的肌肉分泌因子是 musclin（也称为 osteocrin），它似乎可以通过增加线粒体的生物发生来增加临床模型中的心肺适应能力；Apelin 是一种胰岛素相关因子，位于心肌细胞和血管细胞中，除改善全身胰岛素抵抗外，还发挥直接有益的心血管作用，包括血管舒张、增加心肌收缩力和血管生成。此外，一些合成代谢肌肉分泌因子，包括 IL-4、IL-6、IL-7、IL-15 和 LIF，也局部参与肌肉生长、肥大和维持，由于肌肉减少症通常与 CVD 相关，尤其是在老年人中，同时，高肌肉量可能会防止内脏脂肪的积累，而内脏脂肪是 CVD 的危险因素，因此这些肌肉分泌因子的作用非常重要。之前大多数关于肌肉分泌因子的研究都集中在耐力运动上，而现在抗阻运动（力量训练）诱导的肌肉分泌因子逐渐被探索。这些研究揭示出必须全面了解心血管健康状况，才可以充分阐明运动诱导的肌肉分泌因子的心脏保护作用，因为骨骼肌与其他几个组织之间存在着大量的肌肉分泌因子介导的交互作用，不仅包括心血管系统，还包括脂肪组织，这其中的关系是错综复杂的。此外，除肌肉分泌因子外，工作中的肌肉还可以分泌其他潜在有益心血管代谢的分子，例如 β- 氨基异丁酸（BAIBA），它是由胸腺嘧啶分解代谢形成的代谢产物，可促进白色脂肪细胞的褐变并改善葡萄糖稳态，这些都可间接对心血管产生益处。

骨骼肌是一种内分泌器官，在肌肉收缩期间会产生有益的局部和（或）全身性心血管作用，特别是在肌肉收缩过程中，它会产生并释放出肌肉分泌因子。尽管某些肌肉分泌因子可能是由抗阻运动特异诱导的，但就目前研究成果来看，这些肌肉分泌因子大多数还是由动物和人类的动态耐力运动（有氧运动）诱导产生并发挥作用的。运动训练产生的抗炎环境可以保护动脉免受动脉粥样硬化的影响，并有助于稳定先前存在的动脉粥样硬化斑块。整体上来说，肌肉分泌因子对心血管的保护作用可以大致分为直接作用和间接作用两个方面：一方面，肌肉分泌因子可能给心血管带来直接益处，例如 Irisin 可促进新生血管形成、改善动脉舒张并减少心脏纤维化。另一方面，肌肉分泌因子可介导对其他组织器官的有益作用间接对心血管系统产生积极影响，例如 LIF、IL-4、IL-6、IL-7 和 IL-15 通过刺激骨骼肌的生长和维持保护老年人免受肌肉减少症和内脏脂肪积聚从而降低患心血管疾病的风险；IL-6 等肌肉分泌因子可降低骨骼肌胰岛素抵抗，改善葡萄糖稳态；Irisin 可刺激白色脂肪组织（WAT）褐变，激活生热作用并促进能量消耗减少肥胖，从而减少肥胖状态下心肌脂质堆积造成的“脂毒性”；正如前文提及的，骨骼肌内分泌与心血管之间的联系不仅仅通过肌肉分泌因子来介导，还有 β-氨基异丁酸等对心血管代谢有益的代谢物也可发挥作用。

定期的体育锻炼或运动会引起许多生理适应性反应，直接或间接地作用于心血管，有益于人类心血管健康。然而，在大多数临床研究中，人们都没有充分认识到抗阻（力量）运动训练可逆转疾病，以及衰老对肌肉质量和功能的影响，从而间接改善心血管健康的巨大潜力。此外，一个重要的考虑因素是，与大多数药物相反，运动在很大程度上没有不良反应，并且其益处在一定程度上取决于运动强度（在逐渐习惯于增加运动负荷之后）。因此，就目前研究结果看来，运动完全可视为治疗 CVD 的干预手段。运动对于人体健康的积极影响很大程度上是通过肌肉分泌因子发挥作用的，未来还会发现更多的肌肉分泌因子，已发现的肌肉分泌因子的具体作用机制也会越来越明晰，对肌肉分泌因子的研究将有助于针对多种慢性疾病制订相应的运动治疗计划，以期用更温和的方式干预慢性疾病的发生与发展。

（杨米棋　孟卓贤）

（五）骨骼肌内分泌与胰岛功能

胰岛 B 细胞分泌胰岛素以促进葡萄糖在胰岛素敏感性组织（如骨骼肌）中的摄取，以调节全身血液循环中的葡萄糖浓度。胰岛素的分泌程度取决于 B 细胞吸收的葡萄糖量。此外，B 细胞会从其他器官接收信息以调节胰岛素分泌。例如，当血糖水平低时，大脑会增加交感神经活动来抑制胰岛素分泌，从而使血糖水平恢复到正常水平。

运动可以显著改善 2 型糖尿病患者的症状，能改善患者的糖尿病前期和糖尿病时期的 B 细胞功能。最近的研究证据表明，在健康和患病的条件下，骨骼肌极有可能参与运动诱导的 B 细胞功能改善相关的机制。例如，用从患有胰岛素抵抗的人的骨骼肌收集的条件培养基培养分离的人胰岛，会导致胰岛的葡萄糖刺激胰岛素分泌（glucose stimulates insulin secretion，GSIS）功能受损。此外，用运动的小鼠血液中提取的血清处理分离的小鼠胰岛，会降低 GSIS 并防止细胞因子诱导的细胞凋亡。此外，当培养基中存在运动的人的血清时，B 细胞的基础胰岛素的累积释放量会减少。由此，肌肉分泌因子介导骨骼肌与其他组织、器官间的交互作用的概念可以成为运动在 2 型糖尿病中的有益作用的合理解释。重要的是，有许多研究支持这一概念。例如，IL-6 是由骨骼肌和其他代谢组织产生的循环因子，已有许多研究表明 IL-6 对胰岛素敏感性和胰岛素分泌具有广泛的影响，事实上，IL-6 早已被证明在分离的小鼠胰岛中可以抑制葡萄糖刺激的胰岛素分泌，是第一个被证明通过肌肉收缩产生和分泌的对其他器官有影响的细胞因子。2000 年有研究指出，在运动中，收缩的骨骼肌会释放 IL-6 进入血液循环，这一发现为骨骼肌作为一种内分泌器官提供了依据，它能够产生和分泌调节其他组织和器官代谢功能的生物介质（肌肉分泌因子或 miRNA）。随后的工作证实了骨骼肌可以释放数百种蛋白质，其中的一个亚群被认为是通过收缩骨骼肌来调节的。

实际上，最近对人体肌肉细胞进行的分泌组分析发现了 500 多种分泌蛋白，其中 305 种被分类为潜在的肌肉分泌因子。值得注意的是，这些发现仅限于原代培养的骨骼肌细胞。现有的研究表明骨骼肌可分泌多种物质，包括肌肉分泌因子、骨骼肌产生的代谢产物及外泌体。然而，现有的许多已确定的肌肉分泌因子的生物学功能及其作用机制仍有待研究。迄今为止，各种运动调节的肌肉分泌因子，例如 IL-15、IL-6、IL-13、Myonectin、FGF-21、FSL-1、CHI3L1，以及脑源性神经营养因子被证实在葡萄糖摄取、胰岛素敏感性或脂肪代谢中起重要作用。重要的是，一些肌肉分泌因子可以影响 B 细胞的功能和凋亡，从而改变了机体中胰岛素的分泌。骨骼肌释放的物质并不仅仅通过肌肉收缩来诱导，且其作用并不总是有益的。例如，胰岛素抵抗的患者骨骼肌中会改变肌肉分泌因子的分泌，这些因子会对 B 细胞功能和存活产生负面影响。接下来，我们将详细说明特定的肌肉分泌因子、代谢物及外泌体中所包含的因子（miRNA）如何影响胰岛 B 细胞的功能。

肌肉分泌因子是指骨骼肌表达和释放的具有自分泌、旁分泌或内分泌功能的蛋白质的总称。目前有许多研究支持胰岛素敏感或胰岛素抵抗骨骼肌释放的特定肌肉分泌因子对胰岛 B 细胞的功能和存活有积极或消极的影响。现已有许多分泌蛋白被研究证实与胰岛 B 细胞功能相关，比如 IL-2、IL-6、IL-7、IL-8、IL-10 和 IL-12，许多趋化因子及其他种类蛋白。各种炎症因子 IL-2、IL-6、IL-7、IL-8、IL-10 和 IL-12 在人胰岛、小鼠胰岛、细胞系中均显示对 GSIS 功能有损伤，在机体内影响胰岛功能。

1. 蛋白类骨骼肌分泌因子对胰岛 B 细胞功能的影响

(1) 趋化因子 C-X-C 基序配体 10（CXCL10）：CXCL10 是由包括骨骼肌在内的多种细胞产生和分泌的一种蛋白质。最近的研究表明，培养的胰岛素抵抗患者的骨骼肌细胞分泌的 CXCL10 水平升高。值得注意的是，从 1 型和 2 型糖尿病患者血液中分离出的血清 CXCL10 也增加。用培养胰岛素抵抗患者肌管获得的包含高水平 CXCL10 的条件培养基处理人和大鼠原代 B 细胞引发细胞凋亡增加及增殖减少，这一结果支持了 CXCL10 诱导 B 细胞死亡的作用。此外，在分离的人的胰岛中有证据表明 CXCL10 水平升高导致 B 细胞凋亡增加，胰岛素 mRNA 减少和 GSIS 缺陷。此外，趋化因子分形素 *Fractalkine*（CX3CL1）是一种独特的趋化因子，以一种可溶性的形式发挥作用，表现出趋化性或作为黏附分子促进白细胞通过内皮外渗。在高脂饮食肥胖小鼠的胰岛中，CX3CL1 的表达水平也会降低；在培养的胰岛素抵抗患者骨骼肌中 CX3CL1 的表达显著增加，然而血液中 CXC3L1 分泌较少。此外，CX3CL1 水平的升高可提高培养的 B 细胞的葡萄糖和 GLP-1 刺激的胰岛素分泌。此外，给小鼠过表达外源 CX3CL1 可改善葡萄糖耐量，并且分离的胰岛 GSIS 增加。这些数据表明，CX3CL1 水平的降低与糖尿病样条件下 B 细胞存活以及功能受损有关。

(2) Wnt 蛋白：Wnt 蛋白是一种分泌的糖蛋白，可与靶细胞上的卷曲蛋白（FZD）跨膜受体家族的特定成员结合，在体外和体内胰腺发育和 B 细胞增殖中起重要作用。最近有研究表明，棕榈酸诱导的胰岛素抵抗可导致培养的 C2C12 肌管 Wnt4 表达降低，Wnt3a 分泌增加。进一步的研究表明，在高脂饮食 8 周的糖尿病前期小鼠，骨骼肌蛋白和血浆 Wnt4 降低，Wnt3a 增加。有趣的是，高脂喂养 16 周后趋势发生逆转，Wnt4 增加，Wnt3a 降低。从高脂饲养 8 周小鼠中分离出来的胰岛响应葡萄糖会分泌更多的胰岛素，这表明 Wnt 信号可能在调节糖尿病前期胰岛素抵抗期间的 B 细胞适应中发挥作用。

(3) 卵泡抑素（Follistatin）：卵泡抑素是一种在结合和中和 TGFβ 家族成员中具有主要功能的自分泌糖蛋白，在运动过程中其蛋白水平会迅速升高。循环中的大多数卵泡抑素与激活素 A（TGFβ 家族）结合，导致 B 细胞功能异常。运动诱导的骨骼肌卵泡抑素分泌，可能会通过刺激 B 细胞增殖而影响胰岛素分泌。

(4) Irisin：Irisin 主要通过运动来循环和调节。Irisin 水平升高可刺激增殖，防止葡萄糖诱导的细胞凋亡，并恢复葡萄糖诱导的培养的 B 细胞胰岛素分泌缺陷。给 2 型糖尿病大鼠腹腔注射 Irisin 后，出现了体重降低、空腹血糖下降和糖耐量改善现象。研究表明，Irisin 水平的增加阻止了棕榈酸酯诱导的培养的 B 细胞和离体胰岛的凋亡，而在存在 Irisin 中和抗体的情况下，Irisin 的这些抗凋亡特性被消除。在过量饱和游离脂肪酸的条件下，Irisin 可能通过促进 B 细胞存活和增强 GSIS 促进骨骼肌和 B 细胞之间的交互作用。骨骼肌与 B 细胞之间的这种交流将在 2 型糖尿病的发展过程中提供早期的适应性反应，从而在增加胰岛素抵抗以维持葡萄糖稳态的过程中促进 B 细胞补偿。

2. 代谢物类骨骼肌分泌因子对胰岛 B 细胞功能的影响

代谢物肌肉作为摄取葡萄糖最大的器官，在摄取之后，骨骼肌细胞会进行一系列代谢活动，产生许多代谢产物，这些代谢产物也会从细胞释放到血液循环，从而影响其他组织，完成骨骼肌与其他组织的交互作用。与肌肉分泌因子不同，关于肌肉分泌的代谢物了解很少，代谢物可能以自分泌、旁分泌或内分泌方式起作用。近年来，培养的人骨骼肌和血浆的代谢组学谱分析已发现许多代谢物之间存在一些有趣的相关性，表明骨骼肌在调节血浆代谢物水平中发挥重要作用，特别是支链氨基酸缬氨酸。近来的研究表明缬氨酸分解代谢的两种代谢产物 β- 氨基异丁酸（BAIBA）和 3- 羟基异丁酸酯（3-HIB）来源于肌肉，并且在与肌肉之外的其他组织和器官中具有信号传导功能。

(1) β- 氨基异丁酸（BAIBA）：BAIBA 是一种肌肉分泌的代谢产物，2014 年从体外培养的用于研究过表达 PGC-1α 的心肌细胞分泌的代谢产物中获得。已有研究证明血浆 BAIBA 水平通过运动而升高，并且在脂肪组织产热和肝脏 β- 氧化中具有特定的代谢功能。与 2 型糖尿病相关的是，BAIBA 与体重减轻和葡萄糖耐量提高相关。有实验结果初步显示 BAIBA 对培养的 B 细胞和分离的小鼠胰岛释放胰岛素有直接作用。但是，目前的发现仅与小鼠的结果相关，迄今为止尚无人类血浆 BAIBA 数据。例如，BAIBA 增加了脂肪细胞分泌的瘦素，增加了骨骼肌的 β- 氧化作用并改善了棕榈酸酯诱导的胰岛素抵抗。鉴于 BAIBA 对脂质氧化的调节作用，我们可以推测 BAIBA 可能有助于减轻棕榈酸诱导的胰岛素分泌缺陷和细胞凋亡。

(2) 3- 羟基异丁酸酯（3-HIB）：另一个公认具有代谢作用的肌肉分泌代谢物是 3-HIB。与 BAIBA 相似，通过使用 PGC-1α 过表达肌管的研究发现了骨骼肌分泌 3-HIB。在患有 T2DM 的小鼠和人类血液和骨骼肌中还发现了 3-HIB 的水平升高。肌源性 3-HIB 的主要功能是促进脂肪酸在横膈膜和骨骼肌之间的运输，在其他组织中也可能存在类似的旁分泌或内分泌作用。如果 3-HIB 在 B 细胞中发挥相同的作用，则 3-HIB 很可能会通过增加脂肪酸摄取来影响 B 细胞的功能。因此，3-HIB 的这种作用对 B 细胞既有有利的影响，也有不利的影响。

(3) 乳酸：骨骼肌在乳酸代谢中起主要作用，因此乳酸等代谢物也可能参与。另外，已有研究发现血浆乳酸浓度与胰岛素抵抗之间存在直接的相关性。因此，乳酸可能是骨骼肌胰岛素敏感性与胰岛素分泌关联的因素。然而，其在驱动胰岛素分泌方面的实际意义是有争议的。一方面，乳酸显示出刺激体外胰岛素分泌的作用；另一方面，据报道乳酸对胰岛素分泌没有作用，因为在胰腺 B 细胞中缺乏单羧酸盐转运蛋白的表达。

值得注意的是，这些代谢物的血浆水平尚未在运动或糖尿病条件下的人体中发表，或者不同研究之间的结果相互矛盾，而且目前缺乏动静脉平衡的研究。鉴于以上原因，进一步的研究对于确认这些代谢物在人体内的特定运动诱导的作用至关重要。此类信息将有助于为体外研究提供参考，从而可以探索这些代谢物的生理相关浓度，以鉴定对糖尿病样条件下 B 细胞功能和存活的特定影响。

3. 核酸类骨骼肌分泌因子对胰岛 B 细胞功能的影响

肌肉与胰腺之间的相互作用可能不仅仅局限于肌肉分泌因子和代谢物，细胞外囊泡是细胞衍生的膜结构的异质群体，包括微囊泡和外泌体。外泌体是通过多囊泡内体与质膜融合形成的最小囊泡（直径为 30～100nm），可携带蛋白质、脂质和核酸。释放的外泌体可以停靠在靶细胞的质膜上，并在运送其“货物”之前与质膜融合或被胞吞。一些证据表明它们在细胞间以及器官间通讯中发挥作用，特别是 MicroRNA（miRNA）。

miRNA 是短的非编码 RNA，具有 21～23 个核苷酸，在调节基因表达中起着重要作用。每个 miRNA 都能调节多种靶基因；同样，单个基因可以被多个 miRNA 调控。像许多调节分子一样，miRNA 的表达水平在诸如癌症、心血管疾病、神经系统疾病、炎症和糖尿病等疾病中也发生了改变。骨骼肌细胞可以释放外泌体和 miRNA（外泌体中含有或不含），由骨骼肌释放的 miRNA（miR-1、miR-133a、miR-133b、miR-23b、miR-29、miR-206 等）称为 myomiR。

研究表明，运动和代谢性疾病（如 2 型糖尿病）会影响几种肌源 miRNA（myomiR）的表达。例如，在未经训练的受试者中，急性耐力运动可增加 miR-1 和 miR-133a 的表达，而 miR-133b 和 miR-206 不受急性运动的影响。反过来，经过 12 周的训练后，所有这些肌源 miRNA 均下调。

除了骨骼肌内的局部 myomiR 表达，在锻炼和胰岛素抵抗状态下，许多循环的 miRNA 的水平（C-miRNA）也发生改变。虽然目前尚不清楚，但有研究表明，运动期间或 2 型糖尿病中许多 c- miRNA 的表达谱的变化与它们从骨骼肌中直接或在称为外泌体的小膜质细胞外囊泡中的分泌有关。考虑到 c-miRNA 与其他组织的可能相互作用，因此 c-miRNA 在介导骨骼肌与 B 细胞之间的交互作用中起作用似乎是合理的。已有许多研究表明存在 miRNA 参与调节 B 细胞的功能和功能障碍，miR-133a、miR-206 和 miR-16 均会影响 B 细胞胰岛素的分泌，并在运动过程中或由于胰岛素抵抗而在循环中增加。此外，越来越多的证据表明，外泌体在组织间相互作用中起关键作用，这凸显了对该领域未来工作的需求。

综上，骨骼肌作为机体内的代谢和分泌器官，不止受到胰岛分泌的胰岛素的调控，进行糖摄取糖代谢，同时其自身与胰岛之间可以通过肌肉分泌因子、代谢物、外泌体等物质实现交互作用，共同调节机体的代谢与稳态，但其中的过程相关的基本机制仍然难以捉摸，需要更多的科学研究去证明。研究这些过程之间的因果关系具有挑战性，它需要改变肌肉的葡萄糖代谢，同时保持相似的血糖和胰岛素浓度，现有的实验技术基本都是依赖体外研究，方便直接，但是仍有局限性，比如收集的因子是单时间点；体外用的大部分是细胞系，缺少细胞与胞外基质的相互作用，可能都对研究结果有所影响，因此更好的实验方法需要我们去探索发现，通过这些实验将增进我们对不同生理病理特别是运动和胰岛素抵抗条件下影响 B 细胞的潜在机制的了解，这对于确定开发治疗和预防 2 型糖尿病新疗法的新靶标至关重要。

（杨米棋　孟卓贤）

四、运动干预对肌肉系统的影响

（一）运动对肌肉形态结构的影响

运动对肌肉形态结构的影响是多方面的，如

肌纤维肥大、肌肉内酶活性改变、肌纤维类型改变、神经肌肉接头等。

1. 运动对肌纤维大小的影响

肌纤维肥大是运动诱导机体适应的结果，耐力运动引起慢收缩肌纤维的选择性肥大，力量训练促进快收缩肌纤维体积和质量增加。长期训练可导致骨骼肌运动性肥大，即肌纤维直径增加，体积增大，最终归因于肌原纤维数量及体积的增加，而且其增加的幅度以力量性训练为显著，如通过 10 周力量训练，快收缩肌纤维面积由 5473μm^2 增加到 7140μm^2。由于短跑和马拉松运动员运动方式不同，肌纤维类型也存在差异。有研究对男性志愿者进行力量性训练，对其骨骼肌分析发现其肌原纤维的绝对体积及数量增加，但单位体积胞浆中肌原纤维所占的体积即肌原纤维的体密度是不变的。骨骼肌肥大相关机制主要包括促进蛋白质合成、抑制蛋白质降解，以及卫星细胞被激活诱导骨骼肌纤维数量增多的细胞分子通路。

(1) 促进蛋白质合成和抑制蛋白质降解：运动可以促进骨骼肌肌蛋白的合成，主要是抑制骨骼肌蛋白的分解代谢（ATP- 泛素 - 蛋白酶体途径为主）和促进 mTOR 和 MAPK 通路调控骨骼肌蛋白质的合成代谢。在剧烈运动中由于 ATP 的消耗和骨骼肌损伤造成骨骼肌细胞膜通透性增大，骨骼肌蛋白丢失，并引起骨骼肌蛋白的分解代谢，但这并不影响骨骼肌的恢复和肌蛋白的合成。Dreyer 等在抗阻运动后发现运动过程中蛋白合成率减少，而在运动后 1h 和 2h 显著增加。运动通过激活泛素蛋白酶体相关因子，抑制骨骼肌分解代谢 ATP- 泛素 - 蛋白酶体途径的活性，还能通过骨骼肌蛋白合成代谢的 mTOR 等信号传导通路引起 mTOR 磷酸化，从而促进肌蛋白合成。研究表明抗阻运动通过上调 mTOR 信号转导通路相关蛋白的表达而促进骨骼肌等组织的蛋白质合成；为期 8 周的抗阻踏车运动，推举与半蹲 1RM 值及下肢最大等长肌力均出现显著增长；8 周的 HIIT 踏车训练和腿举力量训练干预，老年人腿部力量显著增长，这不仅说明运动可以促进骨骼肌蛋白的合成，还能有效预防老年性肌萎缩。研究表明运动引起肌肉收缩蛋白的合成，不仅是量的增加，在收缩性能方面，活性化高的收缩蛋白也同时合成，从肌动蛋白和肌球蛋白的相互收缩反应来看，运动可使骨骼肌对 Ca^{2+} 的感受性明显改善，肌动球蛋白 Mg^{2+}–ATPase 的活性增高，使骨骼肌生理功能得到明显的改善。

(2) 运动激活卫星细胞：骨骼肌纤维还可通过激活卫星细胞，诱导肌纤维数量增多。负重运动后卫星细胞可被激活，形成具有增殖能力的成肌细胞，并通过多轮次细胞分裂进行增殖，所以卫星细胞对运动的应答效应是促进肌纤维肥大的另一种机制。为期 14 周跑台训练发现骨骼肌卫星细胞数量、肌纤维中肌核数量、肌纤维横截面积均显著增加，由于成熟肌纤维中肌核不能分裂，说明增加的肌核来源于分化的卫星细胞。有研究发现，抗阻运动可诱导肌肉卫星细胞核因子 MyoD、Myf5、myogenin、MRF4 等 mRNA 表达升高，卫星细胞数量也增多。还有学者发现 2 周跑台训练同样提高骨骼肌 MyoD、Myf5 等成肌分化标志因子的表达。此外，关于卫星细胞被激活的机制，有研究认为肌肉牵拉可激活肌纤维 NOS 并促进 NO 产生，继而激活静息态卫星细胞；运动还增加肌纤维旁分泌 IGF–1、机械生长因子等刺激卫星细胞增殖与分化；运动引起肌肉微损伤和诱发炎症反应，IL–6 等炎性因子也是活化卫星细胞的重要因素。所以运动可通过多种途径激活卫星细胞，诱导肌纤维粗大，关于运动强度对肌纤维粗大的影响，有研究表明抗阻运动在促进骨骼肌肥大、增加肌肉收缩力量的效果要优于耐力运动训练。

2. 运动对肌纤维类型的影响

肌肉的力量与耐力与肌肉代谢特点和肌纤

维的类型有关。肌纤维分为快收缩肌纤维和慢收缩肌纤维，而区分肌纤维类型的分子标志是肌球蛋白重链（MHC）的异形体，在成年哺乳动物骨骼肌有 MHC-I、MHC-Ⅱa、MHC-Ⅱb 和 MHC-Ⅱx 四种肌球蛋白重链异型体，I 型肌纤维收缩速度慢，兴奋阈值低，不易疲劳且适合维持平衡和姿势的功能；Ⅱa 型肌纤维既能有氧代谢，又能通过糖酵解提供能量，快速收缩而不易疲劳，但产生张力较低，适合保持持久的快速运动；Ⅱx 型肌纤维收缩速度较快，较易发动而不易疲劳，具有持续保持张力和维持姿势的稳定性作用；Ⅱb 型肌纤维缺少有氧代谢，通过无氧糖酵解供能，易疲劳，适合产生爆发性的短时高张力快速运动。在不同肌肉和肌肉不同区域表达的类型和数量有所差异。力量型肌肉主要由快收缩肌组成，如股四头肌、胫骨前肌、腓肠肌等主要以两种快型 MHC 异型体Ⅱx、Ⅱb 组成。耐力型肌肉主要由慢收缩肌组成，表达 I 型 MHC 及部分Ⅱa 型（快 MHC 型中最慢的一种），如比目鱼肌和股中间肌。在耐力运动和抗阻运动中，均发现骨骼肌中 MHC-Ⅱa 和 MHC-I 型比例有增加趋势，MHC-Ⅱb 和 MHC-Ⅱx 比例呈下降趋势，一定程度上增加了慢收缩肌纤维的比例，提高了骨骼肌的有氧代谢能力和肌肉耐力，所以运动诱导了骨骼肌肌纤维类型由快收缩肌向慢收缩肌的转变。

3. 运动对肌纤维中酶活性的影响

骨骼肌细胞中有大量与能量代谢相关的酶，长期运动使骨骼肌中酶活性和数量发生变化，不同类型的运动对酶的影响也不同。耐力性运动使骨骼肌纤维中氧化酶活性增强，SDH 活性和数量增高，而与糖酵解和磷酸化供能有关的 LDH 及 PHOSP 活性较低；长期力量性运动使肌纤维 ATP 酶、CK、参与无氧代谢的 LDH 及 PHOSP 活性和数量升高，说明不同类型的运动引起肌纤维中酶活性的变化也是有差异的。除此之外，运动还引起血清酶的改变，如 CK、LDH 来源于组织细胞，当运动致细胞损伤时，酶从细胞内逸出进入细胞外液，引起血清中酶活性的增加；运动消耗大量 ATP，细胞膜通透性增大，引起酶进入血清中；运动不仅使血清酶的活性增加，血清肌红蛋白浓度的也会增加，但随着运动后恢复，血清酶的活性和数量逐渐正常，骨骼肌参与代谢的酶活性和数量产生适应性改变。

4. 运动对神经肌肉接头的影响

神经肌肉连接是神经肌肉间信号传递和实现运动功能的结构，运动促进神经肌肉接头的形成、发育和功能，这种促进作用还存在一定的量效关系，也就是说，随着运动的增多，对神经肌肉接头发育的促进作用越强。有研究发现出生 18 天的 SD 雄性大鼠运动干预后，通过腓肠肌运动终板的荧光染色图像观察，发现大鼠运动终板面积大于同龄段的其他大鼠，且皱褶丰富；还有研究发现耐力运动增加肌肉运动终板 N 乙酰胆碱受体（nAchR）数目，从而使神经肌肉接头形态发生变化。关于运动促进神经肌肉接头形态变化的机制，与神经和肌肉释放的因子也有一定相关性，神经营养因子促进神经元生长分化和维持功能，包括神经营养素 3、神经营养素 4、BDNF 等。实验发现运动诱导肌纤维中神经营养素 3 表达增高，仅在出生后 3～4 周的大鼠肌纤维中发现 NT-3mRNA 表达增加，却没有观察到神经营养素 3 蛋白水平的增加；骨骼肌神经营养素 4 的表达是依赖肌肉活动的，运动可促进神经营养素 4 增加并且促进突触前转运分泌增强，神经肌肉接头的功能进一步完善；这些肌源性神经营养因子可以被神经轴突末梢摄取，逆行转运到神经元胞体，促进神经元的生存和分化，同时也能增强神经递质的释放，对神经肌肉接头的正常发育有重要作用。BDNF 是另一种重要的运动神经营养因子，运动干预可促进 BDNF 的表达，参与神经肌肉接头发育和功能改善，增强突触传递效率，对神经肌肉接头发育具有重要作用。总体来看，运动可促进神经营养因子的表达增加，并且使神经肌肉接头的形态增大。

（王红星　王锦玉）

（二）运动对肌肉代谢功能的影响

1. 运动对肌肉物质代谢的影响

肌肉的物质代谢包括糖代谢、脂代谢和蛋白质代谢，而长期的运动对肌肉的物质代谢产生适应性变化，无论是有氧耐力运动还是无氧力量运动，对肌肉物质代谢都会产生影响。

(1) 糖代谢：肌细胞的糖代谢既可以经过糖酵解提供能量，也可以在线粒体中经过有氧代谢提供能量，这主要取决于运动强度的大小，运动可促进骨骼肌葡萄糖的代谢，并且加速肌细胞对血糖的摄取，这提示有氧运动有一定的降血糖功能。除此之外，长期运动还能影响糖代谢酶的种类和活性，如耐力性运动使骨骼肌纤维中氧化酶活性增强，SDH 活性和数量增高，而与糖酵解和磷酸化供能有关的 LDH 活性较低；长期力量性运动使肌纤维 LDH 活性和数量升高。随着运动干预的长期进行，糖酵解产生的乳酸进入血液中被消除的速度越来越快，这也为糖代谢顺利进行提供了条件。增强线粒体氧化能力、促进葡萄糖摄取及运动后肌糖原合成。

(2) 脂代谢：脂代谢是人体肌肉中物质代谢的重要部分，良好的脂代谢也维护心血管和肝脏的正常功能和健康状况，运动干预对于脂代谢有着明显的效果，且对改善血脂异常有着积极的影响，例如：增高高密度脂蛋白胆固醇（high density lipo-protein-cholesterol，HDL-C）、降低低密度脂蛋白（low density lipoprotein-cholesterol，LDL-C）和三酰甘油（triglycerides，TG）等。Lavie 等的研究表明运动可以通过增加 HDL-C 减少肥胖。研究显示运动可以改善高密度脂蛋白的质量及抗动脉粥样硬化功能（表现为 HDL-C 介导的胆固醇排出能力增强），并 且 HDL-C 排出能力的增强与高密度脂蛋白和 ApoAI 的增加相关。Mann 等研究显示，有规律的体育锻炼可以持续增加 HDL-C，而且理论上可以抵消体内的 LDL-C 和 TG 的增加；活动水平与 HDL-C 存在线性关系，并且降低 LDL-C 和 TG 水平需要较大的活动强度；有氧锻炼要比体力活动对改善血脂更有效果，因为有氧运动启动血浆 LDL-C 和 TG 的清除机制。

一次有氧运动后，血脂会对运动产生暂时的影响。有氧运动可以降低餐后血脂，减少肝脏对三酰甘油的分泌，增加肌肉对血浆中三酰甘油的清除。研究提示，一次大、中强度运动对改善餐后脂代谢都有效，在改善餐后 TG 代谢方面，一次短时间大强度运动的效果更好。一次急性有氧运动，也会引起血脂指标即刻的变化，以 TG、HDL-C、LDL-C 的改善尤其明显，但该变化在运动后 24h 时较为显著，且随着时间的推移逐渐递减，并不能使机体的血脂代谢获得长久的受益。对于健康人群而言有规律的身体活动可增加 HDL-C，改善 LDL-C 和 TG，起到预防血脂异常发生的作用，而对于患有血脂异常人群而言，长期的有氧运动是一个安全有效的治疗手段，对该人群有着良好的血脂健康改善效果。

在一次力量练习后也会出现血脂代谢指标的改变。但一次急性运动后 24h，各血脂代谢指标会较运动前发生积极变化，但随着时间的推移，在 48～72h 恢复到运动前水平，这说明一次急性运动对血脂代谢所带来的益处是暂时的，无法引起长远的影响。中等强度的力量训练对心血管疾病相关联的血脂指标的改善更加明显。不同强度的力量训练会对血脂代谢的部分指标带来不同程度的积极性改变。但是关于 LDL-C，有研究表明力量训练对 LDL-C 水平没有影响。不论是长期或短期的有氧运动、力量训练还是长期高强度间歇训练（HIIT），均会促进脂代谢改善，这种变化会随着运动强度的改变而不同，尤其是有氧训练和力量训练时，中等强度可能更有利于改善血脂代谢，与急性运动不同的是，这种改善不会在短时间内消失。

有氧运动对脂代谢的调节主要通过影响与脂代谢相关酶的含量及活性，以及脂代谢的相关受体而引起血脂改变。有氧运动增强骨骼肌利用脂质的能力，从而降低血浆脂质水平。血浆脂蛋白脂肪酶是水解 TG 的重要酶，可将其分解生成脂肪酸和甘油，而长时间中等强度的运动会使肌肉里的脂肪动员增加，使脂肪作为能源物质被氧化利用增多，同时 TG 也通过该途径被消耗。长期的有氧运动不仅会影响机体内脂蛋白脂肪酶活性的提高，同时也会对脂蛋白受体产生影响。例如肝脏的 LDL-C 受体（LDL-R）是降解与摄取 LDL 胆固醇的媒介，有研究显示，经过 12 周的有氧运动可以提高大鼠的 LDL-R 活性。研究显示，有氧运动如自行车能增加脂肪氧化和血浆非酯化脂肪酸浓度。短时间高强度的运动会氧化肌肉和肝糖原，增加运动后脂肪氧化，减少空腹 TG。力量训练可以改善脂质和脂蛋白水平的机制，是力量训练通过引起肌肉脂蛋白脂肪酶增加，同时使肝脏脂蛋白脂肪酶减少，这种变化分别会使极低密度脂蛋白（very low density lipoprotein，VLDL）水平降低和高密度脂蛋白升高。也有研究显示，力量训练会降低空腹 VLDL-TG 的浓度，并通过增加 VLDL-TG 的廓清率，缩短 VLDL-TG 的滞留时间来降低 TG。

有学者进行为期 6 周的有氧运动干预胰岛素抵抗（IR）小鼠，发现运动明显改 IR 小鼠脂质代谢紊乱的症状，并发现小鼠骨骼肌脂代谢相关基因 MAPK9、Acsl4 和 Rxr 表达显著变化，这提示运动可能通过基因的表达变化增强骨骼肌细胞脂质代谢。还有学者在低氧条件下进行运动干预，发现肥胖大鼠腓肠肌中 miR-27 在低氧训练的第 4 周增加显著，介导 PPARγ 调控下游脂代谢相关靶基因的表达，从而调控大鼠机体脂代谢水平，这可能是在低氧条件下运动干预调节脂代谢的分子学机制。并且有研究表明，在运动后 1h 脂肪代谢开始下降，运动后 2h 脂肪分解达到较高水平，这说明运动促进脂代谢并且加速脂肪分解。

(3) 蛋白质代谢：在运动中，骨骼肌蛋白的分解和合成是普遍存在的，但骨骼肌的蛋白的分解并不影响骨骼肌蛋白的合成，Dreyer 等在抗阻运动后发现运动过程中蛋白合成率减少，而在运动后 1h 和 2h 显著增加，尤其在力量训练中骨骼肌蛋白质的合成会有更明显的促进作用。运动干预后，骨骼肌会发生不同程度的适应性肥大，与蛋白质的合成代谢有关。运动可以促进骨骼肌蛋白的合成，主要通过抑制骨骼肌蛋白的分解代谢（ATP- 泛素 - 蛋白酶体途径为主）和促进 mTOR 和 MAPK 通路调控骨骼肌蛋白质的合成代谢；还有一种机制是通过激活卫星细胞，诱导肌纤维数量增多。力量训练后卫星细胞可被激活，形成具有增殖能力的成肌细胞，并通过细胞分裂进行增殖促进肌纤维肥大。运动促进肌蛋白合成的同时，也对老年性肌萎缩或制动引起的肌萎缩有一定的预防作用。

抗阻运动是肌肉蛋白质合成和肌肉细胞生长的有效刺激，蛋白质合成的增加在运动后 2～3h 内被检测到，并持续长达 48h。但是，在运动过程中，肌肉蛋白质合成受到抑制，总体来看，运动干预对蛋白质合成有促进作用。运动后即刻 AMPKalpha2 活性［pmol/（min·mg）］由 1.7 ± 0.3 增加到 3.0 ± 0.6，并在运动后 1h 保持升高，说明运动期间肌肉合成速率下降，运动后即刻发现 Thr37/46 处 4E-BP1 的磷酸化显著降低，这可能与蛋白激酶（AMPK）活性的增加会降低哺乳动物雷帕霉素靶蛋白（mTOR）的信号有关，抑制肌肉蛋白质合成的细胞机制与 AMPK 的激活和 mTOR 途径下游成分（4E-BP1 和 S6K1）的抑制有关。这说明 AMPK 激活和 4E-BP1 磷酸化的降低可能限制抗阻运动期间肌肉蛋白质合成，但运动后 1～2h，肌肉蛋白合成与蛋白激酶 B、mTOR、S6K1 和 eEF2 的激活有关。

2. 运动对肌肉能量代谢的影响

(1) 磷酸原系统：ATP 是肌肉收缩时的能量来源，而肌肉中少量的 ATP 只能维持极短时间的能量供应，但可以通过磷酸原供能系统激活 CK，催化 CP 的水解，将高能磷酸基团传递给 ADP（经 ATP 水解）再次合成 ATP，提供能量维持运动的需要。磷酸原供能系统不需要氧气的参与，供能的效率很高，可以满足速度和暴发性运动对于能量的需求。运动训练可以提高 ATP 酶和 CK 的活性，促进 ATP 的利用和合成速率，提高运动的最大输出功能，满足和适应更大强度的运动；除此之外，长期规律运动使 CP 在肌细胞中储量增加，可以延长磷酸原系统供能的时间，这些变化也说明磷酸原供能系统对运动干预的适应行为。

(2) 糖酵解系统：糖酵解系统是将糖原分解生成乳酸和 ATP 的过程，在磷酸原系统开始利用 CP 时，糖酵解供能也被激活，随着运动时间的持续，糖酵解供能在运动 30s 至 2min 时是大强度运动的主要能量来源，具有较高的供能速率，也不需要氧气的参与。对于运动供能来说，糖是十分高效的能量物质，糖酵解供能在运动中起到关键的作用。长期抗阻运动会增强肌细胞中糖酵解相关酶的数量和活性，还会增加肌糖原的合成储备，这其实为糖酵解供能提供了物质基础，糖酵解供能时会产生大量的肌乳酸，一部分进入血液后会参与乳酸消除，长期的运动适应会促进血乳酸的消除，让糖酵解供能顺利进行。

(3) 有氧代谢：有氧代谢是人体运动最主要的能量代谢方式，糖、脂肪、蛋白质在有氧条件下彻底氧化成水和二氧化碳，并产生能量供应身体运动。糖和脂肪有氧代谢供能的比例较大，一般情况下蛋白质只占很少部分有氧代谢，由于有氧代谢供能速率较慢，只能维持中低强度的运动，但有氧运动是最适合青少年和老年人的运动方式。长期规律的有氧运动可增强肌肉有氧代谢的能力，增加肌细胞有氧代谢相关酶的数量和活性，经过长期的运动训练，三羧酸循环和呼吸链功能得到提高、促进线粒体能量代谢，乳酸阈强度会有一定程度的提高，这反映机体对血乳酸的消除能力增加，可以适应更大强度的运动，说明运动对有氧代谢起到促进作用。

（龚媛媛　王红星）

（三）运动对肌肉内分泌功能的影响

骨骼肌不仅是人体重要的运动器官，也是活跃的内分泌器官。Pedersen 等将骨骼肌收缩产生的细胞因子命名为运动因子或肌肉内分泌因子。肌肉内分泌因子是指由骨骼肌合成、分泌的细胞因子和活性多肽。近年来已证实骨骼肌可产生大量分泌型蛋白。这些蛋白质可以以自分泌或旁分泌的方式，甚至以内分泌的方式在局部发挥作用，与远处的组织进行通信。因此，肌肉因子不仅可以作用于骨骼肌本身，还可通过血液循环到达外周，作用于肝脏、脂肪、心脏等器官，调节机体的代谢。研究表明，肌肉因子与肥胖、2 型糖尿病、代谢综合征等代谢相关性疾病的发生、发展密切相关，可能是治疗代谢性疾病的潜在靶点。大量研究表明，运动缺乏或肌肉废用可导致骨骼肌内分泌功能紊乱，运动干预引起肌肉内分泌功能的变化，其本质是诱导肌肉对于运动的适应反应。

1. 白介素 15

白介素 15（IL–15）是一种新的肌肉因子，产生于骨骼肌，通过血液循环作用于脂肪组织上的 IL–15 受体，调节脂肪组织的代谢，构成骨骼肌 – 脂肪内分泌轴；更有意义的是，IL–15 对骨骼肌蛋白的积累有促进作用，对体脂的减少有加速作用，在肥胖的治疗及骨骼肌萎缩的防治中均有至关重要的作用。不同的运动方式、强度对肌肉 IL–15 的分泌具有不同的影响。

2. 白介素 6

白介素 6（IL–6）是一种多功能细胞因子，

具有调节免疫应答、调节造血系统、诱导急性期蛋白产生、调节肿瘤生长、产生疲劳等多种生物学活性，在不同组织和器官中起不同作用。人体肌肉活检和动物实验发现静息时骨骼肌的白介素6的mRNA表达水平极低，而运动后骨骼肌IL-6的表达大幅增加。向心和离心收缩动形式均引起骨骼肌IL-6 mRNA显著升高，而静止侧无明显变化，提示运动时IL-6的产生仅在收缩肌肉中增多而非整体效应。运动诱导的IL-6大量表达对维持运动时机体糖代谢平衡、促进脂肪分解有积极意义。此外，运动诱导IL-6的高表达还是骨骼肌抗炎症的主要介质。IL-6抑制TNFα的表达，同时促进其他抗炎因子IL-1 ra和IL-10的作用，在与慢性炎症相关的疾病，如动脉粥样硬化、糖尿病等的发生中有重要的防治意义。血浆中IL-6浓度变化与运动特性密切相关，而与肌肉以外因素无关。进一步观察发现，血浆IL-6浓度明显与运动强度、时间和参与运动肌肉多少有关。还有研究发现，耐力训练比力量训练能诱发更多的IL-6表达。除了运动的强度和时间外，参与运动肌肉的多少与血浆IL-6分泌量有紧密关系。IL-6在肌肉参与运动多的项目中，例如跑步、划船（全身运动）比自行车运动（下肢运动）要高；而在单腿和双腿膝关节伸展运动中，由于只调用大腿肌肉工作，所以IL-6比全身运动项目引发IL-6表达要低。说明在运动中大量分泌IL-6可能来自于收缩的骨骼肌。

3. 骨骼肌抑素（MSTN）

骨骼肌抑素（MSTN）主要由肌肉分泌，是骨骼肌生长的负向调控因子，与肌肉生长发育相关，其血清水平随着年龄增长而升高。Dennis等发现青年人和老年人腿部抗阻运动后，年轻人运动后腿部肌肉MSTN的mRNA表达降低50%，而老年人无明显变化，而在运动诱导的骨骼肌肥大时，MSTN表达则显著下调。

4. 肌肉素

肌肉素（musclin）是日本Nishizawa实验室利用信号序列采集技术在小鼠骨骼肌中新发现的小分子量蛋白，确认其是一种新的肌源性因子，为补体C1q/肿瘤坏死因子相关蛋白家族成员，又叫作补体C1q / 肿瘤坏死因子相关蛋白。研究结果表明musclin的mRNA仅特异表达于骨骼肌。肌肉素可通过内分泌的形式作用于外周脂肪组织和肝脏，上调脂肪酸转运蛋白的表达，促进脂肪酸的摄入，降低血清自由脂肪酸的水平，参与肥胖和胰岛素抵抗的发生。最新研究发现快收缩肌纤维中musclin的mRNA表达显著高于慢收缩肌纤维，过度疲劳后肌肉中musclin的mRNA表达量与肌肉葡萄糖摄取量都显著降低，说明musclin与肌肉糖酵解能力密切相关。研究表明，长期游泳运动训练可以降低高脂饮食大鼠骨骼肌musclin的mRNA的表达，增高GLUT4的mRNA的表达，这可能是运动改善外周胰岛素抵抗的分子机制之一。还有研究发现，2型糖尿病大鼠在进行13周每次60min的游泳训练后，血清和腓肠肌musclin蛋白含量显著降低。同时，研究还发现，糖尿病运动组的血糖浓度显著降低，血清胰岛素水平和胰岛素敏感性也呈现出上升的良好态势。提示运动通过减少骨骼肌musclin蛋白的表达降低释放入血的musclin蛋白量，从而减轻了musclin对胰岛素刺激的骨骼肌对葡萄糖的摄取和利用的抑制作用，增加了骨骼肌对葡萄糖的摄取和利用。

5. 脑源性神经营养因子（BDNF）

BDNF是神经营养因子家族中重要成员之一。BDNF分子单体是由119个氨基酸组成的分泌型多肽，成熟BDNF的氨基酸序列高度保守，且在人、猪和小鼠等动物中具有高度同源性。BDNF主要由脑组织合成、分泌，其主要功能是调节神经元的生长、分化并维持神经元的存活，同时可影响人中枢神经的可塑性、介导学习和记忆。动物实验发现，BDNF还可通过影响能量代谢、抑制食欲、胰岛素增敏等效应来调节机体代谢，具有良好的降血糖作用。研究发现，骨骼肌收缩时 BDNF 的 mRNA 表达增强，并认为其来源是肌肉组织中的神经细胞并非肌细胞本身。然而近年来有研究证实，BDNF mRNA 在人类骨骼肌和 C2C12 细胞中均有表达，运动时骨骼肌中 BDNF mRNA 的表达增加，血清 BDNF 水平也相应升高。Meta 分析也证实，运动可诱导 BDNF 的合成和分泌，且与运动的强度和持续时间密切相关。

不同运动方式对肌肉各类因子分泌的影响如表 46-1 所示。

表 46-1　不同运动方式对肌肉各类因子分泌的影响

运动形式	不同因子分泌情况
离心运动	IL-6 ↑、TNFα ↑、MSTN ↓
极量运动	TNFα ↑
抗阻运动	急性训练：Ang Ⅱ ¯、MSTN ↓ 长期训练：IL-6 /15 ↑、MSTN¯、TNFα ↓
耐力运动	急性训练：IGF-1 ↑、IL-6 ↑ 长期训练：IL-6 /15 ↑、Ang Ⅱ ↑、IGF-1 ↑、Ghrelin ↓

（王红星　朱兴国）

参考文献

[1] Buckingham M, Rigby Pw. Gene regulatory networks and transcriptional mechanisms that control myogenesis [J]. Dev Cell, 2014, 28(3):225-38.

[2] Schiaffino S, Reggiani C. Fiber types in mammalian skeletal muscles [J]. Physiol Rev, 2011, 91(4):1447-531.

[3] Yin H, Price F, Rudnicki Ma. Satellite cells and the muscle stem cell niche [J]. Physiol Rev, 2013, 93:23-67.

[4] Shishmarev D. Excitation-contraction coupling in skeletal muscle: recent progress and unanswered questions [J]. Biophys Rev, 2020, 12(1):143-153.

[5] Kuo Iy, Ehrlich Be. Signaling in muscle contraction. [J]. Cold Spring Harb Perspect Biol , 2015, 7(2): a006023.

[6] Efremov Rg, Leitner A, Aebersold R, Raunser S. Architecture and conformational switch mechanism of the ryanodine receptor [J]. Nature, 2015, 517(7532): 39-43.

[7] Zalk R, Clarke Ob, Des Georges A, et al. Structure of a mammalian ryanodine receptor [J]. Nature 2015, 517(7532): 44-49.

[8] Egan B, Zierath Jr. Exercise metabolism and the molecular regulation of skeletal muscle adaptation [J]. Cell Metab, 2013, 17(2): 162-184.

[9] Meng Zx, Li S, Wang L, et al. Baf60c drives glycolytic metabolism in the muscle and improves systemic glucose homeostasis through Deptor-mediated Akt activation [J]. Nat Med, 2013, 19(5): 640-645.

[10] Colberg Sr, Sigal Rj, Fernhall B, et al. Exercise and type 2 diabetes: the American College of Sports Medicine and the American Diabetes Association: joint position statement [J]. Diabetes Care, 2010, 33(12): e147-167.

[11] Meng Zx, Gong J, Chen Z, et al. Glucose Sensing by Skeletal Myocytes Couples Nutrient Signaling to Systemic Homeostasis [J]. Mol Cell, 2017, 66(3): 332-44 e4.

[12] Wang Rr, Pan R, Zhang W, et al. The SWI/SNF chromatin-remodeling factors BAF60a, b, and c in nutrient signaling and metabolic control [J]. Protein Cell, 2018, 9(2): 207-215.

[13] Sinha M, Jang Yc, Oh J, et al. Restoring systemic GDF11 levels reverses age-related dysfunction in mouse skeletal muscle [J]. Science, 2014, 344;649-652.

[14] Egerman Ma, Cadena Sm, Gilbert Ja, et al. GDF11 Increases with Age and Inhibits Skeletal Muscle Regeneration [J]. Cell Metab, 2015, 22:164-174.

[15] Bostrom P, Wu J, Jedrychowski Mp, et al. A PGC1-alpha-dependent myokine that drives brown-fat-like development of white fat and thermogenesis [J]. Nature, 2012, 481(7382): 463-468.

[16] Lourenco Mv, Frozza Rl, De Freitas Gb, et al. Exercise-linked FNDC5/Irisin rescues synaptic plasticity and memory defects in Alzheimer’ s models [J]. Nature Medicine, 2019, 25(1): 165-175.

[17] Whitham M, Febbraio Ma. The ever-expanding myokinome: discovery challenges and therapeutic implications [J]. Nat Rev Drug Discov, 2016, 15(10): 719-729.

[18] Wosczyna Mn, Rando, Ta. A Muscle Stem Cell Support

Group: Coordinated Cellular Responses in Muscle Regeneration [J]. Dev. Cell, 2018, 46: 135–143.

[19] Peppler Wt, Townsend Lk, Wright Dc. Recent advances in the role of interleukin–6 in health and disease [J]. Curr Opin Pharmacol, 2020, 52:47–51.

[20] Priest C, Tontonoz P. Inter–organ cross–talk in metabolic syndrome [J]. Nat Metab, 2019, 1: 1177–1188.

[21] Kitase Y, Vallejo Ja, Gutheil W, et al. β –aminoisobutyric Acid, L–BAIBA, Is a Muscle–Derived Osteocyte Survival Factor [J]. Cell Rep, 2018, 22: 1531–1544.

[22] Roberts Ld, Boström P, et al. β –Aminoisobutyric Acid Induces Browning of White Fat and Hepatic β –oxidation and is Inversely Correlated with Cardiometabolic Risk Factors.[J]. Cell Metab, 2014, 19(1):96–108.

[23] Fiuza–Luces C, Santos–Lozano A, Joyner M, et al. Exercise benefits in cardiovascular disease: beyond attenuation of traditional risk factors [J]. Nat Rev Cardiol, 2018, 15(12): 731–43.

[24] Mizgier Ml, Fernandez–Verdejo R, Cherfan J, et al. Insights on the Role of Putative Muscle–Derived Factors on Pancreatic Beta Cell Function [J]. Front Physiol, 2019, 10.

[25] Rai M, Demontis F. Systemic Nutrient and Stress Signaling via Myokines and Myometabolites [J]. Annu Rev Physiol, 2016, 78：85–107.

[26] Baskin Kk, Benjamin R, et al. Muscle as a "Mediator" of Systemic Metabolism [J]. Cell Metab, 2015, 21(2): 237–248.

[27] Young Dr, Hivert Mf, Alhassan S, et al. Sedentary Behavior and Cardiovascular Morbidity and Mortality: A Science Advisory From the American Heart Association [J]. Circulation, 2016, 134(13): e262–279.

[28] Fiuza–Luces C, Santos–Lozano A, Joyner M, et al. Exercise benefits in cardiovascular disease: beyond attenuation of traditional risk factors [J]. Nat Rev Cardiol, 2018, 15(12): 731–743.

[29] Lee Ys, Morinaga H, Kim Jj, et al. The fractalkine/CX3CR1 system regulates beta cell function and insulin secretion [J]. Cell, 2013, 153(2): 413–425.

[30] Roberts Ld, Bostrom P, O' Sullivan Jf, et al. Beta–Aminoisobutyric acid induces browning of white fat and hepatic beta–oxidation and is inversely correlated with cardiometabolic risk factors [J]. Cell Metab, 2014, 19(1): 96–108.

[31] Jang C, Oh Sf, Wada S, et al. A branched–chain amino acid metabolite drives vascular fatty acid transport and causes insulin resistance [J]. Nat Med, 2016, 22(4): 421–426.

第 47 章

内分泌与电解质对肌肉系统的影响

一、内分泌激素对肌肉系统的影响

（一）甲状腺激素

甲状腺激素生理功能广泛，在机体产热、代谢、组织分化和器官发育等方面具有重要调节作用。骨骼肌约占人体质量的 40%，其参与机体能量消耗、葡萄糖摄取和维持脂质稳态。骨骼肌是甲状腺激素的主要靶器官之一，骨骼肌的增殖分化、代谢和收缩功能均可受甲状腺激素调节。

在骨骼肌的增殖分化过程中，甲状腺激素水平可影响骨骼肌纤维类型。成年骨骼肌主要由快收缩肌（Ⅰ型肌纤维）和慢收缩肌（Ⅱa、Ⅱx 和Ⅱb 型肌纤维）组成。肌球蛋白重链（MHC）亚型基因是决定骨骼肌纤维类型的主要因素，且受机体内甲状腺激素水平调控。当机体甲状腺激素水平升高时，肌纤维由慢型肌肉向快型肌肉转变：慢收缩肌比目鱼肌中Ⅱa–MHC 比例增加，而快收缩肌趾长伸肌中Ⅱa–MHC 比例减少，Ⅱx 和Ⅱb 型 MHC 增加。反之，当机体甲状腺激素水平降低时，肌纤维出现由快型向慢型的转变：比目鱼肌和趾长伸肌中 *I-MHC*、*IIa-MHC* 基因表达与其对应的肌纤维含量增加，Ⅱx、Ⅱb 型肌纤维含量减少。另有研究发现，甲状腺激素对肌肉收缩和耐力的影响及对疲劳的反应可能存在性别差异，究其原因可能与纤维类型转换调节存在性别差异有关。

甲状腺激素参与调控骨骼肌代谢。在骨骼肌糖代谢过程中，三碘甲状腺原氨酸通过甲状腺激素受体在基因启动子种上调 PGC–1α 表达，促进骨骼肌线粒体的生物合成。有研究表明，甲状腺激素还可通过诱导自噬促进骨骼肌种线粒体生物合成和功能。甲状腺激素可激活线粒体酶和解偶联蛋白，诱导线粒体活性增加、氧化磷酸化和耗氧量增加，从而提高机体静息代谢率。三碘甲状腺原氨酸在适当范围内可提高骨骼肌对胰岛素的敏感性，使机体对葡萄糖的摄取增多。在骨骼肌蛋白质代谢过程中，甲状腺激对骨骼肌的影响呈剂量相关性，适量甲状腺激素可增加骨骼肌蛋白质合成，但甲状腺激素不足或过量则会影响骨骼肌蛋白合成。然而，也有研究发现三碘甲状腺原氨酸是通过增加蛋白质分解来控制骨骼肌质量，提示三碘甲状腺氨酸对肌肉影响的确切分子作用机制有待进一步研究。目前，甲状腺激素与脂肪代谢方面的研究不多，两者关系仍需进一步探索。

此外，甲状腺激素还会影响骨骼肌的收缩功能。当甲状腺激素升高时，神经肌肉应激性增高，发生震颤；当甲状腺激素减少时，全身肌肉体积增大，收缩缓慢（可能因为人体慢收缩肌纤维对甲状腺素的感受性和亲和力大于快收缩肌纤维）。

（黄　楠　印山虎）

（二）甲状旁腺激素

甲状旁腺激素是由甲状旁腺主细胞分泌的单链多肽类激素，负责调节脊椎动物体内钙和磷的代谢。甲状旁腺激素的分泌主要受血浆钙离子浓度、磷和维生素 D 调节。近来研究发现，甲状旁腺激素可通过直接或间接的方式作用于肌肉，从而对肌肉生理及功能产生影响。动物实验报道表明，雌激素缺乏可使 I 型慢收缩肌纤维的比例减少、Ⅱ型快收缩肌纤维数量增多，继而导致肌肉耐力及收缩力下降；但应用甲状旁腺激素后，肌肉耐力和收缩力的下降可得到一定逆转，提示甲状旁腺激素在保留肌肉耐力及收缩力方面有一定作用。甲状旁腺激素还可影响骨骼肌蛋白质和氨基酸代谢。骨骼肌中含有大量丙氨酸和谷氨酰胺细胞库。可通过作用于这类细胞库，甲状旁腺激素升高时可抑制骨骼肌蛋白质合成、增加氨基酸前体可用性，促进丙氨酸和谷氨酰胺合成，并加速其释放，继而对肌肉代谢产生不利影响。此外，甲状旁腺激素可影响骨骼肌能量代谢。肌酸激酶参与调控细胞内 ATP 浓度，并在能量的产生、转移和利用中发挥作用；而甲状旁腺激素升高时可导致肌酸激酶活性下降及含量降低，使得骨骼肌出现功能障碍、肌肉萎缩等，临床上则表现为骨骼肌力量出现下降、姿势稳定性受损等。

（王倩倩　邱山虎）

（三）糖皮质激素

糖皮质激素由肾上腺皮质束状带分泌。研究发现，其与骨骼肌能量物质代谢及生理功能密切关联。糖皮质激素可影响骨骼肌糖脂及蛋白质代谢。在骨骼肌糖代谢过程中，糖原合酶可将葡萄糖转化为肌糖原；但糖原合成酶激酶 –3 可抑制糖原合酶活性，抑制肌糖原合成。糖皮质激素可降低糖原合成酶激酶 –3 的磷酸化水平、活化糖原合成酶激酶 –3，抑制糖原合成。因此，糖皮质激素可抑制骨骼肌对葡萄糖摄取和利用，抑制糖原合成，促进肌糖原分解，实现对骨骼肌糖代谢的调控。在骨骼肌脂代谢过程中，糖皮质激素可通过抑制骨骼肌中腺苷酸活化蛋白激酶活性而抑制骨骼肌脂肪酸氧化，同时糖皮质激素还可促进丙二酰辅酶 A 表达，促进骨骼肌脂质合成。因此，糖皮质激素对骨骼肌脂代谢的调控主要通过促进骨骼肌脂质合成及抑制骨骼肌脂质分解来实现。在骨骼肌蛋白质代谢过程中，糖皮质激素可促进骨骼肌蛋白质分解。研究发现，糖皮质激素过量时，动物骨骼肌出现肌萎缩，骨骼肌肌纤维直径减少，并伴随肌肉力量下降。糖皮质激素通过抑制骨骼肌蛋白质合成因子，抑制蛋白质合成。其主要机制可能包括：①糖皮质激素增加骨骼肌对蛋白质合成因子（IGF–1、亮氨酸及胰岛素）的抗性；②糖皮质激素抑制氨基酸向骨骼肌转运，进一步抑制蛋白质合成等。

糖皮质激素水平持续增高可导致肌肉萎缩，这主要发生在快收缩肌纤维的糖酵解肌肉中，而在慢收缩肌纤维构成的氧化性肌肉则不常见。在腓肠肌等混合纤维类型的肌肉中，快收缩肌纤维比慢收缩肌纤维萎缩更甚，究其原因可能与糖皮质激素降低蛋白质合成速度及加快骨骼肌中蛋白质降解速率，以及与糖皮质激素可改变血管生成，导致毛细血管数量减少等有关。

（黄　楠　谢作玲）

（四）肠促胰岛素

肠促胰岛素是指从肠道分泌的、可刺激胰岛素分泌的物质的统称，包括胰高血糖素样肽 –1 和葡萄糖依赖性促胰岛素样肽。胰高血糖素样肽 –1 通过刺激胰岛 B 细胞分泌胰岛素、抑制胰高血糖素、延缓胃排空、增加饱腹感等机制降低血糖，但葡萄糖依赖性促胰岛素样肽对胰岛 B 细胞的促胰岛素分泌作用弱。除上述作用外，研究发现胰高血糖素样肽 –1 还可对肌肉生理及功能产生相关影响。胰高血糖素样肽 –1 可促进骨骼肌中肌糖原合成、增加葡萄糖氧化、刺激糖原合成酶α活性，且上述过程可能与肌醇磷酸多糖及 PI3K/PKB 和 MAPK 信号通路的激活有关。然而，胰高血糖素样肽 –1 对骨骼肌中葡萄糖摄取及葡萄糖转运体转位的影响却存在争议。在大鼠比目鱼肌组织中，高于生理浓度的胰高血糖素样肽 –1 可轻度增加骨骼肌组织中的葡萄糖转运，且该作用独立于胰岛素而发挥。但研究发现，在胰高血糖素样肽 –1 类似物干预的正常大鼠和链脲佐菌素诱导的 2 型糖尿病大鼠模型中，正常大鼠骨骼肌葡萄糖转运未见明显变化，而糖尿病大鼠中降低的肌肉葡萄糖转运在胰高血糖素样肽 –1 类似物干预后却明显增多。这或许提示胰高血糖素样肽 –1 对骨骼肌葡萄糖摄取的影响与其疾病状态相关。胰高血糖素样肽 –1 对骨骼肌其他物质代谢的影响目前只在动物疾病模型中有相关研究，比如，可减少胰岛素抵抗大鼠骨骼肌细胞中的脂质沉积、延缓肌肉萎缩大鼠模型的疾病进展等。此外，胰高血糖素样肽 –1 对肌肉血流还存在一定影响，其可增加外周动脉血流和骨骼肌中微循环血流，继而间接影响肌肉生理功能。

（周潇滢　孙子林）

（五）胰高血糖素

胰高血糖素是胰岛 A 细胞分泌的由 29 个氨基酸残基组成的直链多肽，在机体血糖调节及能量代谢中发挥着重要的作用。正常情况下低血糖是胰高血糖素分泌的主要刺激因素，但除此以外，胰高血糖素的分泌还受多种因素的调节。研究发现胰岛 B 细胞分泌的多种产物（如胰岛素）可抑制胰高血糖素分泌，而自主神经系统（交感神经、副交感神经）及某些调节肽则能够刺激胰高血糖素分泌。当胰高血糖素与相应受体结合后，除参与调节血糖，还可增加饱腹感、延缓胃排空、促进脂肪分解等。此外，胰高血糖素还能作用于肌肉系统，影响其代谢及生理功能。作为应激激素的成员之一，在饥饿状态下胰高血糖素通过促进骨骼肌释放氨基酸（主要是丙氨酸），加速蛋白分解，从而促进肝脏糖异生，为脑组织及其他外周组织提供葡萄糖。胰高血糖素还可减弱氨基酸所诱导的蛋白质合成。研究发现，在完整活体大鼠中输入药理剂量的胰高血糖素，其可抑制骨骼肌蛋白质合成，且不同部位的骨骼肌对其抑制的敏感程度不同，其中跖肌＞腓肠肌＞比目鱼肌。究其原因，这可能与肌纤维的种类不同有关（富含Ⅱ类肌纤维的肌肉对胰高血糖素的敏感性高于富含Ⅰ类肌纤维的肌肉）。然而，在生理状态下，胰高血糖素是否影响人体肌肉蛋白质合成和分解目前尚无明确结论。此外，胰高血糖素在骨骼肌葡萄糖的摄取中也发挥着重要的作用。研究发现静脉注射胰高血糖素不仅会引起机体血糖迅速和持续升高，同时胰岛素水平也出现短暂和快速升高，而后两者均可显著增加骨骼肌对葡萄糖的摄取。

（桑苗苗　邱山虎）

（六）催乳素

催乳素是一种作用广泛的蛋白多肽类激素，主要由垂体前叶分泌。催乳素的主要作用包括促进乳腺生长发育、调节性腺功能、参与应激及调节免疫等。近年来，催乳素对于肌肉系统的影响逐渐得到重视。在骨骼肌中，肌肉抑制素作为影响肌肉生长最主要的代谢限制因子，在动物及人体肌肉生长中起着重要作用。研究发现催乳素和低密度脂蛋白的增加与肌肉抑制素减少相关，提示肌肉抑制素可能受催乳素调节。同时系列研究表明，重组肌肉抑制素可抑制催乳素分泌，影响其功能。另外，催乳素对骨骼肌生长发育的影响也可通过作用于雄激素而间接实现。雄激素通过与雄激素体受体结合，调控 MAPK 和 mTOR 等信号通路，使肌肉蛋白合成增加，促进骨骼肌细胞增殖。催乳素则是这一反应的抑制因素之一。催乳素过高时，可抑制骨骼肌细胞增殖，诱发骨骼肌萎缩。催乳素还可影响骨骼肌对胰岛素的敏感性。生理水平的催乳素可上调胰岛 B 细胞内葡萄糖激酶，调控胰岛素素分泌，提高骨骼肌对胰岛素的敏感性；而当催乳素过高时，则削弱了骨骼肌对胰岛素的敏感性。然而，催乳素对肌肉系统影响的确切机制仍有待进一步研究。

（王　正　邱山虎）

（七）生长激素

生长激素是由垂体细胞在腺垂体中合成的多肽激素，可不经靶腺直接产生生理效应。生长激素调节新陈代谢并参与细胞生长发育，并通过直接和间接作用对肌肉生理及功能产生影响。研究发现垂体切除术后大鼠Ⅰ型肌纤维和Ⅱ型肌纤维数目减少、Ⅱ型肌球蛋白重链 mRNA 表达增加，生长激素替代治疗几乎可完全逆转垂体切除术后的这些变化；但生长激素对于健康大鼠的Ⅰ/Ⅱ型肌纤维却无影响。生长激素替代治疗可增加生长激素缺乏症患者肌肉大小及耐力，但其Ⅰ/Ⅱ型肌纤维数量没有变化。生长激素能够组织特异性的影响肌肉代谢，在静息状态及运动状态下可刺激脂肪分解，增加循环脂肪酸水平；生长激素还可通过增强糖原分解、糖异生等多种机制提高血浆葡萄糖浓度，进而增加产能来增强肌肉工作能力。此外，生长激素也可促进骨骼肌肌肉蛋白质合成、改善负氮平衡。动物实验报道生长激素可抑制大鼠骨骼肌脂质氧化相关基因的表达。人体实验中也有类似报道，生长激素可下调生长激素缺乏症患者骨骼肌脂质代谢（脂肪酸转运及β-氧化）、三羧酸循环、线粒体呼吸的相关基因，降低三羧酸循环中酮戊二酸脱氢酶、琥珀酸脱氢酶复合物 B、ATP 合酶和 NADH 脱氢酶的表达，抑制供能底物的有氧代谢，进而促进骨骼肌 ATP 的无氧合成。生理水平的生长激素对维持骨骼肌正常形态和功能具有重要作用，但其水平过低或过高时亦会产生负面影响。生长激素减少可引起骨骼肌质量和力量下降。研究报道生长激素缺乏症患者接受生长激素短期替代治疗时肌肉力量无改变，而长程治疗（＞12 个月）时肌肉力量可显著增加。究其原因，可能与 IGF-1 刺激卫星细胞向成肌细胞增殖分化及肌纤维的新生有关。生长激素除直接作用于骨骼肌肌纤维生长、调节骨骼肌代谢外，还可通过 GH/IGF-1 轴发挥间接作用。GH/IGF-1 轴是调节肌肉生长、修复的重要途径之一。IGF-1 是生长激素作用的重要介质，参与生长激素对肌肉蛋白质代谢的调节。研究发现生长激素刺激 IGF-1 合成和释放，进而促进蛋白质合成，减少蛋白质降解。IGF-1 敲除小鼠肌肉发育不全，而 IGF-1 过表达时则导致肌肉肥大并在肌肉废用性萎缩后加速其再生。研究显示生长激素处理的野生小鼠骨骼肌肌肉质量显著增加，刺激卫星细胞增殖分化及肌纤维肥大，而缺乏 IGF-1 受体的小鼠则未观察到这些表现。对于健康成人，短期生长激素治疗不能改变其肌肉力量，仅促进肌肉蛋白合成，长期治疗效果也有待进一步评估，甚至可使生长激素的促合成代谢作用受到抵抗，故目前无证据支持生长激素可增强健康成人骨骼肌收缩作用。

（姚佳舒　邱山虎）

（八）性激素

性激素主要是由睾丸和卵巢分泌的一种类固醇激素，受下丘脑－垂体－性腺轴的调节，主要包括雄激素、雌激素和孕激素。男性体内雄激素主要由睾丸合成和分泌，雌激素主要由雄激素经芳香化酶的作用产生。女性体内雌激素和孕激素主要由卵巢合成和分泌，雄激素来源于卵巢和肾上腺。性激素对性和生殖发育至关重要，同时参与人体肌肉生长、维持和修复，对肌肉生理和功能起着重要的调节作用。

性激素可促进肌肉蛋白质合成，降低肌肉蛋白质分解，增强肌肉功能。就现有研究看，其主要机制为：性激素与肌细胞上相应受体结合，通过核定位信号的介导进入细胞核内，与靶基因上相应的雄激素或雌激素反应元件结合，刺激靶基因转录，促进骨骼肌蛋白质合成和细胞增殖。肌源性卫星细胞表达性激素受体，是性激素作用的重要靶细胞，一般情况下处于静止状态，雄激素或雌激素可诱导卫星细胞的活化和增殖，增加卫星细胞数量，在骨骼肌的损伤修复和再生中起着重要作用。除上述经典作用机制外，性激素可与一些细胞信号分子相互作用，共同调节肌肉生理功能。雄激素和雌激素可增加 IGF-1 的表达而促进肌肉生长、增加肌肉力量。研究发现，雄激素通过激活 MAPK 和 Akt/mTOR 信号通路促进肌肉蛋白合成，并通过抑制 FOXO 转录因子表达，减少肌肉蛋白质分解和肌细胞凋亡。雌激素同样可激活 PI3K/Akt 信号通路及 Akt/mTOR 信号通路，并抑制 FOXO 表达。但也有研究报道在 MAPK 信号和 FOXO 信号中均未观察到雌激素的显著作用。此外，雄激素增加和维持肌肉量可能还与雄激素促进肌肉对氨基酸的利用、改善肌肉蛋白质净平衡有关，也可能还与雄激素抑制肌生长抑制素表达相关。

在肌肉功能方面，雄激素，尤其是游离睾酮水平，与肌肉量和瘦体重呈显著正相关；且研究认为雄激素在促进肌肉量的增长和维持方面发挥了重要作用，而雌激素在促进肌肉量增加方面作用较弱，但却有助于维持肌肉量。这主要基于如下证据：一方面，在女性人群中，雌激素水平与肌肉量存在显著关联；另一方面，绝经后女性瘦体重和肌肉强度的维持依赖于内源性雄激素和雌激素水平。在改善肌肉力量方面，尽管雄激素与肌肉力量及其力量改善之间的关系仍存有争议，但研究认为慢收缩肌纤维对雄激素反应的灵敏度高于快收缩肌纤维，持续给药效应优于间断给药。而对于雌激素，其使用被认为有助于改善肌肉及关节功能和适度增加肌肉力量。在改善肌肉代谢方面，多数研究证实生理水平的雌激素能增加骨骼肌对葡萄糖的摄取和转运，促进骨骼肌对游离脂肪酸的摄取和氧化，改善糖脂代谢。

（徐 瑛 邱山虎）

二、电解质对肌肉系统的影响

（一）钾

作为体内最为关键的电解质成分之一，钾在维持新陈代谢正常运转、渗透压及酸碱平衡稳态等必要生理活动中均扮演着至关重要的角色。正常人体内钾的出量与入量始终保持平衡，以维持稳态。

钾在骨骼肌正常运动过程中发挥重要的作用。实际上，钾长期以来被认为是一种血管活性物质。可在收缩的骨骼肌中使血流量和氧气输送量与局部代谢需求相匹配。一般来说，运动过程中骨骼肌的收缩引起血液流动迅速增加，以满足活跃的骨骼肌代谢需求。间质中钾离子的增加和随后超极化通路的激活被认为在运动充血中起到重要作用。在肌肉收缩期间，血浆和间质组织中钾的增加量与收缩活动相当，钾的增加与运动引起的充血反应趋势相一致。间质组织中钾的增加多因运动过程中骨骼肌组织中钾的流出所致，在动作电位复极化的生理过程中主要经由电压门控的钾通道和骨骼肌的内向整流钾通道引发。在胞外的钾含量增加改变了骨骼肌的内向整流钾通道的电压依赖性，然后钾离子流出触发超极化，致使电压门控性钙通道关闭，从而使血管平滑肌处于松弛状态。升高的钾会刺激 Na^{+}/K^{+}-ATPase 使血管平滑肌过度极化并引起血管舒张。

在骨骼肌中钾离子位移可能是高强度运动中肌肉疲劳发生的重要因素。体外研究表明，细胞外的钾离子浓度大约增至 10Mm 以上时可显著减弱非疲劳骨骼肌中的肌肉力量。体内实验表明，随着工作强度的增加，胞外的钾离子逐渐增多，可达到 10Mm 以上。实际上，钾离子浓度的增加在横小管（T 管）中比在间质组织中更高。而产生动作电位的电压敏感钾通道外，钙依赖性钾通道，以及 ATP 依赖性的钾通道均参与其中。此外，不同钾转运蛋白在肌肉组织中相对含量的差异很可能影响了对于钾离子变化的耐受性差异。

总之，钾是人体基本代谢与生理活动最为重要的离子之一。钾的稳态是肌肉发挥功能的离子基础，其在神经－肌肉的静息电位与动作电位的产生中发挥了关键作用；而一旦血钾代谢紊乱，则引起相应的肌肉系统临床表现。

（刘佳宁　孙子林）

（二）镁

镁在细胞内的丰富程度仅次于钾。镁是骨盐的重要组成成分，同时也作为活化的 Mg-ATP 复合物的一部分在多种基本代谢途径和细胞活动中起到了重要作用。镁能催化体内多种酶以参与 ATP 代谢和蛋白质合成，还可作为膜稳定性的生理调节因子影响神经肌肉、心血管、免疫和激素功能等，也可产生调节离子通道的电子流，调控细胞生长与再生的效应。镁离子对于维持肌肉的正常生理功能有着重要影响。研究发现，膳食镁对骨骼肌力量和肌肉质量指数具有重要的促进作用，并能减弱循环中慢性炎症对肌肉质量和力量的损伤。同时，充足的可利用的镁还是维持最佳肌肉性能和运动耐力的必要因素。

肌肉组织中镁一旦出现紊乱，将干扰机体基本生理过程。实际上，由线粒体通过电子在呼吸链上运动产生的能量是人体生理功能所需能量的主要来源。体内可利用的镁不足会导致线粒体的顺向转运效率降低和增加活性氧的产生，损伤蛋白质、DNA 和其他重要分子。研究显示，镁缺乏动物的肌肉组织中发生了线粒体肿胀和超微结构的改变，镁缺乏的离体细胞与动物的抗氧化能力下降。因此，镁很可能是调控肌肉氧化应激和维持线粒体正常功能的基础。除此以外，镁在蛋白质合成、ATP、氧摄取、糖原分解、脂肪氧化和电解质稳态维持等生理过程中也起着至关重要的作用，对肌肉代谢产生显著影响。镁可通过能量代谢、跨膜运输及促进肌肉收缩和放松来影响肌肉性能。作为钙阻断剂，通过调节钙离子通道和钙结合蛋白，镁影响着骨骼肌功能。肌肉收缩是一个高度钙离子依赖的过程，启动钙从肌浆网释放。钙结合肌钙蛋白 C 及肌球蛋白，诱导其蛋白构象变化，从而引起肌肉收缩。镁参与这些蛋白上钙结合位点的竞争。虽然肌钙蛋白和肌球蛋白对镁的亲和力远低于钙，但镁的作用不可忽视。在静息状态下，镁的浓度是肌肉细胞钙浓度的 10 000 倍。因此，镁会占据所有钙结合位点，仅当肌浆网释放钙离子后，镁才会被取代。然而，在镁缺乏的情况下，由于钙离子无法过多取代镁离子，从而导致过度收缩，出现肌肉痉挛和痉挛。

（刘佳宁　孙子林）

（三）钙

钙是机体各项生理活动不可或缺的元素。它参与肌肉的收缩过程，起到触发、调控的作用。钙浓度影响着肌肉收缩速度和力量，它可以维持正常的肌肉收缩和舒张功能，以及神经肌肉传导功能。

1. 钙与肌肉收缩

钙与肌肉收缩的相关内容，可参见本书相关章节。

2. 钙离子通道及其之间的通信

细胞内钙离子释放和细胞外钙离子进入通道及通道之间的通信在骨骼肌功能发展中起着重要作用。肌细胞内钙离子释放通道主要有 RyR1、RyR3 和 SERCA。钙对 RyR1 活性有双重影响：亚微摩尔钙增加 RyR1 活性，而更高浓度的钙抑制 RyR1 活性。研究表明 RyR3 在协调性骨骼肌收缩期间维持胞质钙离子水平。对于钙离子泵，SERCA1a、SERCA2a 和 SERCA2b 三种 SERCA 类型在骨骼肌中均有表达。而骨骼肌细胞外钙离子进入通道包括二氢吡啶受体、瞬态受体电位通道、钙离子释放激活的钙离子电流通道。在骨骼肌中的二氢吡啶受体 α_1S 亚基可与 RyR1 相互作用，β_1 亚基参与骨骼肌特异性二氢吡啶受体的排列和活性调控。

3. 钙信号对肌肉的影响

当细胞受到刺激后，通过各种钙离子相关通道使细胞外钙进入细胞或胞内钙储存库中钙释放，从而提高细胞内的游离钙浓度，成为引起细胞反应的信号，调节细胞过程。钙介导的信号转导（即钙信号）对肌细胞起到调控作用，在肌肉的发育、生长等过程至关重要。

(1) 钙信号对肌肉发育的影响：钙信号在肌发生中重要的效应物包括钙离子 – 钙调蛋白依赖性激酶和磷酸酶、MAPK、钙离子敏感转录因子，以及活化 T 细胞的核因子。在肌肉中，钙的释放主要受控于肌醇 –1, 4, 5– 三磷酸受体，钙的返回则受控于肌浆网内 ATPase 泵。钙调蛋白是一种解码胞质钙信号的钙敏感蛋白，钙与其结合并激活钙调磷酸酶，从而使活化 T 细胞的核因子去磷酸化并诱导其易位进入细胞核，从而启动肌肉重塑基因转录。人成肌细胞分化的调节与细胞内钙增加有关：在分化初始阶段，钙激活多种肌源性转录因子，如肌生成素和肌细胞增强因子，从而触发肌肉特异性基因的表达。此外，成肌细胞的识别、黏附、排列和融合所需的膜结合是钙依赖性过程；当细胞外钙耗尽时，融合则被可逆性抑制。

肌肉细胞发育过程中的钙离子动力学与存储钙的输入有关，其通过内部钙储存、基质相互作用分子 1 传感器，以及 SOCE 通道和 TRPC 通道进行。其中，TRPC1 参与了成肌细胞迁移和肌管融合。在成肌细胞中，TRPC1 构成了拉伸激活通道，参与卫星细胞生物学和肌细胞生长。钙信号下游的一些信号元件可促进肌肉的生长发育。在有丝分裂期间，钙信号和钙调蛋白参与核膜破坏、胞质分裂和放线菌素收缩环的调节。钙离子 – 钙调蛋白依赖性蛋白激酶信号阻止组蛋白去乙酰化酶 – 肌细胞增强因子 2 复合物的形成，从而释放肌细胞增强因子 2。在细胞周期进程中，钙通过可渗透的钙通道流入，有助于细胞周期的转变。

(2) 钙信号对肌肉生长的影响：在骨骼肌的生长发育过程中，其大小、性能和整体生理功能都保持着一定可塑性。在维持肌肉生长和促进性能变化方面，钙在细胞内的动态平衡发挥重要作用。研究发现，钙调神经磷酸酶的过表达可以诱导比目鱼肌纤维肥大。胰岛素和 IGF–1 调节钙内流和储存库中钙释放，从而维持钙的动态平衡。另外前列腺素 F_2–α 增加细胞内钙浓度，来诱导肌肉细胞生长。这些均表明分子多样性刺激钙离子信号传导以实现肌肉生长。

(3) 钙信号对肌肉再生的影响：自发的钙离子瞬变出现在肌肉再生的早期阶段，扰乱钙释放会损害再生过程。肌肉卫星细胞是助力肌肉修复和再生的主要细胞类型。当肌肉受伤时，活化的肌肉卫星细胞增殖并分化为骨骼肌细胞，从而产生新的组织。钙离子依赖性磷酸酶、钙蛋白酶也有助于控制肌卫星细胞的激活。钙激活中性蛋白酶主要位于非增生性卫星细胞的细胞质中，肌肉卫星细胞以细胞周期依赖的方式表达它。当被抑制时，其在细胞周期控制方面出现缺陷。这些缺陷导致生肌决定因子 Myf3 在细胞核内的积累和 Myf5 表达的增强，进而影响卫星细胞功能和早期肌肉再生。

综上所述，钙参与肌肉收缩，而钙信号在维持肌肉发育、发展及再生过程中起着重要作用。全面了解钙与肌肉细胞之间的生理学关联等对于肌肉病变的防治将具有重要意义。

（王　杨　金　晖　邱山虎）

参考文献

[1] Lesmana R, Sinha Ra, Singh Bk, et al. Thyroid Hormone Stimulation of Autophagy Is Essential for Mitochondrial Biogenesis and Activity in Skeletal Muscle [J]. Endocrinology, 2016, 157(1): 23–38.

[2] Garber Aj. Effects of parathyroid hormone on skeletal muscle protein and amino acid metabolism in the rat [J]. J Clin Invest, 1983, 71(6): 1806–1821.

[3] Pyram R, Mahajan G, Gliwa A. Primary hyperparathyroidism: Skeletal and non-skeletal effects, diagnosis and management [J]. Maturitas, 2011, 70(3): 246–255.

[4] Shimizu N, Yoshikawa N, Ito N, et al. Crosstalk between glucocorticoid receptor and nutritional sensor mTOR in skeletal muscle[J]. Cell Metab, 2011,13(2):170–182.

[5] Martín Ai, Priego T, López–Calderón A. Hormones and Muscle Atrophy [J]. Adv Exp Med Biol, 2018, 1088:207–233.

[6] Shikatani E A, Trifonova A, Mandel E R, et al. Inhibition of proliferation, migration and proteolysis contribute to corticosterone–mediated inhibition of angiogenesis[J]. PLoS One, 2012,7(10):e46625.

[7] Acitores A, González N, Sancho V, et al. Cell signalling of glucagon–like peptide–1 action in rat skeletal muscle [J]. J Endocrinol, 2004, 180(3): 389–398.

[8] Chai W, Dong Z, Wang N, et al. Glucagon–like peptide 1 recruits microvasculature and increases glucose use in muscle via a nitric oxide–dependent mechanism [J]. Diabetes, 2012, 61(4): 888–896.

[9] Sjoberg Ka, Holst Jj, Rattigan S, et al. GLP–1 increases microvascular recruitment but not glucose uptake in human and rat skeletal muscle [J]. Am J Physiol Endocrinol Metab, 2014, 306(4): e355–362.

[10] Campbell Je, Drucker Dj. Islet α cells and glucagon–critical regulators of energy homeostasis [J]. Nat Rev Endocrinol, 2015, 11(6): 329–338.

[11] Charlton Mr, Adey Db, Nair Ks. Evidence for a catabolic role of glucagon during an amino acid load [J]. J Clin Invest, 1996, 98(1): 90–99.

[12] Czaja W, Nakamura Yk, Li N, et al. Myostatin regulates pituitary development and hepatic IGF1 [J]. Am J Physiol Endocrinol Metab, 2019, 316(6): e1036–1049.

[13] Kraemer Wj, Ratamess Na, Hymer Wc, et al. Growth Hormone(s), Testosterone, Insulin–Like Growth Factors, and Cortisol: Roles and Integration for Cellular Development and Growth With Exercise [J]. Front Endocrinol (Lausanne), 2020, 11(33).

[14] Brelje Tc, Bhagroo Nv, Stout Le, et al. Beneficial effects of lipids and prolactin on insulin secretion and beta–cell proliferation: a role for lipids in the adaptation of islets to pregnancy [J]. J Endocrinol, 2008, 197(2): 265–276.

[15] Kim H, Barton E, Muja N, et al. Intact insulin and insulin–like growth factor–I receptor signaling is required for growth hormone effects on skeletal muscle growth and function in vivo [J]. Endocrinology, 2005, 146(4): 1772–1779.

[16] Blackman Mr, Sorkin Jd, Münzer T, et al. Growth hormone and sex steroid administration in healthy aged women and men: a randomized controlled trial [J]. JAMA, 2002, 288(18): 2282–2292.

[17] La Colla A, Pronsato L, Milanesi L, et al. 17β–Estradiol and testosterone in sarcopenia: Role of satellite cells [J]. Ageing Res Rev, 2015, 24(Pt B): 166–177.

[18] Rossetti Ml, Steiner Jl, Gordon Bs. Androgen–mediated regulation of skeletal muscle protein balance [J]. Mol Cell Endocrinol, 2017, 447:35–44.

[19] Sinkler Sy S S. Rapid versus slow ascending vasodilatation: intercellular conduction versus flow–mediated signalling with tetanic versus rhythmic muscle contractions[J]. J Physiol, 2017, 595: 7149–7156.

[20] Armstrong Ml, D A, M C. Potassium initiates vasodilatation induced by a single skeletal muscle contraction in hamster cremaster muscle[J]. J Physiol, 2007, 581: 841–852.

[21] Difranco M, Y C, Q M. Inward rectifier potassium currents in mammalian skeletal muscle fibres[J]. J Physiol, 2015, 593: 1213–1238.

[22] Garrison Sr, Allan Gm, Sekhon Rk, et al. Magnesium for skeletal muscle cramps [J]. Cochrane Database Syst Rev, 2012, 2012(9): Cd009402.

[23] Welch Aa, Kelaiditi E, Jennings A, et al. Dietary Magnesium Is Positively Associated with Skeletal Muscle Power and Indices of Muscle Mass and May Attenuate the Association Between Circulating C–Reactive Protein and Muscle Mass in Women [J]. J Bone Miner Res, 2016, 31(2): 317–325.

[24] Dominguez L J, Barbagallo M, Lauretani F, et al. Magnesium and muscle performance in older persons: the InCHIANTI study[J]. Am J Clin Nutr, 2006, 84(2):

419–426.

[25] Short Kr, B M, K J. Decline in skeletal muscle mitochondrial function with aging in humans[J]. Proc Natl Acad, 2005, 102: 5618–5623.

[26] Liu J, H E, G A. Memory loss in old rats is associated with brain mitochondrial decay and RNA/DNA oxidation: partial reversal by feeding acetyl–L–carnitine and/or R– α –lipoic acid[J]. Proc Natl Acad, 2002, 99: 2356–2361.

[27] Mubagwa K, Gwanyanya A, Zakharov S, et al. Regulation of cation channels in cardiac and smooth muscle cells by intracellular magnesium [J]. Arch Biochem Biophys, 2007, 458(1): 73–89.

[28] Van Dronkelaar C, Van Velzen A, Abdelrazek M, et al. Minerals and Sarcopenia; The Role of Calcium, Iron, Magnesium, Phosphorus, Potassium, Selenium, Sodium, and Zinc on Muscle Mass, Muscle Strength, and Physical Performance in Older Adults: A Systematic Review [J]. J Am Med Dir Assoc, 2018, 19(1): 6–11.

[29] Dumont Na, Bentzinger Cf, Sincennes Mc, et al. Satellite Cells and Skeletal Muscle Regeneration[J]. Compr Physiol, 2015, 5(3):1027–1059.

[30] Liu Y, Schneider Mf. FGF2 activates TRPC and Ca(2+) signaling leading to satellite cell activation[J]. Front Physiol, 2014, 5:38.

第 48 章

内分泌与代谢性疾病的肌肉系统表现

一、内分泌疾病的肌肉系统表现

（一）甲状腺疾病

甲状腺疾病是最常见内分泌疾病之一。甲状腺疾病可导致甲状腺功能异常，而后者可引起甲状腺相关性肌病。目前认为肌病是甲状腺功能异常的常见症状之一。有学者在一项回顾性分析中发现超过 75% 的甲状腺功能减退症（简称甲减）患者和 67% 的甲状腺功能亢进症（简称甲亢）患者有神经肌肉症状。甲状腺相关性肌病常在甲状腺功能异常基础上出现，根据甲状腺功能状态分为甲状腺功能亢进性肌病（简称甲亢性肌病）和甲状腺功能减退性肌病（简称甲减性肌病）。

1. 甲亢性肌病

(1) 甲亢性肌病的分型：甲亢性肌病主要指甲亢伴发肌肉病变，是甲亢的并发症之一。甲亢性肌病的临床表现复杂多样，诊断困难，临床上根据病变部位和发病特点分为 5 类：①甲亢性周期性瘫痪；②甲亢合并重症肌无力；③慢性甲亢性肌病；④甲亢突眼性眼肌麻痹；⑤急性甲亢性肌病。5 类甲亢性肌病中以慢性甲亢性肌病和甲亢周期性瘫痪最常见，急性甲亢性肌病最为少见，但其病情凶险，病死率高。

(2) 各种类型的临床表现

① 甲亢性周期性瘫痪：存在明显种族差别，亚洲人多见，白人少见，男、女发病比例为 20:1，发病年龄多在 20—39 岁。甲亢性周期性瘫痪可以发生在甲亢前、甲亢时或甲亢缓解之后。周期性瘫痪的发作与甲亢的严重程度无相关性。甲亢患者以周期性瘫痪为首发症状的在临床上并不少见，此时应注意与家族性周期性瘫痪和其他低钾性麻痹鉴别。

诱发甲亢性周期性瘫痪主要表现为突然发作的无力，呈迟缓性瘫痪，双侧对称，以下肢受累为主，有近端重，远端轻的特点，常伴有肌张力减弱和反射减退，颜面肌肉一般不受累，重者可累及呼吸肌，危及生命。发作通常持续几分钟到几天，通常间隔几周或几个月。低钾血症是甲亢性周期性瘫痪发作时常见的症状。引起甲亢性周期性瘫痪发作的因素包括饱餐、酗酒、剧烈运动、过度劳累、感染、大量输注葡萄糖液、应用糖皮质激素等，发作时间以夜间或晨醒居多。但目前也有甲亢并正常血钾或高血钾性周期性瘫痪的报道。

甲亢性周期性瘫痪的诊断依据包括以下内容。

- 有甲亢的临床表现。
- 急性起病的四肢弛缓性瘫痪，瘫痪的特点是近端重、远端轻、下肢重、上肢轻。
- 甲状腺功能检查提示甲状腺素、三碘甲状腺原氨酸、游离甲状腺素、游离三碘甲状腺原氨酸升高，促甲状腺激素降低。
- 血清钾低，心电图呈现低钾性特征改变（u 波、PR 或 Q–T 时间延长、T 波低平等。

- 补钾治疗后瘫痪迅速恢复。补钾治疗可以缓解发作时的症状，但不能预防发作。甲亢性周期性瘫痪治疗的关键在于控制甲亢；甲亢控制后甲亢性周期性瘫痪多不会再复发。

② 甲亢合并重症肌无力：研究发现，甲亢伴发重症肌无力概率大约为1%，其发病率极低，但重症肌无力中有2%～17.5%患者并发甲亢，提示两者有共同的免疫学基础。甲亢合并重症肌无力时，血中甲状腺激素浓度与重症肌无力病情程度平行。合并甲亢的重症肌无力患者多见于女性，同时多伴有胸腺疾病，常表现为眼肌型。

甲亢伴重症肌无力的临床表现以眼肌麻痹多见，一侧或两侧交替的眼睑下垂、复视和视物模糊，严重者眼球完全固定。甲亢伴重症肌无力也可累及延髓肌或全身肌肉，出现咀嚼、吞咽和说话功能障碍，上臂、手及躯干肌无力，抬臂及抬腿困难，严重者可出现呼吸肌无力，发生肌无力危象。肌无力症状于清晨或休息时减轻，午后加重，用新斯的明或腾喜龙后症状可改善。重复神经刺激显示肌肉动作电位波幅递减现象，即开始电位正常，反复刺激后波幅与频率减低，腾喜龙可使之改善。甲亢治愈后，重症肌无力可明显好转，但难以根治。甲亢未控制时合并重症肌无力会产生叠加效应，易误诊和漏诊。

眼肌型重症肌无力和Graves病之间相关，可能与两者在免疫交叉反应时在眼肌上有共同的自身免疫靶抗原有关。两者虽有重叠症状，但临床上较易区分：眼睑下垂和眼轮匝肌活动受限提示重症肌无力，眼球突出、眼睑挛缩、眶周水肿、眼球运动障碍则提示Graves眼病。

③ 慢性甲亢性肌病：慢性甲亢性肌病起病隐匿，缓慢进展，大多数肌病症状与甲亢症状同时或在其后出现，极少肌病症状先于甲亢症状出现。肌病程度与甲亢的严重程度无明显相关性，若以肌病症状为突出表现而甲亢高代谢症状不明显时，易被漏诊或误诊。

慢性甲亢性肌病主要表现为进行性肌无力、消瘦甚至肌肉萎缩，无肌肉瘫痪和感觉障碍。最常见和最先累及近端肌群，其次为远端肌群，延髓麻痹及呼吸肌受累罕见。多呈对称性肢体无力，也有仅单侧肢体受累。患者常诉爬楼、蹲位起立、骑车、梳头、高位取物等动作困难，少数患者可出现肌痛、肌束震颤。体格检查可以发现明显的近端肌无力，肌力2～3级，肌电图以运动单位时限缩短为特征性改变。肌萎缩及肌无力常常在甲亢症状得到控制后好转。

④ 甲亢突眼性眼肌麻痹：甲亢突眼性眼肌麻痹相对少见。眼球突出程度与甲亢程度无平行关系。突眼性眼肌麻痹可见于甲亢症状明显者，还可见于甲亢症状不明显，甚至甲状腺次全切除术或药物治疗后甲状腺功能减退者。该病多见于男性，40岁以后发病。眼球突出、眼睑肿胀是该病的主要表现。有时伴眼外肌麻痹，出现复视或视力下降，检查患者有眼外肌肿大、上睑下垂、瞬目减少和辐辏不能。应与甲亢伴眼肌型重症肌无力相鉴别。前者有突眼症状，抗胆碱酯酶药物治疗无效；而后者对抗胆碱酯酶药物反应效果良好。

⑤ 急性甲亢性肌病：患者常先有慢性甲亢性肌病，随后发展为急性甲亢性肌病，但有部分患者既往无慢性甲亢性肌病，直接发生急性甲亢性肌病。突然发病，迅速进展。甲亢患者出现如下延髓麻痹症状之一，并排除重症肌无力、中枢性疾病和咽部疾病，可考虑急性甲亢性肌病。延髓麻痹症状主要有如下临床表现。

- 饮水呛咳：早期表现仅为饮水速度变慢，后可出现呛咳，呛咳次数随病情加重而增加，部分患者出现鼻孔反流，常伴咽反射消失或减弱。
- 吞咽困难：早期表现为进食后劳累，进食速度变慢，部分患者进展至只能进流食甚至无法进食，伸舌困难，舌肌萎缩。

- 呼吸困难：出现较晚，严重者可出现呼吸缓慢、呼吸停止，是患者死亡的主要原因。
- 声音嘶哑：为最常见症状，表现为说话无力，音调消失，声音低沉、嘶哑，严重者无法发音。临床上对于甲亢患者出现声嘶、呛咳、吞咽困难、咽反射消失者，特别是伴慢性甲亢性肌病者应立即按急性甲亢性肌病处理。

急性甲亢性肌病的发生机制可能为：甲状腺激素剧增使线粒体中氧化过程加速，或者使儿茶酚胺作用增强并加速儿茶酚胺大量释放，致神经系统表现急骤加剧而产生脑部症状，延髓麻痹；或者甲状腺激素剧增导致能量消耗增加而引起必需高能磷酸键供应缺乏，继而产生脑部症状。

2. 甲减性肌病

甲减患病率与性别和年龄相关。在老年人群中，甲减患病率高达 12%。大部分甲减患者存在肌肉症状（如僵硬、肌痛、痉挛、易疲劳）。肌肉症状可能是甲减的主要或唯一临床表现。

甲减性肌病患者有肌肉骨骼症状，大多数症状轻微且非特异性，仅少部分患者出现典型的甲减性肌病。肌病的症状与甲减的病程及严重程度是平行的。甲减性肌病引发肌肉损害，症状主要包括易疲劳、肌无力、肌痛、痛性肌痉挛、肌强直（假性肌强直，表现为肌肉松弛困难）、肌肥大（假性肌肥大，表现为肌肿胀）和肌萎缩等。甲减性肌病主要累及以肩带肌、骨盆肌、大腿肌为主的近端肌肉，症状呈缓慢进展。根据临床表现可分为以下几种类型。

- 单纯肌萎缩（肌萎缩型）：以肌无力和肌萎缩为主要表现。
- 类多发性肌炎样综合征（类肌炎型）：以肌无力和肌痛为主要表现，以轴向肌群（头和腹部伸肌群）和骨盆肌群受累更广泛和明显，肌酶明显升高。
- 不伴肌强直的肥大性肌病（肌肥大型）：以肌无力和肌肥大为主要表现。
- 不伴肌肥大的强直性肌病（肌强直型）：以肌无力和肌强直为主要表现。
- 伴肌强直的肥大性肌病（肌强直肥大型）：以肌无力、肌强直和肌肥大为主要表现。

我国最常见的成人甲减性肌病为类肌炎型。

甲减性肌病患者，其肌肉损害相关指标如血清肌酸激酶、乳酸脱氢酶、谷丙转氨酶、谷草转氨酶、α- 羟丁酸脱氢酶等各种肌酶均会出现不同程度的升高，其中以肌酸激酶升高最具有特征性。在甲减性肌病患者中，血清肌酸激酶水平波动的幅度很大，是正常水平的 10～100 倍。

（蔡 霞）

（二）甲状旁腺疾病

原发性甲状旁腺功能亢进症和甲状旁腺功能减退症是临床上常见的甲状旁腺疾病，但两者引起的肌病较为少见，且临床表现多样。

1. 甲状旁腺功能亢进性肌病的临床表现

甲状旁腺功能亢进性肌病（甲旁亢肌病）大部分是由原发性甲状旁腺亢进所致，可表现为肌无力、肌肉疼痛、肌肉萎缩等肌肉症状，但以肌病为首发及主要表现者罕见。

甲旁亢肌病多见于女性，男女比例为 1∶4～1∶2，以 30—50 岁多见。该病多累及四肢近端骨骼肌，所有患者下肢均受累，半数的患者上肢同时受累，临床表现为肌无力呈进行性加重，易疲劳，可合并肌萎缩、肌肉疼痛等，患者呼吸肌受累者少见。有报道吞咽困难、声音嘶哑和声带麻痹、颈肌无力表现。甲旁亢肌病有明显的可逆性，治疗效果较好，血钙水平与其疾病严重程度不一致。甲旁亢肌病患者除血钙可升高或正常、甲状旁腺激素升高外，其肌电图还可见肌源性改变，肌肉活检可见肌源性损害改变，部分患者可合并神经源性改变。

甲旁亢肌病的发生机制可能有两点：第一，与血钙的升高有关。细胞外高浓度的钙使静息电位阈值增大，钠通道活性降低，细胞兴奋性下降，骨骼肌细胞和神经元应激性下降，出现反射迟缓、肌肉无力、甚至神经精神症状。第二，部分原发性甲状旁腺亢进症患者虽然血钙正常，但是过量分泌的甲状旁腺素会引起细胞线粒体内钙释放和细胞膜通透性改变，导致细胞内钙超载，肌细胞和神经元变性萎缩，从而引起肌无力。该病早期患者仅有肌无力，缺乏其他特异性症状，临床上极易误诊，临床医生需引起重视。

2. 甲状旁腺功能减退性肌病的临床表现

由甲状旁腺功能减退性肌病引起的低钙性肌病（甲旁减肌病）较为罕见，该病在 1972 年首次被报道，后面仅有十多篇的个案报道。

甲旁减肌病常见的症状有手足搐搦，为发作性双手足、前臂、小腿痉挛，甚至喉痉挛、支气管痉挛和哮喘。由于低钙血症导致的肌肉、神经兴奋性增高而出现肌肉痉挛，有时出现肌肉疼痛。体检可以发现肢体近端肌力减退，束臂加压试验（Trousseau）和低钙击面征（Chvostek）阳性。

肌酸激酶水平升高是甲旁减肌病的重要特征，是甲状旁腺功能减退的一种罕见表现。肌酶谱主要包括肌酸激酶及其同工酶、乳酸脱氢酶及其同工酶、丙氨酸转氨酶，以及天冬氨酸转氨酶均可升高。国外文献报道肌酸激酶高达 3281U/L（参考值＜ 180U/L），且有横纹肌溶解的报道。低钙血症引起肌酶升高的机制仍未明确，有学者发现萎缩的肌肉纤维肌红蛋白染色阴性，正常纤维肌红蛋白呈阳性，从而推测低钙血症时骨骼肌收缩时细胞膜会受损，导致肌细胞肌红蛋白和肌酶渗漏，从而引起血清肌酸激酶水平升高。

（蔡　霞）

（三）肾上腺疾病

肾上腺疾病是一类发生于肾上腺的疾病统称。由于肾上腺分为皮质和髓质两部分，但两者在胚胎发生学来源完全不同，因此当肾上腺发生病变时其临床表现因病变累及部位不同而不同。肾上腺疾病在肌肉系统的表现主要为肌肉增生 / 肥大、肌无力或肌肉萎缩。本部分内容基于现有文献资料，聚焦于原发性醛固酮增多症、库欣综合征、先天性肾上腺皮质增生症、慢性原发性肾上腺皮质功能减退症、嗜铬细胞瘤等几种疾病的肌肉系统表现。而其他疾病（如原发性色素结节性肾上腺皮质病）的肌肉系统表现，由于证据相对有限，故在此不作阐述。

1. 原发性醛固酮增多症

原发性醛固酮增多症简称“原醛症”，主要是由于肾上腺皮质增生或腺瘤分泌醛固酮过量醛固酮，导致体内潴钠、排钾、血容量增多、肾素 – 血管紧张素系统受抑制，临床上表现为高血压、低血钾、高醛固酮、低肾素。约 50% 的醛固酮瘤及 17% 的特发性原醛症患者出现低血钾，低钾血症表现为肌无力或典型的周期型瘫痪，其中周期性瘫痪在白种人中罕见，在亚洲人种较多发。由于血钾降低，导致细胞内钾浓度与细胞外钾浓度差增大，细胞静息膜电位与阈电位距离增大，细胞兴奋性降低，严重时甚至不能被兴奋，临床上表现为肌肉乏力，严重者可发生迟缓性软瘫。肌瘫痪通常先累及双下肢，严重者可波及四肢，甚至呼吸肌麻痹危及生命。发作轻者可自行恢复，较重者需要口服或静脉补钾缓解。瘫痪发作与血钾降低程度相关，但细胞内外的钾浓度差及其他电解质浓度变化对症状的发生、对肌瘫痪起着更重要的作用。肌瘫痪以夜间发作居多，劳累、寒冷、进食高糖食物、排钾利尿剂常为诱发因素。引起肌无力的另外一种少见原因为横纹肌溶解症、原醛症患者可因严重低钾血症而导致横纹肌溶解，若患者肌痛伴肌酶明显升高，需警惕此种可能。原醛症患者还可发生指端麻木、手足抽搐及肌痉挛，这是由于低钾血症引起的代谢性碱中毒，碱血症使血游离钙降低，加之醛固酮促进钙、镁排泄，造成游离钙降低及低镁血症。严重低钾血症还可引起抽搐发作。

2. 库欣综合征

库欣综合征又称皮质醇增多症，是由于多种原因（如肾上腺皮质腺瘤、肾上腺皮质癌等）引起的肾上腺皮质长期分泌过多糖皮质激素所产生的临床症候群，可发生于任何年龄，女性多于男性。库欣综合征患者常表现为向心性肥胖，这主要是因为糖皮质激素使得外周葡萄糖摄取受损和肝脏胰岛素抵抗，导致机体胰岛素分泌增加出现高胰岛素血症。而胰岛素促进脂肪合成，在对胰岛素敏感的脸部和躯干部位脂肪合成占优势，从而出现脂肪重新分布，最终出现“满月脸”及“水牛背”。而体内过高的糖皮质激素可影响骨骼肌糖代谢导致胰岛素抵抗，并且可通过不同途径促进骨骼肌蛋白质分解，抑制骨骼肌蛋白质合成，使得机体长期处于负氮平衡状态，继而使得骨骼肌发生萎缩，导致肌肉无力，即类固醇性肌病。其以近端肌肉受累更加明显，后波及肩胛带肌或肢体远端肌群，故而皮质醇增多症患者四肢显得相对瘦小。另外，糖皮质激素如皮质醇、去氧皮质酮具有弱盐皮质激素作用，潴钠排钾，导致血钾降低而使肌肉乏力症状加重。因此，部分患者需借助外力从蹲位站起；病情严重者可能无法爬楼梯或从矮椅上站起来。在重度皮质醇增多症患者中，低钾血症（肾脏中 11β 羟类固醇脱氢酶Ⅱ型对皮质醇向皮质素的转化减少所致）可加重患者的肌无力。

3. 先天性肾上腺皮质增生症

先天性肾上腺皮质增生症是由基因缺陷所致的肾上腺皮质多种类固醇激素合成酶先天性活性缺乏引起的一组常染色体隐性遗传性疾病。最常见的为 21- 羟化酶缺陷，约占 90% 以上，临床特征主要与皮质醇合成分泌不足、失盐及雄激素分泌过多有关。通常分为 3 种类型：单纯男性型、失盐型和迟发型。前两者为经典型，临床多见失盐及雄激素分泌过多；后者为 21- 羟化酶不完全缺乏，可通过 ACTH 分泌增加进行代偿，仅在应急状态出现临床症状。单纯男性型患者仍有残存的 21- 羟化酶活性，能少量合成皮质醇和醛固酮，故无失盐表现。失盐型为 21- 羟化酶完全缺乏。由于 21- 羟化酶缺乏或活性降低，孕酮和 17- 羟孕酮不能转化为脱氧皮质酮和 11- 脱氧皮质醇，皮质醇合成减少，ACTH 反馈性增加，刺激肾上腺增生；孕酮和 17- 羟孕酮等中间代谢产物增加，部分进入雄激素合成途径导致雄激素增加。雄激素促进蛋白质合成，参与骨骼和肌肉的生长、维持与修复过程，肌肉肥大、肌肉力量增强，导致男性性早熟、女性男性化。

4. 嗜铬细胞瘤

嗜铬细胞瘤多起源于肾上腺髓质，其临床特征取决于儿茶酚胺（包括肾上腺素、去甲肾上腺素、多巴胺）的分泌量。儿茶酚胺（主要为肾上腺素和去甲肾上腺素）可通过代谢活跃的器官和组织中的肾上腺素受体直接影响代谢。骨骼肌中，β 肾上腺素受体（尤其是 $β_2$ 肾上腺素受体）是儿茶酚胺受体的主要类型。儿茶酚胺可激活 PI3K-AKT 信号通路而活化肾上腺受体，继而增加蛋白合成速率、抑制蛋白降解，使得骨骼肌细胞出现肥大。血管过度收缩致肌肉缺血可引起横纹肌溶解及肌红蛋白性肾衰竭，骨骼肌缺血可致骨骼肌萎缩及肌肉衰减症。此外，儿茶酚胺的过度释放可导致心肌耗氧量增加及冠脉痉挛，继而诱发心绞痛和急性心肌梗死，但上述情况临床上相对少见。

5. 原发性慢性肾上腺皮质功能减退症

原发性慢性肾上腺皮质功能减退症，又称 Addison 病（艾迪生病），是由于自身免疫、结核、感染、肿瘤等破坏双侧肾上腺组织，从而导致肾上腺皮质激素分泌不足和促肾上腺皮质激素分泌增多的疾病。本病发病率不高，起病缓慢呈隐袭性发病，最早出现身体倦怠无力，随病程进展而逐渐加重，出现精神疲倦、运动耐力下降、肌无力。由于糖皮质激素分泌存在昼夜节律“日谱”，早晨为分泌高峰，至下午分泌频率及幅度均下降，凌晨分泌最少，因此患者往往会出现早晨精神及体力尚可，但至中午及晚间时，则逐渐不能支持。慢性原发性肾上腺皮质功能减退症患者肌肉力量下降，主要与糖皮质激素缺乏有关，不能有效维持骨骼肌细胞的生发发育，同时由于缺乏糖皮质激素“允许”作用，肌肉血管对儿茶酚胺的敏感性下降，从而血压降低；而另一方面患者持续存在的恶心呕吐及食欲不振，使得蛋白质等营养物质的摄入减少而不能维系骨骼肌的能量代谢供应。此外，弥漫性肌痛和关节痛是肾上腺皮质功能减退症患者的常见症状，但偶有表现为肌肉骨骼症状，少数有腿部屈曲挛缩。而血清肌酶浓度、肌活检和肌电图通常是正常的。肌痛和关节痛在使用糖皮质激素替代治疗后会很快消失，但挛缩的逆转可能需要数月，且需要采取骨科相应治疗措施。

（谢作玲　刘　钰　邱山虎）

（四）性腺疾病

常见的性腺疾病包括克氏综合征、特纳综合征、性早熟、多囊卵巢综合征等。性腺疾病对肌肉系统的影响主要表现为雌激素及雄激素过多或过少时肌肉量和肌肉力量的变化等，但无各自特异的临床表现。本部分内容主要介绍常见性腺疾病的肌肉系统临床表现。

1. 克氏综合征

克氏综合征又称先天性睾丸发育不全或者先天性精曲小管发育不全，是引发原发性睾丸功能减退及男性不育最常见的性染色体遗传性疾病，其根本缺陷在于比正常男性多一X染色体。本病发病率在男性中为0.1%～0.2%。由于雄激素的缺乏导致血液中雌、雄激素水平的比例失调，产生各种女性化症状，如：肌肉不发达或肌肉力量的减退、男性乳房发育、皮肤细嫩、无喉结胡须等。

2. 特纳综合征

特纳综合征又称先天性卵巢发育不全征，是女性X染色体全部或部分缺失导致的一种常见性染色体异常疾病。患者临床表现为身材矮小、原发性闭经、第二性征发育不全及多痣、颈蹼、盾状胸、肘外翻、第4或5短指畸形等。特纳综合征患者的体质成分改变包括肌肉含量下降，总脂肪含量及内脏脂肪含量增高，临床表现可有糖耐量异常及胰岛素抵抗。

3. 多囊卵巢综合征

多囊卵巢综合征是影响女性生殖健康最常见的内分泌和代谢紊乱疾病之一，患病率为8%～13%。临床表现存在高度异质性，以长期不排卵或稀发排卵、卵巢多囊性增大、高雄激素血症、多毛为基本特征。雄激素可以促进蛋白质合成与骨骼肌生长，高雄激素时可表现为男性化体征，骨骼和肌肉发育以及脂肪分布呈现男性化，如骨骼粗壮，两肩部肌肉发达，脂肪组织堆积于腰部等。

4. 性早熟

性早熟是指青春期提前出现的发育异常，一般认为女孩在8周岁之前，男孩在9周岁之前出现性征的现象称为性早熟。分为中枢性性早熟和周围性性早熟两类。性早熟以女孩多见，约为男孩的9倍，中枢性早熟的临床特征是提前出现的性征发育与正常青春期发育程序相似，但临床表现差异较大，有些可在性发育一定程度后停顿一时期再发育，亦有的症状消退后再发育。由于性激素对蛋白质和脂肪合成代谢有不同促进作用，男性性早熟时表现为身材较高、肩部较宽、肌肉发达；而女性则为身材较矮、臀部较宽、体脂丰满。另外，骨骼的过快增长可使骨骺融合较早，早期身高虽较同龄儿童高，但成年后身高反而较矮小。

（孙　进）

（五）垂体疾病

垂体疾病中垂体肿瘤相对最多见；根据肿瘤细胞能否产生激素分为功能性垂体瘤和无功能性垂体瘤两大类，其中功能性垂体瘤又以肿瘤细胞生产的激素种类不同分为生长激素瘤、催乳素瘤、促肾上腺皮质激素瘤和促甲状腺激素瘤。垂体疾病的肌肉系统表现主要为肌肉增生 / 肥大、肌无力或者肌肉萎缩。其中，促肾上腺皮质激素瘤临床表现可见库欣综合征相关内容、促甲状腺激素瘤临床表现可见甲亢相关内容、腺垂体功能减退症临床表现与肾上腺皮质功能减退症及甲状腺功能减退症所致肌肉系统表现大致相同。由于催乳素瘤肌肉系统临床表现有限，本部分内容主要介绍生长激素瘤和生长激素缺乏症的肌肉系统表现。

1. 生长激素瘤

生长激素瘤是生长激素分泌过度的主要原因，常表现为肢端肥大症和巨人症。发病年龄以20—29 岁多见，无明显性别差异。发生于青春期前、骨骺未融合者表现为巨人症，较少见；发生在青春期后、骨骺已融合者表现为肢端肥大症，其发展慢，以骨骼、软组织、内脏增生肥大为主要特征，较多见；青春期前骨骺未融合时发病，但病情一直进展至成年后，既有巨人症又有肢端肥大症的表现，称为肢端肥大性巨人症，临床罕见。

肢端肥大症的肌肉系统表现最为典型。肢端肥大症可有多汗、精神紧张、肌无力、神经肌肉疼痛及腕管综合征等表现。常诉耐力减低（约40% 伴明显肌病），轻度近段肌萎缩无力，血清肌酸激酶浓度正常，肌电图示肌病样改变，无激惹现象。肌肉活检示，Ⅱ型肌纤维萎缩，Ⅰ型肌纤维增生。约 35% 肢端肥大症患者有正中神经受压导致的腕管综合征。患者双侧手部麻痛、手部肌力下降，检查有神经运动肌肉感觉传导障碍。多发性周围神经病变可能与骨和软组织增生致神经根受压有关。

2. 生长激素缺乏症

生长激素缺乏症目前没有明确定义，主要包括两方面内容，一是生长激素量减少而活性正常，二是生长激素量正常（或升高）但生物活性降低。后者主要见于生长激素受体基因突变（生长激素不敏感综合征）或原发性 IGF-1 缺乏症。青春期前发生的生长激素缺乏又称为垂体性侏儒症。

儿童患者生长激素缺乏主要以身材矮小、生长缓慢、青春期发育延迟为特征。成人生长激素缺乏以肌肉量减少、骨量降低、体脂增加为特点。主要临床表现为体脂含量增加，尤以腰部为著；因骨量降低，故体重可正常（相对于身高）或降低（相对于年龄）。患者出现肥胖，体脂分布异常，肌肉量减少，体力下降，多伴有抑郁或孤立情感；常伴有肾上腺皮质及甲状腺功能减退、中心性肥胖和多种代谢异常。

（袁月星）

二、代谢性疾病的肌肉系统表现

（一）肥胖

肥胖已逐渐成为一个全球性健康问题。近来我国肥胖的患病率逐年增长，呈流行态势。肥胖与许多代谢性疾病相关，如 2 型糖尿病、心血管疾病、高血压、卒中和肿瘤。除了这些并发症外，肥胖还会影响骨骼肌系统，导致肌肉质量和力量的逐步丧失，且肥胖症中普遍存在肌肉衰减。

骨骼肌是人体中最具动力和能量调节的组织之一，约占体重的 40%，是体内最主要利用血糖的组织，负责吸收 80% 的餐后血糖，胰岛素降血糖效应的 70%～90% 由骨骼肌完成。它还是主要的脂肪酸氧化代谢组织。骨骼肌将一部分葡萄糖转化为机械能来驱动人体运动或保持姿势，另一部分转化为细胞代谢和肌肉糖原以进行能量存储。

随着人类寿命的逐步延长，身体成分伴随年龄增长也在发生改变，一方面，脂肪分布随着年龄的增长而变化，皮下脂肪减少而内脏脂肪和腰围增加，脂肪越来越多地沉积在骨骼肌和肝脏中。另一方面，随着年龄增长，骨骼肌质量和力量衰减，继而出现肌肉衰减症（具体定义见本书相关章节）。肌肉衰减症是老年人中高脂肪含量伴低肌肉质量的一种新型肥胖，成为目前老龄化社会关注的问题之一。老年人中肌肉衰减症的患病率为4%～20%。

与单纯肌肉衰减症或单纯肥胖相比，肌肉衰减症存在的临床问题更大。老年人肌肉衰减症患者存在更高的代谢性疾病、高血压、心血管疾病及残疾的患病率，甚至会增加死亡风险，导致更高的医疗费用。因此，肌肉衰减症和肥胖对老年人的健康存在独立和叠加的不良反应。具体危害主要体现在以下三方面：第一，导致肢体功能障碍。肌肉衰减症与某些具体的身体功能相关，包括步速下降、步行限制、爬楼梯困难、单腿站立时间下降、步行时足部翻转特点改变。当给予肥胖者与正常体重者相同工作量的能量消耗时，前者所需的氧消耗量和肌肉力量较后者明显增高，并且肥胖潜在地限制了肢体肌肉的物理性能。高体重指数和低肌肉强度的老年人，在行走速度上较正常体重且肌肉量正常的老年人明显下降。第二，增加慢性代谢性疾病风险。肥胖引起的骨骼肌丢失，与葡萄糖代谢失调和肌肉损失加速丢失有关，加重胰岛素抵抗，导致糖尿病的发生，还增加代谢综合征和心血管疾病的风险，以及增加全因死亡风险。第三，影响认知、寿命等。研究发现肌肉衰减症与认知衰退的风险增加显著相关，独立于年龄、性别、教育水平等因素。此外，四肢肌肉量的降低导致老年人日常活动能力下降，增加跌倒、失能甚至死亡的风险。而且，肌肉衰减症也可以发生在过度节食减肥的年轻人身上，减肥过程中导致肌肉损失，一旦体重恢复就可能诱发肌肉衰减症。

目前对肌肉衰减症的管理存在诸多挑战，运动训练对肌肉衰减症和肥胖均有利，体育活动被认为是延缓肌肉丢失和肥胖的关键生活方式，有规律的体育活动包括有氧运动和抗阻训练。而肥胖的饮食管理可能需要能量限制，肌肉衰减症的管理则需要增加营养素的摄入量，特别是蛋白质，现阶段需要更多的干预试验来确定肌肉衰减症的有效生活方式策略，以制订更有效的方法。

（邹　芳）

（二）糖尿病

糖尿病是一种因胰岛素绝对缺乏或胰岛素分泌减少及敏感性下降所致的以慢性高血糖为主要特征的代谢性疾病。据统计，2019年世界上患有糖尿病的人群已超过4.2亿，而这一数字预计将会继续攀升。长期血糖控制不佳的患者更容易出现并发症，对患者生活质量及生命造成严重威胁。糖尿病患者在疾病过程中常伴有肌肉组成变化、肌肉重量及力量改变。

1. 肌肉力量及肌肉量与糖尿病的关系

目前糖尿病与肌肉相关的研究主要聚焦于2型糖尿病，而与1型糖尿病相关的研究则较少。队列研究表明肌肉力量的下降是男性2型糖尿病发生的危险因素；但亦有研究发现，无论性别差异，肌肉力量均与2型糖尿病的发生无关。肌肉量减少被认为是2型糖尿病发生的危险因素，且独立于胰岛素抵抗。同时，有研究认为2型糖尿病的发展与肌肉量减少和胰岛素抵抗增加有关——两者叠加在一起致2型糖尿病易感性风险增加超过90%。然而，肌肉量减少导致糖尿病发生发展的机制仍尚不清楚。

2. 1型糖尿病对肌肉力量及肌肉量的影响

1型糖尿病患者的肌肉改变及表现与2型糖

尿病有类似之处。1 型糖尿病患者更易出现肌肉疲劳、肌肉量降低，以及肌肉力量下降。此外，血糖控制不佳的 1 型糖尿病患者还存在肌肉血容量的减少。在肌纤维方面，1 型糖尿病患者肌肉Ⅱ型纤维的占比较高，且肌纤维毛细血管数均多于 2 型糖尿病。

1 型糖尿病对肌肉的功能及形态有不利影响，其可能作用途径包括：①肌肉卫星细胞减少，1 型糖尿病患者骨骼肌肌肉卫星细胞含量显著降低，且 Notch 配体 DLL1 明显增加；②肌肉氧化磷酸化受损、线粒体功能障碍，1 型糖尿病患者较对照组肌肉糖酵解出现得更早，且达到峰值时间缩短、氧化能力降低。此外，尽管运动状态下肺扩散能力和动脉 O_2 转运正常，但 1 型糖尿病患者肌肉血容量增加作用降低。

3.2 型糖尿病对肌肉力量及肌肉量的影响

随着年龄增长，正常人群骨骼肌重量逐渐消失，部分甚至被脂肪和结缔组织取代。在 50 岁之后肌肉量以每年 1%～2% 的速度下降，而 2 型糖尿病患者在较早年龄即可出现肌肉量的减少及肌肉力量的下降。相较于无糖尿病的老年人而言，2 型糖尿病老年人膝盖伸肌力量的下降增加了 4.5%。此外，其腿部伸展力量及上肢握力也存在不同程度降低，且常伴随跌倒风险的明显升高。目前多数证据表明，2 型糖尿病患者的下肢较上肢更容易出现肌肉改变，这主要表现为其膝部伸肌及踝足屈肌力量降低，且膝部伸肌和屈肌的肌肉体积均减小。

骨骼肌是胰岛素刺激下摄取代谢葡萄糖的主要部位，且骨骼肌慢型氧化肌肉纤维（Ⅰ型）相比于快型糖酵解肌肉纤维（Ⅱ型）具有更高的葡萄糖处理能力。随着 2 型糖尿病进展，骨骼肌出现胰岛素抵抗，其葡萄糖摄取代谢功能下降。随着年龄增长，非糖尿病患者群的肌肉减少以Ⅱ型纤维为主，而 2 型糖尿病患者群与此相反。通过股外侧肌活检发现，肥胖及瘦体型人群的Ⅰ型纤维、Ⅱa 型纤维和Ⅱx 型纤维占比分别为 45%、46% 和 9%，而在 2 型糖尿病患者群中，Ⅰ、Ⅱa 和Ⅱx 分别占 35%、45% 和 20%，提示 2 型糖尿病患者的肌肉减少以Ⅰ型纤维为主。

2 型糖尿病对肌肉功能及形态的影响，其可能原因包括：①影响蛋白质合成，肌肉量的维持受肌肉蛋白质分解和合成速率之间的平衡调节，蛋白质的摄入直接刺激了肌肉的合成速度，且胰岛素则可通过抑制蛋白水解维持肌肉量。而 2 型糖尿病患者普遍存在胰岛素抵抗及相对的胰岛素缺乏，这可能导致肌肉水解加速；②脂肪沉积，脂肪沉积与糖尿病患者肌肉减少的发生关联密切。研究发现，体脂百分比增高的 2 型糖尿病患者更易出现肌肉减少。脂肪沉积与低肌肉量对 2 型糖尿病的胰岛素抵抗发生发展存在协同作用。脂质过多还将会导致 2 型糖尿病患者肌肉中神经酰胺过度积聚，进而激活 PP2A 和 JNK，引起 AKT 的磷酸化过低，损害胰岛素信号通路，抑制 GLUT4 肌膜定位，导致葡萄糖摄取减少和胰岛素抵抗；③骨骼肌胰岛素抵抗：骨骼肌胰岛素抵抗涉及多个作用途径。研究发现活化的巨噬细胞可分泌大量 TNFα 和 IL-6，其中 TNFα 以剂量依赖性方式引起骨骼肌胰岛素抵抗，其下游蛋白 IKK 和 JNK1 的激活则导致肌管中胰岛素抵抗。此外，胰岛素抵抗时还会影响骨骼肌 GLUT4 募集。

简言之，糖尿病是一种慢性代谢性疾病，在疾病进展过程中其肌肉力量及肌肉量也逐渐发生变化。其中 2 型糖尿病以 I 型纤维减少为主，并可能伴随着肌肉蛋白质合成障碍、脂肪沉积、线粒体功能障碍、血管神经病变等病理生理过程；而 1 型糖尿病肌肉功能受损可能与线粒体结构及功能障碍、神经病变、肌肉卫星细胞数量减少有关。但糖尿病肌肉量及力量改变的确切机制仍需进一步探索。

（郭　荔　魏　琼　邱山虎）

（三）骨质疏松

骨质疏松是一种以低骨量和骨组织微结构破坏为特征，并导致骨脆性增加和易发生骨折的全身性骨代谢性疾病。这种病理生理改变与年龄增长有关。人体肌肉量从25岁开始就开始出现进行性下降。肌肉量减少影响机体平衡能力，导致跌倒风险增加。老年人的骨质流失与肌肉减少常伴随发生，且肌肉和骨量之间存在着密切关联。

1. 骨质疏松与肌肉量减少

骨骼质量与肌肉大小存在相关性，并且在一定程度上与肌肉强度有关。研究发现，随着骨质状况的下降，躯干肌肉、双上肢肌肉及双下肢肌肉量均呈下降趋势，且在女性中尤为显著。此外，老年骨质疏松症患者肌力水平与骨密度呈显著正相关；且肌肉量与骨含量变化趋势存在高度相关性。这些均提示，肌肉量减少与骨质疏松存在相关性。

绝经后女性是骨质疏松症的高发人群。有研究指出，绝经后女性的肌肉力量与骨质疏松的关联比其他任何身体参数（如体重等）都更为密切，提示肌肉力量是绝经后骨质疏松强有力的预测指标。

椎体骨质疏松性骨折是老年骨质疏松症患者最常见的骨折形式，其发病率随着老龄化日益严重而逐年上升。研究显示躯干肌肉力量的减弱程度与老年椎体骨折的发生率呈正相关，且强健的躯干肌肉力量可显著降低椎体骨折的发生率。此外，还有研究发现，单发及多发腰椎骨折患者椎旁肌肉的横截面积和腰椎肌肉程度存在明显下降，且骨质疏松性骨折患者中肌肉减少症患病率为37.5%。

2. 肌肉衰减症和骨质疏松

肌肉衰减症（具体见本书相关章节）与骨质疏松相互联系、相互影响，严重影响患者生活质量，是老年人致残、致死的重要原因。有研究显示，骨质疏松与Ⅱ型肌肉纤维萎缩减少相关，且Ⅱ型肌肉纤维萎缩与骨质损伤的程度呈正相关。多项研究表明，肌肉衰减症导致骨密度降低，显著增加骨质疏松发生风险。此外，骨质疏松合并髋部骨折患者肌肉衰减症检出率明显高于同龄非骨折者，且男性高于女性。据报道，男性骨质疏松症合并肌肉衰减症的死亡率显著高于单纯患有肌肉衰减症或骨质疏松症者。

3. 骨质疏松与肌肉内分泌因子

骨质疏松患者循环血液中Irisin水平明显下降，且Irisin含量与骨密度呈正相关。此外，Irisin还与循环性骨钙素（成骨细胞衍生的蛋白质）呈正相关，后者可增加肌纤维分解代谢，有助于增强骨骼肌功能。但Apelin及IL-6与骨质疏松或骨密度的关联仍存有争议。此外，有研究发现GDF水平随年龄增长而增加，且与骨密度呈负相关。骨质疏松患者MSTN水平明显升高，但其与骨质疏松的联系仍需进一步探索。

4. 骨骼与肌肉的相互性

骨骼与肌肉均起源于中胚层，有着共同的间质前体。两者在运动功能上紧密相连，互相影响，共同构成骨骼肌肉系统。肌肉与骨骼的生长和发育密切相关，是骨与骨之间连接的关键物质。肌肉和骨骼同属运动系统，共同受到多种机体因素的调节作用，如运动、营养、遗传因素和物理性因素；由共同的内分泌因子调节；并且存在共同的Ras-Raf-MAPK/ERK信号转导通路参与骨骼肌蛋白的表达。肌肉和骨骼均是重要的内分泌器官，骨骼分泌的骨源性因子参与肌肉的调控，对肌肉的生长发育发挥重要作用，而肌肉同样可调节骨骼质量。

5. 骨骼对肌肉的调节作用

成骨细胞或骨细胞分泌的大量因子均可对肌肉产生影响，如骨钙素、成纤维细胞生长因子23等。骨钙素是成骨细胞特异性非胶原蛋白，其存在两种形式：γ-羧化骨钙素和未羧化骨钙素，但只有后者可充当内分泌激素。骨钙素对肌肉有同化作用，其可通过GPR6A/AMPK/mTOR/S6激酶途径调节肌肉质量和功能。此外，骨钙素通过 Gprc6a 受体向肌肉发出相关信号，且研究发现，缺乏 Gprc6a 的小鼠肌肉质量明显下降。骨钙素对肌肉影响的另一个证据是，在成骨细胞 / 成骨细胞特异性缺失 *Cx43* 基因的小鼠中，肌肉表型（肌肉质量、握力、肌纤维数等）发生了改变。

在慢性炎性反应状态下，骨丢失通常伴随肌肉损伤；同时，促炎细胞因子 TNF-a、IL-1β 和 IL-6 的升高可抑制肌源性增生和分化以及增加肌肉降解，进而进一步加速肌肉质量的丢失。一些慢性疾病（如糖尿病、类固醇肌病），由于胰岛素抵抗及其他特定激素浓度变化，导致 IGF-1/PI3K/Akt 通路激活减少，进一步导致骨代谢改变和肌肉萎缩。

综上所述，肌肉与骨骼相互影响、关联紧密。维持骨骼健康不仅可改善骨强度，还能增加肌肉量和肌肉强度，降低跌倒及骨折风险。对高风险人群常规筛查骨质状况的同时，应注重评估肌肉量，做到早期预测、早期预防及早期干预治疗。

（王　杨　金　晖　孙子林）

（四）高尿酸血症

尿酸是嘌呤代谢的终产物，其含量随食物中的嘌呤含量及嘌呤的生物合成、降解和清除而变化。高尿酸血症是嘌呤代谢紊乱所致的代谢异常，无论男性还是女性，非同日 2 次血尿酸水平超过 420μmol/L，可定义为高尿酸血症。中国高尿酸血症的总体患病率为 13.3%；并且近年来高尿酸血症患病率呈现明显上升和年轻化趋势。

高尿酸血症影响肌肉力量及质量。尿酸在氧化作用中的角色随其浓度而发生转变，即尿酸的抗氧化作用在较低水平下占主导地位，而其促炎及促氧化作用在较高水平下占主导地位。因此，尿酸水平对肌肉力量及质量的影响与其浓度相关，并且该影响存在年龄差异。大部分基于老年人群的研究支持一定范围内的尿酸水平升高与更好的肌肉力量有关，尿酸超过某一水平后肌肉力量随之下降；而在年轻受试者中高尿酸与较差的肌肉力量相关。然而，高尿酸与肌肉量的研究相对有限，且无统一结论。在 2 型糖尿病男性患者中，高尿酸与肌肉减少可能存在关联。

尿酸对肌肉系统的保护作用可能与其抗氧化作用相关，而高尿酸血症导致肌肉性能下降的可能机制如下：首先，高尿酸可通过上调 TGF-bl 来激活 Nox4，从而增加骨骼肌 ROS 水平，影响骨骼肌功能。其次，高尿酸血症及尿酸晶体通过促炎性介质的释放促进炎症反应，例如 IL-6 或 TNFα 等对肌肉具有重要的分解代谢作用。再次，高尿酸血症通过增加某些疾病的患病风险或通过影响物质代谢而间接影响肌肉力量。例如，高尿酸与血清维生素 D 浓度下降相关，而维生素 D 具有调节肌肉强度的作用。

同时，尿酸对肌肉的调节作用随年龄而异，其可能机制如下：首先，尿酸对肌肉的影响可能会根据其组成而有所不同。肌肉随着年龄的增长而改变，例如，在肌肉老化过程中，快收缩肌纤维的损失超过了慢收缩肌纤维的损失，后者对急性氧化应激不敏感。此外，高浓度的尿酸对中枢神经系统具有抗氧化作用，老年人中肌肉功能与尿酸的正相关可能与该作用的驱动有关，尤其是针对运动神经元死亡的抗氧化作用。此外，高尿酸血症诱导骨骼肌胰岛素抵抗。在骨骼肌 C2C12 细胞中，高尿酸通过增加 ROS 水平、抑制 IRS1-AKT 信号途径和胰岛素刺激的 GLUT 4 的葡萄糖摄取，诱导胰岛素抵抗。这为高尿酸血症增加糖尿病等代谢相关疾病提供了可能的解释。

综上所述，现有研究大部分均支持在老年人群中，较高水平的尿酸与肌肉量以及肌肉力量的维持相关，但高尿酸血症时，尿酸与肌肉量及肌肉力量下降有关。

（刘　钰　邱山虎　孙子林）

三、电解质紊乱的肌肉系统表现

（一）低钾血症和高钾血症

钾稳态对于维持肌肉正常生理功能意义重大。血清中钾的正常浓度为3.5～5.5mmol/L，而钾代谢失衡时，即低钾血症和高钾血症时，肌肉生理及功能的异常表现尤为显著。

1. 低钾血症

低钾血症时，骨骼肌细胞的兴奋性通常降低。肌无力是最早发生的症状，起初涉及四肢，而后累及躯干部肌肉并涉及呼吸相关肌肉群。一般来说，血钾浓度＜3.0mmol/L时，肢体始觉软弱、无力感；当血钾浓度＜2.5mmol/L时，相应肢体呈瘫痪状，无法行使正常功能，同时伴有疼痛、木僵感，腱反射会减弱甚至消失，肌无力进展波及全身。其中，食道肌群与呼吸肌群的受累继而引发吞咽功能下降及呼吸困难，重者可能窒息致死。而肌肉萎缩、肌肉相关神经发生退行性病变，肌纤维组织呈溶解坏死状态往往见于重度或长期低钾血症患者。另外，转移性低钾血症，亦称为周期性瘫痪，典型症状呈发作性，多于夜间骤然突然起病，常累及双下肢，严重时膈肌及颈肌以上均受累。

低钾血症对肌肉系统影响可能涉及如下机制：①低钾血症导致膜电位异常、出现超极化阻滞状态，可能反映在骨骼肌及胃肠道部位的平滑肌方面。当细胞外的钾含量骤然减低时，细胞内液钾浓度和细胞外液钾浓度比值增大，静息状态下细胞内向外的钾转移增加造成了静息电位负值的增大，进而增加了静息电位与阈电位之间的差距，呈现超极化阻滞状态。因此，临床上多表现为肌肉疲软无力，并可能继发迟缓性麻痹，甚至呼吸肌受累，最终因窒息而死亡。值得注意的是，慢性低钾血症的发生较为平缓，钾逐渐从胞内转移到胞外而降低了钾在细胞内外的浓度梯度，细胞内外钾浓度均减小，细胞内外钾含量之比改变甚小。这些特定的改变使得静息电位基本正常，神经肌肉兴奋性无明显降低，因此慢性低钾血症很少出现明显的低钾血症相关的临床症状和体征。②低钾血症导致细胞代谢障碍：钾能够调节骨骼肌血流量，故低钾程度严重时，肌肉活动因没有足量的钾供应而可能诱发肌肉痉挛、坏死及横纹肌溶解。同样，对于心肌细胞，胞内的缺钾状态将损害其正常代谢，诱发细胞变性及坏死。

2. 高钾血症

高钾血症临床症状特异性低，易受原发性疾病干扰，可能表现为血压早期升高，晚期降低，可伴有微循环障碍表现，如肢端寒冷麻木感、皮肤色泽发白或发绀等。高钾血症时神经、肌肉细胞应激性可能会随之增高，易引发神经肌肉传导阻滞，使四肢骨骼肌呈瘫痪状态，并可伴有中枢神经症状。

高钾血症对肌肉系统影响可能涉及如下机制：血钾的快速升高往往不会伴随胞内钾的变化，而细胞内外浓度之差触发的兴奋性改变往往决定了相关肌肉生理及代谢改变。血钾轻度变化时，钾外移减弱，肌肉兴奋性因静息电位的减低而增高，可出现肌肉震颤伴有肢端感觉异常。严重时，静息电位明显减小，逼近阈电位，加之钠通道的失活，使动作电位产生和传导显著受阻，可表现为肢体无力与迟缓性麻痹症状。当高钾血症长期存在时，血钾的潴留往往比较缓慢，胞内钾也一定程度上随之增多。因此，与急性血钾升高相较，细胞内外比值降低程度不明显，因而神经肌肉功能的症状也远不如急性高钾血症时明显。

（刘佳宁　邱山虎　孙子林）

（二）低镁血症和高镁血症

镁对神经－肌肉细胞应激性具有负性调控作用。正常血清镁浓度为0.75～1.25mmol/L，镁的代谢异常可导致低镁血症与高镁血症的出现。高镁血症与低镁血症均会导致骨骼肌的生理及代谢异常，但临床表现则有所不同。

1. 低镁血症

低镁血症的肌肉表现为肌肉震颤、手足搐搦、低钙击面征阳性、反射亢进等，这可能与镁和钙竞争进入轴突有关。低镁血症时钙的流入增多，乙酰胆碱的释放增加，神经－肌肉接头处兴奋传递得到强化。而镁可减弱终板膜上受体对乙酰胆碱的识别作用，因此低镁血症时乙酰胆碱与受体的结合相对增强。另外，低镁血症使镁对神经纤维和骨骼肌应激性的抑制效应弱化，而低镁血症时胃肠道平滑肌肌肉兴奋性增强，可有呕吐或腹泻症状。

2. 高镁血症

急性高镁血症者较慢性者症状更为显著，起初呈头痛头晕、食欲缺乏、肤色潮红、恶心呕吐等非特异性症状，很难被察觉，但当血清镁浓度高达 2～4mmol/L 时，可出现神经、肌肉及循环系统的明显改变。通常来说，血清镁浓度与患者症状体征改变具有相关性，当浓度＞ 3mmol/L 时，腱反射会减弱甚至消失；＞ 4.8mmol/L 时，肌无力出现，四肢肌肉呈软瘫状态，可波及四肢、吞咽和呼吸肌，呼吸肌受累时极易引发呼吸衰竭乃至窒息；当血镁浓度持续上升到 6mmol/L 时，患者可能因严重的中枢抑制而出现木僵、昏迷等症状。这些症状通常被认为与高镁血症所致的箭毒样作用有关，即高血镁可使神经－肌肉接头处的乙酸胆碱释放减弱，抑制兴奋传导。另一方面，高血镁抑制平滑肌，导致小动脉、微动脉等微小血管扩张，外周阻力降低及动脉血压下降。

（刘佳宁　邱山虎　孙子林）

（三）低钙血症与高钙血症

正常情况下，血液中的钙几乎全部存在于血浆中，在各种钙调节激素的作用下血钙相对恒定，为 2.25～2.75mmol/L，儿童稍高，常处于上限。钙离子代谢失衡时，即发生低钙血症和高钙血症时，则会对肌肉的生理及功能发生影响。一般来说，钙参与肌肉的生长发育，但短暂的钙浓度变化也会对肌肉的收缩产生影响。

1. 低钙血症

低钙血症所诱发的症状和体征实际上与骨骼肌的生理和功能间存在密切联系。低钙血症时神经肌肉应激性增高。由于钙离子影响钠离子进出细胞，当钙含量降低时，钠离子内流增多，神经肌肉兴奋性增高。当血钙介于 1.75～2.25 mmol/L 时，可仅有感觉异常，典型表现包括唇周和四肢麻木、刺痛而无明显抽搐。当血钙＜ 1.75mmol/L 时，可引起手足搐搦，以紧张性收缩为特征，伴有感觉异常，可出现刺痛感。Chvostek 征和 Trousseau 征阳性是神经肌肉应激性增高的典型体征，可以在低钙血症的体格检查过程中诱发。急性低钙血症还会引起喉咙与支气管痉挛，可致喉鸣、哮喘、呼吸暂停甚至窒息。严重者全身骨骼肌与平滑肌均呈痉挛状态。腹腔内平滑肌痉挛可酷似外科急腹症，全身骨骼肌痉挛可酷似癫痫大发作，但无大小便失禁及昏迷等症状。低钙血症还可引起神经运动障碍，导致帕金森症（如：震颤、强直、面具脸、运动迟缓、姿势保持与平衡障碍）和锥体外系（舞蹈动作、偏心球）或小脑体征（共济失调、构音障碍）。但上述症状可在静脉注射葡萄糖酸钙后迅速缓解。

2. 高钙血症

高钙血症的肌肉系统表现无显著特异性，主要表现为全身肌肉软弱无力且伴有疼痛等。随着高钙血症严重程度的加重，可出现恶心、呕吐、QT 缩短，最终导致心室颤动、心跳停止、意识障碍等严重后果。高钙血症查体时可表现为腱反射减弱，肌力降低，尤其是近端肌无力，这是因为高血钙可以使骨骼肌神经的兴奋性降低，从而使肌肉的收缩力下降。对于血钙过高导致的肌无力现象，应根据具体情况采用不同的处理方法以加快钙离子的排出。一方面可通过使用扩容疗法，静脉滴注生理盐水促进钙的排泄，另一方面可通过使用利尿药，抑制肾小管对钙的吸收，促进尿钙排泄。目前，降低患者血钙的有效治疗方法之一是静脉使用双膦酸盐，目的是通过抑制骨细胞对钙的重吸收，从而有效促进钙离子的排出，使血钙水平保持在正常范围内，从而恢复肌肉力量。

（王倩倩　邱山虎　孙子林）

参考文献

[1] Klein I, Ojamaa K. Thyroid (neuro) myopathy[J]. Lancet, 2000, 356(9230): 614.

[2] Chang CC, Cheng CJ, Sung CC, et al. A 10–year analysis of thyrotoxic periodic paralysis in 135 patients: focus on symptomatology and precipitants[J]. Eur J Endocrinol, 2013, 169(5): 529–536.

[3] Finsterer J, Stollberger C, Grossegger C, et al. Hypothyroid myopathy with unusually high serum creatine kinase values[J]. Horm Res, 1999, 52(4): 205–208.

[4] Simonides Ws, Hardeveld C. Thyroid Hormone as a Determinant of Metabolic and Contractile Phenotype of Skeletal Muscle[J]. Thyroid, 2008 , 18(2): 205–216.

[5] Applewhite Mk, Schneider Df. Mild primary hyperparathyroidism: a literature review[J]. Oncologist, 2014, 19(9): 919–929.

[6] Yamaguchi H, Okamoto K, Shooji M, et al. Muscle histology of hypocalcaemic myopathy in hypoparathyroidism[J]. J Neurol Neurosurg Psychiatry, 1987, 50(6): 817–818.

[7] Newell–Price J, Bertagna X, Grossman Ab, et al. Cushing's syndrome[J]. Lancet, 2006,367(9522):1605–1617.

[8] Carson Ja, Manolagas Sc. Effects of sex steroids on bones and muscles: similarities, parallels, and putative interactions in health and disease[J]. Bone, 2015, 80:67–78.

[9] Lynch Gs, Ryall Jg. Role of beta–adrenoceptor signaling in skeletal muscle: implications for muscle wasting and disease[J]. Physiol Rev.2008.88:729–767.

[10] Navegantes Lc, Resano Nm, Migliorini Rh, et al. Role of adrenoceptors and cAMP on the catecholamine–induced inhibition of proteolysis in rat skeletal muscle. Am J Physiol Endocrinol Metab[J].2000.279:e663–668.

[11] Petrak O, Haluzikova D, Kavalkova P, et al. Changes in energy metabolism in pheochromocytoma[J]. J Clin Endocrinol Metab, 2013.98:1651–1658.

[12] Goodarzi M O, Dumesic D A, Chazenbalk G, et al. Polycystic ovary syndrome: etiology, pathogenesis and diagnosis[J]. Nat Rev Endocrinol, 2011, 7(4):219–231.

[13] Batsis J A, Villareal D T. Sarcopenic obesity in older adults: aetiology, epidemiology and treatment strategies [J]. Nat Rev Endocrinol, 2018, 14(9): 513–537.

[14] Orlando G, Balducci S, Bazzucchi I, et al. The impact of type 1 diabetes and diabetic polyneuropathy on muscle strength and fatigability [J]. Acta Diabetol, 2017, 54(6): 543–550.

[15] D'Souza Dm, Zhou S, Rebalka Ia, et al. Decreased Satellite Cell Number and Function in Humans and Mice With Type 1 Diabetes Is the Result of Altered Notch Signaling [J]. Diabetes, 2016, 65(10): 3053–3061.

[16] Lexell J. Human aging, muscle mass, and fiber type composition[J] J Gerontol A Biol Sci Med Sci, 1995, 50:11–16.

[17] Meex Rcr, Blaak Ee, Van Loon Ljc. Lipotoxicity plays a key role in the development of both insulin resistance and muscle atrophy in patients with type 2 diabetes [J]. Obes Rev, 2019, 20(9): 1205–1217.

[18] Albers Ph, Pedersen Ajt, Birk Jb, et al. Human Muscle Fiber Type–Specific Insulin Signaling: Impact of Obesity and Type 2 Diabetes [J]. Diabetes, 2015, 64(2): 485–497.

[19] Orlando G, Sacchetti M, D'Errico V, et al. Muscle fatigability in patients with type 2 diabetes: relation with long–term complications [J]. Diabetes Metab Res Rev, 2020, 36(2):e3231.

[20] Kukreti H, Amuthavalli K. MicroRNA–34a causes ceramide accumulation and effects insulin signaling pathway by targeting ceramide kinase (CERK) in aging skeletal muscle [J]. J Cell Biochem, 2020, 121(5–6): 3070–3089.

[21] 中华医学会骨质疏松和骨矿盐疾病分会 . 原发性骨质疏松症诊治指南 (2011 年)[J]. 中华骨质疏松和骨矿盐疾病杂志 , 2011, 04(1):2–17.

[22] Rikkonen T, Sirola J, Salovaara K, et al. Muscle strength and body composition are clinical indicators of osteoporosis[J]. Calcif Tissue Int, 2012, 91(2):131–138.

[23] Karsenty G, Olson E N. Bone and Muscle Endocrine Functions: Unexpected Paradigms of Inter-organ Communication[J]. Cell, 2016, 164(6): 1248 -1256.

[24] Waning D L, Mohammad K S, Reiken S, et al. Excess TGF-beta mediates muscle weakness associated with bone metastases in mice[J]. Nat Med, 2015, 21(11):1262-1271.

[25] Kratzer J T, Lanaspa M A, Murphy M N, et al. Evolutionary history and metabolic insights of ancient mammalian uricases [J]. Proc Natl Acad Sci USA, 2014, 111(10):3763-3768.

[26] Garcia-Esquinas E, Rodriguez-Artalejo F. Association between serum uric acid concentrations and grip strength: Is there effect modification by age? [J]. Clin Nutr, 2018, 37(2): 566-572.

[27] Kristensen M, Juel C. Potassium-transporting proteins in skeletal muscle: cellular location and fibre-type differences [J]. Acta physiol (Oxf), 2010, 198(2):105-123.

[28] Bove-Fenderson E, Mannstadt M. Hypocalcemic disorders [J]//Cbrandi Ml, Bilezikian Jp, Shoback D, et al. Management of Hypoparathyroidism: Summary Statement and Guidelines [J]. J Clin Endocrinol Metab, 2016, 101(6): 2273-2283.

[29] Aggarwal S, Kailash S, Sagar R, et al. Neuropsychological dysfunction in idiopathic hypoparathyroidism and its relationship with intracranial calcification and serum total calcium [J]. Eur J Endocrinol, 2013, 168(6): 895-903.

[30] Turner Jjo. Hypercalcaemia - presentation and management [J]. Clin Med (Lond), 2017、17(3): 270-273.

第 49 章

肌肉疾病的内分泌表现及干预

一、肌肉疾病的评估与诊断

（一）肌肉的形态学评估

1. 肌肉形态分类

肌肉的形态多样，按其外形大致可分为长肌、短肌、扁肌和轮匝肌四种。

(1) 长肌：肌束与肌的长轴平行，收缩时肌显著缩短，可引起大幅度的运动，多见于四肢。有些长肌起端有 2 个以上的头，以后合成一个肌腹，称为二头肌、三头肌或四头肌；有些长肌的肌腹被中间腱分成两个部分，如肩胛舌骨肌等，或者由腱划分成多个部分，如腹直肌；还有些长肌肌束斜行排于腱的两侧或一侧，形如鸟羽毛或半侧鸟羽毛，称为羽肌或半羽肌，如趾长屈肌、趾长伸肌等，多块小的半羽肌或羽肌形成的肌肉，如三角肌等。

(2) 短肌：外形小而短，具有明显的节段性，收缩幅度小，多见于躯干深层，如多裂肌，棘突间肌等。

(3) 扁肌：宽扁向呈薄片状，除具运动功能外，还兼有保护内脏的作用，多见于胸腹壁，其腱性部呈薄膜状，称腱膜，如背阔肌、斜方肌、腹横肌等。

(4) 轮匝肌：主要由环形肌纤维构成，位于孔裂周围，收缩时可以关闭孔裂，如眼轮匝肌、口轮匝肌等。

2. 肌肉形态结构特征

肌肉由肌腹和肌腱构成。肌腹多位于肌的中部，由肌肉纤维构成，具有收缩和舒张功能。肌腱位于肌的两端，附于骨骼上，由紧密排列的粗大的胶原纤维构成，无收缩功能，起力的传递作用。长肌的腱多呈条索状；扁肌的腱多薄而宽阔。

肌肉腹肌纤维构成。肌纤维分为快收缩肌纤维和慢收缩肌纤维，两者在形态学上有所差异。快收缩肌纤维直径较粗，肌质少，肌红蛋白含量少，呈苍白色，反应速度快，故又称快缩白肌纤维。慢收缩肌纤维直径较细，肌质丰富，肌红蛋白含量高，呈红色，反应速度慢，故又称慢缩红肌纤维。人类同一块肌肉中既有快收缩肌纤维，又有慢收缩肌纤维，但每块肌肉中快收缩肌与慢收缩肌的分布比例是不同的。不同肌纤维在同一肌肉中所占的数量百分比称为肌纤维类型的百分组成。两种肌纤维百分组成是先天的、不变的，但通过锻炼，两类肌纤维的面积比会发生变化。快收缩肌百分组成与速度、爆发力有关；而慢收缩肌百分组成与一般耐力和力量耐力有关。

肌纤维表面包被着一层含有丰富毛细血管网的结缔组织薄膜，即肌内膜。由 100～150 条肌纤维聚合成一个肌束，其外被结缔组织薄膜包裹称为肌束膜。由许多小的肌束聚集在一起，形成大肌束。由若干大肌束聚合，形成整块肌腹，肌腹表面由一层结缔组织薄膜构成的肌外膜包裹。肌内膜、肌束膜、肌外膜有对肌纤维和肌束起保护、连结、支持、营养等作用。神经、血管、淋巴管均沿肌外膜进入肌腹，又沿肌束膜分布到肌纤维中。

3. 肌肉辅助结构形态

肌肉的辅助结构有筋膜、滑膜囊和腱鞘等。

(1) 筋膜：分为浅筋膜和深筋膜两种。浅筋膜是皮肤深面的疏松结缔组织，也称皮下筋膜或皮下组织，有浅血管、淋巴管及神经走行。深筋膜是位于浅筋膜深面的致密结缔组织，又称固有筋膜，包裹每一块肌肉。四肢的深筋膜伸入肌群，并附着于骨面形成厚而致密的肌间隔，以分隔肌群。深筋膜还包绕血管和神经，形成血管神经鞘。

(2) 滑膜囊：为结缔组织构成的密闭小囊，多存在于肌腱与骨面之间，形扁壁薄，内含少量滑液，有减少摩擦的作用。

(3) 腱鞘：分为内层的腱滑膜鞘和外层的腱纤维鞘。腱滑膜鞘呈双层套管状，分为脏层和壁层。脏层包绕于肌腱的周围；壁层与腱纤维鞘相贴。脏壁两层在鞘的两端相互移行，形成一个封闭的腔隙，其内含有少量的滑液。当肌收缩时，腱鞘可减少腱与骨的摩擦。腱鞘存在于活动度较大的部位，如腕踝、手指和足趾等处，起固定和约束长肌腱，减少肌腱相互之间及肌腱与骨面之间摩擦的作用。

4. 肌肉形态学评估方法

(1) 肉眼观察法：肉眼观察是肌肉形态学评价的基本方法，不仅直接观测到肢体和躯干肌肉的形态轮廓和饱满度，可判断肌肉肥大或萎缩程度，同时还可以明确异常肌肉萎缩、肥大的分布情况。但对于肥胖或肢体肿胀者，可难以直接目测肌肉的形态轮廓。

(2) 超声成像技术：超声成像技术可提供肌肉结构的定量数据和运动中的图像，清晰观测肌肉收缩过程中的空间形态变化，成为肌肉运动形态特性、评估肌肉功能、评价训练效果等非常有效的工具。

（孙武东）

（二）肌肉测量技术

肌肉的测量经历了许多技术变革和改进，最初人们只能通过解剖尸体测量肌肉。至 18 世纪，肌肉代谢产物肌酐的发现使得人们可以通过肌酐的浓度来估算人体的肌肉体积；随后又出现了生物电阻抗法、双能 X 线吸收法、超声检测法等操作简单、价格相对低廉的肌肉检测方法；CT、MRI 等影像学技术的飞速发展，使对区域及全身肌群的体积测量成为可能，但在测定全身肌肉总量时，对大量图像进行测量、计算的传统方法检查耗时长、成本高。因此，在影像检查的基础上，总结出基于特定单张断层图像估算人体肌肉体积的估算法。测量方法的改进，对临床量化评估患者营养状态、运动能力及手术方式产生了积极的影响。而各方法操作及原理不同，准确性不同，适用的情况也不尽相同。以下简单介绍目前常用的各类测量方法。

1. 生物电阻抗法

生物电阻抗法将人体分为脂肪组织和非脂肪组织组成的二室模型，两者的导电性不同，非脂肪组织的电阻抗较脂肪组织小，其比例决定了人体的电阻抗值。生物电阻抗法通过测量得到个体电阻抗值，从而得出非脂肪物质与脂肪物质含量，而非脂肪物质主要由肌肉构成，因此可以推测出全身肌肉组织的总量。目前的生物电阻抗法主要还是以全身为单位，无法测量局部的肌肉体积。通过生物电阻抗法测量肌肉体积需要根据受试对象不同构建合适的数字模型和测量方案，其结果准确性虽易受到测量仪器、种族、性别、年龄、测量时的状态和环境的影响，但因其具有仪器便携、可进行床边检查、无须专业测量人员、操作简便、安全无创、成本低、耗时少等明显的优点，适用于大规模的流行病学调查。

2. 双能 X 线吸收法

双能 X 线在低能量（30～50keV）下，骨骼的衰减比软组织的衰减程度要大，而在高能量（＞70keV）时，骨骼衰减和软组织的衰减是相当的，区分不同组织，需要两种方式，即两种不同的 X 能量衰减方式。穿过受检部位的射线比例取决于 X 线光子的能量、身体的密度，以及身体的厚度。使用两个不同的 X– 线能量，DXA 仪器分别记录在两种不同光子能量下的衰减曲线，将人体分为由瘦组织、脂肪组织和骨组织组成的三室模型。测量既可以全身为单位，也可针对头颅、躯干、上肢和下肢单独进行局部测量，但无法对单一肌肉进行测量。双能 X 线吸收法具有检测快速、操作简便、辐射剂量小、准确度较高的优点，能对特定部位的肌肉体积进行测量，针对不同性别、年龄的测量对象时需对极端公式进行校正，其主要问题是不同仪器参数不同，测量结果可能不一致。此外，还不能分辨浸润入肌肉中的脂肪组织，部分其他组织如结缔组织在进行测定时也可被计作肌质量。

3. 磁共振测量法

磁共振测量法是一种生物磁自旋成像技术，它是利用原子核自旋运动的特点，在外加磁场内，经射频脉冲激后产生信号，用探测器检测并输入计算机，经过计算机处理转换后在屏幕上显示图像。测量目标肌群时，一般采取中横轴位厚层扫描（层厚通常为 10mm），通过手工测量或软件计算，使用公式：体积 = 横断面积 × 层厚，逐层依次计算出每张片子上的肌肉体积，将数据相加即为总的肌肉体积。MRI 测量的成本高、耗时长，受测量时姿势的影响，但对人体无辐射，测量结果精确，是目前测量全身或区域肌肉体积的金标准，但是不用于特定肌肉的测量。

4. CT 测量法

CT 是利用 X 线束对人体某部一定厚度的层面进行扫描，CT 值又称 Hounsfield 值（简称 Hu），代表了 CT 图像上组织结构的相对密度，空气为 –1000，致密骨为 +1000。CT 值是图像中各组织与 X 线衰减系数相当的对应值。无论是矩阵图像或矩阵数字都是 CT 值的代表，不是绝对不变的数值，其不仅与人体内在因素如呼吸、血流等有关，而且与 X 线管电压、CT 装置、室内温度等外界因素有关，应经常校正，否则将导致错误数值。

对目标肌群扫描后，利用各组织 CT 值的差异，计算出每层的肌肉体积，将各层数值相加后可得到总的肌肉体积。CT 测量法的结果与尸体解剖的结果一致，准确性高，但因 X 线辐射原因，不宜作为常用手段，更不适用于儿童、孕妇等特殊人群，因此很少有用 CT 法对肌肉体积进行测量的系统性研究，而多见于需要常规 CT 检查的回顾性研究。

MRI、CT 断层扫描可精确地区分并计算骨骼、肌肉、脂肪和其他软组织的质量，被认为是测量肌肉质量的金标准，利用 CT/MRI 可以量化肌肉横截面积和（或）体积，采用的评价指标如 L_3 肌肉指数，是指 L_3 椎体层面横截面下所有肌肉（腰大肌、竖脊肌、腰方肌、腹横肌、腹外斜肌、腹内斜肌）的总面积除以身高的平方（m^2）获得的数值。L_3 肌肉指数检测简便易行，能较客观准确地评估肌肉的质量，在肌肉功能障碍的预后评估中也很有意义。

5. 超声测量法

超声影像学较 CT 和 MRI 更早被用于肌肉的测量，能够测定特定肌肉长度、厚度、羽状角等参数，较少被应用于肌肉体积的测量计算。不同肌肉的厚度和体积间存在一定的相关性，但将肌肉厚度作为唯一变量时，其与肌肉体积的相关性较差，在此基础上测量肌肉的长度，以厚度与长度双变量计算肌肉体积而得到的结果准确性有所提高，但仍不理想。动物实验提示表浅的规则大肌群（如腓肠肌）可使用超声测量其体积的变化，通过体表解剖标志确定测量平面，可靠性尚可。超声检测具有安全、无辐射、便携、可重复性高的优点，但测量过程对操作的要求较高，尤其是在对目标肌肉进行多断面连续测量时，断面间的间隔、超声探头的角度和探头施加于软组织上的压力都应尽量保持一致，且由于肌肉和脂肪组织的声阻相差不大，在计算肌肉的体积时存在较大误差，一般仅用于床边检查等特殊情况。但是近年来随着检测技术提高，实验数据不断完善，超声在肌肉测量中的应用将越来越广泛。

6. 尿肌酐测量法

尿肌酐测量法通过对尿肌酐含量的检测来计算肌肉含量。肌肉中富含肌酸，全身几乎全部（98%）存在于肌肉组织中，包括肌酸和磷酸肌酸两种形式，为肌肉细胞供能。肌酐是肌酸发生不可逆脱水反应的产物，是肌肉能量代谢的废物，不能被人体利用，需经肾小球过滤后随尿液排出。当肌肉含量稳定时，肌酐的生成量也相对恒定，这就是利用尿肌酐含量估测肌肉含量的原理。该方法假设人体所有肌酸均存在于肌肉组织中，严格禁止摄入的外源性肌酸，以估测无肌酐饮食、肾功能正常人群的全身肌肉总量，该方法易受到运动、饮食、月经周期和感染、发热、创伤等应激状态的影响，因此难以精确计算人体的肌肉量，但只需收集被测者一段固定时间内的尿液，因此仍不失为一种简便并且可以大规模筛查的方法。

7. 其他

还有一些方法通过某些参数进行估算，从而推导计算得到目的肌群的体积，而非直接进行测量。目前被用于临床的方法包括通过 MRI 得到第 4、5 腰椎水平的矢状截面图像，测算截面中的肌肉面积，其数值与全身肌肉体积几乎相等。通过股骨中段水平的矢状截面测算得到的肌肉面积，与大腿肌肉体积具有高度相关性。除了利用特定截面的影像学资料进行测算，全身的肌肉含量大约有 75% 位于四肢，因此可以通过对四肢的形态学测量来计算其肌肉体积，进而估测全身的肌肉体积。与常规影像学方法测量肌肉体积相比，这些估算法减少了检查量，节省了时间和人力。但因为过于简单，需要根据受试者的种族、性别差异对公式进行校正，才能保证结果的大致准确性，此外对于体型过度肥胖或消瘦的患者，其测量结果存在明显偏差。

（何逸康）

（三）肌肉活检

肌肉病理学是肌肉病学临床与基础的桥梁。随着免疫组织化学染色技术、分子遗传学技术的发展，肌肉组织活检是一项对肌肉和（或）神经疾病的验证检查，肌肉病理学检测是临床神经肌肉疾病诊断的重要手段。

1. 肌肉活检的操作

(1) 患者选择：肌肉活检主要适应证是神经肌肉疾病相关症状，如肌无力、肌肉痉挛或不适感（尤其是活动时），以及活动时肌疲劳。在肌肉活检前需要对患者进行充分的临床评价，包括临床病史、家族史、临床体格检查，并结合特殊的辅助检查，如血清酶、肌肉影像学检查、肌电图检查等，以确定肌肉活检的必要性。

(2) 肌肉选择：肌肉活检的部位取决于肌无力的分布。不要选择严重受累的肌肉，因为严重受累部位的大部分肌肉组织多被脂肪和结缔组织替代，无法客观反映疾病进展。也不要选择受累非常轻的肌肉，这些部位还没有表现出足够的形态学改变。选择活检肌肉前，可先行肌肉超声、MR 以及肌电图检查，根据这些检查结果进行判断。一般来说，肌无力在近端，选择中度受累的近端肌肉，如下肢的股四头肌、上肢的肱二头肌；三角肌或腓肠肌也可选择活检。如果肌无力在远端，则选择更远段的肌肉做活检。对于慢性疾病，如肌营养不良，中度无力的肌肉是理想的活检部位；而在急性疾病，病变还没有足够的时间形成广泛的破坏，应选择较严重受累的肌肉部位进行活检。

2. 肌肉组织学染色

常规应用的组织学染色是苏木精和伊红

（hematoxylin and eosin，HE）染色，可以观察肌肉总体的组织结构，包括肌纤维、肌核、结缔组织、脂肪组织、炎性细胞浸润，以及血管和神经成分。HE 染色下核为蓝色，肌纤维为粉红色，结缔组织为略浅的粉红色，嗜碱性纤维为蓝色。

3. 肌肉组织化学染色

组织化学染色是肌肉活检的基础，可以通过显示特定肌纤维类型的不同生化特性及在一些疾病的选择性受累，展示组织的非一致性；可以显示特殊酶的缺乏；可以显示特定物质过多（如糖原贮积病中的糖原及肉碱缺乏中的脂肪）；可以显示常规染色不能显示的肌纤维结构的变化，如中央轴空病的酶缺乏区域、虫蚀状肌纤维以及线粒体的异常分布。因为，酶组织化学染色使组织形态学和生物化学之间的密切联系，对肌肉的研究和诊断发挥重要作用。

(1) 氧化酶染色：包括还原型烟酰胺腺嘌呤二核苷酸脱氢酶 – 四氮唑还原酶（NADH–TR）、琥珀酸脱氢酶（SDH）和细胞色素氧化酶（COX）。其中 NADH–TR 可反映肌纤维类型的特征性棋盘格杨分布模式，NADH–TR 也可显示肌浆网，用于显示胶原纤维的破坏和扭曲及涡旋状纤维的内部结构。SDH 染色和 COX 染色对线粒体具有特异性，用于显示不同类型肌纤维的线粒体数量和分布不同，也是一种显示因线粒体 DNA 突变引起肌纤维酶活性缺乏的重要方法。联合应用 COX 和 SDH 染色可用于鉴别缺乏 COX 而保留 SDH 活性的肌纤维。

(2) 转移酶 – 磷酸化酶：磷酸化酶是一种细胞浆内与糖原降解有关的酶，从没有酶活性的 β 形式转化为有活性的 α 形式，随后含碘的多糖被染色。不同类型的肌纤维，其磷酸化酶活性有所差异，也是显示纤维类型的一种方法。肌纤维缺乏磷酸化酶只见于 McArdle 病。

(3) 水解酶 – 三磷酸腺苷酶（ATPase）：肌球蛋白 ATP 酶由钙激活，是最重要的显示肌纤维类型的酶。在不同酸碱条件下，显示肌纤维不同的染色，用于肌型分辨的标准组织学染色。免疫组织化学和肌球蛋白抗体的应用也可达到同样的效果。

(4) 糖原：过碘酸希夫反应（periodic acid schiff reaction，PAS）常用来标记肌肉的糖原。Schiff 试剂将糖原染成紫红色而显示糖原，同时可对纤维进行分型。PAS 对糖原染色的特异性可经 α– 淀粉酶消化加以证实。尽管糖原贮积很少见，但 PAS 技术也有助于显示一些疾病中损伤和失神经支配的肌纤维，均有糖原缺失。

(5) 中性脂类染色：正常肌纤维存在中性脂类，可用苏丹黑或油红 O 染色显示。脂肪组织增生为肌营养不良的常见特点，也见于脊髓性肌萎缩和其他疾病。

(6) 类淀粉物质：包涵体肌炎中可找到类淀粉物质的沉积。刚果红染色是最常用的显示淀粉物质的方法，建议在高碱性条件下进行染色，常规光镜视野下刚果红类淀粉染色为红色，但在偏光显微镜下表现为“苹果绿”的双折射特性。

4. 常见肌肉疾病的病理学变化

(1) 肌纤维形状及大小改变：正常肌纤维呈多角形，而病理状态下肌纤维可变圆，如肌营养不良，或者出现成角状改变，如失神经支配的疾病。分析肌纤维大小改变要根据病理学和生理学基础进行判断。肌纤维直径受诸多因素调节和影响，如神经支配、多种生长因子（激素、胰岛素样生长因子、筒箭毒碱和其他转化生长因子家族的成员）以及肌肉的活动量。

(2) 萎缩和肥大：肌肉过度负荷可导致肌纤维变大，而废用、失神经支配可出现肌纤维萎缩。某些病理情况下，肌纤维出现纵行分裂和分支，也可导致横切面出现小纤维。再生的新纤维也表现为小的纤维。肥大和萎缩肌纤维的分布是鉴别肌病和继发于失神经支配的神经源性病变最重要的标准之一。原发肌病，肥大肌纤维与萎缩肌纤维的分布是随机和分散的，而失神经支配时通常成簇状或大片状分布。

(3) 肌纤维类型改变：肌纤维大小改变可选择性地累及一个或另一个肌纤维类型，或者两型纤维均受累。大多数肌病中，两型肥大和萎缩肌纤维随机分布。在神经源性疾病，小组样分布的萎缩肌纤维累及两型，而成组出现的肥大纤维是Ⅰ型。Ⅱ型肌纤维萎缩为非特异性改变。选择性Ⅰ型纤维萎缩出现在几种先天性肌病和强直性肌营养不良。

(4) 肌膜核改变：肌膜核的改变主要是位置和形状的改变。如位于肌纤维中央，而不是正常的肌纤维周围；其次是每个核的形状出现改变，形成所谓的虎斑核或泡状核。出现大量肌膜核位于纤维内部而非纤维周边的核内移，提示肌肉疾病。在强直性肌营养不良，核内移现象特别多，也可见于慢性神经病中。相互紧密链状排列的肌核贯穿于纤维全长的核链形成，与核内移具有相同的意义。细胞核肿胀变圆、核浆透明、核仁非常突出，形成泡状核，被当作肌纤维再生的证据，一般情况下，泡状核越多，多提示疾病。虎斑核是肌膜核内的染色质不再均匀地分散在整个核内，而是成颗粒或团块状，多与神经系统疾病而非肌病相关。如果发生细胞核深染、皱缩的核固缩，表示肌纤维极度萎缩，见于长时间的失神经支配和部分慢性肌营养不良。

(5) 变性与再生：肌纤维坏死表现为淡染的“液化”或“透明”，充满吞噬细胞，常与肌病有关。肌纤维变性可表现为高度收缩肌纤维或粗大颗粒状肌纤维。高度收缩肌纤维常为圆形，肌原纤维极度收缩，多数染色为浓染；而粗大颗粒状肌纤维 HE 染色为蓝色，改良 Gomori 三色(MGT)染色为红色，也被称为破碎红纤维。嗜碱性肌纤维，由于高 RNA 含量，在 HE 染色中可见胞浆均一蓝染，伴随空泡核时，表示肌纤维再生倾向。

(6) 纤维化和脂肪组织：可见于肌病和神经源性肌萎缩。脂肪细胞和脂肪组织增多常伴随纤维化，在一些情况下脂肪细胞出现过度增生，使得肌纤维岛被脂肪组织所包围。

(7) 细胞反应：肌肉在病理状态下常出现各种形式的细胞反应，包括组织细胞或淋巴细胞及炎症细胞，如多形核白细胞或浆细胞。多见于肌病，在神经源性肌萎缩很少见。

(8) 肌纤维机构改变核构造异常：许多染色技术，如氧化酶和 MGT 染色，可发现单个肌纤维细胞化学构造出现一些结构变化，包括肌原纤维结构紊乱、线粒体结构异常、管聚集、胞浆体、杆状体等。

(9) 其他：肌纤维特殊酶缺乏具有重要的诊断意义。在 V 型糖原贮积病，所有肌纤维完全缺乏磷酸化酶。线粒体疾病和包涵体肌炎可出现细胞色素氧化酶（COX）缺乏。糖原贮积病则会出现糖原沉积在肌纤维内。

（王红星　朱兴国）

（四）肌肉的生理功能学评估

肌肉是机体运动、新陈代谢的重要器官。目前肌肉生理功能学的临床评估主要包括对收缩功能、能量代谢功能及电生理特性的评估。

1. 肌肉收缩功能评估

肌肉萎缩、无力及易疲劳通常是神经肌肉疾病的常见主诉，可继发于内分泌紊乱、营养不良、长期制动等诱因下，肌肉收缩功能的评估是疾病诊断的重要辅助手段，在判断疾病的严重程度、运动功能的恢复进展及预后判断方面具有重要的作用。目前关于肌肉收缩功能的评估主要包括以下几个方面。

(1) 肌肉收缩力量的评估：主要分为徒手检查及器械检查两类。徒手检查简单易行，但只能表明肌力的大小，不能表明肌肉收缩耐力，且其测量有一定误差，精准度较差。器械检查常用的有握力计、拉力计、等长收缩测力器、等速肌力测试系统等。其中双手握力测试主要通过手持式握力计测得，操作简便。目前信度最高、应用最广泛的握力测试仪器为 Jamar 握力计。Edwards

等所述的等长测试椅可测量膝关节伸肌 / 肘关节屈肌的强度，该测力仪可以在等长或等速模式下使用，便于评估肌肉收缩力量大小。

(2) 肌肉最大张力：肌肉收缩的效能是产生张力和（或）发生缩短，这取决于肌肉收缩能力、前负荷与后负荷三个变量的综合效应。肌肉收缩能力与其兴奋一收缩耦联的各个环节密切有关，是决定收缩效能的内在因素。目前测定肌肉收缩能力常用收缩产生的肌肉最大张力作为指标。也有研究指出张力上升最大速率（+dF/dtmax）指标在反映肌肉收缩能力方面要优于单纯的肌肉最大张力指标。

(3) 肌肉收缩力量发展速率：力量发展速率是指当肌肉被尽可能快地激活时，神经肌肉系统从静止水平或低水平增加收缩力的能力，它被认为是一个重要的肌肉力量参数，其可以从等长或动态肌肉收缩过程中获得的力 – 时间或扭矩 – 时间曲线来测量，从而客观地评估剧烈离心运动后肌肉的损伤程度、疲劳及恢复程度。

(4) 尿肌酐系数：即 24h 尿中每千克体重的肌酐量，可间接反映正常人肌肉质量或磷酸肌酸、肌酸的含量，进一步评估受试者肌肉运动收缩的能力。但该方法需受试者高度配合，且收集 24h 尿时须进行无肉饮食。

此外，有研究提出肌肉总 DNA、RNA 提示肌细胞收缩蛋白的合成，在一定程度上反映肌肉的发达程度和收缩肌能，可作为评估肌肉收缩能力的参考指标。

2. 肌肉代谢功能评估

运动过程中肌肉的能量消耗要靠体内连续供能补充，在一般（非剧烈）运动情况之下，有氧代谢是提供能量的主要形式，在人体运动功能评定中，对肌肉代谢功能的评定是一个重要方面。

(1) 近红外光谱技术：近红外光谱技术（near-infrared spectroscopy，NIRS）是一种无损检测与肌肉有氧代谢密切相关的氧气的消耗与供应情况的技术，可准确测得肌肉组织的氧饱和度。NIRS 肌氧测定原理主要是：利用近红外光被血红蛋白（Hb）和肌红蛋白（Mb）等氧化或脱氧生色团吸收的程度不同从而来确定氧代谢状态。目前 NIRS 已被广泛用于测量运动时肌血容量和肌氧含量的改变，客观估测运动肌的有氧代谢状况。NIRS 作为一种无创、连续、实时测量肌肉氧代谢状态的技术，为研究限制运动能力的病理生理机制以及运动干预对机体影响机制提供了方法。可以用于肌肉耐力的评价、疲劳的评估、运动训练的监控等方面，在许多代谢性肌病的诊断中也是有价值的。

(2) 磷磁共振谱仪（^{31}P -MRS）：^{31}P-MRS 可以实时检测肌肉的磷酸肌酸、无机磷和 pH，已经成为无损检测肌肉能量代谢的一个金标准。有学者将 ^{31}P-MRS 用于检测肌肉内镁离子含量，并认为这是一种比总血清镁更好的临床指标，有助于明确肌无力疾病的病因诊断。目前有关 ^{31}P-MRS 的很多研究都集中在磷酸盐代谢在肌肉代谢中的作用方面，特别是有关运动及恢复过程中的氧化磷酸化作用，这将有助于理解肌肉中氧化 ADP 磷酸化，以及糖酵解的动力学过程，从而更好地了解肌肉的能量代谢过程以及氧代谢能力。

(3) 氟代脱氧葡萄糖（^{18}F-FDG）：^{18}F-FDG 可准确反映体内器官 / 组织的葡萄糖代谢水平，目前已被广泛用于无创评估肌肉的葡萄糖代谢率。

(4) 血氧水平依赖磁共振（BOLD MRI）：BOLD MRI 可用于检测肌肉的血流动力学及代谢特征，主要反映血管内脱氧血红蛋白与氧合血红蛋白的比例，其可以探测深部肌肉组织，且可以与高分辨率解剖像叠加，从而实现精确空间定位，一定程度上反映肌肉组织灌注水平及血容量的变化。某些生理因素，如年龄、肌纤维类型、药物等会对肌肉 BOLD 信号产生一定影响。

(5) 动脉自旋标记：动脉自旋标记是一种以动脉血内可自由扩散的水质子为内源性示踪剂的 MR 灌注成像技术，可以通过定量测量局部微血管的灌注，为肌肉疾病的血流动力学及微血管反应提供明确的客观依据，有助于更好的理解肌肉的代谢生理机制。

此外，毛细血管密度和毛细血管数 / 纤维数也是评价肌肉血供的两个常用指标。大鼠腓肠肌制动 4 周后，其毛细血管容量可下降 34%，由此可以推测肌肉血液供应的改变导致肌肉的萎缩性改变。

3. 肌肉电生理评估

(1) 运动神经传导：运动神经传导是通过刺激电极给予运动神经干超强度电流刺激引起所支配靶肌肉兴奋收缩，记录电极在该肌肉肌腹记录到动作电位。这一动作电位又称复合肌肉动作电位（compound muscle action potential，CMAP）。判断指标包括潜伏期和波幅。潜伏期可反映运动神经传导、神经肌肉接头突触传递，以及肌肉兴奋收缩的时间。如果神经肌肉接头突触传递时间延长或肌肉兴奋收缩时间延迟，均可表现为潜伏期延长。而复合肌肉动作电位波幅则反映运动神经轴突及其所支配肌纤维在电刺激后正常兴奋的数量。在轴索损害及肌纤维萎缩或减少时，CMAP 波幅降低。此外，在神经肌肉接头传递障碍时，CMAP 波幅也可降低，如肌无力综合征，因突触前膜病变导致乙酰胆碱释放障碍，其 CMAP 波幅降低。

(2) 针肌电图：针肌电图是将同心圆针电极插入肌肉中以评估肌肉静息状态、随意收缩下肌电活动的一种技术，对于评估肌肉的神经电生理活动改变及肌肉疾病的诊断有重要的作用。失神经支配引起肌萎缩其肌电图常有显著改变，多表现为肌肉小力收缩时运动单位电位时限延长、波幅升高，可出现明显的纤颤电位及正锐波；进行性肌营养不良等肌病患者肌电图可表现为运动单位电位时限变窄、波幅降低，也可见纤颤电位及正锐波。炎性肌病患者肌电图可出现自发电位、运动单位电位时限缩短、波幅降低、多相波百分比增多等表现。此外，肌电图结合神经传导功能检测还可用于中枢神经系统损伤、周围神经病等的辅助诊断。已有多项研究证实肌电图与 MRI 和超声具有良好的相关性。

(3) 表面肌电图：表面肌电图是将表面电极贴于人体皮肤表面记录到的神经肌肉电活动，与针肌电图相比，其无创、操作简单，易于被患者接受，能在不同程度上反映肌肉的电生理活动。表面肌电图主要用于评价肌肉的肌力和疲劳度，在肌肉疾病中的应用也很广泛。如神经根病导致的肢体无力，患侧肌表面肌电图可表现为积分肌电值（IEMG）值增加，中位频率（MF）及平均功率频率（MPF）下降，提示患侧肢体肌力低，易疲劳。此外，高密度表面肌电图作为一种新技术，通过准确定位神经支配区域，对于肌肉疾病的诊断和治疗也具有重要价值。

(4) 重复频率电刺激：重复频率电刺激是指按照一定频率给予运动神经超强电刺激，观察靶肌肉的复合肌肉动作电位的波幅变化，用于检测神经肌肉传递功能。对于重症肌无力患者，在 3～5Hz 的低频刺激或 10～20Hz 的高频刺激，其 CMAP 波幅逐渐降低，提示神经肌肉接头突触后膜的病变。而对于肌无力综合征，主要为突触前膜乙酰胆碱释放障碍，在低频重复电刺激时，表现为 CMAP 波幅降低，但在高频刺激时，因乙酰胆碱释放逐渐增加，则表现为 CMAP 波幅递增（图 49-1）。

（王　培　龚媛媛）

二、肌肉衰减症的医学营养管理和运动干预

（一）肌肉衰减症概述

1. 肌肉衰减症的定义

肌肉衰减症指年龄相关的进行性肌肉质量减少、肌肉力量减弱、肌肉耐力及代谢能力降低、肌肉功能减退，并由此导致衰弱、生活质量

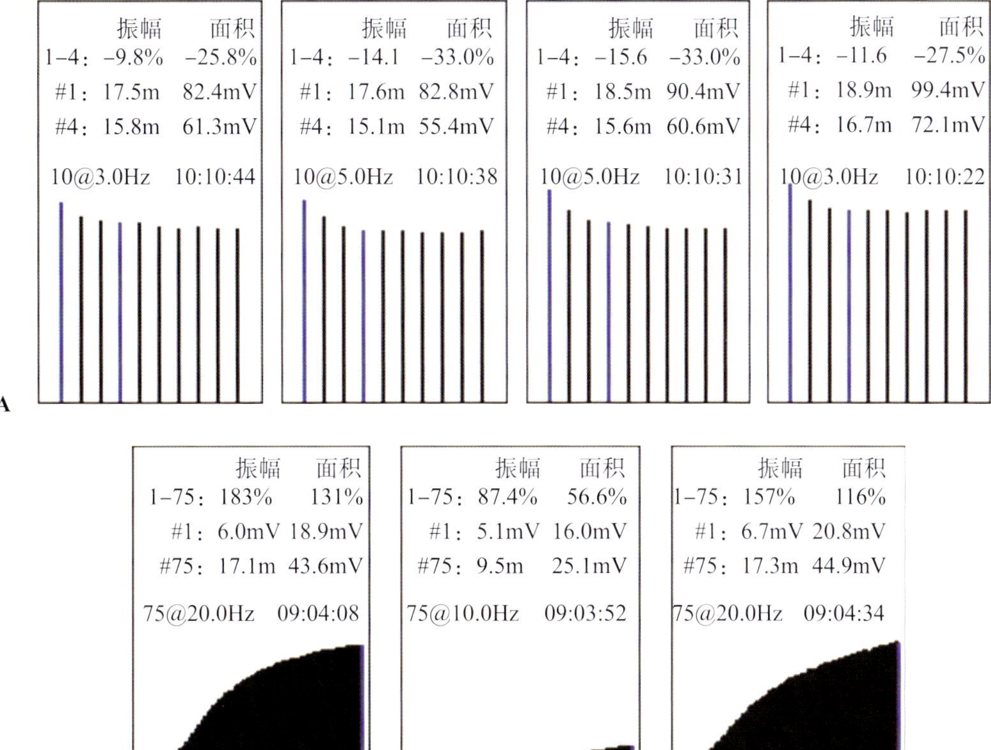

▲图 49-1　重复频率电刺激

A. 低频递减；B. 高频递增

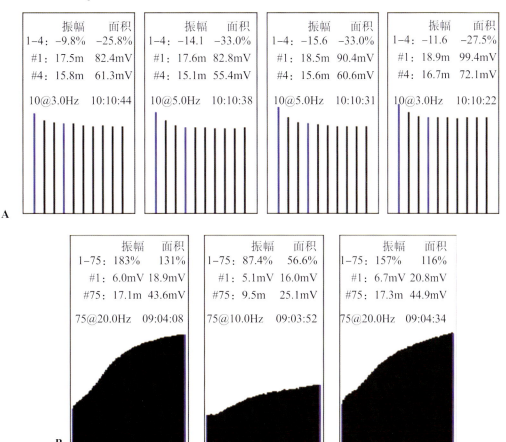

下降、身体残疾、死亡风险增高等不良结局的疾病。

2010 年，欧洲老年人肌肉衰减症工作组（the European Working Group on Sarcopenia in Older People，EWGSOP）将仅有肌肉质量下降称为“肌肉衰减症早期”；当肌肉质量和肌肉力量或身体活动能力（两者之一）同时下降时，称为“肌肉衰减症中期”；当肌肉量、肌肉力量和身体活动能力三者同时下降时，称为“肌肉衰减症后期”。中期即可判定为肌肉衰减症，而后期则为重度肌肉衰减症。

2016 年，肌肉衰减症被正式确认为一类肌肉相关性疾病，并纳入 ICD-10 疾病编码中，其诊断代码为 ICD-10-MC，而且在一些国家已被纳入医保。

2018 年，EWGSOP 根据最近 10 年临床实践和基础研究的新进展，发布了新版 EWGSOP2，将肌肉衰减症定义更新为：仅有肌肉力量下降为可疑肌肉衰减症，若同时伴有肌肉质量和力量下降即可诊断为肌肉衰减症。上述两项加上躯体功能表现差就可诊断为严重肌肉衰减症。

EWGSOP2 指出，肌肉衰减症长期以来都被认为与衰老和老年人有关，但基于最新的临床和基础研究，人们认识到，肌肉衰减症的发生和发展始于生命早期，其病因较为广泛且复杂，除衰老之外，还包括其他诸多因素。同时，肌肉衰减症在临床实践中往往被忽视和治疗不足，这在一定程度上缘于肌肉质量及其改变在目前技术上尚难以被准确测量；同时，对于确定要测量哪些肌肉变量、如何测量这些变量、什么样的临界值最能指导诊断和治疗，以及如何最好地评估治疗干预效果尚存在很多空白和争议。为此，EWGSOP2 将肌肉力量减少作为诊断肌肉衰减症的核心特征，并应用肌肉质量和力量的检测来进一步确定肌肉衰减症的诊断，将躯体表现作为判断严重程度的标准，旨在提高对肌肉衰减症及其发生风险和不良健康结局的认识；并基于这些认识，促进对肌肉衰减症的早期发现和早期治疗，以预防或延缓肌肉衰减症导致的不良结局及其对医疗系统造成的沉重负担。EWGSOP2 特别强调，通过早期有效的干预措施，预防、延迟、治疗、甚至逆转肌肉衰减症的可能性越来越大。

2. 肌肉衰减症的患病率

目前，估计全球肌肉衰减症的患者数已达 5000 万，预计到 2050 年达 5 亿，已成为全球范围的重要公共健康问题之一。

肌肉衰减症患病率受研究所使用的定义、研究人群、性别、老年人居住处所及评价肌肉量、力量和躯体表现功能的研究方法的影响，在文献报道中差异很大：①总体上，肌肉衰减症患病率随年龄增长而增大。欧美人群研究数据显示，65 岁及以上老年人肌肉衰减症发病率约为 20%，70 岁及以上老年男性人群中为 52%，85 岁及以上老人的发病率高达 50%～60%，在亚洲人群中，中国台湾 65 岁及以上男性老人中为 23.6%，中国香港 70 岁以上男性发病率为 12.3%，女性为 7.6%，日本 75 岁以上老年人发病率为 39.6%；②在性别差异上，小于 75 岁的人群中，女性肌肉衰减症患病率高于男性；而在大于 85 岁的人群中，男性肌肉衰减症患病率高于女性，但也有研究认为无性别差异；③根据 EWGSOP 标准，社区居住人群的老年肌肉衰减症患病率波动于 1%～29%，长照机构中居住的老人因年龄更高，疾病更复杂以及伴急性病症等，患病率会可高达 17.4%～32.8%。

3. 肌肉衰减症对健康的影响

从人类健康方面看，肌肉衰减症可导致老年人出现衰弱，显著增加跌倒和骨折的风险，严重影响日常活动能力；同时，肌肉衰减症与心血管系统疾病、呼吸系统疾病、认知功能障碍等相关，可导致行动障碍，并最终导致生活质量下降，丧失独立性或需要长期的护理安置以及死亡。

从医疗花费角度看，肌肉衰减症显著增加医疗和护理成本。来自欧洲的临床研究显示，入院时患有肌肉衰减症的老年患者较没有肌肉衰减症者住院费用高 5 倍以上。而对社区人群的大型研究显示，患有肌肉衰减症的老年人，其直接医疗成本是没有肌肉衰减症老年人的 2 倍以上。

（于　康　谢海雁）

（二）肌肉衰减症的病因及发病机制

1. 肌肉衰减症的病因

肌肉衰减症的主要病因可以分为原发性和继发性两类。

(1) 原发性肌肉衰减症：主要是年龄相关的，无其他原因。老龄化过程中体成分发生重要变化，一方面表现为肌肉量逐渐丧失，另一方面表现为体脂肪和内脏脂肪获得性增加，是多种生理过程紊乱的结局。

(2) 继发性肌肉衰减症：包括活动相关（因卧床不动、久坐的生活方式、去适应状态或零重力情况引起），疾病相关（通常伴有终末期脏器功能衰竭，包括心脏、肺脏、肝脏、肾脏和大脑等，炎症性疾病，恶性肿瘤或内分泌疾病）及营养相关[因食物中的能量和（或）蛋白质摄入不足、吸收不良、胃肠疾病或使用引起厌食的药物等]。

2. 肌肉衰减症的发病机制

目前肌肉衰减症发病机制尚不明确，可能与上述多种病因相关，并有可能多个病因相互作用、互为因果，使情况更加恶化。组织学结果显示，肌肉衰减症同时有肌肉质量减少及肌纤维萎缩，是肌纤维蛋白合成代谢降低，分解代谢增加以及肌细胞分解凋亡、自我更新能力下降的结果。随年龄增长会出现非收缩组织（如胶原和脂肪）的浸润增加。肌肉质量减少会引起力量下降及肌肉功能受损，这种关系可能是非线性的。有很多因素影响肌肉蛋白的合成，包括：营养摄入不足，吸收后蛋白合成缺陷，以及被吸收的营养素合成率下降，尤其是氨基酸合成率下降等。有研究表明营养不良本身是老年肌肉衰减症的强危险因子，低体重指数能预测肌肉衰减症的发生，体重指数在 $26kg/m^2$ 以下的老人肌肉衰减症患病率及发病率均增加。在急性病后期的老年病房中，肌肉衰减症患病率可达 37.5%，其中 90.9% 的患者符合欧洲肠外肠内营养学会营养不良的诊断标准，提示在需要康复治疗和管理的老年患者中营养不良与肌肉衰减症显著相关。在健康老年人中的研究显示，长时间卧床不动会显著降低肌肉蛋白质的合成，使下肢瘦体组织和力量下降。此外，也有研究表明，骨骼和肌肉也有内分泌和代谢功能，老年人中骨量丢失及肌肉萎缩同时发生，导致骨质疏松和肌肉衰减症。在老年人中肥胖患病率增加 35%，使老年肌肉衰减症更加复杂，这一特殊类型被称为老年肥胖肌肉衰减症或老年肌肉衰减型肥胖。目前认为，老年肌肉衰减症与肥胖症可能有共同的炎症途径，并能对不良结局产生协同效应。

近年来，肌肉衰减症的炎症基础开始受到重视。研究发现：人体血清中的肿瘤坏死因子类弱诱导细胞凋亡因子、TNFα 和瘦素水平增高，可显著增加肌肉衰减症的发病风险。针对于此，采用乳清蛋白补充和抗阻训练，则可显著降低肌肉衰减症老年人血清促炎因子水平，特别是肿瘤坏死因子类弱诱导细胞凋亡因子，并促进胰岛素和脂联素等两种代谢性激素的分泌，进而改善患者的肌肉质量和肌肉力量。

（于　康　谢海雁）

（三）肌肉衰减症对内分泌系统的影响

1. 肌肉衰减症对内分泌代谢的影响

(1) 肌肉衰减症对糖脂代谢的影响：骨骼肌是机体葡萄糖摄取的主要组织之一。骨骼肌功能发生异常，如功能衰退或质量减少，则会影响其对血糖的正常摄取而导致血糖升高。而血糖升高时，会进一步促进胰岛素的分泌，导致高胰岛素血症的发生，直接或间接引发骨骼肌胰岛素抵抗，加重糖代谢紊乱，诱发 2 型糖尿病发生。胰岛素作为维持肌肉质量的重要因子，在 2 型糖尿病状态下，其相对缺乏及抵抗则进一步减少肌肉质量，并且糖代谢异常所引起的肌肉线粒体功能及代谢障碍、局部炎症、肌肉脂质浸润及肌肉脂质代谢异常则进一步加重胰岛素抵抗。而当脂肪沉积与肌肉质量减少同时存在时，血糖更加难以控制。因为过多的脂质可导致肌肉中神经酰胺过度积聚，激活 PP2A 和 JNK，损害胰岛素信号传导通路，导致葡萄糖摄取减少及加重胰岛素抵抗。因此，肌肉功能损害及糖脂代谢异常之间相互作用，形成恶性循环，进一步加重肌肉功能损伤，使得肌肉质量进一步下降及糖脂代谢紊乱进一步恶化。

(2) 肌肉衰减症对钙磷代谢的影响：肌肉衰减症作为一种增龄性疾病，肌肉质量和功能衰退的同时，会对钙磷代谢产生影响。肌肉收缩减少，可抑制破骨细胞生成，促进成骨细胞增殖；若肌肉功能出现衰减（像长期卧床、瘫痪等），则会引起快速大量的钙磷丢失，从而引发骨密度出现不同程度的下降，最终导致骨质疏松。在一项对肌肉量减少的相关危险因素研究中，发现其与骨含量变化存在高度相关性。通过对肌肉衰减症患者进行的流行病学调查发现，在女性肌肉衰减症患者中骨质疏松的发生率显著高于非肌肉衰减的老年女性。但肌肉衰减症和骨质疏松症之间的关系目前尚存在争议性。在一项韩国老年人的研究中，男性的肌肉衰减症与骨质疏松症显著相关，而女性则不存在相关性。在另一项健康美国女性的研究中，低肌肉质量与骨密度没有明显关系。

2. 肌肉衰减症对内分泌激素分泌的影响

肌肉衰减症主要表现为肌肉质量和功能衰退，其可对机体内分泌激素水平产生影响。对于下丘脑－垂体－生长激素轴，有研究表明，肌肉衰减症患者血清生长激素及 IGF-1 水平均明显降低，且 IGF-1 水平与肌肉体积呈显著正相关。对于下丘脑－垂体－肾上腺轴，肌肉衰减症对糖皮质激素的影响仍不明确，但糖皮质激素可增加肌肉蛋白质降解。对于下丘脑－垂体－甲状腺轴，肌肉衰减症患者通常更容易合并甲状腺功能减退，然而，肌肉衰减症与亚临床甲状腺功能减退之间有无关联仍存有争议。对于下丘脑－垂体－性腺轴，肌肉衰减症患者常表现为更低的睾酮、雌激素及脱氢表雄酮水平。尽管如此，激素替代治疗对肌肉衰减症是否明确有效仍需一些高质量、多中心、长程干预的随机对照试验加以证实。

3. 肌肉衰减症对内分泌激素分泌的影响

骨骼肌具有内分泌功能，在维持运动及调节血糖的同时，还可分泌多种肌肉内分泌因子。MSTN 可由骨骼肌释放且其对肌肉生长有负性调节作用，然而，其在肌肉衰减症中是否升高仍存有争议，这可能提示 MSTN 不是肌肉衰减症的原发性病理改变。然而，有研究表明骨骼肌中 MSTN 水平可能与脂肪组织含量有关，尤其是在肌肉减少症患者中。Apelin 是另外一种肌肉内分泌因子，其可通过刺激肌纤维的线粒体发生和自噬、抑制炎症反应、增强肌肉干细胞的再生能力等途径增强肌肉功能。研究发现，在 Apelin 或其受体缺陷的小鼠中，肌肉功能随年龄增长而显著降低，然而，在老年人群中 Apelin 水平却与肌肉功能减退无显著关联。近来研究指出，Irisin 水平低下可能肌肉无力和萎缩的敏感生物标志物，且有帮助预测肌肉衰减症的发生。除上述肌肉内分泌因子外，GDF11 同样可由肌肉分泌。GDF11 可诱导 SMAD2/3 磷酸化和抑制成肌细胞分化，并可抑制肌肉再生和减少卫星细胞扩张。然而，肌肉衰减症对 GDF11 是否有影响，目前仍有待进一步探索。

（邱山虎　周潇滢　王　杨）

（四）肌肉衰减症的临床表现及诊断

1. 肌肉衰减症的临床表现

老年肌肉衰减症中肌肉力量的下降比肌肉量减少更显著，下肢比上肢明显、伸肌比屈肌明显。德国的 BASE-Ⅱ研究结果显示，在老年肌肉衰减症人群中，低骨骼肌质量本身不一定引起力量下降和活动受限，而力量与功能下降对躯体表现能力的影响更大。其研究数据显示：仅根据骨骼肌质量下降，肌肉衰减症的患病率为 24.3%，按照握力下降来评价为 4.1%，用活动受限评价为 2.4%，仅有 0.6% 老人符合肌肉量减少、力量下降和功能受限的全部 3 个标准；而骨骼肌质量正常的人群中，8.6% 有握力下降，5.1% 有活动受限，1.3% 同时有握力下降和活动受限。除对骨骼肌结构与功能直接影响外，肌肉减少和体力功能丧失临床可以表现为衰弱；而衰弱老人中，约 50%～70% 会发生肌肉衰减症。肌肉衰减症是不良结局的独立危险因子，是运动受损、跌倒和残疾、功能独立性下降、生活质量下降、住院、感染和老年人死亡的重要危险因素，是生命后期失能的重要预测指标。

2. 肌肉衰减症的临床诊断

目前肌肉衰减症的临床诊断主要参照 EWGSOP2010 和 EWGSOP2 推荐的路径临界阈值。既往主要参考以下几个指标：①相对骨骼肌质量指数（relative skeletal muscle index，RSMI），它是四肢骨骼肌（appendicular skeletal muscle，ASM）的质量与身高平方的比值。ASM 值可由双能 X 线吸收法、MRI、CT 和生物电阻抗等方法来测定。当 RSMI 值低于青年对照组 RSMI 值 2 个标准差以上，或者男性 RSMI ＜ $7.26kg/m^2$、女性 RSMI ＜ $5.45kg/m^2$ 时，即可判定为肌肉衰减症；②骨骼肌质量指数（skeletal mass index，SMI），SMI 为 ASM 与体重的比值乘以 100。对老年人而言，当其 SMI 值低于青年对照组 1 个标准差以上，即可判定为肌肉衰减症。此外，还参考握力、肌肉力量、行走能力评价及躯体功能表现来进行综合判定。其中躯体功能表现可采用从椅子上站立的时间、12 分钟步行、爬楼梯或计时起立行走测试等进行评价。EWGSOP2010 推荐使用躯体简易功能量表。在 EWGSOP2 指南中，除了上述指标外，还增加了全身骨骼肌量、腰部肌肉横断面面积、大腿中部或全身肌肉的肌肉质量等参数，主要通过 CT、MRI 甚至肌肉活检来采集相关信息和数据。在功能测试方面增加了 400 米步行等长距离行走测试。在临界阈值方面也尽可能按照性别给出了更加明确的推荐。这些参数的设定及实施规则的制订，为在老年人群中进行广泛的肌肉衰减症筛查、识别等提供了强有力的保障。临床常用的肌肉力量、肌肉质量和肌肉功能的指标和测量工具总结于表 49–1 中。

为提高肌肉衰减症的干预效果，EWGSOP2 更新了其诊断策略，确定了检测肌肉衰减症的最佳变量、测量每个变量的最佳工具和每个变量的临界值，同时，推荐了新的筛查和评估途径，以便更好地应用于临床实践（表 49–2）。

（于　康　谢海雁）

（五）肌肉衰减症的治疗

肌肉衰减症治疗目的在于减缓或逆转肌肉质量与肌肉功能的下降，减少相关并发症，提高生存质量，改善临床结局，降低医疗费用。迄今为止，针对肌肉衰减症的治疗措施主要是以营养干预及抗阻训练为主体的生活方式管理，以及包括激素替代疗法等药物治疗的其他措施等。

1. 医学营养干预

医学营养干预是肌肉衰减症治疗中重要的基础及核心措施，但以营养支持为主体（通常包括能量、蛋白质和其他营养素联合补充）的干预措施对老年肌肉衰减症的治疗效果尚无统一结论，很多证据源于短期的蛋白质合成研究，仍缺乏大规模的临床研究。目前的营养干预主要涉及蛋白质、必需氨基酸补充剂、维生素 D、钙质、抗氧化剂及 ω–3 脂肪酸等。

表 49–1　临床常用的肌肉力量、肌肉质量和肌肉功能的指标和测量工具

指标	测量工具（方法）
病例筛查	问卷法（SARC–F 表）
肌肉力量	握力
	椅子坐站测试（5 次坐站的时间）
肌肉质量	双能 X 线吸测定法
	生物电阻抗分析
	腰肌横断面积的计算机断层扫描或磁共振
肌肉功能	简易体能状况量表
	步速

引自：EWGSOP2、2018.

表 49–2　肌肉衰减症的诊断指标和临界值

诊断指标	临界值	
	男性	女性
肌肉力量		
握力	＜ 27kg	＜ 16kg
椅子坐站（5 次）时间	＞ 15s	—
肌肉质量		
ASM	＜ 20kg	＜ 15kg
ASM/ 身高 ^{2}	＜ 7.0kg/m^2	＜ 6.0kg/m^2
肌肉功能		
步速	≤ 0.8m/s	
简易体能状况量表评分	≤ 8 分	

ASM. 四肢骨骼肌（引自：EWGSOP2、2018.）

(1) 蛋白质：补充蛋白质对改善肌肉质量和功能的作用效果并不一致。膳食中的蛋白质提供合成肌肉蛋白所需要的氨基酸。随年龄增长体内蛋白质分解代谢超过合成代谢，造成负氮平衡。蛋白质摄入不足将加重负氮平衡，并导致肌肉蛋白合成受阻。老年人对所吸收蛋白的合成代谢反应迟钝，消化等量蛋白质后，老年人肌肉蛋白合成率较年轻人降低。因此，为保持正氮平衡和预防肌肉质量的减少及肌肉力量的丢失，应满足优质蛋白的摄入量，以确保肌肉蛋白合成及维持肌肉质量所需的原材料充足。有研究显示，蛋白质摄入量增加至每日 1.0～1.3g/kg，有利于维持正氮平衡，抵消蛋白质合成率下降的影响。PROT-AGE 研究工作组推荐，为保持瘦组织量及其功能，老年人平均每日应摄入至少 1.0～1.2g/kg 蛋白质。我国推荐老年人蛋白质的摄入量应维持在 1.0～1.5g/kg。提倡在必要情况下采用口服营养补充剂进行强化性营养支持。

在蛋白质种类的选择上，乳清蛋白优于酪蛋白、水解酪蛋白和植物蛋白，能更有效地促进老年人肌肉蛋白合成。乳制品富含乳清蛋白，有丰富的支链氨基酸，并具有抗氧化性质。牛奶、酸奶和乳酪能增加四肢肌肉质量、握力。Alemán-Mateo 等研究发现，老年人摄入奶制品（每日 210 g 奶酪）可显著改善四肢肌肉质量，但并不能改善肌肉力量。摄入牛奶并同时进行抗阻训练，能促进氨基酸吸收及肌肉合成代谢。豆浆改善肌肉力量的效果不及奶类及其制品。此外，每日蛋白质摄入量均衡地分配至三餐较一餐摄入大量蛋白质更能有效促进肌肉蛋白合成。

(2) 氨基酸：必需氨基酸可促进肌肉蛋白合成。亮氨酸、异亮氨酸和缬氨酸等支链氨基酸可为骨骼肌提供能量底物，并刺激胰岛素合成，增强胰岛素敏感性，降低蛋白质降解速度，促进蛋白质合成，形成老年人肌肉蛋白合成的良性刺激。研究发现，短期摄入少量（7.5g）必需氨基酸，对肌肉纤维合成率有刺激作用；而长期（3 个月以上）补充，可显著改善老年人瘦体组织总量。但在蛋白质及能量摄入量充足的情况下，每日补充 8g 的必需氨基酸，对肌肉结局的影响尚存在争议。

β-羟基β-甲基丁酸（β-hydroxy β-methylbutyric acid，HMβ）是亮氨酸的关键活性代谢产物，在蛋白质合成和裂解中发挥重要作用。随年龄增长，内源性 HMβ 浓度减少，其血浆浓度与四肢肌肉质量和肌肉力量显著相关。有研究显示，在老年人中补充 HMβ 能有效预防肌肉质量的减少和肌肉力量的丢失，并改善躯体表现功能；但也有研究并未发现上述的相关性。还有学者认为，同时补充支链氨基酸（2.5g 亮氨酸）和 HMβ 对肌肉质量和功能效果更佳。

(3) 维生素 D 及钙质：老年人群因身体活动受限、自主生活能力下降，常常导致日光暴露不足，每日维生素 D 摄入量难以达到推荐量标准，血清维生素 D 水平普遍偏低（＜ 50nmol/L）。目前发现，维生素 D 对肌肉功能有直接的影响，血清 25（OH）D 水平降低与肌肉质量减少、握力下降、体力活动受限和衰弱等有关。低维生素 D 的老年人，其肌肉衰减症的风险是正常维生素 D 水平者的 5 倍。

研究提示，补充维生素 D 可有效改善肌肉力量与功能状况。对血清 25（OH）D 浓度＜ 25nmol/L 的老人，补充维生素 D 能改善髋部肌肉力量；但对于血清 25（OH）D 浓度＞ 25nmol/L 的老人，补充维生素 D 并不能显著改善肌肉力量。因此，血清 25（OH）D 基线浓度对补充维生素 D 后肌肉力量的变化是有影响的，应进行维生素 D 水平监测。

维生素 D 对肌肉力量及其功能的影响，可能由维生素 D 受体（VDR）介导。血清 25（OH）D 水平与 VDR 浓度变化程度相关。肌肉组织中的 VDR 数量随年龄减少，而补充维生素 D 可改变 VDR 的表达。维生素 D 还具有潜在的抗炎作用，InCHIANTI 研究显示，25（OH）D 水平与前炎症细胞因子 IL-6 呈负相关。PROVIDE 研究提示，同时补充维生素 D、富含亮氨酸的乳清蛋白以及微量营养素混合物等，与给予异亮氨酸的对照组相比，13 周后，维生素 D 补充组能使肌肉衰减症老人的四肢肌肉量显著增加，并改善从椅子上坐站的时间。增加户外活动有助于提高老年人血清维生素 D 水平，预防老年肌肉衰减症。此外，肌肉衰减症患者每日钙摄入量明显低于非肌肉衰减症老人。韩国 KNHANES 研究结果显示，在 60 岁及以上不肥胖的人群中，每日钙摄入量与身体总脂肪比例负相关，与四肢肌肉质量正相关。目前建议老年人每日钙质摄入总量达到 1000～1200mg，为此，每日饮用 300～500ml 牛奶及其制品，并辅以钙质补充剂是必需的。

(4) ω-3 多不饱和脂肪酸：ω-3 多不饱和脂肪酸具有一定的抗炎作用。目前认为，很多慢性疾病患者血清炎症因子显著增高，并由此导致活动受限及握力下降。ω-3 多不饱和脂肪酸具有抗氧化特性，可降低体内炎症水平，从而对肌肉蛋白合成产生促进作用，并可缓解老年人肌肉蛋白合成中的抵抗现象，对提高肌肉力量和改善躯体功能有正向作用。研究显示，在抗阻训练的同时，每日补充 ω-3 多不饱和脂肪酸 2g，比单纯进行抗阻训练更能增加肌肉力量及改善肌肉功能。

(5) 其他：氧化损伤能使老年人功能下降，但补充大剂量抗氧化营养素（维生素 C 和维生素 E 等）并不能改善老年人肌肉质量与力量；而硒则与功能状况呈负相关；多酚有重要的抗氧化和抗炎症效果，但对肌肉衰减症的预防和治疗作用尚不明确。绿叶蔬菜（生菜、菠菜、芹菜和甜菜根）等富含抗氧化物的食物，对缓解肌肉衰减症和衰弱的证据不足。富含钾的水果和蔬菜具有抗肌肉分解代谢和凋亡的作用。

综上所述，营养干预在预防和管理肌肉衰减症中具有重要作用。为满足上述有益营养素的补充，需提倡合理膳食，满足能量、蛋白质、ω-3 多不饱和脂肪酸和钙质的摄入。然而，单纯营养干预对老年人肌肉蛋白合成效应及肌肉功能影响尚缺乏统一结论。目前，国内外已发表的研究主要集中于非肌肉衰减征老年人群，干预时间长短不一，且缺少营养干预对临床结局影响的高水平研究。因此，今后应重点探讨营养干预对老年人群肌肉营养状况的远期效应以及对生活质量的影响。

此外，在老年人中进行营养风险筛查和肌肉衰减症筛查很有必要。对于单纯性老年肌肉衰减症，仅测定握力足矣；但对于伴有慢性疾病的老年人，则应联合评估肌肉力量和平衡能力。早筛查、早诊断、早干预，采用科学的营养和运动联合干预，对于保持肌肉功能状况和活动能力，维持肌肉质量和力量至关重要。

2. 运动干预

躯体活动受限及久坐的生活方式会降低机体利用所吸收的蛋白质合成肌肉蛋白的反应力，进一步加重损伤或疾病状况下的失能。对老年人尤其如此。规律性运动训练能增加有氧能力、肌肉力量和耐力，并且有助于预防衰弱和改善肌肉衰减症老年患者躯体功能。长期的规律性训练能带来持续的获益，并且与年轻人相比，老年人可能需要更高的维持训练量和持续更长时间，介入时间也应更早。

与低强度家庭运动训练和标准康复措施相比，抗阻训练可促进蛋白质吸收，有效增加肌肉质量和肌肉力量，改善活动能力和躯体功能表现（如从椅子上起立的时间，爬楼梯的时间或 12 分钟步行实验等）。此外，渐进性抗阻运动等主动力量训练能显著增加老年慢性疾病患者步行速度、步行距离、日常活动能力和生存质量，同时，可减少脂肪组织，并降低跌倒与原发或伴随疾病发作或加重的风险。多数研究建议抗阻训练处方设置为每周进行 3～5d，每天至少 10min，采用中至高的训练强度（自觉劳累程度分级量表 RPE 为 5～6 至 7～8 级），并接受专业人员指导和监测。通常肌肉力量的改善出现在 8 周左右。

有氧运动可增加肌肉氧化能力、肌肉耐力，并改善心肺功能。有氧运动是否能增加肌肉质量与力量取决于训练处方剂量，尤其是运动强度。在合适的运动处方下，有氧运动能诱导出与抗阻运动等效的肌肉体积的增加。此外，有氧运动能减少身体脂肪比例，降低慢性炎症水平，显著降低代谢性疾病的风险因素，提高心肺功能与活动功能，改善耐力。

此外，柔韧性训练与平衡训练对老年人也非常重要，有助于保持整体的健康状况。美国运动医学学院指南建议柔韧性训练每周至少2d，每天进行10min，强度控制在自觉劳累程度分级量表5～6级，包括颈、肩、肘、腕、髋、膝、踝关节等部位。平衡训练需每周进行3次以上。在衰弱、久坐不动、社区居住的老年人中，运动干预在改善肌肉力量和躯体功能表现方面有一定作用，但未必能改善肌肉质量。采用复杂的运动干预措施，连续18个月以上的高强度多目的性的运动训练措施能改善肌肉质量、力量和躯体功能表现。短期的躯体表现评分、步速、400米步行，以及握力是有效的评价躯体功能的指标，能确定临床显著性变化。未来的研究应更加关注改进运动干预模式的标准化操作使其能重复和对比；采用共同的临床结局指标，有相同的评估时间段，这样才能在不同研究中进行有效比较。

3. 营养与运动联合干预

为保持或改善肌肉质量和肌肉力量，在运动的同时给予适当的营养支持是重要策略。躯体活动可增加骨骼肌利用氨基酸进行合成代谢的敏感性。但力量训练联合氨基酸或蛋白质摄入是否具有叠加效应一直存在较大争议。有研究认为两者具有协同效应，两者联合应用有助于减轻老龄化导致的肌蛋白合成抵抗；但也有研究否认了上述情况。一项Meta分析显示，抗阻训练6周联合补充蛋白质，较单纯抗阻力训练更能增加去脂组织量和腿部力量。在衰弱老人中进行的研究显示，补充蛋白质同时进行抗阻训练比单纯训练更能增加瘦体组织量。但在活动受限的老人中进行的研究未能得到相同结论，这可能受到摄入蛋白质或氨基酸的种类、摄入时机和剂量等多种因素的影响。此外，年龄及受试者的状态等也是重要的影响因素。在衰弱的社区老人中进行的高质量研究显示，补充蛋白质能改善躯体功能表现，但是肌肉质量或肌肉力量与对照组相比无变化。另一个补充蛋白质联合运动训练6～18个月的项目显示肌肉质量可以增加。另一项研究补充氨基酸（主要是亮氨酸）、HMB、精氨酸或补充脂肪酸8～36周后评价肌肉质量、肌肉力量和肌肉功能。结果显示每日提供亮氨酸2.8g和必需脂肪酸2.5g能够改善肌肉质量，但不能改善力量和躯体功能表现。必需脂肪酸加上运动训练，能改善腿部肌肉质量和力量，但不会改善躯体功能表现。因此，到目前为止，补充必需脂肪酸和（或）运动训练改善肌肉结局的证据仍然是非常有限的。

综上所述，随着老龄化社会的到来，营养不良（营养不足）、衰弱、肌肉衰减症的筛查与管理等问题日益得到重视。上述几个概念既相互独立又相互关联，在定义、检测方法及治疗方法上均有重叠。在目前的营养评定（诊断）标准共识中，已经将营养不良（营养不足）与肌肉衰减症建立了明确关联，并且从疾病原因与严重程度两方面，更加全面地进行了补充。肌肉衰减症会影响生活质量，导致失能和死亡率增高，建议在临床实践中充分考虑进行肌肉衰减症筛查的重要性和必要性，包括在社区、老年照护机构和医院中。尽量早发现和早治疗才可能改善肌肉衰减症患者的临床结局。抗阻训练在改善肌肉力量和躯体功能表现方面有重要作用，但不影响肌肉质量。建议对衰弱或久坐不动的社区居住老人进行督导式抗阻训练，持续时间至少3个月或更长。同时，在此类人群中也建议增加每日躯体活动。推荐蛋白质摄入增加至1.2g/（kg·d），改善饮食或增加蛋白补充剂。

同时，老年综合评估的必要性再次被强调。老年人具有很强的异质性，应采用多维度老年综合评估作为基线评估方法，再结合肌肉衰减症的筛查和评估手段，才能更全面而有针对性地进行评估工作。尤其是衰弱老人在疾病突然加重、多重用药、活动减少、生理功能下降和社会支持情况发生变化时，更容易出现被漏诊的情况。

此外，在有营养不良（营养不足）和肌肉衰弱 / 衰减症的患者中，不仅要考虑补充多少能量的食物，还要充分关注辅助喂养及选择食物的种类及性状。增加可选择食物种类，增加食物的蛋白质和能量密度。对于限制液体入量的患者，要考虑采用高能量密度（2kcal/ml）液体食物；对于口腔健康受损的患者，应改变食物的性状，进餐时给予必要的辅助，以及提供加餐等；对于吞咽障碍的患者，要同时进行吞咽康复训练或评估管饲的必要性及可行性等。此外，进行恰当的营养管理，还要包括：经常监测体重和观察剩余食物量；以营养师为核心组织团队讨论；抑郁患者增加心理医生，适当处方抗抑郁药物；注意味觉和嗅觉异常、视力和牙齿情况；记录药物清单；观察喂养状况、进餐环境；检查文件记录或信息；督导员工的重视程度等。

（于　康　谢海雁）

三、其他因素相关肌肉疾病对内分泌系统的影响

除了肌肉自身疾病外，中枢及外周神经系统损害、炎症、重症监护、废用等因素导致的肌肉功能障碍或损害，也可直接影响肌肉内分泌功能。

（一）中枢神经损伤

1. 流行病学、发病机制

脑血管意外及脊髓损伤是临床中最常见的中枢神经系统损害。目前脑卒中已成为全球仅次于缺血性心脏病疾患的第二大死亡原因。脑卒中具有高发病率、高致残率、高复发率及高死亡率特点。与脑卒中发病关系明确并有预防意义的危险因素包括高血压、心脏病、糖尿病、肥胖、代谢综合征等，而不健康的生活方式（如吸烟、饮酒、高盐饮食、膳食不平衡、缺乏体力活动、心理压力）等因素可以直接或间接影响脑卒中发病和死亡。

脊髓损伤是指各种原因导致脊髓结构功能损害，致受损相应节段出现运动、感觉及括约肌功能障碍。创伤是导致脊髓损伤最常见的原因，包括交通事故、高空坠落、运动伤、枪击伤、射线等。我国现有创伤性脊髓损伤患者超过 200 万，每年新增 10 万～14 万人，且多为年轻患者。脊髓损伤后因神经肌肉疾患导致患者运动功能下降，患者罹患运动功能减少相关并发症的风险如糖尿病、肥胖、动脉粥样硬化、高血压和心血管疾病亦大大增加，使患者的生活质量进一步下降。

2. 肌肉生理功能变化

中枢神经系统损伤可引起肌肉废用性萎缩，并引起能量代谢变化、肌纤维组成改变、蛋白质合成与降解之间失衡，以及相关的炎症级联反应激活。卒中后废用性肌萎缩表现在肌肉蛋白质含量下降，肌纤维横截面积减小。脑卒中慢性期存在持续的偏瘫侧肌群运动单位数量减少，肌肉质量下降不仅与运动减少、强度降低及有氧运动能力下降有关，同时也可能与神经激素过度激活，炎性细胞因子及自由基物质引起的分解代谢信号进一步刺激肌纤维转化及结构成分变化有关。偏瘫后肌肉的失神经支配、废用、重塑及痉挛等因素，可触发复杂的肌肉类型改变。有研究表示脑卒中患者Ⅰ型肌纤维（慢收缩肌）减少而Ⅱ型肌纤维（快收缩肌）比例增加，对无氧代谢的依赖性更大。脑卒中患者还可能存在肌脂肪变性，不仅减少肌肉力量（肌肉萎缩及被非收缩组织替代），还可以增加胰岛素抵抗，从而增加患糖尿

病或加重原有糖尿病的风险。痉挛患者肌张力增高使肌肉处在短缩位置，加速肌肉萎缩并导致肌内结缔组织积聚和纤维化。

在脊髓损伤患者中也可观察到肌纤维的萎缩以及肌纤维类型的转化。与脑卒中类似，脊髓损伤导致慢收缩肌纤维减少（Ⅰ型），而快收缩肌纤维增加（Ⅱa 和Ⅱx 型）。另一个与脊髓损伤有关的因素是失神经萎缩，它是脊髓运动神经元或脊神经前根运动神经损伤的结果。通过这种机制失去神经支配的肌肉会迅速萎缩。损伤后的前 6 周内可损失 25% 的肌肉量。因同一组肌群往往受多条神经根支配，完全失神经支配的肌肉比例较少，但可出现多组肌群不同程度的失神经支配表现。

3. 对内分泌系统的影响

中枢神经系统疾患导致肌肉萎缩的主要机制涉及：肌生长抑制素、肿瘤坏死因子 α（TNFα）、氧化应激、蛋白质合成减少及蛋白水解自噬增加。肌生长抑制素是属于转化生长因子 –β（TGFβ）家族的一种蛋白质，它是肌肉生长的强负调节因子。脑卒中患者股外侧肌中发现了肌生长抑制素 mRNA 增加了 40%，抑制脑卒中患者肌肉蛋白质的合成，加速降解，导致其肌肉数量的减少与肌肉萎缩。分解代谢的细胞因子 TNFα 与肌肉质量下降有关。研究发现卒中组 TNFα mRNA 水平升高，与肌肉蛋白质分解增加或蛋白质合成减少有关（肌蛋白质合成 / 降解失平衡）。同时小鼠卒中模型研究发现，由于凋亡激活增加、肌肉组织的蛋白水解破坏和高水平的肌生长抑制素，肌肉分解代谢激活；炎性细胞因子和分解代谢过度刺激导致肌肉功能性下降。而脊髓损伤患者的肌生长抑制素 mRNA 水平显著下降，胰岛素样生长因子减少，参与调节蛋白质合成代谢的 IGF 减少将降低蛋白质合成能力，肌生长抑制素的下降可能是机体内部调节机制的结果，旨在减少慢性 SCI 期间肌肉蛋白的进一步损失。

中枢神经系统损害对患者肌肉功能影响往往是长期的、慢性的。长时间的活动减少或卧床时间增加可加速肌肉尤其是肌肉质量、数量的下降，导致废用性肌萎缩的发生。废用性肌萎缩可引起内分泌系统紊乱，生长激素水平下降、性激素减少、肾上腺轴分泌异常及糖脂代谢紊乱，抑制蛋白质合成，导致肌肉蛋白质含量下降，加重肌肉无力及萎缩。中枢神经系统损伤后，交感神经系统过度兴奋，皮质醇增多及下丘脑 – 垂体 – 肾上腺轴功能激活，导致广泛的炎症反应和代谢活跃，在肌肉衰减发生的过程中起促进作用。交感神经信号下儿茶酚胺大量入血，刺激分解代谢，可引发胰岛素抵抗，蛋白质降解和脂肪分解增加。同时肾上腺皮质激素的升高可促进一系列并发症的发生如高血糖、高血压、血白细胞升高、消化性溃疡、免疫功能下降等。脊髓损伤患者生长激素及睾丸激素水平降低，性腺类固醇分泌减少，血清胰岛素样生长因子 –1 水平下降，葡萄糖耐量减低，脂肪含量增高等激活蛋白水解和自噬 – 溶酶体途径，抑制肌肉蛋白质的合成、加速降解，导致肌肉萎缩及肌纤维损失。

4. 临床干预策略

目前临床中主要通过运动干预来扭转肌肉质量下降和肌肉数量减少。运动不仅可增加肌肉力量，还可降低 TNFα 水平，最大限程度地降低胰岛素抵抗。临床研究显示，康复训练后偏瘫侧上肢握力增加可能会导致 C 末端凝集素片段减少，C 末端凝集素片段是神经肌肉接头变性所致肌肉减少症的潜在标志物。非偏瘫侧肌群肌肉质量的下降是可逆的，运动将有助于肌肉质量的恢复及其结构和代谢变化的恢复。促进肌肉适应性训练的方式主要有两种：耐力训练与抗阻训练。肌肉体积增大主要与抗阻运动训练有关，致肌肉质量和肌纤维横截面积增加，耐力训练可促进肌肉可塑性变化，主要通过代谢适应来增强代谢能量的产生及利用，并逐渐增加肌肉的抗疲劳性。中枢神经系统损伤所导致的运动障碍，其瘫痪侧肌肉保留一定的神经支配，可被电刺激激活，神经肌肉电刺激是指通过下运动神经元的电刺激激活瘫痪或麻痹的肌肉。功能性电刺激可以诱导相应完整的 α 运动神经元支配的肌肉同步收缩，有助于肌肉重塑，恢复肌肉营养。

（周　停　王　培）

（二）周围神经损伤

1. 流行病学、发病机制

周围神经损伤可造成各种类型和不同严重程度的残障。周围神经损伤约占创伤患者的 2.8%，每年国内新增周围神经损伤患者约 30 万～50 万例。由于神经组织自身的功能特异性及不可完全再生性，神经损伤后的恢复远较其他组织困难。高达 33% 的周围神经损伤表现出功能预后不佳，包括运动和感觉功能丧失或部分恢复，出现慢性疼痛、肌萎缩和严重肌无力。

2. 肌肉生理功能变化

周围神经损伤使肌肉失神经支配后可出现神经营养性及废用性肌萎缩。其显著特点是随着失神经支配时间延长，萎缩逐渐加重最终致不可逆阶段。伤后 2 个月，因失神经支配导致的肌肉萎缩可表现出肌纤维横截面积减少约 70%，其肌肉萎缩速度明显高于恶病质、严重烧伤、重症肌无力、营养不良、衰老等所致的肌肉萎缩。肌肉的局部细胞环境发生变化（炎性细胞增加），加速肌肉蛋白的丢失，肌细胞的凋亡及其泛素 – 蛋白酶体系统、溶酶体系统都可能参与造成肌肉萎缩的蛋白水解过程。研究发现因活动减少导致的肌肉萎缩可逐渐表现出萎缩肌肉内的肌纤维化及脂质堆积。同时，肌纤维数量的减少，体积减小，接受性运动终板的数目亦减少，导致功能性神经肌肉接头数目下降，加速肌肉的失神经支配及萎缩。

3. 对内分泌系统的影响

肌肉是周围神经系统的靶器官，其功能与结构的维持均需神经的调节、支配。周围神经损伤会影响降钙素基因相关肽、P 物质（SP）、血管活性肠肽（VIP）、甘丙肽（GAL）和神经肽 Y（NPY）分泌。坐骨神经离断 1 周后 VIP、GAL 和 NPY 明显增加。失神经支配的肌肉中发现，连接蛋白（Cx）及其他非选择性通道蛋白包括 P2X7 受体形成的半通道蛋白（HC）和瞬时受体电位 V 亚家族成员 2 通道蛋白（TRPV2）的重新表达，导致肌膜通透性增加，膜电位降低及膜兴奋性增加，加速蛋白的合成 / 分解代谢（分解＞合成），加速失神经支配肌肉的萎缩。肌肉萎缩可促使泛素 – 蛋白酶体途径激活，加速蛋白质合成 / 分解代谢，导致蛋白质合成速率降低。细胞外信号分子的旁分泌包括 ATP、BDNF、凝集素 / LDL 受体相关蛋白 4（Lrp4）/ 肌肉特异性受体激酶（MuSK）和乙酰胆碱（Ach）可能起到抑制连接蛋白表达，抑制肌肉萎缩的作用。

4. 临床干预策略

外伤引起的周围神经损伤可采用精细的显微外科修复技术，包括直接修复、自体神经移植和异体神经移植技术，但仍有约 1/3 的周围神经损伤表现出不完全恢复及功能恢复不良。临床中最常见的是通过运动干预及神经肌肉电刺激以促进肌肉收缩，预防或避免肌肉萎缩。有研究报道，肌内注射脂肪干细胞有助于减轻肌内炎性细胞浸润，减少肌纤维化及脂质堆积的发生，以保留更大的肌肉质量延缓肌肉萎缩。将神经细胞或祖细胞移植到远端神经残端是周围神经损伤后预防肌肉萎缩的策略之一。研究表明，细胞移植可以加快宿主轴突的再生速度，或者直接通过神经元替代使肌肉恢复活力减少萎缩，减轻周围神经损伤带来的继发性改变。细胞移植技术可以避免肌肉萎缩，促进轴突再生，在周围神经损伤治疗领域中有着较可观的治疗前景。

分子靶向治疗是周围神经损伤和神经纤维化治疗的新前沿。据报道透明质酸能下调炎症反应，限制淋巴细胞趋化作用并抑制粒细胞和巨噬细胞的活性，抑制神经周围瘢痕的形成。局部应用抗纤维化因子，腔内填充剂等生物活性添加剂可促进轴突生长，预防神经纤维瘤侵袭和增殖。有研究证明生长激素对神经再生有积极作用，在周围神经损伤条件下，生长激素治疗可以加速轴突再生，促进轴突髓鞘形成，减少肌肉萎缩，改善肌肉的神经再支配。也有研究支持在周围神经损伤后用胶原ⅩⅢ激活剂进行药物干预有助于促进周围神经损伤后神经肌肉接头的再生及功能恢复。

（周　停　龚媛媛）

（三）运动神经元病

1. 流行病学、发病机制

运动神经元病是一组病因不明的脊髓前角细胞、脑干运动神经核和大脑运动皮层的运动神经元进行性变性疾病，临床表现为肌无力、肌萎缩和各种不同类型皮质脊髓束受损症状，兼有上和（或）下运动神经元及传导束受损体征。肌萎缩侧索硬化（amyotrophic lateral sclerosis，ALS）是最常见的运动神经元病，约占所有运动神经元病病例的 70%。欧洲、北美地区人群肌萎缩侧索硬化的发病率为每年 1/10 万～3.5/10 万。国内流行病学研究表明中国的发病率及患病率均低于全球数据。

本病的病因和发病机制迄今不明，可能与基因缺陷、免疫因素、中毒因素、慢性感染、局部外伤等有关。国外文献报道，5%～20%ALS 患者具有肌萎缩侧索硬化、额颞痴呆或者 ALS 伴 FTD 家族史，称为家族性肌萎缩侧索硬化。家族性肌萎缩侧索硬化显然有遗传成分，但散发型 ALS 仍有约 60% 的遗传率，这表明即使没有家族病史的患者，也可能存在遗传基础。

2. 肌肉生理功能变化

ALS 以上、下运动神经元损害的运动症状与体征为主要表现，如上运动神经元受累可表现为肌张力增高，腱反射活跃或亢进，病理征阳性及动作笨拙等；下运动神经元受累表现为肌张力降低、肌肉萎缩、肌力下降、肌肉束颤和腱反射减弱或消失等。肌萎缩是 ALS 常见的病理特征，不同阶段均可出现典型的失神经性肌萎缩表现。肌肉活检可用于诊断，但无特异性，早期神经源性肌萎缩较明显，但晚期与肌源性萎缩不易鉴别。神经电生理检查是诊断 ALS 的重要客观指标，主要包括神经传导、F 波、针电极肌电图、重复神经电刺激（RNS）、单纤维肌电图（SFEMG）和磁刺激运动诱发电位（MEP）。ALS 运动神经传导检测可出现“分裂手”“分裂腿”现象。ALS 的 F 波通常正常，但当肌肉明显萎缩时，相应神经可见 F 波出现率下降，而传导速度相对正常。ALS 患者肌电图异常的主要特点是分布上为广泛性神经源性损害，表现为进行性失神经和慢性失神经共存。RNS 和 SFEMG 不是诊断 ALS 必需和特异性的检测方法，RNS 主要用于反映 ALS 患者神经肌肉接头的功能，而 SFEMG 观察到的颤抖增加、阻滞和高纤维密度的进行性失神经支配表现则为诊断 ALS 提供了支持，但其并非 ALS 的常规的检测方法。ALS 患者应用磁刺激 MEP 检查的意义主要在于发现临床下病灶或者被肌肉萎缩明显掩盖了的锥体束损害体征。

3. 对内分泌系统的影响

近年来越来越多的研究发现肌萎缩侧索硬化与雌激素及糖代谢有关。

(1) 肌萎缩侧索硬化与雌激素关系：肌萎缩侧索硬化在男性与女性的发病率并没有平行发展，男女总体比例为 1.3∶1，但在 65 岁以下的人群中为 1.1∶1，在 65 岁至 75 岁人群中为 1.7∶1，在 75 岁人群中为 1.9∶1。

ALS 发病的性别差异提示性激素可能是导致肌萎缩侧索硬化的重要因素。流行病学研究已经证明雌激素对 ALS 有保护作用。雌激素是一类主要的女性激素，它主要与生殖功能有关，另外在脂质和碳水化合物代谢、电解质平衡和中枢神经系统中也发挥重要作用。Sonja 等在一项流行病学研究中发现绝经后女性 ALS 患者内源性雌激素暴露时间及生育期跨度时间与生存时间呈正相关。在大量肌萎缩侧索硬化动物模型研究中，也有力地证明了雌激素在 ALS 的整个病程中具有神经保护作用。

(2) 肌萎缩侧索硬化与糖代谢关系：研究表明肌萎缩侧索硬化与糖代谢异常相关。但目前糖代谢相关研究证据级别较低，部分结论不一致，且存在东西方地域差异。总体而言，以我国为代表的亚洲地区倾向于糖尿病为肌萎缩侧索硬化危险因素，而欧美地区倾向于糖尿病为肌萎缩侧索硬化保护因素，此差异在肌萎缩侧索硬化发病阶段较为明显。目前对于糖代谢与肌萎缩侧索硬化发病内在机制尚不清楚，亚洲地区糖尿病增加肌萎缩侧索硬化发病率的内在机制可能与糖代谢紊乱介导的糖毒性和神经炎性致使神经元损害及丢失相关，欧美地区糖尿病为肌萎缩侧索硬化保护性因素的机制可能与高糖为肌萎缩侧索硬化患者机体供能，改善其高能耗、低供给的营养代谢负平衡状态相关。目前肌萎缩侧索硬化与糖代谢关系及内在机制尚需进一步扩大研究。

4. 临床干预策略

临床上对于 ALS 尚无特效的治疗方法，常用治疗方法包括药物治疗、对症治疗、基因治疗、干细胞治疗等。

(1) 药物治疗：目前美国食品药品管理局（FDA）批准用于 ALS 治疗的药物为：利鲁唑和依达拉奉。利鲁唑是一种谷氨酸抑制剂，能延长肌萎缩侧索硬化患者的生存期。利鲁唑的作用机制尚可能与抑制谷氨酸释放、稳定电压依赖性钠通道的失活状态、干扰神经递质与兴奋性氨基酸受体结合后细胞内事件有关。依达拉奉是一种过氧化氢和过氧化亚硝酸盐的自由基清除剂。有研究表明依达拉奉对 ALS 有效，尤其对于呼吸功能未受累患者，建议尽早行依达拉奉联合利鲁唑治疗，从而提高疗效。

(2) 对症治疗：当患者出现吞咽困难时应尽早行经皮内镜胃造瘘术（PEG），以保证营养摄取，延长生存期。定期检查肺功能，尽早使用双水平正压通气（BiPAP），当患者病情进展，无创通气不能维持血氧饱和度＞ 90%，二氧化碳分压＜ 50mmHg，或分泌物过多无法排出时，可以选择有创呼吸机辅助呼吸。

(3) 其他治疗：目前基因治疗、干细胞治疗等新方法仍处于临床试验阶段，疗效尚不确切。

（柳　波）

（四）特发性肌张力障碍

1. 流行病学、发病机制

肌张力障碍是一种间歇或持续性肌肉痉挛性收缩所导致的重复异常运动、姿势异常或两者均有的运动障碍疾病。根据病因不同，可将其分为遗传性、特发性和获得性肌张力障碍。其中特发性肌张力障碍是指病因不明，以肌张力障碍为唯一的临床特征（除震颤外），分为散发性和家族性。大多数成人起病的局灶性 / 节段性肌张力障碍均属于这一类型。特发性肌张力障碍被认为是继原发性震颤和帕金森氏病之后第三大常见的运动障碍。根据欧洲流行病学调查资料显示其发病率为 15.14/10 万。Steeves 根据现有研究粗略计算出特发性肌张力障碍的总体患病率为 16.43/10 万，其中局灶性和节段性肌张力障碍的总患病率为 15.36/10 万，女性的患病率略高于男性。在对 50 岁以上人群的随机抽样研究中，特发性肌张力障碍的患病率为 732/10 万，表示肌张力障碍在老龄化人口中是一种常见的神经肌肉疾病。

根据现有的研究表明，特发性肌张力障碍病理生理机制主要包括：抑制的减少或缺失、感觉 - 运动整合异常、突触可塑性异常三个方面。

(1) 抑制的缺失或减少：典型肌张力障碍发作是由主动肌和拮抗肌之间脊髓交互抑制被破坏造成的。肌张力障碍患者的大脑皮层、脑干和脊髓普遍存在抑制缺陷。用经颅磁刺激治疗肌张力障碍患者研究中发现其调节肌电静息期的神经环路受到了破坏，静息期的后期成分反映了皮层内的抑制功能。静息期缩短说明大脑皮层的抑制功能明显减低，这是由于皮质抑制中间神经元兴奋性降低，导致皮质功能失调，或者从皮质下或其他皮质结构的抑制中间神经元易化降低引起。研究颈部肌张力障碍和眼睑痉挛患者发现，其在手臂运动过程中，突触的早期和晚期交互抑制程度降低，提示肌张力障碍与脊髓中间神经元抑制功能明显减弱相关。

(2) 感觉–运动整合异常：肌张力障碍患者除了运动功能异常，相关神经生理学、神经影像学证实了其躯体感觉、时空分辨能力也受到了不同程度的损伤，损伤程度与肌张力障碍的严重程度有关。中枢神经系统体感异常模式的输入，会导致感觉运动整合不完全，但因为基底核和相关运动区域不仅与躯体感觉区域相关，也与视觉和听觉区域有联系，同时可能有其他的感觉器官也参与它的发病过程，皮层抑制机制的缺陷也可能是这种形式感觉障碍的基础，因此这一说法仍需进一步的研究证实。同样针对感觉信息的运行过程研究提示，感觉运动整合受到损害。

(3) 突触可塑性异常：突触可塑性是指突触在神经元回路之间调节形态和功能变化的能力。既往研究证实突触可塑性异常是肌张力障碍发病机制的一个重要因素。通过对特发性肌张力障碍小鼠模型的研究中发现，肌张力障碍小鼠纹状体内存在明显的突触可塑性异常，与正常对照组相比，其长时程抑制无法被引出，而长时程增强强度变大且不能被低频刺激所逆转，既突触去增强。造成这一异常的原因，目前较为广泛被接受的假说是突触稳态维持机制的功能紊乱，肌张力障碍患者失去了将突触强度维持在正常范围内的保护能力。

2. 肌肉生理功能变化

特发性肌张力障碍主要临床特征是以异常的肌肉收缩为特点，表现为全身肌肉的主动肌和拮抗肌运动不协调或过度的持续性收缩，可造成反复的不自主运动和异常的扭曲姿势，其中扭曲是肌张力障碍与其他运动障碍性疾病的主要区别。虽然肌张力障碍的诊断主要基于临床表现，但肌电图可用于检测受累肌肉的电生理功能变化的特征，有助于进一步了解其发病机制。特发性肌张力障碍患者肌电图一般表现为：①静息期出现群化电位现象，通常认为是肌肉放松时的一种自发电位，经活动后运动单位电位不立即消失；②大力收缩时运动单位募集不完全；③肌张力障碍的特征是在进行随意和不随意运动时，同时收缩主动肌和拮抗肌。不随意运动时，其姿势的异常是由于几秒的持续肌电活动造成的，除此之外还伴随着重复的短时突发性肌电活动。依据突发肌电活动持续的时间和规律，会产生不同叠加的姿势和动作震颤，如缓慢规律性的肌活动、肌阵挛。随意运动时，当做单一的快速活动时，突发性肌电活动时相延长，主动肌和拮抗肌的活动在比正常运动时叠加时间延长，除此之外，单一手和手指的运动通常伴随着上肢和躯干远端肌肉的活动。这些发现可能是患者随意运动缓慢和多样性的原因。

3. 对内分泌系统的影响

据报道，某些常染色体显性遗传家族的特发性肌张力障碍患者血清中多巴胺β–羟化酶（dopamine β–hydroxylase，DBH）增高，DBH是一种将多巴胺转化为去甲肾上腺素（norepinephrine，NA）的酶；而某些常染色体隐性遗传家族的患者，血清中DBH减低，血清NA则升高，但脑脊液DBH与健康对照组无显著差异。成人期发病的患者，脑脊液中高香草酸减少，而儿童期发病者则脑脊液中甲氧基羟苯基乙二醇减少，提示成人期起病者可能与多巴胺代谢异常有关，而儿童期起病者可能与NA代谢异常有关。肌张力障碍患者血清中可测出小分子代谢产物肌肽，补充肌肽可以增加皮质醇的含量，皮质醇作为下丘脑–垂体–肾上腺轴的终末产物，是反映下丘脑–垂体–肾上腺轴功能的重要生物指标，另有研究发现，机体皮质醇增高会引起中脑边缘纹状体多巴胺能释放增加，也许可以在一定程度上解释肌张力障碍患者肌肽含量较正常人升高所产生的过度运动的症状。Meige 综合征是一种罕见类型的节段性肌张力障碍，通常本病患者脑内神经介质，尤其是乙酰胆碱及多巴胺的平衡功能常失调，血清中增高的肾上腺皮质激素水平可通过下丘脑－垂体－肾上腺轴的反馈性抑制效应下调肾上腺激素水平，提高脑脊液中促肾上腺皮质激素释放因子浓度，增加糖皮质激素受体数量，最终导致肾上腺皮质功能减退，皮质醇水平降低。体内低皮质醇水平可导致中脑边缘纹状体内多巴胺水平降低。动物模型研究显示纹状体内多巴胺水平低下时，大脑皮层对三叉神经眨眼反射的紧张性抑制作用减低，眨眼、瞬目反射增加，诱发眼睑痉挛。此外多数研究表明，本病患者血清及脑脊液中儿茶酚氧位甲基转移酶（COMD）、单胺氧化酶（MAO）、胆固醇、磷脂等均正常。

4. 临床干预策略

目前特发性肌张力障碍的治疗尚缺乏有效的根治手段，临床治疗策略主要是对症治疗，包括一般治疗、理疗、口服药物治疗、肉毒毒素注射，以及神经外科手术治疗等综合措施，以减轻疼痛和缓解痉挛，减少异常运动，防止肌肉和关节挛缩，恢复运动能力。

一般治疗主要包括心理治疗、家庭社会支持、功能锻炼等，是临床治疗的基础。抗胆碱能药物、苯二氮䓬类药物、多巴胺能药物、多巴胺受体阻断药和多巴胺耗竭药等具有中枢神经系统作用的药物均可用于治疗特发性肌张力障碍患者，但临床治疗效果常不佳或伴有严重的不良反应。对于口服药物治疗无效患者可以考虑进一步行肉毒毒素注射。

神经外科手术治疗，如苍白球内侧腹外侧部深部脑刺激是治疗原发性全身性肌张力障碍的有效方法。

此外，物理康复治疗作为药物和外科手术的重要辅助治疗，临床中被愈来愈重视。如传统手法治疗、生物反馈疗法、神经发育学疗法等均可帮助患者减轻症状、抑制异常姿势产生。重复经颅磁刺激作为一种新型的物理治疗方式，也可使部分局灶性肌张力障碍的临床症状得以改善。

（王红星　龚媛媛）

（五）废用性肌萎缩

1. 流行病学、发病机制

废用性肌萎缩是指人或动物在较长的一段时间内不活动、卧床、航天飞行等废用状态下肌肉出现的一种“用进废退”式的改变。实验证明，废用状态持续一周以上，肌肉就会发生明显的萎缩，一旦这种“用进废退”式的改变发生，恢复将要花费较长的时间。长期卧床、制动、失重均可引起肌肉废用而发生肌肉萎缩，肌肉减少症也是引起肌肉萎缩的关键因素。

主要的发病机制包括以下几个方面。

(1) 肌肉蛋白质与降解失衡：肌肉质量的维持取决于蛋白质的合成率和蛋白质的降解率两个过程的平衡。目前公认的废用性肌萎缩的本质是蛋白质合成减弱与蛋白质降解增加，即在肌肉萎缩的情况下可出现肌肉蛋白质的净降解。废用状态下蛋白质合成减弱：有证据表明，在人和啮齿类动物废用模型中，去负荷后肌肉基底细胞蛋白质合成速率立即下降。将人进行短期固定（≤ 14d），可使股外侧肌质量减少 5%～10%。而 Phillips 等研究指出肌肉萎缩时蛋白质降解没有变化而是蛋白质合成减少。另有研究指出，在固定的前 14 天，丝裂原活化蛋白激酶信号通路（MAPK）上游信号分子 MuRF1 或 MAFbx 表达上调，由于特定底物降解增加，可能有助于肌肉质量流失。但废用状态下肌肉质量下降不完全是由于蛋白质合成降低。虽然已有研究证明无负荷状态下蛋白质的合成率下降，但人们对其下降的细胞机制了解很少。在过去的研究中，人们已证实在负荷增加时成人肌肉生长是受激活的丝氨酸 / 苏氨酸激酶严格控制，哺乳动物雷帕霉素靶蛋白（mTOR）

能够引起蛋白质翻译起始因子和核糖体的生物合成增加。鉴于激活的 mTORC1 在肌肉生长中的重要性，因此推测在无负荷条件下蛋白质合成降低是 mTORC1 被抑制的结果。此外，Ven-tadour 等研究认为核糖体的生物合成增加是肌肉适应性肥大的关键，但是，废用对核糖体生物合成的影响目前还不得而知。

废用状态下蛋白质降解增强：啮齿类动物废用模型（固定和后肢卸载）相关数据表明，废用期间蛋白质降解作用显著增加，而人类在废用状态下（固定和卧床休息）蛋白的降解作用至今仍存争议。啮齿类动物和人类的废用模型相比，最主要的区别是肌肉萎缩的速度，即啮齿类动物肌肉萎缩发生的速度比人类更快。由于直接测量人体蛋白质降解率比较困难，目前大多数的研究是通过测量与特定的蛋白质降解途径相关的基因推断出蛋白质降解的增加，而很少有人实际测量在废用状态下体内蛋白质降解率。所以，尚缺乏明确证据支持人类废用状态下蛋白质降解过程会加速。研究表明在废用状态下，肌肉中蛋白质的流失与三种蛋白质水解系统直接相关，即：溶酶体蛋白体系、钙活化蛋白体系和泛素 – 蛋白酶体途径（ubiquitin- proteasome pathway，UPP）。且有研究发现，肌肉发生废用性萎缩时溶酶体组织蛋白酶不会降解像肌原纤维一样的胞浆蛋白，其主要作用是降解膜蛋白（包括配体、受体、运输蛋白和通道）。这些被降解的膜蛋白可能是导致萎缩肌肉表型发生改变的重要功能蛋白，但其占肌纤维蛋白质总量比例很小，并不会显著影响肌蛋白的总含量。由于溶酶体蛋白酶并不参与肌原纤维蛋白质的降解，所以组织蛋白酶不可能在肌肉废用性萎缩时蛋白质的水解中起主导作用。UPP 是细胞内蛋白质降解的主要途径。UPP 是由泛素、泛素活化酶 E1、泛素结合酶 E2s、泛素连接酶 E3s、26S 蛋白酶体和泛素解离酶等组成，其对靶蛋白的降解是一种级联反应过程。研究显示泛素连接酶 E3s 是该途径的关键酶，它决定着 ATP-泛素 – 蛋白酶体途径的降解速率和特异性，在引起肌肉蛋白分解和肌肉萎缩过程中起至关重要的作用。近年来研究也发现，钙蛋白酶（calpain）与废用性肌萎缩的发生有关。由于 UPP 在蛋白水解过程中不能降解完整的肌原纤维，而是首先激活 calpain，降解膜骨架蛋白，使肌原纤维从细胞骨架上脱落，从而完成蛋白降解，故可认为 calpain 是废用状态下肌肉蛋白降解的启动子。当肌肉出现明显的萎缩时，胞内钙离子水平会明显上升，细胞内钙水平的升高会促使 calpain 转移至细胞膜上并激活，释放出具有活性的催化亚单位，启动并降解细胞骨架蛋白。如结蛋白、肌钙蛋白等，继而启动 UPP 蛋白水解途径，造成肌纤维的损伤。

(2) 肌核数量及作用域的改变：成熟的肌纤维细胞无法进行增殖和分化，肌细胞核对维持肌肉稳态和适应性有重要意义。因此对细胞核的作用进行深入分析可能揭示废用状态下肌纤维质量下降的新机制，用来干预或对抗肌肉萎缩。作用域理论认为，每个肌纤维细胞核都支配周围一定的细胞质区域，并且调控蛋白质的生成来维持细胞质的有限区域和结构蛋白在细胞质中有限区域的大小。此外，快收缩肌和慢收缩肌纤维作用域大小也不同。虽然作用域理论能够很好地证明肌肉肥大伴随有细胞核增加和细胞核的合并作用，但用肌核数量和作用域的大小解释肌肉萎缩仍难以令人信服。因为废用对细胞核的影响至今我们知之甚少，虽然生物化学和生理学领域的研究已证实细胞核影响肌肉形态，且肌肉形态的改变对细胞核也有影响。但废用性萎缩发生迅速，其发展不是肌肉肥厚的逆反应，废用时肌肉功能损失会随时间而改变，而肌纤维的尺寸缩小则发生缓慢。基于作用域理论和肌肉生长的反应，也许可以推断，肌肉萎缩会伴随有细胞核丢失，并引起作用域大小的改变。但用细胞核数量和作用域的大小解释废用性肌萎缩的发生机制还有待进一步研究。

(3) 线粒体功能改变：线粒体是参与能量生成和信号传递的重要细胞器。肌肉是人体含量最丰富的组织，约占人体总质量的 50%。此外，肌肉是人体最大的蛋白质库，通过分解代谢产生氨基酸，这些氨基酸可被其他组织器官利用，还可以被氧化分解为生命活动提供能量。有研究表明废用状态下，萎缩肌纤维中线粒体出现明显的改变（如线粒体 DNA 突变增多），若采用合适的方法促进线粒体生物合成，则能减少肌肉减少症等疾病状态下肌肉的萎缩。目前，已有研究通过转基因手段使促线粒体生物合成基因过氧化物酶体增殖物激活受体 -γ 共激活因子 -1α 过表达，可抑制在禁食和去神经支配状态下肌肉的萎缩。因此表明线粒体功能和数量的改变可能在肌肉萎缩过程中发挥重要作用。

(4) 细胞凋亡增强：近年来，肌肉细胞凋亡加速被认为是衰老、肌肉减少症、废用性肌萎缩发生的潜在机制。肌细胞凋亡可导致个别细胞核（肌核凋亡）和肌浆消失，而不是整个肌纤维死亡。有研究指出，废用状态下，肌核凋亡在细胞程序性死亡中处于中心地位，且线粒体是导致细胞凋亡的重要调节因素。废用状态下半胱天冬酶依赖的线粒体凋亡通路在肌肉质量下降的过程中被激活。尽管至今人们对细胞凋亡领域的研究已经取得了重要进展，但一些基本问题仍然没有答案：如细胞凋亡程序的激活和肌肉流失之间有无因果关系，细胞核退化是随机的还是有选择的，线粒体是否随机参与触发细胞凋亡，这个过程是否仅仅发生在受损或不正常的线粒体，细胞凋亡对肌肉流失有什么影响等。将来的研究应着力于阐明这些尚未解决的问题，这些问题的阐明将有助于开发出更有效的治疗废用性肌萎缩的工具。

(5) 氧化应激水平增强：在废用和许多病理条件下，氧化应激都会增强，而且氧化应激被认为是蛋白质合成和降解失衡并导致肌肉萎缩的主要触发点。在废用（如瘫痪、骨折等）的开始阶段，由于氧化应激的作用，体内产生的活性氧和自由基可使膜内不饱和脂肪酸大量氧化，形成过氧化脂质，从而破坏膜系统的正常功能，导致线粒体肿胀，溶酶体膜通透性增强等。线粒体功能减退使氧化磷酸化出现障碍，能量产生不足，因而蛋白质合成降低；溶酶体膜破坏释放各种水解酶，使蛋白质分解加强。两者共同作用，使肌肉蛋白质净含量减少，导致肌肉萎缩的发生。氧化还原酶类可影响蛋白质代谢，如黄嘌呤氧化酶和烟酰胺腺嘌呤二核苷酸磷酸氧化酶可促进废用肌肉中活性氧的产生，而活性氧产生增多和抗氧化能力下降可加速因废用引起的肌肉萎缩。进一步研究发现，线粒体是非活动肌肉产生活性氧的主要部位，但废用促进线粒体活性氧生成的具体机制至今尚不清楚。

2. 肌肉生理功能变化

废用性肌萎缩中除了肌肉质量减少，同时伴有肌肉力量显著下降。且同等强度的肢体固定比卧床休息和肢体悬挂肌力下降的幅度更大。此外，力量下降幅度远超肌肉质量流失程度。在功能上的这种变化可能导致肌节结构变弱。废用导致肌腱的力学性能发生改变。有研究指出，卧床休息 90 天可使腓肠肌肌腱刚度减少 58%。

废用性肌萎缩还可影响运动神经功能，其影响主要发生在皮层和脊髓水平。例如，Clark 等发现，腕关节固定 3 周，可导致桡侧腕屈肌皮质脊髓的静默期延长。

废用性肌萎缩导致肌肉抗疲劳能力发生改变。基于废用可使肌肉能量和血流量发生改变这一前提，目前人们普遍认为，废用可以导致肌肉抗疲劳能力降低。例如，动物研究表明，废用可使肌肉糖原消耗增加，并且降低氧化长链脂肪酸的能力，这与人类卧床休息后肌肉中脂肪酸代谢的关键酶羟酰辅酶 A 脱氢酶活性降低是一致的。此外，已证实大鼠后肢悬吊可以减弱比目鱼肌内皮依赖性血管舒张功能。然而，废用如何影响肌肉抗疲劳能力尚存争议，有研究结果表明废用状态下肌肉抗疲劳能力没有变化，另有研究甚至发现废用可引起抗疲劳能力增加。这些研究存在不同的结论可能与废用措施的特异性相关。但纵观这些研究，很少有人直接评估废用实验前后肌肉抗疲劳能力的差异。此外，废用实验中肌群之间的不同反应也没有得到充分的探讨。因此，废用与肌肉抗疲劳能力的关系还需进一步研究。

3. 对内分泌系统的影响

无论在健康还是疾病中，内分泌系统都是肌肉代谢的重要调节因子。生长激素（GH）、胰岛素样生长因子-1（IGF-1）、雄激素等激素是健康和疾病中肌肉代谢的主要调节因子；对肌肉有深远的影响，是肌肉质量的重要调节者。相反，糖皮质激素具有直接的分解代谢作用，可引起肌肉蛋白的丢失。肌肉萎缩是禁食、癌症、败血症、肾衰竭、心力衰竭和创伤等疾病的全身反应。肌肉萎缩也发生在特定的肌肉失神经、固定或不活动等情况下。所有这些情况都以内分泌环境的显著变化为特征。

内分泌系统在调节发育、生长、新陈代谢、能量平衡、生殖、行为和适应内外环境变化等许多功能方面发挥着重要作用。在这些功能之间，肌肉是内分泌系统控制不同身体功能的靶器官。肌肉的质量主要由运动、营养和激素调节。在肌肉中，大量的激素控制合成代谢-分解代谢平衡、葡萄糖代谢以及损伤后肌肉质量的维持和修复。然而，生长激素和IGF-1、睾酮、甲状腺激素和糖皮质激素对肌肉生长和功能有主要影响。

废用性肌肉萎缩可由多种原因引起的长期减少体力活动而发生的，其特征是IGF-1水平降低、肾上腺轴活化（特征是促性腺激素释放增加）、性腺轴下降（性腺类固醇分泌减少）、甲状腺轴改变，以及参与葡萄糖和脂质代谢的激素（胰岛素）失调。更重要的是，参与电解质代谢的激素（维生素D和血管紧张素Ⅱ）会在某些类型的肌肉萎缩中的肌肉消耗中起作用。众所周知，内分泌环境中的失调会导致肌肉萎缩、激活蛋白水解和自噬，以及在某些情况下抑制肌肉再生（减少蛋白质合成和肌细胞增殖）（图49-2）。

(1) 生长激素：生长激素是由腺垂体中的生长激素细胞合成的一种肽激素。这种激素调节新陈代谢，在身体生长和发育中起着至关重要的作用。生长激素以脉冲方式分泌，脉冲频率受许多因素影响，如饮食、深度睡眠、锻炼、压力和禁食。生长激素通过肝脏刺激IGF-1的合成，而IGF-1是肌肉质量的主要调节器之一。生长激素可增加血清IGF-1水平、肌肉重量和肌纤维横截面积。然而，在肌肉中缺乏IGF-1受体功能的小鼠中，生长激素不能逆转受损的肌肉功能。这些数据表明，生长激素对肌肉质量和力量的影响主要是由IGF-1受体的激活介导的。生长激素和IGF-1有相反的代谢效应。生长激素是脂解性的，增加血清中的游离脂肪酸，进而抑制肌肉和其他器官对葡萄糖的摄取，并且可能诱发高血糖和胰岛素抵抗。相反，IGF-1具有生脂和降血糖的作用。生长激素缺乏时肌肉质量和功能的减少可通过使用生长激素来逆转。生长激素通过增加肌肉

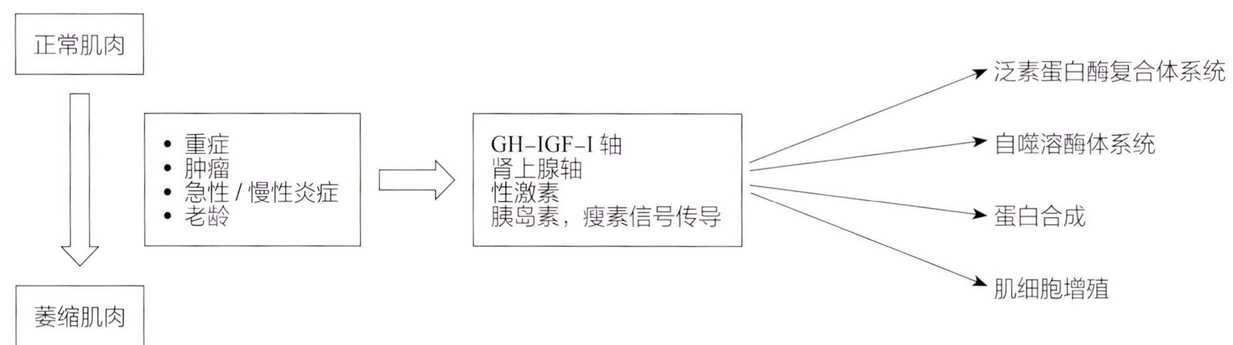

▲ 图 49-2　肌萎缩时主要激素改变的示意图

质量来增加肌肉力量，而不影响收缩力或纤维组成，这种作用是 IGF 依赖性的。

与衰老相关的内分泌变化之一是生长激素或血浆中生长激素和 IGF-1 浓度持续下降到非常低的水平。这种生长激素分泌的减少会导致肌少症，因为生长激素可以改善衰老引起的肌肉质量下降。

(2) 糖皮质激素：肾上腺皮质分泌的糖皮质激素属于经典的下丘脑 - 垂体 - 肾上腺轴。促肾上腺皮质激素释放激素从下丘脑室旁核释放，并通过垂体促肾上腺皮质激素诱导释放到体循环中。以肌肉萎缩为特征的多种病理状态（如败血症、恶病质、饥饿、慢性阻塞性肺病、糖尿病、酸中毒、癌症等）与糖皮质激素水平升高相关，提示这些激素可能导致不同病理状态下观察到的肌肉萎缩。此外，在多种炎性疾病中，高剂量和持续的糖皮质激素治疗代表了糖皮质激素在人和动物中引发肌肉萎缩的另一种方式。糖皮质激素诱导的肌肉萎缩主要发生在具有快速收缩肌纤维的糖酵解肌（第二类），而不是由缓慢收缩肌纤维组成的氧化肌（第一类）。在混合纤维类型的肌肉中，如腓肠肌，第二型纤维比第一型纤维显示更大的萎缩。快速收缩肌肉萎缩的这种特异性来自于慢速收缩肌肉在保持姿势和呼吸中的重要作用。

糖皮质激素诱导肌肉肌肉萎缩，使肌肉蛋白合成速率降低，蛋白降解速率增加。糖皮质激素还可能改变血管生成，使毛细血管数量减少，这可能与肌肉萎缩有关。此外，糖皮质激素抑制肌肉中 IGF-1 的局部产生和合成代谢刺激的作用，如胰岛素和诱导氨基酸介导的信号通路的下降，这些通路参与了肌肉蛋白合成的控制。合成代谢活性的降低是由抑制 mTOR 的不同机制共同作用的结果。1 型糖尿病是由胰岛素缺乏引起的一种分解代谢状态，其特征是蛋白质降解速度加快，导致肌肉加速萎缩。高血糖和低胰岛素血症在减少肌肉生长或增加蛋白质水解中起关键作用。糖皮质激素是导致肌肉蛋白分解的因素之一。尽管肌肉无力和萎缩是由肌肉收缩素引起的，但慢性肌肉收缩素类固醇被用于治疗杜兴氏肌营养不良症，对肌肉力量和功能有有益的影响。类固醇治疗的积极效果似乎取决于类固醇剂量。间歇给药促进肌肉修复并增加肌肉量。此外，低剂量的糖皮质激素抑制肌肉炎症，减少纤维坏死并增加肌生成，低剂量抑制肌肉炎症，减少纤维坏死并增加肌生成。

(3) 性激素：雄激素和雌激素分别是睾丸和卵巢分泌的主要类固醇激素。它们对性和生殖发育至关重要，并受下丘脑 - 垂体 - 性腺轴调节。激素的低循环水平（生理、病理或医疗相关）对肌肉增殖和维持有重要影响。性腺功能减退的男性肌肉尺寸和力量更小。此外，雄激素水平低的个体，如在前列腺癌的雄激素剥夺治疗中，肌肉力量和功能出现了重要的下降。据报道，在重大疾病中，睾丸激素水平下降，其次是促性腺激素分泌减少。雄激素在癌症恶病质中的作用尚不清楚，因为如上所述，恶病质的病因、发生率和严重程度可能因肿瘤类型、部位和肿块而异。然而，在大多数转移性癌症和恶病质患者中发现性腺功能减退。同样，在帕金森病患者中观察到的睾酮水平的降低，也可能是导致这些患者出现肌肉萎缩和残疾的因素之一。据报道，在心力衰竭引起的肌肉萎缩中，合成代谢激素如睾酮和 IGF-1 减少。衰老过程中雌激素和雄激素的减少会导致肌肉减少症肌肉质量的下降。在神经肌肉疾病，如杜氏肌营养不良，它已被描述的积极作用的雄激素受体激动剂治疗增加肌肉质量。与雄激素一样，卵巢切除大鼠模型中雌激素的替代对肌肉收缩功能和卫星细胞的增殖有积极的影响。

(4) 甲状腺激素：甲状腺激素的分泌受促甲状腺激素或促甲状腺素的调节，促甲状腺素是由垂体促甲状腺细胞以脉冲方式产生的。甲状腺素的过量和不足都会导致肌肉萎缩，并对肌肉再生有害。由于肌肉具有储存葡萄糖的能力，并容纳了身体中近 75% 的蛋白质，因此，危重患者的肌肉破裂和萎缩被认为是在急性疾病期间节省能量的生理适应。在这些情况下，由于激素浓度的降低而导致的肌肉合成代谢反应的降低可能有利于疾病期间的能量保存。通过这种反应，可以保护机体免受高分解代谢，防止肌肉无力，促进康复。

(5) 其他激素：胰岛素、维生素 D 等激素的分泌在糖尿病、肥胖、衰老等与代谢功能障碍相关的疾病中发生改变。因此，它们也在这些情况下观察到的肌肉萎缩中发挥重要作用。胰岛素的主要作用是维持葡萄糖稳态，在肌肉生长中也起着重要的作用。这种激素通过类似于 IGF-I 的细胞内信号通路发挥作用。胰岛素受体底物酪氨酸磷酸化导致 PI3K/AKT 和 ERK 通路的激活。这两种途径都会激活肌肉生长和蛋白质转换。低胰岛素血症和胰岛素不敏感性（肥胖、2 型糖尿病和衰老）也与肌肉萎缩有关。糖尿病环境会增加肌肉中的蛋白质降解，它被认为是引起肌少症的主要内分泌原因之一。

① 维生素 D：是一种激素，在钙稳态和骨代谢中起主要作用。然而，最近它已与肌肉生理学有关。缺乏维生素 D 与肌肉无力有关，维生素 D 的治疗似乎对肌肉强度和质量有积极的影响。衰老和肥胖是维生素 D 水平低的两种情况，用这种激素治疗对相关的肌肉减少症有好处。因此，可以认为维生素 D 在肌肉功能和发育中起着重要的作用。

② 血管紧张素Ⅱ：是一种参与血压控制的激素，也可能在肌肉萎缩中起作用。这种激素的输注通过增加蛋白水解及减少循环和局部 IGF-1 来诱导肌肉萎缩。事实上，血管紧张素Ⅱ对自分泌的 IGF-1 系统有抑制作用。据报道，血管紧张素Ⅱ增加 GC 和肌肉生长抑制素等激素和促炎细胞因子（TNFα、IL-6），导致肌肉萎缩。肾素 - 血管紧张素系统在许多分解代谢条件下被激活，有研究表明，血管紧张素Ⅱ是肌肉萎缩的积极参与者。因此，肾素 - 血管紧张素系统的阻断被认为是治疗肌肉萎缩的新工具。

4. 临床干预策略

(1) 运动疗法：运动疗法一直是临床预防和治疗肌萎缩的重要方法。许多临床和基础实验已证明，运动能有效防止肌肉萎缩，并促进废用后萎缩肌肉的恢复。目前普遍认为规律合理运动不仅增强肌肉的抗氧化应激能力，抑制肌纤维细胞凋亡及蛋白分解，而且显著增加肌肉的体积，稳定肌纤维类型，增加肌肉的血液供应。当前较常用的方法有抗阻训练、耐力训练等。

(2) 抗阻运动：是一种众所周知的有效刺激肌肉蛋白合成的方法，对于废用性肌萎缩的防治，需重点考虑抗阻运动的强度、持续时间与运动量的关系。已有研究显示，运动量和强度与肌肉蛋白质合成率之间存在相关性，大运动量的抗阻 运动对肌肉蛋白的合成有更持久的影响。

(3) 耐力训练：可以增加肌肉线粒体氧化酶活性及毛细血管数量，从而增强肌纤维的氧化能力。而不同强度的耐力训练对萎缩肌肉的恢复会产生不同的疗效。合理的耐力训练有助于促进萎缩肌肉形态和功能恢复，是治疗肌肉萎缩的一种有效方法。

(4) 物理因子疗法：物理因子疗法中应用最多的是电刺激疗法。研究表明，电刺激疗法对萎缩肌肉有多重功能，低频电刺激不但能够抑制肌纤维横截面积减少及肌肉质量的丢失，而且还能阻止肌肉功能的退化，维持其正常的肌张力和肌紧张。此外低频电刺激还可使废用后萎缩肌肉内毛细血管密度增加、琥珀酸脱氢酶和三磷酸腺苷酶等有氧代谢酶活性增强，促进快收缩肌纤维向慢收缩肌纤维转变，使神经肌肉组织产生兴奋，抑制氧自由基产生，从而预防肌萎缩。电刺激还可促进卫星细胞增殖，从而有效避免细胞凋亡。

此外，其他物理因子疗法对废用性肌萎缩也有一定的治疗效果。例如临床上常见的有针灸、拔罐、振动刺激等，通过兴奋神经 - 肌肉促进细胞新陈代谢，抑制肌核凋亡，从而有效改善萎缩肌肉的形态和功能。温热疗法可以通过提高机体的温度或局部肌肉的温度来诱导热休克蛋白表达，提高肌肉质量和蛋白含量，减轻肌肉萎缩的程度。

(5) 营养干预

① 氨基酸：蛋白质约占人体干重的 54%，是组成人体成分中第二多的物质，特别是肌肉，含有丰富的蛋白质。研究表明，肌肉长时间不用（> 10d），虽然肌蛋白分解无明显变化，但肌肉蛋白质周转率和餐后合成率会下降。废用一段时间后，机体对能量的需求下降，可引起食物摄入量下降，膳食蛋白质摄入不足。而通过食物摄入充足蛋白质，有利于刺激肌肉蛋白质合成，维持正氮平衡和肌蛋白净增长。饭后从饮食中获的蛋白量，能保持肌肉蛋白质合成率升高，维持 5h 左右，并在餐后 2～3h 达到高峰。餐后肌肉蛋白合成增强是维持肌肉质量的关键因素之一。

② 抗氧化剂干预：维生素 E 是自然界中分布最广的抗氧化剂之一，是细胞膜中发现的主要抗氧化剂。除了它的抗氧化活性，维生素 E 也能促进特定肌肉蛋白基因表达。近年来也有研究表明维生素 E 可以完全或部分地防止后肢去负荷、固定、神经支配下的啮齿动物模型的肌肉萎缩。因此，维生素 E 及其类似物已被广泛地用来防治废用性肌萎缩。

另外 N- 乙酰半胱氨酸作为营养补充剂，也是活性氧的直接清除剂，并能提供半胱氨酸，有利于谷胱甘肽的合成（谷胱甘肽是一种重要的抗氧化剂）。研究表明，N- 乙酰半胱氨酸对废用性肌萎缩也有一定的治疗作用。但用 N- 乙酰半胱氨酸治疗废用性肌萎缩还处在动物试验阶段，其作用途径还不清楚。随着人们对废用性肌萎缩机制研究的不断深入，利用抗氧化剂预防和治疗废用性肌萎具有非常不错的应用前景。

(6) 药物治疗：药物治疗也一直是临床治疗废用性萎缩的重要手段，目前临床上用于治疗废用性肌萎缩的主要药物有 IGF- 1、重组人生长激素、抗氧化剂、维生素、促肾上腺激素释放因子 2 受体激动剂、糖皮质激素抑制剂及血管紧张素Ⅱ。近年来，国内也有学者尝试用中药治疗肌萎缩，常用活血药、补益药及祛湿药，如人参、丹参、黄芪、当归、川芎、熟地、桂枝、银杏叶、鹿茸、何首乌等。但这些药物的确切疗效及作用机制仍需进一步研究。

(7) 干细胞移植疗法：目前利用干细胞移植技术治疗肌肉萎缩和损伤是再生医学和临床医学研究的热门话题，这也为废用性肌萎缩的治疗开辟了一条新的途径。特别是间充质干细胞（BMSC）和脂肪来源干细胞（ASC）对肌肉萎缩的治疗具有很高的应用价值。BMSC 和 ASC 具有分化能力强、来源广泛、方便获取等多种优点，它们在治疗和预防废用性肌萎缩中将发挥重要作用，利用干细胞治疗废用性肌萎缩是将来研究的重点方向。

（赵祥虎）

（六）炎性肌病对内分泌系统的影响

1. 流行病学、发病机制

炎性肌病即特发性炎性肌病，是一类免疫介导的肌肉非化脓性炎性肌病，也是自身免疫性疾病的一大类型，主要特征为肌肉炎症所致的肌无力和肌酶增高，同时伴有其他器系统受累，包括皮肤、关节、心肺、胃肠道等，并常导致生活质量严重受损。

目前其发病机制尚未完全阐明，不同类型的肌炎发病机制各有差异，适应性免疫应答仍占主导地位，具体机制包括遗传因素 / 易感性、免疫机制、细胞因子、环境因素、质网应激系统、细胞凋亡、自噬作用等，可表现为：①存在易感基因如中 *HLA* 等位基因等；②细胞毒性 $CD8^+$ T 细胞使细胞与肌纤维接触，在肌纤维方向上释放穿孔素和颗粒酶来发挥其细胞毒性作用；③局部分泌多种促炎性细胞因子和趋化因子，促进炎症反应，损伤肌细胞；④内质网应激通过激活 NF-κB

通路诱导自身炎症反应，同时影响肌细胞能量代谢导致收缩功能失调，甚至诱导肌细胞凋亡；⑤暴露于紫外线辐射，感染和其他各种环境因素可能会增加等。

2. 肌肉生理功能变化

大多数散发性包涵体肌炎（sporadic inclusion body myositis，SIBM）患者缓慢进展，数年后才出现无力，而在其他炎症性肌病中，进行性无力可在数周或数月内发生，许多 SIBM 患者肌无力可为非不对称性，而其他炎症性肌病常为对称性无力。SIBM 患者通常有明显的膝关节伸肌无力及远端无力，典型受累肌包括指长屈肌、股四头肌、胫骨前肌无力，以及其他的手臂和腿部肌肉受累程度较轻，而其他炎症性肌病很少出现远端无力（后期可出现）。患者的步行、爬楼梯能力、手臂和重物抬高等功能受损。组织病理学征象包括肌周炎 、束周萎缩［青少年皮肌炎（juvenile dermatomyositis，JDM）中比在皮肌炎（dermatomyositis，DM）常见］、主要组织相容性复合体 -1 分子表达上调、补体与毛细血管和肌膜表面结合以及毛细血管减少、细胞毒性 $CD8^+T$ 细胞对肌肉纤维的侵害、蛋白积累现象等。

3. 对内分泌系统的影响

(1) 甲状腺相关疾病：PM/DM 合并甲状腺相关疾病中，以多发性肌炎（polymyositis，PM）、DM 患者最常见，谷三炜等对 120 例首次确诊的 DM/PM 患者的甲状腺功能进行分析，结果显示甲状腺功能异常共 54 例，其中包括甲状腺功能减退 12.50%（15 例），低 T_3 综合征 15.00%（18 例），亚临床甲状腺功能减退 13.33%（16 例），甲状腺功能亢进 1.67%（2 例），亚临床甲状腺功能亢进 2.50%（3 例）。蔡云雅等研究分析 86 例 DM/PM 患者中，甲状腺激素检测结果异常者 54 例（62.79%），较前者研究增加了桥本甲状腺炎的病例。PM/DM 并发甲状腺疾病高发生率可能与共同环境因素、HLA-DRB1*04 抗原的大量表达，自体反应 T 细胞与其他组织或器官的交叉反应，或者其他抗体对甲状腺抗原的交叉反应，淋巴细胞介导的细胞毒作用及自身免疫性抗体尤其是抗甲状腺抗体在甲状腺沉积造成甲状腺功能受损等有关。值得注意的是 PM/DM 在并发低 T_3 综合征时可现 C 反应蛋白升高、胸腔积液增加、低白蛋白血症、低钙血症等，导致病死率增加，另外还有报道 INM 合并有甲状腺癌。因此在炎性肌病起病，复发或常规治疗疗效欠佳应行甲状腺功能检查。

(2) 性腺相关问题：研究发现处于育龄期 PM 患者的血清抗米勒管激素（AMH）水平显著降低，AMH 水平≤ 1 ng/ml 在 PM 中所占比例高与对照组且极低水平的窦卵泡计数发生率在 PM 患者中显著高于对照组，因此证实育龄期的 PM 患者存在亚临床卵巢功能障碍。类似现象在 DM 组患者中也出现，证实育龄期 DM 患者的卵巢储备存在减少现象。Aikawa 等发现 JDM 患者出现月经初潮延迟。与对照相比，JDM 患者的卵泡刺激素水平升高，孕酮显著较低，且孕酮减少的发生率更高，通过孕酮水平降低揭示 JDM 可能存在潜在的亚临床黄体功能障碍。男性青少年皮肌炎（JDM）患者也初步发现可能存在更高的精子异常率。已知与抗黄体抗体相关的自身免疫性卵巢炎以及疾病活动和免疫抑制剂（尤其是静脉注射环磷酰胺），被认为是造成卵巢储备减少的潜在原因，而且这类患者更容易出现月经不调和闭经现象。值得注意的是 DM 和 PM 也被报道与卵巢癌相关，DM 患者风险更高，超过 40 岁的皮肌炎女性更应高度警惕卵巢癌，总体来说，小样本是这些研究的主要局限性，可能不能代表全部病例实际情况。

(3) 对肌肉自身内分泌影响：肌肉不仅是人体最重要的运动器官，也是活跃的内分泌器官。骨骼肌合成、分泌细胞因子和活性多肽，这些细胞因子对自身、周围和远离它们的器官产生自分泌、旁分泌或内分泌作用，参与调节能量稳态、糖、脂代谢以及刺激血管生成。特发性炎性肌病的特征在于自身抗体的存在，以及肌肉肌纤维之间和之内的炎性细胞浸润，从而导致肌纤维萎缩的不可逆过程并被脂肪替代。在实验性肌炎动物模型中，发现在肌束膜、肌内膜和坏死肌纤维处均有 IL-6 阳性表达，而对照组肌肉标本中几乎无 IL-6 表达，在炎性环境下，IL-6 可与其受体结合刺激血管内皮细胞分泌单核细胞趋化蛋白 -1 使淋巴细胞迁移至炎症区域，也可进一步增强 $CD8^+$T 淋巴细胞介导的胞毒性，肌炎患血清和肌肉组织中也发现 IL-6 水平表达上调。肌肉生长抑制素（也称为 GDF8），一种由肌肉产生的肌肉因子，作为肌肉生长的强抑制剂而备受关注。Vernerová 等通过与健康对照组相比，发现 PM/DM/IMNM 患者血清中肌生长抑制素水平降低，肌生长抑制素与疾病活动性呈负相关，与肌力测试结果呈正相关，激活素 A 和肌生长抑制素阻断蛋白卵泡抑素的水平增加。这种紊乱可能与病理生理学有关，由于这项研究的结果未显示肌肉组织中肌肉生长抑制素 mRNA 的下调，因此必有其他因素导致特发性炎性肌病患者血清中肌肉生长抑制素的减少。血清肌生长抑制素的减少，也可能反映了功能性肌肉量的减少，以及与疾病进展有关的脂肪量的增加。不同的是，另一项研究显示肌纤维内肌生长抑制素和肌生长抑制素前体的表达增加，推测两者单独或与 β- 淀粉样蛋白结合，可能在 SIBM 的发病机制中发挥作用。在关于特发性炎性肌病中肌肉因子的研究尚少，但是相信随着疾病研究进展，会有更多研究投入到肌肉这个重要的组织上。

4. 临床干预策略

(1) 一般支持疗法：饮食、皮肤护理、心理支持等。

(2) 免疫抑制剂或免疫调节剂：皮质类固醇、甲氨蝶呤、硫普沙宁、霉酚酸酯、环孢素、他克莫司、静脉注射免疫球蛋白等。

(3) 生物制剂：利妥昔单抗、阿巴西普、托珠单抗等。

(4) 物理疗法：考虑一部分特发性炎性肌病患者肌力仍最终无法完全恢复至正常，另一部分患者对免疫治疗无应答，对这部分患者非药物的物理治疗可能使其获益，各种类型的特发性炎性肌病患者应从发病开始就接受物理治疗，治疗措施应涵盖康复医学的所有方面，将非疲劳性抗阻运动用与所有患者的长期治疗，直到临床症状得到完全解决。

（胡正永）

（七）重症监护室获得性肌无力

1. 流行病学、发病机制

ICU 内长期监护患者发生重症监护室获得性肌无力（ICU acquired weakness，ICU-AW ）较为常见，是重症患者的严重并发症，是除危重疾病本身之外非其他原因引起的以全身肌力减低为主要表现的一组神经肌肉综合征，多继发于合并有脓毒症、多器官功能障碍衰竭综合征等疾病的患者，包括危重症多发性神经病（critical illness polyneuropathy，CIP）、危重症肌病（Critical illness myopathy，CIM）、两者共存的危重症多神经肌病和肌萎缩。主要临床表现为腱反射减弱或消失、肌肉萎缩无力及脱机困难。对于该疾病的诊断主要依赖于肌肉活检和电生理检查。

受限于诊断局限性、病理生理改变重叠性、患者自身基础条件、危险因素的数量和水平、评估时间不同等，很难判断该疾病及对应表型的发生率，但是可以高到 80%，这与机械通气时间、脓毒症、全身炎症反应综合征、多器官功能障碍综合征等有关。CIP 患者主要累及远端肢体肌肉，在严重的情况下也会累及近端肌肉，尽管呼吸肌无力很常见，但通常不会累及面部和眼外肌，可以观察到由于感觉神经受累引起的四肢袜套样改变，深反射通常减弱或消失，与之相反的是，随着疾病严重程度的增加，CIM 患者从近端无力发展到远端无力，面部和眼肌无力也会发生，与 CIP 一样，呼吸肌无力也很常见，孤立的 CIM 患者中未观察到感觉异常，深反射可能正常或减弱。尽管 CIP 和 CIM 在临床上有所区别，但大多数 ICU-AW 患者同时存在 CIP 和 CIM 两种对应的临床表现特征。

导致 ICU-AW 发生的危险因素众多，包括原发病严重程度、药物（如神经肌肉阻滞药、氨基糖苷类、血管活性药物等）、多器官衰竭、全身性炎症反应综合征、脓毒症、电解质紊乱、高血糖症、高乳酸水平、机械通气时间等，公认的危险因素包括疾病 / 器官功能障碍的严重程度和机械通气时间、作用机制包括神经毒性作用、抑制神经传导、废用综合征、营养不良、蛋质合成减少和分解代谢增加、微循环障碍、线粒体功能障碍、氧化应激等。在健康志愿者中完全制动 1 周后，姿势肌力量降低了 5%～10%，平均每天损失了总体肌肉力量的 1%～1.3%。在 109 例急性呼吸窘迫综合征患者的观察队列中，幸存者在出院时平均体重降低了 18%，上述致病因素可能进一步加剧这种情况的发生。

2. 肌肉生理功能变化

ICU-AW 通常以多发神经病变，肌病和（或）肌肉萎缩三种方式出现，神经电生理检查发现动作电位的异常是由神经或肌肉损伤或两者的结合引起的。CIP 除了影响运动神经和大纤维感觉神经外，还有一些初步证据表明，小纤维和自主神经也可能受到影响，患者的感觉神经的组织学分析显示在病程早期显得正常，而轴索变性仅在病程后期才出现。使用刺激性的针电极直接肌肉刺激显示复合肌肉动作电（CMAP）振幅保留，可将神经病变与肌病区分开，针状肌电图（EMG）可显示与轴索丢失和募集减少有关的急性变化。CIP 患者周围神经活检发现神经纤维丧失和原发性神经轴突变性，且远端病变较重。而 CM 电生理检查显示 CMAP 振幅降低，并保留了感觉反应。针头肌电图可显示出急性变化，如果患者能够参加，则可能表现出肌病性运动单位动作电位。直接的肌肉刺激可能会显示出肌肉和神经的低幅度 CMAP，肌肉活检组织病理学分析显示萎缩性改变，选择性粗肌丝丢失，即反映肌球蛋白的丢失和肌肉坏死。

3. 对内分泌系统的影响

(1) 危重症患者的内分泌改变：危重症患者由于处于应激状态、机体自我反馈保护反应启动或失代偿下、严重感染、药物等原因可引起内分泌激素的一系列变化，这些改变与发病率和死亡率增加有关。Akbas 等发现患者入住重症监护病房时，女性的黄体生成素（LH），促卵泡激素（FSH），游离三碘甲状腺原氨酸（FT_3）和男性的睾酮（T）较低，而催乳素（PRL）和皮质醇水平较高。男女组促性腺激素和男性的睾丸激素在第 5 天的水平最低。出院患者的皮质醇水平下降，康复女性的 FSH 水平升高。PRL 和死亡率之间存在相关性，女性的雌二醇（E_2）和急性生理与慢性健康评分（APACHE Ⅱ），以及男性的 PRL 和 APACHE Ⅱ之间也呈正相关。正常情况下，下丘脑 - 腺垂体 - 甲状腺轴可维持甲状腺激素水平的相对恒定，而在危重病情况下，机体易出现正常甲状腺性病态综合征（ESS），可能影响因素包括营养不良、炎症因子、感染、药物等，表现为临床无甲状腺功能减低的症状，实验室检查表现为血清总 T_3 下降、FT_3、FT_4、总 T_4 正常或偏低，促甲状腺激素正常。这种表现可能是下丘脑一种适应性保护机制，降低分解代谢和消耗，也可能是危重疾病损伤及预后不良的标志。在重症监护病房中，ESS 的发生率为 44%，Wang 等研究显示患有 ESS 的患者的健康状况较差，且较高的反三碘甲状腺原氨酸（rT_3）值与重症疾病相关。贾晓炜等发现 ICU 脓毒症患者入院 24h、4d、10d 病例组的 T_3、T_4、FT_3、FT_4、TSH 都显著低于对照组（$P < 0.05$），且下降程度与危重程度有关。ESS 还可导致长期机械通气的发生率更高，重症患者的死亡率增加等。因此对于此类患者需要重视监测甲状腺水平，这将有利于助临床治疗和改善预后。除此之外，发生改变的激素还有生长激

素、促肾上腺皮质激素、醛固酮、血管紧张素、抗利尿激素、胰岛素等。

(2) ICU-AW 对应肌肉因子改变：肌肉作为活跃的内分泌器官，可合成、分泌细胞因子和活性多肽参与调节能量稳态、糖、脂代谢及刺激血管生成。IL-6、IL-8 和 IL-15 可以由肌肉中释放出来即所谓的肌肉因子。这些肌肉因子被认为可在炎症标志物的调节和局部信号中起到保护作用。在重症疾病中，释放的肌肉因子，尤其是 IL-6，可能会导致全身性炎症，持续并扰乱全身炎症反应，可能加重多器官功能衰竭以及肌肉和神经损伤。Witteveen 等发现重症患者入院前 4 天发发展为 ICU-AW 的患者血浆 IL-6、IL-8 显著升高。另一项研究发现在 CIM 和非 CIM 组患者之间 IL-6，TNFα 无差异，但是由两者诱导的血清淀粉样蛋白 A1 在 CIM 患者肌肉中的早期表达明显更高，也显示炎症可能直接发生在肌肉部位，但是由于研究对象接受康复干预，会不会由于康复治疗产生了肌肉内分泌改变尚不清楚。已知肌生长抑制素是肌肉生长的负调节剂，进一步降低了蛋白质合成，并通过增加蛋白质降解促进肌肉萎缩。Hill 等通过对老鼠动物模型进行 2 周的观察分析显示，体重、全身蛋白和脂肪、肌肉量首先开始下降，腿部肌纤维直径始终异常，伴有持续性肌肉坏死为证，肌肉量的调节因子如肌肉生长抑制素（myastatin）水平 2～4d 达到峰值，第 7 天恢复正常。另一个动物模型也发现肌肉生长抑制素 Myostatin 开始被上调 1.8 倍，5～14d 明显下调。动物模型研究帮助我们进一步认识危重患者肌肉病变相关机制，相信更多包括对 ICU-AW 的患者研究会有利于这类临床问题的诊治发展。

4. 临床干预策略

目前尚无特异性治疗方案，采取综合治疗方案，积极治疗基础疾病，重视相关危险因素，预防为主，早期开展功能康复治疗。

(1) 一般治疗：营养、心理支持等。

(2) 针对危险因素的干预：积极治疗基础疾病如脓毒症、MODS、SIRS 等；缩短机械通气时间；合理使用神经肌肉阻滞剂和镇静剂，优化患者意识和活动等。

(3) 康复治疗：涵盖康复医学所有相关治疗，强调该类患者病情稳定后尽早进行康复干预，一方面减少患者制动的负面影响，另一方面是对由于多种因素所致的神经肌肉功能障碍进行功能恢复性治疗，改善该类患者预后，提高生存质量。

（胡正永）

参考文献

[1] Kern H, Hofer C, Loefler S, et al. Atrophy, ultra-structural disorders, severe atrophy and degeneration of denervated human muscle in SCI and aging. Implications for their recovery by functional electrical stimulation, updated 2017 [J]. Neurol Res, 2017, 39(7): 660-666.

[2] Scherbakov N, Sandek A, Doehner W. Stroke-related sarcopenia: specific characteristics [J]. J Am Med Dir Assoc, 2015, 16(4): 272-276.

[3] Ryan As, Ivey Fm , Serra Mc , et al. Sarcopenia and physical function in middle-aged and older stroke survivors [J]. Arch Phys Med Rehabil, 2017, 98(3): 495-499.

[4] Schiaffino S, Mammucari C. Regulation of skeletal muscle growth by the IGF1-Akt/PKB pathway: insights from genetic models [J]. Skelet Muscle, 2011, 1(1): 4.

[5] Hunnicutt Jl, Gregory Cm. Skeletal muscle changes following stroke: a systematic review and comparison to healthy individuals [J]. Top Stroke Rehabil, 2017, 24(6): 463-471.

[6] Scherbakov N , Knops M , Ebner N , et al. Evaluation of C-terminal agrin fragment as a marker of muscle wasting in patients after acute stroke during early rehabilitation [J]. J Cachexia Sarcopenia Muscle, 2016, 7(1): 60-67.

[7] Tim S, Nederveen Jp, Mckay Br, et al. Satellite cells in

human skeletal muscle plasticity [J]. Front Physiol, 2015, 6: 283.

[8] Kress Jp, Hall Jb. ICU-Acquired Weakness and Recovery from Critical Illness [R]. N Engl J Med, 2014, 371(3): 287-288.

[9] Cruz-Jentoft Aj, Baeyens Jp, Bauer Jm, et al. European Working Group on Sarcopenia in Older People Sarcopenia: European consensus on definition and diagnosis: report of the European Working Group on Sarcopenia in Older People[J]. Age Ageing, 2010, 39(3):412-423.

[10] Cruz-Jentoft Aj, Bahat G, Bauer J, et al. Sarcopenia: revised European consensus on definition and diagnosis [J]. Age Ageing, 2019, 48(4): 601.

[11] Chun-Wei Li, Kang Yu, Ng Shyh-Chang, et al. Circulating factors associated with sarcopenia during aging and after intensive lifestyle intervention [J]. J Cachexia Sarcopenia Muscle, 2019, 10(3):586-600.

[12] Bahat G, Saka B, Tufan F, et al. Prevalence of sarcopenia and its association with functional and nutritional status among male residents in a nursing home in Turkey[J]. Aging Male, 2010, 13(3):211-214.

[13] Bianchi L, Ferrucci L, Cherubini A, et al. Thepredictive value of the EWGSOP definition of sarcopenia: results from the InCHIANTIstudy[J].J Gerontol A BiolSci Med Sci 2016;71(2):259-264.

[14] Seniora He, Henwoodb Tr, Beller Em, et al. Prevalence and risk factors of sarcopenia among adults living in nursing homes[J]. Maturitas, 2015, 82(4):418-423.

[15] Buford Tw, Anton Sd, Judge Ar, et al. Models of accelerated sarcopenia: critical pieces for solving the puzzle of age-related muscle atrophy[R]. Ageing Res Rev, 2010, 9(4):369-383.

[16] Sánchez-Rodríguez D, Marco E, Ronquillo-Moreno N, et al. Prevalence of malnutrition and sarcopenia in a post-acute care geriatric unit: Applying the new ESPEN definition and EWGSOP criteria[J]. Clinical Nutrtion, 2017, 36(5):1339-1344.

[17] Coker Rh, Hays Np, Williams Rh, et al. Bed rest promotes reductions in walking speed, functional parameters, and aerobic fitness in older, healthy adults[J]. J GerontolSer A BiolSci Med Sci, 2015, 70(1):91-96.

[18] 中华医学会老年医学分会老年康复学组，肌肉衰减综合征专家共识撰写组．肌肉衰减综合征中国专家共识(草案)[J]. 中华老年医学杂志，2017, 37(7):711-718.

[19] Lauretani F, Bautmans I, De Vita F, et al. Identification and treatment of older persons with sarcopenia[J]. Aging Male, 2014, 17(4):199-204.

[20] Landi F, Marzetti E, Martone Am, et al. Exercise as a remedy for sarcopenia [J]. Curr Opin Clin Nutr Metab Care, 2014, 17(1): 25-31.

[21] Tosato M, Marzetti E, Cesari M, et al. Measurement of muscle mass in sarcopenia: from imaging to biochemical markers [J]. Aging Clin Exp Res, 2017, 29 (1): 19-27.

[22] Sinelnikov A, Qu Cx, Fetzer Dt, et al. Measurement of skeletal muscle area comparison of CT and MR imaging [J]. Eur J Radiol, 2016, 85 (10): 1716-1721.

[23] Dalakas Mc. Inflammatory muscle diseases [J]. N Engl J Med, 2015, 372 (18): 1734-1747.

[24] Takai Y, Ohta M, Akagi R, et al. Validity of ultrasound muscle thickness measurements for predicting leg skeletal muscle mass in healthy Japanese middle -aged and older individuals [J]. J Physiol Anthropol, 2013, 32:12.

[25] Kashani Kb, Frazee En, Kukralova L, et al. Evaluating muscle mass by using markers of kidney function: development of the sarcopenia index [J]. Crit Care Med, 2017, 45(1): e23-29.

[26] Yamada Y, Ikenaga M, Takeda N, et al. Estimation of thigh muscle cross-sectional area by single- and multifrequency segmental bioelectrical impedance analysis in the elderly [J]. J Appl Physiol (1985), 2014, 116(2): 176-182.

[27] Vatic M, Haehling Sv, Ebner N. Inflammatory biomarkers of frailty [J]. Exp Gerontol, 2020, 133: 110858.

[28] Rodríguez-Rosell D, Pareja-Blanco F, Aagaard P, et al. Physiological and methodological aspects of rate of force development assessment in human skeletal muscle [J]. Clin Physiol Funct Imaging, 2018, 38(5): 743-762.

[29] Meyerspeer M, Boesch C, Cameron D, et al. 31P magnetic resonance spectroscopy in skeletal muscle: Experts' consensus recommendations [J]. NMR Biomed, 2020, 10: e4246.

[30] Jacobi B, Bongartz G, Partovi S, et al. Skeletal muscle BOLD MRI: from underlying physiological concepts to its usefulness in clinical conditions [J]. J Magn Reson Imaging, 2012, 35(6): 1253-1265.

第十一篇

脂肪内分泌学

主　编　曲　伸　苏东明
副主编　高　聆　刘　煜　卜　乐　张曼娜

第 50 章　脂肪组织概论……1375
第 51 章　脂肪细胞因子及激素……1383
第 52 章　脂肪组织疾病……1417
第 53 章　肥胖病……1467

第 50 章

脂肪组织概论

一、脂肪组织与脂肪细胞

脂肪组织是体内最大的器官之一，质量约占体重的 20%，根据脂肪分布的部位，可以将其分为皮下脂肪和内脏脂肪，位于浅表的是皮下脂肪，位于深层的是内脏脂肪。脂肪组织根据功能分为白色脂肪组织和棕色脂肪组织，并以白色脂肪组织为主，哺乳动物的白色脂肪组织和棕色脂肪组织的相对数量受遗传因素控制并随动物的年龄、品系、环境和代谢条件而变化，白色脂肪细胞和棕色脂肪细胞具有互相逆转分化的能力。脂肪组织中还存在内皮细胞、平滑肌细胞、成纤维细胞、单核细胞、巨噬细胞、神经元和间充质细胞。

二、脂肪组织及脂肪细胞分类及其解剖结构

1. 白色脂肪组织

白色脂肪组织（white adipose tissue，WAT）是脂肪器官中颜色为白色或浅色的区域，其实质成分为白色脂肪细胞，白色脂肪细胞是球形的，有大小之分，最小的白色脂肪细胞直径为 30～40μm，最大白色脂肪细胞直径为 150～160μm。在白色脂肪细胞中，大部分细胞质被脂质液滴占据，仅有薄薄的细胞质边缘可见。在白色脂肪细胞中还存在拉长的线粒体、高尔基复合体、粗糙或光滑的内质网、囊泡和其他细胞器。在其质膜附近存在许多胞吞小泡，并且细胞有外部薄片围绕。

2. 棕色脂肪组织

尽管棕色脂肪组织（brown adipose tissue，BAT）的细胞也是“脂肪细胞”，但它们在解剖结构和生理学上与白色脂肪细胞有很大不同。这两种脂肪细胞的共同特征是它们都将脂质（三酰甘油）积聚到细胞质中。但白色脂肪细胞仅形成一个大液泡（单眼细胞），而棕色脂肪细胞则形成许多小液泡（多眼细胞）。棕色脂肪细胞的形状为多边形或椭圆形，最大直径最小为 15～20μm，最大为 40～50μm。棕色脂肪细胞最重要的细胞器是线粒体，此外还有过氧化物酶体、高尔基复合体、粗糙和光滑的内质网和其他细胞器，还存在囊泡和外部薄层，棕色脂肪细胞通过间隙连接相互连接。

3. 血管供应

脂肪组织遍布生物全身，大部分的脂肪组织都通过神经血管束接受血管供应。在小鼠的两处主要皮下脂肪中存在特殊的神经 – 血管束。白色脂肪组织和棕色脂肪组织的毛细血管网分布是完全不同的，棕色脂肪组织的毛细血管网的密度要比白色脂肪组织高很多。

4. 神经供应

棕色脂肪组织和白色脂肪组织的神经供应是不同的，棕色脂肪组织比白色脂肪组织受更多神

经支配。在棕色脂肪组织的脂肪小叶（实质神经）中还发现了许多去甲肾上腺素能纤维，它们与血管一起走行，并与脂肪细胞直接接触。脂肪中存在肾上腺素受体（α_1、α_2、β_1、β_2 和 β_3），实质纤维的密度随脂肪功能状态的改变而变化。

5. 脂肪组织的细胞类型

脂肪细胞并不是脂肪器官中唯一存在的细胞类型，据计算，只有约 50% 的细胞是脂肪细胞。脂肪组织中还存在非脂肪细胞类型，包括构成脂肪组织基质的内皮细胞、平滑肌细胞、成纤维细胞，以及基质血管成分：单核细胞、巨噬细胞、前脂肪细胞、神经元和间充质细胞，而白色脂肪细胞和棕色脂肪细胞分别是构成白色脂肪组织和棕色脂肪组织的主要特征细胞。

（一）脂肪组织结构与分布

根据脂肪所在的分布区域可以将其分为皮下脂肪和内脏脂肪。内脏脂肪的判定标准主要基于以下 3 个解剖学特点：①是否与内脏紧密接触；②脂肪体积的大小，与皮下脂肪相比，内脏脂肪所占的体积较小；③可扩展性，与皮下脂肪细胞相比，内脏脂肪的可扩展性较低。分布在深颈段腋部（颈动脉周围）和锁骨下（腋下动脉）的脂肪都属于内脏脂肪。这两部分脂肪都与内脏紧密接触，在颈部的咽、喉、甲状腺和甲状旁腺腺体和血管，以及淋巴结和血管的周围。后部皮下脂肪主要位于腹侧位置，在腹股沟褶皱处、半腰部、腹股沟和臀肌周围。腹膜通常连接有内脏脂肪。通常在 20℃左右生存的成年动物中，大部分脂肪呈现白色，然而在肩胛间、肩胛下和部分颈部和腋窝脂肪的前皮下脂肪，以及一些腹股沟区的后皮下脂肪、一些纵隔和肾周的内脏脂肪呈棕色。

1. 哺乳动物脂肪器官

小鼠等哺乳动物中的脂肪有多处分布，其中最主要的两处分别是前部皮下脂肪和后部皮下脂肪，此外在胸部（纵隔）和腹部（网膜、肠系膜、肾周、腹膜后、腹膜、子宫周、附睾）也有脂肪分布。脂肪的白色部分和棕色部分的相对含量由遗传因素决定，并受年龄、性别、环境温度和营养状况因素的影响。在上述所有脂肪组织中都存在棕色脂肪细胞，但棕色脂肪细胞最多的区域是年轻成年小鼠的前皮下脂肪组织的背部肩胛骨和腋窝区域。另外，在后皮下脂肪的腹股沟区域、纵隔腹膜周围及肾周也都有棕色脂肪细胞存在。需要指出的是，白色脂肪组织和棕色脂肪组织之间不存在清晰的解剖边界。大多数脂肪细胞在上述脂肪组织中，但在皮肤、胸腺、淋巴结、骨髓、腮腺、甲状旁腺、胰腺和其他组织中也有白色脂肪细胞存在。

2. 人类脂肪器官

上述小型哺乳动物的脂肪器官的基本概念也适用于人脂肪器官。实际上，白色脂肪、棕色脂肪和混合脂肪结构及功能组织也存在于人类的脂肪中。人体脂肪也由皮下脂肪组织和内脏脂肪组织组成。人的皮下脂肪组织与真皮脂肪组织是连续的，而在啮齿动物中，真皮脂肪组织通过平滑肌层与皮下脂肪组织分隔开，此外，人类女性有比男性更发达的乳腺和股腓皮下脂肪。人体的内脏脂肪与前述的啮齿动物的内脏脂肪相对应，但人体的大网膜脂肪特别发达。瘦人的脂肪重量在男性中占体重的 8%～18%，而在女性中占体重的 14%～28%（而在猴子中约占 5%）。人体脂肪组织的光学结构和电镜结构与鼠类脂肪组织相同，但人的脂肪细胞的比大鼠和小鼠脂肪细胞大 30%～40%。人类脂肪器官的发育可持续很长时间，一直到青春期。人体脂肪细胞的数量、总脂肪量和体内脂肪百分比与年龄呈正相关。相反，脂肪细胞的大小与年龄不相关，而与脂肪量和百分比有关。在很多肥胖患者中，脂肪量可增加 4 倍，达到体重的 60%～70%。在能量平衡为负的情况下，脂肪器官会减少其体积和脂肪细胞的大小。减少脂肪细胞的大小很重要，因为脂肪细胞的大小与胰岛素敏感性相关，但并非所有脂肪都会以相同的方式对负能量平衡做出反应。像鼠类脂肪一样，人体脂肪也含有棕色脂肪，不难理解，人体的表面与体积之间的关系与小型哺乳动物完全不同。因此，人类的散热远低于啮齿类动物。仅此一项就可以证明成人对棕色脂肪的需求更低。但新生儿具有不同的表面 / 体积关系，并且在此年龄阶段存在大量的棕色脂肪组织。

（二）脂肪组织发育

目前普遍认为，脂肪的形成需要经历两步过程。第一步从多能间充质干细胞（MSC）生成脂肪祖细胞（或称前体细胞）。第二步从祖细胞最终分化为成熟的功能性脂肪细胞。

在正常发育过程中及肥胖形成过程中，脂肪量的增加是脂肪细胞大小和数量双重增加的结果。由于成熟的脂肪细胞不会在体内分裂，因此脂肪细胞的再生和脂肪细胞数量的增加取决于成年后仍然有自我更新能力的脂肪祖细胞。研究发现，脂肪祖细胞位于脂肪组织的基质血管部分（SVF）中。而 SVF 是异质细胞混合物，人的 SVF 中存在的脂肪祖细胞具有间充质干细胞的特征。

（三）脂肪细胞分化

白色脂肪中主要的脂质储藏细胞是白色脂肪细胞，它具有白色脂肪的主要功能，如脂质和葡萄糖转运、脂肪酸合成和动员、胰岛素敏感性调节和内分泌功能。这些细胞来自未分化的前脂肪细胞，它们通过复杂的生物过程进行终末分化，前脂肪细胞的脂肪细胞分化诱导受激素刺激的控制，包括糖皮质激素、环状单磷酸腺苷（cAMP）和胰岛素 /IGF-1 途径。

（费照亮）

三、脂肪组织的内分泌及代谢功能

脂肪组织是系统代谢调节的重要参与者，其主要由脂肪细胞、前脂肪细胞、巨噬细胞、内皮细胞、成纤维细胞和白细胞组成。脂肪组织作为机体的“燃料仓库”，保存机体热量，控制脂质动员。多余的能量以中性三酰甘油（triglycerides，TG）的形式通过脂肪生成途径大量沉积在脂肪组织中。然而，中性三酰甘油在脂肪细胞中的沉积增加了脂滴的大小，导致了脂肪膨胀和肥胖。相反，脂肪细胞中储存的三酰甘油在食物缺乏、能量消耗受到刺激或中性三酰甘油储存超过脂肪细胞能力时，通过脂肪分解途径被分解为甘油和脂肪酸。从脂肪组织中释放出来的甘油和脂肪酸可以在血液中运输，进入肌肉、肝脏和其他器官，使脂质重新分布，从而调节全身能量平衡。

脂肪组织不仅是一个被动的燃料库，也是一个内分泌器官。脂肪组织产生的大量细胞因子具有明确的生理功能。这些生物活性因子由脂肪组织分泌，通过内分泌机制将信息传递给肌肉、肝脏、胰腺、大脑等其他代谢活性器官，从而调节全身代谢。在这些因子中，脂肪组织产生的脂肪 - 细胞因子包括瘦素、脂联素、内脂素、apelin、丝氨酸蛋白酶抑制剂、铁调素、趋化素和网膜素，与肥胖和肥胖相关的代谢紊乱有关。脂肪因子通过与靶细胞膜上各自的受体结合，触发特定的细胞内信号通路，从而发挥重要功能。大量证据表明，脂肪因子的生物合成、组装、分泌和信号转导受损与肥胖及其相关疾病的发生有关。

（一）脂肪生成及调控

脂肪生成是一个从前脂肪细胞向成熟脂肪细胞分化的细胞过程，在脂肪发展和全身能量平衡中起着重要作用。人们对脂肪生成的转录调控已经有了较好的了解。核受体家族成员——过氧化物酶体增殖物激活受体 γ（PPAR-γ），被证明是脂肪形成的主要调节物。过表达 PPAR-γ 充分诱导成纤维细胞分化为脂肪细胞；反之，若缺少 PPAR-γ，不能促进脂肪生成，导致脂肪代谢障碍。此外，其他因子或信号通路包括促脂因子［如C/EBP和Kruppel–like因子（KLF）］和抑脂因子（如GATA转录因子通过依赖PPAR–γ机制调节脂肪生成）。此外，PPAR–γ不仅对脂肪生成很关键，也对维持分化稳态非常重要。因此，PPAR–γ已被视为治疗肥胖相关疾病的治疗靶点。

C/EBP是一种转录因子，与CCAAT/增强子结合蛋白同源。C/EBP在脂肪生成时被诱导激活，并与PPAR–γ共同调节脂肪细胞的分化。C/EBPα的表达可被PPAR–γ上调，进而极大促进了PPAR–γ转录活性和诱发其他脂肪生成基因的表达。C/EBPα缺失导致白色脂肪组织缺失，以及抑制棕色脂肪组织的生成，提示我们其在脂肪生成中的重要作用。

PRDM16是一种锌指转录调节因子，可以促进棕色脂肪细胞的分化并抑制肌细胞再生。PRDM16与PPAR–γ和C/EBP不同，后两者对于所有类型脂肪细胞都是关键的转录因子，而PRDM16仅是棕色脂肪细胞的一个关键驱动因素。PRDM16通过与C/EBPβ形成一个转录复合体，选择性启动成肌细胞转换为棕色脂肪细胞。

（二）脂肪组织的能量储存功能

脂肪组织是机体重要的能量储存器官。它分别通过脂肪生成储存三酰甘油，通过脂肪分解释放脂肪酸。进食可刺激脂肪组织中的脂肪生成途径和三酰甘油的储存，而禁食则激活脂肪分解途径，促进三酰甘油的分解和脂肪组织中脂肪酸的释放。脂肪可通过两个途径生成：即乙酰辅酶A（acetylcoa）参与的脂肪酸从头合成途径（*de novo* fatty acid synthesis，DNL）和TG生物合成途径。葡萄糖提供自身的代谢物乙酰辅酶A作为脂肪酸从头合成的底物，诱导脂肪生成的限速酶——乙酰辅酶A羧化酶（ACC）的表达，同时还刺激胰腺胰岛素的释放，促进脂肪生成。因此，胰岛素刺激脂肪细胞对葡萄糖的摄取、激活糖酵解和脂肪生成酶、刺激脂肪生成基因固醇调节元件结合蛋白1（sterol regulatory element–binding protein 1，SREBP1）的表达。SREBP1基因控制胆固醇、脂肪酸、TG与磷脂合成。除了SREBP1外，另一种转录因子碳水化合物反应元件结合蛋白（carbohydrate response element–binding protein，ChREBP）可促进从头脂肪生成（DNL）相关基因的表达，并已被证明可调节脂肪组织的脂质和葡萄糖代谢，并影响整个机体的胰岛素敏感性。然而，在正常情况下，与肝脏和棕色脂肪组织相比，啮齿类动物的白色脂肪组织中的DNL相对较低，在人类中甚至更低。脂肪细胞中用于TG生物合成的脂肪酸实际上主要来自于血液循环，而葡萄糖提供甘油用于酯化的脂肪酸来自于乳糜微粒和极低密度脂蛋白（VLDL）。脂蛋白脂肪酶（LPL）是水解循环TG中脂肪酸的关键酶，在促进脂肪酸进入脂肪细胞中起重要作用。LPL由脂肪细胞分泌，转移到白色脂肪组织毛细血管的管腔，并从循环的TG中释放脂肪酸。LPL表达的调控在翻译后水平受到多种因素的调节。血管生成素样蛋白4（Angptl 4）已被证明可通过调节其构象和（或）在禁食期间的细胞内降解来抑制LPL活性。在脂肪酸连续酯化过程中，二酰甘油酰基转移酶（DGAT）催化TG合成途径的最后关键步骤，在脂肪细胞脂质沉积中起重要作用。胰岛素作为一种主要的刺激物，通过诱导激活脂肪细胞中脂肪酸转运蛋白和相关基因表达的上调等多种机制促进脂肪酸的摄取和酯化反应。此外，脂肪组织产生的生长激素（GH）和乙酰化刺激蛋白（ASP）对脂肪生成也有重要的调节作用。生长激素通过调节胰岛素敏感性或Stat5信号来抑制脂肪生成。ASP则通过激活DGAT来增加TG的合成，并诱导女性皮下脂肪的储存。总之，脂肪组织作为一个“燃料库”，在缓冲体内脂肪酸的总量、减轻脂肪毒性和胰岛素抵抗，以及调节血浆TG的清除和防止其在其他组织中沉积起着至关重要的作用。换句话说，脂肪组织中的脂质储存能力是决定全身胰岛素抵抗程度，以及脂质在肝脏和肌肉等其他组织中是否沉积的决定性因素。

与脂肪生成相反，脂肪分解是脂肪细胞中储存的 TG 的分解过程，释放出游离脂肪酸和甘油。禁食可激活脂肪分解过程，并根据其他器官的能量需求为肝脏糖异生和游离脂肪酸氧化提供甘油。重要的是，甘油（而不是脂肪酸）可以作为肝内糖异生的底物。在脂肪酸含量高和碳水化合物供应减少的情况下，脂肪酸可以被进一步分解，产生一类统称为酮体的物质，为大脑提供营养。这一过程在肝脏中称为生酮。一些激素已被证明可以调节脂肪分解途径。在禁食期间，胰岛素循环水平的降低在抑制脂肪生成的同时会激活脂肪分解途径。同时，禁食期间血液循环中胰高血糖素的升高也相应地激活 cAMP 依赖的蛋白激酶 A（PKA）通路和脂肪细胞的脂肪分解。同时，禁食刺激交感神经系统（SNS）释放儿茶酚胺，其与 β 肾上腺素受体结合后激活 PKA 和脂肪分解途径。脂肪分解是分别将三酰甘油、二酰甘油、单酰甘油（MG）分解为不同的脂肪酸的过程。脂肪细胞三酰甘油脂肪酶（ATGL）和激素敏感脂肪酶（HSL）是油脂分解的 2 个主要脂肪酶，分别负责 TG 转化为双三酰甘油（DG）和 DG 水解为单酰甘油（MG）。脂滴相关蛋白（如包被蛋白）被 PKA 多磷酸化后将 HSL 转移到脂滴中进行脂解。鉴于脂肪组织中脂肪酸向其他器官的动员是导致胰岛素抵抗的主要原因，抑制脂肪分解已被认为是治疗胰岛素抵抗的主要思路之一。然而，脂肪分解作用也是通过提供 β 氧化所需脂肪酸与产热和能量消耗紧密相连。另外，通过脂肪酸合成酶抑制脂肪组织的脂肪生成可以促进能量消耗，防止由饮食引起的肥胖和胰岛素抵抗。这些结果表明，脂肪生成和脂肪分解之间的平衡对于维持全身能量稳态和胰岛素敏感性至关重要。

（三）脂肪组织的内分泌功能

脂肪组织除了储存能量外，还具有极其活跃的内分泌功能，它可以产生多种能够进入血液循环，并调节全身代谢和炎症的因子。在这些因素中，脂肪因子是脂肪组织分泌的细胞因子。瘦素是 1994 年发现的第 1 个脂肪因子，随后在 1995 年克隆了脂联素。许多其他脂肪因子后来被发现，包括抵抗素、趋化素、apelin、内脂素、纤溶酶原激活物抑制剂 1（PAI-1）、单核细胞化学引诱物蛋白 1（MCP-1）、肿瘤坏死因子 α（TNFα）和白介素 6（IL-6）。瘦素和脂联素是脂肪细胞分泌的主要脂肪因子，又称脂肪激素，在调节能量稳态中起重要作用。瘦素也产生或存在于其他非脂肪器官，如胃、肌肉和肠道。虽然抵抗素最初被认为是与肥胖和胰岛素抵抗有关的脂肪细胞特异性激素，但越来越多的证据表明，抵抗素在人类单核白细胞、巨噬细胞和骨髓细胞中也有中度表达。与抵抗素相似，趋化素被认为是一种脂肪细胞激素，调节脂肪细胞分化和脂肪分解。然而，它也存在于其他类型的细胞中，如内皮细胞。脂肪相关免疫细胞和内皮细胞是 apelin、内脂素、PAI-1、MCP-1、TNFα 和 IL-6 等其他脂肪因子的主要来源。这些脂肪因子的产生或分泌失调会导致脂肪组织功能紊乱，与肥胖引起的炎症和胰岛素抵抗有关。

脂肪组织通过对能量储存、内分泌功能和适应性产热的影响，在调节全身代谢稳态中发挥重要作用。脂肪组织功能障碍是肥胖及其相关疾病的致病因素。因此，了解脂肪组织的生理和病理功能对于寻找新的和潜在的治疗靶点、预防和治疗肥胖相关疾病具有重要意义。

（周　欣　李　锴）

四、脂肪组织形态学研究方法

哺乳动物的脂肪组织是一种特殊类型的结缔组织，由多种类型的细胞组成，包括成熟的脂肪细胞、内皮细胞、成纤维细胞、脂肪细胞祖细胞和各种炎症细胞。这些细胞协同工作，以促进营养物质在脂肪组织的存贮。大量成群聚集的脂肪细胞被疏松结缔组织分隔成小叶。营养过剩和肥胖会导致脂肪组织的形态和结构发生重大变化。根据脂肪细胞结构和功能的不同，脂肪组织分为两类：①白色脂肪组织，呈黄色（在某些哺乳动物呈白色），即通常所说的脂肪组织，主要分布在皮下、网膜和系膜等处，约占成人体重的10%，是体内最大的能量贮存库，参与能量代谢，并具有产生热量、维持体温、缓冲保护和支持填充等作用。②棕色脂肪组织，呈棕色，棕色脂肪组织在成人极少，新生儿及冬眠动物较多，在新生儿主要分布在肩胛间区、腋窝及颈后部等处。棕色脂肪组织的主要功能是，在寒冷的刺激下，棕色脂肪细胞内的脂类分解、氧化，散发大量热能，而不转变为化学能，这一功能受交感神经调节。

（一）白色脂肪组织

1. 一般组织学特征

白色脂肪组织（WAT）由多种细胞和非细胞成分组成，按体积计算，白色脂肪细胞占有最大比例，但白色脂肪细胞被组织成小叶，小叶由疏松结缔组织基质支撑。其中成熟的白色脂肪细胞并不多。常规固定和染色显示其具有球形或椭圆形轮廓，由于组织加工中所用溶剂提取细胞内脂质小滴而扭曲。用常见的亲脂性染料对WAT进行染色，可发现脂肪细胞中较大的脂质滴居中。WAT除了白色脂肪细胞，还有前脂肪细胞、巨噬细胞、成纤维细胞、间充质干细胞等。在肥胖人群的白色脂肪组织中可见大量的炎症细胞，会随着肥胖而改变。

2. 白色脂肪细胞形态

(1) 光学显微镜：大多数成熟的白色脂肪细胞含有单个大的中央脂滴，周围有薄缘的细胞质，光镜无法分辨其内容物。细胞核通常位于外周，为扁平或受压结构，形成外周隆起，部分形成白色脂肪细胞的“印戒标记”。

(2) 电子显微镜：成熟和发育中的白色脂肪细胞的精细结构已被许多研究者报道。大的载脂脂肪细胞以典型的3层质膜为界，膜上镶嵌着许多直径为45nm的质膜内陷（微胞囊）。质膜外是一个连续的、薄的、电子致密的纤维层，其结构类似于毛细血管内皮周围的基底层。位于大的中央脂滴外周的细胞质边缘包含多种细胞器，与大多数哺乳动物细胞中发现的细胞器相似。大量的丝状、球形的线粒体，以及高度多形性的线粒体，在细胞质中随机分布。这些细胞器内部结构简单，嵴均匀分布于致密基质中。偶尔，在线粒体基质中发现直径约25nm的电子致密颗粒。包含在细胞质边缘（在靠近细胞核的较厚区域最明显）的是光滑的内质网、分散的核糖体和一个小的高尔基区。在成熟的白色脂肪细胞中仅偶尔看到粗面内质网、多囊性的致密体、微管和微丝及糖原颗粒。禁食动物的白色脂肪细胞中细胞质、细胞器的可视化更好，其中脂质的损失增加，脂肪细胞从大球体转变为小星状。因此，线粒体集中在细胞和其他细胞器内，如多囊体、质膜内陷和平滑的内质网。有趣的是，在这些细胞的外层是重叠的。

通过冷冻断裂法观察到白色脂肪细胞的特征，与常规电子显微镜所见的特征相似。可以清楚地观察到内质网、线粒体和质膜内陷的轮廓。

(3) 共聚焦显微镜：由于脂肪中的脂质含量高，通过冷冻或石蜡包埋等传统方法处理的样品切片通常不一致，并且会扭曲脂肪组织的结构，导致对脂肪细胞大小的评估存在偏差。更重要的是，这限制了我们观察脂肪组织中非脂肪细胞的多样性，还会影响我们观察细胞间的相互作用。对原始组织样本进行成像，并保持其原始结构的共聚焦显微镜技术的诞生可以解决这些问题。成熟的白色脂肪细胞主要由单个大脂滴组成，细胞核和其他细胞器主要位于非常薄的细胞质内。而未成熟的脂肪细胞含有多个小脂质滴，呈现“多眼”外观。随着脂肪细胞的成熟，这些脂质液滴融合并形成圆形的"单眼"液滴。荧光染料 BODIPY 和尼罗河红是脂溶性化合物，对于显示脂滴有很好的效果。脂肪细胞膜上分布有许多参与细胞信号转导的受体（如胰岛素受体），可以调节脂质的摄取和脂肪酸的运输。其中 Caveolin-1 在脂肪细胞膜富集，并广泛存在于脂质筏中，为染色和成像提供了极好的靶标。脂滴被 PAT 家族蛋白（perilipin、ADRP、TIP47）包围，这些 PAT 蛋白可调节脂质的存储和释放。围脂滴蛋白（perilipin）是白色脂肪中脂质滴的有效标记。围脂滴蛋白的构象改变可以调控脂酶对脂滴的作用。Perilipin 染色消失提示白色脂肪细胞死亡或脂肪细胞正在凋亡。

（二）棕色脂肪组织

对棕色脂肪组织（BAT）进行典型组织学切片，显示叶状组织主要包含球形、椭圆形或多边形的多眼细胞，细胞核稍偏心。根据动物的生理状态，棕色脂肪细胞直径范围为 8～60μm。棕色脂肪组织血管供应非常丰富，并且交感神经末梢直接支配着棕色脂肪细胞。每个细胞周围都有一个外部（基底）叶片。这些细胞在寒冷暴露期间的收缩不会像白色脂肪细胞在禁食期间那样扩张明显。棕色脂肪细胞之间也存在间隙连接和电耦合。胶原纤维的精细网络散布在棕色脂肪细胞之间。棕色脂肪细胞最显著的特征是存在大小不同的细胞内脂质滴。棕色脂肪细胞的线粒体的特征是它们的大尺寸（直径＞0.5μm）和多态性。线粒体大小可以存在很大的变化，并取决于动物的生理状况，如营养、发育、冬眠和寒冷暴露等。线粒体基质从中等密度到高密度不等，并且在某些情况下包含各种密集的内含物。高尔基体区通常在 BAT 中不明显，如 ER、糖原、微丝和微管的元素一样。棕色脂肪细胞中含有大量的平滑内质网。

（袁 虎）

参考文献

[1] PARIMISETTY A, DORSEMANS A C, AWADA R, et al. Secret Talk Between Adipose Tissue and Central Nervous System via Secreted Factors-An Emerging Frontier in the Neurodegenerative Research[J]. J. Neuroinflammation, 2016,13(1):67.

[2] DIJK W, BEIGNEUX A P, LARSSON M, et al. Angiopoietinlike 4 promotes intracellular degradation of lipoprotein lipase in adipocytes[J]. J. Lipid Res., 2016,57(9):1670-1683.

[3] .CHONDRONIKOLA M, VOLPI E, B RSHEIM E, et al. Brown Adipose Tissue Activation Is Linked to Distinct Systemic Effects on Lipid Metabolism in Humans[J]. Cell Metab, 2016,23(6):1200-1206.

[4] LIU D, BORDICCHIA M, ZHANG C, et al. Activation of mTORC1 is Essential for β-Adrenergic Stimulation of Adipose Browning[J]. J. Clin. Invest., 2016,126(5):1704-1716.

[5] LI F, WU R, CUI X, et al. Histone Deacetylase 1 (HDAC1) Negatively Regulates Thermogenic Program in Brown Adipocytes via Coordinated Regulation of Histone H3 Lysine 27 (H3K27) Deacetylation and Methylation[J]. J Biol Chem, 2016,291(9):4523-4536.

[6] SVENSSON K J, LONG J Z, JEDRYCHOWSKI M P, et al. A Secreted Slit2 Fragment Regulates Adipose Tissue Thermogenesis and Metabolic Function[J]. Cell Metab, 2016,23(3):454-466.

[7] BAUMEIER C, SAUSSENTHALER S, KAMMEL A, et al. Hepatic DPP4 DNA Methylation Associates With Fatty Liver[J]. Diabetes, 2017,66(1):25-35.

[8] YULYANINGSIH E, RUDENKO I A, VALDEARCOS M, et al. Acute Lesioning and Rapid Repair of Hypothalamic Neurons outside the Blood-Brain Barrier[J]. Cell Rep, 2017,19(11):2257-2271.

[9] HEPLER C, VISHVANATH L, GUPTA R K. Sorting Out Adipocyte Precursors and Their Role in Physiology and Disease[J]. Genes & Development, 2017,31(2):127-140.

[10] BACH L A. IGF-Binding Proteins[J]. Journal of molecular endocrinology, 2018,61(1):T11-T28.

[11] YOON Y-S, TSAI W-W, VAN DE VELDE S, et al. cAMP-Inducible Coactivator CRTC3 Attenuates Brown

Adipose Tissue Thermogenesis[J]. Proceedings of the National Academy of Sciences of the United States of America, 2018,115(23):E5289-E5297.

[12] CASADO-DIAZ A, ANTER J, MULLER S, et al. Transcriptomic Analyses of Adipocyte Differentiation From Human Mesenchymal Stromal-Cells (MSC)[J]. J Cell Physiol, 2017,232(4):771-784.

[13] AMBELE M A, DESSELS C, DURANDT C, et al. Genome-Wide Analysis of Gene expression During Adipogenesis in Human Adipose-Derived Stromal Cells Reveals Novel Patterns of Gene Expression During Adipocyte Differentiation[J]. Stem Cell Res, 2016,16(3):725-734.

[14] VIJAY J, GAUTHIER M F, BISWELL R L, et al. Single-Cell Analysis of Human Adipose Tissue Identifies Depot and Disease Specific Cell Types[J]. Nat Metab, 2020,2(1):97-109.

[15] KYUNG D S, SUNG H R, KIM Y J, et al. Global Transcriptome Analysis Identifies Weight Regain-Induced Activation of Adaptive Immune Responses in White Adipose Tissue of Mice[J]. Int J Obes (Lond), 2018,42(4):755-764.

[16] DESHMUKH A S, PEIJS L, BEAUDRY J L, et al. Proteomics-Based Comparative Mapping of the Secretomes of Human Brown and White Adipocytes Reveals EPDR1 as a Novel Batokine[J]. Cell Metab, 2019,30(5):963-975 e967.

[17] RAMPLER E, EGGER D, SCHOENY H, et al. The Power of LC-MS Based Multiomics: Exploring Adipogenic Differentiation of Human Mesenchymal Stem/Stromal Cells[J]. Molecules, 2019,24(19):3615.

[18] SHEPHERD J A, NG B K, SOMMER M J, et al. Body Composition by DXA[J]. Bone, 2017,104:101-105.

[19] TER VOERT E, SVIRYDENKA H, MULLER J, et al. Low-Dose (18)F-FDG TOF-PET/MR for Accurate Quantification of Brown Adipose Tissue in Healthy Volunteers[J]. EJNMMI research,2020,10(1): 5.

[20] LUNDBOM J. Adipose Tissue and Liver[J]. Journal of applied physiology (Bethesda, Md. : 1985), 2018,124(1):162-167.

[21] YOKOTA F, OTAKE Y, TAKAO M, et al. Automated Muscle Segmentation from CT Images of the Hip and Thigh Using A Hierarchical Multi-Atlas Method[J]. International journal of computer assisted radiology and surgery, 2018,13(7):977-986.

[22] YAU W W, SINGH B K, LESMANA R, et al. Thyroid Hormone (T3) Stimulates Brown Adipose Tissue Activation via Mitochondrial Biogenesis and MTOR-Mediated Mitophagy[J]. Autophagy, 2019,15(1):131-150.

[23] MARTINEZ-TELLEZ B, SANCHEZ-DELGADO G, BOON M R, et al. Distribution of Brown Adipose Tissue Radiodensity in Young Adults: Implications for Cold [(18)F]FDG-PET/CT Analyses[J]. Molecular imaging and biology, 2020,22(2):425-433.

[24] GINZAC A, BARRES B, CHANCHOU M, et al. A Decrease in Brown Adipose Tissue Activity is Associated with Weight Gain During Chemotherapy in Early Breast Cancer Patients[J]. BMC cancer, 2020,20(1): 96.

[25] CHU K, BOS S A, GILL C M, et al. Brown Adipose Tissue and Cancer Progression[J]. Skeletal radiology, 2020,49(4):635-639.

[26] DE-LIMA-JUNIOR J C, RODOVALHO S, VAN DE SANDE-LEE S, et al. Effect of Pioglitazone Treatment on Brown Adipose Tissue Volume and Activity and Hypothalamic Gliosis in Patients with Type 2 Diabetes Mellitus: A Proof-of-Concept Study[J]. Acta diabetologica, 2019,56(12):1333-1339.

[27] FRAUM T J, CRANDALL J P, LUDWIG D R, et al. Repeatability of Quantitative Brown Adipose Tissue Imaging Metrics on Positron Emission Tomography with (18)F-Fluorodeoxyglucose in Humans[J]. Cell metabolism, 2019,30(1):212-224.e214.

第 51 章

脂肪细胞因子及激素

一、瘦素

瘦素是 *OB* 基因的编码产物，由脂肪细胞分泌，具有广泛的生理学功能。瘦素可通过作用于中枢神经系统与外周组织等途径在糖脂代谢调控、能量代谢、生殖发育及免疫调节过程中起重要作用。本节将从瘦素的结构、合成、功能、信号转导等方面主要描述其在机体能量稳态中的作用，并讨论瘦素现有的及未来潜在的治疗应用。

（一）瘦素的结构与合成

20 世纪 60 年代，科学家在研究遗传性肥胖小鼠 ob/ob 时推测，该小鼠体内可能缺乏某种可调节体重的“循环饱感因子”，该因子被称为瘦素（leptin）。1994 年，编码瘦素的基因——肥胖基因（obese gene，OB）首次被克隆，分别定位于人和鼠的 7 号染色体和 6 号染色体。瘦素又称为饱食激素，是一种主要由脂肪细胞分泌的、含 167 个氨基酸残基、相对分子质量为 16kDa 的非糖基化蛋白质激素。编码瘦素的肥胖（ob/Lep）基因位于 7 号染色体上，全长约 20kb，由 3 个外显子和 2 个内含子构成，基因序列在哺乳动物中高度保守。

脂肪细胞是机体循环瘦素的主要来源，其他组织如胃肠系统的内分泌细胞、肌肉、脑也可分泌少量瘦素。瘦素有 2 种循环形式，一种是生物活性的游离形式，另一种是与血浆蛋白结合的非活性形式。瘦素合成量的多少取决于脂肪细胞体积大小，反映了机体脂肪的储备量。循环中的瘦素水平存在昼夜波动，于夜间分泌更多。瘦素水平也会随着营养状态的变化而变化，禁食会降低循环中的瘦素水平，而进食或肥胖会增加瘦素水平，瘦素的这种营养调节作用部分与胰岛素相关。此外，瘦素的表达和分泌还受其他多种因素的调节，如炎症细胞因子、糖皮质激素等。

（二）瘦素受体及其信号转导

瘦素发挥作用依赖于与瘦素受体的结合，人瘦素受体由 1165 个氨基酸残基组成，是一种单跨膜蛋白，属于细胞因子受体Ⅰ类家族，存在 6 种不同的瘦素受体亚型（LepR a–f），不同受体亚型通过 *Lepr* 基因的选择性剪接产生，这些亚型拥有共同的瘦素结合域，但胞内结构域有所不同。根据细胞内位点不同分为长型受体（LepRb）和短型受体（LepRa、LepRc、LepRd、LepRe、LepRf），根据作用部位不同分为膜结合型 LepR 和分泌型 LepR，其中 LepRa、LepRb、LepRc、LepRd 和 LepRf 是跨膜受体，它们都具有与 JAK2 激酶结合所需的结构域序列。LepRe 缺乏跨膜结构域，是一种可溶性 LepR，LepRe 结合循环中的瘦素并抑制瘦素向中枢神经系统运输。短型受体多分布于脂肪组织、心肌、肺、肾脏、卵巢等外周组织，在脉络丛、脑微血管中也有表达，可能与瘦素的跨血 – 脑屏障转运有关。

长型受体LepRb具有很长的胞内结构域，存在3个不同的酪氨酸残基，能被活化的JAK2磷酸化，LepRb在下丘脑中强表达，包括弓形核、室旁核、下丘脑背内侧核及侧下丘脑区，主要介导瘦素对能量稳态和其他神经内分泌功能的调控作用。

（三）瘦素的生理功能

瘦素具有广泛的生理学功能，可通过作用于中枢神经系统与外周组织2种途径在摄食、能量代谢、糖脂代谢、神经内分泌及免疫调节过程中起重要作用。并且在调控过程中，中枢作用与外周作用相互影响、相互调控。

瘦素主要通过作用于中枢神经系统调节摄食和能量代谢。下丘脑是瘦素中枢作用的主要靶点，而且主要通过下丘脑－神经肽通路实现。后来研究发现除下丘脑外的中枢神经系统也对瘦素调节机体能量代谢起到至关重要的作用。

1. 摄食调节

LepRb主要在下丘脑弓状核（arcuate nucleus，ARC）表达，在弓状核内存在两大类调节代谢的神经元：一类是抑制食欲的神经元，如POMC/CART神经元；一类是促进食欲的神经元，包括NPY/AgRP神经元。瘦素可降低NPY和AgRP神经肽基因表达，抑制NPY/AgRP神经元活性，同时促进*POMC*和*CART*基因表达并激活POMC/CART神经元，而在禁食时作用相反。AgRP神经元可在短时间内（几分钟内）导致摄食改变，而POMC神经元则导致摄食行为的长期（约24h）改变。因此，瘦素通过不同机制调节控制食欲的两大类神经元激活及其神经肽释放。

当POMC神经元被激活后，释放促黑激素/黑皮质素（α–Melanocyte stimulating hormone，α–MSH），刺激黑皮质素受体4（MC4R），发挥抑制摄食和增加能量消耗的作用。相反，NPY/AgRP神经元被激活时，则会释放AgRP，拮抗α–MSH在MC4R受体上的作用。此外，NPY/AgRP系统还通过释放NPY和抑制性神经递质γ–氨基丁酸（gamma–amino–butyric acid，GABA），直接抑制POMC核周体。而在结构上，POMC神经元却不能直接反向抑制NPY/AgRP神经元，这也部分解释了为何摄食调控更倾向于促进摄食。而弓状核神经元产生应答之后，进而激活下游特异的信号转导系统，包括AMPK、ERK 1 / 2 、PI 3 K、SOCS 3 、STAT 3 等，发挥摄食调控作用，这是瘦素调节摄食动态平衡的重要途径。

尽管通过弓状核内神经网络调控食欲是瘦素最经典的作用机制，但也有一些研究重新定义了弓状核神经元在瘦素调控食欲中的作用。靶向敲除小鼠ARC神经元中的LepRb并没有出现在db/db小鼠中观察到的严重肥胖症和食欲亢进，而只是导致了轻度肥胖表型。这些结果表明，弓状核以外的LepRb对于介导瘦素控制食欲和体重至关重要。随后又有研究靶向敲除了下丘脑ARC之外其他部位神经元和下丘脑之外部位的神经元上的LepRb，也发现了类似的现象。综上所述，特定区域的LepRb敲除并不能完全模拟db/db小鼠的严重肥胖表型，故瘦素对能量稳态的调控依赖于所有表达LepRb神经元之间的相互作用，且不同区域的LepRb介导瘦素发挥不同的生理学功能。

2. 饱食感调节

促使摄食结束的饱食感也是参与摄食调控的重要组成部分。脑干中的许多神经回路（包括臂旁核、孤束核神经元）是编码饱食感的重要组分。中枢注射AgRP或NPY可显著增加小鼠摄食量，而敲除AgRP或NPY却未能减少摄食量或体重。科学家们曾尝试用大脑发育的代偿机制解释这一现象，但后来的研究表明，消融成年小鼠的AgRP神经元会导致严重厌食症，甚至死于饥饿，而新生小鼠AgRP敲除对能量摄入没有影响。NPY/AgRP神经元是抑制性神经元，表达抑制性神经递质γ–氨基丁酸。AgRP敲除小鼠的厌食行为不依赖于黑素皮质素信号通路，然而，可以通过向脑干的臂旁核（parabrachial nucleus，PB）微量注射 GABA 改善厌食行为，而向其他经典的摄食中枢二级结构如室旁核（paraventricular nucleus，PVN）和下丘脑外侧区（lateral hypothalamic area，LHA）注射则没有任何效果。PB 可以由内脏不适激活，如由毒素、氯化锂引起的不适，也可由过量进食引起。随后研究发现 AgRP 神经元分泌的 GABA 进入 PB 后能拮抗来源于脑干并引发严重恶心的兴奋性信号。综上所述，瘦素抑制 AgRP 神经元和臂旁核内 GABA 释放，从而增强进食诱发的饱足感。此外，LepRb 还直接表达在脑干的孤束核（nucleus of the solitary tract，NTS）内，脑干在接受迷走神经和肠道分泌的多肽类激素等刺激后，即使在没有下行刺激（如来自下丘脑的刺激）的情况下，也可以控制摄食量。瘦素可以不依赖下丘脑直接作用于孤束核神经元，并与肠促胰素如胰高血糖素样肽 1（GLP-1）、胆囊收缩素（cholecystokinin，CCK）协同作用促进机体产生饱足感。因此，瘦素除了通过弓状核经典摄食调节通路控制摄食，还可以通过减少 AgRP 神经元释放 GABA 或诱导 NTS 神经元兴奋促进饱足感来实现对进食的调节。

3. 享乐性进食调节

摄食行为通常被认为由体内平衡性（homeostatic）摄食和享乐性（hedonic）摄食两部分构成。其中体内平衡性摄食行为被认为受到循环激素的控制，这种循环激素主要作用于下丘脑；而享乐性摄食行为由视觉或嗅觉刺激激发，这种激发由大脑中与奖励和激励相关的区域负责。除下丘脑外，瘦素还可作用于中脑边缘多巴胺（DA）系统影响享乐性摄食，该系统属于大脑奖赏系统的一部分。

参与大脑奖赏效应的主要通路是中脑边缘通路，这个系统中的一个重要部分叫作伏隔核（nucleus accumbens，NAc），主要掌管动力化为行动，引导行为去达成目标，还有各种成瘾机制。当多巴胺从腹侧被盖区（ventral tegmental area，VTA）传送至伏隔核区域时，便会激活我们力求达到目标的行为。当人完成了预设的目标，大脑中多巴胺的分泌使个体感到快乐与满足。这一现象在高多巴胺能小鼠模型中得到了很好的证明，多巴胺释放增加明显加强了为赢得食物奖励的动机行为。

瘦素能影响大脑食物奖赏机制，其中部分是通过腹侧被盖区多巴胺能神经元实现的。LepRb 直接表达在 VTA 多巴胺能神经元上，且瘦素能直接抑制 VTA 中表达 LepRb 的神经元，并抑制蔗糖诱导的 DA 释放到 NAC。瘦素对 VTA 功能的刺激作用是通过支配 VTA 的 LHA 中的 LepRb 神经元介导的。最近研究表明，上述摄食调节、饱食感调节与享乐性进食调节相互作用，共同调控机体的进食行为。

4. 能量代谢调节

摄取食物与能量消耗是维持机体能量代谢平衡的重要因素，当能量消耗和摄入量达到平衡时，体重可以保持稳定。能量消耗受运动、环境温度和营养状态的影响。在正常小鼠体内短时间注射瘦素并不影响能量消耗，但 ob/ob 小鼠或脂肪营养不良的小鼠中由于瘦素缺乏会导致体温过低（包括频繁的麻木发作）和对寒冷敏感，注射瘦素后可以纠正低体温和寒冷敏感性，证明瘦素在体温调节中存在重要作用。瘦素缺乏的小鼠还表现为棕色脂肪组织萎缩和解偶联蛋白 -1（uncoupling protein 1，UCP1）表达减少，UCP1 是 BAT 产热的关键蛋白，这种产热主要是通过脂解作用被激活。这表明瘦素也可以通过增加 BAT 产热进行体重控制。

冷暴露会激活下丘脑背内侧核 / 背侧丘脑区（dorsomedial hypothalamus and dorsal hypothalamic area，DMH/DHA）神经元，该区域是已知的调节棕色脂肪产热的大脑区域。DMH/DHA 神经元的活动还依赖于其他中枢部位的抑制性或兴奋性输入性投射，如视前区（preoptic area，POA），它作为温度感受器，能将局部温度与外周和深部温度感受器传入的温觉信号进行整合。POA神经元与DMH/DHA神经元相连，共同调节中缝苍白带（raphe pallidus，RPa）中控制棕色脂肪产热的下游神经元。LepRb在DMH/DHA和POA中调节BAT产热的交感神经元中表达，DMH/DHA LepRb神经元通过交感神经系统激活BAT产热，调节能量消耗和体重。DMH还含有NPY表达的神经元，这些神经元通过增强交感神经系统兴奋性来影响全身的能量消耗，这些作用在很大程度上不依赖于瘦素。除下丘脑外，瘦素还可通过脑干参与体温调节。向去脑大鼠第四脑室注射瘦素后，棕色脂肪和体温轻度升高，但瘦素与促甲状腺激素释放激素（thyrotropin-releasing hormone，TRH）联合注射却显著提高了TRH的产热能力，这种增敏作用由瘦素通过作用于NTS LepRb神经元，进而下行刺激RPA神经元诱导BAT产热。

此外，白色脂肪组织也受从中枢神经系统传出的交感神经支配，包括前脑、中脑和后脑的瘦素反应区域（包括下丘脑）。交感神经系统通过释放去甲肾上腺素激活了β肾上腺素受体，进而刺激了脂肪细胞的脂肪分解。除了对代谢方面的影响，交感神经激活能抑制脂肪细胞增殖，减少脂肪细胞数目来改变体脂含量。

（四）瘦素的临床应用及治疗前景

因瘦素可减少食欲、增加能量消耗、减少脂肪含量，近年来不断有研究尝试将其应用到肥胖及糖尿病治疗中。目前可用于临床治疗的瘦素被称为重组人甲硫氨酰瘦蛋白（Myalept®，美曲普汀，瘦素类似物注射剂），已被美国食品药品管理局（FDA）与日本先后批准用于治疗先天性或获得性全身脂肪代谢障碍患者的瘦素缺乏并发症。美曲普汀是一种重组人瘦素类似物，由成人瘦素的146个氨基酸与N端增加的一个甲硫氨酰基组成。它是一种非糖基化多肽，在Cys-97和Cys-147之间有一个二硫键，分子量约为16.15kDa。研究表明，瘦素对于先天瘦素缺乏的肥胖患者有显著疗效，瘦素缺乏的肥胖患者每日皮下注射瘦素后体重明显减轻，并且所有的代谢异常如胰岛素抵抗、高脂血症、脂肪肝等都得到了不同程度的改善。

有研究表明，瘦素治疗能明显改善代谢综合征患者的胰岛素抵抗及其他代谢紊乱，由于其有益的效果，美曲普汀治疗也开始尝试应用于肥胖症、2型糖尿病、1型糖尿病、非酒精性脂肪肝等代谢综合征的治疗中。最近的数据表明，患有抑郁症和痴呆症的患者，也可能从瘦素治疗中获益。由于大部分肥胖患者都存在不同程度的瘦素抵抗，极大地制约了瘦素的临床应用。因此，克服瘦素抵抗是将瘦素用于抗肥胖治疗的最关键挑战。目前认为瘦素抵抗与瘦素通过血－脑屏障的运输缺陷或瘦素下游的细胞内信号机制缺陷有关，此外，近期研究表明下丘脑炎症也是导致瘦素抵抗的关键因素之一。在肥胖小鼠中给予一种植物化合物人参皂苷 Rb_1（具有明显抗炎作用），可以降低下丘脑炎症，并逆转与肥胖表型及合并的代谢综合征。因此，单一瘦素疗法也许并不能有效地减轻体重，但与其他疗法，如促进瘦素中枢转运、抗下丘脑炎症、瘦素增敏剂等联合使用可能会达到明显很好的效果。目前开发的一些新技术，如延长血浆瘦素半衰期的PASylation技术或对天然瘦素进行P85化学修饰，可以显著增加瘦素通过血－脑屏障的转运，从而提高瘦素的疗效。这些研究成果为开发有效的肥胖症治疗药物带来了希望，但这些结果还需要在临床研究中进一步证实。

其他旨在克服瘦素耐药性的治疗方法包括联合应用瘦素和其他促进体重下降的激素，如胰淀素（Amylin）、长效胰高血糖素样肽（Exedin-4）或成纤维细胞生长因子21（FGF21）。研究表明，当瘦素与其他分子联合使用时，疗效可能会增加，到目前为止，已有几种药物联合应用的临床研究，其中普兰林肽/美曲普汀联合治疗方案被认为是最有前景的肥胖治疗方案之一，在一项包括 177 例超重和肥胖者的Ⅱ期临床试验中发现，联合应用普兰林肽和美曲普汀的患者体重减轻幅度明显高于单独使用普兰林肽或美曲普汀的患者，并且在空腹三酰甘油、总胆固醇、低密度脂蛋白胆固醇、血糖、胰岛素血症和胰岛素抵抗方面都有改善。动物研究发现，激活 5-羟色胺（5-HT）2C 受体的药物，如间氯苯哌嗪，可作为瘦素增敏剂，当其与瘦素在饮食诱导的肥胖小鼠中联合使用时，可以有额外的减肥效果。瘦素联合抗炎治疗或减重激素等其他药物的应用仍需进一步研究。

（马世瞻　高　聆）

二、脂联素

（一）概述

脂联素是一种含量丰富的、主要由脂肪组织产生的血浆蛋白，占血浆蛋白总量的 0.01%～0.05%。在肥胖小鼠和人体中观察到，血液循环中脂联素水平的降低与胰岛素敏感性的降低密切相关。用提升胰岛素敏感性的糖尿病药物噻唑烷二酮（TZD）治疗后，脂联素水平有所提高。这些结果让人们认识到脂联素是一种极佳的代谢疾病生物标志物。脂联素不仅仅是胰岛素增敏的脂肪细胞因子，它还具有很强的抗炎、抗动脉粥样硬化、抗凋亡、促血管生成、促脂肪生成等特性。这些特性使脂联素及其受体成为药物研发的靶点。

（二）生理功能

1. 提高胰岛素敏感性

胰岛素抵抗是细胞对胰岛素的应答出现障碍，其临床表现为血液中胰岛素过多和血脂异常。肥胖通常会导致胰岛素抗性并发展成 2 型糖尿病。

许多研究认为肥胖症、糖尿病、动脉粥样硬化和各种炎症性疾病与总脂联素浓度有关。大量基础和临床证据证明脂联素具有作为胰岛素增敏激素的作用。

2. 抗炎作用

研究表明脂联素具有调节代谢的抗炎作用。脂联素之所以能保护血管、心脏、肺和结肠，其原因之一就是脂联素对巨噬细胞、内皮细胞、心肌细胞和成纤维细胞具有抗炎作用。

脂联素通过各种作用（如抗炎作用，刺激 NO 生成，抑制内皮细胞活化，抑制活性氧和细胞凋亡，促进内皮细胞修复和血运重建，抑制平滑肌迁移和增殖，调节斑块易损性）改善了内皮功能障碍，并对血管进行了保护。

目前心血管疾病（CVD）是头号致死原因，其中，代谢综合征是主要危险因素。如前所述，代谢综合征与血清脂联素水平较低有关。临床及流行病学发现低脂联素水平与冠心病的发生、心肌梗死、高血压、左心室肥大，以及其他心血管疾病关系密切。

除了降低心血管炎症外，脂联素还在应激和损害期间直接保护心脏。脂联素可防止心脏在超负荷状态下的过度增大，如高血压、肥厚性心肌病和缺血性心脏病状态下。

脂联素因其抗动脉粥样硬化、抗炎和抗凋亡特性，可作为心脏保护剂直接防止心脏损伤。

脂联素可能是 ATRAP 对 WAT 褐色变作用的介质。

脂联素也能被称为饥饿激素，因为在空腹期间其血清浓度会上升。脂联素能增加食物摄入并降低能量消耗，这与瘦素减少食欲并增加能量消耗形成了鲜明的对比。瘦素与脂联素这种相反的中枢作用表明，脂肪组织与脑组织的相互作用在调节和保持脂肪水平及能量消耗上起到了重要作用。

脂联素具有极强的抗纤维化特性。脂联素之所以具有抗纤维化作用，是因为它能调节肝星状细胞的活化，并减轻炎症。脂联素的抗纤维化作用在疾病发展过程中起着重要作用。

较低的血清脂联素浓度会导致肝组织的脂肪变性、炎症和纤维化的发展。低脂联素血症与非酒精性脂肪肝病的肝纤维化严重程度和晚期纤维化有关，因此，有研究建议血浆脂联素浓度是各种肝脏疾病发展的极佳生物标志物。

总之，脂联素是一种多效性脂肪细胞因子，大量研究认为各种疾病状况（如肥胖、糖尿病、动脉粥样硬化和非酒精性脂肪肝病）与脂联素浓度的下降有关。相反，空腹和体重减轻则会导致血浆脂联素浓度上升。目前对造成脂联素浓度变化的确切生理机制仍不甚了解。

随着我们对脂联素诸多重要生理功能的理解日益加深，现已证实脂联素可广泛用于肥胖相关的疾病中，如 2 型糖尿病、非酒精性脂肪肝病和动脉粥样硬化。越来越多的研究表明，脂联素是肥胖和癌症之间的关键介质，几种癌症中均存在低脂联素血症，且预后不佳。现在所考虑的治疗方法是要提高脂联素的合成和分泌。但是，由于其多聚体结构和高血清浓度，要达到理想的治疗浓度还很困难，因此目前正在尝试靶向脂联素受体的下游信号通路。目前，正在开发可模仿脂联素在各种器官组织中生理作用的药物。

（马世瞻　高　聆）

三、抵抗素

2001 年，Mitchell Lazar 团队发现了一种由脂肪细胞分泌的新激素，该激素有拮抗胰岛素、升高血糖的作用，命名为抵抗素（resistin）。研究人员观察到注射抵抗素的小鼠会表现出胰岛素抵抗，且在小鼠的遗传（瘦素缺乏和瘦素受体缺乏的动物模型）与饮食诱导（高脂饮食诱导的动物模型）的肥胖模型中，血清抵抗素水平都会显著上升。

（一）抵抗素作为脂肪细胞因子的争议

继在小鼠中发现抵抗素参与胰岛素抵抗过程后，最初认为抵抗素在人体中可能是联系肥胖、胰岛素抵抗及糖尿病的重要分子，但后来发现其在人体中并非主要由脂肪组织分泌，且抵抗素的最主要生理作用是参与免疫调节，故也有研究者一度认为抵抗素在人体中并不属于脂肪激素。随着对抵抗素研究的不断深入，亦发现抵抗素具有调节脂代谢的生物学功能，并与肥胖症的发生有关。目前发现，抵抗素参与人体代谢、炎症、免疫等许多方面的生物学调节，其在糖尿病、慢性肾病、心血管疾病及骨关节炎等多种疾病发生发展中的意义逐渐成为近年来的研究热点。

（二）抵抗素在人类与啮齿动物类之间的差异

最早对抵抗素的研究是从啮齿动物模型中开始的。值得注意的是，啮齿动物和人类抵抗素在基因表达水平、基因表达调控、蛋白质表达、组织特异性分布和诱导胰岛素抵抗等多个方面存在显著性差异。但是，啮齿动物与人类的抵抗素也有一些相似点，例如在基因组水平上，抵抗素基因虽分别位于小鼠 8A1 和人 19p13 上，但与胰岛素受体基因的遗传距离相似，呈现同线性（synteny）关系。随着研究深入，人们发现了一系列结构类似的蛋白，统称为抵抗素样分子（resistin-like molecules，RELM）家族，其中抵抗素是 RELM 的创始成员，该家族是一类具有激素样活性的富含半胱氨酸的小蛋白家族。几乎所有哺乳动物体内都有 RELM。

（三）抵抗素的生物学作用

抵抗素在人类中发挥其生物学作用的机制目前还未完全明确。抵抗素通过内分泌、旁分泌和自分泌机制发挥不同的生物学效应。多种细胞类型和组织对抵抗素有反应，可能与抵抗素参与一系列生理病理过程相关。目前推测抵抗素的主要生理作用可能是调节代谢、炎症、免疫反应，其中参与炎症反应方面被研究最多。

炎症（inflammation）是针对感染或刺激引起

的先天性免疫反应，主要由白细胞（中性粒细胞、肥大细胞等）积聚及其分泌的炎症性、生物性化学物质（如组胺、前列腺素和促炎细胞因子等）引起。目前认为，抵抗素参与许多相关疾病的发病机制是通过其参与炎症反应以实现。

白细胞介素和微生物抗原（如脂多糖）可以上调抵抗素的表达。在人巨噬细胞中，抵抗素诱导炎症细胞因子并促进细胞黏附分子的表达。这些细胞黏附分子包括血管细胞黏附分子 -1（VCAM-1）、细胞间黏附分子 -1（ICAM-1）、单核细胞趋化蛋白 -1（MCP-1），此外还促进趋化因子（C-C 基序）配体 2（CCL2）的表达，这有助于将白细胞趋化并募集到炎症部位。在病理性炎症过程中，受到促炎症细胞因子（如 CRP、IL-1、IL-6、IL-12 和 TNFα）或肽聚糖和内毒素等促炎症刺激激活，被招募的白细胞趋化到感染部位后浸润的单核细胞 / 巨噬细胞会继续释放抵抗素。抵抗素通过自分泌、旁分泌和内分泌等机制影响广泛的细胞和组织，增强 Th_1 型免疫应答，由此形成正反馈循环。在人和动物血管中，抵抗素都会触发血管平滑肌增生和内皮功能障碍，促进内皮 - 单核细胞黏附和浸润。此外，抵抗素可直接激活补体系统。

综上所述，抵抗素在单核细胞中的表达和分泌是由炎症刺激引起的，同时炎症刺激会增加血液循环中抵抗素的水平，而抵抗素又会进一步增强炎症，从而形成恶性循环。抵抗素参与许多相关疾病的机制，大多是通过参与炎症反应实现的。

许多研究显示出抵抗素与肥胖之间有较强的关联性，肥胖者血清抵抗素水平明显增高。在针对肥胖但非胰岛素抵抗的受试者研究中，高血清抵抗素水平与肥胖（通过身体质量指数测量）之间有直接相关性。此外，CT 成像发现抵抗素水平与内脏、皮下、腹部和胸部脂肪的定量有关。特别是向心性肥胖（腰围脂肪组织）似乎是脂肪组织中导致血清抵抗素水平升高的首要区域，考虑到 2 型糖尿病及其 2 个显著特点（即向心性肥胖和胰岛素抵抗）之间的联系，该发现具有重大意义。在男性中，抵抗素与肥胖之间的关联性较女性强，也有研究得到的结论相反。饮食和体育锻炼可降低抵抗素水平，通常伴随着身体质量指数和脂肪质量的降低。减肥运动疗法对超重肥胖大学生抵抗素的水平有所影响，其中男性下降显著、女性下降轻微。药物治疗后体重的适度减轻和腰围的减少与抵抗素降低有关。在对接受减脂手术的肥胖患者的研究中，研究人员发现术后血清抵抗素水平下降。由此我们可以看出，尽管人抵抗素非脂肪细胞产生，但其可能与肥胖有关，并对脂肪组织质量的变化有所应答。因此，有学者提出抵抗素在能量代谢中起到重要作用，导致了肥胖的产生及伴随的胰岛素抵抗。

有足够证据表明抵抗素在能量稳态中确实发挥一定的作用。抵抗素升高会导致游离脂肪酸、胆固醇、三酰甘油、低密度脂蛋白升高、同时引起高密度脂蛋白降低。肥胖状态下，巨噬细胞在脂肪组织中的浸润数量增加，推测脂肪组织中抵抗素表达增加与这些活化的巨噬细胞有关。国内学者发现，抵抗素可通过 AMPK 途径影响脂质代谢，使脂肪酸合成增加，抑制三酰甘油分解，导致 HepG2（肝细胞系）细胞内脂质积聚。在高浓度游离饱和脂肪酸环境中，抵抗素在基础状态及胰岛素刺激状态下通过上调 HepG2 细胞表面脂肪酸转位酶（FAT/CD36）的蛋白表达，以及刺激胆固醇调节元件结合蛋白（SREBP1）的转录，造成脂质在 HepG2 肝细胞内积聚。也有理论认为，血清抵抗素水平升高削弱了胰岛素介导的抑制脂肪组织脂解的作用，使血游离脂肪酸升高，从而导致全身脂毒性及胰岛素抵抗。胆固醇可调节抵抗素在人白色脂肪组织中的表达。研究表明，在应用非诺贝特（降低三酰甘油及胆固醇药）8 周后，患者的总胆固醇和低密度脂蛋白水平降低，抵抗素的表达显著性增加，抵抗素 mRNA 与血浆胆固醇呈负相关，与三酰甘油水平无关。此外，研究发现在前脂肪细胞中过表达抵抗素会抑制其转化为脂肪细胞，而在无抵抗素的培养基中，前脂肪细胞可以分化为含大量脂肪的成熟脂肪细胞，提示抵抗素在脂肪形成时起反馈调节作用，抑制脂肪组织的形成。

综上所述，基于抵抗素与肥胖之间因果关系尚不明确，抵抗素对脂肪组织的调节作用有待进一步研究。

（王　茜　严　虹）

四、视黄醇结合蛋白

维生素 A（vitamin A，VitA）由一组脂溶性视黄醇的衍生物组成，具有从视网膜感光细胞的光传导到生长发育等多种生物活性。人体 VitA 可从植物性食品中获得，如类胡萝卜素（β- 胡萝卜素）；也可从动物性食品中获得，如视黄醇和视黄酰酯。吸收后的 VitA 经肠黏膜细胞转运，乳糜微粒作为视黄酯，以肝星状细胞或肝脏为靶点。肝储备的视黄酯在饮食摄入不足时，被水解释放视黄醇，视黄醇随后与视黄醇结合蛋白 4（retinol-binding protein 4，RBP4）结合并经肝细胞分泌至循环中，再与另一种转运蛋白甲状腺素运载蛋白（transthyretin，TTR）结合。视黄醇一旦被靶细胞吸收，可转化为对正常视觉功能至关重要的视黄醛，或进一步氧化为视黄酸，视黄酸是核视黄酸受体的配体，在生长、发育和代谢中广泛发挥作用。

视黄醇结合蛋白（retinol-binding protein，RBP）是体内一类将视黄醇从肝中转运至靶细胞，以及实现视黄醇的细胞内转运代谢的特异运载蛋白，在协助视黄醇储存、代谢及发挥生理功能中起着重要作用。RBP 主要由肝脏合成，广泛分布于血液、脑脊液、尿液及其他体液中。RBP 又可分为单纯视黄醇结合蛋白（RBP）、细胞视黄醇结合蛋白（CRBP）、细胞视黄酸结合蛋白（CRABP）及细胞视黄醛结合蛋白（CRALBP）。单纯视黄醇结合蛋白（RBP）是将视黄醇从肝脏中转运至靶细胞的特异蛋白，临床上对其研究和应用较多。

（一）RBP 的结构

Kanai 等于 1968 年首先分离提纯了 RBP，并研究了其部分特性，之后很多实验室对 RBP 进行了细致的研究工作。人血浆中 RBP 为单一肽链构成的蛋白质，电泳迁移率显示为 α_1- 球蛋白，分子量约为 21kDa，含有 184 个氨基酸残基，结构上属于疏水小分子结合蛋白家族。Yang 在 2005 年 nature 上发表的一篇文章中首次证明了 RBP4 也可由脂肪细胞分泌，是一种新的脂肪细胞因子。

RBP 的主要作用是增强视黄醇分子的溶解，将视黄醇从肝脏转运到周围组织。RBP 可特异性结合全反式视黄醇并将其转运到血液中，再与甲状腺素运载蛋白（TTR）结合形成 TTR-RBP-ROH 三元复合物进行转运。此复合物可防止低分子量 RBP 被肾小球滤过，还可降低视黄醇转运过程中羟基氧化的风险，从而增加视黄醇在转运过程中的稳定性。同时，RBP 还对视黄醇的释放起调节作用，结合视黄醇的 RBP（holo-RBP）与未结合视黄醇的 RBP（apo-RBP）在血浆中的比率能调节各种组织间的视黄醇分布，血浆中 apo-RBP/holo-RBP 比率升高时，引发大部分组织对视黄醇吸收降低，同时也刺激视黄醇向肝外组织分泌，对视黄醇营养代谢和生理状态的变化作出迅速应答。最后，RBP 可与视黄醇依赖细胞的表面受体结合，协助视黄醇摄入。当 RBP- 视黄醇结合到膜受体上后，RBP 构象改变，与 TTR 及膜受体的亲和力下降，促使视黄醇从 RBP 结合位点释放，并结合到靶细胞膜受体上，细胞内的 CRBP 则在细胞膜内与受体作用，接受此视黄醇分子，CRBP 再发生构象变化，形成视黄醇 -CRBP 复合物并从膜上分离进入细胞。

RBP 与视黄醇分开后即发生变性，失去与视黄醇、甲状腺素运载蛋白和细胞膜上受体结合的能力，经肾小球滤过，通过肾小管重吸收，被肾皮质内细胞所摄取，分解为氨基酸。

（二）RBP4 与胰岛素抵抗

RBP4 与胰岛素抵抗和 2 型糖尿病（T_2DM）：1999 年发表的一项人类研究首次表明 RBP4 在胰岛素抵抗和糖尿病中的作用。尽管未说明 RBP4 作用的大小，但这项研究显示，2 型糖尿病患者的 RBP4 浓度高于健康对照组。后来，Graham 等在《新英格兰医学杂志》上发表了一项研究，在一个相对较小的 2 型糖尿病、糖耐量减低或肥胖患者样本中，RBP4 与空腹胰岛素（Spearman’s r=0.72）和葡萄糖指数（r=–0.78）密切相关。大量研究观察到人类 RBP4、胰岛素抵抗和 T_2DM 之间的正相关，以及 RBP4 相关的单核苷酸多态性与 T_2DM 正相关。随后，一些小规模研究与 Graham 在 2006 年报道的结果差异较大。一种可能解释是，研究中的人群因健康状况、样本量、研究类型（病例对照）和所包括人群的种族存在很大差异。一些研究也报道了 RBP4 与不同患者组（如 CAD、肝硬化和多囊卵巢综合征）的胰岛素抵抗无关或弱相关性。尽管 RBP4 的作用可能因患者而异，但应该指出，显示无关或弱相关性结果的研究通常只有较少的受试者（$n < 100$），可能因标本量不够大而无法发现其相关作用。RBP4 与 T_2DM 相关性研究的另一个难点是缺乏前瞻性数据。近几年来，两项 6 年和 9 年随访的纵向研究表明，RBP4 的基础浓度与 T_2DM 的发病相关，但与其他几个危险因素无关。一项纳入 1080 名有动脉粥样硬化风险的社区人群受试者的对照研究表明，女性糖尿病发病风险增加 43%，而男性糖尿病发病风险增加不太明显。在一项由 2091 名年龄为 50—70 岁的男性和女性组成的中国人群观察中，RBP4 浓度在上四分位数的受试者患 2 型糖尿病的风险与第 1 个四分位数的受试者相比增加了 48%。相比之下，一项随访 3 年的前瞻性研究显示，虽然 206 名肥胖受试者的胰岛素抵抗随着时间的推移而增加，但 RBP4 却没有变化。这一发现表明，胰岛素抵抗和 RBP4 之间的联系可能受其他因素影响，如肾脏功能。此外，某些治疗 2 型糖尿病和胰岛素抵抗的药物可同时降低 RBP4 水平。

holo–RBP4 和 apo–RBP4 在胰岛素抵抗中的不同作用尚未完全阐明。有两项研究通过使用循环中视黄醇与 RBP4 或 RBP4 与视黄醇的比率来评估这些作用。在肥胖患者中，视黄醇与 RBP4 的比率较低。此外，研究还发现，尽管与健康对照组相比，2 型糖尿病患者的总 RBP4 和视黄醇均较低，但这些患者的 RBP4 与视黄醇的比率较高。总之，这些研究表明 RBP4 可能独立于视黄醇发挥作用。

（三）RBP4 与肥胖

一些人类研究表明，血液中 RBP4 浓度在不同体脂水平中存在差异。

大量数据表明，RBP4 浓度通常与 CVD、T_2DM 和肥胖症呈正相关，这与维 A 酸和视黄醇与生活方式疾病的相关性相反。维 A 酸与心血管疾病尤其是心血管疾病呈负相关，而与 2 型糖尿病的关系则不太明确。虽然有一些结果零相关的报道，但是 RBP4 与 T_2DM 和肥胖的相关性还是很明确的。关于 RBP4 与心血管疾病之间关联的证据越来越多，但其具体关联仍有许多问题有待解决。尽管 RBP4 和视黄醇被认为以接近 1 ∶ 1 的比例结合并在体内循环，但 RBP4 与疾病及不良预后的相关性更高。具体来说，RBP4 包含循环结合视黄醇的 RBP4（holo–RBP4）与未结合视黄醇的 RBP4（apo–RBP4），但 RBP4 总量或其一部分（holo–RBP4 或 apo–RBP4）是否是导致 CVD、T_2DM 和肥胖的罪魁祸首尚未明确。此外，尚不清楚 RBP4 的作用是通过视黄醇还是维 A 酸信号转导的。一项研究证明 apo–RBP4 可通过巨噬细胞诱导氧化 LDL，并诱导泡沫细胞的形成，这是动脉粥样硬化进展的一个关键特征。

然而，T_2DM 患者的研究表明，总 RBP4 可以减少致动脉粥样硬化的脂蛋白颗粒，holo-RBP4 和 apo-RBP4 均可产生此反应。因此，很难确定 RBP4 是单独作用还是与维生素 A 代谢产物共同作用。反维 A 酸和维 A 酸信号转导参与心血管疾病的一个例子是：维 A 酸的一些靶基因调节胆固醇从巨噬细胞流向 HDL 被认为是一个抗动脉粥样硬化的过程。大多数研究报道表明，循环维 A 酸与心血管疾病的预后呈负相关。因此，RBP4 和视黄醇 / 维 A 酸对不良健康结果的这些影响表明，与 RBP4 相关的影响可能不涉及视黄醇向组织的传递和随后的维 A 酸信号转导。另外，还不能确定视黄醇和视黄酸在这种情况下是否发挥作用，如：①研究表明视黄醇代谢和信号产物与 T_2DM 的发展有潜在关系；②视黄醇与心血管病发病率和代谢综合征呈部分正相关；③最近发现血清视黄醇可改变心血管病发展中常见危险因素的影响；④视黄酸亚型的药物治疗可诱发血脂异常和同型半胱氨酸血症，这是心血管疾病的常见危险因素。有人提出 RBP4 视黄醇复合物参与胰岛素抵抗有关的信号转导通路，目前尚不清楚视黄醇、视黄酸和 RBP4 是否参与此通路。RBP4 是单独起作用，还是通过介导维生素 A 代谢起作用，仍然是需要解决的问题，这有助于我们对维生素 A 参与 CVD、T_2DM 和肥胖等生活方式疾病发展的理解。另一个问题是，生活方式疾病都伴随着慢性炎症，理论上可以影响维生素 A 代谢，破坏维生素 A 的内环境平衡，可导致 RBP4 和血清视黄醇的下降。然而，正如前文所强调，RBP4 的浓度经常升高，特别是在 T_2DM 和肥胖症中，一些研究甚至显示 RBP4 和 C- 反应蛋白（CRP）在这些情况下存在微弱的联系。因此，很难确定 CVD、T_2DM 或肥胖症中存在的轻度炎症是否对血清 RBP4 和视黄醇有显著影响。

（陈　芳　严　虹）

五、内脏脂肪素

内脏脂肪素（visfatin）又名烟酰胺磷酸核糖基转移酶（nicotinamide phosphoribosyltransferase，NAMPT），作为前 B 细胞克隆增强因子（PBEF）首次被发现，具有细胞因子功能。最新的研究表明：该脂肪细胞因子可作为烟酰胺腺嘌呤二核苷酸（NAD）生成过程中的关键酶，它的重新发现大大扩展了其潜在的生物学活性，与人类免疫缺陷病毒感染、败血病、心肌衰竭、动脉粥样硬化、代谢性疾病、炎症性疾病和恶性肿瘤等多种疾病密切相关。

内脏脂肪素在不同于胰岛素的结合位点直接结合并激活胰岛素受体。同样，低内脏脂肪素水平的小鼠血浆葡萄糖水平较高。这些发现表明，内脏脂肪素可能代表内脏脂肪和胰岛素信号转导，以及潜在的胰岛素敏感性之间的联系。Berndt 等发现两者的表达水平并无差异。尽管首次发现该分子为 PBEF 主要提示其具有细胞因子功能，但作为 NAD 生成中的关键酶的重新发现，大大扩展了其潜在的生物学活性。

Fukuhara 等认为内脏脂肪素仅在内脏脂肪组织中表达，但许多其他研究都证实了其不仅在内脏脂肪组织表达，其他组织的表达更为广泛。现在已经确定内脏脂肪素由脂肪组织、骨骼肌、肝脏和免疫细胞表达。还发现内脏脂肪素在心肌内产生，定位于心肌细胞和成纤维细胞，在脑内定位于神经元细胞，在缺血期间表达特别高。内脏脂肪素位于细胞内和细胞外，但尚不清楚内脏脂肪素是否在两个位置以相同的形式和构型出现。此外，细胞外内脏脂肪素的作用机制尚不清楚，尽管它被认为是使用三磷酸腺苷（ATP）从烟酰胺和烟酸（NA）形成 NAD 的补救途径中的限速酶。该分子的广泛分布表明内脏脂肪素在健康和疾病中具有广泛的功能。

（一）内脏脂肪素的抗炎作用

自从 1994 年内脏脂肪素首次发现以来，相关研究描述了内脏脂肪素在几种免疫细胞中的上调，包括单核细胞、巨噬细胞、树突状细胞和淋巴细胞，显示内脏脂肪素可以激活促炎信号通路，最终增强 STAT3-、ERK1/2- 和 NF-κB 介导的转录。内脏脂肪素还可诱导涉及磷脂酰肌醇 3 激酶和 NF-κB 信号通路的人内皮细胞分泌单核细胞趋化蛋白 1（MCP-1）。内脏脂肪素可通过上调趋化因子（C-C 基序）受体 2、MCP-1 受体增强这种作用，从而潜在地触发内皮内的自分泌 MCP-1 环。此外，研究者们还发现内脏脂肪素增强了涉及 MAPK 信号通路的脂肪细胞中 MCP-1 的分泌。结果除了增强共刺激分子 CD40、CD54 和 CD80 的表达外，内脏脂肪素还可以诱导促炎细胞因子 IL-1β、IL-6 和 TNFα 的分泌。内脏脂肪素被证明可防止中性粒细胞和巨噬细胞凋亡，并促进基质金属蛋白酶（MMP）和趋化因子的释放。激活的 T 细胞被证明对内脏脂肪素抑制高度敏感，导致 NAD/ATP 迅速耗竭、TNFα 和干扰素 -γ 的分泌减少，并最终导致细胞死亡，后者产生的影响可能反映出对胞内内脏脂肪素的抑制作用要大于对胞外内脏脂肪素的抑制作用。另外，沉默调节蛋白在炎症反应中涉及的程度和作用尚待阐明。

内脏脂肪素抑制药 FK866 或 APO866 已在不同的炎症条件下进行了测试，这些疾病包括胶原蛋白诱发的关节炎、脊髓损伤、肺损伤、自身免疫性脑脊髓炎和肝炎的实验模型。在以上模型中，内脏脂肪素的作用似乎也取决于内脏脂肪素剂量和细胞活化状态，在较高浓度下，内脏脂肪素也可导致抗炎介质，如 IL-10 和 IL-1 受体拮抗剂的上调。使用内脏脂肪素抑制药治疗可抑制细胞因子（如 IL-1β、IL-6 和 TNFα）的释放。治疗效果是内脏脂肪素抑制药减少了炎症细胞的募集和活化，从而导致疾病的临床改善。同样，这些治疗效果可能至少部分反映了对胞内内脏脂肪素的抑制，而不是对胞外内脏脂肪素的抑制，但是抑制这 2 种成分中的每一种对观察到的治疗效果的确切贡献并不容易评估，并且仍然存在本质上不确定。

（二）内脏脂肪素对脂肪组织的调节

自从胞外内脏脂肪素被首次描述为具有胰岛素样作用的脂肪细胞因子（也称为脂肪因子）以来，内脏脂肪素在肥胖症和肥胖症相关疾病中的作用一直存在争论。不同的脂肪细胞模型，包括前脂肪细胞系 3T3-L1 和 SGBS，以及原代人脂肪细胞，通过非经典途径将内脏脂肪素分泌到上清液中，成为胞外内脏脂肪素。一些研究报道内脏脂肪素的遗传变异在糖尿病的发生中没有主要作用。肥胖或 2 型糖尿病中，内脏脂肪素遗传变异与疾病发展的相关性可能取决于其活性位点，以及活性内脏脂肪素二聚体的装配或内脏脂肪素的表达是否受到影响。Meta 分析证实肥胖个体中胞外内脏脂肪素的水平通常会升高，并显示出可调节内脏脂肪素的表达及内脏脂肪素的产生和（或）释放。葡萄糖和氧化的 LDL 均可通过 PI_3-激酶 -AKT 通路刺激人脂肪细胞中内脏脂肪素的表达和蛋白的表达，以及内脏脂肪素的释放。此外，人体内葡萄糖的使用会导致胞外内脏脂肪素的水平升高。体外研究表明脂肪生成过程中内脏脂肪素 mRNA 的表达增加，并受到胰岛素抵抗诱导因子如 IL-6、地塞米松、生长激素、肿瘤坏死因子 α（TNFα）和异丙肾上腺素的刺激。缺氧条件下内脏脂肪素也上调脂肪细胞生成。肥胖内脏 WAT 中的巨噬细胞群体是胞外内脏脂肪素的另一个来源。胞外内脏脂肪素是否表现出促炎或抗炎活性仍存在争论。一些研究也报道了胞外内脏脂肪素对不同类型细胞的促炎作用，包括诱导型一氧化氮合酶的诱导、细胞外信号调节蛋白激酶 1/2（ERK1/2）的激活、因子 NF-κB 的活化和细胞因子的产生（如 TNFα、IL-6、IL-1β、转化生长因子β和单核细胞趋化蛋白1)。因此，脂肪细胞中炎症细胞因子的产生和内脏脂肪素表达似乎受到正反馈激活环的调节。动物模型中证明了内脏脂肪素在调节食物摄入和行为中的作用。脑室内注射胞外内脏脂肪素会引起雏鸡的采食量和啄食效率提高，而将胞外内脏脂肪素注射到鼠的弓形核中，大鼠的下丘脑会增加食物摄入量并降低下丘脑的厌食源性肽表达。2015年的一项研究表明，脂肪组织分泌的胞外内脏脂肪素影响下丘脑功能。在具有脂肪组织特异性敲除内脏脂肪素的小鼠中，胞外内脏脂肪素的水平明显减少。临床试验表明，肥胖和肥胖相关疾病的内脏脂肪素基因和蛋白质表达，以及胞外内脏脂肪素水平发生了改变。功能研究表明，全身性内脏脂肪素和脂肪细胞特异性内脏脂肪素均可调节促成肥胖发展的过程。

内脏脂肪素在生理学和病理生理学中起着重要作用。尽管最初认为内脏脂肪素是在脂肪组织(即脂肪细胞和浸润的巨噬细胞)中产生的，但实际上其产生似乎还涉及其他细胞和组织，如骨骼肌、肝脏、免疫细胞、心肌细胞和脑。内脏脂肪素的广泛作用反映在其潜在的广泛疾病中，如人类免疫缺陷病毒感染、败血病、心肌衰竭、动脉粥样硬化、代谢性疾病、炎症疾病、恶性肿瘤、神经退行性疾病和衰老。内脏脂肪素相关的分子生物学和病理生理机制目前尚不明确，因而进一步的研究对我们更好地认识与防治代谢性疾病有着深远的意义。

(刘国烨　严　虹)

六、内分泌成纤维细胞生长因子

(一)概述

成纤维细胞生长因子(fibroblast growth factor，FGF)是一类在人体内广泛表达、由高度同源性氨基酸序列编码的多肽。目前已发现FGF有22种亚型，包括FGF1～FGF23，其中FGF15仅存在于啮齿动物中，和人类FGF19为同源基因。

FGF19亚家族较特殊，包括FGF19、FGF21和FGF23，它们在代谢调控过程中表现出内分泌因子活性，因而被称为内分泌成纤维细胞生长因子。FGF19在胎儿期参与器官发生，影响器官发育。成年后，FGF19主要由回肠产生，作用于肝脏。FGF21在肝脏和脂肪组织中大量表达并进入血液循环，调节糖、脂代谢。FGF23主要在骨骼中产生，作用于肾脏，参与调节磷酸盐和维生素D代谢。

(二)FGF的分子结构和表达调控

1. 分子结构

FGF分子量多为17～34kDa，所有FGF都具有一个典型保守的β-三叶草(β-trefoil)核心结构域，它与成纤维细胞生长因子受体(fibroblast growth factor receptor，FGFR)相互作用，启动细胞内信号传导。FGF19亚家族则需要不同的Klotho跨膜蛋白作为激活FGFR的共受体。

FGF19基因位于11号染色体，编码216个氨基酸，可在小肠、胆囊、大脑、软骨、皮肤和肾脏中表达。FGF21基因位于19号染色体，包含3个外显子，编码由208个氨基酸组成的蛋白质。FGF23基因位于12号染色体。骨骼是成人中FGF23的主要来源。

2. 表达调控

FGF19通过启动子区域中的多个法尼醇X受体反应元件(farnesoid X receptor responsive element，FXRE)被胆汁酸激活转录。同样，胆汁酸可直接影响FGF19的产生。

血清FGF21具有昼夜节律性，午夜上升，清晨达到峰值，午后逐渐下降至基础浓度。FGF21的表达和分泌与饮食状态和饮食营养结构有关。低蛋白或高碳水化合物摄入，循环中FGF21都会升高。FGF21与上游过氧化物酶体增生物激活受体（peroxisome proliferator activated receptor α，PPAR-α）形成内分泌通路，内源性 FGF21 表达受 PPAR-α 与 PPAR-γ 的影响。

FGF23 的表达受到血清磷酸盐、血清钙、维生素 D 和甲状旁腺激素（parathyroid hormone，PTH）等多方面调节。其中较为重要的是维生素 D 和 PTH。活性维生素 D[25-羟维生素 D_3(25-OH-D_3）和 1,25-二羟维生素 D_3（1,25-(OH)$_2$-D_3）] 能促进 FGF23 表达。钙和 PTH 调节 FGF23 表达的机制仍不清楚，目前认为，PTH 可能与其受体结合激活蛋白激酶 A，通过抑制骨形成负性调节因子骨硬化蛋白（sclerostin）的表达，激活 Wnt 信号通路并上调 FGF23。

（三）FGF 的生理功能

1. FGF19

FGF19 最主要的功能是调节胆汁酸（bile acid，BA）代谢。胆汁酸作用于 FXR，刺激肠上皮合成 FGF19，FGF19 与 β-Klotho 相互作用，激活肝细胞表面的 FGFR4，后者通过诱导 SHP 调节胆汁酸合成。SHP 与胆汁酸合成的限速酶胆固醇 7α-羟化酶（cholesterol 7α-hydroxylase，CYP7A1）启动子结合抑制其转录，还与肝细胞核因子（hepatocyte nuclear factor，HNF-α）相互作用，抑制 CYP7A1 基因表达。FGF19 升高抑制 BA 的合成，形成负反馈调节通路调节 BA 代谢。FGF19 还能与胆囊收缩素相互拮抗，调节胆囊舒张和收缩状态。FGF19 还可促进糖原与蛋白质的合成、抑制糖异生、调节糖代谢、抑制体内脂质合成，是餐后适应性代谢反应的重要调节剂。

2. FGF21

FGF21 在适应性饥饿反应中调节碳水化合物和脂肪酸代谢。在禁食/饥饿条件下，FGF21 促进酮体生成和糖异生，抵抗生长激素作用，防止生长过程消耗能量，抑制下丘脑-垂体-卵巢轴的作用，减少能量在生殖方面的消耗。在脂肪组织中，FGF21 可同时诱导脂肪堆积、解偶联、生物合成和抑制脂肪分解。轻度冷暴露时，循环中 FGF21 水平升高，诱导线粒体解偶联蛋白 1（uncoupling protein 1，UCP1）的表达，使化学能转化为热能，并诱导对 UCP1 敏感的组织内产热基因表达。总之，FGF21 通过增加产热基因转录和“褐变”白色脂肪组织，增加产热。

FGF21 增加胰岛素的敏感性，改善葡萄糖代谢，它通过葡萄糖转运蛋白 1（glucose transporter 1，GLUT1）刺激细胞摄取葡萄糖，与胰岛素引起快速短暂的葡萄糖摄取相反，FGF21 诱导缓慢而持续的葡萄糖摄取。

3. FGF23

FGF23 的主要功能是调节体内磷酸盐代谢。肾脏是 FGF23 的主要靶器官，FGF23 可下调近端肾小管中的磷酸钠共转运蛋白，增加尿磷酸盐排泄。在肾脏内，FGF23 抑制将 25-OH-D_3 转化为具有生物活性的 1,25-(OH)$_2$-D_3 的 1α-羟化酶，同时刺激 24-羟化酶，促进 1,25-(OH)$_2$-D_3 失活，减少 25-OH-D_3。FGF23 的这两种作用降低了循环中的 1,25-(OH)$_2$-D_3 浓度，从而降低了钙的肠道吸收。FGF23 还可直接抑制 PTH 的分泌，由于 PTH 是 1α-羟化酶的主要激活物，还间接抑制了 1,25-(OH)$_2$-D_3 的产生。FGF23、维生素 D 和 PTH 通过负反馈作用相互连接，以维持机体磷酸盐稳态。

FGF23 还可负调控红细胞生成。此外，过量的血清 FGF23 直接刺激各种促炎细胞因子的合成和分泌，促炎细胞因子又促进 FGF23 合成分泌，导致恶性循环。

（四）FGF 的应用前景

1. FGF19

FGF19 与肝细胞癌密切相关，FGF19 新型抗体 G1A8 或 HS29 可靶向作用于肝细胞癌（hepatocellular carcinoma，HCC），而不影响其正常的调节胆汁酸代谢，有望成为 HCC 的潜在疗法。此外，基因工程产物 FGF19 非肿瘤性变异体 M70，无肿瘤原性却保留代谢有效性，可保护胆汁淤积引起的肝损伤，且不具有致癌效应。FGF19 与多种代谢性疾病的关系仍需进一步探索。

2. FGF21

FGF21 衍生物或类似物是治疗代谢性疾病非常有潜力的候选药物，它可明显改善血脂谱，还可逆转肝脏脂肪变性，抑制肝脏和全身炎症，限制纤维化。FGF21 类似物 pegbelfermin Ⅱ期临床研究表明，其可明显降低非酒精性脂肪性肝炎（nonalcoholic steatohepatitis，NASH）患者肝脏脂肪含量，且无明显不良反应，是治疗 NASH 的候选药物。

3. FGF23

FGF23 与慢性肾脏病（chronic kidney disease，CKD）显著相关。CKD 患者的血清 FGF23 与肌酐水平呈正相关，与肾小球滤过率（glomerular filtration rate，GFR）呈负相关。并且相较于 GFR 和肌酐，血清 FGF23 对轻至中度 CKD 患者具有更高的灵敏度和特异度，未来或可作为诊断早期 CKD 和评价肾功能的标志。此外，FGF23 对心血管功能有显著的影响，尤其是在 CKD 人群中。FGF23 的减少可以保护心脏功能，可能是心肌梗死的潜在治疗靶点。

（臧淑妃）

七、促食欲素

（一）促食欲素结构

促食欲素 A（orexin A）和促食欲素 B（orexin B）是 2 种神经肽（也被称为下丘脑泌素 1 和下丘脑泌素 2），由同一前体多肽（prepro-orexin）经蛋白水解加工产生。促食欲素 A 是由 33 个氨基酸组成的多肽，分子量为 3562D，N 端是焦谷氨酰残基，C 端酰胺化，由 4 个半胱氨酸残基形成两套链内的双硫键，其序列在不同物种中高度保守。而促食欲素 B 为一种含有 28 个氨基酸的多肽，分子量为 2937D，C 端酰胺化，其中有 13 个氨基酸与 orexin A 一致。促食欲素受体 1（OX1R）和促食欲素受体 2（OX2R）是 2 个 G 蛋白偶联受体，介导这 2 种神经肽的作用。产生促食欲素神经元的胞体只定位于下丘脑，尤其是下丘脑外侧区、穹窿周围核、大鼠脑背下丘脑核、背下丘脑区和后下丘脑区。然而，这些含有促食欲素的神经元在整个大脑，包括大脑皮质、丘脑、心室周围器官、边缘系统和脑干，以及整个下丘脑都有广泛的投射，因此促食欲素系统对于一些重要的生理过程均有调节作用。

促食欲素受体

Orexin 通过与受体结合发挥生理功能，在 2 个受体均被敲除的小鼠体内，Orexin 无法发挥作用。Orexin A 和 Orexin B 均为 OX1R 特异性激动剂，其中 Orexin B 与 OX1R 的亲和力较 Orexin A 低，然而 2 种 Orexi 与 OX2R 结合 n 的亲和力都很强。当 Orexin 与促食欲素受体结合时，一方面可能是 G 蛋白偶联受体被激活，1, 4, 5-三磷酸肌醇（inositol 1, 4, 5-triphosphate，IP3）和 4, 5-二磷酸酯酰肌醇（phosphatidylinositol biphosphate，P1P2）被磷脂酶 C 水解，IP3 将 IP3 受体激活，进而导致钙库释放 Ca^{2+}，引发细胞内 Ca^{2+} 浓度上升，最终钙调信号系统被激活启动，从而出现连锁性的生理生化反应；另一方面 G 蛋白偶联的钙通道被直接激活，导致钙通道的开放，Ca^{2+} 发生内流。细胞内 Ca^{2+} 浓度的上升，激活钙调信号系统，最终引起一系列生理生化反应。

（二）促食欲素及其受体的功能

目前人们对促食欲素功能的了解主要来自于对动物学实验的研究结果，聚焦于 Orexin A。促食欲素的主要生理功能包括调节血糖与能量代谢、促进食欲、调节睡眠 - 觉醒周期，调节内分泌系统和心血管系统，以及促进肿瘤细胞凋亡等。

1. 调节摄食

促食欲素缺乏的小鼠由于摄食行为减弱而导致产热能力下降，其能量消耗明显减少，所以它们对肥胖很敏感。促食欲素缺失是一种源于胚胎期发育的缺陷。这会导致棕色脂肪组织功能障碍，引起肥胖效应。促食欲素敲除小鼠的棕色前脂肪细胞表现出未分化的组织学外观，不能在进食和冷诱导时产生热量。研究结果发现，OX1R 缺失小鼠的表型与配体缺失小鼠的分化缺陷相一致，表明 OX1R 具有促食欲素对脂肪的分化和生热功能。与该研究结果一致的是，促食欲素抑制 OX1R 缺失的前脂肪细胞分化。从体内外的研究结果看，OX1R 在棕色脂肪细胞的发育和分化中是必需的，而 OX2R 对于棕色脂肪的形成似乎并非十分重要。由于促食欲素诱导的脂肪生成和分化依赖于 OX1R 信号，促食欲素信号通过 OX1R 构成一个涉及体温、抵御寒冷和肥胖重要的调节机制。我们发现促食欲素在寒冷和摄食诱导的产热过程中起关键作用。促食欲素敲除小鼠之所以会减弱由于饮食诱导的产热能力，这与其脂肪和体重的增加有关。该研究结果也有助于解释嗜睡症患者和睡眠障碍患者中肥胖高发的原因。因此，在胚胎发育过程中通过干预提高 iBAT 功能来增加能量消耗是预防或减少肥胖的一种可行的治疗方法。

2. 能量代谢调节

促食欲素的缺失损害能量平衡：与野生型小鼠相比，促食欲素敲除小鼠更容易因摄食引起肥胖。Orexin 能够有效诱导从 C57BL6 野生型小鼠中分离出的 C3H10T1/2 间充质干细胞、HIB1b 棕色前脂肪细胞和原棕色前脂肪细胞的棕色脂肪细胞分化。这些研究都表明促食欲素是一种细胞外调节棕色脂肪产热功能的物质，而产热机制的失败会诱导促食欲素敲除的小鼠肥胖。在促食欲素基因敲除模型的研究中，首次发现棕色脂肪的产热可能受到损害。当暴露于急速寒冷环境中时，促食欲素基因敲除小鼠对寒冷表现出过敏的表型。当暴露于寒冷环境 6～8h 内，约有 25% 的促食欲素基因敲除小鼠因体温过低而死亡，即便是存活下来的小鼠对寒冷也表现出较差的适应能力。OX1R 缺失的小鼠也有类似表型。

促食欲素 A 可在体外降低人网膜脂肪组织的甘油释放和激素敏感性脂肪酶（HSL）的表达。OXA 刺激新鲜分离的大鼠脂肪细胞中游离脂肪酸的合成，增加 3T3-L1（小鼠胚胎成纤维细胞 - 类脂细胞系）脂肪细胞中三酰甘油的含量。此外，OXA 抑制 3T3-L1 脂肪细胞的甘油释放和 HSL mRNA 的表达，这与针对人体的研究结果一致。在分离的猪脂肪细胞中，研究人员也发现 orexin 抑制脂肪分解而不抑制 OXB。总之，这些体外实验结果表明，orexin 通过直接作用于脂肪细胞而发挥其脂肪生成和抗脂解活性。然而，必须注意的是，最近的人类研究表明，促食欲素对来自颈部或腹部的脂肪组织移植体的脂质水解没有影响。如前所述，本研究还发现分化的脂肪细胞缺乏食欲素受体，这可能解释了促食欲素不具备水解脂肪组织移植体的作用。因此，OXA 可能影响啮齿类动物和猪的脂质代谢，然而，在人类中缺乏令人信服的证据。有研究结果显示，激活促食欲素受体可提高分化的 3T3-L1 成熟脂肪细胞和分离的大鼠原代脂肪细胞的葡萄糖摄取率。这一过程需要激活 PI3K/PKB 通路，进而促进葡萄糖转运蛋白（glucose transporter，GLUT4）向质膜的转位。OXA 通过刺激猪脂肪细胞中 GLUT4 的表达来增加葡萄糖的摄取。GLUT4 在胰岛素诱导的葡萄糖摄取中起重要作用，其在脂肪组织中的选择性消耗会引起胰岛素抵抗。

最近，人们还提出了 Orexin 抗衰老和增加产热能力方面的作用。人类的衰老与体温调节功能受损、昼夜节律的失调和能量平衡的受损有关。衰老过程会导致体内脂肪含量增加，但其机制尚不清楚。衰老与棕色脂肪组织的分化不良、人类和啮齿动物的形态异常和生热功能障碍有关。在老年小鼠中发现，肩胛间棕色脂肪组织（IBAT）

逐渐具有白色脂肪组织的形态学特征。

在人类身上发现了可诱导的棕色脂肪后，棕色脂肪的产热能力，以及以热量的形式消耗能量的能力对肥胖的影响引起了广泛的关注。起初，人们认为棕色脂肪仅存在于新生儿体内，后来发现在成人体内也存在棕色脂肪，且其数量与BMI呈负相关。棕色脂肪的激活促进氧化代谢和能量消耗。棕色脂肪细胞产生热量的能力受到环境、激素及交感神经系统的精细控制。促食欲素受体不仅在负责调节体温的大脑皮质区域中高度表达，在冷应激时也会刺激下丘脑外侧区促食欲素前体mRNA的表达，这表明促食欲素可能参与了体温的控制。

OX1R和OX2R是从人类皮下和大网膜脂肪组织分离的脂肪细胞中鉴定出来的，而促食欲素受体亚型几乎都存在于脂肪细胞中。

另外，OXA可能通过刺激前脂肪细胞增殖和抑制细胞凋亡来改变白色脂肪组织的形态。在这种情况下，转录受体因子PPARγ是最重要的，它能够增加胰岛素敏感性，增强葡萄糖摄取和脂联素的表达。PPAR-γ的激活导致形态较小的前脂肪细胞数量增加。与形态较大的脂肪细胞相比，这些小脂肪细胞对胰岛素更敏感。新分化的小脂肪细胞具有较强的脂质储存能力。这种小脂肪细胞的功能是负责减少循环中的FFA。众所周知，FFA通过抑制胰岛素刺激的葡萄糖摄取、抑制糖原合成酶活性和促进炎症反应等机制来降低胰岛素敏感性。因此，循环FFA的减少有助于改善肥胖和2型糖尿病患者的胰岛素敏感性。

OXA作用于大鼠和小鼠脂肪细胞能促进成纤维细胞/前脂肪细胞的增殖，但不促进其向成熟脂肪细胞的分化。相比之下，OXB抑制3T3-L1前脂肪细胞的生长。这2种促食欲素亚型均能促进猪前脂肪细胞的分化和增殖，提示存在种间差异。在成熟的啮齿动物和猪脂肪细胞中，OXA刺激葡萄糖摄取、脂质积累和脂联素的产生。在人类，OX1R和OX2R在分化的白色脂肪细胞中均表达。然而，最近的数据表明，OX1R（但不是OX2R）存在于前脂肪细胞中，而2种受体在成熟的脂肪细胞中都是缺失的。此外，OXA抑制脂肪分解，刺激人及啮齿类动物脂肪细胞中PPAR-γ的表达。

总之，促食欲素参与脂肪组织的发育、分化、产热等多种功能，并且通过其与受体和配体的相互作用参与温度调控、摄食、肥胖等行为。不论是在人体还是啮齿动物，促食欲素对脂肪的作用都很复杂，需要各种信号网络的参与。

Orexin促进细胞凋亡的特性似乎并不适用于所有的细胞系，而与细胞种类密切相关。这可能是与Orexin A激活的信号通路有关，因为p38 MAPK通路激活触发细胞死亡，而ERK1/2活化似乎具有保护作用。在大鼠下丘脑R7细胞系中，Orexin A能够增加细胞活力，减少caspase3/7诱导的细胞凋亡。与大鼠C6胶质瘤细胞相似，人肾上腺皮质腺瘤也表达OX1R和OX2R，但Orexin A和Orexin B均可增强正常细胞和腺瘤细胞的增殖活性而不引起细胞凋亡。因此看出，在细胞中，促食欲素能够诱导某些类型细胞的凋亡，而在另一些类型细胞中，促食欲素会提高细胞增殖活性，这种现象的机制目前还不明确，有待更深入的研究。Orexin信号的促凋亡特性为某些癌症的治疗开辟了一系列新的可能性，然而，我们在这个新领域还处于早期阶段，需要做大量的工作。此外，据报道，OX2R在某些类型的癌症中表达，但在正常细胞中不表达。这可能为OX2R作为免疫毒素或抗体-药物结合（ADC）治疗OX2R阳性癌细胞的一个有效靶点。

（曾永静　严　虹）

八、脂质运载蛋白2

脂质运载蛋白2（LCN2）广泛分布于包括脂肪组织在内的诸多组织中，参与饮食调控、糖代谢、脂代谢、炎症反应等机制，促进肥胖、2 型糖尿病、脂肪肝等多种疾病的发生、发展。

（一）LCN2 家族及其受体的生物学特点

LCN2 又称中性粒细胞酶相关脂质运载蛋白（NAGL）、嗜铁蛋白（siderocalin）及 24p3 等，其在活体内有 3 种存在形式：单体、同源二聚体和与基质金属蛋白酶（MMP）结合的异源二聚体。它是脂质运载蛋白超家族的成员。该家族的主要成员包括脂质运载蛋白 1、视黄醇结合蛋白、α_1 微球蛋白、载脂蛋白 D 和前列腺素 D 合酶等。人 LCN2 由 Kjeldsen1993 年首次提纯，为 25kDa 的中性粒细胞蛋白，由 178 个氨基酸组成，与人类中性粒细胞中的白明胶酶部分相关。一开始认为 LCN2 的功能与胞内疏水物质（如类固醇激素、视黄酸、脂质）转运有关。后来发现 LCN2 通过锚合铁运载细菌铁载体来限制细菌生长。1 年后统一科研团队首次克隆了全长的 LCN2 cDNA，发现它主要在人 9 号染色体和鼠 4 号染色体长臂表达。有单体和二聚体两种形式。

LCN2 通常与疏水性的小分子和特定的细胞表面受体结合，还能与可溶性大分子形成复合物。LCN2 主要的两种膜结合受体分别是巨蛋白 / 糖蛋白 GP330 和溶质载体家族 22 成员 77（SLC22A17 或 24p3R）。第 1 种受体巨蛋白是一种具有胞吞作用的多配体受体，主要在肾脏上皮表达，以促进 LCN2 在肾脏的重吸收。第 2 种受体 24p3R 则属于阳离子蛋白转运家族，在多种组织中表达。有文献报道 24p3R 参与铁摄取和诱导细胞凋亡的过程（Devireddy 等，2005）。脂质运载蛋白包括 LCN2、RBP4、L-FABP 都是 8 链的反向平行 β 桶状结构。LCN2 是一种参与先天免疫反应的铁相关蛋白，最初被定义为一种急性期蛋白，和乳铁蛋白一起储存在人体中性粒细胞，LCN2 通过绑定铁运载细菌铁载体来限制细菌生长。LCN2 已经被证实通过独立转铁蛋白机制作为铁的输入和输出蛋白。更重要的是，它的内部通过 24p3r 和受体介导的内吞作用调节细胞铁的形态，依赖它的位置占有铁。LCN2 能促进细胞凋亡，但有文章对此提出质疑，研究发现在造血细胞系中 LCN2 并不参与诱导铁离子外流或者细胞凋亡。研究发现（Cabedo Martinez et al.，2016）LCN2 的脱铁铁结合蛋白形式与其受体 24p3R 的 N 端的可溶性细胞外区域存在相互作用缺陷，提示该受体能够区分 LCN2 的含铁和脱铁铁结合蛋白形式。LCN2 受体表达广泛，LCN2 也在许多组织和细胞中表达，包括中性粒细胞、巨噬细胞、脂肪、肾、肝、肺、骨、胸腺和小肠等。

（二）LCN2 与脂代谢紊乱及相关疾病

1. LCN2 与脂代谢紊乱、肥胖

许多研究将 LCN2 与肥胖、胰岛素抵抗、脂代谢紊乱相关联。一项我国研究提示血清 LCN2 与非酒精性脂肪肝和胰岛素抵抗密切相关。另一项研究提示 NAFLD 女性肥胖患者循环及肝脏 LCN2 水平显著高于单纯肥胖不合并 NAFLD 的患者，提示 LCN2 是一种无创评估 NAFLD 的良好指标。另一项研究发现尿 LCN2 与 BMI、胰岛素抵抗、脂质谱呈正相关。

一项临床研究报道，身体质量指数 $> 30kg/m^2$ 的肥胖个体与身体质量指数 $< 23kg/m^2$ 的正常个体相比，血清 LCN2 水平升高 60%。另一项研究中则没有观察到肥胖个体与正常个体血清 LCN2 水平的差异，而是检测到肥胖个体内脏脂肪组织中 LCN2 显著上调及血清中 LCN2-MMP9 复合物的上调。因此，仅依靠血清 LCN2 水平来判断肥胖的程度尚缺乏充分的证据支持，不同性别的肥胖患者血清 LCN2 水平的差异可能与性别相关的脂肪组织构成比有关。最近，一项研究表明，在我国男性中，血清 LCN2 水平与内脏脂肪含量呈正相关。研究显示，诱导脂肪细胞中的 LCN2 表达需要信号转导与转录激活因子 1（STAT1）和转录因子 κB（NF-κB），它们能够结

合人类 LCN2 的启动子。STAT1 是脂肪细胞中干扰素 -γ（IFNg）诱导 LCN2 表达所必需的。敲除脂肪细胞中 NF-κB 信号通路的关键因子 p65，证实了NF-κB信号通路对于肿瘤坏死因子α（TNFα）介导的 LCN2 表达也是必需的。

LCN2 可能通过调节炎症因子来影响慢性低度炎症反应的程度，进一步影响机体代谢。禁食期间，白色脂肪组织、棕色脂肪组织及肝脏中 LCN2 上调，并且各种细胞因子如 TNFα、白细胞介素 -1β 和白细胞介素 -6，以及各种营养素（如棕榈酸酯、油酸酯和胰岛素）主要以 NF-κB 依赖的方式诱导 LCN2 表达。脂多糖在早期通过激活蛋白 1 信号通路诱导 LCN2 的表达，后期则通过 CCAAT 增强子结合蛋 8 信号通路诱导 LCN2 持久表达，这 2 种途径都依赖于白细胞介素 -1 受体相关激酶 1。LCN2 不仅在炎症状态中升高，还具有抗炎作用。LCN2 能中和 TNFα 对脂肪细胞和巨噬细胞的作用，降低脂多糖刺激的巨噬细胞中炎症因子的过表达。同时，LCN2 还能上调脂肪细胞中的过氧化物酶体增殖物活化受体 -γ 和其目的基因水平，增加脂联素和瘦素的分泌及脂肪酸和脂蛋白脂肪酶的合成。

除此之外，LCN2 还能调节能量代谢，进一步影响肥胖。几项研究均报道了 LCN2 降低能量代谢的作用。LCN2 可以避免饮食诱导的肥胖、脂肪肝、血脂异常和胰岛素抵抗，抑制肝脏糖异生并促进适应性产热，激活棕色脂肪组织和脂肪酸的氧化。同时，长期低剂量给予和肥胖小鼠外源性 LCN2，其可与下丘脑中的黑皮质激素 4 受体（MC4R）结合，减少它们的食物摄入量、脂肪含量和体重增加量，并且改善了葡萄糖稳态和能量消耗。这也进一步地为 LCN2 调节能量代谢提供了证据。

Guo 课题组的多项研究证实 LCN2 基因全敲小鼠有肥胖和糖尿病倾向，适应性产热能力下降、糖异生增强、胰岛素抵抗加重、线粒体氧化能力下降、脂代谢紊乱和炎症状态加重。2017 年 Nature 上发表的一项研究有类似结论，发现 LCN2 全敲增加 chow food 小鼠摄食和体重，同时给予高脂诱导肥胖小鼠外源性 LCN2 可减少其摄食量、体重增加量和体脂含量，并改善其葡萄糖稳态和高胰岛素血症。另一项研究发现较之 10 月龄老年野生型小鼠，LCN2 转基因鼠寒战产热反应显著改善，其 iWAT 显著减少，脂肪合成基因表达增高，白色脂肪米色化功能也较野生型改善。但是另两项研究得到了相反的结论。其中一项研究发现和野生型小鼠相比，LCN2 全敲小鼠高脂饮食诱导的肥胖和胰岛素抵抗明显减轻。另一项提示高脂诱导 LCN2 敲除鼠表现为棕色脂肪增多，产热、耗氧增加，摄食增多但增重不如野生型明显，且 LCN2 的抑制产热作用通过铁依赖性信号转导通路激活 BAT 实现。推测 LCN2 敲除小鼠表型差异可能与敲除了 LCN2 不同的外显子靶标、不同高脂配方对肠道微生物群的影响、遗传因素及基因敲除后机体代谢自适应等诸多因素有关。

2. LCN2 与脂肪肝

脂肪肝是由一种或多种原因引起的肝脏内脂类物质蓄积的病理状态，分为非酒精性脂肪肝和酒精性脂肪肝。非酒精性脂肪性肝炎和酒精性脂肪性肝炎都伴有中性粒细胞浸润。而 LCN2 在肝脏中主要定位于髓过氧化物酶阳性中性粒细胞，并且可以作为各种炎症性肝病的重要介质，通过促炎症方式来发挥作用。

酒精刺激后，LCN2 敲除鼠较野生型小鼠肝损伤减轻，野生型小鼠用 LCN2 特异性抗体中和 LCN2 后再用酒精刺激，亦表现出肝酶损伤减轻。野生型小鼠酒精刺激后 LCN2 主要高表达于白细胞，特别是中性粒细胞，表达量略低的是单核细胞和 Kupffer 细胞。另外有研究提示中性粒细胞来源的 LCN2 参与酒精慢性暴露后肝脏中性粒细胞动员的过程，提示降低 LCN2 可能是酒精性肝病减轻炎症反应的一个治疗靶点。

非酒精性脂肪性肝炎的 FLS 小鼠模型与单纯

性脂肪变的 DS 小鼠相比，LCN2 的表达明显增加，且能够特异性着色于被炎症细胞包绕的肝细胞。同时，用高脂、高胆固醇饮食和蛋氨酸－胆碱缺乏饮食构建非酒精性脂肪性肝炎模型，观察到 2 种模型中肝脏和循环中的 LCN2 水平均升高。进一步的研究发现，LCN2 小鼠能免受肝脏损伤、炎症反应和中性粒细胞浸润。反之，输注重组的 LCN2 则加剧了肝脏的损伤，直到中性粒细胞逐渐耗竭才终止这种恶化作用。这些可能是 LCN2 诱导趋化因子 CXCR2 的表达，从而导致丝裂原活化蛋白激酶（ERK1/2）的激活和促炎趋化因子的产生。LCN2 不仅在非酒精性脂肪性肝炎中起关键作用，还能促进酒精性肝病的发生。Yan 等在实验中观察到了 LCN2 在酒精性肝损伤中也存在有害作用，并且认为 LCN2 可能干扰了烟酰胺磷酸核糖转移酶去乙酰化酶 3 轴。

LCN2 敲除鼠高脂饮食 / 蛋氨酸－胆碱缺乏饮食后更容易出现肥胖、脂代谢异常、胰岛素抵抗及 FLD。在脂肪和肝脏组织的脂肪细胞分化和脂肪合成过程中，LCN2 通过共激活 / 共抑制作用调节了 PPARγ 活化。LCN2 可部分通过调控脂滴包被蛋白 5（lipid droplet protein perilipin 5）来调节肝脏脂滴聚集。在遗传性脂肪肝小鼠模型 Fatty liver Shionogi（FLS）中，可见 LCN2 在肝脏炎症细胞簇中大量表达，损伤导致的 LCN2 上调是一种自我保护信号，召集炎症细胞进入损伤部位，LCN2 水平与 NASH 进展密切相关。

LCN2 参与脂肪肝形成的机制主要是通过 LCN2R 或是胞吞作用将 LCN2 和脂滴作为复合物转运入肝细胞内，在胞质中，LCN2/ 脂滴复合物包裹形成核内体，在酸性微环境中 LCN2 与脂滴解离。脂滴进入胞质，接着被 PLIN5/OXPAT 包被从而在细胞内降解和氧化。LCN2 则进入再循环和分泌。由于 LCN2 的促脂滴入胞作用，肝细胞内脂滴增多刺激 PPAR-γ 表达，而 PPAR-γ 进一步上调了 PLIN5/OXPAT 表达，从而形成正反馈作用。LCN2、PPAR-γ、PLIN5/OXPAT 相互作用形成的复杂网络影响了脂代谢、糖稳态、脂质合成。LCN2 可以降低胞质内游离活性脂质水平，从而减轻炎症反应。

LCN2 敲除小鼠表现出 MPO 活性和白细胞 / 中性粒细胞再招募能力（CD45 mRNA）降低。LPS 刺激 6h 后，野生型小鼠较之敲除鼠召集了更多的 MPO 阳性的白细胞。进一步证实了 LCN2 在白细胞中性粒细胞招募中的重要作用。此外，小鼠注射 LCN2 后白细胞动员增加，提示其对核分叶的白细胞迁移和趋化作用可能存在影响。上述研究都提示 LCN2 作为一种旁分泌的化学诱导物调节了肝脏和其他组织的白细胞动员过程。

小鼠注射 CCL_4 或结扎胆总管后 LCN2 水平显著增高，其与肝损伤严重程度正相关。肝细胞受炎症刺激后 LCN2 表达亦增高，提示 LCN2 是肝脏早期炎症反应的一个重要生物标记分子。尿 LCN2 较之血 LCN2 可以作为更敏感的指标评估肝硬化患者慢性肝损伤急性加重，提示尿 LCN2 而非血 LCN2 与慢性肝损伤急性加重独立相关。尿 LCN2 含量与肝纤维化评分直接相关，反映慢性乙肝感染患者尿金属基质蛋白酶 -9 活性增强。另一项研究中发现 LCN2 水平与肝损伤患者炎症反应状态呈正相关，而与其肝纤维化程度不相关。

LCN2 敲除鼠表现为对 LPS、四氯化碳、刀豆蛋白 A、胆总管结扎更为敏感，损伤也更为明显，具体表现为肝细胞转氨酶升高，炎症因子 IL-1β、IL-6、TNFα 升高，NF-κB 激活，以及 STAT1、STAT3、NK 信号通路活化。提示 LCN2 对急性肝损伤具有保护作用。同时，LCN2 敲除鼠肝细胞脂滴沉积明显、凋亡加重，提示 LCN2 可能具有调节脂代谢的作用。同时该研究也进一步证实 LCN2 水平与肝损伤患者炎症反应状态呈正相关，而与其肝纤维化程度不相关。

（三）结语

脂肪组织中分泌的 LCN2 在代谢性疾病中

发挥着重要作用，基于其表达的广泛性和易检测性，甚至可以作为一项重要的生物标志物。LCN2 通过调节炎症因子、巨噬细胞、中性粒细胞等来参与炎症和免疫反应，进一步参与脂肪组织功能紊乱（影响炎症通路和能量代谢调节）、全身系统性炎症微环境的形成及胰岛素抵抗（影响胰岛素受体信号转导通路）等。考虑其多功能性，LCN2 或将成为治疗代谢性疾病的新靶点。尽管最近越来越多的研究揭示了其部分机制，但是仍有很多问题尚未解决，包括：① LCN2 在生理状态和疾病中的生物学功能及相互作用；②抗 LCN2 抗体是否可以治疗代谢性疾病；③ LCN2 是否可以作为生物标志物来预测疾病的治疗效果；④ LCN2 在代谢性疾病中的作用和调控机制。这些都将成为 LCN2 未来研究的方向。

（温　馨　卜　乐）

九、脂肪型脂肪酸结合蛋白

在机体细胞内，脂肪酸（fatty acid，FA）作为细胞膜的重要组成部分，不仅提供体内新陈代谢所需的能量，并且调控机体多种信号通路。由于脂肪酸具有高度的疏水性和细胞毒性，在体液中很少以游离的形式存在，故细胞内的脂肪酸结合蛋白（FABP）应运而生。到目前为止，在哺乳动物中至少已经发现 9 种 FABP，根据它们在特定组织的高表达分别命名为：肝脏型脂肪酸结合蛋白（liver-FABP，FABP1）、肠型脂肪酸结合蛋白（intestinal-FABP，FABP2）、心脏型脂肪酸结合蛋白（heart-FABP，FABP3）、脂肪型脂肪酸结合蛋白（adipose-FABP，FABP4/aP2）、表皮型脂肪酸结合蛋白（epidermal-FABP，FABP5）、回肠型脂肪酸结合蛋白（ileum-FABP，FABP6）、脑型脂肪酸结合蛋白（brain-FABP，FABP7）、髓鞘型脂肪酸结合蛋白（myelin-FABP，FABP8）和睾丸型脂肪酸结合蛋白（testis-FABP，FABP9）。在这 9 种 FABP 中，FABP4 是脂肪酸结合蛋白家族中与脂肪组织最密切相关的脂肪因子，其主要功能为调节脂质代谢，参与炎症反应、细胞生长及分化。

（一）FABP4 的结构与表达

FABP4 定位于人类 8q21 染色体区域，由 4 个外显子和 3 个内含子组成，主要存在于脂肪组织及分化的脂肪细胞中，同时也在巨噬细胞、单核来源的树突状细胞、卵巢等细胞、组织中有所表达，而心脏和肾脏等组织中 FABP4 mRNA 的含量较低。研究发现，FABP4 在前脂肪细胞分化为脂肪细胞的过程中被高度诱导表达，并且受过氧化物酶体增殖物激活受体 γ（PPAR-g）激动剂、脂肪酸、胰岛素和右旋甲氨蝶呤转录调控，是在成熟的脂肪细胞和脂肪组织中发现的最丰富的蛋白质之一。近期研究发现 FABP4 也存在于巨噬细胞中。研究发现，在单核细胞分化为巨噬细胞的过程中，以及通过脂多糖（LPS）、佛波酯（PMA）、PPAR-γ 激动剂、氧化的低密度脂蛋白（oxLDL）和高级糖基化终产物等处理下也可以诱导 FABP4 的表达。

在正常情况下，FABP4 也可在毛细血管和静脉内皮细胞中表达，但在动脉内皮细胞中不表达。通过血管内皮生长因子（VEGF）受体 -2 或碱性成纤维细胞生长因子（bFGF）对 VEGF-A 的治疗可诱导内皮细胞中的 FABP4 表达，而内皮细胞中的 FABP4 则可促进血管生成。有趣的是，细胞衰老和氧化应激也可以诱导微血管内皮细胞中 FABP4 的表达。此外，FABP4 在受损的动脉内皮细胞中也可被异位诱导。

目前研究发现，脂肪细胞源性 FABP4 是血脂、血糖代谢紊乱，胰岛素敏感性下降的关键因子；巨噬细胞源性 FABP4 可以促进动脉粥样硬化及其并发症的发生发展；卵巢颗粒、内皮细胞及肿瘤细胞源性 FABP4 参与细胞自身蛋白生长、分化和凋亡。

（二）FABP4 与相关性疾病

1.FABP4 与胰岛素抵抗、妊娠糖尿病及 2 型糖尿病

近些年来研究表明，FABP4 作为肥胖脂肪组织中一种重要的脂肪细胞因子，在 T_2DM 患者产生胰岛素抵抗的过程中发挥了重要的作用，甚至直接参与胰岛素抵抗的进展。研究表明，FABP4 对于葡萄糖体内稳态非常重要。FABP4 基因的缺失可保护小鼠免受胰岛素抵抗，以及饮食引起的肥胖和遗传性肥胖相关的高胰岛素血症的干扰。同时 FABP4 与葡萄糖处置率（glucose disposal rate，GDR）也具有负相关。在非糖尿病受试者中，钳夹测试的最后 30min 内，血清 FABP4 浓度与平均葡萄糖输注速率呈负相关，这直接反映了 FABP4 与胰岛素敏感性具有密切联系。

另外 FABP4 与妊娠糖尿病（gestational diabetes mellitus，GDM）的病理生理及其长期的产后并发症也具有密切关联。既往研究发现，诊断为 GDM 的女性血清中 FABP4 浓度明显高于对照组。Zhang 等也发现，在妊娠中期和晚期，校正了空腹胰岛素和年龄后，GDM 组的 FABP4 浓度明显高于正常糖耐量组。此外，患有 GDM 的女性从妊娠中期至晚期，FABP4 水平明显增加。在后来发展为 GDM 的女性中，孕妇妊娠早期的 FABP4 浓度也明显升高。

T_2DM 作为两者的并发症，其发生发展与 FABP4 水平也具有密切联系。一项为期 10 年的前瞻性研究证明，高水平的 FABP4 可以独立预测 T_2DM 的发展。血清中 FABP4 的浓度与 T_2DM 中葡萄糖控制不足有关。同时 FABP4 水平升高还与 T_2DM 受试者早期出现的代谢综合征成分及炎症和氧化标记有关。

2. FABP4 与免疫炎症

FABP4 在脂类形成及贮存过程中也起着至关重要的作用。据报道，一些促炎物质可以上调巨噬细胞中 FABP4 的表达，包括氧化的低密度脂蛋白（oxLDL）、Toll 样受体（TLR）激动剂和 PPAR-γ 激动剂。此外，FABP4 还可以结合并稳定白三烯 A4，并且 FABP4 缺陷的巨噬细胞可以降低前列腺素 G/H 合酶 2 的激活和前列腺素 E_2 产生，这表明 FABP4 可以有助于巨噬细胞中类花生酸物质的平衡。另外 FABP4 还能负调控巨噬细胞和脂肪细胞中的 PPAR-γ，影响脂肪细胞的分化。PPAR-γ 是一种可被多不饱和脂肪酸激活的转录因子，是脂肪细胞分化的关键转录因子。在对 oxLDL 应答的同时，PPAR-γ 在单核细胞中能被迅速激活，并在动脉粥样硬化病变中高水平积累。而 PPAR-γ 也可以促进巨噬细胞中 FABP4 的表达，并且应对脂质负荷下产生的泡沫细胞，使 FABP4 上调。

（三）FABP4 治疗前景

目前围绕 FABP 的治疗研究基本都集中在 FABP4 上。在人体和动物模型中进行的机制研究均表明，在慢性免疫代谢疾病中，靶向 FABP4 可能是一种有效的治疗方法。例如，用 BMS309403（FABP4 抑制药）治疗遗传性肥胖小鼠可以显著改善葡萄糖稳态和胰岛素敏感性，减少脂肪组织炎症和肝脏中的脂质蓄积。在巨噬细胞中，另一种小分子 FABP4 抑制药 HTS01037 可以诱导 UCP2 表达并减弱促炎症性 NF-κB 信号转导。由于对代谢疾病中分泌型 FABP4 的生物学功能有新见解，研究者也发明了抗体介导的中和靶向 FABP4 的方法。出乎意料的是，用靶向 FABP4 的多克隆抗体治疗肥胖糖尿病小鼠可显著改善胰岛素敏感性和葡萄糖稳态。

除新型合成小分子 FABP4 抑制药外，FDA 批准的药物中还发现了几种 FABP4 结合分子。其中广谱抗生素左氧氟沙星被鉴定为高亲和力 FABP4 抑制药。此外，具有促尿酸排泄的药物苯溴马隆也被鉴定为 FABP4 的抑制药，在肥胖和 2 型糖尿病的 db/db 小鼠模型中可以显著降低血糖。尽管这些药物或其衍生物介导的对细胞内或细胞

外 FABP4 抑制的作用机制尚不清楚，其固有的非特异性和脱靶效应问题也值得人警醒，但深入研究 FABP4 的靶向治疗，却不失为未来慢性脂肪疾病的一个很好的研究方向。

（尤 慧）

十、食欲素

（一）食欲素的结构与功能

食欲素（apelin/APLN）是 Fuijio 等从牛胃中提取出的一种多肽。目前认为它是血管紧张素 1 型受体相关蛋白（angiotensin type 1 receptor related protein，APJ）唯一的内源性配体。APJ 是一种 G 蛋白偶联受体，在体内多种器官细胞上表达，主要包括中枢神经系统和心血管系统。这种特性提示 apelin/APJ 系统参与人体内多种生理过程。

人类 apelin 基因位于染色体 Xq25–q26.1 上，在许多外周组织及不同的脑区，特别是下丘脑中均有表达。迄今为止，人们已鉴定出多种活性形式的 apelin，分别由 13 个、17 个或 36 个氨基酸和焦谷氨酰胺化的 apelin–13［Pyr（1）–apelin–13］组成。它们由 77 个氨基酸组成的 apelin 前体肽原（preproapelin）水解后形成，apelin 前体肽原是由通过二硫键连接半胱氨酸残基形成的稳定二聚体。人、牛和大鼠的 apelin 前体肽原测序显示了 3 个物种之间存在高度序列同源性，C 端最后 23 个氨基酸也完全一样。大鼠下丘脑和血浆中内源性 apelin 的主要分子形式为 apelin–36、apelin–17 和 apelin–13。Pyr（1）–apelin–13 是人类心脏组织中的主要亚型。

（二）apelin 的表达及调控

1. 脂肪组织中的 Apelin

2001 年，Tatemoto 等发现脂肪组织表达 apelin。随后，Boucher 等证明脂肪细胞不仅能够合成 apelin，还能够将其分泌到细胞外，因此 apelin 被认为是一种新的脂肪因子。研究表明，apelin 的表达量在脂质形成过程中呈增加趋势，而阻断肾素 – 血管紧张素系统能够进一步促进 3T3–L1 脂肪细胞中 apelin 的表达和分泌。

胰岛素是脂肪细胞产生 apelin 的主要调节因子之一。体内和体外实验的结果都提示，apelin 和胰岛素之间有着密切的关系。脂肪细胞内的 apelin 在多种伴有高胰岛素血症的肥胖小鼠模型中表达增加。在禁食和再喂养小鼠模型中，脂肪细胞中 apelin 的表达量与血浆中的胰岛素水平相一致。在培养的脂肪细胞和人类分离的脂肪细胞中，给予胰岛素处理都会诱导 apelin 的表达和分泌。

除了胰岛素，还有其他因子可以促进脂肪细胞或脂肪组织中 apelin 的表达。如 TNFα、脂多糖等炎症因子能够促进 apelin 的表达，但其生理作用尚未完全阐明。众所周知，脂肪组织缺氧会促进肥胖形成。多个研究都表明，缺氧诱导 apelin 在人和小鼠脂肪细胞中的表达和分泌。此外，研究证明，在缺氧条件下 HIF–1 能够直接与 apelin 基因的转录启动子区域结合，进而诱导 apelin 的表达。由于 apelin 能够促进血管生成过程，因此有研究推测 apelin 能够通过血管新生促进脂肪组织的扩张。

在人脂肪细胞中过表达过氧化物酶体增殖物激活受体 γ（PPAR–γ）共激活因子 –1α（PGC–1α）也可诱导 apelin 的表达和分泌。PGC–1α 是调节细胞能量稳态的关键因子，在脂肪细胞的能量代谢中发挥重要作用。二十碳五烯酸是 ω–3 多不饱和脂肪酸家族的一员，已被证明可促进 3T3–L1 脂肪细胞中 apelin 的表达和分泌，在大鼠体内试验中也被证明其也可增加脂肪组织中 apelin 的表达和分泌。然而，脂肪细胞中负调节 apelin 表达的因子并不多，目前报道只有糖皮质激素（地塞米松）可降低 3T3–L1 脂肪细胞中 apelin mRNA 的水平。

2. 下丘脑中的 Apelin

在下丘脑中，Apelin mRNA 在室旁核、弓状核和视上核等多种核团中均有表达，这些核团参与对动物行为、内分泌过程和能量稳态的调控。下丘脑中 apelin 阳性的神经纤维提示 apelin 能神经元的存在，因此 apelin 可能具有循环肽和神经递质的双重作用。到目前为止，外周血浆中的 apelin 是否能够到达并调节下丘脑中 apelin 水平仍未可知。然而，高脂饮食喂养的 C57Bl6/J 和 db/db 小鼠下丘脑中 apelin 表达增加。

关于 apelin 在中枢调控饮食行为的研究主要在大鼠中进行，而目前其作用及机制仍存在争议。侧脑室注射 apelin 刺激或抑制食物的摄入，取决于动物的营养状况及是否在喂养期或禁食期注射 apelin。Clarke 等发现在对照大鼠的侧脑室中注射 apelin 能够降低大鼠的摄食量、饮水量和呼吸熵，但在高脂喂养的大鼠中则无此作用。Reaux-Le 等最近发现，apelin 阳性神经元细胞体分布于大鼠的下丘脑弓状核，其主要与抑制食欲的 POMC（前阿片黑素细胞皮质激素）共定位，而与促进食欲的神经肽 Y 的共定位相对较弱。因此，下丘脑中 apelin 水平的升高可能与食物摄入减少和体重增加受限有关。然而，在高脂饮食喂养的大鼠中，apelin 对于肥胖的有益作用可能被 apelin 下调 apelin 受体的效应所抵消。

只有一项关于小鼠的研究表明，在第三脑室注射 apelin-13 增加了进食量（第 3～7 天）、运动量及脂质形成，特别是在夜间（喂养期），而仅有活动时的体温发生改变。关于 apelin/APJ 系统在小鼠摄食行为中的作用，特别是在肥胖时的作用，仍需要更多的研究来进一步阐述。

3. 血浆中的 Apelin

肥胖和高胰岛素血症患者中血浆 apelin 水平升高，为关于人类血浆 apelin 研究的首次报道。不同的研究组都发现，患或不患 2 型糖尿病的病态肥胖患者、有糖耐量受损或 2 型糖尿病的非肥胖患者的血浆中，apelin 水平升高。然而，与非糖尿病受试者相比，肥胖合并未治 2 型糖尿病患者的血浆中 apelin 水平降低。这些结果可能与 14 周的罗格列酮和二甲双胍抗糖尿病治疗后，血浆 apelin 水平升高且血糖情况改善相一致。患有妊娠糖尿病的女性与糖耐量正常的女性相比，血浆 apelin 水平没有显著差异。而合并妊娠糖尿病的哺乳期女性与哺乳期健康女性相比，血浆 apelin 浓度有降低的趋势。

与非肥胖儿童相比，青春期肥胖儿童血浆中 apelin 和脂联素水平较低。然而，对比肥胖女童（14—18 岁）和患有神经性厌食症或没有其他特定饮食紊乱的女童血浆 apelin 浓度时，apelin 浓度在肥胖患者中显著高于健康对照组，而 2 种饮食障碍患者的血浆 apelin 浓度与健康对照组相比则显著较低。另一个研究对比了 80 名肥胖儿童和 40 名瘦型儿童的血浆 apelin 水平，发现 apelin 浓度并无显著性差异，并且血浆 apelin 与体重状况、体脂、胰岛素抵抗和与肥胖相关的心血管危险因素之间也没有显著的相关性。与非糖尿病受试者相比，1 型糖尿病儿童的血浆 apelin 水平升高，这表明胰岛素缺乏对 apelin 水平没有影响。

关于非手术减重或手术减重对于血浆中 apelin 水平的影响也有研究。研究发现饮食诱导的体重减轻能够降低轻中度肥胖女性血浆 apelin 的水平，但此作用在代谢综合征患者或肥胖儿童中并不明显。减重手术仅能够显著降低术前合并空腹血糖受损或 2 型糖尿病的肥胖患者血浆中 apelin 的水平。

综上，这些研究强调，肥胖本身可能不是血浆 apelin 水平增加的主要决定因素，因为在所有已发表的研究中，血浆 apelin 水平不一定与身体质量指数相关。然而，血浆 apelin 水平或变化与以下几个因素有显著关联性，包括血清三酰甘油、葡萄糖、TNFα、胰岛素抵抗的稳态评估模型（HOMA-IR）和 HbA_1c，这也表明了 apelin 与代谢综合征或 2 型糖尿病之间存在一定的联系。

最后，基因学研究表明 apelin 基因多态性与我国汉族2型糖尿病患者的空腹血糖水平和女性肥胖之间有很强的相关性。

（三）Apelin 的功能

1. Apelin 对葡萄糖代谢的影响

向正常体重小鼠静脉注射低浓度（200pmol/kg）apelin 可降低其血糖，并改善葡萄糖耐量。此外，在高胰岛素正糖钳夹期间，当肝脏葡萄糖生成被阻断时，apelin 可通过促进骨骼肌和脂肪组织对葡萄糖的摄取，进而增加整个机体的葡萄糖利用。

在离体骨骼肌（比目鱼肌）中，apelin 能够刺激葡萄糖转运，与胰岛素起协同作用。其相关机制主要依赖于 AMP 活化蛋白激酶（AMPK）和内皮一氧化氮合酶（eNOS）的激活。AMPK 是能量代谢过程中的关键酶，在细胞 ATP 消耗过程中被激活，它参与各种代谢过程来刺激能量的产生，如葡萄糖转运。体内和体外试验证实，AMPK 在比目鱼肌中被 apelin 磷酸化，从而介导 apelin 刺激的葡萄糖转运。最近，在培养的 C2C12 肌细胞中，apelin 诱导的葡萄糖摄取也被证明依赖于 AMPK 的激活。此外，与胰岛素一样，apelin 也能够通过磷酸化 Akt，促进小鼠比目鱼肌和 C2C12 肌细胞中的葡萄糖的转运。Apelin 对于 Akt 的磷酸化激活过程为 AMPK 依赖性的。

关于 apelin 在中枢神经系统中对于葡萄糖代谢的作用亦有研究。急性侧脑室注射 apelin 的对血糖的影响根据注射 apelin 的剂量和小鼠当时的营养状况变化而有所不同。急性低剂量侧脑室注射 apelin，可以通过 NO-依赖的信号通路降低小鼠外周血血糖，增加葡萄糖和胰岛素耐受性。然而，急性高剂量侧脑室注射 apelin 在正常饮食组和高脂饮食组都会使小鼠空腹血糖升高。因此，Reaux-Le 等推测下丘脑中 apelin 水平的升高，可能参与从正常状态至糖尿病状态的病理性转变。正常状态下，小鼠血浆中 apelin 水平在夜间（对应于喂养期）升高，白天降低。然而在高脂饮食处理的小鼠观察到血浆 apelin 昼夜节律调节消失，血浆 apelin 呈现持续性高水平状态，并且在正常小鼠进行慢性侧脑室注射 apelin 可引发胰岛素不耐受，这都提示下丘脑 apelin 水平升高可能参与从正常状态至糖尿病状态转变的这一假设。

外周注射 apelin 对肥胖和胰岛素抵抗小鼠有不同的影响。在口服葡萄糖耐量试验之前接受 apelin 静脉注射的小鼠，其葡萄糖耐量得到显著改善。在发生胰岛素抵抗的小鼠正糖钳夹试验过程中灌注 apelin 能够改善其胰岛素敏感性。因此，外周注射 apelin 对肥胖胰岛素抵抗小鼠改善葡萄糖代谢仍然有效，其主要是通过增加骨骼肌的葡萄糖摄取实现。

此外，在 TNFα 诱导胰岛素抵抗的 3T3-L1 脂肪细胞中，胰岛素刺激的葡萄糖摄取减少约 47%，而 apelin 处理能够通过 PI3K/Akt 信号通路促进葡萄糖的摄取，同时改善胰岛素刺激的葡萄糖摄取过程。同时，apelin 也被证实能够通过 AMPK 依赖途径来刺激人类脂肪组织中葡萄糖的转运过程。

尽管肥胖胰岛素抵抗小鼠血浆 apelin 水平升高，但外源性 apelin 治疗仍然有效。慢性 apelin 处理年轻胰岛素抵抗的 db/db 小鼠能够提高其胰岛素敏感性。apelin 敲除小鼠表现出高胰岛素血症和胰岛素抵抗的表型，而高脂/高糖饮食能够加重 apelin 缺失导致的胰岛素抵抗，提示了 apelin 在葡萄糖稳态中的重要作用。

2. Apelin 对于脂质代谢的调节

Higuchi 等在 2007 年首次报道了 apelin 在脂质代谢中的作用。他们发现向正常饮食小鼠腹腔注射 2 周 apelin，能够降低脂肪组织中的三酰甘油含量、不同脂肪组织的重量及血浆中三酰甘油的水平。apelin 注射不影响平均食物摄入量，但会增加直肠温度和氧气消耗。同时，棕色脂肪组织（BAT）中线粒体解偶联蛋白 1（UCP1）的表达量也增加。综上，研究者认为 apelin 可能通过激活 UCP1 增加能量消耗。

慢性（14d）的 apelin［0.1μmol/（kg·d）］腹腔注射还能够降低肥胖小鼠的脂肪合成，高脂饮食喂养 apelin 过表达小鼠（apelin–Tg 小鼠）也证实了此结果。apelin–Tg 小鼠能够抵抗饮食诱导的肥胖，其耗氧量增加、体温升高，而食物摄入量无显著改变。相反，apelin 敲除小鼠的腹部脂肪合成增加，循环游离脂肪酸水平升高。向 apelin 敲除小鼠注射 apelin 2 周能够显著降低脂肪合成及脂肪酸和甘油水平，提示 apelin 在脂解调节中起重要作用。在原代脂肪细胞和 3T3–L1 诱导分化的脂肪细胞中，apelin 能够通过 Gq、Gi 和 AMPK 信号通路抑制异丙肾上腺素诱导的脂肪分解。然而，在人类脂肪组织外植体或人类分离脂肪细胞中，apelin 对基础或异丙肾上腺素刺激的脂解作用没有影响。

除了脂肪组织，骨骼肌也是 apelin 调控脂质代谢的靶点。在用 apelin 注射或过表达 apelin 的不同啮齿动物模型中，骨骼肌中 UCP3 表达的增加，这种增加与线粒体的生物发生有关。apelin 能够诱导大鼠肱三头肌中 β– 羟基酰辅酶 A 脱氢酶（参与线粒体氧化能力）、柠檬酸合成酶（参与柠檬酸循环）和细胞色素 C 氧化酶（参与呼吸链）的酶活性增加。然而，线粒体标志物的增加依赖于 PGC–1β 表达的增加，而与调节线粒体生物发生的关键因子 PGC–1α 无关。在高脂饮食喂养的 apelin–Tg 小鼠骨骼肌中，发现线粒体 DNA 增加，而 PGC–1α 的表达没有变化。而 apelin–Tg 小鼠能够通过促进血管生成素 –1 及其受体 Tie 2 表达增加，促进骨骼肌血管形成，进而抵抗高脂饮食诱导的肥胖。

apelin 对能量代谢有广泛的调节作用。apelin 能够增加肥胖和胰岛素抵抗小鼠的胰岛素敏感性，在肥胖相关的 2 型糖尿病中具有有益作用。因此，以 apelin 的受体 APJ 作为药物靶点开发了不同的激动药和拮抗药，但其作为一种很有前途的肥胖相关疾病的治疗靶点，还需要进一步研究及评估。

（罗　岩　刘　煜）

十一、非编码核酸

非编码 RNA（ncRNA）是一类 RNA 转录本，它们不一定编码蛋白质产物，但是种类丰富且在多种生物学过程中具有重要功能，在转录和转录后水平调节基因表达。非编码 RNA 有几种已知类型，包括 snoRNA、scaRNA、miRNA、siRNA、snRNA、exRNA、piRNA 和 lncRNA 等。小核仁 RNA（snoRNA）是一类小 RNA，可协助其他 RNA（如 rRNA）的化学修饰。snoRNA 的一个子集位于 Cajal 体中，因此有时也称为 scaRNA。微小 RNA（miRNA）是一类小的非编码 RNA，植物、动物和病毒中都有表达，负责 RNA 沉默和基因表达的转录后调控。小干扰 RNA（siRNA）也称为短干扰 RNA 或沉默 RNA，是长达 21 个残基的核苷酸，可干扰蛋白质翻译，通过与信使 RNA（mRNA）结合并促进其降解来实现此目的。小核 RNA（snRNA）被限制在核内，参与剪接和其他 RNA 处理。Piwi–interacting RNA（piRNA）是一类在动物细胞中丰富的非编码 RNA，通过结合 Piwi 蛋白形成 RNA– 蛋白质复合物，Piwi 蛋白主要在生殖系统中表达，是精子发生所必需的。piRNA 和 Piwi 蛋白的结合会使转座子沉默。细胞外 RNA（exRNA）是在细胞外发现的一类 RNA，在人类血液和唾液等体液中有表达。它们根据不同类型具有许多角色，但通常参与细胞间通信，当 RNA 到达靶细胞时，它启动某些生物学过程。长链非编码 RNA（lncRNA）是具有 200 多个残基但不编码蛋白质的核苷酸，它们构成了人类转录组的大部分，人类 lncRNA 的数量超过了蛋白质编码基因的数量，其功能复杂多样，如印记基因组位点、塑造染色体构象和调节酶促活性等。总之这些 RNA 控制着生理和发育中各个阶段的基因表达，包括染色质结构、表观记忆、转录、RNA 剪接、编辑、翻译和更新等。RNA 调控网络可能决定了我们许多的复杂特征，构成物种内部和物种之间未知的遗传变异世界，并在疾病中起重要作用。

大量研究表明非编码 RNA 参与了包括肥胖和相关代谢疾病在内的许多疾病的发生和发展，可能是潜在的诊断标志物和有希望的治疗靶标。非编码 RNA 在脂肪组织功能、代谢控制和能量平衡中的作用是近 10 年来的一个研究热点。在白色脂肪组织中，非编码 RNA 不仅调节脂肪组织的形成（脂肪生成），还能调节脂肪细胞的生物学功能：内分泌功能（脂肪分泌、炎症）和糖脂代谢（糖尿病与肥胖相关），包括脂肪分解、脂肪生成、WAT 缺氧和褐变。

（一）LncRNA 与脂肪组织

近年来，脂肪细胞 lncRNA 研究的数量迅速增加，其研究重点是 lncRNA 的全基因组注释、脂肪细胞中的分子和功能分析，以及其在生理和疾病中的作用。LncRNA 是不编码蛋白质的长链 RNA 转录本（> 200bp），许多 lncRNA 都含有 1 个 5′ 帽、多个外显子和 3′ 聚腺苷酸化尾。根据与附近编码基因的相对位置，lncRNA 一般可分为基因内、基因间、正义、反义和双向 lncRNA。LncRNA 可以通过多种机制调节细胞的功能，参与表观遗传调控、转录调控及转录后调控等。LncRNA 的关键特征在于它们倾向于以细胞类型特异性的方式表达。为了充分研究 lncRNA 在脂肪组织中的功能，需要建立在脂肪组织中高度富集和调节的数据库。Alvarez-Dominguez 等整合了小鼠棕色脂肪组织（BAT）、附睾白色脂肪组织（eWAT）和腹股沟白色脂肪组织（iWAT）的 RNA-seq 和 ChIP-seq 数据，在其中发现了约 1500 个多外显子的 lncRNA。其中有 127 个 lncRNA 在棕色脂肪组织中富集，由棕色脂肪细胞分化过程诱导产生，是关键的脂肪生成转录因子（如 PPAR-γ、CEBPα 和 CEBPβ）的靶基因。Zhang 等对 25 名健康人的臀肌皮下脂肪组织进行测序，构建了从头合成的非编码转录组，在人体脂肪组织中检测到 1001 个可能的 lncRNA 转录本。脂肪组织富含的 100 个 lncRNA 中有 54 个在其转录起始位点附近具有 PPAR-γ 和 CEBPα 结合位点。Ding 等通过对人肩胛间棕色脂肪组织、皮下和网膜白色脂肪组织进行深度 RNA 测序，构建了一个更全面的非编码转录组数据库，在脂肪组织中活跃转录的共有 3149 个 lncRNA，其中在人类和小鼠之间有 318 个 lncRNA 具有同步保守性。以上研究阐明了 lncRNA 在脂肪细胞代谢和生理中的重要性。

（二）small ncRNA 与脂肪组织

Small ncRNA 是指长度< 200 个核苷酸的 RNA，到目前为止，已经对 small ncRNA 进行了一系列研究，其中较为深入的一类是 microRNA（miRNA），miRNA 与人类脂肪细胞分化、脂质代谢和肥胖密切相关。

1. microRNA 与脂肪组织

miRNA 是长度约 22 个核苷酸的 ncRNA，可通过与靶 mRNA 的 3′ 非翻译区（3′ UTR）特异性结合来调节转录后的基因表达，从而通过 mRNA 不稳定或翻译抑制来调节蛋白质表达。从植物到人类，所有多细胞生物中都发现了 miRNA，并且在许多情况下 miRNA 在进化过程中高度保守，因此对正常的细胞功能至关重要。脂肪组织通过脂质储存和释放、脂肪因子的分泌，以及作为肥胖患者的慢性低度炎症部位发挥其全身作用。已有研究表明，小鼠的衰老与脂肪中多种 miRNA 的下调有关，这主要与 miRNA 组份尤其是 Dicer 的减少有关。脂肪组织特异性 Dicer 缺乏会加速衰老。因此，在脂肪组织中保留 miRNA 加工的干预措施可能是减少与衰老和相关疾病（如糖尿病）并发症的潜在方法。miRNA 在人腹部和皮下白色脂肪组织中表达，并在血液中形成稳定的化合物，具有调控脂肪生成的功能。此外，miRNA 在白色脂肪细胞和棕色脂肪细胞之间差异表达，对于区分白色脂肪细胞和棕色脂肪细胞的共同前体细胞有重要意义，因此在能量存储和能量消耗方面可能有不同的作用。PRDM16、PGC-1α、PGC-1β 和 CtBP-1 的表达对于完整的棕色脂肪细胞表型是必需的。每个 miRNA 均可靶向约 300 个 mRNA，而哺乳动物细胞中几乎 50% 的 mRNA 被至少 1 个 miRNA 靶向，因此肯定有一些 miRNA 参与白色脂肪细胞到棕色脂肪细胞的转化。

2. snoRNA 与脂肪组织

SnoRNA 是小核仁 RNA，高度保守，长度为 60～300 个核苷酸。大多数 snoRNA 宿主基因编码对核糖体生物发生或功能至关重要的蛋白质或转录本。snoRNA 代表维持核糖体成熟和蛋白质翻译的细胞管家分子，修饰转录后的 rRNA 基因在核仁中发生并促进 rRNA 折叠和稳定性。

虽然很少有 snoRNA 在脂肪组织中表达，但是 snoRNA 在控制食物摄入和体重中起着重要作用。Prader-Willi 综合征（Prader-Willi syndrome，PWS）是一种多系统疾病，可导致发育迟缓和病态肥胖。PWS 的关键区域位于 15 号染色体 q11.2～13 上，该染色体包含几个已知的蛋白质编码基因和 ncRNA。下游是含 C/D 盒的 snoRNA（主要是 Snord115 和 Snord116）。Snord116 和 Snord115 基因敲除小鼠表现出人类 PWS 的某些特征。此外，Snord115 负调控 5-HT2CR 前 RNA 的选择性剪接，这在几乎所有 PWS 患者中都能观察到，Snord115 表达缺失影响 5-HT2CR 功能导致食欲亢进。

（张凯妮　刘　瑶）

十二、脂肪组织来源的外泌体

（一）外泌体的生物学功能

细胞外囊泡（extracellular vesicles，EV）指的是脂质双层包裹的分泌细胞中含有胞质溶胶的膜囊泡，它的分泌是一个高度保守的过程，来自不同生物体的细胞，包括所有真核生物以及原核细胞都可以将囊泡释放到细胞外环境中。1987 年，外泌体（exosome）一词首次用于描述胞内内体的囊泡形成并由胞吐作用释放的小膜囊泡。2007 年，突破性的发现外泌体携带核酸，即 mRNA 和 miRNA，说明它作为遗传信息载体出现，能够改变受体细胞内的基因表达。最初的蛋白质组学研究表明，外泌体包含细胞蛋白的特定子集，其中某些依赖于分泌它们的细胞类型。但是在大多数外泌体中发现了与细胞类型无关其他蛋白，包括核内体、质膜和胞质溶胶的蛋白质，而几乎不存在来自细胞核、线粒体、内质网和高尔基体的蛋白质。外泌体最初是通过在内体成熟过程中限制膜向内出芽进入内吞途径的多囊泡体（MVB）形成为腔内囊泡（ILV）。这个过程是由运输所需的内体分选复合物（ESCRT）和相关蛋白（VPS4，VTA1，ALIX）所驱动的。在各种生理和病理情况下外泌体可以通过蛋白质和生物活性脂质配体直接激活细胞表面受体，将其膜内容物合并到受体细胞质膜中，并输送包括转录因子、癌基因、mRNA、miRNA 和感染性颗粒等进入受体细胞。外泌体参与干细胞的维持和可塑性、组织修复、免疫监视及血液凝固等过程。另外外泌体也参与很多病理过程，如诱导有害的免疫耐受、扩散癌基因，启动血管生成程序并促进转移来支持肿瘤生长，诱导针对自身抗原的免疫反应，调节神经退行性疾病等。由于外泌体的生物学特性，它也是潜在治疗剂和药物递送载体，如修复受损的组织，以及癌症的免疫疗法等。

（二）外泌体与脂肪组织

脂肪组织可以分泌外泌体，影响全身代谢。脂肪组织是最大的内分泌器官，可以分泌 600 多种蛋白质，包括瘦素（leptin）和脂联素（adiponectin）等。EV 不仅是脂肪组织与其他器官之间的一种沟通方式，也是脂肪组织内部不同细胞群之间的一种沟通方式。例如，禁食会导致细胞外囊泡增多，将细胞成分从白色脂肪组织内皮细胞向脂肪细胞转运，同时也会造成白色脂肪组织细胞外囊泡的富集。这些囊泡与细胞信号通路、线粒体呼吸、氧化应激防御有关。这种细胞外囊泡在局部的动态变化提示，这些囊泡介导了细胞成分在白色脂肪组织内不同细胞群之间快速、有效地重新分配，从而使脂肪组织更好地满足机体代谢需求。但是，脂肪细胞的分泌作用远不止于此。Thomou T 等发现脂肪组织是循环外泌体 miRNA 的重要来源，可以调节远处组织的基因表达，改善葡萄糖耐量，降低肝脏 Fgf21 mRNA、循环 FGF21 及胰岛素的水平。另一项研究发现，脂肪组织中内皮细胞和脂肪细胞之间可以通过外泌体进行通信。研究者精心分离出脂肪组织细胞外囊泡，发现这些小囊泡中含有能够调节细胞信号通路的蛋白质和脂质。典型的脂解作用是脂肪细胞通过中性脂肪酶分解释放脂肪酸和甘油。Flaherty SE 等发现了脂肪从脂肪细胞释放的第 2 种途径，它与典型的脂解作用无关。即脂肪细胞可以释放出外泌体大小的、充满脂质的囊泡，命名为 AdExos，成为局部巨噬细胞脂质的来源。AdExos 既是局部脂质释放的替代途径，又是实质细胞调节组织巨噬细胞分化和功能的机制之一。源自脂肪组织巨噬细胞的外泌体 miRNA 通过旁分泌或内分泌的机制转移到胰岛素作用的靶细胞，直接影响胰岛素信号转导，对于调节体内胰岛素敏感性和葡萄糖稳态具有重要作用。总之，这些近年发表在生物学顶级期刊的研究都可以说明脂肪组织来源的外泌体对于全身代谢具有广泛的影响。同样，体外实验也观察到类似现象。在大鼠原代脂肪细胞培养物中的胞外囊泡可以与邻近的脂肪细胞局部相互作用，从而促进脂质酯化，在胰岛素和磺脲类药物的刺激下释放增多。人体脂肪组织移植物也可以产生调节脂肪细胞和肝细胞中单核细胞分化并改变胰岛素信号的胞外囊泡。这些发现表明胞外囊泡可能代表脂肪细胞与邻近和远处的不同类型细胞进行通信的另一种机制。

（三）外泌体与肥胖症

肥胖与一系列并发症相关，包括心血管疾病、2 型糖尿病（T_2DM）、脂肪肝、骨质疏松症、气道疾病，以及含痴呆症在内的变性疾病和某些癌症。肥胖导致促炎症性脂肪细胞因子的过量产生和抗炎症性脂肪细胞因子的表达减少，被认为是系统性代谢功能障碍和心血管疾病的原因之一。除了脂肪细胞因子的失调外，脂肪细胞和其他细胞分泌的外泌体在肥胖时也发生改变。肥胖引起的脂肪细胞外泌体 miR-34a 分泌增加抑制了 M2 巨噬细胞极化，并促进了脂肪炎症。随着肥胖的进展，miR-34a 在脂肪组织中的表达逐渐增加。脂肪细胞特异性 miR-34a 敲除小鼠对肥胖引起的葡萄糖耐受不良、胰岛素抵抗和全身性炎症具有抵抗力。

在胰高血糖素刺激下脂肪组织内皮细胞会产生大量外泌体。这项研究确定了外泌体介导的脂肪内和器官间通信在能量代谢中的重要性。这些外泌体可被脂肪组织中邻近的巨噬细胞吸收，并富含能够调节细胞信号转导通路的蛋白质和脂质。肥胖中代谢应激的脂肪细胞可能分泌外泌体，其携带的信息可触发轻度炎症，从而引起脂肪炎症和胰岛素抵抗。脂肪细胞来源的外泌体含有大量中性脂质，并在脂肪组织中诱导富含脂质的巨噬细胞产生。巨噬细胞中的此类脂滴不是通过自噬相关途径而是通过内吞作用而被分解代谢，这表明这些脂滴不是在巨噬细胞内产生的而是被内吞进入巨噬细胞。因此，脂肪组织中巨噬细胞的组织特异性表型和功能可由溶酶体中产生的脂肪酸诱导，这些脂肪酸是由脂肪细胞通过这些非典型外泌体转移而来的中性脂质产生的。

肥胖患者的血浆胞外囊泡的水平约是正常人的 10 倍左右，包括外泌体（约 20%）和微囊泡

（约 80%），与 BMI、腰围和脂肪组织质量有关。低热量饮食、饮食加运动或袖状胃切除术均可使血浆胞外囊泡水平降低，但仍然不能达到健康人的水平。一些发现表明，循环胞外囊泡的水平是动态变化的，并且受体重的影响，表明它们可能与肥胖有关。然而尚不清楚导致较高囊泡释放的潜在机制及其在肥胖症中的生物学作用。从肥胖受试者脂肪组织分离的外泌体，其改变了 A459 细胞中与炎症相关的 Wnt/β-catenin 和 TGF-β 信号通路中关键蛋白的表达。此外，肝细胞系 HepG2 与异质脂肪组织释放的胞外囊泡一起孵育会损害胰岛素信号转导。在动物模型中也观察到了类似现象，向瘦小鼠注射肥胖小鼠脂肪组织来源的囊泡会导致瘦小鼠产生促炎症状态，其特征在于循环中的 TNFα 和 IL-6 水平升高、葡萄糖耐受不良和胰岛素抵抗。这些研究表明，源自脂肪组织的胞外囊泡参与促进炎症，并可能在肥胖相关的胰岛素抵抗中发挥重要作用。作为 2 型糖尿病的独立危险因素，肥胖可能与脂肪组织释放的外泌体的异常产生和功能受损有关，从而导致经典的胰岛素靶组织（脂肪组织、肝脏和肌肉）的胰岛素抵抗。脂肪来源的外泌体参与对代谢状态的响应和调节，提供了与糖尿病相关的生物标志物，并且可能被用作靶向生物疗法的传递载体。

（四）外泌体与非酒精性脂肪性肝病

肝脏是外泌体的产生部位和靶器官，肝脏外泌体在肿瘤生长、细胞迁移、病毒感染和肝细胞的再生等方面都有重要作用。在 NASH 的实验模型中，流式细胞术或纳米跟踪颗粒分析的定量显示循环外泌体水平随时间的增加而增加。然而，很难在循环池中识别肝源性外泌体，与脂肪类似，肝细胞释放的外泌体对代谢信号有响应。棕榈酸盐是一种脂毒信号，用棕榈酸盐处理小鼠 / 人原代肝细胞或培养的肝癌细胞，可以增加囊泡在培养基中的释放。从饮食诱导的 NASH 小鼠模型中取原代肝细胞分离外泌体，体外处理 BMDM 后，巨噬细胞活性增加，促炎症的 IL-1β 和 IL-6 分泌增加。用 ROCK1 抑制药 fasudil 处理小鼠，阻止质膜起泡和微囊泡释放，可以降低脂毒性诱导的外泌体释放，降低总循环和肝特异性外泌体水平，降低饮食诱导的 ALT 升高，降低巨噬细胞相关肝炎症程度，减少纤维化。总的来说，这些数据表明外泌体在响应肝脏的脂毒性信号时，可能在局部巨噬细胞活化，以及在随后的炎症和纤维化中起关键作用。

（尤晓莹　刘　瑶）

十三、胰岛素样生长因子 1

循环中胰岛素样生长因子 -1（IGF-1）主要由肝脏合成释放，参与调节糖脂代谢和蛋白质的合成、血管增殖和分化、骨骼生长发育等。低水平的 IGF-1 与肥胖及其相关疾病，如 2 型糖尿病，非酒精性脂肪肝，动脉粥样硬化的发生发展密切相关。

（一）IGF-1 的生物学特点

IGF-1 是一种单链多肽类激素，于 1978 年由 Reinderknecht 和 Humbel 自人血浆中分离提纯。IGF-1 基因位于 12 号染色体短臂 q22～q24.1，包含 6 个外显子，其中外显子 1、外显子 2 编码信号蛋白，外显子 3、外显子 4 编码激活蛋白，外显子 5、外显子 6 编码 E 区。IGF-1 主要来源于肝脏，据报道骨骼组织也可分泌 IGF-1，通过旁分泌、自分泌方式发挥作用。IGF 系统目前包括 2 种多肽（IGF-1 和 IGF-2）、2 种胞膜受体（Ⅰ型和Ⅱ型胰岛素样生长因子受体）、6 种 IGF 特异性结合蛋白（IGFBP1～6）及相关蛋白酶。循环中大部分 IGF-1 与 IGFBP-3 和不稳定酸亚单位（ALS）结合成三元复合物，约 1% 以游离形式存在，与 IGF-1 受体结合，引起受体的自身磷酸化和底物的酪氨酸磷酸化，启动级联反应，发挥调节三大能源物质的代谢过程、促进细胞增殖和分化、抑制细胞凋亡、抗炎、保护血管内皮、增加胰岛素敏感性等功能。IGFBP 参与 IGF-1 的运载与储存，其中 IGFBP-1 和 IGFBP-2 可以调节 IGF-1 的生物活性。研究表明多种因素可以影响 IGF-1 的代谢，包括生长激素、胰岛素、年龄、性别、身体组成成分、机体营养状态等。

（二）IGF-1 与脂代谢紊乱及相关疾病

1. IGF-1 与脂代谢紊乱、肥胖

越来越多的证据证明肥胖与 GH-IGF-1 轴的异常相关，支持在减重手术前把 GH-IGF-1 轴功能作为术前重要评估指标。生长激素（GH）可促进 IGF-1 水平升高，IGF-1 能够负反馈调控 GH 的表达水平。GH 一方面通过激活 GH 受体直接发挥作用，另一方面通过 IGF-1 介导间接产生生物学效应。GH 和 IGF-1 在前脂肪细胞增殖、分化和衰老过程起到重要的作用，共同参与骨骼生长、肌肉组织的蛋白质合成和脂肪组织的脂肪分解过程，对能量代谢起到一定的调节作用。白色脂肪组织中包含大量脂肪细胞、前体脂肪细胞、成纤维细胞和各种炎症免疫细胞；其细胞表面均有 GH 受体和 IGF-1 受体，提示 GH-IGF-1 轴具有很大的改变脂肪组织质量和功能的潜力。有研究表明青少年内脏脂肪和 GH 峰值存在独立的负相关性。随着肥胖患者体重的减轻，GH 分泌可得到恢复。也有研究表明低水平的 IGF-1 与肥胖存在独立相关性。一组经腹腔镜胃束带术的肥胖女性，术前约 1/3 的患者 GH 峰值低于正常，约 1/5 的患者 IGF-1 水平低于正常，术后 GH 峰值均恢复正常，而 IGF-1 水平仍低于正常，推测 GH 和 IGF-1 的不同步性可能是手术后持久的分解代谢状态引起的，术后 IGF-1 可能作为评估肥胖手术效果的生物标志物。近年来越来越多的研究表明 IGF-1 有助于降低血清胆固醇（TC）水平，提示 IGF-1 可能有效改善机体脂代谢状态。

2. IGF-1 与脂肪肝

大规模人类数据研究表明，低水平的 IGF-1 与非酒精性脂肪肝显著相关。研究表明 GH/IGF-1 轴异常在非酒精性脂肪肝疾病中发挥着重要的作用，敲除 GH 受体的小鼠模型表现为严重的肝脂肪变性。提示低水平 IGF-1 可能作为临床非酒精性肝脂肪病变的筛选指标和治疗靶点。IGF-1 可增加胰岛素敏感性，作用于脂肪细胞时可模拟胰岛素样作用，与其特异性受体结合，加大对游离脂肪酸的摄取作用。肥胖患者体内处于慢性低度炎症状态，再加上脂质沉积、破坏肝脏细胞，使肝脏细胞数目减少，IGF-1 合成减少，进一步加重肝脏脂质沉积，加重肝细胞损害。肥胖患者体内低水平 IGF-1 往往预示较高的肝脏脂肪变性的发生风险。

（李楠楠　卜　乐）

十四、血管内皮生长因子

血管内皮生长因子（vascular endothelial growth factor，VEGF）广泛存在于人和动物体内的大脑、肾脏、肝脏、脾脏和骨骼等组织中，参与血管生成、能量代谢、物质代谢与转运等过程，在肥胖、糖尿病、非酒精性脂肪肝和动脉粥样硬化疾病中发挥着重要的作用。

（一）VEGF 的生物学特点

VEGF 又称为血管通透因子（VPF），是一种生长因子的亚家族。VEGF 家族包括 7 种结构相关糖蛋白亚型：VEGF-A、VEGF-B、VEGF-C、VEGF-D、VEGF-E、VEGF-F、胎盘生长因子（PIGF）。VEGF 作为血管发生和血管生成的关键信号蛋白发挥作用。VEGF-A 也称为 VEGF，是血管发生和祖内皮细胞分化的关键调节剂。VEGF 能够由多种细胞合成分泌，包括内皮细胞、巨噬细胞、中性粒细胞、淋巴细胞和成纤维细胞等。研究表明缺氧，细胞因子［如肿瘤坏死因子（TNFα）］、生长因子、一氧化氮（NO）、缺氧、牵拉等均可刺激诱导 VEGF 的表达，但具

体机制尚未阐明。有研究认为丝裂原活化蛋白激酶（MAPK）和磷脂酰肌醇 -3 激酶参与其诱导过程，激活转录因子如 AP-1 和核因子 -κB（NF-κB）。VEGF 有 3 种受体，分别为血管内皮生长因子受体 1（VEGFR1）、VEGFR2、VEGFR3，另外还有 2 个辅助受体 Neuropilin1 和 Neuropilin2。所有受体结构类似，其胞外区由 7 个免疫球蛋白样结构域组成，胞内区为酪氨酸激酶结构域，为酪氨酸激酶受体，与 VEGF 结合后，引起胞膜受体二聚化和自身磷酸化，进一步激活下游通路蛋白，如磷脂酰肌醇 3- 激酶（PI3K）、Ras、有丝分裂原活化蛋白激酶（MAPK）等，引发级联效应，不同亚型 VEGF 特异性结合不同受体，产生相应的生物学效应。VEGF 是血管内皮细胞唯一特异的促有丝分裂剂，在血管生成中发挥着至关重要的调节作用。VEGF 能够促进内皮细胞 NO 释放，间接引起血管舒张；VEGF 可上调基质金属蛋白酶的表达，减少金属蛋白酶抑制物 12，破坏内皮细胞之间的紧密连接，增加血管通透性。随着研究的深入，发现 VEGF 还参与成年后神经组织、视网膜、肾脏等组织器官的保护和能量代谢。

（二）VEGF 与脂代谢紊乱及相关疾病

1. VEGF 与脂代谢紊乱、肥胖

有研究表明 VEGF 在白色脂肪组织中大量表达，VEGF 表达水平与白色脂肪含量有关，且与人体身体质量指数（BMI）呈正相关。在高脂饮食肥胖小鼠模型中，给予 VEGF 抑制药可有效抑制肥胖。VEGF-B 主要分布于肌肉、心脏和棕色脂肪。有研究认为 VEGF-B 水平与线粒体功能、能量代谢相关，VEGF-B 通过与其血管内皮细胞表面受体 VEGFR1 和 Neuropilin1 结合，调节脂肪酸转运蛋白 FATP 水平，增加肌肉、心脏和棕色脂肪组织中脂肪酸的摄取和利用。敲除 VEGF-B 后，肌肉、心脏和棕色脂肪中的脂肪酸向白色脂肪组织积累。Lu X 等研究发现，在白色脂肪组织中抑制 VEGF 能够诱导棕色脂肪细胞分化。另外越来越多的证据表明，肥胖患者中血管生成参与了脂肪组织的膨胀。提示针对 VEGF-B 的靶向治疗可能成为解决肥胖及相关并发症难题的有效手段。

2. VEGF 与脂肪肝

肝脏对脂肪的转运和分解代谢需要完整的窦脉管系统，而窦内皮细胞（sinusoidal endothelial cells，SEC）和 Disse 间隙的正常发育需要干细胞和内皮细胞的共同参与。有研究表明胚胎时期 VEGF 的缺失可导致肝脏脉管系统发育缺陷，容易造成肝脏脂蛋白沉积。Carpenter 等发现 VEGF 的缺失会导致新生鼠内皮细胞凋亡，影响肝细胞和内皮细胞之间的交互作用。VEGF 与 VEGFR1 结合引起 SEC 释放多种细胞因子促进肝细胞的增殖，与 VEGFR2 结合促进 SEC 增殖。研究提示 VEGF 的缺失影响肝脏脉管系统的正常形成，继而抑制肝脏脂蛋白代谢，引发肝内脂质蓄积，发生脂质过氧化、氧化应激、炎症、免疫反应等，造成内环境紊乱，促进非酒精性脂肪肝的发生发展。非酒精性肝硬化病变过程中，瘦素水平增高，与肝星状细胞中瘦素受体结合上调 VEGF 表达水平，促进血管增生和纤维化，为肝硬化、肝癌的发生提供条件。Aleffi 等研究发现，瘦素可通过增加缺氧诱导因子（HIF）促进 VEGF 表达增加，缺氧也可通过 HIF-1α 作用上调 VEGF 表达水平。Wang 等发现瘦素水平一旦下降，肝内微血管密度和 VEGF 表达水平会相继下降，且肝内微血管密度、VEGF 表达都和肝脏纤维化程度呈正相关。

（李楠楠　卜　乐）

十五、偶联蛋白

（一）概述

解偶联蛋白（uncoupling protein，UCP）家族的第 1 个成员为解偶联蛋白 1（UCP1），其于

1976 年在棕色脂肪组织（BAT）被发现。随后发现了另外 4 种 UCP 亚型：UCP2、UCP3、UCP4、UCP5 或 BMCP。UCP2 广泛分布在白色脂肪组织、心脏、血管内皮细胞、骨骼肌、肺、脾、胸腺和免疫细胞中，涉及多种生理过程和疾病的病理生理过程。UCP3 主要在骨骼肌和 BAT 中选择性表达。UCP4 和 UCP5 主要在大脑中表达，影响神经元功能。

（二）UCP 的分子结构和表达调控

1. 分子结构

线粒体 UCP 家族具有共同的结构特征，UCP1 蛋白与 UCP2 蛋白和 UCP3 蛋白具有 60% 的序列同源性。人类 *UCP1* 基因位于 4 号染色体，包含 6 个外显子，对应 6 个跨膜螺旋，连接在胞质侧和基质侧。人类 2*UCP2* 基因定位于 11 号染色体，在物种间高度保守。人类 *UCP3* 基因同样位于 11 号染色体，与 *UCP2* 高度同源。人类 *UCP4* 基因位于 6 号染色体，*UCP5* 基因位于 X 染色体。

2. 表达调控

UCP1 受交感神经系统、核苷酸和脂肪酸调节。交感神经系统受到外界刺激，释放去甲肾上腺素，激活 cAMP-PKA-MAPK 信号通路，UCP1 转录激活。PKA 还可激活多种脂肪酶，使细胞内游离脂肪酸（free fatty acid，FFA）增多，作为 UCP1 的激活剂和底物，在短时间内使氧化磷酸化解偶联，释放热能。

UCP2 在体内的表达受多种因素调控。FFA 诱导 UCP2 的转录及活性氧（reactive oxygen species，ROS）的增加，增强 UCP2 基因表达。此外，UCP2 的活性可由 ROS、核苷酸、辅酶 Q 等调控。嘌呤核苷酸直接与 UCP2 结合，抑制 UCP2 活性。辅酶 Q 能以还原形式生成 ROS 和 4-羟基壬醛，再通过 ROS 影响 UCP2 活性。

UCP3 活性可被嘌呤核苷酸完全抑制。UCP4 的基因表达调控较为严格，使 UCP4 只在神经元和某些细胞（如软骨细胞）中表达。目前对 UCP5 的了解不多，有待进一步研究。

（三）UCP 的生理功能

1. UCP1

BAT 的主要以非寒战产热的方式产生热量。棕色脂肪细胞线粒体内膜（inner mitochondrial membrane，IMM）的 H 渗漏（H leak）是适应性生热的主要机制。UCP1 在线粒体内膜上形成质子通道，H 经此通道进入线粒体基质，氧化磷酸化解偶联，质子梯度储存的能量以热能形式释放。冷暴露时，UCP1 结构中的半胱氨酸氧化逐渐增加。UCP1-Cys253 是生热过程中的氧化还原反应敏感位点，一般情况下，该位点与胞质嘌呤核苷酸结合，维持 UCP1 的活性抑制状态。急性冷暴露后，Cys253 上的磺酸含量显著增加，UCP1 激活。

长链脂肪酸（long chain fatty acids，LCFA）对 UCP1 发挥解偶联作用至关重要，它可激活 UCP1，并维持 UCP1 的 H 转运活性。LCFA 阴离子和 H 通过相同的转运途径转运，它和 H 与 IMM 胞质侧的 UCP1 底物结合位点相互作用，改变 UCP1 构象，释放 H,LCFA 则锚定在 UCP1 上，在 UCP1 构象恢复时再次回到胞质侧参与转运下一个 H。此外，LCFA 还可竞争性消除嘌呤核苷酸对 UCP1 的抑制。

2. UCP2

UCP2 参与代谢调节，是胰岛素的负调节因子，其表达与胰高血糖素水平正相关。胰腺 β 细胞中 UCP2 表达增加，使葡萄糖刺激胰岛素分泌水平降低，导致细胞功能障碍和糖代谢异常。UCP2 还可调节胰腺 α 细胞分泌胰高血糖素，UCP2 在 α 细胞中的消融诱导细胞内 ROS 水平升高，抑制胰高血糖素分泌。

UCP2 可将 ROS 维持在生理水平，使线粒体膜外的 H 直接进入线粒体基质，在降低跨膜质子电化学梯度的同时提高呼吸链电子传递的速率，

减少了电子传递给 O_2 的概率，使 ROS 生成减少。

UCP2 在巨噬细胞中高表达，增加巨噬细胞的活性，抵抗感染。UCP2 可以防止 LPS 诱导的心肌细胞氧化应激和细胞凋亡。过表达 UCP2 可减少 ROS 的产生，从而逆转脓毒血症引起的心肌损伤。

3. UCP3

UCP3 对体重调节、脂肪酸氧化和非寒战产热的影响不大。冷暴露时，急剧上调的 UCP3 能在一定程度上替代 UCP1 的生热功能，但其含量远少于 UCP1。UCP3 可能通过将脂肪酸阴离子转运出线粒体来保护线粒体免受脂质诱导的损伤。肌肉中 UCP3 的表达增加了脂肪酸代谢，同时减少了脂肪酸氧化过程中产生的 ROS，而缺乏 UCP3 会增加氧化损伤，扰乱骨骼肌代谢。

4. UCP4 和 UCP5

UCP4 和 UCP5 对非寒战性产热不如其他 UCP 重要。与其他 UCP 一样，它们可被 ROS 和游离脂肪酸激活，两者的活性影响神经元功能。UCP4 和 UCP 5 都具有解偶联的基本功能，这一过程伴随着氧化应激的减少，保护暴露于线粒体毒性损伤的细胞。

（四）应用前景

1. UCP1

UCP1 的解偶联作用，可燃烧摄入的多余热量，减轻体重，可能是一个防止肥胖、糖尿病和血脂异常的药物靶点。肥胖患者的 BAT 减少，WAT 褐变和脂肪组织可塑性最近成为治疗肥胖和代谢性疾病的潜在治疗目标，而 UCP1 在这一过程中的作用不能忽视。

2. UCP2

UCP2 在 ATP 合成、胰岛素产生和氧化应激中的调节作用使得 UCP2 在糖尿病的发生发展中起着重要作用。降低 UCP2 的活性使 ATP 的产生和胰岛素的分泌增高，但同时增加 ROS 的产生，导致 β 细胞的损伤。对于非酒精性脂肪性肝病，UCP2 的上调可保护肝脏免受脂肪过多堆积的影响，但会消耗肝脏中的 ATP，影响肝脏对急性能量需求的反应，增加肝脏对缺血再灌注损伤的易感性。UCP2 对于代谢性疾病的影响有两面性，进一步研究或可为治疗疾病提供新思路。

UCP2 在乳腺癌、前列腺癌等多种癌症中上调，可能是化疗耐药的标志物。UCP2 的表达可能促进代谢转换，有利于肿瘤的发生，靶向 UCP2 可能作为一种潜在的癌症治疗方法。

此外，过表达 UCP2 可改善高糖、高盐饮食诱导的内皮功能障碍，减轻高血压靶器官损伤，或可成为治疗血管疾病的靶点。

（臧淑妃）

参考文献

[1] KURO-O M. The Klotho Proteins in Health and Disease[J]. Nature Reviews Nephrology, 2018,15(1):27-44.

[2] VERZIJL C R C, VAN DE PEPPEL I P, STRUIK D, et al. Pegbelfermin (BMS-986036): An Investigational PEGylated Fibroblast Growth Factor 21 Analogue for the Treatment of Nonalcoholic Steatohepatitis[J]. Expert Opin Investig Drugs, 2020,29(2):125-33.

[3] ZHANG X, XUE C, LIN J, et al. Interrogation of Nonconserved Human Adipose Lincrnas Identifies A Regulatory Role of Linc-ADAL in Adipocyte Metabolism[J]. Sci Transl Med, 2018,10(446).

[4] FLAHERTY S E, 3RD, GRIJALVA A, XU X, et al. A Lipase-Independent Pathway of Lipid Release and Immune Modulation by Adipocytes[J]. Science, 2019,363(6430):989-93.

[5] FREEMAN D W, NOREN HOOTEN N, EITAN E, et al. Altered Extracellular Vesicle Concentration, Cargo, and Function in Diabetes[J]. Diabetes, 2018,67(11):2377-88.

[6] HUANG C, FISHER K P, HAMMER S S, et al. Plasma

Exosomes Contribute to Microvascular Damage in Diabetic Retinopathy by Activating the Classical Complement Pathway[J]. Diabetes, 2018,67(8):1639–49.

[7] Jin R, Krasinskas A, Le NA, et al. Association Between Plasminogen Activator Inhibitor-1 and Severity of Liver Injury and Cardiovascular Risk in Children with Non-Alcoholic Fatty Liver Disease[J]. Pediatr Obes, 2018,13(1):23–29.

[8] CHEN W, LUO S, XIE P, et al. Overexpressed UCP2 Regulates Mitochondrial Flashes and Reverses Lipopolysaccharide-Induced Cardiomyocytes Injury[J]. American journal of translational research, 2018,10(5):1347–56.

[9] HILSE K E, KALINOVICH A V, RUPPRECHT A, et al. The Expression of UCP3 Directly Correlates to UCP1 Abundance in Brown Adipose Tissue[J]. Biochim Biophys Acta, 2016,1857(1):72–8.

第 52 章

脂肪组织疾病

一、脂肪组织与中枢神经系统

神经起源的因素在控制能量稳态中起着重要的作用。中枢神经系统通过调节摄入、消耗和储存参与了全身能量的调节。脂肪组织的代谢和分泌能力也受到自主神经系统的调控。脂肪组织是一种疏松的结缔组织，由广泛的血管网络、胶原纤维、成纤维细胞和免疫细胞围绕着载有脂质的细胞（称为脂肪细胞）组成。在哺乳动物中，存在 2 种类型的脂肪组织，白色脂肪和棕色脂肪，两者都能够以三酰甘油的形式存储能量并将其水解为游离脂肪酸和甘油。脂肪组织在能量稳态，以及神经内分泌、自主神经和免疫功能的控制中起着积极作用，而中枢神经系统与脂肪组织之间有着相互调控的作用，本章节将对白色脂肪和棕色脂肪组织与中枢神经系统的关系分别进行系统阐述。

（一）中枢神经系统与白色脂肪组织对话

成人体内脂肪组织的主要形式是白色脂肪组织（white adipose tissue，WAT），其脂肪细胞具有一个偏心核和单个脂质滴。体内白色脂肪量可反映能量消耗和摄入的情况，成人体内的脂肪量保持相对恒定，研究表明，中枢神经系统与 WAT 之间存在反馈回路，一方面中枢神经系统通过自主神经系统作用于 WAT，另一方面 WAT 通过脂肪因子及代谢产物作用于中枢神经系统，调控能量平衡。

1. 调控白色脂肪组织的传出神经

20 世纪 90 年代，神经解剖证实了 WAT 受自主神经系统交感神经末梢的支配。这些交感神经末梢虽然稀疏，但属于“渐进性”类型，因此可以释放多个去甲肾上腺素。使用单神经元逆行示踪剂和病毒经突触追踪方法，证实了从中枢神经系统向 WAT 的交感性流出。WAT 从中枢神经系统细胞组接收输入，而中枢神经系统细胞组是从大脑（下丘脑核、脑干区域、脊髓的中间外侧细胞组）流出的普通交感神经系统（sympathetic nervous system，SNS）的一部分。

SNS 的神经末梢释放多种神经递质，包括神经肽 Y（neuropeptide Y，NPY）和去甲肾上腺素（norepinephrine，NE）。其中 NE 是最主要和最经典的神经递质，通过激活脂肪细胞上存在的不同受体亚型来控制脂肪分解。脂肪细胞表达不同的去甲肾上腺素能受体亚型。在 WAT 中，脂肪细胞的脂解活性取决于促进脂解的 β 肾上腺素能受体与抑制脂解的 α_2 肾上腺素能受体之间的表达情况。因此根据不同受体亚型的表达情况，交感神经活性增加可导致 WAT 脂解作用增强或降低。

大多数器官或组织都受 SNS 和副交感神经系统（parasympathetic nervous system，PNS）支配。长期以来，人们认为 WAT 没有接受 PNS 调控，但最近在大鼠的神经解剖学研究中，报道了 WAT 存在副交感神经，并提出了这种输入的生理作用，迷走神经切断术减少了胰岛素依赖性葡萄糖和游离脂肪酸的摄取。此外，WAT 细胞上存在功能性烟碱样受体，在尼古丁刺激下这些细胞的胰岛素敏感性增强，PNS 的这种作用也得以维持。但是，WAT 的 PNS 神经支配仍备受争议。

由于脂肪垫的起源、解剖特征和功能存在异质性，因此脂肪组织中的自主神经支配（纤维密度或分布）及神经递质受体的数量和亲和力都是异质的。腹股沟和附睾脂肪组织中的交感神经输出是相对独立的，使用荧光示踪剂检测，支配 2 种脂肪的交感神经没有神经节后细胞的重叠现象。除了不同内脏受不同外周交感神经支配外，这种现象也可以在中枢神经系统内部发生。此外，神经支配的这种异质性可能会根据营养状况而发生变化。受体亚类的分布受到物种、性别和脂肪组织的不同影响，例如，在女性中，已证明网膜、腹部和股动脉脂肪组织中 α_2 肾上腺素受体、β_1 肾上腺素受体和 β_2 肾上腺素受体的数量存在差异，因此对 NE 的脂解反应是不同的。

2. 自主神经系统对白色脂肪组织脂质合成和分解的影响

白色脂肪细胞的 2 个主要代谢途径，一是脂质合成即三酰甘油的合成和积累，一是脂肪分解即三酰甘油降解为游离脂肪酸和甘油。

脂肪细胞中脂质合成和积累通过 2 种方式进行。首先是直接摄取来自循环的脂蛋白相关的三酰甘油，这些三酰甘油在非酯化的游离脂肪酸中被脂蛋白脂肪酶水解。脂肪酸通过一系列脂肪酸结合蛋白（FABP、FAT、FATP、aP2 等）转运到细胞内。其次是脂肪形成途径，即葡萄糖从头合成，主要通过葡萄糖转运蛋白 4（glucose transporter 4，Glut4）。葡萄糖合成丙酮酸和 3- 磷酸甘油酯（作为底物），丙酮酸转化形成乙酰辅酶 A，然后在乙酰辅酶 A 羧化酶的控制下将其转化成丙二酰辅酶 A，脂肪酸合酶催化形成长链脂肪酸，最后合成三酰甘油。这些合成代谢途径主要受胰岛素的控制。

脂解途径主要取决于三酰甘油脂肪酶、激素敏感脂肪酶和脂蛋白 A3 个主要因素。在白色脂肪细胞中，游离脂肪酸和甘油都释放到相邻的血管中，为其他组织提供燃料。如上所述，儿茶酚胺，尤其是 NE，是控制脂肪分解的主要激素。然而，胰岛素具有抗脂解作用，因此当胰岛素水平低时，儿茶酚胺才能发挥作用。SNS 是脂肪组织脂解的主要驱动力。

3. 自主神经系统对白色脂肪组织分泌的影响

在过去的 20 年中，人们逐渐认识到 WAT 不仅参与能量的存储和释放，而且具有合成和分泌多种脂肪细胞因子（如瘦素、脂联素和许多其他因子）的能力，因此，现在认为脂肪组织是真正的内分泌器官。这些脂肪细胞因子的合成和分泌受许多因素的控制，其中 SNS 参与脂肪细胞因子调控作用。瘦素是目前研究最多的脂肪细胞因子。有许多证据表明，β 肾上腺素受体的刺激减少了瘦素的释放。在人类脂肪组织中，这是通过翻译后机制（最可能是影响分泌过程）发生的。相反，在大鼠脂肪组织中，异丙肾上腺素不会影响瘦素的分泌，但具有拮抗胰岛素刺激的瘦素生物合成的短期作用。同样，研究表明，3T3L1 脂肪细胞（白色脂肪细胞系）与原代交感神经元细胞共培养时，瘦素分泌减少。儿茶酚胺在禁食和冷暴露后可能介导血浆瘦素的短期减少。

脂联素也受到 β 肾上腺素受体的负调控。与之相反，β 肾上腺素受体激活使 TNF-α 和 IL-6 等细胞因子的分泌增加。在脂肪组织中，β 肾上腺素受体激活引起促炎细胞因子的上调和脂联素的下调可能导致儿茶酚胺诱导的胰岛素抵抗。

4. 自主神经系统对白色脂肪组织增殖和分化的调控

体内脂肪含量受 2 个因素的调控，即脂肪细胞的大小和数量。自主神经系统不仅通过调节脂质存储和分解参与脂肪细胞大小的调节，也有大量证据表明，SNS 参与了脂肪细胞增殖和分化的调控，并较小程度增加白色脂肪细胞凋亡。

交感神经激活会抑制 WAT 的发育。去甲肾上腺素在体外可抑制前脂肪细胞增殖，并可被普萘洛尔（β 肾上腺素受体拮抗药）阻断。通过外科手术去神经支配或使用 6- 羟多巴胺药物干预可导致大鼠和仓鼠的白色前脂肪细胞和脂肪细胞数量显著增加。研究证明，去神经支配 1 周后，腹膜后脂肪垫成熟白色脂肪细胞数量没有变化，但 DNA 含量大大增加。此外，白色脂肪细胞分化的早期标志物 A_2COL_6 表达量增加。1 个月后，去神经支配脂肪垫中成熟脂肪细胞的数量明显增加。但是在去神经支配脂肪垫中的研究结果存在异质性，这与神经支配脂肪垫异质性有关。在缺乏 Nscl-2（一种神经元特异性转录因子）的转基因小鼠中，前脂肪细胞数量增加，并且脂肪细胞大小呈双峰分布，表明小脂肪细胞数量增加。但是，交感神经传出纤维会合成并释放其他神经递质，如 NPY。研究表明，交感神经纤维会释放 NPY 刺激脂肪血管生成、脂肪细胞的增殖和分化，从而导致脂肪组织生长。NPY 的作用可能拮抗或减少 NE 抑制脂肪分化的作用。因此，SNS 对 WAT 增殖和分化调控的双重性需要进一步研究。

凋亡在脂肪组织生物学中的重要性仍然是一个有争议的问题。在棕色脂肪细胞中，已经证明 NE 可以消除 TNFα 的促凋亡作用，并且这种神经递质可以保护这些细胞免于凋亡，但在 WAT 中是否存在这种作用尚不清楚。然而，研究证实瘦素可减少脂肪垫重量，在外周皮下注射和中枢注射中均观察到这种作用。此外，大鼠脑室内注射瘦素后可诱导脂肪细胞凋亡。因此，中枢神经系统支配可以调控脂肪细胞发育。

5. 从脂肪组织到大脑的循环信号

中枢神经系统通过自主神经系统作用于外周脂肪组织，而 WAT 又通过脂肪因子及代谢产物反馈至中枢。早在 20 世纪 50 年代，有人就提出存在一种因子，其循环水平随能量储存而增加，并向大脑发出信号，要求其抑制进食并降低体重和脂肪。在这些信号中，首先提出的是胰岛素。研究显示胰岛素与脂肪量成正比增加，并在中枢神经系统中起作用以减少食物摄入。脂肪组织分泌瘦素作用于中枢神经系统，研究证实，低剂量的瘦素直接进入大脑后，小鼠的食物摄入量和体重减少。瘦素受体属于细胞因子受体 I 类超家族。目前已鉴定出 5 种不同剪接的同工型受体亚型，其羧基末端的长度不同。短的瘦素受体亚型（LEPRa）在外周组织、脉络丛和脑微血管中表达，被认为与瘦素跨血 - 脑屏障转运或脑中的流出有关。长瘦素受体亚型（LEPRb）具有通过 JAK-STAT 信号通路进行信号转导所必需的胞内域，在下丘脑中高度表达，如弓状核（Arc）、背内侧核（DMN）、腹内侧核（VMN）和旁正中网状核（PMN）。在脑室周围和下丘脑外侧区域、孤群核和各种脑干核中也发现适度的长瘦素受体亚型（LEPRb）表达。瘦素受体（LEPRb）与参与能量稳态的神经肽共定位。刺激进食的神经肽 Y（NPY）和刺鼠相关肽（AGRP）存在于弓状核的同一神经元中。瘦素增加可直接抑制 NPY 和 AGRP 的作用。同时瘦素还会增加弓状核促黑素皮质激素（POMC）神经元产生厌食肽，包括促黑素刺激激素（a-MSH），以及增加可卡因和苯丙胺的转录水平。

除瘦素以外，脂肪细胞合成和释放的其他因子如脂联素、nesfatin、visfatin、IL-6 和 TNFα 等均被证明参与能量稳态，并通过中枢神经系统起作用。脂联素是 WAT 分泌的最丰富的脂肪因子，并可通过血 - 脑屏障，在脑脊液中已发现存在脂联素。脂联素作用于下丘脑神经元的脂联素受体，并可以控制食物的摄入和能量消耗。脑室注射脂联素可增加能量消耗并减少食物摄入。nesfatin 是一种具有强厌食作用的脂肪因子，通过作用于下丘脑和脑干的神经核团发挥作用。它主要与黑皮质素系统相互作用，但目前对其分泌及通过血 - 脑屏障的转运的机制知之甚少。visfatin 主要由内脏脂肪合成。血浆 visfatin 水平与人体内脂肪量和体重之间存在正相关。TNFα 和 IL-6

由脂肪组织分泌，但主要来源不是脂肪细胞本身，而是巨噬细胞。它们的释放与脂肪的数量成正比，研究证实 TNFα 和 IL-6 作用于中枢并具有厌食作用。

代谢物对于中枢神经系统具有反馈作用，WAT 的代谢产物，如葡萄糖，尤其是游离脂肪酸，均由下丘脑特定神经元进行检测，已显示出对中枢神经系统调控的重要作用，反映了能量稳态。因此，循环的营养物质与激素（胰岛素）和脂肪因子（瘦素等）协同作用，以调节控制食物摄入、能量消耗和葡萄糖稳态的神经元群体的活动。

（二）中枢神经系统与棕色脂肪组织对话

在 20 世纪中期关于下丘脑控制能量平衡和体重的经典研究的背景下，随后进行了更多的系统性研究。随着棕色脂肪组织（brown adipose tissue，BAT）及其在产热和体重调节中作用的发现，一个关键的观察结果是，即使限制一定的食物摄入，下丘脑腹内侧核（ventromedial hypothalamus，VMH）损伤大鼠的体重仍有增加。这是一个明确的证据，表明下丘脑不仅控制能量摄入，而且控制能量消耗，以实现能量平衡。大约 20 年前瘦素的发现为鉴定下丘脑及下丘脑以外的负责调节能量平衡和控制新陈代谢的神经回路提供了最后的推动力。

棕色脂肪组织的适应性产热是啮齿类动物防御寒冷的主要交感反应。BAT 的产热作用也是已知的，在成人中，BAT 的产热能力被证明与肥胖指数和受试者的脂肪量呈负相关。因此，BAT 除了在寒冷环境中防御热平衡外，还能在充足的营养条件下将多余的能量转化为热量，以维持体内能量平衡。另外，在强烈饥饿的情况下，即使在寒冷的环境中，BAT 的适应性产热也会受到抑制，以节省能源，通常会导致体温过低。BAT 对产热的调节依赖于食物的可获得性和营养状况，对于哺乳动物维持能量平衡和在饥饿中生存是必不可少的。哺乳动物通过漫长的进化史获得了减少饥饿期间产热的机制。调节产热反应的中枢神经回路与控制食物摄入的回路相连，因此大脑可以有效地控制自主神经和行为效应器官，以维护饥饿和饱足条件下的能量动态平衡。

调节适应性产热的脑网络主要通过下丘脑和脑干区接受来自温度和能量敏感神经元的输入，主要包括视前区（preoptic area，POA）、弓状核（arcuate nucleus，ARC）和孤束核（nucleus tractus solitarius，NTS）。许多病理和生理状态下，如发热、应激性体温过高和体温的日间波动，都需要这些中枢体温调节回路调控。一些状态下可能需要相反的能量消耗适应，例如，冷暴露会增加能量消耗，但禁食需要减少能量消耗。因此，如果将寒冷暴露和禁食结合起来，这种冲突需要由大脑来解决，以适当调节能量消耗，表现为交感神经活性（sympathetic nerve activity，SNA）和神经激素分泌的变化。

接受 BAT 相关输入的下丘脑区将传出纤维发送到 RMR 的交感运动前神经元，或直接投射到 PVH 的脊髓节前神经元。RMR 包括中缝苍白吻侧核（rostral raphe pallidus，rRPa）、中缝大核、锥体旁区和延髓腹外侧区（ventrolateral medulla，VLM）。BAT 交感前运动神经元表达囊泡谷氨酸转运蛋白 3（vesicular glutamate transporter 3，VGLUT3），是一种谷氨酸能神经元。RMR 内表达 VGLUT3 的神经元主要通过投射至脊髓的交感节前神经元突触来支配 BAT 产热和皮肤血管收缩，这表明 RMR 内 VGLUT3 表达的神经元是控制温度调节效应器的交感前运动神经元。除了谷氨酸在 RMR- 脊髓热驱动中的主要递质作用外，5- 羟色胺也被证明调节脊髓中的谷氨酸能突触传递。在 RMR 中表达 VGLUT3 的神经元中有一小部分（10%～20%）含有 5- 羟色胺，并可能从脊髓 IML 的轴突终末共同释放谷氨酸和 5- 羟色胺。5- 羟色胺可促进 BAT 交感节前神经元谷氨酸诱发的阈下去极化，从而增加其放电概率。

rRPa 在 BAT 的产热过程中尤为重要，它由来自下丘脑和脑干的许多兴奋性和抑制性神经纤维支配。rRPa 神经元在中性条件下接受紧张性抑制输入，其中最明显的是温敏性 GABA 能 POA 神经元，而各种产热信号解除 rRPa 神经元的抑制，可增加 BAT 交感神经活性。下丘脑室旁核儿茶酚胺能神经元包括 A_1/C_1 神经元，可以通过激活 α_2 肾上腺素受体抑制 rRPa-BAT 前运动神经元，这可能是 α_2 肾上腺素激动药介导全身性低体温的原因。已有研究证实 C_1 神经元在缺氧和低血糖等紧急情况下会做出反应，这种 VLM-rRPa 信号通路解释了在这些情况下 BAT 被抑制的可能机制。

NTS 中的神经元接收内脏感觉信息，并在激活时抑制 BAT 的交感神经活性。NTS 还可以通过后脑瘦素 /TRH 信号和 ARC RIP-Cre 神经元调节 BAT 活性，这意味着它是一个潜在的内脏感觉和代谢信号的整合位点。

其他脑干区域，如臂旁外侧核、中脑导水管周围灰质和蓝斑，作为感觉传入或效应器传出中继站与 BAT 交感神经控制相关，但需要更多的研究来准确确定它们在特定条件下的参与作用。

过去的 20 年中，在理解中枢神经回路调节体温的机制，特别是对 BAT 适应性产热的控制方面取得了显著的进展。许多中枢部位拥有交感刺激和交感抑制神经元的混合体，它们可能与 RMR 相互作用，作为交感 BAT 输入的主要调节器。在 BAT 产热的中枢机制中，DMH-RMR- 脊髓交感兴奋通路由 POA 的紧张性 GABA 能传递控制。这种用于寒冷防御的神经回路还可以驱动 BAT 对感染和心理应激的产热反应。因此，这一中枢回路机制不仅对热稳态很重要，而且对于保护生命免受各种环境应激源的伤害也很重要。

依赖于营养条件和食物可获得性的 BAT 产热的中枢调节是能量平衡的关键。最近的研究表明，饥饿时延髓 IRt/PCRt 中的 GABA 能神经元群控制 2 个独立的（交感和躯体）运动系统，同时抑制适应性 BAT 产热（节能）和促进食物摄取（能量摄取）以抵抗饥饿。总体而言，近年来，各种神经映射、记录和操作工具在空间、遗传和时间控制方面的进步加速了我们对大脑工作方式的理解。进一步阐明能量和热稳态调节的整个调控机制，将为与能量失衡相关症状（如肥胖和神经性厌食症）的治疗提供新的策略。

（苗　青　杨叶虹）

二、脂肪组织与免疫系统

脂肪组织长期以来被认为是一种储存多余能量的器官，在缺乏食物的情况下释放储存的能量，以利于生存。近年来，随着肥胖和超重的人数急剧上升，肥胖使个体面临着发展成多种疾病的风险，如动脉粥样硬化、2 型糖尿病（type 2 diabetes mellitus，T_2DM）、非酒精性脂肪肝（nonalcoholic fatty liver disease，NAFLD）和某些癌症。这激发了人们对脂肪组织研究的热潮。目前，对脂肪组织的认识已然发生了颠覆性的变化，人们认识到脂肪组织不只是能量储存器官，还是一个分泌多种活性细胞因子的内分泌器官，它分泌极其多样的脂肪细胞因子、炎症因子。基于这些发现，科学家们逐渐形成共识，认为肥胖实际上是一种低度炎症状态，而体内炎症是由免疫系统控制的。随着研究的深入，学者们发现脂肪组织与免疫系统关系密切。脂肪组织内先天驻留各种免疫细胞，这些先天免疫细胞与外周免疫系统对脂肪组织稳态有着重要的调控作用。因此，也有学者提出脂肪组织也是一个免疫器官，这些研究形成了一门新兴的学科——免疫代谢学。

早在 19 世纪 60 年代就有关于大网膜脂肪组织中免疫细胞聚集的早期研究，但脂肪免疫系统的故事始于 1993 年，当时 Gokhan Hotamisligil 和 Bruce Spiegelman 意外发现炎症细胞因子——肿瘤坏死因子 α（tumor necrosis factor，TNFα）的表达与胰岛素抵抗和肥胖有关。2003 年，Ferrante 小组证明巨噬细胞是肥胖小鼠脂肪组织中 TNFα 表达增加的主要来源，并且在饮食诱导的肥胖小鼠、遗传性肥胖 agouti 小鼠 /Lepob 小鼠，以及超重 / 肥胖人群中，其脂肪组织中巨噬细胞数量显著增加。

免疫细胞和细胞因子是肥胖患者胰岛素抵抗发展的潜在参与者，这一发现有助于建立脂肪免疫学的现代研究领域。我们现在知道，哺乳动物脂肪组织中含有大量的免疫细胞，特别是固有组织免疫细胞，包括髓细胞和淋巴细胞。此外，脂肪免疫系统还可以通过一系列不同的生理状态，包括禁食和冷暴露，深刻影响脂肪组织的稳态和全身代谢。总的来说，目前的研究表明，脂肪免疫系统通常有助于促进脂肪组织的稳定，并使脂肪组织适应不断变化的营养和环境要求。在肥胖症中，脂肪免疫系统可能失调，导致无菌性炎症和脂肪组织功能障碍。

（一）脂肪组织巨噬细胞

巨噬细胞是哺乳动物脂肪组织中数量最多的免疫群体之一。在稳定状态下，它们通常占白细胞的 5%～10%，然而，在肥胖症中，巨噬细胞积聚在脂肪组织中，可占所有白细胞的 50%。瘦型小鼠脂肪组织中的巨噬细胞（adipose tissue macrophages，ATM）通常被认为偏向于 m² 样表型，表达半乳糖 C 型凝集素（C-type lectin，CD301）、甘露糖受体（mannose receptor，CD206）、精氨酸酶 1、IL-10、IL-1 受体拮抗剂（IL-1 receptor antagonist，IL-1Ra）和转化生长因子 β（transforming growth factor beta，TGF-β）。ATM 通常表达转录因子过氧化物酶体增殖物激活受体 γ（transcription factor peroxisome proliferator-activated receptor gamma，PPAR-γ），还有一种可驱动 ATM 的极化朝向更抗炎的表型的脂质敏感因子。然而，虽然这可能是大多数研究对 ATM 的描述，但最近的证据表明，ATM 池实际上是异构的，包含几个不同的群体。最近的一项研究使用单细胞 RNA-seq 鉴定了瘦型小鼠附睾脂肪组织中 4 种不同的巨噬细胞和单核细胞群，包括 2 种强吞噬功能且与血管紧密相关的常驻巨噬细胞群，称为血管相关 ATM（vascular associated adipose tissue macrophages，VAM）。ATM 在脂肪组织中执行一系列基本的内务管理功能，这是与其他组织中巨噬细胞相比不同的典型特征，例如清除受损和凋亡的细胞、指导细胞外基质（extracellular matrix，ECM）的重塑、调节血管的生成和清除碎片。

在肥胖症中，巨噬细胞在小鼠脂肪组织中积聚，这是由于外周的单核细胞浸润和 ATM 的局部增殖。肥胖脂肪组织中的人和鼠 ATM 通常被认为类似于 M1 的表型，与非肥胖对照组相比，这些 ATM 产生炎症细胞因子，如 TNF-α、IL-6、IL-1 及一氧化氮（NO），促进无菌炎症，促进小鼠胰岛素抵抗和代谢功能障碍程度增加。然而，最近的研究表明，瘦型人群与肥胖人群中的 ATM 存在相当大的异质性。相当一部分 ATM 采用所谓的“代谢活化”表型，表达典型的 M1 或 m² 巨噬细胞中不存在的标志物。代谢激活的 ATM（metabolically activated ATMs，MA-ATM）由肥胖信号（包括高糖、胰岛素和饱和脂肪酸）诱导，并表达与脂质处理相关的标记，包括 PLIN2（脂质储存）、CD36（脂质摄取）和 ABCA1（脂质输出）。尽管 MA-ATM 可以分泌炎症细胞因子并促进脂肪组织炎症，但也有证据表明它们在清除肥大或坏死 / 凋亡脂肪细胞释放的脂质方面发挥重要作用。在小鼠中，MA-ATM 围绕着死亡的脂肪细胞形成树冠状结构（CLS），变得富含脂肪，并扩张成泡沫细胞，打开溶酶体和自噬途径，这使得 MA-ATM 能够吸收和降解原本在外周积聚的脂质。MA-ATM 也可以通过 PPAR-γ、自噬和脂质氧化的活化增加而减少炎症。因此，ATM 在肥胖中的表现型和作用可能比以前认为的更为复杂。

（二）粒细胞：嗜酸性粒细胞和中性粒细胞

瘦型个体脂肪组织含有大量的嗜酸性粒细胞，它们在葡萄糖稳态和脂肪免疫细胞积聚的调节中起着重要作用。与野生型对照小鼠相比，缺乏嗜酸性粒细胞的高脂饲养小鼠（dblGATA 小鼠）在 WAT 中表现出炎症前免疫细胞浸润增加，IFNγ 表达增加，IL-4/IL-13 表达降低。dblGATA 小鼠也表现出葡萄糖处理受损，但体重增加比野生型对照小鼠少，这表明嗜酸性粒细胞促进高脂饮食状态下葡萄糖代谢的改善，这可能通过促进脂肪组织增生进行，但仍有待进一步验证。嗜酸性粒细胞还可以调节小鼠血管周围内脏脂肪组织（perivascular visceral adipose tissue，PVAT）的功能。PVAT 对局部血管系统具有抗收缩作用，通过产生脂联素等脂肪因子和血管内分泌因子介导。然而，在肥胖症中，PVAT 可发生炎症并产生血管收缩因子（如 TNFα），促进肥胖症患者外周血管阻力增加，促发和加重高血压。值得注意的是，尽管静脉注射纯化的嗜酸性粒细胞可恢复 PVAT 的抗收缩功能，但与野生型小鼠相比，dblGATA 小鼠显示出 PVAT 抗收缩功能降低。因此，这一结果表明，嗜酸性粒细胞可能调节 PVAT 的收缩功能和外周阻力，提示这些细胞在 PVAT 中具有生理、稳态的作用。

中性粒细胞被认为在脂肪组织的稳态中起着主要的有害作用。中性粒细胞占血液中所有粒细胞的 90%，但在瘦型小鼠脂肪组织中相对少见，＜ 0.5% 的血管基质细胞。然而，在肥胖症中中性粒细胞的浸润可能增加。例如，在小鼠中，高脂喂养 3d 内迅速促进中性粒细胞向脂肪组织的迁移，但是不同的报道显示，在肥胖症中这种浸润是短暂的或稳定的升高。在脂肪组织中，中性粒细胞产生 TNFα 和 MCP-1，因此被认为可以促进炎症和单核细胞的招募。然而，随着这一领域的进展，我们可能了解到，这种早期炎症信号对于脂肪组织对高脂饮食喂养的反应非常重要。小鼠中性粒细胞也产生丝氨酸蛋白酶弹性蛋白酶，之前已经证明它能切割胰岛素受体底物 1（insulin receptor substrate1，IRS1），鉴于 IRS1 的缺失已被证明能抑制脂肪细胞中胰岛素依赖性葡萄糖的摄取，因此在肥胖者的脂肪组织中，招募的中性粒细胞可能会切割 IRS1，抑制脂肪细胞葡萄糖摄取，损害葡萄糖处理功能。

（三）B 细胞

B 细胞存在于所有已知的脂肪组织库中，但是对其特征性的了解并不如 T 细胞。B 细胞可能在脂肪组织的稳态中起到有益和有害的作用。CD22CD19CD45R 调节性 B 细胞（Bregs）亚群存在于小鼠和人 WAT 中，尤其是 scWAT。在 scWAT 中，它们组成性地产生 IL-10。B 细胞特异性 IL-10 缺失导致高脂饮食诱导肥胖小鼠中炎症巨噬细胞和 $CD8^+$ T 细胞向脂肪组织的浸润增加，促进胰岛素抵抗和相对于野生型小鼠的葡萄糖不耐受。这表明 Bregs 在调节脂肪组织内稳态方面起着与 Tregs 相似的作用。相比之下，B 细胞在肥胖中也有致病性的报道。与相对瘦小的小鼠相比，B 细胞在肥胖小鼠的脂肪组织中积聚，变得更加炎症性，产生趋化因子，促进中性粒细胞、T 细胞和单核细胞的招募。进入脂肪组织的 $CD4^+$ 和 $CD8^+$ T 细胞也可以被炎症性 B 细胞授权和激活。此外，炎症性 B 细胞还可以产生免疫复合物和刺激巨噬细胞的抗体。例如，从糖尿病小鼠转移的 IgG 已被证明在对照野生小鼠中诱导胰岛素抵抗。因此，B 细胞像 ATM 一样，在脂肪组织中可能起到有益和有害的作用，还需要进一步的工作来阐明 B 细胞在这些不同生理状态中的作用。

（四）先天性淋巴细胞

在过去的 10 年里，先天性淋巴细胞（ILC）已经成为一个重要的先天免疫细胞家族。作为不表达适应性抗原受体的淋巴细胞，ILC 在很大程度上是组织常驻细胞，对应激信号反应迅速，分泌大量效应细胞因子。因此，ILC 在感染早期的炎症反应中发挥重要作用，但也有助于组织发育、功能、保护和修复过程。ILC 家族根据其转录和分泌特性，以及与适应性 T 辅助（Th）细胞的相似性，分为 1 组（ILC1 和 NK 细胞）、2 组（ILC2）和 3 组（ILC3）共 3 组。虽然 1 组和 2 组 ILC 主要参与代谢稳态，但是 3 组 ILC 尚未被证实有类似作用。

ILC1 在稳定状态下富集在人和小鼠的 WAT 脂肪组织中，并通过实验证明，这些细胞先天存在于小鼠的组织中。与人类和小鼠外周血相比，NK 细胞也存在于脂肪组织中并在脂肪组织中富集。在功能上，小鼠 ILC1 和 NK 细胞在瘦型和肥胖型脂肪组织中发挥着不同的作用。

（五）先天性 T 细胞

根据 T 细胞抗原受体（TCR）的组成，T 细胞可分为 αβT 细胞和 γδT 细胞两大类，2 种细胞都具有重要的免疫功能。αβT 细胞参与适应性免疫，γδT 细胞主要参与先天性免疫。根据细胞表面标志物，αβT 细胞可进一步分为 CD4 T 细胞和 CD8 T 细胞 2 个亚群。经抗原刺激活化后，T 细胞可增殖分化为效应 T 细胞。CD4 T 细胞分化为效应细胞 Th，CD8 T 细胞分化为 CTL，从而发挥明显的作用。CD4 T 细胞中一个重要的调节亚群是调节性 T（Treg）细胞，其具有 CD4CD25Foxp3 的特异性分子特征。Treg 细胞抑制 T 细胞的激活和效应 T 细胞、B 细胞和 NK 细胞的功能，参与维持组织内稳态和自我耐受，或通过负调节免疫反应参与某些疾病的发病。

T 细胞在肥胖引起的炎症中的作用首先表现为肥胖小鼠和人类体内的 T 细胞积累增加。趋化因子 CCL5（也称为调节活化因子）及正常 T 细胞表达和分泌（RANTES）在肥胖者的 VAT 中上调，可能解释了 T 细胞在肥胖者的 VAT 中募集的原因。重要的是，T 细胞在高脂饮食（HFD）小鼠的 VAT 中很可能在巨噬细胞浸润之前早期增加，并在巨噬细胞募集和 VAT 炎症中发挥重要作用。不同的效应 T 细胞亚群与脂肪组织炎症有关，调节性 T 细胞亚群与健康或正常脂肪组织稳态有关。鉴于 T 细胞的异质性，我们将在本部分讨论脂肪组织中不同 T 细胞亚型的各种模式和功能。

未来脂肪免疫研究的另一个重要方向是在比肥胖更为生理环境下研究脂肪免疫细胞。肥胖可能仍然是一个重要的社会问题，因此是脂肪免疫研究的重要组成部分，是目前对肥胖和特定免疫细胞如何有害或有益于代谢健康的研究所定义的限制之一。由于肥胖不太可能在进化上与脂肪免疫系统的发育相关，所以是否可以建立适用于生理条件的肥胖模型？根据目前的研究，似乎脂肪组织免疫细胞对代谢稳态确实很重要，但需要进一步研究这些细胞与脂肪组织中发生的生理变化之间的关系，包括受昼夜节律波动、进食、禁食、运动的影响，以及不断变化的外部环境。最后，小鼠的脂肪免疫是否反映了人体脂肪组织的免疫，还有待进一步探讨。大多数关于脂肪免疫学的文献主要是基于啮齿动物的研究，但是这些物种的脂肪免疫系统的组成和功能可能与人类在许多方面有所不同。

总之，关于脂肪免疫（见悬而未决的问题），特别是在人类身上，还有很多有待发现的问题。然而，随着我们对脂肪免疫系统组成部分的不寻常和多样功能的认识的扩展，进一步的研究可能会为肥胖症和其他代谢紊乱的治疗带来令人兴奋和有希望的机会。

（马世瞻　高　聆）

三、脂肪组织与炎症系统

脂肪组织是由脂肪细胞和前脂肪细胞所在

的间质 / 血管腔隙组成的。脂质沉积后脂肪细胞增大和数量增多使脂肪组织体积膨胀。尽管脂肪细胞常被认为是脂质的贮存地，但它同时也是一种内分泌细胞，可以释放多种炎症因子。这些因子，包括能量平衡调节激素瘦素、肿瘤坏死因子（TNF）-α、脂素（adipsin）、高凝因子（如纤溶酶激活物抑制剂Ⅰ）和血压调节系统组成部分(血管紧张素）、脂联素（或 ACRP30）、抵抗素等。这些因子与和其他一些未明确的因子在脂质平衡、胰岛素敏感性、血压控制等生理过程中发挥作用，并可能促成肥胖相关病理状态。

（一）脂肪组织是内分泌器官

脂肪组织存在于人体各个部位（主要是皮下和内脏），并且以 2 种不同的形式存在，即棕色脂肪组织和白色脂肪组织。在人体中，绝大多数的脂肪组织是白色脂肪组织，在长期能量摄入超过能量消耗的过程中，脂肪膨胀，成为肥胖发生的主要原因。白色脂肪组织主要被认为与能量的储存和利用相关，但随着脂肪组织合成和分泌相关的大量信号分子的发现，我们对脂肪组织的生理和病理作用的认识也发生了重大的改变，脂肪组织目前被认为是人体内环境中发挥重要作用的内分泌器官。脂肪细胞被代谢激活，分泌并释放大量的脂肪因子，参与摄食、炎症、免疫功能及糖脂代谢的调节、心血管内环境的重塑等重要病理生理过程。

脂肪细胞是脂肪组织的主要组成细胞，在能量供应过量环境下，脂肪细胞通过合成脂肪酸（脂质合成），并以三酰甘油的形式储存参与能量代谢。虽然白色脂肪组织中的大多数细胞是脂肪细胞，但也存在非脂肪细胞，它们构成了脂肪组织基质（内皮细胞、平滑肌和成纤维细胞）和基质血管成分（单核细胞、巨噬细胞和前脂肪细胞）。脂肪因子一词是针对脂肪细胞分泌的细胞因子（脂肪细胞因子），近年来也常用于涵盖由白色脂肪组织分泌的多种生物活性分子。脂肪因子包括促炎症细胞因子和细胞因子相关蛋白、补体和补体相关蛋白、纤溶蛋白、肾素 - 血管紧张素系统蛋白，以及各种其他具有激素样作用的生物活性蛋白。一些脂肪因子（如瘦素）是由脂肪细胞合成和分泌的，而另一些（如脂联素）则是由脂肪细胞和非脂肪细胞产生和分泌的。其他脂肪因子，如肿瘤坏死因子 α（TNFα）和 IL-6 和 IL-8 很大程度上源自非脂肪细胞。脂肪因子介导脂肪组织和其他重要代谢器官的联系，包括肝脏、肌肉、胰腺及神经系统。很多脂肪因子发挥自分泌作用或旁分泌作用，影响白色脂肪组织中的脂肪沉积、脂肪细胞代谢和炎症反应。肥胖程度严重影响着许多脂肪因子的血清水平，表明这些信号分子的合成和分泌是动态可调节的。脂肪因子，特别是影响全身胰岛素敏感性和（或）炎症的脂肪因子的分泌异常，可能是导致肥胖患者 2 型糖尿病和心血管疾病的发生风险增加的重要原因。

（二）脂肪组织炎症反应的发生

1993 年，Hotamisligil 及其同事发现肥胖鼠的脂肪组织分泌 TNFα，TNFα 是免疫细胞分泌的促炎症因子，同时发现脂肪细胞来源的 TNFα 在肥胖诱导的胰岛素抵抗中发挥重要作用。这是首次发现肥胖和炎症有关，并认为这种炎症反应是代谢与肥胖及其相关并发症相互联系的关键机制。2003 年的 2 个研究同时发现肥胖诱导鼠和人脂肪组织巨噬细胞的浸润，为脂肪组织来源的细胞因子提供了证据，也首次将免疫和代谢细胞在代谢器官建立了重要的联系。

1. 脂肪组织炎症反应的参与者

(1) 脂肪细胞：脂肪细胞，尤其是前脂肪细胞在分化的过程中可以合成和分泌一系列的炎症介质，如 TNFα、IL-1、IL-6、IL-8、IL-10、IL-15、MCP-1（monocyte chemoattractant protein 1）、前列腺素 E_2（PGE_2）、肝细胞生长 / 分散因子和纤溶酶原激活物抑制剂（PAI）-1。脂肪细胞分泌的这些脂肪因子促进脂肪细胞和巨噬细胞的相互作用，进一步刺激脂肪组织巨噬细胞浸润和炎症基因的表达。例如，脂肪细胞分泌 MCP-1，介导巨噬细胞富集到脂肪组织，并增强巨噬细胞 TNFα 的表达。局部产生的 TNFα 通过激活 NF-κB 信号旁路增强其他因子的表达，来影响脂肪细胞的生理功能，这一过程与炎症细胞发生炎症反应相似。最终导致肥胖脂肪组织大量巨噬细胞浸润，炎症因子表达显著高于非肥胖者。脂肪细胞本身分泌炎症因子，更离不开与巨噬细胞的互动，浸润巨噬细胞分泌的因子反过来刺激脂肪细胞，建立脂肪细胞－巨噬细胞的旁分泌环路，增加循环系统炎症标志物如 IL-6、TNFα 和 C 反应蛋白（C-reactive protein，CRP）等表达。此外，脂肪细胞在体重增加的过程中不断膨胀，伴随影响全身代谢的分子和细胞学改变。有研究表明身体质量指数（body mass index，BMI）与炎症介质的升高具有相关性。

(2) 巨噬细胞：研究证据表明，在“发炎”的脂肪组织中发现的大量基因转录产物是巨噬细胞基因转录的。巨噬细胞不同于前脂肪细胞，是通过某些趋化因子吸引进入脂肪组织的。此外，巨噬细胞与脂肪组织中的前脂肪细胞和间充质干细胞不同。脂肪细胞分泌趋化因子，吸引单核细胞浸润脂肪组织。研究表明，肥胖的脂肪组织 CCL2（C-C chemokine ligand 2）表达增加，是募集巨噬细胞的关键趋化因子。但 CCL2 缺陷小鼠并不能限制肥胖相关的巨噬细胞向脂肪组织的浸润。收集 CCL2 缺陷型小鼠的脂肪组织，分析高脂饮食后巨噬细胞的浸润发现，尽管高脂饮食的 CCL2 缺陷小鼠糖耐量发生异常，但脂肪组织巨噬细胞并未减少，也表明 CCL2 对脂肪组织的巨噬细胞浸润并不发挥决定性作用。

脂肪组织定植的巨噬细胞被分为 2 个不同表型，M1 型（经典激活型）和 m² 型（替代激活型）。M1 巨噬细胞分泌促炎症因子，如 TNFα 和 IL-6，产生诱导型一氧化氮合酶（inducible nitric oxide synthase，iNOS）和活性氧（reactive oxygen species，ROS），导致胰岛素抵抗。m² 型巨噬细胞产生 IL-10 和 IL-1 受体拮抗剂和精氨酸酶 1，在组织重塑中发挥作用。瘦鼠脂肪组织中存在的定植巨噬细胞表现为替代激活的 m² 表型。

肥胖诱导脂肪组织巨噬细胞表型从 m² 型向 M1 型激活，导致促炎症因子和 ROS 的增加，诱导胰岛素抵抗。同时丢失 m² 型巨噬细胞的某些有益作用可能促进肥胖中代谢失调的发生。例如，m² 型巨噬细胞产生儿茶酚胺，维持适应性的产热作用，直接促进空腹状态巨噬细胞的富集，以缓冲局部脂质增加和保护脂肪组织功能正常。研究表明肥胖引起的脂肪组织巨噬细胞极化的表型转换受 PPAR-γ 调节。巨噬细胞 PPAR-γ 特异性缺陷的小鼠研究发现，PPAR-γ 是转换激活（m²）巨噬细胞成熟所必需的。因此，诱导 m² 表型通过抑制促炎症因子的合成可改善胰岛素敏感性。Kang 等研究证明，脂肪细胞通过 STAT6 结合位点诱导巨噬细胞 PPAR-δ 表达，合成 IL-13 Th_2 细胞因子。PPAR-δ 缺陷使得巨噬细胞不能转变成 m² 表型，从而导致炎症反应。此外，肝细胞来源的 IL-13 和巨噬细胞 PPAR-δ 可以控制肝脏的脂质代谢，研究发现骨髓特异性敲除 PPAR-δ 小鼠发展为严重的脂肪性肝炎。其他脂肪细胞来源的介质可能也会调节转换激活的 m² 型巨噬细胞的发育。Stienstra 及其同事发现 PPAR-γ 也可能参与该过程，用 PPAR-γ 配体罗格列酮治疗可导致脂肪组织中 m² 巨噬细胞增多。这些研究也明确揭示了脂肪细胞和巨噬细胞是如何在脂肪组织中相互作用的。

(3) T 细胞和中性粒细胞：除巨噬细胞外，其他免疫细胞如 T 细胞或中性粒细胞也可浸润脂肪组织。饮食诱导的肥胖胰岛素抵抗小鼠的脂肪组织 T 细胞浸润。这种浸润伴随着 RANTES T 细胞趋化因子表达的增加。此外，与野生型小鼠相比，脂联素缺陷小鼠 RANTES 的表达水平更高。肥胖伴代谢综合征患者皮下脂肪组织中 RANTES

和 CCR5 的 mRNA 水平高于瘦人。RANTES 在人内脏脂肪中的表达较高，并且与人内脏脂肪组织中的 CD3 和 CD11b 染色相关。2 型糖尿病患者的内脏脂肪组织中存在促炎症性 T 细胞。在肥胖介导的胰岛素抵抗小鼠模型中，T 淋巴细胞明显浸润发生在巨噬细胞浸润之前，这表明 T 淋巴细胞浸润甚至在早期可能就是导致肥胖相关炎症的重要因素。T 细胞已经被证实在血管紧张素Ⅱ诱导的高血压和血管功能障碍中发挥作用。因此，T 细胞是肥胖相关炎症甚至高血压的治疗靶标。

中性粒细胞也可能成为与脂肪组织炎症相关的白细胞种群。开始高脂饮食后的早期（3～7d），C57BL/6J 小鼠腹部脂肪组织的中性粒细胞浸润增加。如所预期的，该中性粒细胞浸润之后伴随巨噬细胞浸润。但是，证据还不充分。也可能存在其他免疫细胞［如自然杀伤（natural killer，NK）细胞或树突状细胞］渗入脂肪组织并参与肥胖的可能，尤其是在免疫功能障碍的环境下。

2. 脂肪组织炎症反应的诱导

(1) 肥胖环境诱导白色脂肪组织功能障碍：在肥胖个体中，脂肪组织发生不同细胞和结构的重塑以适应过量的能量摄入：①调节脂肪细胞增生（增加细胞数量）和肥大（增加细胞体积）；②免疫细胞滤过进入脂肪组织；③细胞外机制重塑以适应组织扩张。肥胖致脂肪组织扩张导致缺氧，诱导血管再生。巨噬细胞富集到损伤区域促进血管形成。免疫细胞的相似功能也发生在其他代谢组织中，如在肝脏，Kupffer 细胞分泌 TNFα 和 IL-6 有助于肝脏的有效再生。持续的肥胖和慢性不缓解的炎症反应引起内环境失衡，最终导致脂肪组织功能障碍，表现为促炎症因子表达上调、过量脂质积累、脂肪合成和血管形成受损、局部低氧和纤维化。

(2) 脂肪细胞死亡启动脂肪组织炎症反应：白色脂肪细胞的主要形态学特点是单腔脂滴的形成，约占细胞体积的 95%，决定了脂肪细胞的大小，一般尺寸在 20～200μm。脂肪组织的积累部分依赖于前脂肪细胞富集和新脂肪细胞的分化形成，以及已经存在的脂肪细胞的肥大。脂肪细胞的更新是细胞增生引起肥胖发展的重要事件。皮下脂肪细胞的肥大和增生与人体脂肪细胞的总数量密切相关。成人白色脂肪组织中脂肪细胞的更新率是每年 10%。然而即使在体重长期下降的情况下脂肪细胞的数量也不会减少。慢性的能量过剩会导致内脏脂肪组织扩张和脂肪细胞功能障碍。此外改变了支撑的网络环境，增加了免疫细胞的聚集，促使脂肪组织低氧，脂肪细胞应激，最后会引起脂肪细胞死亡。白色脂肪组织中细胞死亡主要以是细胞坏死的形式发生。脂肪细胞死亡率与肥胖个体脂肪细胞尺寸的增加呈正比。巨噬细胞滤过被认为是清除死亡细胞的机制之一。冠状结构是淋巴细胞、巨噬细胞和其他免疫细胞围绕死亡的脂肪细胞所形成的。肥胖患者脂肪组织中冠状结构增加。

尽管大量的证据支持脂肪组织炎症反应对能量代谢有不良作用，但并不是所有代谢性炎症都有损于代谢内环境。脂肪组织扩张相关的炎症反应或修复是身体适应过剩能量、维持代谢内环境的必要条件。同样，一些细胞因子可以刺激能量消耗，降低摄食，以限制肥胖。

3. 脂肪组织细胞因子的调节作用

肥胖与慢性炎症反应相关，特征表现为异常的细胞因子产生，急性期反应物［如 C 反应蛋白（CRP）］的合成增加，以及炎症信号通路的激活。脂肪细胞因子家族包括脂联素、瘦素、前 B 细胞增强因子（PBEF；也称为 Nampt 和 visfatin）、抵抗素、肿瘤坏死因子-α（TNFα）、白介素-6（IL-6）、CC 趋化因子配体 2（CCL2）、纤溶酶原激活物-1、血管紧张素原、视黄醇结合蛋白 4、血清淀粉样蛋白 A 等。脂肪组织中的巨噬细胞是 TNFα 的主要来源，肥胖患者近 1/3 的 IL-6 来源于脂肪细胞。脂肪细胞也产生 CCL2，发挥促巨噬细胞浸润到脂肪组织的作用。

（三）慢性低度炎症在肥胖发病中的作用

在慢性炎症反应性疾病中，炎症反应的发生可以分3个阶段：第一阶段存在触发炎症反应的应激，最初的应激引起一系列的生理性反应去改善应激状态，在肥胖中，最初的应激是能量过剩的促合成压力引发的内环境紊乱。第二阶段为生理反应引发的适应性炎症反应，表现为分解代谢，改善促合成压力来维持脂肪组织的扩张。第三阶段即病理性反应阶段，在持续不能缓解的应激和炎症状态下，机体将重新建立内环境，设定新的体重水平、血糖水平和其他激素水平，最终引起肥胖的一系列病理反应。肥胖与慢性炎症反应密切相关，炎症反应的程度与胰岛素抵抗及2型糖尿病的严重程度密切相关。但炎症可能是脂肪组织适应肥胖能量过剩环境所必需的，如促进血管形成以防止组织低氧，诱导胰岛素抵抗以限制细胞能量的积累。扩张的脂肪组织同样也需要低度炎症反应信号来防止脂质异位沉积，如沉积在肝脏、肌肉和胰岛β细胞产生毒性作用。多种机制参与调节肥胖诱导的慢性炎症反应的不同阶段，错综复杂的调节在肥胖的发生中发挥作用。

自噬是一种高度保守的溶酶体依赖的代谢降解过程，通过降解长寿命的或受损的蛋白及细胞器来产生ATP为生物体供能。基础的自噬水平是维持细胞和器官内环境所必需的，但是异常的自噬水平（增加或抑制）是促使多种代谢性疾病发生的病理机制，包括心血管疾病、肥胖、糖尿病，神经系统疾病等。在肥胖人群和基因及饮食诱导的肥胖动物模型中已经证实了自噬水平发生改变，表明自噬在调节肥胖发生中发挥作用。脂肪组织特异性敲除自噬基因*Atg7*后，降低了白色脂肪的数量，增加了胰岛素的敏感性。肝脏特异性敲除Atg7，通过调节脂质降解和脂滴形成来降低或增加肝脏脂质成分。同时中枢神经系统对自噬的调控也参与体重的调节，如抑制分泌阿片样肽（proopiomelanocortin，POMC）的亚类神经元自噬水平，可刺激摄食，促进肥胖的发生。但有些研究发现，在没有能量过剩的应激存在时，抑制自噬不发生代谢异常，表明自噬缺陷干扰代谢可能发生在适应性应激的情况下。

在肥胖发生过程中，脂肪组织早期的扩张和慢性内脏脂肪的沉积过程中释放的促炎症因子（TNF、IL-6、IL-1、MCP-1）及脂肪因子（瘦素、抵抗素、脂联素、内脂素）都是自噬的诱导剂，促进入侵病原体的清除。自噬也帮助抑制炎症反应的发生。骨髓特异性敲除自噬基因*Atg7*鼠与肥胖ob/ob鼠杂交更易于发展为糖尿病，并表现为脂肪组织促炎症因子的上调和炎症复合体的激活。自噬被认为通过清除损伤细胞器（如线粒体等）或细胞间病原体、抑制促炎复合物发挥抗炎作用。但自噬在调节炎症反应中的作用及在肥胖免疫调节中的具体机制仍需进一步明确，并可能存在组织特异性。

实验数据表明，在胰岛素抵抗中观察到，内质网应激（endoplasmatic reticulum stress，ERS）在炎症和胰岛素作用的引发和调节中发挥重要作用。大多数蛋白质的折叠、成熟、储存和运输都在内质网中进行。当折叠受到干扰时，将启动未折叠蛋白质反应（unfolded protein response，UPR）来恢复内质网的折叠能力，UPR反应需要肌醇的酶1（inositol-requiring enzyme-1，IRE-1）、PKR样内质网激酶（PKR like endoplasmatic reticulum kinase，PERK）和激活转录因子6（activating transcription factor 6，ATF6）3个关键蛋白的参与。在肥胖环境下，过量的脂质积累干扰内质网的钙水平及钙依赖的内质网伴侣，导致蛋白折叠能力降低和错误蛋白积累，诱导内质网应激发生。

与胰岛素抵抗调控相关的2个重要的炎症信号通路NF-κB/IKKβ和JNK-AP-1（activator protein-1）通路与IRE-1和PERK的激活有关。内质网应激可能参与饮食和基因诱导的肥胖，调节胰岛素抵抗。ATF6和XBP-1是内质网功能的

2 个关键调节子，在 XBP-1 过表达和抑制的研究中发现，XBP-1 在体内、体外与胰岛素的作用密切相关。此外，内质网应激可促进脂质合成，干扰正常的脂蛋白分泌旁路。这些结果可进一步加重脂毒性的病理过程。积累的细胞毒性脂质可激活氧化应激，促进线粒体的损伤，释放胰岛素抵抗的终端调节介质活性氧（ROS）。DNA 过度的氧化损伤反过来激活基因毒性应激。所有这些应激反应共同加重肥胖相关的病理过程，如慢性炎症反应的持续和胰岛素抵抗的发生。

除脂肪组织炎症之外，中枢神经系统炎症、下丘脑炎症可导致外周胰岛素作用的失调和产热的减少。下丘脑炎症发生在肥胖体重显著增加之前，提示下丘脑炎症是诱导肥胖发生的潜在因素。研究发现下丘脑小胶质细胞的减少可以改善饱和脂肪酸诱导的下丘脑炎症反应和神经元应激，同时增强瘦素信号及减少摄食，激活下丘脑小胶质细胞可引起 TNFα、IL-1β、IL-6 等多种促炎细胞因子增加。Van de Sande-Lee 等发现，代谢手术后患者体重明显下降而患者脑脊液中 IL-6 和 IL-10 表达明显上升，同时部分逆转下丘脑代谢功能障碍，提示代谢手术可以改变下丘脑炎症，增加大脑中的抗炎活性。

（尹嘉晶）

四、脂肪组织与肾脏系统疾病

长期以来，人们就认识到肥胖与肾脏疾病有关。与肥胖相关的代谢综合征和 T_2DM 是慢性肾脏疾病（chronic kidney disease，CKD）的典型危险因素。据统计，50% 的 T_2DM 患者会发展为 CKD，而肥胖使 CKD 风险增加了 23%。同时，肥胖也是肾结石和癌症（包括肾癌）的危险因素。糖尿病和肥胖进一步影响疾病的预后并导致 CKD 预后不良。

美国的尸检系列数据显示，肥胖相关性肾小球病（obesity-related glomerulopathy，ORG）的发病率从 1986—1990 年的 0.2% 逐渐增加到 1996—2000 年的 2.0%。另一项研究表明，BMI ＞ 30kg/m^2 的患者发生 ESRD 的风险比正常体重的患者高 3 倍。现在大量研究表明，高脂饮食在导致肥胖的同时，也会使肾脏发生持续的炎症刺激，随后是蛋白尿和肾小球基质分子的积累。有专家认为，在不久的将来，我们会看到与肥胖相关的肾脏疾病患病率比过去更高。

ORG 是以肾小球肿大、进行性肾小球硬化和肾功能下降为特征的病理改变。与特发性局灶节段性肾小球硬化症相比，ORG 向 ESRD 的进展速度较慢。但是，一旦确定肾脏损害，ORG 就会继续进展为蛋白尿。

（一）肥胖引起肾脏疾病的潜在机制

迄今为止，肥胖引起肾脏功能损伤的机制尚未完全阐明。目前，人们认为因肥胖导致的全身炎症反应和肠道菌群失调是引起这一病理改变的主要原因。除了由脂肪组织分泌的炎症细胞因子之外，肾脏和脂肪组织分泌的血管紧张素Ⅱ、瘦素、脂联素及其他脂肪因子也具有潜在的促炎作用。因此，体内脂肪量的增加可以升高这些分子在血液循环中的水平，影响足细胞、肾小球系膜细胞和肾小管细胞，导致肾小球硬化和肾小管间质萎缩。在肥胖和糖尿病患者中，肠道菌群的改变和炎症途径的激活与胰岛素抵抗的发病机制有关。炎症是 CKD 和肥胖症的主要病理改变，另外，有研究证明肥胖者肠道菌群会发生改变。当把肥胖小鼠的菌群转移至消瘦小鼠后，可诱导消瘦小鼠出现代谢综合征和肥胖表型。这些变化的可能机制在于菌群的改变可能会导致炎症因子从肠道渗漏，破坏肠内稳态，加剧 CKD 患者的炎性反应。反之，CKD 引发的炎症可促进脂肪堆积，这主要是通过直接诱导免疫细胞向脂肪迁移活化，和（或）通过激活包括脂肪细胞在内的原脂肪细胞，使其更具促炎性。此外，饮食限制、药物和其他因素也可能改善 CKD 患者中菌群的丰度和功能（图 52-1）。研究还表明，肠道屏障功能受损和肠道微生物组成的变化可能导致与 CKD 相关的一般性炎症。尿毒症毒素是由肠道中的细菌代谢产生的，并且啮齿动物中个别尿毒症毒素在胰岛素抵抗的发病机制中的作用已被强调（图 52-1）。因此，人们认为肾功能下降会改变复杂的因素间的网络关系，包括炎症因子、脂肪因子、脂毒性剂和尿毒症毒素；但是，这些过程涉及的机制需要进一步研究。

分别由脂肪来源的因子和尿毒症毒素引起的肥胖和肾脏功能障碍导致的菌群改变可能会破坏肠道内稳态，从而导致肠道内的炎症因子泄漏和炎症反应增强。相反，受损肾脏发生的炎症可直接诱导免疫细胞向脂肪组织的迁移和活化，从而进一步引起炎症和脂肪源性因子的释放

关于肥胖患者和 CKD 患者的菌群变化的大多数可用数据都突显了丰度和特定物种的差异，但未提供菌群功能改变的相关见解。我们需要更好地了解 CKD 患者菌群发生的代谢变化。具体来说，是否存在与 CKD 相关的特定肠型，肥胖如何调节这些变化，以及肥胖是否会加速无论菌群改变与否的 CKD 患者的肾功能失调。同样，我们还需要确定 CKD 患者的菌群失调是否会影响脂肪稳态并促进成脂作用等变化。

钠潴留也是 CKD 和肥胖症的共同特征。有人发现机体存在一条胃 - 肾轴，即摄入机体的钠由胃 G 细胞中的钠通道所感知，引起胃泌素和多巴胺协同作用，抑制钠经肾小管转运，使尿钠排泄增加。在肥胖的个体中，这些调节机制可能会受到干扰，导致高血压或血管内容量减少，致使急性肾损伤（acute kidney injury，AKI）。

也有学者认为，肥胖症在世界各地盛行，但肾脏疾病没有那么普遍，毕竟 ESRD 仅仅困扰着很小一部分人群。肥胖症患病率和肾脏疾病的患病率相比存在显著差异，这说明肥胖本身并不是肾脏疾病的充分危险因素。肾脏对肥胖的易感性可能部分取决于肾单位的数目，肾单位数目低的肥胖个体最易发生肾脏损害。随着体重增加，每个肾单位必须增加肾小球滤过率（GFR）才能满足更高的代谢需求。为了在肾单位数目较少的情况下增加每个肾单位的 GFR，可能需要的传入小动脉血管在一定程度上舒张。这种血管舒张可能

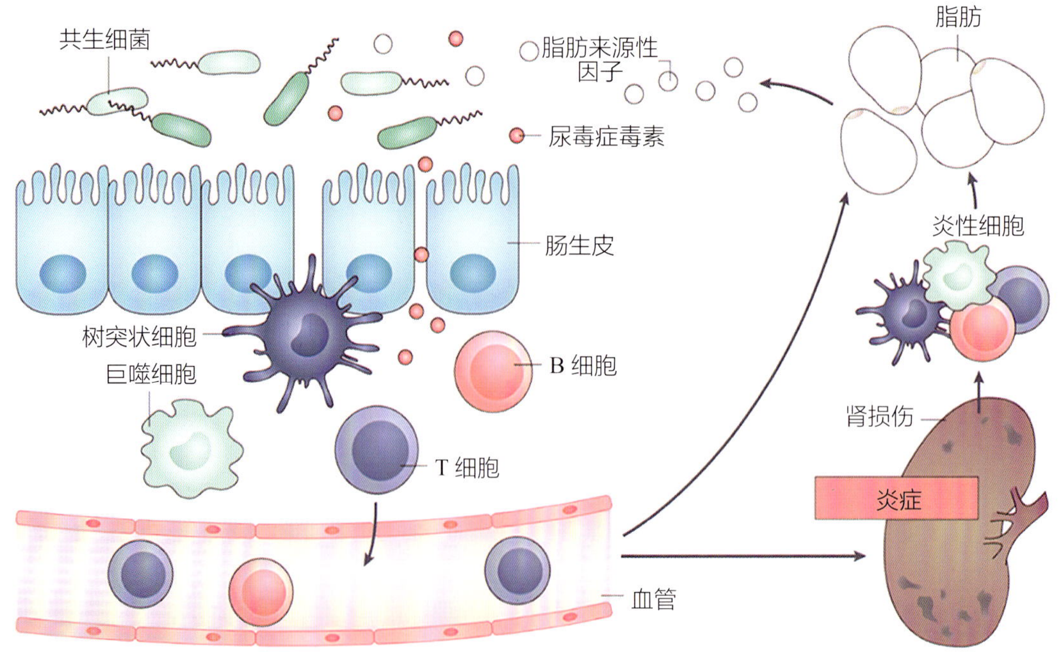

▲图 52-1 脂肪、微生物和肾脏之间的相互作用

会使全身的血压升高传递至肾小球毛细血管。在肾单位数目减少的情况下，肾小球内压力过高会导致肾小球硬化。同时，肥胖也与肾小球肥大有关，肾小球直径随体重的增加而增加，因此终末分化的足细胞必须覆盖较大的肾小球毛细血管表面积，削弱其对肾小球毛细血管的机械支撑。随着肾小球的极度增大，肾小球的毛细血管直径也可能增加。根据拉普拉斯定律，肾小球毛细血管壁张力过度上升会增加肾损伤的风险。

目前的证据表明，肾脏血流动力学和脂肪组织来源脂肪因子的改变在 ORG 的发展中起着核心作用。肾素 – 血管紧张素 – 醛固酮系统（RAAS）的过度活化增加肾小球超滤过和 GFR，并增加肾小管对钠和水的重吸收，减少溶质向致密斑的递送，导致管 – 球反馈失活、肾小球前血管舒张，以及后续肾小球超滤过和高血压。作为内分泌器官，脂肪组织可分泌血管生成素、血管内皮生长因子（VEGF）、组织蛋白酶、瘦素、脂联素和抵抗素等脂肪因子，它们均参与细胞肥大、细胞外基质沉积和肾纤维化过程。胰岛素抵抗与肥胖个体的肾小球超滤过和肾小管重吸收不良有关。由胰岛素介导的 PI3K–Akt–mTOR 通路对于足细胞肥大及适应至关重要。此外，脂质代谢异常和异位脂质堆积也有助于 ORG 的发展。

体外研究表明，高脂饮食诱导的代谢综合征大鼠的肾周白色脂肪组织所分泌的脂肪因子可显著促进肾小球内皮细胞的增生，而这种增强的增生活性是通过 p38 有丝分裂原活化的蛋白激酶（MAPK）信号介导的。这种增生反应可以被替米沙坦阻断，提示 AT_1 在这种脂肾病理生理性相互对话中发挥作用。此外，在糖尿病肾病的进程中，AT_1 和 AT_2 信号均调节促炎症和纤维生成基因的表观遗传改变。氯沙坦治疗通过逆转糖尿病 db/db 小鼠的表观遗传变化，减少促炎症因子 MCP1、血纤维蛋白溶酶原激活物抑制剂 1（PAI1）和高级糖基化终产物特异性受体（AGER，也称为 RAGE）的表达，改善肾脏功能。在饮食诱导的和链脲佐菌素诱导的糖尿病大鼠中使用 AT_2 拮抗药 PD123319 可加剧巨噬细胞浸润和肾脏损伤进程。这与作用于 CCL2（也称为 MCP1）和转化生长因子 β_1 的（TGF-β_1）启动子上的组蛋白 H3 乙酰化和组蛋白 2A 单泛素化有关。

（二）伴有肾脏疾病的肥胖症的临床干预

与肥胖相关的肾脏疾病的最佳治疗方法首先是预防肥胖。二甲双胍是治疗 2 型糖尿病和肥胖症的常用药物。由于存在乳酸酸中毒的风险，二甲双胍在 CKD 患者中的使用一直存在争议。但是有试验数据表明，二甲双胍具有抗肾脏纤维化作用。尽管二甲双胍可能对肥胖相关的肾脏疾病有益，但是鉴于有发生严重的乳酸酸中毒导致肾功能不全、脱水和心力衰竭的可能，因此需要谨慎使用并密切监测患者。

代谢手术可减轻体重，改善全身代谢，并且可能用于治疗肥胖相关的肾脏疾病。对严重肥胖（$\geqslant 35kg/m^2$），以及对药物治疗和生活方式改变有抵抗的患者进行减脂手术，尤其是胃旁路术，使Ⅳ～Ⅴ期 CKD 长达 3 年的患者的 eGFR 显著改善。除对生活质量、活动能力和血糖控制产生有益影响外，减脂手术还可以保护或改善肾脏功能。减脂手术会对肠道菌群造成影响。值得注意的是，降低草酸盐降解性产甲酸草酸杆菌的水平可能导致高草酸尿症，有利于肾结石的发生。尽管如此，减脂手术仍被认为是治疗与肥胖相关的肾脏疾病的重要方法。

粪便菌群移植已成为一种针对炎症性肠道疾病（尤其是危及生命的艰难梭菌感染）的抢救疗法。考虑到菌群在肥胖诱导性炎症中的作用，粪便移植可能是未来对肥胖相关性肾脏疾病的治疗方法。饮食似乎是改变菌群的主要动力。高纤维饮食可促进肠道内能够产生短链脂肪酸（SCFA）的细菌生长，并且在临床前研究中已证明其可有效治疗代谢综合征、肥胖症和 CKD。此外，增加 CKD 患者的纤维摄入可降低其全身的炎症反应和全因死亡率。同样，益生菌似乎可以改善肾功能不全。在体外实验、动物实验和人体试验中人们已经发现益生菌能减少尿毒症毒素产生，并改善肾脏功能。然而，通过调整肠道菌群降低尿毒症毒素（如吲哚硫酸盐）的水平，并不能延缓中重度 CKD 患者的疾病进展。

基于肥胖诱导性肾脏疾病的发病机制，有专家建议使用血管紧张素转化酶抑制药（ACEI）和血管紧张素Ⅱ受体拮抗药（ARB）等 RAAS 抑制药治疗肥胖相关性肾脏疾病。除此之外，SGLT2 抑制药依帕列净已被证明可以降低高心血管疾病风险的 T_2DM 患者的 CKD 进程并预防其肾脏事件。此外，许多其他潜在有用性试剂正在开发中，包括缺氧诱导因子（HIF）激活药、含脯氨酰羟化酶结构域的蛋白（PHD）抑制药和巨噬细胞（AIM）蛋白的凋亡抑制药。

因为肥胖相关性单核苷酸多态性多与下丘脑的食欲控制中枢有关，利用药物降低食欲可能是对抗肥胖最直接的方法。然而，控制食欲的机制很复杂且相互关联，这表明靶向单一途径的药物是不可能达到理想效果的。此外，调控这些途径可能会导致心理健康和情绪的极大混乱。值得提醒的是，在使用药物控制体重时必须考虑该药物潜在的肾脏毒性，以免造成悲剧性后果。在 1993 年，比利时报道了多个使用中草药减肥的患者中出现快速进展性间质纤维化性肾炎的病例。进一步的分析表明，该方案包含马兜铃防已诺林碱，马兜铃酸诱导的肾病导致了肾纤维化和 ESRD。线粒体在介导内脏脂肪炎症中的关键作用，以及线粒体损伤与肾脏功能失调的关系表明，线粒体功能也可能与肥胖相关的肾脏疾病有关，这可能代表另一种治疗途径。

生活方式干预措施（包括运动方式、营养方式、行为改变）被认为是预防和控制肥胖的一线方法。确保均衡、低热量的饮食，以及更多的体力活动，将以最低的成本对社会产生最大的影响。NIH 肥胖教育倡议专家小组建议，肥胖个体应采用个性化饮食策略来确定每天减少 500～1000kcal 的热量摄入，以及每周 5d 进行 45min 中等强度的体育锻炼。饮食计划可能会在短期内导致体重减轻，但要保持这种状态则通常需要在运动和饮食方面进行长期改变。当然，我们需要确定肥胖相关肾脏疾病患者应用非药物方法（如减脂手术和锻炼计划）是否可以改善肾脏预后，以及益生菌、益生元或富含产 SCFA 细菌的饮食是否可以减轻炎症并使肥胖 CKD 患者的代谢紊乱正常化。

（董　浩　梁秀彬）

五、脂肪组织与消化系统疾病

脂肪组织在人体组织学上属于人体内一种松散的结缔组织，由脂肪细胞组成，主要用来储存脂肪。目前脂肪组织已经被认为是一种活性组织，它作为一个内分泌器官，对特定的细胞外刺激或新陈代谢状态变化做出反应，释放激素。这些分泌蛋白被统称为“脂肪因子”，包括瘦素、脂联素、IL-6、抵抗素、肿瘤坏死因子 α 等。它们在脂肪代谢、摄食行为、止血、血管紧张性、能量平衡和胰岛素敏感性等一系列复杂的过程中发挥着重要的调节作用。

（一）脂肪作为内分泌器官对胰腺的影响

脂肪组织作为内分泌器官的确立在于瘦素的发现和鉴定。瘦素是由脂肪组织分泌的一种 16kDa 的蛋白质，与细胞因子同源。瘦素最初被发现是因为其在下丘脑调节食物摄入量中的中心作用，瘦素除了发挥中枢作用外，还通过作用于包括内分泌胰腺在内的外周组织发挥生物学效应，如脂肪和肝脏。胰腺中缺乏 OBRS 的小鼠（胰腺 -OBR-KO）和喂食正常食物的小鼠表现出糖耐量改善，对葡萄糖的第一时相胰岛素反应增强，以及胰岛增生。瘦素缺乏引起高胰岛素血症的原因可能是外周组织胰岛素抵抗或缺乏对胰岛素分泌的直接控制，或两者兼而有之。瘦素的生理作用之一，是通过激活 PDE3B 介导的信号通路来抑制胰岛素的分泌，揭示 PDE3B 是瘦素在其他组织中作用的媒介。与此同时，瘦素的表达和分泌也受多种其他因素的调节。如胰岛素、糖皮质激素、肿瘤坏死因子 β 和雌激素可使瘦素增加，而雄激素、游离脂肪酸、生长激素，以及 β_3 肾上腺素受体抑制剂和过氧化物酶体增殖物激活受体 γ 激动剂可降低瘦素。

除瘦素外，脂联素也对胰腺组织有调节作用。脂联素是一种来源于脂肪组织的内源性生物活性蛋白质，其表达仅限于人的成熟脂肪细胞。脂联素表现出与瘦素相似的胰岛素增敏和脂肪燃烧作用，但具有抗动脉粥样硬化、抗炎和抗氧化特性。有趣的是，在肥胖小鼠和人类中，脂联素 mRNA 和蛋白的表达减少，这表明它可能起到调节能量平衡的作用，它的缺乏可能有助于肥胖依赖的糖尿病发展。脂联素的表达与胰岛素敏感状态有很好的相关性，而脂联素的缺失与胰岛素抵抗和血脂异常有关。

无论是瘦素、脂联素，还是脂肪组织分泌的其他因子（如抵抗素、IL-6、脂肪炎症因子等），这些成分作为一个整体发挥作用，使脂肪组织作为内分泌器官对胰腺分泌蛋白产生调节作用。

（二）脂肪组织作为内分泌器官对胃肠道的影响

脂肪组织分泌的瘦素不仅影响胰腺的功能，而且对胃肠道也有一定影响。胃黏膜已被证明分泌大量瘦素。脂肪组织和胃组织在瘦素的合成和储存、受激素和能量底物调节的分泌方面具有相似的特征。当脂肪组织以缓慢的内分泌方式分泌瘦素时，胃黏膜以快速调节的外分泌方式将瘦素释放到胃液中。因此，胃外分泌的瘦素参与了一个独立于脂肪组织外调节的生理轴，以快速控制食物的摄取和营养的吸收。脂肪组织衍生的脂联素与食物摄入的调节有关，能够影响小鼠胃底条带的机械响应，也会影响胃肠道的运动反应。其他脂肪因子也会通过脂肪组织来参与胃组织的活动。

研究报道显示利用人类肠道细胞系 Caco-2 进行体外研究，可以分析瘦素对肠黏膜的作用机制，鉴定瘦素转运细胞的机制，并了解营养物质和激素对瘦素受体的调节。除脂肪因子外，脂肪组织释放的其他因素，如代谢产物、脂质、非编码 RNA 和细胞外囊泡，也通过脂肪组织与肠道之间的交流参与维持系统稳态的过程。肠道与脂肪组织之间的交流是通过微生物群形成代谢产物而实现的。从这个意义上讲，代谢综合征患者肠道菌群的主要变化之一是碳水化合物产生短链脂肪酸（SCFA）的能力降低，这又与宿主生物的代谢功能障碍有关，但与肥胖本身无关。由脂肪组织分泌的代谢物参与胃肠道微生物区系活动来调节进食和能量平衡。

（三）脂肪组织作为内分泌器官对肝脏的影响

肝脏作为全身代谢的主要参与者，与脂肪组织紧密相连，可通过控制代谢产物作用于脂肪组织来影响脂质的储存和代谢，而脂肪组织则可通过代谢产物和脂肪因子的分泌影响肝脏代谢。在代谢综合征中，内脏脂肪组织常导致肝脏疾病的发生，如非酒精性脂肪肝疾病（NAFLD）、脂肪性肝炎（NASH）和肝纤维化。

来源于脂肪组织的脂联素和瘦素对肝脏产生很大影响。脂联素可作为脂肪组织和肝脏代谢器官之间交流的重要信使。在啮齿动物中，它通过控制葡萄糖和脂质代谢，刺激脂肪酸氧化和糖酵解，改善胰岛素信号转导，以一般抗炎的方式来抵消肝脏与代谢综合征相关的紊乱。在脂肪细胞中特异性表达的另一种脂肪因子瘦素是一种抑制食欲的激素。在瘦素受体缺陷型大鼠中，腺病毒诱导的下丘脑弓状核区域瘦素受体表达通过增强对肝葡萄糖生成的抑制作用来改善外周胰岛素敏感性。脂肪组织分泌的其他脂肪因子（如 TNFα、

IL-6 和抵抗素）和衍生的代谢产物（如脂质）对肝脏代谢也有一定的调节作用。综上所述，脂肪组织分泌的脂肪因子和代谢产物，对肝脏代谢有积极的调节作用，并可能影响 NAFLD 和其他慢性肝病的发展。

（四）非酒精性脂肪肝的治疗

NAFLD 治疗的首要目标是减肥和改善 IR，预防和治疗代谢综合征、2 型糖尿病及其并发症，从而减轻疾病负担，改善患者的生活质量并延长寿命。次要目标是减少肝脏脂肪沉积，避免进展为 NASH 及肝衰竭。对于 NASH 和脂肪肝性纤维化患者还需阻止肝病进展，减少肝硬化等更严重并发症的发生。

有研究表明，1 年内减重 3%～5% 可以改善代谢综合征和逆转单纯性脂肪肝；体重下降 7%～10% 能显著降低血清氨基转移酶水平并改善 NASH；体重下降 10% 以上并维持 1 年可以逆转肝纤维化。

1. 改变不良生活方式

对于超重、肥胖，以及近期体重明显增加的 NAFLD 患者，饮食需要做到：①控制热量摄入，每天减少 200～1000kcal 的热量摄入；②调整膳食结构，采取适量脂肪和碳水化合物的平衡膳食，限制含糖饮料、糕点和深加工精致食品，增加全谷类食物、ω-3 脂肪酸及膳食纤维的摄入；③一日三餐定时定量，尤其避免晚餐高热量及餐后进食行为。以能够坚持为原则选择合适的体育锻炼。

2. 针对代谢综合征的药物治疗

经 3～6 个月生活方式干预而未能有效的患者，一般根据相关指南、共识应用药物分别治疗肥胖症、2 型糖尿病、血脂紊乱、痛风等疾病。但这些药物对于 NASH 和肝纤维化尚无明确的疗效。

3. 减脂手术

减脂手术又称代谢手术，不仅可最大限度地减脂和长期维持理想体重，而且可有效地控制代谢紊乱，甚至逆转代谢综合征和 2 型糖尿病。国际糖尿病联盟建议 BMI ≥ $40kg/m^2$ 的 2 型糖尿病患者，以及 $35kg/m^2$ ≤ BMI ≤ $39.9kg/m^2$ 的但保守治疗无效的 2 型糖尿病患者都应该考虑减脂手术。而 $30kg/m^2$ ≤ BMI ≤ $34.9kg/m^2$ 的患者经保守治疗不能有效控制代谢和心血管危险因素也可以考虑减脂手术。对于亚裔，上述 BMI 值可下调 $2.5kg/m^2$。

4. 针对肝脏损伤的药物治疗

保护肝细胞、抗氧化、抗炎、抗纤维化是治疗肝脏损伤的最直接的途径，可以作为辅助治疗用于部分 NAFLD 患者，包括肝活检确诊 NASH，临床特征、实验室检查及影像学检查提示 NASH 或进展性肝纤维化，应用相关药物治疗代谢综合征和 2 型糖尿病时出现肝氨基转移酶升高，合并药物性肝损、自身免疫性肝炎等其他肝病的患者。一般根据损伤情况选择 1 种保肝药物，疗程需 1 年以上。对于 ALT 高于正常值上限的患者，若口服药物治疗 6 个月仍无明显效果，可改用其他药物。

5. 肝脏移植

NASH 患者肝移植的长期效果与其他病因的效果相似，而在围术期及术后短期内则有所不同，老年、肥胖和并存代谢性疾病均会影响其预后，此类患者术后 NAFLD 的复发率高达 50%，且具有较高的心血管病发病风险。故同时需重视 NASH 患者肝移植的评估和管理。

引起脂肪肝的原因有多种，要确诊 NAFLD，需要排除诸多其他因素，这有赖于病史、临床检验、检查等提供的诸多信息进行判断。其发病机制仍十分复杂，但越来越清楚的是，NASH 的发展是一个复杂的过程，涉及多种机制，包括 IR、氧化应激、FA 代谢异常，以及炎症细胞因子和脂肪因子的产生紊乱。脂联素的减少和 TNFα 的增加，似乎与所有主要的 NASH 相关的细胞过程有关。另外，瘦素则表现为“披着羊皮的狼”。

瘦素抵抗削弱了它对 NASH 的抑制作用，并且潜在地具有促氧化和促纤维化的作用。啮齿动物模型记录了抵抗素参与 NASH 的情况，但可能不适用于人类。此外，其他脂肪因子，如 vaspin、visfatin 和 apelin 也需要在 NAFLD 和 NASH 患者中进行进一步研究。在治疗 NAFLD 时，需首要处理减脂、IR、代谢综合征、2 型糖尿病及其并发症的相关问题，从而减轻疾病负担、改善患者的生活质量并延长寿命。次要目标是减少肝脏脂肪沉积，避免进展为 NASH 及肝衰竭。

脂肪组织是调节生理和病理过程（包括免疫和炎症）的积极参与者。巨噬细胞是脂肪组织的组成部分，积极参与脂肪组织的活动来抵抗炎症。此外，淋巴细胞和脂肪细胞之间的相互作用可以导致免疫调节。脂肪组织作为内分泌器官有着令人期待的未来。已经确定了几种脂肪组织衍生激素，但需要进一步评估才能更准确地确定它们的生理作用。还需要更多的研究来阐明脂肪组织中单个细胞成分的作用，以确定这些成分如何作为一个凝聚力单位发挥作用。最后，了解脂肪组织的内分泌功能可能会获得更合理的方法来治疗脂肪组织过剩或不足的代谢后果。

（邢朝凤　于爱君）

六、脂肪组织与肌肉系统

（一）概述

近几年的研究表明肌少症通常与肥胖并存。肌少性肥胖是一种新的肥胖类型，适用于肥胖程度较高且肌肉质量较低的老年人。肌少症性肥胖的老年患者存在更高的代谢性疾病、心血管疾病患病率，残疾、死亡风险亦明显增加。为了充分了解肥胖对老年人死亡率的影响，重要的是要考虑肌肉质量。因此，及早在超重或肥胖患者中发现骨骼肌质量减少并进行干预具有重要意义。韩国健康与老龄化的队列研究发现，与单纯肌少症或肥胖患者比较，老年肌少症性肥胖人群患有代谢综合征的风险增高 8.28 倍。其他研究也表明，与单纯肌少症或肥胖患者相比，肌少症性肥胖患者可能会出现更高水平的代谢紊乱和更高的死亡风险。一些研究显示，肌少症在超重和肥胖者中发生率较高，低肌肉含量而高脂肪含量可能共同促成胰岛素抵抗的发生。促进健康老龄化应该集中在预防肥胖和保持或增加肌肉质量上。

（二）发病机制

骨骼肌质量下降、脂肪组织增加是衰老常见的两大特征。随着年龄的增长，骨骼肌质量进行性下降伴随肌肉力量及机体功能的丧失，即肌少症。体力活动量下降、营养不良、肥胖等是肌少症发生的原因，此外，一些与年龄相关的变化，如炎症状态、内分泌紊乱、线粒体功能障碍、基因表达等的改变均与肌肉质量和力量的损失密切相关。

一个纵向研究发现，肌量的丢失与老年人肌间脂肪增加有关。Stephens 等发现，脂质会减少健康志愿者对氨基酸和胰岛素反应性蛋白质合成。与肥胖相关的脂代谢异常可通过激活细胞应激信号通路导致骨骼肌细胞的凋亡和萎缩。

肌肉丧失和肌内脂肪积累之间的恶性循环可能与营养摄入、体力活动、体脂、促炎细胞因子、胰岛素抵抗、激素变化、氧化应激和线粒体功能障碍等因素的复杂相互作用有关。这些脂肪具有脂肪毒性效应，从而导致肌肉质量的损失。

（三）肌少症性肥胖的定义及诊断

肌少症性肥胖目前尚无统一的定义。早在 21 世纪初肌少症性肥胖的第一个定义就强调了肌肉和脂肪量的数量不匹配。通过双能 X 线吸收仪（DXA）或生物电阻抗分析（BIA）评估，存在绝对或相对较低的肌肉质量、BMI ＞ 30kg/m^2 或脂肪质量总量 / 百分比较高的情况。最近替代定义被提出，使用内脏脂肪面积或腰围，而不是 BMI

或脂肪质量。应用这些可变标准导致较高的肌少症性肥胖患病率（从4%至12%）。最近，新的肌少症性肥胖的定义被提出，认为与腰围相关的是肌肉力量而不是肌肉质量的肌肉损伤。肌少症性肥胖是指伴有低骨骼肌质量、力量和（或）功能的肥胖。

肥胖是指体内脂肪堆积过多和（或）分布异常，通常伴有体重增加。目前国际上用于诊断肥胖的指标包括BMI、腰围（WC）、腰臀比（WHR）、BF等。我国与世界卫生组织对肥胖的判定标准存在一定差异。世界卫生组织（WHO）将肥胖定义为BMI ≥ 30kg/m²，男性腰围≥ 94cm、女性腰围≥ 80cm，男性WHR > 1、女性WHR > 0.9，男性BF ≥ 25%、女性BF ≥ 35%；我国肥胖的切点为：BMI ≥ 28kg/m²，男性腰围≥ 90cm、女性腰围≥ 80cm，男性WHR > 0.9，女性WHR > 0.85，男性BF ≥ 20%、女性BF ≥ 30%。身体质量指数并不是老年人肥胖的一个良好指标，因为它没有考虑到随着年龄的增长肌肉质量的损失。肌肉质量和内脏脂肪对死亡率有相反的影响。与超重和肥胖的冠心病患者相比，体重正常的患者死亡率增加（肥胖悖论）似乎在一定程度上与低肌肉质量有关。肌少症与死亡率增加有关，常与内脏肥胖有关。并且有研究称随着年龄增长，许多患者由于骨质疏松、压缩性骨折等原因，身高可能会出现降低。故目前国外许多研究表明BF更能反映肥胖的真实情况。

年龄、性别、种族等各种因素可使肌量的测量受到影响而存在个体差异，所以国际或国内尚未有统一的标准诊断肌少症性肥胖。在大部分肌少症性肥胖的定义中，将体重超过同性别、同年龄段参考人群的阈值作为肥胖的诊断标准。同时结合肌少症和肥胖的诊断标准即可诊断肌少症性肥胖。

（四）干预及治疗

由于肌少症性肥胖与不良预后息息相关，其早期预防及治疗显得尤为重要。但肌少症性肥胖在临床上的定义尚不明确，其发病机制可能解释肌少症和肥胖的共同病因，但目前还没有明确的特征。因此，现在还没有针对它的特效治疗方法。只有均衡饮食和终生定期锻炼这2种预防措施才能减缓和减少肌少症中肌肉质量和功能的下降。然而，到目前为止，药理学方法还没有证明对其预防有效。

目前生活方式的改变，如饮食干预和体育锻炼，仍然是肌少症性肥胖治疗的基础。肌少症治疗的目的是减少脂肪量，同时保持瘦组织量和改善身体功能。在营养摄入、食欲调节和身体活动方面影响平衡，减少体内脂肪量，有利于肌肉健康。

1. 饮食干预

限制热量摄入和补充足量蛋白质。虽然限制热量可达到减轻体重的目的，但可能引起营养缺失、骨质疏松症等不良反应。因此，肌少症性肥胖患者应谨慎采用诱导减肥的低热量饮食。事实上，体重的减轻不仅与脂肪量的减少有关，还与瘦肌肉质量的减少有关。在轻度能量限制期间，肌肉体重减少占总减少体重的20%，在半饥饿状态下，肌肉体重占总减少体重的50%以上。每天限制500kcal的能量已被证明是有效的减肥方法，并且是安全的，可以抵消瘦组织量下降的影响。此外，体重反弹后主要以脂肪成分增加为主，因此，限制热量方式可能加重肌少症性肥胖，所以，目前通过限制热量来管理体重的方法仍存在争议。

足量的蛋白质摄入可促进肌肉蛋白质的合成。随着年龄的增加，老年人需要更多的蛋白质来促进疾病恢复，维持身体健康，但目前研究显示，老年人蛋白质的摄入量低于推荐的蛋白质摄入量。老年肌少症性肥胖患者由于存在所谓的“合成代谢阻力”而对蛋白质有更高的需求，因此在他们的低热量治疗中，饮食蛋白的量应该为1.0～1.2g/kg。Sammarco等在一项随机的4个月临床试验中，对年龄在 41—74 岁的肌少症性肥胖女性进行了研究，结果表明低热量的蛋白质强化饮食可以提高肌肉力量，保持肌肉质量。

2. 运动干预

运动对肌少症性肥胖患者有多种积极作用。合理的运动方式能够获得足够的肌量和肌力，加速脂肪的氧化，是预防和改善肌少症性肥胖的有效方式之一。但老年人选择运动方式应遵循个体化原则。目前为止，尚无最佳的运动类型。某研究对 60 名 65—75 岁患有肌少症性肥胖的男性和女性进行了为期 8 周的随机对照试验（RCT），比较了不同类型的运动对身体组成和肌肉力量的影响。参与者被细分为 4 组，分别进行了阻力训练、有氧训练、联合训练或不训练。参与阻力训练、有氧训练和联合训练干预的个体，在体重没有变化的情况下，肌肉质量和肌力显著增加，总脂肪量较未接受训练的个体有较大程度的减少，其中阻力训练的效果优于有氧训练。最近两项针对老年肌少症性肥胖胖妇女的干预研究证实，与未接受训练的对照组相比，接受阻力训练的个体骨骼肌质量和体能表现均有显著改善。阻力训练通过增加肌量来对抗肌少症性肥胖，而且即使最小的阻力运动也可以提高肌肉质量和力量。也有许多数据表明，阻力运动或阻力运动联合有氧运动是较好的选择方式。在肥胖的老年人中进行的为期 6 个月的随机对照试验显示，联合运动组的体能测试结果比单独使用阻力组或有氧运动组的表现更好，分别增加了 29%、14% 和 14%。其他运动方式，如瑜伽、太极拳、振动疗法等，也有益于肌少症性肥胖患者，但目前的研究报道较少见。

适度的能量限制饮食和运动相结合是治疗肥胖和肌少症性肥胖的最有效的方法。能量限制减肥后观察到的瘦组织量的减少，实际上可能受到锻炼的限制，锻炼使肌肉力量和身体性能得到更大的改善。能量限制与有氧运动和阻力运动相结合似乎是改善身体功能、甚至减少老年肥胖者虚弱的最有效的方法。

3. 药物治疗

药物比饮食和运动能更快速地改善骨骼肌质量，但因疗效的不确定性、药物的不良反应等各种原因，迄今为止，还没有以肌少症性肥胖为适应证的药物。

睾酮（T）能够刺激 IGF1 mRNA 和蛋白质的表达，增加肌肉蛋白质的合成、增加瘦体重。但计算每个个体需要的激素的确切浓度是困难的，因为 T 可能对不同的器官均有影响。例如，T 替代治疗与前列腺癌、前列腺特异性抗原、红细胞增多、心血管事件、痤疮、油性皮肤、精子生成减少和生育能力提高相关。已知口服雄激素具有肝毒性，可促进肝脂肪变性，并伴有血脂异常和极低密度脂蛋白 - 三酰甘油（VLDL-TG）分泌增加。然而，雄激素治疗也可能与改善胰岛素敏感性有关。将来可能会开发出一种选择性的雄激素受体，这种受体可能不会有很多的不良反应。在临床前和Ⅱ期试验中发现了对胰岛素敏感性、肌肉质量和力量有有益影响的候选药物。

部分研究表明雌二醇（E_2）替代治疗对绝经相关的肌少症有积极的作用。但目前研究结果尚不一致，还有待进一步的研究。

T 或 E_2 是男性和女性强有力的骨骼肌蛋白合成物。给药 3 周不影响其他健康绝经前妇女的血脂动力学和浓度。雌激素治疗的有益作用与促合成代谢标志物（如 MyoD、肌原蛋白、Myf5）的增加及蛋白水解标志物（如 FOXO3A）和负生长调节因子（肌肉生长抑制素）的抑制有关。这些有益的影响在与运动结合时更加明显。

肌肉生长抑制素属于 TGF-β 家族中的一员，可与激活素受体Ⅱ b 结合，并通过 AKT-mTOR 通路抑制肌肉蛋白质合成。国外一项研究发现，肌肉生长抑制素抗体（myostatin）可降低体重、增加骨骼质量，并改善经常跌倒的老年人的机体能力。生长激素类似物因可减少脂肪量并增加瘦体重而不影响肥胖者的葡萄糖稳态，从而有望成为治疗肌少症性肥胖的药物。有研究显示，胰岛素增敏剂噻唑烷二酮类药物罗格列酮治疗可改善肌肉质量。Wyon 等对 24 名芭蕾舞者进行维生素 D 补充干预试验，结果显示受试者的肌肉损伤和肌肉功能均明显改善。横断面研究发现，机体活动能力与维生素 D 水平相关，当 25- 羟基维生素 D 水平低于 75nmol/L 时机体活动能力显著下降。因此，老年人在日常生活中平衡膳食与营养非常重要，必要时可进行维生素 D 的补充。关于更多的干预和治疗措施还有待于进一步研究和发现。

（五）总结

随着人口老龄化及肥胖的迅速发展，肌少症、肌少症性肥胖患者数量日益增加，可致老年人跌倒、活动障碍，影响老年人的生活质量，增加死亡率。但目前发病机制仍并不完全清楚，且文献中对肌少症及肌少症性肥胖至今仍未达成一致的定义。目前对于肌少症性肥胖的研究仍处于初级探索阶段，有必要对肌少症和肌少症性肥胖进行统一的标准定义，进一步明确其发病机制，以提高临床诊断和管理水平，以期尽快筛选出肌少症性肥胖患者，对其进行相应的干预，减少社会负担。目前关于促进健康老龄化及降低发病率和死亡率的努力不仅应注重预防肥胖，而且还应注重保持或增加肌肉质量和力量。目前还没有特效的治疗方法，只有均衡饮食和终生定期锻炼这 2 种预防措施才能减缓和减少肌少症中肌肉质量和功能的下降，找出治疗肌少症性肥胖的最佳方法是临床诊疗的最终目的。

（尹　颖　崔　冉）

七、脂肪组织与呼吸系统疾病

（一）阻塞型睡眠呼吸暂停综合征

阻塞型睡眠呼吸暂停（OSA），是一种与睡眠相关的呼吸障碍，其特征是在睡眠期间反复出现上呼吸道阻塞，从而导致一系列的低氧血症、呼吸强度增加和频繁的苏醒。肥胖是阻塞型睡眠呼吸暂停综合征的危险因素，也是阻塞性睡眠呼吸暂停综合征的后果，两者互为因果。

阻塞型睡眠呼吸暂停的定义：呼吸暂停被定义为在有胸腹共同通气努力的情况下气流停止至少 10s。呼吸不足是指在有胸腹通气努力的情况下，气流减少至少 30%，氧饱和度减少 2% 或更多，持续至少 10s。呼吸暂停低通气指数（AHI）和最低氧饱和度是评判睡眠呼吸暂停的严重程度的最关键指标。

1. 肥胖是阻塞型睡眠呼吸暂停的危险因素

肥胖会影响上呼吸道的结构和功能。上呼吸道有吞咽、发声和呼吸 3 个主要功能。在呼吸中，各种力量促进气道塌陷和气道通畅。趋向于使气道塌陷的 2 个主要力量是吸气期间由隔膜产生的腔内负压和腔外组织压力，腔外组织压力是由气道周围的组织和骨结构产生的压力。尽管肺部膨胀引起的气道纵向牵引也起到一定作用，但是这些力主要通过咽扩张器肌肉的作用来抵消。上呼吸道狭窄是阻塞型睡眠呼吸暂停综合征的一个重要因素。由于皮下和腔周脂肪的影响，肥胖会导致咽部变窄，肥胖还会改变继发于脂肪沉积增加引起的气道壁顺应性，从而促进气道塌陷。

体重增加与阻塞型睡眠呼吸暂停综合征患病率增加相关。研究发现每增加 1 个身体质量指数的标准差，阻塞型睡眠呼吸暂停综合征的患病率增加了 4 倍。阻塞型睡眠呼吸暂停似乎在二级和三级肥胖患者中更常见。在对这些患者的研究中，发现在身体质量指数＞ 60 的患者中，阻塞型睡眠呼吸暂停综合征的患病率＞ 90%。体重的增加也显示了阻塞型睡眠呼吸暂停综合征的恶化。Peppard 等进行了一项基于人群的前瞻性队列研究，测量了 AHI 和体重变化之间的独立联系，他们发现，10% 的体重增加预示着 AHI 大约 32% 的增加，发展为中度至重度阻塞型睡眠呼吸暂停综合征的风险增加 6 倍。睡眠心脏健康研究显示，身体质量指数和阻塞型睡眠呼吸暂停综合征严重程度之间有相似的关系，身体质量指数每增加 1 个标准差，中度至重度阻塞型睡眠呼吸暂停的优势比为 1.6。

向心性肥胖似乎是阻塞型睡眠呼吸暂停综合征的重要危险因素。Vgontzas 等进行了一项研究，以确定阻塞型睡眠呼吸暂停综合征是否与内脏脂肪、皮下脂肪或全身脂肪相关。在该研究中，身体质量指数与皮下脂肪和全身脂肪都有明显的相关性，但与内脏脂肪没有相关性，内脏脂肪与阻塞型睡眠呼吸暂停综合征（AHI 和氧饱和度）指数有明显的相关性，而皮下脂肪没有相关性。其他研究发现阻塞型睡眠呼吸暂停与腹内脂肪密切相关。瘦素是一种在脂肪组织中产生的激素，在肥胖人群中升高，在能量消耗和调节中起关键作用，而研究发现阻塞型睡眠呼吸暂停综合征患者的血清瘦素水平也呈升高状态。研究指出，与体重匹配的对照组相比，患有阻塞型睡眠呼吸暂停综合征的肥胖患者血清瘦素水平显著升高。动物研究表明，瘦素水平升高可能促进高血压和血小板聚集，因此可能在阻塞型睡眠呼吸暂停综合征患者心血管疾病的发展中发挥作用。

减肥已经被证明可以减轻阻塞型睡眠呼吸暂停综合征严重程度，进一步证实了阻塞型睡眠呼吸暂停综合征与肥胖之间的因果关系。研究表明，10% 的体重下降可以带来在 26% 的 AHI 下降。在澳大利亚的一项研究中发现，体重减轻对阻塞型睡眠呼吸暂停严重程度有类似影响，该研究在减脂手术前后测量了多导睡眠图的结果（包括 AHI）。手术后体重及 AHI 指数均有明显下降（AHI 从 61.6/h 降至 13.4/h）。然而，也有证据表明，当肥胖得到适当治疗时，阻塞型睡眠呼吸暂停综合征并没有得到改善，这表明阻塞型睡眠呼吸暂停综合征和肥胖之间还有其他潜在的联系机制。

2. 阻塞型睡眠呼吸暂停与脂肪组织的对话

阻塞型睡眠呼吸暂停综合征有许多促进肥胖的机制。首先低氧和疲倦感减少身体活动和运动能力，减少能量代谢，并减少潜在共病（如抑郁症）的次要动机。患有阻塞型睡眠呼吸暂停综合征的患者白天嗜睡过多，这降低了他们的体力活动。阻塞型睡眠呼吸暂停和运动成绩下降之间似乎也有联系。Grote 等对 1149 名阻塞型睡眠呼吸暂停综合征患者进行了研究，评估了他们在休息和运动时的血压和心率。分级锻炼以评估锻炼期间的心血管反应性，以及它如何受到阻塞型睡眠呼吸暂停的影响。研究者发现，当人们患有阻塞型睡眠呼吸暂停综合征时，最大运动能力往往会下降，并得出结论，阻塞型睡眠呼吸暂停综合征与体力工作能力下降和对运动的血流动力学反应改变有关。Aguillard 等对 32 名阻塞型睡眠呼吸暂停综合征患者进行了夜间睡眠研究，同时还进行了最大运动量测试，该测试是身体疲劳的客观指标。疲劳严重程度量表被用作疲劳的主观量度。大多数参与者自我报告疲劳程度很高，锻炼测试显示体力工作能力下降。除了阻塞型睡眠呼吸暂停导致身体活动减少之外，睡眠不足或睡眠质量差（常见于阻塞型睡眠呼吸暂停患者）与能量减少之间似乎也有关系。这种能量代谢的减少在使阻塞型睡眠呼吸暂停综合征患者向肥胖转变的过程中发挥了作用。几项研究已经发现阻塞型睡眠呼吸暂停综合征和抑郁症之间的联系。抑郁患者通常缺乏运动的动力，仅次于情绪障碍，这可能是阻塞型睡眠呼吸暂停导致肥胖的另一个机制。

3. 脂肪细胞因子与睡眠呼吸障碍

此外，大量研究表明，脂肪组织不仅是身体储存能量和三酰甘油的部位，也是一个重要的内分泌器官。脂肪组织分泌的许多细胞因子和炎症因子调节葡萄糖和脂质代谢的稳态，并在阻塞型睡眠呼吸暂停综合征的发病中发挥关键作用。

瘦素是一种由肥胖基因编码的肽激素，通过与其受体（瘦素受体）结合来调节食欲、肥胖和胰岛素敏感性。许多研究表明，血清瘦素水平与阻塞型睡眠呼吸暂停综合征患者的 AHI、低氧血症和身体质量指数呈正相关。因此，血清瘦素水平越高，AHI 越大，低氧血症持续时间越长。此外，De Santis S 等报道称，接受持续气道正压通气治疗的阻塞型睡眠呼吸暂停综合征患者的血浆瘦素水平显著降低。因此，推测血清中高浓度的瘦素可能与阻塞型睡眠呼吸暂停综合征的发病有关。尽管对于阻塞型睡眠呼吸暂停综合征中瘦素水平较高的原因仍知之甚少，但推测瘦素抵抗（肥胖患者中的一种非常常见的情况）可直接导致高瘦素血症。此外，一些报道显示脂肪细胞长期暴露于缺氧（阻塞型睡眠呼吸暂停综合征的主要因素）可导致瘦素基因水平上调。相反，瘦素受体基因多态性被发现与肥胖和阻塞型睡眠呼吸暂停综合征有关。Dubey 等在印度北部的阻塞型睡眠呼吸暂停综合征患者中观察到 *Q223R* 基因多态性与高血压和夜间最大脉率的关联。*K656N* 基因的多态性与 AHI 相关，平均水平为去饱和和高密度脂蛋白胆固醇水平。瘦素受体基因多态性在阻塞型睡眠呼吸暂停综合征发病机制中的作用尚不清楚。有人提出多态性位于外显子，这可能影响瘦素受体的功能及其下游信号转导，改变的信号可能产生瘦素抵抗状态，导致肥胖和阻塞型睡眠呼吸暂停综合征。

脂联素（一种存在于各种结构的细胞和组织中的 244 氨基酸蛋白）的减少也可能与阻塞型睡眠呼吸暂停综合征有关。脂联素通过脂联素受体 1 和受体 2 激活腺苷酸激酶和其他信号通路，并在维持胰岛素敏感性和糖脂代谢的稳态中发挥关键作用。据报道，与正常体重的患者相比，肥胖患者的脂联素水平显著降低。一直以来，阻塞型睡眠呼吸暂停综合征患者的循环脂联素水平显著降低，并与 AHI 呈负相关。这表明脂联素不仅是一个可能预测阻塞型睡眠呼吸暂停综合征发病率的标志物，而且具有保护作用。例如，阻塞型睡眠呼吸暂停综合征是导致心血管疾病发病率和死亡率的一个危险因素，部分原因是慢性间歇性缺氧（CIH）。动物模型的结果显示，脂联素治疗可通过抑制内质网应激和 TGF-b/smad2/3 通路，显著改善 CIH 引起的心肌损伤和心室功能障碍。

抵抗素是一种富含半胱氨酸的脂肪因子，可以通过激活核因子 κB（NF-κB）等途径促进肿瘤坏死因子 -α、白细胞介素 -6 和其他炎症细胞因子的表达，并导致胰岛素抵抗的发展。据报道，患有阻塞型睡眠呼吸暂停综合征的肥胖患者的循环抵抗素水平明显高于健康人。此外，高浓度的抵抗素可能是阻塞型睡眠呼吸暂停综合征诱发动脉硬化的潜在危险因素。

内脂素由 2005 年日本一个研究小组从腹部脂肪组织中发现并分离。内脂素积极参与生理和病理过程，如胰岛素分泌、脂肪分化和炎症反应。此外，阻塞型睡眠呼吸暂停综合征患者的血浆内脂素水平与睡眠潜伏期和三酰甘油水平呈正相关，但与快动眼睡眠和低密度胆固醇呈负相关。然而，内脂素血浆浓度并不直接与胰岛素敏感性和间歇性缺氧相关。Acioglu 等揭示，血浆内脂素水平升高的浓度可用作阻塞型睡眠呼吸暂停综合征的生物标志物。

炎症因子包括肿瘤坏死因子 -α、白细胞介素 -6、白细胞介素 -1b 和白细胞介素 -18，可通过激活核因子 -κB、c-Jun N- 末端激酶和其他下游信号通路，抑制胰岛素受体和胰岛素受体底物的磷酸化。这些因素极大地促进了与肥胖相关的胰岛素抵抗的发展。研究表明，阻塞型睡眠呼吸暂停综合征患者血浆中的炎症细胞因子显著增加，在持续气道正压通气治疗后，其水平显著降低。因此，炎症细胞因子与阻塞型睡眠呼吸暂停综合征的病理生理过程有关。

总之，异常分泌的脂肪因子和炎症细胞因子在阻塞型睡眠呼吸暂停综合征的发病机制中起重要作用。对其机制的进一步研究可能为治疗阻塞型睡眠呼吸暂停综合征提供有新的策略。

（二）哮喘

肥胖症是一种全球性的流行病，在过去的 20

年里，其发病率增加了 2 倍。与此同时，哮喘的发病率同样有所上升。据报道，肥胖是哮喘发展的一个危险因素，并影响其发展为更严重和难以控制的表型。

1. 超重和肥胖与哮喘显著相关

研究表明，超重和肥胖与哮喘发病风险增加 1.5～2.5 倍相关。Ronmark E 等调查了瑞典北部阻塞性肺疾病研究中的 309 例新发哮喘病例，并将其与瑞典人口登记中的 309 例非哮喘对照进行了比较。他们的数据显示超重和肥胖分别将新发哮喘的风险增加 2 倍和 2.7 倍，风险因素模式与过敏的存在无关。另一项研究显示肥胖是过敏性哮喘和非过敏性哮喘的危险因素。然而，一些研究没有发现肥胖和哮喘风险之间的联系，尤其是调查儿童和男性个体的研究。可能是哮喘和肥胖的关系呈 U 型，体重不足（身体质量指数 $< 18.5kg/m^2$）和超重都增加了患病风险。此外，身体质量指数的增加并不一定反映脂肪量的增加，也可能是因为肌肉量的增加，尤其是在男性中。因此，身体质量指数可能不是定义肥胖的最佳方式。事实上，一些研究发现腹部肥胖是比身体质量指数定义肥胖更强的哮喘危险因素。

2. 哮喘与脂肪组织的对话

(1) 肥胖慢性炎症和呼吸道炎症之间的联系：众所周知，肥胖与慢性低度全身炎症有关，表现为血液白细胞增多和血清 C 反应蛋白水平升高。脂肪细胞产生并储存几种促炎症介质，如瘦素、肿瘤坏死因子、单细胞趋化蛋白 –1 和白细胞介素 –6，也称为脂肪因子。这些脂肪因子具有以多种方式调节适应性和免疫系统的能力，包括激活辅助性 T 细胞，特别是 Th_1 细胞。除了肿瘤坏死因子 α 和白细胞介素 –6 的多向性促炎作用外，已知瘦素和单核细胞趋化蛋白 –1 诱导白细胞和单核细胞的趋化和活化。此外，在肥胖小鼠的 T 细胞中观察到，白细胞介素 –6 与向辅助性 T 细胞分化有关。在肥胖个体中，脂肪组织来源的树突状细胞表达高水平的白介素 –6 已被证明可以促进 Th_{17} 细胞的分化。Th_{17} 细胞与哮喘的中性粒细胞性气道炎症有关。据报道，在肥胖哮喘患者中，氧化应激标志物的血液水平升高。系统性炎症和氧化应激的这些增加和激活也可能影响哮喘患者气道内炎症过程的类型和严重程度。超重和肥胖的哮喘患者表现出不同类型的气道炎症，诱导痰中嗜酸性粒细胞减少，中性粒细胞增多。总之，肥胖可能影响哮喘气道炎症的类型。此外，研究表明，尽管没有血液嗜酸性粒细胞增多，但嗜酸性粒细胞性气道炎症可出现在肥胖哮喘患者中，甚至可能比非肥胖哮喘患者更严重。

(2) 肥胖的机械效应：肥胖与肺功能降低有关。腹部和胸部脂肪组织的增加抑制了肺的最佳膨胀。几项研究报道称，较高的身体质量指数与 1s 内较低的用力呼气量（FEV_1）和较低的用力肺活量（FVC）相关。由于 FEV_1 和 FVC 同样受到肥胖的影响，所以在肥胖哮喘患者中，FEV_1/FVC 比值通常保持不变。Jones RL 等研究了肥胖如何影响没有阻塞性或间质性肺病的受试者的肺容积，发现肥胖对余气量和总肺容量的影响很小，在患有病态肥胖症的受试者中，这种影响降低了约 10%。与相对较小的对余气量和总肺容量的影响相反，肥胖对功能性余气量和补呼气量（expiratory reserve volume，ERV）的影响更大，具有明确的剂量 – 反应关系。例如，在患有病态肥胖症的研究参与者中，ERV 值仅为预测正常值的 34%。重要的是，ERV 的急剧下降可能导致病态肥胖者在非常低的肺容量下进行潮气呼吸。因此，非软骨性小气道更有可能在呼气末衰竭，导致其在潮式呼吸时周期性地打开和关闭。后者使肥胖者在支气管收缩期间更容易发生过度膨胀。此外，这些后遗症可能损伤气道上皮，从而在气道中诱发促炎反应。

(3) 肠道菌群：随着对于肠道菌群研究越来越深入，人们发现肠道菌群与肥胖的发生发展之间密不可分。既往研究曾提示肠道免疫反应的变化在肺部变应性疾病中的直接促进作用。近期研究表明，人为改变小鼠肠道菌群组成，会使小鼠在抗原感染时产生更为强烈的炎症反应及以呼吸道变态反应为主的免疫反应，具体的机制尚有待进一步研究，但肠道菌群可能是增加脂肪组织与哮喘对话的桥梁之一。

(4) 脂肪肺：近年有学者首次提出，脂肪同样可以在肺的气道壁中积聚，超重或肥胖者与正常体重人群相比，肺部的脂肪堆积量更高，与BMI、管壁厚度和炎症细胞数量有关。BMI为15～45kg/m² 的患者中，非致死性哮喘患者BMI更大（$P < 0.05$）。大气道（Pbm ＞ 6mm）外壁脂肪组织较多，小气道（Pbm ＜ 6mm）脂肪组织较少。致死性哮喘（Pbm ＞ 12mm，$P < 0.01$）中脂肪组织面积与嗜酸粒细胞和中性粒细胞呈正相关，对照组（Pbm ＞ 6mm，$P < 0.04$）中脂肪组织面积与中性粒细胞和嗜酸粒细胞呈正相关。这也可能是肥胖导致哮喘的另一原因。

肥胖增加了哮喘发生的风险，并影响其逐步恶化和加重。虽然哮喘和肥胖关系的机制还不完全清楚，但是已经提出了几种可能的解释。首先，肥胖明显降低了ERV，导致肥胖患者在低肺容量下进行潮式呼吸，使他们更容易发生支气管收缩时的过度膨胀。其次，肥胖和超重哮喘患者气道炎症过程特征是痰中中性粒细胞增多、嗜酸性粒细胞减少。最后，有人提出肥胖与皮质类固醇治疗反应降低有关。然而，肥胖的哮喘患者经常使用全身性皮质类固醇进行维持治疗。这种方法是否能改善哮喘控制是值得怀疑的，是否应该尽可能避免对超重和肥胖的哮喘患者进行全身性皮质类固醇治疗尚需更多的临床证据。

（三）肺肿瘤

1. 肺癌与脂肪组织

脂肪组织现在被认为是高度活跃的内分泌器官和免疫器官，现在已经认识到脂肪细胞分泌20多种激素和信号分子，统称为“脂肪细胞因子”，它们以自分泌、旁分泌或全身性方式发挥其生物学作用，并影响与血管系统、能量代谢、葡萄糖稳态、生殖、骨代谢和免疫有关的生理过程，一些脂肪细胞因子几乎完全由脂肪细胞产生，或由巨噬细胞和其他存在于脂肪组织中的免疫细胞产生。不断扩大的脂肪因子家族包括脂联素、抵抗素、内脂素、瘦素、肿瘤坏死因子-α、白细胞介素-6、白细胞介素-1、补体因子和纤溶酶原激活剂抑制剂-1（PAI-1）。既往研究认为肥胖与多种恶性肿瘤的发病相关，然而在肺癌与肥胖关系中，目前还存在许多争议，在肺癌合并肥胖患者的观察研究中，肥胖似乎预示着更好的临床结局，那么潜在的生物学机制是什么呢?

肥胖患者往往有较高的脂肪因子循环水平。越来越多的证据表明，某些脂肪因子参与了肺癌的预后。例如，血清瘦素水平被报道为肺癌生存的独立预后因素。具体来说，发现血清瘦素值较低的患者肺癌的总生存期较短。这表明血清瘦素水平较高的肥胖患者可能有生存优势。脂联素与肿瘤细胞的凋亡和转移有关，可能是介导肥胖对肺癌生存保护作用的另一种介质。对于非小细胞肺癌，脂联素是肿瘤进展的潜在因素，并被认为是潜在的诊断和预后生物标志物。因此，发现一些低脂联素水平的肥胖患者在肺癌治疗后有更好的预后并不令人惊讶。

治疗药物的潜在作用可能会改变肥胖患者的内分泌状况和肿瘤侵袭性。研究表明，肺癌诊断后使用他汀类药物与身体质量指数增加高度相关，并可预测生存率的提高。最近一项对533名患者进行的基于人群的研究表明，抗糖尿病药物治疗（包括磺脲类、胰岛素或噻唑烷二酮类和二甲双胍）和肺癌患者的癌症死亡率负相关。

此外，恶病质、脂肪分布、肝脏脂肪含量和骨骼肌质量等均可能是脂肪组织与肺癌之间关系的纽带，有待进一步的研究。

2. 肺神经内分泌肿瘤与脂肪组织

神经内分泌肿瘤（neuroendocrine neoplasms，NEN）是一种罕见的肿瘤，占所有新诊断癌症的

1%。据估计 52%～58% 的神经内分泌肿瘤起源于胃肠道，21%～32% 起源于支气管肺系统。肺神经内分泌肿瘤（PNET）是起源于肺的神经内分泌细胞（NEC），有分泌功能，可摄取脱羧酶及胺前体。肺神经内分泌肿瘤可表现为不同的分泌性肿瘤类型，包括：①分泌多肽激素的肿瘤，小细胞肺癌可分泌 ACTH、CRF、ADH、降钙素、GHRH、GRP 等，而肺部类癌可分泌 ACTH、GHRH 等；②分泌大分子糖蛋白激素的肿瘤：肺小细胞肺癌；③引起 PTHrp 介导高血钙的肿瘤：肺鳞状细胞癌。患者可能有类癌和库欣综合征表现，癌瘤产生的相关激素、多肽、细胞因子及癌瘤抗原与有关正常组织交叉免疫，从而影响脂肪组织的功能和分化。

（孙　航）

八、性激素与脂肪组织

脂肪组织不仅仅是储存三酰甘油的仓库，也是一个重要的内分泌器官，其更可通过分泌各种各样的因子和激素来调节机体的新陈代谢。不同性别在脂肪组织表达、分布及功能差异于近 10 余年来被广泛报道，越来越多的证据表明各类性激素在调节脂肪组织的生成、合成及分布过程中发挥了重要作用。本节将从生理及病理角度围绕性激素与脂肪组织的关系展开全面论述，以深入了解性激素在脂肪组织中的重要作用。

（一）雌激素与脂肪组织

研究发现，女性的整体脂肪含量明显高于男性，且女性的脂肪分布区域与男性不同。绝经前女性倾向于在臀部、大腿和臀部储存脂肪，看上去像梨形状，也称 gynoid 或臀股型脂肪组织分布，更年期后女性脂肪更易于沉积于内脏，这种脂肪沉积部位的转变常伴随代谢风险的相应增加，以上女性的脂肪特点在青春期即出现，表明雌激素与脂肪组织联系密切。

1. 雌激素与能量代谢

在女性中，热量的摄入随着月经周期而变化。在排卵前期，即雌二醇达到高峰时的 4d，女性往往进食更少，但在没有排卵周期的妇女中，这种周期变化及食欲变化则不存在。同样的一幕也在雌性啮齿动物中观察到，即在 4d 的卵巢周期中会消耗不同的食物量，在排卵前雌二醇升高时，食物摄入最少，而在雌二醇水平较低的发情期，食物消耗最多，提示生理性雌二醇水平与食物摄入呈负相关。

雌激素还通过增加能量消耗来防止体重增加。许多绝经后妇女由于内源性雌二醇的自然减少而体重增加，雌激素替代治疗可以阻止能量消耗的降低。另外，与育龄期妇女相比，绝经后的妇女在运动和睡眠期间脂肪氧化和能量消耗明显减少。啮齿动物的研究亦证实了这些发现，并明确雌激素受体可激活下丘脑腹内侧核使能量消耗增加。以上研究均表明，雌激素可抑制女性的食物摄入并增加能量消耗。

目前认为，人类还可通过脂肪细胞表达脂解的 β_1 和 β_2 肾上腺素受体及抗脂解的 α_2 肾上腺素受体，来调节脂肪分解 / 脂肪生成和脂肪组织的沉积。雌二醇可增加抗脂解的 α_2 肾上腺素受体在皮下脂肪组织的表达，但并不影响腹腔内脂肪细胞肾上腺素受体。在育龄期妇女中，皮下脂肪内的 α_2 ∶ β_1/β_2 肾上腺素受体比值的增加，这一理论可解释女性皮下脂肪较男性在应答肾上腺素和去甲肾上腺素脂肪分解效应中反应低下。在育龄期妇女的内脏脂肪中，α_2 ∶ β_1/β_2 肾上腺素受体的比值下降，有利于内脏脂肪分解。同样，在男性和绝经后的女性中其 α_2 ∶ β_1/β_2 肾上腺素受体的比例下降，可解释这部分人群的内脏脂肪的堆积。

2. 雌激素与脂肪组织

Jensen 实验室的研究表明，与男性相比，女性下半身的脂肪组织可更有效地从膳食中通过脂蛋白脂肪酶（lipoprteinlipase，LPL）吸收三酰甘油、脂肪酸，并直接从血循环中吸收游离脂肪酸。因此，女性的下半身脂肪被认为是一个“安全的仓库”，它可以通过招募前脂肪细胞，以防止脂肪组织在肌肉和肝脏异位沉积及内脏性肥胖，并具有替代功能失调的、扩大或老化脂肪细胞的功能，提示雌激素可通过增加脂肪细胞的祖细胞影响增生。

雌激素影响脂肪组织的另一种方式是通过血供调节脂肪组织，脂肪细胞血供状态可影响脂肪细胞的肥大或增生。来自于人类样本的研究发现，与内脏脂肪相比，皮下脂肪具有较高的毛细血管密度和血管生长能力。当血供不足时，脂肪组织易发生缺氧，持续活化缺氧诱导因子（hypoxia inducible factor，HIF），改变脂肪因子的表达，导致促炎巨噬细胞的募集和胰岛素抵抗增加，而这都是内脏脂肪的典型特征。雌激素可通过上调一种以泛素化 HIF 为靶点的羟化酶转录来降低 HIF 的活化，以减少脂肪组织炎症和纤维化。

雌激素不仅影响脂肪组织的增生、肥大和分布，而且对脂肪组织的生长发育也有重要影响，它们可通过调节脂肪组织的“棕色化”来增强脂肪组织的代谢活性。棕色脂肪组织由于线粒体数量的增加，其代谢更加活跃。最近的研究数据表明女性每千克脂肪组织的代谢率高于男性，这是因为女性脂肪组织的棕色脂肪组织高于男性，从而使包括解偶联蛋白 1（UCP-1）在内的线粒体功能相关基因表达增加。雌激素还可通过调节心钠素（atrial natriuretic peptide，ANP）和脑钠素（brain natriuretic peptide，BNP），上调白色脂肪组织的 UCP-1 并激活线粒体与解偶联相关基因的表达，诱导白色脂肪组织棕色化。由于雌激素可刺激心肌细胞释放 ANP/BNP，因此绝经前妇女体内的 ANP 和 BNP 水平是正常男性的 2 倍。以上研究结果提示，利钠肽水平在性别上的差异可解释由于棕色脂肪组织不同而带来的代谢率差异。在绝经期后利钠肽水平的性别差异有所减少，这与绝经后棕色脂肪组织减少的变化趋势一致。

3. 雌激素受体与脂肪组织

雌激素还可通过雌激素受体 α（estrogen receptor α，ERα）和雌激素受体 β（estrogen receptorβ，ERβ）调节脂肪细胞功能。动物研究证实，雌激素对脂肪的分解作用主要通过 ERα 介导，在予以雌激素替代的情况下，ERβ 敲除的小鼠脂肪含量下降更快，提示 ERβ 可能抑制了 ERα 对脂肪的影响。在育龄期妇女中，腹部内脏脂肪的 ERα/ERβ 比值高则限制该部位脂肪堆积；而在臀部脂肪 ERα/ERβ 比值低则有利于该部位的脂肪积累和储存。男性内脏脂肪中 ERα 表达量相对较低的，从而有利于内脏脂肪的沉积。在雄性和雌性小鼠的脂肪细胞中敲除 ERα，则导致内脏脂肪含量明显增加。位于中枢神经系统的 ERα 在脂肪组织分布中亦发挥着重要作用。雌性小鼠中，若特异性地阻断 ERα 在下丘脑腹内侧核的表达，则导致其内脏脂肪增加。外源性雌激素注入中枢神经系统能显著降低内脏脂肪，研究认为可能与 ERα 在中枢神经系统中优先表达于投向内脏脂肪的神经元有关。与雌性小鼠相比，雄性小鼠 ERα 受体在投射于皮下脂肪组织的神经元中表达量明显偏低。在中枢予以雌激素可通过腹内侧核 ERα 激活交感神经系统，从而增加产热。此外，雌激素通过 ERα 调节下丘脑脑源性神经营养因子（brain-derived neurotrophic factor，BDNF）基因和蛋白的表达，继而通过神经调节使白色脂肪棕色化。

（二）睾酮与脂肪组织

与女性相比，男性心血管疾病的风险增加了 2 倍以上，且体内脂肪分布差异很明显。男性脂肪主要集中在腹部，使其呈苹果状，被称为 android，或腹部模式的脂肪分布。与体型偏瘦的女性相比，体型偏瘦的男性内脏脂肪含量更高。人群研究证实，性腺功能减退的患者常表现为瘦组织减少及脂肪组织增加，呈中心型肥胖，而在低雄激素血症的人群中予以补充一定剂量的雄激素，可减少脂肪含量。因此，雄激素在脂肪组织的生成、代谢及分布等功能中扮演了重要作用。

1. 睾酮与脂肪生成

睾酮可通过抑制新脂肪细胞的分化和形成来调节脂肪生成的过程。Singh 等证实在小鼠多能干细胞中，睾酮可刺激肌细胞谱系的发育而不是脂肪细胞，睾酮的缺乏则促进了脂肪细胞在肌细胞上的发育。当予以小鼠雄激素受体拮抗剂，肌肉生成效应即消失，提示该效应是雄激素受体所依赖的。研究发现，睾酮可通过抑制过氧化物酶体增殖物激活受体 γ（PPAR-γ）和 CCAAT 区增强子结合蛋白 α 来抑制间充质干细胞向脂肪细胞分化，并同时通过雄激素受体（androgen receptor，AR）促进其向肌细胞和骨细胞分化。在一个家兔代谢综合征的模型中，睾酮体内给药 3 个月可逆转高脂肪饮食所导致的内脏脂肪扩张、脂肪细胞体积增大和缺氧效应。睾酮替代治疗可恢复内脏脂肪细胞成熟，并用新合成具有较小脂滴的小脂肪细胞取代功能失调的细胞。此外，雄激素受体的表达与脂滴形成、葡萄糖运输及胰岛信号基因的表达相关。因此，雄激素需依赖雄激素受体参与脂肪细胞的分化和形成过程，而睾酮缺乏导致以上信号通路的失调进而促进肥胖的发生。

2. 睾酮与脂肪分解

近年来，一些动物和体外研究证实睾酮可促进脂肪组织的分解。研究发现，在正常的雄性老鼠身上分离的脂肪细胞实验中，睾酮可增强去甲肾上腺素刺激的脂解效应，其机制可能与增加 β 肾上腺素受体的数目有关。去势可减少雄性仓鼠的脂肪分解。在男性不同的脂肪库中，睾酮有不同的调节作用，即睾酮可增加儿茶酚胺对腹腔皮下脂肪的分解作用，但并不增加臀部脂肪分解。然而，用睾酮处理完全分离出来的人类前脂肪细胞，可观察到皮下脂肪组织中儿茶酚胺刺激的脂肪分解效应减少 50%，但并不影响内脏脂肪库，且激素敏感性脂肪酶（hormone-sensitive triglyceride lipase，HSL）作为儿茶酚胺诱导脂肪分解的最终限速酶，其表达水平亦同时下降。相反，用雄激素前体脱氢表雄酮来处理雄性小鼠时，可促进白色脂肪组织的脂解作用，并上调脂肪三酰甘油脂肪酶（adipose triglyceride lipase，ATGL）和 HSL 的 mRNA 和蛋白表达水平。研究认为，脱氢表雄酮不太可能直接影响脂肪组织，这一作用认为与脱氢表雄酮在脂肪组织内转化为效应更强的下游雄激素有关。雄激素受体敲除（androgen receptor knockout，ARKO）小鼠模型进一步证实了雄激素受体信号在脂解过程中的作用，在 ARKO 小鼠中，由于缺乏雄激素的作用，脂肪分解效应减少，从而诱导内脏脂肪的堆积及后期肥胖的发生。

3. 睾酮与脂质储存及摄取

最近的一项研究在因去势治疗所致的男性性腺功能减退症人群中观察了睾酮缺乏对脂肪酸在脂肪组织储存机制的影响。与年龄及体脂成分匹配的正常人相比，性腺功能减退患者的下半身皮下脂肪中膳食脂肪酸和游离脂肪酸含量更高。这种效应与脂肪酸的激活剂——酰基辅酶 A 合成酶表达增强有关，该酶可促进脂肪酸的吸收，并增加臀部脂肪细胞内酰化脂肪酸的聚集。酰化游离脂肪酸还可充当信号分子调节参与脂肪酸代谢的酶，如乙酰辅酶 A 羧化酶、AMP 活化激酶、3-羟基-3-甲基戊二酰辅酶 A 还原酶、肉碱棕榈酰转移酶 1 与激素敏感脂肪酶。

LPL 是一种参与体内脂肪代谢的重要水解酶，该酶的活性增加可促进肥胖的发生。LPL 位于脂肪细胞外表面，可将循环中富含三酰甘油的脂蛋白水解为脂肪酸后转运入脂肪细胞，再酯化成三酰甘油储存起来。在久坐肥胖男性人群中，其腹部脂肪组织 LPL 活性与血清游离睾酮水平呈显著负相关，提示睾酮可抑制男性皮下脂肪中的脂蛋白脂肪酶活性。一项关于睾酮长期替代的研究表明，性腺功能减退的男性予以9个月的睾酮后，其皮下组织及内脏脂肪中的LPL活性及三酰甘油的摄取明显下降，且内脏脂肪这种下降趋势更明显。该研究提示睾酮介导了腹部脂肪对于三酰甘油的吸收，并使脂肪沉积到皮下，当睾酮减少时，三酰甘油在内脏脂肪的沉积增加。

（三）下丘脑垂体性激素与脂肪组织

近年研究表明，下丘脑垂体激素与脂肪组织联系密切，其中以促卵泡生成素（follicle-stimulating hormone，FSH）和催乳素（prolactin，PRL）的研究证据最为充分，两者参与了脂肪细胞的分化、脂质合成和裂解等多个环节。

1. 促卵泡生成素与脂肪组织

促卵泡生成素是垂体分泌的一种激素，主要生理作用为促进卵泡发育，其水平随着月经周期而呈现规律性变化，绝经期后的妇女中由于卵巢功能的衰退，FSH水平将长期维持高水平。研究发现，血清FSH水平与脂肪量呈显著正相关，FSH水平越高，其体内的脂肪含量越高且腰围越大，这一结论在进一步校正基线资料及瘦组织等混杂因子后仍具有显著意义。然而，亦有研究表明女性的FSH水平与BMI指数关系呈负相关，尤其在育龄期妇女中。这种现象被认为与脂肪组织产生的雌激素通过反馈抑制FSH有关。

在成人男性中大部分研究表明在任何年龄段男性的BMI与FSH均无显著相关，但最近一项随机临床试验表明，当其他激素相对稳定时，高血清FSH水平可导致身体脂肪含量增加。在另一项包括58名前列腺癌患者的开放随机临床试验中，随机接受GnRH激动药（低FSH水平）或睾丸切除术（高FSH水平）治疗24周，研究发现与GnRH激动药治疗组相比，睾丸切除术治疗组患者在治疗后第48周时其脂肪含量及皮下脂肪组织含量明显增加。

大量证据表明FSH受体（follicle-stimulating hormone receptor，FSHR）在鸡、小鼠及人体内的脂肪细胞表达。FSH可作用于G蛋白偶联的FSHR，直接刺激小鼠脂肪原代细胞和3T3-L1细胞上调脂肪核心基因，诱导脂肪生成。近年发表在《自然》杂志上的一篇论文表明，FSH抗体可同时防止骨丢失和逆转脂肪组织堆积。该研究在卵巢切除小鼠或高脂/普食喂养小鼠等不同动物模型中注射抗-FSHβ抗体后发现，小鼠体内的内脏脂肪、骨髓和皮下脂肪组织明显减少。该现象在FSHR+/-小鼠中被再次证实，提示了FSH在脂肪调节中的重要作用。若阻断小鼠体内的FSH，可上调棕色脂肪细胞基因的表达，将内脏脂肪显示出米色脂肪的特性，提示抗-FSHβ抗体可诱导米色脂肪组织产生，并激活棕色脂肪组织，以促进产热。因此，FSH抗体已成为潜在的肥胖治疗靶点。

2. 催乳素与脂肪组织

催乳素主要由垂体前叶分泌，与催乳素受体（prolactin receptor，PRLR）结合后，在生殖、免疫等方面发挥重要作用。近年研究表明，高催乳素血症的患者更易发生肥胖，若将催乳素控制在正常范围内则常伴有体重的减轻。体外试验证实，催乳素不仅可以由下丘脑垂体分泌，也可以由脂肪组织分泌，人类脂肪外植体释放的催乳素是乳腺组织外植体的10～15倍，且脂肪组织中催乳素的分泌与脂肪组织的部位及身体质量指数相关，皮下脂肪组织外植体释放的催乳素量明显高于内脏脂肪组织，且低体重患者催乳素释放量明显减少。

多项研究证实，催乳素可促进脂肪细胞的分化过程。体外实验中，催乳素可在间充干细胞和脂肪细胞中诱导脂肪分化过程中关键转录因子PPAR-γ的表达水平增加，而另一关键转录因子CCAAT增强子结合蛋白表达增加仅在间充干细胞中观察到。与野生型小鼠相比，催乳素敲除小鼠脂肪组织的体积更小，且在第16周后体重进行性下降。这一现象在雌性小鼠中表型更明显，其总脂肪含量较野生型减少了 29%，腹部脂肪含量则减少了 49%，这可能与脂肪细胞数目减少有关。PRL 与 PRLR 的结合可诱导脂质蓄积增加，导致内脏脂肪库肥大。以上研究均提示催乳素对白色脂肪组织有重要作用。另有研究证实，在 PRLR 敲除的新生小鼠中，棕色脂肪含量明显减少，且前脂肪细胞不易分化为成熟棕色脂肪细胞，但该表型可以通过过表达 PRLR 逆转，提示催乳素在棕色脂肪细胞分化过程中的重要作用。最近的一项研究发现，PRLR 敲除小鼠可通过提高能量消耗和代谢率阻断高脂肪饮食引起的肥胖，这可能与 PRLR 敲除小鼠在高脂饮食的诱导下皮下和肾周出现大量富含 UCP-1 米色脂肪有关，提示催乳素信号缺失可诱导米色脂肪细胞形成。

催乳素还可调节脂肪的合成和分解过程。在人类及大鼠的白色脂肪组织中，催乳素可抑制脂肪生成关键酶如 LPL、脂肪酸合成酶和乙酰辅酶 a 羧化酶，且催乳素可降低脂肪合成过程第一步的产物——丙二酰辅酶的浓度，提示催乳素可抑制人类脂肪的生成。在小鼠中则观察到相反的现象，催乳素增加了分化的 3T3-L1 脂肪细胞中的 LPL 活性，导致三酰甘油的聚集。催乳素在大鼠离体脂肪外植体和人类腹部皮下脂肪外植体也有抗脂解作用，但这一现象在小鼠脂肪组织中未观察到。因此，有学者提出在大鼠可能比小鼠更合适作为动物模型来研究 PRL 对代谢的影响。

此外，有研究表明由下丘脑分泌的催乳素释放肽（polactin-releaseing peptide，PrRP）与其受体结合后，除了可促进催乳素分泌外，还参与调节机体的摄食行为和能量代谢。与野生型小鼠相比，PrRP 和 PrRP 受体敲除的小鼠体重明显增加，更易出现肥胖。当予以小鼠皮下注射 PrRP 类似物 2 周后，则可减少高脂诱导的脂肪生成，抑制食欲、减轻体重并改善代谢。因此，PrRP 已成为治疗肥胖的潜在药物靶点，但仍需要更多的研究以观察和验证其疗效及安全性。

（四）性激素相关疾病与肥胖

1. 多囊卵巢综合征与肥胖

多囊卵巢综合征（polycystic ovarian syndrome，PCOS）是育龄期妇女常见的生殖内分泌疾病，其患病率在育龄期妇女中高达 5%～15%。临床上患者常表现为月经异常、排卵障碍及不孕、高雄激素血症和（或）多囊卵巢。

近年来，关于多囊卵巢综合征与雄激素及肥胖的关系越来越受到人们的关注，育龄期妇女中，28% 的超重妇女存在高雄激素血症和多囊卵巢综合征，而在肥胖的育龄期妇女这一比例高达 50%。有学者认为，多囊卵巢综合征中的过量雄性激素可导致腹部肥胖和内脏脂肪堆积，促进胰岛素抵抗，间接增加雄激素。另外，高胰岛素血症，以及由肾上腺和卵巢进一步分泌的雄激素，或受脂肪因子和炎症介质的作用直接影响这些腺体的功能。在接受睾酮治疗的变性人（女性变为男性）中，伴有内脏脂肪的增加及皮下脂肪的降低，而在多囊卵巢综合征的女性中降雄治疗则可以降低内脏脂肪，均提示了雄激素过多是高雄激素妇女中腹部脂肪形成的重要始动因素。相应地，女性的减轻体重常伴随着雄激素水平下降，且其下降程度与内脏脂肪下降趋势一致，在重度肥胖的 PCOS 患者行代谢手术后，其临床表型在显著和持续体重下降后消失，以上结果均支持肥胖与女性多囊卵巢综合征发展过程有因果关系。

然而，罹患多囊卵巢综合征的另一个必要条件是存在内在的类固醇激素合成缺陷，即几种参与类固醇生成途径的酶在卵巢的卵泡膜细胞过度表达和活性增强导致雄激素过度分泌。在某些情况下，轻度的类固醇生成缺陷只有在某种因素触发时才会导致雄激素过量，如腹型肥胖。若没有原发性类固醇基因的缺陷则不会发生 PCOS，这就也解释了大部分重度肥胖和胰岛素抵抗的育龄期妇女不出现 PCOS 的原因。相反，若类固醇激素合成缺陷严重，即使没有任何触发因素（如腹型肥胖），也可能会发展为PCOS，这也就解释了体型偏瘦患者出现PCOS的原因。若患者同时存在严重的类固醇基因缺陷和严重的肥胖，其PCOS的临床表型亦最严重。

2. 男性性腺功能减退与肥胖

在由于各种原因导致的性腺功能减退的人群中，如先天性低促性腺激素性腺功能减退症、垂体功能减退症、Klinefelter syndrome综合征等，均伴随着肥胖的发生率增加，但其中最常见性腺功能减退症类型为男性肥胖相关性继发性性腺功能减退（male obesity-associated secondary hypogonadism，MOSH）。在身体质量指数＞30kg/m^{2}的男性人群中，有40%的患者伴随有睾酮浓度降低，且该比例随着肥胖程度的增加而上升，重度肥胖男性的患病率则超过60%，MOSH在糖尿病患者中尤为普遍。

MOSH的发病机制尚不完全明确。目前认为，脂肪组织的堆积可使芳香化酶活性增加，导致雌激素的过剩并抑制促性腺激素的分泌。研究认为，伴有代谢综合征的男性患者体内的血清雌二醇浓度与内脏脂肪含量呈正相关，在MOSH的患者予以芳香化酶抑制药治疗可提高血清睾酮浓度，进一步证实了芳香化酶活性在MOSH致病过程中的作用。然而，鉴于雌激素水平的升高在MOSH患者中并不普遍，部分MOSH患者中雌二醇水平可能会下降，因此推测还可能有其他因素参与此过程。其他可能涉及的机制还包括下丘脑和垂体水平的胰岛素抵抗，脂肪组织分泌的炎症介质对促性腺激素分泌的抑制，以及肥胖相关的瘦素含量增加及瘦素抵抗。

类似于PCOS，MOSH病理生理过程也可能涉及一个恶性循环，肥胖和腹型肥胖导致雄激素浓度下降，而由此产生的雄激素缺乏（也许在某些患者中还存在雌激素缺乏）可导致进一步的内脏脂肪沉积，且与肌肉和瘦组织的减少变化一致。若局部皮质功能亢进可能会减弱雄激素对于脂肪细胞分化抑制作用，若雄激素水平降低则可能有利于糖皮质激素介导的脂肪细胞分化。国内曲伸教授研究团队随访了30位身体质量指数在30～45kg/m^{2}的男性肥胖患者行袖状胃切除术6个月前后性腺功能的改变情况。结果发现，术后6个月后患者性腺功能减退的比例由82.7%降至23.1%，在校正年龄和BMI变化后，Android、Gynoid部位脂肪含量减少与总睾酮的上升显著相关，进一步明确了肥胖在MOSH发展中的因果作用。同时，在男性性腺功能减退患者中予以补充雄激素可降低内脏脂肪并增加肌肉及瘦组织含量。

3. 高催乳素血症与肥胖

高催乳素血症（hyperprolactinemia）是一类由多种原因引起的，以血清催乳素升高及其相关临床表现为主的下丘脑－垂体轴生殖内分泌紊乱综合征。女性患者的主要临床表现为闭经、泌乳、月经频发、月经稀少或不孕；男性患者则主要表现为性功能减退或不育等症状。多项研究表明，10%～25%的高催乳素血症患者常伴随有超重。在2006年发表的一项回顾性研究中，Schmid等发现约25%催乳素大腺瘤患者的BMI≥30kg/m^2，这一比例与库欣综合征（22%）和肢端肥大症患者（21%）类似，其中约6%催乳素大腺瘤患者的BMI≥40kg/m^2，高于3%的库欣综合征患者和1.5%的肢端肥大症患者，提示男性患者和大腺瘤患者的体重增加更显著。Kok等连续24h监测催乳素水平，结果显示，与体型偏瘦的女性相比，肥胖妇女催乳素分泌增加，且催乳素水平的增加量与BMI和内脏脂肪含量成正比。

目前关于高催乳素血症导致体重增加的具体机制仍知之甚少，其可能的机制包括促进脂肪生成及影响中枢神经系统多巴胺调节区域。多项研究证实，PRL可直接促进脂肪细胞的分化，并调节脂肪的合成和分解过程。已知多巴胺可调节大脑的动机和奖励机制，在一项利用正电子发射断层扫描肥胖个体纹状体的研究发现，纹状体内多巴胺 2 型受体减少与 BMI 成反比，提示多巴胺缺乏会持续影响这些个体的病态摄食行为。正常情况下，催乳素水平增加可提高下丘脑神经元活性，导致多巴胺合成和分泌增加，从而抑制催乳素的产生。在妊娠和哺乳期间，以及催乳素瘤患者中，中央多巴胺能神经元对催乳素反应减弱，中枢多巴胺效应减弱。研究发现，中枢多巴胺效应减弱和甲氧氯普胺可导致高催乳素血症患者体重增加，而在服用中枢多巴胺 2 型受体拮抗药的患者中可观察到患者暴饮暴食和体重增加，被认为可间接支持这一假设。此外在人类和小鼠模型中观察到，催乳素可抑制血清脂联素水平，同时升高瘦素水平，提示催乳素可通过改变脂联素和瘦素来影响脂肪细胞和能量代谢。

（张曼娜）

九、甲状腺疾病与脂肪组织

（一）甲状腺疾病与肥胖

近年来，甲状腺疾病的发病率逐步增长，主要包括甲状腺功能障碍、自身免疫性甲状腺疾病（autoimmune thyroid disease，AITD）、甲状腺结节（thyroid modules，TN）和甲状腺癌（thyroid cancer，TC）等。其中，甲状腺功能障碍包括甲状腺功能亢进和甲状腺功能减退，两者均可分为亚临床阶段[仅伴促甲状腺激素（thyroid stimulating hormone，TSH）的改变]和临床阶段[伴 TSH 和其他甲状腺激素（thyroid hormones，TH）的改变]。而自身免疫性甲状腺疾病是最常见的自身免疫性疾病之一，其特征是存在针对甲状腺抗原的自身抗体，如 TSH 受体抗体（thyroid stimulating hormone receptor antibody，TRAb）、甲状腺过氧化物酶抗体（thyroid peroxidase antibody，TPOAb）和甲状腺球蛋白抗体（thyroglobulin antibodies，TGAb）。AITD 所包括的疾病亚型均具有相似的免疫遗传机制，但各自的临床表现并不相同，如格雷夫斯病（Grave's disease，GD）和桥本甲状腺炎（Hashimoto's thyroiditis，HT）。患有甲状腺疾病的人群出现非甲状腺疾病的风险显著增高，如心血管疾病、癌症、肥胖症和不良妊娠等。探究甲状腺疾病的危险因素有助于阐明甲状腺相关疾病的病理生理机制，从而为临床医生鉴别亚临床甲状腺疾病患者或亚临床疾病高风险暴露人群提供帮助，并为甲状腺功能障碍或 AITD 患者的药物治疗和（或）临床密切随访提供指导依据、改善患者预后。

（二）甲状腺疾病与肥胖

1. 甲状腺功能性疾病与肥胖

甲状腺功能对机体的影响是“牵一发而动全身”，甲状腺功能相关激素在正常范围内的轻微变化即可引起局部脂肪组织的增加，进而引发肥胖。临床观察发现，BMI 与血清 FT_4 常呈负相关。在轻度超重但甲状腺功能正常的个体中，FT_4 降低而 TSH 水平增高可导致机体脂肪组织蓄积增多，因此，TSH 水平与体重的逐步增加可同步变化。

脂肪组织是较为活跃的内分泌器官，其产生的脂肪因子瘦素可介导 TSH 与 BMI 之间的关系。在机体的生理过程中，瘦素通过向中枢神经系统递送脂肪储备的信息来调节机体的能量平衡，还可以通过调节神经内分泌和进食反应来控制食物摄入和能量消耗。同时，瘦素可调节室旁核中 TRH 基因的表达，所以是下丘脑－垂体－甲状腺轴中一个重要的神经内分泌调节因子，反过来 TSH 又会刺激人体脂肪组织分泌瘦素。另外，瘦素还能影响甲状腺脱碘酶的活性，促使 T_4 向 T_3 转化。因此，TH 与瘦素呈负相关的观点可得到证实。

脂肪量及 TSH 水平的增加也可能导致血清瘦素水平升高。在反馈机制正常的亚临床甲减患者机体内，类似 FT_4 处于正常低值时，TSH 增加但不超过正常范围的甲状腺功能的改变会首先导致能量消耗出现改变，进而出现体重的增加、BMI的增长。

肥胖，尤其是向心性肥胖，可引起多种激素分泌的异常，而激素异常可导致多种疾病，甲状腺功能异常是最常见的一种，且这种异常被认为是机体对脂肪组织过剩的适应性反应。T_3可控制新陈代谢和能量稳态，并影响体重、产热和脂质代谢。TSH在前脂肪细胞中具有受体，可诱导前脂肪细胞分化为脂肪细胞并促进脂肪组织的扩张。

甲状腺功能障碍与体重有关，且与体育活动无关的机体脂肪肌肉比例变化、体温变化，以及总和或静息能量消耗状态的变化也有关。在一项经典的横断面研究中，共纳入27 097名40岁以上且BMI ≥ 30.0kg/m^{2}的成人，其研究结果发现亚临床和临床的甲状腺功能减退症与BMI和肥胖症患病率呈正相关。这与大部分内分泌科医生的临床经验相一致，亚临床和临床甲状腺功能减退症患者经常出现体重增加、体温下降及机体代谢率下降。还有研究表明，在甲状腺功能正常的肥胖人群中，TSH水平越高，患者的BMI越高，换言之即患者的肥胖程度越高。结合肥胖患者血清瘦素水平和TSH之间的正相关性，可提示在严重肥胖者中TSH和瘦素水平的增高可能是脂肪增加导致的。然而，有关于甲状腺功能与肥胖的相关研究的结果并不完全一致，其他研究者或研究团队的结果表明肥胖患者的TH水平正常、增高或降低均有可能，而造成各项研究间差异的原因可能包括患者在接受检查时的状态（摄食过量或低热量饮食）、肥胖的程度、肥胖类型及胰岛素敏感性等不同。

2. 自身免疫性甲状腺疾病与肥胖

AITD是一组器官特异性的自身免疫性疾病，易感性主要取决于HLA和非HLA基因在内的遗传决定因素（CTLA4、CD40、PTPN22、TG和TSH-R基因），遗传、环境及免疫等因素可共同参与AITD的发生与发展。由于白色脂肪组织过度积累导致机体出现慢性炎症状态，肥胖可能会增加超敏反应及多种自身免疫性疾病发生的风险。当患者体内脂肪组织过度堆积时，脂肪因子（主要是瘦素、脂联素和内脂素）和（或）细胞因子（IL-6、TNFα和IL-10）的分泌改变可直接或间接地影响机体的免疫耐受性，最终可导致Th_2转变为Th_1的免疫反应，后者更容易出现自身免疫反应。由于内脏脂肪组织（visceral adipose tissue，VAT）中常驻巨噬细胞，并含有内皮细胞和T细胞受体偏向的T细胞，它可能通过产生过量的促炎细胞因子引起机体免疫应答。此外，VAT可作为Treg细胞的“储存库”而参与调控自身免疫反应，5%～15%的T细胞储存于此。体外实验表明，瘦素可通过影响Treg细胞亚群下调$CD4^+CD25^+$细胞的增殖，参与调控自身免疫反应和甲状腺细胞凋亡的过程，也有试验表明瘦素可在几种自身免疫性风湿病中发挥作用。但由于肥胖相关命题的研究存在不可避免的准确性问题，肥胖和甲状腺自身免疫之间的因果关系至今尚无定论，现有的用于评估甲状腺自身免疫性标志物的研究常得到不一致的结果。

Reinehr等以儿童作为目标人群进行研究发现，肥胖本身与中度TSH水平升高相关，且与正常或轻度升高的FT_4和（或）FT_3水平相关。总体而言，此项研究中有7%～23%的肥胖儿童中出现了这种激素变化特征，并且这种TSH水平的升高与AITD、碘缺乏或甲状腺功能减退症的体征及症状无关。肥胖的儿童患者血清TSH水平升高有2种可能的解释：①这是一种机体适应性的改变，它通过增加代谢率的方式防止体重进一步增加；②提示亚临床甲状腺功能减退或TH抵抗的可能。临床大量观察研究为支持第一种解释提供了合理的证据，血清TSH水平正常后常出现大幅度体重减轻，但学界对此目前仍未达成共识。Radetti等发现近24%的超重或肥胖儿童体内TPOAb处于较高水平，这与在1型糖尿病患儿中观察到的发生率（21.6%）相似，但对碘充足地区学龄儿童进行流行病学调查发现，高 TPOAb 的发生率远低于此，为 3.4%～4.6%。

在需要进行减脂手术进行治疗的成年肥胖患者中，AITD 的患病率约为 17.1%，自身免疫性甲状腺功能减退症的患病率为 12.3%。两者患病率均高于来自美国国家健康和营养检查调查（third national health and nutrition examination survey，NHANES Ⅲ）的基于碘充足人群所进行的研究的患病率。NHANES Ⅲ的研究虽然没有纳入体重数据，但 TPOAb 阳性的发生率为 11.3%，且与甲状腺功能低下或甲状腺功能亢进症显著相关。Marzullo 等的研究显示，年龄＜ 50 岁的中度或重度肥胖患者中，TPOAb 阳性的发生率（17%）是对照组（7.6%）的 2 倍（$P < 0.01$）。与这些发现不同的是，Rotondi 等专注于病态肥胖的研究显示，血清 TSH 水平升高的患者 TPOAb 阳性率减低，且未表现出 AITD 常有的高男女比例的特点。因此，在这组病态肥胖患者中，自身免疫性甲状腺功能减退的患病率较低。基于此项研究，慢性自身免疫性甲状腺炎是肥胖患者 TSH 轻度升高的潜在原因的可能性仍值得怀疑。

事实上，AITD 与肥胖之间的关系尚不清晰，亟待进一步的研究，受其影响的个体将有很高的风险发展为症状性甲状腺功能减退，反过来这又会促进个体体重进一步增加而阻碍减重进程，因此肥胖与 AITD 之间的关系问题仍令人担忧。值得强调的是，临床上肥胖患者中常可发现中度升高的血清 TSH，其临床意义因其发生的根本原因不同而不同。如果肥胖患者同时诊断有慢性自身免疫性甲状腺炎，且出现了真正临床意义上的甲状腺功能减退，则其不良后果将与体重正常者发生亚临床甲状腺功能减退的后果相同。如临床未明确其甲状腺功能减退的主要原因，且可能是肥胖本身导致血清 TSH 改变，则这种“孤立”的甲状腺功能亢进症的后果难以判断。

3. 甲状腺器质性疾病与肥胖

TN 目前是最常见的临床甲状腺疾病之一，有 4%～7% 的成人在触诊时可发现 TN，19%～67% 的成人可在超声下发现 TN。其中，5%～10% 的 TN 为恶性，因此，与 TN 相关的风险因素引起了广泛的关注，有待进一步的研究。

有关肥胖与 TN/TC 之间的关系目前仍然存在争议。众所周知，IR 是 MS 的中心环节，内脏脂肪含量高的患者出现 IR 的风险相较常人而言显著提高。肥胖，尤其是向心性肥胖，与 MS 中的糖代谢紊乱、IR 等密切相关。有研究表明，肥胖与甲状腺体积增长及血清 TSH 浓度升高有关，即肥胖可能是甲状腺肿及 TN 的潜在原因之一。研究表明，肥胖患病率的趋势似乎与 TC 发病率的趋势平行。Buscemi 等研究发现肥胖和糖尿病的患病率在 TN 患者中较高，并随着结节数量的增加而逐渐增加，他们认为 BMI 是 TN 的独立预测因子，且对肥胖患者进行 TN 的筛查具有重要的临床意义。肥胖患者的 TN 大小与机体脂肪比例有显著相关性，相较体重正常的患者而言，高体重人群的 TN 直径更大。

同时，IR 在 TN 形成过程中起重要作用。腰围与 TN 的发生存在正相关，但 IR 与 TN 的相关性比腰围与 TN 相关性更强。IR 与 TN 的分布、结构，以及内部的血管丰富程度密切相关，而血管丰富程度的差异往往提示 TN 的生长和进展速度。从机制上看，IR 可能导致胰岛素或胰岛素样因子 -1 所激发的分子增殖通路的变化，进而调控甲状腺基因的表达而影响甲状腺细胞的增殖和分化。另外体型影响碘需求量，所以肥胖患者常常处于相对缺碘的状态，因而更容易发生 TN。

近年来，美国甲状腺学会（American Thyroid Association，ATA）指出，除有 TC 家族史及颈部放射性暴露史等的经典高风险人群外，不建议其他人群进行 TC 的过度治疗及筛查等。但鉴于目前有关肥胖与 TN/TC 的相关研究不断深入且两者之间密切相关，随着肥胖人群数量的不断增长，将甲状腺相关的筛查项目纳入肥胖患者的临床诊疗势在必行。

（三）甲状腺疾病与代谢紊乱

目前关于甲状腺疾病与肥胖之间关系的研究结果尚存争议。Swetha 等的研究表明，肥胖和超重人群中的血清 TSH 水平并不是代谢综合征潜在的危险因素，且 Mehran 等也获得了与之相似的研究结果。但在另一项横断面研究中，Kitahara 等报道了在甲状腺功能正常的人群中 BMI 和腰围与血清 TSH 和游离三碘甲状腺素(free triiodothyronine，FT_3）水平呈正相关。与甲状腺功能正常且体重正常的患者相比，甲状腺功能正常的肥胖患者血清 TSH 水平较高，同时在另一些研究中也证实了 TSH 与肥胖的发病密切相关。总体而言，作为维持体重动态平衡的重要因子之一，TH 的变化也与体重的改变密切相关，但目前并无有关 TH 对肥胖的影响的较为统一的研究结论或明确说明。

1. 糖代谢与甲状腺激素的关系

脂肪组织贮积所致肥胖常常会诱发机体的糖代谢异常，进而诱发糖尿病的发生与发展，胰岛素抵抗（insulin resistance，IR）常是其发病的中心环节之一。因此甲状腺与肥胖人群的糖代谢研究具有重要的价值。葡萄糖稳态是通过一个极其复杂的机制实现的，包括食物摄入、胰岛素分泌的调节及其在目标组织水平上的作用。IR 是 MS 的主要特征之一，常与高血压、外源性胰岛素缺乏症和血脂异常等相关。机体的 IR 状态要么是由于不受抑制的肝糖异生作用导致，要么是由于胰岛素敏感组织（如骨骼肌和脂肪组织）中的葡萄糖代谢率降低导致的。且 IR 不仅在糖尿病的病理生理过程中起重要作用，还是与高血糖无关的心血管疾病的主要危险因素之一。长期以来，TH 的作用一直被认为是葡萄糖稳态的重要决定因素。最新的研究进展表明，脱碘酶可通过特异性调节 TH 在组织中的代谢，导致 TH 作用和靶基因转录模式的局部特异性，它们可能在碳水化合物代谢的调节中起到重要作用。机体 TH 的内稳态是由一个复杂但高度规范化的系统所控制的。脱碘酶可促进甲状腺素（thyroxine，T_4）至三碘甲状腺素（triiodothyronine，T_3）转换或逆转三碘甲状腺素（reverse triiodothyronine，rT_3）的局部激活或失活，是前感受器中组织特异性地调节激素信息的关键酶。脱碘酶在总体循环和组织特异性水平上对激素浓度起调控作用，这种调节结合了受体亚型和转录调节因子（包括共激活因子和共抑制因子）的差异表达，确保了激素信息的高度特异性。类似的前受体，组织特异性地通过酶的激活或失活来控制激素的浓度，这种调节形式在其他激素系统中屡见不鲜，如皮质激素（11β- 羟基类固醇脱氢酶）、雄激素（5α- 重组酶）和雌激素（芳香化酶）等。事实上，TH 的低活性表达或失活在相关临床疾病中尤为重要，包括甲状腺毒症、GD 等相关的甲状腺内 T_4 转换和亚临床甲状腺功能障碍等。维持葡萄糖稳态中起重要作用的几个编码蛋白质的基因的转录受到 TH 调控，且肝脏（1 型脱碘酶）、骨骼肌和脂肪组织（2 型脱碘酶）等组织中的 5′ 脱碘酶活性可调节细胞内 T_3 的浓度，从而间接控制这些组织对胰岛素的反应，维持葡萄糖稳态。

已有许多研究细致地描述了甲状腺疾病与葡萄糖稳态变化之间的关系，甲亢可导致血糖升高，但当甲亢治愈后，血糖也可恢复正常。体内、体外实验表明，大多数与葡萄糖醛酸酶有关的酶都受到 TH 的正向调节。此外，甲状腺功能亢进可能使胰岛素降解增快，因此 TH 与胰岛素半衰期减少有关。另一方面，在肝脏中观察到的 IR 并不伴随着葡萄糖的减少而减少。

综上，甲状腺功能亢进与脂肪组织中葡萄糖代谢的整体性增加有关，也与胰岛素介导的葡萄糖代谢增加有关。但也有研究提出了争议，认为甲状腺功能减退与 IR 在统计学上显著相关，而这种争议可能是由于 IR 发病机制不同造成的。与甲状腺功能亢进症中观察到的 IR 不同，甲状腺功能减退症相关的 IR 继发于骨骼肌和脂肪组织对胰岛素的敏感性降低，从而导致葡萄糖代谢减少。另一些病例报道表明，由于胰岛素降解率降低，严重的甲状腺功能减退与低血糖发作频率增加有关。

2. 脂代谢与甲状腺激素的关系

临床上，肥胖患者常常伴有脂代谢的异常。脂质代谢的过程是多因素参与的，机制比较复杂，TSH 也参与其中。由垂体前叶分泌的 TSH 可通过与 TSH 受体（thyroid stimulating receptor，TSHR）结合，激活环磷酸腺苷（cyclic adenosine monophosphate，cAMP），从而对甲状腺细胞的增殖分化、甲状腺组织对碘的摄取及 TH 的生成和释放等起到调节作用。同时前人研究也表明，TSHR 的存在不仅局限于甲状腺组织，因此 TSH 除了作用于甲状腺外，还可以作用于其他组织，尤其是脂肪组织。据报道，TSH 与肥胖之间呈正相关，但其间的分子机制尚未完全阐明。

TSH 的异常会导致多种疾病的发生，无论是临床型还是亚临床型的甲状腺功能减退症，TSH 升高的患者常常伴有主要表现为血清总胆固醇（total cholesterol，TC）升高的血脂异常。在一项横断面研究中发现，TSH 与 TC、低密度脂蛋白胆固醇（low density lipoprotein-cholesterol，LDL-C）、氧化低密度脂蛋白之间存在正相关且不依赖于 TH 的作用，同时发现，TSH 对 TC 的作用既包括 TSH 对 TC 的直接作用，也包括 FT_3、FT_4 所产生的“媒介”作用。在另一项类似的研究中，相较正常体重人群而言，高 TSH 的病态肥胖患者三酰甘油水平明显升高，而 TC、HDL-C 水平普遍降低，这一研究结果与相关学者的研究共识相反（大部分研究结果均表明 TC 水平具有增高的趋势）。在另一项来自西班牙的研究中，针对患者的不良脂代谢状况，相关学者建立了 TSH 的分界值（2.57mU/L），当患者血清 TSH 水平＜ 2.57mU/L 时血清 TC、TG 显著降低，换言之 TSH ＞ 2.57mU/L 对血脂代谢有重要影响。这些研究之间存在分歧也存在相同之处——TSH 升高并不是甲状腺功能异常的代名词，也可能是 TC 升高为特征的血脂异常的另一种机体表现，另外病态肥胖患者如有 TSH 升高，检测 TC 水平可能对于是否需要临床应用左旋甲状腺素进行治疗的问题具有一定的指导价值。

在一项单中心大样本的回顾性研究中，针对 BMI ≥ 30kg/m² 的肥胖人群，发现 TSH 与体重、BMI、瘦素水平之间呈正相关，与年龄呈负相关，多元线性回归的结果也表明 TSH 与瘦素之间存在正相关。另外，有研究发现，在体内注射超过生理需求剂量的重组人 TSH 时，会诱导与脂肪量成比例的瘦素释放，并且瘦素可通过调节食欲的神经肽及下丘脑－垂体－甲状腺轴的作用来影响 BMI，以及 TSH 的分泌。在肥胖患者体内，可能存在瘦素抵抗，从而表现出瘦素水平的升高，同时高瘦素水平还可能会增加 AITD 的发病风险，因此可能通过反馈机制导致伴有 TSH 升高的甲状腺功能减退的发生。作为 LDL 受体降解的重要调节因子，前蛋白转化酶枯草溶菌素 9（proprotein convertase subtilisin-kexin type，PCSK9）在 TC 的代谢中扮演了重要角色。有研究表明，在正常人群中（甲状腺功能正常且 BMI ＜ 23.9kg/m²），PCSK9 与 TSH 呈正相关，但在甲状腺功能正常的肥胖患者中则没有发现以上两者的正相关关系。因此，过量的脂肪组织堆积可能会通过 PCSK9 来干扰 TSH 对脂代谢的影响，即脂肪组织的累积可能阻断 TSH 对 PCSK9 的作用。不仅如此，多种生物酶类也参与了脂肪代谢的过程，包括脂肪三酰甘油脂肪酶（ATGL）、蛋白激酶 A 和蛋白激酶 C 等。TSH 水平的变化可影响这些酶类物质的表达水平，即增强脂代谢过程中合成酶的活性、抑制水解酶的作用等，进而影响到机体的脂代谢，这种现象的根本机制多数与 TSHR 相关。TSHR 在机体内多种细胞中均有表达，包括脂肪细胞。另外 TSH 参与脂质代谢的过程与 TSHR 之间的关系不仅仅涉及多种影响脂代谢的关键酶，更涉及机体的慢性炎症反应，因此TSH与TSHR的结合对肥胖患者脂质代谢的影响是深远而广泛的。有关TSH与脂质代谢的研究需要进一步地深入，以全面了解其分子机制及相关治疗靶点，为临床诊疗提供更优的选择。

3. 代谢性手术可同时改善肥胖患者的甲状腺功能和炎症水平

甲状腺疾病的发病机制与免疫功能低下、环境因素和遗传因素等均有关联，但它们之间的具体病理学联系等尚不完全清楚。肥胖与机体激素水平变化相关，包括TSH和其他相关的TH等，且常常伴随多个内分泌代谢疾病的发生。已知甲状腺功能低下可能诱发肥胖，因而有人提出假设，甲状腺疾病对肥胖的影响是双向的。如果这种双向关系确实存在，则表明甲状腺疾病可导致肥胖的发生，且肥胖也可提高甲状腺疾病的发生风险，但其病理生理变化过程及机制等目前仍未被清晰阐明。

近年来，随着科学研究的进一步精进，学界涌现出了许多“新观点、新想法”，如甲状腺疾病很可能是由肥胖引起的。Song等的研究发现，肥胖与甲状腺功能减退风险的增加显著相关（包括亚临床和临床甲状腺功能减退），且伴肥胖的患者发展出甲状腺功能减退的风险是常人的1.86倍以上。此项研究结果与另一些团队的研究相一致，机体脂肪的堆积及体重的增加与低FT_3、低FT_4和高TSH相关。肥胖是机体出现的一种慢性低度炎症状态，因此，脂肪组织过度负荷所产生的细胞因子和其他炎症标志物，如IL-1、IL-6和TNFα等会增加。这些增加的炎症细胞因子可能抑制转运蛋白钠/碘化物的mRNA表达，进而影响人体甲状腺细胞对碘化物的摄取活性。这些细胞因子也可诱导甲状腺血管舒张及促进血管壁通透性增加，从而引起甲状腺形态和功能的改变。脂肪细胞产生的瘦素因子也在慢性炎症中起作用，可能导致甲状腺形态的改变，并可能抑制钠/碘同向转运蛋白和甲状腺球蛋白的表达，从而引起肥胖人群TH水平的变化。其他一些研究发现，肥胖患者的慢性炎症状态也可通过调节脱碘酶的表达和激活来影响甲状腺功能。上述研究可能部分解释了肥胖引起甲状腺功能减退的机制。尽管如此，肥胖和甲状腺功能低下的相关病因及其具体机制仍需进一步的研究阐明。

代谢手术旨在帮助患者持续性减重、最大限度地改善机体代谢，并降低相关疾病的发病风险及死亡率，是目前治疗肥胖最有效的方法之一。近年由于腹腔镜下袖状胃切除术（laparoscopic sleeve gastrectomy，LSG）的创伤小、效果好、不良反应少而被广泛认可，逐渐成为目前代谢手术中的主要术式。由于LSG对肥胖患者的甲状腺激素水平及各种炎症指标有显著影响，Zhu等详细地探讨了LSG术后病态肥胖患者体内甲状腺激素与炎症状态的关系。对88名患者的临床数据信息进行比对后发现，相较甲状腺功能正常的肥胖患者而言，亚临床甲状腺功能减退症患者的IL-6、TNFα、C反应蛋白水平更高；术后12个月，患有亚临床甲状腺功能减退症的患者比例从31.8%降至2.3%（$P < 0.001$），且两组中TSH水平及相关炎症指标都出现了显著的下降。因此LSG可促进病态肥胖患者TSH的降低，特别是合并亚临床甲状腺功能减退的肥胖患者，并与术后炎症状态的改善显著相关。

此外，在肥胖人群中，甲状腺出现自身免疫性反应的概率增加。自身免疫性疾病的发病与遗传和免疫机制有关。肥胖症是许多自身免疫性炎性疾病的危险因素，如1型糖尿病、多发性硬化症、类风湿关节炎和银屑病关节炎等。有关肥胖与自身免疫性疾病之间关系的具体机制尚未探明。一些研究表明，脂肪因子可能在免疫系统疾病的发生与发展中发挥至关重要的作用。包括瘦素和IL-6在内的脂肪因子可介导免疫炎症反应，脂肪组织是维持人类免疫功能正常的关键。与之相似的其他研究也提供了证据，研究表明脂肪因子功能障碍与甲状腺自身免疫相关。同时，Meta

分析发现，TPOAb 阳性与肥胖之间存在相关性，机体过量的脂肪堆积可使 TPOAb 阳性的风险增加 93%。瘦素作为一种脂肪因子，可调节免疫系统，介导 T 辅助（T helper，Th）细胞向 Th_1 细胞表型转移并抑制调节性 T（T regulatory，Treg）细胞的功能来促进 TPOAb 的产生。AITD（主要是 HT）被认为是碘充足地区甲状腺功能低下的主要原因，甲状腺自身抗体（TPOAb 和 TGAb）是该疾病的标志。这可能是肥胖引起甲状腺功能减退的另一种可能原因。Holm 等的研究表明，脂肪组织的增加及肥胖症的发展可降低甲状腺功能亢进的风险。然而，另一项更大样本的 Meta 研究则表明甲状腺功能亢进和 GD 与肥胖之间没有关系。出现这种差异的原因可能是相关研究中 GD 病例的样本量有限及研究人群存在异质性，因此亟须进行多中心合作的大样本研究。

（四）结论

甲状腺疾病与肥胖均呈高增长趋势，近年来有关两者之间关系的研究逐渐深入，也引起了越来越多的讨论。如本节所述，甲状腺疾病与肥胖之间关系密切，但学界目前尚存争议。未来研究应进一步探讨两者之间存在的联系，并深入研究两者关联的潜在机制，为临床预防及诊疗提供新思路。

（张君宜　黄玥晔）

十、肾上腺激素与脂肪组织

肾上腺和脂肪组织产生的激素在正常生理过程中起重要作用，并在许多疾病状态下发生改变。肥胖与肾上腺功能的改变有关，包括肾上腺髓质儿茶酚胺分泌增加、下丘脑 - 垂体 - 肾上腺轴改变、循环醛固酮升高、脂肪组织糖皮质激素代谢改变、脂肪细胞盐皮质激素受体活性增强。反之，脂肪组织激素或“脂肪因子”也可直接作用于肾上腺，并与肾上腺激素相互作用。

肾上腺由产生类固醇激素（包括盐皮质激素、糖皮质激素和性类固醇激素）的外皮质和产生儿茶酚胺激素的内髓质组成。这些激素中的每一种都作用于脂肪组织。

除了传统的能量储存功能外，脂肪组织也是一个复杂的内分泌器官，产生大量的分泌蛋白，称为脂肪细胞因子（即脂肪因子），包括脂肪细胞衍生因子（如瘦素、脂联素、抵抗素）和促炎细胞因子［如肿瘤坏死因子 α（TNFα）、C 反应蛋白（CRP）、血清淀粉样蛋白 A（SAA）和白介素 -6（IL-6）］。白介素 -6 不仅由脂肪细胞分泌，也由位于脂肪组织基质中的巨噬细胞等骨髓来源细胞分泌。人们大量研究了脂肪因子在调节全身能量稳态、体重、血管生物学、炎症、糖脂代谢等方面的作用，并且近年来脂肪因子在调节肾上腺激素和影响肾上腺功能方面已成为一个“热门话题”。随着深入研究肾上腺激素和“内分泌脂肪细胞”的相互作用，人们提出肾上腺激素和“内分泌脂肪细胞”之间存在“脂肪 - 肾上腺轴”。

（一）盐皮质激素与脂肪组织

醛固酮是肾上腺产生的主要盐皮质激素（MC），通过盐皮质激素受体（MR）发挥作用，MR 已经被证明存在于许多其他类型的细胞中，包括脂肪细胞。肥胖时脂肪组织衍生因子刺激醛固酮产生，上调肾素 - 血管紧张素 - 醛固酮系统（RAAS），导致高血压、炎症和内皮功能障碍。同时，激活的盐皮质激素受体可促进脂肪细胞分化和炎症。有研究表明，脂肪细胞在体外和体内都能产生醛固酮，通过自分泌和旁分泌调节脂肪细胞功能。

一些研究表明 MR 的激活导致了脂肪组织的炎症，这被认为是肥胖的标志。事实上，体内研究显示肥胖小鼠的脂肪组织中 MR 表达水平高于瘦小鼠，表明肥胖小鼠的脂肪细胞 MR 表达更为丰富。

（二）糖皮质激素与脂肪组织

1. 糖皮质激素影响脂肪组织的发育、代谢和脂肪细胞的分泌功能

糖皮质激素（GC）由肾上腺分泌，通过激活盐皮质激素受体（MR）和糖皮质激素受体（GR）控制脂肪组织的功能。反过来，脂肪细胞释放大量的脂肪因子进入血液，调节包括肾上腺在内的多个器官和组织的功能，从而控制皮质类固醇的产生。人们就肾上腺激素（或皮质激素）对脂肪组织功能的影响进行了大量的研究。现在已经清楚的是，盐皮质激素和糖皮质激素在调节脂肪组织生理过程中起着至关重要的作用。它们的核受体 MR 和 GR 在人前脂肪细胞和脂肪细胞中均有表达。重要的是，MR 对主要内源性盐皮质激素醛固酮和 GC（皮质醇和皮质酮）都有较高的亲和性，而 GR 对 GC 有较高的选择性，对醛固酮的亲和性较低。需注意的是，皮质醇和皮质酮的 MR 亲和性比 GR 本身高 10 倍以上。

GC 的研究主要集中在调节和促进脂肪形成方面。目前已明确 GC 是前脂肪细胞充分分化为成熟脂肪细胞所必需的。在脂肪组织中，糖皮质激素（GC）和醛固酮对 MR 的激活会影响脂肪细胞分化、氧化应激、自噬、脂肪因子表达。值得注意的是，MR 诱导的促炎症反应可被 GR 的激活所抵消，GR 的活性抑制了炎症性脂肪因子的表达。糖皮质激素与胰岛素协同作用，促进前脂肪细胞分化为成熟脂肪细胞。在 BAT 中，GC 降低 UCP1 的表达，增加脂质储存，有效地介导了 BAT 向 WAT 表型的转化。

2. 糖皮质激素与脂肪组织炎症的关系

GC 能够降低脂肪组织中几种炎症细胞因子和趋化因子的表达，如 TNFα、白介素 -6（IL-6）和白介素 -8（IL-8），还能显著降低巨噬细胞向脂肪组织转化。重要的是，脂肪组织中的大部分炎症性细胞因子是由脂肪细胞产生的。

（三）肾上腺雄激素与脂肪组织

肾上腺皮质可产生雄激素，包括脱氢表雄酮（DHEA）、硫酸脱氢表雄酮（DHEA-s）和雄烯二酮。在人类中，DHEA-s 的循环浓度比其他任何类固醇激素都要高，并且随着年龄的增长，其水平显著下降。许多流行病学研究表明，循环 DHEA-s 与肥胖、胰岛素抵抗和心血管疾病之间存在相关性。体外和体内研究均表明，脱氢表雄酮对动物脂肪细胞具有抗脂肪生成作用。脱氢表雄酮可影响脂肪细胞胰岛素敏感性。

（四）脂肪组织和肾上腺髓质

肾上腺髓质的功能与交感神经节类似，在交感神经系统（SNS）的控制下，分泌儿茶酚胺激素（主要是肾上腺素）进入血流。肾上腺素对脂肪组织具有强大的脂质作用，而儿茶酚胺依赖性脂质分解损伤与肥胖的发病机制有关。儿茶酚胺和肾上腺素受体早就被认为是调节脂肪细胞代谢的重要成分。无论是压力、低温还是饮食，β 肾上腺素受体对肾上腺素 / 去甲肾上腺素做出反应，激活级联信号通路，驱动三酰甘油水解为游离脂肪酸，为骨骼和心肌工作提供燃料。

β 肾上腺素受体也是公认的棕色脂肪活化剂，它可以将底物能量转化为葡萄糖和脂肪酸氧化产生的热量。长期以来，人们一直认为棕色脂肪与成人的生物学功能无关，但当人们意识到人类体内确实存在功能性棕色脂肪时，人们对这种可能性产生了极大的兴趣，即利用棕色脂肪来治疗肥胖和代谢疾病可能是一种可行的治疗方法。

越来越多的数据表明儿茶酚胺和脂肪因子之间可相互作用。瘦素刺激肾上腺髓质功能，而抵抗素可能抑制髓质儿茶酚胺分泌。儿茶酚胺可以抑制这种肾上腺 - 脂肪反馈回路，调节脂肪细胞的内分泌功能，促进脂肪细胞表达促炎细胞因子，抑制瘦素和抵抗素的表达。

肥胖患者的肾上腺髓质功能与交感神经系统

过度活跃有关。SNS 过度活跃被认为可能是肥胖相关疾病的发病机制。有人认为肥胖时 SNS 过度活跃是调节体内平衡的负反馈机制，目的是将过剩的能量供应转化为肾上腺素能产热，从而避免进一步脂肪存储产生危害。脂肪组织可能在调节这一作用中发挥重要作用，通过分泌脂肪因子刺激 SNS 和肾上腺髓质功能。可直接或间接调节 SNS 活性的脂肪因子包括瘦素、非酯化脂肪酸、血管紧张素原、TNFα 和 IL-6、脂联素。

在肥胖中讨论瘦素和儿茶酚胺产生之间的关系非常重要，因为瘦素被认为是肥胖中 SNS 激活的直接诱导物。

（五）脂肪细胞因子对肾上腺功能的影响

虽然脂肪细胞因子调节肾上腺激素、糖皮质激素、盐皮质激素、醛固酮、儿茶酚胺的机制已经被大量研究，但是最近提出脂肪细胞因子可能在调节肾上腺功能中发挥作用。

1. 瘦素 – 肾上腺

瘦素在 1994 年被发现，是一种由 WAT 诱导产生的循环因子。体外实验证实，瘦素直接调节肾上腺类固醇的生成。瘦素和交感神经系统激活之间的相互关系前文已详细说明，瘦素也被证明对肾上腺髓质产生直接影响。瘦素刺激猪嗜铬细胞的分泌活性，而抵抗素和瘦素都促进大鼠嗜铬细胞分泌儿茶酚胺。

2. 脂联素 – 肾上腺

脂联素是循环中最丰富的脂肪因子，具有胰岛素致敏、抗动脉粥样硬化和抗炎特性，主要由腺苷单磷酸活化蛋白激酶（AMPK）和过氧化物酶体增殖激活受体（PPAR）信号通路介导。脂联素受体存在于人类和小鼠的肾上腺中。研究报道，脂联素受体存在于大鼠肾上腺皮质和髓质，而脂联素 mRNA 只在大鼠肾上腺皮质球状带中表达。糖皮质激素和促肾上腺皮质激素都可降低 WAT 中脂联素的产生。

（六）库欣综合征

人类脂肪组织与肾上腺之间存在关系的一个临床相关例子是库欣综合征（CS），这是一种因长期暴露于内源性或外源性过量的脂肪而引起的严重慢性疾病。GC 导致不同的代谢和心血管异常，包括中央（内脏）肥胖、血脂异常、糖代谢受损、全身动脉高血压、动脉粥样硬化、左心室肥厚和舒张功能障碍。有趣的是，在非库欣型肥胖和高糖皮质激素血症患者中发现了一些相似之处，包括内脏脂肪堆积、高血压、血脂异常和糖耐量受损的胰岛素抵抗。如前所述，GC 为脂肪生长和分化提供了强有力的刺激，这种作用在 CS 患者中央型肥胖中最为明显，皮质醇的过量产生增加了内脏脂肪库中脂质的积累。然而，这种促脂刺激主要依赖于 MR 还是 GR 的激活尚不清楚。由于 GC 过剩时脂肪量的膨胀主要在内脏腔室观察到，并且大网膜中 GR 的表达高于皮下脂肪，因此推测内脏脂肪对 GC 更敏感。在库欣综合征中，GC 诱导的高血压似乎主要与盐皮质激素皮质醇的影响有关。过量 GC 导致 11β-hsd2 肾脏酶的底物饱和，从而导致皮质醇受体过量，导致低钾血症，肾小管钠重吸收增加，血管内体积膨胀。因此，MR 信号通路在肥胖和 CS 的高血压发病中都显得至关重要，主要由醛固酮和 GC 引起。

（李　铠　郭剑津）

十一、脂肪组织与其他内分泌激素

（一）脂肪组织与胰岛素

1. 脂肪组织炎症与胰岛素

脂肪组织既是一种经典的能量储存器官，又是一种内分泌免疫器官，通过分泌一系列激素和细胞因子调节体内平衡。炎症介质曾经被认为主要是由免疫系统和肝脏产生的。在 1993 年，

Hotmisligil 等通过研究证明脂肪组织产生肿瘤坏死因子 α（TNFα），描述了涉及脂肪组织的炎症过程的直接证据。脂肪细胞负责分泌可正向或负向调节炎症的激素和脂肪因子。而胰岛素在各种炎症实验模型中发挥抗炎作用。胰岛素抑制核因子 -κB（NF-κB），且胰岛素对 NF-κB 激活的抑制作用非常重要，因为 NF-κB 在如 c-Jun N- 端激酶（JNK）、C 反应蛋白（CRP）、纤溶酶原激活物抑制物 -1（plasminogen activator inhibitor 1，PAI-1）、TNFα 和产生活性氧（ROS）的酶等炎症途径的转录中起着关键作用。胰岛素通过提高与胞质 NF-κB 结合的 IκB 来抑制 NF-κB 的活化，从而防止其向核内移位。此外，降低的 NF-κB 水平可降低 ROS 的生成，防止有害的氧化应激，从而防止导致进一步的炎症和细胞损伤。

胰岛素调节脂肪细胞和巨噬细胞中的炎症信号。在小鼠和人类肥胖的发展阶段，巨噬细胞数量增加并渗入脂肪组织。在肥胖的基础上，巨噬细胞浸润可能促进脂肪细胞的死亡，因为在死亡的脂肪细胞周围有巨噬细胞。脂肪组织的表达分析表明，巨噬细胞是肥胖脂肪组织中大多数促炎分泌物，以及在脂肪组织中观察到的几乎所有 TNFα、诱导型 NOS 和白细胞介素 -6（IL-6）分泌的原因。有人提出，在肥胖组织中观察到的巨噬细胞在脂肪组织中的积累可能与脂肪组织的炎症反应有关。胰岛素可通过抑制 TNFα、单核细胞趋化蛋白 1（MCP-1）和 IL-6 的产生来阻止脂肪细胞和巨噬细胞旁分泌和自分泌的炎症信号，这些因子可诱导炎症、巨噬细胞浸润、NF-κB 和 JNK 信号通路。结果，胰岛素可以抑制这种放大的炎症级联反应。值得一提的是，胰岛素亦可以通过调节一些脂肪因子（包括瘦素、抵抗素和脂联素）对脂肪细胞发挥抗炎作用。

2. 脂肪组织与胰岛素抵抗

胰岛素抵抗（IR）是机体的重要器官（如肝脏和肌肉）对胰岛素作用的敏感性下降的一种状态。肥胖是诱发 IR 的危险因素，尤其是内脏型肥胖。肥胖者由于胰岛 β 细胞分泌亢进常合并高胰岛素血症。一般认为，肥胖者的高胰岛素血症是胰岛素抵抗的代偿结果。此外，肥胖是由于脂肪细胞数目和大小增加引起的脂肪组织的扩张。已知脂肪组织是高度活跃的代谢和内分泌器官。脂肪细胞可以通过分泌各种脂肪因子而调节全身或局部的能量代谢。越来越多证据表明，脂肪组织功能障碍在 IR 的发生和进展中起着主要作用。

(1) 脂肪因子与胰岛素抵抗：脂肪细胞是一类重要的内分泌细胞，能分泌多种脂肪细胞因子及蛋白质因子，如激素敏感的脂蛋白脂酶（lipoprotein lipase，LPL）、TNFα、PAI-1、IL-6、白细胞介素 -8（IL-8）、胰岛素样生长因子 -I（insulin like growth factor-I，IGF-I）、瘦素、抵抗素和脂联素等。脂肪萎缩的小鼠模型存在 IR，而将健康小鼠脂肪组织移植入这些脂肪营养不良的动物，IR 得到改善。这说明体内适量的脂肪组织能够分泌一些有益的脂肪因子如脂联素等，从而调节糖脂能量代谢。不仅如此，肥胖症也被认为是一种慢性、低度持续性的炎症过程，肥胖者脂肪组织出现巨噬细胞浸润，分泌一系列炎症产物（如 TNFα 和 IL-6 等），参与 IR 的形成。

(2) 脂肪组织分布异常与胰岛素抵抗：人体内的脂肪组织可简单地分为皮下脂肪和内脏脂肪，而内脏脂肪在胰岛素抵抗的发生中起重要作用。内脏型肥胖者存在的基础和餐后高胰岛素血症，通过负反馈机制下调胰岛素受体基因，减少胰岛素受体蛋白的合成，减少与受体的结合，妨碍胰岛素信号的转导。另外，内脏型肥胖者脂肪细胞肥大，对胰岛素的抗脂肪分解和合成作用不敏感，因此进入肝门静脉的游离脂肪酸（FFA）增多。肥胖者常伴有高瘦素血症，由皮下脂肪分泌的瘦素可以导致胰岛素抵抗的发生。因为内脏脂肪对瘦素比皮下脂肪敏感，所以内脏脂肪更易导致胰岛素抵抗。因此，皮下脂肪可被看作瘦素的分泌组织，而内脏脂肪可被视为瘦素的靶组织。由此可见，周围型肥胖的人，虽然瘦素升高，但靶组织没有增加，胰岛素抵抗不严重。而中心型肥胖的人，虽然瘦素水平不很高，由于靶组织的急剧增加，可引起严重的胰岛素抵抗。

(3) 脂肪组织储脂功能失调与胰岛素抵抗：脂肪组织是机体脂肪储存的主要部位。机体长期处于能量摄入超过能量消耗的状态时，过多的能量以三酰甘油（triglyceride，TG）的形式储存于脂肪组织，可以导致肥胖发生。肥胖者脂肪细胞的 TG 存储已接近最高水平，这些脂肪细胞储脂能力降低，无法有效地缓冲高血脂，过多的脂质分流，积累于如骨骼肌、胰岛和肝等非脂肪组织，但是这些组织中脂肪酶活性低，脂肪酸氧化的能力有限，造成血中 FFA 升高，产生脂毒性，从而抑制基础及糖引发的胰岛素分泌。FFA 是骨骼肌、肝脏和内皮细胞中 IR 和炎症的关键因素。首先，FFA 可抑制葡萄糖－脂肪酸循环途径中丙酮酸脱氢酶活性而减少葡萄糖氧化，抑制磷酸果糖激酶活性而降低葡萄糖酵解，并使胰岛素介导的肝脏、肌肉等糖代谢器官的葡萄糖摄取和利用降低。其次，FFA 也可以通过改变胰岛素受体信号抑制胰岛素受体酪氨酸激酶活性，从而抑制胰岛素受体底物 1（insulin receptor substrate，IRS1）的表达及其活性，导致 IR。在肌肉组织，FFA 可以使葡萄糖转运体 4（glucose transporter 4，GLUT4）易位减少，竞争性抑制葡萄糖摄取，减少胰岛素介导的 GLUT4。再次，脂肪酸通过增加 ROS 生成，增加氧化应激，活性氧激活蛋白激酶 C（Protein kinase C，PKC）和核因子 -κB 通路而引起 IR。

（二）脂肪组织与生长激素

生长激素（growth hormone，GH）是由腺垂体分泌的一种蛋白激素。人类出生后，生长激素是调节人类纵向生长最重要的激素。近期研究发现 GH 及其介导因子还可影响脂联素等脂肪因子，在肥胖症、脂肪代谢疾病等常可伴有 GH 分泌紊乱。既往的研究发现，肥胖患者 GH 水平下降，而 GH 对机体体脂质量、体脂分布影响的研究结果还不完全一致。在 GH 受体基因敲除的小鼠，主要表现为内脏脂肪的减少，对皮下脂肪没有影响。Stewart 等认为腹型肥胖的发生与网膜脂肪组织中 1 型 11β- 羟基类固醇脱氢酶活性增加，使糖皮质激素诱导的脂肪细胞分化增加相关，而 GH 可以抑制 1 型 11β- 羟基类固醇脱氢酶活性，从而起到抑制腹部脂肪的作用。也有研究者认为尽管 GH 对 1 型 11β- 羟基类固醇脱氢酶的抑制作用，GH 对单纯性肥胖的脂肪组织并无减少作用。

多个 GH 对脂肪代谢影响的研究提示 GH 可促进脂肪溶解，提高血游离脂肪酸水平，抑制脂肪酸合成，促进酮体生成，增加脂肪氧化，降低血总胆固醇和低密度脂蛋白胆固醇（LDL-C）水平，提高高密度脂蛋白胆固醇（HDL-C）水平。GH 治疗可使人体载脂蛋白 A、LPL 升高，对脂肪代谢产生影响。GH 水平是总胆固醇、LDL-C 和 TG 的独立预测因子。GH 缺乏也能产生脂代谢紊乱，GH 分泌减少的儿童可出现高胆固醇血症和 LDL-C 升高；而抑制夜间 GH 分泌，会出现随后的皮下脂肪组织的脂溶效应。GH 刺激脂溶效应的作用一旦被阻断，其对抗胰岛素和维持蛋白的作用也会随之明显减弱或消失，提示促脂溶作用在 GH 的代谢功能中处于中心地位。瑞典的研究人员发现 GH 减少肝脏三酰甘油含量，促进肝脏三酰甘油分泌和提高血清胆固醇水平，GH 缺乏患者骨骼肌细胞内脂肪增多。GH 的作用与过氧化物酶体增殖物激活受体 α 水平不相关，但与过氧化物酶体增殖物激活受体 δ 相关。还有人发现 GH 影响脂肪代谢与基因相关，GH 缺乏与男孩 GH 受体基因的 Leu544Ile 多态性相关。

1. 生长激素对脂肪细胞的直接作用

GH 通过 GH 受体（GHR）对前脂肪细胞和脂肪细胞产生调节作用。异质性存在于 GHR mRNA 转录和成熟蛋白。人 *GHR* 基因座位于 5p1.1～5p12 染色体上，跨度超过 87kb。蛋白质编码部分包含9个外显子（2～10）。来自*GHR*基因的转录物以不同的5′非翻译区（外显子1）为特征。在筛选成人肝脏和心肌cDNA文库后，报道了人类GHR mRNA（V_1～V_9）的9个变异体。每一个都在其5′非翻译区中不同。V_6随后被显示为假阳性结果，而其他8个通过基因组定位和表达谱证实。

最近，通过RT-PCR检测了5个新的人类GHR mRNA变体（V_A～V_E）。尽管没有检测到脂肪组织中的GHR mRNA变体，但GHR mRNA在脂肪中仍有一个有趣的分布模式：89%V_2、3%V_3和5%个新变异体（V_A～V_E）。V_2变异体已被证实是脂肪细胞在所有脂肪发育阶段的主要形式。然而，特定的剪接变异体是否可能与脂肪的不同病理状态相关尚不清楚。

GHR在脂肪细胞中的表达，它是Ⅰ类细胞因子受体家族的一个跨膜蛋白，在大多数细胞类型中表达。GHR的2种形式是：①620个氨基酸的全长形式，它是膜结合受体，②与全长受体胞外域相对应的较短的可溶性GH结合蛋白（GHBP）。GHBP在血清、乳汁、卵泡液等不同的生物液体中可检测到。全长GHR和GHBP均在GH和固定比率具有相同结合亲和力的大鼠脂肪细胞的表面上表达。半衰期约为45min。GHBP似乎与全长GHR竞争，在前脂肪细胞表面结合GH，这抑制脂肪细胞分化。细胞内GHBP已被证明是一种转录增强子，影响脂肪细胞和前脂肪细胞的功能。

尽管人类GH通过GHR对脂肪组织的影响进行了深入的研究，但对人脂肪细胞中GHR表达如何调节的理解是有限的。Gleenson等观察到在肥胖个体中单次注射GH可导致胰岛素样生长因子-1（IGF-1）和GHBP水平升高，GHBP反映GH受体数目的间接估计。IGF-1和GHR呈正相关，提示GHR通过IGF-1信号通路间接调节GH。

2. 生长激素对脂肪细胞的间接作用

GH通过刺激GHR直接发挥其细胞作用，也通过IGF-1间接发挥作用。肝脏被认为是循环IGF-1的主要来源，但是IGF-1是由其他组织（包括脂肪组织）产生的。脂肪中的IGF-1 mRNA水平与肝脏中的水平一样高。IGF-1是一种7.6kDa大小的单链多肽，在整个物种中具有高度保守的序列，如人、牛和猪的IGF-1序列相同。IGF-1与Ⅰ型和Ⅱ型2种类型的受体相互作用。IGF-Ⅱ受体介导生长信号转导功能的证据非常有限。IGF-1受体与胰岛素受体一样，是酪氨酸激酶家族的成员。在猪脂肪组织、脂肪细胞和前脂肪细胞中已检测到IGF-1受体mRNA。其他证据表明，过夜培养后，在分离的人脂肪细胞中已检测到IGF-1受体。然而，一些研究未能在人和猪的成熟脂肪细胞中检测到IGF-1受体。差异的原因可能是成熟脂肪细胞中IGF-1受体的水平低于分化开始之前的水平。此外，最近使用条件基因靶向敲除策略的研究表明，脂肪细胞中的IGF-1受体信号转导在体内脂肪组织的发育和分化中不发挥关键作用。

（三）脂肪因子与生长激素

1. 瘦素与生长激素

瘦素是由*ob*基因编码，主要由脂肪细胞分泌的激素。血清瘦素水平与机体的脂肪量相关，普遍认为，瘦素是脂肪组织向中枢反映机体能量储备量的一个信号，肥胖个体循环中的瘦素水平较正常和苗条人群明显升高。研究者早前认为GH可使机体血清瘦素水平降低，空腹、应激、锻炼状态下，GH在提高血糖水平、促进脂肪溶解、应对能量需求增加的同时，抑制血清瘦素对下丘脑的信号传递，增加机体摄食和能量供给。GH分泌减少的成人，血清瘦素增高，在这类患者中使用GH治疗能够减低瘦素水平。但在不同疾病情况下，这种改变不是必然的，如在肥胖患者中使用GH治疗对瘦素并不带来影响，在慢性肾病患者中，GH治疗则提高瘦素水平。瘦素对GH代谢的影响在多个研究的结果中尚不一致，有人在动物实验中证明空腹状态下注射瘦素使 GH 分泌增加，在人体中注射瘦素能够使 GH 分泌脉冲的波幅增大，但也有人发现 GH 减少的老年患者与 GH 不缺乏的老年人比较，机体质量组成发生变化（瘦组织减少，脂肪组织增多），瘦素水平升高而 GH 水平减低。瘦素水平的增高并不一定引起 GH 的增高，所以目前对 GH 和瘦素的关系尚有待进一步的深入。

2. 脂联素与生长激素

随着近期对脂联素研究的增多，脂联素与 GH 的关系也进入了研究者的研究范围。在 Prader Willi 综合征的患儿中，使用 GH 治疗能够明显增加血清脂联素水平，而在 GH 缺乏患者和肥胖患者中使用 GH 治疗却并不能改变脂联素水平。动物实验结果却与前述结论不一致，Wang 等就发现 GH 转基因小鼠血浆脂联素水平明显降低。

（四）脂肪组织与前列腺素

1. 脂肪组织产生前列腺素

前列腺素存在于人类和动物的几乎所有组织中，由多不饱和脂肪酸形成，代谢迅速，作用多样。它们以自分泌方式或内分泌 / 旁分泌方式起作用，参与炎症、免疫反应、肾脏功能、骨代谢，以及脂肪细胞分化和功能等生理过程。

长期以来，前列腺素是由大鼠脂肪组织释放的，但是人们认为它们是由大鼠脂肪组织的非脂肪细胞制造的。然而，随后的研究清楚地表明，新鲜分离的大鼠和人脂肪细胞均分泌前列腺素，尤其是前列腺素 E_2（prostaglandin E_2，PGE_2）和前列环素（prostacyclin，PGI_2），内脏脂肪组织比皮下脂肪组织释放更多的 PGE_2。皮下和（或）内脏脂肪组织消化后分离出的细胞比未消化的组织碎片产生的 PGE_2 或 PGI_2 少，但脂肪细胞中的 PGE_2 释放随时间（4～48h）有明显的上调。

2. 前列腺素的多方面作用

(1) 前列腺素在脂肪组织中对脂肪因子的调节：前列腺素可能通过影响关键的炎症相关脂肪因子的产生而成为脂肪组织内炎症反应的重要组成部分，尤其是在肥胖症中。PGD_2 和 J_2 系列前列腺素诱导脂联素和瘦素 mRNA 表达和释放减少。相比之下，PGD_2 明显刺激 IL-6 和 MCP-1 mRNA 表达和释放。此外，当地塞米松阻止 PGE_2 的基础形成时，外源性 PGE_2 可以刺激小鼠脂肪组织释放瘦素。

(2) 前列腺素在脂肪细胞分化和成熟中的作用：脂肪细胞分化是一个复杂且分阶段的过程。前脂肪细胞、成纤维细胞向脂肪细胞的分化是许多疾病状态（包括肥胖症和糖尿病等）的关键过程。肥胖是由于脂肪细胞肥大（由于脂肪细胞中三酰甘油的过多积累导致脂肪组织质量异常增加），以及从前体细胞募集新的脂肪细胞，这两个过程很大程度上取决于脂肪细胞分化的调控。前列腺素是由前脂肪细胞和脂肪细胞制造和分泌的，是由细胞表面和核受体介导的脂肪细胞分化的复杂调节剂。尽管尚不完全了解脂肪细胞中每种前列腺素的确切功能，但有报道表明，前列腺素对前脂肪细胞向储存三酰甘油的脂肪细胞的转化具有正向和负向影响。

据报道，PGI_2 的旁分泌成脂作用受血管紧张素Ⅱ控制。用血管紧张素Ⅱ攻击的 Ob1771 脂肪细胞产生 PGI_2，然后 PGI_2 可以诱导脂肪前细胞分化为脂肪细胞。相反，PGI_2 不能触发分化的脂肪细胞中的任何信号转导，这与细胞表面 IP 受体表达的减少相一致。在肥胖大鼠的培养物中，（与瘦大鼠相比）脂肪细胞分化程度更高，并且与较低的基础 PGE_2 合成有关。

前列腺素的脂肪生成可以通过多种炎症介质来控制，包括 NF-κB 和脂联素。实际上，在脂肪形成过程中，这些炎症信号通路受到差异调节。例如，在完全分化的脂肪细胞中 NF-κB 的表达和活性提高了。存在于正常骨髓中的脂联素可通过诱导 PGE_2 的分泌来抑制骨髓来源的前脂肪细胞形成脂肪细胞。以前的研究已表明脂联素刺激了人脂肪组织中 PGE_2 的释放。

3. 前列腺素在脂肪组织脂解中的作用

脂解是脂肪细胞中储存的脂肪的分解，是在肥胖患者中观察到胰岛素抵抗和相关代谢异常背后的重要病理生理因素。在此过程中，游离脂肪酸被释放到血液中，并在全身循环。脂肪细胞中三酰甘油的过度积累与脂肪组织量的异常增加有关。早期的研究表明，前列腺素可部分调节脂肪组织中的脂解。最近的研究已经能够弄清前列腺素在脂肪组织脂解中的复杂作用，并且常常是相反的作用。例如，已经提出 PGI_2 和 PGE_2 在脂肪组织中具有分开的靶细胞，并且似乎起协同作用而不是以相反的方式起作用，从而控制增生和肥大性发育。

在成熟的脂肪细胞中，PGE_2 通过与其特异性受体的相互作用抑制 cAMP 的产生（通过激活激素敏感性脂肪酶诱导脂肪分解），从而抑制脂肪分解并有助于维持细胞内高三酰甘油含量。同样，在原代培养的小鼠脂肪组织培养 24h 后，PGE_2 抑制了基础脂解。低浓度的 PGE_1 和 PGE_2 抑制脂肪组织中甘油的产生，并抵消由儿茶酚胺和胰高血糖素诱导的甘油释放的刺激。这是由于干扰了脂肪酶的激活，而脂肪酶的激活一般是通过将脂肪组织暴露于这些激素而产生的。

（马慧慧）

十二、脂肪组织与衰老

在过去的 40 年中，由于传染病死亡人数的减少，以及欠发达国家或地区生活水平的改善，肥胖患病率和 60 岁以上人口数在全世界范围内均有所增加。尽管老年人口的增加表明全球公共卫生状况有所改善，但由于肥胖导致的年龄相关炎症的负面影响，脂肪代谢障碍的老龄人口生活质量可能会下降。

衰老会改变脂肪组织的组成和功能，从而导致胰岛素抵抗和异位脂质存储。随着年龄增长，脂肪组织的胰岛素反应性、分泌功能和炎症状态都会存在衰老相关的生理改变，从而导致脂肪组织功能障碍。最终，肥胖通过促进炎症和增加与年龄有关的疾病的风险来加速衰老。脂肪组织功能障碍可能是导致慢性疾病、残疾和不良健康事件风险增加的根本原因。

（一）衰老过程中脂肪组织功能紊乱的机制

脂肪组织是动态变化的系统，在调节全身代谢和炎症中发挥重要作用。年轻脂肪组织在遭遇营养缺乏、营养过度、寒冷暴露或感染等情况时，能够改变其内分泌、炎症和代谢功能的能力，以迅速适应内、外环境变化。而随着衰老，老年脂肪组织功能逐渐减弱。衰老相关的多种危险因素均可引起脂肪组织功能障碍，包括血脂异常、代谢下降和全身性慢性低度炎症。衰老相关脂肪组织功能障碍又进一步对包括肝脏、肌肉、胰腺等在内的多种器官系统产生继发的生理改变。

1. 老年人体内前脂肪细胞分化能力下降

脂肪组织由多种细胞类型组成，这些细胞的数量和功能在整个生命周期中都会发生变化。细胞成分中以前脂肪细胞和成熟脂肪细胞为主，两者在脂肪组织中分别占细胞总数的 15%～50% 和 10%～15%。此外，还含有网状细胞、间充质细胞、组织细胞和内皮细胞等。由于细胞功能损耗引起的脂肪组织再生潜能的下降是衰老的主要标志之一。

随着年龄的增长，促进脂肪生成的前脂肪细胞关键转录因子表达减少是造成脂肪细胞分化能力降低的主要原因之一。在脂肪生成的过程中需要顺序性地激活多个转录因子，包括 CCAAT/ 增强子结合蛋白（CCAAT/enhancer binding protein，C/EBP）基因家族和过氧化物酶体增殖激活受体 γ（PPAR-γ）。检测大鼠前脂肪细胞和脂肪细胞的脂肪分化标志物发现，C/EBPα 的表达随着年龄的增加而降低。如果外源性转染 C/EBPα 到老龄大鼠的前脂肪细胞中，会部分恢复其前体脂肪细胞分化的能力。C/EBP 同源蛋白（C/EBP homologous protein，CHOP）通过与 C/EBP 家族成员，特别是 C/EBPβ，形成异二聚体来抑制脂肪分化。在从老龄动物提取培养的前脂肪细胞中，CHOP 的基础表达水平增加。

脂质存储较为丰富的皮下脂肪组织分化能力损伤尤为显著。皮下脂肪前体细胞对高浓度游离脂肪酸敏感性更高，因此脂毒性作用对皮下脂肪组织增殖分化的抑制作用较内脏脂肪组织更明显，是导致向心性肥胖和异位脂质蓄积增加的主要原因。研究表明，老年人皮下脂肪组织内可见大量巨噬细胞浸润，而内脏脂肪组织则较晚出现，说明脂肪分布异常可能与衰老相关的炎症反应有关，且炎症反应可能首先起源于皮下脂肪组织。在老年时期维持或恢复前脂肪细胞的功能，虽然可能导致肥胖增加，但是可以预防脂肪组织功能障碍导致的继发性病理生理改变，包括脂肪再分布和代谢紊乱，其机制与降低了局部炎症反应有关。

2. 衰老脂肪组织免疫学改变

组织的衰老与固有免疫系统的有关。巨噬细胞在免疫反应执行中有重要作用，如吞噬清除死亡细胞。无论是在动物还是人的肥胖个体中，研究人员都发现，内脏脂肪比皮下脂肪更容易累积较多的巨噬细胞。巨噬细胞按照其表型和分泌的细胞因子可以分为 2 种极化类型，即经典活化的 M1 型和选择性活化的 M2 型巨噬细胞。与肥胖过程中的表型一致，在衰老过程中，脂肪组织也表现为 M2 型巨噬细胞减少，同时 M1 型巨噬细胞和双阴性巨噬细胞亚群增加，并产生更多的 TNFα、IL-6、IL-1β 和单核细胞趋化因子 -1（monocyte chemotactic protein-1，MCP-1）。将年轻小鼠和老年小鼠的脂肪组织分为脂肪组织巨噬细胞（adipose tissue macrophages，ATM）、脂肪组织基质细胞（adipose tissue stromal cells，ATSC）和脂肪细胞，分别分析这些细胞中细胞因子和趋化因子的产生，研究发现虽然这 3 种细胞成分在体外均能分泌 IL-6 和 MCP-1，但 ATSC 和 ATM 分泌的水平明显更高，这意味着老化过程中脂肪组织炎症的主要来源于脂肪组织里的免疫细胞，而不是脂肪细胞。

在 Ghosh 等报道，内质网（ER）应激在诱导衰老脂肪组织巨噬细胞炎症中亦有重要作用。与肥胖脂肪组织巨噬细胞类似，衰老脂肪组织巨噬细胞也显示出较高的内质网应激和炎症反应。通过化学分子伴侣在体外和体内减少小鼠脂肪组织巨噬细胞中的内质网应激，同时也减少了炎症细胞因子和趋化因子的产生。

不论是在普通小鼠还是肥胖小鼠中，脂肪组织内可见由巨噬细胞围绕在脂肪周围而形成的冠状结构（crown-like structures，CLS）。然而，冠状结构在普通小鼠的脂肪组织中很少见，因为只有当肥胖或其他病理学改变，引起脂肪细胞大量坏死的时候，巨噬细胞才会大量渗入脂肪组织。在肥胖小鼠和人类中，均可发现脂肪组织冠状结构在肥胖个体中可增加近 30 倍，占总脂肪组织巨噬细胞的 90% 以上。

3. 脂肪组织炎性衰老

人体的衰老是被慢性、低程度的发生在各个衰老组织中的炎症所调控的。“炎性衰老”（inflammaging）概念由 Franceschi 等在 2000 年首次提出，指机体在衰老的过程中出现慢性的、系统性的、可控的炎症反应状态，这种慢性低度炎症与许多衰老相关疾病紧密联系。慢性低度炎症反应是衰老的标志，是导致糖尿病和衰弱的危险因素之一。随着年龄的增长，脂肪组织被认为是导致全身炎症的主要因素。受脂毒性、缺氧等因素影响，脂肪来源的促炎症性细胞因子和趋化因子随着年龄增长而表达增加。老年脂肪组织中，促炎免疫细胞渗透增加，包括活化后的巨噬细胞、T 细胞等，亦能促进胰岛素抵抗。

脂肪组织功能紊乱还与衰老细胞的积累有关，细胞因子、代谢应激和衰老细胞不能及时被清除都是导致衰老细胞积累的诱因。细胞衰老是一种不可逆的细胞周期停滞，端粒缩短、DNA 损伤、癌基因激活和（或）代谢应激等均能诱导细胞衰老。衰老脂肪细胞能够分泌促细胞凋亡的衰老相关分泌表型（senescence-associated secretory phenotype，SASP）因子。SASP 由促炎细胞因子、生长因子、趋化因子和基质重塑酶等一系列细胞因子组成，它们可以造成组织内微环境紊乱，导致机体慢性低度炎症和疾病，并可以反作用于衰老细胞及其邻近细胞，加速它们的衰老进程。这些促炎症因子可通过促进前脂肪细胞的炎症、抑制分化和驱动免疫细胞的渗透等，对脂肪组织局部微环境产生不利影响。

去除衰老细胞可以维持脂肪组织正常功能，改善与年龄相关的脂质重新分布，增强血管活性，并提高脂肪组织胰岛素敏感性。通过药物直接靶向衰老细胞可能是治疗与年龄相关的慢性疾病的可行之路。

4. 衰老引起脂肪重新分布

相较于脂肪组织绝对量，脂肪组织的分布和功能同样是影响胰岛素敏感性的重要因素，胰岛素抵抗不仅发生在肥胖人群中，BMI 正常人群也可出现胰岛素抵抗。在老年阶段，机体脂肪总量趋于下降或保持稳定，但会出现大量的脂肪重新分布。人在青年时期皮下脂肪组织总体积大于内脏脂肪，随着年龄增长，脂肪代谢障碍人群会表现为脂肪组织的重新分布，皮下脂肪逐渐减少，而内脏脂肪逐渐增多，引起胰岛素抵抗、血脂异常、高三酰甘油血症和高胆固醇症。在小鼠中，将皮下脂肪移植到受体小鼠的内脏脂肪中可改善血糖稳态，减少体重和脂肪量。在老年人中，肢体脂肪与躯干脂肪的比例与胰岛素敏感性呈正相关。

衰老还促进脂肪除正常脂肪组织外的脂质再分布。老化的前脂肪细胞分化和储存脂质的能力较弱，导致有毒的游离脂肪酸溢出，异位脂质积累不仅发生在内脏脂肪组织，而且发生在肝脏、骨髓或肌肉及其他组织中，极易引起全身代谢紊乱。例如，脂肪在肌肉组织中的异位沉积可导致糖耐量异常和胰岛素抵抗、炎症、肌无力和肌少症；脂肪在肝脏组织中的异位沉积可导致非酒精性脂肪肝疾病；在胰腺脂质沉积可导致 β 细胞凋亡，影响胰岛素正常生成和释放。脂肪的重新分布和代谢失调在老年女性中更为多发。

（二）脂肪组织功能紊乱进一步促进衰老相关代谢失调

脂肪组织通过功能紊乱、免疫学改变、衰老细胞蓄积和促炎症因子释放等多种途径增加老年慢性代谢疾病的风险。流行病学证据表明，在中老年人群中循环中促炎介质（如 CRP、IL-6、IL-1β 等）水平升高，增加胰岛素抵抗和糖尿病的发生风险。脂肪组织特异性胰岛素受体敲除小鼠在正常或食物摄入量增加的情况下，脂肪含量降低，胰岛素抵抗和葡萄糖耐量受损发生率降低，并表现为平均寿命增加。

脂肪肥胖过程中，随着脂肪细胞的增大，脂肪因子表达发生变化，促炎症因子表达增加而抗炎因子表达下调，进而触发炎症。在肥胖症患者中的脂肪组织炎症也被称为“代谢炎症”。脂肪组织功能紊乱与脂质重新分布和慢性低度炎症密切相关，脂肪组织炎症进一步导致老年人脂肪生成减少、脂毒性增加、细胞应激通路激活。脂毒性是指游离脂肪酸（FFA）浓度增高或细胞内脂肪含量增多，引起或加重胰岛素抵抗。脂毒性可能与神经酰胺合成增多、核转录因子 NF-κB 激活有关，糖尿病中的神经酰胺表达明显上调。神经酰胺可诱导成纤维细胞和内皮细胞衰老，并可能通过影响 CDK2 及激活某些蛋白激酶（如 JNK、KSR、PKC 和 MAPK）等促进细胞衰老。在 65 岁以上的美国成人中，糖尿病患病率为 22%～33%，而且发病与区域性肥胖、血脂异常和炎症状态明显相关。

脂肪肥胖与端粒长度减少直接相关，表明脂

肪肥胖可能会加速衰老过程。端粒长度与 BMI、腰围成反比，不受性别、年龄、空腹血糖和胰岛素水平、脂质和脂蛋白浓度、经常性体育锻炼、吸烟等其他代谢风险因素的影响。健康状况与脂肪肥胖之间存在负相关关系，同时受到衰老的影响，进而影响脂肪组织的结构和功能。端粒长度变化的程度不仅取决于年龄，而且取决于肥胖及相关危险因素的暴露程度。

（三）衰老过程中胰岛素抵抗的机制

尽管与肥胖有关的机制可能会加速脂肪组织中的衰老表型，但衰老本身可以独立地和肥胖协同地驱动脂肪组织中的衰老表型。脂肪组织的细胞衰老，可能是与年龄相关胰岛素抵抗和糖尿病的重要发病机制之一。

衰老与代谢组织中的炎症状态和促炎症因子（如 TNFα、IL-6 和 IL-1 家族成员）的上调相关，它们可以直接干扰胰岛素信号通路引起代谢功能紊乱。脂肪组织中的调节性 T 细胞随着衰老而在功能紊乱的脂肪组织中积累，但在肥胖中却不存在。与肥胖相比，衰老的内脏脂肪组织中可能存在不同的免疫细胞种群。

衰老和肥胖驱动代谢失调的过程可能并不相同。遗传性肥胖小鼠的脂肪组织中，ROS 和 DNA 损伤的水平升高，细胞衰老相关标志物表达增多，包括衰老相关的半乳糖苷酶（SA-gal）、p53 和细胞周期蛋白依赖性激酶抑制剂 1A（Cdkn1a）。抑制遗传性肥胖小鼠 p53 活性可减轻炎症反应，并改善胰岛素敏感性。过表达 p53 和 Cdkn1a，或端粒缩短引起的 p53 激活，可诱导脂肪组织中的泛素化和胰岛素抵抗增强。

脂联素能够改善前脂肪细胞分化并增强胰岛素敏感性。脂联素水平随着年龄的增长而下降，但与寿命呈正相关。研究发现，百岁老人的脂联素水平高于 BMI 匹配的年轻对照组，因此脂联素信号转导已作为老年肥胖和糖尿病的治疗靶点被研究。

（四）脂肪组织对各器官衰老的影响

1. 脂肪组织对脑老化的影响

大量临床研究表明，衰老与肥胖的共同机制可能是神经系统变性增加。Coplan 等报道，超重人群（BMI ≥ 25kg/m^2）海马区 N- 乙酰天门冬氨酸盐（N-acetylaspartate，NAA）含量较体重正常人群明显降低。Gazdzinski 等亦报道，研究对象越肥胖，其大脑额叶区域灰质内的 NAA 含量越低，大脑额叶区域白质内的胆碱代谢物含量也越低。NAA 是一种具有多种功能、预示大脑整体健康状况的物质，胆碱代谢物是与细胞膜形成有关的关键物质。这 2 种物质含量越低，意味着大脑的健康和功能状况越差。Ronan 等发现，50 岁超重者的大脑白质体积与 60 岁清瘦者的大脑白质体积相同，这意味着肥胖者和清瘦者有 10 岁的大脑年龄差异，且这一差异主要出现在中年期以后。

同时基础研究也表明，高脂饮食诱导的肥胖可加剧神经炎症和细胞应激，诱导阿尔茨海默病的形成。Baranowski 等的研究发现，高脂饮食的肥胖小鼠，其海马和大脑前额叶皮质中的炎症和应激水平较普通饮食小鼠明显增高，高龄本身可以诱导小鼠海马区 JNK 和 Akt Ser473 磷酸化水平升高，而高龄合并肥胖的小鼠的 JNK 和 Akt Ser473 磷酸化水平较高龄普通饮食小鼠进一步增高，同时还伴随着 ERK、GSK-3b 和 AMPK 的磷酸化，提示肥胖可以进一步加重高龄相关的神经系统炎症。

2. 脂肪组织对心脏和血管老化的影响

衰老会诱导心脏发生结构性和功能性改变，伴随细胞外基质蛋白沉积增加，其中包括了骨桥蛋白，从而促进间质纤维化。研究人员发现移除衰老野生型小鼠的内脏脂肪组织能够恢复心脏功能，减弱心肌纤维化，并且骨桥蛋白和 TGF-β 水平发生了显著下降。在肥胖症中，JNK 的激活有助于脂肪组织炎症。研究指出，JNK 的脂肪特异性失活减轻了 apoE 缺陷小鼠的动脉粥样硬化。这一结果预示脂肪组织和脉管系统存在交叉影响，可能是由于 JNK 活化的脂肪组织释放促炎症因子而导致动脉粥样硬化。

3. 脂肪组织对肝脏老化的影响

肥胖发生时，脂肪细胞中过量的脂肪酸被释放出来，肝脏就成为异位脂质沉积的主要部位。不论是饮食诱导的肥胖还是遗传性的肥胖都能通过上调 IL-6 和 TNF 的表达促进肝脏炎症和肿瘤的形成。临床数据表明，身体质量指数每增加 10 个单位，肝脏的表观遗传年龄就会增加 3.3 年，而通过治疗引起的体重的快速降低并不会逆转衰老的进程。

4. 脂肪组织对免疫系统的影响

内脏脂肪的堆积与免疫细胞，特别是淋巴细胞的老化密切相关。研究发现，当给予高脂饮食后，肥胖小鼠内脏脂肪中 T 淋巴细胞发生功能改变，CD153 阳性和 PD-1 阳性 T 淋巴细胞显著增加，而这些细胞的对照组普通饮食小鼠的内脏脂肪中基本不存在。肥胖小鼠内脏脂肪中 T 淋巴细胞不但丧失了正常 T 淋巴细胞所具有的获得性免疫反应能力，反而具有细胞老化特征，能大量产生强力炎症性细胞因子。当将 CD153 阳性和 PD-1 阳性 T 淋巴细胞移植到健康消瘦年轻小鼠内脏脂肪中，健康小鼠也出现了内脏脂肪炎症、胰岛素抵抗性等肥胖小鼠的症状。

（五）肥胖悖论和衰老

虽然超重和肥胖与包括心力衰竭、冠状动脉粥样硬化性心脏病在内的心血管事件有关，然而有相当多的研究显示，超重或肥胖的心脏疾病患者相较于正常体重的心脏疾病患者可能活的时间更长，即所谓的“肥胖悖论”。

研究表明，与没有 BMI 升高的人相比，肥胖心力衰竭患者的死亡率降低高达 40%。在一项超过 108 927 名慢性收缩期心力衰竭患者的研究中，BMI 每增加 5 个单位，死亡率下降 10%。“肥胖悖论”概念一经提出，就引起医学界的广泛讨论，并且已经有学者提出了许多关于体脂、高 BMI 产生保护作用的可能假说。这些机制假说包括更多的代谢储备，某些脂肪因子的保护作用，交感神经系统的活化减少，以及利尿钠肽的循环浓度降低等。

脂肪肥胖可能给老年人带来益处的一点是，肥胖个体的骨密度增加。肥胖个体拥有更多额外脂肪，可以作为老年人跌倒时的缓冲，特别是在臀部周围的缓冲，因此减少了老年人的骨折率。老年人的体重减轻与髋部骨折风险增加呈正相关，可能是由于骨量减少和任何导致体重减轻的疾病的影响，如跌倒风险增加等。虽然，也可以假设对于刻意减重的超重老年人来说，减重带来的骨质流失导致骨折风险可能有所增加，但是相关数据支持目前报道。

老龄化研究在过去 10 年中蓬勃发展，最近的研究表明，以脂肪组织作为器官影响饮食诱导的肥胖之外的代谢健康仍有很多值得探究之处。肥胖脂肪组织分布和功能预示加速老化，强调了脂肪组织对长寿的影响。伴随衰老的发生发展，脂肪组织发生着多种生理学改变，不仅影响脂肪组织自身，还影响肝脏、肌肉、心脏、脑、免疫系统等脂肪外器官组织的稳态。我们需要进一步研究脂肪组织在免疫、炎症、胰岛素抵抗等中的作用，以及肥胖与脂肪组织在衰老和老年病中的生理特点。

（鲁　南　高　伟）

第 53 章

肥胖病

一、肥胖概论及流行病学

肥胖在人群中不是随机分布的，而是表现出一定的时间、地区和社会人口分布特征。这种分布上的差异又与危险因素的暴露或个体的易感性有关。因此，研究肥胖的流行病学特征对肥胖的预防和健康促进极为重要。以下将介绍当前全球成人和青少年儿童肥胖的流行趋势，讨论性别、年龄、种族 / 民族等对肥胖的影响。

（一）定义

精确测量机体实际脂肪量要求复杂的仪器和技术，这限制了其在临床的广泛应用。目前，世界卫生组织（WHO）和美国国立卫生研究院（NIH）推荐将 BMI［身体质量指数 = 体重（kg）/ 身高米数平方（m²）］作为临床肥胖诊断和分类的首选方法。

目前，全球成人（19 岁以上）BMI 的分类方法主要有 WHO 推荐的六分法和《柳叶刀》推荐的九分法 2 种。WHO 的 BMI 六分法将 BMI 15.0～＜ 18.5kg/m²、18.5～＜ 25.0kg/m²、25～＜ 30.0kg/m²、30.0～＜ 35.0kg/m²、35.0～＜ 40.0kg/m²、40.0～＜ 60.0kg/m² 分别定义为体重降低、正常、超重、一级肥胖、二级肥胖和三级肥胖。2016 年《柳叶刀》杂志在 WHO 六分法的基础上，结合人群全因死亡风险的研究结果，将 BMI 18.5～＜ 25.0kg/m² 和 BMI 25～＜ 30.0kg/m² 的 2 个人群细分为 BMI 18.5～＜ 20.0kg/m²、20.0～＜ 22.5kg/m²、22.5～＜ 25.0kg/m²、25.0～＜ 27.5kg/m² 和 27.5～＜ 30.0kg/m²。此外，WHO、国际肥胖研究协会和国际肥胖专家组共同建议将亚洲人群的超重定义为 BMI 23.0～24.9kg/m²，肥胖定义为 BMI ＞ 25.0kg/m²（Asia-Pacific Perspective:Redefining Obesity and Its Treatment.Sydney，Australia:Health Communications Australia Pty Limited;2000）。临床应根据不同的目的选择最合适的分类方法。

WHO 推荐青少年儿童（5—19 岁）的健康体重为标准中位数，将标准中位数 +1SD（标准差）定义为超重，标准中位数 +2SD 定义为肥胖，标准中位数 -1SD 和标准中位数 -2SD 分别定义为轻度体重降低和中重度体重降低。

（二）肥胖的全球流行趋势

无论男女，超重和肥胖在全球范围内的患病率均越来越高。据世界卫生组织（WHO）官网发布，截至 2016 年，全球 39% 男性及 39% 女性达到超重水平以上，5—19 岁的青少年儿童中达到超重或肥胖标准的占比为 18%。

2016 年《柳叶刀》杂志一项研究将 1698 项总共涵盖 1920 万成人的人群研究纳入贝叶斯分层模型，利用 BMI 评估 1975—2014 年人群肥胖的发展趋势。研究结果表明，全球男性年龄标准化平均 BMI 从 1975 年的 21.7kg/m²（95%CI 21.3～22.1）

增长至2014年的24.2kg/m²（24.0～24.4），女性则从1975年的22.1kg/m²（21.7～22.5）增长至2014年的24.4kg/m²（24.2～24.6）。全球范围内，严重肥胖（BMI ≥ 35kg/m²）的患病率为男性2.3%（2.0～2.7），女性5.0%（4.4～5.6）；病态肥胖的患病率为男性0.64%（0.46～0.86），女性1.6%（1.3～1.9）。男性肥胖患病率/人数从1975年的3.2%（2.4～4.1）/ 34 000 000（26 000 000～44 000 000）增至2014年的10.8%（9.7～12.0）/ 26 6000 000（240 000 000～29 5000 000），女性从1975年的6.4%（5.1～7.8）/ 71 000 000（57 000 000～87 000 000）增至2014年的14.9%（13.6～16.1）/ 375 000 000（344 000 000～407 000 000）。而男性低体重率从1975年的13.8%（10.5～17.4）降至2014年的8.8%（7.4～10.3），女性则从1975年的14.6%（11.6～17.9）降至2016年的9.7%（8.3～11.1）。模型预计2025年，全球男性肥胖患病率将达到18%，全球女性肥胖患病率将超过21%，其中男女的严重肥胖患病率将分别超过6%和9%。

肥胖患病率快速增长的趋势同样见于青少年儿童。2017年《柳叶刀》继续报道了一项扩展至全球1亿2890万人的体重发展趋势研究，其中包括3150万5—19岁的青少年儿童。研究表明，1975年全球5—19岁儿童和青少年的年龄标准化平均BMI为：男孩16.8kg/m²（16.3～17.2），女孩17.2kg/m²（16.8～17.6）。而后，男孩BMI每10年约增加0.32kg/m²（0.23～0.41），女孩BMI每10年约增加0.40kg/m²（0.30～0.50），这导致2016年全球男女青少年的年龄标准化平均BMI分别达到了18.6kg/m²（18.4～18.7）和18.5kg/m²（18.3～18.7）。另外，男孩肥胖患病率 / 人数从1975年的0.9%（0.5～1.3）/6000 000（1000 000～19 000 000）增至2016年的7.8%（6.7～9.1）/ 74 000 000（39 000 000～125 000 000），女孩则从1975年的0.7%（0.4～1.2）/5000 000（1000 000～14 000 000）增至2016年的5.6%（4.8～6.5）/50 000 000（24 000 000～89 000 000）。同时，男孩中重度低体重率从1975年的14.8%（10.4～19.5）降至2016年的12.4%（10.3～14.5），女孩从1975年的9.2%（6.0～12.9）降至2016年的8.4%（6.8～10.1）。

亚洲包括中国的肥胖发展趋势与全球总趋势平行。2011年《新英格兰》发布一项针对亚洲地区（主要包括中国、日本、韩国、新加坡、印度和孟加拉国）114万人的Meta分析表明，亚洲成人平均BMI为（22.9 ± 3.6）kg/m²，中国成人平均BMI为22.2～24.0kg/m²。

（三）肥胖的全因死亡风险及特定原因死亡风险分析

2016年《柳叶刀》发布了一项涵盖四大洲人群的239项前瞻性队列研究，总计1063万人，平均随访年限13.7年（95%CI 11.4～14.7）的Meta分析，结果表明：BMI 20.0～25.0kg/m²时人群全因死亡率最低。当BMI ＜ 20.0kg/m²（BMI 18.5～＜ 20.0kg/m²：HR 1.13，95%CI 1.09～1.17；BMI 15.0～＜ 18.5：HR 1.51，95%CI 1.43～1.59）及超重时（BMI 25.0～ ＜ 27.5kg/m²：HR 1.07，95%CI 1.07～1.08；BMI 27.5～＜ 30.0kg/m²：HR 1.20，95%CI 1.18～1.22）人群全因死亡率开始上升，可以看出，当BMI ＞ 25.0kg/m²时，人群全因死亡风险与BMI呈近似对数线性增长。一级至三级肥胖的全因死亡风险分别为1.45（1.41～1.48）、1.94（1.87～2.01）和2.76（2.60～2.92），即死亡风险分别较死亡风险最低的参考组分别增加了约45%、94%和176%。另外，体重轻度降低人群（BMI 18.5～＜ 20.0kg/m²）的全因死亡风险高于轻度超重人群（BMI 25.0～＜ 27.5kg/m²）；严重消瘦人群（BMI ＜ 18.5kg/m²）的死亡风险高于轻度肥胖（BMI 30.0～＜ 35.0kg/m²）。可见，对于某些疾病类型，消瘦对不良结局的贡献度甚至高于肥胖。2018年《柳叶刀 – 糖尿病内分泌学》一项纳入3 632 674位16岁以上英国人，中位随访时间为11.6年的前瞻性队列研究也认为，BMI 与全因死亡风险呈 U 形相关，BMI 为 25.0kg/m² 者全因死亡风险最低；BMI ＞ 25.0kg/m² 时，BMI 每增加 5kg/m²，人群全因死亡风险增加 1.21（1.20～1.22），而 BMI ＜ 25.0kg/m² 时，随着 BMI 每增加 5kg/m² 这种风险降低 0.81（0.80～0.82）。

《新英格兰》研究表明，东亚人群（包括中国、日本和韩国）全因死亡风险最低的 BMI 范围为 22.6～27.5kg/m²，超过或低于该范围死亡风险均升高。其中，BMI ＞ 30.0kg/m² 的人群死亡风险增加了 1.5 倍，BMI ＜ 15.0kg/m² 的人群死亡风险增加了 2.8 倍。《JAMA》发布的一项仅针对 169 871 名 40 岁以上中国成人的前瞻性研究表明，中国成人 BMI 与全因死亡风险同样呈现 U 形相关。以 BMI 24.0～24.9kg/m² 为参照，BMI ＜ 18kg/m²、18.5～19.9kg/m²、20.0～20.9kg/m²、21.0～21.9kg/m²、22.0～22.9kg/m²、23.0～23.9kg/m²、25.0～26.9kg/m²、27.0～29.9kg/m² 及 ＞ 30.0kg/m² 的全因死亡风险分别为 1.65（1.54～1.77）、1.31（1.22～1.41）、1.20（1.11～1.29）、1.12（1.04～1.21）、1.11（1.03～1.20）、1.09（1.01～1.19）、1.00（0.92～1.08）、1.15（1.06～1.24）及 1.29（1.16～1.42），且这种趋势不受吸烟、饮酒，以及心血管和肿瘤等不同疾病类型的影响。

（四）肥胖与性别

全球超重和肥胖的男性比例显著高于女性。这一趋势在肥胖相关的死亡风险中仍然成立。《柳叶刀》研究表明，男性超重和肥胖人群（BMI ＞ 25kg/m²）及低体重人群（BMI ＜ 20kg/m²）的全因死亡风险与等值 BMI 的女性人群相比均较高。此外，超重和肥胖人群的 BMI 每增加 5kg/m²，男性的全因死亡风险增加（HR 1.51，95%CI 1.46～1.56）较同群体女性高（HR 1.30，95%CI 1.26～1.33）。而后，《柳叶刀 – 糖尿病内分泌学》的进一步分析表明，与健康体重（BMI 18.5～24.9kg/m²）的个体相比，40 岁的肥胖男性（BMI ≥ 30.0kg/m²）平均寿命约缩短 4.2 年，肥胖女性约缩短 3.5 年，体重不足（BMI ＜ 18.5kg/m²）男性缩短 4.3 年，体重不足女性缩短 4.5 年。

在中国，男性 BMI 24.0～＜ 24.9kg/m²，女性 BMI 25.0～＜ 26.9kg/m²（超重）时，全因死亡风险最低。男性肥胖人群（BMI ＞ 25kg/m²）全因死亡风险（HR 1.34，95%CI 1.15～1.55）较该群体女性高（HR 1.24，95%CI 1.08～1.43）。另一项平均随访 9.1 年，针对 74 942 名 40—70 岁中国女性的前瞻性研究也表明，该年龄段中国女性 BMI 在国际标准的超重范围内（25.0～29.99kg/m²）时全因死亡风险最低。这说明女性体内的脂肪可能拥有在男性体内所不具备的功能。另外，男性低体重人群（BMI ＜ 18.5kg/m²）全因死亡风险（HR 1.64，95%CI 1.49～1.80）则较该群体女性低（HR 1.65，95%CI 1.49～1.84）或无显著差异（这与全球趋势不同）。

（五）肥胖与年龄

《柳叶刀》研究表明，全球超重和肥胖的年轻人比例显著高于老年人。此外，不同年龄的 BMI 相关全因死亡风险不同。35—49 岁全因死亡风险最低点 BMI 为 22kg/m²，50—69 岁为 23kg/m²，70—89 岁为 24kg/m²。当 BMI 超过 25kg/m²，则 BMI 每增加 5kg/m²，35—49 岁、50—69 岁、70—89 岁 3 个年龄段人群的全因死亡风险分别为 1.52（95%CI 1.47～1.56）、1.37（95%CI 1.35～1.39）和 1.21（95%CI 1.17～1.25）。《柳叶刀 – 糖尿病内分泌学》的后续研究进一步证实了这个结论，研究显示 BMI 和全因死亡风险之间的关联随着年龄的增大而减弱。该研究估计 70 岁以下的全因死亡风险最低点 BMI 同样为 23kg/m²，70 岁以上为 25kg/m²。即随着年龄增加，超重和肥胖人群的全因死亡风险与等值 BMI 的低龄组相比反而降低，脂肪可能对于老年人在某些方面起到了有利作用。

对于40—64岁及65岁以上的中国人群，《JAMA》调查显示BMI分别位于24.0～24.9kg/m²和25.0～26.9kg/m²时全因死亡风险最低。也有部分社区调查显示，45—64岁的中国成人BMI在25.1kg/m²左右时全因死亡风险最低。

（六）肥胖与地域/种族

总的来说，全球有68个国家的男性和11个国家的女性低体重患病率不足1%。多数地区男女的严重肥胖率分别超过20%、30%。其中，美国的严重肥胖率高达33.4%（95%CI 23.6～43.5）。肥胖人群平均BMI最高地区为新西兰南太平洋中部，男女均超过24kg/m²，肥胖患病率最高地区为中西太平洋岛群，男性为22.4%（95%CI 13.4～32.9），女性为25.4%（95%CI 16.8～35.2）。过去42年，肥胖患病率呈全球性增长，南非增长最迅速（每10年增长400%），高收入国家（澳大利亚、加拿大、爱尔兰、新西兰、英美）增长最缓慢（每10年平均增长30%～50%）。相比之下，印度、阿富汗等亚洲国家，以及埃塞尔比亚等非洲国家的男性低体重率超过20%，女性低体重率超过25%。中重度低体重人群平均BMI最低地区为埃塞尔比亚，男性为15.5kg/m²（95%CI 14.4～16.6），女性为16.8kg/m²（95%CI 15.6～17.9）。中重度低体重率最高地区为南亚，男性为28.6%（95%CI 22.3～35.0），女性为20.3%（95%CI 15.3～25.8）。在全球范围内，中重度低体重率的下降幅度较肥胖率的上升幅度小。除了地域，肥胖患病率也表现出种族差异。研究显示，非裔美国女性的超重和肥胖患病率（分别为77%和50%）高于高加索女性（分别为57%和30%），墨西哥裔美国人的患病率介于两者之间，超重和肥胖分别占比72%和40%。

对于青少年儿童，印度群体的中重度体重不足患病率最高，女孩为22.7%（16.7～29.6），男孩为30.7%（23.5～38.0）。相比之下，2016年瑙鲁、库克群岛、帕劳纽埃岛和美属萨摩亚的男孩女孩肥胖患病率均已超过30%。在波利尼西亚和密克罗尼西亚、中东和北非、加勒比及美国等国家，肥胖患病率均超过20%。尽管肥胖患病率遥遥领先，但在西北欧、高收入英语母语国家和亚太地区，男性和女性的平均BMI增长趋势却趋于平缓；相比之下，在东亚和南亚，男性和女性的BMI上升速度都有所加快。除外地域，肥胖的种族差异同样见于青少年儿童。美国国家健康与营养调查（NHANES）Ⅲ表明，低、中和高经济水平家庭的非西班牙裔白人女孩的超重患病率分别为27.9%、17.9%、10.6%，而非西班牙裔黑人女孩的超重患病率分别为10.6%、18.7%、38.0%。

除了患病率，肥胖相关的死亡风险也存在地域差异。尽管欧洲、北美、东亚、澳大利亚和新西兰等地的超重和轻度肥胖患者的全因死亡风险大致相似，但对于三级以上肥胖的患者，欧洲人比东亚人的死亡风险更高。研究表明，BMI每增加5kg/m²，欧洲人群全因死亡风险增加1.39（1.34～1.43），东亚增加1.39（1.34～1.44），澳大利亚和新西兰增加1.31（1.27～1.35），在北美这种风险的递增最低，为1.29（1.26～1.32）。然而，北美由超重或肥胖引起的全因死亡人口占比最高，达到19%，这个比例在澳大利亚和新西兰为16%，在欧洲为14%，但在东亚仅为5%。这说明经济条件较发达的地区，因为肥胖、糖尿病、心血管疾病和肿瘤等与城市化和工业化生活方式相关的慢性病所引起的死亡占比较高，而经济相对落后的地区，由慢性病所引起的死亡率可能被其他因营养不良、卫生条件限制和传染病等疾病带来的死亡所稀释。

这些数据充分说明了处于不同经济发展阶段的国家超重和肥胖的患病率、变化率和死亡率的差异，这可能与自然环境、饮食文化、生活习惯、医疗条件和经济水平等各种因素有关。

（七）儿童肥胖及成年早期体重增长对远期健康的影响

肥胖的青少年儿童极易发展为成人肥胖症，并且患成人肥胖症相关并发症的风险增加，肥胖成人中约有 30% 在其儿童时期即已达肥胖标准。研究表明，儿童和青少年超重或肥胖会显著增加过早死亡的风险，其与成年后代谢性疾病和心脑血管疾病（2 型糖尿病、高血压、缺血性心脏病和脑卒中）的风险显著增加相关，其风险比为 1.1～5.1。此外，儿童和青少年超重或肥胖还与哮喘、多囊卵巢综合征症状、胆囊疾病、高脂血症、骨科并发症、睡眠呼吸暂停综合征和非酒精性脂肪性肝炎等疾病患病风险明显增加有关。

2017 年《JAMA》报道了美国一项针对成年早期至中年体重增长量对晚年健康状况影响的回顾性队列研究。对于研究中的 92 837 位女性受试者，18—55 岁体重中度增加（增重 2.5～10kg）人群的 2 型糖尿病发生率为 207/（10 万·年），而体重相对稳定（增重或减重＜ 2.5kg）人群 2 型糖尿病发生率为 101/（10 万·年）。对于研究中的 25 303 位男性受试者，21—55 岁体重中度增加人群的 2 型糖尿病发生率为 258/（10 万·年），而体重相对稳定人群 2 型糖尿病发生率为 147/（10 万·年）。体重中度增长和相对稳定的成年男性的高血压发生率分别为 2861/（10 万·年）、2366/（10 万·年），成年女性人群分别为 3415/（10 万·年）、2754/（10 万·年）。体重中度增长和相对稳定的成年男性的心脑血管发生率分别为 309/（10 万·年）、248/（10 万·年），成年女性人群分别为 383/（10 万·年）、340/（10 万·年）。体重中度增长和相对稳定成年男性的肥胖相关肿瘤发生率分别为 452/（10 万·年）、415/（10 万·年），女性人群分别为 208/（10 万·年）、165/（10 万·年）。综合来说，在体重中度增加的人群中，24% 女性和 37% 男性达到了健康老龄化标准；在体重保持稳定的人群中，27% 女性和 39% 男性达到了健康老龄化标准。

2019 年《JAMA》继续报道了一项针对中国人群成年早期至中年体重增长量对全因死亡风险和相关疾病发生率影响的队列研究。结果表明，对于早期基础体重较低的人群，从 20 岁至 40—50 岁，每增加 5kg 体重，全因死亡风险约增高 10%，心血管疾病相关的死亡风险约增高 20%。然而，BMI 始终控制在 18.5～22.9kg/m² 的个体没有出现类似的风险增高。

总的来说，不管是儿童青少年时期的肥胖，还是成年后的体重继续增长，都会导致成年后期多种慢性疾病的发病率和全因死亡风险增加。

（朱　冰）

二、肥胖的发病机制

遗传和环境共同影响肥胖发生的观点起源于早期涉及双胞胎环境暴露的遗传学研究。大型系谱、双生子和收养相关的研究提供了人类肥胖与遗传强烈相关的证据，且很可能受环境因素调节。已知能介导遗传性的环境风险因素包括生物因素、社会经济因素和生活方式因素。以下将以遗传和环境因素为重点，介绍肥胖的发病机制。

（一）单基因肥胖遗传学

单基因突变导致的肥胖在人类肥胖中仅占少数，其遗传符合孟德尔定律。这些突变与疾病的高终生风险相关，并且在基因型和表型之间表现出接近一对一的关系。单基因肥胖症可分为综合征型和非综合征型。综合征型肥胖包括一组与孟德尔肥胖同时发生的症状，如精神发育迟滞、畸形和器官特异性发育异常等。它是由染色体异常或点突变引起的，可以是常染色体或 X 染色体显性遗传疾病。非综合征型肥胖是由瘦素 – 黑皮质素途径相关基因的致病突变或结构变异引起的，其主要特征是饮食过度导致肥胖。致病突变的瘦素 – 黑皮质素途径基因的纯合或复合杂合携带者极为罕见，这可导致早发性极端肥胖。大多数情况下，人群携带的是瘦素－黑皮质素途径中的杂合不完全外显子突变致病基因。目前已确认的与人类单基因肥胖相关的基因包括 *MCR*、*POMC*、*BDNF*、*PPAR*、*PCSK1*、*SH2B1*、*LEPR* 和 *NTRK2* 等，目前研究较多的主要的为 *MCR* 和 *POMC* 基因突变所致的肥胖。

（二）肥胖易感遗传学

据估计，人群中观察到的肥胖易感性有 40%～70% 的变化是由于个体间遗传差异造成的。但只有少数肥胖是由于单基因突变引起，而大多数肥胖是由于多种影响能量代谢的肥胖易感基因与环境因素共同作用导致。以单基因肥胖遗传学研究为基础，2005 年全基因组关联研究（GWAS）的发展，极大地推进了普通肥胖的遗传学研究。迄今为止，GWAS 已经明确了大约 2000 个与 300 多种常见疾病关联的基因位点，这其中包括至少 75 个肥胖易感位点。

脂肪量和肥胖相关基因 *FTO* 是通过 GWAS 鉴定的首个肥胖易感基因，并且至今仍然是对身体质量指数（BMI）和肥胖风险影响最大的基因位点。2007 年，欧洲一项研究通过 GWAS 首次发现 *FTO* 第 1 个内含子中的一组单核苷酸多态性（SNP）与 2 型糖尿病患病风险高度相关。然而，当调整 BMI 后，*FTO* 与 2 型糖尿病的关联完全解除了，这表明 *FTO* 与 2 型糖尿病的关联是通过影响 BMI 介导的。此后该研究对 38 759 人的随访分析验证了 *FTO* 与 BMI 和肥胖风险之间的联系。此后，多项大型研究进一步证实了 *FTO* 与 BMI 和肥胖之间的高度相关性同样见于其他种族人群。这些研究确定了 *FTO* 为首个常见的人群肥胖易感基因。尽管此后研究者通过大规模的 GWAS 研究，至少又发现了另外 75 个肥胖易感位点，但 *FTO* 仍是目前存在最普遍、效应最广泛的肥胖易感基因，它解释了大多数个体间的 BMI 和肥胖患病差异。值得注意的是，不同种族之间 BMI 相关的 *FTO* 单核苷酸多态性的基因型分布频率存在很大不同，在欧洲血统人群中观察到的肥胖风险等位基因携带率最高，而在亚洲和非洲血统人群中则明显较少。这部分解释了不同种族之间肥胖易感性和流行率的差异。随后，*FTO* 与肥胖的相关性在儿童和青少年中也得到证实。尽管 *FTO* 中的 SNP 不影响出生体重，但多项队列研究表明，它们早在幼儿时期（约 3 岁左右）就已经开始展现体重影响效果，这种影响在成年早期达到最大，随后在成年期逐渐减弱。然而目前已发现的单核苷酸多态性仅解释了 30% 左右的 BMI 变化，这意味着还有更多的单核苷酸多态性有待发现。

GWAS 研究还关注除 BMI 以外的与肥胖相关的表型特征。近年一些大规模 Meta 分析研究了 *FTO* 对 24 类心血管代谢指标的影响，发现促使 BMI 增加的 *FTO* 等位基因与 2 型糖尿病、心力衰竭、冠心病、缺血性卒中、高血压、血脂异常、代谢综合征等的患病率和全因死亡风险增加明显相关。同时它还与空腹血糖、胰岛素、2h 餐后血糖、HbA_1c、血压、血脂、肝酶和炎症标志物水平的增加相关。2015 年《Nature》一项研究发现了 49 个在调整 BMI 后与腰臀比相关的基因位点，在脂肪组织中表达富集。这些位点解释了约 1.4% 的成人腰臀比改变（女性为 2.4%，男性为 0.8%）。但腰臀比相关基因位点通常不与 BMI 相关位点重叠，表明脂肪分布与体重有独立的遗传学调节机制。机体脂肪根据分布的区域，可分为内脏脂肪（主要为网膜和肠系膜）、皮下脂肪［还可分为上部量脂肪（腹部脂肪）和下部量脂肪（臀部及股骨区域脂肪）］，或根据代谢强弱分白色脂肪库和棕色脂肪库。有研究表明，腹部脂肪含量与心血管疾病和糖尿病风险呈显著正相关，而下部量脂肪则是避免心血管疾病和糖尿病的保护因素。此外，*FTO* 被发现与多种肿瘤的致病有关。有趣的是两次大规模的 GWAS 研究发现，*FTO* 第 2 个和第 8 个内含子中的单核苷酸多态性分别与雌激素受体阴性乳腺癌和黑色素瘤的风险密切相关，但这 2 个与癌症相关的 *FTO* 基因位点彼此独立，并且独立于第一内含子中的 BMI 相关基因位点。这表示它们与癌症风险的关联可能不是完全通过影响 BMI 实现的。

（三）节俭基因

对于人类为何会在生命演化的过程中获得这种遗传易感性，当前呼声最高的观点是：在进化时期，人类长期处于极端的食物短缺状态，而此时存在可促进脂肪有效沉积的基因（所谓的“节俭基因”）的个体，在获取食物时可以更高效地储存脂肪，以便于下一次面对饥荒和疾病时有更多的能量储备，也因此获得更多存活的机会，从而使得节俭基因在人类发展的进程中被优选下来。这个假说是 1962 年 Neel 等最先提出，他认为现代的糖尿病和肥胖症都源于我们古代祖先的自然选择。理论上说，目前人类应都携带这种“节俭基因”。由于现代社会物资供应丰富，超过机体所需摄入的能量，理论上均会以脂肪形式堆积，机体以此为几乎不会到来的“饥荒”时刻准备着。胰岛素抵抗的发展也被认为是节俭基因的功劳，它有助于早期有效的脂肪沉积。此后，许多研究还提出，节俭基因不仅支持肥胖病的流行，而且还支持现代其他许多慢性病和衰老的流行。

然而，Fantuzzi 等在《*Adipose Tissue and Adipokines Health and Disease*》中也提出了几点针对节俭基因假说的质疑：①现代狩猎者和采集者，以及自给自足的农业社区在非饥荒之间没有看到脂肪沉积证据，即在非饥荒期间，所能观察到的肥胖发生率过低，使得该基因不足以成为自然强烈选择的特征；②饥荒每 100～150 年仅发生 1 次，总死亡人数的增加很少超过人口 10%；③大多数饥荒时期死亡的人类主要是死于疾病，如传染病、感染等，而不是饥饿本身，后者仅占饥荒死亡率的 5%～25%，即饥荒期间的死亡率不足以作为支持进化的动力；④饥荒其实更可能是一种现代现象，大多数人口在历史上没有经历过超过 100 次饥荒事件，涉及重大死亡的饥荒每百年发生 1 次的次数少于 1 次，即饥荒的频率也不足以驱动节俭基因的自然选择；⑤大量数据表明历史上饥荒时期的死亡多集中在儿童和老人，且这类人群多死于传染病和感染，而青壮年人群的死亡率几乎没有改变。也就是说会对生殖和遗传产生最关键影响的人群却被证明恰好是那些饥荒中死亡率受影响最小的人群。这些数据对节俭基因人类渗透学说提出了挑战。

（四）内外环境与遗传的相互作用

在过去的 40 多年里，肥胖患病率大幅度提升。但人们的基因在这段时间内没有明显改变，改变的显然是我们的环境和生活方式。这便催生了一个问题：在特定的内外环境作用下，有肥胖遗传倾向的个体是否更容易发展为肥胖？

1. 年龄与性别

一项纳入 32 万人的 GWAS Meta 分析发现了包括 *FTO* 在内的 15 个基因位点对 BMI 具有年龄修饰效应，其中有 11 个位点对＜ 50 岁人群的 BMI 影响较大。一项针对生命进程中 *FTO* 基因变异和 BMI 关系演化的队列研究表明，这种肥胖遗传倾向与婴儿期（0—2.5 岁）的 BMI 呈负相关，但从 4 岁开始，则与 BMI 呈正相关，而后这种正相关在儿童期、青春期和青年期呈年龄依赖性增强。*FTO* 内含子 1SNP 对 BMI 增加的大部分影响都发生在此期间，在成年后期和老年期未观察到 *FTO* 对 BMI 增加的明显影响。两项独立研究还观察到年龄和 PCSK1 rs6232 SNP 对肥胖特征影响的负性作用。一项涉及 331 175 名个体的 Meta 分析证实了这一结果，并进一步确定了年龄与 PCSK1 rs6235 SNP 在肥胖中交互作用。年龄的影响可能源于周遭日益肥胖的环境，也可能反映了衰老的生物学效应或衰老带来的非遗传影响（即环境因素的累积效应）。弗雷明汉心脏研究所针对8000多名个体的一项研究表明，这两种可能性并存。

人们熟知的受性别影响的几个基因位点主要与腰围相关特征有关，通常女性的遗传效应比男性更强。欧洲一项大规模的GWAS研究发现，44个BMI矫正后与腰臀比相关的基因位点显示出性别差异，其中有28个对女性有较大影响，有5个对男性有较大影响，而有11个在男女中存在相反作用。另一项针对亚洲人群的GWAS Meta分析报道了4个新的BMI相关基因位点，其中*KCNQ1*和*ALDH2*在男性中与BMI的相关性比女性更强。同样的，随后一项针对中国人BMI、腰围和腰臀比相关基因的研究显示，*LYPLAL1*仅与女性皮下脂肪面积相关，而*ALDH2*仅与男性内脏脂肪面积相关。GWAS对非洲人群的分析结果也支持BMI和腰臀比等肥胖表征的遗传倾向具有性别差异。

由此可见，对于相同血统的人群来说，性别和年龄是最主要的影响遗传倾向的内环境。

2. 饮食与运动

许多研究已经证实含糖饮料的摄入与体重增加和肥胖相关并发症（如糖尿病）等强烈相关。2012年《NEJM》一项大型随访研究表明，含糖饮料摄入量增加显著放大32-SNP遗传风险评分与BMI的关联。此外，相比遗传风险分数较低的人群，含糖饮料的摄入量与BMI的关联强度在遗传风险评分较高人群中更强。2014年《BMJ》报道，在油炸食物摄入增加的人群中，也同样观察到了这种肥胖遗传倾向被放大的作用。此外，相比遗传风险分数较低的人群，油炸食物的摄入量与BMI的关联强度同样在遗传风险评分较高人群中更强。另一项针对基因和饮食相互作用的大规模Meta分析利用由32个BMI相关SNP组成的遗传风险评分和由14个腰臀比相关SNP组成的遗传风险评分研究基因和饮食的交互作用。结果显示，虽然BMI相关的遗传风险与饮食没有明显的交互作用，但矫正BMI的腰臀比相关遗传风险与饮食评分之间存在显著交互作用。多项研究也发现*FTO*与BMI增加相关等位基因的关联强度受能量摄入增加、膳食脂肪或蛋白质摄入增加、食欲增加和饱腹感降低、不良食物选择习惯及饮食失控行为影响。Rouskas等还发现，与其他欧洲国家（60%～100%）观察到的情况相比，在希腊人群中，*MC4R*功能丧失杂合突变对肥胖的外显率非常低（6.3%）。这种“希腊悖论”的一个可能解释就是地中海饮食对*MC4R*缺乏所致肥胖提供了保护作用。然而，也有研究得出不同的结果，在英国Biobank的研究中，均没有观察到含糖饮料和油炸食物摄入增加肥胖易感基因和BMI关联强度的现象。还有一些关注非特定饮食因素（总能量、脂肪、碳水化合物、蛋白质或纤维）的研究也表明，没有发现饮食对肥胖相关指标的遗传风险产生明显影响。

欧洲一项前瞻性人群研究表明，体力活动抑制了12-SNP的肥胖遗传风险对BMI和肥胖发生率的实际作用。英国人群一项研究表明，体力活动减弱了11-SNP的肥胖遗传风险与BMI的关联。在英国Biobank的研究也显示体育活动抑制了69-SNP的肥胖遗传风险与BMI的关联。这些结果都说明，体育活动可以在一定程度上克服肥胖的遗传影响，且遗传风险越高的人群从体育活动中的获益也越多。此外，运动对不同人群肥胖遗传风险的影响可能不同。一项纳入欧美人群的Meta分析则发现，运动影响12-SNP对BMI的作用主要见于美国人群，却在欧洲队列中这种作用相对少见。美国弗雷明汉心脏研究也观察到了运动对美国人群BMI基因组效应的减弱作用。针对中国汉族人群的研究表明，运动的增加削弱了28-SNP的肥胖遗传风险与BMI的关联。相反，体育活动对巴基斯坦人群的95-SNP的肥胖遗传风险与BMI的交互作用不产生任何影响。迄今为止，运动改变肥胖遗传风险的人群的差异机制尚不明确。体力活动增加会减弱肥胖遗传风险，那么体力活动减少对肥胖遗传风险是否也存在作用？进一步研究发现，独立于体育活动可削弱肥胖遗传风险与 BMI 关联强度这个效应，久坐时间增加（以每周看电视的时间衡量）可放大遗传风险评分与 BMI 的关联强度，且这种效应不受体力活动影响。这说明运动和久坐行为是影响肥胖的 2 个独立环节。2011 年一项 Meta 分析表明，至少在成人中，保持运动者的 *FTO* 对 BMI 和肥胖风险的影响比久坐者下降了约 30%。

这些结果强调了健康饮食和身体活动在成人体重调节中的重要性，表明即使是那些遗传上易受影响的人也能从健康饮食和积极运动中受益。

3. 社会经济与压力

韩国的一项研究表明城市和农村环境的差异改变了腹型肥胖的遗传效应，这是社会经济和现代化环境可能影响遗传结果的有力证据。在对约 9000 名非西班牙裔欧洲人的调查中发现，持续的低社会经济地位放大了 29 个单核苷酸多态性的遗传风险评分与 BMI 的关联强度，而持续的高社会经济地位或高流动性则抑制了这种关联。在英国的 Biobank 研究中也观察到了社会经济地位对遗传风险评分的类似影响。此外，一项涉及 19 个欧洲国家的社会经济学研究证实，受教育程度越高患肥胖症的风险越低。此外，一项涉及多种族的研究分析了 *EBF1* 中的 3 个 SNP（rs17056278 C ＞ G，rs17056298 C ＞ G and rs17056318 T ＞ C）与社会心理压力的交互作用，报道称具有较大慢性精神压力者，其 *EBF1* 变异对臀围和 BMI 的影响增加。抑郁症也被证实可放大 *FTO* SNP 对 BMI 的影响。

4. 其他内外环境因素

其他因素如烟酒嗜好、肠道微生物群落多样性减少、子宫内环境改变、睡眠不足、内分泌激素调节紊乱等，也已成为肥胖流行加剧的重要因素。

针对欧洲人群的 Meta 分析表明，吸烟缓和了 *CHRNA5-CHRNA3-CHRNB4* 基因位点（rs1051730）的肥胖遗传倾向与 BMI 之间的关联强度。一项针对 14 131 名巴基斯坦人的研究报道了另一种基因与吸烟的相互作用，在吸烟者中，*FLJ33534* 的次要等位基因（T）与较低的 BMI 相关，而在从未吸烟的成人中，它与 BMI 呈正相关。最近巴基斯坦一项研究报道了 4 种显著受吸烟行为影响的肥胖相关基因，结果显示吸烟行为放大了 *PTBP2*–rs11165643、*HIP1*–rs1167827 和 *GRID1*–rs7899106 SNP 的作用，并降低了 *C6orf106*–rs205262 SNP 的作用。另外据报道，东亚人群的饮酒量的增加与 29 GRS SNP 对 BMI 的影响加强有关；非裔美国人群的饮酒量的增加与 *PPARGC1A*–rs4619879 对 BMI 的影响加强有关，但这种作用在白种人中并不显著。

肠道菌群是近年肥胖研究的热门方向。肠道微生物群是指胃肠道中各种共生微生物种类的总和（据认为超过 500 种）。人类肠道中占优势的细菌类群包括拟杆菌属（如拟杆菌）、厚壁菌属（如梭状芽孢杆菌属和芽孢杆菌属）和放线菌属（如双歧杆菌属），肠道黏膜中的微生物总数估计超过 100 万亿，约为人类细胞的 10 倍。肠道黏膜共栖微生物群的主要功能包括：①通过直接竞争营养物和附着点，抵抗病原微生物感染；②促进上皮细胞增殖和分化以维护完整的黏膜表面；③通过促进树突状细胞成熟及 B 淋巴细胞和 T 淋巴细胞的分化而促进肠道相关淋巴组织的发育；④从不被人体消化的食物残渣中获得能量。关于肠道菌群介导宿主肥胖的第 1 个证据来自美国 1983 年一项对无菌动物的研究，研究者们观察到无菌繁殖的啮齿动物需要比普通啮齿动物多摄入 30% 的热量来维持它们的体重，但具体机制不明。2004 年科学家进一步首先发现，传统饲养的小鼠比无菌小鼠的体脂总量多 42%，生殖腺脂肪多 47%，尽管无菌小鼠消耗更多的食物。2006 年《Nature》的一项研究比较了 12 位肥胖患者和 2 位消瘦个体的粪便微生物群落的组成，发现肥胖患者肠道内拟杆菌属比例明显较对照组低，而厚壁菌类比例则较高。随后《Nature》于 2009 年又发布了一项针对54对单卵双胞胎和双卵双胞胎成年女性的对比研究，分析发现双胞胎中肥胖个体的肠道细菌多样性显著降低，拟杆菌属的比例下降，但放线菌的比例升高，而厚壁菌门则没有显著差异。目前，代谢手术是临床上用于减重和治疗肥胖相关代谢性疾病最有效的手段之一。研究也证实，肠道菌群的重整很可能是代谢手术能实现减重不反弹和根治糖尿病等目标的机制之一。因此，可以判定肠道菌群介导肥胖相关基因的表达或功能。然而，由于存在于人类群体中的各种共同构成因素（包括基因型、饮食、生活方式等的异质性），仍然无法确定什么是“肥胖”微生物群，而且相同的肠道微生物群可能对不同人群的肥胖发展有不同的影响。

此外，子宫内环境因素已被证实可调节后代未来患肥胖症的风险。母亲妊娠期间体重增加也可能影响遗传因素，使后代在成年早期更容易患肥胖症。女性在绝经后发生的体重增加及体脂含量上升和脂肪重新分布（以腹型肥胖为主）等，主要归因于衰老和性激素（雌激素和孕酮）水平的下降。研究表示，平均睡眠时间不足可强化BMI与空腹血糖的联系。一项关于双胞胎的研究证实，睡眠持续时间与肥胖遗传风险呈负相关，短睡眠者（< 7h/d）的高BMI遗传率（70%）是长睡眠者（约9h/d）2倍以上（32%）。

（五）表观遗传学

表观遗传学是指专门研究DNA序列完整前提下，基因功能的可遗传变化的科学。研究表明，表观遗传变化如DNA甲基化、染色质重塑、核小体周围DNA的包装和组蛋白修饰等，可引起基因－环境交互作用（GEI）、代谢紊乱和肥胖等。GEI和表观基因组可干预与肥胖风险增加相关基因的表达。多种肥胖相关基因与GEI和表观基因组相关联，如2-氧代戊二酸的核酸脱甲基酶，一种与DNA去甲基化过程有关的酶，证实与*FTO*有关。除此之外，高脂肪饮食导致的甲基化模式的改变与*MC4R*和瘦素基因的表达变化有关。

（朱　冰）

三、肥胖测定的方法

肥胖是一种多因素复杂疾病，究其病因，目前有很多理论，如环境土壤理论、节俭基因理论、炎症学说、菌群失调及下丘脑调节异常等等理论。肥胖的表型也多种多样，肥胖的主要特点是脂肪过多和分布异常，以及由此产生的代谢紊乱和炎症反应。基于肥胖有不同的病因和类型，诊断和治疗肥胖时，应考虑个体化因素，评估代谢状态，对肥胖的程度和分类精确诊断。以下将重点介绍目前常用的测定人类脂肪组织含量的方法。

（一）身体质量指数

BMI是目前最简单、应用最广泛的评估肥胖的指标，通过体重除以身高的平方（kg/m^2）得到。世界卫生组织根据BMI定义低体重（BMI < $18.5kg/m^2$）、正常体重（$18.5kg/m^2$ ≤ BMI < $25kg/m^2$）、超重（$25kg/m^2$ ≤ BMI < $30kg/m^2$）和肥胖（BMI ≥ $30kg/m^2$）。肥胖进一步分为Ⅰ度肥胖（$30kg/m^2$ ≤ BMI < $35kg/m^2$）、Ⅱ度肥胖（$35kg/m^2$ ≤ BMI < $40kg/m^2$）和Ⅲ度肥胖（BMI ≥ $40kg/m^2$）。由于亚洲人群体脂率较其他种族高，在相同的BMI情况下有更高的心脑血管疾病风险，WHO将东亚、东南亚和南亚人群超重与肥胖的切点分别调整为$23kg/m^2$和$25kg/m^2$，即$23kg/m^2$ ≤ BMI < $25kg/m^2$为超重，BMI ≥ $25kg/m^2$为肥胖。2011年《中国成人肥胖症防治专家共识》建议BMI < $18.5kg/m^2$为低体重，$18.5kg/m^2$ ≤ BMI < $24kg/m^2$为正常体重，$24kg/m^2$ ≤ BMI < $28kg/m^2$为超重，BMI ≥ $28kg/m^2$为肥胖。在儿科人群中，与同性别和同年龄的儿童比较，BMI低于第5百分位数

即为体重不足，高于第 95 百分位数即为超重或肥胖。肥胖可以导致 16 种代谢并发症或相关疾病，影响预期寿命或导致生活质量下降。但 BMI 除了包含脂肪外，还有肌肉、骨骼及其他成分，因无法区分这些组织，特别是对于肌肉发达的个体，BMI 不再适宜用于诊断肥胖。而且随着年龄的变化，肌肉会逐渐减少，而脂肪会增加，所以 BMI 会低估老年人的肥胖率。

（二）体脂肪含量测定

由于肥胖的定义特指脂肪过度堆积，所以体脂含量增加是肥胖的主要表型。在目前临床工作或大规模人群研究中，准确评估体脂依然是困难和昂贵的。与 BMI 不同，我们目前仍缺少成人和儿童的体脂肪参考标准。以下我们将简要介绍一些体脂含量测定的方法。

1. 人体测量学和生物电阻抗

人体测量学方法和生物电阻抗分析（BIA）似乎是最简单的使用方法。测量不同位置的皮褶厚度（如上臂肱三头肌肌腹、背部肩胛下和腹部脐右侧 1cm 的皮肤皱褶），并通过不同的方程计算，可用于评估皮下脂肪含量。这些皮褶的总和被认为是皮下脂肪总量的指标。但是，记录皮褶时，不同测量者之间的结果差异很大。而在某些肥胖的受试者中，皮褶厚度可能太大而无法测量。生物电阻抗分析法将人体分为脂肪组织与非脂肪组织，非脂肪组织含有大量水分，是电的良好导体，而脂肪是无水物质，是电的不良导体。通过导入人体一定频率的电流，测量人体的电阻值，再经方程计算，间接得出体脂肪含量。人体测量学方法和生物电阻抗分析简单、便宜，可重复使用，有较高的精度，但准确性一般。特别是在肥胖受试者体重变化期间。

2. 密度法和 DEXA

水下称重法利用阿基米德浮力原理，通过体重与淹没在水中的体积计算人体密度，进而通过 Brozek 体脂率推算公式得到体脂含量。该方法准确性高，但存在操作难度，不能广泛应用于临床。双能 X 线吸收仪（DEXA）是我们熟知的测定骨密度的金标准，近年来被视为人体成分研究的金标准。它利用装置获得高能和低能 2 种不同能量的弱 X 线。这 2 种不同能量的 X 线以指数方式衰减，并与 X 线所通过的组织密度有关。骨骼、肌肉及脂肪存在明显的密度差，扫描中同步探测器记录 3 种不同组织的衰减信号，通过软件处理计算而得到骨骼、肌肉及脂肪的含量。所以除了用于骨质疏松的测量，还可以用来诊断肥胖和肌少症。人体脂肪含量存在年龄和性别差异，根据 Jackson 和 Pollock 提出的标准，男性总体脂含量大于 23%～28%、女性总体脂含量大于 31%～35% 为脂肪含量超标。与 BMI 测量法相比，DEXA 诊断法不仅能对肥胖者体内总体脂含量进行定量诊断，同时可以对上肢、下肢和躯干等部位的脂肪异常分布进行客观的评价。DEXA 检测速度快，辐射暴露低，不需要复杂的技术和准备，但 DEXA 无法区分皮下脂肪和内脏脂肪。

（三）腹型肥胖和腰围测定

肥胖根据脂肪沉积部位分为全身性肥胖和腹型肥胖。前者的脂肪主要分布在臀部及大腿等皮下组织，而后者的脂肪主要聚集在腹部。腰围是反映腹型肥胖的重要指标。WHO 建议男性腰围 ≥ 94cm，女性 ≥ 80cm 作为腹型肥胖的诊断标准，但这一标准更适宜于欧洲人群。在考虑不同国家和种族区别的基础上，美国和加拿大地区男女性腹型肥胖切点分别调整为 102cm 和 88cm。而对于亚太地区人群，则分别为 90cm、80cm。我国目前对于腹型肥胖的界定标准是男性腰围 ≥ 90cm、女性腰围 ≥ 85cm。腰围可以间接反映腹型肥胖，是诊断代谢综合征的核心指标。腹型肥胖更容易导致胰岛素抵抗，增加糖尿病等代谢性疾病的风险。当 BMI 正常而腰围增加时，冠心病的患病率和死亡率就明显上升。所以从代谢的角度及肥胖的并发症方面考虑，我们应该更加重视和处理腹型肥胖。但腰围反映的是腹部皮下脂肪和腹部内脏脂肪的总和，不能对两者进行区分。

（四）腹内脂肪的测定

腹型肥胖的脂肪主要聚集在腹部皮下组织和腹内脏器，如肝脏、大网膜及肠系膜。腹内脂肪组织（visceral adipose tissue，VAT）是促成“腹型肥胖”的直接因素，很多研究表明内脏脂肪蓄积与心脑血管疾病、代谢综合征和非酒精性脂肪肝（NAFLD）的发生密切相关。DUALSCAN 通过生物阻抗技术识别脂肪组织，分别计算内脏脂肪面积和皮下脂肪面积。内脏脂肪面积为 80cm 的中国人群代谢综合征患病率与内脏脂肪面积为 100cm 的白种人群相似，提示中国人内脏脂肪储存空间有限，罹患代谢疾病风险更高。利用生物电阻抗法测量内脏脂肪安全无辐射，5min 即可完成检查，与 CT 有很好的一致性，可以在短期内反复检查。CT 具有较好的分辨率及较高的准确性，可应用于 VAT 测量。定量 CT（Q-CT）检查通过来自不同角度的 X 线投影获得身体不同组织高分辨率三维体积图像。利用肌肉和脂肪组织对 X 线的衰减差异分离不同组织。通过相应的软件处理，可以直接测量皮下脂肪、腹内脂肪及肝脏脂肪的含量。Pickhardt 等对 474 名无症状的成人进行定量 CT 检查，评估其内脏脂肪和皮下脂肪分布。研究发现内脏脂肪积累是代谢综合征的强有力预测指标。有超过 30% 的非肥胖研究对象（BMI ＜ 30kg/m^2）已经出现内脏脂肪升高。有超过 50% 曾经发生心血管事件的研究对象虽然不符合代谢综合征诊断，但已经有内脏脂肪超标。磁共振成像（MR）技术在无创性定量脂肪组织方面有巨大优势。MR 利用人体细胞中元素（最常用的是水和脂肪中的氢）的不同磁性来测定脂肪含量。由于 MR 不存在电离辐射，它甚至可以用于新生儿和婴儿的三维成像。

（五）异位脂肪沉积的测定

早期借助于超声评估肝脏脂肪含量，但没有定量标准，存在不同超声医生之间的判断差异。2004 年法国研制的超声瞬时弹性成像仪（Fibro Scan）利用受控衰减参数理论（CAP）来评估肝脏脂肪变程度。CAP 值越大，表示脂肪变数值越大，能准确测量 10% 以上的脂肪变。定量 CT 诊断 NAFLD 的原理是肝脏衰减值与其脂肪病变的程度负相关。正常肝脏的 CT 值在 60HU 以上，非增强 CT 检查肝脏 CT 值低于 48HU 时可诊断为脂肪肝，小于 40HU 或 45HU 时可诊断为中重度脂肪肝。但对于轻度脂肪肝，CT 的诊断价值有限，准确性较差。CT 测量 VAT 采用的方法尚未标准化且存在一定程度的放射性损伤。在急慢性肝炎、肝硬化、肝内铁沉积过多等因素存在的情况下，肝脏 CT 值并不能真实反映其脂肪变的情况。传统 MR 主要通过化学位移成像观察整个肝脏，计算脂肪量及分布状况，可以提高局限性或非均匀性脂肪肝的诊断准确性。肝脏的脂肪沉积与胰岛素抵抗密切相关，2 型糖尿病患者的 NAFLD 患病率达 60% 左右。近年来，基于 MR 的内脏脂肪定量检测方法不断发展和应用。目前 MR 光谱法（MRS）被认为是无创性肝脂肪定量的金标准，其中最常用的是 1H-MRS。1H-MRS 利用脂肪和水中质子的磁共振频率分离水和脂肪。迄今为止，心外膜脂肪组织厚度、质量和体积的测量主要依靠回波描记法，但是基于多探测器计算机断层扫描（MDCT）或心脏磁共振成像（MRI）的评估可以实现更精确的测量，但是测量更为昂贵且麻烦。

（袁　虎）

四、肥胖的诊断和分型

1997 年世界卫生组织明确宣布肥胖是全球公共健康问题，身体质量指数是检测肥胖常用的简易指标，此外，依照脂肪在身体不同部位的分布，肥胖可分为腹型肥胖和皮下型肥胖两种。腹型肥胖又称为中心性肥胖、向心性肥胖或内脏性肥胖，脂肪主要沉积在腹部的皮下及腹腔内。腹型肥胖是导致代谢综合征、糖尿病和心脑血管疾病的高危因素。肥胖还可根据发生的原因分为单纯性肥胖和继发性肥胖，或根据脂肪组织的解剖特点分为多细胞性肥胖和大细胞性肥胖。肥胖的诊断标准受种族、年龄、性别等因素的影响，除WHO 推荐的标准外，还有国家标准及地区标准。常用的 BMI 及腰围、腰臀比等指标在临床应用时也会因测量方法本身的局限性使研究的结论存在争议。

（一）肥胖的诊断

1. 身高推算法

先根据身高计算出标准体重，其中男性标准体重（kg）= 身高（cm）–105；女性标准体重（kg）= 身高（cm）–100。如果实际体重超过标准体重的 20%，可定义为肥胖。

2. 身体质量指数

人体学测量是简单、便宜、非侵入性的工具，适用于诊断肥胖，以及评估发病率和死亡率的风险。身高（m）和体重（kg）是较易获得的两项人体测量指标，因其简便易行并消除了不同身高的影响，是目前进行肥胖诊断最常用的指标。身体质量指数 BMI（kg/m^2）= 体重（kg）/ 身高^2（m^2）。

其诊断切点的制订主要是通过流行病学调查研究，依据与健康危险的相关程度而制订出。世界卫生组织肥胖的诊断标准如下：BMI ≥ 30g/m^2 为肥胖，25～29kg/m^2 为超重，18.5～25kg/m^2 为正常。根据 1999 年 WHO 发布的针对亚洲人的 BMI 分级标准，将 BMI 25～29kg/m^2 诊断为Ⅰ度肥胖，BMI ≥ 30kg/m^2 诊断为Ⅱ度肥胖。根据中国肥胖工作组关于肥胖症诊断的建议，将 BMI ＜ 18.5kg/m^2 定义为体重过低；18.5～23.9kg/m^2 为正常；24～27.9kg/m^2 为超重；＞ 26kg/m^2 为轻度肥胖，＞ 28kg/m^2 为中度肥胖，＞ 30kg/m^2 为重度肥胖。但 BMI 未考虑体重成分的区别，在进行肥胖症、代谢综合征等疾病的诊断时会受到水液潴留、肌肉发达、骨骼较大等因素影响，出现假阳性。并且脂肪的分布差异会有不同的代谢影响，BMI 在肥胖的诊断方面存在局限性。

3. 标准体重百分率

标准体重百分率 = 被检者实际体重 / 标准体重 ×100。标准体重百分率≥ 120% 为轻度肥胖，≥ 125% 为中度肥胖，≥ 150% 为重度肥胖。

4. 肥胖度

肥胖度（%）=（实际体重 – 标准体重）/ 标准体重 ×100，其中标准体重（kg）多采用 Bmca 改良公式［= 身高（cm）–105］或平田公式｛［= 身高（cm）–100］×0. 9｝进行估算，诊断标准各国比较统一、肥胖度（%）在 10%～19.9% 为超重、≥ 20% 为肥胖。肥胖度同 BMI 一样，都忽略了体重成分（肌肉、脂肪、骨骼等）的区别，近年来关于标准体重公式的修订也存在较大争议。

5. 腰围及腰臀比值

WHO 对腰围（WC）和臀围（HC）的推荐测量方法为：腰围测量时让被测者双脚分开 25～30cm，体重均匀分配，测量位置在水平位髂前上嵴和第 12 肋下缘连线的中点，将测量尺紧贴软组织，但不能压迫，测量值精确到 0.1cm；臀围是让被测者两腿并拢直立，两臂自然下垂，皮尺水平放在前面的耻骨联合和背后臀大肌最凸处；腰臀比（WHR）= 腰围 / 臀围。WC、腰臀比是用来进一步用于肥胖的分型诊断。WC 是反映脂肪总量和脂肪分布的综合指标，检测肥胖症准确度高于 BMI，实用性也优于 BMI，对早期预防肥胖症、糖尿病、心血管等疾病具有积极作用。尤其适用于以腹型肥胖为主的亚洲人群。WC 是目前公认的衡量脂肪在腹部蓄积程度的最简单实用的指标，代谢综合征也将 WC 作为诊断的金标准。但 WC 无法区分皮下脂肪（SAT）和内脏脂肪（VAT），不同测量者之间易产生测量偏倚，并且目前世界各国的判定标准各异。WHR 则考虑了 HC 的影响，中国目前参考 WHO 的标准，成年男性≥ 0.9、女性≥ 0.85 即可诊断为腹部肥胖。

6. 体脂量

脂肪有存储能量、保持体温、维持内脏正常位置的作用，适量的脂肪组织对健康必不可少，一般来说，正常成年男性的脂肪含量占体重的 10%～20%，女性占 15%～25%。体脂量（BF）是指体内脂肪的含量或脂肪占总体重的百分比，可初步评估体质脂肪成分的多少及分布，目前比较多的方法有：双能 X 线片吸收法（DEXA）、生物电阻抗法（BIA）、超声、皮褶厚度法、水下称重系统法。除 BIA 可以细分躯干各部位的脂肪含量外，其余 4 种方法都是对全身脂肪含量的估计，其中水下称重法被作为 BF 的定标系统，误差小、精度高，但因为步骤烦琐仅适合实验室测试。超声（腹壁 / 腹内）、皮褶厚度（肩胛下、三角肌、脐周）则通过已建立的数学模型进行推算，简便直观，但超声法的数学模型易受其他因素的干扰，皮褶厚度法则存在测量误差。DEXA 法被认为是理论上最优的测量方法，可较为细致地评估脂肪、肌肉、骨骼的含量及分布，因其准确性和实用性，目前临床上较常应用，曲伸教授团队就以 DEXA 法评估了头部脂肪含量在中国肥胖代谢紊乱中的预测作用，研究结果表明头部脂肪含量与体脂、高尿酸血症和脂代谢紊乱相关。BIA 法在不同厂家的仪器间也存在一定的误差。目前多以男性体脂量≥ 25%、女性≥ 30% 作为肥胖的判定标准。

7. 内脏脂肪面积

肥胖的特征包括三个方面，即脂肪细胞数目的增多、脂肪分布的不均匀及局部内脏脂肪的沉积。脂肪组织按沉积的部位可分为腹内、皮下和肌间隙脂肪组织等。而腹内脂肪又可分为大网膜、肠系膜和腹膜后脂肪。不同部位脂肪所参与的机体代谢作用不同。其中内脏脂肪面积（VFA，cm^2）作为腹型肥胖诊断的金标准，可以准确直观地反映内脏脂肪聚积，常用的方法有腹部 CT 检查和磁共振成像（MRI），并且可同时测量皮下脂肪面积（SFA），较为精准地反映出脂肪的分布，但由于费用昂贵限制了临床推广。各国根据小样本的研究给出了不同的腹型肥胖诊断标准，日本建议 VFA ＞ $100cm^2$ 诊断为腹型肥胖，VFA ≤ $100cm^2$ 诊断为非腹型肥胖，中国则参考 WHO 标准将 VFA ≥ $80cm^2$ 诊断为腹型肥胖。

8. 其他

基于人体学测量指标计算出相关的参数也可用于肥胖的评估，如体型指数（body shape index，ABSI），ABSI=WC/（BMI × 身高），ABSI 作为 2012 年提出的新的人体学参数，联合 BMI 能更好地包括预测心血管事件在内的肥胖风险，且 ABSI 与内脏脂肪面积显著正相关。

（二）肥胖的诊断分型

1. 原发性肥胖和继发性肥胖

按病因的不同，肥胖可分为原发性肥胖和继发性肥胖两大类，绝大多数肥胖属于原发性肥胖，继发性肥胖约占肥胖的 1%。原发性肥胖可能与遗传、饮食和运动习惯等因素有关，而继发性肥胖则是由于其他疾病，如下丘脑、垂体的炎症，肿瘤及创伤，库欣综合征，甲状腺功能减退症，性腺功能减退症，多囊卵巢综合征等所致的肥胖。

(1) 原发性肥胖：又称单纯肥胖症。所指的不是由某些先天遗传性或代谢性疾病及神经和内分泌疾病所引起的继发性病理性肥胖，而是单纯由某种生活行为因素所造成的肥胖。作为一种疾病，特别是慢性病，单纯肥胖症的诊断仍然需要从病史、症状、体征、实验室检查等几个方面进行综合诊断。但是，单纯肥胖症又有其独特的一面，它以全身脂肪组织过度增生为突出表现。因此，对脂肪组织的测量，成为诊断单纯肥胖症的一个重要依据。从数量上说，脂肪超过正常含量的 15% 即为肥胖。

(2) 继发性肥胖：继发性肥胖有原发疾病的临床特征，按发病年龄分，继发性肥胖可进一步分为成人继发性肥胖和儿童继发性肥胖。

① 成人继发性肥胖。

- 垂体性肥胖：垂体病变导致皮质醇分泌增多而引起的肥胖，多为向心性肥胖。垂体瘤所致的溢乳－闭经综合征亦可出现肥胖，但以泌乳、闭经、不孕为主要表现。
- 间脑性肥胖：间脑损害引起的自主神经－内分泌功能障碍，出现食欲波动、睡眠节律反常、血压易变、性功能减退、尿崩症等，表现为间脑综合征，呈现均匀性肥胖。
- 下丘脑性肥胖：是指下丘脑能量稳态调节系统结构或功能损伤引起的食欲亢进和短期内体重显著增加综合征。在表现下丘脑功能障碍（饮水、进食、体温、睡眠及智力精神异常）的同时出现不同程度的肥胖，多为均匀性中度肥胖。其临床特征还包括能量消耗下降，合并多种下丘脑－垂体功能减退，以及血糖、血脂、血压等代谢改变，部分可合并昼夜节律、体温、渴感及情绪调节异常。发病机制涉及下丘脑能量调节通路受损，胰岛素、瘦素、ghrelin 等体液因子在中枢作用异常，自主神经功能紊乱等方面。食欲亢进是下丘脑性肥胖最重要的临床特征之一。能量消耗下降也是下丘脑性肥胖的重要原因。下丘脑性肥胖患者体重增加常于下丘脑受损后突然开始，并迅速到达高峰。患者常伴不同程度下丘脑－垂体功能减退。单基因性遗传病患者常伴选择性下丘脑功能减退，如瘦素缺乏患者伴低促性腺激素性性腺功能减退，瘦素受体缺乏患者表现为低促性腺激素性性腺功能减退、生长激素缺乏及中枢性甲状腺功能减退症。Prader-Willi 综合征患者亦表现为低促性腺激素性性腺功能减退及生长激素缺乏。下丘脑性肥胖是有别于单纯肥胖的一组临床综合征。由于下丘脑在机体能量稳态调节中的作用复杂，下丘脑性肥胖目前仍是临床治疗的难点，病例报道有效的药物及减脂手术的疗效有待进一步验证。
- 甲状腺功能减退症：肥胖与甲状腺功能密切相关。甲状腺激素是能量消耗和基础代谢率的重要决定因素，低代谢率是肥胖发展的一个易感原因。甲状腺激素还可与交感神经协同影响脂代谢。甲状腺功能减低症因低代谢及对内分泌系统的影响出现体重增加。此外，甲状腺功能减退症不完全由体脂过多引起肥胖，而常因皮下蛋白质和水的潴留而产生黏液性水肿和体重增加，如有肥胖，脂肪沉积以颈部明显，面部呈满月形，皮肤黄白粗厚，出现非凹陷性水肿。常伴有表情呆滞、动作缓慢、畏寒少汗、便秘等甲状腺功能减退的症状。甲状腺功能减退的功能诊断除症状和体征外，必须有血 T_3、T_4 和 TSH 测定的依据。一般以 TSH 为一线指标，必要时加作 FT_4 等指标，对临界性 TSH 值要注意复查。甲状腺功能减退的定位诊断主要根据血 TSH 和 TRH 兴奋实验来确定。
- 性腺功能减退症：依据促性腺激素的水平，性腺功能减退可分为低促性腺激素型和高促性腺激素型性腺功能减退症 2 种。高促性腺激素型是由原发性睾丸疾病、雄性激素合成缺陷或雄激素抵抗所致。低促性腺激素型则是继发于垂体和（或）下丘脑分泌促性腺激素减少，对睾丸刺激不足所致的疾病。肥胖的发生与性激素水平密切相关。性激素水平可以决定体内的脂肪分布，并可影响糖代谢、脂代谢紊乱、高血压等。低血清睾酮水平对腹型肥胖的发生有重要作用。雄激素能引起内脏脂肪的聚积，且内脏脂肪一旦积聚，就不需要雄激素的持续刺激来维持。并且这种现象在低睾酮水平的男性中更加明显，这可能与低睾酮水平引起的脂代谢紊乱有关。同时，肥胖及其引起的胰岛素抵抗可抑制性激素结合球蛋白和血清睾酮的合成，进一步降低血清睾酮水平。

- Cushing 综合征：因过多的肾上腺皮质激素，引起脂肪动员和分解均增加，且脂肪重新分布，使面部、躯干和腹部脂肪堆积，Cushing 综合征引起的肥胖多呈向心性分布。典型的向心性肥胖是指头面部、颈后部、锁骨上窝及腹部脂肪沉积增多，但四肢（包括臀部）正常或消瘦，呈现特征性的满月脸、鲤鱼嘴、水牛背、锁骨上窝脂肪垫和悬垂腹，而四肢相对瘦小。诊断分两步，首先确定肾上腺皮质功能是否亢进，即是否存在血浆皮质醇水平过高，此为功能诊断，其后明确 Cushing 综合征的病因，即病因诊断或定位诊断。
- 多囊卵巢综合征：多囊卵巢综合征（polycystic ovary syndrome，PCOS）是育龄期女性最常见的妇科内分泌紊乱疾病，我国育龄人群 PCOS 患病率为 5.61%。30%～60% 的 PCOS 患者中存在肥胖，70% 存在血脂代谢异常，肥胖及血脂代谢异常互相促进，形成恶性循环。关于 PCOS 各类诊断标准均围绕着排卵障碍 / 月经不规律、高雄激素血症和（或）临床表现，以及卵巢多囊样改变（polycystic ovarian morphology，PCOM）三大临床表象展开。
- 性幼稚 – 色素性视网膜炎 – 多指（多趾）畸形综合征：也称 Laurence–Moon–Biedl 综合征，主要表现为肥胖、多指（多趾）、色素性视网膜退行性变三联征，此外，可伴有智力障碍、生殖器发育不全、卷毛、长眉毛、长睫毛和侏儒症等。患者男性居多。
- 痛性肥胖综合征：也称 Dercum 综合征，在肥胖的基础上形成多个疼痛性皮下结节，患者常有停经过早或性功能减退症。
- 颅骨内板增生症：也称 Morgagni–Stewart–Morel 综合征，患者几乎全部为女性，发生在绝经后，表现为肥胖、头痛、颅骨板增生，常伴有精神症状，肥胖以躯干及四肢近端明显，呈向心性肥胖。
- 肥胖 – 通气不良综合征：也称 Pickwickian 综合征，表现为肥胖、矮小、通气功能减退、嗜睡、发绀、杵状指等。

② 儿童继发性肥胖：儿童继发性肥胖包括肥胖 – 生殖无能综合征、假性肥胖 – 生殖无能综合征及遗传性肥胖（Prader–Willi 综合征、Alstrom 综合征、Albright 遗传性骨营养不良、假性甲状旁腺功能减退 / 假性甲状旁腺功能减退）等。

肥胖 – 生殖无能综合征也称 Frohlich 综合征，它是视丘下 – 垂体邻近组织损伤而导致的食欲、脂肪代谢及性功能异常为主要表现的疾病。此病发生于儿童阶段，脂肪多堆积于躯干，常有肘外翻及膝内翻、生殖器官不发育。成年后发病，除出现肥胖外，有性功能丧失、闭经和不育等表现。

2. 向心性肥胖和均匀性肥胖

肥胖症是一种由多种因素引起的慢性代谢性疾病，以体内脂肪细胞体积增大、脂肪细胞数量增加、体脂占体质量的百分比异常增高、局部过多沉积为特点。目前根据脂肪积聚部位的不同可将肥胖的形态分为均匀性肥胖和向心性肥胖。均匀性肥胖也称皮下脂肪型肥胖、周围性肥胖全身型肥胖，脂肪主要积聚在四肢及皮下。以脂肪聚集在股部、臀部等处为特征，下半身变粗，外观上像梨，故也称非向心性肥胖、梨形肥胖，女性较多见。

向心性肥胖又称中心性肥胖、腹型肥胖或内脏型肥胖，脂肪主要在腹部及躯干部集聚。以脂肪聚集在腹腔内为特征，内脏脂肪增加，腰部变粗，四肢则相对较细，外观上像苹果一样，此类肥胖更易患糖尿病等代谢综合征，以男性为多见。其中沉积在腹腔内的脂肪又称内脏脂肪，主要堆积在肝脏、胰腺、胃肠道等器官周围和内部，内脏脂肪堆积所致的腹型肥胖是代谢异常及胰岛素抵抗最重要的病理生理特征，属于病态肥胖，是代谢综合征的主要组分之一，而且是许多癌症、心脑血管疾病、糖尿病等慢性病的重要危险因素。

各国和各个协会的腹型肥胖诊断标准尚未统一，但根据性别年龄有所划分，除了腰围还有一些比较精确的检测项目来进行腹型肥胖的诊断，如 DEXA 方法对全身脂肪分布的测定，Q-CT 方法对腹部脂肪的定量及 MRS 和 B 超对脂肪肝的诊断和定量分析，都可以有助于肥胖的诊断，并可以区分腹型肥胖是以皮下脂肪增多还是以内脏脂肪增多，临床上比较切实可行的判断腹型肥胖的常用方法为测量腰围、腰臀比（WHR）及腰围 / 身高比值（WHtR）。

腰围测量较为简便快捷，获得较为直接和方便，从有效性和实用性考虑，它是判断腹型肥胖的一项简单测量指标，因此也最为常用。目前中国较为一致的判断腹型肥胖的腰围切点是男性 90cm，女性 85cm，此标准被纳入 2007 年中国成人血脂防治指南（JCDCG）中代谢综合征的诊断标准。腰围作为腹型肥胖的不同诊断标准如下：美国男性腰围＞ 102cm，女性腰围＞ 88cm；欧洲男性腰围＞ 94cm，女性腰围＞ 80cm；日本男性腰围＞ 85cm，女性腰围＞ 80cm；华人及东南亚男性腰围＞ 90cm，女性腰围＞ 80cm。WHR 亦可用于诊断腹型肥胖，1998 年世界卫生组织（WHO）即以 WHR 为腹型肥胖的指标，2004 年美国糖尿病、消化和肾脏疾病研究所推荐男性腰臀比＞ 1.0、女性＞ 0. 9 定义为腹型肥胖。WHtR 也可反映腹型肥胖，大量研究显示 WHtR 为中国人群最佳的腹型肥胖指标，但目前尚无统一标准及异常界值点，有研究将 WHtR ＞ 0.5 作为代谢异常的筛选标准。

腰围、腰臀比及腰围 / 身高比值这些体表测量指标简单易行，但不能定量明确腹部脂肪的含量或分布，生物电阻抗法（BIA）、超声检查、双能 X 线吸收法（DEXA）、计算机断层扫描（CT）、磁共振成像（MRI）等均可对脂肪含量进行定量测量，其中 CT 和 MRI 是目前判断内脏脂肪分布的金标准，亚洲地区人群的腹内脂肪面积 ≥ 100cm^2 可作为内脏脂肪型肥胖的诊断。

（三）基于代谢的肥胖分型诊断

1. 代谢正常型肥胖和代谢异常型肥胖

近期发现有些患者虽然体质指数（BMI）达到肥胖标准，却并未伴随高血压、高血糖、高血脂或胰岛素抵抗等代谢异常，即存在“代谢正常型肥胖（metabolically healthy obesity，MHO）”。因此，可根据患者的代谢状态将肥胖分为代谢正常型肥胖和代谢异常型肥胖代谢异常型肥胖（metabolically unhealthy obesity，MUO）。

目前有关 MHO 的研究已有很多，但其结果仍存在争议。无论在成人还是儿童的研究中，目前对 MHO 尚无统一的界定标准。MHO 的界定标准主要包括 2 类：一是是否存在胰岛素抵抗；二是有无经典的心血管风险因素。以胰岛素抵抗作为定义，立足于机制，主要用于临床和流行病学研究，而心血管风险因素定义简单实用，更方便于临床的判断。胰岛素抵抗的界定一般采用稳态模型胰岛素抵抗指数（HOMA-IR），但其切点各不相同，尚无统一标准。目前有关心血管风险因素界定主要基于代谢综合征组分。与 MUO 相比，MHO 的 C 反应蛋白、肿瘤坏死因子 α、白细胞介素（IL）-6、IL-1β 和趋化素等促炎症因子水平较低，促炎症性巨噬细胞数量较少，而具有防止恶性肿瘤、抗感染和抗代谢疾病作用的细胞毒 T 细胞和自然杀伤细胞水平较高。此外，MHO 有着较高水平的脂联素和较低水平的瘦素、抵抗素和视黄醇结合蛋白 4，这种脂肪因子谱通过增加胰岛素敏感性，抑制炎症反应，从而降低代谢异常的发生。

遗传和环境因素双重作用导致了肥胖的发

生。研究认为如果脂肪组织蓄积超过机体储存能力，通过炎症反应和脂肪因子谱的改变导致代谢异常，即发生MUO。炎症反应和脂肪因子谱的改变在肥胖发展为不同亚型的过程中起到了重要的作用。

2. 四色肥胖

肥胖的医学定义为脂肪组织过多引起的慢性疾病。肥胖的诊断应基于身体质量指数和伴发疾病，其诊疗目的也从身体质量指数为中心逐渐转移到以并发症为中心的治疗，腰围及身体质量指数仍然是判断肥胖的金标准，但肥胖的代谢性诊断理念更利于实现肥胖的个体化诊疗。国内曲伸等基于目前国际上基础研究和临床研究的特点和发展趋势，结合祖国传统医学的长期临床经验，根据肥胖患者的皮肤表征和代谢特点，以及患者的脂肪含量和分布、内分泌激素水平，提出了基于代谢的肥胖分类，期望可以在临床实践中快速定位肥胖的病理生理基础，判断肥胖患者的代谢状况，确定合理的诊断思路与治疗原则，从而制订具有针对性的个体化治疗方案。临床肥胖患者主要可分为代谢正常性肥胖、低代谢性肥胖、高代谢性肥胖和炎症代谢性肥胖4种类型。具体诊断指标如下：①体重、体脂含量与体脂分布及肝脂肪沉积；②皮肤表征；③代谢状况：基础代谢率、糖脂代谢指标、血压、激素水平；④炎症状态：炎症因子及脂肪因子表达。不同代谢水平的肥胖患者脂代谢异常和糖代谢异常水平不一，低代谢性肥胖的糖脂代谢异常最为严重，而高代谢性肥胖对心血管影响最大，伴有炎症的代谢性肥胖具有严重的胰岛素抵抗，但糖脂代谢紊乱较轻和发生较晚，可能与其具有相对较强的代谢能力有关。

（四）基于并发症的肥胖诊断

2016年美国内分泌医师学会（AACE）正式发布了肥胖诊疗指南，明确了肥胖是由脂肪组织过多引起的慢性疾病，并提出了肥胖分级（度）的概念，首次列举了16种与肥胖相关的并发症。基于并发症的肥胖诊断有利于从以减重为目的转移到以干预并发症为中心的分级预防和治疗。

16种并发症包括糖尿病前期、代谢综合征、2型糖尿病、血脂异常、高血压、心血管疾病、非酒精性脂肪肝、多囊卵巢综合征、女性不孕、男性性腺功能减退、阻塞型睡眠呼吸暂停综合征、哮喘/反应性气道病、骨关节炎、压力性尿失禁、胃食管反流疾病和抑郁。以并发症的多少（16种）对肥胖进行分期有利于临床诊疗，但科学性存在局限，如糖尿病等疾病可能是伴发病，也可能是并发症。不同的肥胖相关并发症对肥胖的影响和结局不尽相同，如肥胖伴糖尿病或非酒精性脂肪肝病是2种不同的病因和结局。因此，在基于肥胖并发症诊断方面需要进一步完善，将不同并发症结局的作用大小纳入分析。

（王兴纯）

五、肥胖的营养治疗

通过饮食和运动来减重能更快地减少内脏脂肪，并且比起皮下脂肪，内脏脂肪减少的程度更大。运动在促进内脏脂肪减少时，BMI有时不变。根据最近的一项研究，体重适度减轻时，VAT相对于SAT优先减少，但是随着体重大幅减轻，这种作用会减弱。极低热量饮食（very-low-calorie diets，VLCD）提示在早期VAT短期内（＜4周）优先减少，但是这种效果在12～14周时消失了。然而，这些研究没有纳入代谢正常型肥胖人群（metabolically healthy but obese subjects，MHO）、代谢异常型肥胖人群（metabolically abnormal obese，MAO）和脂肪代谢异常表型的人群。

（一）脂肪组织代谢异常的改善

与脂肪量的绝对量相比，个体扩展其脂肪量以存储脂质的能力是代谢异常更重要的决定因素。

重建代谢异常的脂肪组织，使之变为正常

组织，是有望治疗 MAO 的另一个新方法。部分药物可能会对脂肪组织炎症和细胞因子分泌有直接作用。现在，通过低热量饮食或增加运动来减少脂肪量仍然是最佳解决方案，主要是通过减少脂肪细胞大小及改善脂肪组织功能障碍来减少脂肪量。

每日能量摄入减少 400～700kcal，可以小幅减轻体重（5%～8%），然而这可以大量减少内脏脂肪组织（visceral adipose tissue，VAT）（15%～30%）。腹部 / 内脏脂肪的这种选择性动员可以改善腹型肥胖患者的代谢状况。就脂肪代谢异常或代谢性肥胖正常体重（metabolically obese normal-weight，MONW）表型而言，减重目标为初始体重的 2%～5% 是合适的。

（二）减重治疗策略

减重的初始阶段和维持体重的后续阶段需要不同的方法。在初始阶段，体重减轻更多是由能量缺乏所驱动，而不是饮食本身的组成所驱动。但是，当减重阶段结束时，饮食的常量营养素组成可能至关重要。

1. 膳食疗法

(1) 减重阶段：为了减轻体重或减少体脂，必须建立暂时的负性能量平衡。结果仅取决于能量不足的水平和患者依从性。在减重试验中，几个月后依从性明显降低。经验表明，大多数患者无法持续减重超过 5～7 个月，并且体重会达到平台期（平均体重减轻：6kg，范围：4～12kg）。所有减重饮食方式都能成功地促进减重。例如，低碳水化合物和地中海饮食方式均显示促进减重，1～2 年后效果相似。

(2) 体重维持阶段：减重饮食的最佳常量营养素分布和饮食模式尚未确定。可以根据患者的个人和文化偏好为他们量身定制饮食，以期获得长期减重成功。

地中海饮食是提供各种健康美味食物的可持续饮食模式，减重效果可能因此增加，并且其对长期体重控制（2 年）的作用已得到令人信服的证明。含有低升糖指数可溶性纤维的能量受限高蛋白饮食已被证明对维持体重有效。

(3) 表型定制方案。

① 代谢综合征的饮食管理：代谢并发症的管理可能需要特定的饮食方案。然而，针对代谢综合征或糖尿病患者的常量营养素最佳组合的饮食计划尚无定论。Meta 分析显示，至少持续 6 个月以上的低碳水化合物饮食与低脂饮食相比，血浆 TG 和 HDL 浓度改善更大，但是低碳水化合物饮食的 LDL 水平明显更高。

最近对 50 项研究（包括观察性前瞻性研究和随机对照试验）进行系统评价和 Meta 分析，评估地中海饮食对代谢综合征及其组分的影响。坚持这种饮食方式可以将代谢综合征发生的风险显著降低 31%，但对于各组分的影响均较低［如腰围变化 -0.42cm（95%CI -0.82～-0.02）或 HDL 变化 +1.17mg/dl（95%CI 0.38～1.96）］。

② 影响脂肪组织功能障碍的干预措施：饮食引起的体重减轻可以改变脂肪组织功能障碍的全身性标志物，但结果可能会因所选人群的代谢状况和干预措施本身而有所不同。刻意减重可以改善胰岛素抵抗或内皮功能障碍，并降低血浆 hs-CRP、IL-6 和可溶性 TNFα 受体的水平，而对 TNFα 的血浆水平没有影响。减重程度与这些血浆标志物的改善之间存在剂量效应关系。但是对于脂联素、hs-CRP 和纤维蛋白原水平的长期联合改善，似乎至少需要减轻 10% 的体重。据 Poitou 等报道，至少减少 5% 的脂肪含量才足以观察到血浆 CD14CD16 单核细胞的显著减少，而在肥胖患者体内这些细胞的数量有所增加。

地中海饮食可确保摄入足够的微量营养素和抗氧化剂，并具有抗炎作用，可预防与慢性低度炎症和脂肪组织功能障碍有关的疾病。低升糖指数饮食与 hs-CRP 或血浆细胞因子水平降低有关。

n-3 脂肪酸可能对脂肪组织功能障碍和脂毒性有直接或间接保护作用，饱和脂肪酸或反式脂肪酸可能作用相反。

减少果糖的摄入也可能对脂肪功能和 VAT 的积累产生有益影响。饮用为机体提供 25% 能量需求的添加葡萄糖或果糖的饮料 10 周，与葡萄糖相比，在超重 / 肥胖的成人中，饮食中的果糖会额外增加内脏脂肪，促进餐后血脂和脂肪从头合成增加。

③ 对细胞肥胖表型的影响为脂肪细胞直径和脂肪组织重塑：一些研究分析了减重或体重维持期间脂肪组织转录组的变化。对于减重和相关代谢危险因子，具有低升糖指数和可溶性纤维的能量受限高蛋白饮食（LC-P-LGI）比低热量常规饮食（LC-CONV）更有效。这与脂肪细胞体积的大幅减少有关（腹部 SAT 活检）。根据与减重有关的调节方式，饮食诱导的基因表达变化与脂肪细胞大小减少相关。两种饮食方式（LC-P-LGI 饮食与 LC-CONV 饮食）之间未发现主要差异。参与抑制脂肪生成、细胞迁移、黏附、血管生成及增加凋亡的基因谱与脂肪细胞大小减少相关。炎症相关基因子集的表达也有所减少。

一项脂肪组织转录组研究发现，脂肪组织的分子适应性及其与胰岛素敏感性的关系在不同饮食时期之间的差异显著。能量限制和体重稳定时，人们在脂肪细胞代谢基因和主要在巨噬细胞中起作用的通路的基因之间观察到相反的调节模式（上调或下调）。在能量限制期间（即减重期间），一个显著的特征是参与脂肪细胞代谢的基因下调，而在体重稳定阶段（等热量饮食），巨噬细胞基因的表达下调。

在 Diogenes 项目中，体重复增的受试者与持续减重的受试者相比，SAT 转录组存在差异，而与饮食中的营养成分无关。线粒体的氧化磷酸化是与持续减重相关的主要模式。

根据常量营养素组分的不同类型，SAT 转录组的上调或下调是否也反映了肥胖表型之间的差异，还尚待阐明。

总之，饮食疗法可改善与肥胖症代谢并发症相关的血浆和细胞标志物，至少在部分患者中，代谢不健康的肥胖表型可以部分逆转。

2. 膳食与药物联合治疗

美国食品药品管理局（FDA）及美国国家心脏，肺和血液研究所专家小组建议，减肥药只能作为包括饮食、体育锻炼和行为疗法在内的综合性生活方式改变计划的辅助手段。人们普遍认为药物有助于促进生活方式的改变。通过减少食欲或营养吸收，药物可使患者更容易坚持低热量饮食。然而，人们对联合疗法的具体益处或应如何及何时联合使用疗法知之甚少。有证据表明生活方式改变的问题是治疗停止后体重会复增。在治疗后的 1 年中，患者的体重平均恢复了 30%～35%。治疗后 3～5 年，有 50% 或更多的参与者恢复到基线体重。考虑到大多数肥胖患者若 3～5 年不经治疗，每年可能增加 0.5～1kg，因此这些结果并不完全令人沮丧。

3. 其他膳食疗法

与目前的饮食指南相比，Atkins 和蛋白质能量饮食是一种低碳水化合物饮食，只要避免摄入高碳水化合物的食物，就可以在吃所需数量的蛋白质和脂肪的同时减轻体重。然而这种饮食的总脂肪和饱和脂肪含量很高，长期使用这种饮食来维持体重很可能会显著增加血清胆固醇和患冠心病的风险。糖克星饮食和 Zone 饮食是经过改良的低碳水化合物饮食，允许 40% 的热量来自碳水化合物，会降低血清胆固醇的浓度，并可能降低患冠心病的风险。高碳水化合物、高纤维和低脂肪的饮食可以有效降低血清胆固醇浓度，从而降低患冠心病的风险。高脂饮食可能短期内会促进减重，但是使动脉硬化或动脉粥样硬化事件发展风险恶化的潜在危险会超出短期收益。

（朱翠玲　高晶扬）

六、肥胖的运动治疗

研究表明，体育锻炼可以改善体重减轻后的

体重维持，还能改善胰岛素抵抗状态下的葡萄糖或脂质代谢。体力活动减少和心肺适应性降低可能会导致不健康的肥胖症。代谢参数的变化可能与运动相关的体重变化无关。

降低脂肪含量和降低肝脏脂肪含量，即改善脂肪细胞功能障碍和异位脂肪沉积，可能是“肥胖且健康”的有益效果。有氧训练和阻力训练都可能发挥有益的代谢作用，因此运动可能是逆转不健康肥胖的关键性治疗。然而，运动训练对参与低热量减重干预患者的炎症标志物（脂肪因子和 hs-CRP）没有进一步的独立影响。

（一）脂肪减少和体重减轻对减轻炎症的作用：观察性研究

对多个关于脂肪减少和体重减轻与炎症关系的横断面研究进行分析，其中多项研究将 CRP 作为炎症标志物，部分研究还纳入了其他炎症标志物。与消瘦的同龄人相比，总体肥胖水平较高（由 BMI 或体重决定）的人和腹部肥胖水平较高（由腰围或 WHR 决定）的人表现出的体内有害生物标志物浓度显著较高。总体肥胖和腹部肥胖的测量结果在男女之间及老年人群中相似。

运动减重对饮食干预过程中炎症反应的独立影响已在既往研究中进行了探讨。6 个月的低热量饮食与饮食结合有氧运动相比，体重、脂肪量、腰围、腹部内脏和皮下脂肪的减少程度相似。仅靠饮食并不能改变有氧体能，而饮食结合运动则可以增加有氧体能。单独饮食疗法对炎症状态没有显著影响，然而饮食疗法加运动锻炼可以降低 CRP、IL-6、IL-6sR 和 sTNFR1 等炎症指标。IL-6sR 和 sTNFR1 的减少与有氧体能的改善有关。因此，在减重过程中饮食控制结合运动训练会比单独饮食减重更能减轻炎症。这些研究结果进一步证明了运动训练是减重计划的重要组成部分。

（二）运动和减重对炎症作用的机制

循环中的炎症状态有两个重要来源。对于肥胖的人来说，脂肪组织是释放炎症因子的主要器官。脂肪组织产生和分泌的细胞因子伴随着肥胖而升高。外周血单核细胞也释放大量炎症细胞因子，这些细胞表达的细胞因子会随肥胖而升高。

仅靠运动训练不会影响脂肪组织细胞因子的表达或释放。然而，低热量饮食结合运动训练可以有效降低脂肪组织细胞因子的表达。这些发现表明，体重减轻可能是引起脂肪组织细胞因子表达下调所必需的。另有研究表明，仅运动训练就可使 CVD 高风险人群（包括肥胖者）外周血单核细胞释放的促炎细胞因子减少，抗炎细胞因子增多，然而，具体的作用机制尚不清楚，肌源性细胞因子（如 IL-6）可能在其中起到一定的作用。如果坚持规律的锻炼，免疫系统的长期适应会导致免疫细胞（如单核细胞）释放的细胞因子减少。

越来越多的证据表明炎症水平与体力活动及肥胖程度有关。通过运动训练和饮食减重来治疗慢性炎症的结果令人欣喜。然而，关于运动强度、持续时间、频率和运动量对炎症的影响，研究结果尚未统一。当前证据证实，低热量饮食或饮食结合运动训练可减轻慢性炎症。虽然体重减轻的程度很重要，但运动可能会产生其他减轻炎症的作用。未来还需要进一步研究运动和低热量饮食对炎症的剂量反应作用，以及运动和减重减轻慢性全身性炎症的细胞机制。

（朱翠玲　高晶扬）

七、肥胖的代谢手术治疗

肥胖目前的治疗手段主要有生活方式干预、药物治疗及手术治疗。生活方式干预是肥胖治疗中最基本的方法，通常时程长、起效慢、减重效果轻微、易反弹且长远依从性差；药物治疗除了存在以上问题，同时还存在药物不良反应的影响。因此，相比之下手术治疗肥胖是一种安全、有效的治疗方法，其能在持续减重的同时，改善了许多与肥胖相关的并发症，提高了生活质量。

尤其伴随着腹腔镜技术的发展和推广，减重手术的安全性得到进一步提高。近年来，代谢手术的说法同时结合了减重手术和糖尿病手术的理念，强调了减重手术除了减重以外，对2型糖尿病（T_2DM）、高脂血症、高血压等代谢紊乱症候群也有治疗作用，因此对其更多地使用减重代谢手术的称谓。减重代谢手术作为目前治疗肥胖和肥胖相关疾病最成功的方式，越来越被大众所接受和认可，手术量增长迅速。据相关数据，2003年的全球减重代谢手术量为146 301例，2014年已增至600 000例左右。

（一）减重代谢手术的发展

减重代谢手术的发展最早可追溯至20世纪50—60年代，1952年瑞典医生Henrikson施行了首例小肠切除手术，被认为是减重外科的开端。自第1例减重代谢手术成功开展以来，目前已经有超过50种的手术方式曾被用于肥胖的治疗。但随着减重代谢手术开数量的增加和术后随访时间的延长，一些手术术式被证明是安全有效的，而有些手术术式则因为减重效果较差、难以避免的并发症和新术式的出现等退出历史舞台。在众多的手术方式中，有6种手术方式因良好的减重效果在减重手术的发展过程中产生重要作用和影响，分别是空肠－回肠旁路术（JIB）、Roux-en-Y胃旁路术（RYGB）、垂直带状胃成形术（VBG）、胆胰分流术（BPD）或十二指肠转位术（DS）、可调节胃束带（AGB）、袖状胃切除术（SG）。

1. 空肠－回肠旁路术

第1例空肠－回肠旁路术（JIB）由明尼苏达大学的Richard L.Varco于1953年完成，主要是旷置大部分小肠，同时行空肠－回肠端端吻合。JIB术可产生显著持久的减重效果，但同时也伴随广泛的早期和远期并发症，包括电解质失衡、维生素和矿物质缺乏、腹泻、腹胀综合征、肾结石、脂肪肝、皮肤脓疱暴发和心理障碍等。关于导致这些并发症的产生机制提出过许多假设，最具说服力的当属短肠综合征和旁路小肠中的细菌过度生长。随着机制了解的深入，由JIB手术导致的大多数问题也都得到了预防或治疗。20世纪70年代中期，随着其他减重代谢手术术式的发明和开展，JIB逐渐退出了历史舞台。虽然时至今日那些行JIB手术的患者依然健在，一般情况良好，但大部分接受JIB手术的患者在术后的30～40年接受了其他减重手术进行修正。

2. Roux-en-Y胃旁路术

1966年Mason和Ito报道了第1例胃旁路术，水平横断胃上部，胃小囊与空肠行毕Ⅱ式端侧吻合。1977年，Griffen等报道了第1例胃空肠Roux-en-Y吻合方式，其优点是减轻了毕Ⅱ式吻合口过高的张力。此外，胆胰袢不仅可减轻胆胰反流，还可减少术后胆汁和胰液经胃肠吻合口瘘进入腹腔内的机会，降低了围术期胆胰瘘的风险。因其并发症相对较低、减重效果明确，于20世纪60年代后逐渐成为重度肥胖患者的“黄金术式”，曾经一度是全球范围内最常用的减重手术方式。Roux-en-Y胃旁路术（RYGB）是同时限制摄入与减少吸收的手术方式，除减重效果显著外，还可改善糖代谢及其他代谢指标。该术式技术要点包括完全和胃底分离的贲门下小胃囊，从屈氏韧带测量胆胰支的长度，离断空肠，根据患者BMI决定食物支长度，食物支近端胃小囊进行吻合，胆胰支和食物支的远侧进行端侧吻合。

3. 垂直带状胃成形术

1971年Printen和Mason尝试在胃体上部水平钉合胃的前后壁，构成上方的胃小囊并在胃大弯侧保留食物流出道，即水平胃成形术。但由于吻合钉开裂、胃小囊扩张问题，减重效果并不理想。后来认识到胃大弯较胃小弯更容易扩张的特性，20世纪80年代初，Long和Mason对水平胃成形术进行改进，发明了垂直带状胃成形术（VBG）。VBG的胃小囊构成不涉及胃大弯，很好地解决了术后扩张的问题。胃成形术是限制型手术，避免了小肠改道带来的术后长期并发症。

虽然 VBG 手术的患者早期体重下降明显，但随着时间的推移，大多数患者体重下降不再明显或部分患者出现体重的反弹，以及束带腐蚀胃壁、滑脱移位，患者恶心呕吐等长期并发症。因此 VBG 术式在经过一段时间的流行之后，最终被 RYGB 术所取代。

4. 胆胰分流术或十二指肠转位术

胆胰分流术（BPD）始于 1976 年，与前期的 JIB 术相比，BPD 旷置肠道更短，减少了营养并发症；另外，旷置袢有胆胰消化液的通过，避免了细菌过度繁殖带来的一系列并发症。20 世纪 80 年代末 Hess 等在 DeMeester 等关于十二指肠转位术（DS）的描述中获得灵感，对 BPD 的术式进行了改进，把 BPD 的远端胃切除改成袖状切除，从而保留幽门。改进后的 BPD / DS 术式很好地解决了术后反流、吻合口狭窄、倾倒综合征等问题，而减重效果与 BPD 相当。总体而言，BPD 和 BPD / DS 是目前减重效果最明显、肥胖并发症缓解率最高的手术方式，但受限于腹腔镜下操作难度大，该手术方式目前多应用于超级肥胖患者或手术效果不佳的二次手术中。2017 年 IFSO 的统计结果显示，BPD 及 BPD / DS 在全球减重代谢手术中的比例不到 1%。

5. 可调节胃束带

束带术（GB）与胃成形术相似，也是限制型手术。1978 年，Wilkinson 和 Peloso 率先开展胃束带术，用补片捆绑在胃的上部，限制进食量，从而达到减重的目的。但当时由于束带口径是固定的，无法调整合适大小，往往术后并发症相对较高。直到 1986 年，并发症更少的可调节胃束带术（AGB）开始施行。另外，随着创伤更小的腹腔镜可调节胃束带术（LAGB）在欧洲和美国分别获得推广，满足了肥胖患者微创的需求，使得减重代谢手术的数量曾出现了一过性的增加。但随着相关术后随访数据的积累分析发现，AGB 手术的总体减重效果一般，同时合并较高的并发症发生率，包括术后胃壁腐蚀、进食困难、难治性呕吐等。因此，临床上多选择其他减重代谢手术术式，AGB 的手术数量也出现明显减少。

6. 袖状胃切除术

最初袖状胃切除术（SG）手术被应用只是为迈向 Roux-en-Y 胃旁路术或十二指肠部胆胰分流术的第一步，目的是为了减少高风险患者（尤其是 BMI ≥ $50kg/m^2$ 的患者）的手术死亡率。但越来越多的数据表明，SG 也是一种有效的减重术式，不需要再进行下一步 Roux-en-Y 胃旁路术或十二指肠部胆胰分流术即可维持较好减重效果。LSG 是以缩小胃容积为主的手术方式，以垂直的方式切除胃底和胃外侧侧面的 80%，留下 1 个长管状的胃袋或胃套，保持原胃肠道解剖结构，可改变部分胃肠激素水平，对肥胖患者的糖代谢及其他代谢指标改善程度较好。2013 年，美国代谢及减重外科协会（ASMBS）把 LSG 列为一种推荐的独立术式，中国医师协会肥胖和糖尿病外科医师委员会（CSMBS）于 2014 年发布的指南中也将其作为单独术式推荐。目前 SG（45.9%）已成为最常用的减重代谢手术术式，其次为 RYGBP（39.6%）和 AGB（7.4%）。

（二）减重代谢手术对脂肪组织的影响

1. 脂肪组织含量

有研究表明减重代谢手术术后的第 1 年内即可减掉高达 50% 的脂肪组织，同时全身代谢得到改善。术后机体代谢的改善不仅与脂肪质量的减少直接相关，而且与不同脂肪组织库受到的影响程度有关。大多数针对特异性脂肪组织的研究结果表明，减重代谢手术术后早期内脏脂肪组织（VAT）和皮下脂肪组织（SAT）即可出现明显减少。通过磁共振影像比较肥胖患者减重代谢术前和术后 2 年的脂肪组织变化情况发现，大多数脂肪组织的丢失是来自于 SAT 含量的减少。但随着术后随访时间的进一步延长，发现脂肪组织的丢失则主要与 VAT 含量的减少有关，意味着减重代谢术后远期体重的下降与 VAT 不成比例的下降密切相关。关于减重代谢手术术后棕色脂肪组织（BAT）的形态和功能变化，目前相关研究相对较少。在 RYGB 术后，BAT 无论是绝对量还是相对量均明显增加。尽管减重代谢术后 BAT 的大小和活性增加，但总体的脂肪组织含量显著减少。相反在没有任何胃肠道旁路手术的情况下，行 SG 术和胃大部折叠术患者的 BAT 大小和功能无显著变化。

减重代谢手术相关的体重减轻还涉及其他脂肪组织不同程度的变化。减重代谢术后大多数情况下，肝脏的脂肪变性不再明显，这表明异位脂肪在肝脏的堆积消失。脂肪变性的消退对应于肝功能的显著改善和肝胰岛素抵抗的逆转。但当体重减轻，胰岛素抵抗和脂肪因子模式正常化，肝脏脂肪变性仍持续存在时，应考虑独立于肥胖或代谢综合征的肝脏损伤。同样，减重代谢术后胰腺脂肪也稳定消失，胰岛素分泌和敏感性恢复良好。胰腺外分泌组织和内分泌岛内脂肪细胞浸润的减少是由于术后消化吸收或肠吸收的变化导致脂肪可用性降低。此外，Toro Ramos 等通过研究发现，肥胖患者的肌肉组织内可观察到大量脂肪组织浸润，通过磁共振检查可以证实相关表现，减重代谢手术术后肌肉间的脂肪组织也显著减少。因此，减重代谢手术对机体的代谢改善不仅得益于脂肪组织总量的减少，而且得益于机体不同脂肪组织的重新分配。

肥大的脂肪细胞减少是脂肪组织含量减少的主要特征，脂肪细胞的大小显著影响细胞内代谢功能。在多项研究中，较大的脂肪细胞与 T_2DM 和其他多种代谢性疾病有关。虽然肥胖人群中脂肪细胞肥大与代谢性疾病之间的相关性很强，但这种相关性是复杂的，且受环境影响。因此，在解释代谢手术后脂肪细胞大小的变化时需要考虑到这一点。目前有研究发现减重代谢手术术后脂肪细胞形态变小，并最终与对照组的脂肪细胞大小相当，而总脂肪细胞数并不减少。当然相关研究数据仅限于 SAT，因为人体 VAT 标本的获取仅有术后标本。与上述相关研究结果一致，Anderson 等的研究结果表明，RYGB 术后 2 年全身胰岛素敏感性的改善与脂肪细胞的形态显著变小密切相关。Cotillard 等通过对 T_2DM 患者 RYGB 术后 6 个月的研究也发现，糖尿病缓解的患者的脂肪细胞明显小于糖尿病没有缓解的患者。

2. 脂肪因子与炎症

脂肪组织不仅是能量存储和释放的部位还是复杂的内分泌器官，分泌多种脂肪因子，具有调节脂肪形成及代谢、免疫细胞向脂肪组织迁移等生物学活性。减重代谢手术除了对脂肪组织的含量及形态产生影响，同时也会对脂肪因子的分泌产生影响。目前研究相对较多的脂肪因子有瘦素、脂联素和内脂素等。瘦素作为连接脂肪组织与中枢神经系统之间的主要桥梁，当血脂水平较高时可抑制食欲。与胰岛素类似，瘦素的作用似乎也受到肥胖的不利影响，即循环系统中瘦素的水平随着脂肪含量的增加而增加，但瘦素却并不能够将这种能量过剩的状态传递到中枢。另外，瘦素还被证明会促进机体的炎症反应。与瘦素不同，血中脂联素的含量随着脂肪含量的增加而减少，其通过作用于肌肉和肝脏中的受体从而发挥改善胰岛素敏感性、促进胰岛素分泌、抗炎、抗细胞凋亡及减轻体重的作用。内脂素主要由内脏脂肪组织中的脂肪细胞产生，能够诱导 IL-6、TNFα、CRP 介导炎症反应的 B 细胞集落刺激因子，具有促炎作用。根据减重代谢术后脂肪含量变化的情况可知，术后瘦素水平下降，而脂联素增加，结果已被相关研究所证实。但有研究结果表明，RYGB 术后 SAT 中瘦素水平下降，而仅有少数研究结果表明 SAT 中的脂联素基因的表达会增加。因此，有假设提出减重代谢术后脂联素含量的增加大部分是由骨髓中的脂肪细胞分泌。Coughlin 等通过研究发现减重代谢手术后会使股骨脂肪组织中的脂联素表达上调，进一步证实了该假说。多数关于减重代谢手术后内脂素的研究表明，内脂素含量在术后会出现下降。关于减重代谢手术后脂肪因子的变化是否对术后代谢状态的改善有重要作用，或只是一个反映脂肪组织质量的变化尚不完全清楚，仍有许多机制与发现需要去进一步阐明。

肥胖患者的脂肪组织内往往存在慢性低度炎症，被认为是系统性胰岛素抵抗和其他多种代谢紊乱的重要原因。脂肪组织的慢性低度炎症导致循环中炎症标志物的水平升高，如 CRP、TNFα 和 IL-6 等。CRP 作为脂肪炎症的一个标志，主要来源于肝脏。但由于肥胖患者肝脏脂肪浸润，CRP 水平与肥胖水平密切相关。减重代谢手术术后，患者的 CRP 水平迅速大幅度下降，并可持续长达 10 年。IL-6 在术后大多持续下降，但也有研究表明减重代谢术后 IL-6 没有变化。关于 TNFα 的研究结果不一，与术前相比，术后患者的 TNFα 水平可降低、不变，甚至升高。此外，有报道指出血液中炎症性脂肪因子单核细胞趋化蛋白 -1（MCP-1）术后也会减少。通过这些促炎症细胞因子的蛋白或基因表达，脂肪库内的炎症也得到了评估，结果与血液中 IL-6、TNFα 和 MCP-1 表达降低的结果相似。脂肪组织炎症的另一个表现是组织内免疫细胞的富集。与 VAT 相比，SAT 内的总体免疫细胞含量和巨噬细胞相对较少。随着炎症的进展，还伴随着纤维化重塑和细胞外基质成分的过度合成。相关动物模型表明随着巨噬细胞减少，脂肪纤维化也得到改善。目前有关动物实验中脂肪组织中局部炎症的测量研究很少，但有限的结果足以表明减重代谢手术可以减轻肥胖相关炎症。

（三）代谢手术的作用机制

近年来，多项研究揭示大脑中枢系统调控进食的作用机制，并提出肥胖症的发生、发展可能与大脑中枢系统的功能异常密切相关，包括食物摄入的稳态调节、中枢奖励、中枢认知控制、情绪、记忆及注意力系统等。因此，多数学者呼吁肥胖症的治疗不能“无视大脑”。减重代谢手术作为目前针对肥胖症有效的治疗方法，减重手术后患者进食量和饮食偏好的改变主要与中枢奖励系统及中枢认知控制系统的反应活性改变相关。功能磁共振（fMRI）研究结果显示，减重手术患者术后中枢奖励系统反应活性降低，而中枢认知控制系统的抑制性控制功能增强。Bruce 等对 10 例可调节胃束带术患者行 fMRI 检查，其研究结果显示，术后 12 周患者对食物的动机明显下降，并且患者中枢奖励系统反应活性降低，中枢认知控制系统反应活性增强。有研究结果表明胃旁路术后患者中枢奖励系统反应活性明显降低，这与患者对高热量食物的食欲下降相关。对袖状胃切除术后患者的研究结果也表明，患者中枢认知控制系统对高热量食物的反应活性明显降低，与患者对食物的食欲降低相关。减重代谢手术能够调节大脑中枢系统反应活性。Schohz 等比较胃旁路术和可调节胃束带术的研究结果显示，胃旁路术降低中枢奖励系统对高热量食物反应活性的效果更好，患者体重降低幅度更大。通过进一步比较分析减重效果不同的患者数据，Goldman 等发现，减重效果较差患者的中枢奖励系统反应活性降低程度与中枢认知控制系统抑制性控制功能的增强程度均较小。关于减重代谢手术影响大脑中枢系统具体机制包括减重代谢手术可改善中枢系统炎症反应，调节中枢系统的多巴胺水平。另外，减重代谢手术对激素的改变也是减重代谢手术术后影响大脑中枢调控的一个因素。Li 等的研究结果显示，袖状胃切除术后患者胃饥饿素水平的降低与中枢认知控制系统反应活性的降低相关，这可能是患者体重下降的原因。

除了对大脑中枢系统的影响，减重代谢手术还可改变肠道菌群的组成，并通过改变代谢产物调节肠道菌群的功能。Graessler 等对 RYGB 术后 3 个月的患者粪便进行测序后发现，RYGB 术后菌群发生明显改变，具体表现为术前、术后肠道微生物在 1 个门的水平、11 个菌种水平、22 个菌属水平存在显著性差异。变形菌门数量明显增多，以生癌肠杆菌最为显著，而厚壁菌门和拟杆菌门数量明显减少。Palleia 等则发现术后 3 个月肠道内多种细菌浓度产生明显变化，包括大肠杆菌、肺炎克雷伯菌、阿克曼菌及普拉梭杆菌等，除普拉梭杆菌外，其他细菌浓度均明显升高。减重代谢手术对肠道菌群的影响可维持至术后 1 年甚至更久。减重代谢手术后肠道菌群的改变由多种原因造成。术中抗生素的应用及术后饮食结构改变对肠道菌群有调节作用。另外，术后肠道激素及胆汁酸水平的变化也可影响肠道菌群。术后肠道内含氧量增多可使得兼性厌氧菌增加，厌氧菌减少。胃酸分泌减少可导致肠道 pH 值变化，影响肠道内革兰阴性细菌及革兰阳性细菌的组成。因此，减重代谢手术后肠道菌群丰度和构成的恢复也可能是其减重机制之一。

（四）减重代谢手术的适应证及治疗效果

随着减重代谢手术的不断发展，手术适应证的选择也在不断完善。最初的减重代谢手术仅用于肥胖患者的减重治疗，1991 年美国国立卫生研究院（NIH）制订的减重手术指南，是以体质指数（BMI）作为主要确定手术治疗的标准，并限制手术治疗仅能用于重症肥胖患者。但随着减重代谢手术对肥胖相关代谢疾病（糖尿病、代谢综合征等）的治疗作用被发现，减重代谢手术的适应证也在不断扩大。目前减重代谢手术除了用于治疗单纯肥胖患者，对于糖尿病肥胖患者血糖经非手术治疗控制不佳时也可选用手术治疗。2011 年国际糖尿病联合会推荐，在药物治疗未能达到推荐目标时，特别是在伴发其他与肥胖相关的并发症时，减重手术就可以考虑作为 T_2DM 患者（BMI ≥ 35kg/m^2）的治疗方法。2013 年，美国心脏协会、美国心脏病学院与成人肥胖管理协会联合发布指南，建议减重手术适用于 BMI ＞ 40kg/m^2 或 BMI ≥ 30kg/m^2 且存在肥胖相关并发症的成人，特别是想减重但是通过生活干预无法达到减重目的的人群。至 2015 年，美国糖尿病协会、美国临床内分泌学家协会和美国大学内分泌临床实践联合发布糖尿病综合治疗管理指南，明确建议 BMI ≥ 35kg/m^2 的 T_2DM 是减重代谢手术的适应证，该标准目前也一直被沿用。国内的减重代谢手术起步相对较晚，但为规范和推动减重代谢手术的发展，也制订了一系列相关指南，并且随着近年来减重代谢手术数量的增加和临床数据的积累，以及对减重代谢手术认识的不断深入，2019 年由中华医学会外科学分会甲状腺及代谢外科学组联合糖尿病外科医师委员会组织专家对指南进行了修订和更新。新版指南中推荐单纯肥胖患者手术适应证为：① BMI ≥ 37.5kg/m²，建议积极手术；32.5kg/m² ≤ BMI ＜ 37.5kg/m²，推荐手术；27.5kg/m² ≤ BMI ＜ 32.5kg/m² 经改变生活方式和内科治疗难以控制，且至少符合 2 项代谢综合征组分，或存在并发症，综合评估后可考虑手术。②男性腰围 ≥ 90cm、女性腰围 ≥ 85cm，参考影像学检查提示向心型肥胖，经多学科综合治疗协作组（MDT）广泛征询意见后可酌情提高手术推荐等级。③建议手术年龄为 16—65 岁。对于存在 T_2DM 的患者手术适应证为：① T_2DM 患者仍存有一定的胰岛素分泌功能。② BMI ≥ 32.5kg/m²，建议积极手术；27.5kg/m² ≤ BMI ＜ 32.5kg/m²，推荐手术；25kg/m² ≤ BMI ＜ 27.5kg/m²，经改变生活方式和药物治疗难以控制血糖，且至少符合 2 项代谢综合征组分，或存在并发症，慎重开展手术。③对于 25kg/m² ≤ BMI ＜ 27.5kg/m² 的患者，男性腰围 ≥ 90cm、女性腰围 ≥ 85cm 及参考影像学检查提示向心性肥胖，经 MDT 广泛征询意见后可酌情提高手术推荐等级。④建议手术年龄为 16—65 岁。对于年龄＜ 16 岁的患者，须经营养科及发育儿科等 MDT 讨论，综合评估可行性及风险，充分告知及知情同意后谨慎开展，不建议广泛推广；对于年龄＞ 65 岁患者应积极考虑其健康状况、合并疾病及治疗情况，行 MDT 讨论，充分评估心肺功能及手术耐受能力，知情同意后谨慎实施手术。

目前多数的临床研究证据均表明，减重代谢手术在术后 1～3 年的短期体重控制方面明显优于非手术治疗，同时，RYGB 术后的减重效果优于 SG 和 AGB。虽然短期内手术的减重效果比较明确，但肥胖作为一种慢性疾病，了解减重手术对肥胖治疗的长期效果比短期结果更具有临床意义。目前关于减重代谢手术远期术后结局的临床研究相对较少，一项大样本多中心的临床试验结果表明，减重代谢手术的减重效果和术后长期体重维持明显优于非手术治疗。该研究共纳入 1787 例行 RYGB 术和 5305 例非手术治疗的患者，通过 10 年的随访数据分析发现，接受 RYGB 手术的患者较非手术治疗的患者体重多下降约 21%（95%CI 11%～13%）。另外，RYGB 手术组的患者中有 71.8% 的患者术后体重下降量超过理想体重的 20%，39.7% 的患者体重下降量超过理想体重的 30%。而非手术治疗组仅有 10.8% 的患者随访 10 年后体重下降超过理想体重的 20%，3.9% 的患者体重下降量超过理想体重的 30%。关于术后体重的长期维持情况，研究结果显示仅有 3.4% 的患者在 RYGB 术后 10 年体重复增超过 5% 的理想体重。同时该研究也分析了不同减重代谢手术对体重的影响，通过对手术患者进行术后 4 年随访发现，RYGB 手术组患者的体重较基础体重下降 27.5%（95%CI 23.8%～31.2%），AGB 手术组的体重下降 10.6%（95%CI 0.6%～20.6%），而 SG 手术组患者的体重下降 17.8%（95%CI 9.7%～25.9%）。

尽管减重代谢手术发展的最初目标是控制体重，但相关文献及临床证据表明减重代谢手术对血糖的调节也具有重要作用。并且血糖的改善可于术后很快发生，如 RYGB、VSG、BPD 等减重代谢手术对空腹和餐后血糖的改善可能于手术后立即发生，早于明显的体重下降，但 AGB 对血糖的改善一般伴随着体重下降。另外，不同的手术方式对血糖改善结果的差异较大，糖尿病缓解率从 AGB 的 48% 到 RYGB 的 84%，而胆胰转流术糖尿病缓解率则可高达 99%。减重代谢手术在治疗糖尿病方面的应用推动了减重代谢手术改善葡萄糖代谢的相关机制研究。早期关于减重手术的降糖作用主要归因于营养吸收不良，但对于目前的减重手术方式来说，这种说法并不完全准确。随着减重代谢手术方式的不断改进及人们对胰岛素功能认识的不断深入，研究发现减重代谢手术在导致大量体重下降的同时会增加胰岛素的敏感性，从而改善患者血糖水平。但胰岛素抵抗的改善并不能完全解释减重代谢术后葡萄糖代谢的所有变化。进一步随着肠促胰素的发现，改变了人们减重代谢手术调节葡萄糖代谢的认识。减重代谢手术通过刺激增强胰岛素分泌的肠道激素来对代谢调节产生影响。尽管相关机制研究已经取得了巨大进步，但对于真正理解减重代谢术后的代谢变化仍需进一步探索。

除了良好的血糖控制之外，减重代谢手术对改善机体的炎症状态、相关性激素水平、高脂血症、高血压和睡眠呼吸暂停也具有积极作用，使肥胖糖尿病相关的血管病变和重要脏器并发症的发生率及病死率显著下降，延长寿命的同时改善了患者的生活质量。考虑到减重代谢手术在治疗肥胖相关疾病方面的作用，有研究通过构建预测模型并根据不同的变量来预测哪些糖尿病患者可能在手术后缓解，相关变量的包括年龄、体重和糖尿病的持续时间等。另外，胰岛素水平也可能是肥胖和糖尿病预后的一个重要代谢指标，但具体阈值还无定论，且具有个体化差异，后续还需要进一步的研究证实。

随着外科腹腔镜技术的发展和围术期管理的优化，微创化已经成为减重代谢手术的一大趋势。从开腹手术到腹腔镜手术，再到如今方兴未艾的内镜手术，医用材料和操作器械的进步使以前不可能进行的手术得以开展。可以预见随着手术技术的成熟和新兴技术的发展，可以让不同肥胖患者接受最适合的手术治疗方式，从而达到精准治疗的目标。

（马兵伟）

八、肥胖的药物干预

（一）减重药物概述

生活方式改变是所有减重计划的基础，但几乎所有行为治疗研究均表明，仅生活方式改变仅能达到体重的3%～10%的持久性减重效果，大多数人在12个月后反弹至少部分减轻的体重。仅靠改变生活方式无法产生持久的减重效果，究其原因，是因为生活方式干预会诱发一系列促进体重恢复的生物学反应。这些生物学反应包括减少能量消耗，有助于增加食物摄入的饥饿感和饱腹感的改变，以及有助于脂肪存储的胰岛素敏感性和脂肪细胞数量的改变。长期研究表明，这些变化可能是永久性的。由于身体会随着时间逐渐增加体重，因此人保持减轻的体重的时间越长，身体离被保持的体重调定点就越远，从而导致体重反弹更快更高。

在大多数患者中，仅靠改变生活方式无法产生持久且具有临床意义的减重效果。因此，促使人们寻找可以改善疗效和持久性的补充疗法。临床试验结果表明，抗肥胖症药物疗法和减重手术所产生的持久性减重效果超过仅生活方式改变即可达到的效果。针对这些数据，美国权威指南建议，对于BMI ≥ 30kg/m² 的患者，或BMI ≥ 27kg/m² 但存在肥胖相关并发症的患者，应考虑药物治疗。英国国家卫生与医疗保健卓越学院指南指出，临床医生应“在开始饮食、运动和行为方式治疗后，进行评估，尚未达到目标体重或达到平台期后，可考虑对成人进行药物治疗”。尽管有这些专家和政府机构的建议，但与其他2型糖尿病、高血压和高脂血症等代谢疾病的药物治疗相比，减重药物的处方率仍然非常低。

减重药物仅在患者服用时才起作用，因此需要长期使用。美国食品药品管理局（FDA）要求药品生产商提供数千例以上病例1年以上的3期临床研究中，减重药物的安全性和有效性的相关证据。有效性定义为：在接受治疗后1年内减重药物组的患者体重减轻至少5%（减去安慰剂组的疗效后）[欧洲药物管理局（European Medicines Agency，EMA）也使用此标准]，或至少有35%的患者接受减重药物治疗后达到相对基线体重至少5%的体重减轻，该比例约是安慰剂治疗组的2倍。患者的总减重效果是生活方式改变和药物治疗共同产生的，与没有结合生活方式干预而单用药物治疗相比，减重药物与有效的生活方式干预相结合能使患者的体重减轻更多。

此外，个体对减重药的反应差异颇大。部分患者减重效果甚佳，而部分患者减重效果轻微。临床医生应使患者充分认知个体差异。在减重药物治疗时，应以最低有效剂量使用，若使用最大耐受剂量的患者在3～4个月内未达到4%～5%的体重减轻，则应停止治疗。

除奥利司他外，所有减重药物均禁止在妊娠期使用，且未在青少年中进行过临床试验。一般来说，合并2型糖尿病的患者的体重减轻效果略低于未合并2型糖尿病的患者。但是，某些减重药物会导致血糖浓度降低，其降低幅度可能与某些降糖药相似。研究显示，大多数减重药物在减轻体重的同时，可改善心血管事件相关指标，包括三酰甘油的下降、血压的改善及HDL的升高。但是，现有减重药物均未显示可降低心血管疾病的终点指标（尽管LEADER试验显示，用于治疗糖尿病的剂量的利拉鲁肽可降低2型糖尿病患者的心血管风险）。由于几种批准的减重药物会升高脉率，因此内分泌学会的指南建议在活动性心血管疾病或心血管疾病高危患者中仅考虑使用氯卡色林和奥利司他。

从美国FDA 1959年批准芬特明起，到2017年批准利拉鲁肽3mg，许多减重药物已用于临床。但是，由于不良事件（如血压和脉搏增加、失眠、感觉异常、口干、抑郁、焦虑、便秘等），最初批准的几种药物随后被撤出市场。事实上，长期以来关于减重药物的安全性已经引起了全世界的广泛关注，许多减重药如西布曲明、利莫那班、咖啡因、麻黄、苯丙醇胺等均已因安全问题下市。因此，在此仅介绍现有减重药物。目前，美国 FDA 批准的可长期使用的减肥药物主要有奥利司他、氯卡色林、复方苯丁胺 / 托吡酯缓释剂、盐酸纳曲酮 / 安非他酮缓释剂和利拉鲁肽。而我国 FDA 批准的可用于减肥的药物仅有奥利司他，利拉鲁肽目前仅批准用于糖尿病，尚未批准用于肥胖症。

1. 奥利司他

奥利司他（Orlistat）是胃肠道和胰脂肪酶抑制药，可特异性地与胰脂酶三酰甘油（triglyceride，TG）结合位点发生不可逆的结合，有效降低肥胖患者胃肠道的吸收能力，减少食物中 30% 的 TG 吸收，增加粪便的排泄量。同时，TG 的分解产物甘油、游离脂肪酸及甘油单酯的产生也相应减少。由于甘油、脂肪酸的存在对胆固醇的吸收有促进作用，故胆固醇在小肠的吸收亦相应减少，促进了能量负平衡从而达到减重效果。1999 年奥利司他通过了美国 FDA 的批准。2001 年通过我国 FDA 批准上市，为目前国内仅有的合法减肥药。奥利司他的使用剂量是 120mg，每餐时服用，但目前一些国家市场上也有 60mg 的奥利司他作为非处方药物（over the count，OTC）销售。为期 4 年的 XENDOS 研究显示，随访 1 年，与安慰剂组相比，奥利司他联合生活方式干预组患者减重效果显著，第 3 年随访发现，干预组患者体重出现反弹，至随访第 4 年，干预组平均体重下降 5.8kg，而安慰剂组下降 3kg，并且干预组糖耐量异常者发展为糖尿病的概率降低 37.3%。另外，奥利司他可用于肥胖合并糖尿病患者。一项纳入 22 个临床药物研究的有关奥利司他减重作用的 Meta 分析结果显示，接受奥利司他治疗 12 个月后，糖尿病患者体重下降较非糖尿病患者多 2.89kg，奥利司他组体重下降 8.5%～10.2%，对照组下降 5.5%～6.6%。对 400 多例中国超重或肥胖患者的临床验证观察显示，经过 24 周的治疗，奥利司他组患者的体重降低幅度明显大于安慰剂组；与安慰剂相比，奥利司他能显著降低肥胖伴高脂血症患者的血胆固醇水平、低密度脂蛋白胆固醇水平，显著降低肥胖伴高血糖患者的空腹血糖、餐后 2h 血糖和糖化血红蛋白水平，并能显著降低肥胖合并高血压患者的舒张压。奥利司他的减重作用在用药 1 年时最为显著。

由于服用奥利司他后吸收入血的药物不到 1%，其余均在肠道发挥作用并从粪便中排出体外，因此药物几乎无全身性不良反应，肝肾功能轻度异常的患者也可以使用该药物。奥利司他的不良反应主要是以胃肠道症状为主，包括带便性胃肠排气、油性斑点、大便紧急感、脂性便和大便次数增多。不推荐有胃肠道疾病、胆汁淤积症或进行过胃肠道手术的患者服用奥利司他。由于奥利司他可抑制脂肪的吸收，因此对脂溶性维生素的吸收情况得到关注。有研究显示，血中维生素 D 水平有轻微降低，但不影响钙磷代谢，对维生素 A 和维生素 K 的水平和活性没有影响。服用奥利司他超过 3～6 个月时，建议患者补充复合维生素。近期有 10 余例服用奥利司他的患者出现严重肝功能恶化的报道，美国 FDA 已经提出警示，但也表示没有证据证实这些患者的肝功能恶化与药物有直接关系。总之，奥利司他是一种安全的减重药物，可以较为广泛地应用于临床需要药物治疗的超重或肥胖患者。

2. 氯卡色林

芬氟拉明和右芬氟拉明是先前可获得的抗肥胖药，可增加中枢 5- 羟色胺的释放。这些药物由于与心脏瓣膜病和原发性肺动脉高压相关，于 1997 年退出市场。而氯卡色林是一种选择性的 5- 羟色胺 2C 受体激动药。许多研究证据表明，氯卡色林可通过作用于神经系统达到减重的作用，包括提升饱腹感、减少食欲和进食动机。由于氯卡色林不激活 5- 羟色胺 2A 和 2B 受体，因此避免了神经系统症状和心脏瓣膜疾病的发生。2012 年氯卡色林 10mg 制剂在美国上市。2016 年，美国 FDA 批准了氯卡色林 20mg 缓释制剂。但该药物在中国尚未上市。临床研究显示，氯卡色林平均减重 4.5%～7.0%。Farr 等通过对 48 例肥胖患者的 fMRI 进行研究，发现氯卡色林可减少食物诱导的注意力系统（顶叶和视觉皮层）活动度的增加，以及降低情绪和奖励系统（杏仁核、脑岛）的活动，从而达到减轻体重的作用。此外，他们还发现基线状态下杏仁核活动度的增加与氯卡色林的疗效密切相关，提示氯卡色林可能对于情绪性暴食更为有效。在 2400 例接受该药物治疗 1 年的患者的研究中，超声心动图评估显示没有瓣膜性心脏病的证据。鉴于苯丁胺与芬氟拉明的组合对减肥的影响，可以预期，氯卡色林和苯丁胺的组合可能比单独使用具有更高的疗效。在 2017 年发表的为期 12 周的试验中，研究人员报道称这种组合可使体重减轻 7.2%。但是，在证明长期安全性之前，临床医生不应使用这种配伍疗法。氯卡色林是耐受性最强的减重药物，常见的不良反应为头痛和眩晕，与其他 5- 羟色胺药物联合使用可能增加血清素综合征的发生风险，临床应用需谨慎。

3. 苯丁胺 / 托吡酯

苯丁胺（phentermine）又称芬特明，是一类较早期的拟交感神经药物。该类药物为食欲抑制药，可抑制患者食欲和促进能量消耗，其作用可能通过上调多巴胺、去甲肾上腺素和 5- 羟色胺活性产生食欲抑制。美国 FDA 列为Ⅳ类药物（即与可待因和氢可酮等Ⅲ类药物相比具有较低滥用可能性的药物），被批准短期使用（通常＜12 周）。该药物于 1959 年在美国上市，是美国使用最广泛的减重药物，占处方的 70% 以上。目前市面上的制剂为 8mg、15mg、30mg 和 37.5mg。由于减重药物需要长期使用，尽管苯丁胺缺乏长期安全性方面的数据，但有时还是会被长期使用。在美国的某些地区，监管机构明确禁止这种做法。在没有明确监管指南的地区，内分泌学会药物治疗指南提供了有关长期使用苯丁胺的合理处方建议。此外，芬特明或可以间歇性使用。间歇性或长期使用芬特明是超常规处方，应向患者明确说明。苯丁胺是目前价格最便宜的减重药物。

托吡酯（topiramate）是 γ- 氨基丁酸（GABA）受体调节药，其减重的作用机制尚不明确。1996 年，托吡酯被美国 FDA 批准用于治疗癫痫发作患者，2004 年批准用于偏头痛的预防。苯丁胺和托吡酯 2 种药物的低剂量复方缓释胶囊的制剂疗效较任一单药更佳，且不良反应更少。CONQUER 研究中，超重和肥胖患者分别口服 7.5mg/46mg（低剂量）和 15mg/92mg（高剂量）复方苯丁胺 / 托吡酯缓释剂治疗 1 年，并与安慰剂进行比较。结果显示，治疗组平均减重幅度分别达 7.8% 和 9.8%，苯丁胺 / 托吡酯缓释剂各剂量组的减重效果均优于安慰剂组。SEQUEL 研究是 CONQUE 研究的延伸，复方苯丁胺 / 托吡酯缓释剂低剂量组和高剂量组治疗 2 年，与基线相比，复方苯丁胺 / 托吡酯缓释剂低剂量组和高剂量组体重分别下降 9.3% 和 10.5%，高剂量组患者总胆固醇和低密度脂蛋白水平明显下降，高密度脂蛋白水平升高，而低剂量组仅低密度脂蛋白水平降低。因此，2012 年美国 FDA 批准了复方苯丁胺 / 托吡酯缓释剂上市，但该药物在中国尚未上市。复方苯丁胺 / 托吡酯缓释剂是一种长期治疗仍有效的减肥药物，减重效果优越，优于单用奥利司他、氯卡色林，建议血脂异常患者使用高剂量制剂。但该药会引起焦虑和抑郁，对患有焦虑症和抑郁症的患者需谨慎用药。此外，暴露于托吡酯的子宫内婴儿有发生唇裂的风险。因此，育龄妇女应使用可靠的避孕方式。而该药长期使用过程中可使血清中乙炔雌二醇水平降低，影响避孕效果。另外，尽管罕见，托吡酯与急性闭角型青光眼的发展有关。

4. 纳曲酮 / 安非他酮

纳曲酮（naltrexone）在 1984 年被美国 FDA 批准用于治疗阿片类药物及酒精依赖性，其减重效果可能与其阿片类受体拮抗作用相关，临床上主要用于治疗酒精中毒和其他成瘾性疾病。安非他酮（bupropion）是多巴胺和去甲肾上腺素受体拮抗药，于 1985 年被美国 FDA 批准用于治疗抑郁症，并且它仍然是最广泛的处方抗抑郁药之一，其抑制食欲的作用机制可能与多巴胺和去甲肾上腺素对阿黑皮素原（POMC）的信号转导作用相关。2014 年美国 FDA 批准纳曲酮 / 安非他酮复方制剂用于减重，但中国 FDA 未批准该药物上市。据报道，在 28～56 周的临床研究中，纳曲酮/安非他酮可使患者体重减轻 5.0%～9.3%。此外，一项对 40 名肥胖女性的 fMRI 研究表明，4 周的纳曲酮 / 安非他酮治疗能显著减弱下丘脑对食物线索的反应，但也增强了注意力系统（前扣带回、上顶叶）、奖励系统（脑岛）和记忆系统（海马）相关脑区对食物线索的反应。此外，纳曲酮 / 安非他酮在降低 2 型糖尿病肥胖患者体重的同时，还可控制糖化血红蛋白。该药物常见的不良反应是恶心。此外，该药物可能有升高血压作用，所以仅用于血压控制良好的患者，治疗早期需密切监测血压。该药还可能会增加患者自杀倾向，患有严重抑郁症的人群需谨慎使用，因此美国 FDA 仍然保留关于自杀意念和抗抑郁药物相关不良反应的黑框警告。

5. 利拉鲁肽和艾塞那肽

利拉鲁肽（liraglutide）是胰高血糖素样肽（glucagon like peptide-1，GLP-1）类似物。GLP-1 是进食后由回肠末端的 L 细胞分泌的肠道激素，可通过抑制胰高糖素的分泌同时，刺激胰岛素分泌达到降糖治疗的效果，还有显著的抑制胃排空的作用。此外，GLP-1 受体不仅存在于外周组织器官，还存在于中枢神经系统的下丘脑、髓质和顶叶皮质中。GLP-1 能够通过血脑屏障，除了激活下丘脑 POMC 等抑制食欲的神经元，还可作用于奖励系统，抑制中脑腹侧被盖区和伏隔核的激活，达到中枢食欲抑制的作用。因此，利拉鲁肽除了具有促进胰岛素分泌的作用，延迟餐后胃排空，还可作用于脑部摄食中枢抑制食欲从而减少体重。2010 年美国 FDA 批准利拉鲁肽 0.6mg、1.2mg 和 1.8mg 用于 2 型糖尿病的治疗，2014 年批准 3mg 用于肥胖者的治疗。但中国 FDA 目前仅批准利拉鲁肽用于糖尿病的治疗。利拉鲁肽治疗糖尿病的剂量为每天 1.2～1.8mg，皮下注射，用于减重治疗的剂量为每天 3mg。据报道，在 56 周的随访中，利拉鲁肽能够减少 4.7%～6.1% 体重。Farr 等对 21 例 2 型糖尿病患者的 fMRI 进行研究，发现利拉鲁肽能够显著降低食物线索所致的注意力系统（顶叶皮层）和奖励系统（岛叶和壳核）的激活。利拉鲁肽不仅减少体重，还可防止出现糖尿病前期病变。

与利拉鲁肽类似的 GPL-1 受体激动剂还有艾塞那肽（exenantide）。一项长达 82 周的临床研究发现，艾塞那肽治疗后，80% 的 2 型糖尿病患者均有体重下降，平均减重 4.4%。而针对合并糖耐量异常肥胖症患者的治疗研究发现，经过 24 周艾塞那肽治疗，患者平均减重 5.1kg，其中 77% 患者的糖耐量恢复正常。因此 GLP-1 类似物及 GLP-1 受体激动药可能为合并糖代谢异常的肥胖症患者提供有效的治疗。此类药物常见的不良反应是恶心、胰腺炎及低血糖等。但绝大多数患者可以耐受，而且随着治疗时间的延长，不良反应也能够减轻或消失。因需皮下注射，相比口服药物，使用不够便捷。曾有报道利拉鲁肽与啮齿动物甲状腺髓样癌相关，但目前尚未在临床研究中得到验证，尚不适用于存在甲状腺髓样癌和多发性内分泌腺瘤 2 型病史及家族史的患者。

6. 现有减重药物的比较

一些评论和 Meta 分析都试图比较现有的减重药物。在 2016 年，Khera 等报告了网络 Meta 分析的结果，并列出了常见减重药物的功效和不良反应。这些结果提示，与其他现有药物相比，奥利司他和氯卡色林疗效较差但不良反应较小；苯丁胺/托吡酯缓释剂是现有药物中最有效的；纳曲酮/安非他酮和利拉鲁肽在疗效上处于中等水平，但与奥利司他和氯卡色林相比，它们的不良反应更大。

（二）具有减重作用的降糖药

药物的临床应用不断受到严重不良反应的困扰，并导致其举步维艰，而一些其他领域的治疗药物，特别是降糖药物被发现具有一定的减重作用，可以用于特定的肥胖人群。但在这些药物中，只有利拉鲁肽（3mg/d 的剂量）被批准用于减重。

1. 双胍类药物

双胍类药物作用的机制为：①增加周围组织的胰岛素敏感性，增加胰岛素介导的葡萄糖利用；②增加非胰岛素依赖组织的葡萄糖利用；③抑制肝糖原异生，降低肝糖输出；④抑制肠壁细胞摄取葡萄糖；⑤抑制胆固醇的生物合成和储存。因此，超重或肥胖的患者，特别是合并有胰岛素抵抗、2 型糖尿病的患者使用双胍类药物可以在改善胰岛素抵抗、控制血糖的同时，可以轻度减轻体重。对于肾功能有可能减退的老年患者，应注意在监测肾功能的同时慎用双胍类药物。对于肝、肾功能不全，严重心、肺疾病的患者，应禁用双胍类药物。双胍类药物的不良反应主要是在服药的开始阶段部分患者可出现消化道症状，包括腹泻、腹胀、恶心和食欲减退等。二甲双胍可以用于肥胖伴严重胰岛素抵抗的青少年，推荐 12 岁以上肥胖的 2 型糖尿病患者或伴严重胰岛素抵抗的患者使用。

2. α– 葡萄糖苷酶抑制药

α– 葡萄糖苷酶抑制药可以在小肠中竞争型抑制 α– 葡萄糖苷酶活性，降低多糖的分解，从而降低碳水化合物吸收，有显著降低餐后血糖的作用。有研究显示，2 型糖尿病患者使用阿卡波糖治疗 1 年后，体重降低约 0.5kg，显著高于安慰剂组的体重降低。由于减重作用轻微，因此不推荐单纯性肥胖患者使用阿卡波糖作为减重药物，通常在肥胖的 2 型糖尿病患者单纯服用二甲双胍降糖效果不佳时加用该药。阿卡波糖的不良反应主要是由于未被吸收的碳水化合物存在肠道中被细菌酵解产气造成，症状有腹胀、腹泻和胃肠道排气增多等。

3. SGLT2 抑制药

SGLT2 抑制药也引起体重减轻，部分原因是这些药物导致尿中葡萄糖（糖尿）排泄增加。在 376 例不合并糖尿病的肥胖症患者中的研究显示，SGLT2 抑制药卡格列净（canagliflozin）在 12 周时平均减重 1.6%（减去安慰剂效应）。然而，SGLT2 抑制药所产生的体重减轻比预期的要少，部分原因是由于患者代偿性暴饮暴食，抵消了尿糖排泄增加所产生的能量流失。

SGLT2 抑制药与 GLP–1 受体激动药的联合用药可能会加强减重效果。在 DURATION–8 临床试验中，在二甲双胍治疗效果不佳的 2 型糖尿病患者中，达格列净和艾塞那肽的联合用药可在 28 周时使患者平均体重下降 3.4%。在另一项将达格列净联合艾塞那肽治疗的研究中，25 例患者中有 9 例患者（36%）体重减轻≥ 5%，第 24 周平均体重减轻了 4.13kg（95%CI –6.08～–2.87）。

（三）减重药物的处方障碍

尽管有这些获得批准的减重药物，但目前减重药物的处方率极低。据统计，在美国只有不到 2% 的适应证患者使用这些处方药物，该比例与 2 型糖尿病患者降糖处方药达 86% 形成了鲜明对比。并且，除了减重药物处方量的持续下降，临床医生在开具减重药物处方的时候也存在巨大差异，一些临床医生会经常为符合适应证的患者开具减重药物处方，而另一些医生则从未开具相关处方。肥胖是目前临床上的常见病，肥胖相关并发症也不容小觑，并且仅生活方式干预难以维持减重效果，可是为什么临床上开具减重药物处方如此之少？其中存在一些潜在的处方开具障碍，而如果需要给肥胖患者开具这类药物处方，有必要告知患者这些潜在的问题。

（四）药物安全性

对药物安全性的担忧是医生和患者不愿使用减重药物的重要原因之一。回顾减重药物的不良反应的历史，芬氟拉明和右芬氟拉明会引起心脏瓣膜病；含有麻黄碱的膳食补充剂和含有咖啡因的草药制剂会导致血压升高，进而导致心脏病和脑卒中。因而，这些减重药物及其他含有苯丙醇胺的药物被迫下市。

西布曲明（sibutramine）于 1997 年在美国和 1999 年在欧洲被批准上市，2000 年四川太极制药的仿制品“曲美”在国内上市。然而上市后发现该药与心率和血压升高有关，欧洲监管机构要求进行该药物的心血管安全性试验。西布曲明心血管结果试验（Sibutramine Cardiovascular Outcomes Trial，SCOUT）纳入了 55 岁以上超重或肥胖的患者 744 例，这些患者合并心血管疾病或 2 型糖尿病，经过 3.4 年的随访，西布曲明组的原发性心血管疾病风险高于安慰剂组（11.4% vs. 10.0%，HR 1.16，95%CI 1.03～1.31，*P*=0.02）。由于这项研究的结果，西布曲明于 2010 年下市，并且导致临床医生及患者对所有可能提高心率或血压的减肥药物的心血管安全性存在质疑。然而，后有研究者批评 SCOUT 研究仅纳入心血管疾病的高危患者，并且对于使用药物后减重效果欠佳的患者仍继续使用该药物。另有两项回顾性研究对使用西布曲明患者的心血管安全性分析显示，使用西布曲明患者的心血管风险没有增加，或西布曲明只与已有心血管疾病的患者发生心血管事件的风险增加有关。但是，由于这些质疑，美国 FDA 要求药品生产厂家对所有可能增加心率的减重药物进行心血管安全性试验。

利莫那班（rimonabant）是 1 型内源性大麻素受体的反向激动药，于 2006 年在英国和欧洲上市，到 2008 年在其他国家也逐步上市，但在中国和美国未上市。上市后的研究表明，利莫那班的使用会增加自杀的风险，因此，该药于 2009 年被迫下市。这一发现引起了临床医生和患者的质疑，即中枢作用的减重药物可能会导致意想不到的神经系统不良反应，而自杀意念是最令人担忧的。因此，此后的减重药物相关研究专门监测评估了这些不良反应。

（五）药物疗效

减重药物处方率偏低的另一个潜在原因是减重效果欠佳。专家认为，体重减轻 5% 以上才具有临床意义。该结论是基于多项临床试验的结果，即体重减轻程度与先前存在疾病（如糖尿病、血压升高或睡眠呼吸暂停等）的指标改善的相关性。研究显示，减去安慰剂效应后，体重减轻 5% 是美国 FDA 用于批准新的减重药物的有效性基准。

然而，许多临床医生和患者则认为减轻 5% 的体重效果甚微，意义不大。特别是在代谢相对健康的肥胖患者中，体重减轻 5% 对获益并不明确，且 5% 的体重下降远不能满足多数患者的外观需求。对 71 位有减重需求的患者们的调查显示，患者们的平均期望目标是体重减轻 32%（平均目标体重为 66.5kg，平均减重需求 32.5kg）。患者们认为 17kg 的体重减轻结果令人失望，而 25kg 的体重减轻效果尚可以接受。因此，患者认为使用现有药物实现的体重减轻 5%～10% 远远不足以为此付出的成本和风险。

（六）减重药物需要长期使用

与降压药或降糖药一样，减重药物仅在服用后才有效，因此需要长期使用。然而，患者和医生通常认为可以短期使用减重药物，当达到减重目标时即可停药，然后仅通过生活方式改变即可维持减重效果。然而，所有减重药物的研究均表明，停用减重药物后体重会逐渐增加，回到仅改变生活方式所能达到的减重水平。可是，一旦告知患者需要长期使用药物，其热情会明显下降。对于停用减重药物后体重增加的患者，长期治疗尤其重要。

（七）对肥胖是疾病的普遍认知较低

一些临床医生认为，减肥处方对他们的患者是不合适的干预措施。2016 年发表的一篇关于肥胖症临床管理的文章中，讲述了一位临床医生的意见，即开具减肥处方"对我们的患者、社会和我们自己都是有害的"。这种观点与专家指南或关于安全性和有效性的广泛数据不一致。肥胖症患者容易在社会中受到歧视，在学校、工作中受到偏见、侮辱。即使在专门研究肥胖症的医生群体中，对肥胖症患者的偏见或歧视也非常普遍。医生们普遍认为，与其他患者相比，肥胖患者的依从性较差，自律性较低，且较烦人。在 BMI 较高的患者中，医生帮助患者的愿望较少，并且更有可能将此视为浪费时间。一种普遍的观念是如果肥胖患者少吃而多运动，他们的肥胖问题就会消失。然而，这种观点忽略了广泛的科学证据，即体重受到调节，而肥胖症正是体重调节系统出现了障碍。对于 2 型糖尿病患者，在确认患者能够严格遵守生活方式干预并取得较好控糖效果之前，临床医生通常不会给该患者减少降糖药物。那么，同一位临床医生为什么不愿意考虑开具减重处方呢？部分人是因为认为肥胖是一种行为问题，而不是病理生理问题。

（八）减重药物的研发进展

由于减重药物强大的市场需求，而现有药物的缺乏和不良反应的限制推动了减重药物研发。目前新的减重药物作用靶点仍然主要集中在以下几个方面：①受体选择性更高的中枢食欲抑制药，如选择性 5- 羟色胺激动药、黑皮质素受体 4（melanocortin receptor 4，MC4R）激动药、神经肽 Y（neuropeptide Y，NPY）受体拮抗药等，这些药物可通过更特异性的受体选择到达中枢，发挥抑制食欲和（或）增加能量代谢的作用，而且能够避免已有的选择性较差的中枢食欲抑制药导致的严重不良反应；②增加代谢率或作用于外周增加代谢的药物，如选择性 β_3 受体激动药、脂肪代谢酶调节药；③胃肠道来源的肽类激素：受到 GLP-1 类药物的启发，目前正在研发的胆囊收缩素 -A 激动药（GI181771X）和 Ghrelin 拮抗药都能够通过中枢或直接抑制胃排空达到抑制食欲和增加饱腹感的作用，从而达到减重的目的；④新的脂肪酶抑制药：Cetilistat 的临床前研究正在进行中，其作用类似奥利司他，可通过抑制脂肪的吸收达到减重作用。总之，减重治疗应该在严格地控制饮食、积极地体育锻炼基础上，由专科医生根据患者的肥胖程度和并发症情况，科学地选择药物进行综合治疗。

（林紫薇）

九、肥胖的中医治疗

中医学对肥胖的认识早在《黄帝内经》中就有所记载，其内容涉及病因病机、分类、相关疾病及治疗等方面，为后世中医学研究肥胖奠定了坚实的理论基础。至今《黄帝内经》中记载的对于肥胖的认识和治疗，仍然具有积极的指导作用。

在《黄帝内经》中，有"肥人""脂人""膏人""肥满"之类的描述，可能是最早的关于肥胖描述的医学文献。膏人的脂肪主要分布于腹部，身小腹大，脂膏集中于腹部，其腹部外形，远远大于"脂人"，与近代医学的腹型肥胖类似。脂人的脂膏均匀分布全身，形体肥胖，虽肥而腹不大，更不能垂，而肌肤质地中等，其肥胖度较膏人为大，体质较好，与近代医学的"均匀性肥胖病"相似。肉人以肌肉之肥为主，形体肥胖，肥而壮盛，上下均肥，皮肉结实，精神内旺，是一种正常体重超常之人。

中医认为肥胖的病因与饮食习惯、脏腑功能及体质有关。肥胖的病机与人的气血多少、痰浊及瘀血等有关，肥人易患脑卒中，用药宜气味厚重、针刺宜深宜久，并且初步指出肥人的心理特点。上述认识为后世中医学者研究和治疗肥胖奠定了坚实的理论基础。

（一）肥胖的病因与病机

关于肥胖的病因，《黄帝内经》中指出气虚、阳虚、痰湿和湿热 4 个方面。"脂人"多与气虚有关。气虚即人身体内的气本来就不足，气化功能弱，代谢身体内的脂肪功能差。"肥人"多为阳虚，是由于阳气虚弱引起气化功能变弱，形成肥胖。古人将松软的肥肉叫"膏"，膏人就是身上的皮肤肌肉松弛。"膏人"与痰湿形成有关，身体内出现的痰和湿阻碍了身体内气的运行，进一步形成肥胖。"肉人"多湿热，此类人群身体内的湿与热相结合，以畏热、多汗为主要特征，形成上下比较匀称，以肌肉为主的肥胖特征。

后世医家对肥胖的发生原因和病机做了进一步解释。如《临证指南医案》指出"湿从内生，必其人膏粱酒醴过度，或嗜饮茶汤太多，或食生冷瓜果及甜腻之物。其人色白而肥，肌肉柔软"。《脾胃论》有"脾胃俱旺，则能食而肥"的记载。《王氏医存》谓"盖不病则津液为脂膏，病则作湿酿痰也"。杨继洲在《针灸大成》中认为"极滋味之美，穷饮食之乐，虽肌体充腴，容色悦泽，而酷烈之气内蚀脏腑，精神虚矣"。现代名老中医蒲辅周亦认为："能食肌丰而胖者，体强也；若食少而肥者，非强也，乃病痰也，肥人最怕按之如棉絮，多病气虚和脑卒中"。以上论述说明痰湿是肥胖的病机与体质特征性概括。

现代研究表明，人体体质与肥胖的发生关系密切。痰湿质、气虚质是超重和肥胖的主要体质影响因素，而且痰湿质形成肥胖的危险度高于气虚质的人群。朱燕波等采用中医 9 种体质学说，对 18 805 例肥胖患者开展了中医体质横断面调查，发现痰湿质比平和质的超重和肥胖危险度显著增高，而气虚质肥胖危险度明显增高。也有研究者发现肥胖症患者以郁滞质、内热质、气虚质、阳虚质、精亏质为明显体质特点，随其肥胖度的增加，郁滞质、气虚质倾向逐渐严重。

从中医的角度来看，体质是形成肥胖的基础，饮食不节是形成肥胖的重要原因，而气虚和痰湿内停是引起肥胖的主要病机。肥胖成因有先天因素、年老久病、饮食不节、缺乏运动及情志失调等，但最主要的还是饮食因素，不良饮食习惯是造就肥胖的主要原因。

若饮食不节，过食膏粱厚味，或喜嗜醇酒，或暴饮暴食，脾运不及，则水谷精微和津液内停，反成痰湿之源。纳食愈多，痰湿愈甚，脂浊瘀积，或滞留于周身皮肤之间，或蓄积于腹膜之中，或藏匿于脏腑之内，如此则容易形成肥胖。所以《素问·奇病论》说："此肥美之所发，其人必数食甘美而多肥也。"

而"多食"表现方式主要包括过食和嗜食，前者主要是总量摄入过大，若长期饮食过量甚或暴饮暴食，则不断加重脾胃负担，以至于超出了其运化能力，从而引起饮食物转输失调；后者主要是饮食结构失衡，即喜食、偏食肥甘厚味，尤其是富含高脂肪、高蛋白、高糖、高热量的饮食，虽然总量不多，但饮食结构失衡超出人体所需，从而引起饮食物代谢紊乱。无论是前者还是后者，最终导致痰湿内生，化为脂浊积于体内，久而久之则发为肥胖。

痰湿形成是发生肥胖的重要病机。痰湿与肥胖的发病密切相关，是肥胖形成的病理基础。由于现代人饮食结构的改变，肥胖已成为一种普遍存在的病理现象。临床研究证实，"痰湿"在肥胖及相关疾病的分型和辨证中是极其重要的证型和证素。如对肥胖进行研究发现痰湿所占比重较大。此外，从与肥胖相关的肥胖型糖尿病和代谢综合征患者的证候分析来看，也支持痰湿证居多这一结论。

“气虚”是导致肥胖痰湿进一步加重的病机。肥胖早期多因伤食而蓄化痰湿，痰湿壅盛，困阻脾胃，必致脾气不足，脾不升清，水谷津液不化，痰湿滋生不断，脾气更虚。如此循环往复，痰湿化为膏脂更甚，肥胖也日趋加重。

对于肥胖患者而言，因膏脂内聚，转输失调，化失其正，郁结体内，终致“形盛气衰”而出现气虚的病理改变。总体而言，肥胖多属标实本虚之证，肥胖早期多为饮食不节导致邪实，标实以湿、水、痰、食为主；后期则归于本虚，本虚则以脾虚为主，虚证日久，又会加重痰湿之证。故常有因实致虚、因虚致实，虚实夹杂的病机变化。

（二）肥胖的中医治疗原则

肥胖病机在于痰湿，而痰湿的形成主要与脾的功能有关。因此，肥胖的治疗当从阳明太阴入手，调和脾胃，泻实补虚，调整阴阳，并视具体情况而采用祛痰、化湿、利水、消导和健脾等法。《素问·至真要大论》云：“诸湿肿满皆属于脾。”《平治会粹》亦云：“治湿不理脾，非其治也”。这是对肥胖患者用药的理论依据。

古人对单纯的肥胖并不做治疗，但是对于肥胖相关疾病有颇为详细的记载。如《太平圣惠方》中记载了以利湿化痰之天星散、竹沥饮子等方药治疗肥人脑卒中。《丹溪心法》亦载“若是肥盛妇人，禀受甚厚，恣于酒食，经水不调，不能成胎，胃之躯脂满溢，闭塞子宫，宜行湿燥痰，用导痰汤之类”。《妇人秘科》也提出：肥胖者多有痰湿内盛，从而妨碍血的正常运行，导致月经不调及不孕证，故而主张选用二陈汤加芎归汤、苍术导痰丸等为主治疗肥胖妇人不孕。《石室秘录》针对痰湿内盛型肥胖采用了补泻兼施治法。

现代中医临床及试验研究也有报道了肥胖的治疗效果，郑英华运用三子养亲汤加味，通过顺气降逆、健脾消痰，借以达到减重目的。赵东英等以健脾化痰利湿为治疗原则，选用陈皮、半夏、茯苓、苍术、白术、枳壳、荷叶、山楂、泽泻、大黄、薏苡仁和草决明等药物，取得了满意疗效。实验研究表明加味温胆汤能有效对抗高脂饲料所致的营养性肥胖的发生。

此外，中医还强调要做到“饮食有节”，切忌饥饱失常、暴饮暴食；应节制饮食，注意饮食规律，少食多餐，勿贪肥甘厚味之品，以求脾胃和调，防止痰湿内生。

（三）肥胖病治疗的中医临床研究

1. 药物治疗

(1) 单味中药：中药的确有治疗肥胖症的疗效，古人在大量的临床实践中已积累了非常丰富的经验。《神农本草经》曾记载过大量的“轻身”之品，如枸杞、人参、石蜜、猪苓、杜仲、菟丝子、地黄、山药、大枣等。唐代医家孙思邈在《备急千金要方》中记载“桃花，三株，阴干末之，……可细腰身，令人面泽白悦泽……”，因为桃花是具有减重功效的，常服用可令腰腹纤细。桃花的药用，在《肘后备急方》中描述：“能荡涤痰浊，走泄下降，……用之治气实，…，二水饮肿满，积滞，……则有功无害。”

近年来的实验证明，多种中药都具有减重祛脂的作用，其中祛痰化浊、利湿降脂的有生大黄、虎杖、苍术、泽泻、茵陈等；活血化瘀、减重祛脂的有丹参、益母草、生山楂、鸡血藤、川芎等；滋阴养血、减重降脂的有旱莲草、生地、山茱萸、枸杞子、灵芝等。

王雪青研究了葛根素对饮食诱导肥胖大鼠的减重作用及对与肥胖相关细胞因子的影响，结果表明，给药 42d，葛根素处理组与营养性肥胖模型大鼠比较，分别降低体重 21%、血糖水平 16%、LDL-C 20%、TG 58%；依次降低 SD 大鼠血清中的 TNFα、VEGF、胰岛素和瘦素水平为 36%、36%、12% 和 70%，降低 HDL-C 水平 26% 及脂联素水平 16%。王曜晖等用中药大黄治疗肥胖症大鼠，发现血糖、血脂、血清 SOD 和 MDA 等指标均下降。杨杨等研究发现饮用决明子茶结合步行锻炼的方法对中老年的减重效果确切。沈艳等用黄连素口服治疗肥胖型糖尿病患者，结果显示黄连素不仅可以善胰岛素抵抗而且降低 BMI。

荷叶是常见的清热中药，其主要活性成分是生物碱和黄酮类，荷叶的现代研究有减重、降血脂的功效。近年以来，以荷叶为主要成分的减重降脂制品应用越来越广泛，主要有荷丹片、血脂宁、脂脉康胶囊、通脉降脂片等，主要用于减重及冠心病、高血压病、高脂血症、糖尿病、脑血管疾病的预防。

(2) 复方中药：中医认为肥胖与脾胃虚损、脾肾阳虚有关，从而导致运化失职，水谷不能转化为气血精微，成为痰浊凝聚于体内，进而化为气滞血瘀、湿热等虚实夹杂的多种肥胖变症。中药复方治疗多以辨证论治为基础。

连真等用肥胖 1 号方（药物组成：茯苓 15g、陈皮 9g、桑叶 15g、绞股蓝 15g、荷叶 15g、泽泻 15g、丹参 15g、冬瓜皮 15g）治疗脾虚痰湿型肥胖症合并胰岛素抵抗，治疗组 BMI、胰岛素抵抗指数（HOMA-IR）及血脂均较对照组下降。焦艳芳用祛脂毒茶（主要包括生大黄、生山楂、泽泻、甘草等）治疗肥胖型 2 型糖尿病，结果显示祛脂毒茶可改善肥胖型 2 型糖尿病患者症状，降低 BMI，改善糖脂代谢紊乱。刘华桢等研究温阳为主的中药复方对肥胖大鼠体重和血脂的影响，结果表明，温阳复方能有效降低体质量的同时，可以降低肥胖大鼠的 TG、TC、LDL，并升高 HDL。

2. 肥胖的针灸疗法

(1) 针刺疗法：针灸通过刺激腧穴疏通经络，加强脏腑功能，调整气血阴阳失衡，以扶助正气、祛除停滞于体内的邪气，既能取得整体减重的效果，还能消除局部脂肪达到局部减重的目的。

针灸一般包括体针和电针。体针选取的穴位有足三里、三阴交、带脉、阴陵泉、气海、脾俞、丰隆、合谷、水分、曲池、中脘、大横等。采用毫针浅刺，所选穴位主要在腹部、上肢和下肢等部位。电针减重选用的穴位有阿是穴、大横、足三里、滑肉门、中脘、巨虚、下脘、梁门、天枢、上巨虚等。胃热湿阻患者添加合谷、曲池；肝郁气滞患者添加阳陵泉、太冲；阴虚内热患者添加三阴交、太溪；脾虚湿阻患者添加丰隆、阴陵泉；脾肾阳虚患者添加气海、关元。采用疏密波进行治疗，可以增强肌肉收缩力，消除水肿，促进机体代谢，降低体脂量。

(2) 耳穴疗法：选用的耳穴包括胃、神门、肝、肾、内分泌、丘脑、交感等，上述耳穴与肥胖相关。治疗时用耳豆贴敷以上穴位，叮嘱患者每天餐前用手按压单侧耳穴，每隔 5 天交换按压对侧耳穴，连续按压 10d 后，休息 7d，再进行下一个疗程的治疗。耳穴贴压具有操作简单、价格简单、起效快的特点，通过刺激与肥胖相关的耳穴穴位可以调理脏腑、活血通经、利水消瘀，增强饱食中枢兴奋性，加速脂肪分解作用。

(3) 穴位埋线：穴位埋线是根据针灸经络理论，使用一次性埋线针将可吸收性外科缝线留置入穴位内，利用线对穴位产生的持续性刺激治疗疾病的方法，在肥胖症治疗中应用广泛。穴位埋线操作简便，不良反应小，每次治疗间隔取决于线体吸收时间，一般 1～2 周治疗 1 次，非常方便。穴位埋线选用的穴位主要有气海、中脘、梁门、足三里、丰隆、天枢、关元。肝郁气滞患者添加支沟、阳陵泉、肝俞；脾阳虚患者添加阴陵泉、肾俞；脾阴虚患者添加阴陵泉、水分；痰湿患者添加关元、丰隆；胃肠实热患者加上巨虚、胃俞、曲池；根据患者的临床症状选择配伍穴位，每次取穴 5～10 个，每隔 10 天更换 1 次。

(4) 其他：另外还有小针刀疗法、艾灸疗法、火罐疗法、按摩疗法等，都对肥胖症的治疗有一定的疗效。

（四）针灸治疗肥胖的机制研究

针灸可以作用于下丘脑－垂体－肾上腺皮质和交感－肾上腺髓质两大系统，从中枢神经、内分泌和脂质代谢等多个环节提高基础代谢率，加快积存脂肪的消耗，从而调整、完善、修复人体自身代谢平衡，达到治疗肥胖的目的。

1. 针灸对脂质代谢的影响

肥胖可导致脂类代谢紊乱，主要表现在胆固醇和三酰甘油代谢紊乱两方面。针灸疗法可有效调节机体脂肪代谢，Yan 等研究发现，健脾化湿针刺能有效降低肥胖模型大鼠体重、内脏周围脂肪含量，并降低 TC、TG、LDL 水平，增高 HDL 水平。刘宝林等通过针刺“体四穴”（双侧足三里和丰隆）治疗肥胖大鼠的研究结果显示，针刺“体四穴”对肥胖大鼠有较为显著的减重疗效，同时能够改善脂质代谢异常。高磊等探讨针灸减重的作用机制时发现电针和穴位埋线可通过提高脂肪 PPAR-γ mRNA 的表达，增强肝脏脂蛋白脂酶和肝脂酶活性，降低血清胆固醇和低密度脂蛋白胆固醇水平，从而达到减重和调节脂质代谢紊乱的目的。陈柳丹等观察了针灸对 98 例肥胖伴高脂血症患者血脂的影响及其安全性，针灸治疗后观察组 TG、TC、LDL-C 的表达明显下降，HDL-C 表达显著上升，而且观察组的通气不良、心血管疾病、内分泌紊乱和消化功能障碍等不良事件发生率均低于对照组，结果证实针灸治疗肥胖伴高脂血症疗效确切，能够显著改善血脂代谢水平及预后，且不良反应少。原萌谱等探讨针灸治疗肥胖伴高脂血症患者的临床疗效，结果提示针灸可显著改善患者肥胖指标（BMI）和脂质指标（总胆固醇、三酰甘油、低密度脂蛋白、高密度脂蛋白），发现针灸对不同肥胖度的患者均有显著的减重降脂双重功效，对轻度肥胖者疗效最佳，重度肥胖度者脂肪百分率和脂质水平的良性调节最佳。

2. 针灸对内分泌激素的影响

肥胖患者存在高瘦素血症、高胰岛素血症和低胰岛素敏感状态，针灸可调节肥胖患者存在的不良状态，对瘦素抵抗和胰岛素抵抗的良性调节可能是针灸发挥减重和降压作用的关键因素之一。

孙志等研究针刺对肥胖大鼠食欲调节因子 NPY 和瘦素的影响时发现，肥胖大鼠血清中 NPY 和瘦素含量明显升高，而下丘脑瘦素含量明显低于正常大鼠。通过针刺干预后，肥胖大鼠血清 NPY 和瘦素水平明显降低，而下丘脑瘦素水平回升，针刺对 NPY 和瘦素的良性调节是其发挥减重的神经内分泌机制之一。针灸还可以提高胰岛素敏感性，改善胰岛素抵抗。针灸治疗肥胖伴胰岛素抵抗，取穴以天枢、中脘、足三里、关元等任脉、脾经、胃经穴位为主，主要运用前后配穴法，效果显著。庞婷婷等的研究结果发现，针灸疗法可通过调整脂肪－胰岛轴、自主神经的功能来实现对肥胖伴高脂血症患者的减重和降脂双重效用。

3. 针灸治疗肥胖的中枢神经机制

肥胖的产生与中枢神经系统中的多个核团、神经元、神经递质、神经肽的异常有关，而针刺对肥胖大鼠的减重作用，可能是通过中枢神经系统的多个核团、神经元、神经递质、酶等多种途径对肥胖大鼠的进食行为和能量代谢等综合调控作用的结果。

赵玫通过观察单位时间内肥胖大鼠的饥饿中枢和饱食中枢的神经细胞电活动发现，针刺不仅能够抑制肥胖大鼠下丘脑饥饿中枢的兴奋性，并同时提高腹内侧核饱食中枢的兴奋性，进而抑制食欲，减少肥胖大鼠食物及热量的摄入，并通过消耗机体储存的脂肪和能量达到减轻体重的目的。刘志诚等采用针刺治疗肥胖大鼠的实验研究结果显示，肥胖组中枢核群色氨酸、5-羟色胺、5-羟色胺/5-羟吲哚乙酸、酪氨酸水平明显低于正常组，而去甲肾上腺素、多巴胺含量却高于正常组。中缝背核 5-羟色胺水平与肥胖度呈负相关，针刺治疗可使中缝核群中 5-羟色胺水平明显回升，多巴胺含量明显下降，故认为中缝核群功能失调可能是肥胖的重要发病环节，而针刺对中缝核群功能的良性调节可能是其发挥减重作用的重要环节之一。刘志诚的研究还发现针刺治疗能使肥胖大鼠纹状体组织的一氧化氮和一氧化氮合酶水平明显回升。何军锋等发现针刺足阳明经穴可有效改善食源性肥胖大鼠的血脂、减轻体重，其机制与抑制下丘脑胰岛素受体底物及丝氨酸磷酸化活性有关。

（五）结语

中医药对于肥胖的认识和治疗有完全不同于现代医学的思维方式。中医认为肥胖多属标实本虚之证，肥胖早期多为饮食不节导致邪实，标实以湿、水、痰、食为主；后期则归于本虚，本虚则以脾虚为主，虚证日久，又会加重痰湿之证，形成虚实夹杂的肥胖症。在肥胖治疗方面，中医采用整体观念和辨证论治的基本思想，采用中药和针灸等方式进行治疗，效果肯定，目前取得了很多成果。针灸对不同肥胖度的患者均有显著的减重降脂双重功效，对轻度肥胖者疗效最佳，重度肥胖者脂肪百分率和脂质水平的良性调节最佳。关于中医药和针灸治疗肥胖的机制，目前的研究从中枢神经、内分泌激素和代谢等方面都有所涉及，但仍处于刚刚起步阶段。现代医学与中医学将在肥胖治疗中相互促进，协同发展，多学科融合将是未来肥胖症治疗的一个主要方向。

（孙文善）

十、肥胖与肠道菌群移植

（一）概述

1975—2016 年，全球范围内肥胖或超重人口数量几乎增加了 3 倍。目前，全球超重人口超过 19 亿，其中肥胖人口超过 6.5 亿。肥胖已经成为 21 世纪一种新的“代谢流行病”。肥胖与许多健康问题有关，包括糖尿病、癌症、呼吸系统疾病、肝脏疾病、心脑血管疾病等。据统计，每年约有 280 万人死于肥胖相关疾病，而因肥胖造成的医疗费用也成为现代社会的负担，目前迫切需要解决办法来减轻肥胖对健康带来的危害。

肥胖由以食物形式的能量摄入与身体能量消耗的不平衡引起。人体的能量代谢过程非常复杂，许多因素可导致超重或肥胖的风险。最近的研究表明，人体肠道菌群以多种方式影响宿主的新陈代谢，可能在肥胖的发生发展过程中起重要作用。人体内的微生物群由多种微生物组成，包括细菌、古细菌、真菌、病毒、原生动物和酵母等。这些定植在人体内外的有机体的数量远在宿主机体的细胞数量之上。肠道菌群的多样性可以根据样品中不同物种的数量（丰度）和该区域不同物种的相对丰度（均匀度）来表示，也可以根据不同样品之间的物种差异来表征。目前的研究已经确定了肠道菌群的许多生理和心理调节功能，包括食物消化、刺激细胞生长、增强免疫系统、预防过敏和疾病，以及影响情绪等功能。肠道菌群可通过代谢产物［如短链脂肪酸（short-chain fatty acids，SCFA）］的产生影响宿主的生理功能，SCFA 可调节肠道屏障和炎症。肠道菌群的失调（定义为共生菌水平和多样性的降低）与多种疾病存在相关性，如胃癌、结肠癌、肝癌、肥胖、炎症性肠病（inflammatory bowel disease，IBD）和焦虑等。

综上所述，改变肠道菌群可以作为治疗肠道细菌相关疾病的一种方法。其中，粪便微生物群移植（FMT）或粪便细菌学治疗是目前正在研究的一种方法。FMT 是将健康供者的粪便移植到另一个受者的过程，其目标是通过增加肠道菌群的多样性和功能来恢复宿主的健康。FMT 的方法尚未标准化，常用的技术和途径有鼻胃管灌肠、口服胶囊、上消化道镜或结肠镜或盲肠造口术注入十二指肠或右半结肠。目前，FMT 主要用于治疗与广谱抗生素使用相关的复发性艰难梭菌感染

（clostridium difficile infection，CDI），疗效显著。

FMT在复发性CDI临床试验中的成功鼓舞了研究者开始考虑其在治疗其他肠道菌群失调相关疾病方面的潜力。目前，FMT在美国和国际上已用于炎症性肠病等多种疾病的治疗。多个Ⅰ期和Ⅱ期临床试验正在研究FMT作为肥胖和代谢综合征的一种疗法。以下内容将总结人类肠道菌群对肥胖影响的研究现状，以及通过FMT通过改变肠道菌群治疗肥胖的相关研究。

（二）肠道菌群与肥胖的发生

1. 动物实验研究

在小鼠模型中进行的大量临床前研究为了解肠道菌群组成及其在宿主能量代谢和肥胖发生发展过程中的潜在作用提供了基础。Gordon的研究团队首先确定了小鼠肠道菌群以多种方式影响宿主代谢。他们发现与无菌小鼠的体脂含量相比，野生型小鼠的体脂含量高约42%，而将正常小鼠的肠道菌群移植入无菌小鼠体内，可使其体脂含量及胰岛素抵抗增加，提示小鼠体内的肠道菌群有助于脂肪的储存。对比肥胖小鼠和瘦型小鼠发现，肥胖小鼠的革兰阴性拟杆菌数量减少了50%，而革兰阳性厚壁菌数量增加。研究发现体内厚壁菌与拟杆菌比率高的小鼠能够更有效地从食物源中提取能量，其原因可能与分解膳食多糖所需的酶的表达增加相关。

为了研究肥胖型与健康或瘦型小鼠肠道中微生物间的竞争力，研究人员将人类肥胖型双胞胎或瘦型双胞胎的粪便微生物移植到无菌小鼠体内，发现移植肥胖型双胞胎粪便的小鼠体重增加，出现肥胖；而移植瘦型双胞胎粪便的小鼠则能够维持正常体重。当肥胖型小鼠和瘦型小鼠同笼喂养时，肥胖型小鼠会进食瘦型小鼠的粪便，并出现体重下降，其肠道菌群也逐渐趋于瘦型小鼠的肠道菌群组成，而瘦型小鼠的肠道菌群和脂肪含量基本保持不变。这项研究表明，与肥胖型小鼠的肠道菌群相比，瘦型小鼠肠道菌群似乎更具有竞争优势，提示FMT在逆转人类肥胖方面可能具有潜在作用。

进一步的研究表明，一些特定的肠道微生物与宿主的代谢状态有关。例如，小鼠体内嗜黏蛋白－艾克曼菌的减少与肥胖和2型糖尿病的发生有关。在小鼠饲料中添加嗜黏蛋白－艾克曼菌或其外膜均可阻止高脂饮食（high fat diet，HFD）诱导的代谢综合征的发生，并改善小鼠葡萄糖耐量。二甲双胍能通过减少肝脏糖异生和增加胰岛素敏感性治疗糖尿病，而研究发现二甲双胍能够增加高脂饮食喂养的小鼠肠道内嗜黏蛋白－艾克曼菌的丰度。而向高脂饮食小鼠体内移植分枝杆菌（厚壁菌门）后，其体重和脂肪含量显著增加，与葡萄糖转运蛋白2（Glut2）和脂肪酸转位酶CD36的表达增加相关。这两项研究进一步证明了环境变化（包括药物或饮食）与肠道菌群之间的联系。

2. 临床研究

(1) 厚壁菌/拟杆菌比率：基于小鼠的临床前研究基础上，人体研究已经发现证据来支持肠道微生物在宿主能量代谢和肥胖发展中的作用。在一项比较一对肥胖双胞胎和另一对瘦型双胞胎的研究中，研究者发现与瘦型双胞胎相比，肥胖双胞胎肠道菌群多样性降低，代谢途径也发生了改变。与动物研究结果相似，人肠道内拟杆菌的含量越高，体重越低。超重和肥胖青少年体重降低后，拟杆菌的数量也显著增加，而厚壁菌的数量显著降低。而最近更大规模的临床研究（＞500名受试者）发现厚壁菌/拟杆菌比率可能并不是区分肥胖者和正常人的肠道菌群的关键因素，仍需要更多的研究来证实厚壁菌/拟杆菌比率在肥胖发生过程中的作用。

(2) 嗜黏蛋白－艾克曼菌：除了拟杆菌和厚壁菌外，肠道菌群中的其他微生物也参与能量代谢和肥胖的形成。研究发现，嗜黏蛋白－艾克曼菌丰度增加的人，其身体质量指数（BMI）较低，代谢旺盛。与非糖尿病患者相比，二甲双胍治疗的糖尿病患者体内嗜黏蛋白 – 艾克曼菌和产 SCFA 的细菌数量显著增加。此外，在限制热量饮食后，肥胖和超重人群的嗜黏蛋白 – 艾克曼菌的基线丰度增加，其胰岛素敏感性有更明显的改善。

(3) 双歧杆菌和肠杆菌：双歧杆菌水平的升高与 SCFA 的升高、肠道脂多糖(lipopolysaccharide，LPS) 的降低和肠屏障功能的改善有关。肥胖人群中双歧杆菌和拟杆菌的丰度较正常体重人群低。将从一位肥胖患者体内分离出的革兰阴性细菌克隆肠杆菌（Enterobacter clocae）移植于无菌小鼠体内后，可诱导高脂饮食的无菌小鼠产生肥胖和胰岛素抵抗。

(4) 减重手术对肠道菌群的影响：减重手术被认为是治疗代谢综合征的一种高效治疗方法。研究发现，接受 Roux–en–Y 胃旁路术和垂直带状胃成形术患者的肠道菌群发生了类似于对照组的微生物群的变化。具体来说，减重手术导致变形菌门和胆汁酸分泌的长期增加，参与葡萄糖代谢的改善。目前，减重手术对于肠道菌群的影响机制尚不清楚。将术后患者的肠道菌群移植到无菌小鼠体内，能够“复制”这种瘦型表型。这些结果表明，减重手术的部分疗效可能与肠道菌群的变化有关，支持使用 FMT 或其他改变肠道菌群的方法治疗肥胖。

以上动物及临床研究揭示了部分肠道细菌与宿主健康之间错综复杂的关系，为研究以有利方式改变肠道菌群的肥胖症治法提供了基础。

（三）早期发育对天然肠道菌群和肥胖的影响

由于肠道菌群在能量代谢和肥胖症的发生发展中起着重要作用，因此研究早期肠道菌群的建立和改变如何影响日后肥胖的风险是很有意义的。研究表明，在早期发育中有一个关键时期，特定的肠道菌群改变会导致负面的、长期的影响，从而导致肥胖等疾病的发生。许多环境因素与早期肠道菌群的发育和肥胖有关。抗生素使用、母乳喂养或配方喂养、母亲体重、妊娠年龄、分娩方式、住院和有兄弟姐妹的存在都已被证明会影响肠道菌群的发育和肥胖的发生风险。在 7 岁之前一直保持正常体重的婴儿粪便样本中含有大量的双歧杆菌，而 7 岁的超重儿童在婴儿期粪便样本中含有更多金黄色葡萄球菌。

1. 分娩方式与妊娠因素

分娩方式和妊娠期对后代肠道菌群组成都有重要影响。在阴道分娩期间，新生儿被阴道微生物群覆盖，获得与母亲阴道细菌相似的细菌，这些细菌富含乳酸杆菌、普雷沃菌或斯奈特菌。相反，剖宫产的无菌条件绕过了婴儿暴露于阴道环境中。两项前瞻性队列研究发现，剖宫产婴儿肥胖的可能性是阴道分娩婴儿的 2 倍。剖宫产婴儿的肠道细菌与富含葡萄球菌、棒状杆菌和丙酸杆菌的皮肤微生物群相似。经阴道出生的婴儿在 6 月龄时肠道中双歧杆菌和柯林斯菌的比例较高，而剖宫产和妊娠期较短的婴儿在建立高比例双歧杆菌和柯林斯菌时呈现出延迟现象，形成了一种较不成熟的微生物群，使婴儿在 18 月龄时的脂肪发育程度低，脂肪含量低。Subramanian 等研究人员发现，不成熟的肠道菌群与婴幼儿时期营养不良的发生相关。与成人不同，发育中的儿童在不同的发育阶段有不同的代谢需要，微生物群比例也发生变化。

Chu 等研究发现，与皮肤和口腔等其他身体部位不同，在出生后的前 6 周，肠道菌群的组成不受分娩方式的影响。除了分娩方式，其他妊娠因素也会对胎儿的微生物组成产生重要影响。在子宫内，胎儿在整个妊娠期间不断地摄入羊水，并通过整个胃肠道。研究表明，胎盘、羊水、胎粪和子宫并不是无菌的，它们含有微生物，这表明新生儿肠道菌群也可能受到妊娠期暴露的影响。与这些观察结果一致的是，新生儿肠道菌群受到母体糖尿病和肥胖的影响。Chu 等还观察到，在妊娠期间高脂饮食能够改变婴儿的肠道菌群，减少拟杆菌比例，这与分娩方式和母亲的肥胖无关。

与正常体重的女性相比，超重女性体内的

微生物群组成不同，超重孕妇的拟杆菌和葡萄球菌比例较高。Shankar 等提出，代谢发育不良的恶性循环可能会在妊娠期间从超重的母亲传给胎儿。早期发育会影响肠道菌群，甚至可能影响儿童肥胖，因此肠道菌群靶向治疗可能具有挑战性，因为这些适应性是在出生时甚至出生之前就已经确定的。然而，在早期改变肠道菌群仍有可能会降低新生儿发生代谢功能障碍的风险。

2. 抗生素使用

早期接触抗生素与儿童肥胖有关。早期接触抗生素与正常体重母亲生出超重儿童的风险增加相关，以及与超重母亲生出肥胖儿童的风险降低相关。抗生素暴露的时期是重要的影响因素。母亲在妊娠中期或晚期接触抗生素，子女在儿童期肥胖的风险增加 84%。5 岁前服用 4 次或 4 次以上抗生素的儿童患肥胖症的风险增加 10%。最近的一项 Meta 分析表明，在出生后 6 个月内接触 1 种以上抗生素的儿童患儿童肥胖症的风险略有增加。尽管有越来越多的证据表明，早期接触抗生素与儿童肥胖之间存在关联，但这些发现只是一种关联，而非因果关系。体重较重的婴儿感染后风险可能较正常体重患儿增加，因此需要更多的抗生素治疗。另外，几乎没有证据表明抗生素会增加成人肥胖的风险。在过去 1 个月内成人使用抗生素的经历与增加的肠道分子多样性有关，提示肠道内代谢组的增加。然而，与过去 1 年未使用抗生素的成人相比，使用抗生素的成人的肠道菌群的丰度和多样性减少。

（四）微生物代谢产物和内毒素对肥胖的影响

1. 短链脂肪酸

肠道菌群产生的物质会影响宿主的新陈代谢。短链脂肪酸（SCFA）由盲肠内厌氧微生物发酵不可吸收的碳水化合物产生，是结肠细胞的重要能量来源。SCFA 被吸收入血液中，并被 G 蛋白偶联受体（G protein-coupled receptors，GPCR）结合，在脂质、葡萄糖和胆固醇代谢中起重要作用。GPR41（FFAR3）表达于肠内分泌细胞，GPR41 敲除小鼠与野生型对照小鼠相比体重减轻。同样，与野生型小鼠相比，GPR43（FFAR2）敲除小鼠在高脂喂养条件下，体重减轻，胰岛素敏感性也有所提高。这些研究表明，GPCR 受体参与细胞信号转导，直接影响宿主的代谢。GPR43 敲除也有改善脂质代谢的作用，其特点是降低血浆胆固醇和棕色脂肪组织中的脂质含量。从肠道菌群中产生的 SCFA 可以通过 GPR41 和 GPR43 受体刺激胰高血糖素样肽 -1（GLP-1）的产生，进一步说明 SCFA-GPCR 的相互作用可以调节宿主的肥胖和葡萄糖耐量。

肠腔内 SCFA 的相对浓度能够影响肥胖的发生发展。高脂饮食诱导的肥胖小鼠体内 SCFA 水平显著下降，而外源性补充丁酸盐、丙酸盐和乙酸盐能够下调过氧化物酶体增殖激活受体 -γ（PPAR-γ），缓解高脂饮食诱导的体重增加和胰岛素抵抗的发生，其脂肪氧化和米色脂肪生成增加。这些动物研究得到了 FMT 在临床代谢综合征患者中的临床试验的支持。FMT 治疗后，患者体内产生丁酸盐的微生物数量增加，从而改善了宿主的胰岛素敏感性。

与高脂饮食诱导的肥胖小鼠体内 SCFA 含量降低相反，肥胖患者和基因肥胖小鼠体内 SCFA 含量较高。已有研究表明，与肥胖相关的微生物群显示能够产生 SCFA 的碳水化合物发酵增加，这可能是粪便中 SCFA 浓度增加的原因。对于遗传和高脂饮食诱导的肥胖小鼠之间的这种差异，另一种可能的解释可能是结肠腺细胞宿主的 SCFA 受体（如 GPCR）缺乏或不平衡。如前所述，SCFA 是受体的配体，能够参与改变肠道运动、肠道转运率和膳食代谢能的有效性。

2. 琥珀酸

代谢产物琥珀酸的增加已在患有代谢综合征的人体中被观察到。在这些研究对象中，循环琥珀酸升高与产生琥珀酸的细菌（如普雷沃菌和韦荣球菌）的增加，以及消耗琥珀酸的细菌（如

Odoribacteraceae 和梭菌科）的减少有关。体重的减轻导致肠道菌群比例可逆性改变，以及循环中琥珀酸水平降低。Serena 等发现肠道菌群产生的代谢物在确定治疗效果和拓宽可能与肥胖有关的目标肠道菌群家族方面，可以作为代谢综合征发展的重要生物标志物。

3. 脂多糖

脂多糖（LPS）是典型的革兰阴性细菌外膜糖脂，可引起全身性低度炎症，诱发肥胖和糖尿病。高脂喂养的小鼠表现出以双歧杆菌减少和内毒素产生菌增多为特征的肠道菌群紊乱。通过 LPS 注射诱导小鼠产生内毒素血症可导致空腹血糖升高、高胰岛素血症和体重增加。与健康人相比，1 型糖尿病或 2 型糖尿病患者的血清 LPS 浓度更高，而抗糖尿病药物，特别是罗格列酮，能够降低空腹 LPS 水平。这些研究强调了肠道菌群与宿主基因同等重要。

肠道菌群会产生对宿主生理产生负面影响的代谢物，从而导致代谢失调。最近的一项研究显示，仅使用来自供者粪便的无菌粪便滤液转移（FFT）对复发性 CDI 患者的症状消除和正常排便习惯的重建也具有疗效。这表明粪便的其他成分，如代谢物和细菌成分，也可成为有效的治疗手段。FMT 或 FFT 是可能的治疗方法，可以恢复肠道内更健康的肠道菌群和代谢环境，从而对宿主的代谢产生积极的改变。

（五）基因、肠道菌群和肥胖

遗传因素在肥胖发生、发展过程中也有重要作用。最近的研究表明遗传和肠道菌群组成之间也存在相关性。Goodrich 等研究了 416 对双胞胎的粪便样本，发现同卵双胞胎比异卵双胞胎有更多相似的肠道微生物。来自厚壁菌门的克里斯滕森菌科细菌与较瘦的 BMI 相关，被确定为最可遗传的分类单元。之前研究表明，拟杆菌也与瘦表型相关，但未观察到其与遗传相关，提示环境因素可能对其丰度有更重要的影响。以上研究表明，治疗方法（如 FMT 和益生菌）可能还需要根据患者的遗传变异进行调整，以个体化地预防或治疗肥胖。

（六）饮食和肠道菌群组成

尽管有关遗传学对肠道菌群影响的研究越来越多，但 Rothschild 等最近的研究表明，环境（而非遗传）对肠道菌群构成的影响更大，只有约 2% 的肠道微生物类群与遗传相关。饮食是环境的一个方面，直接影响肠道菌群，如高蛋白饮食与肠道微生物多样性增加有关。富含植物蛋白的饮食可以增加 SCFA，改善肠道内的稳态。有趣的是，单不饱和脂肪和多不饱和脂肪被认为是更健康的脂肪，它们并没有改变人体的肠道菌群，而是促进了小鼠中的“健康”菌群。

纤维是一种复杂的碳水化合物，是减脂饮食的重要组成部分。不可被消化的碳水化合物最终进入结肠，由肠道中菌群发酵。低纤维饮食可以引起小鼠体内的低级别炎症，其机制主要与黏液的渗透性增加相关，最终导致体重增加、血糖升高和胰岛素抵抗。这些变化可以通过在饮食中补充双歧杆菌、菊粉或肠道菌群的移植来预防。在人体内，高纤维饮食与细菌，特别是乳酸菌和双歧杆菌数量增加相关。一项对 12 项随机对照试验的 Meta 分析得出结论，人类纤维摄入量的增加与 BMI、空腹血糖和空腹胰岛素的降低有关。饮食对肠道菌群组成的影响提示研究者可通过饮食的辅助来改变人体内的代谢。

基于植物成分的疗法也可通过改变肠道菌群来减少肥胖。临床研究提供的有限证据证明，一些植物和蘑菇具有抵抗肥胖和糖尿病的作用。以灵芝或黄连作为补充的高脂饮食喂养小鼠模型，通过改变肠道菌群，显示出了治疗胰岛素抵抗、肥胖和血脂异常的临床潜力。补充小檗碱也引起肠道菌群改变，与二甲双胍治疗相似，其特点是微生物多样性减少，而产生 SCFA 的细菌增加。黄连素对人类的代谢功能障碍也有类似的缓解作用。同样，植物摄入量的增加也与人体肠道菌群的多样性呈正相关。

（七）肠道菌群对宿主摄食行为的影响

大量的研究结果表明，肠道微生物和宿主的摄食行为之间也存在联系。脑 – 肠轴是微生物 – 食物关系的关键。它由肠神经系统（enteric nervous system，ENS）、传入神经通路（包括迷走神经）和免疫通路组成。在分子水平上，微生物可以通过激素、代谢产物和味觉感受器来改变宿主的情绪。与正常的小鼠相比，由于甜味受体和钠 – 葡萄糖共转运蛋白的表达增加，无菌小鼠对蔗糖甜味溶液的偏好增加。同样，尽管饮食成分相同，“渴望巧克力”的个体可以通过尿液中发现的微生物代谢物与“对巧克力不感兴趣的”受试者区分开来。其他研究发现，微生物产生的肽，如瘦素、胃饥饿素、神经肽 Y 和肽 YY（PYY）等激素，可以调节饱腹感和饥饿感。ClpB 是由大肠杆菌产生的一种类似促黑素细胞激素（MSH）的细菌蛋白，可能影响肠上皮细胞的黑素皮质素受体功能。

SCFA 也表现出可影响宿主摄食行为的能力。如高脂饮食后，乙酸可以促进胃饥饿素水平的升高，并引起摄食量增加及高脂血症。菊粉丙酸酯通过刺激大肠腺细胞释放 GLP–1 和 PYY 来缓解超重成人的肥胖，并改善胰岛素敏感性。饮食对肠道菌群、肠道菌群对摄食行为及饮食对摄食行为之间的周期性相互作用表明，肠道菌群的改变是破坏健康饮食行为导致肥胖的另一种可能机制。

（八）益生菌，益生菌和肥胖症

近几年，研究人员对益生菌和益生元及两者在人类疾病中的作用有浓厚的兴趣。益生菌和益生元都是潜在的改变肠道菌群组成，从而影响宿主能量代谢和肥胖发展的治疗方法。

1. 益生菌

益生菌是一种共生微生物，其作用机制主要有 4 种，即与致病菌的竞争、增强肠道屏障功能、免疫调节，以及如神经递质等生理影响。在高脂饮食喂养的小鼠的饲料中单独添加双歧杆菌株 B–3、嗜黏蛋白 – 艾克曼菌，或单形拟杆菌等益生菌能够阻止体重增加和代谢综合征的发展。VSL#3 是双歧杆菌和乳酸菌的益生菌组合，目前可作为处方医疗食品，用于溃疡性结肠炎、肠易激综合征和回肠贮袋炎的辅助治疗。VSL3 的使用有效地改善了受试者的血脂和胰岛素敏感性。最近的一项双盲随机试验发现，在使用含有乳酸菌、乳球菌和双歧杆菌的益生菌混合制剂治疗后，受试者腹部脂肪减少，抗氧化剂谷胱甘肽过氧化物酶增加。在饮食中补充乳酸杆菌益生菌能够改善患者的胰岛素抵抗，促进肠促胰岛素和胰岛素的释放，提示益生菌抗糖尿病的可能性。尽管关于益生菌的研究数据越来越多，但一项针对人体研究的随机对照试验的 Meta 分析发现，益生菌，尤其是乳酸杆菌，与安慰剂相比，只造成了轻微的体重下降。

转基因细菌可能是未来针对肠道菌群和肥胖的一种有前景的治疗方法。N– 酰基磷酰乙醇胺（NAPE）是 N– 酰基乙醇酰胺（NAE）脂质家族的前体。这种化学物质是根据进食而合成的，可以减少食物摄入和肥胖。转基因表达 NAPE 的大肠杆菌 Nissle 已被证明可抵抗高脂饮食喂养小鼠的肥胖。同样，将转基因合成 GLP–1 的共生细菌加入糖尿病大鼠体内，可以通过增加上皮细胞胰岛素的分泌，改善糖类代谢。这些研究表明，基因工程改造的微生物可以用来治疗肥胖症。

2. 益生元

益生元被定义为宿主微生物可选择性利用的底物。在肥胖大鼠中添加菊粉和低聚果糖可增加粪便中的拟杆菌、双歧杆菌和乳酸杆菌的数量，并减少厚壁菌的数量。接受治疗的受试者也表现出改善的代谢表型，如胰岛素和饱腹激素的分泌增加。低聚果糖和低聚异麦芽糖作为单纯性肥胖和 Prader–Willi 综合征肥胖儿童的补充剂，能够提高机体葡萄糖耐量，降低体重、胆固醇、三酰甘油、低密度脂蛋白，并使肠道微生物比例趋近于瘦型个体。这项研究强调，无论是饮食诱导型肥胖还是遗传易感型肥胖都表现出类似的微生物群失调，可以通过饮食调整加以改善。类似地，含有益生元的饮食与人体胰岛素抵抗的缓解和促炎细胞因子 IL-6 的降低有关。

3. 母乳和母乳喂养的益生菌和益生元作用

母乳可以被认为是合生“制剂”，因为它同时含有益生菌和益生元，如双歧杆菌和低聚半乳糖（GOS）。给新生小鼠补充 GOS 和短双歧杆菌的合生元，可以改善喂食高脂饲料引起的肥胖、胰岛素抵抗。母乳喂养在幼儿期至关重要，并在预防儿童肥胖中持续发挥有益作用。母乳喂养婴儿与配方奶粉喂养的婴儿在肠道菌群和 SCFA 浓度方面都表现出差异。而在婴儿配方奶粉中增加添加 GOS 能够增加肠道双歧杆菌和乳酸杆菌水平，与母乳喂养婴儿的水平相似。干预早期发育可能对降低成人肥胖率至关重要，因为肥胖儿童在成年后肥胖的风险更大。有趣的是，补充 GOS 的老年受试者也显示出炎症标志物的减少及双歧杆菌和拟杆菌的增加。益生菌和益生元是理想的肥胖症的非侵入性治疗方法，但还需要更多的研究来确定它们在广泛使用中的有效性和安全性。尽管研究表明益生菌能改善代谢功能，但最近的一项系统综述表明，益生菌不能改变健康成人的肠道菌群。一项研究评估了将益生菌与安慰剂进行比较的随机对照试验，发现只有一项研究报道益生菌补充后的改良多样性没有变化。然而，这 7 项临床试验仅包括健康成人，并未研究益生菌对肥胖受试者的影响。因此，评估益生元和益生菌在改变肠道菌群和肥胖相关风险方面的潜力仍需更多的研究。

（九）FMT 治疗肥胖症

越来越多的证据表明肠道菌群失调在肥胖中的作用，因此肠道菌群已成为肥胖治疗的潜在靶点。肥胖和瘦体重人群的肠道菌群组成存在许多差异，这些差异可能通过微生物衍生的代谢产物和底物影响宿主的代谢。如前所述，LPS 和 SCFA 与宿主体内的脂质、胆固醇和葡萄糖代谢有关。而摄食行为也受到来自微生物群的肽的影响。因此，通过 FMT 改变肠道菌群可能通过改善代谢功能、能量摄取和摄食行为间接治疗肥胖症。

虽然益生菌和益生元是改变肠道菌群治疗肥胖症的可能治疗方法，但 FMT 有可能成为更有效的选择。与益生菌相比，FMT 的主要优势在于能够将整个肠道菌群和代谢物从供者移植到受者，与益生菌中的单一微生物靶点相比，FMT 具有更好的改善肠道失调的能力。关于 CDI 的研究中，FMT 能够增加受者肠道菌群的多样性及拟杆菌的水平。尽管许多个体微生物已被证实与肥胖有关，但多项研究表明，微生物多样性的丧失对代谢功能障碍的发展有更大的影响。而这种菌群多样性可以通过 FMT 恢复。

最近关于代谢综合征患者的 FMT 研究发现，移植后受者的肠道菌群与供者相似。特别是，SCFA 产生菌（如罗斯拜瑞菌）等的数量显著增加，这可能有助于改善代谢综合征患者的胰岛素敏感性。供者特异性微生物也能成功地定植受者，改善受者的葡萄糖耐量。虽然在这些研究中没有报道体重的变化，但结果表明，用 FMT 改善肠道失调可能对治疗肥胖有效。

虽然 FMT 具有巨大的治疗潜力，但在临床实践中使用 FMT 仍有限制。限制 FMT 广泛应用的因素包括供体选择的问题、供体筛选的成本、缺乏制备 FMT 的优化方法，以及一些患者和医生对 FMT 疗法的排斥。几个研究小组正在研究最适合 FMT 的粪便形式及更好的给药途径。研究发现，新鲜粪便和冷冻粪便具有同样的效果；上消化道给药与直肠给药相比，并发症发生率更高；而灌肠和结肠镜给药的疗效没有明确的区别。尽管与 FMT 相关的重大不良事件少有报道，但轻微的自我限制性胃肠道并发症，如腹部不适、腹胀、胃肠胀气、腹泻、便秘、呕吐和短暂发热常有发生，因此FMT的长期安全性和不良事件情况尚待调查。

环境因素和遗传学可能会影响肥胖患者FMT的疗效。众所周知，饮食会影响肠道菌群。David等观察到从杂食性饮食转变为严格的肉食性饮食可导致肠道微生物在1～2d内增加，这些微生物能够耐受高胆汁酸水平，而代谢蔬菜纤维的细菌数量减少。多项研究表明，肠道菌群的组成主要受长期饮食习惯的影响。因此，FMT后的饮食调节对疗效有重要影响。

运动也被证明会影响肠道菌群。运动能够促进高脂饮食喂养小鼠的肠道菌群向正常饮食喂养的小鼠转变。运动能够增加拟杆菌数量，减少厚壁菌数量，且这一比例随着跑步距离的增加而增加。与对照组相比，运动员具有更大的菌群多样性，这与运动时蛋白质的消耗增加相关。与对照组相比，运动员的炎症指标和代谢指标也较低，提示饮食和运动对肠道菌群的组成起着关键作用。那么，如果受试者的饮食和运动习惯保持不变，那么FMT后肠道菌群的变化能持续多久？最近两项关于代谢综合征的FMT研究显示，FMT后代谢改善和肠道菌群多样性不能长期维持，部分归结于受试者的饮食和运动方案没有改变。因此，严格遵守健康饮食和运动方案可能是确保成功的FMT治疗的必要条件。

早期发育和相关暴露可影响未成熟的肠道菌群，因此强调早期干预可能更有效地预防肥胖的发生，而不是后期干预。早期干预措施可能包括妊娠期饮食更健康、妊娠前体重减轻、减少抗生素接触和母乳喂养。

目前，大多数将肠道菌群与肥胖联系起来的研究都是在小鼠模型中进行的。小鼠模型是一个有用的工具，可以洞察疾病的潜在机制，但不一定证明人类的等效性。尽管有两项人类FMT研究表明代谢综合征患者的糖耐量有所改善，但仍有一些局限性限制了FMT治疗肥胖症的潜在效用。首先，目前没有人类数据表明FMT可能对治疗肥胖症有效，因为不同的研究结果存在差异。例如，在FMT受试者中，乙酸在一项研究中被观察到降低，但在另一项研究中被观察到升高。对同一供者－受者的进一步分析显示，微生物群转移存在差异，表明供者－受者相容性和基线时的个体差异可能影响FMT的成功。Kootte等还观察到FMT的成功与否取决于基线微生物多样性是否降低。在代谢综合征患者的3项FMT研究中，有2项没有观察到微生物多样性的变化，虽然观察到肠道菌群组成与供者更为相似，但这些研究中观察到的差异与CDI的FMT试验相比，后者显示受者的微生物多样性增加，这可能是由于CDI试验中FMT前使用抗生素或患者之间的不同基线肠道菌群组成所致。

尽管研究突出了几个与宿主肥胖相关的细菌物种，但是整个肠道菌群、代谢环境和宿主适应能力的共同努力才有助于宿主健康和疾病。与用FMT置换致病细菌的CDI不同的是，FMT治疗肥胖症需要替换整个益生菌群落。其结果不仅是去除或置换单个细菌物种，而是提供稳定的次级代谢变化，从而推动生物系统朝着影响肠、肝、肾和心血管系统的“更健康”的代谢方向发展。

（十）结论

肥胖对全世界的人类健康有着有害的影响。它是一种由多种因素引起的复杂疾病，因此目前的治疗方法在减肥方面并不理想。人类肠道菌群与宿主代谢和体重增加密切相关，已成为改变肥胖的另一个可能的治疗目标。微生物衍生代谢产物被宿主肠上皮细胞识别，改变宿主代谢途径和基因表达。在早期发育过程中，肠道菌群可能受到抗生素暴露、母乳喂养或配方奶喂养、妊娠和分娩期间的条件及遗传学的影响。环境和遗传因素影响肠道菌群，并影响下游生物活动，如喂养行为、新陈代谢和体重增加。

肠道菌群的巨大影响及其与宿主代谢的关系表明，它是 FMT 的一个独特靶点。FMT 是一种安全的治疗方法，有可能改变宿主肠道菌群，并可能缓解代谢失调。然而，FMT 治疗肥胖症可行性的不确定性需要进一步的研究和对照临床试验。

（罗 岩 刘 煜）

十一、脂肪营养不良综合征

（一）特殊脂肪过多

1. 痛性肥胖

痛性肥胖（Dercum's disease 或 adiposis dolorosa）通常表现为脂肪组织的长期显著慢性疼痛，患者常有局部脂肪瘤或广泛的脂肪组织增生，伴一系列其他症状，如睡眠障碍、记忆减退、抑郁、焦虑、心动过速、呼吸急促、糖尿病、便秘、易疲劳、关节痛等。多见于 35—50 岁人群，女性：男性为（5～30）：1，发病率尚不明确。1888 年，Dercum 首次报道了此疾病，并将其命名为 "adiposis dolorosa"，此后，数百例此类疾病被相继报道。

(1) 临床特征及分型：痛性肥胖患者的疼痛表现为慢性（＞3 个月）、对称性，常影响患者正常生活且传统的镇痛药无效。疼痛的脂肪组织或脂肪瘤常分布于四肢、躯干、骨盆和臀部，尤以上臂内侧和大腿内外侧为著。

基于现有的临床病例报道，痛性脂肪分为 4 类。

① 广泛弥散型：疼痛的脂肪组织呈弥散型广泛分布于体表，无明显脂肪瘤形成。

② 广泛结节型：此种类型表现为广泛的脂肪组织疼痛，其中有些剧烈的疼痛常发生在多个脂肪瘤及其周围。

③ 局部结节型：疼痛仅发生在单个或多个脂肪瘤及其周围区域。

④ 近关节型：疼痛发生在某些储存过量脂肪的区域，如膝盖内侧。

痛性肥胖的 4 个显著症状是：①多发性疼痛脂肪组织；②全身性肥胖；③虚弱易疲劳；④精神症状，包括情绪不稳定、抑郁、癫痫、精神错乱和痴呆。这 4 个症状有时可被用作诊断标准，但是尚不清楚哪些是主要症状，哪些是次要症状。因为肥胖本身会诱发乏力，易感疲劳。而且严重的肥胖与睡眠障碍有关，更易导致虚弱和乏力。而抑郁等精神症状可能是长期慢性疼痛的并发症。

(2) 诊断及鉴别诊断：痛性肥胖的基本诊断标准是：①广泛性的超重或肥胖；②脂肪组织的慢性疼痛（＞3 个月）。诊断时应进行详细的体格检查并彻底排除鉴别诊断。许多疾病都具有与痛性肥胖相似的症状。弥散型脂肪组织疼痛需与纤维肌痛、脂水肿、脂膜炎及其他同时具备肥胖和疼痛症状的内分泌疾病和精神疾病（如库欣综合征、抑郁等）相鉴别。结节性痛性肥胖需与其他脂肪瘤鉴别，包括多发性对称性脂肪增多症、Ⅰ型神经纤维瘤病、脂肪组织肿瘤、Ⅰ型多发性内分泌腺瘤、MERRF 综合征及家族性多发性脂肪瘤病。如患者仅表现为下肢脂肪组织异常增多合并疼痛，应被诊断为脂质体水肿；如患者符合纤维肌痛标准，则应首先诊断为纤维肌痛，仅当患者也患有脂肪瘤时，才可被诊断 Dercum 病；如脂肪过度堆积在头部、颈部和上半身的患者应被诊断为多发性对称性脂肪增多症（马德龙病）。

(3) 病因学：痛性肥胖的病因尚不明确，已有的文献报道了几种可能的发病机制。

① 内分泌失常：在最初的病例报道中痛性肥胖患者多合并内分泌功能（包括性腺、肾上腺、胰腺）等的异常。然而随着更多的病例被研究报道，许多患者的内分泌功能未受影响，24h 激素分泌检测和垂体激发试验均正常。

② 脂肪组织功能异常：痛性脂肪组织中的长链单不饱和脂肪酸（16：1 和 18：1）合成受损，

同时与正常脂肪组织相比，痛性脂肪组织的产热能力降低，患者的静息能量消耗低于正常人水平。脂代谢紊乱与痛性肥胖的发生紧密相关，然而目前的研究尚不能完整解答其发病机制。

③ 炎症：痛性肥胖患者体内游离型人趋化因子转变为结合型，循环中的人趋化因子水平会下降。而人趋化因子与其受体的结合会增强痛感及对阿片类镇痛药的抵抗，可以解释痛性肥胖患者对于传统的镇静药物不敏感的现象。

④ 创伤导致的 Dercum 病：创伤后出现痛性肥胖的病例十分少见，目前有 2 例相关报道，患者均在受到外伤后 1 年内出现了伤口处的脂肪增生和持续性疼痛，具体机制尚不明确。

⑤ 基因遗传：大多数痛性肥胖病例为散发性，已有的报道中 5 例被认为具有常染色体显性遗传倾向，且在女性携带者中的表达要远高于男性携带者，男性携带者通常无明显症状，这解释了女性发病率是男性发病的近 30 倍的现象。

(4) 治疗：目前尚无满意的治疗方案。脂肪抽吸是最常选择的外科处理方式，术后疼痛会明显缓解，这可能与脂肪组织中的神经丛被破坏有关。而且疼痛缓解的时间要长于脂肪抽吸术后感觉丧失的时间，说明除了神经系统之外仍有其他参与缓解疼痛的因素，目前尚不明确。脂肪切除术较少采用，术后大多数患者会复发疼痛。

传统的镇痛药对痛性肥胖不起效。但是有研究表明使用非甾体抗炎药的患者 89% 可以得到缓解，而使用麻醉性镇痛药的患者 97% 可以得到缓解。使用药物的剂量尚无明确说明。

利多卡因局部注射（5%）或使用利多卡因 / 丙胺卡因（25mg/25mg）乳霜有一定的疗效。在不同病例中静脉注射利多卡因可使疼痛缓解 10～12h，这可能与利多卡因阻断了异常的自主神经传导有关，也可能通过降低大脑兴奋性进而提高疼痛阈。少许病例使用其他药物得到了症状缓解，包括甲氨蝶呤、因夫利昔单抗、干扰素 α-2b、钙离子通道调节药、左旋甲状腺素和糖皮质激素（糖皮质激素的功能有争议，可能出现症状加重）。此外，快速低压循环被证明可以减轻患者疼痛。

(5) 预后：痛性肥胖预后的相关报道较少，疼痛多可持续超过 5 年，且随时间进程而加重。

2. 遗传性脂肪增多：Prader - Willi 综合征

Prader-Willi 综合征（PWS）又称肌张力低下 - 智力障碍 - 性腺发育滞后 - 肥胖综合征、普拉德 - 威利综合征，俗称小胖威利综合征，是一种罕见的遗传性疾病。Prader-Willi 综合征在国外不同人群发病率为 1/30 000～1/15 000，新生儿期主要特征为严重肌张力低下、喂养困难、外生殖器发育不良，婴幼儿期后食欲亢进、肥胖、学习障碍及脾气暴躁，饮食、生长激素等治疗有助于改善预后。

(1) 临床特征：Prader-Willi 综合征的临床表现复杂多样，自胎儿期起即可出现异常，并呈现随年龄而异的时序化临床症候群，导致不同生命阶段的生长、发育、代谢等多方面异常。新生儿及婴儿期主要表现为肌张力低下、喂养困难、隐睾等；儿童期出现食欲亢进且无法自控、无饱腹感、新陈代谢率低、热量消耗慢、体重急速增长、严重肥胖，且智力低下、发育迟缓；青少年期出现多种内分泌异常，包括由于生长激素（GH）缺乏引起的身材矮小、性腺功能低下引起的青春期发育不全、甲状腺功能低下、促肾上腺皮质激素缺乏。同时伴有认知功能障碍、情绪行为异常，常有多动症、强迫症、抑郁症（青少年以后逐渐严重）、暴力行为。

(2) 病因学：Prader-Willi 综合征是由于印记基因功能缺陷所致，染色体 15q11.2～q13 区域缺失、平衡易位或该区域内相关基因突变等都可致病。

(3) 诊断及鉴别诊断。

① 对疑似 Prader-Willi 综合征的患儿，可以通过临床评分进行诊断。

临床评分标准包括 6 条主要标准、11 条次要标准和 5 条支持证据。3 岁以下者，总评分超过 5 分，主要标准评分达 3 分以上可诊断；3 岁以上者，总评分超过 8 分，主要标准评分达 5 分以上可诊断。

• 主要标准。

新生儿期及婴儿期肌张力下降、吮吸力差；婴儿期喂养、存活困难；贪食、肥胖，1～6 岁时体重增长过快；婴儿期头颅长、窄脸、小嘴、薄上唇、嘴角向下、杏仁眼等特殊面容中有 3 种及以上；青春期发育延迟、外生殖器小，或青春期性征发育延迟、发育不良；发育迟缓、智力障碍。（以上 6 条，满足 1 项计 1 分）

• 次要标准。

胎动减少，婴儿期嗜睡、少动；有易怒、情绪爆发、强迫行为等行为问题；睡眠呼吸暂停；矮小；与家庭成员相比肤色白；与同龄人相比手足偏小，手小于正常值第 25 百分位数，足小于正常值第 10 百分位数；内斜视、近视；语言清晰度异常；双侧尺骨边缘缺乏弧度，手窄；唾液黏稠，可在嘴角结痂；抠、挠、抓皮肤，自损。（以上 11 条，满足 1 项计 0.5 分）

• 支持标准。

神经内科：高疼痛阈值和神经肌肉对肌张力降低的评估正常；肠胃病：呕吐减少；内分泌学：体温调节无效，肾上腺皮质早期和（或）骨质疏松，肾上腺功能不全；骨科：脊柱侧弯或后凸畸形；发育：拼图熟练程度。（以上 5 条不计分）

② 通过甲基化聚合酶链反应、高分辨染色体分析、荧光原位杂交或高通量测序等分子生物学技术可进行基因诊断。

Prader-Willi 综合征需与脑瘫、脊髓性肌萎缩症、肌病、软骨病、发育迟缓、单纯性肥胖症、生长激素缺乏症、多发性内分泌瘤等疾病相鉴别，通过临床评分标准和基因检测可鉴别。

(4) 治疗：多学科参与的综合管理模式，根据不同年龄段患儿的表型特征，针对不同的内分泌代谢异常及并发症进行干预。

① 饮食控制：过度肥胖将导致各种并发症，如代谢紊乱、糖尿病、高血压、冠心病、脑卒中、非酒精脂肪肝、睡眠紊乱、睡眠呼吸暂停、呼吸道梗阻等，严重者可能猝死。过度摄食可能导致胃肠道穿孔。因此饮食治疗和营养管理十分重要。对于肌张力低下伴进食困难的婴幼儿，应尽力保证足够的热量、蛋白质等营养摄入。对于年长儿，需严格管理饮食，控制饮食规律及饮食量，并尽早开始饮食治疗，减轻体重。

② 激素替代治疗。

生长激素：有助于促进蛋白质合成，改善体格发育，提高体能及生活质量。

性激素：在青春期开始补充性激素，可诱导、促进青春期发育，促进骨骼生长。

甲状腺激素：对于部分合并甲状腺功能减退症的患者，可口服左甲状腺素钠。

糖皮质激素：婴幼儿期患者在中、重度应激状态下可能出现代谢危象，必要时可给予氢化可的松等糖皮质激素治疗。

③ 对症治疗：对于行为异常的患者，需要心理指导等矫正治疗。对于影响正常生活的畸形，可通过手术矫形治疗。

(5) 预后：肥胖是影响发病率和死亡率的主要因素。早期诊断、早期多学科护理和生长激素治疗可以极大地改善患病儿童的生活质量。特别是生长激素治疗可以稳定身体质量指数，改善增长曲线和成人期身高。在 1 岁之前接受治疗的儿童能改善其认知功能。青少年期应维持生长激素治疗，控制体重增长且减少并发症。

（二）脂肪分布异常

1. 脂肪瘤

脂肪瘤是生长缓慢的分叶状脂肪组织，表面被一层薄纤维囊包裹，是最常见的软组织良性肿瘤，其恶变十分罕见。脂肪瘤可发生在人体任何有脂肪的部位，好发于肩、背、颈、乳房和腹部，其次为四肢近端（如上臂、大腿、臀部）。

临床上 50% 以上病例发生于皮下组织，胃肠道、腹膜后、肌肉间也是较常发生的部位。

(1) 临床特征：脂肪瘤在人群中的患病率约为 1%，多数为小的皮下肿瘤，无明显症状，影响美观可切除治疗。发生在深部及筋膜下的脂肪瘤可引起各种症状，临床症状取决于脂肪瘤的大小和分布的部位。胃肠道脂肪瘤常见于食管、胃和小肠，症状多表现为黏膜下肿瘤引起的管腔阻塞和出血；十二指肠脂肪瘤可引起疼痛、阻塞性黄疸甚至肠套叠；小肠脂肪瘤多见于老年患者，可能会发生严重的出血或肠套叠；结肠脂肪瘤多于内镜检查中发现，同样地也可能引起阻塞和肠套叠疼痛。“精索的脂肪瘤”实为腹膜前脂肪，常发现于腹股沟探查及疝修补术中。大量病例报道记录了其他较罕见部位的脂肪瘤，如分布于甲状腺、肾上腺、胰腺、甲状旁腺等内分泌器官的脂肪瘤；分布于舌内、腮腺、眶鼻、上颌窦和咽旁等部位的上颌面脂肪瘤；分布于气道和胸膜的纵隔脂肪瘤；分布于子宫、卵巢和阔韧带中的妇科脂肪瘤；分布于心脏、上腔静脉、大脑和脊髓等关键部位的脂肪瘤。骨关节受累极少发生。

(2) 病因学：脂肪瘤的确切病因尚不清晰。可能原因有炎症刺激结缔组织变性、脂肪组织代谢异常、脑垂体前叶性腺激素分泌异常、先天性发育不良、肠道营养不良等。脂肪瘤遗传学研究显示，基因组 12q13～15 区域突变可导致 *HMGA2* 基因与多个转录调节区域结合促进脂肪细胞肿瘤化，13 号染色体的部分缺失及 6p21～33 区域的重排也可能导致脂肪的异常增生。此外，创伤诱导释放的细胞因子能引导前脂肪细胞的成熟和分化，而且创伤引起的伤口脂肪疝会形成假性脂肪瘤。

(3) 诊断及鉴别诊断：脂肪瘤的诊断主要依据临床表现和辅助检查。浅表脂肪瘤一般通过体检就可以做出初步诊断，为可触及柔软的波动性的分叶状肿物，具有典型的“滑落症状”，表层皮肤不受影响；深部脂肪瘤需结合影像学和病理检查方能诊断。在胃肠道中可通过造影显示病变部位，在非典型部位可通过超声、CT 和磁共振成像（MRI）辅助诊断。超声诊断脂肪瘤的敏感性为 95.2%，特异性为 94.3%。术前推荐使用 MRI 检查确定肿块的大小及范围，但是 MRI 和 CT 不能准确区分脂肪瘤和脂肪肉瘤，需要结合病例活检确认诊断。

(4) 治疗：脂肪瘤摘除的适应证为：①美观原因需要摘除；②产生并发症；③肿瘤持续增大，大小超过 5cm。对于较大肿瘤和累及筋膜的肿瘤实施活检来排除脂肪肉瘤的可能。脂肪瘤摘除无明显禁忌证，身体状况差不适宜手术者除外。

消化道脂肪瘤可采用内镜下切除的方式达到微创，但如果脂肪瘤基部较宽，内镜下切除易造成穿孔，应于直视下手术切除。完整的切除纤维囊及分叶可减少复发。脂肪抽吸术创口小，适用于美观需求高的患者。

(5) 预后：良性脂肪瘤的预后极佳，不易复发，但切除不彻底则可能复发。首选全切或次全切术，手术效果好，复发率明显低于部分切除术。

2. 马德龙病

马德龙病（Madelung’s disease）也称良性对称性脂肪增多症（benign symmetric lipomatosis，BSL）、多发性对称性脂肪增多症（multiple symmetric lipomatosis，MSL）或 Launois–Bensaude 综合征，表现为对称性的脂肪组织异常沉积。

(1) 临床特征及分型：马德龙病的发病率约为 1∶25 000，多见于中年男性［男∶女 =（15～30）∶1］，地中海人种居多。其临床表现为脂肪组织以无包膜浸润性方式对称堆积于颈项部、四肢近端等皮下组织内，肿块质地软，与周围正常组织无明显边界，表面皮肤无明显改变。因局部脂肪组织堆积增厚，出现形体外观改变、肢体活动障碍等，亦可在颈部深层直接压迫喉上神经、喉返神经等重要神经，出现声音嘶哑、吞咽困难等症状，或浸润咽喉结构周围组织，引起喉管狭窄及阻塞性呼吸暂停低通气综合征。少数病例脂肪堆积于纵隔，压迫气管、主支气管、食管及上腔静脉，出现呼吸、吞咽困难、上腔静脉综合征等相应症状。也有报道称脂肪组织累及舌体而形成巨舌症，导致舌体活动受限、发音及吞咽功能障碍。面部、前臂、小腿远端通常不受累。该疾病发展缓慢，大多数患者有长期酗酒史（60%～90%），但也有在非饮酒人群及女性中的报道，部分有家族史（常染色体显性遗传）。病理为多发性无包膜的对称性脂肪瘤，患者可能合并糖尿病、高脂血症、甲状腺功能减退症、高尿酸血症、系统性线粒体疾病、周围神经病变、自主神经系统病变。

根据脂肪瘤组织的分布，临床类型大致分为 4 型，如下所示。

Ⅰ型也称为马德龙病（Madelung disease），脂肪组织主要堆积在颈部，患者表现为“马颈”“水牛背”样外形，可继发呼吸、吞咽功能障碍等相应症状，并可出现纵隔处脂肪堆积，该类型常见于男性患者，与酗酒密切相关。

Ⅱ型也称 Launois–Bensaude 综合征，脂肪组织主要堆积在肩部、上臂、胸前区，甚至腹部及背部，表现为“假性健美样外观”。一般不堆积于纵隔，该类型男性、女性均可发生，但女性较为多见，通常因考虑肥胖症而就诊。

Ⅲ型为先天性患者，脂肪组织主要在腰臀部堆积，临床较罕见。

Ⅳ型为腹部变异型，患者表现为腹部脂肪堆积形成的巨大隆起，易与肥胖症混淆，但腹型马德龙患者的背部躯体及四肢的脂肪分布无异常。

(2) 诊断及鉴别诊断：临床上诊断该病需结合患者的主诉、病史信息及体格检查。患者多具有常年饮酒史，缺少其他类似脂肪瘤病史，脂肪组织分布具有特异性，四肢远端极少受累。少数马德龙病患者具有相关疾病家族史。B 超、CT 及磁共振成像均可提示存在对称的、无包膜的脂肪沉积。脂肪组织活检提示为正常脂肪组织，可与脂肪肉瘤相鉴别。同时患者存在血脂异常、胰岛素抵抗和糖尿病也对该病的诊断有辅助意义。

马德龙病应主要与肥胖和脂肪肉瘤相鉴别。肥胖患者常表现为全身性均匀性脂肪组织增多，身体质量指数（BMI）显著升高。马德龙患者的脂肪分布具有特异性，多数局限于肩颈、胸背、腹部和大腿区域，受累区域外的脂肪组织分布正常，BMI 可无显著增加。脂肪肉瘤多为单个肿瘤发生于深部组织内，其形态在影像学上不易鉴别，组织病理活检为鉴别诊断首选。马德龙病还应与多发性脂肪瘤、痛性肥胖、纤维神经瘤、药物所致的脂肪增多（皮质醇、抗逆转录病毒药物）及血管脂肪瘤相鉴别。

(3) 病因学：在良性对称性脂肪增生症的所有病例中，60%～90% 与酗酒有关，但尚未证明酒精摄入与马德龙病的直接关联。有研究显示戒酒虽不能使疾病发生逆转，但是可以减缓疾病进展，反之酒精摄入可以明显加速脂肪瘤的生长。其内在机制仍需进一步探讨。

关于马德龙病发病机制的另一推测是棕色脂肪的异常增生和分化导致棕色脂肪组织过度增生。棕色脂肪组织是机体负责分解脂肪产生热量的组织，其内含丰富的线粒体和小脂滴，线粒体功能受 β- 去甲肾上腺素能神经信号的调节。线粒体 DNA 的 *m.8344* A ＞ G 突变能导致线粒体呼吸链受损，脂肪酸的 β 氧化分解减少导致脂肪异常沉积。酒精能破坏线粒体的功能，通过影响 β- 去甲肾上腺素受体的功能减少线粒体内脂质的分解，同时增加脂质的合成。马德龙患者棕色脂肪的功能变化和内在机制仍需进一步研究。

在一些病例报道中发现了少数家族遗传性马德龙疾病的发生，与之相关的基因包括参与线粒体氧化呼吸功能的线粒体 *m.8344* A ＞ G、编码线粒体融合蛋白 2 的 *MFN2*（1p36.22）和编码激素敏感脂肪酶的 *LIPE*（19q13.2）。

(4) 治疗：患者出现压迫症状时或有美观需

求时需要进行干预。手术切除仍然是马德龙病最有效的治疗方法，包括脂肪切除术和吸脂术。由于异常增生的脂肪组织没有完整包膜且血管和纤维成分大量分布在脂肪组织间，使得外科手术更加复杂，难以完全切除肿瘤，患者需要做好高复发倾向和多次手术的准备。戒酒和减重可延缓疾病进展。同时应加强对并发症的监控和管理，如严重的糖尿病、肝硬化和其他酒精相关疾病。

(5) 预后：马德龙疾病多为良性进展，但是进展迅速的病例也可造成严重的外观上和心理上的不良影响。并发症可能影响预后，酗酒导致的并发症更为严重和致命。

（杨 柳）

参考文献

[1] KANE H, LYNCH L. Innate Immune Control of Adipose Tissue Homeostasis[J]. Trends Immunol. 2019,40(9):857–872.

[2] SILVA HM, BÁFICA A, RODRIGUES–LUIZ GF, et al. Vasculature–Associated Fat Macrophages Readily Adapt to Inflammatory and Metabolic Challenges[J]. J Exp Med, 2019,216(4):786–806.

[3] FUNCKE J B, SCHERER P E. Beyond Adiponectin and Leptin: Adipose Tissue–Derived Mediators of Inter–Organ Communicationl[J]. J Lipid Res, 2019,60(10):1648–1684.

[4] ZHU C, GAO J, MEI F, et al. Reduction in Thyroid–Stimulating Hormone Correlated with Improved Inflammation Markers in Chinese Patients with Morbid Obesity Undergoing Laparoscopic Sleeve Gastrectomyl[J]. Obes Surg, 2019,29(12):3954–3965.

[5] BUSCEMI S, MASSENTI F M, VASTO S, et al. Association of Obesity and Diabetes with Thyroid Nodulesl[J]. Endocrine, 2018,60(2):339–347.

[6] CATAPANO A L, GRAHAM I, DE BACKER G, et al. 2016 ESC/EAS Guidelines for the Management of Dyslipidaemias[J]. Rev Esp Cardiol (Engl Ed), 2017,70(2):115.

[7] DOWLA S, ASLIBEKYAN S, GOSS A, et al. Dyslipidemia Is Associated with Pediatric Nonalcoholic Fatty Liver Disease[J]. J Clin Lipidol, 2018,12(4):981–987.

[8] SUDHAKARAN S, BOTTIGLIERI T, TECSON K M, et al. Alteration of Lipid Metabolism in Chronic Kidney Disease, the Role of Novel Antihyperlipidemic Agents, and Future Directions[J]. Rev Cardiovasc Med, 2018,19(3):77–88.

[9] XINGGUANG Z, JING L, MIAO W, et al. Twenty–Year Epidemiologic Study on LDL–C Levels in Relation to the Risks of Atherosclerotic Event, Hemorrhagic Stroke, and Cancer Death Among Young and Middle–Aged Population in China[J]. J Clin Lipidol, 2018,12(5):1179–1189.

[10] MICHOS E D, MCEVOY J W, BLUMENTHAL R S. Lipid Management for the Prevention of Atherosclerotic Cardiovascular Disease[J]. N Engl J Med, 2019,381(16):1557–1567.

[11] BADIMON L, CHAGAS P, CHIVA–BLANCH G. Diet and Cardiovascular Disease: Effects of Foods and Nutrients in Classical and Emerging Cardiovascular Risk Factors[J]. Curr Med Chem, 2019,26(19):3639–3651.

[12] HALES C M, FRYAR C D, CARROLL M D, et al. Trends in Obesity and Severe Obesity Prevalence in US Youth and Adults by Sex and Age, 2007–2008 to 2015–2016[J]. JAMA, 2018,319(16):1723–1725.

[13] LEE H Y, KIM J, QUAN W, et al. Autophagy Deficiency in Myeloid Cells Increases Susceptibility to Obesity–Induced Diabetes and Experimental Colitisl[J]. Autophagy, 2016,12(8):1390–1403.

第十二篇

生殖内分泌学

主　编　秦贵军　母义明
副主编　窦京涛　伍学焱　管庆波　洪天配

第 54 章　生殖系统的内分泌功能……1521
第 55 章　内分泌代谢对生殖系统的影响与调节……1559
第 56 章　内分泌代谢疾病的生殖系统表现……1589
第 57 章　生殖系统疾病对内分泌代谢的影响……1627

第 54 章

生殖系统的内分泌功能

一、生殖内分泌轴

生殖内分泌轴，又称为下丘脑－垂体－性腺（hypothalamus–pituitary–gonad，HPG）轴，是内分泌系统非常重要的组成部分，在人类生命活动中发挥着调节生殖功能及相关临床表现的作用。HPG 轴的三大腺体结构中，下丘脑是最高级的“司令部”，是神经与内分泌调节的衔接点和协调中心；垂体则是内分泌靶腺的“控制中心”，可分泌多种激素调节机体的生长发育、代谢、生殖等生理过程；而性腺（卵巢或睾丸）是 HPG 轴的“执行官”，是合成分泌性激素、形成生殖细胞的场所，直接调控人体生殖内分泌功能。

（一）HPG 轴的结构

1. 下丘脑结构

下丘脑是间脑的一部分，位于大脑基底部，对称地分布于第三脑室侧壁和底部，下方为视交叉与垂体。下丘脑由内向外分为室周区、内侧区和外侧区 3 个区域，按矢状轴亦可分为前区（视上区）、中间区（结节漏斗区）和后区（乳头体区）。下丘脑的神经细胞可接受来自大脑和中枢神经系统其他部位传来的神经信息，调控垂体激素释放，进而影响全身多系统的功能活动。

下丘脑室周区及内侧区有较多的核团分布，这些核团均是由可精密接收和迅速传递信号的神经元细胞体聚集而成。下丘脑前区的核团包括视前核、室周核、视交叉上核、视上核与室旁核；中间区的核团有腹内侧核、背内侧核、弓状核及正中隆起，后区的核团有乳头体核、下丘脑后核、乳头体上核及结节状核。下丘脑核团的生理功能包括维持生物节律、调节睡眠与觉醒、调节血浆渗透压、调节心血管系统、调节体温与代谢、调节生殖功能等。

下丘脑中与生殖内分泌功能关系最密切的是合成分泌促性腺激素释放激素（gonadotrophin releasing hormone，GnRH）的 GnRH 神经元，据估计，下丘脑中 GnRH 神经元的数量为 800～2000 个，分布于从嗅球至内侧基底下丘脑之间的连接线上，主要位于包括弓状核在内的内侧区，GnRH 神经元的轴突直接投射于正中隆起处。GnRH 神经元通过合成分泌 GnRH 调控垂体促性腺激素的合成及分泌。

下丘脑室上核和室旁核的神经内分泌大细胞含有许多分泌颗粒，内含抗利尿激素和催产素，分泌颗粒沿神经轴突运输至神经垂体发挥作用，其中催产素在刺激乳腺分泌乳汁、分娩过程中促进子宫平滑肌的收缩中发挥着非常重要的作用。

2. 垂体结构

垂体由腺垂体和神经垂体两部分组成，腺垂体来自胚胎口凹的外胚层上皮，而神经垂体来自于间脑底部的神经外胚层向腹侧突出的神经垂体芽。腺垂体又分为远侧部（垂体前叶）、中间部和结节部，神经垂体包括神经部和漏斗部两部分，神经垂体的神经部与腺垂体的中间部合称垂体后叶。

垂体前叶由腺体组织构成，在苏木精－伊红（HE）染色标本中，腺细胞可分为嫌色细胞和嗜色细胞两大类，后者又分为嗜酸性细胞和嗜碱性细胞。嗜酸性细胞数量占垂体前叶腺细胞总数的40%，包括生长激素细胞与催乳素细胞2种；嗜碱性细胞数量较少，约占10%，包括促甲状腺激素细胞、促性腺激素细胞、促肾上腺皮质激素细胞3种细胞。不同的细胞合成分泌不同的激素供机体应用。

神经垂体与下丘脑直接相连，两者在结构和功能上高度统一。神经垂体主要由无髓神经纤维和神经胶质细胞组成，前者主要来源于下丘脑视上核与室旁核神经元的轴突。神经垂体本身不合成激素，下丘脑合成的包含抗利尿激素和催产素的分泌颗粒沿神经轴突运输至神经垂体并贮存于此，在适宜的刺激作用下，分泌颗粒释放入窦状毛细血管内。

需要注意的是，下丘脑和垂体前叶间处是一个特殊的体系。垂体上动脉在正中隆起处首先形成门静脉前丰富的毛细血管网，被称为第一级毛细血管网，后汇集成若干条静脉干，组成垂体门静脉，并沿垂体柄下行进入垂体前叶，再次分支形成门静脉后毛细血管网，又被称为第二级毛细血管网。垂体门微静脉及其两端的毛细血管网共同构成垂体门脉系统，是下丘脑与腺垂体功能联系的结构基础，与分泌的调节有密切关联。

3. 性腺结构

(1) 卵巢结构：卵巢位于女性盆腔内，为成对的实质性器官，是女性的性腺器官，主要功能是产生和排出卵细胞，周期性地合成分泌雌激素、孕激素，促进并维持女性第二性征。正常情况下，左、右卵巢每月交替排卵。除雌、孕激素之外，卵巢还可合成分泌少量雄激素和其他一些激素。

卵巢呈扁卵圆形，外侧面贴于盆腔侧壁，位于髂内、外动脉起始部之间的夹角处，内侧面朝向子宫；上端借卵巢悬韧带与盆腔壁相连，下端借卵巢固有韧带连于子宫；后缘游离，前缘有系膜附着，并有血管、淋巴管和神经出入。其大小及形状随年龄增长不断变化，幼女时期表面光滑，而青春期后因多次排卵，表面凹凸不平。卵巢体积最大长2.5～5.0cm，宽1.5～3.0cm，厚0.6～1.5cm。绝经后，卵巢体积逐渐缩小，至老年时期，其长、宽、厚度仅有0.5cm左右。

(2) 睾丸结构：睾丸位于男性阴囊内，左右各一，为男性性腺器官，主要功能是产生精子及合成分泌雄激素，促进并维持男性第二性征。睾丸的外形呈稍扁的卵圆形，表面光滑。其前缘游离，后缘有血管、神经和淋巴管出入，与附睾和输精管的起始段相接触。同卵巢一样，青春期睾丸体积逐渐增大，至老年时期，体积逐渐缩小。

睾丸的表面有一层坚厚的结缔组织膜，称为白膜。沿睾丸后上缘，白膜向睾丸内突入，形成睾丸纵隔，将睾丸实质分隔成共100～200个的睾丸小叶，每个睾丸小叶内有2～4条迂曲的精曲小管。精曲小管壁上的支持细胞（Sertoli细胞）可生成精子，而精曲小管间的间质细胞（Leydig细胞）可合成分泌睾酮。精曲小管逐渐向睾丸纵隔集中，形成精直小管，进入睾丸纵隔并互相交织成睾丸网，最后汇集成8～15条睾丸输出小管，在睾丸后缘的上部，汇成附睾管。

（二）HPG轴的神经内分泌调节

1. 下丘脑的调节

下丘脑可分泌两种性质的调节激素，即释放激素和释放抑制激素。目前已知有9种调节激素，绝大部分是肽类物质，与垂体靶细胞膜受体结合，通过第二信使转导信号发挥作用。释放激素促进靶细胞中激素颗粒出胞及激素合成过程，释放抑制激素则表现相反的作用。由于这些激素的体积较小且没有与之结合的蛋白，可被迅速降解，故其在外周循环中的浓度极低。垂体门脉系统的独特结构保证了微量的下丘脑调节激素可迅速并直接到达腺垂体发挥生物学作用。

与 HPG 轴功能密切相关的激素为 GnRH，化学结构为 10 肽，呈脉冲式释放，这对刺激腺垂体促性腺激素的释放是必需的，但当腺垂体持续暴露于 GnRH 时，促性腺激素的合成和分泌会受到抑制，这种作用称为“降调节作用”，与腺垂体促性腺激素细胞表面 GnRH 受体的耗竭有关。另外催乳素释放因子（prolactin releasing factor，PRF）与催乳素释放抑制激素（prolactin release inhibiting hormone，PH）分别促进和抑制催乳素的分泌，且以抑制作用为主。

下丘脑产生的肽类释放激素，如促肾上腺皮质激素释放激素（corticotropin releasing hormone，CRH）、生长激素释放激素（growth hormone releasing hormone，GHRH）、促甲状腺激素释放激素（thyrotropin releasing hormone，TRH）等，对 CnRH 神经元也有调节作用，如 CRH 对 GnRH 的释放具有抑制作用。

GnRH 神经元脉冲式释放 GnRH 是神经网络对生殖功能调节的最终步骤，在此之前 GnRH 神经元接受复杂神经网络的传入信息，并将这些信息进行整合，最终体现为 GnRH 脉冲频率及幅度的变化。GnRH 神经元表达多种神经递质受体，如去甲肾上腺素受体、谷氨酸受体、γ- 氨基丁酸（γ-aminobutyric，GABA）受体、神经肽 Y 受体等。而自 20 世纪 80—90 年代开始，一些对 GnRH 释放起调节作用的神经递质包括氨基酸类、生物合成胺类及神经肽类递质等陆续被发现，但其调节作用非常复杂。近年来发现，KNDy（kisspeptin-neurokinin B-dynorphin）神经调节网络对 GnRH 神经元亦具有调节作用，而且 kisspeptin/GRP54 通路具有核心作用，大多数 GnRH 神经元表达受体 GRP54，kisspeptin 与该受体结合后可刺激 GnRH 释放。

另外，低能量摄入（如过度节食、神经性厌食、短时间体重快速下降、重体力劳动）时，生殖功能可显著下降。“能量剥夺”与多种神经内分泌适应和内分泌改变相关，包括瘦素、胰岛素、生长激素、胰岛素样生长因子（IGF-1）及甲状腺激素均会发生相应变化。随着社会进展，压力应激逐渐成为影响生殖健康的常见威胁之一。遗传学研究表明，压力应激相关的性腺功能减退患者通常伴有 GnRH 神经元相关的基因变异。

2. 垂体的调节

HPG 轴中腺垂体分泌的激素 FSH 与 LH，属于促激素，与下丘脑及性腺构成三级水平的调节。LH 及 FSH 的分泌受下丘脑 GnRH 调节，并受到下游性腺所分泌性腺激素的反馈调节。在女性中，两者协同作用，共同促进卵泡的发育及排卵，促进性激素的合成与分泌。

由下丘脑视上核和室旁核的细胞合成的催产素，经下丘脑 - 垂体轴神经纤维输送到垂体后叶分泌后再释放入血。对女性而言，催产素能在分娩时引发子宫收缩，刺激乳汁分泌，并可通过母婴之间的爱抚建立起母子联系。催产素还是人与人之间亲密的关系的起源，促使恋人们渴望拥抱亲吻；此外，它还能减少人体内肾上腺酮等压力激素的水平以降低血压。当人体催产素含量上升时，会随之释放出大量能够缓解压力、延缓衰老的激素。

3. 反馈调节

正常状态下，体内各类激素的分泌量是相对稳定的。内分泌腺体活动的稳定性，除受神经系统的调节控制外，内分泌腺体之间的相互协调也非常重要。对于 HPG 轴，下丘脑 GnRH 神经元与下游的垂体和性腺构成调节环路，以维持各种激素水平的稳态。其中性腺的性激素以长反馈环的形式、垂体的促性腺激素以短反馈环的形式对下丘脑激素分泌进行调节，下丘脑激素对下丘脑本身也有超短反馈调节作用。

总之，生殖内分泌轴是人类得以繁衍生息的基础，其功能的正常运转是人类“性”福的保障。

HPG 轴受复杂的分子网络的调控，任一环节的故障均可导致 HPG 轴异常。HPG 调控网络需要更为深入的研究，为 HPG 轴的正常运转提供理论支持。

（刘彦玲　秦贵军）

二、女性生殖系统分化及调节

（一）性决定

性决定是遗传因素、环境因素和生理因素相互作用的结果。可将性决定划分为染色体决定和非染色体决定 2 种类型。低等脊椎动物性别常是非染色体机制决定，受环境的影响很大。而高等脊椎动物是由染色体组合决定的。在人类，只要有一个 Y 染色体的存在，不论同时有几个 X 染色体，个体都发育为男性；如果没有 Y 染色体，通常发育为女性，如 Y 染色体上的遗传物质易位至 X 染色体或其他常染色体上，可以发育为女性。

正常的性分化（sex differentiation）是一种自胚胎发育起至青春期发育成熟的序贯而连续的分化和发育过程，包括胚胎期性别的确定、性器官的分化与发育，是 3 个彼此独立而又密切相关的序贯过程。在性分化序贯过程中，至少有 50 种以上的基因（存在于性染色体和常染色体上）和众多的激素参与性分化的调节，在各器官和组织水平，这些基因表达产物的生物作用往往是通过内分泌激素和局部的旁分泌调节因子完成的。现已发现，性别决定基因（sex determining region of Y，SRY）、类固醇激素生成因子 1（steroidogenic factor 1，SF1）、SOX9（autosomal gene-containing SRY-like HMG box）等数十种基因可调节性腺的发育。

Joes 将性别分为染色体性别、性腺性别和表型性别 3 种。染色体性别从精卵融合之时即已确定。如精、卵是异配子结合形成 46，XY，其遗传性别为男性，如精、卵是同配子相结合形成 46，XX 则为女性。在正常情况下，性腺性别和表型性别（社会性别）是一致的。倘若有不一致即为性分化异常。

（二）性腺分化

在胚胎第 5～6 周时，可见原始生殖腺，由 3 种不同的组织细胞，即原始生殖细胞、体腔上皮细胞和间充质细胞组成。

胚胎第 3 周时，可见发源于卵黄囊内胚层的原始生殖细胞；胚胎第 4 周时，原始生殖细胞以变形运动的形式向生殖嵴移行；胚胎第 6 周时，原始生殖细胞进入生殖嵴上皮内，在移行过程中，生殖嵴内的原始生殖细胞继续增殖；胚胎第 5 周时，可见到 700～1300 个生殖细胞，到第 8 周可达 6600 000 个生殖细胞。

胚胎第 5 周时，终身内侧体腔上皮增厚，形成生发上皮。生发上皮下面的间质也相应增生，凸向腹腔，形成生殖嵴，左右各一，位于肠背系膜与中肾之间。胚胎第 6 周时，生殖嵴表面上皮（生发上皮）细胞向内增生，呈索状深入间充质，即原始生殖索，此为未分化性腺（原始生殖腺），外层为皮质，内部为髓质。无性别差异。此时只能从胚胎细胞的染色体核型来了解胚胎的性别。

女性胚胎的性染色体为 XX，原始性腺的皮质分化成卵巢，髓质退化。男性胚胎的性染色体为 XY，皮质退化，髓质分化成睾丸。有些女性髓质未很快退化，可发展成合成雄激素的腺瘤或增生组织。原始生殖索消失后，出现次级生殖索。在胚胎第 16 周时次级生殖索与上皮层分离，断裂成多个独立的细胞团。在细胞团的中间为原始生殖细胞，到达性腺后分化成卵原细胞，卵原细胞进行活跃的有丝分裂，在胚胎 5 个月后其数目可达 600 万～700 万个。此后，许多卵原细胞退化闭锁。胚胎 3 个月末，卵原细胞开始进入第 1 次减数分裂，即成为初级卵母细胞。胚胎 7 个月时，初级卵母细胞停止在减数分裂的前期（双线期，即 4nDNA），周围被一层扁平的卵泡细胞

（原始颗粒细胞）包绕，形成原始卵泡。以后不再有卵母细胞形成，但有很多卵母细胞退化，卵母细胞数目逐渐减少。女婴出生时卵母细胞已减少至200万个左右，青春发育开始时仅剩40万个，40～50岁仅剩数百个，老年人可能只残留数个。

胚胎出生时初级卵母细胞已进入第1次减数分裂的前期，并长期停留于此阶段，直至青春期才开始分批完成减数分裂。第1次减数分裂时，染色体均等地分到2个子细胞中，但只有一个子细胞（次级卵母细胞）接受了绝大部分的胞质，另一个小的子细胞成为第一极体。第1次减数分裂开始于胚胎时期（胚胎12～13周），直到成人卵泡发育到排卵时才完成。释放出第一极体后，次级卵母细胞的核立即进入第2次减数分裂，并停止于中期，只有卵细胞受精后，才能完成第2次减数分裂，染色体再一次均等分裂，胞质大部分留在成熟的卵细胞中，另一细胞成为第二极体，2次减数分裂的结果产生了带有单倍数染色体的成熟卵细胞。

在体外，孕8周的胚胎卵巢具有合成雌激素的能力，但量甚微，没有检测出其LH及人绒毛膜促性腺激素（human chorionic gonadotropin，HCG）的结合位点，FSH、LH、HCG也不刺激其产生类固醇性激素，提示它不受促性腺激素的调控。体外已经证实人的胚胎卵巢能利用胆固醇合成性激素的大部分酶，但还没有证据说明在体内分泌大量类固醇激素。

在整个胎儿期，卵巢呈细长形，横切面呈铲形。重量随胎龄而增加，14周时重16mg，足月时可达330mg。12周时降入小骨盆内。

（叶振坤）

三、男性生殖系统分化及调节

（一）性腺分化

睾丸的分化可分为3个相互关联的阶段：①染色体性别的分化，受精卵的性别决定于卵子和精子结合后的染色体核型，46，XX为女性，46，XY为男性。Y染色体带着决定男性的基因，现在认为是位于Y染色体短臂上（Yp53.3）的SRY（sex determining region of Y），SRY的存在使性腺分化为睾丸，如果缺乏SRY，原始性腺则分化为卵巢。②性腺性别的分化，如胚胎染色体核型为46，XY，Y染色体上的SRY基因促进Sertoli细胞和Leydig细胞的分化，Leydig细胞分泌睾酮，Sertoli细胞分泌抗米勒管激素（anti-Müllerian hormone，AMH）诱导性腺和生殖导管的男性分化，AMH以旁分泌的方式扩散到副中肾管，引起它的退化。③表型性别（生殖导管和尿生殖窦的分化），在胚胎7周时，中肾管和副中肾管两套性生殖导管并存，如果胎儿发育为男性，则米勒管（副中肾管退化），中肾管（沃尔夫管）分化为附睾、输精管、精囊和射精管；如发育为女性，则中肾管退化，副中肾管发育为子宫、输卵管和阴道上段。整个过程在3个月内完成。

这些性分化作用是由胚胎睾丸分泌的调节因子来实现的：①AMH是由支持细胞分泌的一种蛋白质，它足以使副中肾管完全萎缩，对于中肾管的发育是必需的，但作用还不充分。②为了引起胚胎中肾管的发育，还需要间质细胞分泌的睾酮。睾酮是引起外生殖器雄性化的唯一激素。在胚胎期，睾酮经过5α-还原酶还原成活性更强的双氢睾酮，若缺乏此酶则男性化不完全。

上述性分化过程如发生障碍可形成两性畸形。

（二）性别分化的调控

1. 染色体性别的调控

哺乳动物和人类染色体性别决定于XY异配子的核型。染色体性别为男性者，性染色体为XY型；性别为女性者，性染色体为XX型。Y染色体是染色体性别的决定因素，多1条以上的 X 染色体将导致精子发育障碍，但并不影响性别。46，XX 性腺将发育为卵巢。

2. 表型性别的调控

(1) 人表型性别受许多因素的调控和影响，这些因素包括：① Y 染色体的睾丸决定因子 TDF；②睾丸的 3 种激素，即睾酮、双氢睾酮（dihydrotestosterone，DHT）和抗米勒管激素（AMH）；③睾丸类固醇类激素合成细胞的反应性；④上述 3 种激素靶细胞或组织的敏感性与受体的反应性；⑤雄激素合成或代谢酶的功能；⑥肾上腺皮质激素合成酶的功能。

Y 染色体短臂（Yp）和（或）其 TDF 基因缺失或突变，位于常染色体上的激素合成与代谢酶基因的结构或数量缺陷而对雄激素不敏感或反应低下等异常，都可引起表型性别的分化异常，如各种性腺发育不全、先天性肾上腺皮质增生、5α- 还原酶缺陷、完全型和不完全型雄激素不敏感综合征。位于 19 号常染色体的 AMH 基因异常或中肾旁管对 AMH 无反应，则导致中肾旁管永存综合征。

(2) 原始性腺分化成睾丸或卵巢的途径：卵巢的分化途径受 Y 染色体的制约，近几十年来，人们一直在寻找"睾丸决定因子"的定位。1996 年将"睾丸决定基因"定位于 Y 染色体短臂上是基于对性转换个体的研究。1979 年，Ohno 等提出 H-Y 抗原是睾丸分化的决定因素。按此理论，H-Y 抗原以类似激素的作用方式与其特异受体结合，直接作用于胚胎期生殖嵴，使其分化为睾丸并抑制卵巢的分化，所以不管其染色体核型如何，只要 H-Y 抗原阳性，原始性腺将分化为睾丸。但一些 46，XY 有睾丸的小白鼠（或人），其 H-Y 抗原都是阴性。另外还发现 H-Y 抗原阳性的 46，XY 无性腺综合征患者，这些事实说明 H-Y 抗原不是 TDF。现已证实 H-Y 抗原的基因位于 Yq 的区间 6 而不在 Yp 上。1987 年 Page 等从 Y 染色体上分离出一个 140kb 的片段，含有 1 个编码锌指蛋白的基因，命名为 *ZFY* 基因，可能是 TDF 基因，但有 XX 男性和 XX 中性病例的染色体均不含 *ZFY* 基因，而 1A1 片段呈阳性，因而分化为有睾丸的男性表现型，由此说明 *ZFY* 并非 TDF。睾丸决定基因必然位于 1A1 片段上，在 1A1 片段的 60kb DNA 中存在 1 个单一拷贝基因。称为 Y 染色体性别决定簇（sex-determining region of the Y，SRY），当 *SRY* 基因发生突变或缺失等变化时，发生各种性分化异常。

（三）副性腺及外生殖器分化的决定因素

研究表明：①睾丸的存在使胚胎早期副性腺的原基组织分化成男性副性腺的决定因素；②睾丸分泌的雄激素决定中肾管和外生殖器的正常分化。胚胎期中肾管发育为男性生殖器官必须有雄激素的作用。如果中肾管不退化，其中肾旁管（米勒管）即发育为女性外生殖器官，后一过程是自动过程，与卵巢无关；③睾丸分泌抗米勒管激素（AMH）导致米勒管萎缩。AMH 是睾丸 Sertoli 细胞分泌的一种糖蛋白激素，基因位于第 19 号染色体短臂的顶端（人）。AMH 只在局部引起米勒管萎缩。如果只有一侧睾丸分泌 AMH，对侧米勒管不萎缩，则分化成输卵管、一半子宫和一半阴道上部。

泌尿生殖原基有双氢睾酮受体，胚胎睾丸产生的睾酮能转变成 DHT，是雄性外生殖器官分化的决定因素，先天性 5α- 还原酶缺陷和雄激素不敏感综合征患者，因缺乏 DHT 或对雄激素不敏感，外生殖器出现不同程度的男性假两性畸形或完全女性化。

（叶振坤）

四、正常青春期发育

（一）正常青春发育的临床表现

青春发育的核心表现为第二性征的出现和生育能力的获得，同时还伴随身高增长速度加快和全身各个系统的迅速成熟。熟悉正常青春发育的规律，有助于青春期异常相关疾病的诊治。

外生殖器的成熟和第二性征发育是青春发育的重要临床表现，其有一定的启动时间、发育顺序和速度，同时也有着明显的个体差异。Tanner 分期是常用的评价青春发育阶段的方法，可以用于评价女性乳房、男性外阴，以及男女两性阴毛。Tanner 1 期代表完全未发育的幼稚状态，Tanner 5 期代表相当于成人的完全发育成熟状态，Tanner 2～4 期则代表青春发育进展中的状态。

临床上，女性正常的青春发育通常以乳房发育作为最早的临床表现。随后，出现卵巢增大和阴毛生长。但也有约 15% 的女性以阴毛生长作为青春发育的最早征象，即早于乳房发育。伴随着雌二醇（E_2）水平的升高，刺激女性阴道黏膜细胞，表现为出现少量稀薄、透明、无异味的阴道分泌物，而月经初潮标志着生育功能的获得，即青春发育已接近尾声。整个青春发育的时长，即乳房开始发育至月经初潮的时间，平均 2～2.5 年，但存在较大的个体差异。男性正常的青春发育，以睾丸容积增大为首发表现，一般以睾丸容积≥ 4ml，或长径≥ 2.5cm 作为青春启动的标志，其次出现阴茎增大、阴毛生长和声音变为低沉等第二性征。尿液中检测到精子，或初次遗精是获得生育功能的确切生理标志，相当于女性的月经初潮。睾丸容积的测量一般使用国际上通用的 Prader 睾丸计。国内外对于青春期的流行病学和临床研究数据也多是基于此测定方法而得出的结果。相比之下，超声虽然能够更准确客观地测量睾丸的大小，但不及前者方便、廉价，且在睾丸容积偏小时，超声测定的容积通常小于睾丸计的测量值，两者并不能完全等同。当双侧睾丸体积相差较大，或触摸时表面不光滑有结节感时，建议增加睾丸超声检查，进一步了解睾丸是否存在占位病变。阴茎长度和周径也是男性青春发育的重要评估指标，但因存在较大个体差异，故一般不作为判断青春启动的依据。临床上回顾女性青春期启动和完成的时间相对容易，细心的家长能够准确地说出乳房发育（即乳核出现）和月经初潮的时间，相比之下，男孩如不经过专业医生的评估，通常不易获得青春发育时间的准确信息，也是导致男孩青春期相关的大规模研究数据不足的原因之一。

在青春发育的体征出现之前，下丘脑 - 垂体 - 性腺轴激素已经发生改变。无论男孩还是女孩，在 5 岁左右，即可表现出夜间 LH 脉冲增多，此后日间 LH 脉冲才逐渐增多，青春发育前 1 年 LH 的波幅开始升高。性激素（男性睾酮和女性 E_2）的升高通常与第二性征发育相平行。同时，青春期生长激素（GH）脉冲波幅也增加，IGF-1 水平明显升高，这一变化主要与 E_2 刺激 GH 分泌有关。

青春发育的另一个重要的表现为身高增长速度加快，即身高激增。伴随着青春发育的启动，身高增长速度即开始加快，男孩一般在阴毛Ⅲ～Ⅳ期，女孩在阴毛Ⅱ～Ⅲ期达峰，此后逐渐减缓。在身高增长速度增快前，常以四肢远端（手足）长骨生长为先兆。骨骼的长度和宽度变化早于密度的增加，而皮质骨密度的增加又早于松质骨密度。

青春发育还伴随着全身各个系统和器官的改变。包括瘦体重比例增加和脂肪含量比例降低，两性的身体组分差异显现，女性脂肪含量比例高于男性。在正常青春发育的身高快速增长期，胰岛素抵抗会有加重，这一现象在青春期前诊断的 1 型糖尿病患儿中较易观察到。此阶段部分疾病的发生率有所增加，包括贫血（女性）、男性乳腺发育、痤疮、近视、脊柱侧弯、骨骼肌肉损伤等。伴随着生理的快速成熟，在目前相对复杂的社会环境下，心理的成熟速度相对滞后，故而此阶段多种心理行为问题的风险增加，包括社交压力、冒险行为、青春期性行为及其带来的性传播疾病和早孕等问题。上述问题在青春发育过早或过晚时可能更显著，如女性早发育与多种破坏性行为（如注意力缺陷、多动症、对立性或品行障碍）和自杀倾向等相关，男性晚发育与内化行为和感情依赖相关。

（二）正常青春发育启动的生理机制

正常青春发育启动的机制一直未能被完全阐明。下丘脑 GnRH 神经元的激活与脉冲发生无疑是青春期启动的最重要的动力，且其上游存在着多种刺激性或抑制性因子的制约。总体认为，在胎儿出生后，随着下丘脑功能的逐渐成熟，抑制性因子占主导，性腺轴在经过短暂时期的活跃（即微小青春期，minipuberty）后，进入相对较长期的儿童期的“休眠状态”。当刺激性因子逐渐占主导地位后，性腺轴开始活跃，青春期启动。刺激性因子主要包括谷氨酸、Kisspeptin，而抑制性因子主要包括 γ- 氨基丁酸（GABA）、阿片能神经元、*MKRN3* 基因等。近年来对 *KISS1* 基因及其肽类产物 Kisspeptin 的研究较多，Kisspeptin 是 GnRH 神经元重要的上游刺激性因子。Kisspeptin 由下丘脑 KISS1 神经元分泌，作用于 GnRH 神经元表面的 KISS1 受体（GPR54）而发挥作用。青春期下丘脑 Kisspeptin 表达增多，而 KISS1 及其受体的失活突变都可引起先天性促性腺激素功能低下型性腺功能减退症。GABA 是最主要的抑制因子，作用于 $GABA_A$ 和 $GABA_B$ 受体，抑制 GnRH 和 Kisspeptin 的表达。*MKRN3* 基因也有抑制青春发育的作用，青春期时表达下调，而且其失活突变也已被证实可引起中枢性性早熟。

青春期启动的年龄受到多种因素的影响，目前认为基因在其中有 50%～80% 的贡献，而环境因素也同样调控着青春期启动，如母体妊娠期健康状态和生活方式、儿童出生后的饮食、生活压力、所处地区的经纬度、经济状况等都发挥着影响，但是其中的机制并不十分明了。瘦素可以作用于下丘脑调节食欲，是重要的脂肪因子之一，而且瘦素还是青春发育启动的必要条件（但并非主要的激动因子），可以作用于 KISS1 神经元上的瘦素受体，促进谷氨酸的表达和 GnRH 的分泌。

（三）正常青春发育的流行病学

青春发育的年龄在不同人种中有较大差别，如非洲裔女性的初潮年龄明显早于高加索人和东亚人。在东亚不同国家的数据亦有一定差别。

多个大规模西方国家的流行病学数据都显示，女性月经初潮的时间有明显的提前趋势，近 10 年内提前 2～3 岁。这一现象在近些年发展较快的地区（如韩国、格陵兰）中也逐渐显现，充分说明了经济状况与青春发育之间的关系。而男性的青春发育时间却总体持平。目前已经确定了肥胖与女性青春发育提前之间的关联，但是在男性中这一结论尚不确切。我国的流行病学数据亦显示出与欧美国家类似的青春发育趋势。

中华医学会儿科学分会遗传代谢学组统计了 2003—2005 年 9 城市 20 654 名女性儿童和 19 054 名男性儿童的青春发育情况，具体见表 54-1。与往年的儿童生长发育流行病学调查结果相比，城市女性月经初潮有明显提前趋势，较 1979 年提前 1.23 岁，尤其在 2000—2010 年初潮提前 0.81 岁。男性也有提前趋势，初次遗精年龄较 1979 年提前 2.07 岁，但 1985 年后基本持平（仅提前 0.45 岁）。无论男孩还是女孩，我国均属于国际上青春发育较早的人群。

此外，朱铭强等统计了 2009—2010 年全国 6 地区 18 707 名儿童的青春发育情况，女孩乳房发育 B2 期的中位年龄为 9.69（95%CI 9.63～9.75）岁，男孩睾丸达 G2 期的中位年龄为 11.25（95%CI 11.19～11.30）岁。女孩 8 岁以前出现乳房发育的比例为 2.91%，男孩 9 岁以前出现睾丸发育的比例为 1.74%。

需要注意的是，上述我国流行病学数据主要建立在经济相对发达的城市人群上，因此是否适用于所有儿童尚缺乏足够证据。

（王　曦　伍学焱）

表 54-1　2003—2005 年中国 9 城市儿童青春发育表现的各百分位数年龄

第二性征	百分位年龄（岁）						
	P_3	P_{10}	P_{25}	P_{50}（95%CI）	P_{75}	P_{90}	P_{97}
女孩							
乳房 B2	7.11	7.72	8.38	9.20（9.06～9.32）	10.08	10.95	11.89
乳房 B3	8.20	8.84	9.53	10.37（10.28～10.45）	11.27	12.16	13.10
阴毛 P2	8.85	9.53	10.27	11.16（11.03～11.29）	12.13	13.08	14.09
阴毛 P3	9.83	10.59	11.41	12.40（12.25～12.55）	13.48	14.53	15.65
初潮	10.26	10.86	11.51	12.27（12.16～12.39）	13.09	13.87	14.68
男孩							
睾丸≥ 4ml	7.80	8.81	9.63	10.55（10.27～10.79）	11.47	12.29	13.10
睾丸≥ 12ml	10.29	11.28	12.30	13.42（13.04～13.79）	14.54	15.55	16.55
睾丸≥ 20ml	11.10	12.49	13.90	15.47（14.49～16.74）	17.03	18.44	19.83
阴毛 P2	10.66	11.34	12.02	12.78（12.67～12.89）	13.54	14.22	14.90
阴毛 P3	11.10	12.00	12.92	13.94（13.50～14.35）	14.95	15.87	16.77
初次遗精	11.62	12.4	13.18	14.05（13.80～14.32）	14.92	15.71	16.48

五、月经周期的调控

规律的月经来潮是育龄期女性下丘脑－垂体－卵巢轴功能良好的重要标志。正常的月经周期长 28～35d。根据激素的变化可以分为卵泡期和黄体期，自月经来潮的第 1 天至排卵前的 LH 高峰为卵泡期，而此后至下一次月经来潮的前 1 天为黄体期。其中卵泡期的时长可以有较大的个体差异，而黄体期的时间相对固定，多在 13～15d。此外，也可以将月经周期分为月经期、卵泡期、排卵期和黄体期，其中月经期代表黄体期向卵泡期的转换，并不严格代表激素变化的某个阶段，与卵泡早期有所重叠，排卵期代表卵泡期向黄体期的转换，强调期间 LH 和 FSH 的高峰及负反馈与正反馈之间的转变过程。

（一）正常月经周期

1. 性激素和促性腺激素变化

卵泡期自月经来潮开始，期间激素变化代表着卵泡的募集、成熟和优势卵泡的选择。月经来潮标志着前一周期黄体萎缩和 E_2、孕酮下降，对垂体 FSH 的负反馈抑制逐渐减弱，因而月经来潮前 FSH 即已开始升高。在卵泡早期，通常会有多个卵泡被募集，这一阶段 FSH 和 LH 均呈上升趋势，前者促进卵泡的发育，后者作用于颗粒细胞刺激芳香化酶表达，因而在 FSH 和 LH 的共同作用下，雌二醇（E_2）逐渐升高。至卵泡晚期，优势卵泡迅速增大，E_2进一步升高，负反馈抑制使FSH和LH略有下降，但在排卵前16～24h，E_2的“负反馈”转变为“正反馈”效应，诱发LH高峰（LH可升高10倍左右），是排卵的标志，也是卵泡期结束的标志。

伴随着LH和FSH的下降，卵泡破裂，成功排卵。排卵后E_2迅速下降。在排卵前，卵巢颗粒细胞已经开始黄素化，并分泌少量孕酮，而排卵后黄体进一步成熟，可分泌大量E_2和孕酮，在排卵后1周左右达峰，为受精卵着床、发育创造适宜的环境。期间孕酮呈脉冲式分泌，与LH脉冲（约4h 1个脉冲）基本平行。如卵子未受精、着床，黄体逐渐萎缩，E_2和孕酮逐渐下降，并月经来潮。反之，则受精卵分泌大量的HCG可维持黄体功能。

2. GnRH的周期性变化

下丘脑GnRH神经元脉冲式释放GnRH是保证性腺轴功能正常的前提。在育龄期女性，GnRH的分泌在月经周期的不同阶段会有明显差异。GnRH由下丘脑分泌，经过垂体门脉系统直接作用于垂体前叶，而外周血中难以检测到GnRH，因此主要通过连续监测LH的水平，来推测GnRH的分泌规律。GnRH精密的脉冲分泌受到上游神经递质和肽类分子的调节，同时也接收下游雌、孕激素和抑制素的反馈，人类对于其调节机制认识仍然欠清。

在卵泡早期，GnRH的分泌间隔为1.5h，卵泡中晚期缩短至1h。排卵前虽然LH和FSH有显著的升高，但目前认为GnRH的分泌可能并没有类似的改变，仍然维持每1小时1个脉冲。而黄体期GnRH的分泌间隔延长至4h。

这种复杂的GnRH脉冲变化生理意义尚不完全明了，可能反映了多种激素之间复杂的相互关系。在先天性促性腺激素功能低下型性腺功能减退症女性和GnRH缺乏的灵长类动物中，固定脉冲频率（1.5h）的外源性GnRH也可诱导正常的月经周期，并成功排卵、受孕，但在黄体期延长脉冲间隔，排卵前后缩短脉冲间隔，模拟生理规律，可能有利于提高治疗有效率。

3. 女性生殖器官改变

月经结束后，在E_2的作用下，子宫内膜逐渐增厚。起初被募集的多个卵泡，除了其中一个逐渐转变为优势卵泡，其余均逐渐闭锁。至排卵前，优势卵泡可达到20～26mm，此时宫颈黏液分泌增多。黄体期子宫内膜由增殖期进入分泌期，如未能成功受孕，随着E_2和孕酮下降，子宫内膜缺血、脱落，即月经来潮。

（二）月经周期的调控

1. 负反馈调节

E_2通过作用于上游神经元（可能是KNDy神经元和雌激素受体阳性的GABA神经元）负反馈抑制下丘脑GnRH的分泌。但在绝经后女性中的研究发现，GnRH分泌频率并不增加，因此E_2可能只是抑制了GnRH脉冲的幅度。E_2还可抑制垂体LH和FSH的分泌，卵巢切除大鼠的垂体促性腺激素细胞数量增多，体积变大，LH-β、FSH-β和α亚单位mRNA表达上调。这一效应可能不仅是由于E_2抑制下丘脑的作用（长反馈）得以解除所达成的，垂体促性腺激素细胞也表达雌激素受体，体外试验和动物实验都证实E_2对垂体也有直接的负反馈抑制作用（短反馈）。

孕酮也可负反馈抑制下丘脑，但这一作用需要E_2的存在，目前认为E_2可能具有上调下丘脑孕酮受体的作用。孕酮可通过β-内啡肽系统抑制GnRH的脉冲频率，动物试验中还发现强啡肽也介导了孕酮的抑制作用。

卵巢分泌的多种肽类激素也参与了负反馈抑制。抑制素A和抑制素B都是由共同的α亚基和不同的β亚基（分别为β_A和β_B）组成的二聚体。两者都由颗粒细胞合成和分泌，其水平都受到FSH和LH的调控。抑制素A在卵泡期开始分泌，随优势卵泡的增大而升高，至黄体期达峰，黄体萎缩后降至最低。抑制素 B 由早期窦卵泡分泌，其水平与优势卵泡大小无关，而黄体不能合成分泌抑制素 B。目前认为抑制素 B 能够负反馈抑制 FSH，这也解释了为什么绝经后女性在补充雌激素时，仍然不能将 FSH 抑制到育龄女性的水平。而抑制素 A 虽然被称为抑制素，但可能并没有负反馈抑制作用。

2. 排卵机制和正反馈调节

在卵泡早期，LH 脉冲间隔缩短至约每小时 1 次，且优势卵泡迅速增大并分泌 E_2 和抑制素 B，两者都对垂体 FSH 发挥着负反馈抑制作用。LH 脉冲间隔缩短的机制并不清楚，可能与前一周期末孕酮下降，对 LH 的负反馈抑制逐渐减弱有关，同时也可能是 E_2 升高的结果。排卵前 2～3d 内 LH 可升高 10 倍，随后 FSH 也会达峰，但幅度不及 LH。LH 高峰对于卵子成熟和卵泡破裂都至关重要。孕酮在这一过程中也发挥着作用，在 LH 高峰前孕酮已开始升高。有学者曾尝试应用药物拮抗孕酮的作用，其结果可导致 LH 推迟 3d。而此时卵泡仍然继续增大，E_2 仍然继续升高，因此说明升高的 E_2 并非诱发 LH 高峰的唯一因素，正反馈的发生可能也与孕酮作用相关。还有研究显示，抑制素 A 和 Kisspeptin 在其中可能也有一定作用。

升高的 E_2 是通过什么机制诱发的正反馈调节仍然不清楚。虽然在大鼠和绵羊中证实雌激素是通过增加 GnRH 的分泌诱发了 LH 高峰，但在非人类灵长动物中 LH 高峰却不依赖于 GnRH 的增多，这一阶段 GnRH 的分泌并无明显改变，仅仅发挥了允许效应，且认为 LH 高峰的出现可能是因为 E_2 上调了垂体 GnRH 受体表达，即提高了垂体对 GnRH 的敏感性。有研究显示，在 LH 高峰开始时完全阻断 GnRH 受体，则会完全终止 LH 高峰的形成。Kisspeptin 及其受体可能参与了 E_2 诱导的正反馈作用，但目前结果存在尚无法解释的矛盾。

（王　曦　伍学焱）

六、生殖内分泌激素的合成与功能

（一）促性腺激素释放激素

20 世纪 70 年代初 Schally 和 Cuillemin 两个研究组首先分别用猪和绵羊的下丘脑分离出一种由 10 个氨基酸组成的具有释放 LH 活性的 10 肽 LHRH，由于这种活性肽也释放 FSH，故统称为促性腺激素释放激素（GnRH）。目前仅明确下丘脑只有 1 种促性腺激素释放激素，它既兴奋 LH 也促进 FSH 的释放。体内 GnRH 主要由下丘脑弓状核及正中隆起等脑区或神经核团合成。目前多数学者认为 GnRH 首先被合成较大分子的前体，再由脑内的肽酶裂解为具有释放促性腺激素生物活性的 10 肽。有学者推测，GnRH 可能由细胞内核糖体合成，而下丘脑、肝脏、肾脏、卵巢和睾丸中的肽酶可能对 GnRH 起到降解作用，如甘 6- 亮 7 键的内肽酶和焦谷氨酰肽酶等。肽键断裂的位置主要取决于识别特定氨基酸相接的肽酶种类。血浆中也有降解 GnRH 的肽酶，但血浆中的肽酶对 GnRH 的降解可能没有重要生理意义。

GnRH 的生理功能主要有两方面，即对腺垂体激素释放的调节和垂体外作用。下丘脑释放的 GnRH 可经垂体门脉血流到达腺垂体，刺激 LH 和 FSH 的释放。由于 GnRH 呈脉冲式释放，导致垂体促性腺激素的合成及释放也呈阵发性波动。与此同时，GnRH 还有“自身增强”的特点，如果向体内持续输注 GnRH，LH 反应的幅度将连续递增，但 FSH 没有这种反应。LH 和 FSH 的释放均受 GnRH 影响，同时都受性激素的反馈调节。GnRH 引起 FSH 释放的速度慢于 LH，释出量的峰值也低于 LH。此外，GnRH 可能是内源性影响性中枢的激素，许多性行为均与 GnRH 有关。在睾酮和雌激素的协同作用下，GnRH 也可直接作用于睾丸或黄体，影响其激素分泌。GnRH 也可被用于治疗性发育异常，但研究显示其效果不一，具体详见本书第 55 章相关内容。

（顾钰玲　谷伟军）

（二）促性腺激素

腺垂体释放的促性腺激素包括卵泡刺激素（FSH）和黄体生成素（LH），它们由腺垂体的促性腺细胞合成和分泌。FSH 和 LH 都是糖蛋白激素，且由 α 和 β 两个亚单位构成。LH 由 204 个氨基酸残基组成，分子量为 28 000；FSH 由 210 个氨基酸残基组成，分子量为 33 000。

FSH 和 LH 在男性和女性中起着不同的作用。在女性中，FSH 可调节卵泡的早期发育，并在 LH 和雌二醇（E_2）的协同作用下促进卵泡的最后成熟。FSH 通过与受体结合，促进颗粒细胞的增殖、卵泡的生长和卵泡液的分泌。E_2 可能协同 FSH 作用于卵泡，促进其生长成熟并增加颗粒细胞的 FSH 受体和 LH 受体。LH 协同 FSH，起到促进卵泡成熟、促进雌激素的合成和分泌及促进排卵的作用。成熟的卵细胞需要在 FSH、LH 和 E_2 的共同作用下引起排卵。排卵后 LH 可促进卵泡转为黄体，并促进间质细胞的生长和黄体的生成，以及孕激素和雌激素的分泌。在男性中，FSH 对男性生殖腺的主要功能是促进精子生成，但它的这一作用需要睾酮的协同，且主要在促进次级精母细胞转化为精子细胞和成熟的精子的过程中起作用。FSH 受体存在于支持细胞，FSH 与受体结合后能刺激支持细胞合成一种促使生殖细胞发育并分化为成熟精子的蛋白质，因此支持细胞对精子的生成有重要作用，且由它构成了血－睾屏障，保护成熟的精子。LH 则主要作用于睾丸的间质细胞，促进间质细胞增生、合成和分泌睾酮，FSH 能增强 LH 的上述过程。

（顾钰玲　谷伟军）

（三）催乳素

1. 催乳素的化学结构及其受体

催乳素（prolactin，PRL）是一种作用广泛的多肽类激素，主要由垂体前叶 PRL 细胞合成并分泌，最早于 1928 年在牛垂体前叶中被发现，1970 年从人垂体前叶中分离出人 PRL，1971 年 Friesen 和 Lewis 采用放射免疫法检测出人血中的 PRL。该激素是由 199 个氨基酸残基组成的含 3 个二硫键的单链蛋白质，由 4 个反向平行的 α 螺旋构成。人类 PRL 结构与生长激素（growth hormone，GH）具有部分同源性，这也许可以部分解释 GH 所具有的 PRL 活性。PRL 在血循环中主要以单体形式存在，分子量约为 23kDa 左右。PRL 的前体或多个分子的聚合体能够形成巨大 PRL，多见于高 PRL 血症的患者。

PRL 受体（prolactin receptor，PRLR）是一种跨膜蛋白，由 1 个膜外配体结合结构域、1 个跨膜单链结构域和 1 个负责信号转导的膜内结构域组成。根据膜内结构域的长短，PRLR 分为长受体、中受体及短受体。短受体又包括 SF1a 和 SFlb。PRL 促进乳腺合成和分泌乳蛋白、促进乳腺细胞增殖等作用主要与其长受体有关，而短受体则对其形成调控作用。PRLR 与配体结合并形成二聚体后，可使细胞内 JAK/STAT 信号分子发生磷酸化。2 个结合位点包围 PRL 分子上的螺旋体 1 和螺旋体 4 及螺旋体 1 和螺旋体 3，这对于配体－受体二聚体复合物形成和下游信号非常重要。PRLR 介导蛋白质酪氨酸磷酸化及 JAK2 激酶和 STATS1–5 的活化。STAT5 的磷酸化可以介导靶基因的转录活化。PRLR 在乳房、垂体、肝、肾上腺皮质、肾、前列腺、卵巢、睾丸、小肠、表皮、胰岛、肺、心肌、大脑和淋巴细胞均有表达。

2. 催乳素合成和分泌的调控

PRL 的合成和分泌受抑制因子和刺激因子的双重调控，多种生理或病理的因素都会导致血中 PRL 的升高。

(1) 生理性因素：PRL 的分泌有昼夜节律，夜间睡眠后 1h 左右 PRL 分泌开始上升，至午夜 3～6 点达到分泌高峰，然后缓慢下降，早晨睡醒前后 PRL 仍高于基础水平，上午 9～12 点下降至一天中的最低值。PRL 的昼夜节律变化可能与褪黑素对 PRL 的影响有关。PRL 分泌呈脉冲式，每日有 8～12 个脉冲，脉冲分泌时可见到 PRL 水平明显增高。此外，女性的 PRL 略高于男性。随着雌激素的减少，绝经后女性 PRL 水平也有所下降。除了很多生理因素会影响血清 PRL 水平外，PRL 作为应激激素，在应激状态下分泌会显著增加。

① 妊娠期：妊娠期间雌激素水平升高可刺激垂体 PRL 细胞增殖，导致垂体增大并促进 PRL 分泌增加。到分娩前，血清 PRL 水平达高峰，可上升至非妊娠期的 10 倍。分娩后，增大的垂体逐渐恢复正常，血清 PRL 水平也逐渐下降。如果不哺乳，产后 4 周可降至正常。

② 哺乳期：婴儿吸吮乳头可触发垂体大量分泌 PRL，产后 4～6 周内哺乳妇女的血清 PRL 水平会持续升高，但此后基础 PRL 水平逐渐降至正常，每次哺乳导致的 PRL 水平升高幅度将逐渐减小。

③ 应激状态：当机体处于应激状态下，如情绪紧张、寒冷、运动等，血清中 PRL 水平可显著升高，而且往往与促肾上腺皮质激素（adreno-cortico-tropic-hormone，ACTH）和 GH 的升高同时出现，但升高幅度往往不会太大，通常持续时间不到 1h，一般不会引起相关的临床症状。

(2) 病理性因素：病理性的 PRL 升高常常由于下丘脑 - 垂体病变、系统性疾病、肿瘤、创伤、手术等因素引起。

① 下丘脑病变：下丘脑部位的肿瘤，如颅咽管瘤、神经胶质瘤等，可能压迫垂体柄，阻断多巴胺由下丘脑进入垂体前叶的通路，导致 PRL 分泌不受抑制，促使 PRL 大量分泌。下丘脑的炎症、外伤、手术及头部的放射性治疗等也可使 PRL 分泌增加。

② 垂体病变：垂体肿瘤是引起 PRL 升高最常见的病因，约 75% 患垂体肿瘤的女性存在 PRL 升高，部分垂体肿瘤具有激素分泌功能。PRL 瘤可自主分泌 PRL 引起 PRL 升高，也可因瘤体增大压迫而阻断垂体门脉系统多巴胺的运送，导致 PRL 分泌增加。

③ 系统性疾病。

- 甲状腺功能减退症（甲减）：甲减时可合并血 PRL 的轻度升高，可能是甲状腺激素水平降低，负反馈调节作用减弱，从而使下丘脑促甲状腺激素释放激素（thyrotropin-releasing hormone，TRH）分泌增多。TRH 可直接作用于垂体 PRL 细胞促进 PRL 分泌，同时也可通过抑制多巴胺的释放而解除其对 PRL 分泌的抑制作用，导致 PRL 水平的升高。长期甲减患者，TRH 促进 PRL 细胞增生，表现为 PRL 增高和垂体前叶增大，易被误诊为 PRL 瘤。
- 慢性肾衰竭：慢性肾衰竭患者 20%～30% 合并高 PRL 血症，这可能与 PRL 在肾脏降解减少相关。同时，高氮质血症也可能改变 PRL 细胞多巴胺受体的敏感性，使 PRL 分泌受抑制减弱。
- 严重肝病：肝脏功能受损可影响多巴胺代谢，从而引起血清 PRL 水平升高。此外，肝性脑病时假神经递质形成增多，使多巴胺作用减弱，从而导致 PRL 分泌增加。

④ 异位 PRL 分泌：某些肿瘤如未分化支气管肺癌、肾癌、卵巢畸胎瘤等，由于肿瘤细胞发生突变，可引起 PRL 基因转录启动，导致 PRL 大量分泌，从而出现高 PRL 血症。

⑤ 神经源性：胸壁创伤、带状疱疹、神经炎、乳腺手术或慢性刺激等，可通过自主神经反射干扰中枢神经通路，从而促进 PRL 的分泌。

⑥ 多囊卵巢综合征（polycystic ovarian syndrome，PCOS）：PCOS 患者中 6%～20% 出现 PRL 水平升高，可能由于长期高雌激素水平使垂体 PRL 细胞敏感性增加，导致 PRL 分泌幅度增高。

⑦ 妇产科手术：人工流产术、子宫切除术、

卵巢打孔术、卵巢切除术等手术可能引起 PRL 水平升高，其具体机制尚不清楚。

(3) 药物因素：很多常用药物可引起 PRL 升高，其机制多为抑制内源性多巴胺的合成和（或）阻断多巴胺的作用。

① 精神疾病用药：抗精神病药物酚噻嗪类、丁酰苯类、硫杂蒽类和硫必利类均为中枢多巴胺受体阻断药。三环类抗抑郁药物或 5- 羟色胺再摄取抑制药均可以增强中枢 5- 羟色胺的作用，从而促进 PRL 的分泌。

② 消化系统用药：胃肠动力药物甲氧氯普胺、多潘立酮、西沙比利等属于硫必利类，主要用于阻断胃肠道多巴胺受体，但也可作用于中枢多巴胺受体。H_2 受体阻断药包括西咪替丁、雷尼替丁、法莫替丁，通过阻断中枢 H_2 受体而刺激 PRL 分泌。

③ 高血压用药：利舍平可以消耗儿茶酚胺，引起 PRL 升高。甲基多巴可以抑制多巴胺的合成。钙离子拮抗药，如维拉帕米亦引起 PRL 增高。血管紧张素转化酶抑制药可以减少血管紧张素Ⅱ的合成，理论上应该降低 PRL 的释放，但有报道提示依那普利可导致高 PRL 血症。

④ 雌激素类药物：雌激素类避孕药可引起 PRL 升高，但更年期小剂量雌激素替代治疗一般不会引起 PRL 水平增高。

3. 催乳素的功能

PRL 对人类生存非常重要，其经典的生理作用主要与妊娠和哺乳有关，也参与青春期的女性乳房发育，对于下丘脑 – 垂体 – 性腺轴具有抑制作用。然而，PRL 分泌不足对于妊娠和青春期以外的人群存在何种影响，目前尚不清楚。

(1) 对乳腺的影响：PRL 与乳腺上皮细胞的受体结合，刺激乳腺腺泡发育及促进乳汁生成和分泌。PRL 与雌激素、孕激素一起对于维护女性乳腺正常的生长发育和生理功能起着重要作用，并且在生命周期的不同时间段具有不同作用。在女性青春期，PRL 与雌激素等激素协同作用，从而促使乳腺开始发育。妊娠期间，PRL、雌激素、孕激素分泌明显增多，促进乳腺组织进一步发育，为哺乳做好准备，但由于此时高浓度的雌激素、孕激素对 PRL 的抑制作用，乳腺无泌乳。分娩后，雌激素、孕激素浓度迅速下降，PRL 分泌量迅速增加，启动和维持了泌乳过程。另外，PRL 能够促进乳汁的合成，并增加免疫球蛋白在乳汁中的含量。

(2) 对卵巢和睾丸的影响：人类 PRL 对卵巢类固醇激素的生物合成具有协同作用，可通过上调卵巢的 LH 受体数目，间接调节卵巢类固醇类激素的合成。已有研究显示，随着卵泡的成熟，PRL 的含量逐渐升高，初期可高达 5～6 倍，以后逐渐下降。高浓度的 PRL 可抑制颗粒细胞产生孕酮。

此外，生理浓度的 PRL 可诱导睾丸间质细胞 LH 受体产生，从而增强睾丸间质细胞对 LH 刺激的敏感性，有利于睾酮的合成，并促进睾酮与靶细胞的胞浆受体蛋白结合，发挥促进附属性腺器官生长的作用。高 PRL 血症可使下丘脑 – 垂体 – 性腺轴功能降低，还可使下丘脑释放的 GnRH 脉冲信号减弱，从而导致血清 LH 分泌减少和睾酮水平下降，外周睾酮向双氢睾酮的转化亦减少，雄激素作用下降。

(3) 对糖代谢的影响：PRL 在调控胰岛 β 细胞功能方面具有重要作用，适当的 PRL 刺激能够促进 β 细胞增殖，抑制损伤因子诱导的凋亡，增强 β 细胞的分泌功能。已有研究显示，从正常人群到葡萄糖耐量受损及糖尿患者群，PRL 水平逐渐降低。高 PRL 血症人群的葡萄糖耐量受损和糖尿病的患病率均显著下降，提示高 PRL 血症对于糖代谢是一种保护因素，这在女性中尤为明显。然而，PRL 对胰岛素敏感性却呈现出不同的效应。

(4) 对骨代谢的影响：PRL 可抑制下丘脑 – 垂体 – 性腺轴，干扰类固醇激素合成，从而影响骨代谢。约 50% 的高 PRL 血症患者可出现体内雌激素水平不足或缺乏，进而影响骨吸收和骨形成之间的平衡，降低骨密度。骨密度与 PRL 水平和病程成反比，青春期或青春期前即出现高 PRL 血症的患者，其骨质疏松症的严重程度明显大于成年后才出现高 PRL 血症的患者。经过溴隐亭或卡麦角林治疗的患者其骨折发生率明显低于未经治疗的高 PRL 血症患者。

(5) 对心血管的影响：有关 PRL 对人类心血管功能的影响，目前研究数据较少。临床研究显示，心肌梗死患者或某些手术后患者，因精神紧张，可引起血中 PRL 水平明显上升，推测 PRL 水平升高与紧张性刺激所引起的心律失常可能存在相关性。

(6) 对免疫系统的影响：研究发现，PRL 可以通过旁分泌和（或）自分泌途径作用于邻近和自身组织中的免疫细胞，发挥其对免疫系统的生理性或病理性调节作用。临床研究显示，PRL 与免疫应答有关。通常而言，在一定范围内，相对高浓度的 PRL 可提高机体的免疫应答，尤其是 Th_1 型免疫应答。对于伴有病理性高 PRL 血症的自身免疫病患者，经多巴胺能激动药治疗后，随着 PRL 水平降至生理水平，机体的免疫应答亦可恢复正常。

（侯文芳　肖文华　洪天配）

（四）卵巢激素

卵巢分泌的各种激素受到下丘脑 – 垂体相关激素的严密调控，并具有独特的正反馈和负反馈机制，对维持女性第二性征和生育能力具有决定性作用。卵巢分泌的激素主要为类固醇激素，包括雌激素、孕激素和雄激素。此外，卵巢亦分泌肽类激素，包括激活素、抑制素、卵泡抑素，以及多种细胞因子。

1. 卵巢类固醇激素的合成

卵巢类固醇激素的共同前体为胆固醇，而卵巢胆固醇的来源主要为血液低密度脂蛋白胆固醇（low-density lipoprotein cholesterol，LDL-C），少部分来源为细胞内胆固醇重新合成。在排卵前，卵巢分泌的性激素主要为雌酮（estrone，E_1）和雌二醇（estradiol，E_2），排卵后由黄体合成的孕酮和 17α- 羟孕酮显著升高。此外，卵巢尚可合成孕烯醇酮、脱氢表雄酮（dehydroepiandrosterone，DHEA）、雄烯二酮（androstenedione，A）和睾酮（testosterone，T）等类固醇激素。

根据类固醇激素所含碳原子个数区分，可将卵巢来源的类固醇激素分为 C21、C19 和 C18 类固醇。其中 C21 类固醇激素主要代表为孕激素，包括孕烯醇酮、孕酮、17α- 羟孕酮；C19 类固醇激素主要为具有雄激素作用的类固醇激素，包括 DHEA、A 和 T；C18 类固醇激素主要代表为雌激素，包括 E_1 和 E_2。

参与卵巢合成类固醇激素的蛋白或酶主要包括类固醇激素生成急性调节蛋白（steroidogenic acute regulatory protein，StAR）、P_{450} 侧链裂解酶（cholesterol side-chain cleavage enzyme，CYP11A1）、3β 羟类固醇脱氢酶 /Δ5，4 异构酶 2 型（3βhydroxysteroid dehydrogenase/Δ5，4 isomerase type 2，HSD3B2）、17-α 羟化酶 /17，20 裂解酶（17α-hydroxylase/17，20 lyase，CYP17A1）、芳香化酶（aromatase，CYP19A1）和 17β 羟类固醇脱氢酶 1 型（17β hydroxysteroid dehydrogenase type 1，HSD17B1）。合成类固醇激素的第一步是在 StAR 的作用下，将胆固醇转移到线粒体内，此步骤亦为限速步骤。紧接着，在线粒体 CYP11A1 的作用下，将胆固醇转化为孕烯醇酮，进而在不同的酶的作用下产生相应类固醇激素（图 54-1）。

目前认为，卵巢合成类固醇激素需要在不同细胞内分步进行，即“二细胞学说”。在排卵前的卵泡中，卵泡膜细胞首先从血循环中摄取或在细胞内重新合成胆固醇。因富含黄体生成素 / 绒毛膜促性腺激素受体（luteinizing hormone/choriogonadotropin receptor，LHCGR），卵泡膜细胞可在 LH 刺激下增加 cAMP 的产生和核受体类

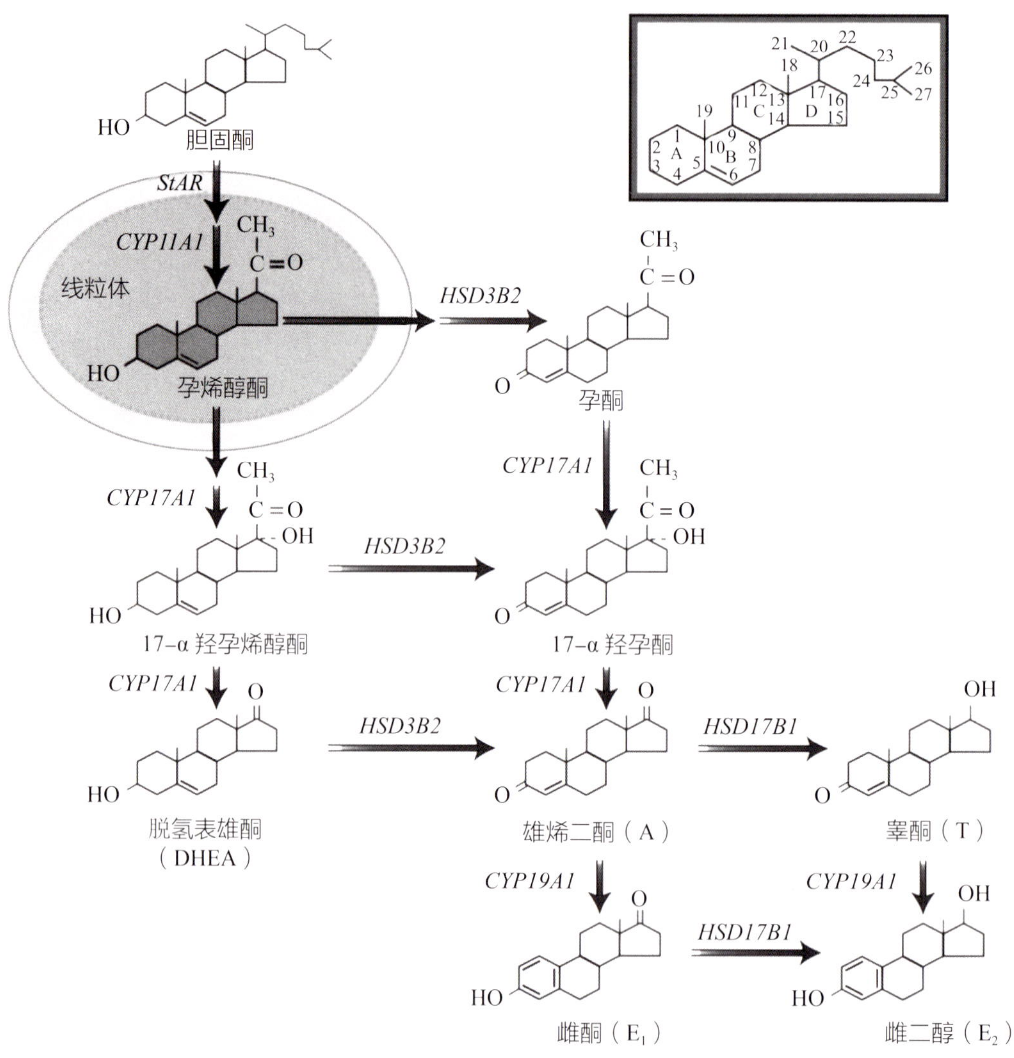

▲图 54-1　人卵巢类固醇激素生物合成的主要途径

StAR. 类固醇激素生成急性调节蛋白；CYP11A1.P_{450} 侧链裂解酶；HSD3B2.3β 羟类固醇脱氢酶 Δ5，4 异构酶 2 型；CYP17A1.17α- 羟化酶 /17，20 裂解酶；CYP19A1. 芳香化酶；HSD17B1.17β 羟类固醇脱氢酶 1 型［改编自 *WILLIAMS Textbook of Endocrinology*（*13th edition*），*p 606*］

固醇生成因子（steroidogenic factor-1，SF1）的表达，进而刺激 StAR 和 CYP11A1 表达，并增加 A 的合成。在卵泡膜细胞内产生的 A 可穿过基底膜，进入到颗粒细胞中，成为颗粒细胞合成雌激素的前体物质。颗粒细胞在 FSH 的刺激下，增加 cAMP 水平并激活蛋白激酶 A（protein kinase A，PKA）和丝裂原活化蛋白激酶（mitogen-activated protein kinase，MAPK）通路，并增强肝受体类似物 1（liver receptor homolog 1，LRH1）和 SF1 两种核受体与 CYP19A1 启动子区域结合的能力，进而增加 CYP19A1（即芳香化酶）的合成，最后将进入颗粒细胞的 A 转化为 E_1 和 E_2。而在排卵后的黄体期，伴随着黄素化和血管化过程，卵泡基底膜结构被打乱，由卵泡颗粒细胞转换而成的颗粒黄体细胞可以直接从血循环摄入大量胆固醇，并同时表达 LH 和 FSH 两种受体（即 LHCGR 和 FSHR），在 LH 和 FSH 共同作用下颗粒黄体细胞中 cAMP-SF1/LRH1-StAR 通路显著激活，并致细胞高表达 CYP11A1 和产生大量孕酮。与此同时，由卵泡膜细胞转换而成的膜黄体细胞仍可在 LH 的作用下产生 A，后者转移至邻近的颗粒黄体细胞中后仍可在 CYP19A1 的作用下生成 E_1 和 E_2（图 54-2）。

2. 卵巢类固醇激素的作用

(1) 雌激素：天然雌激素为 C18 类固醇结构，C3 位置若为羟基则成为 E_2，若为酮基则为 E_1（图 54-1）。雌激素在月经周期不同阶段的水平显著不同，在卵泡早期每日生成 E_1 和 E_2 共 60～170μg，卵泡晚期每日分泌 E_2 可达 400～800μg，排卵后的黄体每日产生 E_2 约 250μg，从卵泡晚期到黄体期卵巢合成 E_1 的量约为 E_2 的 1/4。在血浆浓度方面，在卵泡早期 E_2 浓度为 50～60pg/ml，在卵泡晚期 E_1 浓度为 150～200pg/ml，E_2 浓度为 250～400pg/ml。

雌激素作用经由雌激素受体介导。雌激素受体（estrogen receptor，ER）为核受体，分为 ER-α 和 ER-β 两种亚型，其中前者又分为 ER-α_1 和 ER-α_2。当靶组织的雌激素受体与雌激素结合后，受体转位并使其 DNA 结合区与相应 DNA 序列结合，进而调节下游基因表达。

雌激素的生理作用广泛而复杂，人体表达雌激素受体的组织有百余种。在女性生殖系统中，雌激素的主要作用包括：①通过负反馈和正反馈机制，与下丘脑 - 垂体激素共同调节女性月经周期；②对副中肾管演变的女性生殖器官上皮具有刺激生长的作用，包括促进输卵管上皮细胞增生并维持其功能；促进子宫内膜间质增生，诱导子宫内膜表达孕激素受体；促进宫颈柱状上皮及腺上皮分泌黏液。③促进女性青春期启动和维持第二性征；④促进乳腺发育和乳腺上皮细胞增生等。

(2) 孕激素：孕激素主要为 C21 类固醇结构。黄体期每日分泌孕酮 10～40mg，血浆孕酮浓度为 5～25ng/ml。黄体的生存和功能需要 LH 的支持，正常黄体寿命为 14d，若受孕则黄体可不萎缩而继续存在至妊娠 12 周开始缓慢萎缩。

孕激素受体（progesterone receptor，PR）可分为 2 个亚型，即 PR-A 和 PR-B，2 种受体的时间和空间分布不同可造成受体后效应不同，目前认为孕激素对组织的整体效应主要由 PR-A 和

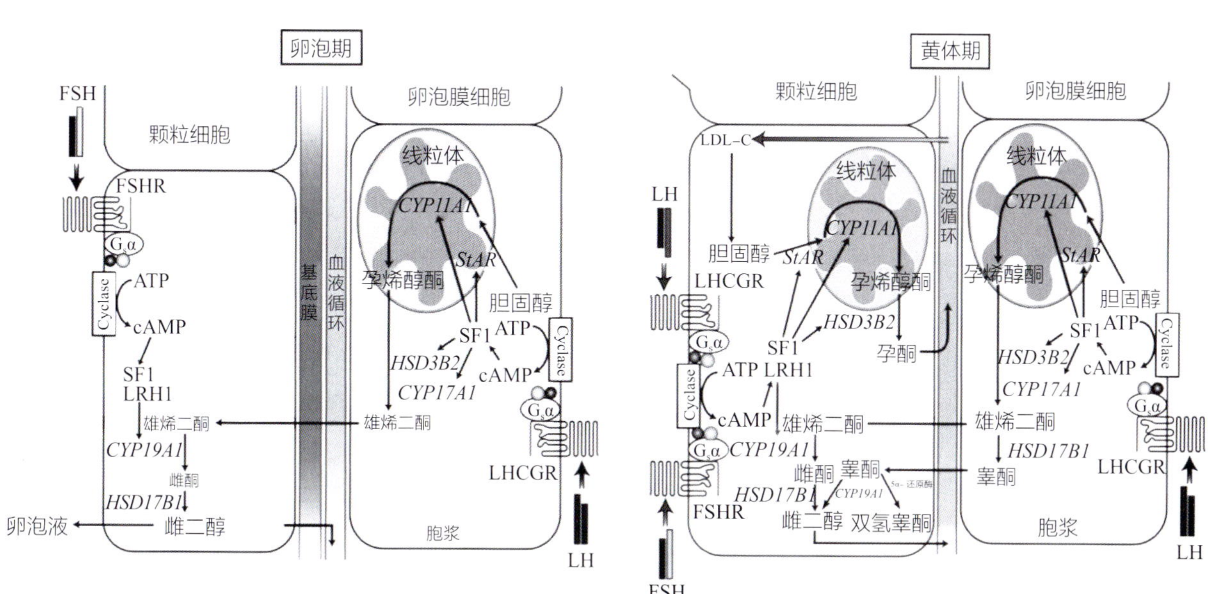

▲ 图 54-2　人卵巢类固醇激素生物合成的“二细胞学说”

LDL-C. 低密度脂蛋白胆固醇；StAR. 类固醇激素生成急性调节蛋白；CYP11A1.P_{450} 侧链裂解酶；HSD3B2.3β 羟类固醇脱氢酶 Δ5，4 异构酶 2 型；CYP17A1.17α- 羟化酶 /17，20 裂解酶；CYP19A1. 芳香化酶；HSD17B1.17β 羟类固醇脱氢酶 1 型；Cyclase. 腺苷环化酶；cAMP. 环磷酸腺苷；LH. 黄体生成素；LHCGR. 黄体生成素 / 绒毛膜促性腺激素受体；FSH. 卵泡雌激素；FSHR.FSH 受体；SF1. 核受体类固醇生成因子 1；LRH1. 肝受体类似物 1［改编自 *WILLIAMS Textbook of Endocrinology*（*13th edition*），*p 608*］

PR-B 的表达比例决定，如在妊娠早期子宫肌层主要表达 PR-B，抑制子宫平滑肌收缩，而妊娠晚期 PR-A 表达升高，转而增加子宫平滑肌收缩。

孕激素的主要生理功能包括：①排卵前小剂量孕激素与 E_2 协同，促进排卵前 LH 峰出现并促进排卵；②排卵后，使子宫内膜腺上皮细胞转化为分泌期子宫内膜，为受孕做准备；③改变宫颈管上皮细胞的分泌功能，使宫颈分泌物变黏稠；④高浓度时抑制子宫平滑肌收缩，以利胚胎着床和生长；⑤与雌激素共同作用，促进乳腺上皮增长。

(3) 雄激素：雄激素属于 C19 类固醇激素。女性雄激素包括 A、DHEA、T、硫酸脱氢表雄酮（dehydroepiandrosterone sulphate，DHEAS）和双氢睾酮（dihydrotestosterone，DHT），其中仅有 T 和 DHT 能与雄激素受体（androgen receptor，AR）结合并产生雄激素生物学功能，而 A、DHEA 和 DHEAS 的雄激素效应极微或仅作为 T 或 DHT 的前体物质。卵巢来源的雄激素主要为卵泡膜细胞分泌产生的 A 和 T，两者经卵泡基底膜进入颗粒细胞后，A 先后经 CYP19A1 和 HSD17B1 转化为 E_2；T 可经 CYP19A1 转化为 E_2 或经 5α- 还原酶转化为活性更强的 DHT。女性循环中的 A 约 50% 来源于卵巢，另外 50% 来源于肾上腺，而循环中的 A 又可在外周组织根据自身所表达的酶的不同，转换为睾酮（毛囊、阴蒂）或雌二醇（子宫内膜、乳腺、皮肤、脂肪组织）。虽然卵巢可产生 DHEA，但几乎全部用于合成卵巢来源雌激素和少量雄激素（T 和 DHT），女性血循环中的 DHEA 大部分来自肾上腺，而 DHEAS 则全部来源于肾上腺。

生理状态下，雄激素在女性生殖系统亦产生至关重要的作用，其中包括：①启动始基卵泡发育进程，刺激窦前和窦状卵泡生长，维持卵泡健康，协助和刺激排卵；②促进子宫生长发育；③调节胚胎乳腺间叶原基退化萎缩，参与调节青春期乳腺发育；④维持女性性欲等。然而，当雄激素水平过高时，则导致卵泡过渡募集和发育停滞并抑制排卵。

(4) 儿茶酚雌激素：儿茶酚雌激素（catechol estrogen，CE）是 E_2 或 E_1 在 C2 或 C4 位置上羟基化产生的。CE 既能够与 ER 结合，又能与儿茶酚胺受体结合，还能与降解雌激素和儿茶酚胺的酶相互作用。在人类，CE 的作用尚不清楚，但因 CE 在下丘脑和垂体的浓度 10 倍于 E_1 和 E_2 的浓度，不除外它在中枢神经系统存在调节作用。

3. 卵巢肽类激素和细胞因子

除类固醇激素外，卵巢尚通过自分泌、旁分泌、内分泌方式分泌多种肽类激素和细胞因子。其中包括转化生长因子（TGF）β 超家族成员的抑制素和激活素、单链多肽结构的卵泡抑素、多种生长因子。卵巢来源的各种激素和细胞因子形成复杂调控网络，共同参与女性月经周期和生育功能，其内在精细调控机制有待进一步研究。

（路　然　田　勍　洪天配）

（五）睾丸激素

睾丸能够分泌类固醇激素，包括 C19 雄激素和少量 C18 雌激素，睾丸还可分泌多种肽类激素和细胞因子。睾丸分泌量最大的激素是雄激素，主要包括睾酮（T）、雄烯二酮（A）、脱氢表雄酮（DHEA）和双氢睾酮（dihydrotestosterone，DHT）。虽然上述 C19 类固醇激素均可在睾丸间质细胞（Leydig cell）产生，但能与雄激素受体结合并发挥雄激素生理功能的只有 T 和 DHT，A 和 DHEA 仅可算作雄激素前体。此外，男性血循环中睾丸来源的 DHT 很少，多数由外周组织将 T 转换为 DHT 并释放入血，故而睾丸产生的最主要的雄激素就是 T。男性睾丸间质细胞尚可分泌少量雌激素，占循环雌激素的 15%～25%。

1. 雄激素的生物合成和分泌

(1) 雄激素合成通路：雄激素的生物合成原料为胆固醇，人睾丸组织用于合成类固醇激素的胆固醇部分通过摄取血浆低密度脂蛋白胆固醇

（LDL-C）获得，部分由细胞内重新合成。

细胞内的胆固醇首先通过 StAR 转移至线粒体内膜，并在位于线粒体内膜上的 CYP11A1 的作用下产生孕烯醇酮。此后孕烯醇酮经 Δ4 途径（孕酮途径）或 Δ5 途径（DHEA 途径）生成 T，Δ5 途径为睾丸间质细胞产生 T 的主要途径。Δ4 途径是指在类固醇激素共有的环戊烷多氢菲结构上，C_4 和 C_5 之间形成双键，而 Δ5 途径是 C_5 和 C_6 之间形成双键。孕酮、17α- 羟孕酮、A 和 T 属于 Δ4 类固醇，而孕烯醇酮、17α- 羟孕烯醇酮、DHEA 和雄烯二醇都属于 Δ5 类固醇。

① Δ5 途径（DHEA 途径）：孕烯醇酮在 17α- 羟化酶 /17，20 裂解酶（17α-hydroxylase/17，20 lyase，CYP17A1）的作用下先后转化为 17α- 羟孕烯醇酮和 DHEA。DHEA 在 17-β 羟类固醇脱氢酶 3 型（17βhydroxysteroid dehydrogenase type 3，HSD17B3）的作用下产生雄烯二醇。而 DHEA 和雄烯二醇可在 3β- 羟类固醇脱氢酶 2 型（3βhydroxysteroid dehydrogenase/Δ5，4 isomerase type 2，HSD3B2）的作用下分别转换为 Δ4 结构的 A 和 T。

② Δ4 途径（孕酮途径）：孕烯醇酮和 17α- 羟孕烯醇酮可通过 HSD3B2 的作用分别产生孕酮和 17α- 羟孕酮，两者继续经由 Δ4 途径产生 A，并进一步在 HSD17B3 的作用下合成 T。在睾丸组织，一部分 T 可经芳香化酶（aromatase，CYP19A1）产生雌二醇（E_2），或经类固醇 5α- 还原酶Ⅰ型（steroid 5α-reductase type 1，SRD5A1）产生 DHT，SRD5A1 为睾丸组织内 5α- 还原酶的主要亚型（图 54-3）。

睾丸每日大约合成 7000μg T、10μg E_2 和 69μg DHT，尚可分泌少量 17α- 羟孕酮、孕烯醇酮、A 和孕酮。

(2) 雄激素合成和分泌的调节：Leydig 细胞合成 T 后，大部分释放入血液循环，少部分分泌进淋巴系统和生精小管内。T 分泌主要受下丘脑的 GnRH 和垂体的 LH 和 FSH 的调控，分泌具有节律性，且分泌量和节律特点随年龄改变。此外，PRL、胰岛素、糖皮质激素对于 T 的合成和分泌亦有一定的调节作用。在胚胎 14～18 周，T 分泌量增加，形成雄激素分泌的第一高峰，并与胚胎生殖器分化在时间上相符合，此后雄激素水平逐渐降低。在出生后短期内婴儿体内雄激素水平再次升高并形成一个小高峰，随后降低并长期维持较低水平，此时血液循环中的雄激素主要由肾上腺合成和分泌，Leydig 细胞处于静止期，通常不分泌 T。青春期发育前期开始，Leydig 细胞数量增加且合成和分泌 T 功能旺盛，形成循环 T 的第二个高峰，此高峰与青春期发育在时间上相符。青壮年期 T 分泌量相对稳定，而老年则逐渐降低。

① 中枢 LH/FSH 的调节作用：垂体分泌的 LH 可作用于 Leydig 细胞的 LH/ 人绒毛膜促性腺激素受体（LHCGR），激活 G_s 蛋白并上调 cAMP 水平，进一步激活蛋白激酶 A（protein kinase A，PKA）通路，并上调 T 合成相关的关键酶，包括类固醇合成的关键酶 StAR、CYP11A1 和 CYP17A1。生理状态下，男性 LH 分泌具有节律性并呈脉冲性分泌，每日脉冲分泌数为 12～16 次，每次脉冲分泌的幅度不同，入睡后特别是快速动眼期 LH 的脉冲分泌幅度最高。Leydig 细胞分泌 T 的时间较 LH 脉冲分泌时间有 80～120min 的延后，故男性血循环中 T 水平通常在早上 8 时达峰，在夜间 8～9 时降至低谷。循环中的 FSH 可与睾丸支持细胞上的 FSH 受体结合，激活 G_s 蛋白，激活 cAMP-PKA 通路、钙通道蛋白、MAPK 通路等，进而调节睾丸支持细胞多种蛋白和细胞因子表达。

② 睾丸各类细胞的局部调节作用：除受到中枢调控外，睾丸组织中间质细胞、支持细胞、肌样细胞、巨噬细胞和生殖细胞相互作用，产生多种生长因子、肽类激素和类固醇激素，通过旁分泌和自分泌作用形成局部调控网络，共同调节生精过程。

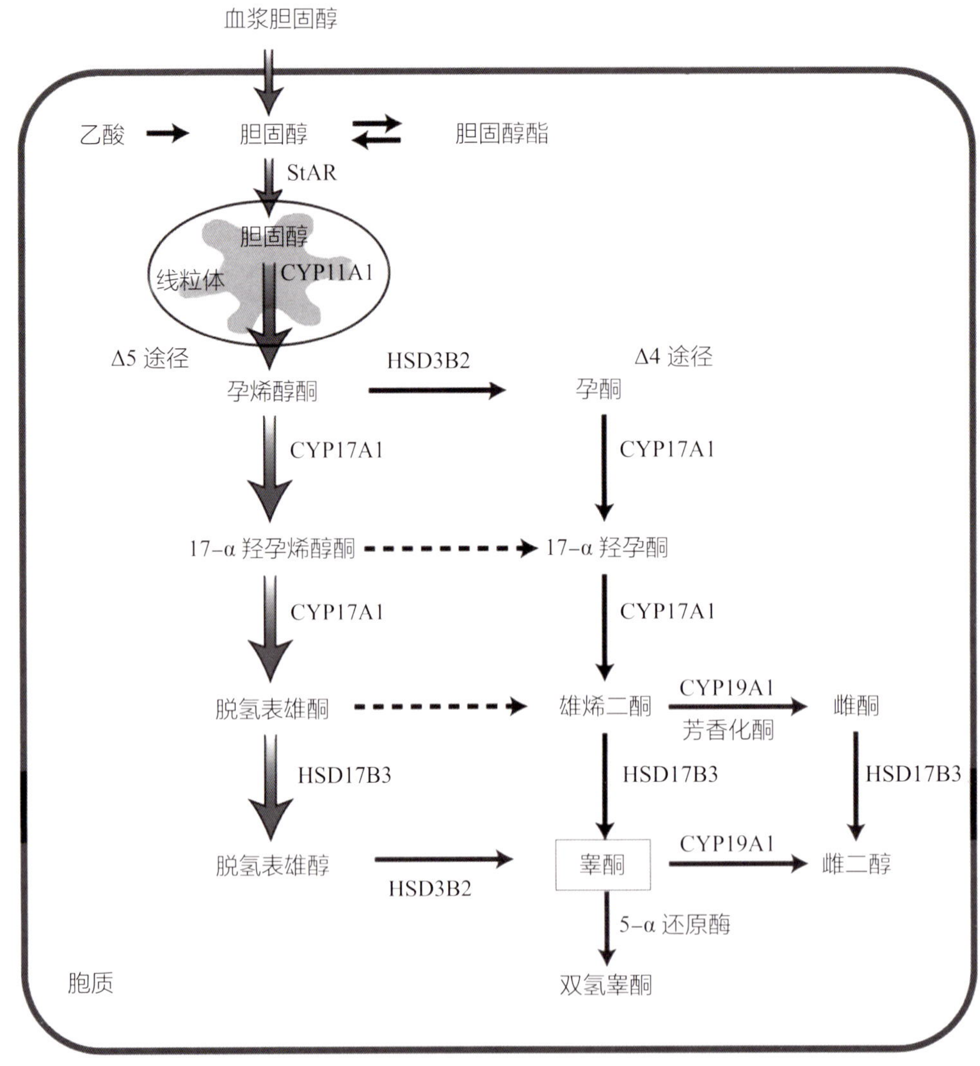

▲图 54-3　人睾丸类固醇激素生物合成的主要途径

StAR. 类固醇激素生成急性调节蛋白；CYP11A1.P_{450} 侧链裂解酶；HSD3B2.3β 羟类固醇脱氢酶 /Δ5.4 异构酶 2 型；CYP17A1.17α- 羟化酶 /17. 20 裂解酶；CYP19A1. 芳香化酶；HSD17B3.17β 羟类固醇脱氢酶 3 型。粗箭 . 激素合成主要途径；细箭 . 激素合成次要途径；虚箭 . 在间质细胞中该反应较弱

2. 雄激素的运输和代谢

血液中的 T 和其他雄性激素有 2 种存在形式，包括游离睾酮和结合睾酮。其中游离睾酮仅占 0.5%～3%，而结合睾酮占绝大多数。约 50% 的睾酮与白蛋白形成松散结合（两者的亲和力为 1.0×10^{-4}mol/L），约 45% 与性激素结合蛋白（sex hormone-binding globulin，SHBG）特异性紧密结合（两者的亲和力为 1.6×10^{-9}mol/L），另有 1%～2% 与皮质醇结合蛋白（cortisol-binding globulin，CBG）结合。通常认为，结合睾酮不容易扩散进入组织细胞，无生物活性，可作为 T 的贮备池，仅游离睾酮可被靶组织摄取并发挥生物学作用。亦有学者认为应将游离睾酮和与白蛋白松散结合的 T 统称为具有生物学活性的 T。

血液循环中约有 4% 的 T 被转运至前列腺、附睾、皮肤、毛囊等组织，通过 5α- 还原酶Ⅰ型和Ⅱ型（SRD5A1 和 SRD5A2）的作用产生 DHT，其中 SRD5A2 为优势同工酶。每日产生 DHT 200～300μg，大部分是在外周组织由 T 转化而来，仅少部分由睾丸和附睾分泌、释放入血。血液循环中的 T 另有 0.2%～0.3% 可被转运至含有芳香化酶的组织，包括附睾、前列腺、脂肪组织、神经和骨骼组织中，进一步转化为 E_2，发挥雌激素的调控作用。

循环血中的 T 和 DHT 主要经肝脏代谢，主要代谢产物包括雄酮、原胆烷醇酮和雄甾烷二醇，它们以葡萄糖醛酸酯和硫酸酯的形式通过尿液排出。

3. 雄激素的作用及其机制

(1) 雄激素受体：雄激素的生物学效应主要由 AR 介导产生。AR 基因位于 X 染色体长臂（Xq11～12）。AR 为核受体，当受体与配体（雄激素）结合后，可特异性识别并结合相关 DNA 序列，即雄激素反应元件，并调节基因转录，进而改变细胞功能。AR 的结构可分为 4 个功能区，分别是：① N- 末端结构域（N-terminal domain，NTD），该区域由 2 个转录激活结构域（transactivation domains）AF1 和 AF5 组成，其主要功能是选择和激活基因转录过程；② DNA 结合结构域（DNA-binding domain，DBD），由 2 个锌指结构组成，第 1 锌指主要介导 DNA 识别和结合，第 2 锌指介导 AR 二聚体形成并稳定受体和 DNA 的结合状态；③铰链区，内含雄激素受体胞核定位信号的主要部分；④配体结合结构域（ligand-binding domain，LBD），主要介导与雄激素结合，并含有另一个 AF2 区域。该区域未与雄激素结合时，与热休克蛋白结合，与雄激素结合后则热休克蛋白解离。此外，LBD 对激活转录也有加强作用。

(2) 雄激素的生理作用。

① 雄激素在生殖系统中的作用：妊娠 7 周时，胎儿睾丸先后在 hCG 和 LH 的作用下产生 T，产生 T 分泌的第一个高峰，此时胎儿体内 T 水平相当于成年男性水平，这一阶段胎儿体内由 T 转换而来的 DHT 对男性生殖器官发育发挥至关重要的作用。T 水平在妊娠中期后逐渐下降至极低水平。

出生后，在婴儿 3～6 月龄时，伴随 LH 的分泌增加，循环 T 水平再次升高，形成“小高峰”，此阶段 T 水平升高可能与睾丸下降至阴囊的过程相关。

在青春期，下丘脑 - 垂体 - 性腺轴启动，睾丸分泌和外周组织转化而来的 T、DHT 和 E_2 均显著升高，造成青春期男性化过程。此阶段雄激素及其代谢产物可介导身体形态和功能改变，包括促进阴茎和阴囊生长；促进前列腺和精囊增大，并促进副性腺分泌精液；促进精子产生；促进阴茎勃起组织发育，维持勃起和射精功能；促进雄激素依赖的毛发生长，造成男性体毛分布；促进喉结增大和声带增粗，导致声音变低沉。此外，青春期雄激素升高可改变性欲和认知。

成人期，雄激素可维持自男性第二性征和生殖功能。

② 雄激素在生殖系统以外的作用：生殖系统外，雄激素可与生长激素协同促进 IGF-1 产生，并促进骨骼生长，同时促进骨骺闭合；增加骨骼钙质沉积并增加骨密度；增加骨骼肌质量和力量；改变体脂分布；促进骨髓造血干细胞分化为红细胞；增加皮脂腺分泌；参与改变情绪和认知功能；影响糖代谢、脂肪代谢、蛋白质代谢和水盐代谢。

4. 男性体内雌激素的作用

成年男性平均每日合成 40～50μg 的 E_2，其中大部分是在外周组织由 T 或 A 转化而来。睾丸来源雌激素仅占循环雌激素的 15%～25%，主要由间质细胞分泌。在男性体内，雌激素的主要作用包括：①参与下丘脑 - 垂体 - 靶腺轴的负反馈调节，高剂量的 E_2 可降低血清 LH 和 FSH 水平；②调节精子发生过程，生理剂量的 E_2 可刺激精原细胞和生殖母细胞发育，并可通过旁分泌方式调节精子生成过程；但过量的 E_2 可造成精子生发障碍；③参与调节附睾内体液微环境，促进精子成熟。

（路　然　田　勍　洪天配）

（六）外周合成的性激素

1. 肾上腺合成的性激素

睾丸和卵巢是合成性激素的主要场所，受下丘脑－垂体－性腺轴的调控。不论男性和女性，某些性腺外的组织也可合成性激素，如肾上腺、脂肪、前列腺、皮肤等组织，其中肾上腺是性腺外合成性激素的最重要器官。虽然肾上腺合成的睾酮和雌激素（包括雌酮和雌二醇）的量并不多，但性激素合成过程中产生大量的中间产物，有些中间产物是活性雄激素的前体，这些前体可以进入血液循环，在其他组织中可被转化为睾酮和雌激素。在女性，肾上腺和卵巢合成的睾酮量相当，合计约占睾酮总量的1/2，另1/2的睾酮由外周组织合成。

肾上腺合成性激素的途径既有经典的从头合成（*de novo* biosynthesis）途径（图54-4），也有一小部分是通过旁路途径（图54-5）合成。

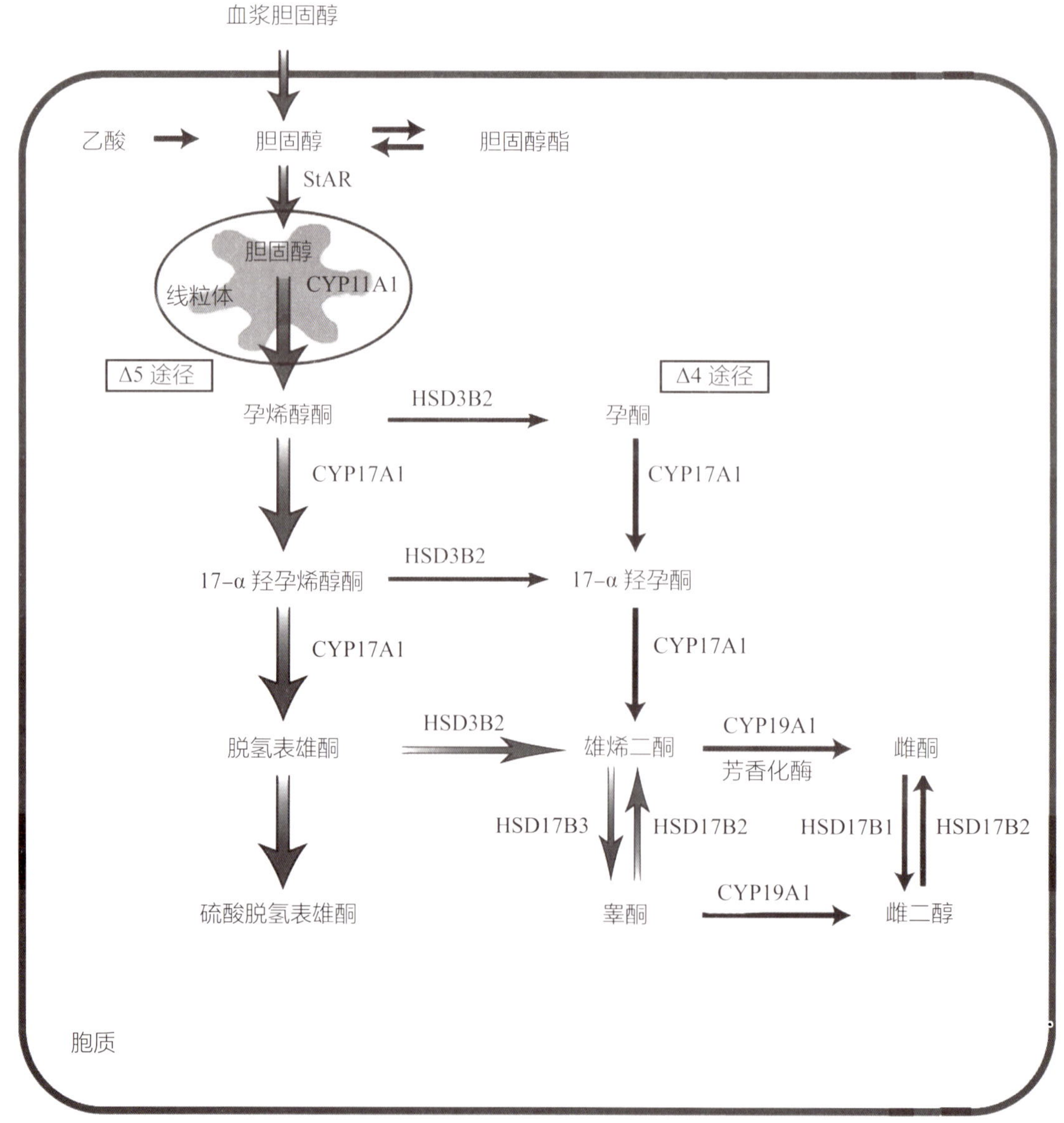

▲ 图 54-4 肾上腺性激素的从头合成途径

StAR. 类固醇急性调节蛋白；CYP11A1. 胆固醇侧链裂解酶；CYP17A1. 17α-羟化酶/17、20裂解酶；CYP19A1. 芳香化酶；HSD3B2. 3β-羟类固醇脱氢酶2；HSD17B1. 17β-羟类固醇脱氢酶1；HSD17B2. 17β-羟类固醇脱氢酶2；HSD17B3. 17β-羟类固醇脱氢酶3

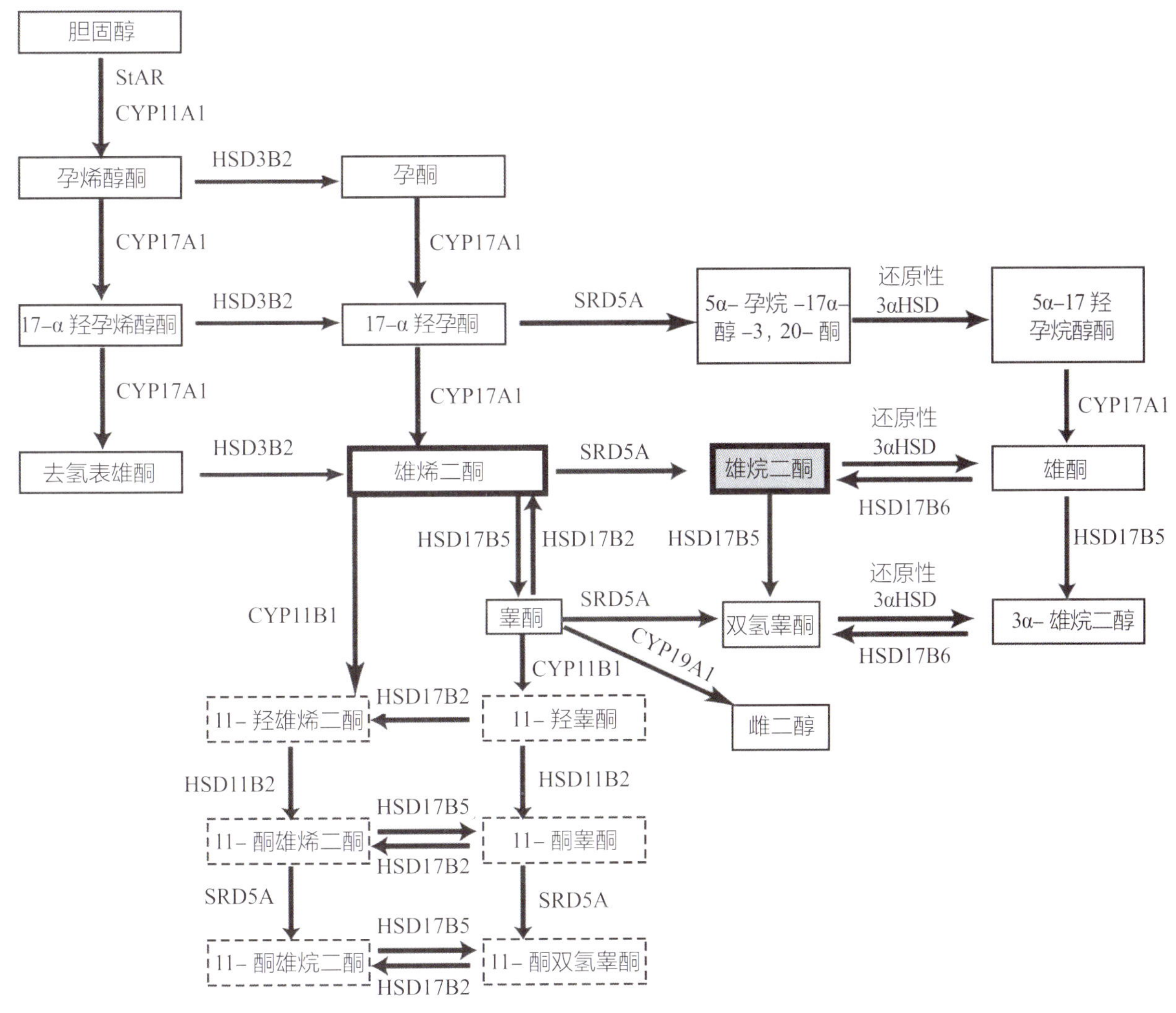

▲图 54-5　肾上腺及外周组织性激素合成旁路

StAR. 类固醇急性调节蛋白；CYP11A1. 胆固醇侧链裂解酶；CYP17A1. 17α－羟化酶 /17, 20 裂解酶；CYP11B1. 11β－羟化酶；CYP19A1. 芳香化酶；3α HSD. 3α－羟类固醇脱氢酶；HSD3B2. 3β- 羟类固醇脱氢酶 2；HSD11B2. 11β－羟类固醇脱氢酶 2；HSD17B1. 17β－羟类固醇脱氢酶 1；HSD17B2. 17β－羟类固醇脱氢酶 2；HSD17B3. 17β－羟类固醇脱氢酶 3；HSD17B5. 17β 羟类固醇脱氢酶 5；HSD17B6. 17β－羟类固醇脱氢酶 6；SRD5A. 5α－还原酶

(1) 从头合成途径：与性腺合成性激素的途径类似，肾上腺合成雄激素的场所在网状带，由胆固醇经一系列酶促反应合成性激素。合成性激素所需要的胆固醇，80% 来源于循环中的胆固醇或胆固醇酯，其余为肾上腺皮质细胞自身合成。性激素合成的第一个步骤是胆固醇的动员，将细胞内的胆固醇转运至线粒体上进行酶促反应，该动员过程由 StAR 介导。StAR 受 ACTH 调控，在 ACTH 作用下，细胞内 cAMP 水平升高，诱导细胞内 StAR 蛋白的快速合成。StAR 蛋白的快速合成是肾上腺性激素合成的限速步骤。胆固醇进入线粒体后，开始一系列的酶促反应，这一过程需要众多的催化酶参与，这些酶的表达基因、酶的名称和生物学作用见表 54-2。

胆固醇在线粒体上被胆固醇侧链裂解酶（CYP11A1）催化，在 C_{20}~C_{22} 间切除胆固醇侧链，生成 21C 的孕烯醇酮。孕烯醇酮生成后进入细胞质，可沿 2 条通路进行性激素的合成，分别为 Δ5 通路和 Δ4 通路。Δ5 通路中的产物［孕烯醇酮、17- 羟孕烯醇、脱氢表雄酮（DHEA）］

表 54-2　性激素生物合成途径中的主要催化酶

基因名称	酶的简写	酶的全称	酶活性及作用
AKR1C1	3αHSD4（AKR1C1）	3α-hydroxysteroid dehydrogenase type 4，3α-羟类固醇脱氢酶 4（也称 aldo-keto reductase 1C1、AKR1C1、醛固酮还原酶 1C1）	还原性 3αHSD
AKR1C2	3αHSD3（AKR1C2）	3α-hydroxysteroid dehydrogenase type 3，3α-羟类固醇脱氢酶 3（也称 aldo-keto reductase 1C2、AKR1C2、醛固酮还原酶 1C2）	还原性 3αHSD
AKR1C3	HSD17B5（AKR1C3）	17β-hydroxysteroid dehydrogenase type 5（也称 aldo-keto reductase 1C3、AKR1C3），17β 羟类固醇脱氢酶 5（醛固酮还原酶 1C3）	还原性 17βHSD，外周组织为主
AKR1C4	3αHSD1（AKR1C4）	3α-hydroxysteroid dehydrogenase type 1，3α-羟类固醇脱氢酶 1（也称 aldo-keto reductase 1C4、AKR1C4、醛固酮还原酶 1C4）	还原性 3αHSD
CYP11A1	CYP11A1	cytochrome P_{450} cholesterol side-chain cleavage，胆固醇侧链裂解酶	C_{20}～C_{22} 碳链裂解
CYP11B1	CYP11B1	cytochrome P_{450} 11β-hydroxylase，11β-羟化酶	11β-羟化酶
CYP17A1	CYP17A1	cytochrome P_{450} 17α-hydroxylase/17，20-lyase，17α-羟化酶/17，20 裂解酶	17α 羟化和 C_{17}～C_{20} 碳链裂解
CYP19A1	CYP19A1	cytochrome P_{450} aromatase，芳香化酶	A 环 C_{10}～C_{19} 去甲基化，芳香化作用
HSD3B1	HSD3B1	3β-hydroxysteroid dehydrogenase type 1，3β-羟类固醇脱氢酶 1 型	氧化性 3βHSD/Δ5-4 异构酶，胎盘表达
HSD3B2	HSD3B2	3β-hydroxysteroid dehydrogenase type 2，3β-羟类固醇脱氢酶 2 型	氧化性 3βHSD/Δ5-4 异构酶，肾上腺和性腺表达
HSD11B1	HSD11B1	11β-hydroxysteroid dehydrogenase type 1，11β-羟类固醇脱氢酶 1 型	还原性 11βHSD
HSD11B2	HSD11B2	11β-hydroxysteroid dehydrogenase type 2，11β-羟类固醇脱氢酶 2 型	氧化性 11βHSD
HSD17B1	HSD17B1	17β-hydroxysteroid dehydrogenase type 1，17β-羟类固醇脱氢酶 1 型	还原性 17βHSD，主要转化雌酮为雌二醇
HSD17B2	HSD17B2	17β-hydroxysteroid dehydrogenase type 2，17β-羟类固醇脱氢酶 2 型	氧化性 17βHSD，睾酮和雌二醇转为前体
HSD17B3	HSD17B3	17β-hydroxysteroid dehydrogenase type 3，17β-羟类固醇脱氢酶 3 型	还原性 17βHSD，主要转化雄烯二酮为睾酮
HSD17B6	HSD17B6	17β-hydroxysteroid dehydrogenase type 6，17β-羟类固醇脱氢酶 6 型	氧化性 3αHSD
SRD5A	SRD5A	steroid 5α-reductase，5α-还原酶	5α-还原酶

在 3β- 羟类固醇脱氢酶 -2（HSD3B2）作用下可转化为 Δ4 通路的对应产物（孕酮、17- 羟孕酮、雄烯二酮）。HSD3B 存在于内质网上，能催化羟基变为酮基，在性激素合成过程中，HSD3B 先后发挥 2 种催化作用，首先是将 3 位碳上的羟基氧化，再发挥异构酶的作用将 C_5～C_6 之间的双链移位到 C_4～C_5 之间，即由 Δ5 转为 Δ4。

HSD3B 有 2 个亚型，主要在胎盘表达的 HSD3B1 及在肾上腺和性腺表达的 HSD3B2，分别由不同基因编码。HSD3B1 还可表达在皮肤、乳腺及某些肿瘤组织。HSD3B2 在肾上腺网状带的表达量较低，故此人肾上腺雄激素的合成通路以 Δ5 通路为主，各种雄激素中以 DHEA 和 DHEAS 形式为主，并可分泌进入血液循环。在胎儿期，胎儿肾上腺分泌较高浓度的 DHEAS，出生后 6 个月 DHEAS 浓度逐渐降低并一直维持在较低水平，直到 6—8 岁肾上腺功能初现时开始升高，20 岁后达高峰，之后逐渐降低，在 65—70 岁达最低点。啮齿类动物肾上腺性激素合成则以 Δ4 通路为主。

Δ5 通路主要是孕烯醇酮经过中间产物 17- 羟孕烯醇酮进一步合成 DHEA。Δ4 通路中的孕酮由 Δ5 通路中的孕烯醇酮经 HSD3B2 催化而生成，之后经中间产物 17- 羟孕酮进一步合成雄烯二酮。这 2 个通路中最关键的酶是 17α 羟化酶（CYP17A1）。CYP17A1 位于内质网，具有 17α 羟化酶作用和 17，20 裂解酶活性。在 CYP17A1 作用下，孕烯醇酮转化为 17- 羟孕烯醇酮、孕酮转化为 17- 羟孕酮，在 CYP17A1 的 17，20 裂解酶活性作用下，17- 羟孕烯醇酮转变为 DHEA、17- 羟孕酮转变为雄烯二酮。CYP17A1 在肾上腺束状带和网状带均有表达，在球状带无表达。CYP17A1 发挥 17，20 裂解酶的活性需要某些辅助因子或前提条件存在，其中细胞色素 B_5（CYB5）即是必需的参与因子。CYB5 为 17，20 碳链裂解反应提供电子，发挥促变构效应，可增强 CYP17A1 的 17，20 裂解酶活性。CYB5 只在网状带高表达，因此性激素主要在网状带合成。CYP17A1 对孕烯醇酮和孕酮的 17α 羟化效能相似，但 17，20 裂解酶活性在 2 个通路中却存在明显差异，17，20 裂解酶催化 17- 羟孕烯醇酮的效率要远高于催化 17- 羟孕酮的效率，这也是 Δ5 通路中 DHEA 的合成量明显高于 Δ4 通路中雄烯二酮的重要原因之一。肾上腺经 Δ4 通路从头合成的雄烯二酮的量很少，主要是 Δ5 通路中的 DHEA 经 HSD3B2 作用转化而来。

雄烯二酮在 17β 羟类固醇脱氢酶 -3（HSD17B3）催化下形成睾酮。睾酮在外周组织经 5α 还原酶（SRD5A）催化转变为 DHT。DHEA- 雄烯二酮 - 睾酮 -DHT 是雄激素合成的经典通路。经典通路中睾酮的前体物质 DHEA 和雄烯二酮均为 19C 化合物，称为雄激素的 C19 前体。C19 前体可从肾上腺进入血液循环并被机体组织吸收，吸收后可通过 HSD3B 和还原性 HSD17B 这一经典通路生成睾酮，并进一步转化为 DHT，但这个通路在外周组织并不是 DHT 生成的主要通路。

在肾上腺内，少量睾酮在芳香化酶（CYP19A1）的催化下形成雌二醇。芳香化酶可去除 19 位的 C 并形成双键，将 19C 的睾酮转变为 18C 的雌激素。雄烯二酮可循相同通路转化为雌酮。与雄烯二酮 - 睾酮可相互转化类似，在 HSD17B 的催化下，雌酮和雌二醇亦可相互转化。肾上腺合成的雌激素极微量，表达芳香化酶的外周组织（如脂肪组织）则可大量转化 C19 前体为雌激素。

肾上腺性激素合成过程中至少有 3 种类固醇脱氢酶参与，即 3β-HSD、17β-HSD 和 11β-HSD。类固醇脱氢酶是一种氧化还原酶，既能催化氧化反应，也能催化还原反应。在体外研究中，一种酶可有双向催化活性，但在体内只表现为单向催化。每种 HSD 都有多个亚型，在功能上分为两类，一类是还原性 HSD，另一类为氧化性 HSD。HSD 亚型的表达有组织特异性，即不同组织所表达的亚型可能并不相同，不同亚型分别发挥各自的还原或氧化作用。

(2) 性激素合成的旁路途径。

① 后门通路（back door pathway）：是从雄激素前体转化为 DHT 的途径，不经过睾酮、雄烯二酮和 DHEA。该通路中，C21 前体主要是 17α- 羟孕酮，孕酮也可作为前体。17α- 羟孕酮由 SRD5A 转变为 5α- 孕烷 -17α- 醇 -3，20- 酮，再由还原性 3α 羟类固醇脱氢酶转变为 5α- 孕烷 -3α，17α- 二醇 -20- 酮（5α17- 羟孕烷醇酮）。17，20- 裂解酶将 5α17- 羟孕烷醇酮转变为雄酮。在还原性 17β 羟类固醇脱氢酶作用下，雄酮转变为 3α- 雄烷二醇（3α-androstanediol，3α-diol），后者在 HSD17B6（氧化性 3αHSD 活性）催化下最终转变为 DHT，见图 52-5。5α17- 羟孕烷醇酮是 17、20- 裂解酶的最佳底物，催化过程不依赖细胞色素 B_5。在 P_{450} 氧化还原酶缺乏症（PORD）引起的先天肾上腺增生患者中，由于大量 17- 羟孕酮堆积，17，20- 裂解酶活性正常，通过后门通路，可产生大量 DHT 引起严重的女性男性化。后门通路的存在也可能造成前列腺癌患者对 SRD5A 抑制药治疗不敏感。

② 11- 氧化雄激素通路：雄烯二酮和睾酮经 11β- 羟化酶（CYP11B1）的催化可生成 11- 羟雄烯二酮和 11- 羟睾酮，之后在 HSD11B2 作用下分别转化 11- 氧化雄激素，即 11- 酮雄烯二酮和 11- 酮睾酮，见图 54-5。由于只有肾上腺存在 11β 羟化酶，因此肾上腺是唯一产生 11- 氧化雄激素前体的组织。在肾上腺，雄烯二酮的生成显著多于睾酮，故 11- 羟雄烯二酮的合成量显著多于 11- 羟睾酮。在外周 SRD5A 催化下，11- 酮雄烯二酮和 11- 酮睾酮分别可转化为 11 酮雄烷二酮和 11- 酮 DHT。11- 羟雄烯二酮和 11- 羟睾酮可释放入血，被周围组织吸收并活化。

11-OH 睾酮和 11-OH 双氢睾酮有部分雄激素受体激活剂的作用，11- 酮睾酮和 11- 酮双氢睾酮则可完全激活相应的睾酮或 DHT 受体。11- 氧化雄激素通路受氧化性 11β- 羟化酶（HSD11B2）催化，外周组织如果同时还存在还原性 11β- 羟化酶（HSD11B1），则 11-OH 雄烯二酮向 11- 酮睾酮的转化受阻，同时 11- 酮雄烯二酮和 11- 酮睾酮向 11-OH 雄烯二酮和 11-OH 睾酮的反向转化增多，即 11- 酮睾酮的灭活增多。因此，组织中的 HSD11B2 和 HSD11B1 的相对活性决定了 11- 氧化雄激素的活性。

③ 5α- 雄烷二酮通路：5α- 雄烷二酮（5α-androstanedione）可作为外周组织从 C19 前体合成 DHT 的中间产物，即 DHT 的合成绕过了睾酮。首先雄烯二酮被 SRD5A1 还原，生成 5α- 雄烷二酮。SRD5A1 对雄烯二酮的亲和力和催化效应显著高于对睾酮的亲和力和催化效应。5α- 雄烷二酮被 HSD17B 还原为 DHT。该通路在肾上腺和性腺并不存在，但却是外周组织将循环中的 C19 前体不经过睾酮而转为 DHT 的重要通路。

2. 其他外周组织中的性激素合成

(1) 脂肪组织：脂肪组织表达外周组织转化雄激素前体所需要的各种酶。脂肪细胞中的性激素能调控细胞的增生和分化、胰岛素敏感性、脂联素信号转导及脂代谢。不论男性或女性，脂肪组织都高表达 AKR1C1（还原性 3αHSD）、AKR1C2（还原性 3αHSD）和 AKR1C3（HSD17B5），并且上述脱氢酶的表达量与肥胖具有相关性。女性体重下降时 HSD17B5 的表达亦随体重而降低。肥胖女性脂肪组织中各种性激素水平的顺序为 DHEA ＞雄烯二酮＞睾酮＞雌酮＞ DHT。男性和女性的脂肪组织都能将雄激素芳香化为雌激素，肥胖男性雄激素减少即因芳香化途径活性增强导致雄激素向雌激素转化过多。绝经后女性脂肪组织芳香化酶的表达增加，是雌激素的重要来源。

(2) 前列腺：前列腺的正常发育需要 DHT 存在。前列腺中的 DHT 由睾酮在 SRD5A2 催化下转化产生。化学去势疗法是前列腺癌的最主要疗法，有很好的疗效，但治疗过程中常发生去势抵抗，这类前列腺癌称为去势抵抗性前列腺癌（castration- resistant prostate cancer，CRPC）。CRPC 的产生与前列腺组织内源性雄激素的产生有关，化学去势能减少睾丸和肾上腺的睾酮，但不能阻断前列腺组织利用循环中的 C19 前体生成活性雄激素。前列腺癌组织中的 SRD5A 更多的是经 5α- 雄烷二酮通路将雄烯二酮转化为 DHT，转化睾酮为 DHT 则相对较少。后门通路和 11- 氧化雄激素通路在前列腺组织也存在，因此，前列腺组织除了利用经典通路产生的睾酮来生成 DHT，还存在另 3 种局部活性雄激素合成通路，这是 CRPC 之所以发生的重要原因。

(3) 乳腺：乳腺组织中的雄激素和雌激素是由循环中的雄激素前体转化而来，这一途径与组织的健康状态密切相关。乳腺组织的雄激素代谢常被忽略。研究显示，乳腺癌可表达 HSD3B、还原性 HSD17B、5α 还原酶、芳香化酶及 HSD3A，乳腺内的雄激素水平明显高于循环中的水平，且良性乳腺组织中的雄激素含量高于恶性组织，提示乳腺组织局部雄激素具有胞内分泌（intracrinology）作用，也提示乳腺癌症组织存在雄激素的调控异常。

(4) 骨骼肌：肌肉细胞可表达 HSD3B、还原性 HSD17B 和 SRD5A，因此能将 DHEA 转化为睾酮和 DHT。衰老时上述酶的表达减少，但阻抗训练有助于恢复酶的表达量。HSD17B5（AKR1C3）催化的雄烯二酮转化为睾酮是肌肉组织活性雄激素产生的最主要途径，由睾酮转化的 DHT 很少。肌肉组织中也存在睾酮和雄烯二酮的芳香化，但芳香化酶的表达量和活性均较低。由于骨骼肌占人体比重较大，故此，在男性和绝经后女性，肌肉组织产生的雌激素仍是机体雌激素的重要来源。

(5) 皮肤组织：滤泡间上皮和毛囊皮脂腺单位有 StAR 表达，可从头合成类固醇，通过经典的 Δ5 途径合成 C19 类固醇。循环中的 DHEA 可被皮肤组织吸收，在 HSD3B、SDR5A 和还原性 HSD17B 的催化下转化为活性雄激素。体外研究表明，循环中的 DHEA 是培养的皮脂腺细胞重要的雄激素前体。皮肤局部产生的雄激素对刺激皮脂腺的分泌和毛发的生长至关重要。皮肤局部产生的 DHT 更多地是通过 5α- 雄烷二酮途径而绕过睾酮。有痤疮生长或表现为雄性脱发的皮肤表达更多的类固醇合成相关酶。在皮肤组织，雄烯二酮和睾酮经芳香化酶的作用而转化为雌激素，后者可促进角化细胞增生、细胞外基质产生和伤口愈合。

(6) 中枢和外周神经系统：中枢神经系统能从头合成类固醇激素，脑组织可从头合成 DHEA，脑组织中的 DHEA 和 DHEAS 的浓度高于循环中的浓度。由神经细胞自身合成的类固醇激素称为神经甾体。在切除肾上腺和性腺后，孕酮和孕烯醇酮等在大脑中仍存在，是脑内存在甾体合成的间接证据。神经甾体的主要合成场所是神经胶质细胞，如少突胶质细胞和星形胶质细胞。类固醇激素有脂溶性，易于透过血脑屏障和神经元的细胞膜，进入神经细胞内，与受体结合并发挥生物学作用。因此，中枢神经细胞也能从循环中吸收 C19 前体并将之转化为有活性的性激素。

（高洪伟）

（七）活化素和抑制素

活化素（activin）和抑制素（inhibin）属于细胞转化生长因子 β（transforming growth factor-β，TGF-β）超家族的成员。1932 年，McCullagh DR 推测睾丸中存在一种可抑制垂体促性腺细胞的物质，并命名为“抑制素”。1985 年，Robertson 从牛卵泡液分离得到纯化抑制素，可抑制 FSH 而非 LH 的分泌。1 年之后，可刺激垂体 FSH 分泌的活化素即被发现。

1. 活化素和抑制素的分子结构

与 TGF-β 的分子结构一样，抑制素和活化素也是由 2 个亚基借二硫键相连而成。抑制素是由 α 亚基和 β 亚基通过二硫键偶联而成的糖蛋白异二聚体，其中 α 亚基具有生物学活性，β 亚基则需与 α 亚基结合后才能发挥生物学效应。抑制素在体内有 2 种形式，即抑制素 A 和抑制素 B，

前者由 α 亚基和 $β_A$ 亚基组成，后者由 α 亚基和 $β_B$ 亚基组成。β 亚基存在异质性，已经发现 $β_A$ 亚基、$β_B$ 亚基、$β_C$ 亚基、$β_D$ 亚基和 $β_E$ 亚基 5 种形式。抑制素 A 和抑制素 B 的活性基本相同，在氨基酸构成上，除异亮氨酸、组氨酸和赖氨酸的含量有明显差异外，其余氨基酸的含量基本相同。活化素则由 2 个 β 亚基通过二硫键联结，是一种在生理功能上与抑制素相反的糖蛋白，故体内的活化素可为同源二聚体，如活化素 A（$β_Aβ_A$）、活化素 B（$β_Bβ_B$）、活化素 C（$β_Cβ_C$），也可以是异源二聚体，如活化素 AB（$β_Aβ_B$）和活化素 BC（$β_Bβ_C$）等。

2. 活化素和抑制素发挥生物学作用的途径和机制

活化素 A 和活化素 B 与跨膜活化素受体结合，通过与其他 TGF-β 超家族成员相同的丝氨酸/苏氨酸蛋白激酶途径发挥生物学效应。活化素的靶细胞表面上有 2 种Ⅱ型活化素受体（ACVR2A 和 ACVR2B），活化素首先与 ACVR2A 或 ACVR2B 结合，之后 ACVR2A 或 ACVR2B 再结合到活化素Ⅰ型受体上。活化素Ⅰ型受体的胞内部分含有丝氨酸/苏氨酸蛋白激酶残基，与Ⅱ型受体结合后激酶残基被磷酸化继而激活Ⅰ型受体。抑制素生物学效应机制尚未明确。目前认为，抑制素主要通过竞争性与活化素Ⅱ型受体结合而拮抗活化素的作用。抑制素与活化素Ⅱ型受体的亲和力仅为活化素的 1/10，竞争结合过程需要 TGF-β Ⅲ型受体（即 β 聚糖）辅助，后者可显著增强高抑制素与活化素Ⅱ型受体的结合。

3. 活化素和抑制素的生理作用

在女性，胚胎 14~21 周卵巢即可表达活化素，且子宫内膜、各级卵母细胞和卵泡亦有表达；在男性，活化素主要由 Leydig 细胞表达。垂体前叶多种细胞也可表达活化素。另外，活化素也广泛存在于人体其他组织器官，如肝脏、肺组织、骨骼系统和肠道。除刺激 FSH 分泌外，活化素还具有促进胚胎分化、妊娠早期子宫壁滋养层浸润、缺氧情况下胎儿或新生儿的大脑保护等多方面的生理作用，因此，活化素可看作是一种激素、生长因子或细胞因子。

抑制素在生殖系统中主要分布于卵巢颗粒细胞、黄体、灵长类胎盘和睾丸支持细胞、精原细胞。抑制素主要由卵泡颗粒细胞和睾丸支持细胞合成分泌，FSH 刺激卵巢/睾丸合成和分泌抑制素。需要注意的是，男性抑制素 B 的合成需精子参与。

除活化素和抑制素，从卵泡液中还成功分离纯化出来一种可与活化素结合的细胞外蛋白质，能中和并调节活化素的作用，即卵泡抑素（follistatin）。卵巢颗粒细胞是合成、分泌卵泡抑素的主要部位，是循环中卵泡抑素的主要来源。在男性，睾丸支持细胞、精原细胞、初级精母细胞和精子细胞可产生卵泡抑素。卵泡抑素在活化素与其受体结合之前，通过与活化素结合成非活性复合物，调控活化素对靶细胞的自分泌/旁分泌功能。

(1) 活化素、抑制素、卵泡抑素对垂体的作用：活化素在垂体的作用有两个途径。一个途径是性腺产生的活化素随循环到达垂体发挥调节作用，另一途径是自分泌/旁分泌模式。

活化素信号通路中的各种分子均可在垂体前叶产生并发挥作用。活化素刺激促性腺细胞分泌 FSH、抑制生长激素细胞和促皮质激素细胞分泌 GH 和 ACTH。FSH 的合成受多种因素调控，包括活化素在内的 TGF 超家族成员诱导 FSH-β 亚单位的合成是 FSH 产生过程中的关键步骤，活化素能刺激 FSH-β 转录和 FSH 分泌。在特定情况下，活化素也能通过调节 LH-β 亚单位的表达而调控 LH 生成。促性腺细胞产生的活化素 B、抑制素、卵泡抑素与 GnRH、性激素在调节促性腺细胞自身功能的过程中发挥协同作用。活化素能激活 GnRH 启动子，诱导 GnRH 受体表达，这种活化素的辅助功能可增强促性腺细胞对 GnRH 的敏感性，表现为对 GnRH 发挥作用的“允许”效应。GnRH 的脉冲频率也能通过调节抑制素/活化素β亚单位的 mRNA 水平而影响活化素 B 的产生。

活化素对垂体 FSH 的刺激作用与 GnRH 的刺激作用相似或强于 GnRH。研究表明，在缺少内源性活化素的条件下，FSH-β 亚单位的生物合成已经很难检测到。如果持续给予活化素，FSH-β 的 mRNA 水平将升高约 55 倍，而脉冲式 GnRH 则仅能升高 FSH-β 约 3 倍。因此，活化素和 GnRH 对 FSH 的合成和分泌都是至关重要的。

抑制素最主要的作用是反馈抑制垂体的 FSH 合成和分泌，也能部分调节 LH 的分泌。垂体细胞上有许多抑制素结合位点，抑制素与这些结合位点的结合具有高亲和性、特异性、可逆性和饱和性等特点。抑制素作用于垂体后，可能调节腺苷酸环化酶的活性，抑制 FSH 的合成和基础分泌。抑制素对垂体 FSH 的反馈抑制作用在出生后即建立，反馈的敏感性至青春期达到最高。

卵泡抑素在多种垂体前叶细胞中均有表达，可看作是活化素在垂体局部的缓冲剂。卵泡抑素可以与抑制素和活化素相互作用，影响彼此在垂体细胞中的表达。循环中存在可检测的卵泡抑素，但是循环中的卵泡抑素是否发挥对垂体细胞的反馈调节作用尚未明确。卵泡活化素 - 抑制素 - 卵泡抑素共同组成一个精细的 FSH 分泌调节系统，参与卵泡发育、颗粒细胞增殖的调节、周期性优势卵泡的形成、排卵及性激素的合成。

(2) 活化素、抑制素、卵泡抑素对生殖系统的作用：活化素、抑制素以及卵泡抑素在生殖系统主要通过自分泌 / 旁分泌模式发挥作用。

活化素 A 可调节生殖细胞增生、促进卵泡募集、刺激原始卵泡向小窦卵泡发育、促进卵泡发育成熟、抑制颗粒细胞类固醇合成。在卵泡成熟过程中，小卵泡产生活化素 A 较多，大窦卵泡却分泌更多的抑制素 A。活化素 A 能减少 LH 诱导的小窦卵泡卵泡膜细胞的雄激素合成，而大窦卵泡中的抑制素 A 则对抗活化素 A 的作用，增加卵泡膜细胞合成雄激素，有利于排卵前卵泡合成大量的雌激素。另有研究表明，活化素对成熟卵泡的闭锁、月经周期维持、妊娠维持过程中的重要作用。另外，血清抑制素 A 水平的降低是流产的可靠预测因素。先兆子痫时血清和尿液中的活化素 A 明显升高，被认为是先兆子痫的潜在标志物。精浆中也有较高含量的活化素。

有临床研究报道中，PCOS 患者的血清活化素水平较对照组显著降低，而抑制素水平明显升高，活化素和抑制素之间的精细平衡可调控排卵前卵泡的发育，因此，多数学者认为活化素与其抑制因子（抑制素和卵泡抑素）比值失衡和 PCOS 密切相关。妊娠糖尿病孕妇血清活化素 A 水平较对健康对照组显著升高，血清活化素 / 卵泡抑素比值亦升高，在胰岛素治疗后，活化素 A 的水平明显降低。胎儿宫内发育迟缓和早产母体的血清活化素 A 明显升高，可较正常对照升高 3 倍。因此，活化素 - 卵泡抑素系统参与了胎母代谢，该系统失衡将引起胎儿生长受抑制并改变母体代谢。活化素信号转导在睾丸癌和卵巢癌患者中明显活跃，活化素 A 和活化素 B 都可刺激人颗粒细胞肿瘤细胞系的增殖。血清活化素 B 水平在颗粒细胞肿瘤患者中升高。抑制素 β_A、β_B 亚单位在卵巢无性细胞瘤和卵黄囊瘤表达，提示活化素参与了多种卵巢肿瘤的发病。

抑制素在卵巢能直接刺激卵泡膜细胞合成雄激素。不论是抑制素 A 还是抑制素 B，在卵巢的合成和分泌中都具有与促性腺激素节律相关联的周期节律，抑制素 B 在黄体期和卵泡期早期占优势，之后是循环中抑制素 A 水平升高并在排卵时达峰值。在男性，抑制素 B 是循环中的主要形式。在妊娠期，抑制素 A 是母体循环中抑制素的主要形式，妊娠早中期主要由胎盘绒毛合体滋养细胞合成释放，可调节母体促性腺激素、雌激素、孕激素的分泌。抑制素 B 主要由卵巢颗粒细胞分泌，调节 FSH 分泌，是反映卵巢功能的重要指标之一，可用于辅助生育前卵巢储备功能及卵巢早衰的评估。FSH 可刺激抑制素的分泌，故血清抑制素水平可反应FSH对抑制素的刺激程度和睾丸支持细胞对FSH的反应能力。此外，血清抑制素B水平与睾丸支持细胞的数量直接相关，因此，测定血清抑制素水平可反映睾丸支持细胞的数量。

卵泡抑素主要由卵巢颗粒细胞合成，是活化素和抑制素的结合蛋白。抑制素与活化素通过β亚单位与卵泡抑素结合，活化素和抑制素分别有2个和1个卵泡抑素结合位点。卵泡抑素可中和循环中的活化素，抑制卵泡刺激素释放，其作用能力较抑制素弱，但半衰期却比抑制素长。卵泡抑素通过自分泌和旁分泌作用调节卵泡的生长发育，抑制颗粒细胞芳香酶的活性，进而抑制卵泡刺激素的合成及分泌，对抗激活素对卵泡的作用。

（高洪伟）

（八）抗米勒管激素

抗米勒管激素（anti-müllerian hormone，AMH）是转化生长因子β（transforming growth factor-beta，TGF-β）超家族的成员之一，是由2个相同亚基通过二硫键连接组成的分子量为140kD的二聚体糖蛋白，于1974年由Alfred Jost首次发现。人类AMH编码基因位于19号染色体短臂，大小2.4～2.8kb，含5个外显子。AMH受体可分为Ⅰ型（AMH RⅠ）和Ⅱ型（AMH RⅡ），其中AMH主要与AMH RⅡ结合，在性腺发育及功能维持方面发挥重要作用。

1. 女性的AMH

(1) 女性AMH的合成及生理功能：在女性中，AMH主要是由自胎龄36周起至绝经期的卵巢初级卵泡、窦前卵泡和小窦卵泡的颗粒细胞分泌，通过卵泡局部自分泌和旁分泌的方式在卵巢中发挥作用。胚胎时期，在AMH的作用下，米勒管分化为输卵管、子宫和阴道上段。AMH是卵泡生长发育的调节因子，AMH参与生理性卵泡形成过程中的2次重要募集，即始基卵泡募集和优势卵泡募集。AMH通过旁分泌抑制卵泡从始基卵泡池进入生长卵泡池，从而调控始基卵泡的募集；通过与AMH受体结合在始基卵泡向生长卵泡的转换期和早窦卵泡期直接或间接影响卵泡的发育过程，抑制始基卵泡的募集，降低窦前卵泡及小窦卵泡对卵泡刺激素（FSH）敏感性，抑制卵泡的生长，防止卵泡过快过早消耗，调节初始卵泡池中的剩余卵泡数量，保存卵巢的储备功能。另外，AMH能够抑制卵泡对FSH的灵敏度，因此在卵泡选择过程中发挥作用。

(2) 女性AMH的表达及调节：女性AMH表达一方面与窦卵泡数量相关，AMH最初由初级卵泡的颗粒细胞表达，但表达高峰是在窦前卵泡和小窦卵泡（＜6mm），当窦卵泡体积增大时，AMH表达下降，在FSH依赖的卵泡发育至最后阶段时AMH表达丧失，在闭锁卵泡AMH不表达。另一方面与生殖年龄密切相关，在胚胎早期卵巢中仅存在微量AMH mRNA，出生时血清中可检测到少量AMH，青春期随着卵巢功能的成熟，AMH逐渐达到高峰，然后随年龄的增长AMH水平逐渐下降，至绝经期几乎检测不到。

AMH的正常值介于2～6.8ng/ml，AMH数值越高，代表卵子存量越丰沛，适合受孕的黄金期较长，AMH值越低则卵巢功能越差，35岁过后AMH值会开始急剧下降，当AMH值低于0.7ng/ml时，表示卵子储备严重不足，较难受孕。成年女性血清AMH水平不受月经周期影响，因此可在月经周期任何一天空腹取血测定，同与FSH、抑制素B和雌二醇等指标相比，AMH能更准确地反映卵巢功能。其他原因，如吸烟、维生素D水平、肥胖、避孕药等，都会使AMH水平处在较低的水平。

2. 男性中的AMH

(1) 男性AMH的合成及生理功能：在男性中，AMH由睾丸的支持细胞（Sertoli细胞）合成分泌，始于胚胎形成并贯穿生命始终，又称为副中肾管抑制因子（müllerian inhibiting factor，

MIF）。在男性的胚胎发育中，AMH 抑制副中肾管上皮的增殖，致使副中肾管退化，发挥性别决定作用。副中肾管结构对 AMH 最敏感时期是在妊娠 9～12 周，此时睾丸合成的 AMH 浓度达峰值。AMH 需达到一定水平才能使得米勒管退化，若胚胎时期 AMH 缺如，副中肾管将不退化而发育为输卵管、子宫和阴道上段。AMH 或 AMH RⅡ编码基因突变的 46，XY 男性，可罹患一种罕见疾病，即持续性米勒管综合征（persistent müllerian duct syndrome，PMDS），患者可有正常男性生殖器官，但同时也有子宫和输卵管等米勒管衍生物。需注意的是，单侧睾丸产生的 AMH 只对同侧副中肾管有效，若先天性发育异常患者一侧性腺为睾丸，另一侧性腺为不能分泌 AMH 的条索状性腺、卵巢或卵睾，非睾丸侧的性腺组织则有输卵管、子宫和阴道等结构的形成。

(2) 男性 AMH 的表达及调节：男性 AMH 的表达在很大程度上取决于 Sertoli 细胞的成熟状态，随着 Sertoli 细胞中雄激素受体（AR）的表达增加，AMH 的生成逐渐下调。男性新生儿期 AMH 含量较高，生后数月仍上升，2 岁后缓慢下降，至青春期睾丸内睾酮的水平升高抑制 AMH 分泌下降最明显，成人达最低水平。

在男性胎儿性腺中，转录因子 SOX9 是 AMH 表达的触发器，然后由不同转录因子调节，包括 SF1、WT1 和 FSH 等。体外研究表明，AMH 表达的关键点是 SOX9 和 SF1 之间的直接相互作用。在妊娠后期，FSH 通过不成熟的 Sertoli 细胞诱导 AMH 的产生。出生后，AMH 浓度反映了 FSH 的刺激作用与睾酮的抑制作用之间的微妙平衡。

3. AMH 检测在临床中的应用

AMH 检测在临床应用中较为广泛，主要用于女性生殖内分泌相关疾病的评估中，包含以下几个方面。

(1) 评估卵巢储备功能：AMH 可用以评估卵巢储备功能，血清 AMH 水平过低则预示卵巢储备下降及卵巢低反应，AMH 水平高则预示卵巢储备功能尚可或多囊卵巢综合征。具有正常排卵功能的女性随着年龄增加，血清 AMH 水平改变早于 FSH，提示血清 AMH 水平能更好地反映卵巢窦卵泡的数量，更准确地为月经周期正常但生育力下降的女性进行卵巢储备功能评估。AMH 与 FSH 呈负相关，AMH 值高，则 FSH 值低，提示卵巢储备尚可；AMH 值低，则 FSH 值高，提示始基卵泡消耗过快。

(2) 预测绝经年龄：研究发现，绝经的时间可通过基于单个 AMH 测量和患者年龄的数学模型来预测。目前一般认为，AMH 水平与绝经年龄密切相关，血清 AMH 水平在绝经前 5 年逐渐降低，故目前认为血清 AMH 可以预测绝经年龄。一般认为 AMH ＜ 0.07ng/ml 预示绝经。

因此，AMH 的检测也可用于卵巢早衰（premature ovarian failure，POF）患者的评估，POF 患者血清 AMH 水平明显低于正常同龄女性，与绝经期妇女水平相当。在临床上对于高促性腺激素的患者，尤其是 FSH 升高但未达到卵巢早衰诊断标准的患者，应用 AMH 检测可进行卵巢卵泡池的准确评估。

(3) 诊断多囊卵巢综合征：多囊卵巢综合征（polycystic ovary syndrome，PCOS）患者的血清 AMH 水平比正常人群明显升高，研究表明，PCOS 患者 40 岁时血清中的 AMH 依然保持很高的水平，表明 PCOS 患者卵巢老化减慢。AMH 偏高且高于正常值的 2～3 倍，可能是由于多囊卵巢综合征的预警。若 AMH 值＞ 6.8ng/ml 时，可考虑有多囊性卵巢症候群的体质，使用排卵针剂、药物时，卵巢也容易反应过度而排出过多的卵子，造成卵巢过度刺激症候群。

(4) 预测促超排卵时卵巢反应：在辅助生殖技术中，AMH 可作为卵巢高反应或低反应的预测指标。Seifer 等以获卵数≤ 6 个定义为卵巢低反应，观察发现血清 AMH 与获卵数、成熟卵子数目呈正相关。卵巢过度刺激综合征（ovarian hyperstimulation syndrome，OHSS）是促超排卵监测过程中最为凶险的并发症。近年来，利用 AMH 预测 OHSS 发生风险成为研究的热点。研究发现，AMH 预测卵巢高反应的准确性高于 FSH。AMH 在人工受孕或试管婴儿治疗上，可用来提供刺激排卵后所获得的卵泡数据，AMH 水平为医生制订使用排卵针剂、药物的用量提供依据，以尽可能减少周期取消和 OHSS 的发生。

(5) 其他：AMH 也可用于预测颗粒细胞肿瘤复发、性发育异常的诊断及肿瘤治疗后生育力判断等少见情况。

综上所述，AMH 在性腺发育及性腺功能的维持方面发挥着非常重要的作用，尤其是女性生殖系统疾病评估方面。

（刘彦玲　秦贵军）

（九）性激素结合球蛋白

性激素结合球蛋白（sex hormone binding globulin，SHBG）是在肝脏和肝外组织中合成的循环同型二聚体糖蛋白，以肝脏合成为主。SHBG 最初被认为是一种载体蛋白，可高亲和力地结合循环中的性激素，从而调节它们的运输、分布、生物活性和代谢清除。然而，越来越多的研究表明，SHBG 在代谢方面也发挥着非常重要的作用。

1. SHBG 的合成与调节

SHBG 主要由肝脏合成，少量由肝外组织合成。顾名思义，SHBG 的主要生理功能是与性激素结合，运输性激素，调节性激素的生物学作用，降低性激素的代谢清除率。循环中超过 97% 睾酮（T）、雌二醇（E_2）与 SHBG 结合，且结合非常紧密。因雌二醇中的双键环或芳香环可降低与 SHBG 的亲和力，故与 E_2 相比，T 与 SHBG 亲和力更强，在男性和女性中，分别有 65% 和 78% 循环中的 T 与 SHBG 结合，而分别仅有 30% 和 58% 的 E_2 与 SHBG 结合。一般情况下，血清 SHBG 浓度的改变主要影响雄激素的活性和代谢，对雌激素的影响较小。

人在不同年龄段、不同生理状态下血清 SHBG 水平不同。胎儿及新生儿时期血清 SHBG 水平最低，随后快速升高，在 6—9 岁时达高峰，之后持续下降，青春期时降至成人水平。对于男性，20—30 岁后 SHBG 水平再次随年龄增长而增高，80 岁以后 SHBG 水平约为 20 岁时的 2 倍；对于成年女性，血 SHBG 水平约为同龄男性的 2 倍，妊娠期为非妊娠期的 5～10 倍，黄体期高于卵泡期，绝经后 SHBG 水平可略有下降。

血清 SHBG 水平除了昼夜节律变化，每日下午 14 时为峰值外，其血清水平及合成受到多种因素的影响。其中雄激素抑制 SHBG 的合成；甲状腺激素及雌激素可促进 SHBG 合成；游离 E_2/T 比值增加与 SHBG 水平增加相关，反之，该比值下降与 SHBG 水平下降有关；高浓度生长激素、皮质醇或催乳素均可使 SHBG 浓度降低，但在生理浓度下对 SHBG 的抑制作用不明显；体重与 SHBG 水平成反比。肝硬化、肝酶诱导剂、日常饮食都对血清 SHBG 水平产生影响。

(1) SHBG 受细胞因子调节：既往普遍认为，升高的胰岛素水平通过某种未知机制导致肝脏 SHBG 合成减少。来自 HepG2 细胞的体外证据也显示胰岛素可降低 HepG2 细胞中 SHBG 的产生。近些年来，越来越多的研究显示胰岛素并不能下调 SHBG 的合成，而是在高胰岛素血症或胰岛素抵抗的情况下，促炎症细胞因子水平的增加是 SHBG 水平下调的主要原因。

流行病学证据表明，人体内数种血清细胞因子水平与 SHBG 水平之间存在相关性，如 SHBG 可被促炎症细胞因子肿瘤坏死因子 α（TNFα）、IL-1b 下调，而被脂联素上调。罹患慢性低度炎症疾病（如肥胖、糖尿病、类风湿关节炎或骨关节炎）的患者中循环促炎症细胞因子增加，而血清 SHBG 水平降低。

(2) SHBG 受饮食的调节：许多饮食成分参

与了肝脏 SHBG 生成的调节。最近的一项临床研究表明，橄榄油的摄入量与 SHBG 血清水平升高有关。在该研究中，与使用向日葵油的受试者相比，使用橄榄油烹饪的受试者的 SHBG 血清水平显著更高。SHBG 水平与单不饱和脂肪酸（MUFA）呈正相关，与饱和脂肪酸呈负相关。

2. SHBG 对代谢的影响

血清 SHBG 除了调节性激素的生物学作用之外，在代谢方面也发挥着非常重要的作用。一些靶细胞膜上存在 SHBG 受体，SHBG 可在 SHBG 受体介导的细胞内信号转导中起直接作用，从而发挥多种代谢功能。肝细胞合成和分泌 SHBG 受到影响肝脏代谢状态的激素、代谢和营养因素的调节，这些影响反映在循环 SHBG 水平的改变中。

(1) SHBG 与体重：研究发现，肥胖患者，无论男女，血清 SHBG 水平均较低，而行减肥手术后，SHBG 水平升高，反之，神经性厌食症患者存在高水平的血清 SHBG，体重增加后下降至正常水平，提示血清 SHBG 水平与体重密切相关。

(2) SHBG 与肝脏脂肪：临床研究发现，肝脏脂肪是 SHBG 水平的独立预测因子，而内脏脂肪或全身脂肪却没有这种相关性。在给予改善饮食和增加体力活动的生活方式干预期间，与内脏脂肪或全身脂肪相比，SHBG 水平的升高与肝脏脂肪减少的关系更强烈。此外，研究发现，血清 SHBG 水平与非酒精性脂肪肝（nonalcoholic fatty liver disease，NAFLD）独立相关，PCOS 患者如并发脂肪肝，血清 SHBG 水平显著下降。

(3) SHBG 与 2 型糖尿病及代谢综合征：SHBG 已成为可能参与 2 型糖尿病（T_2DM）的病理生理学机制的诸多遗传和环境因素之一。流行病学研究表明，血清 SHBG 水平降低与糖耐量异常、T_2DM 及代谢综合征发生风险增加相关。遗传研究表明，特定 SHBG 基因的单核苷酸多态位点（single nucleotide polymorphism，SNP）可能与 T_2DM 风险增加相关。目前认为低水平的 SHBG 在 T_2DM 发病的机制中主要与胰岛素抵抗有关。此外，SHBG 可能通过调节性激素对外周组织（肝脏、肌肉和脂肪）的生物学作用，促进 T_2DM 和代谢综合征的发生发展。

(4) SHBG 与甲状腺疾病：在正常或病理条件下，甲状腺激素均可通过影响肝脏 SHBG 合成来影响血清 SHBG 水平。甲状腺功能亢进症（简称甲亢）患者中血清 SHBG 水平升高，而甲状腺功能减退症（简称甲减）患者中血清 SHBG 水平降低。甲减患者经甲状腺激素替代治疗后血清 SHBG 水平显著增加。有意思的是家族性甲状腺激素抵抗的患者中，尽管甲状腺激素水平很高，SHBG 水平并未增加，考虑是由于肝脏中甲状腺激素作用缺陷所致。细胞学研究显示，甲状腺激素通过增加 *HNF-4A* 基因表达和减少细胞棕榈酸酯水平间接促进 SHBG 合成，从而增加脂肪分解，继而促进肝细胞中肝细胞核因子 4α（HNF-4α）水平的增加。

综上所述，SHBG 在内分泌系统中对代谢性疾病发挥着非常重要的作用，为临床疾病的预防、诊断、治疗提供有力的依据。

（刘彦玲　秦贵军）

七、生殖系统内分泌功能的研究进展

下丘脑-垂体-性腺轴（hypothalamic-pituitary-gonadal axis，HPG axis）在维持生殖系统各器官结构和功能完整、青春期发育、生育力等方面起着关键作用。HPG 轴调控配子生成和性激素分泌，其功能可以通过测定基础状态、激发或抑制后的激素水平或者激素结合蛋白来评估。在许多情况下，基础实验室参数不足以区分生理性和病理性激素分泌，可通过应用外源性试剂来调控体内激素水平的各种功能试验，来更全面地评估患者的内分泌系统。一般来讲，怀疑腺体功能的减退可通过激发试验来确定，相反，激素的过度分泌可以通过抑制腺体分泌来诊断。

（一）检验设备或方法的进展

内分泌相关诊疗实践极大程度上依赖于准确的实验室测量结果。了解所采用的分析方法的基本测试原理及其灵敏度、特异度、精密度和准确度对于内分泌学者非常重要，只有这样，才能在遇到所获报告值与临床表现不符时做出准确判断。

与经典的症状或体征相比，激素水平、生物标志物和分子标志物的细微变化对于疾病的早期筛查和诊断具有更高的特异性和敏感性。由于大多数外周激素水平范围远低于一般化学分析物的浓度，因此需要相应的分析技术具有高度的敏感性，同时由于多数激素分泌具有脉冲节律性，浓度波动范围较广，实验室分析技术还要求满足一定的测量范围。激素测量史上具有划时代的突破标志是1960年放射免疫分析法的建立和推广，此后是80年代单克隆抗体的制备和应用。随着特异性单克隆抗体的制备和各种高度敏感的标记（如化学发光和电化学发光标签）技术的发展，现代免疫测定的灵敏度和特异性得到了显著提高。这种基于抗原、抗体竞争抑制所建立的方法非常适合用于激素测定，竞争性结合测定法用于测量小分子，免疫测定法用于测定包含多个抗体结合表位的抗原（即蛋白质激素和生物标志物）。

近年来，液相色谱-串联质谱系统在提高游离激素检测结果的准确性方面展现了良好的临床应用前景，其具有特异性、敏感性、准确度高，且可以同时检测多个目标分析物等优点。该系统允许将通过液相色谱法纯化的类固醇和肽的大量信息直接用于质谱系统，且实现了自动化并支持高通量测试。用于内分泌测试的主要模式是多反应监测和产物离子扫描。多反应监测模式用于监控特定的分析物，并确认基质中化合物的存在。由于类固醇激素在液相色谱系统中存在独特的洗脱时间，因此该模式也广泛用于类固醇激素分析。而产物离子扫描是一种提供有关有机小分子的结构信息和生成肽序列信息的非常有用的操作方法。

关于内分泌临床测试值得关注的另一个系统是时间飞行质谱仪（time-of-flight mass spectrometers，TOFMS）。TOFMS特别适用于测量大分子，其测量范围包括DNA片段，甚至整个微生物。目前临床应用仍主要局限于感染性疾病的实验室诊断，根据谱库鉴定微生物，主要是细菌和真菌。在不久的将来，TOFMS在内分泌临床实验室可能会有越来越多的应用。例如，在内源性抗体存在的情况下，现有基于抗体的检测方法在测定TSH、催乳素和甲状腺结合球蛋白时仍缺乏良好的准确性，而质谱法，尤其是具有检测大分子蛋白能力的基质辅助激光解吸电离飞行时间质谱在解决这一问题上有很好的临床前景。

分子诊断技术方面，基于核酸（包括DNA和RNA）的测序技术，在以Sanger法为代表的第一代测序技术、聚合酶链反应（polymerase chain reaction，PCR）技术之后，随着实验室技术的不断发展，下一代测序技术（next generation sequencing，NGS），也就是通常所说的高通量测序技术可能会在不久的将来影响临床内分泌检测。据统计，2009—2018年期刊发表的应用NGS进行内分泌疾病的研究报道已超过600篇。应用NGS不但可以识别出新的致病基因或致病机制，还可以发现单个基因与2种明显不同的疾病之间的关联。例如，最新的研究发现寡基因起源不同或许可以解释携带同一种致病基因突变的性腺发育异常患者的不同临床表型。以往的研究显示*SOX3*基因（编码一种转录因子）丙氨酸的重复或缺失会引起多种垂体激素缺失和（或）智力低下，Izumi等通过NGS在特发性促性腺激素功能低下型性腺功能减退症（idiopathic hypogonadotropic hypogonadism，IHH）患者中发现*SOX3*基因聚丙氨酸的微缺失，IHH患者并没有合并其他垂体激素缺乏或智力低下，这一发现扩大了SOX聚丙氨酸缺失的表型谱。内分泌肿瘤（包括内分泌癌）具有遗传异质性，可以通过体细胞和（或）生殖细胞的DNA突变加以区分。

因此，NGS 应用已成为不同内分泌肿瘤临床常规诊断不可或缺的一部分。甲状腺结节在成人中很常见，其中恶性结节仅占其中的 4.0%～6.5%，甲状腺细针穿刺（fine needle aspiration，FNA）结果中多达 15%～30% 的样本被归类为不确定，基于这种情况，NGS 与 FNA 联用可以为患者提供更为恰当的分层和分类方法，为临床医生提供更明确的指导，以帮助他们拟定下一步的诊疗方案。随着分子诊断技术的不断改进和完善，其必将在内分泌诊疗实践中成为不可或缺的一部分。

（二）HPG 轴内分泌功能试验的进展

内分泌功能试验对于评估 HPG 轴功能至关重要。在各种内分泌疾病，尤其是生长和青春期性发育疾病的临床决策中起着重要作用。随着新的生化标志物、基因诊断技术的进一步推广，许多既往临床常用的内分泌功能试验的适用范围不断缩小，甚至淘汰。

1996 年 Lee 等从黑色素瘤细胞中发现并分离出了一种新的 cDNA，将其命名为 *KISS-1*。*KISS-1* 编码的产物是 1 个含 145 个氨基酸的肽，经蛋白酶切割后最常见的形式是含 54 个氨基酸的 Kisspeptin-54，其他形式还包括分别含 14 个、13 个和 10 个氨基酸的肽段。上述肽段具有高度保守的 10 个氨基酸的 RF- 酰胺肽羧基端核心序列，因此被称为 Kisspeptin。

2003 年人们首次发现由 *KISS-1* 基因编码的 Kisspeptin 及其同源受体 GPR54/KISS1R 在 HPG 轴的正常生理调节中起着重要作用，使人们对神经内分泌调节人类生殖有了新的认识。Kisspeptin 是下丘脑促性腺激素释放激素（GnRH）脉冲式分泌的主要调节因子，通过这一关键作用，其对青春期启动、性类固醇激素介导的反馈和人类生殖调控至关重要。随后的研究显示，Kisspeptins 与受体结合后，在 GnRH 上游发挥作用，并在神经激肽 B 和强啡肽的旁分泌刺激和抑制性输入后，对 GnRH 神经元直接发出信号，调控 GnRH 脉冲式分泌。通过控制 GnRH 分泌或调节垂体对 GnRH 的反应，Kisspeptin 还是 LH 和 FSH 分泌的重要调节激素。在女性正常月经周期中，血清 Kisspeptin 水平呈现独特的阶段性改变，在前 5 天其水平很低，此后逐渐升高，并在第 11 天（优势卵泡的直径大约 12mm）出现第一次高峰。随后在第 14 天出现第二次较小的分泌高峰，而尿液中也可以观察到相同的激素水平变化。因此血清和尿液中 Kisspeptin 可作为卵泡发育和排卵的潜在预测指标。目前关于 Kisspeptin 的研究主要着眼于中枢性性早熟、IHH 和多囊卵巢综合征（PCOS）的诊断和治疗评价。研究显示在中枢性性早熟女性患者体内 Kisspeptin 水平明显升高，经治疗后 Kisspeptin 与治疗前相比明显降低，但乳房早发育患者的 Kisspeptin 水平改变在不同研究中结论不一致。上述研究结果提示 Kisspeptin 可作为中枢性性早熟的诊断和治疗效果的评价指标。IHH 是由 GnRH 分泌缺陷或 GnRH 对垂体促性腺激素细胞的作用障碍引起的罕见疾病。研究发现在 IHH 患者中 Kisspeptin 水平较对照组明显升高，且垂体促性腺激素细胞丧失了对外源性 Kisspeptin 的反应。PCOS 是育龄期妇女常见的内分泌代谢紊乱疾病，可引起患者排卵障碍、不孕等表现。一项纳入 12 项研究的 Meta 分析显示，与对照组相比，PCOS 患者血循环中 Kisspeptin 水平显著增加。还有学者给予 12 名无排卵的 PCOS 患者外源性 Kisspeptin-54，连续应用 21d 后观察到 2 名患者出现优势卵泡并排卵，提示未来 Kisspeptin 可能成为 PCOS 的诊断性生物标志物并用于治疗。

此外，Kisspeptin 还可以用于协助评估下丘脑的 GnRH 功能是否正常，但目前仍未有统一的试验操作标准流程。有研究人员首先应用 GnRH 兴奋试验确认患者垂体功能是否正常。随后通过静脉注射 Kisspeptin-54 评估患者下丘脑 GnRH 神经元的分泌功能。如果 LH 的基线水平和脉冲性分泌随着 Kisspeptin-54 输注剂量的增加而升高，则提示患者GnRH对于Kisspeptin的反应是正常的。同样在确定垂体能够对GnRH正常响应后，Margaret等给予正常对照组和IHH患者0.313μg/kg（0.24nmol/kg）的Kisspeptin-10静脉推注，给药前后采血测定LH，持续12～14h，正常男性、黄体期和排卵前期的女性在给药后会立即诱发LH脉冲式分泌，而IHH患者则无上述反应。近期的一项前瞻性队列研究中，研究者应用Kisspeptin刺激试验预测青春期延迟个体的预后，明确区分了体质性青春期延迟和IHH患者。该研究纳入16名青春期延迟的儿童（包括3名女童）。在确定存在自发性LH脉冲式分泌后，患者先后进行2次Kisspeptin刺激试验。对受试者每6个月随访一次直到18岁。结果显示，对外源性Kisspeptin输注后LH升高≥0.8mU/ml的8名（2名女孩和6名男孩）“Kisspeptin应答者”在随访期间进入了青春期，即在没有外源性治疗的情况下，男孩表现为睾丸体积增大，女孩出现乳房发育。而另外未能进入青春期的8名受试者在初始试验时均对外源性Kisspeptin刺激几乎没有反应。Kisspeptin刺激试验的敏感性和特异性均为100%（95%CI 74%～100%），优于GnRH兴奋试验、抑制素B等指标。因此研究者认为Kisspeptin刺激试验作为预测青春期延迟儿童个体结局的新工具很有应用价值。

关于Kisspeptin的研究仍在继续，其在生殖系统相关疾诊断中的临床应用，以及治疗效果的评估仍有待进一步探索。

随着检测技术的不断提升，近年临床医生亦逐渐应用其他一些新的生物标志物进行靶腺功能的评估，包括抗米勒管激素（AMH）、抑制素B（inhibin B）和胰岛素样因子3（insulin-like factor 3，INSL3），前两者在前面章节已有描述，此处主要探讨一下INSL3。

除了睾酮，Leydig细胞还分泌INSL3，属于松弛素－胰岛素家族的一种肽类激素，由Leydig细胞产生并分泌至循环中，在胎儿睾丸由腹腔下降进入阴囊这一过程中起着重要的作用。血清INSL3浓度反映了Leydig细胞的数量和分化状态。青春期LH诱导Leydig细胞的增殖和分化，INSL3分泌也会增加，一旦成熟的Leydig细胞完全分化，则INSL3的分泌不再受LH刺激的急性调节，但LH的长期刺激作用仍是Leydig细胞持续分泌INSL3的必要条件。循环中稳定的INSL3水平是Leydig细胞成熟的标志。血清INSL3浓度在18岁左右达到成人浓度（0.5～2.0ng/ml），并保持稳定直至35—40岁，此后随着年龄稳定下降（每10年约12%）。一项纳入135名正常男性和85名伴有睾丸功能异常男性的临床研究显示，在无睾丸和HH（使用睾酮替代治疗）的患者中无法检测到INSL3水平，而在使用HCG治疗的HH患者中可检测到低水平的INSL3。同时研究人员还在经单侧睾丸切除的前睾丸癌患者中进行了HCG刺激试验，HCG刺激后睾酮水平显著升高而INSL3血清水平保持不变。提示INSL3与睾酮不同，不受HPG轴的急性调节，可以作为反映Leydig细胞功能的良好生物标记物。

在女性，INSL3由窦状卵泡的内膜细胞产生，通过其G蛋白偶联受体RXFP2以自分泌/旁分泌方式起作用，协调和驱动膜细胞中雄激素（主要是雄烯二酮）的产生，随后进入颗粒细胞转变为雌激素。INSL3亦被分泌到血循环中，可以用于监测窦状卵泡的生长。育龄期的健康年轻女性中，INSL3的最高水平仅达200pg/ml，大多波动于10～100pg/ml，因此需要灵敏度更高的时间分辨免疫分析法进行测定。研究显示，女性血循环中INSL3水平随着月经周期性发生改变，相较于月经期，卵泡期和黄体期INSL3水平明显升高。INSL3水平与卵巢内窦状卵泡数目相关，PCOS患者体内INSL3水平升高，而卵巢储备下降的妇女则体内INSL3水平下降，提示INSL3未来还可作为PCOS的诊断性标志物。

内分泌功能试验是内分泌实践工作中必不

可少的诊断工具。由于基因诊断技术的大规模普及，以及新的生化标志物的临床应用，许多经典的内分泌功能试验的临床适用范围逐渐缩小。但也出现了不少应用新的生物标志物的临床试验，如静脉注射 Kisspeptin 协助评估下丘脑 GnRH 神经元的分泌功能。内分泌工作者应持续关注并了解相关功能试验的研究进展，以便更好地开展临床诊疗工作。

（林　璐　窦京涛）

参考文献

[1] TSUTSUI K, UBUKA T. How to Contribute to the Progress of Neuroendocrinology: Discovery of GnIH and Progress of GnIH Research[J]. Front Endocrinol (Lausanne), 2018,9:662.

[2] VOLIOTIS M, LI X F, DE BURGE R, et al. The Origin of GnRH Pulse Generation: An Integrative Mathematical-Experimental Approach[J]. J Neurosci, 2019,39(49):9738-9747.

[3] HSU C W, PAN Y J, WANG Y W, et al. Changes in the Morphology and Gene Expression of Developing Zebrafish Gonads[J]. General and Comparative Endocrinology, 2018,2651:154-159.

[4] DÉRCIA SANTOS, ANA LUZIO, ANA M. Coimbra. Zebrafish Sex Differentiation and Gonad Development: A Review on the Impact of Environmental Factors[J]. Aquatic Toxicology, 2017:141-163.

[5] ISABELLE STÉVANT, SERGE NEF. Genetic Control of Gonadal Sex Determination and Development[J]. Trends in Genetics, 2019,5:346-358.

[6] KATAAKI OKUBO,DAICHI MIYAZOE,YUJI NISHIIKE. A Conceptual Framework for Understanding Sexual Differentiation of the Teleost Brain[J]. General and Comparative Endocrinology, 2019,2841:113-129.

[7] SUSANNA DOLCI, FEDERICA CAMPOLO, MASSIMO DE FELICI. Gonadal Development and Germ Cell Tumors in Mouse and Humans[J]. Seminars in Cell & Developmental Biology, 2015,45:114-123.

[8] MELMED S, POLONSKY KS, LARSEN PR, et al. Williams Textbook of Endocrinology[M], 13th ed. Elsevier, 2015. 148-152, 178-187.

[9] 中华医学会妇产科学分会内分泌学组 . 女性高催乳素血症诊治共识 . 中华妇产科杂志 [J].2016, 51(3)：161-168.

[10] BERNARD V, YOUNG J, BINART N. Prolactin - A Pleiotropic Factor in Health and Disease[J]. Nat Rev Endocrinol, 2019,15(6):356-365.

[11] 赵馨，吴亚，祝辉，等 . 催乳素调控胰岛 β 细胞功能的研究进展 [J]. 中华内分泌代谢杂志 , 2018, 34(1)：79-82.

[12] 陈子江 . 生殖内分泌学 [M]. 北京：人民卫生出版社 , 2016.

[13] WALTERS K A, HANDELSMAN D J. Role of Androgens in the Ovary[J]. Mol Cell Endocrinol, 2018, 15(465): 36-47.

[14] SCHWEIKERT HU. Estrogen in the Male: Nature, Sources, and Biological Effects[M]. Elsevier, 2019.

[15] SANSONE A, KLIESCH S, ISIDORI AM, et al. AMH and INSL3 in Testicular and Extragonadal Pathophysiology: What Do We Know?[J]. Andrology, 2019,7(2):131-138.

[16] SCHIFFER L, ARLT W, STORBECK KH. Intracrine Androgen Biosynthesis, Metabolism and Action Revisited[J]. Mol Cell Endocrinol, 2018,465:4-26.

[17] O’REILLY MW, KEMPEGOWDA P, JENKINSON C, et al. 11-Oxygenated C19 Steroids Are the Predominant Androgens in Polycystic Ovary Syndrome[J]. J Clin Endocrinol Metab, 2017,102(3):840-848.

[18] NIKOLAKIS G, STRATAKIS C A, KANAKI T, et al. Skin Steroidogenesis in Health and Disease[J]. Rev Endocr Metab Disord, 2016,17(3):247-258.

[19] YINING LI, JÉRÔME FORTIN, LUISINA ONGARO, et al. Betaglycan (TGFBR3) Functions as an Inhibin A, but Not Inhibin B, Coreceptor in Pituitary Gonadotrope Cells in Mice[J]. Endocrinology, 2018,159(12):4077-4091.

[20] BLOISE E, CIARMELA P, DELA CRUZ C, et al. Activin A in Mammalian Physiology[J]. Physiol Rev, 2019,99(1):739-780.

[21] WIJAYARATHNA R, DE KRETSER DM. Activins in Reproductive Biology and Beyond[J]. Hum Reprod Update, 2016, 22(3):342-357

[22] CONDORELLI R A,CANNARELLA R,CALOGERO A E, et al. Evaluation of Testicular Function in Prepubertal Children[J]. Endocrine, 2018,62(2):274-280.

[23] TEEDE H, MISSO M, et al. Anti-M MISSO M, et alLA R,CALOGERO A Egy[J]. Physiol Revt Not Inhibin B, Coreceptor in Pituitary Gonadotrope C30(7):467-478.

[24] XU H Y, ZHANG H X, XIAO Z, et al. Regulation of Anti-MÜLlerian Hormone (AMH) in Males and the Associations of Serum AMH with the Disorders of Male Fertility[J]. Asian J Androl, 2019,21(2):109-114.

[25] SIMÓ R, SÁEZ-LÓPEZ C, BARBOSA-DESONGLES A, et al. Novel Insights in SHBG Regulation and Clinical Implications[J]. Trends Endocrinol Metab, 2015,26(7):376-383.

[26] 童永清，李艳 . 高通量测序平台发展及在临床分子诊断中的应用与展望 [J]. 中华检验医学杂志 , 2019, 42(2)：73-6.

[27] PERSANI L, DE FILIPPIS T, COLOMBO C, et al. GENETICS IN ENDOCRINOLOGY: Genetic Diagnosis of Endocrine Diseases by NGS: Novel Scenarios and Unpredictable Results and Risks[J]. Eur J Endocrinol, 2018,179(3):R111-r23.

[28] CAMATS N, FLUCK C E, AUDI L. Oligogenic Origin of Differences of Sex Development in Humans[J]. Int J Mol Sci, 2020,21(5):1809.

[29] 中华医学会儿科学分会内分泌遗传代谢学组青春发育调查研究协作组 . 中国九大城市男孩睾丸发育、阴毛发育和首次遗精年龄调查 [J]. 中华儿科杂志 , 2010, 48(6)：418-424.

第 55 章

内分泌代谢对生殖系统的影响与调节

一、经典内分泌激素对生殖系统的影响与调节

内分泌系统是生殖系统发育、成熟、功能维持，以及生殖行为的始动因素和调控因素，生殖系统的功能可看作是内分泌系统功能的延伸和体现。多种因素可以通过内分泌系统对生殖系统产生影响，内分泌系统各个环节的改变也会影响生殖系统的结构与功能。

（一）下丘脑激素对生殖系统的影响与调节

下丘脑释放的促性腺激素释放激素（gonadotropin-releasing hormone，GnRH）经毛细血管丛到达远端的垂体门脉系统。功能上，下丘脑神经组织分泌 GnRH 经垂体门脉系统刺激腺垂体分泌 LH 和 FSH，进而调控性腺功能，对整个生殖内分泌起到主要调节作用。另外，GnRH 还可以调控卵巢、胎盘等组织的旁分泌、自分泌。研究表明，下丘脑内侧基底部尤其是弓状核，包含 GnRH 脉冲发生所需要的所有元件，且 GnRH 的脉冲节律并不需要内侧基底部以外的神经支配。由于尚未发现其他可调节促性腺激素的机制，目前认为自然的生殖完全依赖于正常的 GnRH 分泌。GnRH 的分泌受很多因素影响，包括性激素反馈、摄食、应激等。

GnRH 神经元胞体在下丘脑与视前叶区域中的分布相对分散，但分泌却以脉冲的形式向垂体门脉系统释放，一旦释放入血，会被蛋白水解酶迅速降解，血中半衰期较短，仅 2～4min，因此，GnRH 对促性腺激素细胞的影响也是呈间隔性的，但对其合成与分泌是不可少的。最近的研究表明，从脉冲性分泌到补充性分泌的变化驱动了排卵前促性腺激素的激增，这对排卵和月经周期至关重要，这意味着在激增过程中对 GnRH 脱敏的任何增加都不足以防止其增加。

某些生理因素对 GnRH 的分泌有一定的影响。昼夜节律变化在不同物种和性别上对 GnRH 分泌的影响不同，虽然人类促性腺激素的分泌存在明显的昼夜节律，但研究发现，当控制了睡眠状态、身体姿势、光照暴露、运动强度及摄食等因素后，卵泡早期和绝经期的 LH 与 FSH 都没有表现出日间节律。另有数据提示，睡眠能够影响 LH 脉冲节律，但其效应一定程度上受到发育阶段与性激素水平的影响。

（张　倩　谷伟军　母义明）

（二）垂体激素对生殖系统的影响与调节

垂体对生殖系统的调节存在明显的性别差异，下文分别阐述垂体激素对男性生殖系统和女性生殖系统的影响与调节。

1. 对男性生殖系统的影响与调节

精子发生的内分泌调节由下丘脑 – 垂体 – 睾丸轴控制。在睾丸水平上，FSH 和 LH 分别通过特定的跨膜受体 FSH-R 和 LH-R 介导其作用。

FSH-R 主要在生精索/小管内的支持细胞中表达，而 LH-R 在间质 Leydig 细胞中表达。FSH（直接）和 LH［通过睾丸激素-雄激素受体（AR）间接］通过调节支持细胞因子来发挥其对精子发生的作用。

一般而言，促性腺激素在青春期的作用主要是促进 Sertoli 细胞、Leydig 细胞和生殖干细胞发育及其功能，最终促进正常的精子产生。在此阶段促性腺激素的缺乏可影响睾丸发育、睾酮合成及精子生成。相反，在成人中，促性腺激素的剥夺基本上是通过体细胞特别是支持细胞的功能受损对生殖细胞造成影响。下丘脑-垂体-睾丸轴相互作用的复杂性提示正常精子发生的起始和维持过程都容易受到损害。

腺垂体分泌的 LH 可与间质细胞膜上的受体结合，经 G 蛋白介导，激活腺苷酸环化酶，使细胞内 cAMP 增加，进而激活 PKA，并促进睾酮合成酶系的磷酸化，加速睾酮的合成，血中睾酮浓度达到一定水平后，便可作用于下丘脑和垂体，抑制 GnRH 和 LH 的分泌。FSH 促进支持细胞分泌抑制素，而抑制素对垂体 FSH 的分泌具有负反馈调节作用。而 FSH 对生精过程有启动作用，睾酮则主要起维持生精的作用。

2. 下丘脑-垂体对女性生殖系统的影响与调节

卵巢的周期性活动受下丘脑-垂体-性腺轴的调节，卵巢分泌的激素可反馈性调节下丘脑-垂体。如前所述，低频 GnRH 脉冲负责 FSH 分泌，而高频脉冲负责 LH 分泌。FSH 在排卵前刺激未成熟的卵母细胞生长并成熟为成熟卵泡。FSH 与 LH 均可参与男性和女性的生殖过程。实验研究表明，在初级卵泡发育的后期，FSH 和雌二醇受体出现在颗粒细胞上。在 FSH 和雌二醇的协同作用下，LH 受体出现在颗粒细胞和内膜细胞上，并随着卵泡的发育和成熟不断增加。

LH 及 FSH 参与女性月经周期的调控（详见第 52 章“月经周期的调控”），在卵泡期开始时，血液中的雌激素和孕酮水平较低，对垂体 FSH 和 LH 分泌的反馈抑制作用较弱。排卵前约 1 天，雌激素的正反馈作用促进了大量 LH 的分泌，形成 LH 峰，促使卵母细胞恢复成熟并分裂。成熟的卵泡突出到卵巢表面，形成透明的卵泡斑。在孕激素的配合下，LH 增强了卵泡壁中裂解酶的活性，导致卵泡壁溶解和松弛。此外，LH 还可以导致卵泡分泌前列腺素，从而导致卵泡壁产生肌肉样细胞收缩，卵细胞和附着的透明带、放射状冠从破裂的卵泡壁排出到腹腔，然后被输卵管伞捕获并送入输卵管。因此，LH 峰值是排卵所必需的。

在黄体期，血液中的孕酮和雌激素水平逐渐升高。排卵后 5～10d 出现峰值，然后开始下降。黄体期高浓度的孕酮和雌激素抑制下丘脑 GnRH 及腺垂体 LH 和 FSH 的分泌。如果没有妊娠，黄体寿命为 12～15d，然后退化，血液中的孕酮和雌激素水平显著下降，子宫内膜血管痉挛性收缩，导致内膜剥落和出血，形成月经。

（张　倩　谷伟军　母义明）

（三）甲状腺激素对生殖系统的影响与调节

1. 甲状腺激素对女性生殖系统的影响和调节

L-甲状腺素（T_4）和 L-三碘甲状腺素（T_3）通过特定的核受体直接作用于卵巢、子宫和胎盘组织，从而影响它们的发育和代谢。此外，T_4 和 T_3 通过与其他激素和生长因子（如雌激素、催乳素和胰岛素样生长因子）的多种相互作用，以及通过影响 GnRH 的释放而间接起作用。因此，血清甲状腺激素（TH）水平的改变，可能导致女性的不孕不育。

通常激活受体后，TH 发挥其调节所有细胞中碳水化合物、蛋白质和脂质的代谢，以及调节细胞分化和增殖的功能。因此，TH 血浆水平的变化可能会影响包含生殖系统在内的所有器官和器官系统。

基于已有的基础研究和临床研究，可知女性的循环 TH 水平会影响月经/发情周期、性成熟和性行为、排卵、维持妊娠、胎儿生长及哺乳等的生殖活动。具体作用机制包括 TH 在生殖器官中的直接作用，以及对其他激素和生长因子生物利用度的影响。

甲状腺功能障碍引起的女性生殖行为和循环障碍与其他激素（如性类固醇激素及其转运蛋白）的生物利用度和代谢变化有关。TH 不仅影响性类固醇激素的运输和消除速率，而且还影响其合成，因此甲状腺功能亢进与雄烯二酮和睾丸激素合成增加，雌激素、雄烯二酮和睾丸激素水平升高，以及 17β- 清除率降低、雌二醇和雄烯二酮代谢成雌酮、睾丸激素代谢成雌二醇均有关。

近年来，多项研究结果表明，TH 刺激卵泡形成和排卵，而甲状腺功能减退症减少生长的卵泡数量并增加卵泡闭锁。此外，TH 影响黄体溶解，甲状腺功能低下时黄体期延长。TH 不仅可调节子宫对雌二醇的反应，还可调节子宫内膜的血管化和蜕膜化。TH 影响滋养细胞的分化和迁移，以及它们的内分泌、血管生成和免疫活性。甲状腺功能减退不仅与胎儿 - 胎盘生长受限有关，而且与先兆子痫的发生有关。

2. 甲状腺激素对男性生殖的影响和调节

T_3 抑制未成熟的支持细胞的标志物的表达，包括 AMH、芳香化酶和 NCAM。新生大鼠甲状腺功能减退，延缓了 AMH mRNA 水平的下降。相比之下，T_3 通过调节间隙连接蛋白的水平来维持睾丸内的细胞连接。T_3 还可以促进间充质干细胞向 Leydig 细胞的分化。甲状腺功能亢进和甲状腺功能减退的男性精子形态正常的比例都较低。在甲状腺功能减退大鼠的支持细胞中，细胞骨架相关波形蛋白的磷酸化和免疫反应性增加，但其表达没有任何变化，这导致支持细胞的细胞骨架丧失完整性。甲状腺功能减退和甲状腺功能亢进的患者表现出精子前向运动减少。

甲状腺激素对于维持包括睾丸在内的许多组织中的 ROS 和抗氧化分子之间的平衡很重要。研究显示，新生甲状腺功能减退大鼠睾丸的耗氧量明显低于正常甲状腺对照组，但其脂质过氧化物水平没有差异。与对照组相比，甲状腺功能减退组的抗氧化 SOD 活性明显降低。

（张　倩　谷伟军　母义明）

（四）肾上腺皮质激素对生殖系统的影响与调节

压力会导致严重的生殖功能障碍，而压力水平可通过检测糖皮质激素分泌来衡量。糖皮质激素对整个生殖内分泌轴调控具有复杂的抑制作用。压力和糖皮质激素对生殖内分泌轴均表现出中枢和外周抑制作用。糖皮质激素可抑制下丘脑释放 GnRH，抑制垂体促性腺激素的合成和释放，抑制性腺中睾丸激素的合成和释放，同时还影响配子发生和性行为。

1. 糖皮质激素对下丘脑的作用

压力和高糖皮质激素对生殖系统具有深远的负面影响，在下丘脑中，CRH 和皮质酮（CORT）都会影响 GnRH 及其神经传导，从而抑制生殖。

压力和糖皮质激素可直接抑制 GnRH 从下丘脑释放。已经发现许多类型的压力会影响 GnRH 的脉冲发生器，而 CRH 和 CORT 都与这种作用机制有关。血液循环中糖皮质激素对 GnRH 的影响，可能取决于应激源的严重程度和持续时间，对 LH 波动的影响很大。在不同的急性应激研究中，糖皮质激素显示出对 LH 释放发挥广泛的作用，从完全抑制到毫无影响都有可能。这些结果提示要注意不同压力对 HPA 轴的不同影响。急性应激往往会有许多不同的结果，年龄和性别会极大地影响这种作用。相比之下，长期压力的影响比较一致，即抑制 LH 和排卵。简言之，短期压力的影响因人而异、因事而异，长期压力结局类似。

糖皮质激素还可能通过影响 GnRH 上游的激素，对 GnRH 的分泌产生抑制作用，从而增加对生殖的控制。近期研究发现了 2 种激素，在 GnRH 的上游直接对压力产生反应，影响 GnRH

的合成与分泌。吻肽素（Kisspeptin，KISS1）和促性腺激素抑制激素（GnIH）对GnRH具有相反的作用。许多不同类型的压力源，包括暴露于内毒素脂多糖、急性低血糖、固定（约束）压力和社会隔离，都可以导致KISS1及其受体（KISS1R）的下调。下丘脑区域及弓状核中KISS1表达减少，导致下游LH分泌减少。吻肽素神经元同时表达CRH-R和GR，这表明它们可能在应激刺激下直接对任一激素的增加产生反应。

2. 垂体中的糖皮质激素作用

糖皮质激素也可直接影响垂体水平的生殖功能。这种抑制作用可通过许多不同的机制发生，包括调节垂体对GnRH分泌变化的敏感性、促性腺激素LH和FSH合成及分泌的减少等。然而，糖皮质激素直接影响垂体分泌和合成的作用是高度可变的，与应激源的类型和持续时间密切相关。急性应激可刺激HPG轴，导致血浆中LH、催乳素（PRL）和FSH的水平升高。慢性固定压力可以降低男性和女性的LH水平。一项研究发现，慢性固定应激可降低LH和催乳素（PRL）的血浆水平，而FSH不变，而垂体LH和FSH蛋白水平增加，表明合成和分泌并不总是匹配的。在这项研究中发现，慢性应激并不影响合成，而是以某种方式抑制了释放。

3. 糖皮质激素和性腺

性腺是糖皮质激素调节HPG轴的又一个靶点。在性腺中，糖皮质激素可以抑制生殖过程中的许多关键步骤。皮质酮可以抑制类固醇生成，抑制睾酮（T）、雌激素（E_2）和孕激素（P）的合成，以及直接抑制这些类固醇从性腺中释放。糖皮质激素可调节性腺上LH受体（LHR）的表达，从而改变性腺对LH的反应方式，并导致对类固醇激素的下游作用。

在正常范围内，糖皮质激素调节体内平衡，对于我们的压力反应至关重要。在压力时期，高水平的糖皮质激素会关闭与当时生存（包括生殖）无关的生理过程。糖皮质激素和HPA轴可以作用于HPG轴的各个水平，直接或间接抑制垂体促性腺激素的释放并直接作用于性腺。压力和高糖皮质激素可通过直接抑制GnRH脉冲或抑制GnRH释放的上游调节剂来降低下丘脑中GnRH的释放。这可能导致下游垂体LH释放减少，但是糖皮质激素也可以直接抑制垂体前叶中性腺激素的合成和释放。垂体中LH的减少，有时FSH也减少，可减少类固醇激素从性腺的释放，而外周循环中的糖皮质激素也可直接作用于性腺，以抑制性腺类固醇激素生物合成所需酶的转录。在所有这些响应中都存在性别和物种差异。因此，人类的不育率持续上升，很可能是由于日常生活中的高压力暴露所致。

（张　倩　谷伟军　母义明）

二、代谢对生殖系统的影响和调节

（一）糖代谢对生殖系统的影响与调节

1. 糖代谢对女性生殖系统的影响

哺乳动物卵母细胞的发育是一个由卵巢内外因素调控的复杂过程，卵母细胞起源于原始生殖细胞。原始生殖细胞迁移至生殖嵴，分化为卵原细胞，卵原细胞进行活跃的有丝分裂，约胚胎第3个月末，卵原细胞开始进入第一次减数分裂，即成为初级卵母细胞，在出生前后，初级卵母细胞停止在减数分裂的前期，并长期停留于此阶段，直至青春期后，初级卵母细胞因内源性黄体生成素（luteinizing hormone，LH）激增及作用才开始分批完成减数分裂。小鼠原始生殖细胞主要是通过利用丙酮酸而不是葡萄糖产生能量，有研究者认为，这种通过无氧酵解的主要供能方式避免了对生殖细胞的氧化损伤。在卵母细胞成熟的过程中，总葡萄糖的很大一部分通过糖酵解途径代谢，为能量生产提供底物丙酮酸。小鼠卵细胞特异性敲除丙酮酸脱氢酶E1α可以造成了严重的减数分裂缺陷，提示丙酮酸对于卵母细胞发育的重要性。然而，葡萄糖也是卵母细胞成熟过程中许多细胞功能的底物，包括通过磷酸戊糖途径调节核成熟和氧化还原状态，以及通过己糖胺生物合成途径合成细胞外基质 o- 糖基化等。体外试验显示，葡萄糖浓度过低会影响卵细胞的减数分裂能力。卵母细胞在核和细胞质成熟过程中容易受到葡萄糖浓度依赖的干扰，导致受精后胚胎发育不良。在反刍动物、狗和猪等中，葡萄糖是卵丘 – 卵母细胞复合体的基本营养物质，其能量及代谢底物的供给平衡对于卵母细胞发育成熟至关重要，提示葡萄糖在卵母细胞能量供给中具有种属差异。

2. 糖代谢对男性生殖系统的影响

正常的糖代谢对于精子的发生与成熟起到重要作用，支持细胞是精子发生的关键，为生殖细胞的发育提供营养支持。支持细胞优先以葡萄糖为底物，大部分通过糖酵解途径产生乳酸，并且通过特定的质子 / 单羧酸转运体（MCT）跨过质膜转运到生精细胞，为生精细胞 ATP 的生成提供了能量底物，同时也能促进生精细胞 RNA、蛋白质的生成和抗凋亡作用。在乳酸生成的过程中，受到胰岛素、胰岛素样生长因子 -1、表皮生长因子、卵泡刺激素、花生四烯酸、细胞因子等因素的调节。精子生成后，同样以葡萄糖为底物，在线粒体中进行的氧化磷酸化和在鞭毛中的糖酵解产生的 ATP 为精子的成熟和活动提供能量。

（刘雪萌　乔　洁）

（二）脂代谢对生殖系统的影响与调节

脂代谢包括脂类在小肠内消化，吸收后由淋巴系统进入血循环，通过脂蛋白转运到全身，经肝脏转化储存于脂肪组织，需要时被组织利用。脂质（lipid）包括脂肪和类脂，其中脂肪由 1 分子甘油和 3 分子脂肪酸构成，又称三酰甘油；类脂则包括磷脂、糖脂、胆固醇和游离脂肪酸等。生殖系统是指在人体上任何与有性繁殖、分泌性激素、维持性特征及组成生殖系统有关的组织的总称。根据所在的部位不同，生殖器官可分为内生殖器和外生殖器两部分。正常生殖功能的维持需要机体正常激素调节及下丘脑 – 垂体 – 性腺（HPG）轴调控等多方面相互调节发挥正常功能。随着对脂代谢及生殖系统的进一步认识，发现两者间有着密切的联系，了解生理状态下的脂代谢对生殖系统的影响，对于明确脂代谢异常状态下的生殖系统的改变，以及相应的诊断和治疗有着重要意义。

1. 脂代谢与女性生殖系统

除了胆固醇与性激素的合成密切相关外，游离脂肪酸及三酰甘油可为女性的卵巢组织内的卵泡稳态及卵泡发育提供能量。例如，氧化棕榈酸脂肪酸可以产生 106 个三磷酸腺苷（adenosine triphosphate，ATP）分子，远高于葡萄糖分解所提供的能量（30 个 ATP 分子）。研究发现，卵母细胞的细胞质中含有丰富的脂质且其主要成分为三酰甘油，多个物种的卵泡液中均含有游离脂肪酸、三酰甘油和高密度脂蛋白。同时，在成熟卵泡发育的最后阶段，即排卵时，伴有颗粒细胞的增殖、细胞基质的产生和染色体的分离，而这些均是都是耗能的过程，需要足够的能量从细胞能量储存中产生 ATP。在此过程中，成熟的卵母细胞通过线粒体氧化游离脂肪酸来提供能量比糖酵解更高效。此外，黄体生成素促进排卵前卵泡内皮质醇的产生，以帮助卵泡卵丘细胞脂质代谢，为卵母细胞的减数分裂恢复、受精和早期胚胎发生提供能量。因此，脂肪酸代谢受母体生理环境条件和体外环境条件的调节，其对于卵母细胞的发育和成熟，维持正常的女性生育功能有着重要的作用。

2. 脂代谢与男性生殖系统

脂代谢除了与女性生殖系统功能密切相关外，脂质亦是男性精子、睾丸支持细胞（Sertoli）和间质细胞（Leydig）等细胞分裂生长的原料。生殖细胞发育和精子功能都与脂质组成有关。精子细胞膜脂质主要由胆固醇、磷脂和糖脂组成，在细胞膜流动性、细胞黏附和信号转导中起关键作用。研究发现，在精子发生的不同阶段，脂质的体积和比率会发生变化，精子的细胞膜会发生膜重塑，从而使得细胞膜的通透性和流动性发生变化。保持精子尾巴的膜柔韧性对于精子运动至关重要。在精子细胞膜中，细胞膜脂质的组成和不饱和脂肪酸的不饱和度与细胞膜的流动性、柔韧性和膜受体功能有关。

支持细胞（Sertoli）为生殖细胞的发育提供各种营养需求，如碳水化合物、脂类、维生素、金属离子、氨基酸等，其中脂肪酸和胆固醇是Sertoli细胞重要的能量来源。支持细胞所需的胆固醇和脂肪酸可以自从头合成途径产生，但这并不能满足精子生成的需求。因此，将循环中的高密度脂蛋白（high-density lipoprotein，HDL）经B类1型清道夫受体（scavenger receptor class B type 1，SR-B1）转运至Sertoli细胞已成为主要的脂质来源。尽管Sertoli细胞需要大量的脂质，但其还表达了与脂质外排相关的关键基因，以维持细胞脂质水平在一定范围内。若体内的脂质不平衡可导致Sertoli细胞胞质内脂滴的堆积，可改变细胞骨架和物理性破坏血睾屏障（blood-testis-barrier，BTB），从而影响生精过程中生殖细胞的存活和成熟。

综上所述，正常生殖功能的维持需要完善的生殖系统、良好的脂代谢稳态、正常的性激素分泌及HPG轴调控等多方面的协同作用。脂代谢参与并调节生殖系统，对生殖内分泌系统产生不同程度的影响。未来需要更加关注及更深入地研究脂代谢对生殖内分泌系统的影响及相互作用，以利于临床上疾病的诊治。

（蔡美丽　张曼娜）

（三）蛋白代谢对生殖系统的影响与调节

蛋白质是氨基酸通过α-肽键的结合形成的聚合物，包括一级结构、二级结构、三级结构，甚至四级结构。蛋白质代谢以氨基酸为核心，细胞内、外液中所有游离氨基酸称为游离氨基酸库，其含量不足氨基酸总量的1%，但可反映机体氮代谢的概况。食物中的蛋白都要降解为氨基酸才能被机体利用，体内蛋白也要先分解为氨基酸才能继续氧化分解或转化。体内重要的氨基酸是20种由密码子编辑的氨基酸，以及其他几种在机体中起重要作用的氨基酸，如鸟氨酸、瓜氨酸、γ-氨基丁酸、β-丙氨酸和牛磺酸。生殖系统中生殖细胞的发育过程离不开正常的蛋白质代谢过程。下丘脑、垂体和性腺的多种激素，如促性腺激素释放激素（GnRH）、卵泡刺激素（FSH）、黄体生成素（LH）和米勒管抑制因子（AMH）等均属于肽类激素。

1. 蛋白质代谢与卵母细胞发育

哺乳动物卵母细胞的发育是一个由大量卵巢内外因素调控的复杂过程。卵母细胞起源于原始生殖细胞（primordial germ cells，PGC），PGC迁移到生殖嵴，然后经过有丝分裂增殖，并从卵原细胞转化为初级卵母细胞。在出生前后，卵泡内的卵母细胞在第1次减数分裂前期的双线期阶段即胚泡（GV）阶段停滞。青春期后，卵母细胞受到内源性LH刺激后，减数分裂重新开始。随着微管组织形成双极纺锤体，所有染色体在纺锤体中线处排列，卵母细胞进入中期Ⅰ期（MⅠ），然后分裂出第1个极体。卵母细胞成熟在中期Ⅱ期（MⅡ）停止时完成，等待受精。卵母细胞的发育成熟需要同步的核成熟和胞质成熟，这一过程中需要能量产生和活跃的合成过程，卵胞质中的细胞器，如线粒体、内质网和高尔基复合体，随着卵母细胞的生长而经历动态变化。卵母细胞的生长和成熟对营养、化学和内分泌环境的变化特别敏感。多种代谢产物和代谢相关酶在卵母细胞成熟过程中的多种细胞事件中发挥着重要作用。

卵母细胞中存在大量的转运系统，表明它们有能力利用外界环境中的氨基酸。经典意义上，氨基酸转运系统由其底物特异性和是否存在必需

的 Na^+ 共同转运体决定转运氨基酸的类型。研究发现，小鼠的 GⅤ期卵母细胞没有 A 转运系统，而是通过 L 和 ASC 进行转运。在未成熟卵母细胞中，甘氨酸主要通过 GLY 系统和半胱氨酸 / 谷氨酸转运系统转运。在成熟的卵母细胞中表达的主要是 β、L、GLY、Xc 和 b0。新近，Pelland 等测定了小鼠卵母细胞中 9 种氨基酸的转运特性，并测定了 11 种经典氨基酸转运系统的活性。甘氨酸、GLY、β 和 Xc 在卵母细胞生长过程中活性较低，而在减数分裂成熟过程中显著上调，与之不同的是，L、b0 和 asc/ASC 在整个卵母细胞生长和成熟过程中都具有持续的活性。以上研究提示，不同发育阶段的卵母细胞氨基酸转运形式有所不同。

谷氨酰胺被认为是支持卵母细胞发育的有效能量底物，可作为唯一的能量来源启动小鼠丘卵母细胞复合体中卵母细胞的减数分裂恢复。在培养基中添加谷氨酰胺可促进牛、仓鼠、狗、兔和恒河猴卵母细胞的成熟。此外，谷氨酰胺、天冬氨酸和缬氨酸也能防止猪卵母细胞的多精子受精。Tartia 等发现一种甘氨酸转运蛋白 GLYT1（SLC6A9），在未成熟的 GⅤ卵母细胞中是静止的，在排卵开始的几个小时内被迅速激活，使卵母细胞能够利用甘氨酸调节其自身体积，提示卵母细胞中存在甘氨酸依赖的细胞体积调节机制。*Slc38a3* 编码的是钠偶联中性氨基酸转运体，这种转运体在卵丘的颗粒细胞中高表达而在卵母细胞表达量不足，且对丙氨酸底物有较高亲和力。进一步研究发现，在颗粒细胞存在的情况下，甘氨酸、丙氨酸、牛磺酸和赖氨酸能以某种转运速率进入卵母细胞，提示氨基酸转运是卵母细胞和颗粒细胞之间代谢交流的一部分。

2. 蛋白质代谢与精子发生

氨基酸在男性生殖系统中作用广泛。精浆中虽然蛋白质含量不高，但其氨基酸种类复杂，为精子提供了一个合适的发育环境，并且在受精中保护精子不受女性生殖道酸性环境的影响。

精子的活动和代谢由糖酵解和线粒体呼吸作用产生的 ATP 所支持。精子的糖酵解过程不消耗氧，除了生成 ATP 之外，还产生大量中间产物，这些中间产物在其他代谢途径中很重要，特别是磷酸二羟基丙酮和丙酮酸。虽然不主要参与能量供给，必需氨基酸对于精子十分重要，精子的重要组成部分核酸是由必需氨基酸作为原材料合成的。氨基酸改善精子质量的机制包括，调控精子细胞信号转导、DNA 合成，为精子提供能量，降低脂质过氧化反应，并且增强生殖系统抗感染的能力等多方面。

研究发现，必需氨基酸精氨酸在精子发生、代谢和运动等过程中有重要作用。精氨酸参与精子的形成，是各种核蛋白的基本成分。精氨酸也是合成 NO 的前体。NO 参与精子代谢、获能及与顶体反应有关，而过多的 NO 能够产生大量的 cGMP，反而抑制男性精子的活力。精氨酸在肌酸的合成过程中具有重要作用，精子尾部中段线粒体部位磷酸肌酸的穿梭作用为精子的运动提供能量；精氨酸可以降低脂质过氧化反应的程度；精氨酸可以激发糖酵解的活性，提高精子的发生和代谢水平。此外，精氨酸是一种潜在的促分泌物质，具有免疫刺激特性，能够增强生殖系统抗感染的能力。尿素循环是精氨酸和脯氨酸代谢的一部分，尿素循环中鸟氨酸和尿素水平的降低导致精氨酸水平的降低。新近，Ma 等通过血浆中的代谢组学研究发现，精液异常的患者血浆中存在精氨酸、脯氨酸和肌醇磷酸的代谢异常。

蛋白质赖氨酸位点乙酰化能够调节蛋白酶体降解核组蛋白和轴丝微管结构，并且这些改变可能与精子活力下降有关。Yu 等发现，赖氨酸乙酰化广泛存在于精子细胞的各种蛋白中，这一过程与精子获能、精卵融合、顶体反应、受孕等过程有密切联系。赖氨酸乙酰化可能发展成为临床上诊断精子异常的一个生化指标，也有望通过调节赖氨酸的乙酰化来治疗畸形精子症、少弱精子症等疾病。除此之外，赖氨酸与甲硫氨酸是体内合成左卡尼汀的原料，后者在精子脂肪酸代谢中起重要作用，是精子脂肪酸代谢的必需辅助因子，能够以脂酰肉碱的形式将长链脂肪酸从线粒体膜外运送至线粒体膜内进行β- 氧化，为精子供能。

此外，氧化应激水平对精子质量影响很大。近年来，大量研究证实血清同型半胱氨酸水平与生殖健康有着密切的联系。有研究认为同型半胱氨酸引起的氧化应激效应损伤精子细胞膜，造成精子数目减少、精子活力下降。少和（或）弱精子症患者血浆同型半胱氨酸均明显高于健康对照组，提示男性精子浓度、活力随着同型半胱氨酸水平的升高而降低。同型半胱氨酸浓度过高抑制抗氧化物酶的活性，生成过多的 ROS，使精子细胞膜受损。

（乔　洁）

（四）尿酸代谢对生殖系统的影响与调节

尿酸是嘌呤代谢的终产物，主要由饮食摄入和体内分解的嘌呤化合物在肝脏中产生。人每天产生的尿酸约 2/3 通过肾脏排泄，剩余由消化道（肠道、胆道）排泄。尿酸经肾小球滤过，在近端肾小管发生重吸收、分泌和分泌后再吸收，未吸收部分从尿液中排出。血尿酸水平受到年龄、性别、种族、遗传、饮食习惯、药物、环境等多种因素影响。正常情况下，体内尿酸产生和排泄保持平衡，凡导致尿酸生成过多和（或）排泄减少的因素均可导致高尿酸血症（hyperuricemia，HUA）。

流行病学调查研究显示 HUA 的发生存在明显的年龄和性别差异。HUA 患病率随年龄增长而增高，男性明显高于女性，女性绝经后平均血尿酸水平升高，痛风的发病率与男性相近，而接受激素替代治疗的绝经后女性血尿酸水平较低。以上研究提示性激素可能参与维持机体尿酸平衡和 HUA 的发生。多囊卵巢综合征（PCOS）是育龄期女性常见的生殖内分泌代谢性疾病，而研究表明 PCOS 患者的血尿酸水平较正常育龄期女性明显升高；在男性中，尿酸是精浆中重要的抗氧化性物质，可与活性氧结合生成稳定的尿酸自由基，精浆尿酸水平降低导致活性氧增多，引起氧化应激，导致精子 DNA 损伤，影响精液质量。因此，尿酸代谢和生殖系统之间存在着相互影响和调节，以下内容将重点阐述生理状态下两者的相互关系。

1. 性激素对尿酸的影响和调节

Mikkelsen 等的流行病学调查研究显示，女性血尿酸的总平均水平明显低于男性。两性在青春期前的血尿酸水平都处于低值且无差异，青春期启动后开始缓慢上升。男性尿酸在 20—24 岁出现快速上升直至顶峰，之后轻度下降并保持稳定；女性在青春期缓慢上升并在 20—39 岁达到平台期，之后再次出现上升并在 55—64 岁达到峰值，该上升过程还与绝经期年龄相关。除上述特点外，研究对象中 68 名孕妇还显示出比女性更低的总平均尿酸水平。笔者认为雄激素、雌激素和孕激素均参与了其中。Liu 等关于中国 HUA 患病率的 Meta 分析显示，男性的患病率（21.6%）远高于女性的患病率（8.6%），男性 HUA 的风险转折年龄为 30 岁，女性为 50 岁。上述研究中，尿酸水平、HUA 患病率在两性中的差异及与青春期的相关性，均支持性激素参与尿酸的调节，而绝经后女性的尿酸变化提示可能是雌激素更大程度上参与了尿酸代谢。

Adamopoulos 等探讨了性激素对健康志愿者的影响，研究对象包括初潮、绝经后女性和成年男性。其中，3 名月经规律的女性在整个月经周期显示出血尿酸和内源性雌激素的反比关系。应用雌激素的绝大部分研究对象出现了血尿酸水平下降和尿尿酸排泄增加；孕激素在绝经后女性中表现出类雌激素的降尿酸作用；雄激素在绝经后女性中显著升高了血尿酸水平。该研究系首次在健康人群中探讨性激素波动和血尿酸水平的关系，但纳入样本量较少且数据分析存在局限性。Sunni L Mumford 等以健康、月经规律的年轻女性为研究对象，探讨月经周期中血尿酸水平和内源性激素的相关性。结果显示血尿酸最高值出现在卵泡期，最低值出现在黄体期；血尿酸水平与雌激素和孕酮成反比，与 FSH 水平成正比；尿酸水平越高，无排卵的概率越高。该研究样本量大、设计更严谨、数据处理合理，进一步证明了雌激素和孕激素降低血尿酸水平的效应。Jung 等的一项回顾性研究中，以应用激素治疗的绝经后女性为研究对象，探讨雌激素、雌激素联合孕激素、替勃龙 3 种治疗方案对血尿酸水平的影响。在调整多重变量后，结果显示：无激素治疗组血尿酸水平增高；雌激素联合孕激素组的血尿酸水平明显下降；雌激素组和替勃龙组的血尿酸水平与无激素治疗组无显著差异。上述研究中，雌激素、孕激素与血尿酸水平显示出更明显的相关性，而非雄激素。

2. 性激素调节血尿酸的机制

在 Wolfson 等的研究中，无论是痛风组还是正常对照组，女性的尿酸清除率与肾小球滤过率比值均高于男性。正常对照组中女性的尿酸清除率高于男性，而男性的肾小球滤过率高于女性，导致女性的尿酸清除率与肾小球滤过率比值高于男性。Nicholls 等关于应用雌激素治疗的 22 名变性者（男性转女性）研究显示，在低嘌呤饮食状态下，15 名研究对象的血尿酸水平在应用雌激素治疗后出现下降，17 名研究对象在应用雌激素治疗后尿尿酸排泄增加。这一特殊人群的研究结果证明了雌激素可以影响尿酸代谢和平衡，其机制可能是促进尿尿酸排泄。Yahyaoui 等观察了变性者长期应用性激素治疗对血尿酸和尿尿酸的影响，结果显示，男转女组的基础血尿酸水平高于女转男组；应用性激素治疗 1 年后，男转女组（雌激素治疗）的血尿酸水平明显下降，女转男组（雄激素治疗）水平明显升高；女转男组拥有更高的基础尿酸排泄分数；性激素治疗 2 年后，男转女组的尿酸排泄分数上升，女转男组的尿酸排泄分数下降，且两者差异显著。此外，男转女组中接受大剂量雌激素治疗者获得了更低的血尿酸水平和更高的尿酸排泄分数，女转男组没有发现雄激素剂量和尿酸排泄分数的相关性。该研究进一步验证了雌激素可在肾小管减少尿酸的再吸收，是女性血尿酸水平较低的机制之一。

Rosen 等探讨了性激素与男性无症状高尿酸血症的关系，研究对象包括 38 名无症状高尿酸血症男性和 31 名正常血尿酸男性。结果显示，两组人群的 17β- 雌二醇和睾酮水平并无差异。Darlington 等以 13 名接受去势手术的前列腺癌患者为研究对象，观察手术前、手术后患者的血尿酸和尿尿酸的变化。结果显示，接受去势手术后患者的睾酮水平显著下降，术后初期血尿酸和尿尿酸水平均显著下降，但该变化仅维持了 1 个月。该研究表明雄激素可能部分参与尿酸的调节，但未能证明雄激素和尿尿酸的相关性。

人尿酸盐转运子（human urate transporter，hUAT）是调节肾脏尿酸分泌的关键转运蛋白，负责将尿酸盐分泌到管腔中，再经肾脏排出体外。卢彦敏等研究显示，雌激素达到一定浓度后可上调 hUAT 基因的表达，且呈正相关。笔者认为雌激素在尿酸代谢过程中存在作用阈值，绝经前女性体内雌激素浓度高于该阈值，发挥正向调节功能，使体内尿酸水平维持正常；绝经后女性雌激素水平低于作用阈值，其对 hUAT 基因的正向调节作用减弱，尿酸排泄减少，血尿酸水平升高。尿酸盐阴离子转运体 1（URAT1）和葡萄糖转运蛋白 9（GLUT9）是机体的尿酸重吸收转运蛋白。URAT1 介导了管腔内的尿酸与离子的交换，从而将尿酸从管腔内重吸收至上皮细胞内。该蛋白重吸收的尿酸量高达 50% 左右。*URAT1* 基因突变可导致尿酸重吸收障碍而出现低尿酸血症。GLUT9 蛋白是一种高容量和高亲和力的尿酸转运蛋白，是调节血清尿酸平衡的关键介质。Takiue 等的研究中，切除卵巢的小鼠补充雌激素不影响 URAT1 和 GLUT9 的 mRNA 水平，但在转录后翻译水平减少 URAT1 和 GLUT9 的表达，从而抑制尿酸的重吸收。Zeng 等的研究显示，E_2 可通过雌激素受体（ER）β 下调肾小管上皮细胞系中 GLUT9 蛋白表达水平，但不影响 GLUT9 mRNA 水平。

3. 精浆尿酸对男性生殖系统的影响和调节

在男性生殖系统中，既有活性氧（reactive oxygen species，ROS）产生系统也有抗氧化系统。少量而持续的 ROS 是精子获能、顶体反应、受精等生理过程所必需的，精液中 ROS 的主要细胞来源是多形核白细胞和形态异常的精子。精子通过膜上的还原型辅酶Ⅱ氧化还原酶体系和线粒体呼吸链氧化反应产生 ROS。人类精子膜含有高浓度的不饱和脂肪酸，其具有多个双键，这些双键则是维持精子膜流动性所必需的，不饱和脂肪酸还在受精的多个过程中发挥着重要作用。精子膜上的不饱和脂肪酸易受氧自由基的攻击，发生脂类过氧化反应，使脂肪酸失去双键，进而使精子膜失去流动性。正常生理情况下，精液中 ROS 产生和抗氧化系统保持着平衡，但当 ROS 产生超过精子有限的抗氧化防御时，这种平衡可被打破，引起精子功能障碍和男性不育。

Srivastava 等分析了不同组别男性精液中尿素、尿酸和肌酐的差别，结果显示精液尿酸水平与精子数量存在直接相关性，正常男性组的精液尿酸水平显著高于少精症组、无精症组和输精管切除组。徐开生等探讨了男性不育患者的精浆尿酸水平及临床意义，结果显示，正常对照组尿酸含量显著高于梗阻性无精子症组、非梗阻性无精子症组、少精子症组和弱精子症组，其中梗阻性无精子症组尿酸含量又显著低于其他不育组。张红烨等研究了精浆尿酸水平与精液参数的相关性，结果显示，尿酸水平与正常形态精子百分率、精子活动率和 a+b 级精子百分率呈正相关趋势，但与精液量、pH、精子密度等无相关性。Allahkarami 等以不孕夫妇为研究对象，其中男性需排除染色体异常、感染性疾病、精索静脉曲张和慢性疾病，女性排除子宫内膜异位症、糖尿病、多囊卵巢综合征和慢性疾病，探讨精浆尿酸、尿素和肌酐与精液参数、受精率的相关性。结果显示，不孕夫妇中男性尿酸水平与正常形态精子数目、卵胞质内单精子显微注射成功率成反比关系。

综上，尿酸代谢和生殖系统存在着相互作用和影响。雌激素和孕激素参与尿酸代谢的调节，是两性尿酸水平差异和绝经后女性尿酸水平上升的机制之一。雌激素调节尿酸的主要机制是促进尿尿酸的排泄，并且该效应可能具有作用阈值。尿酸作为男性生殖系统的抗氧化剂，在维持精子功能和受精过程中发挥着重要作用。

（邵明玮　秦贵军）

（五）骨代谢对生殖系统的影响与调节

骨骼如同全身其他组织器官一样，终生处于持续而活跃的代谢过程中，具有生长发育、疾病衰老等现象和规律。骨代谢（bone metabolism）是指骨的转换更新过程，包括成骨细胞（osteoblast）主导的骨形成（osteogenesis）和破骨细胞（osteoclast）主导的骨吸收（osteolysis）两个阶段，正常成人的骨代谢处于动态平衡状态。骨骼作为人体的“钙库”，其代谢过程的传统生理意义不仅是对骨骼本身的重建修复，也是对机体内钙磷平衡的调节。新近的研究发现骨骼还是一个内分泌器官，可以调节机体的糖稳态、能量代谢、脂质代谢、脑认知功能及性腺功能。骨代谢与生殖系统的联系较为紧密，一方面性激素可显著影响骨组织的代谢过程，另一方面骨代谢的产物之一骨钙素（osteocalcin）也可以类似负反馈的机制调节性激素的分泌。以下将对骨代谢与生殖系统间相互作用的研究进展进行综述。

1. 骨钙素影响性腺功能

成骨细胞分化成熟后会特异性分泌多种组织结构性蛋白，骨钙素即是其中之一。骨钙素是一种由 49 个氨基酸残基组成的多肽，分子量为

5.8kD，空间结构主要由 2 个 α 螺旋通过 β 转角结构连接，在不同物种间高度保守。骨钙素主要在成骨细胞中合成，而在骨外器官组织中也有少量表达。Jung 等发现骨钙素基因在肝、肾、胰、睾丸、卵巢等多种器官中均有表达。

骨钙素在体内有羧化和未羧化 2 种形式，生理作用大不相同，羧化形式的骨钙素参与构成骨基质的有机成分，未羧化形式的骨钙素（undercarboxylated osteocalcin，ucOC）则可以发挥激素功能。羧化过程依靠谷氨酸羧化酶，在维生素 K 的辅助下，将骨钙素分子上 17 位、21 位和 24 位的谷氨酸残基羧化，改变分子构象，使得骨钙素与钙离子和羟基磷灰石能够更高效地结合。羧化后的骨钙素经过细胞内加工后释放，参与构成骨基质。骨钙素的羧化主要受维生素 K 和骨睾丸蛋白酪氨酸磷酸酶（osteotesticular protein tyrosine phosphatase，OST-PTP）的影响。OST-PTP 是成骨细胞和睾丸支持细胞中羧化过程的关键调节因子，由 *ESP*（又称 *Ptprv*）基因编码。Oury 等发现，在睾丸间质细胞（Leydig 细胞）培养基中添加非羧化骨钙素，睾丸间质细胞的睾酮分泌呈剂量依赖性增加。*ESP* 基因敲除小鼠（$ESP^{-/-}$）的睾丸、精子发育水平及睾酮合成关键酶、血清睾酮水平均高于野生型，而骨钙素基因敲除鼠（$Ocn^{-/-}$）表现出的生殖相关性状则刚好相反。这些现象均佐证了骨代谢中的非羧化骨钙素可促进雄性性腺功能。然而，这种对性腺的作用仅限于雄性，成骨细胞不能刺激卵巢中的睾丸激素或雌激素的产生。

2. 骨钙素的作用机制

关于骨钙素是如何以激素的模式作用于雄性性腺的问题，目前学术界还存在争议。其中较为公认的是通过 GPRC6a 受体启动下游信号通路。GPRC6a 属于 GPRC 家族 C 类，含 926 个氨基酸，其 mRNA 在脑、骨骼肌、睾丸和白细胞中高表达。Pi 的研究团队发现 GPRC6a 失活会导致实验小鼠的代谢和生殖表型类似于 $Ocn^{-/-}$ 小鼠，因此认为 GPRC6a 极有可能是骨钙素受体，或是在骨钙素存在的情况下对钙敏感的受体。

3. 胰腺－骨－睾丸轴学说

早在 1996 年，Ducy 等就在 $Ocn^{-/-}$ 小鼠身上观察到非正常肥胖和生殖能力低下的表型。Oury 等于 2011 年发现非羧化骨钙素可调节雄性性腺功能后，又在几年后提出了胰腺－骨－睾丸轴学说。该学说认为，骨钙素在低 pH 环境中易脱羧，羧化骨钙素在破骨细胞酸化形成吸收陷窝的过程中脱羧，转化为未羧化骨钙素，该过程受到成骨细胞中胰岛素信号转导通路的调控。未羧化骨钙素一旦释放入血，随血液循环与表达 GPRC6a 的关键靶细胞群（如睾丸 Leydig 细胞和胰岛 B 细胞）结合，行使其激素功能。一方面，未羧化骨钙素刺激 Leydig 细胞产生睾酮及胰岛素样蛋白 3（INSL3），对雄性的生殖表型产生正向影响，值得注意的是，Oury 等强调该过程独立于 LH 主导的下丘脑－垂体－睾丸（HPT）轴的调控；另一方面，未羧化骨钙素可直接正向刺激胰岛 β 细胞增殖和胰岛素释放，还可影响外周组织（如骨骼肌和脂肪组织）对于胰岛素的敏感性，胰岛素又可通过正反馈促进骨骼中的骨钙素脱羧化作用。实际上近年来的研究已经证明，未羧化骨钙素经 GPRC6a 介导可直接促进骨骼肌的葡萄糖摄取和营养代谢。在脂肪组织中，未羧化骨钙素可促进脂联素产生，从而间接地提高胰岛素敏感性。总之，胰腺－骨－睾丸轴并不是简单的分级调节，其中涉及多种反馈机制及其他外周组织的参与，且留空大量细节有待完善。

GPRC6a 受体在胰腺－骨－睾丸轴学说中具有重要地位。Oury 等在胰腺－骨－睾丸轴的研究中，报道了 2 例不育男性 GPRC6a 胞外域（F464Y）罕见的杂合错义突变，阻止了受体在细胞膜上的结合并弱化其信号转导，表现为生育障碍、低精子质量、低游离睾酮和高 LH 水平，且其中 1 例患者有单侧隐睾，证实 ucOC/GPRC6a 参与调节人类睾丸功能。另外，多项遗传学研究均证实 GPRC6a 参与睾丸的调节，*GPRC6a* 基因的多态位点与睾酮合成减少及生精障碍有关。然而，胰腺－骨－睾丸轴学说尚存在一定的争议。有研究团队在构建 $GPRC6a^{-/-}$ 小鼠模型时发现，删除不同外显子的 *GPRC6a* 缺陷小鼠具有正常的葡萄糖代谢、生殖表型和骨密度。

胰腺－骨－睾丸轴在人体上的验证与经典实验小鼠大多具有一致性，研究结果普遍认为非羧化骨钙素的血清水平与睾丸功能具有相关性。Kirmani 等最早对 56 例 7—21 岁男孩分组进行研究，发现骨龄在 11—14 岁的样本血清中非羧化骨钙素和睾酮水平正相关。他们认为骨骼和睾丸之间存在一种前馈控制，该模式可使男性的骨骼尺寸最大化。而不同于 Oury 等强调胰腺－骨－睾丸轴的独立性，Kirmani 认为该轴可能与青春期男性骨骼快速生长有关，在青春期 LH 水平升高阶段，ucOC 可能主要促进睾酮产生，一旦达到成人的性激素水平，ucOC 的作用就会减弱，此时睾酮的产生主要受 LH 控制。但是，一项针对 2400 名 20—69 岁中国男性的研究中并未发现骨钙素和睾酮之间存在相关性。在一项老年男性人群的研究中，ucOC 与睾酮血清水平呈负相关，研究者猜测这也许和骨钙素的阈值有关。

睾丸间质细胞不仅可分泌睾酮，还可释放 25-OH-VitD 及 INSL3。CYP2R1 是肝脏内将维生素 D 羟基化的主要酶之一，该酶在睾丸 Leydig 细胞中也可检测到高水平表达。

4. 骨代谢影响性腺的临床应用思路

骨骼的内分泌作用日益受到学者们的重视。近年来，从普通人群到糖尿病、骨质疏松症、代谢综合征、肥胖症的男性受试者中均发现了 ucOC 与游离睾酮呈正相关的现象。

胰腺－骨－睾丸轴的提出对于治疗男性不育及代谢疾病开拓了新的思路。Yang 等根据这一理论试图为特发性促性腺激素低下性性腺功能减退症（IHH）患者寻找新的治疗方式。该团队招募了 99 例 18—37 岁的男性患者，发现血清骨钙素与睾丸对促性腺激素刺激的反应呈正相关，提示骨钙素制剂可能会加强促性腺激素治疗 IHH 的效果，还有待于进一步临床试验来验证这一推断。Coskun 等对 Leydig 细胞受损的大鼠注射骨钙素后发现，治疗后虽然 Leydig 细胞的数量没有明显增长，但可观察到 INSL3、GPRC6a 的表达显著上调及睾酮、ucOC 血清水平的升高，研究者认为这是通过改善残存 Leydig 细胞的分泌和再生功能实现的。目前骨钙素作为治疗手段的临床研究主要集中在骨代谢及糖脂代谢，对生殖系统涉及甚少。GPRC6a 的成功解码和建模提示 ucOC/GPRC6a 的作用方式有潜力被用于设计具有激动剂或拮抗剂特性的新型小分子药物。

总而言之，一方面，越来越多的体内、体外研究提示骨钙素广泛参与人类健康和疾病状态，其治疗潜力有待发掘；另一方面，骨钙素的具体作用机制尚不明确，胰腺－骨－睾丸轴理论存在争议，这阻碍了 ucOC 成为代谢内分泌疾病的诊断或预后指标，并大大限制了相关治疗手段的发展进程。如上所述，骨的内分泌功能及其对于生殖系统的影响是近年来极有意义的新发现，对于众多内分泌代谢相关疾病具有良好的临床应用前景，其机制体系亟待学界阐明。

（欧阳文露　袁凌青）

（六）电解质对生殖系统的影响与调节

经典内分泌系统包括垂体、甲状腺、甲状旁腺、肾上腺、性腺等腺体及分布全身的内分泌细胞和组织。生殖内分泌主要涉及性腺功能的调节。

近年来不育症患者不断增加，各种因素，如结构破坏、内分泌紊乱、生殖道感染、免疫缺陷、肥胖、衰老、阿片类药物使用、环境因素（如农药、毒素、辐射）及遗传病等因素与男性不育症的发生有关。

电解质是精液中不可或缺的组成部分，对精子的成熟有着重要作用。人精液含有钾、钠、氯、钙、镁和磷等电解质，是生殖健康、正常精子发生、精子成熟、活力和获能，以及正常精子功能所必需的。人体的电解质缺乏和相关离子通道功能障碍也是影响生殖功能和精子质量的重要因素。

1. 电解质对生殖系统的影响

(1) 钠和钾：钠和钾参与精子的运动和获能。精液中钠与运动精子呈正相关。相反，钾与运动精子的百分比呈负相关。阿卜杜勒 - 拉赫曼等发现钾与精液体积呈正相关。此外，钠和钾与精子活力呈正相关。Hamad 等发现钾浓度降低可能与睾酮含量异常有关。由于睾酮是精子发生过程中的关键调节激素，钾离子缺乏引起的睾酮生物合成异常可能导致精子发生受损和生育问题。一项研究表明钠离子缺乏可能与孕酮水平异常有关，导致人精子顶体反应不足，表明钠离子在孕酮引发的精子顶体反应的重要性。

(2) 镁：精液中的镁主要来源于前列腺，是正常射精、精子发生、精子运动及精子在女性生殖道的趋化作用所必需的。镁的水平在前列腺发生感染时显著降低，因此在特发性不育的个体中，镁水平的降低，可能表明其前列腺的不健康状态。低镁血症可抑制一氧化氮的释放，影响前列腺平滑肌张力的调节，并引起血管收缩，从而导致早泄。精子活力所需的能量由镁离子依赖的 ATP 释放出来的 ATP 提供。有些研究显示人精浆、睾丸、精囊及前列腺中镁的浓度高于血液。精子中镁浓度高于精浆。

(3) 钙和磷：钙和磷是精子运动、激活、顶体反应及精子在女性生殖道的趋化作用所必需的，通过调节精子 cAMP 依赖的信号转导和酪氨酸磷酸化通路的 2 种方式来调节精子的获能。钙缺乏症引起精子功能障碍的确切细胞和分子机制尚不清楚，有研究证据表明，钙缺乏症通过几种机制导致男性不育，包括精子发生障碍、类固醇生成减少、精子动力不足、精子趋化减弱、精子获能不足及顶体反应降低。它不仅调节精子发生，而且在精原细胞和精母细胞的生长、分化及增殖调控中起着重要作用。精浆渗透压是精子生存和活动的重要因素，钙和磷参与的水盐代谢是维持精浆渗透压的要素之一。磷与钙为共轭离子，参与构成精子膜，精子膜在精子运动、获能和受精过程中起重要作用。

2. 离子通道对生殖系统的影响

精子膜上存在着诸多的离子通道，包括 Na^+、K^+、Ca^{2+} 和 Cl^- 等离子通道，这些离子通道参与精子成熟、获能及顶体反应等一系列过程。

(1) 精子特异性钾离子通道 KSper 和精子特异性钙离子通道 Cat Sper：精子特异性 KSper 通道，是哺乳动物精子主要的 K^+ 通道，能够调控精子的膜电位，在精子超极化过程中起决定性作用。KSper 通道是一种强电压依赖、pH 敏感的精子特异性通道，能通过膜电位调控 Cat Sper 性 Ca^{2+} 内流。全细胞膜片钳技术证实，Cat Sper 是哺乳动物精子细胞膜上实现精子超激活的最重要的 Ca^{2+} 通道，通过维持和调控 Ca^{2+} 信号对精子运动和受精功能起着关键作用。Cat Sper 通道是一种弱电压依赖的、Ca^{2+} 选择的、p H 值敏感的 Ca^{2+} 通道，会受到 pH 值、膜电位、类固醇激素等多种生理刺激物的影响。同时，Cat Sper 可能受到 KSper 和其他 H^+ 通道的共同调控。KSper 和 Cat Sper 在精子鞭毛主段上定位相似，在向卵子游动的过程中，这 2 个离子通道之间，以及与其他离子通道相互作用，完成受精。

(2) 上皮钠离子通道（ENa C）：主要在哺乳动物的肾脏组织表达，在人和大鼠精子的鞭毛中段也存在 ENa C-α 蛋白。在小鼠精子中 ENa C-α 和 ENa C-6 定位于鞭毛中段和顶体，参与调节超极化电位，这个过程可以被一种阿米洛利的衍生物 EIPA 所抑制，抑制 ENa C 通道后可显著提高精子的活力。ENa C 通道的开放使 Na^+ 内流，进而导致 Na^+-HCO_3^- 协同转运蛋白受抑制，HCO_3^- 的内流减少，而后者是精子获能的重要步骤，从而直接影响受精。

(3) 囊性纤维化转运调节因子（cystic fibrosis transmembrane conductance regulator，CFTR）氯离子通道：睾丸支持细胞在生精过程中起免疫屏障、支持、营养及调节等作用。相邻支持细胞、支持细胞与生精细胞之间的连接类型包括紧密连接、锚定连接和缝隙连接。这些连接结构与精子发生过程紧密联系，连接结构的紊乱或异常，会干扰精子发生过程中的信号通路、生精细胞迁移、精子形态形成及精子极性维持等，引起生精功能障碍，导致男性生育力下降，甚至不育。睾丸支持细胞上的 CFTR 氯离子功能障碍影响支持细胞的增殖，同时会导致支持细胞骨架回缩、突触减少及细胞间距离增大，影响细胞骨架的正常形态，但是与细胞骨架密切相关的 N- 钙黏蛋白、波形蛋白及黏着斑蛋白的表达在信使 mRNA 水平上却没有受到显著影响。至于 CFTR 功能障碍影响支持细胞骨架蛋白结构变化的具体机制还不是很清楚，需要进一步研究。

综上所述，人体中的电解质与生殖系统发育、性激素分泌和性功能有着密切关系，其代谢紊乱可导致精液异常，包括精子数量下降和精子活动力下降等，引起男子不育。精液电解质水平检测有助于判断不育症的病因，协助临床治疗。

（冯　丽　管庆波）

（七）微量元素对生殖系统的影响与调节

微量元素是指占人体总重量的 0.01% 以下的元素，如锌、铜、锰、砷、硒、镍及铁等。微量元素在人体内的含量甚微，如锌只占人体总重量的 33/100 万，铁只有 60/100 万。它们虽然在人体内的含量不多，但与人的生存和健康息息相关，不仅维持人体正常生理功能和生长发育，对人体的生殖功能也尤为重要。它们的摄入过量、不足或缺乏都会不同程度地引起人体生理异常或发生疾病，尤其影响生殖功能的生殖内分泌疾病，如多囊卵巢综合征（PCOS）、高催乳素血症、围绝经期综合征（更年期综合征）、经前期综合征、闭经、黄体功能不全、甲状腺功能异常及糖尿病等。

1. 锌

锌是肾上腺皮质的固有成分，并富集于垂体、性腺及生殖器官，参与调节垂体 – 肾上腺和垂体 – 性腺系统的功能，通过影响性腺活动和性激素的分泌，对机体的性器官正常发育和性功能的正常发挥等方面表现出重要的生理意义。锌在生殖内分泌每个系统均能发挥积极的作用，所有性激素的合成与代谢均与锌含量有关。机体缺锌容易导致胰岛素变性失活，影响颗粒细胞雌激素的合成，干扰卵泡的正常发育，导致卵巢产生多个未成熟卵泡而不能排卵，使卵巢发生多囊性改变。因此，多囊卵巢综合征不只是下丘脑 – 垂体 – 卵巢性腺轴调节功能异常或肾上腺皮质功能异常所导致的疾病，锌元素的缺乏也会导致多囊卵巢综合征。

在男性中，锌主要分布在睾丸、附睾、输精管、前列腺及其他性器官中，缺锌会引起性器官变小，睾丸生长发育受阻、精子生成受阻及生殖细胞减少等症状；锌还直接参与精子的生成、成熟、体内保存及获能等过程。缺锌会导致性腺成熟期推迟、性腺萎缩与纤维化及第二性征发育不全等，还会导致精子数目减少和活动减弱等。

在 PCOS 患者中使用 50mg/d 的元素锌 8 周，对脱发、多毛症和血浆丙二醛水平有有益的影响，但它不影响激素谱、炎症性细胞因子和其他氧化应激的生物标志物。但是口服补锌对低促性腺激素男性患者的精子产生和男性化的改善非常不明显。

2. 铜

铜是人体造血因子之一，机体缺铜会影响卵巢的血氧供应，还会影响肾上腺皮质激素和孕酮的合成。所以，女性缺铜后容易导致卵巢功能受损而不孕。然而血铜水平太高也会抑制排卵，可能与铜诱导类固醇合成异常，从而影响卵泡发育有关。铜对男性生殖功能的不利影响主要表现为精子的浓度、存活率及活动率等降低。铜可直接影响垂体释放性激素、促甲状腺素、肾上腺皮质激素，以及儿茶酚胺的合成，抑制精子的氧化酵解过程，降低精子活力。铜与促性腺激素释放激素（GnRH）的络合物更能有效地诱导 FSH 和 LH 的释放从而促进睾丸和卵巢的功能，促进胚胎发育。

3. 锰

机体缺乏锰会使曲细精管出现退行性变、睾丸退化，引起精子的成熟障碍、精子数量减少及精子畸形，引起不育或子代过早死亡。精液质量与精浆中锌、铜、锰密切相关。临床研究发现，不育男子精液锰含量减少，锰太少不仅使精子数量降低，而且还可影响精子的活动力，引起性欲减退和性功能障碍。膳食锰不足会导致女性排卵功能障碍。

4. 砷、镍、硒

频繁暴露于砷会损害机体的生殖功能，产生炎症反应。硒或二苯二硒醚（DPDS）联合治疗可减轻机体中的金属蓄积，阻止砷引起的氧化应激参数的升高，并显著抑制砷介导的炎症，表现为机体下丘脑、睾丸及附睾中髓过氧化物酶活性、一氧化氮、肿瘤坏死因子 α 及白细胞介素 1β 水平降低。

硒是构成人体组织细胞结构的重要成分之一。硒缺乏会导致细胞结构功能不全，影响卵子形成。多囊卵巢综合征的患者补充硒或硒蛋白可以降低体内的高雄激素，减轻其并发症。富硒地区的出生率明显高于低硒地区，说明硒是生育必需的微量元素。

镍也是构成细胞膜不可缺少的必需成分之一。机体缺少镍会影响卵细胞的形成，即使能形成，其质量也不高，其结果往往是虽能受孕却极易流产。然而，高浓度的镍会产生多种毒性效应，如肝毒性、肾毒性、遗传毒性、生殖毒性及致癌性，对睾丸的损害主要表现为精子数量减少和精子畸形率增加。硒可改善镍诱发的睾丸组织损伤。

5. 铁

铁在机体的生理过程中起着至关重要的作用。但是铁组织沉淀物已被证明是内分泌干扰物。急性铁负荷导致下丘脑 – 垂体 – 性腺轴异常，中断类固醇生产和卵泡发育，损害生殖道形态。

微量元素虽然含量很少，但对维持机体的生理功能、生殖功能发挥着重要作用。随着生物无机化学、生殖生物学等多边缘学科的兴起，研究微量元素与生殖的相互关系及其生化作用机制，必将对生殖内分泌学的发展起到重大的促进作用。

（徐　潮　管庆波）

三、代谢相关分子对生殖系统的影响与调节

（一）脂肪因子对生殖系统的影响与调节

脂肪组织属结缔组织，主要由大量聚集成团的脂肪细胞组成。目前，我们已经知道脂肪组织可产生 100 多种激素、脂肪因子和一些免疫效应物。

在过去的几年里，人们渐渐发现脂肪组织在影响 HPG 轴中占有重要位置，并且作用于性腺。更具体地说，脂肪组织在青春期的开始、性行为和生殖功能的季节性调节中起着至关重要的作用。脂肪组织对 HPG 轴的作用是由脂肪因子、细胞因子和趋化因子介导的。因此，下文中我们将探讨相关脂肪因子对生殖系统的影响与调节。

1. 瘦素对生殖系统的影响与调节

1994 年，Zhang 等发现了肥胖（obesity，OB）基因的表达产物瘦素（leptin）。近期研究集中于其对生殖、免疫和炎症反应的作用上。相关研究表明，瘦素与 GnRH、FSH、LH、ACTH、皮质醇及 GH 的调节有关。

瘦素的主要生物学作用之一是其对HPG轴的刺激。有研究证据表明，瘦素有助于GnRH脉冲式分泌。瘦素可使下丘脑弓状核GnRH神经元脉冲加快，并呈剂量依赖性。一些研究表明，分泌GnRH的神经元表达瘦素受体，外源性瘦素治疗可刺激GnRH分泌神经元释放GnRH。除了对下丘脑有刺激作用外，瘦素对垂体前叶也有直接作用。瘦素可通过激活促性腺物质中的一氧化氮合酶刺激垂体释放LH和FSH（后者程度较小）。除了对LH、FSH分泌有影响外，瘦素还可以调节垂体细胞的生长和分化。月经周期中，瘦素水平差异很大，黄体期最高，卵泡期最低。

瘦素在小鼠和人类的卵母细胞及胚泡中表达。近期，在胚胎植入前的整个发育过程中，在小鼠卵母细胞和胚胎中检测到Ob-R mRNA的2个突变体（Ob-Ra和Ob-Rb）。该项研究人员也表明，瘦素促进Ob-R突变小鼠的胚泡发育及胚泡数量增加。早在2000年，Kitawaki等已经证实子宫内膜表达瘦素受体（Ob-R和Ob-RL），并且在分泌期早期达到峰值。在植入窗口期间，子宫腔环境中存在着不同来源的瘦素，胚胎来源的瘦素、旁分泌-自分泌来源的子宫内膜瘦素和（或）母体脂肪细胞来源的内分泌瘦素。有研究证明，胚胎来源的瘦素可体外激活人子宫内膜瘦素的表达。分泌中期胚泡植入子宫内膜需要瘦素。瘦素mRNA表达从胚胎植入前的胚泡阶段开始，而不是在胚胎发育的早期阶段，并且其对子宫内膜瘦素活化的影响清楚地表明，瘦素在胚泡-子宫内膜对话和子宫内膜容受性中具有功能性作用。

如上所述，瘦素是引发GnRH脉冲式分泌和生殖轴成熟的关键因素。瘦素水平升高可能是青春期开始的最早信号，可能有助于激活HPG轴，导致性激素生成增加从而激活GH-胰岛素样生长因子（insulin-like growth factor，IGF）-1轴。尽管目前尚不清楚触发和控制青春期的确切机制，但在动物和人类的观察结果中发现瘦素具有重要作用：①瘦素水平越高，女性初潮越早，月经初潮与血清瘦素水平显著相关；②瘦素基因错义突变导致的先天性瘦素缺乏症与病态肥胖和性腺功能减退症有关；③在整个青春期，女孩的血清瘦素水平持续上升，男孩的瘦素水平则在青春期之前达到峰值。青春期前，男孩瘦素水平峰值出现，后睾酮、GH及IGF-1水平升高，随后进入青春期。青春期后男孩血清瘦素水平降低，可能是由于睾酮对瘦素起抑制作用，而女孩血清瘦素水平的升高则可能是由于雌激素的刺激作用。④在青春期延迟的儿童中，使用脉冲式GnRH后瘦素水平升高；⑤正常雌性小鼠瘦素治疗后观察到其繁殖功能提前；⑥在雌性大鼠中，脑室内给予瘦素会使LH水平上升，而给予瘦素抗血清则会降低血浆LH并破坏发情周期；⑦瘦素给药可逆转瘦素缺乏症小鼠其生殖功能异常（无排卵、不育）；⑧经过瘦素治疗的青春期前小鼠不仅变瘦，而且达到了生殖成熟，不仅如此，与对照组小鼠相比，其发情周期显著提前。过度表达瘦素的雌性转基因瘦小鼠的青春期开始提前；⑨瘦素基因敲除的小鼠性发育正常，但保持青春期前不排卵，瘦素可恢复其生育能力；⑩在青春期前的雄性大鼠中，瘦素给药会对GnRH分泌产生刺激作用，呈剂量相关性。瘦素导致青春期前GnRH脉冲式分泌频率增加及青春期后分泌振幅增加。⑪在啮齿动物中，瘦素作用于GH-IGF-1轴，以刺激GH释放激素（GHRH），从而直接刺激GH释放。反过来，GH-IGF-1轴与HPG轴也相互作用。

近年来，越来越多的研究表明Kisspeptin（一种通过刺激促性腺激素释放激素神经元而驱动生育的下丘脑神经肽，是*KISS*基因的编码产物）是能量平衡与生殖轴之间的关键环节。迄今为止，脂肪因子中瘦素和脂肪素被证实是Kisspeptin的调控因子，在青春期发育和生育等生殖功能中起重要的作用。青春期刺激GnRH-LH分泌的最终常见途径之一是Kisspeptin及其同源受体即G蛋

白偶联受体 -54（G-protein coupled receptor-54，GPR54）途径。Kisspeptin 似乎直接作用于 GnRH 神经元并促进 GnRH 的作用，从而刺激 LH 和 FSH 的分泌。Kisspeptin 及其受体 GPR54 的表达增加与青春期开始同时发生。除了 Kisspeptin 以外，还有许多其他的 GnRH 上游调节因子也发挥一定的作用，防止生殖衰竭。

2. 脂联素对生殖系统的影响与调节

脂联素（adiponectin）是一种含有 244 个氨基酸的蛋白质。生理条件下脂联素具有抗炎、胰岛素增敏、抗动脉粥样硬化作用。已经发现了 2 种不同的脂联素受体，即 adipoR1 和 adipoR2。

脂联素作用于 HPG 轴的各个层次。猪垂体中发现有脂联素表达。在远端部分泌 GH、FSH、LH 和 TSH 的细胞中也发现脂联素受体的表达，结节部则尚未发现。此外，adipoR1 在下丘脑外侧神经元和基底核中均可检测到。脂联素抑制大鼠和小鼠垂体细胞基础的和 GnRH 刺激的 LH 分泌，体外实验也证实脂联素能抑制下丘脑 GT1-7 神经元细胞 GnRH 的分泌。脑室内注射脂联素发现，脂联素抑制下丘脑弓状核的 Kisspeptin 的表达。因此，脂联素可能是继瘦素后另一调节能量代谢和生殖的脂肪因子。

在外周性腺中，脂联素可在卵巢的颗粒细胞中被测到。哺乳动物的卵巢，尤其是卵泡表达 adipoR1 和 adipoR2。因此，用脂联素处理猪颗粒细胞可诱导排卵期改变。此外，观察到用脂联素和胰岛素诱导了几种颗粒细胞基因表达具有叠加效应，因此表明脂联素对卵巢的作用可能是通过胰岛素增敏来介导的。此外，在卵泡期与黄体期，发现脂联素及其受体基因也表达于优势卵泡的卵泡膜细胞、卵丘细胞和卵母细胞。在优势卵泡的卵巢细胞中脂联素转录物与卵泡液 E_2 水平呈正相关，表明脂联素与卵泡优势和卵母细胞能力之间存在关联。脂联素虽然不影响雌激素的产生，但会增加人卵巢中孕酮的产生。体外脂联素处理人颗粒细胞可使 IGF-1 诱导的孕酮和 E_2 分泌增加，但不会使 IGF-1 诱导的增殖上升。

关于脂联素对男性生殖系统的影响的文献相对有限。脂联素及其受体在多种男性性腺细胞中表达，包括 Leydig 细胞、精子，以及附睾。脂联素通过抑制 AMPK 通路抑制 NF-κB 信号传导，从而保护 Leydig 细胞免受促炎症性细胞因子的不利影响。

如上所述，脂联素的胰岛素增敏作用，以及尚未发现的其他作用可能对生殖有影响。但是，迄今为止，脂联素与生殖的关系尚不明确。

3. 内脂素对生殖系统的影响与调节

内脂素（visfatin）可以直接影响卵巢功能。其在卵巢中主要在人颗粒细胞（human granulosa cells，hGC）、肿瘤细胞系 KGN、人卵丘细胞和卵母细胞中表达。有趣的是，卵泡液中内脂素的浓度与成熟卵母细胞的数目有关。胰岛素增敏药二甲双胍可提高 hGC 中内脂素的转录水平。

4. 抵抗素对生殖系统的影响与调节

抵抗素（resistin）在猪卵巢中表达，直接影响卵巢类固醇生成。促性腺激素和性腺类固醇刺激卵巢抵抗素的产生，而 IGF-1 抑制其产生。最近，Nogueiras 等在大鼠出生后的整个发育过程中发现了睾丸中抵抗素基因的表达，成年后其 mRNA 水平达到最大。在输精管的 Leydig 间质细胞和支持细胞中检测到了抵抗素。睾丸中抵抗素的表达受垂体促性腺激素的调节，并具有阶段特异性，在生精上皮周期的Ⅱ～Ⅳ期达到峰值。此外，噻唑烷二酮类药物罗格列酮可以下调睾丸中的抵抗素 mRNA。禁食和中枢给予脂源性因子，如瘦素，可引起睾丸中抵抗素 mRNA 水平显著降低。

5. 趋化素对生殖系统的影响与调节

趋化素（chemerin）是 2007 年新发现的一种脂肪因子，可在多种器官及组织中表达。有证据表明其与免疫应答、炎症反应和糖脂代谢等密切相关。

在牛卵巢细胞中发现有趋化素及其受体即趋

化因子样受体1、G蛋白偶联受体–1和G蛋白偶联受体–2表达，同时发现趋化素及其受体在大鼠和人类卵巢细胞中也有表达。趋化素除了在控制卵泡生长方面发挥作用外，在调节卵泡类固醇生成方面也很重要。据报道，趋化素抑制颗粒细胞中FSH诱导的芳香化酶表达和雌激素分泌，并且这种影响是通过增加线粒体蛋白的表达和作用来介导的。该项研究支持了一项假说，即趋化素在卵巢中发挥旁分泌和（或）自分泌调节作用，并导致卵巢功能障碍。

综上所述，脂肪组织分泌脂肪因子，这些因子会作用于多种组织，影响HPG轴，导致男性和女性的生殖功能受到影响。此外，脂肪因子（如瘦素、脂联素、内脂素等）具有调节免疫反应、炎症反应等作用，也可影响生殖系统，炎症因子对生殖系统的影响和调节详见下文。

（二）肥胖相关基因对生殖系统的影响与调节

关于肥胖症，大家公认是由于各种环境因素和遗传因素的共同作用。肥胖相关基因是指人类基因组中编码的蛋白质具有调节食欲和能量代谢功能的基因。目前，科学界已克隆出了6个与人的食欲及能量代谢调节有关的基因，即*OB*基因、*FTO*基因、*LEPR*基因、*PC1*基因、*POMC*基因和*MC4R*基因。迄今为止，与肥胖相关的基因或染色体区域已发现200多个。

肥胖根据基因突变的类型不同可分为单基因肥胖与多基因肥胖。与多基因肥胖相比，单基因肥胖疾病既严重又罕见。在多基因肥胖中，各基因对表型的决定占比很小。单基因肥胖的发病机制已经基本阐明，但多基因肥胖的作用机制尚不明确。

1. 临床表现

根据所涉及的基因，下列简要描述几种肥胖症的临床表现。

(1) 单基因肥胖：这是一种与内分泌失调有关的早发型肥胖，它主要是由参与食物摄取调节的瘦素–黑皮质素轴的基因突变（瘦素及其受体、阿黑皮素、促转化酶1基因）造成的。

(2) 黑皮质素受体4型（melanocortin 4 receptor，MC4R）肥胖：肥胖严重程度各不相同，成人和儿童肥胖者中占2%～3%。

(3) 肥胖综合征：临床上以肥胖、智力发育迟缓、身体畸形及特异性器官发育异常为特征。

(4) 多基因肥胖：该型临床上最为常见。单个敏感基因仅对体重产生微弱影响，多基因肥胖的作用机制尚不明确。在此暂不作说明。

2. 单基因肥胖

该型肥胖受试者体内脂肪产生过多是由于遗传因素导致瘦素–黑皮质素轴的关键环节受到影响。

脂肪因子瘦素（leptin，LEP，由*OB*基因编码）全身释放后，与位于下丘脑弓状核区域神经元表面的瘦素受体LEPR相结合，激活下丘脑途径。随后通过阿黑皮素（proopiomelanocortin，POMC）转导调节饱腹感及能量平衡的下游信号。当POMC/CART神经元合成厌食肽α–促黑素细胞激素时，另一组神经元也表达了具有厌食作用的神经肽（neuropetide Y，NPY）和刺鼠基因相关蛋白，后者是黑皮质素3受体及黑皮质素4受体的有效抑制剂。POMC衍生肽的性质取决于特定大脑区域中的内源性蛋白水解酶的类型。垂体前叶中的促转化酶1（proconvertase–1，PC1）诱导产生ACTH和β–脂肪肽。

编码LEP、LEPR、POMC和PC1的人类基因突变导致出生后不久发生严重肥胖。

(1) *OB*基因与*LEPR*基因对生殖系统的调节与影响：在携带*LEP*和*LEPR*基因突变的个体中，瘦素水平受到影响，刺激HPG轴，从而作用于性腺本身（详见脂肪因子对生殖系统的影响与调节）。上述受试者中发现促性腺功能减退症和促甲状腺功能不全会导致青春期受到阻滞。此外，评估一些*LEPR*突变携带者的身体成分，显示其全身脂肪量占比大（＞50%），并且静息能量消耗与肥胖水平有关。测量血液循环中的瘦素可能有助于诊断，在 *LEP* 突变携带者中则无法检测到，可能与 *LEPR* 突变携带者的脂肪量或其极度升高有关。因此，在患有严重肥胖症与内分泌功能障碍（如瘦素与肥胖水平有关的性腺功能减退症）的患者中，可以考虑采用 *LEPR* 基因筛查。

缺乏瘦素的儿童和成人可以皮下注射瘦素，使体重减轻（主要是脂肪量），也对减少食物摄入和其他功能障碍有重大影响。在一项研究中，评估了瘦素治疗前后的激素和代谢变化。瘦素治疗甚至可以在成人中诱导青春期，如瘦素可以治疗 1 例患有性腺功能减退症的 27 岁成年男性。在 2 名 35—40 岁的女性中，瘦素治疗可使月经周期变得规律，孕激素高峰正常，从而引起排卵。尽管最初在缺乏瘦素的患者中未发现皮质醇缺乏症，但经过 8 个月的瘦素治疗之后，皮质醇的脉冲发生改变，早晨皮质醇的升高更显著，瘦素缺乏症患者的代谢参数与体重减轻同时改善。瘦素治疗对 LEPR 缺乏的受试者没有效果。

(2) *POMC* 基因对生殖系统的影响与调节：在携带 *POMC* 突变的儿童中，发现其患有促肾上腺皮质激素缺乏症，可能导致从出生起就出现肾上腺功能不全。即使已经提出了黑皮质素肽对下丘脑垂体轴中具有影响作用，然而甲状腺功能减退的原因尚不清楚。

许多体外研究表明，下丘脑 POMC 系统具有调节雌激素的作用，其中包括雌二醇（E_2）治疗后下丘脑 POMC mRNA 水平降低。在另一项研究中发现，E_2 对下丘脑神经元培养物中 POMC mRNA 浓度的抑制作用，表明该抑制作用可直接在下丘脑中发生。人卵泡液中高浓度的前 POMC 衍生肽是血浆中的几倍，这表明了 POMC 基因的局部表达。Northern 印迹分析表明，*POMC* 基因表达与女性生育年龄之间存在潜在关联，并且 POMC mRNA 具有组织特异性定位。POMC 信使在育龄妇女卵巢薄壁组织和发育卵泡中的表达似乎高于绝经后妇女的卵巢中的表达，但在黄体中未检测到。然而，尚不清楚 *POMC* 基因在人类卵巢中的生理作用。孕产妇营养不良与后代肥胖发育有关。母亲营养不良可能会导致胎儿下丘脑的 POMC 和糖皮质激素受体基因发生表观遗传变化，这可能会使后代在以后的生活中改变食物摄入、能量消耗和葡萄糖稳态的平衡。几种母体营养不良模型已经发现了不同年龄的胎儿或后代下丘脑中 POMC 的变化，这些模型还表明，后代将发展为肥胖和（或）葡萄糖耐受不良。该研究还发现经历了围孕期营养不良后，胎儿下丘脑 *POMC* 基因启动子中表观遗传学发生变化，在该模型中，下丘脑糖皮质激素受体也存在表观遗传学变化，因此该受体的持续上调可能导致下丘脑中 POMC 和 NPY 的调控发生改变。

3. 黑皮质素受体 4 型肥胖

自 1998 年以来，遗传评估表明 MC4R 相关型肥胖是迄今为止最常见的单基因型肥胖。在不同的人群中发现了 90 多种突变。包括 MC4R 的框移突变、框内缺失无义及错义突变。

MC4R 突变携带者下丘脑 – 垂体 – 生殖轴及甲状腺功能正常。

4. 肥胖综合征

临床上有 20～30 种孟德尔遗传病，其临床上以肥胖、智力低下、身体畸形及器官特异性发育为特征。迄今为止，Prader–Willi 综合征及 Bardet–Biedl 综合征最为常见。肥胖综合征对 HPG 轴的影响详见下文。

综上所述，肥胖相关基因与生殖系统存在一定的联系，部分通过相关肽作用于 HPG 轴。目前，单基因肥胖的发病机制已经基本阐明，但多基因肥胖的作用机制尚不明确。

（三）生长因子对生殖系统的影响与调节

在整个生殖过程中，TGF–β 家族成员与其他生长因子信号通路一起发挥作用，包括允许维持生殖系、发育生殖道、产生配子，并创造下一代。以下对生长因子的讨论包括卵巢生命周期、子宫、着床、生殖道发育和男性生殖。

1. 生长因子对女性生殖的影响

(1) 卵巢：研究发现各类生长因子如转化生长因子（transforming growth factor，TGF）、血管内皮生长因子（vascular endothelial growth factor，VEGF）、生长分化因子（growth differentiation factor，GDF）、胰岛素类生长因子（insulin-like growth factor，IGF）等可参与调节颗粒细胞分化发育，相关功能蛋白、因子产生，生殖系统相关基因表达，以及卵巢细胞代谢、凋亡等过程。

① 转化生长因子 β_1：TGF-β_1 对女性排卵后的卵巢功能有很大影响，体现在维持黄体产生的孕酮。卵泡发育更依赖于 FSH，而 TGF-β_1 对 FSH 的循环水平基本没有影响。TGF-β_1 被认为是调节黄体中孕酮合成的旁分泌和自分泌信号网络的一个组成部分。TGF-β_1 缺失导致排卵时卵母细胞数量减少约 40%，LH 的合成在预期的 LH 峰值时间明显减少。因此，TGF-β_1 缺乏对排卵的影响在很大程度上可以归因于 LH 活性的紊乱。

异常的 TGF-β_1 表达导致卵泡发育障碍、无排卵。TGF 对卵母细胞的发育成熟有抑制作用，TGF-β_1 对颗粒细胞卵丘扩展相关基因有促进作用，并与浓度梯度及作用时间成正相关。TGF-β_1 参与调节雌激素的生成，对维持卵巢内环境稳态有着重要影响。

TGF-β_1 是公认的多功能细胞调节因子，是维持卵泡正常发育所必需的细胞调控因子。卵泡液中的 TGF-β_1 由卵母细胞、颗粒细胞及膜细胞分泌，通过多种途径在卵泡的生长、发育过程中发挥着重要作用。TGF-β_1 能够调节卵巢颗粒细胞的增殖与分化；提高颗粒细胞对低剂量卵泡刺激素的敏感性，促进卵泡生长；还能够通过增强人卵巢颗粒细胞环氧合酶 2 的表达促进前列腺素 E 的生成，促进卵泡排卵。另外，TGF-β_1 能使卵巢颗粒细胞合成的甲状旁腺激素相关蛋白增加，后者以旁分泌方式作用于卵泡膜细胞，促进卵巢黄体形成。

② 血管内皮生长因子：有研究表明，卵泡的血管发育对于排卵前的卵泡发育起着十分重要的作用，而 VEGF 对于卵泡的血管形成也起着一定的作用。在发育中的卵母细胞中，VEGF 的表达可能与卵泡发生过程中颗粒细胞的有丝分裂和存活有关。

③ 生长分化因子：GDF-9 是 TGF-β 超家族的新成员。作为卵母细胞分泌的因子，研究发现 GDF-9 可参与调节颗粒细胞分化发育、相关功能蛋白和因子的产生、生殖系统相关基因表达，以及卵巢细胞代谢、凋亡等过程，从而在卵巢卵泡生长及卵母细胞成熟、排卵和黄素化等方面发挥重要作用。

骨形态发生蛋白（bone morphogenetic protein，BMP）调控的基因表达是原生殖细胞形成、增殖和向生殖嵴迁移所必需的。目前认为，GDF-9 是卵母细胞与颗粒细胞完成双向通信的重要影响因子，参与 2 种细胞的同步化通信和协调生长过程，其异常表达可能与女性生殖内分泌失调及随之引发的不孕存在一定关系。

④ 胰岛素类生长因子：IGF-1 在卵泡发育的不同阶段促进颗粒细胞增殖、分化，抑制颗粒细胞凋亡，维持细胞的生存。适当浓度的 IGF-1 作为颗粒细胞重要的有丝分裂原，可促进 FSH 对颗粒细胞的调节作用，同时通过影响 P_{450} 的生成促进颗粒细胞芳香化酶的活性，使 E_2 水平升高，进而促进卵泡的发育。且有研究证实 IGF-1 与 LH、FSH、GH、hCG、IGF 有协同作用，共同促进颗粒细胞增殖。

IGF-1r 基因的表达对雌性类固醇生成、卵泡存活和生育至关重要。研究表明，去除 IGF-1r 的卵巢比对照组的卵巢小，即使在促性腺激素刺激后也没有有腔卵泡，因此是不育的。由此发现 IGF-1r 的表达下调导致腔前卵泡对 FSH 的反应性丧失，因此 IGF-1r 在体内 FSH 诱导的颗粒细胞分化中起关键作用。

⑤ 其他生长因子：kit 配体、神经生长因子、脑源性神经营养因子、抗米勒激素、雷帕霉素靶蛋白、信号转导和激活蛋白等多种信号通路调节生殖细胞囊肿的破坏，形成决定女性生殖寿命的原始卵泡的“卵巢储备”。

(2) 子宫：许多研究提示，雌激素和孕激素通过调控生长因子在子宫内膜的表达影响子宫内膜的生长、分化。

① TGF-β_1：TGF-β_1 表达于子宫内膜腺上皮细胞及基质细胞中，不仅能够调控子宫内膜上皮细胞的增生，还能通过加强细胞凋亡系统，诱导子宫内膜上皮细胞的凋亡。子宫内膜细胞中 TGF-β_1 的表达随月经周期发生周期性变化，并在月经不同时期发挥不同的作用。月经前期，TGF-β_1 可以通过促凋亡机制使月经来潮；月经后期，TGF-β_1 通过抑制内膜基质细胞的增生、蔓延和转移，促进胶原的收缩性，从而保护子宫内膜以免形成广泛的纤维化和瘢痕。TGF-β_1 是生长因子家族成员，能够通过促进韧带间质细胞的增生和修复，从而提高子宫主韧带的固定力，防止子宫脱垂。

② IGF-1：IGF-1 是雌激素刺激肌层增生的介导因子，雌激素通过刺激子宫内膜细胞上 IGF-1R 与 IGF-1 结合，加速细胞有丝分裂，促进子宫内膜增生，可形成子宫内膜息肉。因此 IGF-1 在孕激素促使子宫肌瘤生长中发挥作用。*IGF-1* 基因突变的女性尽管受到 hCG 刺激，但仍无法排卵，并表现出子宫肌层发育不良和幼稚子宫。

③ 其他生长因子：BMP 信号是通过 ALK_2、ALK_3、ALK_5 受体调节妊娠早期子宫蜕膜反应的关键。表皮生长因子诱导的 PI3K 和 MAPK 通路的激活调节滋养层细胞对母体蜕膜的侵袭和增殖，而包括 Nodal 在内的多种 TGF-β 超家族成员则抑制这些过程。

(3) 着床：在胚胎植入过程中，滋养层细胞的增殖生长及其对子宫基质的侵入过程受到局部产生的多种因子的精密调控。

① TGF-β_1：TGF-β_1 在子宫内膜蜕膜化及胚胎种植过程中发挥了重要作用。TGF-β_1 能够通过与子宫内膜基质细胞相互作用，促进子宫内膜蜕膜化。在胚胎种植过程中，TGF-β_1 可以增加子宫内膜的敏感性，并通过抑制母体子宫局部的免疫功能，促进母体对胎儿的耐受。着床期子宫内膜有 156 种上调基因和 377 种下调基因，上调基因中包括 TGF-β 超家族。TGF-β_1 上调子宫内膜基本转录元件结合蛋白 1 的表达，从而推断 TGF-β_1 在着床期异常表达可引起胚胎着床失败。

② IGF-1：IGF-1 以自分泌或旁分泌的形式，通过与其配体 IGF-1R 结合，调节子宫内膜和滋养层细胞的增殖和分化，在胚胎着床过程中发挥着重要的作用。IGF-1 能促进滋养层细胞黏附到纤维粘连蛋白，IGF-1 与植入期胚胎的黏附过程有关，在滋养层细胞黏附过程中，IGF-1 与整合素信号转导间相互作用，共同介导了胚胎着床的信号转导。

2. 生长因子对男性生殖的影响

(1) 睾丸发育：睾丸发育除了基因决定和激素调节外，生长因子也可通过与受体结合后促进胚胎期睾丸发育。

① TGF-β_1：TGF-β_1 及其受体在睾丸的不同发育阶段表达程度不同，并与生精上皮周期性变化有关。TGF-β_1 表达于人睾丸间质细胞、支持细胞与生精细胞。在胎儿睾丸形成和发育时期，促进生殖细胞有丝分裂，对生殖细胞的生长、迁移及精原细胞的增殖和分化具有重要的作用。

② 成纤维细胞生长因子（fibroblast growth factors，FGF）：FGF 是促进细胞增殖、调节组织分化和调节器官发生的激素相关物质。FGF 及其受体和信号级联参与了睾丸多种细胞过程，包括增殖、凋亡、细胞存活、趋化、细胞黏附、运动和分化。

③ 神经营养因子（nerve growth factor，NGF）：NGF 由生殖细胞产生，在出生后的睾丸中作为旁分泌因子作用于支持细胞。同样，NGF3 由

Sertoli 细胞表达，并促进中肾细胞的迁移和胎儿生命中生精索的形成。

④ 抗米勒管激素（anti-müllerian hormone，AMH）：详见第 54 章相关章节。

⑤ IGF-1：IGF-1 不仅具有促进细胞分裂增殖、促进个体生长发育和调节物质代谢的作用，对睾丸发育也有重要的调控作用。下丘脑的 IGF-1 可以刺激青春期前雄性的 *GnRH* 基因表达，但没有出现甚至有抑制成熟后的 GnRH 神经元表达 *GnRH* 基因，IGF-1 影响了 GnRH 神经元的生长、成熟和分化。IGF-1 还能促进垂体内 LH 和 FSH 分泌。在睾丸局部产生的 IGF-1 与其特异性的靶受体相结合，参与调节睾丸 Leydig 细胞的增殖及分化，使 Sertoli 细胞产生不同的功能及调控睾丸激素的生物合成。

(2) 精子生成。

① TGF-β_1：TGF-β_1 在睾丸内的表达与生精过程密切相关。TGF-β_1 mRNA 在青春期前睾丸的表达占优势，随着青春期发展，其在管周肌样细胞的表达不断减少，而在支持细胞的表达轻度增高并保持稳定，表明 TGF-β_1 可能作为支持细胞与生精细胞的调节因子调控精子的发生。

② FGF：大量证据表明，人类精子获能受到多种信号通路的调控，这些信号通路控制着精子的活力和精子蛋白的酪氨酸磷酸化。MAPK 和 PI3K 通路的组成部分，即 FGFR 下游的信号级联，已知存在于精子中并活跃。MAPK 活化可能有助于精原细胞的有丝分裂增殖和减数分裂早期。在精子中加入特异的 MAPK 抑制剂可抑制 ERK1/2 的激活，但不影响孕酮诱导的顶体反应，表明 MAPK 通路似乎不直接参与顶体反应的诱导。FGF/FGF-R 信号转导通路影响精子的功能和（或）发育。研究表明，精子发生过程中 FGF-R_1 信号的受损导致每天的精子产量显著下降，而且产生的精子在获能方面受到了功能性的影响。FGF-R_1 信号可以抑制 MAPK 通路，防止过早获能。说明了 FGF-R_1 信号级联在正常精子发生和男性生育中的明确作用。

③ 血管内皮生长因子：VEGF 与受体结合后可介导血管内皮细胞的分裂、增殖及促进血管通透性。这些蛋白因子表达非常广泛，在雄性生殖系统中具有积极的影响，主要可调节睾丸、附睾等器官的微环境，而且对精子的发生、形成、成熟有着重要的作用。

④ 其他生长因子：NGF 除了能促进体外生殖细胞发育外，还能调节精子活力和凋亡。BMP 调节男性生殖道的支持细胞活性和精子活力。

(3) 性功能：TGF 等生长因子缺失还与男性性功能障碍如勃起障碍及无法射精等有关。性功能障碍的 2 个潜在原因为：① TGF-β_1 缺失导致阴茎表面结构的改变，可能会损害男性和女性的锚定功能，或导致感觉刺激或疼痛减少，抑制从上身行为到内向和射精的进展；②海绵体勃起组织中 Ⅰ 型胶原沉积增加。Ⅰ 型胶原含量过高会损害组织顺应性，导致血流量减少，从而男性勃起能力不足和无法射精。

3. 生长因子对男女性生殖道发育的影响

睾丸产生雄性特有的激素和生长因子，使其表现出典型的雄性特征。在性别分化之前，哺乳动物胚胎都有一个无差别的生殖腺及沃尔夫管和米勒管 2 对生殖管。沃尔夫管形成男性生殖系统的输精管和生精小管。米勒管分化为输卵管、子宫和上阴道。在雄性性分化过程中，AMH 和 WNT/β 连接素信号促进米勒管的退化。WNT 在雌性性腺中的持续表达和 AMH 信号的缺乏，使得生殖道中米勒管的形成和维持成为可能。

事实证明各类生长因子是影响生殖系统生理的重要因素，且在生殖系统的分化、发育及生殖过程起着十分重要的调节作用。

（四）炎症因子对生殖系统的影响与调节

人类生殖系统受到许多因素调控，包括炎症因子。在炎症因子介导下，炎症反应通过不同路径对生殖系统起作用，常见的路径有病原体直接感染生殖或免疫相关器官导致性功能减退，炎症因子介导下的 HPG 轴改变。另外，肥胖也会通过脂肪细胞分泌一些炎症因子引起机体全身慢性炎症，也会作用于 HPG 轴影响生殖系统的功能，甚至导致临床疾病。

肥胖的复杂病理生理学涉及慢性炎症反应和内分泌紊乱等，其炎症介质包括白介素（interleukin，IL）-1β、IL-6、IL-8、IL-12、肿瘤坏死因子 -α（tumor necrosis factor-α，TNFα）、干扰素 -γ（interferon-γ，IFNγ）、转化生长因子 -β（transforming growth factor-β，TGFβ）、巨噬细胞炎症性蛋白、单核细胞趋化蛋白、神经内分泌激素、瘦素和抵抗素。

1. 炎症因子对生殖中枢的影响

(1) 炎症因子对生殖中枢的直接影响：细胞因子可直接影响 GnRH 神经元中的基因表达或神经元功能，因为 GnRH 神经元上表达各种细胞因子受体。先前的研究表明，注射脂多糖（lipopolysaccharide，LPS）或细胞因子本身会引起急性炎症，降低 LH 进而损害生殖功能，同时伴 GnRH mRNA 表达的抑制。LPS 处理后导致神经发炎，抑制母羊、鸟类和大鼠 GnRH mRNA 的表达。将促炎症性细胞因子 IL-1b 注入啮齿动物下丘脑也可抑制 GnRH 表达。近期，有研究表明由肥胖引起慢性低度炎症会影响 GnRH 神经元，导致下丘脑中 GnRH mRNA 的阻遏，并导致循环 LH 水平降低。

IL-6 是Ⅰ型细胞家族成员之一，在炎症反应、肥胖、卵巢功能不全患者中表达增高。IL-6 有助于正常的神经元功能和神经发生。在脑损伤，感染、LPS 注射、饮食诱导的肥胖症模型中，IL-6 上调并起到调节炎症、细胞凋亡和氧化应激的作用。然而，尚不清楚 IL-6 是否直接影响参与生殖功能的神经元。

白血病抑制因子（leukemia inhibitory factor，LIF）是 IL-6 家族一员。有研究证明，LIF 直接抑制 *GnRH* 基因，其功能并不仅限于炎症。在大脑中，LIF 调节神经元功能和神经元对损伤的反应。关于 GnRH 神经元，LIF 调节未成熟 GnRH 神经元模型 GN11 细胞的迁移，以及成熟 GnRH 神经元模型 GT1-7 细胞中 GnRH 的释放。LIF 结合其特异性受体，该特异性受体与 IL-6 家族的其他成员相似，通过 gp130 信号转导募集信号并激活 JAK-STAT 和 MAPK 途径。最近的研究显示，高脂饮食小鼠下丘脑中 LIF mRNA 的水平升高，这种升高仅在显示 GnRH mRNA 和促性腺激素降低的雄性中出现，而在缺乏 GnRH 或促性腺激素的雌性中则没有出现。相反，IL-6 在雄性、雌性中均增加。相关研究证实 LIF 通过激活 GnRH 神经元中的 p38 和诱导 cFOS(一种启动子）抑制 *GnRH* 基因。

最近，通过介导 GnRH 神经元的作用，Kisseptin（KISS1）及其 G 蛋白偶联受体 KISS1R 被认为是生殖发育及其维持时间的中心信号系统。给予炎症因子 LPS 可以通过降低雌性大鼠下丘脑 KISS1 mRNA 的表达及循环中 LH 直接影响 Kisspeptin 系统，其可以被非选择性 COX-1 和 COX-2 抑制药吲哚美辛拮抗。

(2) 肥胖相关神经炎症与突触重塑：近期有研究推测，肥胖介导的生殖功能损害可能源于对 GnRH 神经元的神经炎症作用，表现为突触重塑。细胞因子对基因的调控可能会影响突触分子及神经肽的表达。例如，细胞因子直接影响谷氨酸受体的水平和功能。或者神经炎可通过免疫细胞浸润、吞噬突触从而导致突触重塑。

此外，瘦素诱导组织中巨噬细胞浸润，进一步引起炎症反应，也可能导致下丘脑炎症，从而影响下丘脑释放激素的释放，以及导致 HPG 轴的失调。

2. 炎症因子对男性生殖功能的影响

(1) 炎症因子与精子生成：炎症性细胞因子水平的升高与男性生殖、精子生成及精液质量呈负相关。肥胖和代谢综合征（metabolic syndrome，MetS）会使生殖道慢性炎症的发生率增加，且在睾丸、附睾、精囊、前列腺和精液中发现炎症性细胞因子增加。在大鼠模型中，饮食诱发的肥胖症会引起炎症性细胞因子内流入睾丸，睾丸、附睾和前列腺组织样本中的TNFα、IL-1β、IL-6表达增加，以及NF-κβ、JNK和细胞外信号相关激酶上调。血清和精液细胞因子升高与睾酮和孕激素浓度呈负相关，这表明MetS相关炎症会导致类固醇生成衰竭。此外，体外实验证据表明，促炎症性细胞因子可通过降低关键类固醇合成酶转录水平直接下调类固醇生成。

(2) 炎症因子与前列腺增生：MetS引起的前列腺慢性炎症与超声诊断下的亚临床型前列腺炎中的低级别良性前列腺增生和精液中IL-8升高有关。一组不育男性的队列中，精液IL-8与精液白细胞计数、精液参数异常及前列腺、附睾和精囊的异常外观相关联，经多普勒超声检查显示有微小钙化和炎症体征。MetS是前列腺癌的明确危险因素。

(3) 炎症因子与性功能：性唤醒刺激一氧化氮（NO）的产生，从而引起平滑肌松弛和血管舒张，导致海绵体压力急剧增加，阴茎的长度和直径增加。因此，NO是血管舒张和勃起的重要介质。TNFα可减少NO合成，导致血管保持收缩。这是由细胞内ROS介导的，而后者是由内皮细胞中TNFα活性介导的。在肥胖和MetS中，TNFα还被证明可以减少与内皮细胞功能障碍相关的一氧化氮合酶的产生。这种促炎症状态会导致内皮功能障碍。

3. 炎症因子对女性生殖功能的影响

(1) 炎症因子与排卵：在LH峰的中期，机体炎症时白细胞迁移至鞘膜层，排卵时迁移到颗粒层，同时基底膜破裂。卵巢表面上皮破裂后，必须对部位进行组织修复以形成黄体。凝血级联反应是由组织损伤部位产生的细胞因子释放、侵入的白细胞及卵泡液中的生长因子触发的。此时，从血小板中释放的生长因子和血小板源性生长因子与促炎症性细胞因子一起诱导COX酶和类前列腺素刺激卵巢表面上皮细胞的生长。侵入的白细胞释放NO，促进血管扩张和IL-1的分泌，以进行组织重塑。已发现IL-1可以使卵巢上皮（ovarian surface epithelial，OSE）细胞中的促炎基因上调，包括IL-6、IL-8和NF-κb。这些反过来又可以通过正反馈方式激活MAPK信号转导来维持细胞增殖，以促进卵巢表面上皮的快速修复。在修复过程中，浸润的巨噬细胞产生TNF，促进OSE细胞的增殖，同时在OSE细胞中产生TNF表达以维持修复。生长因子、趋化因子和细胞因子也诱导COX酶的表达，并促进前列腺素的局部产生。尚不清楚COX酶和PG在排卵炎症中的作用，因为用NSAID抑制COX酶，排卵会被完全抑制。但是，我们可以通过这些分子的已知作用推测它们在引发炎症途径中的作用。排卵后COX酶和PG在卵巢中促进免疫细胞募集、组织重塑和血管生成。最后，炎症刺激也增强了颗粒细胞和OSE细胞的类固醇生成环境，从而刺激可的松向皮质醇转化，以促进修复并抵消炎症反应。在这段时间内，渗出液中的TGF-β细胞因子家族可通过抵消EGF的增殖作用从而对OSE细胞起到生长抑制作用。

LPS可通过破坏神经元减少GnRH的分泌来抑制HPG轴。此外，有研究表明暴露于LPS的牛卵巢皮质外植体由于过度活化而使原始卵泡的数量减少。同样，体内暴露于LPS的小鼠的原始卵泡数目也减少。另外，新生儿期暴露于LPS的雌性大鼠，其卵泡储备减少，卵巢发生早衰。不仅如此，免疫刺激可以破坏多个物种的卵泡期。LPS可在排卵前期抑制17β-雌二醇（E_2）的增加，导致排卵延迟或受抑制。LPS对排卵后也造成了一定的影响。体外接触LPS的牛成熟卵母细胞成功完成减数分裂的可能性较小，即使具备完整的减数分裂结构。由于LPS，在牛卵母细胞中观察到活性氧和凋亡基因水平增加及甲基化模式改变。此外，LPS破坏减数分裂过程、线粒体膜电位和线粒体细胞质再分布，从而影响牛卵母细胞核成熟。LPS 还影响卵母细胞的胚泡发育，以及减少胚泡滋养层细胞数目。这些研究支持 LPS 对卵母细胞发育存在潜在的负面影响。

(2) 炎症因子与黄体生成：相关研究表明，LPS 给药不仅会延迟排卵，还会延长黄体化、黄体（corpus luteum，CL）形成和足够黄体酮 4 生成所需的时间。此外，LPS 可能会使得黄体体积变小，这可能是由于促凋亡通路的激活所致。有些研究表明山羊黄体期 LPS 给药会使 PGF-2α 代谢产物增加，TNFα 体外培养牛黄体组织也会使 PGF-2α 增多（呈剂量依赖性方式），而体外猪黄体组织给予 PGF-2α 培养时，会以正反馈机制产生更多的 PGF-2α。通常，猪 CL 在黄体期的第 13 天左右就具有黄体溶解的能力，但是多次施用 PGF-2α 可以更早的诱导猪 CL 中的黄体溶解。这表明 LPS 可能通过诱导猪的 TNFα 和 PGF-2α 促进黄体溶解，但仍有待证实。

(3) 炎症因子与妊娠：与生育期妇女相比，反复流产妇女的子宫内膜中促炎症性细胞因子 IL-6、LIF 和 IL-1β 减少。有证据表明，当发生先兆子痫时，会引起全身性母体炎症细胞反应激活。循环中促炎症性细胞因子 TNF、IL-6、可溶性磷脂酶 A_2 和血五聚素 3 的释放也有所增加。宫内发育迟缓的妇女妊娠中期羊水中的 IL-10 水平升高，子痫前期妇女足月时胎盘中的 IL-10 升高。据报道，IL-10 在反复流产妇女的蜕膜 T 淋巴细胞中异常表达。Th_2 型细胞因子表达的局部缺陷与流产之间存在直接的因果关系。TGF-β 可抑制 Th_1 型反应，这可能对妊娠有害，此外它是 NK 细胞的重要调节剂，可下调 IFNγ 诱导的活性和炎症细胞因子的生成。纤溶酶原激活物抑制物 -1（plasminogen activator inhibitor-1，PAI-1）活性被认为是多囊卵巢综合征的标志物和自然流产的潜在因素，过多的 PAI-1 会影响血管及细胞迁移，从而破坏着床并导致流产。从理论上讲，降低 PAI-1 活性可以提高这些个体的日后妊娠概率。

(4) 炎症因子与子宫内膜异位症：最近有报道称，炎症因子的失调对子宫内膜异位症相关生殖衰竭有一定的作用。逆行月经导致子宫内膜组织碎片种植于腹腔是现今被广泛承认的子宫内膜异位症发病机制。子宫内膜异位症患者中，腹膜巨噬细胞和促炎趋化因子诱导的单核 / 巨噬细胞和粒细胞产生的炎症细胞因子和 PG 的浓度升高。

4. 炎症因子对新生儿 HPG 的影响

一系列研究表明，新生儿期炎症以性别和（或）时间依赖性方式重新编程 HPG 轴。例如，在出生后（postnatal day，P）3d（P3）和 5d（P5）进行 LPS 给药不会影响成年雌性大鼠的基础 LH 脉冲频率，然而，成年 LPS 对 LH 脉冲间隔的影响要比新生儿期用生理盐水处理的更强。在 P10 接受 LPS 的雄性大鼠受到保护，可以免受成年 LPS 对循环 LH 的抑制，但其血浆睾酮水平的明显下降。P10 时服用 LPS 不会破坏正常的发情周期，但是，在成年后再次给予 LPS 后，这些雌性大鼠的发情周期明显延长。例如，Knox 等在 P3 和 P5、P6 和 P7、P14 和 P16 时用 LPS 刺激动物，控制炎症反应时间，只有在 P3 和 P5 时间点发生新生儿炎症才能观察到生殖变化。

此外，新生儿在 P3 和 P5 给予 LPS 导致青春期雌性大鼠内侧视前区 KISS1 mRNA 表达下调，这与阴道开放延迟有关。此外，新生儿治疗时间点（≤ P7）与成年后 KISS1R mRNA 的上调相关。雄性大鼠在新生儿期 P10 时给予 LPS，其下丘脑中的 KISS1 mRNA 表达未见变化。这些明显的性别差异可能由于新生儿接受刺激的时间、KISS1 和 KISS1R mRNA 测量的时间点及选择的大脑区域差异造成。

总体而言，新生儿 LPS 导致青春期延迟，成年时对 LPS 的敏感性增强，从而延长发情周期并抑制雌性大鼠促性腺激素的释放。这些干扰对于雄性和雌性可能是在不同机制（和时间点）的控制下进行的，因此雄性受到其生殖破坏的影响较小，至少在垂体以及下丘脑水平上；然而在下丘脑及垂体水平，雌性受到的影响大小仍有待确定。

综上，炎症因子对生殖系统具有一定的影响，包括生殖中枢、男性生殖系统、女性生殖系统甚至新生儿生殖系统。不同来源的炎症因子通过各种途径直接或间接引起炎症反应。炎症反应的启动和维持是生殖道和人体其他部位许多生理学或病理学的关键组成部分。

（五）内分泌干扰物质对生殖系统的影响与调节

内分泌干扰物质（endocrine disrupting compounds，EDC）又称环境类激素，是指一些可影响负责机体自稳、生殖、发育和行为的天然激素的合成、分泌、转运、结合、作用或消除的外源性物质。中枢神经系统、心血管系统、内分泌系统和免疫系统在发育过程中易受到影响，并且神经发育障碍和某些恶性肿瘤的发生很可能开始于出生前或出生后早期。下文将讲述内分泌干扰物质对生殖系统的影响与调节。

1. 内分泌干扰物质

工业中产生的成千上万种化学物质在环境中无处不在，以下简要介绍几种分布最广泛的物质。

(1) 持久性有机污染物（persistent organic pollutants，POP）：指不会在环境中分解的化学物质，如多氯联苯（polychlorinated biphenyls，PCB）和多溴联苯醚（polybrominated diphenyl ethers，PBDE）。

(2) 伪持久性化合物：这些化合物可被代谢并从体内清除，但由于有一定的接触，因此在众多人样品中都可以找到它们。包括邻苯二甲酸酯、多环芳烃、全氟化物（perfluorochemicals，PFC）、双酚 A（bisphenol A，BPA）和高氯酸盐。

(3) 金属：环境中常见的金属包括汞、砷和铅。

2. 机制

(1) 内分泌干扰：EDC 可以通过干扰激素作用的任何方面来改变多种生物过程，因此这些化学物质有可能影响类固醇激素依赖性人类生殖管道发育和成人生育功能，如己烯雌酚（diethylstilbestrol，DES）。EDC 最近还被认为是甲状腺破坏者、神经发育破坏者、肥胖和糖尿病生成者，直接或间接影响生育能力。

(2) 表观遗传机制：表观遗传机制是某些 EDC 导致组织和器官功能障碍的基础，包括 DNA 甲基化、组蛋白修饰、microRNA 表达和随后的基因表达。

3. 内分泌干扰物质与生殖系统

(1) 内分泌干扰物质与生殖功能：许多常见的环境暴露都与生殖系统受损有关，包括空气污染、POP、PFC、BPA、农药和铅。排卵、受精和着床过程中任何一个步骤的破坏都有可能导致不育或生育能力受损。

① EDC 与男性生殖功能：睾丸发育不全综合征（testicular dysgenesis syndrome，TDS）是男性生殖领域最重要的概念之一。Skakkebaek 等提出精液质量差、睾丸恶性肿瘤、隐睾及尿道下裂是一种潜在疾病的症状，是由于胎儿发育过程中雄激素作用缺陷引起的。每一种症状的发病率和患病率均呈上升趋势，表明受到环境因素影响。人群长期接触的许多 EDC 具有抗雄激素作用，包括邻苯二甲酸酯、双酚 A 和某些农药。动物研究表明，雄性动物暴露于雌激素和抗雄激素会出现尿道下裂、隐睾和精子数量低的现象。

过去 50 年来，人类的精子数量有所下降，其原因既有遗传因素，也有环境因素。EDC 的暴露与精子数量和生育力之间存在因果联系，有关于农药暴露及多溴联苯醚的人类数据支持这一假设。成人精子数量不仅对环境敏感，似乎对发育编程也很敏感，特别是邻苯二甲酸酯等具有抗雄激素特性的 EDC。邻苯二甲酸酯可减少啮齿动物的血清雄激素，并与人类肛门与生殖器间距离缩短有关，后者是胎儿睾酮水平的标志物。在动物模型中，有数据表明，EDC 对雄性动物生殖系统的多个方面均造成影响，包括精子数量。这些化学物质还可使四代人的精子数量减少和生育能力下降，具有代际效应。由于精子产生对 EDC 具有终生敏感性，以及整个生命周期中有数百种 EDC 不同程度的暴露，因此难以确切知道单个 EDC 暴露对精子数量和生育能力的影响。然而，有数据表明 EDC 可使全球精子数量和生育能力指标长期呈下降趋势。

男性外生殖器的正常分化和生长需要雄激素，以及能够对激素产生适当的组织反应。尿道下裂是尿道海绵组织异常发育的结果。越来越多的间接证据表明，某些形式的尿道下裂和其他 TDS 症状是由环境因素引起的。例如，特发性部分雄激素不敏感综合征可以产生包括尿道下裂的 TDS 症状，甚至于在雄激素系统正常工作的情况下。

正常的雄激素作用和组织反应对于阴茎发育和睾丸下降至关重要。然而，雌激素可通过下调胰岛素样因子 3 和刺激 ATF3 来干扰男性生殖器发育，分别导致隐睾症和尿道下裂。因此，内分泌干扰物可通过改变雌激素 - 雄激素比例或类似物导致动物发育异常。

② EDC 与女性生殖功能：8 岁以下的女孩性早熟的发病率总体上有所增加并且存在地域差异，表明环境因素会影响青春期开始的平均年龄和性早熟的发生率。有许多报道着重将 EDC 的作用作为性早熟的解释。由于青春期的启动受性激素影响，因此，在发育过程中或生命早期暴露于各种 EDC 可能会使青春期提前。

子宫内膜异位症是一种雌激素依赖性疾病。EDC 与子宫内膜异位症相关的最有力证据是二噁英作用于灵长类动物引起子宫内膜异位症，这在啮齿动物实验中得到了验证。

③ EDC 对生殖功能的影响。

- POP：二噁英和呋喃可模拟雌激素，并与动物模型中的子宫内膜异位症的发病起源有关。子宫内膜异位症也与暴露于其他破坏激素功能的化学物质有关。
- BPA：在男性中，其高水平的暴露与性功能障碍有关，包括性交频率降低、射精功能障碍增加、性生活满意度下降、性欲降低和勃起功能降低。
- 农药：在 20 世纪 70 年代，由于使用农药二溴氯丙烷导致一群受职业暴露的男性不育。
- 铅：在男性中，高水平铅含量对精子有毒。在女性中，高水平铅含量与自然流产和死产的风险增加有关。

(2) 内分泌干扰物质与妊娠、新生儿及儿童：日常环境中有毒化学物质可能会导致学习、行为或智力障碍。该类物质包括邻苯二甲酸盐、农药、铅、阻燃剂、汞和多种常见的空气污染物。

① 胎儿可能对化学暴露极其敏感：代表药物是沙利度胺和其他相关药物，胚胎、胎儿和发育中的人类极易暴露于环境有毒物质，甚至是少量。该易感性是由于人类独特且快速的生理变化、生长和发育引起的。

敏感期临界窗口期间发生的接触可导致永久性和终身健康问题，并且可传播给后代。敏感期临界窗口发生在快速发育及细胞分化和增殖的时期，如配子形成、胚胎发育、着床、妊娠、婴儿期、儿童期、青春期和泌乳期。

在 20 世纪 60 年代，沙利度胺用于孕妇以预防早孕反应。尽管服用该药物的妇女健康没有受到影响，但其子女发生先天性肢体与胃肠道畸形的概率很高，尤其是当他们的母亲在受孕后第 28～42 天服用该药物时，该时期是肢体发育的关键期。

② 子宫内暴露于外源性化学物质可导致代际伤害：代表物质是己烯雌酚。子宫内暴露于环境化学物质造成的不利影响可能在出生时就出现，如沙利度胺，也可能在子孙后代中迟发和（或）显现出来。

③ 胎盘不能保护胎儿免受许多环境化学物质的损害：代表物质是甲基汞。环境化学物质可以穿过胎盘，在某些情况下，如甲基汞可以生物蓄积，使得胎儿的暴露量高于母亲的暴露量，证明胎盘并不能保护胎儿免于接触外源性化学物质。后续研究表明，即使在低剂量汞暴露下，虽然不会对母亲造成影响，但会对产前暴露的儿童的发育和认知产生影响，其对神经系统的不利影响也可能迟发。

④ EDC 对妊娠、新生儿及儿童的影响。

- 邻苯二甲酸盐：研究表明其与雄性生殖道的抗雄激素不良反应有关（即缩短肛门生殖器距离）。它们还与儿童的不良行为转归，以及妊娠高血压疾病有关。
- 全氟辛酸：有充分的证据表明它可使人类和非人类哺乳动物的胎儿生长迟缓。
- 铅：影响儿童的认知功能，同时对其心血管、免疫和内分泌功能方面也有不利影响。
- PBDE：高水平 PBDE 与不良妊娠结局有关，并且与出生体重显著降低有关。

内分泌干扰物质不仅可以影响激素作用，还可以通过表观遗传机制影响基因表达、细胞和组织功能，从而对生殖系统产生影响，包括孕育、生殖功能，妊娠，以及新生儿和儿童健康。孕前减少或消除暴露于环境污染物是预防造成健康影响的最有效策略。

（欧晓丹　林冰倩　温俊平）

参考文献

[1] OLEARI R, LETTIERI A, PAGANONI A, et al. Semaphorin Signaling in GnRH Neurons: From Development to Disease[J]. Neuroendocrinology, 2019,109(3):193–199.

[2] SANTI D, CRÉPIEUX P, REITER E, et al. Follicle-Stimulating Hormone (FSH) Action on Spermatogenesis: A Focus on Physiological and Therapeutic Roles[J]. J Clin Med, 2020,9(4):1014.

[3] SILVA J F, OCARINO N M, SERAKIDES R. Thyroid Hormones and Female Reproduction[J]. Biol Reprod, 2018,99(5):907–921.

[4] BUSADA J T, CIDLOWSKI J A. Mechanisms of Glucocorticoid Action During Development[J]. Curr Top Dev Biol, 2017,125:147–170.

[5] GU L, LIU H, GU X, et al. Metabolic Control of Oocyte Development: Linking Maternal Nutrition and Reproductive Outcomes[J]. Cell Mol Life Sci, 2015,72(2):251–71.

[6] FREITAS M J, VIJAYARAGHAVAN S, FARDILHA M. Signaling Mechanisms in Mammalian Sperm Motility [J]. Biol Reprod, 2017,96(1):2–12.

[7] 陈子江 . 生殖内分泌学 [M]. 北京：人民卫生出版社，2016.

[8] MARIANA A COSTA. The Endocrine Function of Human Placenta: An Overview[J]. Reprod Biomed Online, 2016,32(1):14–43.

[9] WALTER L MILLER. Disorders in the Initial Steps of Steroid Hormone Synthesis[J]. J Steroid Biochem Mol Biol, 2017,165(Pt A):18–37.

[10] DROBNIS EZ, NANGIA AK. 5 α -Reductase Inhibitors (5ARIs) and Male Reproduction[J]. Adv Exp Med Biol, 2017,1034:59–61.

[11] COSTA MA. The Endocrine Function of Human Placenta: An Overview[J]. Reprod Biomed Online, 2016,32(1):14–43.

[12] SHI JF, LI YK, REN K, et al. Characterization of Cholesterol Metabolism in Sertoli Cells and Spermatogenesis (Review)[J]. Mol Med Rep, 2018,17(1):705–713.

[13] YU H,DIAO H,WANG H, et al. Acetylproteomic Analysis Reveals Functional Implications of Lysine Acetylation in human Spermatozoa (Sperm)[J]. Molecular & cellular proteomics, 2015,14(4):1009–23.

[14] JUNG J H, SONG G G, LEE Y H, et al. Serum Uric Acid Levels and Hormone Therapy Type: A Retrospective Cohort study of Postmenopausal Women[J]. Menopause, 2018,25(1):77–81.

[15] GOZUKARA I O, GOZUKARA K H, KUCUR S K, et al. Association of Glomerular Filtration Rate with Inflammation in Polycystic Ovary Syndrome[J]. Int J

Fertil Steril, 2015,9(2):176-182.

[16] SONG P, WANG H, XIA W, et al. Prevalence and Correlates of Hyperuricemia in the Middle-Aged and Older Adults in China[J]. Sci Rep, 2018,8(1):4314.

[17] DE TONI L, DI NISIO A, SPELTRA E, et al. Polymorphism rs2274911 of GPRC6A as a Novel Risk Factor for Testis Failure[J]. J Clin Endocrinol Metab, 2016,101(3):953-961.

[18] PI M, KAPOOR K, YE R, et al. Evidence for Osteocalcin Binding and Activation of GPRC6A in beta-Cells[J]. Endocrinology, 2016,157(5):1866-1880.

[19] OTANI T, MIZOKAMI A, HAYASHI Y, et al. Signaling Pathway for Adiponectin Expression in Adipocytes by Osteocalcin[J]. Cell Signal, 2015,27(3):532-544.

[20] COSKUN G, SENCAR L, TULI A, et al. Effects of Osteocalcin on Synthesis of Testosterone and INSL3 during Adult Leydig Cell Differentiation[J]. Int J Endocrinol, 2019,2019:1041760.

[21] SMITH A M J, BONATO M, DZAMA K, et al. Mineral Profiling of Ostrich (Struthio Camelus) Seminal Plasma and its Relationship with Semen Traits and Collection Day[J]. Anim Reprod Sci, 2018,193:98-106.

[22] BEIGI HARCHEGANI A, IRANDOOST A, MIRNAMNIHA M, et al. Possible Mechanisms for the Effects of Calcium Deficiency on Male Infertility[J]. Int J Fertil Steril, 2019,12:267-72.

[23] GOLPOUR A, PSENICKA M, NIKSIRAT H. Subcellular Distribution of Calcium during Spermatogenesis of Zebrafish, Danio Rerio[J]. J Morphol, 2017,278(8):1149-59.

[24] GOLPOUR A, PSENICKA M, NIKSIRAT H. Ultrastructural Localization of Intracellular Calcium During Spermatogenesis of Sterlet (Acipenser ruthenus) [J]. Micros Miroanal, 2016,22(6):1155-61.

[25] JAMILIAN M, FOROOZANFARD F, BAHMANI F, et al. Effects of Zinc Supplementation on Endocrine Outcomes in Women with Polycystic Ovary Syndrome: a Randomized, Double-Blind, Placebo - Controlled Trial[J]. Biol Trace Elem Res, 2016,170(2):271-278.

[26] SUN Y, WANG W, GUO Y, et al. High Copper Levels in Follicular Fluid Affect Follicle Development in Polycystic Ovary Syndrome Patients: Population-Based and in Vitro Studies[J]. Toxicol Appl Pharmacol, 2019,365:101-111.

[27] HAJIZADEH S F, MOLUDI J, TUTUNCHI H, et al. Selenium and Polycystic Ovary Syndrome; Current Knowledge and Future Directions: A Systematic Review[J]. Horm Metab Res, 2019,51(5):279-287.

[28] ZHANG X, GAN X, E Q, et al. Ameliorative Effects of Nano-Selenium Against NiSO4-Induced Apoptosis in Rat Testes[J].Toxicol Mech Methods, 2019,29(7):467-477.

[29] 温俊平，陈刚，林丽香 .Kisspeptin-- 连接能量与生殖的新纽带 [J]. 中华内分泌代谢杂志，2016，(32)：539.

[30] KIM D, LEE J, JOHNON A L. Vascular Endothelial Growth Factor and Angiopoietins during Hen Ovarian Follicle Development[J]. General and comparative endocrinology, 2016,232:25-31.

第 56 章

内分泌代谢疾病的生殖系统表现

一、内分泌疾病的生殖系统表现

（一）下丘脑疾病的生殖系统表现

1. 下丘脑综合征

下丘脑综合征（hypothalamus syndrome，HS）指由多种原因所致的下丘脑功能紊乱。该综合征临床表现为：①内分泌代谢紊乱（见表 56-1）；②自主神经功能失调（睡眠障碍、体温调节障碍、摄食障碍、下丘脑性肥胖等）；③精神症状（性格改变、喜怒哭笑无常、易激动易怒、幻觉、遗忘、定向障碍、精神失常等）；④占位压迫或颅内高压症状（头痛、呕吐、视力减退、视野缺损、偏盲、复视、视神经萎缩、视乳头水肿、失明、抽搐、癫痫等）。

先天遗传性下丘脑疾病，如卡尔曼综合征（Kallmann syndrome，KS）和 Prader-Willi 综合征（Prader-Willi syndrome，PWS）等，常常表现为嗅觉障碍、肥胖、性腺发育不全、智力低下、多发畸形等。获得性下丘脑综合征常见病因有颅内感染、肿瘤、外伤和手术等（见表 56-2）。大多数下丘脑综合征可找到病因，极少数不能找到病因的患者，称为特发性下丘脑综合征，表现为儿童早期肥胖、高催乳素血症、生长激素缺乏、青春不发育和电解质紊乱等。

下丘脑综合征的治疗重点在于补充适当剂量的激素和规范化的患者教育。需要补充糖皮质激素、甲状腺激素、性激素和生长激素。当

表 56-1　下丘脑综合征内分泌代谢紊乱表现

下丘脑综合征内分泌代谢紊乱表现		增　多	减　少
全部下丘脑激素分泌缺乏导致全垂体前叶功能减退并可同时伴有尿崩症		–	–
单一性下丘脑激素分泌缺乏或亢进	生长激素释放激素	巨人症和肢端肥大	侏儒症
	促甲状腺激素释放激素	甲状腺功能亢进	甲状腺功能减退
	促性腺激素释放激素	性早熟	青春不发育和促性腺激素功能低下型性腺功能减退症
	促肾上腺皮质激素释放激素	Cushing 综合征	肾上腺皮质功能减退症
	抗利尿激素分泌	尿崩	抗利尿激素不当综合征

表 56-2 下丘脑综合征病因

病 因	举 例
先天性疾病	先天性促性腺激素功能低下型性腺功能减退症、Prader-Willi 综合征、Laurence-Moon-Biedle 综合征
获得性疾病	
感染	病毒性脑炎、化脓性脑膜炎、结核、麻疹等
肿瘤	异位松果体瘤、颅咽管瘤、视神经胶质瘤、垂体瘤、生殖细胞瘤等
退行性变及血管性病变	结节性硬化、神经胶质增生、系统性红斑狼疮及其他疾病造成脑内脉管炎
创伤	颅脑外伤、手术或放射治疗等累及下丘脑区域
代谢紊乱	二氧化碳麻醉、一氧化碳中毒
药物	氯丙嗪、利舍平
功能性变化	精神创伤、环境因素剧烈变化、应激

出现尿崩症时候，可以考虑补充去氨加压素。当出现抗利尿激素分泌失调综合征（syndrome of inappropriate antidiuretic hormone secretion，SIADH）时，托伐普坦能够有效升高血钠水平。

因为患者口渴中枢受损，因此每天的饮水量也是重要的治疗措施之一。由于饱感中枢受损和能力代谢减少，导致患者容易出现重度肥胖。因此，强制性饮食控制、适当剂量的甲状腺激素和肾上腺皮质激素替代治疗，具有重要的意义。

2. 先天性促性腺激素功能低下型性腺功能减退症

先天性促性腺激素功能低下型性腺功能减退症（congenital hypogonadotropic hypogonadism，CHH）是由于下丘脑促性腺激素释放激素（GnRH）神经元缺失或功能障碍，导致 GnRH 合成、分泌或作用障碍，进一步导致垂体分泌黄体生成素（LH）和卵泡刺激素（FSH）减少，进而引起睾丸和卵巢不能产生足量性激素和配子形成的疾病。疾病又称为特发性/孤立性促性腺激素功能低下型性腺功能减退症（idiopathic /isolated hypogonadotropic hypogonadism，IHH）。疾病的发病率为（1～10）/100 000，女性较男性发病率低。临床根据患者是否合并嗅觉障碍分为两大类：①有嗅觉受损者称为卡尔曼综合征；②嗅觉正常者，称为嗅觉正常的先天性促性腺激素功能低下型性腺功能减退症（normosmic CHH，nCHH）。

CHH 患者在不同的年龄阶段具有不同的临床表现，同一年龄阶段的临床表现也有临床异质性。在婴幼儿时期主要表现为微小青春期缺失，如男性存在隐睾和（或）小阴茎；在青春期表现为性腺或第二性征不发育；在成年期，主要表现为性腺功能低下和不孕不育症。

(1) 微小青春期：婴儿在出生 1 周后，血液循环中胎盘雌二醇（E_2）水平下降，导致 GnRH 反馈性分泌，从而促进垂体分泌促性腺激素，在出生后 1～3 月内达到高峰，即微小青春期。CHH 的男性患儿在此阶段，由于 GnRH 神经元作用缺陷，可能导致小阴茎和隐睾的发生，这是早期识别男性 CHH 的重要临床表现。胎儿出生时，在微小青春期监测性激素水平，有助于 CHH 的早期诊断和后续治疗。

(2) 青春期：青春期延迟或不发育是 CHH 最常见的表现。青春期的男性患儿，在 14 岁后，常以缺少男性化特征、性欲低及勃起功能障碍就诊。75% 的 CHH 男性患儿完全无青春发育迹象，表现为睾丸体积小（＜ 4ml）、缺少第二性征（体毛稀疏、音调高）。这类患儿常伴有隐睾和（或）小阴茎，25% 的男性患儿睾丸体积可＞ 4ml，仅有少部分男性化特征。

青春期的女性患儿，在 13 岁后，90% 以原发性闭经就诊。多数的女性患儿缺乏乳腺发育，阴毛、腋毛和体毛稀疏或缺失。不论男性还是女性，患者的性激素水平低下（T 极低，LH 和 FSH 低或正常低值）。此外，生殖轴外的特殊临床表现，如嗅觉障碍、骨质疏松、骨骺闭合延迟及镜像运动，提示 CHH 的诊断。

(3) 成年期：部分成人 CHH 患者可能因婚后不育或严重的少精就医而确诊。这种诊断延迟可能与患者青少年时诊断机会的缺失或不愿就医有关。成年期的主要临床表现为缺乏性欲和骨质疏松。近年来多个研究报道了成年发生特发性性腺功能减退（Adult HH）的患者。这类患者存在正常的青春期发育，在成年期下丘脑 – 垂体 – 性腺轴受到抑制，导致严重的 HH 发生。成人 HH 发生的机制尚不明确，但根据北京协和医院门诊的治疗经验来说，经治疗后生精效果较好，这可能与基础睾丸体积较大、较容易产生精子有关。

同时需要关注的生殖轴外的表现有嗅觉缺失、听觉障碍等，以及长期性激素缺乏导致的骨质疏松和血脂、血糖代谢异常等。

3. 功能性下丘脑疾病的生殖系统表现

功能性下丘脑疾病，在女性主要表现为功能性下丘脑闭经（functional hypothalamic amenorrhea，FHA）。这是一种由于非器质性原因造成的慢性无排卵的形式，常见的原因包括神经性厌食、营养不良、过度运动等。内分泌表现为下丘脑分泌 GnRH 降低，导致 LH 脉冲频率降低。“功能”一词意味着，纠正导致排卵异常的原因后，性腺轴功能可能恢复正常。由于 GnRH 分泌减少导致垂体分泌 LH 和 FSH 不足，难以维持卵泡发育和排卵，当提供外源性 GnRH，或外源性促性腺激素，可恢复正常卵泡发生。

急性营养缺乏会引起垂体的 LH 脉冲分泌减少。心理社会等影响，包括外部巨大的社会压力、对待压力的态度，通过激活下丘脑 – 垂体 – 肾上腺轴功能，影响和损伤 GnRH 驱动的性腺轴功能。外源性内分泌干扰化学物质，如双酚 A 和一些多氯联苯，通过调节 GnRH 基因转录和（或）作为雌激素激动剂或拮抗剂的作用，影响神经元 GnRH 活性和 Kisspeptin 系统。Kisspeptin 通过其受体 GPR54（G 蛋白偶联受体），在青春期 GnRH 分泌的启动中起着关键作用。弓状核内的 Kisspeptin/ 神经激肽 B/ 强啡肽神经元分泌 Kisspeptin，刺激 GnRH 神经元。GnRH 神经元通过整合多种调节信号，调控性腺轴的功能。

4. Prader–Willi 综合征的生殖系统表现

Prader–Willi 综合征（OMIM 编号 176270）是一种复杂的多系统遗传病，涉及内分泌、神经、代谢和行为等多个方面。其特征是新生儿肌张力低下，婴儿早期进食困难，身材矮小，行为问题，认知障碍，畸形特征。在儿童期表现为难以抑制的食欲亢进及严重的进行性肥胖，常合并多种内分泌异常（性腺功能减退、生长激素 / 胰岛素样生长因子 1 缺乏、甲状腺功能低下、继发性肾上腺皮质功能不全）。因此临床表现存在很大差异性。

本病最初由 3 位瑞士医生 Prader 等在 1956 年描述，是人类发现的第 1 个与基因组印迹有关的疾病。疾病发生归因于染色体 15q11~q13 父系遗传印迹基因的表达缺乏。在人群中，患病率为 1/（10 000~30 000），且男女比例相似。

通常认为，PWS 的临床表现归因于下丘脑功能紊乱导致的生长激素缺乏、饱腹感缺乏和性腺功能减退症。在新生儿期，PWS 特征性表现为肌张力低下和吸奶无力。幼儿期表现为肥胖和食欲过强。下丘脑功能障碍，导致多种内分泌病变，包括生长激素缺乏症（growth hormone deficiency，GHD）、性腺功能减退症、甲状腺功能减退症、继发性肾上腺皮质功能不全。除了下丘脑功能障碍和饱腹感不足之外，PWS 患者的静息能量消耗也较低。因此，PWS 患者的肥胖和 2 型糖尿病（T_2DM）风险急剧增加。对 PWS 患者，从婴儿期到成年期都需长期密切随访。

几乎所有 PWS 患者都会出现促性腺激素功能低下型性腺功能减退症。男性表现为小阴茎、阴囊发育不良。80%～90% 患者存在单侧或双侧隐睾。人绒毛膜促性腺激素治疗可促进患者睾丸下降。阴茎在出生时大小基本正常，但随着年龄增加并未相应长大。耻骨区大量脂肪垫，让阴茎显得更小，导致站立时排尿困难。补充雄激素，能够促进阴茎增大。患者无青春期发育。LH 在正常偏低水平，而 FSH 保持在正常高水平。即使进入成年期，睾丸仍然发育停滞，体积不增大。近期研究显示，大多数男性 PWS 患者，既存在促性腺激素功能低下型性腺功能减退症，又存在原发性睾丸发育不良。低促性腺激素性性腺功能减退是导致大多数男孩性腺功能减退的主要原因。通常认为 PWS 男性患者无生育能力，睾丸病理显示弥漫性生精小管萎缩伴生精小管透明样变性，支持细胞结节，间质细胞空泡化，管周透明化。

PWS 女性患者出生后外生殖器发育不全，阴蒂和阴唇很小，在青春期，乳房发育明显延迟。大多数患者表现为促性腺激素功能低下型性腺功能减退症，偶尔有 PWS 患者 20 岁初潮的报道。即使有初潮，随后也会出现闭经或少经。抗米勒激素在正常范围内，抑制素 B 水平很低。虽然 PWS 患者的性腺功能减退症主要归因于下丘脑功能异常，但最近的研究表明，患者同时合并存在原发性性腺发育不良。偶有女性患者生育的报道。

5. 肥胖的生殖系统表现

(1) 定义与危害：肥胖的特征是过多的脂肪堆积，对健康结果产生不利影响。世界卫生组织（WHO）建议，根据身体质量指数（body mass index，BMI）进行分类并确定临床风险（表 56–3）。肥胖为 BMI ＞ 30kg/m^2，而病态肥胖定义为 BMI ＞ 35kg/m^2。脂肪积累分布，在评估与肥胖相关的并发症的风险中具有重要的临床意义。

肥胖的并发症包括阻塞性睡眠呼吸暂停、非酒精性脂肪肝疾病（NAFLD）、微血管疾病和血管收缩、T_2DM、恶性肿瘤（包括前列腺癌）、神经变性和衰老加速。在男性中，还会导致勃起功能障碍、精液质量和精子生成障碍及性激素分泌紊乱等。表观遗传学研究表明，父亲肥胖，通过对精原干细胞的表观遗传重编程，影响后代的代

表 56–3　BMI 与并发症风险

BMI（kg/m^2）	类　别	并发症风险	并发症
＜ 18.5	过轻	增加	免疫缺陷、传染病、恶性肿瘤
18.5～24.9	最佳体重	低	罕见
25～29.9	超重	轻度	CVD、T_2DM、神经变性、恶性肿瘤
30～34.9	Ⅰ类肥胖	中等	↑
35～39.9	Ⅱ类肥胖	严重	↑↑
＞ 40	Ⅲ类肥胖	非常严重	↑↑↑

谢和生殖表型。女性中则表现为月经紊乱、排卵障碍、不孕、低妊娠率、高流产风险及不良妊娠结局等。

(2) 肥胖对男性生殖系统的影响。

① 肥胖对激素分泌的影响：肥胖通过下丘脑–垂体–性腺轴的调节，对男性生殖内分泌产生不利影响。下丘脑促性腺激素释放激素的脉冲释放，调控垂体前叶促性腺激素，包括 FSH 和 LH 的分泌。这些促性腺激素，作用于睾丸细胞，调节精子生成和雄激素合成。FSH 作用于支持细胞，调节精子发生，并刺激支持细胞合成抑制素。抑制素通过负反馈机制，直接抑制垂体释放 FSH。LH 作用于 Leydig 细胞，促进睾酮合成。在睾丸内部，雄激素通过支持细胞中的核受体，介导精子的发生。雄激素转化而来的雌激素，通过间接负反馈回路，作用于下丘脑弓状核，调控 KISS1 神经元分泌 Kisspeptin，从而抑制 GnRH 的释放。在肥胖患者中，Kisspeptin mRNA 和 KISS1 表达降低，导致下丘脑 GnRH 的脉冲释放减少，从而导致下丘脑性的性腺功能减退。

肥胖引起的性激素水平受损，会导致睾丸功能发生不良变化。雌激素在生物学上比睾酮更具活性，雌二醇水平的细微增加，可能对睾丸功能产生抑制作用。肥胖男性雌激素水平升高，作用于下丘脑雌激素受体，导致随后的 LH 和 FSH 水平下降，使睾酮合成不足和精子生成不足。男性的肥胖程度，包括 BMI、总脂肪含量、皮下脂肪含量、腹部脂肪含量，与睾酮水平呈负相关，而与雌激素水平呈正相关。

此外，多种脂肪因子也参与诱导改变睾丸的功能。如肥胖男性中，瘦素增加可抑制 Leydig 细胞产生睾酮。由于白色脂肪组织中芳香化酶细胞色素 P_{450} 酶表达增多，导致睾酮向 E_2 转化明显增加。

② 肥胖对精子生成、精液参数及精子功能的影响：在生精小管中，生殖细胞的生长、繁殖和凋亡之间存在稳定的平衡。肥胖可能通过破坏 Bax 和 Bcl–2 系统平衡诱导精原细胞凋亡。高脂血症通过引起内质网压力增加，结合免疫球蛋白，诱导生精细胞凋亡。

男性精液参数主要包括精子浓度、精子数量、精子活力和精子形态等。精液质量是男性生育能力的预测指标。超重和肥胖与少精症 / 无精症的患病率增加有关。与正常体重的男性相比，肥胖男性的少精症患病率增加 2 倍。随着 BMI 的增加，精液量逐渐减少。此外，肥胖也严重损害了精子的活力和形态。总之，肥胖对精子形成有明显的不利影响。

肥胖引起的精子功能改变，可能与精子 DNA 片段化（sperm DNA fragmentation，SDF）相关。在肥胖男性中，DNA 碎片指数（DNA Fragmentation Index，DFI）升高，精子 DNA 的完整性受到不利影响。肥胖引起睾丸内部氧化应激增加，脂质、蛋白质和 DNA 等生物分子对睾丸内细胞产生氧化损伤。这些会导致精子多不饱和脂肪酸的氧化，线粒体膜电位的损失及单链和双链精子 DNA 片段化。肥胖导致以炎症和氧化应激为主的睾丸环境，通过精子细胞膜的修饰，线粒体脂质过多诱导 DNA 损伤，进而影响精子染色质浓缩和 DNA 完整性，从而增加了妊娠并发症（自然流产和反复流产）的风险，对辅助生殖技术（assisted reproductive techniques，ART）的结局也产生不良影响。

③ 肥胖对勃起功能的影响：肥胖男性发生勃起功能障碍（erectile dysfunction，ED）的风险较普通人群增加 1.5 倍。肥胖症通过降低睾酮水平，释放更多炎症因子，引起全身性的炎症反应，导致勃起功能障碍。这些炎症介质直接诱导内皮细胞功能障碍，并通过减少一氧化氮合成途径，导致男性勃起功能障碍。肥胖相关的糖尿病、高血压和血脂异常，都会增加 ED 风险。肥胖引起 ED 的确切机制尚需更多探索，尤其是肥胖和性欲降低、内分泌失调和心理障碍的关系。

(3) 肥胖对女性生殖系统的影响。

① 肥胖对激素分泌的影响：正常的脂肪含量

对维持下丘脑－垂体－性腺轴的功能、维持正常排卵过程、维持成功的胚胎植入具有重要意义。脂肪因子包括瘦素、脂联素、抵抗素、内脂素、网膜素，以及各种炎症因子（包括趋化素、视黄醇结合蛋白4、脂蛋白2、白介素6、白介素1β和肿瘤坏死因子α等）。这些因子对性腺轴的调节发挥综合的作用。瘦素会影响颗粒细胞中的类固醇的生成途径，并以剂量依赖的方式降低雌激素和孕激素的产生。脂联素可抑制GnRH和LH的释放，在调节性腺轴的过程中发挥作用。

②肥胖对排卵及卵子质量的影响：肥胖通过干扰下丘脑－垂体－卵巢轴的激素分泌，导致排卵障碍。在肥胖女性中，性激素结合球蛋、生长激素和胰岛素样生长因子结合蛋白减少，瘦素水平增加。研究已证实，在啮齿动物模型中，局部高浓度的瘦素会损害卵泡发育和卵母细胞成熟，引起颗粒细胞凋亡加快。肥胖相关的多囊卵巢综合征，就是因为胰岛素抵抗、炎症因子干扰等的作用，导致促性腺激素分泌紊乱（LH分泌高于FSH），形成无排卵或稀发排卵的病理状态。

③肥胖对妊娠率及妊娠结局的影响：肥胖相关的不育风险比非肥胖者高出3倍。研究表明，肥胖的女性需要经历更长的时间才能妊娠，其生育能力与BMI升高成反比关系。此外，由于卵母细胞质量差，子宫容受性较低，对于接受体外受精（in vitro fertilization，IVF）过程而言，超重和肥胖也会带来负面结果。由于下丘脑－垂体－卵巢轴的功能紊乱，导致流产、不良妊娠结局和胎儿健康受损的风险增加。肥胖造成的脂肪因子及慢性炎症状态，可能加重子宫间质蜕膜化受损，导致胎盘异常、死产和先兆子痫的发生风险增加。

（赵亚玲　茅江峰）

（二）垂体疾病的生殖系统表现

成熟的垂体前叶分泌5种不同的激素，包括催乳素（prolactin，PRL）、生长激素（growth hormone，GH）、促肾上腺皮质激素（adrenocorticotropic hormone，ACTH）、促性腺激素（gonadotropic hormone，GnH）和促甲状腺激素（thyroid-stimulating hormone，TSH）。而下丘脑的室上核和室旁核分泌的抗利尿激素（arginine vasopressin，AVP）和催产素（oxytocin，OT）则通过下丘脑垂体束下行，储存于神经垂体。垂体是人体最重要的内分泌腺，对于人类生殖系统各器官结构和功能的完整性至关重要。

1. 垂体功能减退症的生殖系统表现

垂体功能减退的病因包括先天发育异常、基因突变和后天获得性因素。先天性垂体缺失、部分发育不全或异位组织原基较为罕见，影响下丘脑－垂体轴发育和功能的每一环节的异常都可能导致特发性、孤立性或多种垂体激素缺乏，以及一些特殊的综合征（如垂体柄阻断综合征、Pallister-Hall综合征等）。在排除先天解剖异常和基因突变等原因后，需考虑获得性因素所导致垂体功能减退的可能，包括垂体和（或）鞍区肿瘤、垂体卒中、颅脑外伤、蛛网膜下腔出血、垂体放疗、垂体炎、感染/脓肿等。

15%～25%的垂体前叶细胞为催乳素细胞。孤立的PRL缺乏症很少见，有报道认为与机体产生特异性针对PRL分泌细胞的自身抗体相关。而大多数患有获得性PRL缺乏症的患者都伴有其他垂体激素的缺乏。目前催乳素缺乏的唯一已知临床表现是分娩后无泌乳。

生长激素缺乏症（growth hormone deficiency，GHD）的病因可分为先天性和后天性。其中，成人GHD最常与肿瘤导致的下丘脑－垂体区域受损和（或）手术及放疗有关，儿童中最常见的原因为特发性GHD。尽管GH对HPG轴有调节作用，但GH在青春期的发育过程中不是必需的。因此儿童起病的GHD患者会有青春期延迟的表现，而在成人起病的GHD，其症状是非特异性的，包括疲劳、精力不足、性交困难等表现。

ACTH是唯一具有促肾上腺皮质功能的阿黑

皮素原（pro-opiomelanocortin，POMC）衍生肽。先天性 ACTH 缺乏症可以表现为单一的垂体激素缺乏，也可能是多种垂体激素缺乏症的一部分。ACTH 缺乏症的次要原因还包括垂体肿瘤、鞍区占位病变、创伤、放射线和淋巴细胞性垂体炎等。ACTH 缺乏症与其他原因导致的糖皮质激素缺乏的临床表现相似，取决于缺乏的严重程度、起病时间和临床伴随情况。值得注意的是，与原发性肾上腺皮质功能减退不同，ACTH 缺乏症患者的肾素－血管紧张素－醛固酮系统功能通常未受累。多数情况下，该病表现较为隐匿。低血糖是儿童期常见的临床表现，而在成人常表现为类似于慢性消耗性疾病，包括消瘦、食欲缺乏、厌食、乏力等症状。肾上腺来源的雄激素是女性体内血循环中重要的雄激素来源，主要受 ACTH 调节。ACTH 缺乏症患者肾上腺雄激素分泌减少，会导致女性性毛脱落及性欲下降，通常伴皮肤干燥瘙痒。

GnH 包括 LH 和 FSH，由垂体促性腺激素细胞分泌。促性腺激素功能低下型性腺功能减退症（HH）可以仅涉及青春期和生殖系统，也可以是营养不良或颅内肿瘤的一种临床表现。HH 可能是由于出生时的遗传或发育缺陷引起的，也可能是由直接累及垂体的病变或缺陷引起的，包括肿瘤、炎症、血管病变等。其中先天性促性腺激素功能低下型性腺功能减退症（congenital hypogonadotropic hypogonadism，CHH）是最常见的病因。HH 可表现为 2 种促性腺激素均缺乏，或单独的 LH 缺乏（fertile eunuch syndrome，可育宦官综合征）及 FSH 缺乏。GnH 缺乏会导致不同程度的性激素生成减少、性腺功能低下，取决于激素缺乏的严重程度。在男性新生儿，隐睾和小阴茎提示 GnRH 缺乏的可能。女性新生儿中缺乏提示 CHH 的特殊临床体征。由于缺乏 HPG 轴的激活，大多数 CHH 患者青春期发育缺如。男性表现为小睾丸（＜ 4ml）、缺乏第二性征。女性则表现为乳腺不发育、幼稚外阴和原发性闭经。少数患者可有部分青春期发育。由于骨骺闭合延迟或不闭合，可出现类宦官样体征。成人起病的 HH 患者经历过完整的青春发育，第二性征发育完全。男性患者表现为性欲下降、勃起功能障碍和生育力下降或不育，还可出现睾丸萎缩、乳房发育、体力和（或）精力下降等表现；女性患者表现为月经稀发或继发性闭经、不育、阴道萎缩、分泌物减少、性交困难和乳房萎缩等。孤立性 LH 缺乏症与 *LH* 等位基因突变相关，也可能是由于下丘脑垂体肿瘤引起。男性患者表现为类宦官样身材比例，睾丸通常发育完全伴少精症，由于睾丸激素生成减少，可出现阴茎、阴毛发育不全等男性化不足表现，严重者可表现为性幼稚；女性患者特征是具有女性外阴，青春期自发出现乳腺和阴毛发育，正常或延迟的月经初潮，随后出现月经稀发或闭经、无排卵、不育、卵巢多囊样改变。在男性，FSH 通过 Sertoli 细胞调节精原细胞的生成和（或）存活，并促进其向精母细胞转化。由于正常的精子形成需要 FSH，因此孤立性 FSH 缺乏与少精症或无精症相关。患者可有男性化体征，青春期发育缺如或正常，睾丸体积可从幼童状至正常成熟男性大小，部分患者给予促卵泡素治疗后可恢复生育力。FSH 对于女性的青春期发育和生育至关重要，因此 FSH 缺乏的女性患者表现为青春期延迟、乳房发育异常或不发育、原发性闭经和不孕。

TSH 缺乏可引起中枢性甲状腺功能减退症。先天性孤立性 TSH 缺乏可能是由于 TSH 或 TSH 受体基因的突变缺陷引起的。与细胞分化有关的垂体发育遗传障碍导致的 TSH 缺乏，是多种垂体激素缺乏的组成部分。而垂体损害可以导致功能性 TSH 缺乏。免疫球蛋白超家族 1（immunoglobulin superfamily 1，IGSF1）基因位于 X 染色体上，其遗传缺陷是引起先天性中枢性甲状腺功能减退症的最常见的病因之一，甲状腺功能减退严重程度不一，可伴有 PRL 水平下降、不同程度的 GH 缺乏、暂时的轻度皮质功能减退和代谢综合征。男性患者中约 80% 会出现睾丸增大，尽管 70% 左右的成人患者睾酮水平较低，但生育力似乎未受影响。少数女性携带者也可发现 FT_4 水平较低，考虑与 X 染色体失活偏移相关。TSH 缺乏引起的中枢性甲状腺功能减退症临床表现与原发性甲状腺功能减退症相似。但与原发性甲状腺功能减退症不同，大多数先天性中枢性甲状腺功能减退症患儿出生时很少出现严重的甲状腺功能减退症的典型表现，因为绒毛膜促性腺激素（human chorionic gonadotropin，HCG）可以有效地刺激胎儿甲状腺，且当病因主要影响促甲状腺激素释放激素（thyrotropin-releasing hormone，TRH）时，促甲状腺激素细胞功能并未完全丧失。儿童期未经治疗的甲状腺功能减退症常见生长迟缓，随后出现青春期和性成熟延迟，经甲状腺激素替代治疗后可逆转。由于 SHBG 减少，甲状腺功能减退患者血浆中睾酮和雌二醇水平下降，但游离激素比例升高。性欲减退和勃起功能障碍在成年男性患者中很常见，经治疗后上述情况可得到改善。甲状腺功能减退还对人类精子发生有不利影响，可引起精子数量、形态和运动能力改变，但影响较小。育龄妇女中，甲状腺功能减退会导致月经紊乱（月经稀发、闭经或经量增多）、性欲减退、无排卵、生育力下降和流产率升高。

AVP 合成或分泌减少可导致中枢性尿崩症（central diabetes insipidus，CDI）。CDI 可继发于多种遗传、免疫和结构异常疾病。最常见的病因是中枢神经系统肿瘤，包括颅咽管瘤、生殖细胞瘤，以及转移至下丘脑、垂体门脉系统的肿瘤，而垂体腺瘤几乎不会引起 CDI。单纯性尿崩症的特征为渴感存在的条件下，低渗性多尿伴有多饮，对生殖系统的影响相对较小。OT 的经典作用是刺激平滑肌收缩，促进产后泌乳和产后子宫肌层收缩。OT 缺乏有可能导致产妇无泌乳，而外源性 OT 可以促进哺乳不足的妇女泌乳量增加。在生产时使用 OT 可以诱导和促进分娩，分娩后可作为子宫收缩剂，减少产后出血。由于 OT 有关的生理机制仍未完全了解，因此关于 OT 缺乏对生殖系统的影响仍有待进一步研究。

垂体功能减退的临床表现取决于激素缺乏的种类、程度及起病的速度。不同垂体细胞对压迫、炎症、血管性、放射性和侵犯性损伤的反应也有所不同。由于肿瘤压迫引起功能低下的顺序通常为 GH ＞ FSH ＞ LH ＞ TSH ＞ ACTH。由于下丘脑抑制信号受阻，PRL 水平通常升高。在儿童和青少年中，引起垂体多种激素缺乏的常见原因是垂体柄阻断综合征（pituitary stalk interruption syndrome，PSIS）、颅咽管瘤和垂体发育不全。成人患者中，男性最常见病因为无功能垂体瘤和（或）其治疗，女性最常见病因为非肿瘤性病因，如 Sheehan 综合征（Sheehan's syndrome，SS）等。

PSIS 是一种先天性的垂体解剖缺陷，目前发病机制仍不清楚，考虑与围产期损伤和遗传缺陷有关，大多为偶发病例。PSIS 在新生儿可以表现为反复发作的低血糖、低血钠和严重黄疸，男性患儿还会出现小阴茎和隐睾。儿童期确诊的患儿多因身材矮小、生长发育迟缓就诊，随着年龄增长可出现逾青春期性不发育。在确诊 1 种激素缺乏后，患者可逐渐进展为多种甚至全垂体功能减退。促性腺激素缺乏（LH、FSH）通常合并有其他激素缺乏，临床表现亦多变，可以从完全性促性腺激素缺乏症到促性腺激素水平正常的原发性闭经。

SS 是一种与分娩相关的垂体疾病，由严重的产后出血导致，可表现为不同程度的垂体功能不全。SS 在发达国家已很少见，但在发展中国家仍是女性垂体功能减退的常见病因。患者可表现为产后虚弱、无泌乳，随后出现继发性性腺功能减退的临床表现（如闭经、乳房萎缩、不育、性欲下降、性交困难等），同时可伴有甲状腺、肾上腺皮质功能减退等症状。

2. 垂体炎的生殖系统表现

垂体炎是一种以垂体炎症为特征，通常导

致不同程度垂体功能低下和垂体增大的罕见疾病，根据病因可分为原发性垂体炎（primary hypophysitis，PH）和继发性垂体炎（secondary hypophysitis）。

(1) 原发性垂体炎：PH 是一种临床罕见的垂体自身免疫炎性疾病，年发病率为 1/（700 万～900 万）。PH 包括淋巴细胞性垂体炎（lymphocytic hypophysitis，LYH）、肉芽肿性垂体炎（granulomatous hypophysitis，GRH）、黄瘤性垂体炎（xanthomatous hypophysitis，XH）、坏死性漏斗神经垂体炎和 IgG_4 相关性垂体炎（IgG4-related hypophysitis，IgG_4-RH），明确诊断需要垂体活检。可累及垂体前叶（原发性腺垂体炎，65%）、漏斗和后叶（原发性漏斗－神经垂体炎，10%）或整个垂体（原发性全垂体炎，25%）。

LYH 是最常见的形式，约占所有 PH 病例的 68%。女性常见，占比约 85%，多发生在分娩期间或分娩后不久，产后无泌乳需注意 LYH 可能。临床表现多变，常见鞍区占位所致的头痛、视野缺损等压迫症状，伴不同程度的垂体前叶功能减退、尿崩症和高催乳素血症。垂体前叶功能减退累及顺序不同文献报道有所不同。美国一项纳入 379 名 LYH 患者的研究显示，最易受累的为垂体－肾上腺轴，随后是垂体－甲状腺轴、垂体－性腺轴和 PRL。而德国和我院的较小样本临床报道显示垂体－性腺轴受累最为常见。

GRH 为第二常见的类型。一项系统综述显示，尽管发病时间与妊娠无关，仍显示女性患病率高于男性。最常见的临床症状为头痛，其次为视功能改变。约 45.6% 的女性患者出现了月经紊乱，30.4% 的男性患者出现了阳痿或性欲下降，溢乳相对少见。生化结果显示垂体前叶功能受累的顺序依次为垂体－肾上腺轴、垂体－生长激素轴及垂体－性腺轴。

XH 临床表现与其他鞍区病变类似，可表现为头痛、月经紊乱、高催乳素血症、性欲下降、尿崩症和全垂体功能减退，但视野和视力异常较少见。坏死性漏斗垂体炎更为罕见，1993 年由 Ahmed 首次报道。临床报道患者有头痛、畏寒、尿崩症等症状，男性可出现阳痿、脱发，女性可出现继发性闭经的表现。生化检查提示多种垂体激素缺乏，可逐渐进展为全垂体功能减退。IgG_4 相关性疾病（IgG_4-related disease，IgG_4-RD）是近年来新认识的一种可以累积全身多个器官的慢性炎症伴纤维硬化性疾病，累及垂体时出现 IgG_4-RH。协和医院统计了 346 例 IgG_4-RD，其中垂体受累比例为 2.3%。IgG_4-RH 在老年男性中更为常见，可出现 1 种或多种垂体前叶激素缺乏的临床表现和（或）CDI。最近的一项纳入 76 例 IgG_4-RH 的系统综述显示，垂体前叶功能减退累及顺序为 GnH、ACTH、TSH、GH 和 PRL，约 57.9% 的患者出现了全垂体功能减退。IgG_4-RH 是 IgG_4-RD 的一部分，通常合并多个器官受累，孤立性垂体病变仅占 40% 左右。临床上患者可出现头痛、乏力、视功能改变、尿崩症等症状，男性可有性功能障碍，女性可出现继发性闭经。

(2) 继发性垂体炎：继发性垂体炎可由药物（如近年关注较多的免疫检查点抑制药）引起，也可由局部或全身系统性疾病，如颅咽管瘤、Rathke's 裂囊肿、朗格汉斯细胞组织细胞增生症、风湿性疾病、感染等引起。当累及垂体－性腺轴时，患者可出现继发性性腺功能减退症相应表现。在 PH 的诊断流程中，如果存在其他系统性疾病或影像学表现提示不同鉴别诊断的可能，应进一步筛查导致垂体炎的继发病因，必要时可考虑行垂体活检。

由于近年来肿瘤领域免疫治疗的兴起，其所引起的免疫相关不良事件也受到临床医生越来越多的关注。免疫检查点抑制药（immune checkpoint inhibitors，ICI）是基于激活机体免疫的治疗，通过靶向或阻断 T 细胞抑制受体或配体来促进和增强其抗肿瘤反应。临床上常用的免疫检查点抑制药包括 PD-1、CTLA-4Ab 和 PD-L1 等。由于其作用机制，ICI 对多个器官系统可以产生不良反应，包括内分泌系统。一项纳入 7551 名患者的 Meta 分析显示，不同的免疫抑制药诱发的垂体炎发生率不同，联合治疗的垂体炎发生率最高。ICI 诱发的垂体炎在老年男性中更为常见，发生风险比女性高 2～5 倍。疲劳、头痛、头晕和恶心是最常见的初始临床表现。ICI 诱发的垂体炎多仅累及垂体前叶功能，受累顺序为 TSH、ACTH、GnH、PRL 和 GH，尿崩症鲜有报道。10% 左右的患者会出现性欲下降，其中超过 3 个治疗周期的患者发生率更高，性别之间无差异。除此之外，男性还可表现为勃起功能障碍，女性可出现月经稀发或继发性闭经。研究发现 ACTH 缺乏通常是不可逆的，患者需要长期的激素替代治疗。而 TSH 和 GnH 缺乏随着随访时间的延长，患者自发性恢复的比例逐渐增大。有学者认为甲状腺轴和性腺轴功能异常可能是由于疾病引起的暂时性甲状腺和性腺功能低下，因此提出可以延迟开始上述 2 种靶腺的激素替代治疗。由此可见，对于 ICI 诱发的垂体炎患者的长期随访，定期进行垂体各个靶腺轴的评估是非常重要的。

3. 垂体瘤的生殖系统表现

垂体和鞍区肿瘤约占所有颅内肿瘤的 15%，其中垂体腺瘤最为常见，大多数为局限于鞍区的良性神经内分泌肿瘤。垂体腺瘤有多种分类方法，根据是否具有激素分泌功能可分为功能性垂体瘤和无功能垂体瘤。

催乳素瘤是最常见的垂体功能性内分泌肿瘤，占所有垂体腺瘤的 30%～50%。溢乳和生殖功能障碍是高催乳素血症的主要临床表现。在女性，主要表现为溢乳、月经不调和不孕。乳腺自发性或诱发性溢乳是绝经前女性（高达 90%）的常见表现，但绝经后溢乳少见。高催乳素血症可抑制 GnRH 分泌，导致 LH 脉冲幅度和频率降低，同时还会降低卵巢雌激素和孕激素的产生。上述机制导致月经不调和卵巢无排卵，引起不孕。月经不调可以表现为月经稀发或闭经，青春期前起病则表现为原发性闭经。而雌激素减少还可引起乳腺萎缩、阴毛脱落、外阴和阴道萎缩、分泌物减少、性欲下降等临床表现。在男性，除了抑制 GnRH 分泌，高催乳素血症还可直接抑制睾丸功能，导致性腺功能低下，表现为性欲降低、勃起功能障碍、早泄、睾丸体积缩小、少精症和不育。约 35% 的男性患者有溢乳表现。青春期前起病则表现为无青春期启动和性幼稚，第二性征缺如。而性腺功能减退还会继发引起骨质疏松、体重和脂肪含量增加、贫血等表现。

超过 95% 的肢端肥大症和巨人症是由分泌 GH 的垂体腺瘤所致。GH 瘤可以出现在任何阶段，诊断时的平均年龄为 47.4 岁。由于和 PRL 相对同源，GH 有很强的刺激乳腺分泌的作用，部分 GH 瘤细胞甚至能同时分泌 PRL。因此临床上亦可见到 GH 和 PRL 细胞混合瘤及泌乳生长细胞瘤，后者是巨人症最常见的病理类型。约 30% 的患者出现血清 PRL 水平升高（高达 100ng/ml 或更高），且 GH 可直接刺激乳腺 PRL 结合位点，因此即使 PRL 水平正常亦可出现溢乳。GH 瘤多为大腺瘤（> 65%），肿瘤压迫周围垂体正常组织也会导致垂体功能减退，可引起 HH。因此 GH 瘤在男性可以引起前列腺增生、性欲下降、性功能低下和阳痿，女性可引起月经异常（闭经或月经稀发）、乳房萎缩、性欲下降等表现。

在排除医源性因素后，库欣综合征分为 ACTH 依赖性和非 ACTH 依赖性库欣综合征，其中前者占 80%～85%。ACTH 依赖性库欣综合征最常见的病因是垂体腺瘤引起的库欣病，约占所有病例的 80%，女性多于男性，约为 4∶1。在儿童中，尽管临床表现各异，但肥胖和线性生长下降尤为明显，出现身高百分比下降。成人中，除了典型的满月脸、多血质、向心性肥胖等表现外，性腺功能障碍在男女中都很常见。由于皮质醇对下丘脑 GnRH 的脉冲和垂体 LH/FSH 分泌的直接抑制作用，可导致 HH。约 50% 的患者述有性欲下降、性活动频率下降，且男性发生率高于女性，在纠正皮质醇增多症后症状是可逆的。肾上腺雄激素的分泌受到 ACTH 的调控，因此库欣病患者中 DHEA、DHEA-S 和雄烯二酮水平通常升高或位于正常上限。雄激素增多会导致女性月经紊乱、多毛和痤疮，严重时甚至会出现脱发。与肾上腺性库欣综合征相比，库欣病患者皮肤菲薄、月经紊乱和多毛等症状更为明显。

与其他功能性肿瘤不同，促性腺激素腺瘤通常不会引起与激素分泌过多相关的临床表现。功能性的 GnH 瘤临床非常罕见，实际患病率尚不清楚，多为大腺瘤，常引起占位效应和局部压迫症状。在儿童中可引起同性性早熟。女性中最常见的临床表现为月经紊乱（继发性闭经、月经稀发、自发性阴道出血点和严重的月经量增多）、不育、溢乳和压迫症状（主要是头痛和视力受损）。还可能引起卵巢多囊样改变和卵巢过度刺激综合征，卵巢增大引起腹围增加，并因卵巢扭转或刺激腹膜引起不同程度的疼痛和不适。在男性，由于 FSH 过度分泌可以引起睾丸增大，可伴有性腺功能减退。

垂体 TSH 瘤是导致中枢性甲状腺功能亢进症的主要原因，占所有垂体腺瘤 0.5%～2%。TSH 腺瘤好发于中年以上人群，男女发病率相当。TSH 瘤在诊断时多为大腺瘤，且具有侵袭性，因此患者通常会出现视野异常、头痛等局部压迫症状。瑞典的全国性调查显示，约 14% 的患者合并有 LH/FSH 缺乏，46.4% 的患者合并其他激素分泌，其中催乳素最常见。约 30% 的女性患者，因 TSH 肿瘤同时分泌 PRL 而导致月经紊乱。几乎所有分泌 TSH 和 PRL 的混合瘤患者都会出现溢乳。

临床无功能垂体瘤占垂体肿瘤的 14%～54%，由于社会老龄化因素，这一占比在 65 岁以上的患者中可高达 80%。临床上大多数无功能瘤主要来源于促性腺激素细胞，通过免疫组织化学染色可检测到促性腺激素或其亚基。在无功能瘤组织标本中，42% 可检测出 TSH β- 亚基，83% 可检测出 LH β- 亚基，75% 可检测出 FSH β- 亚基，92% 可检测出 α- 亚基。临床上表现为无自主激素分泌过多引起的内分泌症状，因此无功能垂体瘤亦被称为“沉默型”肿瘤。无功能瘤似乎比功能性垂体瘤更具侵略性且复发率更高。临床上无功能瘤大多因为大腺瘤引起的占位效应和局部压迫症状而引起重视，或因其他原因进行检查时意外发现。除了占位效应引起的视野缺损和头痛症状，性腺功能减退为常见的垂体功能改变。约 42% 的女性患者和 37.9% 的男性患者出现性腺功能减退症状，表现为月经紊乱、性欲减退、阳痿等。

除了同时分泌 GH 和 PRL 或者 β-FSH 和 β-LH 的垂体瘤外，2017 年 WHO 的分类中将分泌 1 种以上垂体激素的腺垂体增生定义为多激素垂体腺瘤（plurihormonal pituitary adenoma，PHA）。PHA 可以包含多个腺垂体细胞系，也可以源于单个细胞系。从组织学的角度来看，PHA 占所有垂体肿瘤的 10%～15%，但只有少数分泌多种激素，已出版的文献资料多为个案报道。根据所分泌激素的不同，患者呈现不同的临床表现。

只有当垂体腺瘤出现颅内、脊髓内转移或全身转移扩散时才诊断为垂体癌，非常罕见，仅占所有垂体肿瘤的不到 1%。大多数垂体癌表现为功能性侵袭性的大腺瘤，最常见为 PRL 瘤，其次为 ACTH 瘤。因此除了相应的激素分泌过多的临床表现外，患者还会出现包括视功能改变、头痛等肿瘤占位和局部压迫症状。

垂体转移瘤很罕见，仅占恶性肿瘤颅内转移的 0.4%，乳腺癌和肺癌是最常见的原发性肿瘤。仅有 2.5%～18.2% 的垂体转移瘤患者出现与垂体病变相关的症状，这种低发生率被认为是由于垂体转移主要发生在疾病终末期的患者中，因此临床表现出现的时间有限。最近的一项 Meta 分析显示，在有临床表现和实验室结果的 303 例患者中，最常见的症状为不同程度的腺垂体功能低下（53.1%）、尿崩症（34.7%）、视野缺损

（35.0%）、复视（27.1%）、视力下降（26.7%）和头痛（21.5%）。发生垂体转移的患者中，由于肿瘤对漏斗部的压迫，高达 83% 的患者出现高催乳素血症。

（林　璐　窦京涛）

（三）甲状腺疾病的生殖系统表现

1. 甲状腺激素对生殖系统的影响

(1) 甲状腺激素对卵巢的影响：正常的甲状腺功能状态是维持女性生殖能力的一个重要因素。甲状腺激素直接或间接参与调节女性生殖功能。下丘脑 – 垂体 – 甲状腺轴和下丘脑 – 垂体 – 卵巢轴是相互作用、相互影响的。甲状腺分泌的甲状腺激素对卵巢功能可产生以下影响：①直接参与和影响卵巢雌激素的代谢，是人体类固醇激素合成、分解和转化过程中不可缺少的重要因素；②通过垂体促性腺激素（Gonadotropin，Gn）即 FSH 和 LH 的分泌调节卵巢的功能，少量的甲状腺激素促进 LH 的分泌，适量的甲状腺激素维持垂体与性腺功能的平衡，大量的甲状腺激素则抑制促性腺激素的分泌；③甲状腺激素可对卵巢产生直接的抑制作用，降低卵巢对垂体促性腺激素的反应性；④甲状腺激素使性激素结合球蛋白（Sex Hormone Binding globulin，SHBG）水平增加，调节循环血中的性激素活性。

近年来还观察到，女性生殖系统也可以旁分泌甲状腺素，甲状腺激素影响卵泡的发育、胚胎的植入及发育。卵巢中有许多不同的细胞，包括上皮细胞、卵母细胞和颗粒细胞，均表达促甲状腺激素（thyroid stimulating hormone，TSH）受体、甲状腺激素受体（thyroid hormone receptor，TR）α_1、TRα_2 及 TRβ_1，这些蛋白的表达在卵泡发育的不同阶段受到不同的调节，且不同月经周期表达量不同。TSH 和甲状腺激素（thyroid hormone，TH）也参与了卵巢功能的调节，TH 通过内分泌和旁分泌途径直接参与了子宫内膜的生理过程。甲状腺激素和 FSH 协同作用以促进颗粒细胞增殖，通过对基质金属蛋白酶表达的影响来增强绒毛外滋养层的侵袭能力，以及在植入窗口期增强子宫内膜的接受性。

(2) 甲状腺激素对睾丸的影响：甲状腺激素可启动睾丸内 Leydig 细胞的分化和增殖，进而参与睾酮等类固醇激素的合成，维持间质细胞的功能。类固醇激素生成急性调节蛋白（steroidogenic acute regulatory protein，StAR）介导了胆固醇向线粒体的跨膜运输，是类固醇激素合成的重要机制。体外实验证实，TH 可启动睾丸间质细胞（Leydig）干细胞分化和增殖，且 TH 作用于成熟睾丸 Leydig 细胞后，可使细胞内 StAR 大量表达，进而参与睾酮等类固醇激素合成，维持间质细胞的功能。

2. 甲状腺毒症对生殖系统的影响

青少年的甲状腺毒症可能会导致性成熟延迟。青春期后的甲状腺毒症会影响生殖功能，特别是在女性中，月经周期可以延长或缩短，月经量减少，最终闭经。在一些患者中，月经紊乱表现为无排卵的月经稀少，但大部分患者有排卵，也可以看到分泌性子宫内膜。生育能力降低，如果妊娠，流产、早产、低出生体重儿、胎儿生长受限及死产的风险就会增加。在那些无排卵周期的患者中，LH 在中期异常增高可能是原因。据报道，在患有甲状腺毒症的绝经前妇女中，LH 和 FSH 的基础血浆浓度正常，但对促性腺激素释放激素（gonadotropin releasing hormone，GnRH）的反应可能增强。

甲状腺毒症无论是自发的还是由外源激素引起的，都会伴随血浆 SHBG 浓度的增加。从而导致血浆总睾酮（testosterone，TT）、双氢睾酮及雌二醇浓度升高，但其未结合部分正常或短暂降低。血浆结合蛋白增加可能是导致睾酮和双氢睾酮代谢清除率降低的原因。然而，雌二醇的代谢清除率是正常的，这表明激素的组织代谢增加。雄烯二酮向睾酮、雌酮及雌二醇的转化率，睾酮向双氢睾酮的转化率增加，也是女性月经不调的一种机制。月经紊乱的另一可能机制是甲状腺激素对 GnRH 信号的影响导致 LH/FSH 脉冲的幅度和频率中断。

男性甲状腺功能亢进患者常出现性欲减退、乳腺增生、勃起功能障碍和不育等异常。雄激素转化为雌激素比率增加可能是约 10% 的甲状腺毒性男性患者乳房发育和勃起功能障碍的机制。甲亢时 SHBG 水平升高，高水平的 SHBG 会使体内有活性的游离睾酮（free testosterone，FT）水平低于生理范围，从而对下丘脑 - 垂体的反馈抑制减弱，垂体合成 LH 增多，进一步促进睾丸间质细胞合成睾酮，使有生物活性的睾酮恢复正常。研究证实，男性甲状腺功能亢进患者体内唾液睾酮（可反应游离睾酮水平）水平明显降低，说明大剂量的甲状腺激素可能对睾丸产生损害作用，受损的睾丸不能完全代偿活性睾酮的降低，但甲状腺激素对睾丸产生损害作用是否呈剂量依赖性或时间依赖性，其造成损害的具体机制仍需进一步研究。

3. 甲状腺功能减退对生殖系统的影响

甲状腺激素影响性发育和生殖功能。婴儿的甲状腺功能减退症，如果不治疗，会导致性发育不成熟，而儿童甲状腺功能减退症会导致青春期延迟，随后出现无排卵周期。原发性甲状腺功能减退症也偶尔引起性早熟和溢乳，推测是由于 TSH 升高，刺激 LH 受体，而促甲状腺激素释放激素（thyroid stimulating hormone releasing hormone，TRH）升高则导致催乳激素释放过多。

在成年女性中，严重的甲状腺功能减退可能与性欲减退和排卵失败有关。孕酮的分泌不足，子宫内膜增生持续，导致月经过多和不规则的突破性月经出血。这些变化可能是由于 LH 分泌不足或脉冲频率和幅度不足，或两者兼有。在原发性甲状腺功能减退症中，垂体功能的继发性抑制可能导致卵巢萎缩和闭经，这种情况很少见。严重的甲状腺功能减退可引起生育力下降，自然流产和早产有所增加。在桥本甲状腺炎患者中，自身免疫性多内分泌综合征的一部分也可见原发性卵巢功能衰竭。最近的慢性甲状腺功能减退症动物模型研究了其对生长的卵泡种群的影响。在通过 16 周的低碘饮食使大鼠甲状腺功能减退后，正在生长的卵泡数量显著减少。一项大鼠卵巢细胞体外研究表明，高剂量的三碘甲状腺素（triiodothyroxine，T_3）可诱导卵泡体积增加 40%，而当在缺乏血清的培养基中进行培养时，加用 T_3 可降低颗粒细胞的凋亡率，类似于 FSH 观察到的效果。

男性甲状腺功能减退症可能导致性欲减退、勃起功能障碍和少精症。甲状腺功能减退的男性中有很大一部分患有中度至重度勃起功能障碍，可通过治疗甲状腺疾病来改善。近期的一项前瞻性对照研究调查了甲状腺功能减退症对男性精子发生的影响，该研究涉及了 25 名甲状腺功能减退症男性和 15 名正常男性，并分别在 LT_4 治疗前后进行了精子分析、果糖和酸性磷酸酶测定、畸形精子指数（teratozoospermia index，TZI）及吖啶橙检测。研究的结论是甲状腺功能减退症对男性精子发生具有不良影响，精子形态受到明显影响。推荐在精子发生缺陷的男性中进行甲状腺功能筛查，而且甲状腺功能减退症一旦得到诊断，在进行其他治疗前应当首先补充甲状腺激素。

在原发性甲状腺功能减退症中，促性腺激素值通常在正常范围内。在绝经后妇女中，促性腺激素水平通常比同年龄的正常甲状腺妇女低，但仍在绝经期正常范围内。促性腺激素水平是区别原发性甲状腺功能减退症和继发性甲状腺功能减退症有价值的手段。

在甲状腺功能减退症中，雄激素和雌激素的代谢都发生了变化。雄激素分泌减少，与正常对照相比，甲状腺功能减退症男性患者的脱氢表雄酮（dehydroepiandrosterone，DHEA）、DHEA-S、雄烯二醇和它的硫化物及硫化孕烯醇酮的水平降低。原发性甲状腺功能减退症导致 SHBG 和总睾酮浓度下降，甲状腺功能减退症男性患者的游离睾酮浓度下降了大约 60%。在一项包含 10 名原发性甲状腺功能减退症男性患者的前瞻性研究中，患者血浆游离睾酮浓度下降，在接受左旋甲状腺激素（levothyroxine LT_4）替代治疗后上升。对于患有先天性甲状腺功能减退症的男孩，如果在出生后及早诊断和治疗，在成年后会有正常的性功能和身高，这表明及时治疗原发性甲状腺功能减退症则不会对性腺功能产生长期的不良影响。大多数研究提示患有甲状腺功能减退症的男性虽可发生性腺功能减退，但 LH 和 FSH 的水平仍然正常，这表明原发性缺陷并不是发生在睾丸间质细胞，而是下丘脑和（或）垂体水平，因为促性腺激素（Gn）对促性腺激素释放激素（GnRH）的反应性降低，也就是说，原发性甲状腺功能减退症损伤了腺垂体对 GnRH 的应答能力。损伤下丘脑 – 垂体 – 性腺轴使甲状腺功能减退症男性的游离甲状腺激素水平低于正常。男性原发性甲状腺功能减退症患者却很少存在催乳素水平的升高，但长期的甲状腺功能减退症或严重甲状腺功能减退症例外。严重的甲状腺功能减退症可能导致垂体肿瘤的发生，并伴有高催乳素血症和低促性腺功能减退，甲状腺激素替代疗法可纠正这些异常。甲状腺功能减退症女性患者雄烯二酮和雌酮的代谢清除率降低，外周组织芳香化反应增加。雄激素代谢物的 5α/β 比率也下降，而 2– 氧化雌激素的分泌增加。SHBG 的血浆结合活性降低，这导致了血浆总 T 和 E_2 的浓度下降，但游离的比例增加。在甲状腺恢复正常功能后，类固醇代谢的异常可以消失，Gn 水平通常也是正常的。然而，一些研究称甲状腺功能减退症妇女的 LH 对 GnRH 的反应性降低或延迟。当 LH 的反应延迟时，血清催乳素的浓度可能增加，由下丘脑的 TRH 增加引起。患者也可能发生乳溢症，但是在接受 LT_4 治疗后便可消失。

妊娠并发症与临床和亚临床甲状腺功能减退有关，国内研究表明，妊娠期临床甲状腺功能减退症会增加妊娠不良结局的风险，包括早产、低出生体重儿及流产等。国外报道妊娠期未得到充分治疗的临床甲状腺功能减退症发生流产和妊娠期高血压疾病的发生率及死胎的风险升高。

许多研究发现妊娠期亚临床甲状腺功能减退症（subclinical hypothyroidism，SCH）增加不良妊娠结局发生的风险，但结果并不一致，这可能与不同研究采用的 TSH 上限切点值不同和是否考虑抗甲状腺过氧化物酶抗体（anti–thyroid peroxidase antibody，TPOAb）状态等因素有关。Casey 等的一项回顾性研究指出，未经治疗的 SCH 妊娠妇女的不良妊娠结局风险升高 2～3 倍。Cleary–Goldman 等的研究却没有发现妊娠妇女 SCH 与流产和早产等妊娠不良结局相关。国内一项研究观察了 756 例妊娠＜ 12 周的妇女，发现 SCH 组自然流产的发生率是 15.48%，高于 TSH 正常组（8.86%）（$P = 0.03$）。国内另一项研究表明，随着母体 TSH 水平升高，妊娠 4～8 周流产风险逐渐增加，TPOAb 阳性进一步增加 TSH ＞ 2.5mU/L 时发生流产的风险。一项 Meta 分析结果显示，妊娠早期无论 TSH ＞ 2.5mU/L 还是 TSH 高于参考范围上限的 SCH，流产风险均升高，如果伴有甲状腺自身抗体阳性，进一步增加流产风险。

4. 甲状腺结节对生殖系统的影响

妊娠妇女甲状腺结节的患病率为 3%～21%，且随妊娠次数的增加而增加。在比利时的研究中，妊娠期 60% 的甲状腺结节在妊娠期直径倍增。在中国的研究中，妊娠与已经存在的甲状腺结节大小的增加及新甲状腺结节形成有关，但是，多发结节中最大直径＞ 10mm 的结节在妊娠期间并无增长。

5. 甲状腺癌对生殖系统的影响

美国加利福尼亚癌症中心对当地 1991—1999 年 4 846 505 例产妇的回顾性分析发现，甲状腺癌在妊娠妇女中的发病率为 14.4/10 万，乳头状甲状腺癌为最常见的病理类型。甲状腺癌的发病率，分娩前 3.3/10 万，分娩时 0.3/10 万，产后

1 年 10.8/10 万。

最近一项基于人群的大型回顾性观察研究，涉及韩国国家数据库中超过 200 万对母亲 – 后代，评估了有甲状腺癌病史的女性（占人口的 0.32%）产科不良预后方面的风险，50% 的甲状腺癌患者接受了放射性碘（radioactive iodine，RAI）治疗，结果提示有甲状腺癌病史的女性年龄较大，妊娠糖尿病和高血压的患病率较高。调整这些变量后，有甲状腺癌病史的妇女死产率没有增加。

6. 放射性碘对生殖系统的影响

既往 Meta 分析表明，放射性碘（RAI）治疗可导致高达 27% 的女性短暂性闭经，且绝经时间提前一些。而生育率和流产率不受影响。在男性，RAI 与 FSH 的短暂增加和运动精子减少相关，但从长远来看，除非 RAI 的累积剂量超过 400mCi，否则不会影响生育能力。然而，最近的前瞻性研究提供了一些有关 RAI 对性腺不利影响的数据。

(1) 放射性碘对女性生殖的影响：两项前瞻性研究通过检测抗米勒管激素（anti–müllerian hormone，AMH）的系列水平，从基线开始，然后以固定的间隔，直到 RAI 治疗后的 1 年评估了 RAI 对卵巢储备的影响。来自以色列的一项研究评估了 24 名平均年龄为 34 岁的妇女在促甲状腺素刺激后接受了平均剂量为 103mCi 的放射性碘，结果表明，AMH 水平在 RAI 治疗后 3 个月达到最低点，然后部分恢复，在 12 个月时的水平比基线低 30%，较自然下降幅度更多。在亚组分析中，＞ 35 岁的女性 AMH 下降幅度比＜ 35 岁的女性更大。来自土耳其的研究有相似的发现，在 3 个月时 AMH 显著下降，到 12 个月时仅有轻微恢复，30 岁以上女性的 AMH 下降幅度高于年轻女性。

对北卡罗来纳州登记的 2360 名 15—39 岁的甲状腺癌女性的数据分析，评估 RAI 治疗对出生率的影响，结果显示接受 RAI 治疗组和未接受 RAI 治疗组在 14 年的随访期内累积的出生率相似。在加利福尼亚州以前进行的规模更大得多的针对 18 850 名女性分化型甲状腺癌患者的注册表研究中，也未发现 RAI 对人口出生率产生影响。但在亚组分析中，35—39 岁年龄组的妇女受到不利影响，未暴露组的活产生育率为 16.3 个 /1000 名妇女，而暴露于 RAI 组的活产生育率仅有 11.5 个 /1000 名妇女（$P < 0.01$）。接受 RAI 治疗的组中，从诊断到首次活产的中位时间延长了 8.4 个月。

(2) 放射性碘对男性生殖的影响：一项针对 RAI 对男性的影响的前瞻性研究，纳入 24 名平均年龄为 36 岁的患甲状腺癌的男性，在停用甲状腺激素的情况下接受了平均 100mCi 的 RAI 治疗，随后对他们进行了 FSH、抑制素 B 的连续检测和精子分析。FSH 在 3 个月时上升，在治疗后 13 个月部分恢复；抑制素 B 在治疗后 3 个月下降，然后在治疗后 13 个月部分恢复；精子数量在 3 个月下降，在 13 个月后完全恢复。精子染色体异常发生率增加，主要是非整倍性，RAI 治疗后 3 个月，发生率从 3.2% 增加至 4.8%；到 13 个月时，发生率降至 3.7%，但仍高于基线比率（P=0.01）。

对卵巢储备和精子染色体异常影响的前瞻性研究显示，RAI 对生殖存在潜在风险，因此有必要在更大样本的人群中进一步地研究。

关于甲状腺癌，指南建议 RAI 治疗后女性要在 6 个月后，男性要在 120d 后，再进行生育准备。因为在 RAI 给药后可能无法最佳地控制甲状腺激素水平，而且 RAI 对精子发生影响。

（郑冬梅　管庆波）

（四）甲状旁腺疾病的生殖系统表现

1. 甲状旁腺功能亢进症的生殖系统表现

甲状旁腺素（parathyroid hormone，PTH）作用于骨、肾脏及肠道，在维持人体钙磷代谢平衡中有着非常重要的作用。然而，有关 PTH 对生殖系统的影响，目前知之甚少。

(1) 甲旁亢与性相关生活质量：甲状旁腺功能亢进症（甲旁亢）分为原发性和继发性。原发性甲旁亢患者的健康相关生活质量（health related quality of life，HRQoL）会受到影响。芬兰一项前瞻性队列研究应用 15 项健康相关生活质量问卷（15D）评估了 124 例甲旁亢患者甲状旁腺切除术前、术后 6 个月和术后 12 个月的 HRQoL，并且与性别、年龄相匹配的 4295 例正常人进行比较。结果显示，甲旁亢患者术前的平均 15D 评分显著低于对照组，其中性活动受损最严重，术后 6 个月和术后 1 年的平均 15D 评分和性活动评分则显著改善。对甲旁亢术后患者的 HRQoL 进行平均 3.3 年随访的结果显示，与性别、年龄相匹配的 1099 例正常人相比，甲旁亢术后患者在 15D 评分中包括性活动在内的 8 个维度仍表现较差。

(2) 甲旁亢与勃起功能障碍：勃起功能障碍（erectile dysfunction，ED）是成年男性中的常见疾病，病因包括心理性因素和器质性因素。ED 的发生与年龄增长、高血压、心血管疾病、糖尿病等因素相关，甲旁亢患者可能也常常存在这些因素。然而，甲旁亢与 ED 之间是否存在直接关系，目前尚不明确。近年的一些研究显示，甲旁亢患者进行甲状旁腺切除术后，部分患者原有的 ED 得以缓解。一项基于自我报告的回顾性研究显示，研究组中 160 例进行甲状旁腺切除术的男性甲旁亢患者术前 ED 的报告率为 13%，而年龄匹配的对照组（同期进行甲状腺切除术的 132 例男性患者）的报告率为 17%，两组无统计学差异，并且与其他既往文献中报道的 ED 总体患病率相近。研究组甲状旁腺切除术后 ED 的缓解率为 67%，而对照组甲状腺切除术后 ED 的缓解率为 43%，尽管两组间差异未达统计学意义，但研究组术后 ED 的缓解率似乎更高。此外，由于 ED 病因复杂，即使甲状旁腺切除术后伴有更高的 ED 缓解率，也无法确定其与甲旁亢治愈之间是否直接相关。

(3) 甲旁亢与妊娠：妊娠期钙磷代谢和钙调节激素的生理变化可能掩盖妊娠期甲旁亢的症状，使其不易被发现。妊娠期母体钙水平变化受到多个因素影响。一方面由于低蛋白血症，孕妇血清总钙水平较非妊娠期下降（约降低 8%），但血清游离钙水平通常保持不变；肾小球滤过率增加可导致孕妇尿钙排泄增多；妊娠期总共有 25～30g 钙通过胎盘从母体主动转运到胎儿，以支持胎儿发育和骨形成，其中大约 80% 的钙是在妊娠晚期积累的。另一方面，1, 25- 二羟维生素 D_3［1, 25（OH）$_2D_3$］水平在妊娠早期升高，在分娩前可较妊娠前增加 2～3 倍。1, 25（OH）$_2D_3$ 的显著升高增加了肠道钙的吸收，并抑制了 PTH 水平。肾脏 1α- 羟化酶的表达上调是导致 1, 25（OH）$_2D_3$ 升高的主要原因，25- 羟维生素 D_3［25（OH）D_3］在妊娠期的水平似乎是稳定的。PTH 受孕妇膳食钙摄入量和维生素 D 水平的影响。由于 1, 25（OH）$_2D_3$ 和甲状旁腺激素相关肽（parathyroid hormone related peptide，PTHrP）水平升高，妊娠期前半段孕妇血清 PTH 水平略有下降（较非妊娠期平均值约降低 20%），但妊娠中期恢复到妊娠前水平，这种变化可以满足妊娠晚期胎儿对钙的需要。分娩后，尿钙排泄减少，血清游离钙水平保持在正常范围内，血清总钙、1, 25（OH）$_2D_3$ 和 PTH 水平恢复到妊娠前水平。在妊娠期间（尤其是妊娠晚期）发生的上述生理变化，其中包括低蛋白血症、肾小球滤过率增加、钙经胎盘转运等，均可导致血清总钙水平的下降，可能掩盖了妊娠期甲旁亢，并且血钙并不是妊娠期的常规检测项目，故高达 80% 的妊娠期甲旁亢未能及时得到诊断。随着妊娠期导致血钙降低的因素在分娩后消失，妊娠期甲旁亢女性在产褥期发生高钙血症的风险显著增加。

妊娠期甲旁亢的病因与非妊娠人群相似，最常见的病因是甲状旁腺单发腺瘤，约占已报道病例的 80%。4 个甲状旁腺原发性增生约占 15%，多发性腺瘤约占 3%，仅有少数病例为甲状旁腺癌。

妊娠期甲旁亢如果未被及时诊断和妥善处理，可能会增加产妇围产期严重并发症的发生率和死亡率。以色列学者报道了 5 例血清钙水平在 2.75～3.50mmol/L（11～14mg/dl）的甲旁亢孕妇出现羊水过多，并认为羊水过多可能是妊娠期甲旁亢患者的常见症状。一项瑞典的回顾性研究入选了 52 例经手术证实的甲状旁腺腺瘤患者，结果显示，妊娠前诊断的单个腺瘤引起的甲旁亢病史与妊娠期出现子痫前期之间显著相关，尽管其机制尚不清楚，但笔者认为手术治疗的甲旁亢是未来妊娠时发生子痫前期的危险因素。一项美国的单中心研究涉及 32 例甲旁亢患者的 77 次妊娠，结果显示，甲旁亢患者的流产率较对照人群预期水平增加了 3.5 倍，且流产通常发生在妊娠中期，如果不及时处理，会导致之后的反复流产。若患者血钙水平超过 2.85mmol/L（11.4 mg/dl）时，流产更为常见。妊娠期未经治疗的经典甲旁亢与胎儿并发症的发生风险增加显著相关。胎儿并发症主要包括宫内生长受限、死产、早产、新生儿低钙血症、新生儿手足搐搦症等。新生儿低钙血症往往是暂时性的，通常发生在出生后第 2～14 天。因此，建议母亲存在妊娠期甲旁亢的新生儿应该在出生后第 2 天或第 3 天检测血钙水平，以筛查是否存在低钙血症。

近年来，随着医疗水平的不断提高，甲旁亢常常在病情较轻阶段得以被发现，此时血清钙水平只是轻度升高，故并发症的发生率也较既往显著降低。一项以色列的回顾性研究纳入了 74 例 20—40 岁的女性，均是在常规筛查中发现血清钙≥ 2.625mmol/L（≥ 10.5mg/dl）后经进一步检查确诊为甲旁亢，这些患者妊娠期的血清钙水平仅轻度升高。接近 50% 的病例在产前未被确诊，同正常血钙孕妇相比，其流产率和妊娠相关并发症的发生率未见显著差异。一项丹麦的大型回顾性队列研究入选了 1057 例患有甲旁亢的育龄女性，结果显示，在甲旁亢诊断后和诊断前（甚至在诊断前的最近 1 年内）妊娠，其妊娠率、流产率、活产率及新生儿健康情况（Apgar 评分、新生儿身长和体重）与年龄匹配的对照组相比均未见显著差异。此外，在确诊后的第 1 年内，甲旁亢女性的分娩前孕周数显著低于对照组。笔者认为，这种孕周数较低与甲旁亢组剖腹产比例较高有关，而更多选择剖腹产可能是归因于对孕妇需要随后进行诊断评估和颈部手术的医学考虑，从而希望尽早终止妊娠。因此，上述两项研究的结果均提示，在血清钙水平轻度升高的情况下，甲旁亢患者的受孕能力和妊娠结局似乎没有受到影响，但该研究结论尚需在前瞻性队列研究中加以证实。

甲旁亢的保守治疗，包括增加液体入量、减少钙摄入量和维生素 D 补充。降钙素不会通过胎盘，故妊娠期应用可能是安全的，但治疗效果有限。双膦酸盐对胎儿骨骼有不良影响，故通常应避免使用，除非存在绝对的必要性。目前已有 6 例甲旁亢孕妇在妊娠期（共 7 次妊娠）应用西那卡塞的报道，均获得良好的妊娠结局，但是该药的治疗作用较弱，且缺乏更多的安全性数据。手术是治疗甲旁亢唯一有效的方法，治愈率高，尤其是在单一病灶的情况下。手术最好在妊娠中期进行，以降低母婴不良结局的风险，在接受手术治疗的患者中，术后可能出现短暂的低钙血症，故术后应持续监测血清钙水平。

2. 甲状旁腺功能减退症的生殖系统表现

(1) 甲旁减与月经期症状：甲状旁腺功能减退症（简称甲旁减）的常见病因包括颈部手术、自身免疫性因素、遗传性因素等。1935 年首次有文献报道了术后甲旁减患者在月经期间出现低钙血症相关症状的恶化，随后的其他报道也观察到了类似的现象。近期的一项研究入选了 26 例特发性甲旁减患者和 26 例健康对照者，其中 12 例（46.2%）特发性甲旁减患者在月经期出现低钙血症相关症状，而对照组则无一例出现这类症状，且低钙血症相关症状的出现似乎与月经周期的不同阶段无关。在 2 个月经周期中，特发性甲旁减患者与对照组之间的血钙和 PTH 水平均未见显著差异，并且没有任何一个受试者出现经前综合征。上述结果提示，在特发性甲旁减患者中，月经期间出现的低钙血症相关症状与血钙波动可能无明确的相关性，可能是神经精神紧张的反映。

(2) 甲旁减与妊娠：妊娠期甲旁减最常见的病因是术后甲状旁腺受损。妊娠期甲旁减的治疗与非妊娠期没有区别，包括高钙饮食和补充维生素 D。部分甲旁减女性在妊娠后半期和哺乳期可能会出现钙和维生素 D 的需求量减少。在少数情况下，患者低钙血症相关症状随着妊娠期进展而得到改善。出现这一现象的原因尚不清楚，可能与肠道钙吸收增加、胎盘和乳腺产生的 PTHrP 有关。然而，也有许多关于甲旁减患者钙和维生素 D 的需求量在妊娠期增加的病例报道。钙和维生素 D 需求量的变化可能由于甲旁减孕妇无法满足胎儿钙需求，也可能反映了孕妇膳食钙摄入量的变化。

有关妊娠期甲旁减的治疗，最主要的问题是减少低钙血症和治疗后高钙血症对孕妇和胎儿的影响。当孕妇因钙和维生素 D 补充不充分而出现低钙血症时，胎盘钙转运减少，导致胎儿出现继发性甲旁亢，进而导致骨骼脱钙，严重者出现颅内出血、佝偻病、骨膜下骨吸收、长骨弯曲、纤维囊性骨炎、宫内肋骨和四肢骨折或畸形、低出生体重、自然流产和胎儿死亡。低钙血症会增加子宫的兴奋性，降低静息电位，并影响肌纤维的尖峰频率。妊娠期甲旁减的治疗不充分可导致流产、死产、早产、新生儿呼吸窘迫综合征等新生儿急性并发症。另外，骨化三醇和钙补充过度会导致孕妇出现高钙血症。在母体高钙血症的情况下，钙向胎儿的转运增加，导致胎儿和新生儿甲状旁腺发育受到抑制。胎儿甲状旁腺的抑制可导致新生儿低钙血症，出现新生儿手足搐搦症，故国外指南推荐产后 1 周内应该检测新生儿的血清钙水平。在动物实验中，高剂量的骨化三醇和母体高钙血症除可导致胎儿颅面畸形、主动脉瓣上狭窄、其他胎儿畸形等严重并发症外，还可能导致胎儿癫痫发作。因此，妊娠期应每 3～4 周监测一次孕妇血清钙，将血清钙维持在正常参考值的低限。

在产后和哺乳期，女性对钙和骨化三醇的需求量降低，治疗中的甲旁减患者可发生产后高钙血症。这可能与乳腺分泌的 PTHrP 升高、增高的催乳素上调肾脏 1α- 羟化酶、1, 25（OH）$_2$D$_3$ 水平升高、肾脏钙重吸收增加等因素相关。由于存在产后高钙血症、低钙血症和乳碱综合征的风险，甲旁减患者应加强产后和哺乳期血钙水平的监测，产后 1 周内进行第一次监测，哺乳期每 4～6 周监测一次，以便及时调整钙和维生素 D 补充方案。

（张晶晶　肖文华　洪天配）

（五）肾上腺疾病的生殖系统表现

1. 皮质醇增多症的生殖系统表现

皮质醇增多症，也称为库欣综合征，是指各种原因导致的慢性糖皮质激素增多。其中最常见的为外源性因素所致，即长期使用糖皮质激素所致，又称为药源性库欣综合征。“内源性”皮质醇增多症是由垂体或肾上腺功能异常所致，也可能是非垂体来源的肿瘤分泌促肾上腺皮质激素（ACTH）或促肾上腺皮质激素释放激素（corticotropin releasing hormone，CRH）的结果，又称为异位 ACTH 综合征或异位 CRH 综合征。

因此，内源性皮质醇增多症又分为 ACTH 依赖性和非 ACTH 依赖性。前者主要指垂体瘤分泌过多 ACTH（库欣病）或异位 ACTH 综合征，其特点是慢性 ACTH 高分泌，导致肾上腺皮质束状带和网状带增生，从而增加肾上腺皮质产生皮质醇、雄激素和脱氧皮质酮（deoxycorticosterone，DOC）；后者则是指原发于肾上腺的肿瘤（腺瘤或癌）或结节状增生所致皮质醇增多，从而抑制垂体 ACTH 的分泌。皮质醇增多症患者的性腺功能异常十分常见，不同病因、是否处于疾病患病期或治疗后，以及不同人群的表现也不尽相同。

(1) 皮质醇增多症患病期间生殖系统的变化。

① 男性：对男性而言，血浆皮质醇增多会抑制促性腺激素的分泌，出现血清睾酮浓度过低，促性腺激素水平降低和对促性腺激素释放激素（gonadotropin-releasing hormone，GnRH）的反应降低。临床上主要表现为性欲减退（24%～90%）、男性性腺功能减退（50%～75%）或伴有体毛减少、勃起功能障碍。少精症在男性库欣综合征患者中很常见，并与睾丸的组织病理学检查结果一致，包括上皮组织结构异常、未成熟组织脱落、管壁增厚和纤维化。在严重的库欣综合征、未经治疗或死亡病例中，有报道的病理改变还包括精子成熟停滞、曲细精管萎缩和间质细胞数量减少，一般而言，男性库欣综合征患者少见阳痿的表现，但如果是肾上腺皮质癌所致的皮质醇增多，则阳痿较常见（约 20%）。

② 女性：过多的皮质醇会抑制女性 LH 对 GnRH 的反应，从而抑制雌激素和孕激素，抑制排卵，导致闭经。因此，女性患者容易出现月经紊乱（43%～80%），且常常伴有不孕，这在 ACTH 依赖性库欣综合征患者中比非 ACTH 依赖性患者更常见。上述症状体征出现的原因十分复杂，一方面可能是由于过多的皮质激素对下丘脑－垂体－性腺轴功能的影响，另一方面则可能由于肾上腺皮质来源的雄性激素过多（主要影响女性患者）。另外，内脏脂肪过多和肝脏脂肪变性等均与性激素的代谢、性激素结合球蛋白减少及雄激素过多有关。在脂肪组织中产生的具有弱雄激素活性的中间类固醇，可以破坏下丘脑－垂体的反馈。糖皮质激素也可通过糖皮质激素受体介导抑制性腺细胞的功能，诱导细胞凋亡。

库欣综合征会导致肾上腺来源的雄激素分泌增多，这对成年男性可能影响不大，但对女性而言，会因向睾酮转化导致体内雄激素增多，表现为痤疮、多毛和男性化。大约 80% 的女性患者会由于肾上腺激素分泌过多而出现多毛症。其中面部多毛最为常见，但腹部、胸部和大腿上部也可能出现毛发生长，且通常伴随痤疮和脂溢性皮炎。

在女性患者中，库欣综合征早期的临床症状和体征可能类似于多囊卵巢综合征（PCOS），包括多毛、痤疮、月经稀少、胰岛素抵抗和肥胖。因此，育龄期女性出现上述症状时，要注意在 PCOS 与亚临床库欣综合征和程度较轻的库欣综合征之间进行鉴别。PCOS 和库欣综合征也经常共存，但库欣综合征中的卵巢有明显的病理特征，包括原始卵泡减少、皮质间质增生、黄体增生消失、纤维化和体积减小，与促性腺激素减少一致。对于睾酮浓度过高的库欣综合征患者，也有必要排除肾上腺皮质腺癌。

库欣综合征的女性合并妊娠可能发生严重的产妇和胎儿并发症。最常见的产妇并发症是高血压（68%）、葡萄糖代谢障碍（25%）、先兆子痫（14%）、骨质疏松和骨折（5%）、精神疾病（4%）、心力衰竭（3%）、伤口感染（2%），严重者可致产妇死亡（2%）。最常见的胎儿并发症是早产（43%）、宫内发育迟缓（21%）、死产（6%）、自然流产或宫内死亡（5%）、新生儿肾上腺皮质功能不全（2%）。已有超过 150 例库欣综合征妊娠病例的报道，其中最常见的是肾上腺肿瘤患者（60%）。

③ 儿童：与成人相比，儿童发生库欣综合征的病因构成不同，主要为肾上腺皮质腺癌（约 51%），肾上腺皮质腺瘤仅占约 14%。青少年的皮质醇增多症中，库欣病约占 35%。在性腺功能正常的男性中，肾上腺雄烯二酮转化为睾酮的比例不到 5%，因此其生理效应可以忽略不计。成年男性肾上腺来源的雄激素分泌过多无临床后果，但在未成年的男孩中，则会导致阴茎过早增大和性早熟。皮质醇增多会抑制儿童的生长发育，这对于那些在幼年时就需要使用糖皮质激素治疗疾病（如肾病综合征、红斑狼疮等）的儿童来说更为显著。

(2) 皮质醇增多症治疗期间和治疗后生殖系统的变化：大多数库欣综合征患者的性腺功能异常在有效治疗后能够得以缓解。库欣综合征治疗的目标是使血浆皮质醇恢复正常，或使其与受体结合的作用正常，同时治疗并发症。手术切除病变的肿瘤是首选的治疗方案。肾上腺腺瘤的患者几乎都可以通过肿瘤切除的方法而获得永久治愈。然而，肾上腺皮质癌和 ACTH 依赖性库欣综合征患者可能存在肿瘤的局部浸润或远处转移，而异位或垂体 ACTH 分泌肿瘤患者可能在影像学检查或经蝶窦探查后仍然隐匿。当肿瘤不能完全切除时，必须考虑其他替代方法使血浆皮质醇正常。

无法通过手术切除原发病灶的库欣综合征，其治疗药物主要包括糖皮质激素拮抗药阻断皮质醇在其受体的作用，用类固醇生成抑制药或米托坦阻断皮质醇合成，或切除双侧肾上腺。垂体导向的药物治疗包括使用生长抑素或多巴胺类似物来减少 ACTH 的产生。

① 男性：在库欣综合征治愈后，血清睾酮浓度可自动恢复正常，提示其性腺功能减退可逆转。但对于库欣综合征治愈后 3 个月以上，血清睾酮浓度仍未达到正常水平的男性患者，建议使用睾酮替代治疗维持性激素水平和保护骨骼。没有关于库欣综合征治疗后精液质量的数据。使用酮康唑治疗的男性库欣综合征患者可以出现男性乳房发育、性功能减退和勃起功能障碍。

② 女性：美替拉酮（metyrapone，11β- 羟化酶抑制药）或 Osilodrostat（2020 年 3 月获得 FDA 批准用于治疗库欣综合征的新药）治疗，会进一步增加雄激素浓度，并可能加重痤疮和多毛。在库欣综合征的患病期间，一般不建议月经紊乱的女性采用性激素替代治疗维持月经周期，主要是由于发生静脉血栓的风险会增高。但如果在手术治疗库欣综合征成功后，患者的性腺功能尚未恢复，则可考虑继续雌 / 孕激素替代治疗维持月经。一般而言，库欣综合征合并妊娠的首选治疗方案仍然是手术切除，而禁忌使用药物治疗。

③ 儿童：儿童和青少年的库欣综合征首选的治疗方案仍然是手术，手术切除肿瘤可逆转儿童和青少年的皮质醇增多，提高生长速度，改善骨密度。

（卢春燕）

2. 肾上腺皮质功能减退症的生殖系统表现

肾上腺皮质功能减退症又分为原发性（各种原因导致肾上腺皮质破坏或功能减退）和继发性（垂体 ACTH 或下丘脑 CRH 分泌不足）。原发性肾上腺皮质功能不全［又称艾迪生病（Addison disease）］的主要病因为肾上腺结核或自身免疫性肾上腺炎伴肾上腺萎缩，其他少见原因为转移性恶性肿瘤、淋巴瘤、肾上腺出血、真菌或病毒感染、先天性肾上腺皮质增生症（congenital adrenal hyperplasia，CAH）、药物影响或多发性内分泌腺病等。任何原因导致的垂体和（或）下丘脑破坏，都可能因促肾上腺皮质激素缺乏而引起继发性肾上腺皮质功能不全。长期使用外源性糖皮质激素是导致继发性肾上腺皮质功能不全的最常见原因，其次为垂体或下丘脑肿瘤，以及一些较为少见的肿瘤如颅咽管瘤、脑膜瘤、转移性肿瘤等。少部分库欣综合征患者在治疗后，也可能出现原发性或继发性肾上腺皮质功能减退。

(1) 肾上腺皮质功能减退症患病期间生殖系统的变化：皮肤和黏膜色素沉着是原发性肾上腺皮质功能减退症患者十分突出的临床表现，也是最早出现的表现之一。除暴露部位、关节、颊黏膜、牙龈等部位之外，乳头、乳晕、阴道周围和肛周黏膜出现色素沉着时，也应该怀疑艾迪生病的可能性。闭经在原发性肾上腺皮质功能减退症患者中很常见，可能是由于体重减轻、慢性疾病或原发性卵巢功能衰退所致，患者还可能由于肾上腺雄激素分泌减少，出现腋毛和阴毛的脱落。继发性肾上腺皮质功能不全的患者由于 ACTH 水平不足，往往表现为肤色苍白，这类患者除了皮质激素不足的表现外，还应该评估其他垂体前叶激素的缺乏，包括生长激素、黄体生成素、卵泡刺激素和促甲状腺激素，此时患者的性腺功能低下通常是由于中枢性原因所致。

肾上腺皮质功能不全的性腺功能减退表现经常会被忽略，或掩盖在典型皮质醇缺乏所致的虚弱、疲劳、厌食、恶心和呕吐、低血压、低钠血症和低血糖等症状下。肾上腺皮质激素缺乏会造成肾钠消耗和钾潴留，并可导致严重脱水、低血压、低钠血症、高钾血症和酸中毒等。无论原发性还是继发性肾上腺皮质功能减退症，如果未能得到及时诊断和治疗，都有可能诱发肾上腺皮质危象，从而危及生命。而生殖系统的表现，往往不如这些严重的症状对患者的影响明显，因此，对于肾上腺皮质功能减退症的生殖系统临床表现的报道较少。

(2) 肾上腺皮质功能减退症治疗期间和治疗后生殖系统的变化：在治疗方面，无论是原发性还是继发性肾上腺皮质功能减退症，都推荐糖皮质激素替代治疗，如果伴有盐皮质激素缺乏的临床表现，则建议使用含有盐皮质激素成分的氟氢可的松替代。而对是否使用脱氢表雄酮替代治疗的问题，则存在争议。2016 年内分泌学会临床实践指南建议对于原发性肾上腺皮质功能减退症的患者，不推荐常规使用脱氢表雄酮；但如果糖皮质激素和（或）盐皮质激素替代治疗后，仍存在性欲减退、抑郁症状的女性，可以考虑给予脱氢表雄酮治疗，如果治疗 6 个月症状改善不明显，则不建议继续使用。

肾上腺皮质功能不全的女性生育率明显降低，在合并妊娠的情况下，需要更为密切地监测临床症状和体征（如孕期体重增长情况、乏力、体位性低血压或高血压、高血糖等），避免激素替代不足或过量。妊娠期间，皮质激素的生理需求量会相应增加，妊娠期皮质激素替代剂量不足可能诱发肾上腺皮质危象。一般建议在妊娠 24 周后，可将激素替代剂量增加 20%～40%，推荐使用氢化可的松替代治疗，或醋酸可的松、泼尼松、泼尼松龙，但不推荐使用地塞米松，因其在胎盘中不能被灭活。

大多数关于儿童原发性肾上腺皮质功能不全治疗的报道是来自于 CAH 导致的皮质功能不全的资料，具体详见下文。

（卢春燕）

3. 先天性肾上腺皮质增生症的生殖系统表现

先天性肾上腺皮质增生症（congenital adrenal hyperplasia，CAH）是一组常染色体隐性遗传性疾病，其主要病理机制在于肾上腺皮质类固醇激素生物合成过程中的某种代谢酶先天性缺乏，引起肾上腺皮质激素合成不足，经下丘脑－垂体－肾腺轴反馈调节，使促肾上腺皮质激素释放激素（CRH）和促肾上腺皮质激素（ACTH）的分泌增加，导致肾上腺皮质增生及人体代谢紊乱。在正常情况下，下丘脑分泌的 CRH 和垂体分泌的 ACTH 能促进肾上腺皮质细胞增生、激素合成和分泌，当外周血液皮质醇达到一定浓度时，即可通过反馈机制使 CRH 和 ACTH 分泌减少，以达到肾上腺皮质激素的生理平衡。若激素合成途径中任何一个酶发生病理缺陷时，都会使血中皮质醇浓度降低，经负反馈作用调节，致使垂体 ACTH 分泌增加而刺激肾上腺皮质增生。同时特异酶的缺陷可导致其前体中间代谢产物积累，并可经旁路代谢途径代偿，造成旁路代谢产物生成过多。

在多种肾上腺皮质类固醇激素合成酶中，除 3β- 羟类固醇脱氢酶（3β-hydroxysteroid dehydrogenase，3β-HSD）外，均为细胞色素氧化酶（cytochrome P_{450}，CYP）蛋白超家族成员。涉及 CAH 的代谢酶缺陷主要包括 21- 羟化酶缺乏症（21-hydroxylase deficiency，21-OHD）、11β- 羟化酶缺乏症（11β-hydroxylase deficiency，11β-OHD）、3β-HSD 缺乏症、17α- 羟化酶缺乏症（17α-hydroxylase deficiency，17α-OHD）、20，22- 碳链酶缺乏、类固醇激素生成急性调节蛋白（StAR）缺陷症及 17β- 羟类固醇脱氢酶（17β-hydroxysteroid dehydrogenase，17β-HSD）

缺乏症等。其中 21-OHD 最常见，占 CAH 总数的 90% 以上；11β-OHD 次之，占 5%～8%；再其次为 3β-HSD，约＜1%；17α-OHD、20，22-碳链酶缺乏、StAR 缺陷症及 17β-HSD 则十分罕见。不同酶缺乏所致的 CAH 生殖系统表现并非完全一致。

(1) 21- 羟化酶缺乏症（21-OHD）：本病亦称 CYP21 缺陷症，发病率为 1/13 000，具有地域及人种差异，是 CAH 中最常见的类型。其临床特征主要是皮质醇合成分泌不足、失盐及雄激素分泌过多所致的各种表现。21-OHD 在临床上分为 3 种类型，即单纯男性化型、失盐型和迟发型。前两者又称为经典型，多为 21- 羟化酶完全缺乏，后者称为非经典型，多为 21- 羟化酶不完全缺乏，即可通过 ACTH 代偿性分泌增加，使皮质醇分泌近似正常水平，常无临床表现，仅在应急状态时出现临床表现。由于 21- 羟化酶缺乏程度不同，其临床表现各异，且近年来有文献报道其与其他影响生殖系统的疾病如 Tunner 综合征等合并存在，导致延误诊断。

① 单纯男性化型（simple virilizing，SV）：本型约占经典型 CYP21 缺乏症患者总数的 25%，是 21- 羟化酶不完全缺乏所致。由于本型患者仍有残存的 CYP21 活力，能少量合成皮质醇和醛固酮，故可无失盐症状。临床主要表现为雄激素增高的相应症状和体征。

- 男孩：同性性早熟。初生时多无任何症状，至 6 月龄后逐步出现体格生长加速和性早熟，4—5 岁时更趋明显，表现为阴茎、阴囊增大及色素沉着，但无外生殖器畸形，出现阴毛、腋毛、变声、痤疮、皮肤色较深等，生长速率加快和肌肉发达、骨龄提前，但成年终身高仍明显落后，智能发育正常。由于患者的雄激素增高是垂体促性腺激素（Gn）增加所致，因而机体可反馈性地抑制 Gn 分泌，因此睾丸并无增大，此与真性性早熟截然不同，后者睾丸呈明显发育增大。
- 女孩：出生时即可出现不同程度的外生殖器男性化畸形体征，即阴蒂肥大、不同程度的阴唇融合而类似男孩尿道下裂样改变，使外观类似男性外生殖器，但不能触及睾丸，故易导致性别错判，是临床女性假两性畸形（famale pseudohermaphroditism，FPH）最常见的原因。患者其他体格发育亦可类似于男孩，但 B 超子宫卵巢发育正常，染色体核型为 46，XX。值得注意的是，该类型患者在围青春期或更早时期即由假性性早熟演变为真性性早熟（central precocious puberty，CPP）。

② 失盐型（salt wasting，SW）：本型是 CYP21 完全缺乏所致，约占经典型 CYP21 缺乏症患者总数的 75%。胎儿期起病，女性患者出生时外生殖器有不同程度的男性化表现。外生殖器的分化过程对雄激素非常敏感，胚胎期生成的大量睾酮可使女性胎儿男性化，生殖结节和阴蒂肥大，严重时与正常男性的阴茎难以区分。若男性化程度较轻，阴唇阴囊皱襞未融合，尿道和阴道分别开口；如有部分融合，则尿道口和阴道口前移，均开口于泌尿生殖窦中；如完全融合，则形成阴囊样结构，酷似男性尿道下裂，甚至尿道可以完全通过增大的阴蒂，开口在龟头样结构的顶部，与正常男性的阴茎结构极为相似。同时还可因醛固酮严重缺乏及 PRA 增高导致低血钠、高血钾及代谢性酸中毒等失盐、低血糖症状，且失盐症状出现与否与男性化程度不相关联。一般临床症状出现较早，可在出生第 1 周内发病，如喂养困难、呕吐、腹泻、脱水、消瘦、体重不增，及酸中毒、呼吸困难和发绀等，严重者可致血容量降低、血压下降、休克及昏迷。常可因诊断延误、治疗不及时而在出生 2 周内死亡。随着年龄的增大，一般在 4 岁后患者对失盐的耐受性有所增加，临床失盐症状逐渐改善。

③ 迟发型或非经典型（non-classic，NC）：在 CAH 中约占 1/3。该型 CYP21 轻微缺乏，一般 21 羟化酶活性为正常人的 25～50%，故可迟

发或症状轻微，表现各异，晚期可能发展为肾上腺腺瘤。

- 症状型：患者出生时外阴无异常。发病年龄不一，多在肾上腺功能初现年龄阶段出现症状。男孩为痤疮、胡须、阴毛早现，性早熟，生长加速，骨龄超前；女孩亦可出现类似男孩的痤疮、阴毛早现、性早熟、生长加速、骨龄超前，以及初潮延迟、原发性闭经、多囊卵巢综合征（PCOS）及多毛症，成年后呈不孕症等。该型是引起男女生育能力低下的原因之一，应与女性继发性闭经、月经量减少、PCOS 及其他生育力障碍相鉴别。
- 无症状型：临床诊断该型患者多为经典型患者的家族成员，其生化改变类似于 NC 症状型，故也称隐匿型。

(2) 11β- 羟化酶缺乏症（11β-OHD）：亦称 CYP11B 缺陷症。发病率约为 1/10 000。*CYP11B1* 基因缺陷导致 11- 脱氧皮质酮（11-deoxycortone，DOC）和脱氧皮质醇不能进一步转化为皮质酮和皮质醇，皮质醇的合成减少，反馈调节使 ACTH 分泌增加，产生过量的皮质酮和皮质醇前体物质。这些前体物质一部分转入肾上腺雄激素合成途径，使肾上腺雄激素合成增加。此外 DOC 是一种弱盐皮质类固醇，可引起钠潴留和血容量增加，进而抑制血浆肾素活性（plasma renin activity，PRA），导致球状带醛固酮分泌减少。临床上分为经典型与非经典型。皮质醇合成减少引起肾上腺雄激素水平增高，出现类似 CYP21 缺陷症的高雄激素的症状及体征。女孩的男性化体征较 CYP21 缺陷症轻，如仅有阴蒂肥大而无阴唇融合；男孩出生后外生殖器多正常，至儿童期才出现性早熟体征。非经典型临床表现差异较大，部分患儿可至青春发育期因多毛、痤疮和月经不规则而就诊，男孩有时仅表现为生长加速和阴毛早现，临床较难与 CYP21 缺陷症的非经典型患者区别。新生儿患者对盐皮质激素有一定的抵抗或是不敏感，故可出现轻度的暂时性失盐症状。部分经典型患儿可出现高血压、低血钾、碱中毒及高血容量，非经典型大多血压正常。

(3) 3β- 羟类固醇脱氢酶（3β-HSD）缺乏症：3β-HSD 缺陷可使 Δ^5- 孕烯醇酮不能转化为孕酮，17α- 羟孕烯醇酮不能转化为 17-OHP 及 Δ^4- 雄烯二酮及孕酮，以致皮质醇、醛固酮及雄激素的合成受阻，而脱氢异雄酮（DHEA）、Δ^5- 雄烯二酮可大量增加。从而产生一系列的临床表现。3β-HSD 临床可分为经典型与非经典型。典型病例的生殖系统表现为：①男性患儿可表现为男性假两性畸形（male pseudohermaphroditism，MPH），外生殖器呈不同程度发育不良，如小阴茎、尿道下裂，青春期可出现男性乳房发育；②女性患者则由于大量的 DHEA 在外周转化为活性较强的雄激素，因而出现女性假两性畸形，临床表现为不同程度男性化，即阴蒂肥大、甚至出现阴唇阴囊皱襞融合；③由于醛固酮合成受阻，患儿出生后即出现失盐、肾上腺皮质功能不全等表现，如畏食、呕吐、脱水、低血钠、高血钾及酸中毒等，严重者因循环衰竭而死亡。值得注意的是，疾病的严重程度不与外生殖器发育异常程度相关。非典型病例类似于非经典型 CYP21 缺乏症，出生时往往无异常表现，至青春发育期前后女性可出现轻度雄激素增高体征，如女性阴毛早现、多毛、痤疮、月经量少及多囊卵巢等，是 PCOS 的主要病因。

(4) 17α- 羟化酶缺乏症（17α-OHD）：本病是由 *CYP17A* 基因突变所致。17α-OHD 缺乏十分罕见，约占 CAH 的 1%。17α-OHD 主要影响肾上腺和性腺的发育和功能，当其缺陷时不能将孕酮和孕烯醇酮转化为 17- 羟孕酮及 17- 羟孕烯醇酮，导致性腺激素的产生均出现障碍。同时反馈刺激 ACTH 分泌增加，使肾上腺盐皮质激素合成增加。盐皮质激素合成通路中的 DOC 大量增加，该物质同时具有盐皮质激素及糖皮质激素的作用，因此患者肾上腺皮质功能不足症状较轻。在生殖系统方面，由于性激素合成障碍影响胎儿期男性性器官发育，故无论核型如何，患者均为女性表型。女性患者雌激素合成受阻，卵巢发育不全，外生殖器发育幼稚，第二性征不发育。青春期患者常因原发性闭经而就诊，继而可以发现无阴毛、腋毛生长，乳房发育欠佳，伴性器官幼稚。而男性则表现为男性假两性畸形，外生殖器酷似女孩，但无卵巢和子宫，阴道呈盲端，可伴隐睾，也有文献报道在外阴及腹股沟发现睾丸，甚至部分男性患者体中未发现睾丸。由于缺乏性激素的抑制，骨骺愈合晚，身材偏高。同时盐皮质激素分泌增多，导致患者多伴有高血压、低血钾及碱中毒等临床表现，但原发性醛固酮增多症表现与生殖系统表现不一定同时出现，有文献报道1位日本女性在行阴道成形术10年后才发现血压升高。

(5) StAR缺乏症：本症是由于*STAR*基因突变所致。*StAR*缺陷可致所有类型的C21、C19及C18类固醇激素（包括盐皮质激素、糖皮质激素及性激素）严重合成障碍。在新生儿及婴儿早期即可发病。患者生殖系统表现多呈女性，男孩至青春期性不发育，呈幼稚外生殖器；女孩可因异质的性腺类固醇激素生成缺陷而致表现各异，可有第二性征发育（乳房、阴毛发育）、月经不规则等。患儿在出生时，大多数具有肾上腺皮质功能不足，表现为严重失盐症候群及皮肤色素较深。

(6) P_{450}scc缺乏症：P_{450}scc缺乏症过去亦称胆固醇碳链酶缺陷，临床报道极少见。本症是由于*CYP11A*基因杂合型突变所致。临床表现与StAR缺乏症高度相似，生殖系统表现多呈女性，男孩男性化不足，外生殖器幼稚，可似阴蒂肥大而无阴唇融合。但肾上腺功能不足表现相对较迟，早期症状也较轻。

(7) 17β-羟类固醇脱氢酶3（17β-HSD3）缺乏症：17β-HSD3缺乏症是一种单基因遗传病，常染色体隐性遗传。17β-HSD3缺陷主要是影响肾上腺及性腺的性类固醇激素合成，肾上腺盐皮质激素、糖皮质激素合成均正常。本病临床极少见。主要表现为性腺发育异常，如男孩多见假两性畸形，外生殖器似女性，而男性内生殖器发育可完好，也可发育不全，成年后男性化不足，肌肉亦不发达；女孩则缺乏相应临床症状。

3大类肾上腺来源的类固醇激素（糖皮质激素、盐皮质激素及性激素）均以胆固醇为合成原料，其合成与代谢紧密联系，醛固酮合成和分泌在常见类型的CAH中亦大多受到影响。醛固酮的缺乏导致低血钠、高血钾及代谢性酸中毒等失盐症状，严重者可致血容量降低、血压下降、循环衰竭、休克等。同时某些代谢酶的缺乏会导致旁路代谢产物生成过多，部分中间产物有一定盐皮质激素及糖皮质激素活性，因此除生殖系统表现外，还会产生高血压、低血钾、碱中毒等临床表现。表56-4将各类型CAH的盐代谢表现与生殖系统表现做一归纳与总结。

（赖晓阳）

4. 醛固酮增多症的生殖系统表现

醛固酮增多症在临床上分为原发性醛固酮增多症（primary hyperaldosteronism，PHA）及继发性醛固酮增多症。PHA简称原醛症，是1955年首先从原发性高血压患者中发现的一类内分泌性高血压类型，患者的主要临床表现为高血压、低血钾、肌无力、多尿、血浆肾素活性（plasma renin activity，PRA）受抑制及醛固酮增加，又称Conn综合征。原醛症根据病因不同，可分为肾上腺醛固酮瘤（aldosterone-producing adenomata，APA）、特发性醛固酮增多症（idiopathic hyperaldosteronism，IHA）、糖皮质激素可抑制性醛固酮增多症（glucocorticoid-remediable aldosteronism，GRA）、原发性肾上腺皮质增生（primary adrenal hyperplasia，PAH）、分泌醛固酮的肾上腺皮质癌（aldosterone-secreting adrenocortical carcinoma，ASAC）、家族性醛固酮增多症（familial hyperaldosteronism，FH）、混合性肾上腺皮质瘤（mixed adrenal adenomata，MAA）和其他特殊类型的醛固酮增多症等7类，

表 56-4 各类型 CAH 临床特征

酶缺乏类型	盐代谢	生殖系统表现
21- 羟化酶缺乏（失盐型）	失盐	男性假性性早熟，女性假两性畸形
21- 羟化酶缺乏（单纯男性化型）	正常	男性假性性早熟，女性假两性畸形
11β- 羟化酶缺乏	高血压	男性假性性早熟，女性假两性畸形
3β- 羟类固醇脱氢酶缺乏	失盐	男性、女性假两性畸形
17α- 羟化酶缺乏	高血压	男性假两性畸形，女性性幼稚
P_{450}scc/StAR 缺乏	失盐	男性假两性畸形，女性性幼稚

临床上以 APA 及 IHA 多见。继发性醛固酮增多症（secondary hyperaldosteronism）简称继醛症，是指肾上腺皮质以外的因素兴奋肾上腺皮质球状带，使醛固酮分泌增多的临床综合征。按病因分为两类，一类是使有效血容量减少的疾病，如肾动脉狭窄、充血性心衰、肝硬化、失盐性肾病、特发性水肿和滥用利尿药；另一类是与原发性肾素增多相关的疾病，如肾素瘤、巴特综合征（Bartter syndrome，BS）等。醛固酮增多症主要表现为醛固酮增多所引起的低血钾、高血压（除 BS 以外）或高血容量，以及继醛症的基础疾病表现等。醛固酮增多症本身不会产生生殖系统临床表现，但其与一些影响生殖系统的疾病密切相关，如先天性肾上腺皮质增生症。

除肾上腺疾病所致醛固酮增多外，部分异位肿瘤如肾脏、卵巢肿瘤也可自主分泌醛固酮，产生高血压、低钾血症等临床表现，其中卵巢肿瘤所致的醛固酮增多症十分罕见。Todesco 等报道了 1 例因“头痛、肌肉无力、多尿、消瘦及血压升高”为主要症状的患者，实验室检查结果提示醛固酮水平升高伴 PRA 显著降低。患者死于恶病质，尸检发现卵巢巨大肿瘤，而肾上腺未见肿瘤或癌，肾上腺球状带也未见明显弥漫性或结节性增生。用同位素衍生法测定，发现肿瘤组织醛固酮含量升高，因此推测醛固酮来源于卵巢恶性肿瘤。该肿瘤组织学检查为睾丸母细胞瘤（支持细胞 - 间质细胞瘤），具有一定内分泌功能，可伴有男性化作用，但该患者并未出现男性化表现。除睾丸母细胞瘤外，能自主分泌醛固酮的卵巢肿瘤类型还包括卵巢类固醇细胞瘤，又称卵巢脂质细胞瘤，为罕见的卵巢性索 - 间质肿瘤，其在卵巢肿瘤的占比＜ 0.1%。因其是能产生类固醇激素的肿瘤，从而出现多毛症、闭经、月经稀发或月经过多、绝经后出血等雄激素、雌激素增多症状。也有部分患者出现库欣综合征表现，而表现为醛固酮增多症的病例十分罕见。Kulkarni 等在 1990 年报道了 1 例自主分泌醛固酮的卵巢类固醇细胞瘤，该患者以“难治性高血压”为主要临床表现，生化检查提示醛固酮水平明显升高，而肾素活性处于正常范围，行肿瘤切除术后，患者血压及醛固酮水平皆恢复正常。除直接分泌醛固酮外，也有文献报道卵巢类固醇细胞瘤自主分泌肾素，导致继发性醛固酮增多。有文献报道 1 例表现为“高血压”的卵巢类固醇细胞瘤，除血压升高外，该女性患儿还出现假性性早熟表现，如乳房发育、阴道异常出血及骨质老化等。经检测该肿瘤同时分泌肾素及雌激素，此类情况十分罕见，至今仅有 1 例报道。

醛固酮增多症与生殖系统密切相关，除某些疾病（如 CAH）可产生醛固酮增多及生殖系统表现外，我们查阅相关文献发现 APA 与促性腺激素释放激素在基因水平也有着密切联系。肾上腺皮质和性腺都起源于肾上腺皮质中的共同间充质祖细胞群，在类固醇生成因子 1（steroidogenic factor 1，SF1）的调节下其分别发育成肾上腺皮质和卵巢或睾丸。控制肾上腺－性腺细胞命运的基因 *SF1* 依赖性转录由 Wnt 信号级联调节，其中 β- 连环蛋白在此过程中至关重要。在 3 例特殊的 APA（2 例为妊娠期患者，1 例为绝经后患者）中发现，编码 β- 连环蛋白的 *CTNNB1* 基因第 3 个外显子杂合突变刺激 Wnt 激活，并导致肾上腺皮质细胞向肾上腺－性腺前体细胞去分化，高表达性腺受体黄体生成素－绒毛膜促性腺激素受体（luteinizing hormone–chorionic gonadotropin receptor，LH–CGR）和促性腺激素释放激素受体（gonadotropin–releasing hormone receptor，GNRHR），其水平是其他肾上腺醛固酮腺瘤的 100 多倍。因此我们推测影响 β- 连环蛋白的基因突变增加了肾上腺祖细胞的性腺基因表达，在特定条件下（妊娠、绝经后），显著升高的妊娠激素刺激高表达的 LH–CGR 及 GNRHR 促进了 APA 的发生。

醛固酮与肾素比值（aldosterone to renin ratio，ARR）是早期诊断 PHA 最简单易行的筛查方法，目前广泛应用于临床。研究表明，女性的 RAAS 调节机制不同于男性，肾素和醛固酮浓度受女性内源性激素变化的影响，从普通人群中随机选择的高血压患者样本中，女性 ARR 升高发生率明显高于男性。通过盐水抑制试验（intravenous saline load，ivSLT）来评估 ARR 筛查 PHA 的准确性，27 例 ARR 升高的男性患者中有 23 例在 ivSLT 后未能抑制醛固酮，ARR 诊断 PHA 的准确率达到 85%，但女性患者中确诊比例仅 40%。外源性性激素也对 ARR 产生影响，口服避孕药能使健康女性的醛固酮水平略下降，而明显降低肾素水平，从而导致 ARR 升高，因此测定 ARR 前需要停用避孕药。绝经后高血压作为女性最常见高血压形式，ARR 升高在此类患者中更为常见，但绝经后状态与 RASS 调节机制未完全明确，同时盐皮质激素受体拮抗药对这类患者降压治疗比男性更为有效。

（赖晓阳）

5. 嗜铬细胞瘤的生殖系统表现

嗜铬细胞瘤（pheochromocytoma，PCC）是来源于肾上腺髓质嗜铬细胞的肿瘤，可以分泌儿茶酚胺（包括肾上腺素、去甲肾上腺素、多巴胺）。嗜铬细胞瘤的临床表现与分泌的儿茶酚胺的类型、释放模式及个体对儿茶酚胺的敏感性有关。常见的临床表现为头晕、头痛、出汗、高血压、腰腹部疼痛 / 不适、心悸、胸部不适、乏力等。头痛、出汗和心悸被称为嗜铬细胞瘤三联征，对 PCC 的诊断有极大的帮助。由于嗜铬细胞瘤分泌的 β- 肾上腺素对胰岛素释放的抑制作用，PCC 可发展为高血糖或糖尿病。嗜铬细胞瘤还可伴发一些基因突变相关的疾病，如 2 型多发性内分泌腺瘤病（MEN Ⅱ）、1 型多发性神经纤维瘤（NF1）、von Hippel–Lindau 病（VHL 综合征）。当伴发 VHL 综合征时，男性患者多表现为附睾囊腺瘤，可累及单侧或双侧，一般不影响生育。女性患者可表现为生殖系统囊腺瘤，常见部位为子宫阔韧带，一般无明显症状，少数情况下可引起腹痛。

（曾龙驿）

6. 肾上腺皮质癌的生殖系统表现

肾上腺皮质腺癌（adrenocortical adenocarcinoma，ACC）是一种少见的恶性的内分泌肿瘤，症状主要与肿块对周围组织的压迫有关。最初的症状通常是恶心、呕吐、体重减轻、腹胀、背痛、发热、乏力和转移造成的其他症状，其中常见的转移器官依次为肺（45%）、肝（42%）和淋巴结（24%）。50%～60% 的 ACC 患者除了腹部肿块外，还表现为伴或不伴雄激素增多的肾上腺类固醇激素增多症。分泌皮质醇的肾上腺皮质腺癌多表现为库欣综合征。分泌雄激素的肾上腺皮质腺癌的女性患者常出现多毛或男性化、痤疮、声音变厚、男性斑秃、月经稀发、阴蒂肥大。分泌雌激素的肾上腺皮质腺癌的男性患者可出现乳房发育、睾丸萎缩等体征。分泌醛固酮的肾上腺皮质癌患者则表现为高血压和明显的低钾血症［平均血钾（2.3 ± 0.08）mmol/L］。

（曾龙驿）

二、代谢性疾病的生殖系统表现

（一）糖代谢异常的生殖系统表现

糖代谢是提供人体能量来源的主要途径，可分为无氧氧化（糖酵解）和有氧氧化，为生命活动提供 ATP，其氧化分解受阻，会导致机体供能不足，影响各种生理过程和生命活动。生殖系统本身在体内能量活动活跃，糖代谢异常可导致不同程度的生殖细胞发育异常。糖代谢还可以通过影响下丘脑 – 垂体 – 性腺轴对体内的性激素水平产生调节作用。

1. 糖代谢异常的男性生殖系统表现

(1) 少精或弱精：人类精子主要由头部和鞭毛构成，头部包含了细胞核和顶体，而鞭毛主要由连接体、中间体、主体、末端 4 个超微结构构成，是精子运动所必需的运动装置，中间体结构富含大量的线粒体，其氧化磷酸化及鞭毛和头部的糖酵解为精子的发生与成熟提供 ATP，当精子线粒体氧化磷酸化和（或）糖酵解受损时，会导致 ATP 生成不足，精子运动活力减弱，受精障碍。此外，在糖尿病患者中，精子细胞核和线粒体 DNA 发生断裂，运动能力降低，使男性生育能力下降，严重时可不育。

(2) 男性勃起功能障碍：男性糖尿病患者勃起功能障碍的患病率为 35%～70%，是非糖尿病患者的 1.9～4 倍，12% 的患者勃起功能障碍是糖尿病的首发症状，糖尿病诱发的勃起功能障碍（diabetes–induced erectile dysfunction，DIED）是多方面的，包括代谢、神经、血管、激素和心理因素，其发病机制与血管病变、海绵体平滑肌病变、胶原纤维组织增加及神经病变有关。此外，晚期糖基化终产物（advanced glycation end products，AGE）升高、活性氧（reactive oxygen species，ROS）水平升高、一氧化氮合成受损、内皮素 B 受体结合位点增加、RhoA/Rho–kinase 通路上调及神经性损害均与 DIED 的发生有关。AGE 影响平滑肌细胞的离子和受体，特别是钾离子通道，从而减少钙离子的释放，使动脉血流量减少，海绵体平滑肌松弛机制受损。研究表明，乙酰胆碱（acetylcholine，ACH）、前列腺素 E（prostaglandin E，PGE）会诱发海绵体平滑肌舒张受损，直接刺激神经引起的 NO、cGMP 合成减少，导致阴茎海绵体血供不足或静脉回流异常。微循环障碍、微血管瘤形成和微血管基膜增厚等 DM 微血管病变导致海绵体缺血缺氧，与大血管病变共同作用加重阴茎血管病变。磷酸二酯酶 –5（phosphodiesterase–5，PDE–5）抑制药治疗可导致海绵体平滑肌松弛和血流增强，从而在性刺激时勃起，是治疗 DIED 的治疗选择。中国 2 型糖尿病勃起功能障碍多中心调查协作组对全国 42 家医院，6193 例 2 型糖尿病患者进行了国际勃起功能指数表（international index of erectile function–5，IIEF–5）的自我评分。研究发现 2 型糖尿病患者中 ED 的患病率为 75.2%，其中重度、中度和轻度 ED 分别为 9.1%、17.2%、48.9%。该受检人群中 ED 的知晓率为 85.0%，但治疗率仅为 9.4%。多因素回归分析显示患者年龄、糖尿病病程、血糖控制不佳（$HbA_1C > 6.5\%$）与糖尿病患者 ED 的发生独立相关。有 389 例患者服用西地那非治疗，治疗后患者 IIEF–5 总评分和各问题的评分均显著高于治疗前（$P < 0.01$）。

(3) 男性性腺功能减退：男性性腺功能减退的特点是血清睾酮（T）水平低于 300ng/dl 并伴有 1 种以上的临床症状或体征。症状包括：①性功能障碍，如性欲减退，勃起功能障碍（erectile

dysfunction，ED）；②精力、活力或耐力减弱；③情绪低落或幸福感下降；④易怒；⑤注意力难以集中等认知问题；⑥急性情况下的潮热。2 型糖尿病患者多有胰岛素抵抗、血清睾酮水平降低，并且胰岛素抵抗与低睾酮水平能够相互影响，此类患者在临床上常表现为贫血、肌少症、骨量减少或骨密度（bone mineral density，BMD）降低、第二性征缺失或退化、腹型肥胖（即“壶腹”肥胖）和（或）少精（无精）。Kapoor 等研究了 355 例 2 型糖尿病男性患者，发现在糖尿病男性中血睾酮水平降低很常见，其中很大一部分有性腺功能减退的症状。总睾酮＜ 8nmol/L 的男性中有 17% 出现明显的性腺功能减退，而生物活性睾酮＜ 2. 5nmol/L 的男性中有 14% 出现明显的性腺功能减退。25% 患者存在临界性性腺功能低下（出现症状和总睾酮 8～12nmol/L 或生物活性睾酮 2.5～4nmol/L）；42% 的男性睾酮水平低于 0.255nmol/L。BMI 和腰围与男性睾酮水平均呈显著负相关，腰围与睾酮水平的相关性更强。在 1 型和 2 型糖尿病患者中均存在睾酮缺乏，胰岛素抵抗与睾酮水平降低存在独立相关性。

(4) 肿瘤疾病：糖代谢紊乱造成的高胰岛素血症，可使前列腺细胞 DNA 合成增加，导致前列腺癌的风险增加。Ye 等通过高糖培养的细胞(正常前列腺细胞 RWPE-1）发现，高糖可导致细胞内氧化应激和 DNA 损伤水平升高，使抗氧化酶和 DNA 损伤修复的基因 *MRE11* 和 *XECC* 表达下调，提出高糖对于前列腺细胞的影响可能与前列腺肿瘤的发生有关。

流行病学研究中，有 Meta 分析和队列研究等对糖尿病与前列腺癌的发生率进行了观察，结果却不尽相同。来自瑞典和丹麦的研究发现，糖尿病患者发生前列腺癌的风险低于非糖尿病患者，且前列腺特异性抗原（prostate-specificantigen，PSA）水平在糖尿病患者中降低，提出糖尿病在前列腺癌的发生中起保护因素，但机制不明。TSENG 等通过对我国台湾的国家健康保险数据库（national health insurance，NHI）中的统计中发现，1995—2006 年我国台湾前列腺癌的发病显著升高，糖尿病患者较非糖尿病患者前列腺癌的发生率明显增加，且糖尿病在不同年龄组可能对前列腺癌发生的影响有所不同。

(5) 男子乳腺发育症：男子乳腺发育主要是性激素紊乱所致，主要分为两种，一种是血清中循环雌激素过多，另一种是血清雌激素水平正常，仅有雄激素 / 雌激素比值下降。本病临床上病因复杂，主要有睾丸功能减退、外源性雌激素增多，以及各种原因引起的高 PRL 血症、高 HCG 血症等。而糖尿病患者可发生继发性睾丸功能减退，导致游离睾酮水平减少，雌激素 / 雄激素升高，乳腺发育的患病率比正常人群升高。

2. 糖代谢异常的女性生殖系统表现

(1) 外阴疾病（外阴炎、阴道炎）：正常阴道内有多种微生物的存在，这些微生物与宿主阴道之间相互依赖、相互制约达到动态的生态平衡，在维持阴道微生态平衡的因素中，雌激素、局部 pH、乳酸杆菌及阴道黏膜免疫系统起重要作用。雌激素可使阴道鳞状上皮增厚，并增加糖原含量，后者可在乳酸杆菌的作用下转化为乳酸，维持阴道正常的酸性环境（pH 3.8～4.4），抑制其他病原体的生长，维持阴道微生态平衡。若阴道这种微生态平衡被打破，则可能导致阴道炎的发生，根据感染病原体的不同，阴道炎可分为滴虫性阴道炎、外阴阴道假丝酵母菌病、细菌性阴道病，其中外阴阴道假丝酵母菌病是最常见的一种，感染的病原体 90% 为白假丝酵母菌，当阴道内环境偏酸，机体免疫力下降时，适宜该种病原体大量繁殖。而糖尿病是外阴阴道假丝酵母菌病的重要诱发因素。糖尿病患者阴道内糖原转化为乳酸增多，阴道内环境过酸，有利于白假丝酵母菌的繁殖，从而导致糖尿病患者外阴阴道假丝酵母菌病的发生率较非糖尿病患者增高。

(2) 多囊卵巢综合征：多囊卵巢综合征（PCOS）

是常见的妇科内分泌疾病之一，临床上以高雄激素血症、持续无排卵或稀发排卵、卵巢多囊性改变为特征，常伴有胰岛素抵抗和肥胖。PCOS 发生的机制可以分为 3 个方面：①下丘脑 – 垂体 – 卵巢轴调节功能异常，是由于垂体对促性腺激素释放激素（GnRH）敏感性增加，分泌过量的黄体生成素（LH），刺激卵巢间质、卵泡膜细胞产生过量的雄激素，导致高雄激素血症的发生；②高胰岛素血症和胰岛素抵抗，约 50% 的患者有不同程度的胰岛素抵抗及高胰岛素血症，其中肥胖者占多数，但部分瘦者也有胰岛素抵抗，过量的胰岛素作用于垂体的胰岛素受体，可增强 LH 释放并促进卵巢和肾上腺分泌雄激素，又通过抑制肝脏性激素结合球蛋白合成，使游离睾酮水平增加；③肾上腺来源的雄激素增多，25%～60% 的患者肾上腺来源雄激素过高，表现为脱氢表雄酮（DHEA）及脱氢表雄酮硫酸盐（DHEAS）高于正常，可能与肾上腺皮质网状带 $P_{450}c17\alpha$ 酶活性增加、肾上腺细胞对促肾上腺皮质激素（ACTH）敏感性增加和功能亢进有关。PCOS 的患者临床表现有很大的异质性，大部分患者以月经稀发（周期 35 天至 6 个月）或闭经为主诉就诊，还有部分育龄期妇女因排卵障碍、不孕就诊，有 2/3 的患者可表现为与高雄激素血症相关的多毛、痤疮，且可出现男性毛发分布。有 50% 以上患者体型肥胖，且以腹型肥胖为主，与胰岛素抵抗、游离睾酮比例增加有关，但近年来临床上体型偏瘦的 PCOS 患者也逐渐增加。此外，PCOS 患者发生糖代谢紊乱的比例也不在少数，据统计，患者中发生糖代谢异常的比例约为 25%，其中糖耐量异常（IGT）占比 60%～65%、2 型糖尿病占比仅 8%～10%；还有少部分患者（约占 PCOS 人群 1%）由于胰岛素抵抗可有皮肤黑棘皮样变。

(3) 肿瘤疾病：糖尿病与恶性肿瘤心血管风险研究（REACTION）是一项中国人群中糖代谢与恶性肿瘤及心血管疾病发生风险的多中心前瞻性观察性研究，采用社区整群抽样，纳入≥ 40 岁自然人群 259 657 例，随访时间超过 5 年，发现该人群的糖尿病患病率为 24.3%（女性为 24.19%）。糖尿病患者所有恶性肿瘤患病率显著高于糖尿病前期及正常糖耐量人群。女性糖尿病患者所有的恶性肿瘤患病率（PR 1.36；95%CI 1.20～1.56）更高，以乳腺癌患病率（PR 1.56；95%CI 1.21～2.00）、子宫内膜癌患病率（PR 1.58；95%CI 1.16～2.15）和甲状腺癌患病率（PR 1.53；95%CI 1.03～2.27）升高最明显。其中乳腺癌的发生机制主要有以下 2 种：①在患有糖尿病的绝经后女性体内，高水平胰岛素可刺激卵巢产生雄激素，并且上调芳香化酶活性，使绝经后雌激素增加，此外体内胰岛素水平与性激素结合蛋白负相关，会导致高雌激素血症，使乳腺癌发生风险增加。同时在人类乳腺癌组织中胰岛素受体（insulin receptor，IR）高表达，与胰岛素相结合可以诱导血管内皮细胞的迁移和新血管的形成，从而促进乳腺癌的增殖和转移；②高血糖能够通过增加醛糖还原酶的表达和活性，特异性地激活多元醇通路，进而增加乳腺癌细胞的代谢活性。并且高血糖能够使乳腺癌细胞清除活性氧簇能力下降，诱发癌变激活蛋白激酶 C 和 NF-κB 通路促进乳腺癌的发生发展。

（刘雪萌　乔　洁）

（二）脂代谢异常的生殖系统表现

脂代谢异常是指先天性或获得性因素造成脂类物质在体内合成、分解、消化、吸收、转运发生异常，造成血液及其他组织器官中脂类及其代谢产物异常，从而影响身体功能的情况。血脂是血浆中脂质成分的总称，包括三酰甘油（triglycerides，TG）、磷脂、胆固醇、胆固醇酯（cholesterol ester，CE）和游离脂肪酸（free fatty acid，FFA）等。近年来，随着对疾病的深入研究，脂代谢紊乱对于生殖功能的影响越来越受到人们的关注。

1. 脂代谢紊乱影响生殖系统的机制

(1) 脂质过氧化与生殖系统：研究发现，脂代谢紊乱引起的脂质过氧化可影响生殖系统正常功能。正常情况下，氧自由基反应和脂质过氧化反应在机体处于协调与动态平衡状态，一旦这种协调与动态平衡产生紊乱与失调，就会形成氧自由基连锁反应，损害生物膜及其功能，这种反应就叫脂质过氧化。Li Z 等提出高度反应性的脂质过氧化会损害细胞内的内质网和线粒体氧化应激，其在精子生成和睾丸细胞膜中引起的损伤可能导致细胞死亡、异常和运动力丧失，从而对发育中的生殖细胞和精子功能产生有害作用，严重影响男性生殖功能。已知β- 氧化是将非酯化脂肪酸（non-esterified fatty acid，NEFA）分解为能量的细胞供能过程。脂质在卵巢中的积累可能导致线粒体 β- 氧化效率低下，脂质过氧化可能损伤细胞线粒体功能等，导致细胞不可逆损伤，从而影响了卵泡细胞质量和功能等，导致女性功能障碍。

(2) 脂毒性与生殖系统：脂毒性（lipotoxicity）是指血中游离脂肪酸水平增高后，超过脂肪组织的储存能力和各组织对游离脂肪酸的氧化能力，使过多的游离脂肪酸以三酰甘油的形式在非脂肪组织中过度沉积，造成该组织的毒性损伤。N-C Li 等发现，高脂饮食（high-fat diet，HFD）会诱发肥胖和脂质代谢紊乱，改变睾丸的形态结构并增加大鼠生殖细胞的凋亡。在 HFD 喂养的大鼠中，生育指数、睾丸重量、精子细胞数量、精子活力和活力百分比显著下降，精子细胞异常显著增加。F Xie 等研究发现，在长期 HFD 喂养的雌性小鼠卵巢组织中，促炎症反应基因如 IL-6 和肿瘤坏死因子（TNF）等表达显著上调。有研究表明，高脂喂养雌性小鼠的卵巢无排卵率和卵母细胞中脂质含量均显著增加，其与脂质毒性的增加、内质网应激标志物增加、卵母细胞线粒体膜电位降低和细胞凋亡增加有关。

(3) 脂毒性与下丘脑 - 垂体 - 性腺轴：脂毒性可能干扰了下丘脑 - 垂体 - 性腺轴（HPG）的正常功能。Rubén Nogueiras 等提出，脂质在下丘脑的堆积会促进脂毒性的发生，如神经酰胺和鞘脂，从而导致下丘脑病理及功能改变。脂代谢异常往往伴随有脂肪组织增加，可促进睾酮在芳香化酶作用下转化为雌激素。女性雌激素增加可通过正反馈调节刺激垂体分泌黄体生成素，循环中增加的黄体生成素可刺激卵巢分泌睾酮，导致总睾酮水平升高；男性雌激素增加可负反馈抑制 HPG 轴，导致睾酮水平下降。Schisterman EF 等设计一项前瞻性研究，纳入美国不同地区 251 对计划生育孩子的新婚夫妇并随访近 1 年时间，以评估男性和女性血脂浓度和所需妊娠时间之间的关系。结果提示，男性和女性的血清游离胆固醇浓度越高所需妊娠时间越长。同一研究小组亦证实，在校正身体质量指数后，血清总胆固醇、游离胆固醇和磷脂水平越高，精子顶体完整、精子头面积和周长越小的比例就越低，提示脂质浓度可能影响精液参数，特别是精子头部形态。

2. 脂代谢紊乱与生殖系统疾病

(1) 脂代谢紊乱与多囊卵巢综合征：多囊卵巢综合征（PCOS）是女性最常见的内分泌紊乱疾病，具有生殖功能障碍和异常代谢综合征。随着研究进展，人们认识到 PCOS 是一种多基因相关疾病，其基本特征包括雄激素过多、排卵功能异常、卵巢多囊样改变。此外，PCOS 患者的内分泌和代谢异常还表现为高胰岛素血症、胰岛素抵抗、肥胖及异常脂质血症等。许多证据表明脂毒性在 PCOS 患者高雄激素血症的发生中起作用，但关于脂毒性在人类卵巢功能中的影响的研究证据还很少。肥胖引发的脂代谢异常似乎影响卵母细胞和着床前胚胎、减数分裂的纺锤体形成和线粒体动力学。因此，脂代谢紊乱可能对女性生殖系统产生毒性作用，影响卵巢卵泡生长和规律性排卵。

(2) 脂代谢紊乱与勃起功能障碍：勃起功能障碍（ED）指持续或反复不能达到或维持足够

阴茎勃起以完成满意性生活，病程持续至少 3 个月。高脂血症（hyperlipidemia）被认为是心血管疾病和血管生成性男性勃起功能障碍的主要危险因素之一。男性阴茎勃起的基本血流动力学特征是海绵体平滑肌松弛，动脉扩张同时伴有静脉回流的受阻。因此，阴茎动脉供血不足或静脉闭合机制异常均可导致血管性 ED 的发生。R Li 等发现，与对照组相比，患高脂血症的实验组大鼠出现了海绵体纤维化，从而损害大鼠的正常勃起功能。高胆固醇血症主要通过增加氧化应激并损害阴茎中的内皮功能来诱发 ED。Th Roumeguère 等通过前瞻性队列研究发现，ED 和非 ED 患者高胆固醇血症的发生率分别为 70.6% 和 50.2%，并在排除混杂因素后经回归分析发现，HDL-C 和总胆固醇（TC）的比值可作为预测 ED 的指标。

(3) 降血脂药物对生殖系统的影响：目前针对纠正脂代谢后对男性生殖功能改善情况存尚在一定争议。动物实验中发现，若在 HFD 喂养同时予以对口服生育酚或辛伐他汀的大鼠，可显著提高生育指数、精子活力，并可显著减少精子细胞异常。一项随机双盲临床试验比较辛伐他汀、普伐他汀和安慰剂对性腺睾酮产生和精子形成的影响，提示长期服用降血脂药物不影响男性性腺轴或精液质量。有研究评估他汀类药物治疗男性 ED 的效果，结果提示降脂药物可一定程度上改善勃起功能，但另有研究发现他汀类药物治疗可能降低睾酮水平，加重 ED 症状。因此，需要更大型且设计良好的随机对照试验来研究他汀类药物在 ED 治疗中的双刃剑作用。他汀类药物及补充脂肪酸对于女性 PCOS 患者的改善疗效明确。大部分他汀类的研究观察到，PCOS 患者中予以服用他汀类药物，可通过甲羟戊酸途径降低雄激素所需的胆固醇生产，从而降低雄激素水平及改善 LH/FSH 比值。但由于他汀类药物在 PCOS 患者中使用会带来的胎儿致畸风险，以及影响葡萄糖和胰岛素抵抗，还需要更多的研究以确定他汀类药物是否会对 PCOS 患者产生长期的临床影响。

综上所述，脂代谢异常可通过多种途径影响机体的性激素水平及生殖细胞的质量和功能，导致男性及女性生殖能力下降。纠正脂代谢紊乱是否可以显著改善患者的生殖能力，目前在不同的疾病中疗效不一，且尚存在一定的争议。因此，未来需要样本量更大且设计良好的随机对照试验以明确纠正脂代谢紊乱对于生殖系统的长期获益。

（蔡美丽　张曼娜）

（三）痛风与高尿酸血症的生殖系统表现

正常情况下，体内尿酸产生和排泄保持平衡，凡导致尿酸生成过多和（或）排泄减少的因素均可导致高尿酸血症（hyperuricemia，HUA）。无论男性还是女性，非同日 2 次血尿酸水平超过 420μmol/L，称之为 HUA。痛风则与 HUA 直接相关，系尿酸钠晶体沉积于骨关节、肾脏和皮下等部位，引发的急性、慢性炎症和组织损伤。尿酸代谢和生殖系统存在着相互作用和相互影响（详见第 53 章相关内容），而痛风与高尿酸血症同样会累及生殖系统，下文将重点关注病理状态下尿酸对生殖系统的影响。

1. 痛风与高尿酸血症在女性生殖系统的表现

(1) 高尿酸血症与多囊卵巢综合征：多囊卵巢综合征（PCOS）是育龄期女性常见的生殖内分泌代谢紊乱疾病，主要特征为排卵功能异常、卵泡发育障碍、卵巢多囊样变、高雄激素血症等。PCOS 患者多合并代谢综合征，而 HUA 是代谢综合征的一部分。但既往的研究结果未能明确证明 PCOS 与 HUA 的关系。

Anttila 等研究了使用血清尿酸水平在女性中筛查 PCOS 的意义，结果显示 PCOS 组和正常对照组的尿酸水平并无统计学差异，血尿酸浓度和性激素结合蛋白（SHBG）水平呈负相关，与身体质量指数、胰岛素浓度和睾酮呈正相关。Yarali 等的研究中，相对于正常对照组，PCOS 组的血清尿酸和同型半胱氨酸水平明显增高。而 Luque-

Ramírez 等的研究中，在年龄和 BMI 匹配的情况下，与非高雄激素血症的女性相比，PCOS 患者的血清尿酸水平并没有差异。但将 PCOS 患者和非高雄激素血症女性作为一个整体分析，肥胖女性的尿酸水平则高于消瘦、超重女性。PCOS 患者中，应用炔雌醇联合环丙孕酮治疗组出现了血尿酸的下降，二甲双胍治疗组则没有该效果。PCOS 是一种高度异质性的疾病，上述研究结果的争议可能是由于小样本量和身体质量指数的影响。针对上述问题，Mu 等的回顾性横断面研究中，纳入了 1183 名 PCOS 患者和 10 772 名正常对照女性，结果显示 PCOS 组的血尿酸水平明显高于正常对照组，PCOS 组 HUA 患病率（25.48%）明显高于对照组（8.74%）。考虑年龄和身体质量指数对血尿酸的影响，进一步分层数据显示，在不同年龄组和身体质量指数组中，无论是血尿酸水平还是 HUA 患病率，PCOS 组都高于对照组。研究还显示在 PCOS 组，睾酮水平与血尿酸水平及 HUA 患病率呈正相关，并且不依赖于年龄和身体质量指数。

(2) 高尿酸血症与妊娠：Marinello 等观察到痛风女性患者体内 FSH 水平较低，但研究并没有探讨 FSH 与尿酸水平之间的关系。Downs 等和 Eppig 等的体外研究显示，毫摩尔浓度的次黄嘌呤和微摩尔浓度的腺苷酸对卵母细胞的成熟有抑制作用，因此嘌呤一度被认为是体内卵母细胞成熟的抑制剂。但 Lavy 等观察了卵泡液在正常周期和促性腺激素刺激周期的嘌呤水平，结果显示正常周期中的卵泡液嘌呤水平均低于刺激周期，未能建立嘌呤水平与卵泡成熟的相关性。Sunni L Mumford 等以健康、月经规律的年轻女性为研究对象，探讨月经周期中血尿酸水平和内源性激素的相关性，结果显示尿酸水平越高，无排卵的概率越高。作者认为该现象可能与卵泡发育及嘌呤抑制卵母细胞成熟相关。

妊娠期高血压是孕产妇和围产儿不良结局的主要病因，其中子痫前期是最常见的类型。Roberts 等针对妊娠期高血压的回顾性对照研究显示，HUA 会增加早产和小胎龄婴儿的风险，合并 HUA 组与有蛋白尿组相比有相似或更高的风险，且该风险随着尿酸水平的增加而增加。作者认为 HUA 至少和蛋白尿一样能有效鉴别妊娠期高血压孕妇的风险。既往认为子痫前期的 HUA 主要源于肾小球滤过率的改变，但实际上子痫前期患者的尿酸浓度早在妊娠 10 周就开始升高，远远早于该病的临床表现，并和肾脏功能不匹配。Bainbridge 等提出了 HUA 不仅是子痫前期严重程度的标志物，而且可能直接影响胎盘和母体血管的发育。Hawkins 等的回顾性队列研究显示，在无蛋白尿或任何其他先兆子痫的妊娠女性中，HUA 与早产和小胎龄婴儿相关，但不增加不良产妇结局；在先兆子痫和妊娠期高血压队列中，产妇不良结局和不良胎儿结局随着尿酸浓度的升高而升高。Kondareddy 等的报道中，重度子痫前期组的血清尿酸水平显著高于正常妊娠组，但轻度子痫前期组则与正常妊娠组没有显著差异。研究结果还显示：尿酸水平＞ 6.0mg/dl 的子痫前期患者与早产结局相关。

2. 痛风与高尿酸血症在男性生殖系统的表现

(1) 痛风和高尿酸血症与勃起功能障碍：勃起功能障碍（ED）是指在过去 3 个月中，阴茎持续不能达到和（或）维持足够勃起硬度而获得满意性生活。器质性 ED 是多因素作用的结果，但本质上是一种内皮功能障碍疾病。目前已知尿酸是心血管疾病的独立危险因素，尿酸通过减少一氧化氮的产生导致内皮功能障碍。

Salem 等的病例对照研究中，以 ED 和非 ED 男性为研究对象，探讨尿酸是否为 ED 的预测因子。结果显示两者的血尿酸水平差异具有统计学意义。在对主要危险因素进行调整后，发现随着血尿酸浓度的升高，ED 风险明显增加。血尿酸水平升高 1mg/dl，ED 风险增加约 2 倍。Long 等以雄性大鼠为研究对象，探讨 HUA 与 ED 的关系和作用机制。研究将 8 周龄的雄性大鼠分为

4 组，即对照组、高尿酸血症组、非布索坦组和高尿酸血症联合非布索坦组。结果显示，高尿酸血症组的 ROS 水平明显升高，最大海绵体内压力与平均动脉压比值明显低于其他组，并且 eNOS、p-eNOS 和 nNOS 表达水平明显降低。作者认为 HUA 是 ED 的独立危险因素，而由 HUA 引起的氧化应激增加可能是 ED 的病变机制之一。Barassi 等进一步探讨了不同病因 ED 与血尿酸水平的关系。结果显示，动脉源性 ED 组血尿酸水平显著高于非动脉源性 ED 组和对照组，轻度动脉源性 ED 和中 / 重度动脉源性 ED 的血尿酸水平亦具有显著差异，上述差异均有统计学意义，而不同程度的非动脉源性 ED 之间的血尿酸水平没有差异。

Schlesinger 等进行的一项横断面研究，探讨了痛风男性的 ED 患病率是否增高。结果显示，痛风组的 ED 患病率是 63.76%，对照组为 60.51%；而痛风组中严重型 ED 的患病率为 22.26%，对照组为 17.15%，上述差异均具有统计学意义。在调整了年龄、血压、血糖和体重后，痛风和 ED 的相关性仍然显著。英国的一项队列研究显示，痛风后 ED 的绝对比值为 193/10 000，与未患痛风患者相比，相对风险增加了 31%，绝对风险增加了 0.6%。该研究在统计上显示痛风男性患 ED 的风险显著增加。在 Schlesinger 等公布的另一项关于痛风和 ED 关系的研究结果中，经过 5 年的随访时间显示，痛风患者 ED 的单变量和多变量 HR 分别为 1.13 和 1.15。该研究证明痛风和 ED 风险增加相关，进一步支持 HUA 和炎症都可能是 ED 的独立危险因子。

(2) 痛风和高尿酸血症与性激素：Rosen 等观察了无症状 HUA 男性的性激素变化，结果显示，通过调整白蛋白水平差异后，两组人群的 17β- 雌二醇和睾酮水平并无差异。曹永彤等探讨 HUA 与血清睾酮、雌二醇的关系和临床意义。结果显示，健康对照组雌二醇水平高于 HUA 组，差异具有统计学意义；HUA 组和健康对照组睾酮水平无差异；血清尿酸含量与睾酮、雌二醇均为负相关。蒋茵等也探讨了无症状 HUA 与男性血清睾酮的相关性。结果显示，无症状 HUA 组睾酮水平明显低于对照组，该差异具有统计学意义；HUA 组 FSH、LH 也低于对照组，但无显著性差异；相关性分析显示研究组尿酸水平与睾酮呈显著负相关。在上述研究中，HUA 状态下睾酮水平的变化尚存争议。

Marinello 等以痛风患者为研究对象，观察痛风状态下患者的性激素水平变化。结果显示，痛风组（60 名男性和 12 名女性）的 FSH、LH、17β- 雌二醇水平显著低于对照组，痛风组结合睾酮、游离睾酮和孕激素水平与对照组无差异。Mukhin 等观察了 107 名原发性痛风患者的性激素水平。研究显示，痛风男性的睾酮合成减少、孕酮合成增加、FSH 的合成减少。作者认为男性痛风患者的下丘脑 - 垂体 - 性腺轴发生了紊乱，孕酮的过多产生抑制了垂体 FSH 的分泌，而 FSH 分泌减少则导致睾酮合成减少。上述两项研究中，痛风状态下睾酮水平变化也无一致结论。

综合上述，痛风和高尿酸血症对生殖系统的影响因性别差异而有不同的表现。在女性中，多数研究显示高尿酸血症患者中 PCOS 患病率是增高的，尿酸增高对下丘脑 - 垂体 - 性腺轴的影响尚未完全明确，而尿酸是子痫前期的危险因素，高尿酸血症会增加早产和小胎龄婴儿的风险。在男性中，高尿酸血症和痛风状态时勃起功能障碍患病率是增高的，机制可能是通过减少一氧化氮的产生，而睾酮水平在高尿酸血症和痛风中的变化尚无明确结论。

（邵明玮　秦贵军）

（四）骨代谢异常的生殖系统表现

部分骨骼疾病可伴随发生生殖系统功能异常，以下选取 McCune Albright 综合征、巨人症为例，阐述骨代谢异常对生殖系统的影响。

1. McCune Albright 综合征

McCune-Albright 综合征（McCune-Albright syndrome，MAS）又称为多发性骨纤维发育不良伴性早熟综合征，是一种罕见的骨纤维异常增殖症（fibrous dyspnea，FD），由 Donovan James McCune 和 Fuller Albright 于 1936 年和 1937 年首次报道。FD 作为一种代谢性骨病，单独发生时可累及单骨或多骨，或表现为伴有皮肤斑片状色素沉着和多发性囊性纤维性骨发育不良的先天性内分泌障碍临床综合征，即 MAS。MAS 呈散发性，由于 GNAS 体细胞突变导致，女性发病率是男性的 2 倍。

MAS 遗传学基础是在胚胎发生过程中的 *GNAS* 基因 Arg201 或 Gln227 的自发合子错义突变，导致刺激环磷酸腺苷产生可激活许多内分泌激素的受体。*GNAS* 位于 20q13.2，包括 13 个外显子和 12 个内含子，大小约 20kb，编码 G 蛋白普遍表达的刺激性亚基 α（Gsα）。该蛋白复合物可在多种组织类型中找到，包括骨骼、皮肤和内分泌组织。正常情况下，Gsα 激活腺苷酸环化酶并产生 cAMP 后失活。但在 MAS 患者中，位于 *GNAS* 基因 8 号外显子的 Arg 201 His 或 Arg 201 Cys 错义突变，拮抗 Gsα 失活，导致 Gsα 和 AC 被持续性激活，cAMP 不断产生，进而非活性蛋白激酶 A（PKA）四聚体解离，进一步介导下游激素作用。因此，许多内分泌组织会发生自律性激素过多分泌或激素抵抗过程。在骨组织中，Gsα 在骨髓基质细胞分化为成骨细胞及其进一步分化中起着至关重要的作用。活化的 Gsα 信号和 cAMP 会促进基质细胞向前成骨细胞的增殖，但同时抑制了其进一步分化为骨细胞，成骨细胞成熟障碍，骨表面成骨细胞减少，骨钙素水平低下，骨矿化异常，从而导致骨组织分化不良，而骨基质中不成熟的纤维性间质细胞无序地增殖及沉积，从而产生过多的结构不良的纤维骨质，也就是 FD。

MAS 具有广泛的表型谱，疾病可能涉及皮肤、骨骼和内分泌系统的任何部分或组合，患者呈现的症状和体征取决于突变发生的时间范围。有 24% 的患者会表现出典型的三联征，即性早熟、多发性骨纤维发育不良、皮肤牛奶咖啡色斑。除此之外，MAS 还可表现为其他内分泌功能障碍，如甲状腺功能亢进症、库欣综合征、催乳素瘤、生长激素分泌过多、皮质醇增多、抗维生素 D 性低磷血症和甲状旁腺增大等。

儿童 MAS 临床以性早熟（precocious puberty，PP）更为常见，为非促性腺激素释放激素（GnRH）依赖性性早熟，常为首发症状。它的产生是由于 *GNAS* 突变导致性腺的持续活化，从而引起性激素自律性分泌增加。因此，与中枢性性早熟相反，它被表征为外周性性早熟的一种形式。尽管从理论上对男孩和女孩影响一致，但临床发现 MAS 患儿的性早熟在女孩中更为普遍。由于临床特征、诊断和治疗明显不同，因此将 MAS 男孩的性早熟表现与女孩的性早熟表现分开阐述。

女性通常表现为第二性征提早出现，月经早来潮但无排卵，患儿血 LH 和 FSH 呈抑制状态，并对 LHRH 激发试验无反应，血清雌二醇（E_2）水平正常或升高。女性卵巢早熟是由于卵巢间歇性自主激活引起的血清 E_2 水平升高引起的。Sanctis 等发现，在 MAS 年轻女性患者中，持续的雌激素分泌过多会引起月经紊乱和生育力下降，并推测长期会导致癌症风险增高。Foster 等在测定患 MAS 女孩的卵巢功能时发现，其青春期促性腺激素水平和平均卵巢体积均显著大于正常未进入青春期的女孩。但也有研究指出，在某些 MAS 女性患者中，整个卵巢的自主活动持续存在，且可排卵。在盆腔超声检查中，可见大的单侧卵巢囊肿，该囊肿由出血引起，或具有混合的囊性和固体成分。两侧之间的卵巢体积极度不对称，与中枢性性早熟象征的对称卵巢增大形成鲜明对比。

MAS 男孩的性早熟与女孩的性早熟之间有 2

个重要区别：① MAS 男孩中性早熟很少见，多是由于发现了骨纤维发育不良或皮肤牛奶咖啡色斑而确诊；②性早熟 MAS 男孩更易变得敏感和怠惰。在部分男性 MAS 患者中，由于睾酮水平较高过多，会表现双侧或单侧睾丸肿瘤与阴茎增大。Wasniewska 等对患有 MAS 和周围性性早熟的男孩进行评估时，发现 MAS 中出现双侧睾丸微小结石（testicular microlithiasis，TM）的患病率显著高于对照组。有趣的是，各年龄段的 MAS 男性均有 TM 的发现，也有更多研究者认为 TM 能作为诊断 MAS 的标志之一。与 MAS 女性患者的结果相似的是，MAS 男性患者的 15 年随访也可表现出持续的睾丸功能亢进和促性腺激素的抑制。

2. 巨人症

生长激素（grow hormone，GH）在骨骼的发育、生长和成熟过程中发挥着重要作用。GH 可直接作用于前软骨细胞、软骨细胞、成骨细胞、破骨细胞、骨髓脂肪细胞、骨基质蛋白等，也可通过胰岛素样生长因子 -1（IGF-1）、局部的黏附性激酶及基质细胞介导。

随着性成熟，髓板逐渐融合，骨长度不再增加，但生长激素对骨代谢及维持骨矿物质含量、骨密度仍起着重要作用。临床上，在长骨骨骺未融合之前，垂体前叶分泌生长激素过多会致巨人症。最常见的原因是垂体 GH 腺瘤，除此之外，与 GH 过度分泌有关的遗传综合征还包括多发性内分泌肿瘤 -1（MEN-1）、神经纤维瘤病、Carney 综合征和 McCune-Albright 综合征等。

巨人症是由于骨骺在融合前体内分泌过多 GH 所致。Daughaday 认为男子超过 196cm，女子超过 183cm 属于超高人群，而巨人症男性身高多超过 200cm，女性超过 185cm。GH 分泌过多分为原发性和继发性 2 种。原发性 GH 增多是由于垂体 GH 腺瘤或 GH 细胞增生所致，分泌 GH 的细胞分为单独分泌 GH 的细胞和同时分泌 GH 和 PRL 的催乳生长激素细胞 2 种，故巨人症多合并有 PRL 的增高。继发性 GH 分泌过多包括内源性（下丘脑）或外源性促生长激素释放激素（growth hormone releasing hormone，GHRH）分泌增多和下丘脑 - 垂体轴功能紊乱。

巨人症早期表现为青少年起病，过度生长，全身呈正常比例或异常高大且较魁梧，身高体重均明显超过同龄人，最终身高在 200cm 以上。早期代谢旺盛，体力好，肌肉发达，外生殖器第二性征发育提前，性欲旺盛。而在晚期（衰退期），当患者生长至最高峰后，垂体 GH 腺瘤可以合并催乳素增高，同时它可以压迫垂体，引起性腺功能下降，身体功能会逐渐开始衰退，表现精神不振、四肢无力、肌肉松弛、性腺萎缩、性功能减退、抵抗力低等，不经治疗多早年病逝。年轻的巨人症患者往往有骨龄延迟，骨龄低于实际年龄 3～4 岁者，可使用雄激素来促进骨骺融合，减缓身高增高。但也有研究指出，在经历临床干预后，大多数原发体征和症状没有改变或恶化，而新发的内分泌和代谢异常（如性腺功能减退和糖尿病）发病率会较治疗前增高 。

（吴芸芸　袁凌青）

（五）维生素 D 缺乏的生殖系统表现

维生素 D 不仅可维持钙磷稳态和促进骨骼矿化，还可调节生殖功能。前文中已系统地阐述了维生素 D 在生殖系统中所发挥的重要作用，维生素 D 缺乏对生殖系统的影响可从中略窥一二。

动物实验表明，雌性大鼠中维生素 D 缺乏可降低雌性大鼠的交配成功率和生育能力。具体来说，雌性大鼠饮食中如缺乏维生素 D，尽管仍能够繁殖，但总体生育力降低，且妊娠的概率及相关并发症的风险增加。雄性大鼠亦是如此，饮食中缺乏维生素 D，尽管能够繁殖，但交配成功率降低了 45%，总生育率下降了 73%，且睾丸中精子形态及活性均发生变化。

在 *Vdr*（维生素 D 受体编码基因）基因敲除小鼠中，卵巢、睾丸和附睾中的芳香化酶活性降低，LH 和 FSH 水平升高，提示出现高促性腺激素性腺功能减退，*Vdr* 和 1α- 羟化酶基因敲除的雌性小鼠受孕率低，子宫内的活胎儿明显较少，而且这些胎儿的体重也较低，并伴有子宫发育不全、卵泡生成受损、无排卵和黄体不足。当给小鼠再次喂食急救饮食（含有高钙、磷酸盐和乳糖）时，生殖表型可以逐步正常化。

维生素 D 与人类的生育能力有关。血清维生素 D 水平呈季节变化，夏季和秋季为高水平，冬季和春季为低水平。在存在强烈的季节性差异的北部国家，受孕率在黑暗的冬季降低，而夏季受孕率达到峰值，导致春季出生率最高，而在漫长的黑暗冬季中，排卵率和子宫内膜容受性似乎有所降低。这些现象可能与下丘脑 - 垂体轴改变、脑神经递质（如 5- 羟色胺、多巴胺和内源性阿片类药物）有关。但是，维生素 D 水平的季节性变化也可部分解释这一现象，其可通过包括子宫内膜发育改变和卵母细胞发育改变等多个途径引起这些现象。

1. 维生素 D 缺乏对女性生殖内分泌的影响

维生素 D 对女性生殖的影响包括体外受精（in-vitro fertilization，IVF）结局、PCOS 和子宫内膜异位症及类固醇激素生成。在一项对 84 名接受 IVF 的不育女性进行的研究中，IVF 后血清及卵泡液中维生素 D 含量较高的女性，妊娠的成功率更高。有证据表明，维生素 D 缺乏可能与 PCOS 的胰岛素抵抗和代谢综合征的发病机制有关，临床研究显示，血清维生素 D 水平与睾酮水平、DHEAS 水平、多毛症评分相关。

关于补充维生素 D 对 PCOS 妇女的影响的证据很少。在一项包括 13 名患有慢性无排卵和雄激素过多症的绝经前妇女的小规模干预研究中，每周或每 2 周补充维生素 D 及钙剂，有 7 名受试女性的月经周期正常化，其中 2 名妊娠。在另外一项小型研究中，包括 15 名肥胖的 PCOS 妇女，接受 3 个月的维生素 D 治疗后，胰岛素抵抗及血脂水平均得以改善。

众所周知，维生素 D 缺乏症在孕妇中很普遍，孕妇的维生素 D 水平显著低于未妊娠的女性。血清中维生素 D 的减少可能会导致妊娠期血钙的下降。此外，孕妇维生素 D 缺乏可能与妊娠糖尿病（gestational diabetes mellitus，GDM）的风险升高独立相关，患有 GDM 的孕妇血清中维生素 D 水平显著低于无 GDM 的孕妇。孕妇血清中维生素 D 水平低与后代骨密度降低有关。因此，对于孕妇而言，适当维生素 D 补充是安全且最有效的方法。

2. 维生素 D 缺乏对男性生殖内分泌的影响

在男性中，维生素 D 的水平可能与精子发生、精液质量及男性性腺功能减退有关。钙在男性生殖道中非常重要，对于精子发生、精子运动、过度活化和顶体反应至关重要。但是，作为钙代谢重要调节剂的维生素 D 在精液质量和精子发生中的作用尚不清楚。此外，维生素 D 缺乏症的男性精子活动能力、进行性运动能力和形态正常的比例较低。而体外研究发现，1, 25（OH）$_2D_3$ 可通过 VDR 增加人精子的细胞内钙浓度，介导钙从细胞内钙储存中释放出来，增加精子活力，并在体外诱导出顶体反应。尽管观察性研究表明，维生素 D 与精液质量有关，但迄今为止，尚无来自 RCT 的数据显示补充维生素 D 对精液质量有影响。

综上所述，维生素 D 缺乏会影响生育能力。迄今为止，还没有针对罹患内分泌疾病（包括不育症或性腺功能减退）的患者补充维生素 D 的具体指南。基于目前证据，推荐内分泌疾病患者常规检测维生素 D 水平，如偏低，建议适当补充维生素 D。

（刘彦玲　秦贵军）

参考文献

[1] 茅江峰，王曦，于冰青，等.成人发生的特发性低促性腺激素性性腺功能减退症临床特点分析 [J]. 中华医学杂志.2018，98(20)：1597-1600.

[2] RAIG J R, JENKINS T G, CARRELL D T, et al. Obesity, Male Infertility, and the Sperm Epigenome[J]. Fertility and sterility, 2017,107(4):848-859.

[3] 中国垂体腺瘤协作组.中国垂体促甲状腺激素腺瘤诊治专家共识 (2017)[J]. 中华医学杂志，2017，97(15)：1128-31.

[4] NG S, FOMEKONG F, DELABAR V, et al. Current Status and Treatment Modalities in Metastases to the Pituitary: A Systematic Review[J]. J Neurooncol, 2020,146(2):219-27.

[5] TAKAGI H, IWAMA S, SUGIMURA Y, et al. Diagnosis and Treatment of Autoimmune and IgG4-Related Hypophysitis: Clinical Guidelines of the Japan Endocrine Society[J]. Endocr J, 2020,67(4):373-8.

[6] VISSENBERG R, MANDERS V D, MASTENBROEK S, et al. Pathophysiological Aspects of Thyroid Hormone Disorders/-Thyroid Peroxidase Autoantibodies and Reproduction[J]. Hum Reprod Update, 2015,21(3):378-87.

[7] MARAKA S, OSPINANM, O’KEEFFE DT, et al. Subclinical Hypothyroidism in Pregnancy: A Systemic Review and Meta-Analysis[J]. Thyroid, 2016,26(4):580-590.

[8] HIRSCH D, KOPEL V, NADLER V, et al. Pregnancy Outcomes in Women with Primary Hyperparathyroidism[J]. J Clin Endocrinol Metab, 2015,100(5):2115-2122.

[9] KHAN AA, CLARKE B, REJNMARK L, et al. Management of Endocrine Disease: Hypoparathyroidism in Pregnancy: Review and Evidence-Based Recommendations for Management[J]. Eur J Endocrinol, 2019,180(2):R37-R44.

[10] NIEMAN L K, BILLER B M K ,FINDLING J W, et al. Treatment of Cushing’s Syndrome: An Endocrine Society Clinical Practice Guideline[J]. J Clin Endocrinol Metab, 2015.100(8):2807-31.

[11] BORNSTEIN S R, ALLOLIO B, ARLT B, et al. Diagnosis and Treatment of Primary Adrenal Insufficiency: An Endocrine Society Clinical Practice Guideline[J]. J Clin Endocrinol Metab, 2016,101(2):364-89.

[12] SAGOVA I, STANCIK M, PAVAI D, et al. Rare Combination of Turner Syndrome and Congenital Adrenal Hyperplasia with 21-hydroxylase Deficiency: Case Report[J]. Vnitr Lek, 2018,64(4):432-436.

[13] MENG X. Nonclassical 21-Hydroxylase Deficiency Presented as Addison’s Disease and Bilateral Adrenal Incidentalomas[J]. Acta Endocrinologica (Bucharest), 2017,13(2):232-236.

[14] MIKAMI Y, TAKAI Y, OBATA-YASUOKA M, et al. Diagnosis of Female 17alpha-Hydroxylase Deficiency after Gonadectomy: A Case Report[J]. J Med Case Rep, 2019,13(1):235.

[15] SOOD N, DESAI K, CHINDRIS A M, et al. Symptomatic Ovarian Steroid Cell Tumor not Otherwise Specified in a Post-Menopausal Woman[J]. Rare Tumors, 2016,8(2):6200.

[16] 李元美，张婷婷，邓丽玲，等.342 例嗜铬细胞瘤/副神经节瘤患者的临床分析 [J]. 四川大学学报 (医学版)，2018，49(5)：821-823.

[17] FASSNACHT M, DEKKERS OM, ELSE T, et al. European Society of Endocrinology Clinical Practice Guidelines on the Management of Adrenocortical Carcinoma in Adults, in Collaboration with the European Network for the Study of Adrenal Tumors[J]. Eur J Endocrinol. 2018,179(4):G1-G46

[18] DING G L, LIU Y, LIU M E, et al. The Effects of Diabetes on Male Fertility and Epigenetic Regulation during Spermatogenesis[J]. Asian J Androl, 2015,17(6):948-53.

[19] 谢幸，孔北华，段涛，等.妇产科学 [M].9 版.北京：人民卫生出版社，2018.

[20] LONG H, JIANG J, XIA J, et al. Hyperuricemia Is an Independent Risk Factor for Erectile Dysfunction[J]. J Sex Med, 2016,13(7):1056-1062.

[21] BARASSI A, CORSI R M, PEZZILLI R, et al. Levels of Uric Acid in Erectile Dysfunction of Different Aetiology[J]. Aging Male, 2018,21(3):200-205.

[22] GLENN T, HARRIS A L, LINDHEIM S R. Impact of Obesity on Male and Female Reproductive Outcomes[J]. Curr Opin Obstet Gynecol, 2019,31(4):201-206.

[23] HOHOS N M, SKAZNIK-WIKIEL M E. High-Fat Diet and Female Fertility[J]. Endocrinology, 2017,158(8):2407-2419.

[24] AVERSA T, ZIRILLI G, CORICA D, et al. Phenotypic

Testicular Abnormalities and Pubertal Development in Boys with McCune-Albright Syndrome[J]. Italian journal of pediatrics, 2018,44(1):136.

[25] KHOSLA S.New Insights Into Androgen and Estrogen Receptor Regulation of the Male Skeleton[J] Journal of bone and mineral research : the official journal of the American Society for Bone and Mineral Research, 2015,30(7):1134-7.

[26] HARCHEGANI A B, IRANDOOST A, MIRNAMNIHA M, et al. Possible Mechanisms for the Effects of Calcium Deficiency on Male Infertility[J]. Int J Fertil Steril,2019,12(4):267-72.

[27] GOLPOUR A, PSENICKA M, NIKSIRAT H. Subcellular Distribution of Calcium during Spermatogenesis of Zebrafish, Danio Rerio[J]. Morphol, 2017,278(8):1149-59.

[28] SUN Y, WANG W, GUO Y, et al. High Copper Levels in Follicular Fluid Affect Follicle Development in Polycystic Ovary Syndrome Patients: Population-Based and in Vitro Studies[J]. Toxicol Appl Pharmacol, 2019,365:101-111.

[29] ROSSI E M, MARQUES V B, NUNES D O, et al. Acute Iron Overload Leads to Hypothalamic- Pituitary-Gonadal Axis Abnormalities in Female Rats[J]. Toxicol Lett, 2016,240(1):196-213.

第 57 章

生殖系统疾病对内分泌代谢的影响

一、女性生殖系统疾病对内分泌代谢的影响

（一）青春期启动异常对内分泌代谢的影响

青春期发育是一个复杂的生物学过程，受到遗传因素和环境因素的共同调节作用，后者包括营养物质、内分泌干扰物质、社会心理状态等。青春期是从幼稚的儿童期向成熟的成人期转变的人体生理功能和行为变化的过渡时期。至青春期后，第二性征发育完成，人体将获得生殖能力，并达到一生中的身高顶峰——成年终身高（adult height，AH）。

1. 性早熟

丹麦的一项研究显示，性早熟（precocious puberty）的患病率在女孩中约为0.2%。西班牙的一项流行病学研究显示，估计全球中枢性性早熟患病率为每10万人中19人，分析期间（1997—2009年）的发病率逐年增加，尤其是女孩。

女性性早熟以中枢性性早熟为常见。中枢性性早熟（central precocious puberty，CPP）的病因包括特发性（74%）、单基因突变、中枢神经系统病变（7%）及继发于外周性性早熟。最常见的遗传病因是*MKRN3*失活突变。中枢神经系统病变包括肿瘤、脑炎、脑外伤、脑积水等。外周性性早熟病因包括卵巢囊肿或肿瘤（11%）、McCune-Albright综合征（5%）、肾上腺疾病（2%）、异位促性腺激素生成（0.5%）、严重原发性甲状腺功能减退（非常罕见）等。

女孩8岁前有性发育征象可诊为性早熟，临床表现为乳房发育、阴毛出现、生长加速和月经初潮。

(1) 月经初潮早与成人肥胖有关：加拿大社区健康调查对8080名15岁或15岁以上的女性进行的一项研究表明，初潮年龄与成年期BMI呈负相关，初潮年龄每推迟1岁，成年平均BMI下降约0.5kg/m^2。一项基于第4次韩国国家健康和营养检查调查（2007—2009年）的研究报道显示，在12岁以前月经初潮的女性中，肥胖的概率比12岁或以上月经初潮的女性高1.845倍（95%CI 1.441～2.361）。但月经早初潮与肥胖也可能互为因果，一项对以色列CPP患者的病例对照研究显示，接受和未接受过治疗的有CPP病史的年轻成年女性，BMI与他们各自的对照组并无显著性差异，这提示CPP（治疗或未治疗）与年轻成人肥胖风险增加可能无关。

(2) 月经初潮年龄提前与代谢综合征和糖尿病相关：一项韩国的调查研究发现，12岁以前月经初潮的韩国中年妇女（20—50岁），2型糖尿病的患病率是12岁以后月经初潮妇女的3.61倍（95%CI 1.90～6.88），中心性肥胖（腰围≥85 cm）、肥胖（BMI＞25kg/m^2）和胰岛素抵抗分别是12岁以后月经初潮妇女的1.83倍（95%CI 1.38～2.44）、2.02倍（95%CI 1.55～2.64）和1.80倍（95%CI 1.33～2.45）。在Baek等的一项研究

中，13 岁以前月经初潮的韩国中年妇女的血糖异常、糖尿病前期和糖尿病的患病率分别是初潮为平均年龄妇女的 1.85 倍（95%CI 1.28～2.66）、1.80 倍（95%CI 1.24～2.61）、2.43 倍。丹麦的一项前瞻性研究发现，与青春期正常的对照组女孩相比，CPP 女孩的血脂更高，胰岛素敏感性也更低，GnRH 类似物治疗 1 年后，代谢紊乱的改变仍然存在。但也有一项对以色列 CPP 患者的病例对照研究（如上文所述）指出，CPP（治疗或未治疗）与年轻成人代谢紊乱可能无关。

(3) 月经年龄提前与心脑血管疾病高风险相关：一项前瞻性研究对 120 万 50—64 岁的女性平均随访 11.6 年，发现初潮年龄≤ 10 岁或≥ 17 岁的女性患冠心病的风险更高，即初潮年龄和冠心病风险之间呈 U 形曲线。当根据身体质量指数、社会经济地位或吸烟量将人群分为不同的亚组时，冠心病与初潮年龄的 U 形关系仍保持不变。初潮年龄与脑血管病和高血压病的相关性较弱。

2. 青春期延迟

青春期延迟（puberty delay）在临床上被定义为，当达到或超过 95% 的人口开始性成熟的年龄，还仍然没有第二性发育征象的病理状态。对于女孩来说，13 岁时仍无乳房发育或 16 岁时尚无月经初潮，可定义为青春期发育延迟。青春期延迟儿童的实际患病率和发病率尚不清楚。一般来说，青春期发育延迟在男孩中更为常见。体质性青春期延迟（constitutional pubertal delay，CPD）常表现为家族性，研究表明，50%～75% 的 CPD 患者父母中至少 1 位经历过青春期延迟，其遗传模式被认为是常染色体显性遗传。

青春期延迟的原因可分为 4 类（从最常见到最不常见）：①体质性青春期延迟，是青春期的暂时性延迟，更常见于男孩，往往是遗传性的。患者通常身材矮小，身高与骨龄相当，但骨龄常落后于生物年龄。该类常继发于营养不良或慢性疾病的功能性促性腺激素水平降低。乳糜泻、炎症性肠病（IBD）、甲状腺功能减退、糖尿病、神经性厌食症等，如未控制都可能导致青春期暂时性、可逆性延迟。去除原发疾病，恢复正常青春发育，并可出现生长发育的追赶现象（catch-up phenomenon）。②原发性性腺疾病引起的高促性腺激素性性腺功能减退，包括先天性疾病如染色体疾病（Turner 综合征）。③后天性疾病引起青春期延迟，包括盆腔放化疗或性腺手术后，此时黄体生成素（LH）和卵泡刺激素（FSH）水平升高，但不能刺激卵巢产生雌激素和孕激素，表现为性腺功能减退。④下丘脑 – 垂体 – 性腺轴（HPG）遗传性或获得性缺陷导致的低促性腺激素性性腺功能减退，先天性病因包括先天性促性腺激素功能低下型性腺功能减退症（CHH）、垂体柄中断综合征（pituitary stalk interruption syndrome，PSIS），以及 *FGFR1* 和 *DAX1* 等先天性基因异常所致的促性腺激素缺乏，进而导致青春期延迟。后天性因素，如镰状细胞贫血和下丘脑 – 垂体肿瘤等均可影响下丘脑 – 垂体 – 性腺轴的功能，而导致青春期延迟。

(1) 青春发育延迟与低骨量相关：性激素对于骨密度的获得和维持是必不可少的。CHH 患者的骨密度降低，青春期发育延迟与骨密度之间存在因果关系。也就是说，青春期启动晚本身就可导致成年后骨密度减低。

许多早期研究已经将月经初潮晚与低骨量联系起来，然而，大多研究并未明确排除环境和（或）社会心理因素等与骨密度降低有关的因素。一项包括 124 名健康女性（明确排除含有下丘脑闭经的危险因素）的纵向研究称，月经初潮晚于中位年龄（12.94 岁）的受试者，其股骨颈和胫骨的骨密度低于月经初潮早于中位年龄的受试者，骨密度与月经初潮年龄的负相关从 8—18 岁均可观察到。一些观察性研究也表明初潮年龄可能影响绝经前和绝经后的骨质疏松症风险。

(2) 青春发育延迟与 BMI 及血糖相关：研究发现，初潮年龄晚与 BMI、腰围、空腹血糖和餐后 2h 血糖之间存在负相关。

(3) 青春发育延迟对心血管代谢影响：早期研究表明女性青春期延迟对心血管疾病有保护作用。德国的一项基于人群的回顾性研究中，与 12—15 岁的初潮相比，初潮≥ 15 岁者外周动脉疾病发生率降低 52%。但近年研究发现，冠心病与月经初潮时间的关系呈 U 形曲线，性早熟与青春发育延迟患者的冠心病风险均增加，如上文（月经年龄提前与心脑血管疾病高风险相关）所述。与平均月经初潮年龄（13 岁）的女性相比，11 岁时月经初潮者的冠心病风险增加 12%，15 岁时月经初潮者的风险增加 6%。月经初潮≤ 10 岁和≥ 17 岁的风险最高（增加＞ 20%）。初潮年龄与脑血管疾病、高血压间存在类似关系，初潮≥ 17 岁者的脑血管疾病风险增加 13%，高血压病风险增加 7%。

综上，女性青春期启动异常与代谢疾病密切相连。青春期启动过早与肥胖、糖代谢异常及心血管疾病等代谢问题增加存在相关性。两者可能互为因果，肥胖本身可导致女性青春启动过早，心血管风险增加也与超重和肥胖相关。青春发育延迟与低骨量、心脑血管疾病患病风险增加相关，初潮年龄更晚与更低的 BMI、腰围、空腹血糖和餐后 2h 血糖之间也存在关联。

（张　睿　伍学焱）

（二）月经失调对内分泌代谢的影响

月经指伴随卵巢周期性分泌性激素作用而出现的子宫内膜周期性脱落及出血，正常月经的周期、持续时间、出血量，均具规律性及自限性，周期一般为 21～35d，平均 28d，持续时间一般为 4～6d。月经失调包括出血量异常、经期异常，以及月经稀发、闭经、痛经、经前期综合征等月经周期前后出现的以某种症状为特征的多种疾病。月经失调常伴随下丘脑 - 垂体 - 卵巢轴功能调节异常及性激素紊乱的发生，性激素分泌异常可增加代谢综合征的患病风险，尽早诊治月经失调可能有助于减少其对内分泌代谢的影响。

1. 功能失调性子宫出血

异常子宫出血（abnormal uterine bleeding，AUB）是妇科常见的症状和体征，国际妇产科联盟（FIGO）于 2011 年发表了“非妊娠育龄期妇女 AUB 病因新分类系统——PALM-COEIN 系统”。既往所称的功能失调性子宫出血（dysfunctional uterine bleeding，DUB）简称功血，病因为 PALM-COEIN 中的非结构性异常因素，由子宫内膜局部凝血机制障碍、排卵障碍和子宫内膜功能障碍中的一种或多种因素引起。

越来越多证据证明垂体 - 卵巢轴与垂体 - 甲状腺轴之间密切相关，有研究发现功能失调性子宫出血患者的甲状腺激素（T_3、T_4、FT_3、FT_4）水平均显著高于正常女性，且 TSH 水平下降。另有一项横断面研究表明，功能失调性子宫出血患者高催乳素血症的患病率为 16.2%，而正常对照人群高催乳素血症的患病率仅为 3.2%。因此，所有功血患者均应筛查甲状腺激素及催乳素水平。功能失调性子宫出血同样与代谢障碍密切相关，基于群体的研究显示，与正常月经周期女性相比，月经周期不规律的女性在基线时即表现出较高的三酰甘油水平和血脂异常，患有糖尿病的风险显著升高，风险比为 2.01。

功能失调性子宫出血的治疗包括止血和调整月经周期，可使用单纯孕激素、复方口服避孕药，以及雌、孕激素序贯疗法控制周期，防止功血的再次发生，而对于药物治疗无效或不宜用药的患者可考虑手术治疗。

2. 排卵障碍性异常子宫出血

排卵障碍性异常子宫出血（ovulatory dysfunction abnormal uterine bleeding，AUB-O）是异常子宫出血最常见的原因，排卵障碍包括无排卵、稀发排卵和黄体功能不足，无排卵最为多见。大多数患有 AUB-O 的女性表现为失去正常月经周期，出血间隔长短不一，可从几天到数月甚至 1 年以上，易被误诊为闭经。出血量也有较大差异，严重者可出现贫血症状。

AUB-O常见于青春期、绝经过渡期，生育期也可因肥胖、PCOS、高催乳素血症、甲状腺和肾上腺疾病等引起。青春期无排卵AUB-O的发病机制是下丘脑-垂体-卵巢轴尚未完全建立规律的排卵周期，大脑中枢对雌激素的正反馈作用存在缺陷，FSH呈持续低水平，无促排卵性LH峰生成，因此卵巢中虽有卵泡发育，但易形成闭锁卵泡，无排卵发生。

AUB-O的远期内分泌改变与PCOS相类似，高雄激素易导致青春期女性诱发AUB-O。大量文献资料显示，排卵障碍合并高雄激素血症患者常伴有胰岛素抵抗，约70%的PCOS患者存在脂代谢异常，主要表现为三酰甘油（TG）、低密度脂蛋白（LDL）及非高密度脂蛋白（non-HDL）升高，患有PCOS的女性患者的桥本甲状腺炎患病率也明显高于正常女性。AUB-O也与自身免疫性甲状腺疾病（autoimmune thyroid disease，AITD）相关，有研究发现AUB-O患者TSH、FT_3、FT_4水平与正常对照组无差异，但TPOAb阳性分布水平显著高于对照组，该结果提示AUB-O患者ATD发生率升高，可能的原因为AUB-O患者多伴有性激素水平变化，雌激素增加T辅助细胞中γ-干扰素的表达，诱导甲状腺细胞产生更多凋亡相关蛋白Fas和FasL，导致甲状腺细胞凋亡。

AUB-O的治疗原则为急性期维持一般状况和生命体征，尽快止血并纠正贫血；青春期以止血、调整月经为主。有生育要求的患者调整月经周期，诱导排卵，并在完成生育后长期随访。绝经过渡期还应注意防止子宫内膜癌变的发生。

3. 月经稀发和闭经

月经稀发指月经周期超过40d的不规则子宫出血。闭经（amenorrhea）指无月经或月经停止，根据既往有无月经来潮，分为原发性闭经和继发性闭经。原发性闭经指年龄＞14岁且第二性征未发育，或年龄＞16岁，第二性征已发育，无月经来潮者，大多伴有遗传原因或先天性发育缺陷，约30%患者伴有生殖道异常。继发性闭经指既往已有规律月经来潮，但以后因某种原因月经停止6个月以上，或按自身原有月经周期计算停止3个周期以上，其发生率远高于原发性闭经，且病因复杂。

继发性闭经常见病因包括下丘脑功能性闭经（functional hypothalamic amenorrhea，FHA）、高催乳素血症、PCOS、卵巢功能早衰等。其中FHA是继发性闭经最常见的原因，其HPO轴功能受损，导致无排卵和低雌激素，因无周期性改变的雌激素和孕酮水平，子宫内膜周期性变化也随之消失，增加了患者发生不孕症的风险。FHA患者易存在脂质代谢受损，并伴有糖代谢异常的风险，与运动相关的FHA患者血清总胆固醇（TC）、LDL、载脂蛋白B和TG浓度均高于健康人群。雌激素是骨骼代谢的主要激素调节因子，雌激素对骨细胞、破骨细胞和成骨细胞的直接作用分别为抑制骨重塑、减少骨吸收和维持骨形成。闭经患者长期雌激素水平低下，将导致骨密度降低、骨质减少、骨质疏松症和压力性骨折等长期并发症的发生率升高。FHA也可导致下丘脑-垂体-肾上腺轴的激活和下丘脑-垂体-甲状腺轴的紊乱，因此FHA患者常见促肾上腺皮质激素、肾上腺皮质醇分泌增加和促甲状腺激素水平降低，与FHA有关的其他发现包括夜间生长激素水平升高和催乳素水平降低。

闭经诊断时需寻找闭经的原因，确定病变部位，明确是由何种疾病引起。育龄期女性首先需排除妊娠，在明确病变环节及病因后，给予相应激素治疗以补充体内激素不足或拮抗其激素过多。继发性闭经一般应用雌孕激素人工周期疗法，随后出现月经样的周期性撤药性出血，同时纠正患者的生理和心理状态，促进和维持患者第二性征和月经。

4. 原发性痛经

痛经（dysmenorrhea）指行经前后或月经期间出现下腹部疼痛、坠胀等症状，伴有腰酸或其他不适，症状严重者可影响生活和工作。原发性痛经（primary dysmenorrhea，PD）指生殖器官不存在器质性疾病的痛经，占痛经 90% 以上，是妇科就诊最常见的原因之一。

原发性痛经的发生与子宫收缩有关，造成子宫过度收缩的原因主要是月经来潮时前列腺素（PG）含量升高。研究表明，痛经患者子宫内膜和经血中 $PGF_2\alpha$ 含量较无痛经女性明显升高，$PGF_2\alpha$ 含量高可引起子宫平滑肌过强收缩，血管痉挛，造成子宫缺血、缺氧状态而出现痛经。在糖尿病患者中，循环 $PGF_2\alpha$ 的含量也显著升高，但痛经是否会引起糖代谢异常仍需研究。

一项横断面研究指出痛经患者血清钙和维生素 D 水平显著降低，且痛经的严重程度与维生素 D 呈负相关。另有研究发现，长期痛经患者的下丘脑 - 垂体 - 肾上腺轴被抑制，平均皮质醇水平明显较低，且与症状持续时间呈负相关。

原发性痛经的治疗以缓解疼痛、调整月经和避免复发为主。治疗药物包括非甾体抗炎药（nonsteroidal anti-inflammatory drugs，NSAID）和复方口服避孕药（combination oral contraceptives，COC）。NSAID 能有效降低 $PGF_2\alpha$ 浓度，可缓解大多数女性的痛经症状，COC 适用于有避孕要求的痛经女性。充足的休息、适度的锻炼、消除紧张的情绪也对缓解疼痛有一定的帮助。

5. 经前期紧张综合征

经前期紧张综合征（premenstrual tension syndrome，PMS）是一种周期性在黄体期发生情感、行为和躯体障碍的综合表现。其临床表现多种多样，并在月经来潮后症状快速消退。约 95% 的生育期女性都曾出现过经前期紧张综合征的症状，其中症状严重者约占 5%。

PMS 的病因尚不清楚，可能与神经递质含量异常、精神社会因素及卵巢激素失调相关。在已研究的多种神经递质中，5- 羟色胺、阿片肽等神经递质的浓度异常降低及活性改变在 PMS 的发病机制中有重要作用。PMS 症状出现在月经来潮前 1～2 周，并逐渐加重，月经来潮后症状消失。主要症状为：①躯体症状，包括头痛、乳房胀痛、手足和眼睑水肿、体重增加；②精神症状，包括情绪、认知及行为方面的改变，感到全身乏力、易疲劳、困倦、嗜睡、易怒等；③行为改变，包括工作效率降低、注意力不集中、记忆力减退等。

与卵泡期相比，经前期紧张综合征患者黄体期的胰岛素、瘦素和胰岛素抵抗稳态指数水平有轻微下降的趋势，但血糖水平没有显著变化，而健康女性的这些参数在黄体期稍有升高。Hashemi 等通过横断面研究指出，患有 PMS 的女性的催乳素和 TG 水平显著升高，而睾酮、HDL 和 17- 羟孕酮（17-OHP）水平显著低于健康女性。在对年龄和身体质量指数进行调整后，线性回归分析显示，PMS 评分每增加 1 个单位，代谢综合征的发生概率就增加 12%。

经前期紧张综合征的治疗方法主要是采用心理疏导及饮食治疗，若无效可予以对症药物治疗。服用利尿药，纠正水钠潴留；服用抗焦虑、抑郁药等控制精神症状；或服用性激素治疗，如避孕药等通过抑制排卵缓解症状。

（陶　弢　刘　伟）

（三）性发育异常对内分泌代谢的影响

性发育异常（disorders of sex development，DSD）是一类表现为染色体性别、性腺性别或社会性别不一致的先天性疾病，发生率约为新生儿的 1/1000。正常的性分化发育是一个有序的动态过程，需要包括多个基因、蛋白质、信号分子在内的网络的准确、适时的相互作用，任何一个环节出现异常，即可出现 DSD。

目前 DSD 主要被分为三大类，第一类为性染色体异常，包括性染色体数目与结构异常；第二类为性染色体正常，但性腺发育异常；第三类为性染色体正常，性腺性质正常，但性激素异常。既往DSD的命名非常混乱，为了避免患者因病名遭受歧视，目前国际上建议将DSD分为性染色体DSD、46，XY的DSD和46，XX的DSD。

近年来，有关性分化的病理生理及分子生物学的研究逐步深入，人们对性发育异常的认知也逐渐明了，除了对生殖系统影响之外，DSD对内分泌代谢也有着非常重要的影响。以下主要讲述常见的社会性别为女性的染色体DSD及46，XX DSD对内分泌代谢的影响。

1. 性染色体DSD

特纳综合征（Turner syndrome，TS）是最常见的染色体异常疾病之一，也是人类唯一能生存的单体综合征。TS主要是由全部或部分体细胞中的一条X染色体完全或部分缺失所致，常见核型为45，XO，可有多种嵌合体，如45，X/46，XX、45，X/47，XXX或45，X/46，XX/47，XXX等。也可由于性染色体结构异常，如X染色体长臂等臂Xi（Xq），短臂等臂Xi（Xp），以及长臂或短臂缺失XXq-、XXp-，形成环形Xxr等所致。

TS患者卵巢被条索状纤维组织所取代，雌激素分泌不足，临床表现为身材矮小，女性外阴，发育幼稚，有阴道，卵巢发育不良，子宫小或缺如。多痣、眼睑下垂、腭弓高、后发际低、颈短而宽、有颈蹼、胸廓桶状或盾形、乳头间距大、乳房及乳头均不发育、肘外翻、第4或5掌骨或跖骨短、掌纹通贯手、下肢淋巴水肿、肾发育畸形、主动脉弓狭窄，智力发育程度不一。除此之外，常还可伴发一系列内分泌异常，如糖代谢紊乱、甲状腺疾病等。

TS患者常伴发各种自身免疫性疾病，包括自身免疫性甲状腺炎、1型糖尿病、自身免疫性肠炎等，其中最常见是自身免疫性甲状腺炎。目前认为可能的机制有：①染色体的非整倍性诱发自身免疫性疾病；②X染色体上可能包含大量自身免疫性疾病相关性基因，当X染色体单倍体剂量不足时自身免疫性疾病的风险增加。

TS发生2型糖尿病风险较普通人群增加4倍，1型糖尿病风险增加1倍。可能与其向心性肥胖、久坐的生活习惯、染色体核型和Xp染色体单倍体剂量不足有一定关系。

2. 先天性肾上腺皮质增生症

先天性肾上腺皮质增生症（congenital adrenal hyperplasia，CAH）是较常见的常染色体隐性遗传病，由于肾上腺皮质激素合成过程中所需酶的先天缺陷所致。另外，不同酶的缺陷所致的类固醇激素异常，可引起不同的临床表现，如女性男性化、男性性早熟、男女性腺发育不良、高血压、低钾血症等。前文提到，90%以上的CAH为21α-羟化酶缺陷症（21-OHD），其次是11β-羟化酶缺陷症（11-OHD）、17α-羟化酶缺陷症（17-OHD），较为罕见的有3β-羟类固醇脱氢酶缺陷症、StAR缺陷症等。CAH的发病机制及对生殖系统的影响详见本篇第54章，除了对生殖系统的影响外，CAH及治疗过程对代谢的影响也较为显著，下文将以21-OHD为例进行具体描述。

21-OHD患者的治疗主要是应用糖皮质激素抑制反馈增高的ACTH，进而抑制高雄激素血症，所应用剂量通常大于所需的生理替代剂量，且不能模拟皮质醇的生理昼夜节律。然而糖皮质激素的治疗会对患者带来血糖、血脂代谢压力，会有高血糖、高血压、高血脂、肥胖、代谢综合征的患病风险，从而增加心血管疾病发病率和死亡率。大多数21-OHD患者因过量使用糖皮质激素，分解代谢活动增加，骨骼脱矿质增加，因此骨密度显著低于正常水平。然而，如不积极治疗，慢性雄激素过多也可导致内脏脂肪增多、胰岛素抵抗等不良代谢结局。研究发现，不管是经典型还是非经典型的21-OHD的青少年和成人患者，患肥胖症和心脏代谢危险因素的风险较正常人增加，如收缩压、舒张压、胰岛素抵抗和颈动脉内膜厚度增加。瑞典的一项研究表明，肥胖症及心血管疾病的风险在非经典型21-OHD患者中较为明显，考虑为非经典型 21-OHD 的轻度表型导致延迟诊断，从而延长了体内存在高雄激素血症的时间，并增加了心血管疾病的发病率。

研究发现，瘦素等脂肪因子在经典型 CAH 患者的几乎所有年龄段均升高，其特征是腹部肥胖，随之而来食物消耗量、胰岛素敏感性和能量动态平衡的变化。因此推测，脂肪细胞因子参与了 CAH 患者肥胖的发病机制。CAH 患者脂肪的增加从童年时期就开始了，青年时期也有类似发现。CAH 在青少年和成年时的腹部肥胖增加，促炎性内脏脂肪组织（visceral adipose tissue，VAT）的比例高于皮下，与没有 CAH 的肥胖者相比，患有 CAH 的青少年和年轻人表现出相似的低度炎症。因此，接受糖皮质激素治疗的 21-OHD 患者需进行定期随访，并严格监测体重变化，控制饮食。

11-OHD 及 17-OHD 因发病率较低，患者代谢相关的研究较少，同 21-OHD 患者一样，11-OHD 对糖脂代谢的影响主要存在于治疗前的高雄激素血症及治疗后糖皮质激素所导致的代谢压力。另外，11-OHD 因 DOC 增多导致的高血压、低血钾可增加患者心血管疾病的风险。17-OHD 患者的代谢主要来自治疗前缺少性激素的代谢保护作用及糖皮质激素替代治疗后代谢压力。

21-OHD 对女性的影响较男性更为明显，多数至医院就诊的 21-OHD 患者为女性，以至于多数研究队列中女性患者多于男性，因此男性患者经常被忽视。尚未有研究报道不同性别的 CAH 对代谢不良影响的相关数据，因此在下文中男性 CAH 不再单独阐述。

3. 卵睾 DSD

卵睾 DSD 既往又称真两性畸形（true hermaphroditism，TH），是指患者同时具有卵巢与睾丸 2 种性腺组织的疾病。性腺可是单独的卵巢或睾丸分在两侧，亦可是卵巢与睾丸在同一侧性腺内；可双侧均为卵睾；也可一侧为卵巢或睾丸，另一侧为卵睾；或一侧为卵睾，另一侧无性腺。卵睾 DSD 患者的生殖器发育与同侧性腺有关。前文中提到，睾酮与副中肾管抑制因子（müllerian inhibiting factor，MIF）对生殖道的作用都是单侧的。若单侧性腺为卵睾，副中肾管多数不被抑制，一般均有子宫。外生殖器很不一致，有时不易分辨男女，一般外生殖器表现为发育不良的男性，有尿道下裂，单侧有阴囊及性腺，绝大多数患者有阴蒂增大或小阴茎，部分患者作为男性生活。若胚胎期雄激素不足，出生时阴茎与阴囊发育不明显，则常作为女性生活。部分患者能来月经，亦有男性按月尿血。卵睾 DSD 患者其他部位的畸形较为少见，无智力低下表现。卵睾 DSD 的染色体核型多数为 46，XX，也可为 46，XY（约占 12%）或其他各种嵌合，必须通过性腺病理检查有卵巢和睾丸组织才能达到准确诊断。

对于卵睾 DSD 的治疗，根据患者及家属意愿，确定最终社会性别后，进行相关的外科手术，如切除发育不良的性腺组织、尿道下裂修补术等，术后给予适当的性激素替代治疗。卵睾 DSD 对代谢的影响，主要是由于性激素替代治疗前性激素缺乏所导致的代谢紊乱，如血糖血脂异常。性激素替代不足或替代过量也会产生不良影响。因卵巢 DSD 患者的发病率较低，尚无相关队列研究进行相关的报道。

（刘彦玲 秦贵军）

（四）高雄激素血症对内分泌代谢的影响

女性血中雄激素水平过高或雄激素活性增强称高雄激素血症（hyperandrogenemia，HA），是较为常见的妇科内分泌紊乱疾病。其病因较复杂，除临床表现出多毛、痤疮、月经稀发和无排卵等典型症状外，往往还伴有糖脂代谢异常等内分泌代谢功能异常的表现。雄激素合成的生物过程、部分及调节均已在前文中详细描述。

1. 高雄激素血症的临床表现

(1) 多毛：指女性体表和面部的恒毛过多。

多毛症是由血浆雄激素和毛囊对雄激素的表观敏感性之间的相互作用引起的。80% 的多毛症与雄激素水平升高有关，人体胡须、耳前、鼻、耻骨上三角等处的毛发受雄激素的影响，该皮肤毛囊存在 5α- 还原酶 1 型. 当游离睾酮水平增高时，5α- 还原酶可将睾酮转化为双氢睾酮，致使毛发生长速度加快、颜色变深、毛发变粗，表现为多毛。改良的 Ferriman-Gallwey 评分是国际上通用的评价多毛症的标准。评估患者上唇、下颌、胸部、上腹、下腹、手臂、上背、下背、大腿这 9 个身体部位的终毛（长度≥ 0.5cm 且有色素的毛）。应当注意的是，该评分系统在不同种族人群中标准不同，美国女性人群≥ 8 分，在地中海、西班牙裔和中东妇女中升高，而在亚洲女性中降低。目前的研究发现，在患有轻度多毛症（美国的 Ferriman-Gallwey 多毛症评分为 8～15）的正常月经妇女中，约有 50% 患有特发性多毛症。

(2) 痤疮：为毛囊皮脂腺慢性炎症性疾病，多分布在额部、颧部及胸背部，与雄激素分泌增加、皮脂腺增生肥大、皮脂产生增多有关。可按 Pillsbury 分类法将痤疮分类，如下所示。

① Ⅰ度（轻度）：散发或多发的黑头粉刺，可伴散发的炎性丘疹。

② Ⅱ度（中等度）：Ⅰ度加皮损数目增加，出现浅表性脓疱，限于面部。

③ Ⅲ度（重度）：Ⅱ度加深在性脓疱，分布于面、颈和胸背部。

④ Ⅳ度（重度～集簇性）：Ⅲ度加结节、囊肿，伴瘢痕形成，分布于上半身。

(3) 黑棘皮症：是一种以皮肤色素沉着、角化过度、天鹅绒样增生，以及形成疣状赘生物为特征的皮肤角化性疾病，好发于皮肤皱褶部位，以颈部、腋下或腹股沟处皮肤及阴唇多见。其出现与 HA 及 IR 有关，胃癌等恶性病变也可能出现。

(4) 超重和肥胖：超重和肥胖的定义是损害健康的异常或过量脂肪累积。临床常用身体质量指数（BMI）来估计机体肥胖，其计算公式为体重除以身高的平方（kg/m^2）。世界卫生组织将 BMI 25～29.9kg/m^2 定义为超重，BMI ≥ 30kg/m^2 定义为肥胖。体内过多的雄激素还可引起上身脂肪的堆积，腹壁脂肪增厚、腹腔内脏器官脂肪增加，腰围较臀围增加更明显，形成腹部肥胖。

(5) 男性化表现：当睾酮水平≥ 6.94nmol/L 时则出现男性化表现，如男性型阴毛分布、阴蒂肥大、乳腺萎缩、声音低沉、喉结突出、颞部秃顶等。

(6) 月经失调及不孕：高雄激素干扰卵泡的生长发育，引起发育中卵泡闭锁，不能形成优势卵泡，致排卵障碍。高雄激素血症还可使 SHBG 水平下降，游离睾酮水平上升，进一步影响卵泡的正常生长、成熟和排卵。临床上可导致月经失调，主要是闭经，大多为继发闭经，闭经前常有月经稀发或过少。无排卵和月经失调又常导致不孕。

2. 高雄激素血症的病因及诊断

(1) 多囊卵巢综合征：是女性高雄激素血症的主要因素，65%～85% 的高雄激素血症为 PCOS 引起，以无排卵性月经、不孕、HA 和 IR 为特征。PCOS 临床异质性很强，其诊断标准参照 2003 年鹿特丹会议标准：①稀发排卵或无排卵；②临床和（或）生化检查提示高雄激素表现或高雄激素血症，除外其他引起高雄激素血症者；③超声检查卵巢多囊性改变。3 项中符合任何 2 项并排除 CAH、皮质醇增多症等后可诊断为 PCOS。

PCOS 导致雄激素过多的原因较为复杂，主要机制为：①高 LH 直接作用于卵巢的卵泡膜细胞，使其产生雄激素增多；②胰岛素抵抗及高胰岛素血症（HI），HI 可直接或通过升高 IGF-1 水平使垂体分泌 LH 增加，增强 LH 的生物效应，促进雄激素合成；③肾上腺产生雄激素增多，HI 及高 LH 在一定程度上协同刺激肾上腺分泌雄激素；④ SHBG 减少，HA 及 HI 抑制肝脏合成 SHBG，致游离睾酮增加，雄激素活性增强。

(2) 先天性肾上腺增生症：先天性肾上腺皮

质增生（CAH）属常染色体隐性遗传病。最常见的为先天性 21- 羟化酶缺陷。由于肾上腺糖皮质激素合成障碍，ACTH 分泌增多，刺激肾上腺皮质增生，致雄激素增多。各型 CAH 的表现还具有自身特点，其中 21- 羟化酶缺陷和 11β- 羟化酶缺陷会出现雄激素过多症候群（女性男性化和男性性早熟）。对于 CAH 的临床诊断，可进行生化检测，如血清 17- 羟孕酮、血 ACTH、皮质醇、睾酮、DHEA 和雄烯二酮等激素的检测，还可进行致病基因检测。需要引起重视的是 NCCAH，其临床表现比较隐匿，往往在成年后确诊，据统计全世界有 4.2% 的高雄激素女性存在 NCCAH。对于多毛症的女性，NCCAH 风险较高（阳性家族史、高风险族群的成员），即使血清总量和游离睾酮正常，建议检测卵泡期的清晨 17- 羟孕酮水平，或在闭经或月经稀发患者中随机日期检测 17- 羟孕酮水平，进行 NCCAH 的筛查。

(3) 分泌雄激素的肿瘤：高雄激素女性中约 0.2% 由雄激素分泌性肿瘤所致，50% 以上为恶性肿瘤。

① 分泌雄激素的卵巢肿瘤：大约 1% 由睾丸细胞类型组成的卵巢肿瘤可引起高雄激素血症，常见于睾丸母细胞瘤、卵巢门细胞瘤、颗粒细胞瘤及卵泡膜细胞瘤等。此类肿瘤较为罕见，发病前患者月经及生育能力正常，发病后出现明显的男性化、闭经和不孕等。肿瘤体积较小，不易触及。激素检测常有助于诊断。其特点为体内雄激素（主要为睾酮）水平明显升高，且大多数肿瘤分泌雄激素不受促性腺激素和 ACTH 的调节。

② 肾上腺肿瘤：约占 20%，肾上腺皮质的良性和恶性肿瘤均可导致雄激素分泌增多。其特点为睾酮及 DHEAS 均升高，且不受 ACTH 的调控及外源性糖皮质激素的抑制，男性化表现发展迅速。

③ 异位 ACTH 综合征：较为少见，如肺燕麦细胞癌（约占 50%）、胸腺瘤、胰腺瘤、甲状腺髓样癌等。是由于肾上腺以外的癌瘤产生有生物活性的 ACTH 所致。

(4) 其他

① 药物因素：如使用雄激素或具有雄激素作用的药物。非激素类药物如苯妥英钠、二氮唑、达那唑等，停药后症状逐渐消失。

② 高催乳素血症：可刺激肾上腺雄激素的分泌。催乳素水平升高通常伴有血清 DHEA 及 DHEAS 升高。

③ 妊娠期：大量的人绒毛膜促性腺激素（HCG）可刺激卵巢产生雄激素。

④ 绝经后：因 FSH、LH 水平升高，刺激卵巢产生雄激素。

⑤ 应激因素及内分泌环境干扰物等。

3. 高雄激素血症对葡萄糖代谢的影响

下丘脑是血糖调节中枢，主要通过调控胰岛细胞产生的胰岛素、脂肪细胞产生的瘦素来实现其调控能量摄入、能量消耗和糖代谢的作用。胰岛素有广泛的生理效应，能介导组织细胞对葡萄糖的摄取和利用，促进脂肪的合成及抑制脂肪组织释放脂肪酸，以及促进蛋白质的合成和抑制蛋白质的分解。过高的雄激素抑制血胰岛素与靶组织的结合，直接影响组织对糖的摄取和对胰岛素敏感性及清除率，产生 IR 及 HI，造成糖代谢和能量代谢的紊乱。同时，雄激素可通过 AR 的介导降低下丘脑的瘦素敏感性，出现了瘦素抵抗（瘦素生物效应降低），减弱了瘦素降低食欲、增加能量消耗的作用，使脂肪生成增加、分解减少和诱导 IR 的发生。

4. 高雄激素血症对胰岛素靶细胞代谢的影响

(1) 高雄激素血症对脂肪代谢的影响：雄激素在脂质代谢中也起着重要作用。有研究显示，脂肪组织分布受性激素影响，腹部脂肪可分为皮下脂肪和内脏脂肪，内脏脂肪与代谢紊乱的关系更加密切。雄激素过量可通过抑制瘦素激活棕色脂肪组织产热，导致能量消耗减少及内脏脂肪增加。

具有高雄激素血症的 PCOS 患者的女性脂

肪分布往往与正常女性不同，腹腔和肠系膜脂肪堆积明显，出现腹型肥胖；而且腹内脂肪的厚度与雄激素水平相关，提示雄激素改变了脂肪分布的模式。此外，在女变男的变性群体中，也观察到长期的雄激素摄入，增加了腹腔脂肪，减少了皮下脂肪的沉积。由于内脏脂肪增加是引起代谢综合征的危险因素，这种雄激素导致的脂肪分布的异常，也是导致患者出现代谢综合征的原因之一。对雌性小鼠的观察发现，过多雄激素会干扰瘦素刺激的能量消耗，从而促进内脏脂肪的聚集。

越来越多证据表明，雄激素过多会增加皮下组织中脂肪细胞大小，而增大的脂肪细胞更易于导致炎症、巨噬细胞浸润，反过来对胰岛素的敏感性产生影响。在小鼠、羊和灵长类中，雄激素过多干扰前脂肪细胞向脂肪细胞的分化。在人的前脂肪细胞中，加入抗雄激素的药物，可以部分逆转这种抑制作用。关于雄激素对脂肪分化的影响，目前认为主要有 2 种机制：① Wnt 信号途径是抑制脂肪生成的一个开关，而雄激素通过激活 AR，诱导 β- 连环蛋白转位到核内，从而下调脂源性转录因子的表达。② ARA70 是一种核受体配体刺激的共激活因子，可与 AR 和过氧化物酶体增殖物激活受体 γ（peroxisome proliferator-activated receptor γ，PPARγ）结合。

有意义的是，近期的研究发现，脂肪内的醛酮还原酶（aldo-keto reductase1C3，AKR1C3）在脂肪组织中表达丰富，可催化雄烯二酮转化为睾酮，介导脂肪组织中雄激素的生成。由 AKR1C3 产生的局部雄激素和脂质堆积可导致脂毒性、胰岛素抵抗和代偿性高胰岛素血症，高胰岛素可升高脂肪中 AKR1C3 的表达，导致恶性循环。此外，与对照组相比，患有 PCOS 的女性，棕色脂肪产热减少，且与血液中的雄激素水平呈负相关。体外研究发现，雄激素通过调节解偶联蛋白 1（uncoupling protein，UCP-1）的表达来调节棕色脂肪的活性。睾酮可以通过降低 UCP-1 转录主要调控因子过氧化物酶体增殖物激活受体 γ 共激活因子 1-α（peroxisome proliferator-activated receptorγcoactivator1-α，PGC1-α）的表达，抑制棕色脂肪中瘦素刺激 UCP-1 表达的能力。

(2) 高雄激素血症对肝脏代谢的影响：大量的研究证据表明 PCOS 和非酒精性脂肪肝（nonalcoholic fatty Liver disease，NAFLD）的发展之间有显著的相关性。NAFLD 被认为是最常见的肝病，包括的肝脏变化从肝脂肪积累（脂肪变性）、非酒精性脂肪性肝炎到肝硬化，少数情况下可能发展为肝细胞癌。一项病例对照研究发现，在校正了 BMI 和 IR 之后，有高雄激素血症的 PCOS 患者，与无高雄激素血症的 PCOS 患者和正常女性相比，更容易发生 NAFLD。也有研究发现，具有高雄激素血症的 PCOS 女性，雄激素水平和谷丙转氨酶具有相关性，且独立于肥胖，校正年龄、BMI 和 IR 等，游离睾酮指数的升高，与 PCOS 患者 NAFLD 发病率增加相关。关于 PCOS 患者易于发生脂肪肝的机制，目前研究较少。近期的一项研究，对雌性大鼠长期注射 HCG 诱导的高雄激素模型中，导致脂肪的从头合成和线粒体脂肪的 β- 氧化之间出现不平衡，影响了 PPAR-α/β-Srebp1/2-Acc1 轴，导致肝脏的脂肪聚集。雄激素过多也增加了肝脏中促炎症因子 TNF-α、IL-6 和 IL-1β 的表达，加重了肝脏局部的炎症，且对胰岛素介导的 IRS-PI3K-Akt 产生了负性调控。高雄激素血症还可以下调细胞膜上低密度脂蛋白受体的表达，促进肝脏脂肪的聚集。关于高雄激素血症对肝脏代谢的影响，目前还需要更多的临床和分子机制研究。

(3) 高雄激素血症对骨骼肌代谢的影响：高雄激素血症也可以通过对胰岛素敏感性的影响，对女性的骨骼肌的代谢产生不良作用。早期的研究主要是通过正胰岛素 - 高葡萄糖钳夹试验来评估雄激素对全身胰岛素的摄取的影响，反映胰岛素敏感性。研究发现高雄激素血症可导致骨骼肌的胰岛素抵抗，使胰岛素刺激的葡萄糖摄取减少。体外培养 PCOS 女性的骨骼肌进行的机制研究中发现，胰岛素受体的酪氨酸磷酸化降低而丝氨酸磷酸化增加，伴有高雄激素血症的 PCOS 女性的骨骼肌细胞 Akt/PKB 和 AS160 的磷酸化和激活作用减弱，胰岛素介导的葡萄糖摄取减少。也有研究提出，在瘦的 PCOS 女性中，循环中脂联素水平下降，可以调节骨骼肌中胰岛素的敏感性和 AMPK 信号通路。

动物模型的研究发现，对于雌性大鼠，长期用睾酮干预，可导致肌肉中胰岛素介导的葡萄糖转运下降，导致高胰岛素血症，且改变肌纤维的相对数量，使 1 型胶原的数量相对减少，而 2 型胶原（快速收缩）的比例相对增加。另一项研究发现，高雄激素血症减少了骨骼肌中的毛细血管密度，阻止胰岛素到达骨骼肌细胞，从而减少其作用。近期，在 DHEA 诱导的小鼠模型中，观察到雄激素过多可抑制骨骼肌中的哺乳动物雷帕霉素靶蛋白（mammalian target of rapamycin complex1，mTORC1）和自噬途径，影响线粒体功能，减少骨骼肌中葡萄糖的摄取，降低胰岛素敏感性。

5. 高雄激素血症对中枢神经系统分泌和代谢的影响

过多雄激素在外周组织中经芳香化酶作用，转化为 E_1，使 E_1/E_2 比例上升，既干扰卵泡的生长发育，又导致无周期性高雌环境，进一步反馈性地增强下丘脑合成分泌 GnRH 和促肾上腺激素释放激素（CRH），经下丘脑－垂体门脉循环至脑垂体，促进垂体前叶分泌 FSH、LH 与 ACTH 增多，从而刺激卵巢和肾上腺分泌过量雄激素。高雄激素还能够阻碍孕酮对下丘脑 GnRH 的负反馈作用，引起异常 LH 脉冲分泌，进一步促进卵巢分泌雄激素。

高雄激素会降低瘦素在中枢神经系统的敏感性，通过影响下丘脑背内侧核神经元中黑皮质素的信号通路，影响下丘脑神经核团和棕色脂肪的相互调节，减少瘦素介导的棕色脂肪的产热过程。出生前雄激素的暴露，可以增加成人刺鼠相关蛋白（agouti-related protein，AgRP）神经元的比例，从而影响能量的摄入并增加脂肪量。更有意义的是，研究发现 AgRP 和 AR 在下丘脑中存在共定位，提示雄激素可以通过影响这些神经元而改变代谢稳态。新生儿期的雄激素暴露还可以影响雌性小鼠阿片－促黑素细胞皮质素原（proopiomelanocortin，POMC）神经元的性别分化，减少下丘脑中 POMC 的表达，并增加能量摄入。因此，雄激素可以通过作用于黑皮质素系统影响 PCOS 女性的全身代谢状态。近年的研究也证实了雄激素通过对神经内分泌的影响，与 PCOS 代谢和生殖的表型密不可分。

6. 高雄激素血症对甲状腺激素的影响

甲状腺是人体重要的内分泌器官，可以调节人体的代谢，主要分泌的甲状腺激素是人体重要的激素。下丘脑－垂体－甲状腺轴与下丘脑－垂体－性腺轴关系密切。过量雄激素产生 IR 及 HI。IR 及 HI 可造成能量代谢的紊乱，使得甲状腺滤泡细胞中碘泵能量利用障碍，导致甲状腺的摄碘能力下降，影响碘的有机化过程，甲状腺激素的合成减少，血清 FT_3 降低。同时，能量代谢异常引起下丘脑－垂体－甲状腺轴紊乱，抑制促甲状腺激素释放激素的分泌，促甲状腺激素反应性下降，导致 FT_3 的合成下降。此外，高血糖时胰岛素分泌相对不足，使周围组织的 5- 脱碘酶活性下降，也使 T_4 向 T_3 的转化受到抑制，T_4 向反三碘甲状腺原氨酸（reverse triiodothyronine，rT_3）的转化增加，导致 FT_3 水平下降。

（施缘萍　乔　洁）

（五）妊娠期对内分泌代谢的影响

妊娠是胚胎和胎儿在母体内发育成长的过程。为满足胎儿生长发育的需要和分娩需求，孕妇体内多个系统会发生一系列适应性的生理变化，包括生殖系统、循环系统、血液系统、泌尿系统、呼吸系统、消化系统及内分泌系统等。其中，母体内分泌代谢稳态的改变，对于满足胎儿的能量供应、神经系统发育等至关重要。了解妊娠期内分泌代谢的改变将有助于临床医生对孕妇进行内分泌系统的评估，避免误诊、漏诊内分泌代谢系统疾病。

1. 妊娠对性腺轴及催乳素的影响

人绒毛膜促性腺激素（HCG）是一种37kDa的糖蛋白，由α亚基和β亚基组成的，其中α亚基与LH、FSH和TSH结构相同，因此，HCG可与LH受体、FSH受体和TSH受体相互作用。HCG从妊娠早期就可由滋养层分泌，以脉冲式释放入母体，被认为是第1种作用于母体的胎盘激素。其在排卵后7.5～9.5d可在母体血清内测及，8～11周达到峰值，此后降至较低的水平直至足月。在妊娠早期，HCG主要作用是维持黄体功能，允许卵巢孕酮和雌激素持续分泌，直至胎盘产生的类固醇激素可弥补母体的卵巢功能。另外，HCG能够上调低密度脂蛋白受体的表达，从而增加胆固醇的吸收以用于类固醇激素生成。HCG还上调了类固醇激素生成酶（包括3α-羟基类固醇脱氢酶和芳香化酶）的表达和（或）活性。也有一些证据表明HCG可抑制促进黄体凋亡的因子的表达，如前列腺素。妊娠早期高水平的HCG也足以与TSH受体结合，并可能增加孕妇甲状腺激素的产生，这一部分将在后文详述。

妊娠6周前，母体卵巢是雌激素的主要来源，分泌的是雌二醇。至妊娠7周时，由胎盘分泌的雌激素约有50%进入母体，使母体处于高雌激素水平状态。此后其分泌量不断增加，分泌的包括雌酮、雌二醇及雌三醇。一名近足月妊娠的妇女，每日由合体滋养细胞合成雌激素的量相当于1000名排卵妇女一日卵巢生成雌激素的量。妊娠期雌激素作用包括：①妊娠早期促进子宫肌细胞增生、肥大，使肌层增厚，增进血运，促进维持子宫发育。②促进输卵管肌层发育及上皮分泌活动，使输卵管平滑肌节律性收缩，为受精卵的移动提供保护，使宫腔免受细菌、病原微生物感染。晚期使宫颈口松弛、扩张，增加子宫平滑肌对缩宫素的敏感性。③妊娠晚期促使乳腺腺管发育，为产后泌乳做好准备。④雌激素可使阴道内上皮糖原增加，乳酸含量增加，抑制阴道内细菌生长。

孕激素是妊娠期另一种非常重要的类固醇激素。妊娠早期孕激素由卵巢黄体分泌，至妊娠6～7周时，卵巢生成的孕激素量已经非常少，此时孕激素主要是胎盘利用母体循环中脂蛋白转运来的胆固醇在胎盘内合成。正常单胎妊娠，每日生成孕激素可达250mg。孕激素的主要功能是支持妊娠：①使子宫内膜从增生期转化为分泌期，为受精卵着床做好准备。②妊娠晚期使宫颈口闭合，黏液分泌减少，降低子宫平滑肌对缩宫素的敏感性。抑制子宫收缩，有利于胚胎及胎儿在宫内生长发育。③抑制淋巴细胞的毒性，使母体接受胎儿这个半移植物。

催乳素（prolactin，PRL）是唯一不具有内分泌靶组织的垂体前叶激素，因此它不受经典激素反馈的调节，取而代之的是短循环反馈。催乳素可刺激自身抑制多巴胺的分泌，多巴胺神经元存在于下丘脑的弓形核中。妊娠期，雌激素和孕酮均可刺激母体垂体PRL的产生，而蜕膜和胎儿垂体的分泌量非常小。刺激孕妇垂体PRL分泌的其他因素包括TRH、精氨酸、进餐和睡眠等。此外，妊娠3周时，母体内可测得胎盘催乳素（placental lactogens，PL），由滋养细胞分泌。此后浓度不断上升，至妊娠34～36周时血清浓度达5～15μg/ml，足月妊娠时PL的分泌量极大，占胎盘核糖蛋白合成的蛋白质的7%～10%。PRL和PL的生物活性和作用包括促泌乳、促进乳腺组织的发育，为哺乳期做好充分的准备。对代谢的作用包括促进脂肪分解以增加母体循环中的脂肪酸，拮抗胰岛素从而使母体胰岛素水平增高，有利于蛋白质合成及有利于向胎儿运输氨基酸。对β细胞的作用包括促进β细胞增殖，减少β细胞凋亡，刺激细胞葡萄糖刺激下胰岛素分泌等。

2. 妊娠对甲状腺功能的影响

甲状腺激素在胎盘形成和胎儿神经系统发育中具有重要作用。妊娠期甲状腺生理学会发生一系列复杂的变化，以确保妊娠结局和胎儿发育。

HCG 和 TSH 分子及其受体之间具有结构同源性，故妊娠早期高 HCG 水平能够直接刺激甲状腺，导致孕妇甲状腺素激素的生成急剧增加，妊娠早期游离甲状腺激素水平短暂升高，反馈性降低 TSH 浓度。妊娠早期，TSH 水平在大约 20% 的孕妇中被抑制。

甲状腺素结合球蛋白（thyroxinebinding globulin，TBG）是在肝脏中合成的 54kDa 糖蛋白，为 415 个氨基酸的单多肽链。在高浓度雌激素的作用下，受孕后数周血清 TBG 升高，在妊娠中期达到平台期，约为孕前水平的 2.5～3 倍，导致总 T_3、总 T_4 激素水平逐步升高（在妊娠 20 周时达到稳态），妊娠中期起游离 T_3、T_4 逐渐下降 10%～15%。游离 T_3、T_4 下降可促使血清 TSH 分泌增加，从而提高母体甲状腺激素的产生，以保证妊娠期游离甲状腺激素的稳态。

母体胎盘可产生脱碘酶，主要是脱碘酶 3 型（iodothyronine deiodinases type 3，D3），它催化 T_4 去除内环碘原子以生成 rT_3，T_3 去除内环碘原子以形成 T_2。由于 D3 阻止 T_4 激活并使 T_3 失活，因此它可保护发育中的胎儿免于过度暴露于母体甲状腺激素。除了 D3 之外，母体胎盘还表达脱碘酶 2 型（iodothyronine deiodinases type 2，D2）。D2 催化 T_4 去除外环碘原子以生成 T_3。D2 在妊娠的早期阶段，对于保证胎盘内 T_3 水平为滋养层细胞发育和分化所需起到重要作用。

在妊娠期间，母体可能存在碘缺乏，有以下 3 个原因：①母体甲状腺素合成增加导致碘化物消耗增加。粗略估计，与非妊娠人群相比，孕妇 T_4 产量增加超过 50%。因此，每天需要额外补充 50～100μg 碘，以确保孕妇甲状腺素合成。②妊娠早期，由于肾血流量增加和肾小球滤过增加，碘化物的肾脏清除率显著增加。③碘从母体转移到胎儿。胎儿甲状腺在妊娠 10～12 周时具有贮存碘的能力。胎儿甲状腺功能所需的碘来自胎盘内碘甲状腺素的去碘作用。另外，胎盘将碘从母体转移至胎盘。HCG 通过刺激碘化钠共转运蛋白的表达来调节碘转移。妊娠晚期，母体的碘转移量为 50～75μg/d。综合所有因素，为满足妊娠期母体和胎儿需求，每天需额外补充约 150μg 碘，每天孕妇摄碘量为 250～300μg 为宜。

3. 妊娠对下丘脑－垂体－肾上腺轴的影响

妊娠会对母体下丘脑－垂体－肾上腺（hypothalamic-pituitary-adrenal，HPA）轴产生巨大的影响。高浓度雌激素刺激肝脏生成糖皮质激素结合球蛋白（corticosteroid-binding globulin，CBG），其水平几乎翻倍。这导致总血浆皮质醇水平升高。至妊娠晚期，总血浆皮质醇水平高达未妊娠时期的 3 倍左右。但 CBG 的增加并不能解释妊娠期游离皮质醇水平的增加。妊娠期尿游离皮质醇浓度和唾液皮质醇浓度均明显上升。至妊娠晚期，尿游离皮质醇的浓度增加了将近 1 倍。目前认为主要原因是胎盘在妊娠中期和晚期产生大量的促肾上腺皮质激素释放激素（CRH）分泌至母体血液中。妊娠中期后，母体 CRH 浓度呈指数增长。胎盘 CRH 刺激母体垂体，从而促进 ACTH 分泌并导致皮质醇水平增加。反之，母体皮质醇可刺激胎盘 CRH 的合成，形成正反馈。其他原因包括升高的皮质醇水平对垂体的负反馈作用减弱，妊娠期肾功能变化导致皮质醇血浆清除率下降，以及垂体对 CRH 的反应增强等。此外，尽管皮质醇的水平不断升高，但整个妊娠期间皮质醇的昼夜节律仍可得以维持。

那么，胎儿如何免受母体高水平糖皮质激素的侵害呢？胎盘能够产生 11β- 羟类固醇脱氢酶 2（11β-hydroxysteroid dehydrogenase type 2，HSD11B2）。这种酶将活性糖皮质激素（皮质醇）转化为非活性糖皮质激素（皮质素），从而保护胎儿免受糖皮质激素的过度暴露。尽管在妊娠过程中胎盘代谢了很大一部分皮质醇（80%～90%），但是过量的皮质醇仍可能会到达胎儿。母体焦虑、感染及炎症可以进一步削弱“屏障”，从而增加糖皮质激素从母亲向胎儿的转移。而皮质醇暴露水平的增加，一方面会影响后代的出生体重，暴露量越大，出生体重越低；另一方面，会改变后代HPA轴的调定点。母体皮质醇水平与新生儿皮质醇水平及HPA轴活性相关。一项研究表明，妊娠中晚期母体皮质醇水平越高，新生儿足跟点刺后HPA轴的反应越强烈。此外，皮质醇暴露水平的增加可能会增加后代神经代谢疾病和心血管疾病的风险。

4. 妊娠对生长激素轴的影响

妊娠期间，生长激素/胰岛素样生长因子-1（growth hormone/insulin-like growth factor-1，GH/IGF-1）轴的功能发生了巨大变化。人类有2个*GH*基因，可产生2种亚型的GH，包括垂体GH及胎盘GH。妊娠期间，胎盘GH在人胎盘的滋养细胞中特异表达。随着妊娠进展，母体循环中垂体GH逐渐被胎盘GH所替代。垂体GH是妊娠15周之前母体循环中GH的主要形式。从妊娠5周开始就能检测到胎盘GH，其水平逐渐增加，在妊娠36～37周时达到峰值。妊娠17周时，由于胎盘GH和IGF-1的负反馈，抑制垂体GH的分泌，从而胎盘GH完全替代了垂体GH。随着分娩的开始，产妇循环中胎盘GH的浓度在出生后1h即可迅速下降。

胎盘GH在胎儿生长中起关键作用。首先，胎盘GH能够刺激胎儿生长并在妊娠期间调节母体IGF-1浓度。先前的研究表明，胎盘GH与胎儿生长呈正相关。在许多纵向和横断面研究中也观察到胎盘GH和IGF-1浓度呈正相关。其次，胎盘GH增加了胎盘血管的血流量并舒张子宫动脉，从而增加了胎儿的血流量。此外，胎盘GH是有效的胰岛素拮抗剂，可刺激孕妇脂肪分解和肝糖异生。胎盘GH增加p85a的水平，竞争性地抑制了PI3K和IRS-1活性，从而降低肌肉GLUT-4的转运和葡萄糖的吸收。因此，胎盘GH能够促进母体脂肪储存，并保留足够的葡萄糖和其他营养成分用于胎儿生长。胎盘GH的分泌部分受胎盘大小和母体葡萄糖水平的调节。空腹和低血糖能够微弱地刺激胎盘GH的产生，而葡萄糖浓度升高能够抑制其分泌。与垂体GH不同的是，胎盘GH似乎不受生长激素释放激素、生长抑素或生长激素释放肽的调节。

5. 妊娠对糖代谢的影响

在妊娠期间，胎儿的生长和发育取决于适量养分通过母体经胎盘供给胎儿。胎儿能量需求的很大一部分由葡萄糖提供，但其通过胎盘的运输是一个被动过程，因此，葡萄糖输送取决于胎儿和母体循环之间葡萄糖浓度梯度。妊娠初期，胎儿的β细胞通过其较高的基础胰岛素分泌来维持胎儿循环中相对较低的葡萄糖浓度，从而建立这种梯度。然而，妊娠后期，发育中的胎儿会通过胎盘转移越来越多的母体葡萄糖，从而降低母体循环中的葡萄糖浓度。为了平衡胎儿的葡萄糖转移，妊娠后期会出现胰岛素抵抗，肝脏葡萄糖生成增加，由此提高孕妇循环中的葡萄糖水平从而保持梯度，满足胎儿的能量供应。为防止养分过多地输送给胎儿，母体胰岛素抵抗的增加则通过母体β细胞能力的提高来平衡。

Ryan等通过高胰岛素-正葡萄糖钳夹试验证实妊娠导致胰岛素抵抗状态。此外，有证据表明孕妇对外源性注射胰岛素反应低钝，进一步证实妊娠期胰岛素抵抗。关于胰岛素抵抗的发生机制，认为是多种因素共同作用的结果。首先，胰岛素抵抗与妊娠后期激素水平改变有关。胰岛素抵抗的出现和进展与血中人胎盘催乳素和胎盘GH水平相平行，并且这2种激素都有很强的分解脂肪和拮抗胰岛素的作用。其次，其他激素如雌激素、糖皮质激素、孕激素等也与妊娠期胰岛素抵抗有关。此外，近年来也有报道认为妊娠期胰岛素抵抗与妊娠期低度炎症的发生相关。胎盘及母体脂肪组织具有类似的细胞因子分泌谱，瘦素、白介素-6及肿瘤坏死因子-α等优先分泌至母体，导致全身慢性低度炎症状态，从而导致胰岛素抵抗。而这些炎症因子并不能通过胎盘屏障，因此，胎儿并不会受此影响。

母体β细胞能力的增强一方面是由于细胞数量的增加，另一方面是由于β细胞在葡萄糖刺激下胰岛素分泌能力的提高。在啮齿类动物中，β细胞数量的增加几乎均由β细胞复制来实现。有趣的是，在啮齿类动物中，β细胞的代偿甚至在胰岛素抵抗发生之前即已出现，表明该现象并不简单地是胰岛素需要量增加所带来的适应性变化。研究表明β细胞的代偿与胎盘/垂体分泌的催乳素密切相关。首先，β细胞复制的增加与胎盘/垂体分泌催乳素水平的上升相平行。其次，体内体外试验均表明催乳素能够刺激β细胞复制，并增加葡萄糖刺激的胰岛素分泌。再次，β细胞催乳素受体是啮齿类动物妊娠期β细胞的变化所必需的。

6. 妊娠对脂质代谢的影响

妊娠期孕妇的脂肪含量显著增加，而瘦体重几乎没有变化。由于种族、营养和代谢因素的不同，孕妇之间脂肪含量的增加差异很大，范围为2～10kg。脂肪堆积主要发生在妊娠早期和中期。而在妊娠晚期，脂肪组织脂肪酸合成减少，且储存的脂质被动员以供母体外周组织使用并为泌乳做准备，因此脂肪组织的堆积明显停滞。随着妊娠的进行，多种血浆脂质和脂蛋白组分的浓度会有所增加，尤以三酰甘油水平升高为著，脂蛋白及胆固醇通常为轻度升高。妊娠晚期的血脂紊乱主要与妊娠晚期胰岛素抵抗及雌激素水平的升高相关。胰岛素抵抗导致脂肪分解增加，脂蛋白脂肪酶活性下降，且肝脏分泌极低密度脂蛋白(very low-density lipoprotein，VLDL）增加，而雌激素则导致肝脏脂肪酶活性降低。高血脂环境可以增加孕妇肝脏中脂质的氧化作用，并随后利用脂肪酸来供应产妇能量需求的增加。

妊娠期间，脂肪组织的内分泌功能也会发生变化。孕妇血浆瘦素浓度可增加2倍，与孕妇BMI呈强正相关。除孕妇脂肪组织外，胎盘也是瘦素的丰富来源。与瘦素形成鲜明对比的是，脂联素浓度随着妊娠的进程而降低，与母体胰岛素敏感性的降低相平行，且胎盘无法合成脂联素。

（程　愈　谷伟军　母义明）

（六）不孕对内分泌代谢的影响

不孕症是指女性无避孕性生活至少12个月未孕，分为原发性与继发性不孕症。近年来不孕症的患病率逐年升高，我国一项包含8个省、市育龄期妇女的流行病学调查显示，不孕症的患病率为15.5（2680/17 275）。近年来辅助生殖技术迅速发展，已经成为治疗不孕症最有效的方法，包括人工授精（artificial insemination，AI）、体外受精－胚胎移植（in vitro fertilization and embryo transfer，IVF-ET）及其衍生技术。

不孕症是一种由多种病因导致的生育障碍状态，其主要病因分为盆腔因素和排卵障碍，盆腔因素包括输卵管病变、盆腔炎症及其后遗症、子宫体病变、子宫颈因素、子宫内膜异位症（endometriosis）等。排卵障碍包括多囊卵巢综合征（PCOS）、早发性卵巢功能不全（premature ovarian insufficiency，POI）、高催乳素血症（hyperprolactinemia）、低促性腺激素性无排卵，以及其他内分泌疾病，如先天性肾上腺皮质增生症（CAH）和甲状腺功能异常等。

不孕症与内分泌系统联系十分紧密，一些内分泌疾病可以导致不孕，如甲状腺功能减退、甲状腺功能亢进、先天性肾上腺皮质增生症，胰岛素抵抗等。另外，不孕症的发生发展中伴有内分泌调节紊乱，下文将综述不孕症对内分泌系统的影响及两者之间的相互作用。

1. 不孕对糖代谢的影响

PCOS是引起排卵障碍性不孕最常见的生殖内分泌疾病，大量研究证实IGT和DM在PCOS患者的发生率明显高于正常人群。有研究经过随访发现，PCOS 患者从正常糖耐量到糖耐量异常（impaired glucose tolerance，IGT）或糖尿病（DM）的转化率高于正常对照者。一项包含 40 个研究的 Meta 分析显示亚洲 PCOS 患者发生 IGT 和 DM 的可能性是正常妇女的 5 倍，表明 PCOS 是 DM 的重要高危因素。另外，PCOS 患者胰岛素抵抗（insulin resistance，IR）的发生率可达 20%～40%，在肥胖患者中更为常见，高达 95% 的肥胖 PCOS 患者存在 IR。目前普遍接受 IR 是 PCOS 发生发展的病理生理基础。

高催乳素血症临床以溢乳、月经紊乱及无排卵性不孕为主要特征。其最常见病因是垂体催乳素瘤，另外甲状腺功能减退导致促甲状腺激素释放激素增多可刺激垂体催乳素分泌增多。垂体催乳素除可调节生殖功能外，还可通过作用于胰腺、肝脏和脂肪组织来维持代谢稳态。Macotela 等研究提出由疾病（催乳素瘤、甲状腺功能减退、肝功能不全等）或药物（抗精神病药、抗抑郁药、雌激素等）导致的病理性高催乳素血症（＞ 200μg/L）与肥胖、IR、DM 的发生明显相关。

一项样本量有 112 106 的大型数据研究显示，35 岁前诊断为不孕的患者在 24 年随访期间发生 DM 的风险增加 20%，根据病因分层分析发现排卵障碍和输卵管阻塞与患 DM 高风险有关，研究指出炎症可能是输卵管阻塞与 DM 之间生物学相关的一种途径，这有待于更多的研究证实。

2. 不孕对脂质代谢的影响

PCOS 的临床病理改变与代谢综合征之间存在一些共同点，患者大多伴有肥胖、IR、血脂代谢紊乱等。研究发现 PCOS 患者血脂代谢异常的发生率为正常妇女的 2 倍。其常见的血脂异常主要表现为 TC、TG、LDLC、极低密度脂蛋白（VLDL）升高，HDLC 降低。PCOS 患者的高雄激素血症、IR、肥胖与其血脂异常的发生密切相关。大多数研究发现，至少 50% 的 PCOS 患者存在肥胖，且多为腹型肥胖，腰臀比增高，过多的脂肪堆积在网膜及内脏中，更容易导致血脂代谢紊乱。IR 及高胰岛素血症促进脂肪分解，释放出游离脂肪酸进入肝脏，VLDL 合成增加。胰岛素还能降低脂蛋白酯酶的活性，增加脂肪酶的活性，使 LDL 水平增高。雄激素通过增加儿茶酚胺的作用导致循环中非酯化脂肪酸的大量释放，肝脏摄入非酯化脂肪酸增加三酰甘油合成，发生高三酰甘油血症。

子宫内膜异位症指子宫内膜组织出现在子宫体以外的部位，以进行性加重的痛经和不孕为临床特点的妇科疾病。流行病学调查显示育龄期女性子宫内膜异位症的发生率为 2%～10%，而子宫内膜异位症中不孕率高达 20%～30%。有学者指出子宫内膜异位病灶芳香化酶和雌激素受体增多，导致异位病灶局部产生高水平的雌激素，促进异位病灶的发生发展。人体脂肪组织富含类固醇脱氢酶、芳香化酶，是除卵巢外雌激素的重要来源。脂肪组织还是一个活跃的内分泌器官，可分泌一系列细胞因子，如瘦素（leptin）、抵抗素（resistin）、脂联素（adiponectin）、内脂素（visfatin）等。瘦素在摄食、能量代谢、生殖、血管形成及免疫平衡等方面均具有调控作用，多项研究发现子宫内膜异位症患者腹腔液瘦素水平显著升高，提示瘦素与异位病灶的形成有关。有研究显示在子宫内膜异位症患者的异位内膜组织抵抗素有高表达，抵抗素通过上调炎症因子和细胞黏附分子参与子宫内膜异位症的发生。

3. 不孕对甲状腺激素的影响

甲状腺激素是调节机体生长发育和能量代谢的重要激素，同时对生殖生理有着调控作用。甲状腺功能异常是导致育龄期女性不孕的常见内分泌疾病。甲状腺激素的分泌可对下丘脑－垂体－卵巢轴产生影响，甲状腺功能亢进症（甲亢）患者的性激素结合蛋白（SHBG）、雌二醇、睾酮、雄烯二酮、黄体生成素、卵泡刺激素明显升高。甲状腺功能减退症（甲减）与卵巢多囊样改变有关，甲状腺功能减退患者较正常女性的性激素结合蛋白、雌二醇、睾酮明显降低，催乳素分泌增多，可导致女性月经紊乱、排卵障碍及不孕等。

近年研究显示控制性促排卵（controlled ovarian stimulation，COS）可以影响不孕患者血清TSH水平，导致甲状腺功能正常的不孕患者发生甲减。COS是IVF/ICSI过程中的关键步骤，COS过程中大剂量使用FSH、LH或HCG，使得患者体内HCG和雌激素水平在促排卵过程中即可达到妊娠中期水平。雌激素使得血清甲状腺素球蛋白（thyroxine-binding globulin，TBG）水平升高，游离甲状腺素减少，导致TSH代偿性分泌增多。另外体内实验发现17β-雌二醇可能通过控制下丘脑室旁核中促甲状腺激素释放激素mRNA的产生，进而影响下丘脑-垂体-甲状腺轴。HCG和TSH的受体结构同源，故HCG具有促甲状腺素样作用。因此在COS过程中，升高的血HCG和雌激素可能会影响甲状腺功能。一项前瞻性研究表明大剂量HCG促卵泡成熟后，血清TSH升高，并于1周后达到峰值，且TSH水平常高于早期妊娠TSH推荐阈值（TSH＜2.5mU/L）。

目前，PCOS与自身免疫性甲状腺疾病（autoimmune thyroid disease，AITD）的关系越来越受到关注，Meta分析显示PCOS患者AITD的患病率、TPOAb、TgAb和TSH均显著升高，提示PCOS与AITD密切相关。桥本甲状腺炎是导致育龄期女性甲状腺功能减退的常见原因，多项研究发现PCOS患者桥本甲状腺炎的患病率明显高于非PCOS女性。另外有研究显示，桥本甲状腺炎患者中PCOS的发生率显著高于甲状腺抗体阴性的正常女性，表明2种疾病可能有共同的病因机制。

4. 辅助生殖技术对内分泌系统的影响及两者的相互作用

辅助生殖技术（assisted reproductive technology，ART）是指使用医学技术和方法对精子、卵子、配子进行人工操作达到受孕的目的，主要包含AI、IVF-ET及其衍生技术。IVF-ET目前被越来越多的不孕夫妇所接受，尽管IVF-ET的成功率逐渐提高，但仍存在一些因素对助孕结局产生影响。

甲状腺功能异常和甲状腺自身免疫是对女性不孕和ART治疗结局产生影响的内分泌因素之一。研究表明25%的女性不孕及15%的女性月经周期紊乱是由甲状腺疾病所引起的。促甲状腺激素受体和甲状腺激素受体在生殖系统广泛表达，人卵母细胞、卵巢颗粒细胞和基质细胞及子宫内膜、子宫肌层均表达TSH受体和甲状腺素受体（thyroid hormone receptor，TRα1，TRβ1）。卵泡液中还可检测到T_3和T_4，提示甲状腺激素可能对卵泡的生长发育有着直接作用。TSH和甲状腺素可以促进黄体生成素/人绒毛膜促性腺激素（luteiruzing hormone/human chorionic gonadotropin，LH/HCG）受体的形成及增强芳香化酶的活性，从而影响雌孕激素水平，进而影响生殖功能。研究发现TSH、T_4在胚胎植入过程中发挥重要作用，TSH、T_4血清激素水平异常可能导致早期流产的发生。

最近一项纳入220例患者的Meta分析显示，SCH患者接受IVF/ICSI治疗时，使用左旋甲状腺素治疗可以降低流产率，提高活产率，改善妊娠结局。COS是IVF/ICSI过程中的重要部分，目前研究表明COS过程中高循环雌激素使得TBG增加，可加重甲状腺负担，导致甲状腺功能减退，血清TSH水平升高。Muller等对进行COS患者的甲状腺功能进行研究发现，药物促排卵会引起血清TSH水平明显升高。另有研究表明，接受左旋甲状腺素治疗的甲状腺功能正常的女性也有可能在COS的过程中发生甲状腺功能减退。

随着ART的发展，PCOS患者的促排卵治疗日益成熟，经过ART助孕后可使多数PCOS患者妊娠，但与非PCOS患者相比，PCOS患者仍存在助孕后妊娠率较低、流产率较高的现象。IR及高胰岛素血症是PCOS患者流产风险高的独立危险因素。研究发现高胰岛素血症可降低参与子宫内膜间质细胞蜕膜化的糖蛋白和胰岛素样生长因子结合蛋白水平，导致子宫内膜上皮细胞和间质细胞功能障碍，早期妊娠流产风险增高。另外国内外研究表明 PCOS 患者子宫内膜局部存在 IR，主要表现为子宫内膜胰岛素通路关键分子受损，信号转导障碍导致葡萄糖摄取下降。Zhang 等研究表明二甲双胍能够改善 PCOS 大鼠种植率下降的现象，并能够使部分种植相关基因表达恢复正常。一项 Meta 分析显示对于接受 IVF/ICSI 治疗的 PCOS 不孕症患者，二甲双胍可提高其胚胎种植率，降低流产率。

近年来，内分泌系统与不孕症的关系的研究越来越多，不孕症相关病因及辅助生殖技术会对内分泌系统产生不同程度的影响，而内分泌代谢异常又可导致不孕。内分泌系统与不孕症相互作用的进一步研究有助于病因机制的探究和临床疾病的诊治。

（李　刚　孙莹璞）

（七）卵巢早衰对内分泌代谢的影响

1. 卵巢早衰的介绍

(1) 卵巢早衰的定义：卵巢早衰（premature ovarian failure，POF）是常见的妇科内分泌疾病，以卵巢功能下降，性激素分泌减少为特征，常见临床特征包括 40 岁前出现闭经、低雌激素、高促卵泡刺激素（FSH）等。在一般人群中发病率为 1%～3%，40 岁以下的女性约为 1%，30 岁以下的女性约为 1‰。

卵巢早衰可能为原发性，也可能为继发性。大多数的卵巢早衰病例没有明确的病因。原发性卵巢早衰已知的病因包括染色体异常、卵泡刺激素受体基因多态性、抑制素 B 突变、酶缺陷及自生免疫性疾病。继发性卵巢早衰已知的病因包括化学性或放射性创伤、双侧卵巢切除术或手术性绝经、保留卵巢性子宫切除术或子宫动脉栓塞术，以及感染，如腮腺炎。

(2) 卵巢早衰的诊断和临床表现：卵巢早衰需要全面评估后进行诊断，包括病史采集、查体、实验室检查及影像学检查。详细的病史采集对于寻找病因有非常重要的意义。临床可表现出月经周期的改变，闭经是主要的临床表现，包括原发性闭经和继发性闭经。部分患者可能出现月经稀发或不规则阴道出血。雌激素缺乏使患者可能会像绝经期妇女一样出现血管舒缩症状（潮热、出汗）、神经精神症状（抑郁、焦虑、失眠、记忆力减退）、泌尿生殖道症状（外阴瘙痒、阴道烧灼感、阴道干涩、性交痛和尿痛、尿急、尿频、排尿困难）等，而因已知的病因引起的卵巢早衰会有相关症状。由染色体异常、Addison 病、甲状腺功能亢进 / 减退、甲状旁腺功能亢进、类风湿关节炎、感染性心内膜炎等引起的继发性卵巢早衰患者可有相关特殊体征。2003 年我国关于卵巢早衰的诊断标准为 40 岁以前出现至少 4 个月以上闭经，并有 2 次以上血清 FSH ＞ 40U/L（2 次检查间隔 1 个月以上），雌二醇＜ 73.2pmol/L。2010 年欧洲女性与男性更年期协会（EMAS）提出 FSH ＞ 40U/L，雌二醇水平低于 50pmol/L 可诊断为卵巢早衰。2014 年美国妇产科学院的妇女保健医生共识中提出了患者 FSH ＞ 30～40mU/ml，1 个月后复测，若仍保持高水平可判断为卵巢早衰。卵巢组织活检在实验研究之外的诊断价值尚未得到证实。

血清 AMH 水平可以反映卵巢的年龄和贮藏情况，在卵巢早衰患者中，相对于 FSH 水平升高，AMH 水平降低的发生更早。有研究认为，AMH 诊断 POF 特异性与 FSH 几乎相同，但 AMH 的敏感性高于 FSH。抑制素 B（INHB）也是 TGF-β 超家族成员之一，由窦前卵泡的颗粒细胞产生，可与 FSH 相互促进分泌。通过旁分泌、自分泌的方式，INHB 还可以调节雌二醇的产生。随着卵巢储备功能减退，INHB 水平明显下降。目前没有单一的标志物预测卵巢储备功能，多标志物的联合检测更能达到早发现、早干预的目的。

2. 内分泌代谢的变化

卵巢早衰并不是单纯的绝经期提前，由于卵巢早衰的特殊内分泌变化，对患者的内分泌代谢产生了深远影响。

(1) 卵巢早衰对骨代谢的影响：现已普遍认为，卵巢早衰出现的雌激素缺乏使患者患骨质疏松症的风险增高。卵巢早衰患者其自身骨密度与健康女性相比明显降低，且骨密度与雌二醇呈正相关，其 PTH 水平的升高与 25-OH-VD 水平降低与骨质疏松有密切关系。

① 对骨的直接作用：雌激素通过靶细胞上的雌激素受体发挥作用。成骨细胞及破骨细胞内都具有雌激素受体，可直接调节骨代谢。成骨细胞与破骨细胞的平衡决定了骨骼的质量，雌激素主要通过成骨细胞和破骨细胞直接影响骨代谢。

雌激素可直接促进成骨细胞的增殖，对成骨细胞编码转录因子基因和骨基质蛋白（Ⅰ型胶原、骨钙素、碱性磷酸酶）的表达等有直接作用，表现为对成骨细胞凋亡的抑制、抗氧化应激反应、促进骨形成蛋白的合成、促进成骨细胞分泌细胞因子，从而保护成骨细胞，增加骨形成。雌激素还可激活雌激素受体介导的破骨细胞中的 Fas/FasL 通路，可诱导雌激素受体与骨架蛋白 1 结合，核因子 κB（NF-κB）受体活化因子配体 / 巨噬细胞集落刺激因子介导的转录被阻断，其诱导的破骨作用也被阻断。雌激素缺乏后，成骨细胞与破骨细胞的平衡被打破，骨吸收的速度加快，丢失的速度增加，呈现出骨密度下降，相关生化指标异常。

② 对甲状旁腺功能的影响：甲状腺激素（PTH）作为体内钙代谢的重要调节因子，由甲状旁腺细胞合成分泌，通过促进骨吸收，刺激骨骼中钙的释放，从而预防低钙血症。然而，原发性或继发性甲状旁腺功能亢进会导致甲状旁腺激素的持续过度分泌，导致严重的破骨细胞骨吸收和骨骼退化。在雌激素缺乏的情况下，活化的 T 细胞会分泌肿瘤坏死因子（TNF）和 IL-17A，间接控制甲状腺激素通路，降低甲状旁腺激素的骨吸收作用。雌激素缺乏，促进降钙素分泌，抑制破骨细胞，促进骨形成的作用也受到影响。

(2) 对肾上腺功能的影响：肾上腺皮质功能减退（Addison 病）主要是由肾上腺本身的病变导致肾上腺皮质激素分泌不足和反馈性的血浆 ACTH 增高而引起的一系列临床症状和体征。10%～20% 的 Addison 病患者有卵巢功能下降，2.5%～20% 的原发性卵巢功能不全妇女表现出肾上腺自身免疫性。这种联系可能是对肾上腺中产生类固醇的细胞上的常见抗原产生反应的交叉反应的自身抗体的结果。Addison 病患者与非 Addison 病患者发生卵巢早衰的年龄无明显差异。卵巢早衰可在其他自身免疫性疾病发生之前、之后或同时检测到。而卵巢功能衰退的检出通常先于肾上腺疾病。

肾上腺激素包括肾上腺皮质激素和肾上腺髓质激素。肾上腺皮质激素通常指以皮质醇为代表的糖皮质激素和以醛固酮为代表的盐皮质激素。卵巢早衰的雌激素缺乏及高水平促性腺激素也对肾上腺皮质激素和肾上腺髓质激素的代谢产生了一定的影响。

① 对醛固酮合成的影响：醛固酮由肾上腺皮质球状带细胞合成分泌，属于盐皮质激素一种。主要作用于肾脏的远曲小管及皮质集合管，保钠排钾，保留水分。雌激素对肾素 - 血管紧张素 - 醛固酮系统（RAAS）有重要的调节作用。经典的研究显示，绝经期醛固酮水平升高，可能由于雌激素受体（ER）介导的醛固酮系统活性增加，包括经典的 ERα、ERβ 及 G 蛋白耦联雌激素受体（GPER）。在雷公藤诱导卵巢早衰动物模型中，出现了肾上腺球状带增厚，血清醛固酮水平升高。醛固酮合成分泌增加，导致 RAAS 过度兴奋，血压升高。

② 肾上腺髓质儿茶酚胺合成增加：卵巢早衰与绝经期妇女相同的是高水平的 FSH。有研究表示，高水平的 FSH 通过肾上腺髓质嗜铬细胞的

FSH 受体作用，促进肾上腺髓质儿茶酚胺合成增加，尤其是去甲肾上腺素水平与血清 FSH 水平正相关。

(3) 卵巢早衰对糖代谢的影响。

① 雌激素对胰岛 β 细胞的作用：雌激素在调节血糖、维持血糖水平稳定方面具有重要作用。通常认为雌激素增强了胰岛素的敏感性，对糖脂代谢的紊乱有良好的调节作用，缓解胰岛素抵抗，且雌激素对胰岛的 β 细胞具有保护作用。

- 保护作用：胰岛 β 细胞的复制增殖、凋亡等作用共同维持了胰岛 β 细胞数量。雌激素可促进胰岛的增殖，动物实验显示雌激素干预可使胰岛大部切除小鼠胰岛的体积增加。还可以通过防止胰岛 β 细胞凋亡，进而保护胰岛 β 细胞。其中 ERα 起到重要的作用。雌激素通过 ERα 抑制胰岛 β 细胞中 NF-κB 的作用，炎症细胞的凋亡被打断，从而起到抗炎作用，从而有效控制促炎症性细胞因子，防止胰岛发生炎症引起的凋亡。
- 促进作用：胰岛素的分泌包括基础分泌及葡萄糖刺激的胰岛素分泌（GSIS）。雌激素与经典雌激素受体 ERα 和 ERβ 结合，进入细胞核，与雌激素反应元件（ERE）结合，调节基因的表达，促进 β 细胞生长、存活，对胰岛素的分泌有改善作用。

② 卵巢早衰的影响：卵巢早衰造成的提前闭经，雌激素水平下降，可能使患者处于糖尿病高风险中。研究显示，欧洲 40 岁前绝经的女性患糖尿病的风险较 50—54 岁绝经女性高 1.32 倍。卵巢功能的衰竭与糖尿病发生可能有密切关联，但绝经年龄对糖尿病的发生具体影响需进一步研究、验证。

绝经可能通过以下几种方式增加糖尿病的风险。

- 性激素水平影响：雌激素水平下降与胰岛素抵抗增加有关。FSH 与糖化血红蛋白水平、糖尿病患病率相关，可能通过白细胞介素 1β（IL-1β）、肿瘤坏死因子 α（TNFα）、C 反应蛋白等炎症标志物来参与糖尿病的发生，但具体机制尚未明确，FSH 对糖尿病的影响尚无最终定论。
- 炎症因子：绝经后失去雌激素的保护作用，IL-6、C 反应蛋白、热休克蛋白等炎症因子影响了血糖水平、胰岛素抵抗等。
- 基因调控水平改变：卵巢切除大鼠模型中，凋亡和炎症通路发生变化，凋亡相关因子 1 表达增加，细胞凋亡蛋白酶 3、9 和钙蛋白酶 2 同样出现增加，而炎症相关的 IL-6、TNFα 等升高。另有雌激素受体（ESR）基因多态性与空腹血糖相关，但其相关性存在争议。

(4) 卵巢早衰对甲状腺功能的影响：卵巢早衰可能是由于卵巢易受免疫攻击而发生的变化，也有人提出卵巢早衰也可能是多腺体自身免疫功能障碍的表现之一。甲状腺病变也属于自免性疾病，两者关系密切。性激素可能调节甲状腺自身免疫的机制。有研究显示，对于甲状腺功能低下的卵巢早衰患者补充甲状腺素片，具有降低血清 FSH，提高雌激素水平的效果。另外，POF 患者常被发现与自身免疫性疾病相关（10%～30%）。甲状腺疾病是最常见的相关内分泌病，POF 中约 25% 病例患有甲状腺功能减退症，10%～14% 的病例抗甲状腺过氧化物酶抗体呈阳性，而甲状腺自身免疫性疾病中最常见的是自身免疫性甲状腺炎，占 POF 妇女的 14%～27%。

雌激素在甲状腺生理中主要与血清中甲状腺素结合球蛋白（TBG）浓度的增加有关。TBG 是一种由肝脏合成的蛋白质，负责运输甲状腺激素。TBG 水平越高，游离甲状腺素（T_4）总水平和三碘甲状腺氨酸（T_3）总水平越高。雌激素可使 TBG 合成增加，同时通过增多可降低 TBG 被清除的 N- 乙酰半乳糖胺型寡糖链来减少分解。雌激素可能增加垂体细胞对甲状腺激素的敏感性，但雌激素和 T_3 的相互作用机制尚不清楚。

雌激素和 T_3 都在组织水平上调节生理功能，如代谢性止血、食欲和摄食。雌激素和 T_3 的作用是由其受体介导的，甲状腺激素受体和雌激素受体之间的相互作用导致这些激素在调节进食 / 食欲和能量平衡方面的功能重叠。而 POF 对甲状腺功能减退或亢进影响的具体机制尚未明确。

（李　刚　孙莹璞）

（八）女性更年期综合征对内分泌代谢的影响

女性自发月经周期停止超过 12 个月即为绝经，本质是卵巢功能衰竭。通常情况下，在绝经之前，卵巢卵泡池逐渐减少和抑制素 B 降低，对 FSH 的负反馈效应降低可导致 FSH 水平升高，因此体内会出现激素的不稳定和月经紊乱。这种由于卵巢功能衰退引起的下丘脑 – 垂体 – 卵巢轴功能障碍，并引发的一系列躯体症状的综合征称为更年期综合征（menopausal syndrome）。更年期综合征是女性一生中都要经历的过程，其持续时间长短不一，临床表现多样，容易合并糖尿病、代谢综合征、甲状腺功能亢进症等多种内分泌疾病并相互影响。以下主要阐述女性更年期综合征对内分泌代谢的影响，特别是雌激素下降与各种内分泌代谢疾病的关系。

1. 女性更年期综合征与糖代谢

糖尿病是绝经后女性最常见的慢性疾病之一,一项针对 6574 名绝经后健康女性进行的为期 10 年的前瞻性研究表明，即使矫正了 BMI 和雄激素水平，血浆中内源性雌激素的升高与 2 型糖尿病的发生风险仍密切相关。绝经后女性容易患 2 型糖尿病的原因可能为：①绝经后胰岛素分泌减少、清除减慢，所以循环中胰岛素水平变化不大；②胰岛素抵抗随着年龄进展。但其净效益是导致糖尿病发病率增加。

激素替代治疗（hormone replacement therapy，HRT）是绝经后女性常用的治疗方案，研究表明绝经后女性雌激素替代治疗后 2 型糖尿病发病风险轻微下降。Salpeter 等对 107 项临床试验进行的 Meta 分析表明，对绝经后非糖尿病患者进行激素替代治疗可以缓解胰岛素抵抗、减少新发糖尿病发生、降低脂代谢及腹部脂肪等，而绝经后糖尿病患者除改善胰岛素抵抗外，空腹血糖也获益，所以，绝经后 HRT 对非糖尿病患者获益更大。

雌激素对血糖影响的差异与雌激素的剂量、持续时间和暴露方式有关。同时比较口服雌激素和经皮雌激素的两项随机对照研究表明，与口服雌激素相比，经皮应用雌激素可使空腹血糖升高更明显。即使都是口服雌激素，绝经后女性雌激素 / 孕激素干预研究（postmenopausal estrogen/progestin intervention，PEPI）发现，与安慰剂相比，活性雌激素可降低空腹胰岛素和空腹血糖水平，但同时增加 OGTT 中的餐后 2h 血糖。不同种类的雌激素对血糖和胰岛素的影响也不一样，小样本的随机对照研究显示，低剂量激素联合治疗（每天 1mg17β– 雌二醇和 0.5mg 炔诺酮）可以降低绝经后女性合并糖尿病的空腹血糖，但对葡萄糖清除无影响。另外低剂量雌激素(0.625mg/d）可以增加胰岛素敏感性，但大剂量（1.25mg/d）效应却相反，导致胰岛素敏感性下降，而马结合雌激素（0.625mg）对胰岛素敏感性是中性效应。用药时间也有类似效应，动物研究表明，短期应用雌激素或雌激素激动药会暂时性降低血糖，而长期暴露会诱导胰岛素抵抗和糖耐量异常。有限的临床和动物试验表明剂量越大、暴露时间越长，对血糖控制越不利。

所以，临床上更年期综合征合并糖尿病时，对血糖影响有如下特点：①血糖波动，雌激素和孕激素均会影响机体细胞对胰岛素的反应，引起血糖波动更明显，出现糖尿病并发症；②体重增加，更年期综合征本身或激素替代会引起体重增加，所以需要调整降糖药物；③感染泌尿系和生殖系感染概率增加；④睡眠问题，潮热和夜间出汗增加，失眠会引起血糖升高。

2. 更年期综合征与脂代谢

绝经后女性的 HDL–C 水平较绝经前女性可

以升高、降低或没差别。SWAN（The Study of Women's Health Across the Nation）纵向研究和Hall等的研究表明，HDL-C水平从围绝经期的早期逐渐升高，绝经时达到峰值，随后在绝经后期逐渐下降到绝经前水平。绝经与HDL的亚组关系较为密切，表现为HDL的亚组HDL_3-C升高和HDL_2-C水平下降。但也有研究显示，绝经前和绝经后妇女的HDL_2-C浓度相似，在绝经后的随后几年中下降，而绝经后女性的HDL_3-C显著降低，但随着年龄的增长而增加。与HDL_3颗粒相比，HDL_2微粒在逆向胆固醇转运方面更具活性，并具有强大的抗动脉粥样硬化特性。Mascarenhas-Melo等研究还发现女性总HDL-C与Ox-LDL浓度没有显著相关，而Ox-LDL与大HDL-C微粒（负相关）和小HDL-C（正相关）之间存在显著相关性。

绝经后女性总胆固醇（total cholesterol，TC）浓度升高，并与低密度脂蛋白胆固醇（LDL-C）和载脂蛋白B（apoB）升高及TC/HDL-C比值增加，提示存在正相关。与HDL一样，LDL颗粒的组成也随着更年期状态而变化。致密的低密度脂蛋白小颗粒的患病率从绝经前妇女的10%～13%增加到绝经后妇女的30%～49%。与肥胖女性相比，较瘦的女性在绝经期有更高的激素相关LDL-C增长。

三酰甘油（triglyceride，TG）和绝经期综合征的关系也不尽相同。有些研究显示即使调整年龄、BMI和其他混杂因素，TG和绝经后也存在关系。但有些研究显示却没有关系，或发现绝经后TG升高主要与女性的衰老有关。与TC和LDL-C相似，TG值在绝经后晚期和早期绝经后状态达到峰值，绝经前和早期绝经之间略有差异。

著名的SWAN纵向对FSH进行四分位，发现最高的FSH水平有最高的TG、TC和LDL-C，但TG与E_2的负相关仅在统计学有意义，E_2与TC、LDL-C负相关比较明显。

最后，绝经后女性随着雌激素水平下降，受雌激素抑制的酶，如脂肪酶（hepatic lipase，HL）、脂蛋白酯酶（LPL）的活性增强，从而影响HDL和LDL亚组成分之前的转换，但雌激素对胆固醇酯转运蛋白（cholesterol ester transfer protein，CETP）酶活性的影响较小，这可能是解释上述结果的部分原因。

3. 更年期综合征与甲状腺

甲状腺和性腺在整个女性的生育期都密切相关，如甲状腺激素可以促进性激素结合球蛋白（SHBG）及睾酮和雄烯二酮的合成，降低了雌二醇和雄激素的清除率，并增加雄激素向雌酮的转化；也可以作用于卵母细胞上的甲状腺激素受体，并与卵泡刺激激素（FSH）（通过颗粒细胞上存在的FSH受体）相互协同，促进孕激素产生。所以女性较男性容易患甲状腺疾病，并累及性腺轴。

但关于更年期与甲状腺功能之间关系的研究很少，并且无法辨别更年期对甲状腺的影响是否与年龄无关。因为随着年龄增长，甲状腺会出现一些生理和功能的改变，包括甲状腺碘摄取、FT_3和FT_4的合成减少，同时游离甲状腺素和三碘甲状腺氨酸的分解代谢增加，促甲状腺激素的水平保持正常或偏高。这些变化在男女中均存在，男女之间没有区别。更年期与甲状腺功能的主要关系概括为3个方面：①甲状腺本身功能不会明显影响更年期综合征的发生；②更年期可能会改变某些甲状腺疾病的临床表现，如亚临床甲状腺功能减退和更年期综合征的乏力等症状很难通过临床表现来鉴别；③甲状腺功能不直接参与更年期并发症的发病机制。

更年期综合征对不同甲状腺疾病状态会产生不同影响。①更年期综合征合并甲状腺功能减退症时，L-T_4的替代量约为每天1.6μg/kg，但更年期综合征年龄超过60岁时，可以减少到1.3μg/kg。40—60岁女性甲状腺功能减退患者，一般按50μg/d，每3周增加25μg，但超过60岁的女性，起始量 25μg/d，每 4 周增加 25μg；②更年期综合征合并甲状腺功能亢进症时，心脏和肌肉的临床表现更突出，如心悸、活动后呼吸困难、震颤、神经精神症状和体重下降。另外在绝经后女性中，明显的甲状腺毒症与骨吸收增加、骨矿物质密度低和可能的骨折有关；③更年期综合征合并亚临床甲状腺功能亢进症时，亚临床甲状腺功能亢进症是否需要治疗一直存在争议，但进行抗甲状腺激素治疗可能会降低绝经后女性发生心房颤动的风险和骨密度下降的风险；④因为绝经是自身免疫性甲状腺炎发展的危险因素，甲状腺自身抗体的患病率随着年龄的增长而增加。

甲状腺功能减退症合并更年期综合征患者，雌激素和 L-T_4 同时应用时会存在相互作用。临床研究显示，同等剂量的口服和经皮雌激素对甲状腺结合球蛋白（thyroid binding globulin，TBG）的影响不同。口服雌激素可以引起剂量依赖性的肝脏 TBG 产生增加。与经皮雌激素给药相比，口服给药使肝脏暴露于门静脉循环所释放的更高浓度的雌激素中。使用雌激素替代可导致药物相互作用，需要修改 L-T_4 剂量。因此，甲状腺功能减退症患者需要口服雌激素替代治疗时，需要经常监测其甲状腺功能参数（每 6 周 1 次 TSH、FT_4），并且可能需要对其 L-T_4 剂量进行多次调整，直至甲状腺功能状态正常。因为经皮雌激素（有或没有口服孕激素）不会显著改变 TBG 水平，所以经皮雌激素替代治疗可能是甲状腺功能减退合并更年期综合征时首选治疗方式。另外，他莫昔芬是一种选择性雌激素受体调节药（SERM），对肝脏具有类似雌激素的作用，主要用于治疗和预防乳腺癌。其与甲状腺功能的临床相关性尚存争议，表现为血清 FT_3 和 FT_4 轻微降低，而 TSH 升高程度，但通常在正常范围内。

4. 更年期综合征与肾上腺疾病

肾上腺皮质和性腺细胞均起源于泌尿生殖脊细胞。肾上腺和性腺基因在胎儿期表达发生差异，但在高促性腺激素水平下可能重新一致。一项验尸研究检查了男女两性的肾上腺，通过原位杂交和免疫细胞化学鉴定发现束状带外层和所有网状带均含有 LH 受体蛋白和转录本。一些个案报道也提出 ACTH 依赖的 Cushing 综合征患者的肾上腺也检测到 LH 受体蛋白。尽管分泌醛固酮的肾上腺腺瘤也存在 LH 受体，但肾上腺球状带却未监测到。该证据表明，在没有明显的肾上腺病变的患者中，LH 可能通过与肾上腺 LH 受体结合而直接起作用，从而促进皮质醇分泌。除此之外，LH 可间接升高 ACTH 和皮质醇水平。在一项涉及接受 LH 注射的正常女性的临床研究中，观察到 ACTH 和皮质醇的同时增加。地塞米松抑制 ACTH 可防止 LH 注射后观察到的皮质醇增加。支持 LH 对肾上腺的调节作用。此外，另一项研究表明，通过 ACTH 刺激，LH 依赖的激素不会增加糖皮质激素的分泌。基于这些发现，LH 对肾上腺功能的作用可能与 ACTH 相似，或 LH 对肾上腺的作用是通过 ACTH 介导的。

绝经后女性中发现，血清 LH 水平与 UFC（正）和醛固酮排泄率 AER（负）显著相关。另外，男性和女性的血清皮质醇水平均随着年龄的增长而增加，绝经后女性的血清皮质醇水平高于同龄男性。

由于肾上腺不表达 FSH 受体，所以没有研究显示 FSH 与 UFC 或 AER 存在相关性。所以，绝经后 LH 升高可能会影响肾上腺功能，与醛固酮相比，对皮质醇分泌的影响更大。

5. 更年期综合征与钙磷代谢

绝经后女性随着雌激素水平下降，骨转换增加，BMD 下降和骨折风险增加，骨骼肌肉系统功能障碍会影响生活质量、改变情绪。同时，由于绝经后女性身体成分发生改变，脂肪含量增加和瘦脂含量减少，加上活动量减少和阳光暴露时间缩短，导致维生素 D 缺乏。维生素 D 缺乏也会加重绝经后一些疾病的发展。而补充维生素 D 可以改善更年期综合征的血管舒缩性症状（vasomotor sign，VMS）、潮热症状，降低血清

5-羟色胺。

女性在25—30岁其骨量达到峰值，BMD在30—50岁缓慢减少，此后下降速度更快，绝经前后每年损失高达3%～4%。对比HRT、替勃龙和CaD（对照组）对绝经后女性QoL（quality of life）影响的研究发现，3组中QoL均有明显改善。由于所有组的生活质量均得到改善，考虑到雌激素的潜在不良反应，HRT和替勃龙的使用可能存在限制。

与服用安慰剂的女性相比，HRT组女性出现肌肉骨骼症状的概率减少，如关节痛、肌肉僵硬及头骨和颈部疼痛，提示缺乏HRT是关节疾病的危险因素。尽管不确定肌肉骨骼症状的确切原因，但通常归因于雌激素耗竭。尽管雌激素对会导致关节疼痛的关节结构没有特定的作用，但它会影响伤害性炎症和神经的输入过程，并发挥重要的抗伤害性作用。

综上，女性更年期综合征和大多数常见内分泌疾病常同时存在，且相互作用和影响。临床上常需辨伪存真，从复杂的关系中梳理出其因果关系，特别是关于激素的替代治疗，更要从机体这个整体出发，从而制订出合理、正确的治疗方案。

（刘艳霞　秦贵军）

（九）性激素相关恶性肿瘤对内分泌代谢的影响

性激素相关恶性肿瘤主要包括睾丸来源肿瘤、卵巢来源肿瘤和肾上腺来源肿瘤。有功能的睾丸间质细胞瘤可分泌雌激素、绒毛膜促性腺激素（HCG）。卵巢有功能肿瘤中，分泌雄激素增多的肿瘤主要是卵巢性索-间质细胞肿瘤，如门细胞瘤、卵泡膜细胞瘤、畸胎瘤等；分泌雌激素增多的肿瘤有卵巢颗粒细胞瘤、卵巢泡膜细胞瘤、卵巢硬化间质瘤及卵巢环管状性索肿瘤。一些卵巢癌可分泌HCG，作为自分泌或旁分泌因素参与其发生。有功能的肾上腺肿瘤可分泌脱氢表雄酮、雄烯二酮和睾酮及雌激素明显增多。以下主要总结了雌激素和HCG过多对内分泌代谢的影响，而雄激素的相关作用另见其他章节。

1. 雌激素分泌过多对内分泌代谢的影响

雌激素是机体许多生理、内分泌代谢过程的重要调控因素。其受体分为α和β两个亚型。除生殖系统外，在脂肪、心血管平滑肌及血管内皮等组织细胞中均有雌激素受体分布。研究已发现，雌激素对心血管系统、骨、糖和脂代谢等有重要影响。

(1)对水盐代谢和血压、血管疾病的影响：雌激素被发现可能通过提高肾素底物血液浓度而调节水钠代谢。在过多雌激素作用下，基础肾素-血管紧张素-醛固酮系统的活性增强，可导致钠水潴留、血浆容量增加、心脏负荷加重。雌激素在心血管疾病发展中的作用尚存在争议。绝大多数研究表明，雌激素具有血管保护作用，有助于降低绝经前女性的血压。与同龄男性相比，健康的绝经前女性的生理雌激素水平有助于对抗高血压和心血管疾病的发生。绝经后女性患缺血性卒中、心肌梗死和肺栓塞发生率增加，其与卵巢雌激素合成减少相关。雌激素不仅对外周血压有保护作用，对中心动脉压也有保护作用。

(2)对血脂的影响：研究表明，ERα在脂肪细胞中大量分布，对脂肪的生成和脂代谢产生重要影响。雌激素对血脂水平有较复杂影响。通常认为雌激素可明显降低血总胆固醇（TC）水平、低密度脂蛋白胆固醇（LDL-C）水平和升高高密度脂蛋白胆固醇（HDL-C）水平，但是可能导致三酰甘油（TG）水平有不利的增加。另外，雌激素可促进机体脂肪向周围分布，有利于减轻胰岛素抵抗和改善能量代谢。从这一角度而言，雌激素能减少心血管疾病的发生风险。动物实验也发现，雌二醇可降低老年大鼠脂质过氧化水平，改善肝脏功能。

(3)对糖代谢的影响：育龄期女性较同龄男

性患糖尿病等代谢性疾病的风险更低，而绝经后女性患病风险升高。雌激素可能是通过 ERα 依赖性机制负向调节脂肪组织沉积，提高胰岛素敏感性，从而有利于维持葡萄糖稳态。在小鼠中，雌激素可通过降低白色脂肪组织中的脂肪生成基因和抑制肝脏葡萄糖输出而发挥抗糖尿病和抗肥胖作用。雌激素与细胞膜上和细胞核中 ER 结合后所介导的信号通路可直接或间接与胰岛素及其受体活化启动的信号通路之间发生相互作用，影响后者介导的激酶活化和基因转录。无论男性还是女性，ER 信号都参与代谢过程的有益调节。胰岛素抵抗与雌激素缺乏是相一致的疾病，且两者相互促进。中度或严重雌激素缺乏被证明是绝经前、绝经后妇女及男性胰岛素抵抗的高风险因素。雌激素可能通过多种通路对能量代谢和葡萄糖稳态发挥调节作用，它还能通过 ERβ 促进胰岛细胞分泌胰岛素。在 *ER*α 敲除（*ER*KO）的动物中，肝脏胰岛素抵抗与骨骼肌葡萄糖摄取下降有关。这些发现表明 ERα 在调节小鼠葡萄糖稳态和胰岛素敏感性中发挥重要作用。雌激素通过激活糖原合成酶和糖酵解酶增加肝细胞对胰岛素的敏感性，并促进外周靶组织（如肌肉组织）对葡萄糖的摄取，后者可能是通过调控胰岛素受体蛋白的酪氨酸磷酸化而实现。ER 还能通过调节含有细胞质囊泡的葡萄糖转运蛋白（GLUT）在细胞葡萄糖摄取中发挥关键作用，它们参与 $GLUT_4$ 的表达和易位，增加血脑屏障中 GLUT1 蛋白的含量。ERα 和 ERβ 可能对葡萄糖稳态和 $GLUT_4$ 活性的调节具有相反作用。ERα 缺乏小鼠有胰岛素抵抗，无论是雄性还是雌性均表现出糖耐量受损和肥胖。相比之下，ERβ 活化可能具有致糖尿病作用，并对抗 ERα 的作用。ERα 和 ERβ 之间的平衡维持理想的 $GLUT_4$ 表达和葡萄糖稳态。较高浓度的雌二醇可通过调节脂肪细胞中胰岛素受体底物 –1 磷酸化而抑制胰岛素信号。由于胰岛素不仅具有代谢效应，还具有促有丝分裂效应，因此雌激素对过多胰岛素受体信号的抑制可能对病理性葡萄糖摄取和细胞增殖均具有保护作用。研究提示，雌激素缺乏或雌激素受体转导通路的改变可能导致胰岛素抵抗，机体内过多的雌激素可能对糖代谢产生有益影响，但过多雄激素的作用刚好相反。

(4) 对血尿酸的影响：研究发现，雌激素在男性和女性中均表现出降低血尿酸和促尿酸排泄作用。雌激素可通过影响尿酸重吸收相关转运蛋白调控尿酸的排泄。有学者观察了不同浓度雌激素对肾小管上皮细胞人尿酸盐转运子（hUAT）表达的调节作用，发现雌激素可上调 hUAT mRNA 的表达，且雌二醇的作用可能存在一定阈值，血雌激素达到一定浓度后 hUAT mRNA 的表达不再增加。在男性个体中血雌激素升高后也可使尿酸排泄分数升高及血尿酸水平下降。推测雌激素水平对尿酸的影响可能存在一个截点，一定浓度的雌激素即可对尿酸代谢产生保护和调控作用，而更高的雌激素水平不能进一步降低尿酸。

(5) 对其他内分泌组织的影响：除了对下丘脑 – 垂体 – 性腺轴的正反馈和负反馈调控外，雌激素对其他内分泌激素的功能也存在重要影响。雌激素在男性和女性中对生长激素（GH）– 胰岛素样生长因子（IGF）–1 轴的活性均有调控作用，雌激素通过抑制 GH 分泌和靶细胞表面 GH 受体的功能而调节 GH 的作用。研究已证实雌激素可通过激活 ERα 而刺激催乳素的分泌，甚至导致垂体瘤发生。另外，雌激素可刺激肝脏合成甲状腺素结合球蛋白（TBG）明显增加并且清除减少。TBG 的增加可导致总甲状腺素（TT_4）和总三碘甲状腺原氨酸（TT_3）的血浓度明显升高。

2. 分泌 HCG 增多对内分泌代谢的影响

早在 1946 年就有生物体内非妊娠肿瘤异位产生具有生物活性 HCG 样物质的报道。上皮癌异位表达 HCG 发生率最高的是胰岛细胞癌（45%），其次是卵巢癌（39%）。前列腺癌和睾丸绒毛膜癌、精原细胞瘤、睾丸胚细胞癌也均可分泌 HCG 增多。HCG α 亚单位与其他垂体糖蛋白激素（LH/FSH/TSH）相同，但其β亚单位基因相对特异。α亚单位的产生增多通常并不引起任何可察觉的临床综合征，但是一些睾丸和卵巢肿瘤可产生完整的HCG，可引起一系列临床表现。HCG可引起的临床内分泌相关紊乱主要包括性早熟、男性乳腺发育症及甲状腺功能亢进症。在女性，HCG以类似LH样方式发挥作用，在月经周期中促进卵泡成熟、初级卵泡柱头形成和减数分裂、排卵、卵泡黄体化和孕激素的产生而导致性早熟。当血βHCG浓度高出正常数倍时，因其受体与TSH受体也非常相似，HCG可模拟TSH而与甲状腺细胞上的TSH受体发生低亲和力结合，进一步刺激甲状腺激素的产生增多，导致内源性TSH血清水平降低，并可使患者有甲亢相关临床表现，如高代谢症状等。虽然甲状腺对核素的摄取明显升高，但是甲状腺自身抗体为阴性。治疗上，对于以性早熟和男性乳腺发育症为表现者，主要是切除分泌HCG的肿瘤。而对于确诊为HCG相关甲亢者，先应用抗甲状腺药控制甲状腺功能，然后或同时进行肿瘤的治疗。肿瘤被治疗后，甲亢的病情也会很快得到良好控制。因此，一般不采用甲状腺手术切除或使用放射性碘治疗此类型的甲亢。研究发现，一般血HCG每增高10 000U/L，TSH降低0.1mU/L。

总之，一些恶性肿瘤能够原位或异位分泌性激素增多，主要包括雌激素、雄激素及HCG分泌增多，使机体暴露于高雌激素、高雄激素或高HCG的情况下。此时除了恶性肿瘤本身可带来危害，这些性激素也可对机体的内分泌代谢过程产生影响。从对血压和糖、脂、尿酸代谢的调控角度，高雌激素血症可能不会对机体产生明显不利的影响，但是不能忽视其在生殖系统、乳腺、血栓形成等方面存在的严重不良作用。HCG对甲状腺刺激作用虽然不常见，但也是甲亢发生的一种可能原因，需要在临床中进行鉴别，从而采用更合适的治疗策略。

（李　静）

二、男性生殖系统疾病对内分泌代谢的影响

（一）青春期启动异常对内分泌代谢的影响

青春期是从童年到成年的一段过渡时期。在这一阶段，生殖系统逐步发育，伴随第二性征的出现和身高的快速增长，以及复杂的神经－心理变化，最终发育成为性征差别明显的成熟个体，并获得生育功能。青春期启动源于下丘脑促性腺激素释放激素（GnRH）的脉冲释放增加，随后刺激垂体促性腺激素，即黄体生成素（LH）与卵泡刺激素（FSH）的分泌，继而作用于性腺促进性激素的产生和配子的发生。性激素诱导青春期第二性征出现，并促进生育功能的获得。因此，下丘脑－垂体－性腺轴（HPG轴）的正常激活在青春期启动和维持中发挥着至关重要的作用。

正常男性青春期启动，主要表现为雄激素类固醇的产生明显增加，睾丸体积增大、阴茎增长、精子发生，同时出现青春期的生长突增，骨量与肌肉量增加，从而导致身体组分发生改变，进而改变正常男性代谢。正常男性的青春期性激素和代谢的改变主要表现为以下几点：①LH脉冲幅度增加，最早出现在夜间；②LH对GnRH的敏感性增加；③男性睾酮合成增加；④生长激素分泌增加；⑤血清IGF-1浓度增加。如果青春期过早启动、延迟启动甚至无法启动，都会引起男性体内一系列内分泌代谢失衡。

流行病学调查显示，中国男孩青春期启动的中位年龄是10.55岁（95% CI 10.27—10.79岁）。青春期启动异常包括性早熟和青春期延迟。由于受到遗传背景、经济、文化等诸多因素的影响，青春期启动及随后所持续的时间，在不同的地区和种族之间存在一定的差异。一般来说，男孩9岁前出现明显的第二性征发育，应考虑男性性早熟。男性年龄达到14周岁或同龄男孩人群青春发育平均年龄2.0～2.5SD以上时，若无睾丸体积

明显增大迹象和（或）第二性征发育的征兆，则应该考虑男性青春发育延迟。在男性青春发育异常疾病中，性早熟相对少见，以青春发育延迟多见。

1. 青春期启动异常对性激素的影响

随着青春期的临近，GnRH 脉冲幅度增加，循环中 LH 与 FSH 的脉冲幅度增加，从而刺激性腺产生性激素，最终刺激精子形成。在男性，LH 刺激睾丸间质细胞产生睾酮，局部高浓度的睾酮刺激曲细精管发育，使睾丸体积增大。FSH 会刺激曲细精管进一步生长，更进一步增加睾丸体积。睾酮还可诱发阴茎生长、声音低沉、毛发生长和肌肉增加。

在青春发育延迟甚至青春期无法正常启动的男性患者中，GnRH 缺乏会导致 LH 和 FSH 分泌延迟或不足，使男性雄激素分泌延迟或不足，以及精子形成延迟或无法产生精子。因此，相对于正常人的青春期内，青春发育延迟的男性患者雄激素的合成受阻，低雄激素导致体内其他激素代谢紊乱。

在性早熟的男性中，按照病因分类可分为中枢性性早熟、外周性性早熟。中枢性性早熟的患者是由于 HPG 轴过早激活导致的。虽然青春期发动提前，但青春期事件的模式和出现顺序通常正常。这些男性儿童表现为 LH 和 FSH 达青春期水平，睾丸、阴茎增大和阴毛生长。男性外周性性早熟不依赖下丘脑和垂体功能，是由于睾丸或体内其他器官（如肾上腺）异常分泌过多的雄激素，或是从体外大量地摄入外源性雄激素，进而出现第二性征发育。综上，性早熟患儿体内的雄性激素水平在青春期前就达到了青春期水平，雄激素水平过高影响其他激素的代谢。

2. 青春期启动异常对骨代谢的影响

在正常青春期阶段，性腺激素增加将会刺激成骨细胞的活性，显著增加骨密度。雄激素有利于男性骨膜的形成，并维持骨小梁的质量和完整性。在细胞水平上，雄激素通过抑制细胞因子 IL-6 的水平，从而延长成骨细胞的寿命。此外，雄激素刺激成骨祖细胞的增殖和成熟成骨细胞的分化。在分子水平上，雄激素通过增加转化生长因子 -β（TGF-β）mRNA 的水平，提高成骨细胞对成纤维细胞生长因子和胰岛素样生长因子 2（IGF-2）的敏感性，促进成骨细胞增殖和分化。雄激素也可以通过增加破骨细胞抑制因子来下调破骨细胞的形成和骨吸收。这些雄激素功能的最终结果导致骨形成的增加。雌激素在男性体内由雄激素通过芳香化酶转化而来，对于维持骨形成和骨吸收之间的平衡至关重要。在细胞层面，雌激素通过上调 Fas 配体（Fasl）的表达来抑制破骨细胞的形成。此外，雌激素通过增强破骨细胞活性抑制因子 TGF-β、OPG 的表达，以及降低破骨细胞活性激活因子 RANKL 的表达，抑制破骨细胞的活性。同时，青春期升高的性激素浓度（尤其是雌激素）会刺激生长激素（GH）的产生，从而导致 GH/ 胰岛素样生长因子 1（IGF-1）轴的激活，进一步促进骨骼生长。

在青春发育延迟男性中，延迟或缺乏雄激素的作用会对骨代谢的健康产生长远的影响。青春发育延迟及性腺功能减退的男性骨密度值显著低于青春期正常的男性，发生骨折的风险增加。有研究表明，在成年男性中，青春期启动每增加 1 年，青春期上肢骨折概率就会增加 39%。青春发育延迟的男性大多都伴有雄激素缺乏，雄激素向雌激素的转化受到抑制，雌激素缺乏引起骨吸收增加，骨质快速流失。而在性早熟的男性中，性腺激素分泌的增加加快了身高的增长速度、躯体的发育与骨骼成熟的速度，并且由于过早骨骺闭合，导致出现成年终身高变矮。从分子机制的角度上来说，早熟的男性患儿雄激素分泌过多，导致外周雄激素芳香化酶转化为雌激素的水平增高。雌激素刺激 GH-IGF-1 轴，促进和加速生长的同时，也加速生长板衰老、生长板软骨细胞增生性衰竭及干 - 骺迅速融合。因此，性早熟患儿身高出现高小孩 - 矮大人的现象。

3. 青春期启动异常对糖类、脂质代谢的影响

在正常青春期发育阶段，青春发育延迟的男性体内雄激素水平降低，而性早熟患儿体内的雄性激素水平不适当升高，两者都将影响糖类、脂质、蛋白质的代谢。

对于青春期缺失的永久性性腺功能减退的男性患者，持续的低血清雄激素水平会导致脂肪增加，胰岛素抵抗，肌肉质量和力量下降。雄激素作用于控制代谢途径的机制尚不完全清楚。但是，越来越多的细胞、动物和临床研究证据表明，雄激素在分子水平上控制着参与糖酵解、糖原合成及脂质和胆固醇代谢的重要调节蛋白的表达。在脂质代谢方面，血清低睾酮水平与高浓度低密度脂蛋白水平、高三酰甘油水平相关。性腺功能减退的男性患者经过雄激素替代治疗后，血清三酰甘油显著降低，血清低密度脂蛋白水平显著升高。因此，雄激素水平低下会导致血脂升高。在糖代谢方面，雄激素在涉及胰岛素作用的主要组织（包括肝脏、肌肉和脂肪）中的作用不同，其对糖代谢的调节作用复杂。雄激素水平低下可通过增加脂蛋白脂酶活性，并刺激多能干细胞分化为成熟脂肪细胞，从而促进脂肪细胞中三酰甘油的存储，外周脂肪细胞质量增加，分泌脂肪细胞因子（TNFα、IL-6 和瘦素），导致胰岛素抵抗。IL-6 和 TNFα 抑制肝组织中胰岛素受体底物（IRS1）的正常酪氨酸磷酸化和下游信号转导，从而降低胰岛素敏感性。同样，TNFα 通过 IRS1 降解和抑制胰岛素信号转导来促进骨骼肌的胰岛素抵抗。因此，雄激素水平低下会导致胰岛素抵抗及血糖升高。

（朱伊祎　伍学焱）

（二）性发育异常对内分泌代谢的影响

1. 雄激素不敏感综合征

雄激素不敏感综合征（androgen insensitivity syndrome，AIS）是一组与雄激素受体（androgen receptor，AR）缺陷有关的 X 连锁遗传性疾病，占原发闭经的 6%～10%，染色体为 46，XY。临床表现极不均一，可从单纯的男性乳腺发育到完全女性外观。由于睾酮的中枢和外周作用同时缺陷，促黄体生成素（LH）及血清睾酮（T）水平均高于正常，但缺乏相应的雄性化临床表现。AIS 主要分为两大类：①完全性雄激素不敏感综合征（complete androgen insensitivity syndrome，CAIS），外生殖器完全为女性，双侧隐睾，阴道短小、盲端，无子宫及输卵管。自幼均按女性生活，在婴幼儿期个别患者可因大阴唇或腹股沟包块而就诊，行疝修补术时发现疝内容物为睾丸。成年后临床表现较为一致，原发闭经、女性体态，青春期乳房发育但乳头发育差，阴毛、腋毛无或稀少，女性外阴，大小阴唇发育较差，阴道呈盲端，无宫颈和子宫，人工周期无月经。性腺可位于大阴唇、腹股沟或腹腔内。患者常因原发闭经或大阴唇、腹股沟包块就诊。在胚胎期，AIS 患者睾丸质细胞分泌的睾酮由于雄激素受体异常，不能刺激沃尔夫管发育形成男性内生殖器，双氢睾酮对泌尿生殖窦和外生殖器不起作用而导致分化成阴道下段与女性外阴。睾丸支持细胞能分泌正常 MIF，米勒管被抑制而没有输卵管、子宫、宫颈和阴道上段。到达青春期后，由于完全缺乏雄激素的抑制，少量的雌激素即可导致乳房发育与女性体态。研究发现 AIS 患者对雌激素的敏感性是正常男性的 10 倍。②部分性雄激素不敏感综合征（partial androgen insensitivity syndrome，PAIS），此类患者的临床表现范围变化极大。与 CAIS 的主要区别在于后者有不同程度的男性化，外生殖器呈两性畸形，多为男性表型，但有尿道下裂，小阴茎，隐睾，输精管、附睾发育不良。青春期有阴毛、腋毛发育。PAIS 患者青春期亦可有乳房发育，LH、T 明显升高，FSH 正常或轻度增高。

据报道，CAIS 患者，特别是未进行睾丸切除术的患者，比正常男性和女性受试者更容易出现肥胖和胰岛素敏感性异常。由于 AIS 是罕见

病，描述 AIS 患者代谢特点的人群数据较少，然而，AIS 主要是 AR 缺陷所致，AR 对于代谢稳态的影响，相关基础研究较多。AR 在全身各个器官中几乎无处不在，并在大量生理和病理过程中发挥多种作用。大脑尤其是下丘脑及肝脏的 AR 似乎参与了胰岛素敏感性和葡萄糖稳态的调节。

众所周知，男性性腺功能低下患者瘦体重和肌肉力量减少、脂肪量增加、骨质疏松症发生率高。补充雄激素可改善这些并发症，提示雄激素信号减少在代谢异常的并发症发生中发挥重要作用。早期对雄性雄激素受体敲除（ARKO）小鼠的研究表明，体内白色脂肪组织增加。随着体重的增加，雄性 ARKO 小鼠在高龄时会出现高胰岛素血症、高瘦素血症、高血糖症、低脂联素血症，血清三酰甘油和游离脂肪酸水平升高，糖耐量减低，用双氢睾酮（DHT）提升这些 ARKO 小鼠体内雄激素水平后，这些代谢异常的参数变化并没有被逆转，提示代谢相关的异常表型是由于 AR 功能丧失所致。相反，雌性 ARKO 小鼠肥胖和胰岛素抵抗出现的概率较小，提示雄性和雌性之间对雄激素 AR 信号的代谢反应是不同的。

综上所述，AIS 患者除了性发育异常的临床表现外，尽管体内有较高水平的睾酮，较易出现糖脂代谢的异常，主要是由于 AR 缺陷，雄激素不能发挥代谢保护作用所致。

2. 5α– 还原酶缺陷症

5α– 还原酶缺陷症主要是由于睾酮在靶组织转化缺陷所致，为常染色体隐性遗传病。因睾酮不能转化为双氢睾酮（DHT），致使尿生殖窦和前列腺等依赖 DHT 的组织发育障碍，患者出生时有不同程度的外生殖器畸形，主要为阴囊型或会阴型尿道下裂，小阴茎，阴道盲端，可有隐睾。青春期患者男性化表型逐渐明显，如喉结显现、变声、阴茎增粗、睾丸增大等，但体毛稀少，前列腺萎缩。血清 T 可在正常范围，T/DHT 比值增加，经 HCG 兴奋后比例可进一步增加，LH、FSH 正常或轻度增高。

糖皮质激素（glucocorticoids，GC）通过高亲和力的糖皮质激素受体（glucocorticoid receptors，GR）调节肝脏和脂肪组织中糖代谢和脂肪分解等基因表达和蛋白质合成的途径，从而诱导其生理反应。在组织特定的水平上，尤其是在肝脏内，GC 被一系列酶清除，包括 A 环还原酶（5α– 还原酶 1 型和 2 型及 5β– 还原酶）。5α– 还原酶以 2 个同工型酶（SRD5A1 和 SRD5A2）的形式存在，均具有 5 个外显子和 4 个内含子，但同源性低于 50%，并且 2 种同工型酶均在人肝脏中表达。在人类研究中，SRD5A2 被认为是清除皮质醇的主要同工型酶。研究表明，在啮齿动物模型中，SRD5A1 的敲除增加了肝脏中脂质的蓄积并增加了非酒精性脂肪肝（nonalcoholic fatty liver disease，NAFLD）的严重程度。另外，5α– 还原酶（5α–Rs）抑制药的广泛使用，包括选择性 SRD5A2 抑制药非那雄胺和非选择性（SRD5A1 和 2）抑制药度他雄胺，也侧面反映了 5α–Rs 在调节代谢中的重要作用。

5α–Rs 抑制药对代谢功能的潜在负面影响是科学和临床讨论的一个关键领域。最近的研究表明，5α–Rs 可调节糖脂代谢，抑制 5α–Rs 活性可降低 DHT 水平及糖皮质激素和盐皮质激素的清除，而抑制 5α–Rs 可能导致胰岛素抵抗增加和糖尿病。

综上所述，5α– 还原酶缺陷症为罕见疾病，较少有人群数据描述此类患者的代谢特点，根据其发病机制，5α– 还原酶缺陷症患者易罹患代谢性疾病。

3. 其他 DSD

克兰费尔特综合征（Klinefelter’s syndrome，KS）是男性最常见的性染色体异常疾病，也是男性原发性性腺功能减退的最常见病因。KS 除了性腺功能减退的临床表现外，在其青春期启动后，肥胖、代谢综合征（MetS）、2 型糖尿病（T_2DM）等代谢性疾病的患病率明显增加，具体的相关内容详见下文。

人类 *NR5A1*（*SF-1*）基因突变会导致 46, XY DSD，具有广泛的表型变异性，很少引起肾上腺功能不全，尽管 SF-1 是许多参与类固醇生成基因的重要转录因子。此外，*Sf-1* 基因敲除小鼠会随年龄增长而肥胖。肥胖可能是通过脑源性神经营养因子（BDNF）的 Sf-1 调节活性来介导的，而 BDNF 是腹侧下丘脑能量平衡的重要调节剂。

（刘彦玲　秦贵军）

（三）男性不育对内分泌代谢的影响

世界卫生组织（world health organization, WHO）将男性不育（male infertility）定义为育龄夫妻在 1 年内有正常性生活且未采取避孕措施，由男方因素所导致的女方未能自然怀孕。男性不育症不是一种独立的疾病，而是由某一种或多种疾病与因素造成的结果，不孕不育的发病率大致为 15%，其中男女因素各占 50%。

WHO 推荐男性不育病因诊断可分为 4 大类 16 小类，可归纳为：①性功能障碍性不育；②性功能正常，精子和精浆检查异常性不育；③具有肯定病因而使精液质量异常的男性不育；④其他表现为精液质量异常，但没有肯定病因的男性不育。我国男科医学专家根据疾病特征、干扰因素和影响生殖环节的不同制订了《中国男科疾病诊断治疗指南与专家共识》，将男性不育分为睾丸前、睾丸和睾丸后 3 个因素，病因不明的称为特发性男性不育。男性不育跟内分泌疾病有着千丝万缕的联系，一方面许多男性不育疾病发生和发展过程可导致内分泌系统稳态的失衡及代谢异常，如卡尔曼综合征（Kallmann syndrome）、帕－魏综合征（Prader-Willi syndrome）、努南综合征（Noonan syndrome）、克兰费尔特综合征（简称克氏综合征）等。另一方面，许多内分泌疾病或内分泌功能紊乱可引起男性生育障碍，如高催乳素血症（hyperprolactinemia）、糖尿病（diabetes mellitus）、甲状腺疾病（thyroid disorders）、肾上腺皮质功能减退症（adrenal insufficiency）等。以下将对男性不育疾病对内分泌系统的影响进行阐述。

1. 男性不育与内分泌关系及相互影响

男性生殖受下丘脑－垂体－性腺（HPG）轴反馈调节，GnRH 诱导垂体产生 LH 和 FSH。LH 刺激 Leydig 细胞分泌睾酮（testosterone, T）和胰岛素样因子 3（insulin-like factor 3, INSL3）等，FSH 促进支持细胞产生雄激素结合蛋白(androgen binding protein, ABP)，ABP 与 T 结合，可维持曲细精管局部 T 的高浓度，睾丸内众多激素及调控因子共同作用于 Sertoli 细胞，诱导和维持精子发生。因此，不育因素很重要的一方面就是这些生殖内分泌激素的紊乱。

睾丸是垂体促性腺激素的靶器官，其内分泌功能和性功能受垂体 LH 和 FSH 等的调节，同时，睾丸分泌的睾酮和抑制素对 LH 和 FSH 也有反馈调节作用。一方面，这些生殖器官分泌的激素会引起机体内分泌疾病，如高催乳素血症、糖尿病、甲状腺疾病、Cushing 综合征、肾上腺皮质功能减退症、性腺疾病等。另一方面，这些疾病同样可导致男性不育的发生：①甲状腺功能减退症可引起不同程度的睾酮产生减少，导致性功能障碍、性欲减退、少精症等，甲状腺功能亢进患者可引起性激素结合蛋白（SHBG）水平升高，由于睾酮（T）与 SHBG 结合增加，血中游离睾酮水平下降，患者会出现性欲减退，睾丸生精功能障碍，个别甲状腺功能亢进者还会有乳腺发育。②肾上腺与性腺同样关系密切，两者均具合成类固醇激素（steroid hormone）的能力，而且具有合成激素共同的前体物质的能力，肾上腺皮质功能减退症（Addison 病）患者因自身免疫性或结核等原因破坏了肾上腺皮质功能，导致糖皮质激素功能不足，可引起蛋白质、糖、脂肪、电解质代谢紊乱，另外肾上腺皮质网状带破坏可引起性功能下降，雄激素水平降低，从而影响生育。Cushing 综合征患者可由于压迫垂体促性腺激素细胞，引起 LH 和 FSH 分泌不足，Leydig 细胞退化和曲细精管纤维化，造成精子生成障碍导致不育。③研究表明，糖尿病患者的性腺功能障碍发生早且发生率高，其主要因素可能是糖尿病性神经病变、血管性病变所致。有研究表明，糖尿病患者病史超过 7 年约有 50% 出现不育。④此外，高催乳素血症能够通过干扰 GnRH 的脉冲释放而使促性腺激素脉冲消失，对精子形成和精子发生有负面影响。另外，许多物质的代谢异常、内分泌功能紊乱和精神因素均可引起患者生育障碍。因此，男性生殖系统与内分泌系统相互影响、相互协作，共同调控着人类生殖内分泌系统的稳态。

2. 垂体性不育对内分泌的影响

垂体是下丘脑－垂体－睾丸轴的枢纽，中华男科协会在 2016 年《中国男科疾病诊断治疗指南与专家共识》中，将垂体性不育分为 3 类：①垂体功能不足（由于肿瘤、感染、硬死、手术、放射、浸润和肉芽肿性病变等影响垂体功能所致）；②高催乳素血症；③内源性或外源性激素异常。其中垂体瘤（pituitary adenomas）是常见垂体不育病因，可导致男性发育障碍、性功能障碍及不育，表现为外生殖器、睾丸发育不良，第二性征缺乏。垂体腺瘤性男性不育属性功能障碍性男性不育症，按照分泌功能，可分为促甲状腺激素（TSH）腺瘤、促肾上腺皮质激素（ACTH）腺瘤、生长激素（GH）腺瘤、催乳素瘤（PRL）、促性腺激素（Gn）腺瘤、无功能腺瘤和混合性腺瘤等，在此不做一一赘述。

3. 克兰费尔特综合征对内分泌的影响

克兰费尔特综合征（KS）在男性不育中占 3%～4%，KS 是高促性腺激素性性腺功能减退症的典型代表，常见核型为 47，XXY，余为 48，XXXY、49，XXXXY 等，患者通常身材较高大，睾丸体积小、激素检测 FSH 及 LH 明显升高，T 稍低或正常，伴有不育。

KS 患者青春期以后会伴有 Sertoli 细胞功能障碍和 Leydig 细胞功能障碍，睾丸曲细精管纤维化和玻璃变性随年龄增加而逐渐进展。KS 患者睾丸组织显微镜检查常可见精子发生缺乏，Wikstrom 等发现仅 50% 围青春期 KS 男孩睾丸中有生殖细胞。成人 KS 患者睾酮分泌常常受损，雌二醇水平升高或正常，T/E_2 比值改变，FSH、LH 明显升高，血清抑制素 B 和抗米勒管激素（AMH）检测不到，这些激素的变化引起下丘脑－垂体－性腺轴内分泌功能的紊乱，严重者可引起下丘脑－垂体轴系统性全身内分泌紊乱，如促性腺激素、甲状腺激素、促肾上腺皮质激素、催乳素等相关内分泌激素改变。相关研究报道，克氏综合征是乳腺癌发病的独立危险因素，KS 患者发生乳腺癌的风险为正常人群的 4～30 倍，克兰费尔特综合征患者睾丸间质细胞受损，使血清睾酮水平降低、抑制素分泌减少，从而干扰垂体促性腺激素的负反馈，使血清 FSH 水平升高，有研究发现，乳腺癌患者的血清 FSH 水平与人表皮生长因子受体 2（human epidermal growth factor receptor 2，HER2）及血清癌胚抗原（carcinoembryonic antigen，CEA）表达情况密切相关，高水平的 FSH/FSHR 可能是克氏综合征患者发生乳腺癌的致病因素。

4. 精索静脉曲张对内分泌的影响

精索静脉曲张（varicocele，VC）是精索静脉回流受阻而扩张或静脉瓣膜功能紊乱使血液反流致精索内蔓状静脉丛异常扩张、伸长和迂曲的渐进性疾病，可伴有同侧睾丸生长发育障碍、疼痛和不适、男性生育力低、性腺功能减退症。

精索静脉曲张的发生和性激素的分泌紊乱亦有一定的相关性。精索静脉曲张可对睾丸中具有内分泌功能的支持细胞、间质细胞产生影响，干扰支持细胞和间质细胞的正常分泌功能，从而打破下丘脑－垂体－睾丸轴的正常调控平衡状态，导致睾丸抑制素等分泌异常，导致生殖内分泌紊乱，以至干扰了精子的发生和成熟。研究表明，精索静脉曲张患者的血液中肾上腺素、去甲肾上腺素、多巴胺较正常明显升高，且升高的幅度与静脉曲张的严重程度成正比，这些升高的激素很大可能使 VC 患者患糖尿病、高血压和心脏病的风险增高，同时这些激素还能造成儿茶酚胺类、5-TH 等激素改变，从而引起睾丸血管过度收缩，直接影响睾丸血供，造成精子生成障碍。另有文献报道，VC 患者总体上外周 PRL、LH 无明显变化，但 FSH 及 E_2 水平升高，睾丸组织内抑制素 B 及睾酮下降，这些变化的激素同样可造成下丘脑 – 垂体轴内分泌功能的紊乱。

5. 努南综合征对内分泌的影响

努南综合征（Noonan syndrome，NS）是一种常染色体显性遗传病，是一种遗传性多系统疾病，曾命名为男性特纳综合征（male Turner syndrome）、假性特纳综合征等，NS 患者可存在各种内分泌激素问题，青春期可能延迟，生育力也可能下降，60%～80% 的努南综合征患者有精子发生不足，部分患者为严重少精子或无精子症。

生长激素不足（growth hormone deficiency，GHD）是 NS 患者最典型的内分泌疾病表现，生长激素（GH）分泌主要来自腺垂体，GH 通过肝脏细胞会转变为胰岛素样生长因子，GH 和胰岛素样生长因子共同作用于长骨远端，促进长骨增长，在 GH 不足的情况下会导致长骨生长受阻，导致骨龄延迟、身材矮小等临床症状，NS 患者成年男性平均身高 161cm。关于 NS 患者 GH 分泌状态的报道不太一致，伴有 GH 缺乏的比例在 40% 左右。另外，NS 患者可伴有神经分泌功能障碍、生长激素抵抗等情况。NS 患者可见甲状腺自身抗体阳性，但甲状腺功能减低的发病率较正常人群无显著增高。NS 患者还可能有原发性 Sertoli 细胞功能障碍，当睾丸发育不全时可有睾酮水平降低，LH 和 FSH 水平增高，从而影响生殖内分泌的稳态。不足 1/3 的 NS 患者可有凝血因子缺乏、血小板功能障碍和其他凝血病，还可伴有先天性心脏病、肾畸形、屈光误差、淋巴系统畸形、异常色素沉着等疾病。合理针对 NS 患者内分泌异常情况，定期补充 GH 及相关激素，可有效治疗和改善其相关临床症状。

综上所述，男性不育与内分泌疾病之间存在千丝万缕的联系。一方面许多男性不育疾病发生和发展过程中，可导致内分泌系统稳态的失衡及代谢异常；另一方面，许多内分泌疾病或内分泌功能紊乱可引起患者生育障碍。熟悉下丘脑 – 垂体 – 性腺轴反馈调节系统，掌握男性内分泌与不育症的相关性，针对男性不育疾病相关内分泌特点，给予相应激素补充及干预治疗，可有效改善男性不育及临床并发症。

（李　刚　孙莹璞）

（四）男性更年期综合征对内分泌代谢的影响

男性更年期综合征（male andropause syndrome）是以性功能减退和雄激素缺乏为特征的一组与年龄相关的临床和（或）生化综合征。是人体由成熟走向衰老的过渡期，对机体多种组织和器官（骨骼、脂肪组织、肌肉、造血系统、脑和皮肤）的功能均带来不利影响，严重影响着男性的生活质量。韩国一项对迟发性性腺功能减退症的患者进行调查发现，40—70 岁的男性 64.6% 患男性更年期综合征，男性性功能障碍的患者中，可达 71%，而我国尚缺乏相关数据。

男性更年期综合征的临床症状多样，概括起来可归纳为 3 类：①身体特征的变化，如腹部肥胖、肌肉质量和强度降低、骨矿物质密度降低、体毛减少和皮肤改变；②情绪变化，抑郁、注意力和认知功能下降及容易疲劳；③性功能下降，性欲和勃起功能下降。

男性更年期综合征病因复杂，可能与衰老导致的体内众多激素水平改变、相关的伴随疾病、精神心理、环境等因素均相关，但睾酮部分缺乏是造成男性更年期综合征的重要原因，睾酮与多种内分泌代谢疾病互为因果、相互影响。本文主要介绍低睾酮水平对其他内分泌疾病的影响及更年期患者补充睾酮后对相应内分泌代谢疾病的影响。

1. 低睾酮水平与糖代谢异常

多项横向、前瞻性研究和流行病学调查显示低睾酮水平是 2 型糖尿病的独立危险因素。即使排除肥胖等干扰因素外，游离和生物可利用睾酮水平低的男性易患糖尿病。如 Grossman 等在比较 580 名 2 型糖尿病和 69 名 1 型糖尿病男性患者时发现，总睾酮水平和游离睾酮水平降低在 2 型糖尿病患者中的发生率为 43% 和 57%，在 1 型糖尿病患者中则为 7% 和 20.3%。同时，有限的证据显示，2 型糖尿病患者应用睾酮治疗后可以改善胰岛素抵抗和降低空腹血糖。对于 1 型糖尿病男性患者，同时应用雄激素治疗能够减少胰岛素的用量。

低睾酮对糖代谢的影响体现在以下方面：①总睾酮水平下降 2～3nmol/L 与糖尿病、代谢综合征相关性最强；但由于这个水平的睾酮在其他慢性疾病中也很常见，如慢性肺部疾病、HIV/AIDS 和肾功能不全，所以推测中等水平的睾酮降低有可能只是慢性疾病的一种非特异表现。②与游离睾酮相比，总睾酮与糖尿病、代谢综合征的总体相关关系更强，提示 SHBG 起重要作用，因为总睾丸激素变化与 SHBG 相平行。③男性更年期综合征的糖尿病患者常合并肥胖，特别是腹型肥胖。有研究显示，调整后腰围影响后，低睾酮和糖尿病的关系会削弱，暗示着腹部脂肪的作用。但也有相悖观点指出，与睾酮和糖尿病关系比较大的应该是内脏脂肪，单纯矫正脂肪有可能存在过度矫正。目前争议主要在于总睾酮、游离睾酮和性激素结合球蛋白（SHBG）在其中的作用。

2 型糖尿病合并男性更年期综合征时，更年期综合征的症状评分（PSQI、SDS、IIEF 和 IPSS）更高，睡眠障碍、抑郁和勃起功能障碍（ED）更明显，糖尿病的并发症糖尿病肾病、神经病变或合并其他疾病如心血管疾病、肥胖、脂代谢紊乱会加重上述结果，特别是 ED。

2. 低睾酮水平与血脂代谢异常

通过 RT-PCR 等技术证实，雄激素受体（AR）在人体脂肪组织中的基质细胞与脂肪细胞中均有表达，并且分布有组织差异，如内脏脂肪比皮下脂肪表达增多。睾酮可以通过脂肪组织中存在的睾酮受体直接参与脂肪的代谢。多项研究显示，血清中睾酮水平和总胆固醇、低密度脂蛋白、三酰甘油水平之间存在负相关，与高密度脂蛋白水平呈正相关，在接受去势治疗的前列腺癌患者中也可以观察到该现象。同时也发现补充睾酮后可明显降低血脂，并改善血脂代谢异常。

关于睾酮对血脂作用的具体机制现在还不是很清楚。有基础研究发现肝脏睾酮能够激活脂蛋白酯酶（LPL），LPL 是肝脏脂蛋白代谢关键酶，激活后可促进游离脂肪酸（FFA）向外周的转运，进而减少胆固醇和低密度脂蛋白胆固醇酯的合成。LPL 同样也是清除富含三酰甘油脂蛋白的限速酶，所以当雄激素水平不足时，肝脏容易出现脂质代谢紊乱，诱发潜在脂肪肝风险。Langer C 等发现，睾酮可能与清道夫受体（SR-B1）和肝脂肪酶（HL，可水解 HDL 表面的磷脂，方便 SR-B1 对 HDL 的选择性摄取）作用，从而发挥抗粥样硬化的作用。其他可能的机制包括对胰岛素抵抗或中心性肥胖的调节作用，以及对脂联素、瘦素的作用等。

3. 低睾酮水平与甲状腺疾病

睾酮对甲状腺疾病的影响研究少之又少，有限的资料显示睾酮是甲状腺疾病的保护因素。前列腺癌接受去势手术后 TSH 水平升高和 FT_4 水平降低，去势大鼠动物研究发现，接受睾酮治疗会使甲状腺肿大缩小，FT_4 水平不易降低。机制之一是睾酮引起 TBG 下降，直接效应是升高游离甲状腺激素水平，从而引起 TSH 轻微下降。

睾丸 Leydig 细胞中无甲状腺激素受体，但甲状腺表达 AR，睾酮可以上调大鼠甲状腺的 AR 引起甲状腺细胞增殖。桥本甲状腺炎女性发病率明显高于男性，但男性合并原发性甲状腺功能减退症的患者中，62.5% 是桥本甲状腺炎，睾酮水平较低。而男性桥本甲状腺炎患者，接受睾酮治疗后，TPOAb 滴度减少，提示睾酮对男性桥本甲状腺炎的发生是保护因素，甲状腺结节研究中也有类似发现。

另外，甲状腺功能亢进时，过量的甲状腺激素对下丘脑 – 垂体 – 性腺轴的功能会产生影响。研究报道男性甲状腺功能亢进症患者血睾酮明显高于正常人，可能机制如下：①甲状腺激素促使性激素结合球蛋白增加，促使合成更多的 T，同时 T 代谢清除率下降；②甲状腺激素可启动 Leydig 干细胞分化增殖，促进成熟 Leydig 细胞分泌 T 等类固醇激素。

4. 低睾酮水平与肾上腺疾病

生理学研究中，更年期综合征动物（摘除睾丸的雄性啮齿动物）模型证实雄激素对下丘脑 – 垂体 – 肾上腺轴活性有抑制作用。雄性大鼠去势后下丘脑促皮质激素释放激素（CRH）分泌增加，POMC 基因表达增加，垂体分泌 ACTH 增加引起血中皮质醇升高。但同时发现肾上腺皮质束状带细胞空泡化，分泌皮质醇能力下降，可能是睾酮对肾上腺皮质束状带的直接抑制作用和下丘脑 – 垂体过度刺激所致。而补充睾酮后可以逆转上述现象。

肾上腺皮质分泌的糖皮质激素（大鼠体内是皮质酮）能抑制睾丸 Leydig 细胞中睾酮合成，这是一个经糖皮质激素受体介导的对 Leydig 细胞直接作用的过程，其结果是导致 LH 受体表达减少及睾酮生物合成酶活性降低。

5. 低睾酮疾病与骨代谢疾病

睾酮的生理作用为保持肌肉的强度和质量、维持骨骼密度和强度。睾酮对骨量的影响有以下方面：睾酮可以转化为雌激素，从而抑制破骨细胞活性，增强骨吸收；通过转化为双氢睾酮，增强成骨细胞活性，促进骨沉淀。睾酮对肌肉容积和力量的影响有，睾酮水平下降后，肌肉力量减弱，从而产生虚弱和疲劳。一些研究表明，在性腺功能低下的男性中，睾酮可维持肌肉含量，减少脂肪含量。但雄激素是否增加正常性功能男性的肌肉容积和力量，目前尚无定论。

一般认为雄激素与成骨细胞的分化有关，而雌激素可能与调节骨吸收有关。T 能转化为 E_2，使雌激素受体活跃，E_2 通过刺激成骨细胞分泌具有激活成骨细胞、增加 BMD 作用的促生长因子，加速软骨成长为骨。

（刘艳霞　秦贵军）

三、女性生殖激素的临床应用对内分泌代谢的影响

为治疗因下丘脑 – 垂体 – 性腺轴异常导致的妇科内分泌疾病和肿瘤，恢复女性正常生殖内分泌功能，生殖激素的临床应用已成为妇科内分泌治疗的重要组成部分。女性生殖激素药物包括促性腺激素释放激素制剂、促性腺激素制剂、雌孕激素制剂、促排卵药物、避孕药物等，但如何正确使用生殖激素，降低或增加生殖激素对内分泌代谢性疾病的影响，仍需大量临床研究的证据与验证。

（一）GnRH 制剂

GnRH 是下丘脑分泌的神经激素，可促进 LH 和 FSH 释放，对生殖调控其重要作用。GnRH 制剂包括促性腺激素释放激素激动药（gonadotropin releasing hormone agonist，GnRH–a）和促性腺激素释放激素拮抗药（gonadotropin releasing hormone antagonist，GnRH–ant），已经广泛应用于生殖医学、子宫内膜异位症、子宫肌瘤及乳腺癌等疾病的诊治。

GnRH 激动药在模拟生理性 GnRH 脉冲性节律给药时，与垂体 GnRH 受体结合，促进 FSH 和 LH 释放，持续应用可抑制垂体促性腺激素和卵巢性激素的合成与释放。在辅助生殖过程中，GnRH–a 对垂体的抑制作用会导致内源性 LH 不

足，使黄体期体内孕激素水平低下，并且即使在卵泡期停用 GnRH-a 能够部分恢复黄体期的 LH 水平，也不能增加孕激素的生成。

GnRH 拮抗药通过竞争性结合 GnRH 受体，抑制内源性 GnRH 分泌，促进 LH 脉冲式释放节律恢复正常，改善 LH/FSH 比值，提高发育卵泡对促性腺激素的敏感性，达到促排卵的作用。GnRH 拮抗药还可通过下调和脱敏作用有效抑制多囊卵巢综合征患者的高雄激素血症和遏制高 LH 高脉冲频率，提高排卵率及妊娠率，同时减少卵巢过度刺激综合征（OHSS）的发病率。

GnRH 作为体内重要的生殖调节激素，可通过对性腺激素的调节影响葡萄糖代谢。有研究报道，接受长效 GnRH 类似物治疗后，体外受孕的孕妇妊娠糖尿病的发病率显著增高。在较早的一项前瞻性临床试验中发现，接受 GnRH 类似物治疗的女性脂蛋白水平发生了改变，TC、HDL、TG 的水平显著增加，而 LDL 的水平保持不变。高彬等研究发现，GnRH 类似物在一定浓度时能促进大鼠回肠 L 细胞胰高血糖素的分泌，而在体外培养回肠组织过程中发现，培养液随着 GnRH 浓度的增加呈现出胰高血糖素分泌逐渐增加又减少的特点，提示 GnRH 对胰高血糖素的分泌存在双向调节作用。

（二）促性腺激素制剂

促性腺激素促进卵巢内卵泡的生长、发育、成熟、排卵和性激素分泌，维持女性正常的生殖内分泌功能。常用的促性腺激素类药物为含有 FSH 和 LH 的单一成分或 2 种成分组合，包括人绝经期促性腺激素（human menopausal gonadotrophin，hMG）、人绒毛膜促性腺激素（HCG）、高纯度 FSH（highly purified follicle stimulating hormone，HP-FSH）和基因重组 FSH（recombinant follicle stimulating hormone，rFSH）。促性腺激素制剂主要用于治疗克罗米芬抵抗或下丘脑－垂体低促性腺激素性性腺功能减退性疾病，如辅助生殖、下丘脑－垂体功能紊乱、多囊卵巢综合征、高催乳素血症等。

在辅助生殖过程中，皮下注射 rFSH 可促进卵泡颗粒层细胞分化增生，促使卵巢发育成熟，促进排卵；可通过调控卵巢分泌 E_2，促使卵泡颗粒细胞黄体化，增加卵泡内孕酮含量，促进卵子排出。另有研究发现，使用高剂量的促性腺激素可诱发卵巢过度刺激综合征，并可能伴有肝功能异常。若联合来曲唑或克罗米芬使用，可增加卵巢对促性腺激素的敏感性，降低促性腺激素用量。

Brizzi 等在接受促性腺激素促排卵的患者中连续测定脂质和载脂蛋白浓度发现，HCG 给药当天 HDL 和载脂蛋白 A_1 浓度显著升高并 2 周内恢复到基线值，第 15 天 LDL、TG、载脂蛋白 B、脂蛋白（a）明显升高，且脂蛋白（a）与血清孕酮浓度呈正相关。

（三）雌孕激素制剂

雌孕激素制剂在妇科内分泌疾病治疗中具有重要地位，主要应用于调节月经周期、避孕、闭经和围绝经期激素替代治疗等。在使用雌孕激素制剂时，其安全性也受到广泛关注。

研究发现，雌孕激素制剂的不同类型及给药方式对糖代谢有不同影响，经皮植入雌孕激素途径不影响葡萄糖和胰岛素水平，口服途径易导致糖耐量受损，同时引起血浆胰岛素反应性升高。血脂紊乱也是代谢性疾病发生的危险因素，血脂主要由血中 TC、TG、HDL、LDL、载脂蛋白 A_1 及载脂蛋白 B 等组成，雌激素成分经口服可促进 HDL 和 VLDL 的合成，而使 LDL 水平下降，并降低循环中总胆固醇水平，但也可增加三酰甘油的水平，因此对以 TG 明显升高为主的血脂异常者不适用口服雌激素。孕激素的不同类型、剂量和给药方式决定了其对脂代谢的影响。研究发现 19- 去甲睾酮类孕激素，如左炔诺孕酮、炔诺酮、去氧孕烯、孕二烯酮等具有拮抗雌激素的作用，升高 LDL、TG 水平，降低 HDL 水平，增加了血脂代谢异常的风险，而螺内酯衍生物类孕激素，如屈螺酮，对脂代谢影响较小，对代谢综合征具有保护作用。

复方雌孕激素制剂对体重也有一定影响，其原因可能与雌激素促进水钠潴留，促进脂肪沉积，以及孕激素的蛋白质同化作用有关。在绝经后激素替代治疗中，雌二醇屈螺酮中的屈螺酮可将雌激素引起的水钠潴留等不良反应减至最低，对体重不产生影响。另有研究发现，绝经后激素替代治疗时，补充雌激素可通过抑制破骨细胞驱动的骨吸收和降低骨重塑率以预防绝经后女性骨质的丢失，亦可增加绝经后甲状腺激素的合成。

（四）促排卵药

克罗米芬（clomiphene，CC）为非类固醇类抗雌激素制剂，是最常用的促排卵药物，其具有弱雌激素效应，拮抗下丘脑、垂体的雌激素受体，解除雌激素对下丘脑的负反馈，刺激下丘脑促性腺激素释放激素（GnRH）释放，继而引起垂体 LH 分泌增加和诱发排卵。它也增强发育卵泡内颗粒细胞对促性腺激素的敏感性，增强芳香化酶活性和促进雌激素生成，但大剂量克罗米芬呈现抗雌激素作用，抑制 HCG 和 LH 促进卵巢性激素生成的作用。

与克罗米芬结构相似的乳腺癌治疗药物“他莫昔芬”已被证明，可通过降低脂蛋白脂肪酶和三酰甘油脂肪酶的活性升高三酰甘油的水平，因此克罗米芬也有可能导致脂代谢异常。所以对于有血脂异常危险因素的女性，应谨慎使用克罗米芬，即使是血脂正常的女性，在进行克罗米芬治疗时也应密切监测血脂水平。

来曲唑（letrozole，LE）是芳香化酶抑制药，其促排卵的机制可能为通过限制雄激素向雌激素转化，使体内雌激素相对不足，解除雌激素对下丘脑－垂体的负反馈作用，导致 GnRH 分泌增加而促进卵泡发育；在卵巢水平阻断雄激素转化为雌激素，导致雄激素在卵泡内聚集，刺激胰岛素样生长因子－1 的表达增多，提高卵巢对激素的反应性。

来曲唑是高活性的芳香化酶抑制药，可几乎完全阻断睾酮和雄烯二酮转化为雌激素，显著降低血清雌激素浓度，由于雌激素可通过增加护骨素（osteoprotegerin，OPG）和核因子 κB 受体活化因子配基（RANKL）的表达来发挥对骨的保护作用，因此，来曲唑可能会对骨代谢产生不良影响，导致骨丢失。来曲唑也可用于治疗乳腺癌。研究表明，绝经后乳腺癌患者长期服用来曲唑对血脂有不利影响，血清总胆固醇、LCL–C 和载脂蛋白 B 水平显著升高，但短期服用来曲唑以达到促排卵的目的是否影响糖、脂代谢尚未有所研究。来曲唑不影响肾上腺糖皮质激素、盐皮质激素水平和甲状腺功能。

（五）避孕

复方口服避孕药（combined contraceptives，COC）是目前全球范围广泛使用的高效避孕方法之一，是含有低剂量雌激素和孕激素的复合类固醇激素制剂。COC 除了避孕的用途外，还可用于治疗子宫内膜异位症（endometriosis，EM）、多囊卵巢综合征（PCOS）、功能失调性子宫出血、痤疮等。

随着对避孕药的深入认识，发现 COC 可以改变一系列代谢因素，包括糖脂代谢、骨代谢的相关指标。首先，COC 可能导致糖耐量降低和胰岛素抵抗增加。一项关于口服避孕药者糖代谢状况的临床试验表明，对服用口服避孕药的受试者进行 OGTT 试验，其血糖水平较未服用者增加 43%～61%，胰岛素抵抗增加 12%～40%，C 肽反应性增加 18%～40%。研究发现含有炔雌醇（ethinylestradiol，EE）和左炔诺孕酮（levonorgestrel，LNG）的复方避孕药使第二时相的胰岛素分泌增加 60%～90%，但未影响胰岛素半衰期；而含有去氧孕烯（desogestrel，DSG）的复方避孕药使胰岛素半衰期增加 28%，但不影响胰岛素分泌。因此，有糖尿病家族史或有糖尿病风险的女性，应慎用复方避孕药，尤其是含有左炔诺孕酮的配方。研究发现，目前应用的低剂量 COC 对胰岛素和糖代谢无明显影响，因此控制良好的糖尿病患者仍可服用新型 COC。

口服避孕药的临床活性由雌孕激素决定，随着 COC 中雌激素的剂量不断降低，孕激素对脂代谢的作用变得突出，第一代孕激素如炔诺酮、甲地孕酮有较高的雄激素受体亲和力，雄激素的活性高，对总胆固醇和 HDL 均有不利影响。第二代孕激素左炔诺孕酮（LNG）属于 19- 去甲基睾酮衍生物，同样具有较强的雄激素活性，含有 LNG 的口服避孕药可降低 HDL、apoA1 水平，并显著升高 LDL 水平。目前，最新一代避孕药采用了一种具有抗盐皮质激素和抗雄激素样作用的新型孕激素屈螺酮（drospirenone，DRSP），研究表明含有屈螺酮的口服避孕药优思明对脂代谢的影响较小，可升高 HDL 及 TG 水平，且对 TC、LDL 无明显影响，同时可改善由雌激素引起的水钠潴留。新型 COC 对糖代谢无明显影响，因此糖尿病控制良好的患者仍可使用新一代 COC。

COC 对骨骼的影响可能取决于初次使用的年龄。一项针对 15—19.5 岁青春期女性的前瞻性研究表明，未使用口服避孕药的女性腰椎骨密度（bone mineral density，BMD）在 18 个月内平均增加了 2%，而 COC 组的 BMD 没有显著增加。因此，使用含有低剂量雌激素 COC 的青春期女性可能会降低 BMD 增长速度，但围绝经期女性服用复方口服避孕药可能对骨骼具有保护作用。COC 还对肾上腺及甲状腺激素分泌有一定的影响，可引起血浆结合型和游离型皮质醇升高，但增加幅度低于妊娠期，服用 COC 的女性肾上腺对促肾上腺皮质激素（ACTH）反应性无明显变化。COC 中的雌激素还可增加肝脏甲状腺结合球蛋白生成，但对血浆总甲状腺素和游离甲状腺素浓度无明显影响。

（陶 弢 刘 伟）

四、男性生殖激素的临床应用对内分泌代谢的影响

男性的生殖激素（主要是男性睾酮及双氢睾酮）在促进男性第二性征发育、维持男性生育功能及各类内分泌代谢功能有着不可替代重要的作用，因此，对于各类疾病所致的男性雄性激素缺乏时，需及时予以男性生殖激素替代以维持机体的正常生理功能。现最常用的男性性激素替代方法包括：促性腺激素释放激素（GnRH）脉冲替代、促性腺激素替代、雄激素制剂替代，以下将围绕性激素替代的适应人群、常规替代方法、随访监测指标，以及男性生殖激素替代治疗对内分泌代谢的影响展开论述。

（一）GnRH 脉冲分泌替代治疗

成年男性 GnRH 脉冲分泌约为 2h 一次，可促进垂体前叶释放黄体生成素（LH）和卵泡刺激素（FSH），从而刺激性腺发育。正常生理状态下 GnRH 的半衰期只有 2～4min，因此目前用于男性替代治疗的 GnRH 类似物主要为短效 GnRH 激动药。GnRH 的脉冲替代可恢复垂体 – 性腺轴的功能，可用于任何 GnRH 缺乏但垂体性激素储备功能良好且有生育意愿的患者，包括特先天性促性腺激素功能低下型性腺功能减退症（CHH）、中枢神经系统下丘脑放射损伤、下丘脑肿瘤及炎症等疾病。

GnRH 脉冲治疗需要将 GnRH 短效激动药以微泵的形式通过皮下或静脉脉冲注射于体内，刺激垂体促性腺激素分泌，恢复垂体 – 性腺轴功能，促进睾丸间质细胞（Leydig cell）分泌睾酮和支持细胞（Sertoli cell）发育，以启动并维持男性第二性征、生精能力及正常内分泌代谢功能。目前中国医师协会推荐用于 GnRH 脉冲泵的短效 GnRH 激动药为戈那瑞林，该药物是化学合成的十肽 GnRH，静脉注射 2min 内血药浓度即达峰值，半衰期为 20min，可模拟正常的 GnRH 脉冲。

目前关于 GnRH 脉冲治疗临床疗效的证据主要集中在 CHH 患者中。国外文献一般建议 GnRH 脉冲治疗的起始剂量为每 2 小时 25ng/kg，再根据患者体内睾酮水平调整用量，直至睾酮水平达成年男性正常水平。近年来，国内很多学者将新一代 GnRH 脉冲泵用于治疗 IHH 等患者，积累了一定临床经验。瑞金医院孙首悦教授观察了 25 例 IHH 男性患者，脉冲治疗的起始剂量定义为每 90 分钟 10μg，所有患者治疗 3 个月后睾酮水平可达到成年男性睾酮水平，治疗 6 个月后男性患者的睾丸体积较前明显增大，且 6 例患者有精子生成。因此，基于国内的临床经验，中国医师协会内分泌代谢分会推荐 GnRH 脉冲治疗的剂量为每 90 分钟 10μg，并建议予以最初治疗的 3～5d 内需监测 LH 或 FSH 水平是否≥ 1U/L，若符合则提示 GnRH 脉冲治疗效果良好，可于随后每 1～3 个月随访一次，监测男性第二性征发育、性激素水平、睾丸体积及精液分析，以决定是否调整治疗剂量。在患者满足生育需求后，可停用 GnRH 脉冲泵治疗，换用其他的男性激素替代治疗方案。

值得注意的是，GnRH 脉冲治疗在不同的患者中疗效不一，目前认为影响其疗效的因素包括治疗前基线 LH 的水平、睾丸体积大小、是否隐睾、既往是否采用促性腺激素治疗、患者的基因突变类型。此外，临床中也观察到了 GnRH 短效激动剂药物耐药的现象，推测与产生 GnRH 抗体有关，但是其在患者中具体的发生率、产生机制，以及替代解决的方案仍有待进一步明确。该治疗方案的主要不良反应为局部皮肤感染、破溃及过敏等，常可通过局部消毒、增加更换针头的频率、更换埋针位置加以改善。

总的来说，GnRH 脉冲治疗对于男性 GnRH 缺乏但垂体性腺功能储备良好的患者且有生育需求时有明确的治疗疗效，可在临床中进一步推广并开展大型随机对照试验，以积累更多的经验并将治疗最优化以满足患者的治疗需求，并探讨 GnRH 脉冲治疗的临床疗效是否明显优于传统的促性腺激素联合治疗。

（二）促性腺激素替代治疗

正常生理状态下，男性进入青春期后下丘脑垂体的 GnRH 开始脉冲分泌促进垂体前叶分泌 LH 和 FSH，LH 可进一步促进男性睾丸组织内的 Leydig 细胞分泌睾酮，FSH 可进一步促进睾丸内的 Sertoli 细胞促进生精过程。因此，若各种原因导致垂体不能分泌 LH 及 FSH 时，均可予以促性腺激素替代治疗，以启动并维持男性第二性征、生精能力及正常内分泌代谢功能。促性腺激素常用的治疗包括替代 LH 的尿绒毛膜促性腺激素（HCG），以及替代 FSH 的尿 / 重组人卵泡刺激素（uFSH/rFSH）或人绝经期促性腺激素（HMG）。以上促性腺激素替代治疗并没有统一的治疗方案，目前国内外常用治疗方案为 HCG 制剂 250～2500U 每周 2～3 次，共 6 个月；再联合使用 FSH 制剂治疗，FSH 制剂（hMG 或 uFSH/rFSH）75～225U 每周 2～3 次。注射方法国内以肌肉注射的剂型为主，但国外近些来开始使用皮下注射的剂型。在治疗过程中，需根据患者的睾酮水平来调整 HCG 的注射剂量以确保患者血清睾酮水平达到成年男性正常参考范围中间值，其中 FSH 的治疗剂量则需要根据患者血清的 FSH 水平及精子数目进行调整。

目前关于促性腺激素在男性不同生长发育阶段有着不同的临床治疗经验。在男性的婴幼儿期和儿童期，主要的治疗关注点为患儿是否存在隐睾及小阴茎。研究表明，在 CHH 的患儿婴幼儿期和儿童期予以 HCG 替代治疗可有效改善患者的隐睾、小阴茎并促进睾丸发育。若采用 HCG 治疗隐睾，一般均需使用较大的剂量，有学者担忧高剂量的 HCG 可导致睾丸内生殖细胞的凋亡，影响将来的生育功能，但这一现象目前并未在经 HCG 治疗的隐睾患者中所观察到。若在婴幼儿期接受 HCG 联合 FSH 制剂治疗，可促进患儿阴茎长度及睾丸容积增加。由于睾丸容积增加与睾丸组织内的 Sertoli 细胞增加显著相关，提示该治疗方案有助于患儿在成年后提高生育能力，但仍需要大样本的随机对照临床试验及长期随访的队列研究来明确婴幼儿期和儿童期予以促性腺激素治疗的疗效及对未来生育功能的影响。

当患者进入青春期或成年后，其主要的治疗目标为诱导并促进男性第二性征发育并获得生育能力，达到理想的成年身高、正常骨量及体脂构成，以满足正常的社会心理。目前用于青春期治疗的促性腺激素方案并不统一，包括单用 HCG 或联合 FSH 共同治疗。Bistritzer 等的研究表明，与睾酮制剂每月注射 1 次的方案相比，接受 HCG 5000U 每周 1 次的治疗方案的青春期 CHH 患者睾丸体积明显增加，提示促性腺激素替代治疗除了可启动并维持男性第二性征发育以外，还可促进睾丸发育及精子生成。此外，近年有研究发现若 GnRH 严重缺乏的患者（睾丸体积＜ 4ml 或隐睾病史）在青春期间阶段预先予以 FSH 制剂治疗，可促进睾丸组织内的 Sertoli 细胞增殖，以弥补患者在胎儿后期及婴幼儿期小青春期 Sertoli 细胞的未增殖的阶段，但未来仍需要更多的多中心临床研究来评估给予 FSH 制剂预处理在 GnRH 缺乏严重的患者中的获益及性价比。

一直以来，由于 GnRH 脉冲泵的设备装置及佩戴要求高、治疗费用高，且并没有研究支持脉冲泵临床疗效显著优于促性腺激素联合治疗，大部分患者采用促性腺激素联合治疗。据报道，在不同研究中将精子数目从精子密度从 0/ml 提高到数百 / 毫升的有效率为 64%～95%，精子生成的加权平均中位数时间约为 12 个月。国内由李小英教授牵头组织了多中心随机对照非劣性研究，旨在比较 CHH 患者采用传统促性腺激素联合治疗和序贯促性腺激素联合治疗的有效性和安全性，研究发现 2 种治疗方案促进 CHH 患者精子生成的效果相当，提示当患者予以 HCG 替代治疗 6 个月后，可每 3 个月间断予以 FSH 制剂治疗帮助患者精子生成，以减少患者注射次数及经济费用。目前认为，若患者治疗之前的睾丸容积＜ 4ml，或存在单侧及双侧隐睾，促性腺激素联合治疗诱导生精效果有限。至于患者既往长期使用雄激素替代治疗是否为精子生成的不利因素存在一定争议，尚待进一步明确。

综上所述，不同病因的性腺功能减退症患者可根据自己的治疗目标，在不同的时间段选择促性腺激素治疗以满足需求。在国内由于该治疗方案的剂型一般为肌肉注射制剂，且需要 1 周注射 2～3 次，其主要不良反应为肌肉注射部位的不适感，包括局部皮肤感染、破溃及皮下硬结形成，甚至可出现促性腺激素（主要指 HCG）耐药的情况，因此，不利于患者的长期坚持，需根据患者的具体情况予以指导调整治疗方案。

（三）雄激素替代治疗

雄激素替代治疗对于各种原因导致性腺功能减退症患者维持正常血清睾酮水平、性欲、性功能、骨密度和正常的内分泌功能有着重要作用，一般适合于性腺功能减退症患者的长期替代。按照给药途径不同，雄激素剂型包括口服制剂、注射制剂、透皮贴剂、口腔黏膜制剂及皮下埋植制剂，目前常用的剂型为口服的十一酸睾酮制剂、酯类肌肉注射制剂、透皮贴剂，其中透皮贴剂由于价格贵且出汗时不便等因素，国内使用较少。选择性的雄激素受体调节药也在进一步的研发当中，目前并没有进入临床应用阶段。由于天然睾酮口服后易被肝首过效应降解，现用于治疗的雄激素制剂均对原有的睾酮化学结构进行了修饰和改造，主要包括十一酸睾酮、甲基和去甲基睾丸素、庚酸睾酮、环丙酸睾酮等，其中甲基和去甲基睾丸素口服易导致肝毒性，现已较少使用。十一酸睾酮是国内临床中最常用的雄激素替代药物。口服的十一酸睾酮，起始剂量为 40mg，每日 2～3 次，可根据患者的临床表现（勃起次数 / 天、勃起持续时间、阴茎大小等）及血清睾酮水平调整剂量。一般建议对于雄激素完全缺乏的成年男性进行替代时，十一酸睾酮每日用药总剂量达200～240mg，若选择十一酸睾酮注射剂时，常用方法为250mg每月肌肉注射1次。

不同原因导致雄激素缺乏的患者在不同阶段时雄激素替代治疗目标及治疗方案存在一定差异。儿童期时，若患者临床诊断存在小阴茎，需积极予以雄激素替代治疗，一般剂量为十一酸睾酮40mg每日2次口服，既可促进阴茎发育又能确保不影响患儿骨龄及第二性征发育，也可采用双氢睾酮凝胶外用治疗小阴茎，治疗3个月后阴茎增长明显，停药3个月后阴茎有所回缩，但仍大于治疗前阴茎长度。若患者在青春期诊断为体质性青春期延迟时，如骨龄延迟明显，可予以小剂量雄激素诱导青春期发育并适当增加骨龄，一般可予以十一酸睾酮40mg每日3次口服，持续半年，停药2～3个月后再重新评估第二性征发育情况，可重复2～3个疗程。若患者为各种原因导致的雄激素缺乏影响正常的青春期发育时，可在青春期时给予雄激素替代治疗可促进男性第二性征发育，一般从小剂量开始逐渐增加至正常的成年男性替代剂量，以模拟正常的第二性征启动过程，帮助患者适应雄激素替代后各种生理性改变，并避免骨龄过早闭合影响最终身高。值得注意的是，雄激素替代治疗无法满足患者生精的需求，如果需诱导生精，可根据具体情况选择促性腺激素治疗和GnRH脉冲治疗。若患者已满足生育要求或暂不需要生育时，可继续予以雄激素替代治疗（选择口服和肌肉注射均可，但肌肉注射血药浓度更稳定且给药频率明显减少，更适合中青年男性长期治疗），以维持正常的男性第二性征性欲、性功能、骨密度和正常的内分泌功能。若患者诊断为中老年男性部分雄激素缺乏症，经内分泌专科医生评估后需要进行雄激素替代且无相应的禁忌证时，国内常用推荐剂量为十一酸睾酮早上80mg、下午40mg口服，可根据患者的症状予以剂量调整，治疗原则为先确保患者的安全性再保证有效性。

由于雄激素对全身的多个系统及器官均有相应的作用，在雄激素替代治疗的过程中存在潜在的不良反应，一般包括痤疮/油性皮肤、男性斑秃加重、男性乳房发育、促发或加重睡眠呼吸暂停综合征、抑制精子生成、导致红细胞增多症、促进前列腺增生加重下尿道症状、加速已有的前列腺癌和促进前列腺转移癌的生长。因此，在予以雄激素替代时，一定要先评估患者是否存在雄激素的禁忌证，主要包括前列腺癌、男性乳腺癌、严重的尿路梗阻、红细胞增多症、严重心功能不全、未治疗的严重呼吸睡眠暂停综合征等，以及生育要求、犯罪相关的性行为。在使用雄激素替代的过程中，应每3～6个月监测睾酮水平、血常规、前列腺特异性抗原及前列腺超声，以保证患者在使用雄激素制剂替代期间的安全性。

（四）男性生殖激素对内分泌代谢的影响

男性生殖激素替代治疗除了可促进并维持男性第二性征、性行为及生育能力外，其对于患者的糖脂代谢、体脂构成、骨代谢等内分泌系统均有不可替代的重要作用。由于现有关于GnRH脉冲泵治疗对于内分泌代谢系统的评估尚不足，目前已有的临床证据大部分来自于性腺功能减退症患者经睾酮制剂或促性腺激素替代治疗的临床观察。

研究发现，在CHH患者中予以睾酮或促性腺激素替代治疗，可增加患者胰岛素敏感性、降低C反应蛋白。2006年Kapoor等首次证实，在性腺功能减退症的2型糖尿病男性患者中予以睾酮替代治疗3个月可显著增加胰岛素敏感性、降低糖化血红蛋白。另外，在一些血糖未控制的2型糖尿病且雄激素部分缺乏的患者中予以睾酮替代，尽管这些研究没有设置对照组，但仍可监测到患者血糖明显改善。此外，新诊断2型糖尿病伴有性腺功能减退症患者在饮食运动的基础上随机予以安慰剂或睾酮治疗，发现睾酮替代治疗组患者的糖化血红蛋白水平显著低于单纯饮食和单纯饮食运动控制组，提示睾酮替代治疗有助于改善胰岛素抵抗及血糖控制。

Meta 分析结果显示，在性腺功能减退症的患者中予以肌肉内注射睾酮可降低患者血清的胆固醇和低密度脂蛋白水平。有报道发现，在已用他汀类药物治疗的性腺功能减退症老年患者中予以睾酮替代可进一步降低患者的胆固醇和低密度脂蛋白水平，提示除了他汀类药物外，睾酮对胆固醇代谢同样有获益。目前关于睾酮替代治疗对高密度脂蛋白的影响尚存在一定争议，Heufelder 等研究（2009）发现，在伴有 2 型糖尿病的性腺功能减退症患者中予以睾酮替代治疗 12 个月，患者血清三酰甘油明显下降且高密度脂蛋白则明显升高，但在大部分的研究中并未观察到这一现象，导致这种差异的具体机制尚不明确。此外，有多项研究表明，在性腺功能减退症伴有糖尿病或肥胖的人群中予以睾酮替代治疗后，可明显降低身体质量指数、腰围并减少内脏脂肪面积。一项随机双盲安慰剂对照研究证实，在 184 名性腺功能减退症伴有代谢综合征患者中予以睾酮替代治疗 30 周后，患者治疗前后的身体质量指数及腰围显著下降。若在 CHH 患者中予以睾酮或促性腺激素替代治疗可增加瘦组织含量，减少脂肪组织和腰臀比，再次证实男性生殖激素可帮助患者改善体脂构成。

由于性腺功能减退的患者常伴有骨量减少或骨质疏松，学者建议针对此类患者骨代谢的治疗的首选为男性生殖激素的替代治疗，而常用的抑制骨吸收的药物（如双磷酸盐、降钙素等）则为二线治疗。在 CHH 患者或各种原因导致的性腺功能减退症患者中予以睾酮或促性腺激素替代治疗，可显著提高患者的骨密度水平，并同时伴有骨形成指标的升高，提示雄激素对于骨代谢的同化作用。研究表明，患者开始接受性激素替代治疗的时间是预测治疗疗效的关键因素。Finkelstein 等研究发现，在接受睾酮替代治疗的 21 例 CHH 患者中，骨骺未闭合的 6 例年轻患者的骨皮质和骨小梁的骨密度均得到明显提高，但骨骺已闭合的 15 例患者中仅可提升骨皮质的骨密度数值，提示尽早予以性激素替代治疗对于骨骼系统的发育有着重要作用。另外，在老年 CHH 患者中比较接受与未接受性激素替代治疗患者的骨密度，发现两组患者的骨密度数值并无明显差异，提示性激素替代治疗对于骨骼系统的影响并没有预期的那么显著。因此，关于性激素替代治疗对于骨代谢的影响是可完全逆转还是仅在一定程度上提高骨密度水平尚不明确，仍需要更长时间的随访观察。

由此看来，男性生殖激素对于各种原因导致的性激素缺乏症的患者而言，除了可促进和维持男性第二性征、性行为和男性生育能力外，还可帮助患者维持正常的糖脂代谢及骨代谢等内分泌系统功能。实际临床工作中，临床医生应根据患者的需求选择合适的方案，并确保患者的雄激素水平长期维持在正常水平，减少雄激素长期缺乏对患者的影响。

（张曼娜）

参考文献

[1] 茅江峰，窦京涛，伍学焱．特发性低促性腺激素性性腺功能减退症诊治专家共识解读 [J]. 中国实用内科杂志，2016，36(03)：204–207.

[2] MAO J F, WANG X, ZHENG J J, et al. Predictive Factors for Pituitary Response to Pulsatile GnRH Therapy in Patients with congenital Hypogonadotropic Hypogonadism[J]. Asian journal of andrology, 2018, 20(4):319–323.

[3] FALHAMMAR H, NORDENSTER M A. Nonclassic Congenital Adrenal Hyperplasia due to 21–Hydroxylase Deficiency: Clinical Presentation, Diagnosis, Treatment, and Outcome[J]. Endocrine, 2015, 50(1): 32–50.

[4] TAMHANE S, RODRIGUEZ–GUTIERREZ R, IQBAL A M, et al. Cardiovascular and Metabolic Outcomes in

Congenital Adrenal Hyperplasia: A Systematic Review and Meta-Analysis[J]. J Clin Endocrinol Metab, 2018, 103(11): 4097-4103.

[5] GLUECK C J, GOLDENBERG N. Characteristics of Obesity in Polycystic Ovary Syndrome: Etiology, Treatment, and Genetics[J]. Metabolism, 2019,92:108-120.

[6] SPRITZER P M, LECKE S B, et al. Adipose Tissue Dysfunction, Adipokines, and Low-Grade Chronic Inflammation in Polycystic Ovary Syndrome[J]. Reproductin, 2015,149(5)R219-27.

[7] MITCHELL M, ARMSTRONG D T, ROBKER R L, et al. Adipokines: Implications for Female Fertility and Obesity[J]. Reproduction, 2005,130(5):583-97.

[8] DICKER A, RYDEN M, NASLUND E, et al. Effect of Testosterone on Lipolysis in Human Pre-Adipocytes from Different Fat Depots[J]. Diabetoligia, 2004,47(3):420-428.

[9] GAMBARIN-GELWAN M, KINKHABWALA S V, SCHIANO T D, et al. Prevalence of Nonalcoholic Fatty Liver Disease in Women with Polycystic Ovary Syndrome[J]. Clin Gastroenterol Hepatol, 2007, 5(4):496-501.

[10] BARANOVA A, TRAN T P, AFENDY A, et al. Molecular Signature of Adipose Tissue in Patients with both Non-Alcoholic Fatty Liver Disease (NAFLD) and Polycystic Ovarian Syndrome (PCOS)[J]. J Transl Med,2013,11:133.

[11] NAVARRO G, ALLARD C, MORFORD J J, et al. Androgen Excess in Pancreatic β Cells and Neurons Predisposes Female Mice to Type 2 Diabetes[J]. JCI Insight, 2018,3(12):98607.

[12] LEVIN G, ELCHALAL U, ROTTENSTREICH A. The Adrenal Cortex: Physiology and Diseases in Human Pregnancy[J]. European Journal of Obstetrics & Gynecology and Reproductive Biology, 2019, 240:139-143.

[13] LIAO S, VICKERS M H, STANLEY J L, et al. Human Placental Growth Hormone Variant in Pathological Pregnancies[J]. Endocrinology, 2018, 159(5):2186-2198.

[14] BAEYENS L, HINDI S, SORENSON R L, et al. β-Cell Adaptation in Pregnancy. Diabetes[J]. Obesity and Metabolism, 2016, 18:63-70.

[15] KAKOLY NS, KHOMAMI MB, JOHAM AE, et al. Ethnicity, Obesity and the Prevalence of Impaired Glucose Tolerance and Type 2 Diabetes in PCOS: A Systematic Review and Meta-Regression[J]. Hum Reprod Update, 2018,24(4):455-467.

[16] TOBIAS D K, GASKINS A J, MISSMER S A, et al. History of Infertility and Risk of Type 2 Diabetes Mellitus: A Prospective Cohort Study[J]. Diabetologia, 2015,58(4):707-715.

[17] WEBBER L, DAVIES M, ANDERSON R, et al. ESHRE Guideline: Management of Women with Premature Ovarian Insufficiency[J]. Hum Reprod, 2016,31(5):926-937.

[18] KOWALCZYK K, FRANIK G, KOWALCZYK D, et al. Thyroid Disorders in Polycystic Ovary Syndrome[J]. Eur Rev Med Pharmacol Sci, 2017,21(2):346-360.

[19] LUO X,CHENG R, ZHANG J, et al. Evaluation of Body Composition in POF and Its Association with Bone Mineral Density and Sex Steroid Levels[J]. Gynecological endocrinology: the official journal of the International Society of Gynecological Endocrinology, 2018,34(12):1027-1030.

[20] KHALID A B, KRUM S A. Estrogen Receptors Alpha and Beta in Bone[J]. Bone, 2016,87:130-5.

[21] 张萌萌 . 雌激素与雌激素受体骨代谢调节作用 [J]. 中国骨质疏松杂志，2019，25(5)：704-708.

[22] STREICHER C, HEYNY A, ANDRUKHOVA O, et al. Estrogen Regulates Bone Turnover by Targeting RANKL Expression in Bone Lining Cells[J]. Scientific reports, 2017,7(1):6460.

[23] CORONA G, GIAGULLI V A, MASEROLI E, et al. THERAPY OF ENDOCRINE DISEASE: Testosterone Supplementation and Body Composition: Results from A Meta-Analysis Study[J]. Eur J Endocrinol, 2016,174(3):R99-116.

[24] JØRGENSEN N, JOENSEN U N, TOPPARI J, et al. Compensated Reduction in Leydig Cell Function is Associated with Lower Semen Quality Variables: A Study of 8182 European Young Men[J]. Hum Reprod, 2016,31(5): 947-57.

[25] 沈涵，王莉，高彬，等 . 低促性腺激素性性腺功能减退症青年男性患者代谢综合征的组分特点 [J]. 中华糖尿病杂志，2015，5：321-324.

[26] HOLMBOE S A, JENSEN T K, LINNEBERG A, et al. Low Testosterone: A Risk Marker Rather Than a Risk Factor for Type 2 Diabetes[J]. J Clin Endocrinol Metab, 2016,101(8):3180-90.

[27] KRYSIAK R, KOWALCZE K, OKOPIEN B. The Effect of Testosterone on Thyroid Autoimmunity in Euthyroid Men with Hashimoto's Thyroiditis and Low Testosterone Levels[J]. J Clin Pharm Ther, 2019,44(5):742-749.

[28] ZHANG M, TONG G, LIU Y, et al. Sequential Versus Continual Purified Urinary FSH/hCG in Men with Idiopathic Hypogonadotropic Hypogonadism[J]. Clin Endocrinol Metab, 2015,100(6):2449-55.